U0335411

本套丛书被国家新闻出版广电总局评为：

向全国推荐优秀古籍整理图书

□明清名医全书大成

薛立斋医学全书

主　　编　盛维忠

副 主 编　张志斌

编　　者（以姓氏笔画为序）

王凤兰　王亚芬　王咪咪

王淑民　张志斌　张慧芳

盛维忠

中国中医药出版社

·北　京·

图书在版编目（CIP）数据

薛立斋医学全书 / 盛维忠主编 .—2 版 .—北京：中国中医药出版社，2015.2（2023.5 重印）

（明清名医全书大成）

ISBN 978-7-5132-2331-7

Ⅰ . ①薛…　Ⅱ . ①盛…　Ⅲ . ①中国医药学—古籍—中国—明代

Ⅳ . ① R2-52

中国版本图书馆 CIP 数据核字（2015）第 019987 号

中国中医药出版社出版

北京经济技术开发区科创十三街 31 号院二区 8 号楼

邮政编码　100176

传真　010-64405721

山东临沂新华印刷物流集团有限责任公司印刷

各地新华书店经销

开本 787×1092　1/16　印张 70.25　字数 1622 千字

2015 年 2 月第 2 版　2023 年 5 月第 4 次印刷

书号　ISBN 978-7-5132-2331-7

定价　290.00 元

网址　www.cptcm.com

服 务 热 线　010-64405510

购 书 热 线　010-89535836

维 权 打 假　010-64405753

微信服务号　zgzyycbs

微商城网址　https://kdt.im/LIdUGr

官 方 微 博　http://e.weibo.com/cptcm

天猫旗舰店网址　https://zgzyycbs.tmall.com

如有印装质量问题请与本社出版部联系（010-64405510）

明清名医全书大成丛书编委会

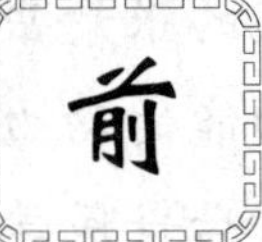
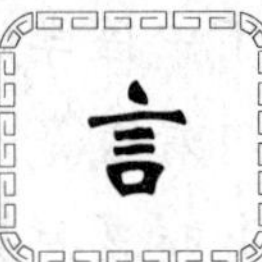

前言

《明清名医全书大成》系列丛书是集明清30位医学名家医学著作而成。中医药学是一个伟大的宝库，其学术源远流长，发展到明清时期，已日臻成熟，在继承前代成就的基础上，并有许多发展，是中医的鼎盛时期。突出表现在：名医辈出，学派林立，在基础学科和临床各科方面取得了很大成就，特别是本草学和临床学尤为突出。同时著书立说很活跃，医学著作大量面世，对继承发扬中医药学起到了巨大的推动作用。

本草学在明代的发展达到了空前的高峰，其著述之多，内容之丰，观点之新，思想之成熟，都是历代难以与之媲美的。尤其是明代李时珍的《本草纲目》被誉为“天下第一药典”。全书52卷、62目，载药1892种，附本草实物考察图谱1110幅，附方万余首。他“奋编摩之志，僭纂述之权”，“书考八百余家”，“剪繁去复，绳谬补遗，析族区类，振纲分目”，在药物分类、鉴定、生药、药性、方剂、炮制、编写体例等许多方面均有很大贡献，其刊行以来，受到国内外医药界的青睐，在中国药学史上起到了继往开来的作用，多种译本流传于世界诸多国家，其成就已远远超出医药学的范围，曾被英国生物学家达尔文誉为“中国的百科全书”。除时珍之卓越贡献之外，还有缪希雍的《神农本草经疏》，是对《神农本草经》的阐发和注释，与其一生药学经验的总结，详明药理及病忌、药忌，为明代本草注疏药理之先。更有清代张璐的《本经逢原》，其药物分类舍弃《神农本草经》三品窠臼，而遵《本草纲目》按自然属性划分，体例以药物性味为先，次以主治、发明，内容广泛，旁征博引，参以个人体会。全书以《神农本草经》为主，引申发明，凡性味效用，诸家治法以及药用真伪优劣的鉴别，都明确而扼要地作了叙述，使“学人左右逢源，不逾炎黄绳墨”而“足以为上工”也。另外，尚有薛己的《本草约言》，汪昂的《本草备要》，徐灵胎之《神农本草经百种录》，陈修园之《神农本草经读》，张志聪之《本草崇原》等，这些书也都各具特点，流传甚广。

明清时期基础理论的研究仍以《内经》以来所形成的自发唯物论和朴素辩

证法理论体系为基础，不断地总结医疗实践经验，有所发明，有所创造，从不同方面丰富和发展了中医学的理论。如明代的张景岳等十分强调命门在人体的重要作用，把命门看成是人体脏腑生理功能的动力，并受朱震亨相火论的影响，把命门、相火联系起来，在临床上对后世医学有相当影响。清代叶天士、吴鞠通、王孟英等对温热病发生、发展规律的探讨，以及对卫气营血辨证和三焦辨证的创立等。关于人体解剖生理的认识：有些医家对脑的功能有新的记述。如李时珍有“脑为元神之府”，汪昂记有“人之记性在脑”，喻嘉言有“脑之上为天门，身中万神集会之所”等记述，对于中医学理论体系的丰富和发展，都作出了很大的贡献。

临床各科在明清时期得到了很大发展，因此时医学十分注意临床观察，临床经验丰富。很多医家都非常重视辨证论治及四诊八纲，如李时珍的《濒湖脉学》，是这一时期重要的脉学著作，该书以歌诀形式叙述介绍了27种脉象，便于学习、理解、诵读和记忆，流传甚广。孙一奎在《赤水玄珠·凡例》中概括地指出：“凡证不拘大小轻重，俱有寒热、虚实、表里、气血八个字。苟能于此八个字认得真切，岂必无古方可循?”张景岳在《景岳全书》中强调以阴阳为总纲，以表里、虚实、寒热为六变。他使中医基础理论和临床实践结合得更加紧密，形成了理、法、方、药的完整理论体系。

内科医著明清时期很多。薛立斋的《内科摘要》一书，首开中医“内科”书名之先河。也正式明确中医内科的概念，使内科病证的诊治有了很大提高。具有代表性的著作有王肯堂的《证治准绳》，张景岳的《景岳全书》等。从学术理论方面，以温补学派的出现和争论为其特点。其主要倡导者有薛立斋、孙一奎、张景岳、李中梓等，主要观点是重视脾肾。薛立斋注重脾肾虚损证，重视肾中水火和脾胃的关系，因而脾肾并举，注重温补。温补派的中坚张景岳的《类经附翼》《景岳全书》，原宗朱震亨说，后转而尊崇张元素和李杲，反对朱说，力倡“阳非有余，阴常不足”。极力主张温补肾阳在养生和临床上的重要性。李中梓则在薛立斋、张景岳的影响下，既重视脾胃，也重滋阴养阳。温补之说，成为明清时期临床医学发展上的一大特点。

温病学派的兴起是明清时期医学的突出成就之一。叶天士的《温热论》，创温病卫气营血由表入里的传变规律，开卫气营血辨证论治法则。吴鞠通的《温病条辨》，乃继承叶氏温病学说，但提出了温病的传变为“三焦由上及下，由浅入深”之说，成为温病三焦辨证的起始。其他如王孟英的《温热经纬》等著作都丰富了温病学说。

骨伤科、外科在明清时期也有了一定的发展。这一时期外科闻名的医家和医学专著空前增多。如薛立斋的《外科枢要》，汪石山的《外科理例》等，记述外科病证，论述外科证治，各有特点。骨伤科有王肯堂的《疡医证治准绳》，是继《普济方》之后对骨伤科方药诊治的进一步系统归纳。

妇产科在明清时期发展很快，成就比较显著。如万密斋的《广嗣纪要》对影响生育的男女生殖器畸形、损伤，以及妊娠等做了记述。薛立斋在《保婴撮要》中强调妇科疾病之养正，记述有烧灼断脐法，以预防脐风；王肯堂的《女科证治准绳》收录和综合前人对妇产科的论述。武之望的《济阴纲目》列述了经、带、胎、产等项，纲目分明，选方实用。

儿科在明清时期内容较前更加充实，专著明显增多。如万密斋的《全幼心鉴》《幼科发挥》《育婴秘诀》《广嗣纪要》《痘疹世医心法》等儿科专著，继承了钱乙之说，强调小儿肝常有余，脾常不足的特点，治疗重视调补脾胃，除药物外，还注意推拿等法。王肯堂的《幼科证治准绳》综合历代儿科知识，采集各家论述，对麻痘、热症等多种小儿疾病论述颇详，流传甚广。

眼、耳鼻咽喉及口腔科在这一时期也有一定的进展。如王肯堂的《证治准绳》论述眼疾 171 症，详述证治，是对眼病知识的较好汇集。薛立斋的《口齿类要》记述口、齿、舌、唇、喉部的疾患，注重辨证治疗，简明扼要，介绍医方 604 首，为现存以口齿科为名的最早专书之一。

气功及养生方面，在此期也较为重视，出现了不少有影响、有特色的养生学专著。如万密斋的《养生四要》。张景岳在《类经·摄生》中也阐发了《内经》的有关养生论述，对养神和养形做了精辟论述，富有唯物辩证精神。另如叶天士在《临证指南医案》中记述 300 例老年病的验案，强调颐养功夫，寒温调摄和戒烟酒等。

清朝末年，西方医学开始传入中国，因此，西医学术对中医学术产生很大影响，在临床上中西医病名相对照，并以此指导临床诊治，中西医汇通学派形成。如其代表人物唐容川，立足中西医汇通，发扬祖国医学，精研中医理论，遵古而不泥古，建立了治疗血证的完整体系。

综上所述，明清时期名医辈出，医学确有辉煌成就，在中医药学发展的长河中占有重要的位置，这就是我们编辑出版《明清名医全书大成》之目的所在。

全书共收录了30位医家，集成30册医学全书，其中明代13位，清代17位。收录原则为成名于明清时期(1368～1911)的著名医家，其医学著作在两部以上(包括两部)；每位医家医学全书的收书原则：医家的全部医学著作；医家对中医经典著作（《内经》《难经》《神农本草经》《伤寒论》《金匮要略》)的注疏；其弟子或后人整理的医案。整理本着搞清版本源流、校注少而精，做到一文必求其确。整理重点在学术思想研究部分，力求通过学术思想研究达到继承发扬的目的。

本书为新闻出版署“九五”重点图书之一，在论证和编写过程中，得到了马继兴、张灿玾、李今庸、郭霭春、李经纬、余瀛鳌、史常永等审定委员的指导和帮助，在此表示衷心感谢。本书30位主编均为全国文献整理方面有名望的学科带头人，经过几年努力编撰而成。虽几经修改，但因种种原因，如此之宏篇巨著错误之处在所难免，敬请各位同仁指正。

编著者

1999年5月于北京

内容提要

薛己（1487～1559），字新甫，号立斋。吴县（今属江苏）人。其一生著述颇丰，本书收有12种，另有后人整理薛氏医案1种，共计13种。其中内科方面有《内科摘要》两卷，系薛己内科代表作，共载医案200余例。全书以虚证立论，认为诸病皆以脾胃、脾肾亏损，命门火衰为要，治疗重在固护脾胃，补益肝肾。个案言简意赅，颇有精意。传染病方面有《疠疡机要》三卷，为麻风病专著，于麻风病本症、变症、兼症及类症逐一介绍。外科、骨伤科、口腔科方面有《外科发挥》八卷、《外科心法》七卷、《外科枢要》四卷、《外科经验方》一卷、《正体类要》两卷和《口齿类要》一卷，分别记述有关病证诊治大法、治疗验案及方药。妇科方面有《女科撮要》两卷、《校注妇人良方》二十四卷，前者列述30种常见妇产科疾病的证治和方药，并载治案。后者则“间取临川陈良甫所著《妇人良方》篇帙，为之补注，附以治验”，“其发挥经络，揆度阴阳，网罗百病，凡妇人证最人所难识者，彬彬可睹”。儿科方面有《保婴撮要》二十卷，论述儿科疾病诊法以及小儿内科、外科、痘疹等多种病证的辨治，治法丰富，医案亦多。本草方面有《本草约言》四卷，是其“积有年所，时就本草中辑其日用不可缺者分为二种”，一为药性本草两卷，一为食物本草两卷，共载药物594种，按部属分类，述其性味、归经、功效、形态、炮制方法等。此外，所收《薛案辨疏》一书，顾名思义乃是后人整理薛己医案，予以辨析、疏解。书末尚有《薛立斋医学学术思想研究》论文一篇及现代学者对薛氏医学学术思想研究的论文题录。整部《薛立斋医学全书》，内容全面，理论与实践紧密结合，充分反映薛氏善用温补的特点，足以供读者参考。

校 注 说 明

《薛立斋医学全书》共收录有关医籍13种。此次整理，在版本上作了精选，在排版上作了调整。今就校注中的有关问题分述如下：

一、版本选择

由于薛氏著作影响深远，故历代翻刻者甚多。现存较早的版本，除单刻本外，尚有《家居医录》《薛氏医案二十四种》《薛氏医案十六种》《十竹斋刊袖诊本医书十三种》《四库全书》《中国医学大成》等多种丛书本。单刻本的刊刻年代虽早，但质量不高，多有讹误、脱漏、重复之处，有些又经薛己更动、改编后归入《薛氏医案》。故此次校注薛氏著作时，底本及主校本的选择均以丛书本为主。

1.《内科摘要》，以明嘉靖二十七年（1548年）《家居医录》本为底本。此书宽15厘米，长24厘米，内页每页10行，每行22字。以清刻《薛氏医案二十四种》聚锦堂藏板（简称“聚锦堂本”）为主校本。此书未见刊刻年代，扉页有“聚锦堂藏板”字样，宽15.5厘米，长25.5厘米，内页每页10行，每行20字。以清嘉庆十四年（1809年）书业堂刻本（简称“书业堂本”）及文渊阁《四库全书》（简称“四库本”）为参校本。

2.《女科撮要》，以《家居医录》本为底本，以明刻《薛氏医案二十四种》本为主校本。此主校本虽未见有刊刻年代及堂号，但经有关专家鉴定，确认为明版本。宽15.9厘米，长25.9厘米，内页每页10行，每行20字。以清刻《薛氏医案二十四种》聚锦堂本为参校本。

3.《外科发挥》《外科心法》《外科枢要》《外科经验方》《正体类要》《口齿类要》《疠疡机要》等，均以明刻《薛氏医案二十四种》本为底本（行款见《女科撮要》主校本），以清刻《薛氏医案二十四种》聚锦堂本为主校本，以书业堂刻本为参校本。

4.《保婴撮要》，以明刻《薛氏医案二十四种》本为底本（行款见《女科撮要》主校本），以清刻《薛氏医案二十四种》聚锦堂本为主校本，以文渊阁《四库全书》本为参校本。

5.《本草约言》，以日本万治三年庚子（1660年）田原二左卫门刻本为底本。此书宽19厘米，长26.5厘米，内页每页10行，每行19字。汉字旁注有日文片假名，每卷开首右下方有“古吴薛己编辑　武林燕志学校正”字样。以明刻《本草约言》为主校本，此原本现唯存中国中医研究院图书馆，扉页已脱，宽12.5厘米，长21.5厘米，内页每页9行，每行19字，以原题李杲编《食物本草》为他校本。

6.《校注妇人良方》，以明刻《薛氏医案二十四种》本为底本（行款见《女科撮要》主校本），以清刻《薛氏医案二十四种》聚锦堂本及书业堂本为主校本，以《中国医学大成》本及1991年上海科学技术出版社出版余瀛鳌等点校《妇人良方校注补遗》（简称“上海科技本”）为参校本，以明正德四年己巳（1509年）陈氏存德书堂《妇人大全良方》刻本（简称《妇人良方》）为旁校本。

7.《薛案辨疏》，此书在《全国中医图书联合目录》中虽载有多种版本，但实际多已失散。此次校订以《国医百家》本为底本。其宽15厘米，长26厘米，内页每页12行，每行32字。以清刻《薛氏医案二十四种》聚锦堂本为他校本。

二、校注凡例

1. 版式一律改为简体字横排。

2. 对原书内容原则上不做删节。个别无关宏旨的图进行删除，标以“图略”字样。

3. 原书目录与正文有出入，据正文改，不作校注。

4. 因版式变更，原书中“右”、“左”方向性词，一律改为“上”、“下”，不出校注。

5. 原书所引前人方剂，凡剂量、炮制法、服用法有出入处一般不作更动，以保持原貌。

6. 对底本中明显的错字、异体字、假借字予以径改，不作校注。

7. 凡底本有脱、讹、衍、倒之处，均出注说明。

8. 底本与校本不同，而底本文意可通，则原文不动，不作校注；若校本有参考价值，则原文不动，出注说明。

9. 个别生僻字句，出注诠释。

三、校注人员

《内科摘要》由王淑民主校，《女科撮要》由王咪咪主校，《外科发挥》《外科心法》《外科枢要》由张慧芳主校，《口齿类要》由王亚芬主校，《正体类要》《疠疡机要》《外科经验方》《保婴撮要》《本草约言》《校注妇人良方》由盛维忠主校，《薛案辨疏》由王凤兰主校，“薛立斋医学学术思想研究”一文由张志斌撰写，所附“论文题目”由董书平收集。

盛维忠

1998年12月

全书总目

内科摘要

明·薛己 著

目　录

卷　上

吴郡立斋薛己著

元气亏损内伤外感等症一

车驾王用之，卒中昏愦，口眼㖞斜，痰气上涌，咽喉有声，六脉沉伏。此真气虚而风邪所乘，以三生饮一两，加人参一两，煎服即苏。若遗尿手撒、口开鼾睡为不治，用前药亦有得生者。夫前饮乃行经络治寒痰之药，有斩关夺旗之功，每服必用人参两许，驾驱其邪而补助真气，否则不惟无益，适足以取败矣。观先哲用芪附、参附等汤其义可见。

州判蒋大用形体魁伟，中满吐痰，劳则头晕，所服皆清痰理气。余曰：中满者，脾气亏损也；痰盛者，脾气不能运也；头晕者，脾气不能升也；指麻者，脾气不能周也。遂以补中益气加茯苓、半夏以补脾土，用八味、地黄以补土母而愈。后惑于《乾坤生意》方云：凡人手指麻软，三年后有中风之疾，可服搜风、天麻二丸以预防之，乃朝饵暮服，以致大便不禁，饮食不进而殁。愚谓预防之理，当养气血，节饮食，戒七情，远帏幙可也。若服前丸以预防，适所以招风取中也。

一男子卒中，口眼㖞斜，不能言语，遇风寒四肢拘急，脉浮而紧。此手足阳明经虚，风寒所乘，用秦艽升麻汤治之，稍愈，乃以补中益气加山栀而痊。若舌喑不能言，足痿不能行，属肾气虚弱，名曰痱症，宜用地黄饮子治之。然此症皆由将息失宜，肾水不足，而心火暴盛，痰滞于胸也。轻者自苏，重者或死。

一男子体肥善饮，舌本硬强，语言不清，口眼㖞斜，痰气涌盛，肢体不遂。余以为脾虚湿热，用六君加煨葛根、山栀、神曲而痊。

吾师佥高如斋自大同回，谓余曰：吾成风疾矣。两腿逸则痿软而无力，劳则作痛如针刺，脉洪数而有力。余告之曰：此肝肾阴虚火盛而致痿软无力，真病之形，作痛如锥，邪火之象也。用壮水益肾之剂而愈。先生曰：向寓宦邸，皆以为风，恨无医药。若服风剂，岂其然哉？乃吾之幸也。窃谓前症，往往以为风疾，辄用发散，而促其危者多矣。

大尹刘孟春素有痰，两臂作麻，两目流泪，服祛风化痰药，痰愈甚，臂反痛不能伸，手指俱挛。余曰：麻属气虚，因前药而复伤肝，火盛而筋挛耳。况风自火出，当补脾肺，滋肾火，则风自息，热自退，痰自清。遂用六味地黄丸、补中益气汤，不三月而痊。

一儒者素勤苦，恶风寒，鼻流清涕，寒禁嚏喷。余曰：此脾肺气虚，不能实腠理。彼不信，服祛风之药，肢体麻倦，痰涎自出，殊类中风。余曰：此因风剂耗散元气，阴火乘其土位，遂以补中益气加麦门、五味，治之而愈。

外舅年六十余，素善饮，两臂作痛，恪服祛风治痿之药，更加麻木，发热，体软痰涌，腿膝拘痛，口噤语涩，头目晕重，口角流涎，身如虫行，搔起白屑，始信。谓余曰：何也？余曰：臂麻体软，脾无用也；痰涎自出，脾不能摄也；口斜语涩，脾气伤也；头目晕重，脾气不能升也；痒起白屑，脾气不能营也。遂用补中益气加神曲、半夏、茯苓三十余剂，诸症悉退，又用参术煎膏治之而愈。

秀才刘允功形体魁伟，不慎酒色，因劳怒头晕仆地，痰涎上涌，手足麻痹，口干引饮，六脉洪数而虚。余以为肾经亏损，不能纳气归源而头晕；不能摄水归源而为痰，阳气虚弱而麻痹，虚火上炎而作渴，用补中益气合六味丸料治之而愈。其后或劳役或入房，其病即作，用前药随愈。

宪幕顾斐斋饮食起居失宜，或半身并手不遂，汗出神昏，痰涎上涌。王竹西用参芪大补之剂，汗止而神思渐清，颇能步履。后不守禁，左腿自膝至足肿胀甚大，重坠如石，痛不能忍，其痰甚多，肝脾肾脉洪大而数，重按则软涩，余朝用补中益气加黄柏、知母、麦门、五味煎送地黄丸，晚用地黄丸加黄柏、知母，数剂诸症悉退。但自弛禁，不能痊愈耳。

庠生陈时用素勤苦，因劳怒口斜痰盛，脉滑数而虚，此劳伤中气，怒动肝火，用补中益气加山栀、茯苓、半夏、桔梗，数剂而愈。

锦衣杨永兴形体丰厚，筋骨软痛，痰盛作渴，喜饮冷水，或用愈风汤、天麻丸等药，痰热益甚，服牛黄清心丸，更加肢体麻痹。余以为脾肾俱虚，用补益中气汤、加减八味丸，三月余而痊。已后连生七子，寿逾七旬。《外科精要》云：凡人久服加减八味丸，必肥健而多子。信哉！

先母七十有五，遍身作痛，筋骨尤甚，不能伸屈，口干目赤，头晕痰壅，胸膈不利，小便短赤，夜间殊甚，遍身作痒如虫行，用六味地黄丸料加山栀、柴胡治之，诸症悉愈。

一男子时疮愈后，遍身作痛，服愈风丹，半身不遂，痰涎上涌，夜间痛甚。余作风客淫气治，以地黄丸而愈。

一老人两臂不遂，语言謇涩，服祛风之药，筋挛骨痛。此风药亏损肝血，益增其病也。余用八珍汤补其气血，用地黄丸补其肾水，佐以愈风丹而愈。

一妇人因怒吐痰，胸满作痛，服四物、二陈、芩、连、枳壳之类，不应，更加祛风之剂，半身不遂，筋渐挛缩，四肢痿软，日晡益甚，内热口干，形体倦怠。余以为郁怒伤脾肝，气血复损而然。遂用逍遥散、补中益气汤、六味地黄丸调治，喜其谨疾，年余悉愈，形体康健。

一妇人脾胃虚弱，饮食素少，忽痰涌气喘，头摇目扎，手扬足掷，难以候脉，视其面色，黄中见青。此肝木乘脾土，用六君加柴胡、升麻治之而苏，更以补中益气加半夏调理而痊。

一妇人怀抱郁结，筋挛骨痛，喉间似有一核，服乌药顺气散等药，口眼歪斜，臂难伸举，痰涎愈甚，内热晡热，食少体倦。余以为郁火伤脾，血燥风生所致，用加味归脾汤二十余剂，形体渐健，饮食渐加，又服加味逍遥散十余剂，痰热少退，喉核少利，更用升阳益胃汤数剂，诸症渐愈。但臂不能伸，此肝经血少，用地黄丸而愈。

一产妇筋挛臂软，肌肉掣动，此气血俱虚而有热，用十全大补汤而痊。其后因怒而复作，用加味逍遥散而愈。

一产妇两手麻木，服愈风丹、天麻丸，遍身皆麻，神思倦怠，晡热作渴，自汗盗汗，此气血俱虚，用十全大补加炮姜数剂，诸症悉退却，去炮姜又数剂而愈。但有内热，用加味逍遥散数剂而愈。

一男子善饮，舌本强硬，语言不清。余曰：此脾虚湿热，当用补中益气加神曲、麦芽、干葛、泽泻治之。

一妇人善怒，舌本强，手臂麻。余曰：舌本属土，被木克制故耳，当用六君加柴胡、芍药治之。

一男子舌下牵强，手大指次指不仁，或大便秘结，或皮肤赤晕。余曰：大肠之脉散舌下，此大肠血虚风热，当用逍遥散加槐角、秦艽治之。

一男子足痿软，日晡热。余曰：此足三阴虚，当用六味、滋肾二丸补之。

一妇人腿足无力，劳则倦怠。余曰：四肢者土也，此属脾虚，当用补中益气及还少丹主之。俱不从余言，各执搜风、天麻二丸并愈风丹而殒。

饮食劳倦亏损元气等症二

进士王汝和因劳役失于调养，忽然昏愦。此元气虚，火妄动挟痰而作，急令灌童便，神思渐爽，更用参、芪各五钱，芎、归各三钱，玄参、柴胡、山栀、炙草各一钱，服之稍定。察其形倦甚，又以十全大补汤加五味、麦门治之而安。凡人元气素弱，或因起居失宜，或因饮食劳倦，或因用心太过，致遗精白浊，自汗盗汗；或内热晡热、潮热发热；或口干作渴，喉痛舌裂；或胸乳膨胀，胁肋作痛；或头颈时痛，眩晕目花；或心神不宁，寤而不寐；或小便赤涩，茎中作痛；或便溺余滴，脐腹阴冷；或形容不充，肢体畏寒；或鼻气急促；或更有一切热症，皆是无根虚火，但服前汤固其根本，诸症自愈。若攻其风热则误矣。

光禄高署丞脾胃素虚，因饮食劳倦，腹痛胸痞，误用大黄等药下之，谵语烦躁，头痛，喘汗，吐泻频频，时或昏愦，脉大而无伦次，用六君子加炮姜四剂而安，但倦怠少食，口干发热，六脉浮数，欲用泻火之药。余曰：不时发热，是无火也；脉浮大，是血虚也；脉虚浮，是气虚也。此因胃虚五脏亏损，虚症发见，服补胃之剂，诸症悉退。

大尹徐克明因饮食失宜，日晡发热，口干体倦，小便赤涩，两腿酸痛，余用补中益气汤治之。彼知医，自用四物、黄柏、知母之剂，反头眩目赤，耳鸣唇燥，寒热痰涌，大便热痛，小便赤涩。又用四物、芩、连、枳实之类，胸膈痞满，饮食少思，汗出如水；再用二陈、芩、连、黄柏、知母、麦门、五味，言语谵妄，两手举拂。屡治反甚，复求余，用参、芪各五钱，归、术各三钱，远志、茯神、酸枣仁、炙草各一钱，服之熟睡良久，四剂稍安。又用八珍汤调补而愈。夫阴虚乃脾虚也，脾为至阴，因脾虚而致前症。盖脾禀于胃，故用甘温之剂以生发胃中元气，而除大热，胡乃反用苦寒，复伤脾血耶。若前症果属肾经阴虚，亦因肾经阳虚不能生阴耳。经云：无阳则阴无以生，无阴则阳无以化。又云：虚则补其母，当用补中益气、六味地黄以补其母，尤不宜用苦寒之药。世以脾虚误为肾虚，辄用黄柏、知母之类，反伤胃中生气，害人多矣。大凡足三阴虚，多因饮食劳役，以致肾不能生肝，肝不能生火而害脾土不能滋化，但补脾土，则金旺水生，木得平而自相生矣。

一男子每遇劳役，食少胸痞，发热头痛，吐痰作渴，脉浮大。余曰：此脾胃血虚病也，脾属土，为至阴而生血，故曰阴虚。彼不信，服二陈、黄连、枳实、厚朴之类，诸症益甚；又服四物、黄柏、知母、麦门，更腹痛作呕，脉洪数而无伦次。余先用六君加炮姜，痛呕渐愈；又用补中益气痊愈。

秀才刘贯卿劳役失宜，饮食失节，肢体倦怠，发热作渴，头痛恶寒，误用人参败毒散，痰喘昏愦，扬手掷足，胸间发斑，如蚊所呐。余用补中益气加姜、桂、麦门、五味，补之而愈。

黄武选饮食劳倦，发热恶寒，或用解表之药益甚，再剂昏愦，胸发黑斑，脉洪数而无力，余欲用补中益气之剂，不从而殁。

一儒者素勤苦，因饮食失节，大便下血，或赤或黯，差半载之后，非便血则盗汗，非恶寒则发热，血汗二药用之无效，六脉浮大，心脾则涩。此思伤心脾，不能摄血归源。然血即汗，汗即血。其色赤黯，便血盗汗，皆火之升降微甚耳；恶寒发热，气血俱虚也。乃午前用补中益气以补脾肺之源，举下陷之气，午后用归脾加麦门、五味以补心脾之血，收耗散之液，不两月而诸症悉愈。

癸卯春人日，余在下堡顾氏会间，有儒者许梅村云：舍亲马生者，发热烦渴，时或头痛，昨服发散药，反加喘急腹痛，其汗如水，昼夜谵语。余意此劳伤元气，误汗所致，其腹必喜手按。许往询之，果然。遂与十全大补加附子一钱，服之熟睡，唤而不醒，举家惊惶，及觉，诸症顿退，再剂而痊。凡人饮食劳役起居失宜，见一切火症，悉属内真寒而外假热，故肚腹喜暖，口畏冷物，此乃形气病气俱属不足，法当纯补元气为善。

一儒者日晡两目紧涩不能瞻视，此元气下陷，用补中益气倍加参、芪，数剂痊愈。

一男子患症同前，服黄柏、知母之类，目疾益甚，更加便血。此脾气虚不能统血，肝气虚不能藏血，用补中益气、六味地黄以补肝脾生肾水，诸症渐愈。

一男子饮食劳倦而发寒热，右手麻木，或误以为疔毒，敷服皆寒凉败毒，肿胀重坠，面色萎黄，肢体倦怠，六脉浮大，按之如无。此脾胃之气虚也。询之果是销银匠，因热手入水梅银寒凝隧道，前药益伤元气故耳。遂用补中益气汤及温和之药煎汤，渍手而愈。

一儒者修左足伤其大指甲少许，不见血，不作痛，形体如故。后饮食劳倦，足重坠微肿痛，或昼睡或夜寐，其足如故，误服败毒之剂，寒热肿痛。盖脾起于足大指，此是脾气虚弱下陷，用十全大补汤而愈。

余素性爱坐观念书，久则倦怠，必服补中益气加麦门、五味、酒炒黑黄柏少许，方觉精神清妥，否则夜间少寐，足内酸热，若再良久不寐，腿内亦然，且兼腿内筋似有抽缩意，致两腿左右频移，展转不安，必至倦极方寐，此劳伤元气，阴火乘虚下注。丁酉五十一岁，齿缝中如有物塞，作胀不安，甚则口舌有如疮然，日晡益甚，若睡良久，或服前药始安。至辛丑时五十有五，昼间齿缝中作胀，服补中益气一剂，夜间得寐。至壬寅有内艰之变，日间虽服前剂，夜间齿缝亦胀，每至午前诸齿并肢体方得稍健，午后仍胀。观此可知，血气日衰，治法不同。

脾胃亏损心腹作痛等症三

唐仪部胸内作痛，月余腹亦痛，左关弦长，右关弦紧，此脾虚肝邪所乘，以补中益气加半夏、木香二剂而愈，又用六君子汤二剂而安。此面色黄中见青。

仪部李北川常患腹痛，每治以补中益气加山栀即愈。一日因怒，肚腹作痛，胸胁作胀，呕吐不食，肝脉弦紧。此脾气虚弱，肝火所乘，仍用前汤吞左金丸，一服而愈。此面色黄中见青兼赤。

太守朱阳山因怒腹痛作泻，或两胁作胀，或胸乳作痛，或寒热往来，或小便不利，饮食不入，呕吐痰涎，神思不清，此肝木乘脾土。用小柴胡加山栀、炮姜、茯苓、陈皮、制黄连一剂即愈。制黄连，即黄连、吴茱萸等分，用热水拌湿罨二三日，同炒焦，取连用，后仿此。

阳山之内素善怒，胸膈不利，吐痰甚多，吞酸嗳腐，饮食少思，手足发热十余年矣。所服非芩、连、枳实，必槟、苏、厚朴。左关弦洪，右关弦数。此属肝火血燥，木乘土位，朝用六味地黄丸以滋养肝木，夕用六君加当归、芍药以调补脾土，不月而愈。癸卯夏，患背疽，症属虚寒，用大温补之药而愈。乙巳夏，因大怒，吞酸嗳腐，胸腹胀满。余以他往旬日，或用二陈、石膏治之，吐涎如涌，外热如灼，将用滚痰丸下之。余到诊之，脉洪大，按之如无。余曰：此乃脾胃亏损而发热，脾弱而涎泛出也。余用六君加姜桂一钟，即睡觉而诸症如失，又数剂而康。

儒者沈尼文内停饮食，外感风寒，头痛发热，恶心腹痛，就治敝止。余用人参养胃加芎、芷、曲蘗、香附、桔梗一剂而愈。次日抵家，前病仍作，腹痛。请治，以手重按痛即止，此客寒乘虚而作也，乃以香砂六君加木香、炮姜，服之睡觉，痛减六七，去二香再服，饮食少进，又加黄芪、当归，少佐升麻而愈。

府庠徐道夫母胃脘当心痛剧，右寸关俱无，左虽有，微而似绝，手足厥冷，病势危笃，察其色，眼胞上下青黯，此脾虚肝木所胜。用参、术、茯苓、陈皮、甘草补其中气，用木香和胃气以行肝气，用吴茱萸散脾胃之寒，止心腹之痛，急与一剂，俟滚先服，煎熟再进，诸病悉愈。向使泥其痛无补法，而反用攻伐之药，祸不旋踵。

一妇人怀抱郁结，不时心腹作痛，年余不愈，诸药不应，余用归脾加炒山栀而愈。

脾肾虚寒阳气脱陷等症四

谭侍御但头痛即吐清水，不拘冬夏，吃姜便止，已三年矣。余作中气虚寒，用六君加当归、黄芪、木香、炮姜而瘥。

一儒者四时喜极热饮食，或吞酸嗳腐，或大便不实，足指缝湿痒。此脾气虚寒下陷，用六君加姜、桂治之而愈。稍为失宜，诸疾仍作，用前药更加附子钱许，数剂不再发。

一男子形体倦怠，饮食适可，足指缝湿痒，行坐久则重坠。此脾胃气虚而下陷，用补中益气加茯苓、半夏而愈。

一男子食少胸满，手足逆冷，饮食畏寒，发热吐痰，时欲作呕，自用清气化痰及二陈、枳实之类，胸腹膨胀，呕吐痰食，小便淋漓，又用四苓、连、柏、知母、车前，小便不利，诸病益甚。余曰：此脾胃虚寒无火之症，故食人不消而反出，遂用八味丸补火以生土，用补中益气加姜、桂培养中宫，生发阳气，寻愈。

一男子每劳肢体时痛，或用清痰理气之剂，不劳常痛，加以导湿，臂痛漫肿，形体倦怠，内热盗汗，脉浮大，按之微细。此阳气虚寒，用补中益气加附子一钱、人参五钱，肿痛悉愈。又以十全大补百余剂而康。彼计服过人参一十三斤，姜、附各斤余。

大雅云：家母年四十有二，嘉靖壬寅七月，患脾虚中满痰嗽发热，又因湿面冷茶吞酸呕吐绝食，误服芩、连、青皮等药，益加寒热，口干流涎不收，且作渴，闻食则呕，数日矣。迎先生视之曰：脾主涎，此脾虚不能约制，故涎自出也。欲用人参安胃散，惑于众论，以为胃经实火宿食治之，病日增剧，忽思冬瓜，食如指甲一块，顿发呕吐酸水不止，仍服前药愈剧。复邀先生视之，则神脱脉绝濒死矣，惟目睛尚动。先生曰：寒淫于内，治以辛热，然药不能下矣，急用盐、艾、附子炒热熨脐腹，以散寒回阳；又以口气补接母口之气；又以附子作饼，热贴脐间，时许神气少苏，以参、术、附子为末，仍以是药加陈皮煎膏为丸如粟米大，入五七粒于口，随津液咽下，即不呕。二日后加至十余粒，诸病少退，甘涎不止。五日后渐服煎剂一二匙，胃气少复，乃思粥饮，后投以参、术等药温补脾胃，五十余剂而愈。大雅敢述病状之奇，用药之神，求附卷末。一以见感恩之意，一以示后之患者，当取法于此云尔。府学晚生长洲镬潭沈大雅顿首拜书。

命门火衰不能生土等症五

廷评张汝翰胸膈作痞，饮食难化，服枳术丸，久而形体消瘦，发热口干，脉浮大而微，用补中益气加姜、桂，诸症悉退。惟见脾胃虚寒，遂用八味丸补命门火，不月而饮食进，三月而形体充。此症若不用前丸，多变腹胀喘促，腿足浮肿，小便淋沥等症，急用济生加减肾气丸，亦有得生者。

一儒者虽盛暑喜燃火，四肢常欲沸汤渍之，面赤吐痰，一似实火，吐甚宿食亦出，惟食椒、姜之物方快。余谓食入反出，乃脾胃虚寒，用八味丸及十全大补加炮姜渐愈，不月平复。

一妇人饮食无过碗许，非大便不实，必吞酸嗳腐，或用二陈、黄连，更加内热作呕。余谓东垣先生云，邪热不杀谷，此脾胃虚弱，末传寒中，以六君加炮姜、木香数剂，胃气渐复，饮食渐进。又以补中益气加炮姜、木香、茯苓、半夏数剂痊愈。后怒，饮食顿少，元气顿怯，更加发热，诚似实火，脉洪大而虚，两尺如无，用益气汤、八味丸两月余，诸症悉愈。

佐云：向因失足，划然有声，坐立久则左足麻木，虽夏月足寒如冰。嘉靖己亥夏月，因醉睡觉而饮水复睡，遂觉右腹痞结，以手摩之，腹间沥漉有声，热摩则气泄而止，每每加剧，饮食稍多则作痛泻，求治于医，令服枳术丸，固守无效。甲辰岁求治于立斋先生，诊之喟然叹曰：此非脾胃病，乃命门火衰不能生土，虚寒使之然也。若专主脾胃误矣，可服八味丸则愈。予亦敬服，果验。盖八味丸有附子，医家罔敢轻用。夫附子斩关夺旗，回生起死，非良将莫能用，立斋先生今之武侯也。家贫不能报德，姑序此以记治验。嘉靖甲辰十二月望后二日，杉墩介庵朱佐顿首书。

光禄邝子泾面白神劳，食少难化，所服皆二陈、山栀、枳实之类，形体日瘦，饮食日减。余谓此脾土虚寒之症，法当补土之母。彼不信，乃径补土，以致不起。

罗工部仲夏，腹恶寒而外恶热，鼻吸气而腹觉冷，体畏风而恶寒，脉大而虚微，每次进热粥瓯许，必兼食生姜瓯许，若粥离火食腹内即冷。余曰：热之不热，是无火也。当用八味丸壮火之源以消阴翳，彼反服四物、玄参之类而殁。

工部陈禅亭发热有痰，服二陈、黄连、枳壳之类，病益甚，甲辰季冬请治。其脉左尺微细，右关浮大，重按微弱。余曰：此命门火衰，不能生土而脾病，当补火以生土，或可愈也。不悟，仍服前药，脾土愈弱，到乙巳闰正月病已革。复邀治，右寸脉平脱，此土不能生金，生气绝于内矣，辞不治。经云：虚则补其母，实则泻其子。凡病在子，当补其母，况病在母而属不足，反泻其子，不死何俟？

辛丑年，余在嘉兴屠渐山第，有林二守不时昏愦，请余治之。谵语不绝，脉洪大按之如无。此阳虚之症也，当用参附汤治之。有原医者杨喜而迎曰：先得我心之同然，遂服之，即静睡觉而进食，午后再剂，神思如故，其脉顿敛。余返后，又诈云用附子多矣。吾以黄连解之阴，仍用参附汤。窃观仲景先生伤寒云：桂枝下咽，阳盛乃毙，硝黄入胃，阴盛乃亡，不辩而自明矣。吾恐前言致误患者，故表而出之。

肾虚火不归经发热等症六

大尹沈用之不时发热，日饮冰水数碗，寒药二剂，热渴益甚，形体日瘦，尺脉洪大而数，时或无力。王太仆曰：热之不热，责其无火；寒之不寒，责其无水。又云：倏热往来，是无火也；时作时止，是无水也。法当补肾，用加减八味丸，不月而愈。

通安桥顾大有父年七十有九，仲冬将出，小妾入房，致头痛发热，眩晕喘急，痰涎壅盛，小便频数，口干引饮，遍舌生刺，缩敛如荔枝然，下唇黑裂，面目俱赤，烦躁不寐，或时喉间如烟火上冲，急饮凉茶少解，已濒于死。脉洪大而无伦，且有力，扪其身烙手。此肾经虚火游行其外，投以十全大补加山茱、泽泻、丹皮、山药、麦门、五味、附子一钟，熟寐良久，脉症各减三四。再与八味丸服之，诸症悉退，后畏冷物而痊。

下堡顾仁成年六十有一，痢后入房，精滑自遗，二日方止。又房劳感寒怒气遂发寒热，右胁痛连心胸，腹痞，自汗盗汗如雨，四肢厥冷，睡中惊悸，或觉上升如浮，或觉下陷如坠，遂致废寝，或用补药二剂益甚，脉浮大洪数，按之微细。此属无火虚热，急与十全大补加山药、山茱、丹皮、附子一剂，诸症顿愈而痊。此等元气百无一二。二顾是父子也。

一儒者口干发热，小便频浊，大便秘结，盗汗梦遗，遂致废寝，用当归六黄汤二剂盗汗顿止，用六味地黄丸，二便调和，用十全大补汤及前丸，兼服月余，诸症悉愈。

州同韩用之年四十有六，时仲夏，色欲过度，烦热作渴，饮水不绝，小便淋沥，大便秘结，唾痰如涌，面目俱赤，满舌生刺，两唇燥裂，遍身发热，或时如芒刺而无定处，两足心如烙，以冰折之作痛，脉洪而无伦。此肾阴虚，阳无所附而发于外，非火也。盖大热而甚，寒之不寒，是无水也。当峻补其阴，遂以加减八味丸一斤，内肉桂一两，以水顿煎六碗，冰冷与饮，半饷已用大半，睡觉而食温粥一碗，复睡至晚，乃以前药温饮一碗，乃睡至晓，食热粥二碗，诸症悉退。翌日畏寒，足冷至膝，诸症仍至，或以为伤寒。余曰：非也，大寒而甚，热之不热，是无火也。阳气亦虚矣，急以八味丸一剂服之稍缓，四剂诸症复退。大便至十三日不通，以猪胆导之，诸症复作，急用十全大补汤数剂方应。

举人陈履贤色欲过度，丁酉孟冬发热无时，饮水不绝，遗精不止，小便淋沥。或用四物、芩、连之类，前症益甚，更加痰涎上涌，口舌生疮，服二陈、黄柏、知母之类，胸膈不利，饮食少思。更加枳壳、香附，肚腹作胀，大便不实。脉浮大，按之微细，余朝用四君为主，佐以熟地、当归；夕用加减八味丸，更以附子唾津调搽涌泉穴，渐愈。后用十全大补汤，其大便不通，小腹作胀。此直肠干涩，令猪胆通之，形体殊倦，痰热顿增，急用独参汤而安，再用前药而愈。但劳发热无进，其泳浮洪。余谓其当慎起居，否则难治。彼以余言为迂，至乙巳夏复作，乃服四物、黄柏、知母而殁。

吴江晚生沈察顿首云云：仆年二十有六，所禀虚弱，兼之劳心，癸巳春发热吐痰，甲午冬为甚，其热时起于小腹，吐痰而无定时。治者谓脾经湿痰郁火，用芩、连、枳实、二陈；或专主心火，用三黄丸之类。至乙未冬，其热多起足心，亦无定时，吐痰不绝，或遍身如芒刺然。治者又以为阴火生痰，用四物、二陈、黄柏、知母之类，俱无验。丙申夏痰热愈甚，盗汗作渴，果属痰火耶？虚阴耶？乞高明裁示云云。余曰：此症乃肾经亏损，火不归经，当壮水之主，以镇阳光。乃就诊于余，果尺脉洪大，余却虚浮，遂用补中益气及六味地黄而愈。后不守禁，其脉复作。余谓火令可忧，当补调摄，会试且缓，但彼忽略，至戊戌夏果殁于京。

脾胃亏损吞酸嗳腐等症七

大司马王浚川呕吐宿滞，脐腹痛甚，手足俱冷，脉微细，用附子理中汤一服益甚，脉浮大，按之而细，用参附汤一剂顿愈。

赵吏部文卿患吐不止，吐出皆酸味，气口脉大于人迎二三倍，速予投剂。予曰：此食郁上宜吐，不须用药，乃候其吐清水无酸气，寸脉渐减，尺脉渐复。翌早吐止，至午脉俱平复，勿药自安。后抚陕右过苏顾访，倾盖清谈，厚过于昔，且念余在林下，频以言慰之。

一儒者面色萎黄，胸膈不利，吞酸嗳腐，恪服理气化痰之药，大便不实，食少体倦，此脾胃虚寒，用六君加炮姜、木香渐愈，更兼用四神丸而元气复。此症若中气虚弱者，用人参理中汤，或补中益气加木香、干姜，不应，送左金丸或越鞠丸。若中气虚寒，必加附子，或附子理中汤，无有不愈。

一上舍饮食失宜，胸腹膨胀，嗳气吞酸，以自知医，用二陈、枳实、黄连、苍术、黄柏之类，前症益甚，更加足指肿痛，指缝出水，余用补中益气加茯苓、半夏，治之而愈。若腿足浮肿或焮肿，寒热呕吐，亦用前药。

儒者胡济之场屋不利，胸膈膨闷，饮食无味，服枳术丸，不时作呕；用二陈、黄连、枳实，痰涌气促；加紫苏、枳壳，喘嗽腹胀；加厚朴、腹皮，小便不利；加槟榔、蓬术，泄泻腹痛；悉属虚寒，用六君加姜、桂二剂，不应，更加附子一钱，二剂稍退，数剂十愈六七，乃以八味丸痊愈。

一上舍呕吐痰涎，发热作渴，胸膈痞满，或用清气化痰降火，前症益甚，痰涎自出。余曰：呕吐痰涎，胃气虚寒；发热作渴，胃不生津；胸膈痞满，脾气虚弱，须用参、芪、归、术之类，温补脾胃，生发阳气，诸病自退。彼不信，仍服前药，虚症悉至，复请治。余曰：饮食不入，吃逆不绝，泄泻腹痛，手足逆冷，是谓五虚；烦热作渴，虚阳越于外也；脉洪大，脉欲绝也，死期迫矣。或曰若然，殒于日乎？夜乎？余曰：脉洪大当殒于昼，果然。

余母太宜人年六十有五，己卯春二月，饮食后偶闻外言忤意，呕吐酸水，内热作渴，饮食不进，惟饮冷水，气口脉大而无伦，面色青赤。此胃中湿热郁火，投之以药，入口即吐。第三日吐酸物，第七日吐酸黄水，十一日吐苦水。脉益洪大，仍喜冷水，以黄连一味煎汤，冷饮少许。至二十日加白术、白茯苓。至二十五日加陈皮，三十七日加当归、炙甘草，至六十日始进清米饮半盏，渐进薄粥饮，调理得痊。

一妇人吞酸嗳腐，呕吐痰涎，面色纯白，或用二陈、黄连、枳实之类，加发热作渴，肚腹胀满。余曰：此脾胃亏损，末传寒中。不信，仍作火治，肢体肿胀如蛊。余以六君子加附子、木香治之，胃气渐醒，饮食渐进，虚火归经，又以补中益气加炮姜、木香、茯苓、半夏，兼服痊愈。

一妇人性沉静多虑，胸膈不利，饮食少思，腹胀吞酸，面色青黄，用疏利之剂。余曰：此脾虚痞满，当益胃气。不信，仍用之，胸膈果满，饮食愈少。余以调中益气加香砂、炮姜渐愈，后以六君、芎、归、贝母、桔梗、炮姜而愈。

仙云：家母久患心腹疼痛，每作必胸满呕吐厥逆，面赤唇麻，咽干舌燥，寒热不时，而脉洪大。众以痰火治之，屡止屡作，迨乙巳春发热频甚，用药反剧，有朱存默氏谓服寒凉药所致，欲用参术等剂。余疑痛无补法，乃请立斋先生以折中焉。先生诊而叹曰：此寒凉损真之故，内真寒而外假热也，且脉息弦洪而有怪状，乃脾气亏损，肝脉乘之而然，惟当温补其胃。遂与补中益气加半夏、茯苓、吴茱、木香，一服而效。家母病发月余，竟夕不安，今熟寐彻晓，洪脉顿敛，怪脉顿除，诸症释然。先生之见，盖有本欤，家母余龄，皆先生所赐，杏林报德，没齿不忘。谨述此，乞附医案，谅有太史者采入仓公诸篇，以垂不朽，将使后者观省焉。嘉靖乙巳春月吉日，陈湖眷生陆仙顿首谨书。

一妇人年三十余，忽不进饮食，日饮清茶三五碗，并少用水果，三年余矣。经行每次过期而少，余以为脾气郁结，用归脾加吴茱，不数剂而饮食如常。若人脾肾虚而不饮食，当以四神丸治之。

一妇人年逾二十，不进饮食二年矣。日饮清茶果品之类，面部微黄浮肿，形体如常，仍能步履，但体倦怠，肝脾二脉弦浮，按之微而结滞。余用六君加木香、吴茱，下痰积甚多，饮食顿进，形体始瘦，卧床月余，仍服六君之类而安。

妇人患此见《女科撮要》。

脾肾亏损停食泄泻等症八

进士刘晔甫停食腹痛，泻黄吐痰，服二陈、山栀、黄连、枳实之类，其症益甚，左关弦紧，右关弦长，乃肝木克脾土，用六君加木香治之而愈。若食已消而泄未已，宜用异功散以补脾胃，如不应，用补中益气升发阳气。凡泄利色黄，脾土亏损，真气下陷，必用前汤加木香、肉蔻温补，如不应，当补其母，宜八味丸。

光禄柴黼庵喜饮，泄泻腹胀，吐痰作呕，口干，此脾胃之气虚，先用六君加神曲，痰呕已止，再用补中益气加茯苓、半夏，泻胀亦愈。此症若湿热壅滞，当用葛花解酲汤分消其湿，湿既去而泻未已，须用六君加神曲实脾土化酒积。然虽为酒而作，实因脾土虚弱，不可专主湿热。

旧僚钱可久素善饮，面赤痰盛，大便不实，此肠胃湿痰壅滞，用二陈、芩、连、山栀、枳实、干葛、泽泻、升麻一剂，吐痰甚多，大便始实。此后日以黄连三钱泡汤饮之而安。但如此禀厚者不多耳。

一儒者善饮，便滑溺涩，食减胸满，腿足渐肿，症属脾肾虚寒，用加减金匮肾气丸，食进肿消，更用八味丸，胃强脾健而愈。

一男子侵晨或五更吐痰，或有酸味，此是脾气虚弱，用六君送四神丸而愈。若脾气郁滞，用二陈加桔梗、山栀送香连丸。若郁结伤脾，用归脾汤送香连丸。若胸膈不舒，归脾加柴胡、山栀送左金丸。若胃气虚，津液不能运化，用补中益气送左金丸。

一羽士停食泄泻，自用四苓、黄连、枳实、曲蘗益甚。余曰：此脾肾泄也，当用六君加姜、桂送四神丸。不信，又用沉香化气丸一服，卧床不食，咳则粪出，几到危殆，终践余言而愈。盖化气之剂竣厉猛烈，无经不伤，无脏不损，岂宜轻服。

嘉靖乙未，绍患肝木克脾，面赤生风，大肠燥结，炎火冲上，久之遂致脏毒下血，肠鸣溏泄，腹胀喘急，驯到绝谷，濒于殆矣。诸医方以黄连、枳实之剂投之，展转增剧，乃求治于立斋先生。先生曰：尔病脾肾两虚，内真寒而外虚热，法当温补。遂以参、术为君，山药、黄芪、肉果、姜、附为臣，茱萸、骨脂、五味、归、苓为佐，治十剂，俾以次服之。诸医皆曰：此火病也，以火济火可乎？绍雅信先生不为动，服之浃旬，尽剂而血止，诸病遄已。先是三年前，先生过绍，谓曰：尔面部赤风，脾胃病也，不治将深，予心忧之，而怠缓以须，疾发又惑于众论，几至不救，微先生吾其土矣。呜呼！先生之术亦神矣哉！绍无以报盛德，敬述梗概，求附案末，以为四方抱患者告。庶用垂惠于无穷云。长州朱绍。

脾胃亏损停食痢疾等症九

崔司空年逾六旬，患痢赤白，里急后重，此湿热壅滞，用芍药汤内加大黄二钱，一剂减半，又剂痊愈，惟急重未止。此脾气下陷，用补中益气送香连丸而愈。

罗给事小腹急痛，大便欲去不去，此脾肾气虚而下陷也。用补中益气送八味丸，二剂而愈。此等症候，因痢药致损元气，肢体肿胀而死者不可枚举。

少宗伯顾东江停食患痢，腹痛下坠，或用疏导之剂，两足胀肿，食少体倦，烦热作渴，脉洪数，按之微细。余以六君加姜、桂各二钱，吴茱、五味各一钱，煎熟冷服之，即睡觉，而诸症顿退，再剂全退。此假热而治以假寒也。

太常边华泉呕吐不食，腹痛后重，自用大黄等药一剂，腹痛益甚，自汗发热，昏愦，脉大。余用参、术各一两，炙甘草、炮姜各三钱，升麻一钱，一钟而苏，又用补中益气加炮姜二剂而愈。

廷评曲汝为食后入房，翌午腹痛，去后似痢非痢，次日下皆脓血，烦热作渴，神思昏倦，用四神丸一服顿减；又用八味丸料加五味、吴茱、骨脂、肉蔻，二剂痊愈。

判官汪天锡年六十余患痢，腹痛后重，热渴引冷，饮食不进，用芍药汤内加大黄一两，四剂稍应，仍用前药，大黄减半，数剂而愈。此等元气百无一二。

通府薛允频下血，服犀角地黄汤等药，其血愈多，形体消瘦，发热少食，里急后重。此脾气下陷，余用补中益气加炮姜，一剂而愈。

一上舍患痢后重，自知医，用芍药汤，后重益甚，饮食少思，腹寒肢冷，余以为脾胃亏损，用六君加木香、炮姜，二剂而愈。

一老人素以酒乳同饮，去后似痢非痢，胸膈不宽，用痰痢等药不效。余思《本草》云：酒不与乳同饮，为得酸则凝结，得苦则行散。遂以茶茗为丸，时用清茶送三五十丸，不数服而瘥。

一老妇食后，因怒患痢，里急后重，属脾气下陷，与大剂六君加附子、肉蔻、煨木香各一钱，吴茱五分，骨脂、五味各一钱五分，二剂诸症悉退，惟小腹胀满。此肝气滞于脾也，与调中益气加附子、木香五分，四剂而愈。后口内觉咸，此肾虚水泛，与六味地黄丸二剂顿愈。

先母年八十，仲夏患痢，腹痛作呕不食，热渴引汤，手按腹痛稍止，脉鼓指而有力，真气虚而邪气实也。急用人参五钱，白术、茯苓各三钱，陈皮、升麻、附子、炙草各一钱，服之，睡觉索食，脉症顿退，再剂而安。此取症不取脉也。凡暴病毋论其脉，当从其症。时石阁老太夫人，其年岁脉症皆同，彼乃专治其痢，遂致不起。

横金陈梓园年六十，面带赤色，吐痰口干，或时作泻。癸卯春就诊谓余曰：仆之症，或以为脾经湿热，痰火作泻，率用二陈、黄连、枳实、神曲、麦芽、白术、柴胡之类，不应何也？余脉之，左关弦紧，肾水不能生肝木也；右关弦大，肝木乘克脾土也。此乃脾肾亏损，不能生克制化，当滋化源。不信。余谓其甥朱太守阳山曰：令舅不久当殒于痢。至甲辰夏果患痢而殁。

产后痢疾见《女科撮要》。

脾胃亏损疟疾寒热等症十

冬官朱省庵停食感寒而患疟，自用清脾、截疟二药，食后腹胀，时或作痛，服二陈、黄连、枳实之类，小腹重坠，腿足浮肿，加白术、山楂，吐食未化，谓余曰：何也？余曰：食后胀痛，乃脾虚不能克化也；小腹重坠，乃脾虚不能升举也；腿足浮肿，乃脾虚不能运行也；吐食不消，乃脾胃虚寒无火也。治以补中益气加吴萸、炮姜、木香、肉桂一剂，诸症顿退，饮食顿加，不数剂而痊，大凡停食之症，宜用六君、枳实、厚朴。若食已消而不愈，用六君子汤。若内伤外感，用藿香正气散，若内伤多而外感少，用人参养胃汤。若劳伤元气兼外感，用补中益气加川芎。若劳伤元气兼停食，补中益气加神曲、陈皮。若气恼兼食，用六君加香附、山栀。若咽酸或食后口酸，当节饮食。病作时，大热燥渴，以姜汤乘热饮之，此截疟之良法也。每见发时，饮啖生冷物者，病或少愈，多致脾虚胃损，往往不治。大抵内伤饮食者必恶食，外感风寒者不恶食。审系劳伤元气，虽有百症，但用补中益气汤，其病自愈。其属外感者，主以补养，佐以解散，其邪自退。若外邪既退，即补中益气以实其表。若邪去而不实其表，或过用发表，亏损脾胃，皆致绵延难治。凡此不问阴阳日夜所发，皆宜补中益气，此不截之截也。夫人以脾胃为主，未有脾胃实而患疟痢者，若专主发表攻里，降火导痰，是治其末而忘其本。前所云乃疟之大略，如不应，当分六经表里而治之。说见各方。

大尹曹时用患疟寒热，用止截之剂，反发热恶寒，饮食少思，神思甚倦，其脉或浮洪或微细。此阳气虚寒，余用补中益气，内参、芪、归、术各加三钱，甘草一钱五分，加炮姜、附子各一钱，一剂而寒热止，数剂而元气复。

一儒者秋患寒热，至春未愈，胸痞腹胀。余用人参二两，生姜二两煨熟，煎顿服，寒热即止。更以调中益气加半夏、茯苓、炮姜数剂，元气顿复。后任县尹，每饮食劳倦疾作，服前药即愈。大凡久疟乃属元气虚寒。盖气虚则寒，血虚则热，胃虚则恶寒，脾虚则发热，阴火下流则寒热交作，或吐涎不食，泄泻腹痛，手足逆冷，寒战如栗，若误投以清脾、截疟二饮，多致不起。

一上舍每至夏秋，非停食作泻，必疟痢霍乱，遇劳吐痰，头眩体倦，发热恶寒，用四物、二陈、芩、连、枳实、山栀之类，患疟服止截之药，前症益甚，时或遍身如芒刺然。余以补中益气加茯苓、半夏，内参、芪各用三钱，归、术各二钱，十余剂少愈。若间断其药，诸病仍至，连服三十余剂痊愈。又服还少丹半载，形体充实。

一妇人疟久不愈。发后口干倦甚，用七味白术散加麦门、五味作大剂，煎与恣饮，再发稍可，乃用补中益气加茯苓、半夏，十余剂而愈。凡截疟余常以参、术各一两，生姜四两，煨熟，煎服即止，或以大剂补中益气加煨姜尤效，生姜一味亦效。

东洞庭马志卿疟后，形体骨立，发热恶寒，食少体倦，用补中益气，内参、芪、归、术各加三钱，甘草一钱五分，炮姜二钱，一剂而寒热止，数剂而元气复。

一妇人久患寒热，服清脾饮之类，胸膈饱胀，饮食减少，余用调中益气加茯苓、半夏、炮姜各一钱，二剂而痊。

一妇为劳役停食，患疟，或用消导止截，饮食不思，体瘦腹胀。余以补中益气倍用参、芪、归、术、甘草，加茯苓、半夏各一钱五分，炮姜五钱，一剂顿安。又以前药炮姜用一钱，不数剂元气复而痊愈。

产后疟疾见《女科撮要》。

脾肺亏损咳嗽痰喘等症十一

大参李北泉时吐痰涎，内热作渴，肢体倦怠，劳而足热，用清气化痰益甚。余曰：此肾水泛而为痰，法当补肾，不信，另进滚痰丸一服，吐泻不止，饮食不入，头晕眼闭，始信。余用六君子汤数剂，胃气渐复，却用六味丸月余，诸症悉愈。

鸿胪苏龙溪咳嗽气喘，鼻塞流涕，余用参苏饮一剂，以散寒邪，更用补中益气汤以实腠理而愈。后因劳怒仍作，自用前饮益甚，加黄连、枳实，腹胀不食，小便短少，服二陈、四苓，前症愈剧，小便不通。余曰：腹胀不食，脾胃虚也；小便不实，肺肾虚也，悉因攻伐所致。投以六君加黄芪、炮姜、五味二剂，诸症顿退，再用补中益气加炮姜、五味，数剂痊愈。

地官李北川每劳咳嗽，余用补中益气汤即愈。一日复作，自用参苏饮益甚，更服人参败毒散，项强口噤，腰背反张。余曰：此误汗亡津液而变痓矣。仍以前汤加附子一钱，四剂而痊。感冒咳嗽，若误行发汗过多，喘促呼吸不利，吐痰不止，必患肺痈矣。

侍御谭希曾咳嗽吐痰，手足时冷。余以为脾肺虚寒，用补中益气加炮姜而愈。

职坊王用之喘嗽作渴，面赤鼻干，余以为脾肺有热，用二陈加芩、连、山栀、桔梗、麦门而愈。

佥宪阮君聘咳嗽面白，鼻流清涕，此脾肺虚而兼外邪，用补中益气加茯苓、半夏、五味治之而愈，又用六君、芎、归之类而安。

司厅陈国华素阴虚，患咳嗽，以自知医，用发表化痰之剂，不应，用清热化痰等药，其症愈甚。余曰：此脾肺虚也，不信，用牛黄清心丸，更加胸腹作胀，饮食少思，足三阴虚症悉见。朝用六君、桔梗、升麻、麦门、五味，补脾土以生肺金；夕用八味丸，补命门火以生脾土，诸症渐愈。经云：不能治其虚，安问其余？此脾土虚不能生肺金而金病，复用前药而反泻其火，吾不得而知也。

中书鲍希伏素阴虚，患咳嗽，服清气化痰丸及二陈、芩、连之类，痰益甚，用四物、黄柏、知母、玄参之类，腹胀咽哑，右关脉浮弦，左尺脉洪大。余曰：脾土既不能生肺金，阴火又从而克之，当滋化源。朝用补中益气加山茱、麦门、五味，夕用六味地黄加五味子，三月余，喜其慎疾得愈。

武选汪用之饮食起居失宜，咳嗽吐痰，用化痰发散之药，时仲夏，脉洪数而无力，胸满面赤，吐痰腥臭，汗出不止。余曰：水泛为痰之症，而用前剂，是谓重亡津液，得非肺痈乎？不信，仍服前药，翌日果吐脓，脉数，左三右寸为甚。始信，用桔梗汤一剂，脓数顿止，再剂全止，面色顿白，仍于忧惶。余曰：此症面白脉涩，不治自愈。又用前药一剂，佐以六味丸治之而痊[①]。

锦衣李大用素不慎起居，吐痰自汗，咳嗽发热，服二陈、芩、连、枳壳、山栀之类，前症不减，饮食少思；用四物、二陈、芩、连、黄柏、知母、玄参之类，前症愈甚，更加胸腹不利，饮食益少，内热晡热；加桑皮、紫苏、杏仁、紫菀、桔梗之类，胸膈膨胀，小便短少；用猪苓、泽泻、白术、茯苓、枳壳、青皮、半夏、黄连、苏子，胸膈痞满，胁肋膨胀，小便不通；加茵陈、葶苈，喘促不卧，饮食不进。余诊之，六脉洪数，肺肾二部尤甚。余曰：脾土既不能生肺金，而心火又乘之，此肺痈之作也，当滋化源，缓则不救。不信，后唾脓痰，复求治。余曰：胸膈痞满，脾土败也；喘促不卧，肺金败也；小便不能，肾水败也；胁肋膨胀，肝木败也；饮食不化，心火败也。此化源既绝，五脏已败，然药岂能生耶？已而果然。

丝客姚荃者素郁怒，年近六十，脾胃不健，服香燥行气，饮食少思，两胁胀闷；服行气破血，饮食不入，右胁胀痛，喜用手按，彼疑为膈气痰饮内伤。余曰：乃肝木克脾土，而脾土不能生肺金也。若内有瘀血，虽单衣亦不敢着肉。用滋化源之药四剂，诸症顿退。彼以为愈，余曰：火令在迩，当补脾土以保肺金。彼不信，后复作，另用痰火之剂益甚，求治。左关右寸滑数，此肺内溃矣。仍不信，乃服前药，果吐秽脓而殁[②]。

学士吴北川过饮，痰壅，舌本强硬，服降火化痰药，痰气益甚，肢体不遂。余作脾虚湿热治之而愈。

上舍史罗瞻之每至春咳嗽，用参苏饮加芩、连、桑、杏乃愈。乙巳春患之，用前药益甚，更加喉喑，就治。左尺洪数而无力。余曰：此是肾经阴火刑克肺金，当滋化源。遂以六味丸料加麦门、五味、炒栀及补中益气汤而愈。

儒者张克明咳嗽，用二陈、芩、连、枳壳，胸满气喘，侵晨吐痰；加苏子，杏仁，口出痰涎，口干作渴。余曰：侵晨吐痰，脾虚不能消化饮食；胸满气喘，脾虚不能生肺金；涎沫自出，脾虚不能收摄；口干作渴，脾虚不能生津液。遂用六君加炮姜、肉果温补脾胃，更用八味丸以补土母而愈。

一男子夏月吐痰或嗽，用胃火药不应，余以为火乘肺金，用麦门冬汤而愈。后因劳复嗽，用补中益气加桔梗、山栀、片芩、麦门、五味而愈。但口干体倦，小便赤涩，日用牛脉散而痊。若咳而属胃火

①治之而痊：原此句至“丝客姚荃者……果吐秽脓而”错版后置，今据聚锦堂本、书业堂本及四库本前移。

②殁：原此字以后至“一妇人患咳嗽……或寒热”错版前置，今据聚锦堂本、书业堂本及四库本后移。

有痰，宜竹叶石膏汤。胃气虚，宜补中益气加贝母、桔梗。若阴火上冲，宜生脉散送地黄丸，以保肺气生肾水。此乃真脏之患，非滋化源决不能愈。

一妇人患咳嗽，胁痛发热，日晡益甚，用加味逍遥散、熟地治之而愈。年余，因怒气劳役，前症仍作，又太阳痛或寒热往来，或咳嗽遗尿，皆属肝火血虚，阴挺痿痹，用前散及地黄丸，月余而瘥。

表弟妇咳嗽发热，呕吐痰涎，日夜约五六碗，喘咳不宁，胸躁渴，饮食不进，崩血如涌，此命门火衰，脾土虚寒，用八味丸及附子理中汤加减治之而愈。详见妇人血崩。

一妇人不得于姑，患咳，胸膈不利，饮食无味，此脾肺俱伤，痰郁于中，称用归脾汤加山栀、抚芎、贝母、桔梗，诸症渐愈，后以六君加芎、归、桔梗，间服痊愈。

一妇人咳嗽，早间吐痰甚多，夜间喘急不寐，余谓早间多痰，乃脾虚饮食所化；夜间喘急，乃肺虚阴火上冲。遂用补中益气加麦门、五味而愈。

一妇人饮食后，因怒，患疟呕吐，用藿香正气散二剂而愈。后复怒，吐痰甚多，狂言热炽，胸胁胀痛，手按少止，脉洪大无伦，按之微细。此属脾肝二经血虚，以加味逍遥散加熟地、川芎二剂，脉症顿退，再用十全大补而安。此症若用疏通之剂，是犯虚虚之戒矣。

上舍陈道复长子亏损肾经，久患咳嗽，午后益甚。余曰：当补脾土滋化源，使金水自能相生。时孟春。不信，乃服黄柏、知母之类。至夏，吐痰引饮，小便频数，面目如绯。余以白术、当归、茯苓、陈皮、麦门、五味、丹皮、泽泻四剂，乃以参、芪、熟地、山茱为丸，俾服之，诸症顿退。复请视，余以为信，遂用前药，如常与之。彼仍泥不服，卒致不起。

产后咳嗽见《女科撮要》。

各症方药十二

四物汤 治肝脾肾血虚发热，或日晡热甚，头目不清，或烦躁不寐，胸膈作胀，或胁作痛，宜用此汤。若脾气虚而不能生血，宜用四君子汤。若脾气郁而虚，宜用归脾汤。若肾水涸而不能生肝血，宜用六味丸。

当归 熟地黄各三钱 芍药二钱 川芎一钱五分

上水煎服。

加味四物汤 即前方加白术、茯苓、柴胡、丹皮。

四君子汤 治脾胃虚弱，饮食少进；或肢体肿胀，肚腹作痛；或大便不实，体瘦面黄；或胸膈虚痞，痰嗽吞酸。若因脾胃虚寒而致，宜香砂六君子。若因脾经郁结而致，宜归脾汤。若因肝木侮脾胃而致，宜用六君加木香、芍药。若命门火虚而致，宜用八味丸。

人参 白术 茯苓各二钱 甘草炙，一钱

上姜、枣水煎服。

异功散 治久咳不已，或腹满少食，或面肿气逆。又治脾胃虚弱，饮食少思等症。即前方加陈皮。

六君子汤 即四君子加半夏、陈皮。治脾胃虚弱，饮食少思；或久患疟痢，若见内热，或饮食难化作酸，乃属虚火，须加炮姜，其功甚速。

香砂六君子汤 即前方加香附、藿香、砂仁。

人参理中汤 治脾胃虚弱，饮食少思，或去后无度，或呕吐腹痛，或饮食难化，或胸膈不利，或疟疾中气虚损久不能愈，或中气虚弱，痰气不利，口舌生疮。加附子名附子理中汤，治中气虚寒而患前症，又治入房腹痛，手足逆冷，或犯寒气，或食冷物。

人参　白术　干姜炮　甘草炙，各等分

上每服五七钱或一两，水煎服。

附子理中汤　治脾胃虚寒，手足厥冷，饮食不入，或肠鸣切痛，呕逆吐泻，即前方加附子等分，照前服。

八珍汤　治气血虚弱，恶寒发热，烦躁作渴，或不时寒热，眩晕昏愦，或大便不实，小便赤淋，或饮食少思，小腹胀痛等症，即四物、四君合方。

十全大补汤　即八珍加黄芪、肉桂，治症同前。又治遗精白浊，自汗盗汗；或内热、晡热、潮热、发热；或口干作渴，喉痛舌裂；或胸乳膨胀。胁肋作痛；或脐腹阴冷，便溺余滴；或头颈时痛，眩晕目花；或心神不宁，寤而不寐；或形容不充，肢体作痛；或鼻吸气冷，急趋喘促。此皆是无根虚火，但服此药，诸症悉退。

人参养荣汤　治脾肺俱虚，发热恶寒，四肢倦怠，肌肉消瘦，面黄短气，食少作泻。若气血虚而变见诸症，莫能名状，勿论其病，勿论其脉，但用此汤，其病悉退。

白芍药一钱五分　人参　陈皮　黄芪蜜炙　桂心　当归　白术　甘草炙，各一钱　熟地黄　五味子炒，杵　茯苓各七分半　远志五分

上姜、枣水煎服。

当归补血汤　治气血俱虚，肌热恶寒，面目赤色，烦渴引饮，脉洪大而虚，重按似无，此脉虚、血虚也。此病多有得于饥饱劳役者。

黄芪炙，一两　当归二钱，酒制

上水煎服。

当归六黄汤

当归　黄芪炒　生地黄　熟地黄各一钱　黄芩　黄连　黄柏各炒焦，五分

上水煎服。

独参汤　治一切失血，恶寒发热，作渴烦躁。盖血生于气，故血脱补气，阳生阴长之理也。

人参二两

上枣十枚，水煎服。

归脾汤　治思虑伤脾，不能摄血，致血妄行；或健忘怔忡，惊悸盗汗；或心脾作痛，嗜卧少食，大便不调；或肢体重痛，月经不调，赤白带下；或思虑伤脾而患疟痢。

人参　白术　白茯苓　黄芪　龙眼肉　酸枣仁各二钱　远志一钱　木香　甘草炙，各五分　当归一钱

上姜、枣水煎服。

加味归脾汤　即前方加柴胡、山栀。

加减八味丸　治肾水不足，虚火上炎，发热作渴，口舌生疮，或牙龈溃烂，咽喉作痛；或形体憔悴，寝汗发热，五脏齐损。即六味丸加肉桂一两。

六味丸一名地黄丸、一名肾气丸　治肾经不足，发热作渴，小便淋秘，气壅痰嗽，头目眩晕，眼花耳聋，咽燥舌痛，齿牙不固，腰腿痿软，自汗盗汗，便血诸血，失音，水泛为痰，血虚发热等症。其功不能尽述。

熟地黄八两，杵膏　山茱萸肉　干山药四两　牡丹皮　白茯苓　泽泻各三两

上各另为末，和地黄加炼蜜，丸桐子大，每服七八十丸，空心食前，滚汤下。

八味丸　治命门火衰，不能生土，以致脾胃虚寒，饮食少思，大便不实，脐腹疼痛，夜多漩溺等症。即六味丸加肉桂、附子各一两。

余方见下卷。

卷 下

吴郡立斋薛己著

脾肾亏损头眩痰气等症

阁老梁厚斋气短有痰，小便赤涩，足跟作痛，尺脉浮大，按之则涩。此肾虚而痰饮也，用四物送六味丸不月而康。仲景先生云：气虚有饮，用肾气丸补而逐之。诚开后学之蒙瞶，济无穷之夭枉。肾气丸即六味丸也。

都宪孟有涯气短痰晕，服辛香之剂，痰盛遗尿，两尺浮大，按之如无。余以为肾家不能纳气归源，香燥致甚耳。用八味丸料三剂而愈。

孙都宪形体丰厚，劳神善怒，面带阳色，口渴吐痰，或头目眩晕，或热从腹起，左三脉洪而有力，右三脉洪而无力，余谓足三阴亏损，用补中益气加麦门、五味及加减八味丸而愈。若人少有老态，不耐寒暑，不胜劳役，四时迭病，皆因少时血气方长，而劳心亏损；或精血未满，而御女过伤，故其见症，难以悉状。此精气不足，但滋化源，其病自痊。又若饮食劳役，七情失宜，以致诸症，亦当治以前法。设或六淫所侵而致诸症，亦因真气内虚而外邪乘袭，尤当固胃气为主。益胃为五脏之根本，故黄柏、知母不宜轻用，恐复伤胃气也。大凡杂症属内因，乃形气病气俱不足，当补，不当泻。伤寒虽属外因，亦宜分其表里虚实，治当审之。

昌平守王天成头晕恶寒，形体倦怠，得食稍愈，劳而益甚，寸关脉浮大，此脾肺虚弱，用补中益气加蔓荆子而愈。后因劳役，发热恶寒，谵语不寐，得食稍安，用补中益气汤而痊。

大尹祝支山，因怒头晕，拗内筋挛，时或寒热，日晡热甚，此肝火筋挛，气虚头晕，用八珍加柴胡、山栀、牡丹皮，二十余剂而愈。

上舍顾桐石会饮于周上舍第。问余曰：向孟有涯、陈东谷俱为无嗣纳宠，已而得疾，皆头晕吐痰，并用苏合香丸，惟有涯得生，何也？余曰：二症因肾虚不能纳气而为头晕，不能制水而为痰涎。东谷专主攻痰行气，有涯专于益火补气故耳。后余应杭人之请，桐石房劳过度，亦患前症，或用清气化痰愈甚。顾曰：我病是肾虚不能纳气归源。治者不悟而殁。惜哉！

一男子素厚味，胸满痰盛，余曰：膏粱之人，内多积热，与法制精气化痰丸而愈。彼为有验，修合馈送，脾胃虚者，无不受害。

先兄体貌丰伟，唾痰甚多，脉洪有力，殊不耐劳，遇风头晕欲仆，口舌破裂，或至赤烂，误食姜蒜少许，口疮益甚，服八味丸及补中益气加附子钱许即愈。停服月余，诸症仍作。此命门虚火不归源也。

肝肾亏损血燥结核等症二

儒者杨泽之性躁嗜色，缺盆结一核。此肝火血燥筋挛，法当滋肾水、生肝血。不信，乃内服降火化痰，外敷南星、商陆，转大如碗。余用补中益气及六味地黄，间以芦荟丸，年余元气渐复而肿消。

一男子素善怒，左项微肿，渐大如升，用清痰理气而大热作渴，小便频浊。余谓肾水亏损，用六味地黄、补中益气而愈。亦有胸胁等处，大如升斗，或破而如菌如榴，不问大小，俱治以前法。

一男子颈间结核大溃年余，一男子眉间一核，初如豆粒，二年渐大如桃，悉用清肝火，养肝血、益元气而愈。

举人江节夫，颈臂胁肋各结一核，恪服祛痰降火软坚之剂益甚。余曰：此肝胆经血少而火燥也。彼执前药，至明年六月各核皆溃，脉浮大而涩。余断以秋金将旺，肝木被克，必不起，后果然。

脾肾亏损小便不利肚腹膨胀等症三

大尹刘天锡内有湿热，大便滑利，小便涩滞，服淡渗之剂，愈加滴沥，小腹腿膝皆肿，两眼胀痛。此肾虚热，在下焦，淡渗导损阳气，阴无以化，遂用地黄、滋肾二丸，小便如故，更以补中益气加麦门、五味兼服而愈。

州守王用之先因肚腹膨胀，饮食少思，服二陈、枳实之类，小便不利，大便不实，咳痰腹胀；用淡渗破气之剂，手足俱冷。此足三阴虚寒之症也。用金匮肾气丸，不月而康。

州同刘禹功，素不慎起居七情，以致饮食不甘，胸膈不利，用消导顺气，肚腹痞闷，吐痰气逆；用化痰降火，食少泄泻，小腹作胀；用分利降火，小便涩滞，气喘痰涌；服清气化痰丸，小便愈滞，大便愈泻，肚腹胀大，肚脐突出，不能寝卧，六脉微细，寸左虚甚，右寸短促。此命门火衰，脾肾虚寒之危症也。先用金匮加减肾气丸料内桂、附各一钱五分二剂，下瘀秽甚多；又以补中益气送二神丸二剂，诸症悉退五六；又用前药数剂，并附子之类，贴腰脐及涌泉穴，寸脉渐复而安。后因怒腹闷，惑于人言，服沉香化气丸，大便下血，诸症悉至。余曰：此阴络伤也。辞不治，果殁。

一富商饮食起居失宜，大便干结，常服润肠等丸，后胸腹不利，饮食不甘，口干体倦，发热吐痰，服二陈、黄连之类，前症益甚，小便滴沥，大便泄泻，腹胀少食，服五苓、瞿麦之类，小便不通，体肿喘嗽，用金匮肾气丸、补中益气汤而愈。

一儒者失于调养，饮食难化，胸膈不利。或用行气消导药，咳嗽喘促，服行气化痰药，肚腹渐胀；服行气分利药，睡卧不能，两足浮肿，小便不利，大便不实，脉浮大按之微细，两寸皆短。此脾肾亏损，朝用补中益气加姜、附；夕用金匮肾气加骨脂、肉果，各数剂，诸症渐愈；再佐以八味丸，两月乃能步履；却服补中、八味，半载而康。

一男子素不善调摄，唾痰口干，饮食不美，服化痰行气之剂，肚腹膨胀，二便不利；服分气利水之剂，腹大胁痛，睡卧不得；服破血消导之剂，两足皆肿。脉浮大不及于寸口。朝用金匮加减肾气丸，夕用补中益气汤煎送前丸，月余诸症渐退，饮食渐进；再用八味丸、补中汤，月余自能转侧，又两月而能步履；却服大补汤、还少丹，又半载而康。后稍失调理，其腹仍胀，服前药即愈。

一男子患前症，余为壮火，补土渐愈。彼欲速服攻积之剂，下血甚多。余诊之曰：此阴络伤，故血内溢，非所宜也。后果殁。

一男子胸膈痞闷，专服破气之药。余曰：此血虚病也。血生于脾土，若服前药，脾气弱而血愈虚矣。不信，又用内伤之药反吐血。余曰：此阳络伤也。后果然。

大方世家湖乡，离群索居。山妻赵氏，忽婴痰热，治者多以寒凉，偶得小愈，三四年余，屡进屡退，于是元气消烁。庚子夏，遍身浮肿，手足麻冷，日夜咳嗽，烦躁引饮，小水不利，大肉尽去，势将危殆。幸逦先生诊之，脉洪大而无伦，按之如无，此虚热无火，法当壮水之源，以生脾土，与金匮肾气丸料服之，顿觉小水溃决如泉，俾日服前丸及大补之药二十余剂而愈，三四年间平康无恙。迄今甲辰仲春，悲哀动中，前症复作，体如焚燎，口肉尽腐，胸腹肿满，食不下咽者四日。夫妇相顾，束手待毙而已。又承先生视之，投以八味丸二服，神思清爽，服金匮肾气丸料加参、芪、归、术，未竟夕而胸次渐舒，陟然思食，不三日而病去五六矣，嗣后日用前二丸，间服逾月而起。至秋初，复患痢，又服金匮肾气丸料加参、芪、归、术、黄连、吴茱、木香，痢遂止，但觉后重，又用补中益气加木香、黄连、吴茱、五味，数剂而痊愈。大方自分寒素，命亦蹇剥，山妻抱病沉痼，本难调摄，苟非先生救援，填壑未免①，今不肖奔走衣食于外，而可无内顾之忧矣。然则先生之仁庇，固不肖全家之福，亦不肖全家之感也。斯言也，当置之座右，以为子孙世诵之。不肖尝侍先生之侧，检阅医案，始知山妻奏效巅末，遂秉书纪二丸药之圣，且彰先生用药之神万一云。吴门晚学生沈大方履文再拜顿首谨书。

脾胃亏损暑湿所伤等症四

附 食生冷入房

大司徒李浦汀南吏部少宰，时患黄疸，当用淡渗之剂，公尚无嗣，犹豫不决。余曰：有是病而用是药，以茵陈五苓散加芩、连、山栀二剂而愈。至辛卯得子，公执余手而笑曰：医方犹公案也，设君避毁誉喘残，安得享余年而遂付托之望哉？由是礼遇益厚。

应天王治中遍身发黄，妄言如狂，苦于胸痛，手不可近，此中焦蓄血为患，用桃仁承气汤一剂，下瘀血而愈。

太守朱阳山弟，下部蓄血发狂，用抵当汤而愈。

一儒者每春夏口干发热，劳则头痛，服清凉化痰药，泻喘烦躁；用香薷饮，神思昏愦，脉大而虚。此因闭藏之际，不远帏幕为患，名曰注夏。用补中益气去柴胡、升麻，加五味、麦门、炮姜一剂，脉益甚。仍用前药加肉桂五分，服之即苏，更用六味丸而痊。

一儒者体肥善饮，促秋痰喘，用二陈、芩、连益甚；加桑皮、杏仁，盗汗气促；加贝母、枳壳，不时发热。余以为脾肺虚寒，用八味丸以补土母，补中益气以接中气而愈。

一男子夏月入房，食冰果腹痛，余用附子理中汤而愈。有同患此者，不信，别用二陈、芩、连之类而死。

一男子盛暑发热，胸背作痛，饮汤自汗，用发表之药，昏愦谵语，大便不实，吐痰甚多，用十全大补一剂顿退，又用补

①免：原形误为“克”，据聚锦堂本、书业堂本改。

中益气加炮姜二剂痊[1]愈。

肝脾肾亏损头目耳鼻等症五

给事张禹功目赤不明，服祛风散热药，反畏明重听，脉大而虚。此因劳心过度，饮食失节，以补中益气加茯神、枣仁、山药、山茱、五味顿愈。又劳役复甚，用十全大补兼以前药渐愈，却用补中益气加前药而痊。东垣云：诸经脉络，皆走于面而行空窍，其清气散于目而为精，走于耳而为听，若心烦事冗，饮食失节，脾胃亏损，心火太甚，百脉沸腾，邪害孔窍而失明矣。况脾为诸阴之首，目为血脉之宗，脾虚则五脏之精气皆为失所，若不理脾胃，不养神血，乃治标而不治本也。

少宰李蒲汀耳如蝉鸣，服四物汤，耳鸣益甚。此元气亏损之症，五更服六味地黄丸，食前服补中益气汤顿愈。此症若血虚而有火，用八珍加山栀、柴胡。所虚而有火，四君加山栀、柴胡。若因怒就聋或鸣，实用小柴胡加芎、归、山栀，虚用补中益气加山栀。午前甚用四物加白术、茯苓，久须用补中益气；午后甚用地黄丸。

少司马黎仰之南银台时，因怒耳鸣，吐痰作呕不食，寒热胁痛，用小柴胡合四物加山栀、茯神、陈皮而瘥。

尚宝刘毅斋怒则太阳作痛，用小柴胡加茯苓、山栀以清肝火，更用六味丸以生肾水，后不再发。

一儒者日晡两目紧涩，不能瞻视。此元气下陷，作补中益气加参、芪数剂而愈。

一男子亦患前症，服黄柏、知母之类，更加便血。此脾虚不能统血，肝虚不能藏血也。用补中益气、六味地黄而愈。

一儒者两目作痛，服降火祛风之药，两目如绯，热倦殊甚。余用十全大补汤数剂，诸症悉退，服补中益气兼六味丸而愈。复因劳役，午后目涩体倦，服十全大补而痊。

一男子房劳兼怒，风府胀闷，两胁胀痛，余作色欲损肾，怒气伤肝，用六味地黄丸加柴胡、当归，一剂而安。

一儒者酒色过度，头脑两胁作痛，余以为肾虚而肝病，亦用前药顿安。

一男子面白，鼻流清涕，不闻馨秽三年矣，用补中益气加麦门、山栀而愈。

一男子年二十，素嗜酒色，两目赤痛，或作或止，两尺洪大，按之微弱。余谓少年得此，目当失明。翌早索途而行，不辨天日，众皆惊异。余与六味地黄丸料加麦门、五味，一剂顿明。

妇人症见《女科撮要》。

脾肺肾亏损小便自遗淋涩等症六

大司徒许函谷在南银台时，因劳发热，小便自遗，或时不利。余作肝火阴挺不能约制，午前用补中益气加山药、知母、黄柏，午后服地黄丸，月余诸症悉退。此症若服燥剂而频数或不利，用四物、麦门、五味、甘草。若数而黄，用四物加山茱、黄柏、知母、五味、麦门。若肺虚而短少，用补中益气加山药、麦门。若阴挺、痿痹而频数，用地黄丸。若热结膀胱而不利，用五淋散。若脾肺燥不能化生，用黄芩清肺饮。若膀胱阴虚，阴无以生而淋沥，用滋肾丸。若膀胱阳虚，阴无以化而淋涩，用六味丸。若转筋，小便不通，或喘急欲死，不问男女孕妇，急用八味丸，缓则不救。若老人阴痿思色，精不出而内败，小便道涩痛如淋，用加减八味丸料加车前、牛膝。若老人精已竭而复耗

[1]痊：原音假为“全”，各本同，据文义改。

之，大小便道牵痛，愈痛愈欲便，愈便则愈痛，亦治以前药；不应，急加附子。若喘嗽吐痰，腿足冷肿，腰骨大痛，面目浮肿，太阳作痛，亦治以前药。若痛愈而小便仍涩，宜用加减八味丸以缓治之。详见《褚氏遗书·精血篇》，但无治法耳。

司徒边华泉小便频数，涩滞短赤，口干唾痰。此肾经阳虚热燥，阴无以化，用六味、滋肾二丸而愈。

司马李梧山茎中作痛，小便如淋，口干唾痰。此思色精降而内败，用补中益气、六味地黄而愈。

考功杨朴庵口舌干燥，小便频数。此膀胱阳燥阴虚，先用滋肾丸以补阴而小便愈，再用补中益气、六味地黄以补肺肾而安。若汗多而小便短少，或体不禁寒，乃脾肺气虚也。

司空何燕泉小便赤短，体倦食少，缺盆作痛。此脾肺虚弱，不能生肾水，当滋化源，用补中益气、六味丸加五味而安。商主客素膏粱，小便赤数，口干作渴，吐痰稠粘，右寸关数而有力。此脾肺积热遗于膀胱，用黄芩清肺饮调理脾肺，用滋肾、六味二丸滋补肾水而愈。

一儒者发热无时，饮水不绝，每登厕小便涩痛，大便牵痛。此精竭复耗所致，用六味丸加五味子及补中益气，喜其谨守，得愈。若肢体畏寒，喜热饮食，用八味丸。

儒者杨文魁痢后两足浮肿，胸腹胀满，小便短少，用分利之剂，遍身肿兼气喘。余曰：两足浮肿，脾气下陷也。胸腹胀满，脾虚作痞也；小便短少，肺不能生肾也；身肿气喘，脾不能生肺也。用补中益气汤加附子而愈。半载后，因饮食劳倦，两目浮肿，小便短少，仍服前药，顿愈。

甲戌年七月，余奉侍武庙汤药，劳役过甚，饮食失节，复兼怒气。次年春，茎中作痒，时出白津，时或痛甚，急以手紧捻才止。此肝脾之气虚也，服地黄丸及补中益气加黄柏、柴胡、山栀、茯苓、木通而愈。到丁酉九月，又因劳役，小便淋沥，茎痒窍痛，仍服前汤加木通、茯苓、胆草、泽泻及地黄丸而愈。

大尹顾荣甫尾闾作痒，小便赤涩，左尺脉洪数，属肾经虚热，法当滋补。彼不信，乃服黄柏、知母等药。年许，高骨肿痛，小便淋沥，肺肾二脉洪数无伦。余曰：子母俱败，无能为矣。后果殁。

余甲辰仲夏在横金陈白野第，会其外舅顾同厓，求余诊脉，左尺涩结，右寸洪数。余曰：此肺金不能生肾水，诚可虑。果到季冬，茎道涩痛如淋，愈痛则愈欲便，愈便则愈痛而殁。

脾肺肾亏损虚劳怯弱等症七

庶吉士黄伯林发热吐痰，口干体倦，自用补中益气汤不应。余谓此金水俱虚之症，兼服地黄丸而愈。后背患一疖，烦痛寒热，彼因前月尝偕往视郭主政背疽，郭不经意，余决其殒于金旺之日，果符余言。已而郭氏妻孥感其毒，皆患恶疮，伯邻所患与郭患同，心甚恐。余曰：此小疮也。憎寒等症，皆阴虚旧症，果是疮毒，亦当补气血。余在第就以地黄丸料煎与服之，即睡良久，各症顿退。自后常有头面耳目口舌作痛，或吐痰眩晕之类，服前药即愈。后任都宪督盐法道，出于苏，必垂顾焉。

少司空何潇川足热口干，吐痰头晕，服四物、黄连、黄柏，饮食即减，痰热益甚，用十全大补加麦门、五味、山药、山茱而愈。

一儒者或两足发热，或脚跟作痛，用

六味丸及四物加麦门、五味、玄参治之而愈。后因劳役，发热恶寒，作渴烦躁，用当归补血汤而安。

儒者刘允功形体魁伟，冬日饮水，自喜壮实，余曰：此阴虚也。不信，一日口舌生疮，或用寒凉之剂，肢体倦怠，发热恶寒。余用六味地黄、补中益气而愈。

一男子腿内作痛，用渗湿化痰药，痛连臀肉，面赤吐痰，脚跟发热。余曰：乃肾虚阴火上炎，当滋化源。不信，服黄柏、知母之类而殁。

余甥居宏年十四而娶，到二十形体丰厚，发热作渴，面赤作胀，或外为砭血，内用降火，肢体倦怠，痰涎愈多，脉洪数鼓指。用六味丸及大补汤加麦门、五味而痊。

余甥凌云汉年十六，庚子夏作渴发热，吐痰唇燥，遍身生疥，两腿尤多，色黯作痒，日晡愈炽，仲冬腿患疮，尺脉洪数。余曰：疥，肾疳也；疮，骨疳也，皆肾经虚症。针之脓出，其气氤氲，余谓火旺之际，必患瘵症。遂用六味地黄、十全大补，不二旬诸症愈而瘵证具，仍用前药而愈。抵冬娶妻，到春其症复作。父母忧之，俾其外寝，虽其年少谨疾，亦服地黄丸数斤，煎药三百余剂而愈。

其第云霄年十五，壬寅夏，见其面赤唇燥形体消瘦。余曰：子病将进矣。癸卯冬，复见之曰：子病愈深矣。至甲辰夏，胃经部分有青色，此木乘土也，始求治。先以六君加柴胡、芍药、山栀、芜荑、炒黑黄连数剂，及四味肥儿、六味地黄二丸、及参、苓、白术、归、芍、山栀、麦门、五味、炙草三十余剂，肝火渐退，更加胆草、柴胡三十余剂，乃去芍加肉桂三十余剂，及加减八味丸，元气渐复而愈。

脾肺肾亏损遗精吐血便血等症八

少宰汪涵斋头晕白浊，余用补中益气加茯苓、半夏愈。而复患腰痛，用山药、山茱、五味、萆薢、远志顿愈。又因劳心盗汗白浊，以归脾汤加五味而愈。后不时眩晕，用八味丸痊愈。

南银台许函谷因劳发热作渴，小便自遗，或时闭涩。余作肝火血虚阴挺不能约制，午前用补中益气加山药、山茱，午后服地黄丸，月余诸症悉退。

司厅陈石镜久患白浊，发热体倦，用补中益气加炮姜四剂，白浊稍止，再用六味地黄兼服，诸症悉愈。

光禄柴黼庵因劳患赤白浊，用济生归脾、十全大补二汤，间服而愈。

司厅张检斋阴囊肿痛，时发寒热，若小腹作痛，则茎出白津，用小柴胡加山栀、胆草、茱萸、芎、归而愈。

朱工部劳则遗精，齿牙即痛，用补中益气加半夏、茯苓、芍药，并六味地黄丸渐愈，更以十全大补加麦门、五味而痊。

一男子白浊梦遗，口干作渴，大便闭涩，午后热甚，用补中益气加芍药、玄参，并加减八味丸而愈。

一男子茎中痛出白津，小便闭时作痒，用小柴胡加山栀、泽泻、炒连、木通、胆草、茯苓，二剂顿愈，又兼六味地黄丸而痊。

一男子发热便血精滑；一男子尿血发热；一男子发热，遗精，或小便不禁，俱属肾经亏损。用地黄丸、益气汤以滋化源，并皆得愈。

一男子鳏居数年，素勤苦，劳则吐血，发热烦躁，服犀角地黄汤，气高而喘，前病益盛，更遗精白浊，形体倦怠，饮食少思，脉洪大，举按有力。服十全大补加麦门、五味、山茱、山药而愈。

儒者杨启元素勤苦，吐血发痉，不知人事，余以为脾胃虚损，用十全大补汤及加减八味丸而痉愈，再用归脾汤而血止。

一儒者因饮食劳役，及恼怒眉发脱落。余以为劳伤精血，阴火上炎所致，用补中益气加麦门、五味，及六味地黄丸加五味，眉发顿生如故。

一男子年二十巅毛脱尽，用六味地黄丸，不数日发生寸许，两月复旧。吴江史万湖云：有男女偶合，眉发脱落，无药调治，至数月后复生。

一童子年十四发热吐血，余谓宜补中益气以滋化源。不信，用寒凉降火愈甚。始谓余曰：童子未室，何肾虚之有？参芪补气，奚为用之。余述丹溪先生云：痛主闭藏，肝主疏泄，二脏俱有相火，而其系上属于心，心为君火，为物所感则易于动，心动则相火翕然而随，虽不交会，其精亦暗耗矣。又《精血篇》云：男子精未满而御女，以通其精，则五脏有不满之处，异日有难状之疾。遂用补中益气及地黄丸而瘥。

一男子咳嗽吐血，热渴痰盛，盗汗遗精，用地黄丸料加麦门、五味，治之而愈。后因劳怒，忽吐紫血块，先用花蕊石散，又用独参汤渐愈。后劳则咳嗽吐血一二口，脾肺肾三脉皆洪数，用补中益气、六味地黄而痊愈。

辛丑夏，余在嘉兴屠内翰第，遇星士张东谷谈命，时出中庭吐血一二口，云：久有此症，遇劳即作。余意此劳伤肺气，其血必散，视之果然，与补中益气加麦门、五味、山药、熟地、茯神、远志，服之而愈。翌早请见云：每服四物、黄连、山栀之类，血益多而倦益甚，今得公一匕吐血顿止，神思如故，何也？余曰：脾统血，肺主气，此劳伤脾肺，致血妄行，故用前药健脾肺之气，而嘘血归源耳。后率其子以师余，余曰：管见已行于世矣，子宜览之。

肝脾肾亏损下部疮肿等症九

通府黄廷用饮食起居失宜，两足发热，口干吐痰，自用二陈、四物益甚，两尺数而无力。余曰：此肾虚之症也。不信，仍服前药，足跟热痒，以为疮毒，又服导湿之剂，赤肿大热，外用敷药，破而出水，久而不愈，及用追毒丹，疮突如桃，始信余言，滋其化源，半载得瘥。

儒者章立之左股作痛，用清热渗湿之药，色赤肿胀痛连腰胁，腿足无力。余以为足三阴虚，用补中益气、六味地黄，两月余元气渐复，诸症渐退，喜其慎疾，年许而痊。

府庠钟之英两腿生疮，色黯如钱，似癣者三四，痒痛相循，脓水淋漓，晡热内热，口干面黧。此肾虚之症，用加味六味丸，数日而愈。此等症候，用祛风败毒之剂，以致误人多矣。

一男子素遗精，脚跟作痛，口干作渴，大便干燥，午后热甚，用补中益气加芍药、玄参及六味丸而愈。

余症见《外科枢要》。

脾肺肾亏损大便秘结等症十

一儒者大便素结，服搜风顺气丸后，胸膈不利，饮食善消，面带阳色，左关尺脉洪而虚。余曰：此足三阴虚也。彼恃知医不信，乃取润肠丸，大便不实，肢体倦怠。余与补中益气、六味地黄，月余而验，年许而安。若脾肺气虚者，用补中益气汤。若脾经郁结者，用加味归脾汤。若气血虚者，用八珍汤加肉苁蓉。若脾经津液涸者，用六味丸。若发热作渴饮冷者，用竹叶黄芪汤。若燥在直肠，用猪胆汁导之。若肝胆邪侮脾者，用小柴胡加山栀、郁李、枳壳。若膏粱厚味积热者，用加味清胃散。亦有热燥风燥、阳结阴结者，当审其因而治之。若复伤胃气，多成败症。

一老儒素有风热，饮食如常，大便十七日不通，肚腹不胀，两尺脉洪大而虚，此阴火内烁津液，用六味丸二十余剂，到三十二日始欲去，用猪胆润而利如常。

一妇人年七十有三，痰喘内热，大便不通，两月不寐，脉洪大，重按微细。此属肝肺肾亏损，朝用六味丸，夕用逍遥散，各三十余剂。计所进饮食百余碗，腹始痞闷，乃以猪胆汁导而通之，用十全大补调理而安。若间前药，饮食不进，诸症复作。

一男子年五十余[①]，因怒少食，大便不利，服润肠丸，大便秘结，胸胁作痛，欲兼服脾约丸，肝脾肾脉浮而涩。余曰：此足三阴精血亏损之症也。东垣先生云：若人胃强脾弱，约束津液不得四布，但输膀胱，小便数而大便难者，用脾约丸。若人阴血枯槁，内火燔灼，肺金受邪，土受木伤，脾肺失传，大便秘而小便数者，用润肠丸。今滋其化源，则大便自调矣。如法果验。

一儒者怀抱郁结，复因场屋不遂，发热作渴，胸膈不利，饮食少思，服清热化痰行气等剂，前症益甚，肢体倦怠，心脾二脉涩滞，此郁结伤脾之变症也。遂用加味归脾汤治之，饮食渐进，诸症渐退，但大便尚涩，两颧赤色，此肝肾虚火内伤阴血，用八珍汤加苁蓉、麦门、五味到三十余剂，大便自润。

一男子所患同前，不信余言，服大黄等药泄泻便血，遍身黑黯，复求治。余视之曰：此阴阳二络俱伤也。经曰：阳络伤则血外溢，阴络伤则血内溢。辞不治，后果殁。

职坊陈莪斋年逾六旬，先因大便不通。服内疏等剂，后饮食少思，胸腹作胀，两胁作痛，形体倦怠，两尺浮大，左关短涩，右关弦涩，时五月，请治。余意乃命门火衰，不能生脾土，而肺金又克肝木，忧其金旺之际不起，后果然。

各症方药十一

补中益气汤[②]　治中气不足，肢体倦怠，口干发热，饮食无味；或饮食失节，劳倦身热，脉洪大而虚；或头痛恶寒，自汗；或气高而喘，身热而烦；或脉微细，软弱自汗，体倦少食；或中气虚弱而不能摄血；或饮食劳倦而患疟痢；或疟痢因脾胃虚而不能愈；或元气虚弱，感冒风寒，不胜发表，宜用此代之；或入房而后感冒；或感冒而后入房，亦用前汤，急加附子；或泻痢腹痛，急用附子理中汤。

黄芪炙　人参　白术　甘草炙，各一钱五分　当归一钱　陈皮五分　柴胡　升麻各三分

上姜、枣、水煎，空心午前服。

参苏饮　治外感风寒，咳嗽气逆，血蕴上焦，发热气促，或咳血衄血；或痰嗽不止，加黄芩、山栀，名加味参苏饮。

人参　紫苏　半夏　茯苓　陈皮　桔梗　前胡　葛根　枳壳各一钱　甘草炙，五分

上姜、水煎服。

二陈汤　治脾胃虚弱，中脘停痰，或呕吐恶心，或头目不清，饮食少思。

---

①一男子年五十余：此后四条病案原脱，今据聚锦堂本、书业堂本、四库本补入。

②补中益气汤：此后三方聚锦堂本、书业堂本、四库本无。

陈皮 茯苓 半夏各一钱 甘草炙，五分

上姜、水煎服。

小柴胡汤 治肝胆症，寒热往来，或日晡发热；或湿热身热，默默不欲食；或怒火口苦耳聋，咳嗽发热，胁下作痛，甚者转侧不便，两胠痞满，或泄泻咳嗽，或吐酸食苦水；或因怒而患疟痢等症。

柴胡二钱 黄芩一钱五分 人参 半夏各七分 甘草炙，五分

上姜、水煎服。

加味小柴胡汤 治血虚大劳大怒，火动热入血室；或妇女经行感冒发热，寒热如疟，夜间热甚或谵语，即前方加生地黄一钱。

黄芩半夏生姜汤 治胆腑发咳，呕苦水如胆汁。

黄芩炒 生姜各三钱 甘草炙 半夏各二钱

上姜、水煎服。

桔梗汤 治心脏发咳，咳而喉中如梗状，甚则咽肿喉痹。

苦梗三钱 甘草六钱

上水煎服。

芍药甘草汤 治小肠腑发咳，咳而失气。

芍药 甘草炙，各四钱

上水煎服。

升麻汤 治脾脏发咳，咳而右胁下痛，痛引肩背，甚则不可以动。

升麻 白芍药 甘草各二钱 葛根三钱

上水煎服。

乌梅汤 治胃腑发咳，咳而呕，咳甚则长虫出。

乌梅三十个 细辛 附子 桂枝 人参 黄柏各六钱 干姜一两 黄连一两五钱 当归 蜀椒各四两

上为末，用酒浸乌梅一宿，去核蒸之，与米饮捣如泥，丸桐子大。每服三十丸，白汤下。

麻黄汤 治肺脏发咳，咳而喘急有声，甚则唾血。

麻黄三钱 桂枝二钱 甘草一钱 杏二十个

上水煎服。

赤石脂禹余粮汤 治大肠腑发咳，咳而遗屎。

赤石脂 禹余食各二两，并打碎

上水煎服。

麻黄附子细辛汤 治肾脏发咳，咳则腰背相引而痛，甚则咳涎。又治寒邪犯齿，致脑齿痛，宜急用之，缓则不救。

麻黄 细辛各二钱 附子一钱

上水煎服。

茯苓甘草汤 治膀胱腑发咳，咳而遗溺。

茯苓二钱 桂枝二钱半 生姜五大片 甘草炙，一钱

上水煎服。

异功散 治久咳不已，或腹痛少食，面肿气逆。又治脾胃虚弱，饮食少思等症。

人参 茯苓 白术 甘草 陈皮各等分

上每服三五钱，姜、枣水煎。

法制清气化痰丸 顺气快脾，化痰消食。

半夏 南星去皮尖 白矾 皂角切 干姜各四两

上先将白矾等三味，用水五碗煎，取水三碗，却入半夏二味，浸二日再煮，到半夏、南星无白点为度，晒干。

陈皮 青皮去穰 紫苏子炒 萝卜子炒，另研 杏仁去皮尖，炒，研 葛根 神曲炒 麦蘖炒 山楂子 香附子各二两

上为末蒸饼，丸桐子大，每服五七十

丸，临卧食后，茶汤下。

升阳益胃汤　治脾胃虚弱，肢体怠惰，或体重节痛，口舌干渴，饮食无味，大便不调，小便频数，饮食不消，兼见肺病，洒淅恶寒，凄惨不乐，乃阳不和也。

羌活　独活　防风各五钱　柴胡　白术　茯苓渴者不用　泽泻各三钱　人参　半夏　甘草炙，各一两　黄芪二两　芍药　黄连　陈皮各四钱

上每服三五钱，姜、枣水煎，早温服。如小便愈而病益加，是不宜利小便也，当少减茯苓、泽泻。

生脉散　治热伤元气，肢体倦怠，气短懒言，口干作渴，汗出不止。或湿热大行，金为火制，绝寒水生化之源，致肢体痿软，脚欹眼黑，最宜服之。

人参五钱　五味子　麦门各三钱

上水煎服。

清燥汤　治元气虚，湿热乘之，遍身酸软；或肺金受邪，绝寒水生化之源，肾无所养，小便赤少，大便不调，腰腿痿软；或口干作渴，体重麻木，头目眩晕，饮食少思；或自汗盗汗，肢体倦怠，胸满气促。

黄芪一钱五分　五味子九粒，杵炒　黄连　神曲炒　猪苓　柴胡　甘草炙，各二分　苍术　白术　麦门冬　陈皮　生地黄　泽泻各五分　白茯苓　人参　当归　升麻各三分　黄柏酒拌，一分

上水煎服。

清暑益气汤　治元气弱，暑热乘之，精神困倦，胸满气促，肢节疼痛；或小便黄数，大便溏频。又暑热泻痢疟疾之良剂。

升麻　黄芪炒，去汗，各一钱　苍术一钱五分　人参　白术　陈皮　神曲炒，各五分　甘草炙　干葛各三分　五味子九粒，杵炒

上水煎服。

香薷饮加黄连名黄连香薷饮　治一切暑毒腹痛，霍乱吐泻，或头痛昏愦。

香薷　茯苓　白扁豆　厚朴　甘草各一钱

上水煎服。

麦门冬汤　治火热乘肺，咳唾有血。

麦门冬去心　防风　白茯苓各二钱　人参一钱

上水煎服。

二神丸[①]　治脾肾虚弱，侵晨五更作泻，或全不思食，或食而不化，大便不实，神效。

破故纸四两，炒　肉豆蔻二两，生用

上为末，用大红枣四十九枚，生姜四两，切碎，用水煮熟，去姜取枣肉，和药丸桐子大，每服五十丸，空心盐汤下。

五味子散　治肾泄，在侵晨五更作泻，饮食不进，或大便不实，不时去后，为丸尤效。

五味子炒，二两　吴茱萸炒，五钱

上为末，每服二钱，白汤调。

四神丸　治脾肾虚弱，大便不实，饮食不思。

肉豆蔻　补骨脂　五味子　吴茱萸各为末　生姜四两　红枣五十枚

上用水一碗，煮姜、枣，去姜、水，干取枣肉，丸桐子大，每服五七十丸，空心日前服。

保和丸　治饮食停滞，胸膈痞满，或吞酸腹胀。

山楂取肉，二两，蒸　神曲炒　半夏　茯苓各一两　萝卜子炒　陈皮　连翘各五钱

上为末，粥丸。加白术二两，名大安丸。

越鞠丸　治六郁，胸膈痞满，或吞酸

---

①二神丸：原无药物配伍等文字，书业堂本同，今据四库本补。

呕吐，饮食不化。

苍术 神曲炒 抚芎 麦芽炒 香附 山楂 山栀各等分

上为末，水调神曲、麦芽末，糊丸桐子大，每服五七十丸，滚汤下。

茵陈五苓散 治酒积，分利其湿。

茵陈 白术 猪苓各一钱 桂三分 泽泻一钱五分

上水煎服。

葛花解酲汤 治酒积，上下分消。

白豆蔻 砂仁 葛花各半两 木香五分 青皮三钱 陈皮 白茯苓 猪苓 人参各一钱半 白术 神曲炒 泽泻 干姜各二钱

上为末，每服五钱，白汤调，得微汗酒病去矣。

益黄散 治脾土虚寒，寒水反来侮土，而呕吐不食，或肚腹作痛，或大便不实，手足逆冷等症。

陈皮一两 青皮 诃子肉 甘草炙 丁香各二钱

上每服四钱，水煎服。

人参安胃散 治脾胃虚热，呕吐，或泄泻不食。

人参一钱 黄芪二钱 生甘草 炙甘草各五分 白芍药七分 白茯苓四分 陈皮三分 黄连二分

上水煎服。

人参养胃汤 治外感风寒，内伤饮食，寒热头疼，或作疟疾。

半夏 厚朴姜制 橘红各八分 藿香叶 草果 茯苓 人参各五分 甘草炙，三分 苍术一钱

上姜七片，乌梅一个，水煎服。

藿香正气散 治外感风寒，内停饮食，头疼寒热，或霍乱泄泻，或作疟疾。

桔梗 大腹皮 紫苏 茯苓 厚朴制，各一钱 甘草炙，五分 藿香一钱五分

上姜、枣水煎热服。

白虎汤 治胃热作渴，暑热尤效。

知母 石膏各二钱 粳米半合

上水煎服。

竹叶黄芪汤 治胃虚火盛而作渴。

淡竹叶二钱 黄芪 生地黄 麦门冬 当归 川芎 甘草 黄芩炒 芍药 人参 石膏煅，各一钱

上水煎服。

竹叶石膏汤 治胃火盛而作渴。

淡竹叶 石膏煅 桔梗 木通 薄荷叶 甘草各一钱

上水煎服。

四七汤 治七情郁结，心腹绞痛，或为膨胀。

人参 官桂 半夏洗七次，各一钱 甘草炙，五分

上姜、水煎服。

青州白丸子 治风痰咳嗽，或牙关紧急，或痰喘体麻。

南星三两 半夏七两 白附子二两 川乌半两，各生用

上为末，绢袋盛，井水摆浸，仍换水浸三五日，晒干，糯米粉丸。如急用，以姜汁糊丸亦可。

左金丸一名四金丸 治肝火胁刺痛，或发寒热，或头目作痛，或大便不实，或小便淋秘，或小腹疼痛，一切肝火之症。

黄连六两 吴茱萸一两，汤煮片时用

上为末，粥丸，白术、陈皮汤下。

当归龙荟丸 治肝经实火，大便秘结，小便涩滞，或胸膈作痛，阴囊肿胀。凡属肝经实火，皆宜用之。

当归 龙胆草 栀子仁 黄连 黄芩各一两 大黄 芦荟 青黛各半钱 木香二钱五分 麝香另研，五分

上为末，炒神曲糊丸，每服二十丸，姜汤下。

神效黄芪汤 治浑身或头面手足麻木

不仁，目紧缩小，及羞明畏日，或视物不明。

黄芪二两　人参八钱　甘草炙　白芍药　蔓荆子各一两　陈皮五钱

上每服五钱，水煎，临卧热服。如麻木不仁，虽有热症，不用黄柏，加黄芪。

益气聪明汤　治久病，或因克伐，脾胃伤损，眼目昏暗；或饮食失节，劳役形体，脾胃不足，得内瘴耳鸣之患；或多年眼目昏暗，视物不明。此药能令广大聪明，久服无内瘴外瘴、耳鸣耳聋等症。

黄芪　甘草炙　人参各五钱　升麻　葛根各三钱　蔓荆子一钱五分　芍药　黄柏酒炒，各一钱

上每服五钱，水煎，临卧并五更服。

芍药清肝散　治眵多眊燥，紧涩羞明，赤脉贯睛，脏腑秘结。

白术　甘草　川芎　防风　荆芥　桔梗　羌活各三分　芍药　柴胡　前胡　薄荷　黄芩各二分半　山栀　知母　滑石　石膏各二分　大黄四分　芒硝二分半

上水煎，食后热服。

黄连天花粉丸　治症同上。

黄连　菊花　川芎　薄荷各一两　天花粉　连翘　黄芩　栀子各四两　黄柏六两

上为末，滴水丸桐子大，每服五十丸，加至百丸，食后临卧茶汤下。

嗜鼻通气散　胎眼肿胀赤，昏暗羞明，瘾涩疼痛，或风痒鼻塞，头痛脑酸，外翳攀睛，眵泪稠粘。

鹅不食草二钱　青黛　川芎各一钱

上为末，含水满口，每用如米许嗜鼻内，泪出为度。

选奇汤　治风热上壅，眉棱骨痛，或头目眩晕。

羌活　防风各三钱　甘草二钱，夏生冬炒　黄芩酒制，冬去之，热甚用

上每服三钱，水煎时时服。

助阳活血汤　治眼睫无力，常欲垂闭，余治同上。

黄芪　甘草炙　防风　当归各五分　白芷　蔓荆子各四分　升麻七分

上水煎，食后热服。

益阴肾气丸　治症同上。

熟地黄三两　当归酒洗　柴胡　五味子　干山药各半两　山茱萸去核，各半两　茯苓　泽泻各二钱半　生地黄酒炒，四两

上为末，炼蜜丸，桐子大，每服百丸，茶汤下，日二三服。

连翘饮　治目中溜火，恶日与火，瘾涩小角紧，久视昏花，迎风有泪。

蔓荆子　生甘草　连翘各三钱　柴胡五钱　黄芩酒制，五分　生地黄　当归　红葵花　人参各三分　黄芪五分　升麻一钱　防风　羌活各二分

上水煎服。

地芝丸　治目不能远视，能近视，或防近视。

生地黄焙干，四两　天门冬去心　枳壳麸炒　真干菊花各二两

上为末，炼蜜丸桐子大，每服百丸，茶清或温酒下。

定志丸　治目不能近视，反能远视。

白茯苓　人参各二两　远志去心　菖蒲各一两

上为末，炼蜜丸桐子大，以朱砂为衣。每十丸至三十丸，米饮食后下，日三服。

大芦荟丸一名九味芦荟　治大人小儿下疳溃烂，或作痛。又治肝疳食积，口鼻生疮，牙龈蚀烂。

胡黄连　黄连　芦荟　木香　白芜荑炒　青皮　白雷丸　鹤虱草各一两　麝香三钱

上为末，蒸饼糊丸如麻子大。每服一钱，空心米饮下。

四味肥儿丸一名小肥儿丸　治诸疳发热，目生云翳，口舌生疮，或牙龈腐烂，肌肉消瘦，遍身生疮等症，与地黄丸兼服。

黄连炒　芜荑炒　神曲炒　麦芽炒，各等分

上各为末，水糊丸桐子大，每服二三十丸，空心白汤下。

阿魏膏　治一切痞块，更服胡连丸。

羌活　独活　玄参　官桂　赤芍药　川山甲　生地黄　两头尖　大黄　白芷　天麻各五钱　槐柳　桃枝各三钱　红花四钱　木鳖子二十枚，去壳　乱发如鸡子大一块

上用香油二斤四两，煎黑去粗，入发煎发化，仍去粗，徐下黄丹煎，软硬得中，入芒硝、阿魏、苏合油、乳香、没药各五钱，麝香三钱，调匀即成膏矣。摊贴患处，内服丸药。黄丹须用真正者效。用热熨斗熨良久，如硝耗再加，熨之二时许，方贴膏药。若是肝积，加芦荟末同熨。

桃仁承气汤　治血结胸中，手不可近，或中焦蓄血，寒热胸满，漱水不欲咽，善忘昏迷，其人如狂。

桃仁半两　大黄一两　甘草二钱　桂三钱　芒硝三钱

上每服一两，姜、水煎。

抵当汤　治下部蓄血，腹内作痛，手不可近，或发狂，少腹满硬，小便自利，大便反黑，如狂者在中，发狂者在下也。

大黄　水蛭炒，各半两　虻虫去翅足　桃仁各三钱

上每服五钱，水煎服。如作丸，炼蜜和之。

花蕊石散

硫黄上色明净者，四两　花蕊石一两

上各为末，拌匀，先用纸筋和盐泥固济瓦罐一个，泥干入药，仍用泥封口，候干，用炭周叠煅赤，罐冷取出为细末。每服一钱，童便、酒下。

搜风顺气丸　治痔漏风热闭结。

车前子一两五钱　大麻子微炒　大黄五钱，半生半熟　牛膝酒浸　郁李仁　菟丝子酒浸　枳壳　山药各二钱

上为末，炼蜜丸桐子大，每服三十丸，白汤下。

五淋散　治膀胱有热，水道不通，淋涩不出，或尿如豆汁，或成砂石，或如膏汁，或热佛便血。

赤茯苓一钱五分　赤芍药　山栀各一钱　当归　甘草各一钱二分

上入灯心，水煎服。

加味逍遥散　治肝脾血虚发热，或潮热晡热，或自汗盗汗，或头痛目涩，或怔仲不宁，或颊赤口干；或月经不调，肚腹作痛；或小腹重坠，水道涩痛；或肿痛出脓，内热作渴等症。

当归　芍药　茯苓　白术炒　柴胡各一钱　牡丹皮　山栀炒　甘草炙，各五分

上水煎服。

逍遥散　即前方去山栀、牡丹皮。

还少丹　治脾肾虚寒，饮食少思，发热盗汗，遗精白浊。又真气亏损，肌体瘦弱等症。

肉苁蓉　远志去心　茴香　巴戟　干山药　枸杞子　熟地黄　石菖蒲　山茱萸去核　牛膝　杜仲去皮姜制　楮实子　五味子　白茯苓各一两

上各另为末和匀，用枣肉百枚，并炼蜜丸桐子大。每服五七十丸，空心温酒或盐汤下，日三服。

交加散　治食疟神效。

肉豆蔻二个，一生一煨　草豆蔻二个，一生一煨　甘草二钱，半炙半生用　厚朴二钱，半制用，半生用　生姜一两，煨五钱，生五钱

上姜水煎，发日五更服。

仲景白虎加桂枝汤　治温疟。

知母六钱　甘草炙，二钱　石膏五钱　桂枝一钱　粳米一合

水煎服。此太阳阳明经药也。

柴胡桂姜汤　治寒多微有热，或但寒不热，名曰牝疟。

桂枝　黄芩　牡蛎　甘草炙　干姜各一钱　栝蒌根　柴胡各二钱

上水煎服，汗出即愈，此少阳经药也。

桂枝羌活汤　治疟。处暑以前发，头项痛，脉浮恶风，有汗。

桂枝　羌活　防风　甘草各一钱五分

上水煎，发而服。如吐加半夏曲。

麻黄羌活汤　治症如前，但恶风而无汗。

麻黄去节　羌活　防风　甘草各半两

上如前服，加法同。以上二方，太阳经药也。

白芷汤　治疟病身热目痛，热多寒少，脉长，先以大柴胡下之，余热不尽，当服此汤。

白芷一两　知母一两七钱　石膏四两

上依前服。此阳明经药也。

桂枝芍药汤　治疟寒热大作，不论先后。此太阳阳明合病，寒热作则必战栗。经曰：热胜而动也。发热汗出不愈，内热也，此汤主之。

桂枝五分　黄芪　知母　石膏　芍药各二钱

上水煎。此太阳阳明经药也。

桂枝黄芩汤　如服前药转剧，三阳合病也，宜此和之。

柴胡一钱五分　黄芩　人参　甘草各八分　半夏　石膏　知母各五分　桂枝二分

上依前服。如外邪已解，而内邪未已，从卯至午发者，宜大柴胡下之；从午到酉发者，邪气在内也，宜大承气下之；从酉至子发者，或至寅发者，邪气在血也。

桂枝石膏汤　治疟隔日发，先寒后热，寒少热多。

桂枝五钱　黄芩一两　石膏　知母各一两五钱

上水煎分，三服。此太阳阳明经药也。

麻黄黄芩汤　治疟发如前而夜发者。

麻黄一两，去节　甘草炙，三钱　桃仁三十个，去皮尖　黄芩五钱　桂二钱

上依前服。桃仁味苦甘辛。肝者血之海，血骤则肝气燥，经所谓肝苦急，急食甘以缓之，故桃仁散血缓肝，谓邪气深远而入血，故夜发，此汤发散血中风寒，乃三阴经药也。

香连丸　治痢疾并水泻、暑泻甚效。

黄连净，二十两　吴茱萸去枝梗，十两

上先将二味用热水拌和，入瓷器内置热汤顿一日，同炒至黄连紫黄色，去茱用连，为末，每末四两，入木香末一两，淡醋米饮为丸，桐子大，每服二三十丸，滚汤下。久痢中气下陷者，用补中益气下；中气虚者，用四君子下；中气虚寒者，加姜、桂。

三黄丸　治热痢腹痛，或口舌咽喉齿痛，及一切实火症。

黄芩　黄连　黄柏各等分

上各另为末，水丸桐子大。每服七八十丸，白汤下。

芍药汤　治便血后重。经曰：溲而便脓血，知气行而血止也，行血则便自愈，调气则后重自除。

芍药一两　当归　黄连半两　槟榔　木香　甘草炙，各二钱　桂二钱五分　黄芩五钱

上每服半两，水煎。如痢不减，加大黄。

加减济生肾气丸　治脾肾虚，腰重脚肿，小便不利；或肚腹肿胀，四肢浮肿；

或喘急痰盛，已成蛊症，其效如神。

白茯苓三两　附子半两　川牛膝　肉桂去皮　泽泻　车前子　山茱萸　山药　牡丹皮各一两　熟地黄四两，酒拌，掐碎杵膏

上为末，加炼蜜丸桐子大。每服七八十丸，空心白汤下。

三因当归散　治脾土不能制水，水气盈溢，渗透经络，发为水肿。

木香　当归　赤茯苓　桂　木通　赤芍药　牡丹皮　槟榔　陈皮　白术各等分

上每服五钱，水煎服。

不换金正气散　治脾气虚弱，寒邪相搏，痰停胸膈，致发寒热，或作疟疾。

厚朴去皮，姜制　藿香　半夏姜制　苍术米泔浸　陈皮各一钱　甘草炙，五分

上姜、枣水煎服。

七味白术散　治中气亏损，津液短少，口舌干渴，或口舌生疮，不喜饮冷，或吐泻后口干，最宜服。

人参　白术　木香　白茯苓　甘草　藿香各五分　干葛一钱

上水煎服。

参苓白术散　治脾胃不和，饮食少进，或呕吐泄泻。凡病后宜此调理。

人参　茯苓　白扁豆去皮，姜汁拌炒　白术炒　莲肉去心皮　砂仁炒　薏苡仁炒　桔梗炒　山药　甘草炙，各二两

上为末，每服二三钱，用石菖蒲汤下，或作丸。

半夏汤　治胆腑实热，精神恍惚，寒热泄泻，或寝寒憎风，善太息。

半夏一钱五分　黄芩一钱　远志一钱　生地黄二钱　秫米一合　酸枣仁三钱，炒　宿姜一钱五分

上长流水煎服。

犀角地黄汤　治血虚火盛，血妄行，吐衄便下。若因忿怒而致，加山栀、柴胡。

犀角镑末　生地黄　白芍药　牡丹皮各一钱半

上水煎，倾出，入犀角末服之。

人参平肺散　治心火刑肺金，患肺痿，咳嗽喘呕、痰涎壅盛，胸膈痞满，咽嗌不利。

人参四分　青皮四分　茯苓七分　天门冬四分　陈皮五分　地骨皮五分　甘草炙，五分　知母七分　五味子十粒，杵碎　桑皮一钱

上姜水煎服。

清凉饮　治实热便秘，或喉中肿痛。

当归　赤芍药　甘草炙　大黄蒸，各等分

上每服五钱，水煎服。

清胃散　治醇酒厚味，唇齿作痛，或齿龈溃烂，或连头面颈项作痛。

黄连炒，一钱五分　当归　生地黄　牡丹皮各一钱　升麻二钱

上水煎服。

加味清胃散　即前方加犀角、连翘、甘草。

凉膈散　治实热，喉舌肿痛，便溺秘结。

大黄　朴硝　甘草　栀子仁　黄芩　薄荷叶各一两　连翘四两

上为末，每服四五钱，竹叶、蜜少许煎服，仍量加减。

润肠丸　治伏火风热，大肠干燥。若因失血，或因肾不足当滋肾，最忌此丸。

麻子仁　桃仁去皮尖，另研，各一两　羌活　当归尾　大黄煨　皂角仁　秦艽各五钱

上另研为末，炼蜜丸，猪胆汁丸尤妙。每服三十丸，食前滚汤下。若燥在直肠，用猪胆汁导之，亦忌前药。

滋肾丸　治热在血分，不渴而小便不利，或肾虚足热，腿膝无力，不能履地。

知母　黄柏各酒炒，各二两　肉桂二钱

上各另为末，水丸桐子大。每服二百

丸，空心白滚汤下。

黄芩清肺饮　治肺热小便不利，宜用此药清之。

黄芩一钱　山栀二钱

上水煎服。不利，加盐豉二十粒。

清心莲子饮　治热在气分，口干作渴，小便白浊，夜安昼热；或治口舌生疮，咽干烦躁作渴，小便赤淋。

黄芩炒　麦门冬　地骨皮　车前子炒　甘草各一钱半　石莲肉　茯苓　黄芪　柴胡　人参各一钱

上每服五钱，水煎服。

调中益气汤　治湿热所伤，体重烦闷，口失滋味，二便清数，或痰嗽稠粘，热壅头目，体倦少食等症。

黄芪一钱　人参去芦　甘草　苍术各五分　柴胡　橘皮　升麻　木香各二分

上水煎，空心服。

三生饮　治卒中昏不知人，口眼㖞斜，半身不遂，并痰厥气厥。

南星一两，生用　川乌去皮，生用　附子去皮生用，各半两　木香二钱

上每服五钱，姜、水煎。

秦艽升麻汤　治风寒客手足阳明经，口眼㖞斜，恶见风寒，四肢拘急，脉浮紧。

升麻　葛干　甘草　芍药　人参　秦艽　白芷　防风　桂枝各三钱

上每服一两，葱白二根水煎。

愈风丹　治诸风肢体麻木，手足不随等症。

天麻　牛膝同酒浸焙干　萆薢另研细　玄参各六两　杜仲七两　羌活十四两　当归　熟地黄自制　生地黄各一斤　独活五两　肉桂三两

上为末，炼蜜丸桐子大。常服五七十丸，病大至百丸，空心食前，温酒或白汤下。

地黄饮子　治肾气虚弱，舌喑不能言，足废不能行。

熟地黄　巴戟去心　山茱萸去核　肉苁蓉酒浸，焙　石斛　附子炮　五味子　白茯苓　石菖蒲　远志去心　官桂　麦门冬去心，各等分

上每服三钱，入薄荷少许，姜、枣、水煎服。

余方见上卷。

女科撮要

明·薛己 著

女科撮要前序

余闻轩岐事业遐哉邈矣，其言说流布，至今未尽泯也。然传者或效或否，岂其书不可尽信耶，是存乎人焉耳。语曰医不通儒，不可以言医，其以是欤！太医院使薛君立斋雅近于儒，其以医名世也固宜。君尝以日所施活者，述其病原，详其脉候，著其方，验有所得，辄录之，积汇成帙，标曰：《家居医录》。他日呈于大司马中丞约庵翁，翁览而善之，授余以锓诸梓、且命申其说。余曰：嘻！是仁者之心域！或曰：何谓也？夫医术也，而心术观焉。世之医者，得一方辄以自秘，取一效即以自多，人病在身，而渠病在心，且弗之药，是尚可以言医，薛君以名医致身，不自秘而以示人，将欲致人人于名医。中丞翁抚绥畿辅，振衰剔弊，既登斯民仁寿之域，复布其医书，欲寿斯民于无穷，兹非仁者之事哉！是宜梓之，以训于世，观者毋徒执其方而求得其心焉，则是录也，其可传矣。

嘉靖戊申春正月吉剑江存所范庆书

女科撮要后序

《易》曰：乾道成男，坤道成女，男女之所赋惟均，而疾则女恒多于男者，盖以阳尝散缓，阴多凝蓄，是故其气愈滞其性，愈执为多忿，为多郁，为多所好恶，而肝脾不得其平，矧且益之。经、乳、胎、产变态百端，良由是尔。余尝掌医院及归田，凡所治疗获效，辄用手录成帙，题曰《家居医录》，而于妇人一科曰“撮要”焉，慎所难也。吾乡侍御两湖王公见而悦之，捐重俾，登诸梓，指示四方，余谓两湖为王谏议为德为民溥矣，而于林泉犹有兹举，亦复视民如伤又可见矣。若夫余之所知则浅也，安敢与陈临江之良方并驰于天下邪，同志者幸为继正之，庶乎其无负侍御之心矣。

嘉靖丙午孟春吉日前奉政大夫太医院使薛己书

目　　录

卷　上

吴郡立斋薛己著

经候不调

经曰：饮食入胃，游溢精气，上输于脾，脾气散精，上归于肺，通调水道，下输膀胱，水精四布，五经并行。故心脾平和，则经候如常。苟或七情内伤，六淫外侵，饮食失节，起居失宜，脾胃虚损，则月经不调矣。若先期而至者，有因脾经血燥，有因脾经郁滞，有因肝经怒火，有因血分有热，有因劳役火动。其过期而至者，有因脾经血虚，有因肝经血少，有因气虚血弱。主治之法：脾经血燥者，加味逍遥散；脾经郁滞者，归脾汤；肝经怒火者，加味小柴胡汤；血分有热者，加味四物汤；劳役火动者，补中益气汤；脾经血虚者，人参养荣汤；肝经血少者，六味地黄丸；气虚血弱者，八珍汤。盖血生于脾土，故云脾统血。凡血病当用苦甘之剂，以助其阳气而生阴血，俱属不足。大凡肝脾血燥，四物为主；肝脾血弱，补中益气为主；肝脾郁结，归脾汤为主；肝经怒火，加味逍遥为主。

治验肝经怒火风热等症附

一妇人内热作渴，饮食少思，腹内近左初如鸡卵，渐大四寸许，经水三月一至，肢体消瘦，齿颊似疮，脉洪数而虚，左关尤甚。此肝脾郁结之症，外贴阿魏膏，午前用补中益气汤，午后以加味归脾汤。两月许，肝火少退，脾土少健，仍与前汤送六味地黄丸，午后又用逍遥散送归脾丸。又月余，日用芦荟丸二服，空心以逍遥散下，日晡以归脾汤下。喜其谨疾，调理年余而愈。

一妇人腹内一块，不时上攻，或痛作声，吞酸痞闷，月经不调，小便不利，二年余矣。面色青黄相兼，余作肝脾气滞，以六君子加芎、归、柴胡、炒连、木香、吴茱各少许二剂，却与归脾汤下芦荟丸。三月余，肝脾和而诸症退。又与调中益气加茯苓、丹皮，中气健而经自调。

一妇人发热口干，月经不调，两腿无力，服祛风渗湿之剂，腿痛体倦，二膝浮肿，经事不通。余作肝脾肾三经血虚火燥症，名鹤膝风，用六味、八味二丸兼服，两月形体渐健，饮食渐进，膝肿渐消，不半载而痊。前症若脾肾虚寒，腿足软痛，或足膝枯细，用八味丸。若饮食过多，腿足或臀内酸胀，或浮肿作痛，用补中益气加茯苓、半夏主之。

一妇人性沉静，勤于女工，善怒，小腹内结一块，或作痛，或痞闷，月经不调。恪服伐肝之剂，内热寒热，胸膈不利，饮食不甘，形体日瘦，牙龈蚀烂。此脾土不能生肺金，肺金不能生肾水，肾水不能生肝木，当滋化源，用补中益气、六味地黄，至仲春而愈。

松江太守何恭人，性善怒，腹聚一块

年余，形体骨立，倏热往来，腭蚀透腮。或泥春旺木克土，仍行伐肝。时季冬，肝脉洪数，按之弦紧，余脉微弱。余曰：洪数弦紧，肝经真气虚而邪气实也，自保不及，何能克土？况面色青中隐白，乃肾水不足，肝木亏损，肺金克制，惟虑至春木不能发生耳。勉用壮脾胃滋肾水之剂，肝脉悉退。后大怒，耳内出血，肝脉仍大，按之如无，烦躁作渴。此无根之火，以前药加肉桂二剂，肝脉仍敛，热渴顿退。复因大怒，以致饮食不进，果卒于季冬辛巳日。此木衰弱而金刑克，信夫。

一妇人经候过期，发热倦怠，或用四物、黄连之类，反两月一度，且少而成块；又用峻药通之，两目如帛所蔽。余曰：脾为诸阴之首，目为血脉之宗，此脾伤五脏，皆为失所，不能归于目矣。遂用补中益气、济生归脾二汤，专主脾胃，年余寻愈。

一妇人两眉棱痛，后及太阳，面青善怒。余作胆经风热，用选奇汤合逍遥散，加山栀、天麻、黄芪、半夏、黄芩而愈。此症失治，多致伤目或两耳，出脓则危矣。

一妇人耳鸣内热，经行不调，肢体倦怠，饮食无味。余以为肝脾虚热，用四君加柴胡、山栀、丹皮、甘草而愈。

一妇人素勤苦，冬初患咳嗽发热，久而吐血盗汗，经水两三月一至，遍身作痛。或用化痰降火，口噤筋挛，谓余曰：何也？余曰：此血虚而药益损耳。遂用加减八味丸及补中益气加麦门、五味、山药治之，年余而痊。

一妇人耳内或耳后项侧作痛，寒热口苦，月经不调。余以为肝火气滞而血凝，用小柴胡加山栀、川芎、丹皮治之，诸症悉退。

一妇人年四十，素性急，先因饮食难化，月经不调，服理气化痰药，反肚腹膨胀，大便泄泻；又加乌药、蓬术，肚腹肿胀，小便不利；加猪苓、泽泻，痰喘气急，手足厥冷，头面肢体肿胀，指按成窟，脉沉细，右寸为甚。余曰：此脾肺之气虚寒，不能通调水道，下输膀胱，渗泄之令不行，生化之气不运。即东垣所云：水饮留积，若土之在雨中，则为泥矣；得和风暖日，水湿去而阳化，自然万物生长。喜其脉相应，遂与金匮加减肾气丸料服之，小便即通，数剂肿胀消半，四肢渐温，自能转侧；又与六君加木香、肉桂、炮姜，治之痊愈。后不戒七情饮食，即为泄泻，仍用前药，加附子五分而安。

一妇人饮食每用碗许，稍加，非大便不实，必吞酸嗳腐。或以为胃火，用二陈、黄连、枳实，加内热作呕。余曰：此未传寒中，故嗳气吞酸，胀满痞闷。不信，仍作火治虚症，并至月经不止，始信。余以六君加炮姜、木香数剂，元气渐复，饮食渐进。又以补中益气加炮姜、木香、茯苓、半夏，数剂痊愈。后因饮食劳倦，兼之怒气，饮食顿少，元气顿怯，用前药更加发热，诚似实火，脉洪大，按之而虚，两尺如无。此命门火衰，用补中益气加姜、桂及八味丸，兼服两月余，诸症悉愈。此症若因中气虚弱者，用人参理中汤或六君子加木香、炮姜；不应，用左金丸或越鞠丸；虚寒者加附子，或附子理中汤，无有不愈。

一妇人素有头晕，不时而作，月经迟而少。余以为中气虚，不能上升而头晕，不能下化而经少，用补中益气汤而愈。后因劳而仆，月经如涌，此劳伤火动，用前汤加五味子一剂，服之即愈。前症虽云亡血过多，气无所附，实因脾气亏损耳。

一妇人年四十，劳则足跟热痛。余以为阴血虚极，急用圣愈汤而痊。后遍身瘙痒，误服风药，发热抽搐，肝脉洪数。此乃肝家血虚火盛而生风，以天竺、胆星为丸，用四物、麦门、五味、芩、连、炙草、山栀、柴胡，煎送而愈。

一妇人两足发热，日晡益甚，小便自遗，或时不利。余以为肝热阴挺，不能约制，午前用白术、茯苓、丹皮、泽泻各五分，干山药、山茱、麦门各一钱，熟地四钱，酒炒黑黄柏七分，知母五分，不数剂而诸症悉愈。若用分利之剂，愈损真阴，必致不起。

一妇人月事未期而至，发热自汗，服清热止汗之剂，反作渴头痛，手掉身麻。此因肝经风热，用柴胡、炒芩连、炒山栀、归、芍、生地、丹皮各一钱，参、芪、苓、术各一钱五分，川芎七分，甘草五分，二剂其汗全止，更以补中益气而愈。凡发热久者，阳气亦自病，须调补之。

一妇人经行后，劳役失调，忽然昏愦，面赤吐痰。此元气虚火妄动，急饮童便，神思渐爽；更用参、芪各五钱，芎、归各三钱，玄参、柴胡、山栀、炙草各一钱，一剂；又用逍遥散加五味、麦门，稍定，但体倦面黄，此脾土真虚之色也，又以十全大补加五味、麦门治之而愈。若投以发散之剂，祸在反掌，慎之。

西宾钱思习子室年三十，尚无嗣，月经淋沥无期，夫妇异处者几年矣。思习欲为娶妾，以谋诸余。余曰：此郁怒伤肝，脾虚火动，而血不归经，乃肝不能藏，脾不能摄也，当清肝火，补脾气。遂与加味归脾、逍遥二药四剂，送至其家，仍告其姑曰：服此病自愈，而当受胎，妾可无娶也。果病愈，次年生子。

一妇人多怒，经行或数日，或半月即止，三年后淋沥无期，肌体倦瘦，口干内热，盗汗如洗，日晡热甚。余用参、芪、归、术、茯神、远志、枣仁、麦门、五味、丹皮、龙眼肉、炙草、柴胡、升麻，治之获痊。此症先因怒动肝火，血热妄行，后乃脾气下陷，不能摄血归源，故用前药；若胃热亡津液，而经不行，宜清胃；若心火亢甚者，宜清心；若服燥药过多者，宜养血；若病久气血衰，宜健脾胃。

一妇人年五十，内热晡热，经水两三月一来。此血虚而有热，用逍遥散加山茱治之而愈。若兼有痰作渴，或小便不调，或头晕白带，宜用肾气丸。

一妇人气血素虚，经行不调，饮食少思，日晡热甚，用十全大补加山茱、山药、丹皮、麦门、五味而愈。次年秋患寒热，或用清脾饮，而元气愈弱，余仍以前药而愈。

一妇人生七胎矣，月经不调，两足发热，年余而身亦热，劳则足酸痛。又年许，唇肿裂痛。又半年，唇裂见血，形体瘦倦，饮食无味，月水不通，唇下肿如黑枣。或用通经丸等药而死。

一妇人善怒，经不调，唇肿裂，服消毒药，唇胀出血，年余矣。余曰：当培养脾胃，以滋化源。不信，仍服前药，及追蚀状如翻花瘤而死。

一膏粱之妇，产后月经不调，唇裂内热，每焮作，服寒凉之剂。后不时出水，余用加味清胃散而愈。后值春令，兼怒，唇口肿胀，寒热作呕，痰甚少食，用小柴胡加山栀、茯苓、桔梗，诸症顿愈。但内热仍作，乃以加味逍遥散，调理而安。

一妇人性善怒，产后唇肿内热，用清热败毒；唇口肿胀，日晡热甚，月水不调，用降火化痰；食少作呕，大便不实，唇出血水，用理气消导；胸膈痞满，头目不清，唇肿经闭，用清胃行血；肢体倦怠，发热烦躁，涎水涌出，欲用通经之剂。余曰：病本七情，肝脾亏损，数行攻伐，元气益虚故耳，法当补阴益阳，遂以加味归脾汤、加味逍遥散、补中益气汤如法调治，元气渐复，唇疮亦愈。后因怒，寒热耳痛，胸膈胀闷，唇焮肿甚。此是怒动肝火而血伤，遂用四物合小柴胡加山栀顿愈。后又怒，胁乳作胀，肚腹作痛，呕吐酸涎，饮食不入，小水不利。此是怒动肝木克脾土，乃用补脾气、养脾血而愈。又因劳役怒气，饮食失时，发热喘渴，体倦不食，去血如崩，唇肿炽甚。此是肝经有火，脾经气虚，遂用补中益气加炒黑山栀、芍药、丹皮而愈。此症每见，但治其疮，不固其本，而死者多矣。

经漏不止

经云：阴虚阳搏，谓之崩。又云：阳络伤血外溢，阴络伤血内溢。又云：脾统血，肝藏血。其为患：因脾胃虚损，不能摄血归源；或因肝经有火，血得热而下行；或因肝经有风，血得风而妄行；或因怒动肝火，血热而沸腾；或因脾经郁结，血伤而不归经；或因悲哀太过，胞络伤而下崩。治疗之法，脾胃虚弱者，六君子汤加当归、川芎、柴胡；脾胃虚陷者，补中益气汤加酒炒芍药、山栀；肝经血热者，四物汤加柴胡、山栀、苓、术；肝经怒火者，小柴胡汤加山栀、芍药、丹皮；脾经郁火者，归脾汤加山栀、柴胡、丹皮；哀伤胞络者，四君子汤加柴胡、升麻、山栀。故东垣、丹溪诸先生云：凡下血症，须用四君子以收功，斯言厥有旨哉。若大吐血后，毋以脉诊，当急用独参汤救之。其发热潮热，咳嗽脉数，乃是元气虚弱，假热之脉也，尤当用人参之类。此等症候，无不由脾胃先损而患，故脉洪大，察其中有胃气受补可救。设用寒凉之药，复伤脾胃生气，使血反不归源也。

治验吐血等症附

一妇人年将七十，素有肝脾之症，每作则饮食不进，或胸膈不利，或中脘作痛，或大便作泻，或小便不利，余用逍遥散加山栀、茯神、远志、木香而愈。后忧女孀居，不时吐紫血，每作先倦怠烦热，以前药加炒黑黄连三分，吴茱二分，顿愈。复因怒，吐赤血甚多，躁渴垂死。此血脱也，法当补气，乃用人参一两，苓、术、当归各三钱，陈皮、炮黑干姜各二钱，炙草、木香各一钱，一剂顿止。信药有回生之功，不可委于天命也。

一妇人年六十有四，久郁怒，头痛寒热，春间乳内时痛，服流气饮之类益甚，不时有血如经行。又大惊恐，饮食不进，夜寐不宁，乳肿及两胁焮痛如炙，午后色赤。余以为肝脾郁火血燥，先以逍遥散加酒炒黑龙胆一钱，山栀一钱五分，二剂肿痛顿退，又二剂而全消。再用归脾加炒栀、贝母，诸症悉愈。

一妇人久患血崩，肢体消瘦，饮食到口但闻腥臊，口出津液，强食少许，腹中作胀。此血枯之症，肺肝脾胃亏损之患，用八珍汤、乌贼鱼骨圆，兼服两月而经行，百余剂而康宁如旧矣。

一妇人性急躁，瘰疬后吐血发热，两胁胀痛，日晡为甚。余以为怒气伤肝，气血俱虚，遂朝用逍遥散倍加炒黑山栀、黄柏、贝母、桔梗、麦门、五味，夕以归脾汤送地黄丸，诸症并愈。

一妇人素勤苦，因丧子饮食少思，忽吐血甚多而自止，此后每劳则吐数口，瘵症已具，形体甚倦，午前以补中益气，午后以归脾汤送地黄丸而愈。

一女子素郁结，胸满食少，吐血而赤，用地黄丸及归脾加山栀、贝母、芍药而愈。

一妇人面黄或赤，时觉腰间或脐下作痛，四肢困倦，烦热不安，其经若行，先发寒热，两肋如束，其血如崩。此脾胃亏损，元气下陷，与相火湿热所致，用补中益气加防风、芍药、炒黑黄柏，间以归脾汤调补化源，血自归经矣。

一妇人因怒崩血，久不已，面青黄而或赤。此肝木制脾土，而血虚也，用小柴胡合四物，以清肝火生肝血，又用归脾、补中二汤，以益脾气生肝血而瘥。此症若因肝经有风热，而血不宁者，用防风一味为丸，以兼症之药煎送；或肝经火动而血不宁者，用条芩炒为丸，以兼症之药煎送，无有不效。

一妇人性急，每怒非太阳、耳、项、喉、齿、胸、乳作痛，则胸满吞酸，吐泻少食，经行不止。此皆肝火之症，肝自病则外症见，土受克则内症作。若自病见，用四物加白术、茯苓、柴胡、炒栀、炒龙胆；若内症作，用四君加柴胡、芍药、神曲、吴茱、炒过黄连，诸症渐愈。惟月经不止，是血分有热，脾气尚虚，以逍遥散倍用白术、茯苓、陈皮，又以补中益气加酒炒芍药，兼服而调。

乾内钱氏，年五十岁，辛丑患崩，诸药罔效，壬寅八月，身热肢痛，头晕涕出，吐痰少食。众作火治，转炽绝粒，数日淹淹伏枕，仅存呼吸。兄方浙归诊之，谓脾胃虚寒，用八味丸料一剂，使急煎服。然胃虚久，始下咽，翌早遂索粥数匙。再剂，食倍热减痛止，兼服八味丸良愈。癸卯秋，因劳役忧怒，甲辰春夏崩复作，六月二十日，胸饱发热，脊痛，腰不可转，神气怫郁。或作内伤，或作中暑，崩水沸腾，兼以便血，烦渴引饮，粒米不进，至七月十三日，昼夜晕愦，时作时止，计无所出。仍屈兄诊之，脉洪无伦，按之微弱，此无根之火，内真寒而外假热也。以十全大补加附子一剂，晕止，食粥三四匙，崩血渐减，日服八味丸，始得痊愈。乾山妻两构危疾，命悬须臾，荷兄远救，诚解倒悬之急。处方神良，知无出此。野人怀恩，姑俟后日玉环之报云尔。嘉靖甲辰季秋表弟方乾顿首拜书。

大化内患月事不期，崩血昏愦，发热不寐。或谓血热妄行，投以寒剂益甚；或谓胎成受伤，投以止血，亦不效，乃敬延先生诊之。曰：此脾气虚弱，无以统摄故耳，法当补脾，而血自止矣。用补中益气加炮姜，不数剂而验。惟终夜少睡惊悸，另服八物汤，更不效。叩诸先生，曰：杂矣。乃与归脾汤加炮姜以补心脾，遂如初。谨叙其梗概以附医案，俾后之患者，得有所取法云。嘉靖甲辰孟冬晚生归大化顿首拜书。

经闭不行

夫经水阴血也，属冲任二脉，主上为乳汁，下为月水，其为患有因脾虚而不能生血者，有因脾郁伤而血耗损者，有因胃火而血消烁者，有因脾胃损而血少者，有因劳伤心而血少者，有因怒伤肝而血少者，有因肾水不能生肝而血少者，有因肺气虚不能行血而闭者。治疗之法，若脾虚而不行者，调而补之；脾郁而不行者，解而补之；胃火而不行者，清而补之；脾胃损而不行者，调而补之；劳伤心血而不行者，静而补之；怒伤肝而不行者，和而补之；肺气虚而不行者，补脾胃；肾虚而不行者，补脾肺。经云：损其肺者益其气，损其心者调其荣卫，损其脾者调其饮食，适其寒温，损其肝者缓其中，损其肾者益其精。审而治之，庶无误矣。

治验

一妇人停食，饱闷发热，或用人参养

胃汤益甚；再用木香槟榔丸，泄泻吐痰，腹中成块，饮食少思；又用二陈、黄连、厚朴之类，前症益甚，腹胀不食，月经不至。余以为中气亏损，用补中益气加茯苓、半夏三十余剂，脾胃健而诸症愈；又二十余剂，而经自行。前症若脾虚不能消化饮食者，宜用六君子汤，补而消之；虚寒者加砂仁、木香、炮姜，温而补之；其食积成形者，以前药煎送保和丸。大抵食积痞块，症为有形，所谓邪气胜则实，真气夺则虚，惟当养正辟邪，而积自除矣。虽然坚者削之，客者除之，胃气未虚，或可少用；若病久虚乏者，则不宜用。

一妇人饮食后，或腹胀，或吞酸，服枳术丸，吞酸益甚，饮食日少，胸膈痞满，腿内酸痛，畏见风寒；又服养胃汤一剂，腿内作痛；又二剂，腿浮肿，月经不行。余以为郁结所伤，脾虚湿热下注，侵晨用四君、芎归、二陈，午后以前汤送越鞠丸，饮食渐进，诸症渐愈。又用归脾、八珍二汤，兼服两月余而经行。

一妇人性沉多虑，月经不行，胸满少食，或作胀，或吞酸。余以为中气虚寒，用补中益气加砂仁、香附、煨姜二剂，胸膈和而饮食进；更以六君加芎、归、贝母、桔梗、生姜、大枣数剂，脾胃健而经自调矣。

一妇人素有胃火，服清胃散而安。后因劳役，躁渴内热，肌肉消瘦，月经不行。此胃火消烁阴血，用逍遥散加丹皮、炒栀，以清胃热；用八珍汤加茯苓、远志，以养脾血，而经自行矣。

一妇人久患疟，形体怯弱，内热晡热，自汗盗汗，饮食少思，月事不行，服通经丸，虚症悉具。此因虚而致疟疾，因疟而致经闭，用补中益气及六味地黄丸，各百余剂，疟愈而经自行。

一妇人久患疟，疟作则经不行，形虚脉大，头痛懒食，大便泄泻，小便淋漓，口干唇裂，内热腹膨。皆元气下陷，相火合病，用补中益气汤治之寻愈。惟不时头痛，乃加蔓荆子而痛止。又兼用六味地黄丸而经行。

一妇人因劳，耳鸣头痛体倦，此元气不足，用补中益气加麦门、五味而痊。三年后得子。因饮食劳倦，前症益甚，月经不行，晡热内热，自汗盗汗，用六味地黄丸、补中益气汤顿愈。前症若因血虚有火，用四物加山栀、柴胡；不应，八珍加前药。若气虚弱，用四君子。若怒耳便聋或鸣者，实也，小柴胡加芎、归、山栀；虚用补中益气加山栀。若午前甚作火治，用小柴胡加炒连、炒栀，气虚用补中益气。午后甚作血虚，用四物加白术、茯苓。若阴虚火动，或兼痰甚作渴，必用地黄丸以壮水之主。经云：头痛耳鸣，九窍不利，肠胃之所生也；脾胃一虚，耳目九窍皆为之病。

一妇人胃气素弱，为哭母吐血咳嗽，发热盗汗，经水三月不行。余以为悲则伤肺，思则伤脾，遂朝服补中益气加桔梗、贝母、知母，夕用归脾汤送地黄丸而愈。

带　下

或因六淫七情，或因醉饱房劳，或因膏粱厚味，或服燥剂所致，脾胃亏损，阳气下陷；或湿痰下注，蕴积而成，故言带也。凡此皆当壮脾胃、升阳气为主，佐以各经见症之药。若属肝则青，小柴胡加山栀；或湿热壅滞，小便赤涩，龙胆泻肝汤；属心则赤，小柴胡加黄连、山栀、当归；属肺则白，补中益气加山栀；属脾则黄，六君子加山栀、柴胡，不应，归脾汤；属肾则黑，六味地黄丸；若气血俱虚，八珍汤；阳气下陷，补中益气汤；湿痰下注，前汤加茯苓、半夏、苍术、黄柏；气虚痰饮下注，四七汤送肾气丸。

治验

一妇人年逾六十，内热口干，劳则头晕，吐痰带下。或用化痰行气，前症益甚，饮食愈少，肢体或麻，恪服祛风化痰，肢体常麻，手足或冷或热，日渐消瘦。余曰：症属脾气虚弱而不能生肺，祛风之剂复损诸经也，当滋化源。遂用补中益气加茯苓、半夏、炮姜二十余剂，脾气渐复，饮食渐加，诸症顿愈。

一孀妇腹胀胁痛，内热晡热，月经不调，肢体酸麻，不时吐痰。或用清气化痰，喉间不利，带下青黄，腹胁膨胀；用行气之剂，胸膈不利，肢体时麻。此郁怒伤损肝脾，前药益甚也。朝用归脾汤以解脾郁生脾气，夕用加味逍遥散以生肝血清肝火，兼服百余剂，而诸症愈。

一妇人疟久，兼之带下，发后口干倦甚。余用七味白术散加麦门、五味，作大剂，煎与恣饮，再发稍可，乃用补中益气加茯苓、半夏，十余剂而愈。凡截疟，余常以参、术各一两，生姜四两，煨熟煎服即止，或以大剂补中益气加煨姜，其功尤捷。

一妇人头晕唾痰，胸满气喘，得食稍缓，苦于白带二十余年矣，诸药不应。余曰：此气虚而痰饮也，饮愈而带始愈。遂用六味地黄丸，不月而验。

一妇人耳鸣胸痞，内热口干，喉中若有一核，吞吐不利，月经不调，兼之带下。余以为肝脾郁结，用归脾汤加半夏、山栀、升麻、柴胡，间以四七汤下白丸子而愈。

一妇人吞酸胸满，食少便泄，月经不调，服法制清气化痰丸，两膝渐肿，寒热往来，带下黄白，面黄体倦。余以为脾胃虚，湿热下注，用补中益气，倍用参、术加茯苓、半夏、炮姜而愈。若因怒，发热少食，或两腿赤肿，或指缝常湿，用六君加柴胡、升麻及补中益气。

一妇人带下，四肢无力，劳则倦怠。余曰：四肢者土也，此属脾胃虚弱，湿痰下注，遂以补中益气、济生归脾二药，治之而愈。

一妇人年逾六十，带下黄白，因怒胸膈不利，饮食少思。服消导利气之药，反痰喘胸满，大便下血。余曰：此脾气亏损，不能摄血归源也。用补中益气加茯苓、半夏、炮姜，四剂，诸症顿愈，又用八珍加柴胡、炒栀而安。

血分水分

二症或因饮食起居失养，或因六淫七情失宜，以致脾胃亏损，不能生发统摄，气血乖违，行失常道。若先因经水断绝，后至四肢浮肿，小便不通，血化为水，名曰血分，宜用椒仁丸治之。若先小便不利，后至身面浮肿，经水不通，水化为血，名曰水分，宜用葶苈丸治之。此属形气不足，邪淫隧道，必用此药以宣导其邪，而佐以辅补元气，庶使药力有所伏而行，则邪自不能容，而真气亦不至于复伤矣。

治验

一妇人月经不调，晡热内热，饮食少思，肌体消瘦，小便频数，服济阴丸，月经不行，四肢浮肿，小便不通。余曰：此血分也。朝用椒仁丸，夕用归脾汤渐愈，乃以人参丸代椒仁丸，两月余将愈，专用归脾汤，五十余剂而痊。

一疬妇月经不调，小便短少，或用清热分利之剂，小便不利，三月余身面浮肿，月经不通。余曰：此水分也。遂朝用葶苈丸，夕用归脾汤渐愈，乃用人参丸间服而愈。已上二症，作脾虚水气，用分利等药而殁者多矣。惜哉！

小便出血

妇人小便尿血，或因膏粱炙煿，或因醉饱入房，或因饮食劳役，或因六淫七情，以致元气亏损，不能统摄归源。若因怒动肝火者，用加味逍遥散调送发灰；肝经风热者，送子芩丸；久而血虚者，用八珍送发灰；若膏粱积热者，用清胃散加槐花、甘草；房劳所伤者，用六君加柴胡、升麻；风热所伤者，用四君加防风、枳壳；凡久而亏损元气者，用补中益气为主；郁结伤脾者，用济生归脾为主。

治验

一妇人尿血，因怒气寒热，或头痛，或胁胀，用加味逍遥，诸症稍愈。惟头痛，此阳气虚，用补中益气加蔓荆子而痊。后郁怒，小腹内疠痛，次日尿血热甚，仍用前散加龙胆草并归脾汤，将愈，因饮食所伤，血仍作，彻夜不寐，心忡不宁，此脾血尚虚，用前汤而痊。

一妇人尿血，久用寒凉止血药，面色萎黄，肢体倦怠，饮食不甘，晡热作渴三年矣。此前药复伤脾胃，元气下陷而不能摄血也。盖病久郁结伤脾，用补中益气以补元气，用归脾汤以解脾郁，使血归经，更用加味逍遥以调养肝血，不月诸症渐愈，三月而痊。

热入血室

妇人伤寒，或劳役，或怒气发热，适遇经行，以致热入血室；或血不行，或血不止，令人昼则明了安静，夜则谵语如见鬼状，用小柴胡加生地黄；血虚者，用四物加生地、柴胡。切不可犯胃气。若病既愈而血未止，或热未已，元气素弱，用补中益气；脾气素郁，用济生归脾；血气素弱，用十全大补，庶无误矣。

治验

一妇人经行，感冒风寒，日间安静，至夜谵语，用小柴胡加生地治之顿安。但内热头晕，用补中益气加蔓荆子而愈。后因怒恼，寒热谵语，胸胁胀痛，小便频数，月经先期，此是肝火血热妄行，用加味逍遥加生地而愈。

一妇人因怒，寒热头痛，谵言妄语，日晡至夜益甚，而经暴至。盖肝藏血，此怒动火，而血妄行。用加味逍遥散加生地治之，神思顿清，但食少体倦，月经未已。盖脾统血，此脾气虚不能摄，用补中益气治之，月经渐止。

一妇人怀抱素郁，感冒经行谵语，服发散之剂，不应；用寒凉降火，前症益甚，更加月经不止，肝腹作痛，呕吐不食，痰涎自出。此脾胃虚寒，用香砂六君，脾胃渐健，诸症渐退，又用归脾汤而痊愈。

师尼寡妇寒热

宋褚氏疗师尼寡妇，别制方药，谓独阴无阳，致血气交争，乍寒乍热如疟，或腰背作痛而寒热，其肝脉弦出寸口，是其症也。若室女出嫁，愆期而寒热亦然。盖男子精盛，则思室，女子血盛以怀胎，此天地自然之理也。治以小柴胡加生地；久而血虚，佐以四物。若兼怒动肝火而寒热者，佐以加味逍遥散；若兼亏损肝经而寒热者，佐以八珍汤；若兼亏损元气而寒热者，佐以补中益气汤；若兼郁伤脾气而寒热者，佐以济生归脾汤。此症多兼经候不调，当详孰为缓急而治之。

治验

一寡妇因怒，致不时寒热，久而不已，肝脉弦紧，用小柴胡加生地治之而愈。但见风寒热仍作，此是脾胃气虚，用加味归脾、补中益气二汤，兼服而止。

一妇人因夫经商久不归，发寒热，月经旬日方止。服降火凉血，反潮热内热，自汗盗汗，月经频数。余曰：热汗，气血虚也；经频，肝脾虚也。用归脾汤、六味丸而愈。常治兼症，既愈而寒热，当仍用本症药。

一室女寒热，左手脉弦长而出寸口，用小柴胡加生地、乌梅治之而愈，既嫁而诸症悉痊。

一室女久患寒热，月经不调，先以小柴胡加生地，治之少愈，更以生地黄丸而痊。

一放出宫女，年逾三十，两胯作痛，肉色不变，大小便中作痛如淋，登厕尤痛。此瘀血渍入隧道为患，乃男女失合之症也，难治。后溃不敛，又患瘰疬而殁。此妇为吾乡汤氏妾，汤为商常在外，可见此妇在内久怀忧郁，及出外又不能如愿，是以致生此疾。愈见瘰疬流注，乃七情气血损伤，不可用攻伐皎然矣。按《精血篇》云：女人天癸既至，逾十年无男子合，则不调。未逾十年，思男子合，亦不调，不调则旧血不出，新血误行，或渍而入骨，或变而为肿，或虽合而难子，合多则沥枯虚人，产乳众则血枯杀人。观其精血，思过半矣。

一室女年十七，疬久不愈，天癸未通，发热咳嗽，饮食少思，或欲用通经丸。余曰：此症潮热，经候不调者，不治，所喜脉不涩，且不潮热，尚可治。但养气血，益津液，其经自行。惑于速效，仍用之。余曰：非其治也，此乃慓悍之剂，大助阳火，阴血得之则妄行，脾胃得之则愈虚。经果通而不止，饮食愈少，更加潮热，遂致不救。

历节痛风即白虎历节风

历节痛，或因饮食起居失节，或因七情六淫失宜，以致脾胃亏损，腠理不密，外邪所侵；或为肝火内动，肝血耗损；或为肢体疼痛；或为肢节难伸；或为卒然掣痛；或为走痛无常；或内热晡热，自汗盗汗；或经候不调，饮食不甘。其治法属风邪者，小续命汤；走注疼痛者，漏芦散；骨节疼痛者，四生丸；湿热痛者，清燥汤，兼痰佐以二陈；肝火者，加味逍遥散加羌活、川芎；脾郁者，加味归脾加羌活、川芎；血虚者，四物加羌活、川芎；气虚者，四君加羌活、川芎；气血俱虚者，八珍加羌活、川芎；月经先期而痛者，加味逍遥散为主；月经过期而痛者，补中益气为主。大抵痛而不敢按者，属病气元气俱实也；手按而痛缓者，病气元气俱虚也。若劳役而作痛者，元气虚也；饮食失宜而作痛者，脾胃虚也；怒恼而作痛者，肝火也；经行而作痛，血虚也。凡此皆固元气为主，而佐以治病之药。

治验

一妇人自汗盗汗，发热晡热，体倦少食，月经不调，吐痰甚多二年矣，遍身作痛，天阴风雨益甚。用小续命汤而痛止，用补中益气、加味归脾二汤，三十余剂而愈。自汗等症，皆郁结伤损脾气，不能输养诸脏所致，故用前二汤专主脾胃。若用寒凉降火，理气化痰，复伤生气，多致不起。

一妇人因怒，月经去多，发热作渴，左目紧小，头项动掉，四肢抽搐，遍身疼痛。此怒动肝火，肝血虚而内生风，用加味逍遥加钩藤数剂，诸症渐愈；又用八珍汤，调理而痊。

一妇人月经先期，素有痛症，每劳必作，用众手重按，痛稍止。此气血虚而有火，用十全大补加独活治之而痛痊，用六味丸、逍遥散而经调。

一妇人历节作痛，发热作渴，饮食少思，月经过期，诸药不应，脉洪大，按之微细，用附子八物四剂而痛止，用加味逍遥而元气复，六味丸而月经调。

一妇人体肥胖，素内热，月经先期，患痛风，下身微肿痛甚，小便频数，身重脉缓，症属风湿，而血虚有热。先用羌活胜湿汤四剂，肿痛渐愈；用清燥汤数剂，小便渐清；用加味逍遥十余剂，内热渐愈。为饮食停滞，发热仍痛，面目浮肿，用六君加柴胡、升麻而愈。又因怒气，小腹痞闷，寒热呕吐，此木侮脾土，用前药加山栀、木香而安。惟小腹下坠，似欲去后，此脾气下陷，用补中益气而愈。后因劳役、怒气，作呕吐痰，遍身肿痛，月经忽来寒热，用六君加柴胡、山栀以扶元气清肝火，肿痛呕吐悉退，用补中益气以升阳气、健营气，月经寒热悉瘥。

一妇人饮食少思，畏见风寒，患痛风，呕吐寒热，脉弦紧。用附子八物，四肢痛愈。用独活寄生腰痛亦痊。惟两膝肿痛，用大防风而消，用加味归脾、逍遥而元气复。

流　注

妇人流注，或因忧思郁怒，亏损肝脾；或因产后劳役，复伤气血，以致营气不从，逆于肉理；或因腠理不密，外邪客之；或湿痰流注；或跌扑血滞；或产后恶露。盖气流而注，血注而凝。或生于四肢关节，或流于胸腹腰臀，或结块，或漫肿，皆属虚损，急用葱熨及益气养荣汤，则未成自消，已成自溃。若久而肿起作痛，肢体倦怠，病气有余，形气不足，尚可治。若漫肿微痛，属形气病气俱不足，最难治。不作脓，或脓成不溃，气血虚也，用八珍汤。憎寒畏寒，阳气虚也，十全大补汤。晡热内热，阴血虚也，四物加参、术。作呕欲呕，胃气虚也，六君加炮姜。食少体倦，脾气虚也，补中益气加茯苓、半夏。四肢逆冷，小便频数，命门火衰也，八味丸。小便频数，痰盛作渴，肾水亏损也，六味丸。月经过期，多日不止，肝脾虚也，八珍汤加柴胡、丹皮。凡溃而气血虚弱不敛者，更用十全大补汤，煎膏外补之。久溃而寒邪凝滞不敛者，用豆豉饼祛散之。其溃而内有脓管不敛者，用针头散腐化之，自愈。若不补气血，不节饮食，不慎起居，不戒七情，或用寒凉克伐，俱不治。

治验

一妇人左臂患之，年许不溃，坚硬不痛，肉色不变，脉弱少食，月经过期，日晡发热，劳怒则痛，遂与参、芪、归、术、川芎、芍药、熟地、贝母、远志、香附、桔梗、丹皮、甘草，百余帖而消。

一妇人暴怒，腰肿一块，胸膈不利，时或气走作痛，与方脉流气饮，数剂而止，更以小柴胡对四物，加香附、贝母，月余而愈。

一妇人因怒，胁下肿痛，胸膈不利，脉沉滞，以方脉流气饮，数剂少愈；以小柴胡对二陈，加青皮、桔梗、贝母，数剂顿退；更以小柴胡汤对四物，二十余剂而痊。

一妇人因闪肭肩患肿，遍身痛，遂以黑丸子二服而痛止，以方脉流气饮二剂而肿消，更以二陈对四物，加香附、枳壳、桔梗而痊愈。

一妇人腿患筋挛骨痛，诸药不应，脉迟紧，用大防风汤，二剂顿退，又二剂而安。又一妇患之亦然，先用前汤二剂，更服黑丸子而痊。此二患若失治，溃成败证。

一妇人溃后发热，予以为虚，彼不信，乃服败毒药，果发大热，竟至不救。夫溃疡虽有表证，发热宜以托里为主，佐以表散之剂，何况瘰疬流注乎？若气血充实，经络通畅，决无患者。此证之因，皆由气血素亏，或七情所伤，经络郁结，或腠理不密，六淫外侵，隧道壅塞。若不审其所因，辨其虚实，鲜不误人。

瘰　疬

妇人瘰疬，或因胎产血崩，亏损肾肝；或因忧思郁怒，伤损肝脾；或因恚怒风热，肝胆血燥；或因水涸，血虚筋挛则累累然如贯珠，故多生于耳前后、项侧、胸胁间。若寒热肿痛，乃肝经气动而为病，用柴胡栀子散以清肝火为主，而佐以逍遥散以养肝血。若寒热既止，而核不消，乃肝经之血亦病，用加味四物汤以养肝血为主，而佐以柴胡栀子散以清肝火。若初生如豆粒，附着于筋，肉色不变，内热口干，精神倦怠，久不消溃，乃肝脾亏损，用逍遥散、归脾汤、六味丸健脾土，培肝木，切不可轻用散坚追毒之剂。《外台秘要》云：肝肾虚热则生疬矣。《病机》云：瘰疬不系膏粱丹毒，因虚劳气郁所致。补形气，调经脉，其疮当自消散。误下之，先犯病禁经禁。若久溃脉浮大，邪火盛也；面色皖白，金克木也，皆不治。若赤脉贯瞳子，有几条则几年死。

治验

一妇人久而不愈，或以为木旺之症，用散肿溃坚汤伐之，肿硬益甚。余以为肝经气血亏损，当滋化源，用六味地黄丸、补中益气汤，至春而愈。此症若肝经风火暴病，元气无亏，宜用前汤。若风木旺而自病，宜用泻青丸，虚者用地黄丸。若水不能生木，亦用此丸，若金来克木，宜补脾土生肾水。大凡风木之病，但壮脾土，则木自不能克矣。若行伐肝，则脾胃先伤，而木反来克土矣。

一妇患之，恐不起，致少寐，年余疬破，脓水淋漓，经水或五十日或两月余一至，误服通经丸，展转无寐，午前恶寒，午后发热。余以为思虑亏损脾血，用归脾汤作丸，午前以六君子送下，午后以逍遥散送下，两月余得寐，半载后经行如期，年余而疮愈。

一疬妇溃后，发热烦躁作渴，脉大而虚，以当归补血汤，六剂而寒热退；又以圣愈汤，数剂而全愈；更以八珍加贝母、远志，三十余剂而敛。

一妇人项结核，寒热头痛，胁乳胀痛，内热口苦，小便频数。症属肝火血虚，用四物加柴胡、山栀、胆草而愈，又用加味逍遥散而安。

一妇人瘰疬后，遍身作痒，脉大按而虚，以十全大补加香附治之而愈。大凡溃后，午前痒作气虚，午后痒作血虚。若作风症治之，必死。

一妇人项核肿痛，察其气血俱实，先以必效散一服下之，更以益气养荣汤补之，三十余剂而消。常治此症，若必欲出脓，但虚弱者，先用前汤，待其气血稍充，乃用必效散去其毒，仍用补药，无不效。未成脓者，灸肘尖，调经解郁及隔蒜灸，多自消，有脓即针之。若气血复而核不消，却服散坚之剂。月许不应，气血不损，须用必效散。其毒一下，即多服益气养荣汤。如不应，亦灸肘尖。如疮口不敛者，更用豆豉饼、琥珀膏。若气血俱虚，或不慎饮食七情者，不治。然此症以气血为主，气血壮实，不用追蚀之剂，亦能自腐。但取去使易于收敛耳。血虚而用追蚀，不惟徒治，适足以败矣。

乳痈乳岩

妇人乳痈，属胆胃二腑热毒，气血壅滞。故初起肿痛，发于肌表，肉色焮赤，其人表热发热，或发寒热，或憎寒头痛，烦渴引冷，用人参败毒散、神效瓜蒌散、加味逍遥散治之，其自消散。若至数日之间，脓成溃窍，稠脓涌出，脓尽自愈。若气血虚弱，或误用败毒，久不收敛，脓清脉大则难治。乳岩属肝脾二脏郁怒，气血亏损，故初起小核，结于乳内，肉色如故，其人内热夜热，五心发热，肢体倦瘦，月经不调，用加味归脾汤、加味逍遥散、神效瓜蒌散，多自消散。若荏苒日月渐大，垒岩色赤，出水腐溃深洞，用前归脾汤等药，可延岁月。若误用攻伐，危殆迫矣。大凡乳症，若因恚怒，宜疏肝清热。焮痛寒热，宜发表散邪。肿焮痛甚，宜清肝消毒，并隔蒜灸。不作脓，或脓不溃，补气血为主。不收敛，或脓稀，补脾胃为主。脓出反痛，或发寒热，补气血为主。或晡热内热，补血为主。若饮食少思，或作呕吐，补胃为主。饮食难化，或作泄泻，补脾为主。劳碌肿痛，补气血为主。怒气肿痛，养肝血为主。儿口所吹，须吮通揉散。成痈治以前法。潮热暮热亦主前药。大抵男子多由房劳，耗伤肝肾。妇人郁怒，亏损肝脾。治者审之。世以孕妇患此，名曰内吹。然其所致之因则一，惟用药不可犯其胎耳。

治验

一妇人内热胁胀，两乳不时作痛，口内不时辛辣，若卧而起急，则脐下牵痛。此带脉为患，用小柴胡加青皮、黄连、山栀，二剂而瘥。

一妇人因怒两乳肿，兼头痛寒热，用人参败毒散二剂，表症已退；用小柴胡加芎、归、枳壳、桔梗，四剂而消。

一妇人久郁，右乳内肿硬，用八珍汤加远志、贝母、柴胡、青皮及隔蒜灸，兼服神效瓜蒌散，两月余而消。

一妇人左乳内肿如桃，不痛不赤，发热渐瘦，用八珍加香附、远志、青皮、柴胡百余剂，又兼服神效瓜蒌散三十余剂，脓溃而愈。

一妇人郁久，左乳内结核如杏许，三月不消，心脉涩而脾脉大，按之无力，以八珍加贝母、远志、香附、柴胡、青皮、桔梗，五十余剂而溃，又三十余剂而愈。

一妇人禀实性躁，怀抱久郁，左乳内结一核，按之微痛，以连翘饮子二十余剂少退，更以八珍加青皮、香附、桔梗、贝母，二十余剂而消。

一妇人发热作渴，至夜尤甚，两乳忽肿，肝脉洪数，乃热入血室也，用加味小柴胡汤，热止肿消。

一妇人因怒，左乳作痛发热，表散太过，肿热益甚，用益气养荣汤数剂热止脓成，不从用针，肿胀热渴，针脓大泄，仍以前汤，月余始愈。此症若脓成未破，有薄皮剥起者，用代针之剂，其脓自出。不若及时用针，不致大溃。若脓血未尽，辄用生肌，反助其邪。慎之！

一妇人因怒，左乳作痛，胸膈不利，以方脉流气饮加木香、青皮，四剂而安。

一妇人脓清肿硬，面黄食少，内热晡热，自汗盗汗，月经不行，此肝脾气血俱虚，用十全大补加远志、贝母及补中益气，各三十余剂，外用葱熨患处，诸症寻愈。

一妇人脓成胀痛，余欲针之，不从，数日始针，出败脓三四碗许，虚症蜂起，几至危殆，用大补两月余而安。若元气虚弱，不作脓者，用益气养荣汤补之，脓成即针。若肿痛寒热，怠惰食少，或至夜热甚，用补中益气汤兼逍遥散，补之为善。

一产妇因乳少，服药通之，致乳房肿胀，发热作渴，以玉露散补之而愈。夫乳汁乃气血所化，在上为乳，在下为经。若冲任之脉盛，脾胃之气壮，则乳汁多而浓，衰则淡而少，所乳之子亦弱而多病。又有屡产无乳，或大便涩滞，乃亡津液也，当滋化源。

一妇人右乳内结三核，年余不消，朝寒暮热，饮食不甘。此乳岩，以益气养荣汤百余剂，血气渐复，更以木香饼熨之，喜其谨疾，年余而消。

至英内年二十有五，素虚弱，多郁怒，时疫后，脾胃愈虚，饮食愈少，又值气忿，右乳胁下红肿，膺内作痛。用炒麸皮熨之，肿虽少散，内痛益甚，转侧胸中如物悬坠。遂与加减四物汤，内肿如鹅卵，外大如盘，胸胁背心相引而痛，夜热势甚。时治者皆以攻毒为言。叩诸先生，乃云：此病后脾弱，而复怒伤肝，治法惟主于健脾气，平肝火，则肿自消，而病自愈矣。《圣惠方》以八物加陈皮、黄芪、柴胡、山栀、白芷，服八剂，病减六七；去白芷，加青皮、木香、桔梗，又六剂而痊愈。奏功之奇，获效之速盖出于寻常万万也。感激厚恩，昕夕不忘，录此乞附医案，以诏后之患者，毋为攻毒者之所惑也。晚生尤至英顿首再拜书。

一妇人乳内结核年余，晡热少食，余欲用益气养荣汤治之；彼以为缓，乃服行气之剂，其势愈甚，溃而日出清脓而殁。

郭氏妾，乃放出宫女，乳内结一核如栗，亦服流气等药，大如覆碗，坚硬如石，出水而殁。

血风疮

妇人血风疮，因肝脾二经风热郁火血燥所致。其外症身发疙瘩，或如丹毒，痒痛不常，搔破成疮，脓水淋漓。其内症月经无定，小便不调，夜热内热，自汗盗汗，恶寒憎寒，肢体倦怠，饮食不甘，寒热往来。若发热作痛，乃肝经风热血燥，用当归饮加柴胡、山栀。若体倦食少，口干潮热，乃肝脾郁火伤血，用加味逍遥散。若疙瘩痛痒，寒热往来，乃肝经风热伤血，用小柴胡加山栀、黄连。若夜间发热，作渴谵语，乃热入血室，用小柴胡加生地黄；血虚，四物合小柴胡汤。若无寐盗汗，内热晡热，乃脾经血虚，用归脾汤；兼寒热，加山栀、熟地。若用风药，复伤阴血，反致他症。

治验

一妇人素清苦，四肢患此，误用败毒寒凉，晡热内热，自汗盗汗，月经不行，口干咽燥，此郁结伤脾，四肢者脾主之，用归脾汤数剂，后兼逍遥散，五十余剂而愈。

一妇人性躁，寒热口苦，胁痛耳鸣，腹胀溺涩年余矣。症属肝火，用四君加柴胡、炒山栀、炒龙胆数剂，乃与逍遥散兼服而疮愈，又与六味丸及逍遥散，七十余剂，诸症悉退。若有愈后身起白屑，搔则肌肤如帛所隔，此气血虚不能营于腠理，用大补之剂。若有愈后发热，身起疙瘩痒痛，搔破脓水淋漓，经候不调，此肝火血热，用四物加柴胡、山栀、白术、茯苓、丹皮、甘草。

一妇人日晡身痒，月余口干，又月余成疮，服祛风之剂，脓水淋漓，午前畏寒，午后发热，殊类风症。余谓此肝经郁火，外邪所搏，用补中益气加山栀、钩藤，又以逍遥散加川芎、贝母而愈。

一妇人瘙痒发热，日晡益甚，肤见赤痕，月经过期。此血虚有热，以逍遥散倍加熟地，热止痒退，更以四物加柴胡、参、芪、炙草、茯苓，调理遂愈。

一女子十二岁，善怒，遍身作痒，用柴胡、川芎、山栀、芍药以清肝火，以生地、当归、黄芩凉肝血，以白术、茯苓、甘草健脾土而愈。半载后，遍身起赤痕，或时眩晕，此肝火炽甚，血得热而妄行，是夜果经至。

臁　疮

妇人两臁生疮，或因胎产，饮食失宜，伤损脾胃；或因忧思郁怒，亏损肝脾，以致湿热下注；或外邪所侵。外臁属足三阳可治，内臁属足三阴难治。若初起发肿赤痛，属湿毒所乘，用人参败毒或槟苏败毒散。若漫肿作痛，或不肿不痛，属脾虚湿热下注，用补中益气或八珍汤。若脓水淋漓，体倦少食，内热口干，属脾气虚弱，用补中益气加茯苓、酒炒芍药。若午后头目不清，属阴火，用前汤加酒炒黑黄柏。若午后发热体倦，属血虚，用前汤加川芎、熟地。若怀抱不乐而甚，用归脾汤加山栀、柴胡。若恚怒气逆而甚，用补中益气加川芎、山栀。若内热体倦，痰涎口疮，属脾肾虚热，用六味丸。若肢体畏寒，饮食少思，属脾肾虚寒，用八味丸。大抵色赤属热毒易治，色黯属脾肾虚寒难治，设误用攻伐，复伤胃气，难保其生。

治验

一妇人患之四畔微赤，作痛重坠，脓水淋漓，胸膈不利，饮食少思，内热口苦，夜间少寐，此属脾虚郁伤。用归脾汤解郁结而生脾血，用补中益气加茯苓、半夏，补脾气而除湿热，寻愈。

一妇人久不愈，色赤微热，日晡焮肿，形体虚弱，饮食少思，劳则喘渴，恶寒发热，此脾虚下陷，用补中益气汤而愈。

一妇人三年矣，色黯肿硬，恶寒发热，饮食少思，形体消瘦，作渴饮汤，饮食稍多，或腹胀，或泄泻，或作呕，或吞酸，此脾气虚寒，用补中益气加干姜、肉桂，五十余剂而愈。

一妇人因入朝步履，恶寒发热，倦怠懒食，疮口出血。此劳伤元气，不能摄血归经，用补中益气汤而愈。

一妇人因怒，寒热头眩，或耳项胸胁胀痛，或小腹阴道闷坠，或小便频数下血。此属肝火血热，先用小柴胡汤加炒黑山栀、川芎、当归、车前，二剂诸症顿退；又用加味逍遥散，补其阴血而愈。后因饮食劳倦，前症复作，疮口出血，用补中益气汤治之而愈。

一妇人患将两月，焮赤肿痛，小便频数，饮食如常，用活命饮二剂诸症悉愈，又用八珍汤而痊。

一妇人患此焮痛，恶寒发热，用槟苏败毒散而寒热退，用仙方活命饮而焮痛止，再用补中益气汤而形气健。

阴　疮交接出血、阴挺、阴痒、阴虫附

妇人阴疮，乃七情郁火，伤损肝脾，湿热下注。其外症有阴中舒出如蛇，俗呼阴挺；有翻突如饼，俗呼阴菌；亦有如鸡冠花，亦有生诸虫，亦有肿痛湿痒，溃烂出水，胀闷脱坠者。其内症口干，内热，体倦，经候不调，饮食无味，晡热发热，胸膈不利，胁肋不调，小腹痞胀，赤白带下，小水淋涩。其治法：肿痛者，宜用四物加柴胡、山栀、丹皮、胆草；湿痒者，宜用归脾加山栀、丹皮、柴胡；淋涩者，

宜用龙胆泻肝加白术、丹皮；溃腐者，宜用加味逍遥散；肿闷脱坠者，宜用补中益气加山栀、丹皮。佐以外治之法。备见治验。

治验

一妇人胸膈不利，内热作渴，饮食不甘，肢体倦怠，阴中闷痒，小便赤涩，此郁怒所致，用归脾加山栀而愈。后因怒，患处并小腹胀痛，用小柴胡加山栀、芎、归、芍药而愈。但内热晡热，用逍遥散加山栀而愈。后因劳役发热，患处肿胀，小便仍涩，用补中益气加山栀、茯苓、丹皮而愈。

一妇人阴中突出如菌，四围肿痛，小便频数，内热晡热，似痒似痛，小腹重坠。此肝脾郁结之症，盖肝火湿热而肿痛，脾虚下陷而重坠也。先以补中益气加山栀、茯苓、车前、青皮以清肝火升脾气，渐愈。更以归脾汤加山栀、茯苓、川芎调理，更以生猪脂和藜芦末，涂之而收入。

一妇人阴中挺出一条五寸许，闷痛重坠，水出淋漓，小便涩滞，夕与龙胆泻肝汤分利湿热，朝与补中益气汤升补脾气，诸症渐愈；再与归脾加山栀、茯苓、川芎、黄柏，间服调理而愈。后因劳役或怒气，下部湿痒，小水不利，仍用前药即愈。亦有尺许者，亦有生诸虫物者，皆用此治。

一妇人腐溃，脓水淋漓，肿痛寒热，小便赤涩，内热作渴，肢体倦怠，胸胁不利，饮食少思，三月余矣。用补中益气内柴胡、升麻各用一钱，加茯苓一钱，炒山栀二钱，数剂少愈。又与归脾加山栀、川芎、茯苓，三十余剂，诸症悉退。惟内热尚在，再与逍遥散，倍用山栀而愈。

一妇人素性急，阴内或痛，小便赤涩，怒则益甚，或发热，或寒热。治以芎、归、炒栀、柴胡、苓、术、丹皮、泽泻、炒芍、炒车前、炒连、生草数剂渐愈；乃去黄连、泽泻，又数剂而痊愈。

一妇人素郁闷，阴内痛痒，不时出水，饮食少思，肢体倦怠，用归脾加丹皮、山栀、芍药、柴胡、生草主之而安。

一妇人阴内痒痛，内热倦怠，饮食少思，用参、芪、归、术、陈皮、柴胡、炒栀、炒车前、升麻、芍药、丹皮、茯苓，治之而瘥。若阴中有虫痒痛，亦属肝木，以桃仁研膏，和雄黄末纳阴中以杀之，仍用清肝解郁。有以鸡肝纳之者，乃取虫之法也。

一妇人交接违理，出血作痛，发热口干，误服寒凉之药，前症益甚，不时欲呕，饮食少思。此症属肝经，而药复伤脾也。先用六君子加柴胡，而脾胃渐愈；乃用加味逍遥散，而患处亦痊。

一妇人每交接，辄出血作痛，敷服皆凉血止痛之剂，不时出血甚多。此肝伤而不能藏血，脾伤而不能摄血也，用补中益气、济生归脾二汤而愈。若交接出血，用熟艾热裹入阴中。若交接违理而出血，用乱发、青布烧为末敷之，血自止。若出血过多，而见他症，但用前药，调补肝脾，诸症自愈矣。

一妇人阴肿下坠，闷痛出水，胸腹不利，小便频数，内热晡热，口苦耳鸣，先用小柴胡加车前、胆草、苓、术、升麻，二剂稍缓；又用加味逍遥加升麻，数剂稍愈；乃以加味归脾加升麻、柴胡，并补中益气加山栀，数剂渐愈；仍用加味逍遥、加味归脾二药，调理而瘥。

一妇人热痛，用寒凉败毒，饮食不入，时欲呕吐，小腹重坠，似欲去后。此脾胃亏损，元气下陷，症属虚寒，先用补中益气加炮姜二剂，重坠如失；再用前汤加茯苓、半夏，二十余剂而愈；乃以归脾少加柴胡、升麻、六味地黄丸，调理两月余而康。

附方并注

保和丸 治饮食停滞，胸膈痞满，或作吞酸等症。

山楂取肉，二两，蒸 神曲炒 半夏 茯苓各一两 萝卜子炒 陈皮 连翘各五钱

上为末，粥丸，加白术二两，名大安丸。

越鞠丸 治六郁，胸膈痞满，呕吐吞酸，或湿热腹胀，腿脚酸疼等症。

苍术炒 神曲炒 香附 山楂 山栀炒 抚芎 麦芽炒，各等分

上各另为末，水调炒曲面糊为丸，桐子大。每服五七十丸，白滚汤下。

左金丸一名四今丸 治肝火胸胁刺痛，或发寒热，或头目作痛，小便淋秘，或小腹疼痛，一切肝火之症。

黄连六两 吴茱萸一两，汤煮片时用

上为末，粥丸，白术陈皮汤下。

椒仁丸 治先因经水断绝，后至四肢浮肿，小便不通，血化为水。

椒仁 甘遂 续随子去皮，研 附子炮 郁李仁 黑牵牛 五灵脂研碎 当归 吴茱萸 延胡索各五钱 芫花醋浸，一钱 石膏 蚖青十枚，去头翅足，同糯米炒黄，去米不用 斑蝥十个，糯米炒黄，去米不用 胆矾 人言各一钱

上为末，面糊为丸，如豌豆大。每服一丸，橘皮汤下。

此方药虽峻利，所用不多。若畏而不服，有养病害身之患。常治虚弱之人，亦未见其有误也。

血分葶苈丸 治先因小便不利，后至身面浮肿，经水不通，水化为血。

葶苈研，炒 续随子去壳，各半两，研 干笋末一两

上为末，枣肉丸如桐子大。每服七丸，煎萹竹汤下。如大便利者，减续随子、葶苈各一钱，加白术五钱。

人参丸 治经脉不利，化为水流走四肢，悉皆肿满，名曰血分。其候与水相类，若作水治之非也，宜用此。

人参 当归 大黄湿纸裹，饭上蒸熟，去纸、切，炒 桂心 瞿麦穗 赤芍药 白茯苓各半两 葶苈炒，另研，一钱

上为末，炼蜜丸桐子大。每服十五丸至二三十丸，空心饮汤下。

柏子仁丸 治血虚有火，月经耗损，渐至不通，日渐羸瘦，而生潮热。慎毋以毒药通之，宜柏子仁丸、泽兰汤主之。

柏子仁炒研 牛膝酒拌 卷柏各半两 泽兰叶 续断各二两 熟地黄用生者三两，酒拌蒸半日，忌铁器，杵膏

上为末，入地黄膏，加炼蜜丸，桐子大。每服三十丸，空心米饮下。

泽兰汤 治症同前。

泽兰叶三两 当归酒拌 芍药炒，各一两 甘草五钱

上为粗末，每服五钱，水二钟，煎至一钟，去渣温服。

独参汤 治一切失血，恶寒发热，作渴烦躁，并宜此药补气，盖血生于气，阳生阴长之理也。用人参二两，枣十枚，水煎服。

玉露散 治乳脉不行，身体壮热，头目昏痛，大便涩滞等症。

人参 白茯苓 桔梗炒 川芎 白芷 当归 芍药各一钱 甘草五分

上水煎服。

若热甚，大便秘，量加炒大黄。

圣愈汤 治血虚心烦，睡卧不宁，或五心烦热。

地黄酒拌，蒸半日 生地黄酒拌 川芎

人参各五钱　当归酒拌　黄芪炒，各一钱

上水煎服。

当归饮　治血热，瘾疹痒痛，脓水淋漓，发热等症。

当归　白芍药　川芎　生地黄　白蒺藜各一钱　防风　荆芥各五分　黄芪一钱　何首乌　甘草各五分

上水煎服。

龙胆泻肝汤　治肝经湿热，下部肿焮作痛，小便涩滞，阴挺如菌，或出物如虫等症。

龙胆草酒拌，炒黄　泽泻各一钱　车前子炒　木通　生地黄酒拌　当归尾酒拌　山栀炒　黄芩　生甘草各五分

上水煎服。

乌贼鱼骨丸　治妇人血枯，胸膈四肢满，妨于食饮，病至闻腥、臊、臭气先唾血，出清液，或前后泄血，目眩转，月事衰少不来。

乌贼鱼骨去甲，四两　闾茹一两

上为末，以雀卵和成剂，丸如小豆大。每服五丸，加至十丸，以鲍鱼煎汤下，以饭压之。

青州白丸子　治风痰咳嗽，或牙关紧急，不知人事，或痰滞作麻。

南星三两　半夏七两　白附子二两　川乌半两，各生用

上为末，绢袋盛，井水摆浸，仍换水浸三五日，晒干糯米粉丸。如急用，以姜汁糊丸亦可。

四七汤　治七情郁结，咽间如有一核，吞吐不利，或中脘痞满，痰涎壅喘，或恶心少食。

紫苏叶一钱　厚朴一钱五分　茯苓一钱　半夏姜制，七分

上姜枣水煎服。

若白带，以此汤送前丸，其效如神。

当归龙荟丸　治肝经症，胁下作痛，或有积块，或下疳便痛，小便淋涩，或瘀血凝滞，小腹作痛。

当归酒拌　龙胆草酒拌炒　栀子仁炒　黄连　青皮　黄芩各一两　大黄酒拌炒　芦荟　青黛　柴胡各五钱　木香二钱五分　麝香五分，另研

上为末，炒神曲糊丸。每服二三十丸，姜汤下。

阿魏膏　治一切痞块。

羌活　独活　玄参　官桂　赤芍药　穿山甲　生地黄　两头尖　大黄　白芷　天麻各五钱　红花四钱　槐柳　桃枝各三钱　木鳖子三十枚，去壳　乱发如鸡子大一块

上用香油二斤四两，煎黑去渣，入发再煎化，仍去渣，徐下黄丹，煎软硬得中，方入芒硝、阿魏、苏合油、乳香、没药各五钱，麝香三钱，调匀成膏矣。摊贴患处，内服芦荟丸等。黄丹须真正者效。凡贴膏药，先用朴硝随患处铺半指厚，以纸盖，用热熨斗熨良久，如消耗，再加熨之，熨二时许方贴膏药。若是肝积，加芦荟末同熨。

芦荟丸　治肝疳口舌生疮，牙龈腐烂，或遍身生疮等症。

大皂角　青黛　芦荟研　朱砂研　麝香研，各一分　干虾蟆用皂角各等分，烧存性为末，一两，入前项药

上为末，蒸饼糊丸，麻子大。每服五七十丸，米饮下。

局方小续命汤　治历节痛风，痰盛口噤，腰背反张等症。

防已　肉桂去粗皮　杏仁去皮尖，炒黄　黄芩　白芍　甘草　川芎　麻黄去节　人参去芦，各一两　防风一两五钱　附子炮去皮脐，半两

上为粗末，每服三钱，姜枣水煎服。

调中益气汤　治体怠嗜卧，不思饮食，或痰嗽泄泻等症。

黄芪一钱 人参去芦头 甘草 苍术各五分 柴胡 橘皮 升麻 木香各二分

上姜枣水煎，空心服。

佛手散 治妊娠，伤胎下血。

当归三分 川芎二钱

上水煎，食前服。

木香饼 治一切气滞结肿，或痛或闪肭，及风寒所伤作痛，并效。

木香五钱 生地黄一两

上木香为末，地黄杵膏和匀，量患处大小作饼置患处，以热熨斗熨之。

隔蒜灸法 治一切疮毒，大痛或不痛，或麻木如痛者，灸至不痛，不痛者灸至痛，其毒随火而散。盖火以畅达，拔引郁毒，此从治之法也，有回生之功。用大蒜头去皮，切三文钱厚，安疮头上，用艾壮于蒜上，灸之三壮，换蒜复灸，未成者即消，已成者亦杀其大势，不能为害。如疮大，用蒜捣烂摊患处，将艾铺上烧之，蒜败再换。如不痛，或不作脓，及不起发，或阴疮尤宜多灸，灸而仍不痛，不作脓，不起发者不治，此气血虚极也。

神效葱熨法 治虚怯人，肢体患肿块，或作痛，或不痛，或风袭于经络，肢体疼痛，或四肢筋挛骨痛。又治流注跌扑，伤损肿痛，用葱头细切，杵烂炒热敷患处，冷易之再熨，肿痛即止，其效如神。

豆豉饼 治疮疡肿硬不溃，及溃而不敛，并一切顽疮恶疮。用江西豆豉为末，唾津和作饼子如钱大，厚如三文，置患处，以艾壮于饼上，灸之干则易之。如背疮，用漱口水调作饼覆患处，以艾铺饼上灸之。如未成者即消，已成者能消其毒。如有不效，气血虚败也。

益气养荣汤 治抑郁瘰疬，或四肢患肿，肉色不变，或日晡发热，或溃而不敛。

人参 茯苓 陈皮 贝母 香附 当归酒拌 川芎 黄芪盐水拌炒 熟地黄酒拌 芍药炒，各一钱 甘草炙 桔梗炒，各五分 白术炒，二钱

上姜水煎服。

人参养荣汤 治溃疡发热恶寒，四肢倦怠，体瘦少食，面黄短气，不能收敛。若大疮愈后，多服之，不变他病。

白芍药一钱五分 人参 陈皮 黄芪蜜炙 桂心 当归酒拌 白术 甘草炙，各一钱 熟地黄酒拌 五味子炒 茯苓各七分半 远志去心，炒，五分

上姜枣水煎服。

方脉流气饮子 治恼怒胸膈胀满，或肢体作痛，或结瘿肿，血气无亏者。

紫苏叶 青皮 苦梗 半夏煨 当归 芍药 乌药 茯苓 川芎 黄芪 枳壳去穰，麸炒 防风各半两 甘草 橘皮各五分 大腹皮 木香各三分

上姜枣水煎服。

泻青丸 治肝经郁火实热，胁乳作痛，大便秘结，及肝经一切实火症。

当归 龙胆草 川芎 山栀 大黄 羌活 防风各等分

上为末，蜜丸鸡子大。每服一二丸。

人参败毒散 治疮疡焮痛，发寒热，或拘急头痛等症。

人参 羌活 独活 前胡 柴胡 桔梗 枳壳 茯苓 川芎 甘草各一钱

上水煎服。

生地黄丸 治师尼寡妇，乍寒乍热，肝脉弦长而出鱼际。

生地黄一两，酒拌杵膏 秦艽 黄芩 硬柴胡各五钱 赤芍药一两

上为细末，入地黄膏，加炼蜜少许，丸桐子大。每服三十丸，乌梅煎汤下，日进二服。亦治室女患此。

连翘饮子 治乳内结核。

连翘　川芎　瓜蒌仁研　皂角刺炒　橘叶　青皮去白　甘草节　桃仁各一钱半

上水煎服。

必效散　治瘰疬，未成脓者自消，已溃者自敛。

南硼砂二钱五分　轻粉一钱　斑蝥四十个，糯米同炒熟，去头翅　麝香五钱　巴豆五粒，去壳心膜　白槟榔一个

上为细末，每服一钱，五更用滚汤调下。如小水涩滞或微痛，此疬毒欲下也，进益元散一服即下。此方斑蝥、巴豆似为峻厉，然用巴豆乃解斑蝥之毒，用者勿畏。

琥珀膏　治颈项瘰疬，及腋下初如梅子肿结硬强，渐如连珠，不消不溃，或溃而脓水不绝，经久不瘥，渐成漏症。

琥珀一两　木通　桂心　当归　白芷　防风　松脂　朱砂研　木鳖子肉各五钱　麻油一斤　丁香　木香各三钱

上先用琥珀、丁香、桂心、朱砂、木香为细末，其余药入油内，煎焦黑滤去渣，徐徐入黄丹，再煎软硬得中，即成膏矣。

神效瓜蒌散　治乳痈初起肿痛，及一切痈疽，或脓出后余毒，亦宜用之。

黄瓜蒌子多者一个　当归半两　生甘草半两　没药一钱，另研　乳香一钱

上酒水煎服。

余方见下卷。

卷 下

吴郡立斋薛己著

保 胎

妊娠若元气不实，发热倦怠，或胎动不安，用当归散。因气恼加枳壳，胸膈痞闷再加苏梗，或作痛加柴胡。若饮食不甘或欲呕吐，用六君加紫苏、枳壳。若恶阻呕逆，头晕体倦，用参橘散；未应，用六君子汤。若恶阴呕吐，不食烦闷，亦用参橘散之类。若顿仆胎动，腹痛下血，用胶艾汤；未应，用八珍加胶艾。若顿仆毒药，腰痛短气，用阿胶散；未应，煎送知母丸。若顿仆胎伤，下血腹痛，用佛手散；未应，用八珍送知母丸。若心惊胆怯，烦闷不安，名子烦，用竹叶汤；未应，血虚佐以四物，气虚佐以四君。若下血不止，名胎漏，血虚用二黄散，血去多用八珍汤；未应，用补中益气汤。若因事而动下血，用枳壳汤加生熟地黄；未应，或作痛，更加当归：血不止，八珍加胶艾。若不时作痛，若小腹重坠，名胎痛，用地黄当归汤；未应，加参、术、陈皮；或因脾气虚，用四君加归、地；中气虚，用补中益气汤。若面目虚浮，肢体如水气，名子肿，用全生白术散；未应，用六君子汤；下部肿甚，用补中益气倍加茯苓。或因饮食失宜，呕吐泄泻，此是脾胃亏损，用六君子汤。若足指发肿，渐至腿膝，喘闷不安，或足指缝出水，名水气，用天仙藤散，脾胃虚弱，兼以四君子；未应，用补中益气，兼以逍遥散。若胎气上攻，心腹胀满作痛，名子悬，用紫苏饮；饮食不甘，兼四君子；内热晡热，兼逍遥散。若小便涩少，或成淋沥，名子淋，用安荣散；不应，兼八珍汤；腿足转筋，而小便不利，急用八味丸，缓则不救。若项强筋挛，语涩痰盛，名子痫，用羚羊角散；或饮食停滞，腹胀呕吐，此是脾胃虚弱而不能消化，用六君子汤；不应，用平胃散加参、苓。或胎作胀，或腹作痛，此是脾胃气虚，而不能承载，用安胎饮加升麻、白术；不应，用补中益气汤。或脐腹作胀，或小便淋闭，此是脾胃气虚，胎压尿胞，四物加二陈、参、术，空心服后探吐，药出气定，又服又吐，数次必安。或因劳役所伤，或食煎炒，小便带血，此是血得热而流于脬中，宜清膀胱，用逍遥散。或遗尿不禁，或为频数，此是肝火血热，用加味逍遥散。若胸满腹胀，小便不通，遍身浮肿，名胎水不利，用鲤鱼汤；脾胃虚，佐以四君子。病名同而形症异，形症异而病名同，聊见本方。凡用见症之药，不应，当分月经治之。

治验

一妊娠三月，其经月来三五次，但不多，饮食、精神如故。此血盛有余，儿大能饮，自不来矣，果然。

一妊娠六月，每怒气便见血，甚至寒

热头痛，胁胀腹痛，作呕少食，余谓寒热头痛，肝火上冲也，胁胀腹痛，肝气不行也；作呕少食，肝侮脾胃也；小便见血，肝火血热也。用小柴胡加芍药、炒黑山栀、茯苓、白术而愈。

一妊娠六月，体倦食少，劳役见血，用六君加当归、熟地、升麻、柴胡而愈。

一妊娠每三四月，胎便作痛，余用地黄当归汤治之，不日而愈。

一妊娠三月，饮食后因怒患疟，连吐三次，用藿香正气散二剂，随用安胎饮，一剂而愈。后因怒，痰甚狂言，发热胸胀，手按少得，此肝脾气滞，用加味逍遥散加川芎，二剂顿退，四剂而安。

一妇人每怒，发热胁胀，小便淋涩，每月经行，旬余未已。已受胎三月，因怒前症复作，朝用加味逍遥散，夕用安胎饮，各二剂而安。五月又怒，复作，下血如经行，四日未止，仍用前药而愈。

一妊娠将三月，呕吐恶食，体倦嗜卧。此恶阻之症，用人参橘皮汤，二剂渐愈；又用六君加紫苏，二剂而安。

一妊娠吞酸恶心，欲作呕吐。此饮食停滞，用六君加曲糵、炒黑子芩、枳壳、香附治之而愈。

一妊娠饮食后恼怒，寒热呕吐，头痛恶寒，胸腹胀痛，大便不实而或青，小便频数而有血。余曰：当清肝健脾为主。不信，乃主安胎止血，益甚。问余曰：何也？余曰：大便不实而色青，此是饮食既伤脾土而兼木侮；小便频数而有血，此是肝火血流于胞而兼挺痿也。用六君子加枳壳、紫苏、山栀二剂，脾胃顿醒，又用加味逍遥加紫苏、枳壳二剂，小便顿清，更节饮食，调理而安。

一妊娠每至五月，肢体倦怠，饮食无味，先两足肿，渐至遍身，后及头面。此是脾肺气虚，朝用补中益气，夕用六君子加苏梗而愈。凡治妊娠，毋泥其月数，但见某经症，便用某药为善。

一妊娠因怒吐血块，四日不止，两胁胀痛，小便淋涩。此怒而血蓄于上部，火炎而随出也。胁胀腹痛，小便淋涩，肝经本病也。用小柴胡合四物，四剂而止；却用六君子、安胎饮，调理而安。

一妊娠气喘痰甚，诸药不应，问治于余。询之云，素有带下，始于目下浮两月余，其面亦然。此气虚有痰饮也，用六味丸料，数剂而愈。

凡妇人气血方盛，乳房作胀，或无儿饮，痛胀寒热，用麦芽二三两炒熟，水煎服，立消。其耗散血气如此，何脾胃虚弱，饮食不消，方中多用之？一云麦芽最消肾。若气血虚而乳汁自出者，宜十全大补汤，其子多不育。

小　产

小产重于大产，盖大产如栗熟自脱，小产如生采，破其皮壳，断其根蒂，岂不重于大产？但人轻忽致死者多矣。治法宜补形气，生新血，去瘀血。若未足月，痛而欲产，芎归补中汤，倍加知母止之。若产而血不止，人参黄芪汤补之。若产而心腹痛，当归川芎汤主之。胎气弱而小产者，八珍汤固之。若出血过多而发热，圣愈汤。汗不止，急用独参汤。发热烦躁，肉瞤筋惕，八珍汤。大渴面赤，脉洪而虚，当归补血汤。身热面赤，脉沉而微，四君姜附。东垣云：昼发热，而夜安静是阳气自旺于阳分也。昼安静而夜发热躁是阳气下陷于阴中也；如昼夜俱发热者，是重阳无阴也，当峻补其阴。王太仆云：如大寒而甚，热之不热，是无火也；热来复去，昼见夜伏，夜发昼止，时节而动，是无火也；如大热而甚，寒之不寒，是无水也；热动复止，倏忽往来，时动时止，是无水也。若阳气自旺者，补中益气汤。阳气陷于阴者，四物二连汤。重阳无阴者，四物汤。无火者，八味丸。无水者，六味丸。

治验

一妊娠五月，服剪红丸而堕，腹中胀痛，服破血之剂，益甚，以手按之益痛。余曰：此峻药重伤，脾胃受患。用八珍倍人参、黄芪、半夏、乳香、没药，二剂而痛止，数剂而痊愈。

吴江庠友史万湖仲子室，年二十余，疫疾堕胎，时咳，服清肺解表，喘急不寐，请治。余以为脾土虚不能生肺金，药损益甚，先与补中益气加茯苓。半夏、五味、炮姜，四剂渐愈。往视之，又与八珍加五味及十全大补汤痊愈。

大儿妇张氏素怯弱，嘉靖癸卯四月生女，自乳中患疥疮，年余不愈，遂致羸困。甲辰五月，遭先母大故，以姑病勉强代执丧礼，旬月，每欲眩仆。一日感气，忽患心脾高肿作疼，手不可按，而呕吐不止，六脉微细之极。余以为脉虽虚而病形实，误认诸痛不可补气，乃用青皮、香附、吴茱等药而愈。继复患疟且堕胎，又投理气行血之药，病去，元气转脱，再投参芪补剂不应矣，大脉如丝欲绝。思非附子不能救，非立翁莫能投。迎翁至，诊云：皆理气之剂，损真之误也。连投参、芪、归、术、附子、姜、桂六剂，间用八味丸，五日眠食渐甘，六脉全复。翁云：心脾疼痛时，即当服此等药，疟亦不作矣。姑妇皆翁再造，敢述奇功，附于此门之尾，以为初知药性者之戒。制生陈逊稽颡谨识。

保　产

妊娠欲产之时，但觉腹内转动，即当正身仰卧，待儿转身，向下时作痛，试捏产母手中指中节，或本节跳动，方与临盆，即产矣。若初觉不仰卧，以待转胞，或未产而水频下，此胞衣已破，血水先干，必有逆生难产之患。若横生者，儿先露手臂，令母正卧，以手徐推儿臂下体，令其正直，复以中指摩其肩，勿令脐带攀系即生。逆生者，儿先露足，令母正卧，以手推按其足，仍推儿转正即生。偏生者，儿头偏在一边，亦照前法，徐正其头即生。或见头后骨偏在谷道傍，徐推近上即生。碍产者，儿头虽正，但不能下，盖因胎转，脐带攀肩所致，用中指按儿两肩，理脱脐带即生。坐产者，儿将欲生，其母疲倦，久坐椅褥，抵其生路，急用巾带高悬，令母以手攀之，轻轻出足良久，儿顺即生。盘肠生者，临产母肠先出，此难于收上，以蓖麻子四十九粒，研烂涂产母头顶，待肠收上急洗去。设或为风吹干不能收者，以磨刀水少许，温热拭润其肠，再用磁石煎汤服之即收上。磁石须阴阳家用有验者。俗以水噀母面，背惊而肠亦收之。盖惊则气散，恐反致他症，戒之。若胎衣破而不得分娩者，用保生无忧散，以固其血，自然生息。如血已耗损，用八珍汤料一斤，益母草半斤，水数碗，煎熟不时饮之，亦有得生者。凡孕妇只腹痛，未产也；若连腰痛甚者，将产也。盖肾候于腰，胞系于肾故也。华佗治横逆产难，用蛇蜕二条，蝉壳二十八个，胎发二丸，各烧灰，每服二钱，酒调，连进二服，即卧片时，儿即顺生。如无此药，令产母仰面正卧，以小针刺儿手脚心三五次，用盐涂之，手脚即缩上，待儿身转顺即生。若以蜀葵子四十九粒，白滑石三钱，顺流水煎服即顺生。或用好京墨浓磨服之，黑水裹儿即下。或败笔头一个，煅过，以藕节自然汁，温酒和下，或紫苏叶、当归各三钱，长流水煎服即下。凡孕家宜预请稳婆，有仁心识见者，当施恩惠以结其心，先与说知，倘有生息不顺，只说未产，或遇双胎，只说胎衣未下，恐惊则气散，愈难生息。余家亲验之，大抵难产多患于郁闷安佚富贵之家。治法虽云胎前清气，产后补血，不可专执。若脾胃不实，气血不充，宜预调补，不然临产必有患难。如因难产，或大寒时，急以大油纸捻，徐徐烧断其脐带，虽儿已死，令暖气入腹，多得复生，切不可用刀断之。

治验

荆妇孟冬分娩艰难，产子已死，元气劳伤，用油纸捻烧断脐带，取其阳气以补之。俄间儿啼作声，即鹄儿也。若以刀物如常断之，其母亦难保生。此儿嗣后一二岁间，并无伤食作泻之症，可见前法之功。其稳婆又喜平日常施少惠，得其用心，能安熨母怀，故无虞耳。此稳婆云：止有一女，分娩时，适当巡街侍御行牌取我，视其室分娩，女为此惊吓，未产而死。后见侍御，更以威颜分付。迨视产母，胎虽顺，而头偏在一边，若以手入推正，可保顺生。因畏其威，不敢施手。但回禀云，此是天生天化，非人力所能立，俟其母子俱死。

子死腹中

夫子死腹中者，多因惊动太早，或触犯禁，或抱腰太重，或频探试水，胞衣先破，血水先尽，而胎干涸故耳。其候产母唇舌皆黑者，子母俱死。若舌黑或胀闷甚者，然其子已死矣。先以平胃散一两，酒水各半煎，却投朴硝半两，即热皮硝服。或用硝一两，以童便调下亦炒。

治验

一稳婆之女，勤苦负重，妊娠腹中阴冷重坠，口中甚秽。余意其胎必死，令视其舌果青黑，与朴硝半两许服之，随下秽水而安。

一妇人胎死，服朴硝而下秽水，肢体倦怠，气息奄奄，用四君为主，佐以四物、姜、桂，调补而愈。

胎衣不出

有因恶露入衣，胀而不能出；有因元气亏损，而不能送出。其恶露流衣中者，腹中胀痛，用夺命丹或失笑散，以消瘀血，缓则不救。其元气不能送者，腹中不胀痛，用保生无忧散，以补固元气。或用萆麻子肉一两，细研成膏，涂母右脚心，衣下即洗去，缓则肠亦出。如肠不上，仍用此膏涂脑顶，则肠自入。益母丸亦效。《宝庆方》胎衣未下，若欲断脐带，先以少物系坠，然后断之，否则胞上掩心而死。

治验

家人妇胎衣不出，胸腹胀痛，手不敢近，此瘀血为患，用热酒下失笑散一剂，恶露、胎衣即并下。

一产妇胎衣不出，腹不胀痛，手按之痛稍缓。此是气虚而不能送出，用无忧散而下。前症余询诸稳婆云，宜服益母草丸，或就以产妇头发入口作呕，胎衣自出，其不出者必死。授与前法甚效。

交骨不开阴门不闭子宫不收

三者皆元气不足，观诸治验可见。其交骨不开者，用芎归汤加发灰、龟板，补而开之；阴门不闭者，用十全大补加五味子，补而敛之；子宫不收者，补中益气加醋炒芍药、半夏，补而举之，或助以外治之法。

治验

地官李孟卿，娶三十五岁稚女为继室，妊娠虑其难产，与加味芎归汤四剂备用，果产门不开，服之顿然分娩。

西宾费怀德之室，下血甚多，产门不开，两日未生，服前药一剂，即时而产。已后育胎，并无此症。怀德传与服者，无有不效。

一妇人分娩最易，至四十妊娠，下血甚多，产门不开，亦与前汤一剂，又用无忧散斤许一剂，煎熟时时饮之，以助其血而产。

一产妇阴门不闭，发热恶寒，用十全大补加五味子数剂，而寒热悉退；又用补中益气加五味子数剂而敛。若初产肿胀，或焮痛而不闭者，当用加味逍遥散。若肿既消而不闭者，当用补中益气汤，切忌寒凉之剂。

一妇人脾胃素弱，兼有肝火，产后阴门肿痛，寒热作渴，呕吐不食，敷大黄等药，服驱利之剂，肿及于臀，虚症蜂起。此真气虚而作，先用六君子以固脾胃，乃以补中益气汤升举，不数剂而消。

一产妇失治，肿溃不已，形体消瘦，饮食不思，朝寒暮热，自汗盗汗半年矣。用补中益气加茯苓、半夏以健脾胃，脓水渐少，饮食渐进；用归脾汤以解脾郁，共五十余剂，元气复而疮亦愈矣。

一产妇阴门不闭，小便淋沥，腹内一物，攻动胁下，或胀或痛，用加味逍遥散加车前子而愈。

一妇人子宫肿大，二日方入损落一片殊类猪肝已，而面黄体倦，饮食无味，内热晡热，自汗盗汗。用十全大补汤二十余剂，诸症悉愈，仍复生育。血滞成痛，方见后。

产后腹痛

产后小腹作痛，俗名儿枕块，用失笑散行散之。若恶露既去而仍痛，用四神散调补之；若不应，用八珍汤。若痛而恶心，或欲作呕，用六君子汤。若痛而泄泻，用六君子汤送四神丸。若泄泻痛而或后重，用补中益气汤送四神丸。若胸膈饱胀，或恶食吞酸，或腹痛手不可按，此是饮食所致，当用二陈加白术、山楂以消导。若食既消而仍痛，或按之不痛，或更加头痛，烦热作渴，恶寒欲呕等症，此是中气被伤，宜补脾胃为主。若发热腹痛，按之痛甚，不恶食，不吞酸，此是瘀血停滞，用失笑散以消之。若止是发热头痛，或兼腹痛，按之却不痛，此是血虚，用四物加炮姜、参、术以补之。《病机要》云：胎产之病，从厥阴经论之，无犯胃气及上二焦。为之三禁，不可汗，不可下，不可利小便。发汗者同伤寒下早之症，利大便则脉数而已动于脾，利小便则内亡津液，胃中枯燥。制药之法，能不犯三禁，则荣卫自和，而寒热止矣。如发渴用白虎，气弱用黄芪，血刺痛则用当归，腹中痛则加芍药，宜详察脉症而用之。丹溪先生云：产后当大补气血为先，虽有杂症，从末治之。一切病多是血虚，皆不可发表。

治验

一产妇腹痛发热，气口脉大。余以为饮食停滞，不信，乃破血补虚，反寒热头痛，呕吐涎沫；又用降火化痰理气，四肢逆冷，泄泻下坠，始信。谓余曰：何也？余曰：此脾胃虚之变症也，法当温补。遂用六君加炮姜二钱，肉桂、木香一钱，四剂诸症悉退；再用补中益气之剂，元气悉复。

一妇人产后，腹痛后复，去痢无度，形体倦怠，饮食不甘，怀抱久郁，患茧唇，寐而盗汗如雨，竟夜不敢寐，神思消烁。余曰：气血虚而有热。用当归六黄汤，内黄芩、连、柏炒黑，一剂汗顿止，再剂全止；乃用归脾汤、八珍散兼服，元气渐复而愈。

一产妇小腹作痛，服行气破血之药不效，其脉洪数。此瘀血内溃为脓也，以瓜子仁汤二剂痛止，更以太乙膏下脓而愈。产后多有此病，纵非痈患，用之更效。

一产妇小腹疼痛，小便不利，用薏苡仁汤，二剂痛止；更以四物加桃仁、红花，下瘀血而愈。大抵此症，皆因荣卫不调，或瘀血停滞所致，若脉洪数已有脓，脉但数微有脓，脉迟紧乃瘀血，下之即愈。若腹胀大，转侧作水声，或脓从脐出，或从大便出，宜用蜡矾丸、太乙膏及托里药。

一产妇小腹作痛有块，脉芤而涩，以上物加玄胡索、红花、桃仁、牛膝、木香，治之而愈。

一妇人产后，小腹患痛，服瓜子仁汤，下瘀血而痊。凡瘀血停滞，宜急治之，缓则腐化为脓，最难治疗。若流注关节，则患骨疽，失治多为败症。

一妇人因经水多，服涩药止之，致腹作痛，以失笑散二服而瘳。

产后血晕并失血

产后元气亏损，恶露乘虚上攻，眼花头晕，或心下满闷，神昏口噤，或痰壅盛者，急用失笑散主之。若血下多而晕，或神昏烦乱者，大剂芎归汤补之，或芸薹子散，或童子小便，有痰加二陈汤。若因劳心力而致者，宜补中益气加香附。若因气血虚极不省人事，用清魂散，继以芎归汤及大补气血之剂。凡产可预烧秤锤令赤以器盛之，急至床前以醋沃之；或以醋涂口鼻、闻之即醒；或用破旧漆器，或干漆烧烟熏之；或用半夏末冷水和丸，入鼻孔中，并无前患。丹溪先生云：血晕因气血俱虚，痰火泛上，宜以二陈导痰，或加减朱砂安神丸，以麦门冬汤下亦可。大凡产后口眼㖞斜等症，当大补气血为主，而兼以治痰。若脾胃虚而不能固者，用六君子汤；至五七个月，宜服安胎饮；至八九个月，再加大腹皮、黄杨脑。如临产时，更宜服保生无忧散，庶无前患。

治验

一产妇月余矣，因怒两胁胀痛，忽吐血甚多，发热恶寒，胸腹胀满，用八珍加柴胡、丹皮、炮姜而安；却用十全大补，仍加炮姜而愈。前症因脾肺气血亏损，而胸腹虚痞，虽投大补，若非姜桂辛温助其脾肺，以行药势，亦无以施其功，而反助其胀耳。

家人妇产后，小腹作痛，忽牙关紧急，灌以失笑散良久而苏，又用四物加炮姜、白术、陈皮而愈。

一产妇筋挛臂软，肌肉掣动，此气血俱虚，用十全大补汤而愈。

一产妇两手麻木，服愈风丹、天麻丸，遍身皆麻，神思倦怠，晡热作渴，自汗盗汗。此气血俱虚也，用十全大补加炮姜数剂，诸症悉退；却去炮姜，又数剂而愈。但内热，此血虚也，用消遥散而痊。

产后发痓痓当作痉

产后发，痓因去血过多，元气亏极；或外邪相搏，其形牙关紧急，四肢劲强；或腰背反张，肢体抽搐。若有汗而不恶寒者，曰柔痓；若无汗而恶寒者，曰刚痓。

然产后患之，实由亡血过多，筋无所养而致。故伤寒汗下过多，溃疡脓血大泄，多患之，乃败症也。若大补血气，多保无虞。若攻风邪，死无疑矣。

治验

一产妇牙关紧急，腰背反张，四肢抽搐，两目连札。余以为去血过多，元气亏损，阴火炽盛，用十全大补加炮姜一剂而苏，又数剂而安。

余在吴江史万湖第将入更时，闻喧嚷云：某家人妇忽仆，牙关紧急，已死矣。询云是新产妇出直厨，余意其劳伤血气而发痓也。急用十全大补加附子煎滚，令人推正其身，一人以手夹正其面，却挖开其口，将药灌之，不咽，药已冷，令侧其面出之，仍正其面复灌以热药，又冷又灌，如此五次，方咽下，随灌以热药遂苏。

产后便血

产后便血，或饮食起居，或六淫七情，以致元气亏损，阳络外伤。治法：若因膏粱积热，用加味清胃散；若因醇酒湿毒，葛花解酲汤；若因怒动肝火，六君加柴、芍、芎、归；若因郁结伤脾，加味归脾汤；若因思虑伤心，妙香散；若因大肠风热，四物加侧柏、荆、防、枳壳、槐花；若因大肠血热，四物加芩、连；若因肠胃虚弱，六君加升麻、柴胡；若因肠胃虚寒，六君加肉蔻、木香；若因元气下陷，补中益气加茯苓、半夏；若因气虚，用六君、升麻；若因血虚，用四物；气血俱虚，用八珍，俱加柴胡、升麻。大凡病久，或元气虚弱，见病百端，皆因脾胃亏损，内真寒而外假热，但用六君子，或补中益气加炮姜温补脾气，诸症悉退。若四肢畏冷，属阳气虚寒，急加附子。病因多端，当临症制宜，庶无误矣。

治验

一产妇粪后下血，诸药不应，饮食少思，肢体倦怠。此中气虚弱，用补中益气加茱炒黄连五分，四剂顿止。但怔忡少寐，盗汗未止，用归脾汤治之而痊。

一妇人但怒便血，寒热口苦，或胸胁胀痛，或小腹痞闷。此木乘土，用六君加柴胡、山栀而愈，用补中益气、加味逍遥二药而不复作。

一妇人久下血在粪前，属脾胃虚寒，元气下陷，用补中益气加连炒吴茱一钱，数剂稍缓；乃加生吴茱五分，数剂而愈。

一妇人产后便血，口干饮汤，胸胁膨满，小腹闷坠，内热晡热，饮食不甘，体倦面黄，日晡则赤，洒淅恶寒。此脾肺气虚，先用六君加炮姜、木香，诸症渐愈，用补中益气将愈，用归脾汤痊愈。后饮食失节，劳役兼怒气，发热血崩，夜间热甚，谵语不绝。此热入血室，用加味小柴胡，二剂而热退；用补中益气而血止；用逍遥散、归脾汤，调理而康。

产后大便不通

产后大便不通，因去血过多，大肠干涸或血虚火燥干涸，不可计其日期，饮食数多，用药通之润之。必待腹满觉胀，自欲去而不能者，乃结在直肠，宜用猪胆汁润之。若服苦寒药润通，反伤中焦元气，或愈加难通，或通而泻不能止，必成败症。若属血虚火燥，用加味逍遥散；气血俱虚，八珍汤。慎不可用麻子、杏仁、枳壳之类。

治验

一产妇大便不通七日矣，饮食如常，腹中如故。余曰：饮食所入，虽倍常数，腹不满胀，用八珍加桃、杏二仁。至二十一日，腹满欲去，用猪胆汁润之，先去干粪五七块，后皆常粪而安。

一产妇大便八日不通，用通利之药，中脘作痛，饮食甚少。或云通则不痛，痛则不通，乃用蜜导之，大便不禁，吃逆不食。余曰：此脾肾复伤，用六君加吴茱、肉果、骨脂、五味数剂。喜其年壮，不然多至不起。

产后寒热

产后寒热，因气血虚弱，或脾胃亏损，乃不足之症。经云：阴虚则发热，阳虚则恶寒。若兼大便不通，尤属气血虚弱，切不可用发表降火。若寸口脉微，名阳气不足。阴气上入于阳中则恶寒，用补中益气汤；尺部脉弱，名阴气不足。阳气下陷于阴中则发热，用六味地黄丸。大抵阴不足，阳往从之，则阳内陷而发热；阳不足，阴往从之，则阴上入而恶寒。此阴阳不归其分，以致寒热交争，故恶寒而发热也，当用八珍汤。若病后四肢发热，或形气倦怠，此元气未复，湿热乘之耳，宜补中益气汤。若肌热大渴引饮，目赤面红，此血虚发热，用当归补血汤。若认为寒则误矣。

治验

一产妇恶寒发热，用十全大补加炮姜治之而愈。但饮食不甘，肢体倦怠，用补中益气而安。又饮食后犯怒，恶寒发热，抽搐咬牙，难候其脉，视其面色，青中隐黄，欲按其腹，以手护之。此肝木侮脾土，饮食停滞而作，用六君加木香，一剂而安。

一产妇恶寒发热，余欲用八珍加炮姜治之，其家知医，以为风寒，用小柴胡汤。余曰：寒热不时，乃气血虚。不信，仍服一剂，汗出不止，谵语不绝，烦热作渴，肢体抽搐，余用十全大补二剂益甚，脉洪大，重按如无，仍以前汤加附子，四剂稍缓，数剂而安。

产后咳嗽

产后咳嗽，或因阴血耗损，或因肺气亏伤，或阴火上炎，或风寒所感。主治之法：若阴血虚者，用芎、归、熟地、参、术；肺气伤者，用四君、芎、归、桔梗；阴火上炎者，六味地黄加参术；风寒所感者，补中益气加桔梗、紫苏；若瘀血入肺发喘，急用二味参苏饮，多有得生者。若兼口鼻起黑，或鼻出血，急用前散，亦有得生者。然而，所患悉因胃气不足，盖胃为五脏之根本，人身之根蒂，胃气一虚，五脏失所，百病生焉。但患者多谓腠理不密所致，殊不知肺属辛金，生于巳土，亦因土虚不能生金，而腠理不密，外邪所感。其阴火上炎亦壮土，金生肾水，以制火为善。若径治其病，则误矣。

治验

一产妇咳嗽声重，鼻塞流涕。此风寒所感，用参苏饮一钟，顿愈六七；乃与补中益气加桔梗、茯苓、半夏，一剂而痊；又与六君加黄芪，以实其腠理而安。

一产妇朝吐痰，夜发热，兼之无寐，泥用清痰降火，肌体日瘦，饮食日少，前症愈甚。余曰：早间吐痰，脾气虚也；夜间发热，肝血虚也；昼夜无寐，脾血耗也。遂用六君子汤、加味逍遥散、加味归脾汤以次调补，不月而痊。

一产妇咳嗽痰盛，面赤口干，内热晡热，彻作无时。此阴火上炎，当补脾肾，遂用补中益气汤、六味地黄丸而愈。

一产妇咳而腹满，不食涕唾，面肿气逆。此病在胃，关于肺，用异功散而愈。

时疫堕胎咳嗽见小产。

产后疟疾

产后疟疾，因脾胃虚弱，饮食停滞，或因外邪所感，或郁怒伤脾，或暑邪所伏。审系饮食，用六君加桔梗、苍术、藿香。如外邪多而饮食少，用藿香正气散。如外邪少而饮食多，用人参养胃汤。饮食劳役，用补中益气汤。气血虚弱，用十全大补加炮姜，虚寒用六君加姜、桂。元气脱陷，急加附子。大凡久疟，多属元气虚寒。盖气虚则寒，血虚则热，胃虚则恶寒，阴火下流则寒热交作。或吐泻不食，腹痛烦渴，发热谵语，或手足逆冷，寒战如栗。虽见百症，当峻温补，其病自退；若误用清脾、截疟之类，多致不起。

治验

一产妇患疟，发热作渴，胸膈胀满，遍身作痛，三日不食，咽酸嗳气。此是饮食所伤，脾胃不能消化，用六君加神曲、山楂，四剂而不作酸；乃去神曲、山楂，又数剂而饮食进，其大便不通。至三十五日，计进饮食七十余碗，腹始闷，令用猪胆汁导而通之，其粪且不甚燥。

一产妇患疟久不愈，百病蜂起，其脉或洪大，或微细，或弦紧，或沉伏，难以名状。用六君加炮姜二十余剂，脉症稍得；又用参术煎膏，佐以归脾汤，百余剂而瘥。

一产妇朝寒暮热，或不时寒热，久不愈，用六君子、补中益气兼服，百余剂而寻愈。

产后疟疾心脾痛见小产。

产后泻痢二症治同，兼呕吐

产后泻痢，或因饮食伤损脾土，或脾土虚不能消食，当审而治之。若米食所伤，用六君加谷蘖。若面食所伤，用六君加麦蘖。若肉食所伤，用六君加山楂、神曲。凡兼呕吐，皆加藿香。若兼咽酸或呕吐，用前药送越鞠丸。若肝木来侮脾土，用六君加柴胡、炮姜。若寒水反来侮土，用钱氏益黄散。若久泻，或元气下陷，兼补中益气汤以升发阳气。若泻痢色黄，乃脾土真气，宜加木香、肉果。若属脾土虚寒，当用六君加木香、姜、桂。若脾肾虚寒，用补中益气及四神丸。若属命门火衰，而脾土虚寒，用八味丸以补土母。若小便涩滞，肢体渐肿，或兼喘咳，用金匮肾气丸以补脾肾，利水道。若胃气虚弱，而四肢浮肿，治须补胃为主。若久而不愈，或非饮食所伤而致，乃属肾气亏损。盖胞胎主于任而系于肾，况九月十月，乃肾与膀胱所养，必用四神、六味、八味三药以补肾。若用分利导水之剂，是虚其虚也。

治验

一产妇泻痢，发热作渴，吐痰甚多，肌体消瘦，饮食少思，或胸膈痞满，或小腹胀坠年余矣。余以为脾肾泻，朝用二神丸，夕用六君子汤，三月余而痊。

一妇人产后泄泻，兼呕吐咽酸，面目浮肿，此脾气虚寒，先用六君加炮姜为主，佐以越鞠丸而咽酸愈；又用补中益气加茯苓、半夏而脾胃康。

一产妇泻痢年余，形体骨立，内热晡热，自汗盗汗，口舌糜烂，日吐痰三碗许，脉洪大，重按全无。此命门火衰，脾土虚寒而假热，然痰者乃脾虚不能统摄归源也，用八味丸补火以生土，用补中益气汤兼补肺金而脾胃健。

一产妇腹痛后重，去痢无度，形体倦怠，饮食不进，与死为邻。此脾肾俱虚，用四神丸、十全大补汤而愈。但饮食难化，肢体倦怠，用补益汤调理而康。

一妇人五月患痢，日夜无度，小腹坠痛，发热恶寒，用六君子汤送香连丸，二服渐愈；仍以前汤送四神丸，四服痊愈。至七月终，怠惰嗜卧，四肢不收，体重节痛，口舌干燥，饮食无味，大便不实，小便频数，洒淅恶寒，凄惨不乐，此肺之脾胃虚，而阳气寒不伸也，用升阳益胃汤而痊。

附方并注

加味逍遥散　治血虚有热，遍身瘙痒，或口燥咽干，发热盗汗，食少嗜卧，小便涩滞等症。

甘草炙　当归炒　芍药酒炒　茯苓　白术炒　柴胡各一钱　牡丹皮　山栀炒，各五分

上水煎服。

逍遥散　即前方去丹皮、山栀。

归脾汤　治脾经失血，少寐发热，盗汗，或思虑伤脾，不能摄血妄行；或健忘怔忡，惊悸不寐；或心脾伤痛，怠惰嗜卧，饮食不思。

人参　白术　白茯苓　黄芪炒　当归　龙眼肉　远志　酸枣仁炒，各一钱　木香五分　甘草炙，五分

上姜枣水煎服。

加味归脾汤，即前方加柴胡、山栀。

补中益气汤　治元气不足，四肢倦怠，口干发热，饮食无味，或饮食失节，劳倦身热，脉洪大而无力，或头痛发热，或恶寒自汗，或气高而喘，身热而烦。

黄芪炙，一钱五分　甘草炙　人参　当归酒拌　白术炒，各一钱　升麻　柴胡各三分　陈皮一钱

上姜枣水煎服。

六君子汤　即异功散加半夏。

十全大补汤　治诸脏亏损，气血俱虚，恶寒发热；或自汗盗汗，便血吐血；或大便不实，饮食少思；或胸腹作痛，口舌生疮；或耳目不明，牙齿不固。

人参　白术　白茯苓　黄芪　当归　熟地黄酒洗，蒸，焙　川芎　白芍药炒，各一钱　肉桂　甘草炙，五分

上姜枣水煎服。

八珍汤　治脾胃亏损，气血俱虚，乃内伤之症。盖人之生，以脾胃为主，脾胃一虚，诸脏失所，百病生焉。即前方大补汤去黄芪、肉桂。

当归补血汤　治肌热躁热，目赤面红，烦渴引饮，昼夜不息，脉洪大而虚，重按全无。此脉虚血虚也，若误服白虎汤必死。

当归三钱　黄芪炙，一两

上水煎服。

清胃散　治胃经湿热，牙齿或牙根肿痛，或牵引头脑，或面发热。

当归身酒拌，一钱　黄连　生地黄酒拌　升麻各二钱　牡丹皮一钱五分

上水煎服。

加味清胃散　治脾胃有热，口内生疮，或齿作疼，或龈腐烂。即前方加犀角、连翘、甘草。

小柴胡汤　治肝胆经症，寒热往来，或晡热潮热，不欲饮食；或口苦耳聋，咳嗽发热；或胁痛胠满，转侧不便；或泻痢咳嗽，呕吐酸水。

柴胡二钱　黄芩一钱五分　半夏一钱　人参一钱　甘草炙，五分

上姜枣水煎服。

加味小柴胡汤　治妇女经行，感冒发热，热入血室，寒热如疟，昼则安静，夜则发热妄语；或素血虚，大劳大怒火动，热入血室亦能致此。即前方加生地黄。

当归六黄汤 治气血虚而发热盗汗等症。

当归二钱 黄芪炒 生地黄 熟地黄各一钱 黄连炒焦 黄芩炒焦 黄柏炒焦，各五分

上水煎服。

黄芩清肺饮 治肺热而小便不利。

黄芩 山栀各一钱

上水煎服。不利，加盐豉二十粒。

六味丸一名地黄丸。加肉桂一两，名加减八味丸

治肾虚发热，作渴唾痰，小便淋沥，头晕眼花，咽燥唇裂，齿不坚固，腰腿酸软，自汗盗汗，便血诸血，失喑，水泛为痰之圣药，血虚发热之神剂。

熟地黄八两，杵膏 山茱萸肉 干山药各四两 牡丹皮 白茯苓 泽泻各三两

上各另为末，和地黄加炼蜜丸桐子大。每服七八十丸，空心食前白滚汤下。地黄须自制。

八味丸 治命门火衰，不能生土，以致脾胃虚寒，饮食少思，或脐腹疼痛，或多漩溺。即前方加桂、附各一两。

加减八味丸 即六味丸加肉桂一两。

加减济生肾气丸 治脾肾虚，腰重脚肿，湿饮留积，小便不利；或肚腹肿胀，四肢浮肿，气喘痰甚；或已成水症。其效如神。

白茯苓三两 附子半两 川牛膝 桂 泽泻 车前子 山茱萸 山药 牡丹皮各一两 熟地黄四两，掐碎，酒拌杵膏

上为末，和地黄膏，加炼蜜丸桐子大。每服七八十丸，空心米饮下。

四物二连汤 治血虚发热，或口舌生疮，或昼安夜热。

当归 川芎 芍药 熟地黄 胡黄连 宣黄连各一钱

上作一剂，水煎服。

白虎汤 治胃热作渴，暑热尤效。

知母一钱五分 石膏四钱 粳米一合

上作一剂，水煎服。

钱氏益黄散 治脾土虚寒，寒水反来侮土，而呕吐不食，或肚腹作痛，或大便不实，手足逆冷等症。

陈皮一两 青皮 诃子肉 甘草炙 丁香二钱

上为粗末，每服四钱，水煎服。

二神丸 治脾肾虚弱，侵晨五更作泻，或全不思食，或食而不化，大便不实，神效。

破故纸四两，炒 肉豆蔻二两，生用

上为末，用大红枣四十九枚，生姜四两，切碎同枣用水煮熟，去姜取枣肉，和药丸桐子大。每服五十丸，空心盐汤下。

人参理中汤 治脾胃虚寒，呕吐泄泻，饮食少思，肚腹膨胀。

人参 白术 干姜炮 甘草炙，各一钱

上姜枣水煎服。

附子理中汤 治脾胃虚寒，手足俱冷，饮食不入，或肠鸣切痛，呕逆吐泻。即前方加附子一钱。

四君子汤 治脾胃虚损，饮食少思，或大便不实，肢体消瘦，或胸膈虚痞，痰嗽吞酸，或脾胃虚弱，停食而患疟痢，或疟痢因脾胃虚而不能愈。

人参 白术 茯苓各二钱 甘草炙，一钱

上姜枣水煎服。

若因肝木克脾土而致，宜加柴胡、芍药。若命门火衰而患，宜兼八味丸。

异功散 即前汤加陈皮。治脾胃虚弱，饮食少思，或久患咳嗽，或腹满不食，面浮气逆等症。

人参橘皮汤 治脾胃虚弱，气滞恶阻，呕吐痰水。

人参 陈皮 白术 麦门去心，各一钱

甘草三分　厚朴制　白茯苓去皮，各五分

上用淡竹茹一块，姜水煎温服。

若因中脘停痰，宜用二陈、枳壳。若因饮食停滞，宜用六君子加枳壳。若因脾胃虚，宜用异功散。

竹叶汤　治妊娠心惊胆怯，烦闷不安，名曰子烦。

白茯苓　麦门　黄芩各三两

上每服四钱，竹叶五片，水煎服。

若因血虚烦热，宜兼四物。若因中气虚弱，宜兼四君。

紫苏饮　治妊娠失调，胎气不安，上疗作痛，名子悬。

大腹皮　川芎　白芍　陈皮　苏叶　当归各一两　人参　甘草各半两

上姜葱水煎服。

若肝脾气血虚而有火不安，宜兼逍遥散。若脾气虚弱而不安，宜用四君、芎、归。

胶艾汤　治妊娠顿仆，胎动不安，腰腹疼痛，或胎上抢，或去血腹痛。

胶一两，炙　艾叶数茎

上二味以水五升煮二升，分三服。

阿胶散　或顿仆，或因毒药，胎动不安，或胁肋痛腹痛，上抢短气。

熟地黄　艾叶　白芍　川芎　黄芪　阿胶　当归　甘草炙，各一两

上每服四钱，姜枣水煎。

枳壳汤　治胎漏下血，或因事下血。

枳壳炒　黄芩炙，半两　白术一两

上为末，每服一钱，白汤调下。

二黄散　治胎漏下血，或内热晡热，或头痛头晕，或烦躁作渴，或胁肋胀痛等症。

生地黄　熟地黄

上为末，每服三钱，煎白术、枳壳汤下。

前四症若因脾胃虚弱，宜用补中益气汤加五味。若因脾胃虚陷，宜用前汤，倍用升麻、柴胡。若因晡热内热，宜用逍遥散。

知母丸　治妊娠顿仆胎动不安，或欲堕产。用知母一味，炒为末，丸梧桐子大。每服二十丸，白汤下，或嚼咽之。

地黄当归汤　治血虚胎痛。

当归一两　熟地黄二两

上每服五钱，水煎。

若因脾胃弱而血虚者，宜用四君、芎、归。气血俱虚者，宜用八珍汤。

全生白术散　治妊娠面目虚浮，四肢肿如水气，名曰胎肿。

白术一两　生姜皮　大腹皮　陈皮　白茯苓各半两

上各为末，每服二钱，米饮下。

若未应，佐以四君子汤。

天仙藤散　治妊娠自三月之后，足指发肿，渐至腿膝，饮食不甘，状似水气，或脚指间出黄水，名曰子气。

天仙藤洗略炒　香附炒　陈皮　甘草　乌药各等分

上每服三五钱，生姜、木瓜各三片，紫苏三叶，水煎，食前日进三服。

若因脾气虚弱，宜兼六君子。中气下陷，须用补中益气汤。

安荣散　治妊娠小便涩少，遂成淋沥，名曰子淋。

麦门冬去心　通草　滑石各三钱　当归　灯心　甘草各五钱　人参　细辛各一两

上为末，每服二钱，煎麦门汤调下。

若因肺经蕴热，宜用黄芩清肺饮。若因膏粱厚味，宜用清胃散。若因肝经湿热，宜用加味逍遥散。

羚羊角散　治妊娠虚风，颈项强直，筋脉挛急，语言謇塞，痰涎不利，或时发搐，或不省人事，名曰子痫。

羚羊角镑　川独活　酸枣仁炒　五加

皮各五钱 薏苡仁 防风 当归 川芎 茯神 杏仁各四分 木香 甘草各二分半

上每服五注，姜水煎。

若因肝经风热，或怒火所致，须用加味逍遥散。

安胎饮 治妊娠五七个月，用数服可保全产。

白术 人参 当归 川芎 熟地黄 白芍 陈皮 甘草 紫苏 炙黄芩各一钱

上用姜水煎服。

若因中气虚弱，须用四君子加陈皮、紫苏；若阴虚内热，宜用四物、黄芩、白术。

二陈汤 治妊娠失调，脾胃不和，呕吐痰涎，或饮食不思。

陈皮 茯苓各一钱五分 半夏一钱 甘草五分

上姜水煎服。若因脾胃虚弱，用六君子。

若因气滞，用紫苏饮。

麦门冬汤 治妊娠失于调养，内热口干，或胎动不安。

麦门冬去心 防风 白茯苓各二钱 人参一钱

上作一剂，水煎服。

若血虚有热，用逍遥散。气虚有热，用四君加黄芩、紫苏。

鲤鱼汤 治胸满腹胀，小便不通，遍身浮肿。

白术 茯苓 当归 芍药各三两

上细锉，用鲤鱼一头，煮取汁，每药四钱，入汁一盏半，姜七片，橘皮少许煎服。

若脾胃虚，佐以四君子汤。

达生散 治妊娠，八九月服数剂，甚效。

大腹皮用黑豆汁洗晒，三钱 紫苏梗叶 人参 甘草炙 陈皮各五分

上水煎，入黄杨叶七茎，葱五叶，煎服。

春加川芎，夏加黄芩，冬依正方，或有别症，以意消息加减。

保生无忧散 临产服之，补其血，顺其气，使易产。又治小产瘀血腹痛。

南木香 当归 川芎 白芍药 枳壳 乳香 血余即乱发，煅

上等分，每服二三钱，水煎，日二服。

若胞衣既破，其血已涸，或元气困惫，急用八珍汤斤许，水数碗，煎熟时饮救之，饮尽再制，亦有得生者。

芎归补中汤 治气血虚半产。

艾叶代姜 阿胶炒 川芎 五味子杵炒 黄芪炙 当归 白术炒 芍药炒 人参 杜仲炒，各一钱 甘草炙，五分

上每服五钱，水煎服。

若脾气虚弱，须用补中益气汤。若气虚而有火，宜用安胎饮。

人参黄芪汤 治小产气虚，血下不止。

人参 黄芪炒 当归 白术炒 白芍炒 艾叶各一钱 阿胶炒，二钱

上作一剂，水煎服。

芸薹散 治孕妇九窍出血，或作晕欲死。

芸薹子 当归焙，各一钱 芍药 官桂各半钱

上为末，每服三钱，以酒并童便各半盏调灌下立瘥。或一味童便温饮，尤效。

前二症，若脾胃气虚不能统血，宜用四君、芎、归。中气下陷，补中益气汤。若血脱，须补气为主。

当归川芎汤 治小产后瘀血，心腹疼痛，或发热恶寒。

当归 川芎 熟地黄 白芍药炒 玄胡索炒 桃仁 红花 香附 青皮炒 泽

兰　牡丹皮

上水煎，入童便、酒各小半盏服。

若以手按腹愈痛，此是瘀血为患，宜用此药或失笑散消之。若按之反不痛，此是血虚，宜用四物、参、苓、白术。若痛而作呕，此是胃虚，宜用六君子。若痛而作泻，此是脾虚，宜用六君子送二神丸。

四物汤　治产后主诸症血虚发热，或口舌生疮，或齿龈肿溃，或日晡发热。

当归　熟地黄各三两　芍药炒，三钱　川芎一钱五分

上作一剂，水煎服。

若因气虚不能生血，而患前症，宜补脾胃。

加味四物汤　即前方加白术、茯苓、柴胡、丹皮。

四神散　治产后血虚，或瘀血腹痛。

当归二钱　川芎　芍药炒，各一钱　炮姜五分

上水煎服。

当归散　治产后气血虚，恶露内停，憎寒发热，宜服此去之。

当归　白芍炒　川芎　黄芩各一两　白术五钱

上为细末，温童便调下二钱。

失笑散　治产后心腹绞痛欲死，或血迷心窍，不知人事，及寻常腹内瘀血，积血作痛。

五灵脂　蒲黄俱炒，等分

上每服三钱，酒煎热服。

若瘀血去多，而元气虚损所致，宜用四君、芎、归、炮姜。

解语汤　治风客心脾，舌强不言。

附子炮　防风　天麻　酸枣仁各一两，炒

上每服二三钱，水煎服。

若因脾胃风热，用秦艽升麻汤。

抱胆丸　治心惊不语，或癫痫等症。

水银二两　黑铅五钱　朱砂细研　乳香另研，各一两

上将铅入铫，下水银成砂，次下朱砂、乳香，乘热用木槌研匀，丸鸡头大。每服一丸。

若因心气虚，用妙香散。

二母散　治产后恶露上攻，留于肺经，咳嗽喘促。

知母　贝母　白茯苓　人参　桃仁　杏仁并去皮尖，各一两

上每服五钱，姜水煎。

若瘀血既去，而嗽仍作，宜补中气。

二味参苏饮　治产后瘀血入肺，咳嗽喘急。

人参一两　苏木二两

上作一剂，水煎服。

若既愈，而当用六君子以补脾胃。若口鼻黑气起，急用此药加附子五钱，亦有得生者。

清魂散　治产后元气虚，瘀血逆行作晕。

泽兰叶　人参各一两　荆芥穗四两　川芎二两　甘草炙，八钱

上为末，热汤温酒各半，调下二钱。

若因瘀血去多，宜四物加参、苓、白术。不应，血脱也，急补其气。

朱砂安神丸　治产后血晕、心神惊悸等症。

朱砂飞过，五钱　黄连酒洗，六钱　甘草炙，五分　生地黄一钱半　当归一钱五分

上为末，饭糊为丸。每服十五丸。

若因中气虚，宜用四君、芎、归。兼思虑伤脾，须用归脾汤。

夺命丹　治瘀血入衣胞，胀满难下，急服此药，血即消，衣自下。

附子半两，炮　牡丹皮一两　干漆一两碎之，炒令烟尽

上为细末，好醋一升，大黄末一两，

同熬成膏，和药丸如桐子大。温酒吞五七丸。

花蕊石散 治胎衣不下，其效如神，及打扑伤损，腹中瘀血，胀痛欲死，服之血化为水，其功不能尽述。

硫黄上色明净者，四两，捣细末 花蕊石一两，捣为细末

上二味相拌和匀，先用纸筋和盐泥固济瓦罐子一个，候泥干入药，再用泥封口候干，安在四方砖上，虚书八卦五行字，用炭三十斤，周叠煅之，罐冷取出为细末。每服一钱，童便调下。

平胃散 治肠胃寒受湿下血等症。

苍术 厚朴 陈皮 甘草炙

上姜枣水煎服。

益母草丸 五月采阴干，石器为末，炼蜜丸弹子大。临产以童便和温酒化下。

加味芎归汤 治分娩交骨不开，或五七日不下，垂死者。

川芎 当归各一两 生男女妇人发一握，烧灰存性 自死龟壳一个，如无占过者亦可酥炙

上为末，每一两，水煎服，良久不问，生死胎自下。

芎归汤 治产后去血过多，晕烦不省，用川芎、当归二味等分，每剂半两，水煎服。

若腹疼加桂。腹痛自汗，头眩少气，加羊肉。若不应，用八珍汤。

七味白术散 治中气虚口干，或吐泻等症。

人参 白术 木香 白茯苓 甘草 藿香 干葛各一钱

上作一剂，水煎服。

选奇汤 治风热上壅，眉棱骨痛，或头目眩晕等症。

羌活 防风各二钱 甘草二钱，夏生冬炒 酒芩冬去之，热甚用

上每服三钱，水煎，时时饮之。

葛花解酲汤 治酒积，上下分消其湿。

白豆蔻 砂仁 葛花各五钱 木香五分 青皮三钱 陈皮 白茯苓 猪苓 人参各一钱半 白术 神曲炒 泽泻 生干姜各二钱

上为细末，每服五钱，白汤调下。

藿香正气散 治外感风寒，内停饮食，头痛寒热，或霍乱泄泻，或作疟疾。

桔梗 大腹皮 紫苏 茯苓 白芷 半夏曲 陈皮 白术 厚朴制，各一钱 甘草炙，五分 藿香一钱五分

上作一剂，姜枣水煎，热服。

清燥汤 治元气虚，温热乘之，遍身酸软，绝寒水生化之源，小便赤少，大便不调等症。

黄芪一钱五分 五味子九粒，杵，炒 黄连 神曲炒 猪苓 柴胡 炙甘草各二分 苍术 麦门冬 陈皮 白术 生地黄 泽泻各五分 白茯苓 人参 当归 升麻各三分 酒柏一分

上作一剂，水煎服。

人参养胃汤 治外感风寒，内伤饮食，寒热头疼，或作疟疾。

半夏 厚朴制 橘红八分 藿香叶 草果 茯苓 人参五分 甘草炙，三分 苍术一钱

上作一剂，姜七片，乌梅一个，水煎服。

大防风汤 治足三阴虚，患鹤膝风、历节痛风等症，不问或肿而不痛，或溃未敛。

附子炮去皮脐一钱 白术炒 羌活 人参各二钱 川芎一钱五分 防风二钱 甘草炙 牛膝各一钱，酒浸 黄芪炙，二钱 当归酒拌，二钱 白芍药炒，二钱 杜仲姜制，二钱 熟地生者自制

上作二剂，水煎服。

独活寄生汤　治鹤膝及历节痛风等症。

白茯苓　杜仲　当归酒洗　防风　白芍药　人参　细辛　桂心　熟地黄　牛膝　秦艽　芎䓖　桑寄生　甘草各二两　独活三两

上每服一两，姜水煎。

羌活胜湿汤　治痛风，血虚肿痛，身重脉缓等症。

羌活　独活去芦，一钱　藁本　防风　川芎　甘草炙　蔓荆子各五分

上作一剂，姜水煎服。

附子八物汤　治历节作痛，发热作渴，饮食少思等症。

附子炮　干姜炮　芍药炒　茯苓　人参　甘草炙，各一钱半　肉桂一钱　白术二钱

上作一剂，水煎食前服。

四生散　治臁腿生疮，或癣疥等症。

白附子　黄芪　羌活　沙苑蒺藜

上各等分为末，每服二钱，用猪腰子批开，内药，湿纸包裹，煨熟细嚼，盐汤下。风癣，酒下。

妙香散　治心脾亏损，大便下血，又治心气不足，精神恍惚，少睡盗汗。

人参　桔梗　甘草各五钱　远志去心　山药姜汁炙　茯苓去皮　黄芪各一两　辰砂三钱，另研　麝香一钱，另研　木香煨，二钱半　茯神一两

上为末，每服二钱，温酒调服。

漏芦散　治血风走注，作痛无定处。

漏芦　当归　牛膝各三分　桂心　地龙去土　防风　羌活　白芷　没药研　甜瓜子各半两　虎胫骨酥炙　败龟各一两，炙

上为细末，每服二钱，热酒调下。

义乌朱用中。

外科发挥

明·薛己 著

立斋外科发挥叙

医家内外科实相表里，惟小儿为难治，故谓之“哑科”。虽疮疡为有形之症，然亦必先审乎脉。脉也者，气血之运也。天以阴阳之运成四时，人以气血之运成一身，以气血之运定于所赋，移于所感，是故人有老少强弱之等，而脉亦有盛衰虚实之异。故疗病治疮疡者，皆当先辨其有余不足，而为主客缓急之施则善矣。其见于东垣、丹溪、河间、仲景之论，可考而知也。吾切叹夫世之庸医，未尝读书明理，以疮疡试方药，而遂误人者不少也。尝见南京判院薛君《外科心法》，精当切要可传，而许其有扶困起废之仁。一日，持是编以告余先君，子欲以随治验方萃以成编，庶克济人，且以自验其力。余承先意，乃今分症异欲而录其既验者，尤致详于有余不足之辨，而为虚实主客之宜，欲锓诸梓以传，庶有便于穷乡下邑之无名医者，不独自验而已也。少宰薄汀李公尝见之，标曰《立斋外科发挥》，子盍叙之。余惟君子不忘乎亲，不私其有。夫不忘其亲之谓孝，不私其有之谓仁，孝则仁，仁则公，公则溥。君之是编，其真君子之用心哉！吾儒以推己及物求仁，而欲措天下于仁寿之域。是编之行，于人必大有济，故为之叙，以推广而传之。

嘉靖戊子秋孟月朔南京刑部员外郎前进士郡人张淮叙

目　录

卷　一

吴郡　薛　己著
新都　吴玄有校

肿　疡谓疮疡未出脓者

肿高焮痛脉浮者，邪在表也，宜托之；肿硬痛深脉沉者，邪在内也，宜下之；外无焮肿，内则便利调和者，邪在经络也，当调荣卫；焮痛烦躁，或咽干作渴者，宜降火；焮痛发热，或拘急，或头痛者，邪气实也，隔蒜灸之，更用解毒；烦躁饮冷，焮痛脉数者，邪在上也，宜清之；恶寒而不溃者，气实兼寒邪也，宜宣而补之；焮痛发热，汗多大渴，便秘谵语者，结阳证也，宜下之；不作脓，或熟而不溃者，虚也，宜补之。

一男子胸患痈，肿高焮痛，脉浮而紧，以内托复煎散二剂，表证悉减；以托里消毒散，四剂而消。

一男子腹患痈，肿硬愈闷，烦热便秘，脉数而实，以黄连内疏汤，一剂少愈；以黄连解毒汤，二剂顿退；更以金银花散四剂，出水而消。

一男子患腿痈而不焮肿，内亦便利调和，用托里荣卫汤数剂而消。

一妇人项患毒，焮痛发寒热，以荆防败毒散，二剂少愈；以小柴胡汤加连翘、牛蒡子、桔梗，四剂而消。

一男子肩患毒，焮痛饮冷，烦躁便秘，脉数而实，以清凉饮二剂少愈；以金银花散四剂悉退；又以十宣散，去桂加天花粉、金银花，数剂，疮头溃而痊。

一妇人臂患肿，恶寒不作脓，以十宣散六剂而溃，以托里散数剂而瘳。

一男子患痈，肿硬疼痛，发热烦躁，饮冷，脉沉实，大便秘，乃邪在脏也。用内疏黄连汤疏通之，以绝其源。先投一剂，便行一次，势退一二；再进一剂，诸证悉退；乃用黄连消毒散，四剂而消。

一男子内股患毒，肿硬痛甚，不作脓。隔蒜灸五十余壮，势退七八；以仙方活命饮，四剂而脓成；用十宣散，六剂脓溃而愈。凡疮大痛，或不痛麻木，灸最良。

一妇人臂肿，未成脓，饮食少思，遇劳作痛发热，以补中益气汤二剂，痛少止，以补气血健脾胃药而消。

一男子素弱，胸患痈，饮食少而倦，以六君子汤加芎、归、黄芪，脓成，针之，更以托里药而愈。

一妇人胁患痈，未成脓，恶寒脉紧，以十宣散加柴胡二剂，表证悉退；更以脱里散数剂，脓溃而愈。

一妇人臂患毒肿硬，咽喉壅塞，四肢逆冷，发寒热，以五香连翘汤二剂顿愈，以疮科流气饮四剂而消。

一男子臂患毒，脉弦紧有力，以白芷升麻汤二剂顿退，又二剂而消。

一妇人肩下患毒，脉弦紧，以白芷升麻汤二剂，表证已退，更以托里药溃之而愈。

一男子臂患痈，不作脓，灸以豆豉饼，及饮托里药三十余剂而溃，又月余而瘳。

一男子脓熟不溃，予欲针之，补以托里。彼不信，乃服攻毒药，及致恶心少食，始悟而用针。更以六君子汤，加藿香、当归四剂，稍可；再以加味十全大补汤，数剂而敛。凡疮脓熟，不行针刺，脓毒侵蚀，轻者难疗，重者不治。老弱之人，或偏僻之处，及紧要之所，若一有脓，宜急针之，更以托里，庶无变证。

一男子患毒作痛，服寒凉药，痛虽止而食愈少，疮亦不溃。以六君子汤而食进，再以托里药溃之而愈。大抵疮疽之证，寒热虚实，皆能为痛。热毒之痛者，以寒凉之剂折之；寒邪之痛者，以温热之剂散之；因风而痛者，除其风；因湿而痛者，导其湿；燥而痛者润之；寒而痛者通之；虚而痛者补之；实而痛者泻之；脓郁而闭者开之；恶肉侵蚀者去之；阴阳不和者调之；经络秘涩者利之。慎勿概用寒凉之药，况血脉喜温而恶寒，若冷气入里，血即凝滞，反为难瘥之证矣。

一男子素弱，肘患肿，欲内消，服凉药，反致作泻少食。以二神丸及香砂六君子汤加肉豆蔻而泻止，食进；又以托里药，而肿亦消。丹溪云：痈疽因积毒在脏腑，当先助胃壮气，使根本坚固；次以行经活血药佐之，参以经络时令，使毒气外发，施治之早，可以内消。此内托之意也。又云：肿疡内外皆壅，宜以托里表散为主。如欲用大黄，宁无孟浪之非？溃疡内外皆虚，宜以补接为主。如欲用香散，未免虚虚之失。大抵痈肿之证，不可专泥于火为患。经云：营气不从，逆于肉理，乃生痈肿。又云：形伤痛，气伤肿，六淫七情，皆能致之。况禀有虚实，及老弱不同，岂可概用寒凉之药？设若毒始聚，脓未作，势不盛，庶可消。尤当推其病因，别其虚实。若概用寒凉药，必致误事。如脓将成，邪盛气实，用消毒之剂，先杀其毒，虽作脓不为大苦，溃亦不甚。若就用托里，必益其势。如脓将成不成及不溃，方用托里。脓成势盛者针之，脓一出，诸证悉退矣。

附方

内托复煎散 治疮疡肿焮在外，其脉多浮。邪气胜，必侵内，宜用此药托之。

地骨皮 黄芩炒 茯苓 白芍药炒 人参 黄芪盐水拌炒 白术炒 桂皮 甘草炙 防己酒拌 当归酒拌，各一钱 防风二钱

㕮咀，先以苍术一升，水五升煎。去术，入药，再煎至二升，终日饮之。苍术渣外再煎服。

托里消毒散 治疮疽已攻发不消者，宜服此药，未成即消，已成即溃，腐肉易去，新肉易生。如有疮口，宜贴膏药。敛即不用，切不可用生肌之药。

人参 黄芪盐水拌炒 当归酒拌 川芎 芍药炒 白术炒 茯苓各一钱 白芷 金银花各七分 甘草五分

作一剂，用水二钟，煎至八分，疮在上下，食前后服之。

内疏黄连汤一名黄连内疏汤 治疮疡肿硬，发热作呕，大便秘涩，烦躁饮冷，呕啘心烦，脉沉实。此邪在脏也，急服以内除之，使邪不得犯经络。

黄连 山栀 当归酒拌 芍药 木香 槟榔 黄芩 薄荷 桔梗 甘草各一钱 连翘 大黄炒，各二钱

作一剂，水二钟，煎八分，食前服。

黄连解毒汤方见疮疡作呕门

荆防败毒散方见疔疮门

隔蒜灸法

仙方活命饮

清凉饮

十宣散四方见发背门

香砂六君子汤方见作呕门

破棺丹方见发背门

托里散　治疮疡饮食少思，或不腐，不收敛。

人参　黄芪盐水拌炒　当归酒拌　川芎　白术炒　茯苓　芍药各一钱　厚朴姜制　白芷　甘草各五分

作一剂，水二钟，煎八分服。

代针膏　治疮疡脓熟不溃。

乳香二分　白丁香细直者是　巴豆去壳炒焦　碱各五分

为末，热水调，点疮头上，常以碱水润之，勿令干也。

托里荣卫汤　治疮疡外无焮肿，内亦便利调和，乃邪在经络，宜用此药调理。

黄芪炒　红花各一钱　桂枝七分　苍术米泔浸炒　柴胡　连翘　羌活　防风　当归身酒拌　甘草炙　黄芩　人参各一钱

作一剂，酒水各一钟，煎八分，食远服。

金银花散方见作呕门

小柴胡汤方见瘰疬门

黄连消毒散方见脑疽门

补中益气汤方见溃疡发热门

六君子汤方见作呕门

十全大补汤方见溃疡发热门

五香连翘汤　治诸疮初觉，一二日便厥逆，咽喉塞，寒热。

沉香　木香　麝香　连翘　射干　升麻　丁香　独活　桑寄生　甘草炙，各一钱　大黄　木通　乳香各一钱五分

每服五钱，水一钟，煎八分，温服，取利。

疮科流气饮方见流注门

白芷升麻汤　治手臂患痈，左右手脉皆短，中按之俱弦，按下洪缓有力，此得之八风之变也。

白芷一钱五分　升麻　桔梗各一钱　生黄芩二钱　红花　甘草炙，各五分　酒黄芩　黄芪各一钱

作一剂，水一钟半，煎八分，食远服。

豆豉饼方见臀痈门

二神丸方见作呕门

溃　疡谓疮疡已出脓者

脓熟不溃者，阳气虚也，宜补之；瘀肉不腐者，宜大补阳气，更以桑木灸之；脓清，或不敛者，气血俱虚，宜大补；脓后食少无睡，或发热者，虚也，宜补之；倦怠懒言，食少不睡者，虚也，宜补之；寒气袭于疮口，不敛或陷下不敛者，温补之；脉大无力，或涩微者，气血俱虚也，峻补之；出血或脓多，烦躁不眠者，乃亡阳也，急补之。

一男子患痈，脓成不溃，投以补剂而溃，更以健脾药而愈。丹溪云：气血壮实，脓自涌出。信夫！

一男子溃而瘀肉不腐，以参、芪、归、术峻补气血，更以桑木灸之，腐而愈。

一童子腋下患痈，不敛脓清，脉大倦怠，懒食少寐，自汗口干。以内补黄芪汤，及豆豉饼灸之，两月而愈。凡疮脓溃而清，或疮口不合，或聚肿不赤，肌寒肉冷，自汗色脱者，皆气血俱虚也，非补不可。

一男子腰患毒，脓熟不溃，针之脓大泄，反加烦躁。以圣愈汤四剂而宁，更以人参养荣汤加麦门冬、五味子，两月而愈。此人后患湿气，遂为痼疾。凡疮脓血

去多，疮口虽合，尤当补益，务使气血平复，否则更患他证，必难治疗，慎之。

一妇人患臂痈，疮口紫陷，脓清不敛。彼以为毒未尽，欲服攻毒之剂。余谓：疮疡之证，肿起坚硬，脓稠者，实也：肿下软漫，脓稀者，虚也。遂用附子饼灸之，及饮十全大补汤，百剂始愈。

一妇人患附骨痈，久而不敛，致腿细短软，脉来迟缓，以十全大补汤加牛膝、杜仲，及附子饼灸之，两月余而愈。凡脓溃之后，脉涩迟缓者易愈，以其有胃气故也。脉来细而沉时直者，里虚而欲变证也。若烦痛尚未痊也，洪滑粗散者，难疗，以其正气虚而邪气实也。

一男子风袭疮口，牙关紧急，腰背反张，以玉真散一服而愈，仍以托里药而敛。

一男子患痈将敛，遍身作痒，脉浮，以消风散二服而止，更以托里药而愈。

一男子肩下患疽，已数日，漫肿微痛，头甚多，皆如粟许，色不变，不起发，此气血虚也。诊其脉，果然。先以仙方活命饮二剂，杀其大势。更以托里药而起发，疮头虽溃，但流血水，气血尚虚，不能为脓也。彼欲服太乙锭子。余谓：此药上能攻毒，下能托里。彼不深信，仍服之，至四次，饮食不进，疮色黑陷，吃逆不绝，胃气虚极也，不治。强投温中健脾之剂，不应而死。

一男子近胁患此，肿而不溃，投大补之剂，溃而已愈。后患弱证而殁。

一男子腰中患此，发而不溃，其气血止能发起，不能培养为脓也，投大补药数剂而溃，又数剂脓出尚清。乃服参芪归术膏斤余，脓少稠，数斤脓渐稠，肌肉顿生。凡大痈疽，藉气血为主，若患而不起，或溃而不腐，或不收敛，及脓少或清，皆气血之虚也，宜大补之，最忌攻伐之剂。亦有脓反多者，乃气血虚而不能禁止也。若溃后发热作渴，脉大而脓愈多，属真气虚而邪气实也，俱不治。常见气血充实之人，患疮皆肿高色赤，易腐溃而脓且稠，又易于收敛。怯弱之人，多不起发，不腐溃，及难于收敛。若不审察而妄投攻剂，虚虚之祸不免矣。及患后当调养，若瘰疬流注之证，尤当补益也，否则更患他证，必难措治，慎之。

一男子肩患毒，肿硬作痛，恶证迭见。用白矾末三钱糊丸，以葱头七茎，煎汤调下，肿痛悉退。再服，诸证亦退，更以仙方活命饮二剂，出水而消。此秘方，名千金化毒汤，本矾末葱汤调服，因末难服，故易为丸。一方士治疮疽，不问肿溃，先用此药二三服，后用消毒药，甚效。常治刍荛之人，用此即退，不用托里药亦愈。盖止热毒为患，血气不亏故也。若金石毒药发疽者，尤效，盖矾又能解金石之毒也。一方用矾末五钱，朱砂五分，热酒下，亦效。此药托里固内，止泻解毒排脓，不动脏腑，不伤气血，有益无损。其药易得，其功甚大，偏僻之处，不可不知。此方或虫犬所伤，溶化热涂患处，更以热酒调末服，皆效。

一男子胸患痈，焮痛烦躁，发热作渴，脉数而实，时季冬，余谓：此热毒内畜也，须舍时从证。欲治以内疏黄连汤，彼以时当隆冬，乃杂用败毒药，愈炽。仍求治，投前汤二剂后，去二次，诸证悉退。以金银花散加连翘、山栀四剂，出水而消。大抵证有主末，治有权宜，治其主则末病自退，用其权则不拘于时，泥于守常，必致病势危甚，况杂用攻剂，动损各经。故丹溪云：凡疮发于一经，只当求责本经，不可干扰余经。罗谦甫云：守常者众人之见，知变者智者之事。知常而不知变，细事因而取败者多矣。

一上舍年逾四十，因怒胁内作痛不止，数日后，外结一块三寸许，漫肿，色不赤，按之微痛。余谓：怒气伤肝，致血伤气郁为患。以小柴胡汤对四物，倍用芎、归、黄芪、贝母、肉桂治之。彼谓丹溪云：肿疡内外皆壅，宜托里表散为主。又云：凡疮未破，毒攻脏腑，一毫热药，断不可用，况此证为气血凝滞。服流气饮，愈虚，始信而复求治。视之，虚证并臻。诊之，胃气更虚。彼欲服余前药。余谓：急者先治。遂以四君子汤加酒炒芍药、炮干姜四剂，少得。更加当归，又四剂，胃气渐醒。乃去干姜，又加黄芪、芎、归、肉桂数剂，疮色少赤，并微作痛。又二十余剂而脓成，针之，却与十全大补汤。喜其谨疾，又两月余而瘳。夫气血凝滞，多因营卫之气弱，不能运散，岂可复用流气饮，以益其虚？况各经血气，多寡不同，心包络膀胱小肠肝经多血少气，三焦胆肾心脾肺少血多气。然前证正属胆经少血之脏，人年四十以上，阴血日衰，且脉证俱属不足，肿疡内外皆壅，宜托里表散为主。乃补气血药，而加之以行散之剂，非专攻之谓也。若肿焮痛甚，烦躁脉大，辛热之剂，不但肿疡不可用，虽溃疡亦不可用也。凡患者，须分经络气血，地部远近，年岁老幼，禀气虚实，及七情所感，时令所宜而治之。常见以流气、十宣二药，概治结肿之证，以致取败者多矣。

附方

桑木灸法　治发背不起发，或瘀肉不腐溃，阴疮瘰疬，流注臁疮，顽疮恶疮，久不愈者，须急用此法，未溃则拔毒止痛，已溃则补接阳气，诚良方也。用桑木燃着，吹熄焰，用火灸患处，每次灸片时，以瘀肉腐动为度。丹溪云：火以畅达，拔引郁毒。此从治之意也。

十全大补汤方见溃疡发热门　治疮溃脓清，或不溃不敛，皆由元气虚弱，不能营运。服此生血气，壮脾胃，兼补诸虚。

黄芪人参汤方见同前

内补黄芪汤方见溃疡作痛门

豆豉饼

附子饼二方见臀痈门

圣愈汤方见杖疮门

人参养荣汤方见溃疡发热门

玉真散方见杖疮门

消风散方见疮疥门

溃疡作痛

脓出而反痛者，虚也，宜补之；脉数虚而痛者，属虚火，宜滋阴；脉数实而痛者，邪气实也，宜泄之；脉实便秘而痛者，邪在内也，宜下之；脉涩而痛者，气血虚寒也，温补之。

一男子患毒，溃后作痛，肢体倦怠，疮口不合，饮食不甘，以六君子汤加黄芪、川芎、当归，四剂而愈，更以托里散月余而敛。

一男子溃后作痛，脉数而无力，以托里散加生地黄、黄柏，二剂而止，更以托里散数剂而安。

一男子溃后发热，左手脉数而有力，以人参败毒散，一剂而止，更以托里散而瘥。

一男子溃后发热，焮痛不止，烦躁便秘，右手脉沉实，以清凉饮一剂而止，更以托里消毒散四剂而瘳。

一男子溃后作痛而脉涩，以定痛托里散饮之，敷乳香定痛散而止，更以托里散数剂而愈。

一男子溃而作痛，脉浮紧，以内补黄芪汤四剂而止，又二十余剂而愈。

一男子项患毒，溃而作痛，以参、

芪、地黄、芎、归补之而止，更以八珍汤加黄芪、桔梗，三十余剂而愈。

一男子患痈，溃而作痛，脉软而涩。余谓气血虚。欲补之。彼不信，乃服攻伐之剂，反发寒热，始信之，仍投大补药而痊。大抵疮之始作也，先发为肿，气血郁积。蒸肉为脓，故多痛。脓溃之后，肿退肌宽，痛必渐减，若反痛，乃虚也。丹溪云：脓出而反痛，此为虚也，宜以补之。亦有秽气所触者，和解之；风寒所逼者，温散之。齐氏云名德之，元太医令：疮疽[1]之证，有脏腑气血上下，真邪虚实不同也，不可不辨。如肿起坚硬脓稠者，疮疽之实也。肿下软慢脓稀者，疮疽之虚也。泻痢肠鸣，饮食不入，呕吐无时，手足并冷，脉弱皮寒，小便自利，或小便时难，大便滑利，声音不出，精神不爽者，悉脏腑之虚也。大便硬，小便涩，饮食如故，肠满膨胀，胸膈痞闷，肢节疼痛，口苦咽干，烦躁多渴，身热脉大，精神昏塞者，悉脏腑之实也。凡诸疮疽，脓水清稀，疮口不合，聚肿不赤，肌寒肉冷，自汗色脱者，气血之虚也。肿起色赤，寒热疼痛，皮肤壮热。脓水稠粘，头目昏重者，气血之实也。头痛鼻塞，目赤心惊，咽喉不利，口舌生疮，烦渴饮冷，睡语咬牙者，上实也。精滑不禁，大便自利[2]，脚腰沉重，睡卧不宁者，下虚也。肩项不便，四肢沉重，目视不正，睛不了了，食不知味，音嘶色败，四肢浮肿者，真气虚也。肿焮尤甚，痛不可近，多日不溃，寒热往来，大便秘涩，小便如淋，心神烦闷，恍惚不宁者，邪气之实也。又曰：真气夺则虚，邪气胜则实。又曰：诸痛为痒为虚也。又曰：诊其脉洪大而数者实也，细微而软者虚也。虚则补之，和其气托里也；实则泻之，疏利而导其气。《内经》谓：血实则决之，气虚则掣引之。

附方

人参败毒散方见溃疡发热门

清凉饮方见发背门

定痛托里散　治疮疡血虚疼痛之圣药也。

粟壳去蒂，炒，二钱　当归酒拌　白芍药炒　川芎各钱半　乳香　没药　桂各一钱

作一剂，水二钟，煎八分服。

乳香定痛散　治疮疡疼痛不可忍。

乳香　没药各二钱　寒水石煅　滑石各四钱　冰片一分

为细末，搽患处，痛即止，甚妙。此方乳、没性温，佐以寒剂制之，故寒热之痛，皆有效也。

六君子汤方见作呕门

托里散

托里消毒散方见肿疡门

内补黄芪汤　治溃疡作痛，倦怠少食，无睡自汗，口干或发热，久不愈。

黄芪盐水拌炒　麦门冬去心　熟地黄酒拌　人参　茯苓各一钱　甘草炙炒，三分　白芍药炒　远志去心，炒　川芎　官桂　当归酒拌，各五分

作一剂，水二钟，姜三片，枣一枚，煎八分，食远服。

八珍汤方见溃疡发热门

---

①疮疽：二字原书脱，据聚锦堂本补。

②"口舌生疮"至"大便自利"，共24字，原书脱，据聚锦堂本补。

卷　二

吴郡　薛　己著
新都　吴玄有校

溃疡发热附恶寒

脉浮或弱而热，或恶寒者，阳气虚也，宜补气；脉涩而热者，血虚也，宜补血。午前热者，补气为主；午后热者，补血为主。脉浮数，发热而痛者，邪在表也，宜散之；脉沉数，发热而痛者，邪在内也，宜下之。

一男子溃后发热作痛，脉浮数，按之无力，劳而尤甚，以补中益气汤治之而止，更以十全大补汤而愈。常治左手脉小于右手而热者，用血药多于气药；右手脉小于左手而热者，用气药多于血药。

一男子溃后发热，头痛脉浮紧，虚而兼表邪也，以补中益气汤加川芎、白芷二剂而止，更以托里药而愈。

一妇人溃后发热少寐，四肢倦怠，以黄芪人参汤治之而安，更以十全大补汤加贝母、远志、麦门冬、酸枣仁、香附，月余而敛。

一妇人溃后发热，服清热败毒药愈甚，诊之脉涩，以四物汤加粟壳、乳香、没药，二剂少止，又二剂而安。

一男子溃后发热，头微痛，日晡尤甚，脉浮，按之则涩，以人参养荣汤加柴胡、地骨皮而愈，又月余而敛。

一男子溃而恶寒，用四君子汤加桂，倍用黄芪大料，四剂而止。脓水尚多，投八珍汤加桂。数剂渐少。惟疮口不合，以附子饼，及十全大补汤，每剂加炮附子五分，数剂乃去附子，又服月余而愈。

一男子溃后将愈，因劳四肢发热，烦躁不寐，以圣愈汤四剂而宁，更以托里药而愈。丹溪云：有四肢热，逢风寒，如炙于火者，是人阴气虚而阳气盛也。

一男子溃后，畏寒脉虚，以四君子加炮姜，四剂而愈；以十全大补汤，月余而敛。仲景云：脉虚则血虚，血虚生寒，阳气不足也。疮肿脉虚，宜托里，和养血。信夫！

一疬妇发热，日晡愈甚，乃血气虚也，治以四物汤加柴胡、地骨皮而愈。

一妇人溃后发热，服凉药，反畏寒，以十全大补汤，二剂而止，又以托里药而痊。

一男子溃后发热，服凉药益甚，诊之脉浮，乃气虚也。以补中益气汤加五味子、麦门冬治之而止，更以托里药而敛。

一妇人溃后发热，脉浮而数，虚而兼表证也，以补中益气汤倍用柴胡、升麻，一剂而止，以托里月余而敛。

一男子患痈，溃而饮酒，焮痛发热，服黄连解毒汤，二剂而止，更以托里消毒散而愈。常治痈而大便秘，脉实者，用清凉饮而治之。

一男子脓熟不溃，微痛少食，倦怠发热。余为针之，脓涌出，热益甚，乃虚也。急以人参黄芪汤二剂，热愈甚，此药力尚未及也。又二剂，果应。再以当归补血汤数剂而痊。东垣云：发热恶热，大渴不止，烦躁肌热，不欲近衣，脉洪大，按之无力，或目痛鼻干者，非白虎汤证也。此血虚发躁，当以当归补血汤主之。又有火郁而热者，如不能食而热，自汗气短者，虚也，以甘寒之剂，泻热补气。如能食而热，口舌干燥，大便难者，以辛苦大寒之剂下之，以泻火补水。

一男子患漏，时值阴寒，忽恶寒，右手脉有而似无。此胃气虚而不任风寒也，以四君子汤加炮姜、肉桂，一剂稍止，又四剂而安。丹溪云：恶寒者，卫气虚衰，不能温分肉实表而恶寒者，又有上焦之邪，隔绝荣卫，不能升降出表而恶寒者。东垣云：夜则恶寒，昼则安静，是阴血自旺于阴分也。夜则恶寒，昼亦恶寒，是重阴无阳也，当亟泻其阴，峻补其阳。夜则安静，昼则恶寒，是阴气上溢于阳中也。

一妇人多怒，手背患疮出血，至夜发热妄语，服清心凉血药，不应，乃热入血室而然也。遂以加味小柴胡汤，二剂血止，而热亦清矣。大抵七情皆能动火，各经之热亦异，当分治之。东垣曰：昼则发热，夜则安静，是阳气自旺于阳分也。昼则安静，夜则发热烦躁，是阳气下陷入阴中也，名曰热入血室。昼则发热烦躁，夜则发热烦躁，是阳无阴也，当亟泻其阳，峻补其阴。王注云：病热而脉数，按之不鼓动，乃寒盛格阳而致之，非热也，形证是寒，按之而脉气鼓击于手下盛者，此为热盛，拒阴而生病，非寒也。又曰：推而内之，外而不内，身有热也。《伤寒论》曰：寸口脉微，为阳不足，阴气上入阳中，则洒淅恶寒；尺脉弱，为阴不足，阳气下陷入阴中，则发热也。以手扪摸有三法：以轻手扪之则热，重按之则不热，是热在皮毛血脉也。重按之至筋骨之分，则热蒸手极甚，轻手则不热，是邪在筋骨之间也。轻手扪之则热，重力以按之不热，不轻不重按之而热，是在筋骨之上，皮毛血脉之下，乃热在肌肉也。肺热者，轻手乃得，微按全无，日晡热甚，乃皮毛之热，其证必见喘咳，寒热轻者泻白散，重者凉膈散、地骨皮散。心热者，微按至皮肤之下，肌肉之上，轻手乃得。微按至皮毛之下则热，少加力按之则不热，是热在血脉也。其证烦心，心痛，掌中热而哕，以黄连泻心汤、导赤散、朱砂安神丸。脾热者，轻手摸之不热，重按至筋骨又不热，不轻不重，在轻手重手之间，热在肌肉，遇夜尤甚。其证必怠惰嗜卧，四肢不收，无气以动，泻黄散。肝热者，重按之，肌肉之下，至骨之上，乃肝之热，寅卯间尤甚。其脉弦，四肢满闷，便难转筋，多怒多惊，四肢困热，筋痿不能起于床，泻青丸、柴胡饮子。肾热者，轻手重手俱不热，重手按至骨分，其热蒸手如火，其人骨苏苏如虫蚀，其骨困热不任，亦不能起于床，滋肾丸主之。按徐用诚云：手太阴少阴，足太阴厥阴少阴本病，为皮毛肌肉骨分热也。然面热者，足阳明；口中热如胶，足少阴；口热舌干，足少阴；耳前热，苦寒，手太阳。掌中热，手厥阴少阴太阴；足下热而痛，足少阴；足外热，足少阳；身热肤痛，手少阴；身前热，足阳明；洒淅寒热，手太阴；肩上热，肩似拔，手太阳；中热而喘，足少阴；肩背热，及足小指外，臁胫踝后，皆属足太阳；一身尽热，狂而妄闻妄见妄言，足阳明；热而筋纵缓不收，阴痿；足阳明厥阴手少阴。与前热在气血之分，皆诸经现证。脏腑阴阳，是动所生之本病也。

附方

十全大补汤　治溃疡发热，或恶寒，或作痛，或脓多，或清，或自汗盗汗，及流注瘰疬便毒，久不作脓，或脓成不溃，溃而不敛。若血气不足之人，结肿未成脓者，宜加枳壳、香附、连翘，服之自消。

人参　肉桂　地黄酒洗，蒸，焙　川芎　白芍药炒　茯苓　白术炒　黄芪盐水拌炒　当归酒拌，各一钱　甘草炙，五分

作一剂，用水二钟，姜三片，枣二枚，煎八分，食前服。

四君子汤方见痔漏门

四物汤方见瘰疬门

人参败毒散　治一切疮疡焮痛，发寒热，或拘急头痛，脉数有力者。

人参　羌活　独活　前胡　柴胡　桔梗　枳壳　茯苓　川芎　甘草各一钱

作一剂，用水二钟，煎八分，食远服。

清凉饮方见发背门

当归补血汤　治疮疡溃后，气血俱虚，肌热躁热，目赤面红，烦渴引饮，昼夜不息，脉洪大而虚，重按全无，此脉虚血虚也。若误服白虎汤必死，宜此主之。

黄芪炙　当归酒拌

作一剂，水一钟半，煎六分服。

补中益气汤　治疮疡之人，元气不足，四肢倦怠，口干发热，饮食无味，或饮食失节，或劳倦身热，脉洪大而无力，或头痛，或恶寒自汗，或气高而喘，身热而烦。

黄芪炙，一钱五分　甘草　人参　当归酒拌　白术炒，各一钱　升麻　柴胡　陈皮各三分

作一剂，水二钟，姜三片，枣二枚，煎一钟，空心服。

黄芪人参汤　治溃疡虚热，无睡少食，或秽气所触作痛。

黄芪盐水拌炒，二钱　人参　白术炒　麦门冬去心　当归身酒拌　苍术米泔浸，各一钱　甘草炒　陈皮　升麻　神曲炒，各五分　黄柏酒制炒，三分　五味子九粒，捣炒

作一剂，水二钟，姜三片，枣一枚，煎八分，食远服。

人参养荣汤　治溃疡发热，或恶寒，或四肢倦怠，肌肉消瘦，面色萎黄，汲汲短气，饮食无味，不能收敛，或气血原不足，不能收敛。若大疮愈后，多服之，不变他病。

白芍药一钱半　人参　陈皮　黄芪蜜炙　桂心　当归酒拌　白术　甘草炙，各一钱　熟地黄酒拌　五味子炒捣　茯苓各七分半　远志去心炒，五分

作一剂，水二钟，姜三片，枣一枚，煎八分，食前服。

附子饼方见臀痈门

八珍汤　调和荣卫，顺理阴阳，滋养血气，进美饮食，退虚热。此气血虚之大药也。

当归酒拌　川芎　芍药炒　熟地黄酒拌　人参　白术　茯苓各一钱　甘草炒，五分

作一剂，水二钟，姜三片，枣二枚，煎八分，食前服。

圣愈汤方见杖疮门

黄连解毒汤方见作呕门

托里消毒散方见肿疡门

加味小柴胡汤　治妇女热入血室，致寒热如疟，昼则安静，夜则发热妄语。

柴胡二钱五分　黄芩　人参　生地黄　甘草各一钱　半夏六分

作一剂，水一钟半，姜三片，煎八分，食远服。

发　背

焮痛，或不痛及麻木者，邪气盛也，

隔蒜灸之，不痛者灸至痛，痛者灸至不痛，毒随火而散。再不痛者，须明灸之。肿硬痛深脉实者，邪在内也，下之；肿高焮痛脉浮者，邪在表也，托之；焮痛烦躁，或咽干，火在上也，宜泻之；肿痛，或不作脓者，邪气凝结也，宜解之；肿痛饮冷，发热睡语者，火也，宜清之；不作脓，或不溃，及不敛者，阳气虚也，宜补之；瘀肉不腐或积毒不解者，阳气虚也，宜助阳气；脓多或清者，气血俱虚也，宜峻补之；脉浮大或涩，而肌肉迟生者，气血俱虚也，宜补之；右关脉弱，而肌肉迟生者，宜健脾胃。

一男子患此痛甚，服消毒药愈炽。余为隔蒜灸之而止；与仙方活命饮，二剂顿退；更与托里药，溃之而愈。

一男子已四日，疮头和黍，焮痛背重，脉沉实。与黄连内疏汤，二剂少退；更与仙方活命饮，二剂而消。

一男子焮肿作痛，脉浮数。与内托复煎散，二剂少退；与仙方活命饮，四剂痛止而溃；再与托里药而愈。

一妇人发热烦躁，饮冷，与黄连解毒汤，四剂稍愈，更与托里消毒散始溃，与托里药而敛。

一男子毒势炽甚，痛不可忍，诸药不应，以仙方活命饮二剂，诸证悉退，又二剂而溃，以金银花散六剂而愈。

一妇人肿痛发热，睡语脉大，用清心汤一剂而安；以金银花、甘草、天花粉、当归、瓜蒌、黄芪，数剂渐溃；更以托里药而愈。

一男子腐肉渐脱，而脓微清，饮食无味，以十宣散去白芷、防风，加茯苓、白术、陈皮，月余而敛。

一男子已愈，惟一口不敛，诊之脉浮而涩，以十全大补汤治之而愈。

一男子将愈，但肌肉生迟，诊之脾胃俱虚，以六君子汤加芎、归、五味子、黄芪治之而愈。

一男子已愈，惟一眼翻出胬肉如菌，三月不愈。乃伤风寒也，以生猪脂调藜芦末涂之即愈。亦有胬肉出三寸许者，尤宜用此药也。乌梅涂之亦效，但缓。硫黄亦可。

一男子背患毒，焮痛饮冷，发热多汗，便秘谵语，以破棺丹二丸而宁；以金银花散四剂，脓成开之；更用托里药而愈。一妇脓成，胀痛不安，针之，投托里消毒药而即愈。大抵发背之证，虽发热疼痛，形势高大，烦渴不宁，脉若有力，饮食颇进，可保无虞。其脓一溃，诸证悉退。多有因脓不得外泄，以致疼痛，若用败毒寒药攻之，反致误事。若有脓，急针之，脓一出，苦楚即止。脓未成，而热毒作痛者，用解毒之药。亦有腐溃尺余者，若无恶证，投以大补之剂，肉最易生，亦无所妨。惟忌肿不高，色不赤，不焮痛，脉无力，不饮食，肿不溃，腐不烂，脓水清，或多而不止，肌肉不生，属元气虚也，皆难治，宜峻补之。其或脓血既泄，肿痛尤甚，脓水败臭，烦躁时嗽，腹痛渴甚，泻利无度，小便如淋，乃恶证也，皆不治。一弱妇，外皮虽腐，内脓不溃，胀痛烦热不安，予谓宜急开之，脓一出，毒即解，痛即止，诸证自退。待其自溃，不惟疼痛，溃烂愈深。彼不从，待将旬日，脓尚未出，人已痛疲矣，虽针之，终不能收敛，竟至不起。一男子溃而瘀肉不腐，予欲取之，更以峻补。一妇素弱，未成脓，大痛发热，予谓须隔蒜灸以拔其毒，令自消。皆不从，俱致不救。常治不问日期阴阳，肿痛或不痛，或痛甚，但不溃者，即与灸之，随手取效。势未定者，先用箍药围之，若用乌金膏或援生膏，点患处数点尤好。若头痛拘急，乃表证，先服人参败毒散一二剂。如焮痛发热脉数者，用金银花散，或槐花酒、神效托里散；如疼痛肿硬脉实者，以清凉饮、仙方活命饮、苦参丸；肿硬木闷，疼痛发热，烦躁饮冷，便秘脉沉实者，内疏黄连汤或清凉饮；大便已利，欲其作脓，用仙方活命饮、托里散、蜡矾丸，外用神异膏；如饮食少思或不甘美，用六君子汤加藿香，连进三五剂，更用雄黄解毒散洗患处，每日用乌金膏涂疮口处。俟有疮口，即用纸作捻，蘸乌金膏，纴入疮内。若有脓，为脂膜间隔不出，或作胀痛者，宜用针引之；腐肉堵塞者，去之。若瘀肉腐动，用猪蹄汤洗。如脓稠或痛，饮食如常，瘀肉自腐，用消毒与托里药相兼服之，仍用前二膏涂贴。若腐肉已离好肉，宜速去之。如脓不稠不稀，微有疼痛，饮食不甘，瘀肉腐迟，更用桑柴灸之，亦用托里药。若瘀肉不腐，或脓清稀，不焮痛者，急服大补之剂，亦用桑木灸之，以补接阳气，解散郁毒。常观患疽，稍重未成脓者，不用蒜灸之法，及脓熟不开，或待腐肉自去，多致不救。大抵气血壮实，或毒少轻者，可假药力，或自腐溃。怯弱之人，热毒中隔，内外不通，不行针灸，药无全功矣。然此证若脓已成，宜急开之；否则重者溃通脏腑，腐烂筋骨，轻者延溃良肉，难于收攻，因而不敛多矣。

一男子年逾五十，患已五日，焮肿大痛，赤晕尺余，重如负石，势炽甚。当峻攻，察其脉又不宜，遂先砭赤处，出黑血碗许，肿痛顿退，背重顿去；更敷神功散，乃服仙方活命饮二剂，疮口及砭处出血水而消。大抵疮毒势甚，若用攻剂，怯弱之人必损元气，因而变证者众矣。

一妇人半月余，尚不发起，不作脓，痛甚脉弱，隔蒜灸二十余壮而止，更服托里药，渐溃脓清。而瘀肉不腐，以大补药，及桑柴灸之渐腐，取之而寻愈。常治一日至四五日未成脓而痛者，灸至不痛，不痛者灸至痛。若灸而不痛，或麻木者，明灸之，毒气自然随火而散。肿硬不作脓，焮痛或不痛，或微痛，或疮头如黍者，灸之尤效。亦有数日色尚微赤，肿尚不起，痛不甚，脓不作者，尤宜多灸，勿拘日期；更服甘温托里药，切忌寒凉之剂。或瘀血不腐，亦用桑木灸之。若脉数发热而痛者，发于阳也，可治。脉不数不发痛者，发于阴也，难治。不痛，最恶，不可视为常疾。此证不可不痛，不可大痛。烦闷者，不治。大抵发背、脑疽、大疔、悬痈、脱疽、脚发之类，皆由膏粱厚味，尽力房劳，七情六淫，或丹石补药，精虚气怯所致，非独因荣卫凝滞而生也。必灸之以拔其毒，更辨其因，及察邪在脏腑之异、虚实之殊而治之，庶无误也。

一男子初生如粟，闷痛烦渴，便秘脉数实，此毒在脏也。予谓：宜急疏去之，以绝其源，使毒不致外侵。彼以为小恙，乃服寻常之药，后大溃而殁。一老妇患之，初生三头，皆如粟，肿硬木闷烦躁，至六日，其头甚多，脉大，按之沉细，为隔蒜灸，及托里，渐起发，尚不溃；又数剂，内外虽腐，惟筋所隔，脓不得出，致胀痛不安。予谓：须开之。彼不从，后虽自穿，毒已攻深矣，亦殁。大抵发背之患，其名虽多，惟阴阳二证为要。若发一头，或二头，其形焮赤，肿高头起，疼痛发热为痈，属阳，易治。若初起一头如黍，不肿不赤，闷痛烦躁，大渴便秘，睡语咬牙，四五日间，其头不计数，其疮口各含如一粟，形似莲蓬，故名莲蓬发，积日不溃，按之流血，至八九日，或数日，其头成片，所含之物俱出，通结一衣，揭去又结，其口共烂为一疮，其脓内攻，色紫黯为疽，属阴，难治，脉洪滑者尚可，沉细尤难。如此恶证，惟隔蒜灸及涂乌金膏有效。凡人背近脊并髀，皮里有筋一层，患此处者，外皮虽破，其筋难溃，以致内脓不出，令人胀痛苦楚，气血转虚，变证百出。若待自溃，多致不救。必须开之，兼以托里。常治此证，以利刀剪之，尚不能去，似此坚物，待其自溃，不亦反伤，非血气壮实者，未见其能自溃也。

一男子年逾五十患此，色紫肿痛，外皮将溃，寝食不安，神思甚疲，用桑柴灸患处，出黑血，即鼾睡，觉而诸证如失；服仙方活命饮二剂，又灸一次，脓血皆出；更进二剂，肿痛大退；又服托里消毒散，数剂而敛。夫疮势炽甚，宜用峻剂攻之，但年老气血衰弱，况又发在肌表，若专于攻毒，则胃气先损，反致误事。

一妇人发热致痛，专服降火败毒药，溃后尤甚，烦躁时嗽，小便如淋，皆恶证候。辞不治，果死。大抵疮疡之证，五善之中，见一二善证者可治；七恶之内，见一二恶证者难治；若虚中见恶证者不救，实中无恶者自愈。此证虽云属火，未有不由阴虚而致者。故经云：督脉经虚，从脑而出；膀胱经虚，从背而出。岂可专泥于火。又赵太守患此，肿坚不泽，疮头如粟，脉洪大，按之则涩。经云：骨髓不枯，脏腑不败者，可治。然肿硬色夭，坚如牛领之皮，脉更涩，此精气已绝矣，不治亦死。

附方

隔蒜灸法 治一切疮毒大痛，或不痛，或麻木，如痛者灸至不痛，不痛者灸至痛，其毒随火而散。盖火以畅达拔引郁毒，此从治之法也，有回生之功。用大蒜去皮，切一文钱厚，安疮头上，用艾壮于蒜上灸之二壮，换蒜复灸，未成者即溃，已成者亦杀其大势，不能为害。如疮大，用蒜捣烂摊患处，将艾铺上烧之，蒜败更换。如不痛，或不作脓，及不发起，或阴疮，尤宜多灸。灸而仍不痛，不作脓，不起发者，不治。此气血虚极也。

内疏黄连汤

内托复煎散二方见肿疡门

黄连解毒汤方见作呕门

仙方活命饮 治一切疮疡，未作脓者内消，已成脓者即溃，又排脓止痛，消毒之圣药也。

穿山甲用蛤粉炒黄色 甘草节 防风 没药 赤芍药 白芷 当归尾 乳香各一钱 天花粉 贝母各八分 金银花 陈皮各三钱 皂角刺炒黄，一钱

作一剂，用酒一碗，同入瓶内，纸糊瓶口，弗令泄气，慢火煎数沸，去渣。分病在上下，食前后服之。能饮酒者，再饮三二杯尤好。

偈曰：真人妙诀世间稀，一切痈疽总可医，消毒如同汤沃雪，化脓立见肉生肌。

托里消毒散方见肿疡门

清心汤 治疮疡肿痛，发热饮冷，脉沉实，睡语不宁。即防风通圣散，每料加黄连五钱，每剂一两，小二钟，煎八分服。方见天泡疮门

破棺丹 治疮疡热极，汗多大渴，便秘谵语，或发狂结阳之证。

大黄二两五钱，半生半熟 芒硝 甘草各二两

为末，炼蜜为丸，如弹子大。每服一丸，食后童便酒化下，白汤化服亦可。

十宣散 治疮疡，脉缓涩，身倦怠，恶寒，或脉弦，或紧细者，皆宜用之。散风寒，助阳气也。

人参 当归酒拌 黄芪盐水拌炒，各一钱 甘草炙 白芷 川芎 桔梗炒，各一钱 厚朴姜制，五分 防风 肉桂各三钱

作一剂，水二钟，煎八分服。

箍药　治发背毒甚，胤走不住，此药围之而解。

芙蓉叶　白芷　大黄　白及　山茨菇　寒水石煅　苍耳草　黄柏炒，各等分

各另为末，用水调搽四围中，如干以水润之。

乌金膏　解一切疮毒，及腐化瘀肉，最能推陈致新。用巴豆一味，去壳炒焦，研如膏，点肿处则解毒，涂瘀肉上则自化。加乳香少许亦可。如纵疮内能搜脓化毒，加香油少许，调稀可用。若余毒深伏，不能收敛者，宜用此纴之，不致成痛①。

援生膏　治一切恶疮，及瘰疬初起，点破虽未全消，亦得以杀其毒。

轻粉三钱　乳香　没药　血竭各一钱　蟾酥三钱　麝香五分　雄黄五钱

用荞麦秸灰或真炭灰一斗三升，麻灰汤八九碗。将栗柴或桑柴，文武火煎作三碗，存一碗，以备日久药干添用。取二碗，盛于磁器内，将前药碾为极细末，入灰汤内，用铁干或柳枝顺搅，再入好细石灰一升，再搅匀，过一宿，却分于小碗收贮。凡遇诸恶疮，点当头一二点，一日换二次，次日又一次，须出血水为妙。如药干，却加所存灰饮汤少许调之。

人参败毒散方见溃疡发热门

神功散　治疮疡，不问阴阳肿溃并效。

黄柏炒　川乌炮

另为末，各等分，用唾津调敷患处，并涂疮口。一道人不问阴阳肿溃，虚实痛否，此药用漱口水调搽，不留疮头，日易之，内服仙方活命饮，甚效。

金银花散方见作呕门

槐花酒　治发背及一切疮毒，不问已成未成，但焮痛者，并治之。用槐花四五两，微炒黄，乘热入酒二钟，煎十余沸，去渣，热服。未成者二三服，已成者一二服。又治湿热疮疥，肠风痔漏，诸疮作痛，尤效。

神功托里散　治痈疽发背，肠痈乳痈，及一切肿毒，或焮痛，憎寒壮热。

黄芪盐水拌炒　忍冬叶即金银花　当归　粉草一钱

作一剂，用酒水各一钟，煎至一钟。分病上下，食前后服，少顷再进一剂，渣敷患处。不问阴阳肿溃，老少虚实，皆可服。为末，酒调服，尤效。

清凉饮　治积热疮疡，烦躁饮冷，焮痛脉实，大便闭结，小便赤涩。

大黄炒　赤芍药　当归　甘草各二钱

作一剂，用水二钟，煎八分，食前服。

苦参丸　治一切痈疽疮毒，焮痛作渴，或烦躁。用苦参，不拘多少，为末。上用水糊为丸，如梧桐子大。每服二三钱，温酒下。

托里散方见肿疡门

蜡矾丸　治一切痈疽，托里，止疼痛，护脏腑，神妙。不问老幼，皆可服之。

黄蜡一两，黄色好者，熔开，离火，入矾末。一方用七钱　白矾一两，明亮好者，研末

上二味，和匀，众手急丸梧桐子大。每服十丸，渐加至二十丸，熟水或盐酒送下，日进二服。

神异膏方见杨梅疮门

六君子汤方见作呕门

雄黄解毒散　治一切痈肿溃烂，毒势甚者，先用此药二三次，以后用猪蹄汤。

雄黄一两　白矾四两　寒水石煅，一两半

用滚水二三碗，乘势入前药末一两，洗患处，以太乙膏或神异膏贴之。

---

①痛：疑当作“痈”字。

猪蹄汤 治一切痈疽，消肿毒，去恶肉，润疮口，止痛。

白芷 黄芩 当归 羌活 赤芍药 露蜂房蜂儿多者佳 生甘草各五钱

用猪蹄一只，水四五碗，煮熟去油渣，取清汤，入前药，煎数沸，去渣，温洗，随用前膏药贴之。

桑木灸法方见溃疡门

脑 疽

肿痛未作脓者，宜除湿消毒。大痛或不痛，或麻木者，毒甚也，隔蒜灸之，更用解毒药。肿痛便秘者，邪在内也，泄之。不甚痛，或不作脓者，虚也，托里为主。脓成胀痛者，针之，更以托里。上部脉数实而痛者，宜降火。上部脉数虚而痛者，宜滋阴降火为主。尺部脉数而作渴者，滋阴降火。不作脓，或不溃者，托里药主之。脓清或多者，大补气血。烦躁饮冷，脉实而痛者，宜泻火。

一男子患之，肿痛脉数，以黄连消毒散二剂少退，与仙方活命饮二剂而止，再以当归、川芎、芍药、金银花、黄柏、知母而溃，又以托里药而愈。

一男子头项俱肿，虽大溃，肿痛益甚，兼作泻，烦躁不睡，饮食少思，其势可畏。诊其脉，毒尚在。与仙方活命饮二剂，肿痛退半，与二神丸及六君子汤加五味子、麦门冬、酸枣仁四剂，诸证少退；饮食少进，睡亦少得，及与参苓白术散数服，饮食顿进；又与十全大补汤加金银花、白芷、桔梗，月余而瘥。

一老人色赤肿痛，脉数而有力。与黄连消毒散，二剂少退；更与清心莲子饮，四剂而消。

一妇人脓熟不溃，胀痛欲呕，饮食少思，急针之，与托里药而愈。

一妇人患之，不甚痛，不作脓。以托里消毒散脓成，针之，补以托里药亦愈。

一老人脓清，兼作渴，脉软而涩，予以为气血俱虚，用八珍汤加黄芪、五味子，彼不信，乃服降火之剂，果反作呕少食，始信。服香砂六君子汤，四剂，呕止食进，仍投前汤，月余而愈。

一男子未溃，兼作渴，尺脉大而无力。以四物汤加黄柏、知母、麦门冬、黄芪，四剂而渴减，又与加减八味丸渴止疮溃，更用托里药兼前丸而愈。

一男子肿痛脉数，以荆防败毒散，二剂而痛止，更以托里消毒药而消。

一男子焮肿疼痛，发热饮冷，脉洪数，与凉膈散二剂而止。以金银花散四剂而溃，更以托里药而愈。

一老妇禀实，溃而痛不止，脉实便秘，以清凉饮二剂而止，更以托里消毒药而愈。

一男子肿硬，不作脓，惟疮头出水，痛甚，以仙方活命饮二剂，痛止而脓成，针之，更以托里药而愈。常治脓清补而不应，及不痛或木闷坚硬者，俱不治。

一男子脓将成，微痛兼渴，尺脉大而无力，此阴虚火动之证。彼谓心经热毒，自服清凉降火药，愈炽。复求治，乃以四物汤加黄柏、知母、五味子、麦门冬、黄芪，及加减八味丸，渴止疮溃，更以托里药兼前丸而愈。《中藏经》云：痈疽疮肿之作，皆五脏六腑蓄毒不流，非独荣卫壅塞而发，其行也有处，其主也有归。假令发于喉舌者，心之毒；皮毛者，肺之毒；肌肉者，脾之毒；骨髓者，肾之毒。发于下者，阴中之毒；发于上者，阳中之毒。外者六腑之毒，内者五脏之毒。故内曰坏，外曰溃，上曰从，下曰逆。发于上者，得之速；发于下者，得之缓。感于六腑者，易治；感于五脏者，则难治也。观此，则疽发于脑者，乃膀胱督脉，阴气不足，阳火炽甚而出也，岂可专泥于心火，而不滋益阴气耶？

一男子耳后漫肿作痛，肉色不变，脉微数。以小柴胡汤加芎、归、桔梗，四剂肿少起。更以托里消毒散数剂，脉滑数，此脓已成矣，宜针之。彼畏而不肯用。因痛极，始针之，出脓碗许，以托里药两月余而始愈。凡疮不起者，托而起之；不成脓者，补而成之，使不内攻。脓成，而及时针之，不数日即愈矣。常见患者，皆畏针痛而不肯用，又有恐伤良肉而不肯用，殊不知疮虽发于肉薄之所，若脓成，其肿亦高寸余，疮皮又厚分许，用针深不过二分。若发于背，肿高必有三四寸，入针止于寸许。况患处肉已坏矣，何痛之有？何伤之虑？怯弱之人，及患附骨疽，待脓自通，以致大溃，不能收敛，气血沥尽而亡者为多矣。

一男子素不慎起居饮食，焮赤肿痛，尺脉洪数。以黄连消毒散二剂，湿热顿退。惟肿硬作痛，以仙方活命饮，二剂肿痛悉退。但疮头不消，投十宣去桂，加金银花、藁本、白术、茯苓、陈皮，以托里排脓。彼欲全消，自制黄连消毒散二服，反肿硬不作脓，始悟。仍用十宣散加白术、茯苓、陈皮、半夏，肿少退；乃去桂，又四剂而脓成，肿势亦退；继以八珍散加黄芪、五味、麦门冬，月余脓溃而愈。夫苦寒之药，虽治阳证，尤当分表里虚实，次第时宜，岂可始末悉用之。然焮肿赤痛，尺脉数，按之则濡，乃膀胱湿热壅盛也，故用黄连消毒散，以解毒除湿。顾肿硬作痛，乃气血凝滞不行而作也，遂用仙方活命饮，以散结消毒破血。其疮头不消，盖因热毒薰蒸，气血凝滞而然也，宜用甘温之剂，补益阳气，托里以腐溃之。况此证元属督脉，经阴虚火盛而出，若不审其因，专用寒苦之剂，使胃寒气弱，何以腐化收敛，几何不至于败耶。凡疮之易消散、易腐溃、易收敛，皆气血壮盛故也。

附方

黄连消毒散　治脑疽，或背疽，肿势外散，疼痛发焮，或不痛麻木，服此。更宜隔蒜灸之。

黄连酒拌　羌活　黄柏　黄芩酒拌　生地黄　知母　独活　防风　当归尾酒拌　连翘各一钱　黄芪盐水炒，二钱　苏木　藁本　防己酒拌　桔梗　陈皮　泽泻　人参　甘草炒，各五分

作一剂，水二钟，姜三片，煎八分，食后服。

仙方活命饮方见发背门

隔蒜灸法方见发背门

槐花酒方见发背门

清凉饮方见发背门

四物汤方见瘰疬门

加减八味丸方见作渴门

十全大补汤方见溃疡发热门

清心莲子饮方见下疳门

凉膈散方见作渴门

二神丸方见作呕门

六君子汤方见作呕门

参苓白术散方见痔漏门

金银花散方见作呕门

托里散方见肿疡门

小柴胡汤方见瘰疬门

托里消毒散方见肿疡门

荆防败毒散方见溃疡发热门

十宣散方见发背门

八珍汤方见溃疡发热门

香砂六君子汤方见作呕门

卷 三

吴郡 薛 己著
新都 吴玄有校

鬓 疽

焮痛，或发热者，祛风清热；焮痛，发寒热，或拘急者，发散表邪；作脓焮痛者，托里消毒。脓已成作痛者针之；不作脓，或脓成而不溃者，并以托里；不敛或脓清者，宜峻补。

一男子患此，焮肿作痛发热，以小柴胡汤加连翘、金银花、桔梗，四剂而消。

一男子因怒后，发际肿痛，发热，以小柴胡汤加连翘、金银花、天花粉、桔梗，四剂根畔俱消。惟疮头作痛，以仙方活命饮，二剂痛止。脓成针之，更以托里消毒药而愈。

一男子头面焮肿作痛，时仲冬，脉弦紧，以托里温经汤，汗之而消。

一男子肿痛，寒热拘急，脉浮数，以荆防败毒散，二剂表证悉退；更以托里消毒散，溃之而安。

一男子脓熟不溃，胀痛，针之而止，更以托里消毒散而愈。就疮脓熟不溃，属气血虚也，若不托里，必致难瘥。

一男子作脓焮痛，发呕少食，以仙方活命饮一剂而止，以六君子汤加当归、桔梗、皂角刺，溃而愈。

一男子脓清不敛，以托里散加五味子、麦门冬而敛。

一老人肿痛发热，脓清作渴，脉软而涩，此血气俱虚也。欲补之，彼见作渴发热，乃服降火之剂，果作呕少食。复求治，投六君子汤，四剂呕止食进，仍用补药月余而愈。夫患者，脏腑气血上下，各有虚实。详见溃疡作痛第十三条。况阴证似阳，阳证似阴，治验见《外科心法》。岂可以发热作渴，而概用寒凉之剂常治患者。正气虚，邪气实，以托里为主，消毒佐之；正气实，邪气虚，以攻毒为主，托里佐之；正气虚，邪气实，而专用攻毒，则先损胃气，宜先用仙方活命饮、托里消毒散，或用灸法，俟邪气退，正气复，更酌量治之。大抵正气夺则虚，邪气胜则实。盖邪正不并立，一胜则一负，其虚不待损而自虚矣。若发背脑疽疔毒，及患在四肢，必用灸法，拔引郁毒，以行瘀滞，尤不可专于攻毒。诊其脉而辨之，庶不有误。如福泉黄吏部，肩患毒，发热恶寒，大渴烦躁，似有余之证，其脉虽大而无力，却属不足，用当归补血治之。吾乡周都宪，两腿作痛，形体清癯，肝脉弦数，却属有余之证，用龙胆泻肝汤治之并愈。齐氏云：疮肿之证，若不诊候，何以知阴阳勇怯，血气聚散邪！又云：脉洪大而数者，实也；细微而数者，虚也。河间云：脉沉实者，其邪在脏；浮大者，其邪在表。观此诚发前人之未发。诊候之道，其可缺邪！

一男子肿焮痛甚，发寒热，服十宣散愈炽。诊之脉数而实，此表里俱有邪也。以荆防败毒散加芩、连、大黄，二剂少愈；更以荆防败毒散，四剂而消。大抵疮疡之证，肿焮痛甚。寒热往来，或大便秘结，小便淋，心神愦闷，恍惚不宁，皆邪热之实也，岂可补哉？东垣云：疮疽之发，其受之有内外之别，治之有寒温之异。受之外者，法当托里以温剂，反用寒药，则是皮毛始受之邪，引入骨髓；受之内者，法当疏利寒剂，反用温剂托里，则是骨髓之病，上彻皮毛，表里通溃，共为一疮。助邪为毒，苦楚百倍，轻则危殆，重则死矣。

附方

小柴胡汤方见溃疡门

荆防败毒散方见溃疡发热门

托里消毒散方见肿疡门

仙方活命饮方见发背门

托里散方见肿疡门

六君子汤方见作呕门

托里温经汤　治寒覆皮毛，郁遏经络，不得伸越，热伏荣中聚结，赤肿作痛，恶寒发热，或痛引肢体。若头面肿痛焮甚，更宜砭之。

麻黄　升麻　防风　干葛　白芷　当归　苍术　人参　芍药　甘草各一钱

作一剂，水二钟，煎一钟服，卧于暖处，得汗乃散。

八珍汤方见溃疡发热门

龙胆泻肝汤方见下疳门

十宣散方见肿疡门

当归补血汤方见溃疡门

时　毒谓毒发于面鼻耳项

里实而不利者，下之；表实而不解者，散之；表里俱实而不解者，解表攻里；表里俱解而不消者，和之；肿甚焮痛者，砭去恶血，更用消毒之剂；不作脓，及不溃者，托之；饥年普患者，不宜用峻利，当审而治之。

一男子患此，肿痛发热作渴，脉实便秘。以五利大黄汤下之，诸证悉退；以葛根牛蒡子汤四剂而痊。

一男子表里俱解，肿痛尚不退，以葛根升麻汤，二剂而消。

一男子肿痛，发寒热，脉浮数。以荆防败毒散，二剂少愈；以人参败毒散，二剂势减半，又二剂而瘥。

一男子耳面赤肿作痛，咽干发热，脉浮数。先以荆防败毒散，二剂势退大半；又以葛根牛蒡子汤，四剂而痊。

一妇人表邪已解，肿尚不消，诊之脉滑而数，乃瘀血欲作脓也，以托里消毒散，溃之而愈。

一男子焮肿，胀痛作渴，烦热便秘，脉数，按之尤实。用防风通圣散，一剂诸证顿退；以荆防败毒散加玄参、牛蒡子、黄芩，二剂而瘥。

一老人冬月头面耳项俱肿，痛甚，便秘，脉实，此表里俱实病也。饮防风通圣散，不应。遂砭患处，出黑血。仍投前药，即应。又以荆防败毒散而瘳。盖前药不应者，毒血凝聚上部经络，药力难达故也。恶血既去，其药自效。或拘用寒远寒，及年高畏用硝黄而用托里，与夫寻常消毒之剂，或不砭泄其毒，专假药力，鲜不危矣。

一男子表里俱解，惟肿不消，以托里消毒散，四剂脓成，针之而愈。

一妇人肿痛，用硝黄之剂，攻之稍缓，翌日复痛。诊之外邪已退，此瘀血欲作脓也。用托里消毒散，溃之而愈。

一男子头面肿痛，服硝黄败毒之剂，

愈甚。诊之脉浮数，邪在表，尚未解，用荆防败毒散，二剂势退大半；更以葛根牛蒡子汤，四剂而痊。《内经》云：身半已上肿，天之气也；身半已下肿，地之气也。乃邪客心肺之间，上攻头目而为肿。此感四时不正之气为患，与夫膏粱积热之证不同。硝黄之剂，非大便秘实不可用。若不审其因，不辨其虚实表里，概用攻之，必致有误。常见饥馑之际，刍荛之人多患之，乃是胃气有损，邪气从之为患，不可不察。予常治邪在表者，葛根牛蒡子汤、人参败毒散，或普济消毒饮子；邪在里者，五利大黄汤、栀子仁汤；表里俱不解者，防风通圣散；表里俱解而肿不退者，犀角升麻汤；如肿甚者，砭患处，出恶血以泄其毒，或用通气散，取嚏以泄其毒，十日外自愈，若嚏出脓血即愈。欲其作脓者，用托里消毒散；欲其收敛者，用托里散。此法最为稳当。五七日咽喉肿闭，言语不出，头面不肿，食不知味者，不治。

一男子服表散药愈炽，发热便秘，诊其脉沉实，此邪在里也。以大黄汤下之，里证悉退；以葛根牛蒡子汤，浮肿亦消；惟赤肿尚存，更以托里药溃之而愈。齐氏云：时毒者，为四时邪毒之气，而感之于人也。其候发于鼻面耳项咽喉，赤肿无头，或结核有根，令人憎寒发热，头痛，或肢体痛甚者，恍惚不宁，咽喉闭塞。人不识者，将为伤寒，便服解药，一二日肿气增益，方悟，始求疮医。原夫此疾，古无方论，世俗通为丹瘤。病家恶言时毒，切恐传染。考之于经曰：人身忽经变赤，状如涂丹，谓之丹毒。此风热恶毒所为，与夫时毒，特不同耳。盖时毒初状如伤寒，五七日间乃能杀人，治者宜精辨之。先诊其脉，滑数浮洪，沉紧弦涩，皆其候也。盖浮数者，邪气在表也；沉涩者，邪气深也。气实之人，急服化毒以攻之；热实不利，大黄汤下之。其有表证者，解毒升麻汤以发之；或年高气软者，五香连翘汤主之。又于鼻内嗃通气散，取十余嚏作效，若嗃药不嚏者，不可治。如嚏出脓血者，治之必愈。左右看病之人，每日用嗃药嚏之，必不传染。其病人每日亦用嚏药三五次，以泄热毒。此治时毒之良法也。

经三四日不解者，不可大下，犹宜和解之，服犀角连翘散之类。至七八日，大小便通利，头面肿起高赤者，可服托里散、黄芪散，宜针镰砭割出血，泄其毒气，十日外，不治自愈也。此病若五日已前，精神昏乱，咽喉闭塞，语声不出，头面不肿，食不知味者，必死，治之无功矣。然而，此疾有阴有阳，有可汗有可下。常见粗工，但云热毒，就用寒药，殊不知病有微甚，治有逆从，不可不审矣。

附方

五利大黄汤 治时毒焮肿赤痛，烦渴便秘，脉实数。

大黄煨 黄芩 升麻各二钱 芒硝 栀子各一钱二分

作一剂，水一钟半，煎六分，空心热服。

栀子仁汤 治时毒肿痛，大便秘结，脉沉数。

郁金 枳壳麸炒，去穰 升麻 山栀仁炒 牛蒡子炒 大黄煨，各等分

上为细末，每服三钱，蜜水调下。

荆防败毒散 治时毒肿痛发热，左手脉浮数。即人参败毒散加防风、荆芥。方见溃疡发热门

葛根牛蒡子汤 治时毒，肿痛脉数而少力者。

葛根 贯众 甘草 江西豆豉 牛蒡子半生杵炒，各二钱

作一剂，水一钟半，煎八分，食后

服。

防风通圣散　治时毒肿痛，烦躁，表里脉证俱实。方见疔疮门

人参败毒散方见溃疡发热门

托里消毒散　治时毒表里俱解，肿尚不退，欲其作脓。方见肿疡门

普济消毒饮　治时毒疫疠，初觉憎寒体重，次传头面肿痛，或咽喉不利，舌干口燥。

黄芩　黄连各五钱　人参三钱　橘红　玄参　甘草各一钱　柴胡　桔梗炒，各二钱　连翘　鼠粘子　板蓝根　马勃各一钱　白僵蚕炒　升麻各七分

作一剂，水二钟，煎一钟，去渣，稍热，食后徐徐服之。如大便硬，加酒煨大黄一钱或二钱，以利之。肿势甚者，宜砭刺之，去恶血。

通气散　治时毒焮肿，咽喉不利，取嚏以泄其毒。

玄胡索一钱五分　猪牙皂角　川芎各一钱　藜芦五分　羊踯躅花二分半

上为细末，用纸捻蘸少许，纴于鼻内，取嚏为效。

托里散方见肿疡门

疔　疮

脉浮数者，散之；脉沉实者，下之。表里俱实者，解表攻里。麻痒，或大痛，及不痛者，并灸之，更兼攻毒。

一男子足患作痒，恶心呕吐，时发昏乱，脉浮数。明灸二十余壮，始痛。以夺命丹一服，肿始起。更用神异膏，及荆防败毒散而愈。

一男子患之，发热烦躁，脉实，以清凉饮下之而愈。

一男子胸患之，遍身麻木，脉数而实，针出恶血，更明灸数壮，始痛；服防风通圣散，得利而愈。

一男子左手背患之，是日一臂麻木，次日半体皆然，神思昏愦。遂明灸二十余壮，尚不知痛；又三十余壮，始不麻；至百壮始痛，以夺命丹一服肿始起；更用神异膏及荆防败毒散而愈。

一老妇足大指患之，甚痛。令灸之，彼不从，专服败毒药，至真气虚而邪气愈实，竟至不救。盖败毒散虽能表散疮毒，然而感有表里，所发有轻重，体段有上下，所禀有虚实，岂可一概而用之耶？且至阴之下，药力在所难到，专假药力，则缓不及事，不若灸之为良。故下部患疮，皆宜隔蒜灸之，痛则灸至不痛，不痛则灸至痛。若灸之而不痛者，宜明灸之，及针疔四畔去恶血。以夺命丹一粒，入疮头孔内，仍以膏药贴之。若针之不痛，或无血者，以针烧赤，频烙患处，以痛为度。或不痛，眼黑如见火光者，此毒气入脏腑也，不治。若患在手足，红丝攻心腹者，就于丝尽处，刺去恶血，宜服荆防败毒散。若丝近心腹者，宜挑破疮头，去恶水，亦以膏药贴之。如麻木者，服夺命丹。如牙关紧急，或喉内患者，并宜噙一二丸。凡人暴死，多是疔毒。用灯照看遍身，若有小疮，即是。宜急灸之，俟醒，更服败毒药或夺命丹。人汗入肉，食之则生疔疮，不可不慎。

附方

荆防败毒散　即人参败毒散加荆芥、防风。方见溃疡发热门

夺命丹　治疔疮发背，及恶证不痛，或麻木，或呕吐，重者昏愦。此药服之，不起发者即发，不痛者即痛，痛甚者即止，昏愦者即苏，呕吐者即解，未成者即消，已成者即溃，有回生之功，乃恶证之中至宝也。

蟾酥干者酒化　轻粉各半钱　白矾枯

寒水石煅 铜绿 乳香 没药 麝香各一钱 朱砂三钱 蜗牛二十个另研，无亦效

上为细末，蜗牛别碾烂，入药末，捣匀为丸如绿豆大。如丸不就，入酒糊些小，每服一二丸，用生葱白三五寸，病者自嚼烂，吐于手心，男左女右，包药在内，用热酒和葱送下。如人行五七里，汗出为效，重者再服一二丸。

清凉饮

隔蒜灸法二方见发背门

神异膏方见杨梅疮门

臀 痈附腿痈并腿痛脚气

焮痛，尺脉紧而无力者，托之。肿硬痛甚者，隔蒜灸之，更以解毒。不作脓而痛者，解毒为主。不作脓者，托里为主。不溃，或溃而不敛者，托里为主。

一男子臀痈，肿硬作痛，尺脉浮紧，按之无力。以内托羌活汤。一剂痛止。以金银花散四剂，脓溃而愈。

一男子臀痈，肿硬痛甚，隔蒜灸之，更服仙方活命饮二剂痛止，更以托里消毒散脓溃而瘥。

一男子臀痈，不作脓，饮食少思。先用六君子汤加芎、归、黄芪，饮食渐进；更以托里消毒散，脓溃而愈。

一男子溃而脓清不敛，以豆豉饼灸之，更饮十全大补汤，两月余而痊。凡疮不作脓，或不溃，或溃而不敛，皆气血之虚也。若脓清稀，尤其虚甚也。虚实详见溃疡作痛门

一男子臀痈，脓水不止，肌肉渐瘦，饮食少思，胃脉微弦。以六君子汤加藿香、当归数剂，饮食遂进；饮以十全大补汤及豆豉饼灸之，两月余而敛。

一弱人臀痈，脓成不溃，以十全大补汤数剂，始托起，乃针之，又二十余剂而愈。夫臀居僻位，气血罕到，老弱人患之，尤宜补其气血，庶可保痊。

一男子腿内侧患痈，未作脓而肿痛，以内托黄芪柴胡汤，二剂少愈，又二剂而消。

一男子臀漫肿，色不变，脉滑数而无力。此臀痈也，脓将成，尚在内。予欲治以托里药，待发出而用针。彼欲内消，服攻伐药愈虚。复求治，仍投前药，托出针之，以大补药而愈。凡疮毒气已结不起者，但可补其气血，使脓速成而针去，不可论内消之法。脓成，又当辨其生熟浅深而针之。若大按之乃痛者，脓深也；小按之便痛者，脓浅也；按之不甚痛者，未成脓也；按之即复起者，有脓也；按之不复起者，无脓也。若肿高而软者，发于血脉；肿下而坚者，发于筋骨；肉色不相变者，发于骨髓也。

一男子腿外侧患痈，漫肿大痛，以内托，黄芪酒煎汤，二剂少可；更以托里散数剂，溃之而愈。

一妇人腿痈，久而不愈，疮口紫陷，脓水清稀，予以为虚。彼不信，乃服攻里之剂，虚证蜂起。复求治，令灸以附子饼，服十全大补汤百余帖而愈。凡疮脓清及不敛者，或陷下，皆气血虚极也，最宜大补，否则成败证。若更患他证，尤难治愈。

一男子腿痈内溃，针之，脓出四五碗许，恶寒畏食，脉诊如丝。此阳气微也，以四君子汤，加炮附子一钱，服之寒少止，又四剂而止。以六君子汤加桂数剂，饮食顿进，乃以十全大补汤及附子饼两月而愈。

一老人腿患痈，脓自溃，忽发惛瞀，脉细而微。此气血虚极也，以大补之剂而苏。一弱人流注内溃，出败脓五六碗，是时眼口歪斜，脉亦虚极，乃虚甚也，非真

中风。以独参汤加附子一钱，二剂少愈。更以大补药，月余而痊。大抵脓血大泄，当大补气血为先，虽有他证，以末治之。凡痈大溃，发热恶食，皆属气血虚甚。若左手脉不足者，补血药当多于补气药；右手脉不足者，补气药当多于补血药，切不可发表。

一妇人患腰痛脚弱，弛长不能动履，以人参败毒散加苍术、黄柏、泽泻而愈。

一妇人环跳穴作痛，肉色不变，脉紧数，此附骨疽也。脓未成，用内托黄芪酒煎汤加青皮、龙胆草、山栀，数剂而消。

一男子患腿痈，兼筋挛痛，脉弦紧，用五积散加黄柏、柴胡、苍术，治之而愈。

一妇人患附骨疽，久不愈，脓水不绝，皮肤瘙痒，四肢痿软。予以为虚，欲补之。彼惑为风疾，遂服祛风药，竟致不起。陈无择云：人身有皮毛血脉筋膜肌肉骨髓，以成其形，内则有心肝脾肺肾以主之。若随情妄用，喜怒劳佚，致内脏精血虚耗，使皮血筋骨肉痿弱无力以运动，故致痿躄，状与柔风脚气相类。柔风脚气皆外所因，痿则内脏不足之所致也。

一男子患附骨疽，肿硬发热，骨痛筋挛，脉数而沉，用当归拈痛汤而愈。

一男子腿根近环跳穴患痛彻骨，外皮如故，脉数而带滑。此附骨疽，脓将成，用托里药六剂，肿起作痛，脉滑数，脓已成，针之，出碗许；更加补剂，月余而瘳。

一男子腿内患痈，漫肿作痛，四肢厥，咽喉塞，发寒热。诸治不应，乃邪郁经络而然也。用五香连翘汤，一剂诸证少退。又服，大便行二次，诸证悉退而愈。

一妇人两腿作痛，不能伸展，脉弦紧，按之则涩。先以五积散，二剂痛少止；又一剂而止；更以神应养真，而能伸屈。

一男子患腿痛，膝微肿，轻诊则浮，按之弦紧。此鹤膝风也，与大防风汤，二剂已退二三。彼谓附子有毒，乃服败毒药，日渐消瘦，复求治。余谓：今饮食不为肌肤，水谷不能运化精微，灌溉脏腑，周身百脉，神将何依然。故气短而促，真气损也；怠惰嗜卧，脾气衰也；小便不禁，膀胱不藏也；时有躁热，心下虚痞，胃气不能上荣也；恍惚健忘，神明乱也。不治，后果然。此证多患于不足之人，故以加减小续命、大防风二汤有效。若用攻毒药必误。

一妇人患脚气，或时腿筋挛，腹作痛，诸药不应，渐危笃。诸书云：八味丸，治足少阴，脚气入腹，疼痛，上气喘促欲死。遂投一服顿退，又服而愈。肾经虚寒之人，多有此患，乃肾乘心，水克火，死不旋踵，宜急服。

一男子腿痛，兼筋挛骨痛，脉弦紧。以大防风汤二剂，挛少愈，又二剂而肿消。但内一处，尚作痛，脉不弦紧，此寒邪已去，乃所滞瘀浊之物，欲作脓，故痛不止也。用托里药数剂，肿发起，脉滑数，乃脓已成矣，针之。用十全大补汤，月余而安。

一妇人膝肿痛，遇寒痛益甚，月余不愈，诸药不应，脉弦紧。此寒邪深伏于内也，用大防风汤及火龙膏，治之而消。大抵此证，虽云肿有浅深，感有轻重，其所受皆因真气虚弱，邪气得以深袭。若真气壮实，邪气焉能为患邪！故附骨痈疽，及鹤膝风证，肾虚者多患之。前人用附子者，以温补肾气，而又能行药势，散寒邪也。亦有体虚之人，秋夏露卧，为冷气所袭，寒热伏结，多成此证，不能转动，乍寒乍热而无汗，按之痛应骨者是也。若经久不消，极阴生阳，寒化为热而溃也。若被贼风所伤，患处不甚热，而洒淅恶寒，不时汗出，熨之痛少止，须大防风汤及火龙膏治之。若失治为弯曲偏枯，有坚硬如石，谓之石疽。若热缓，积日不溃，肉色亦紫，皮肉俱烂，名缓疽。其始末皆宜服前汤，欲其驱散寒邪，以补虚托里也。

一男子右腿赤肿焮痛，脉沉数，用当归拈痛汤，四肢反痛。乃湿毒壅遏，又况下部，药难达，非药不对症。遂砭患处，去毒血，仍用前药，一剂顿减，又四剂而消。

一男子先腿痛，后四肢皆痛，游走不定，至夜益甚，服除湿败毒之剂，不应。诊其脉滑而涩，此湿痰浊血为患，以二陈汤加苍术、羌活、桃仁、红花、牛膝、草乌，治之而愈。凡湿痰湿热，或死血流注关节，非辛温之剂，开发腠理，流通隧道，使气行血和，焉能得愈？

一男子腿痛，每痛则痰盛，或作嘈杂，脉滑而数，以二陈汤加升麻、二术、泽泻、羌活、南星，治之而安。

一男子素有脚气，胁下作痛，发热头晕，呕吐，腿痹不仁，服消毒护心等药，不应。左关脉紧，右关脉弦。此亦脚气也，以半夏左经汤，治之而愈。

一男子脚软肿痛，发热饮冷，大小便秘，右关脉数，乃足阳明经湿热流注也，以大黄左经汤，治之而愈。

一男子臁胫兼踝脚皆焮痛，治以加味败毒而愈。

一男子两腿痛，脉滑而迟。此湿痰所致，以二陈汤加二术、黄柏、羌活、泽泻，治之而消。

一男子两腿肿痛，脉滑而迟。此湿痰所致也，先以五苓散加苍术、黄柏，二剂少愈；更以二陈、二术、槟榔、紫苏、羌活、独活、牛膝、黄柏而瘥。夫湿痰之证，必先以行气利湿健中为主，若中气和，则痰自消，而湿亦无所容矣。

一妇人两腿痛，脉涩而数。此血虚兼湿热，先以苍术、黄柏、知母、龙胆草、茯苓、防风、防己、羌活，数剂肿痛渐愈；又以四物汤加二术、黄柏、牛膝、木瓜，月余而愈。

一男子肢节肿痛，脉迟而数。此湿热之证，以荆防败毒散加麻黄，二剂痛减半；以槟榔败毒散，四剂肿亦消；更以四物汤加二术、牛膝、木瓜，数剂而愈。

一妇人脚胫肿痛，发寒热，脉浮数。此三阳经湿热下注为患，尚在表。用加味败毒散治之，不应，乃瘀血凝结，药不能及也。于患处砭去瘀血，乃用前药，二剂顿退。以当归拈痛汤，四剂而愈。杨大受云：脚气是为壅疾，治法宜宣通之，使气不能成壅也。壅既成而甚者，砭去恶血，而去其重势。经云：畜则肿热，砭射之后，以药治之。

一妇人两腿痛，遇寒则筋挛，脉弦而紧，此寒邪之证。以五积散对四物汤，数剂痛止；更以四物汤加木瓜、牛膝、枳壳，月余而愈。

一男子腿肿筋挛，不能动履，以交加散，二剂而愈。

一妇人患腿痛，不能伸屈，遇风寒痛益甚，诸药不应，甚苦。先以活络丹，一丸顿退，又服而瘳。次年复痛，仍服一丸，亦退大半；更以加味败毒散，四剂而愈。

一男子素有脚气，又患附骨痈作痛，服活络丹一丸，二证并瘥。上舍俞鲁用素有疝，不能愈，因患腿痛，亦用一丸，不惟腿患有效，而疝亦得愈矣。西蜀彭黄门大安人，臂痛数年，二丸而瘥。留都金二官女，患惊风甚危，诸医皆勿救，自用一丸即愈，且不再作。夫病深伏在内，非此药莫能通达。但近代始云此药引风入骨，如油面之说，故后人多不肯服。大抵有是病，宜用是药，岂可泥于此言，以致难瘥。

一妇人两腿作痛，时或走痛，气短自汗，诸药不应。诊之尺脉弦缓，此寒湿流注于肾经也，以附子六物汤，治之而愈。但人谓附子有毒多不肯服，若用童便炮制，何毒之有？况不常服，何足为虑？予中气不足，以补中益气汤加附子，服之三年，何见其毒也！经云：有是病，用是药。

一妇人肢节肿痛，胫足尤甚，时或自汗，或头痛。此太阳经湿热所致，用麻黄左经汤，二剂而愈。

一妇人患血痔，兼腿酸痛似痹。此阴血虚不能养于筋而然也，宜先养血为主，遂以加味四斤丸治之而愈。

一老人筋挛骨痛，两腿无力，不能步履，以《局方》换腿丸治之。一妇人筋挛痹纵，两腿无力，不能步履。以《三因》胜骏丸治之，并愈。河间云：脚气由肾虚而生。然妇人亦有病脚气者，乃因血海虚而七情所感，遂成斯疾。今妇人病此亦众，则知妇人以血海虚而得之，与男子肾虚类也。男女用药固无异，更当兼治七情，无不效也。

一妇人患腿痛，兼足胫挛痛，服发散药愈甚，脉弦紧。此肾肝虚弱风湿内侵也，以独活寄生汤，治之痛止；更以神应养真丹，而弗挛矣。

一男子素有腿痛，饮食过伤，痛益甚，倦怠脉弱，以六君子汤加山楂、神曲、苍术、当归、升麻、柴胡而愈。

一老人素善饮，腿常肿痛，脉洪而缓，先以当归拈痛汤，候湿热少退；后用六君子汤加苍术、黄柏、泽泻，治之而痊。

一男子每饮食少过，胸膈痞闷，或吞酸，两腿作痛。用导引丸，二服顿愈；更以六君子汤加神曲、麦芽、苍术二十余剂，遂不复作。河间云：若饮食自倍，脾胃乃伤，则胃气不能施行，脾气不能四布，故下流乘其肝肾之虚，以致足肿。加之房事不节，阳虚阴盛，遂成脚气。亦有内伤饮食，脾胃之气有亏，不能上升，则下注为脚气者，宜用东垣开结导引丸，开导引水，运化脾气。如脾气虚弱，壅遏不通，致面目发肿，或痛者，宜用导滞通经汤以疏导。以上十九条乃脚气证，虽非疮毒，因治有验，故录之。

附方

内托羌活汤　治尻臀患痈，坚硬肿痛，两尺脉紧，按之无力。

羌活　黄柏各二钱　防风　当归尾　藁本各一钱　肉桂一钱　连翘　甘草炙　苍术米泔水浸炒　陈皮各半钱　黄芪盐水拌炒，一钱半

作一剂，水酒各一钟，煎至八分，食前服。

隔蒜灸法

槐花酒

仙方活命饮三方见发背

金银花散方见作呕门

托里消毒散方见肿疡门

六君子汤方见作呕门

豆豉饼　治疮疡肿硬不溃，及溃而不敛，并一切顽疮恶疮。用江西豆豉为末，唾津和作饼子，如钱大，厚如三文，置患处，以艾壮于饼上灸之。饼若干，再用唾津和作。如背疮大，用漱口水调作饼，覆患处，以艾铺饼上烧之。如未成者，用之即消；已成者，虽不全消，其毒顿减。前人俱称有奇功，不可忽之。

十全大补汤方见溃疡发热门

独参汤方见杖疮门

内托黄芪柴胡汤　治湿热，腿内近膝

股患痈，或附骨痈，初起肿痛，此太阴厥阴之分位也。脉细而弦，按之洪缓有力。

黄芪盐水拌炒，二钱 柴胡 土瓜根各一钱 羌活五分 连翘一钱五分 肉桂 生地黄各三分 当归尾八分 黄柏五分

作一剂，水酒各一钟，煎八分，空心热服。

内托黄芪酒煎汤 治寒湿腿外侧少阳经分患痈，或附骨痈，坚硬漫肿作痛，或侵足阳明经，亦治之。

黄芪盐水拌炒，二钱 柴胡一钱半 连翘 肉桂各一钱 黄柏五分 大力子炒，一钱 当归尾二钱 升麻七分 甘草炒，五分

作一剂，水酒各一钟，煎八分，食前服。

附子饼 治溃疡气血虚不能收敛，或风邪袭之，以致气血不通，运于疮所，不能收敛。用炮附子去皮脐，研末，以唾津和为饼，置疮口处，将艾壮于饼上，灸之。每日灸数次，但令微热，勿令痛。如饼干，再用唾津和作，以疮口活润为度。

四君子汤 治脾胃不健，饮食少思，肌肉不生，肢体倦怠。

人参 茯苓 白术炒，各二钱 甘草炙，五分

作一剂，水二钟，姜三片，枣二枚，煎八分，食远服。

人参败毒散方见溃疡发热门

五积散 治风寒湿毒，客于经络，致筋挛骨痛，或腰脚酸疼，或拘急，或身重痛，并治之。

苍术二钱半 桔梗炒，一钱二分 陈皮去白，六分 白芷三分 甘草炙 当归酒拌 川芎 芍药炒 半夏姜制 茯苓去皮，各三分 麻黄去节，六分 干姜炮，四分 枳壳面炒，六分 桂心一钱 厚朴姜制，四分

作一剂，水二钟，姜三片，枣一枚，煎一钟服。

当归拈痛汤 治湿热下注，腿脚生疮，或脓水不绝，或赤肿，或痒痛，或四肢遍身重痛。

羌活五钱 人参 苦参酒制 升麻 葛根 苍术各二钱 甘草炙 黄芩酒拌 茵陈叶酒炒，各五钱 防风 当归身 知母酒炒 泽泻 猪苓各三钱 白术一钱半

作四剂，水二钟，煎一钟，空心并临睡服之。

大防风汤 治三阴之气不足，风邪乘之，两膝作痛，久则膝大，腿愈细，因名曰鹤膝风，乃败证也，非此方不能治。又治痢后脚痛缓弱，不能行步，或腿膝肿痛。

附子炮，一钱 白术炒 羌活 人参各二钱 川芎一钱五分 防风二钱 甘草炙，一钱 牛膝酒浸，一钱 当归酒拌，二钱 黄芪炙，二钱 白芍药炒，二钱 杜仲姜制，三钱 熟地黄用生者，酒拌，蒸半日，忌铁器，二钱

作一剂，水二钟，姜三片，煎八分，空心服。愈后尤宜谨调摄，更服还少丹，或加桂以行地黄之滞。若脾胃虚寒之人，宜服八味丸。

补中益气汤方见溃疡发热门

火龙膏 治风寒湿毒所袭，筋挛骨痛，或肢节疼痛，及湿痰流注，经络作痛，或不能行步。治鹤膝风、历节风疼痛，其效尤速。

生姜八两，取汁 乳香为末 没药为末，各五钱 麝香为末，一钱 真牛皮胶二两，切碎，用广东者

先将姜汁并胶溶化，方下乳香、没药调匀，待稍温，下麝香，即成膏矣。摊贴患处。更服五积散。如鹤膝风，须服大防风汤。

二陈汤 和中理气，健脾胃，消痰进饮食。

半夏姜制 陈皮炒 茯苓各一钱五分

甘草炙，五分

作一剂，水一钟，姜三片，煎六分，食远服。

半夏左经汤　治足少阳经为四气所乘，以致发热腰胁疼痛，头目眩晕，呕吐不食，热闷烦心，腿痹纵缓。

半夏姜制　干葛　细辛　白术　麦门冬去心　茯苓　桂心去皮　防风　干姜炮　黄芩　柴胡　甘草炙，各一钱

作一剂，水二钟，姜三片，枣一枚，煎八分，食前服。

大黄左经汤　治四气流注足阳明经，致腰脚尖肿痛不可行，大小便秘，或不能食，气喘满，自汗。

细辛　茯苓　羌活　大黄煨　甘草炙　前胡　枳壳　厚朴姜制　黄芩　杏仁去皮尖，炒，各一钱

作一剂，水二钟，姜三片，枣二枚，煎八分，食前服。

加味败毒散　治足三阳经受热毒，流于脚踝，焮赤肿痛，寒热如疟，自汗短气，小便不利，手足或无汗，恶寒。

羌活　独活　前胡　柴胡　枳壳　桔梗　甘草　人参　茯苓　川芎　大黄　苍术各一钱

作二剂，水二钟，姜三片，煎八分服。

附子六物汤　治四气流注于足太阴经，骨节烦痛，四肢拘急，自汗短气，小便不利，手足或时浮肿。

附子　防己各四钱　甘草炙，二钱　白术　茯苓各三钱　桂枝四钱

作二剂，水一钟半，姜三片，煎一钟，食远服。

八味丸　治命门火衰，不能上生脾土，致脾胃虚弱，饮食少思，或食不化，日渐消瘦；及虚劳，渴欲饮水，腰重疼痛，小腹急痛，小便不利；及肾气虚寒，脐腹作痛，夜多漩溺，脚膝无力，肢体倦怠。

即肾气丸每料加肉桂一两，附子一两。其附子每日用新童便数碗，浸五六日，切作四块，再如前浸数日，以草纸包裹，将水湿纸，炮半日，去皮脐尖，切作大片。如有白星，再用火炙，以无白星为度。一两。凡用俱要照此法炮过，为宜用。方见肺痈门。每服五十丸，空心盐汤下。

四物汤方见瘰疬门

交加散　治风寒湿毒所伤，腿脚疼痛，或筋挛骨痛，及腰背挛痛，或头痛恶寒拘急，遍身疼痛，一切寒毒之证并效。即五积散方见前对人参散毒散方见溃疡发热门

荆防败毒散方见溃疡发热门

槟苏散　治风湿流注，脚胫酸痛，或呕吐不止。

槟榔　木瓜各一钱　香附子　紫苏各三分　陈皮　甘草炙，各一钱

作一剂，水一钟半，姜三片，葱白三茎，煎一钟，空心服。

麻黄左经汤　治风寒暑湿流注足太阳经，腰足挛痹，关节重痛，憎寒发热，无汗恶寒，或自汗恶风头痛。

麻黄去节　干葛　茯苓　苍术米泔浸炒　防己酒拌　桂心　羌活　防风　细辛　甘草炙，各一钱二分

作一剂，水二钟，姜三片，枣一枚，煎八分，食前服。

加味四斤丸　治肝肾二经气血不足，足膝酸痛，步履不随，如受风寒湿毒以致脚气者，最宜服之。

虎胫骨一两，酥炙　没药另研　乳香另研，各五钱　川乌一两，炮去皮　肉苁蓉　川牛膝一两五钱　木瓜一斤，去穰蒸　天麻一两

余为末，将木瓜、苁蓉捣膏，加酒糊和，顿熟杵丸梧桐子大。每服七八十丸，空心温酒或盐汤任下。

局方换腿丸　治足三阴经为四气所乘，挛痹缓纵，或上攻胸胁肩背，或下注脚膝作痛，足心发热，行步艰辛。

薏苡仁　南星汤炮　石楠叶　石斛　槟榔　萆薢炙　川牛膝　羌活　防风　木瓜各四两　黄芪炙　当归　天麻　续断各一两

为末，酒糊丸梧桐子大。每服五十丸，盐汤送下。

五香连翘散方见肿疡门

三因胜骏丸　治元气不足为寒湿之气所袭，腰足挛拳，或脚面连指，走痛无定，筋脉不伸，行步不随。常服益真气，壮筋骨。

附子泡法见八味丸　当归　天麻　牛膝　木香　酸枣仁炒　熟地黄用生者酒拌蒸半日，忌铁器，杵膏　防风各二两　木瓜四两　羌活　乳香各五钱　麝香二钱　全蝎炒　没药　甘草炙，各一两

为末，用生地黄三斤，用无灰酒四升，煮干，再晒二日，杵烂如膏，入前末和匀，杵千余下，每两作十丸。每服一丸，细嚼，临卧酒下，作小丸服亦可。

大神效活络丹方见《奇效良方》风门

独活寄生汤　治肝肾虚弱，风湿内攻，两胫缓纵，挛痛痹，足膝挛重。

独活二钱　白茯苓　杜仲姜制　当归酒洗　防风　芍药炒　人参　细辛　桂心　芎䓖　秦艽　牛膝酒拌　桑寄生真者，各一钱　甘草炙，五分　地黄用生者，酒拌，蒸半日，忌铁器，一钱

作一剂，水二钟，姜三片，煎八分，食前服。

神应养真丹　治厥阴经为四气所袭，脚膝无力，或左瘫右痪，半身不遂，手足顽麻，语言謇涩，气血凝滞，遍身疼痛。

当归酒浸片时，捣膏　川芎　熟地黄制如前方　芍药　羌活　天麻　菟丝子酒制，为末　木瓜各等分

上为末，入地黄、当归二膏，加蜜丸梧子大。每服百丸，空心服下，盐汤亦可。

开结导引丸　治饮食不消，心下痞闷，腿脚肿痛。

白术炒　陈皮炒　泽泻　茯苓　神曲炒　麦蘖炒　半夏姜制，各一两　枳实炒　巴豆霜各钱五分　青皮　干姜各五钱

为末，汤浸蒸饼，丸如梧子大。每服四五丸，凡十丸，温水下。此内伤饮食，脾胃营运之气有亏，不能上升，则注为脚气，故用此导引行水，化脾气也。

导滞通经汤　治脾经湿热，壅遏不通，面目手足作痛，即五苓散内减猪苓、官桂，加木香、陈皮。每服三钱，滚汤下。

五苓散　治下部湿热疮毒，或浮肿，小便赤少。

泽泻　肉桂去粗皮　白术　猪苓　赤茯苓去皮，各等分

为细末，每服一钱，热汤调服，不拘时。

托里散方见肿疡门

卷　四

吴郡　薛　己著
新都　吴玄有校

脱　疽谓疔生于足趾，或足溃而自脱，故名脱疽。亦有发于手指者，名曰蛀节疔。重者腐去本节，轻者筋挛

焮痛者，除湿攻毒，更以隔蒜灸至不痛，焮痛，或不痛者，隔蒜灸之，更用解毒药。若色黑，急割去，速服补剂，庶可救。黑延上，亦不治。色赤焮痛者，托里消毒，更兼灸。作渴者，滋阴降火，色黑者不治。

一男子足指患之，焮痛色赤发热，隔蒜灸之，更以人参败毒散去桔梗，加金银花、白芷、大黄，二剂痛止。又十宣散去桔梗、官桂，加天花粉、金银花，数剂而痊。

一男子足指患之，色紫不痛，隔蒜灸五十余壮，尚不知痛。又明灸百壮，始痛。更投仙方活命饮四剂，乃以托里药，溃脱而愈。

一男子足指患之，大痛，色赤而肿，令隔蒜灸至痛止。以人参败毒散去桔梗，加金银花、白芷、大黄而溃，更以仙方活命饮而痊。此证形势虽小，其恶甚大，须隔蒜灸之。不痛者，宜明灸之，庶得少杀其毒。此证因膏粱厚味，酒面炙煿，积毒所致；或不慎房劳，肾水枯竭；或服丹石补药，致有先渴而后患者，有先患而后渴者，皆肾水涸，不能制火故也。初发而色黑者，不治。赤者水未涸，尚可。若失解其毒，以致肉死色黑者，急斩去之，缓则黑延上，是必死。此患不问肿溃，惟隔蒜灸有效。亦有色赤作痛而自溃者，元气未脱易治。夫至阴之下，血气难到，毒易腐肉，药力又不易达；况所用皆攻痛之药，未免先于肠胃，又不能攻敌其毒，不若隔蒜灸，并割去，最为良法。故孙真人云：在指则截，在内则割。即此意也。

一男子脚背患此，赤肿作痛，令隔蒜灸三十余壮，痛止。以仙方活命饮，四剂而溃。更以托里消毒药而愈。

一男子足指患之，色赤焮痛作渴。隔蒜灸数壮，服仙方活命饮，三剂而溃。更服托里药，及加减八味丸，溃脱而愈。

一男子足指患之，色黑不痛。令明灸三十余壮而痛，喜饮食如常。予谓：急割去之，速服补剂。彼不信，果延上，遂致不救。

一男子脚背患之，色黯而不肿痛，烦躁大渴，尺脉大而涩。此精已绝，不治，后果然。

附方

人参败毒散方见溃疡发热门

隔蒜灸法

仙方活命饮二方见发背门

加减八味丸方见作渴门

十宣散方见肿疡门

肺痈肺痿

喘嗽气急胸满者，表散之；咳嗽发热者，和解之；咳而胸膈隐痛，唾涎腥臭者，宜排脓；喘急恍惚痰盛者，宜平肺；唾脓，脉短涩者，宜补之。

一男子喘咳，脉紧数，以小青龙汤一剂，表证已解；更以葶苈大枣汤，喘止；乃以桔梗汤而愈。

一男子咳嗽气急，胸膈胀满、睡卧不安，以葶苈散二服稍愈，更以桔梗汤而瘥。

一男子咳嗽，项强气促，脉浮而紧，以参苏饮二剂少愈，更以桔梗汤四剂而痊。

一男子咳嗽，两胁胀满，咽干口燥，咳唾腥臭，以桔梗汤四剂而唾脓，以排脓散数服而止，乃以补阴托里之剂而瘳。

一男子咳而脓不止，脉不退，诸药不应，甚危。用柘黄丸，一服稍愈，再服顿退，数服而痊。

一妇人唾脓，五心烦热，口干胸闷，以四顺散三剂少止，以排脓散数服而安。

一男子因劳咳嗽不止，项强而痛，脉微紧而数，此肺痈也，尚未成脓。予欲用托里益气药，彼不信，仍服发散药，以致血气愈虚，吐脓不止，竟至不救。经云：肺内主气，外司皮毛。若肺气虚，则腠理不密，皮毛不泽。肺受伤，则皮毛错纵。故患肺痈、肺痿、肠痈者，必致皮毛如此，以其气不能荣养而然也。亦有服表药，见邪不解，仍又发表，殊不知邪不解者，非邪不能解，多因腠理不密，而邪复入也。专用发表，由腠理愈虚，邪愈易入，反为败症矣。宜诊其脉，邪在表者，止当和解而实腠理；乘虚复入者，亦当和解。兼实腠理，故用托里益气之药。若小便赤涩，为肺热所传；短少为肺气虚。盖肺为母，肾为子，母虚不能生子故也。亦有小便频数者，亦为肺虚不能约制耳。

一男子面白神劳，咳而胸膈隐痛，其脉滑数。予以为肺痈，欲用桔梗汤。不信，仍服表药，致咳嗽愈甚，唾痰腥臭，始悟。乃服前汤四剂咳嗽少定，又以四顺散四剂而脉静，更以托里药数剂而愈。大抵劳伤血气，则腠理不密，风邪乘肺，风热相搏。蕴结不散，必致喘嗽。若误汗下过度，则津液重亡，遂成斯证。若寸脉数而虚者，为肺痿；数而实者，为肺痈。脉微紧而数者，未有脓也；紧长而数者，已有脓也。唾脓自止，脉短而面白者，易治；脓不止，脉洪大，而面色赤者，不治。使其治早可救，脓成则无及矣。《金匮》方：论热在上焦者，因咳为肺痿得之，或从汗出，或从呕吐，或从消渴，小便利数，或从便难。又彼下药快利，重亡津液，故寸自脉数，其人燥咳，胸中隐隐时痛，脉反滑数，此为肺痈。咳唾脓血，脉数虚者，为肺痿；数实者，为肺痈。

一童子气禀不足，患肺痈，唾脓腥臭，皮毛枯槁，脉浮，按之涩，更无力，用钟乳粉汤治之；一男子患之，形证皆同，惟咽喉时或作痒，痰多胁痛，难于睡卧，用紫菀茸汤治之，并愈。

一弱人咳脓，日晡发热，夜间盗汗，脉浮数而紧。用人参五味子汤，数剂顿退；以紫菀茸汤，月余而痊。

一男子肾气素弱，咳唾痰涎，小便赤色，服肾气丸而愈。

一仆年逾三十，嗽久不愈，气壅不利，睡卧不宁，咯吐脓血，甚虚可畏，其主已弃矣。予以宁肺散，一服少愈，又服而止大半，乃以宁肺汤数剂而痊。所谓有是病，必用是药。若泥前散性涩而不用，何以得愈?

一男子患肺痿，咳嗽喘急，吐痰腥臭，胸满咽干，脉洪数。用人参平肺散六剂，及饮童子小便，诸证悉退，更以紫菀茸汤而愈。童便虽云专治虚火，常治疮疡肿焮疼痛，发热作渴，及肺痿肺痈，发热口渴者，尤效。

一妇人患肺痿咳嗽，吐痰腥臭，日晡发热，脉数无力。用地骨皮散治之，热止；更用人参养肺汤，月余而安。

一男子咳嗽喘急，发热烦躁，面赤咽痛，脉洪大。用黄连解毒汤，二剂少退；更以栀子汤，四剂而安。一病妇咳而无痰咽痛，日晡发热，脉浮数，先以甘桔汤少愈，后以地骨皮散而热退，更以肾气丸及八珍汤加柴胡、地骨皮、牡丹皮而愈。丹溪云：咳而无痰者，此系火郁之证，及痰郁火邪在中，用苦梗开之，下用补阴降火之剂。不已，则成劳嗽。此证不得志者多有之。又《原病式》曰：人瘦者，腠理疏通而多汗，血液衰少而为燥，故为劳嗽之疾也。

一男子年前病肺痈，后又患咳嗽，头眩唾沫，饮食少思，小便频数。服解散化痰药，不应。诊之脾肺二脉虚甚。余谓：眩晕唾涎属脾气不能上升，小便无度乃肺气不得下制，尚未成痈耳。投以加味理中汤四剂，诸证已退大半，更用钟乳粉汤而安。河间曰：《金匮》云：肺痿属热。如咳，又肺瘪声哑，声嘶咯血，此属阴虚热甚然也。本论治肺痿吐涎沫而不咳者，其人不渴，必遗尿，小便数，以上虚不能制下故也。此为肺中冷，必眩，多涎唾，用炙甘草、干姜，此属寒也。肺痿涎唾多，心中温液，温液者，用炙甘草汤，此补虚劳也。亦与补阴虚火热不同，是皆宜分治，故肺痿又有寒热之异也。

附方

青龙汤 治肺经受寒，咳嗽喘急。

半夏汤泡七次，二两半 干姜炮 细辛 麻黄去节 肉桂 芍药 甘草炙，各三两 五味子二两，捣炒

每服五钱，水一钟，姜二片，煎七分，食后服。

葶苈大枣泻肺汤 治肺痈胸膈胀满，上气喘急，或身面浮肿，鼻塞声重。

葶苈炒令黄色，研末，每服三钱，用水二钟，枣十枚，煎八分，去枣入药，煎七分，食后服。

升麻汤 治肺痈，胸乳间皆痛，口吐脓腥臭。

川升麻 苦梗炒 薏苡仁 地榆 黄芩炒 赤芍药炒 牡丹皮去心 生甘草各一钱

作一剂，水二钟，煎八分，食远服。

参苏饮 治感冒风邪，咳嗽，涕唾稠粘，或发热头痛，或头目不清，胸膈不利。

木香 苏叶 葛根姜制 前胡 半夏汤泡七次 人参 茯苓各七分 枳壳麸炒 桔梗炒 甘草炙 陈皮去白，各五分

作一剂，水二钟，姜一片，煎八分，食远服，加葱一茎。

桔梗汤 治咳而胸满隐痛，两胠肿满，咽干口燥，烦闷多渴，时出浊唾腥臭。

桔梗炒 贝母去心 当归酒浸 瓜蒌仁 枳壳麸炒 薏苡仁微炒 桑白皮炒 甘草节 防己去皮，各一钱 黄芪盐水拌炒 百合蒸，各钱半 五味子捣炒 甜葶苈炒 地骨皮 知母炒 杏仁各五分

作一剂，水一钟半，生姜三片，煎七分，不拘时，温服。咳加百药煎；热加黄芩；大便不利，加煨大黄少许；小便涩甚，加木通、车前子；烦躁加白茅根；咳而痛甚，加人参、白芷。

排脓散 治肺痈吐脓后，宜服此排脓补肺。

嫩黄芪盐水拌炒 白芷 五味子研，炒 人参各等分

为细末，每服三钱，食后，蜜汤调下。

四顺散 治肺痈吐脓，五心烦热，壅闷咳嗽。

贝母去心 紫菀去苗 桔梗炒，各钱半 甘草七分

作一剂，水二钟，煎八分，食远服。如咳嗽加杏仁。亦可为末，白汤调服。

如圣柘黄丸 治肺痈咳而腥臭，或唾脓瘀。不问脓成否，并效。肺家虽有方，惟此方功效甚捷，不可忽之。

柘黄一两，为末 百齿霜即梳垢，三钱

用糊为丸，如梧子大，每服三五丸，米饮下。柘黄，乃柘树所生者，其色黄，状灵芝，江南最多，北方鲜有。

葶苈散 治过食煎煿，或饮酒过度，至肺壅喘不卧，及肺痈浊唾腥臭。

甜葶苈 桔梗炒 瓜蒌仁 川升麻 薏苡仁 桑白皮炙，五分

作一剂，水一钟半，生姜三片，煎八分，食后服。

钟乳粉散 治肺气虚久嗽，皮毛枯槁，唾血腥臭，或喘之不已。

钟乳粉煅炼熟 桑白皮蜜炙 紫苏 麦门冬去心，各五分

作一剂，水一钟，姜三片，枣一枚，煎六分，食后服。

紫菀茸汤 治饮食过度，或煎煿伤肺，咳嗽咽干，吐痰唾血，喘急胁痛，不得安卧。

紫菀茸去苗，一钱 犀角镑末 甘草炙 人参各五分 桑叶用经霜者 款冬花 百合蒸，焙 杏仁去皮尖 阿胶蛤粉炒 贝母去心 半夏泡制 蒲黄炒，各一钱

作一剂，水一钟半，生姜三片，煎八分，入犀角末，食后服。

人参五味子汤 治气血劳伤，咳脓，或咯血，寒热往来，夜出虚汗，羸瘦困乏，一切虚损之证并治。

人参 五味子酒炒 前胡 桔梗炒 白术炒 白茯苓去皮 陈皮去白 熟地黄生者酒拌，蒸半日 甘草炙 当归酒拌炒，各一钱 柴胡七分

作一剂，水一钟半，生姜三片，煎八分，食后服。

宁肺散一名宁神散 治久嗽渐咯脓血，胸膈不利，咳嗽痰盛，坐卧不安，语言不出。

乌梅八钱 罂粟壳二斤，去筋蜜炙

为末，每服二钱，煎乌梅汤调下，不拘时。

宁肺汤 治荣卫俱虚，发热自汗，或喘急咳嗽唾脓。

人参 当归 白术炒 川芎 熟地黄制如前 白芍药 五味子捣，炒 麦门冬去心 桑白皮炒 白茯苓 阿胶蛤粉炒 甘草炙，各一钱

作一剂，水二钟，姜三片，煎八分，食后服。

知母茯苓汤 治肺痿喘嗽不已，往来寒热，自汗。

茯苓 黄芩炒，各二钱 甘草炙 知母炒 五味子捣，炒 人参 桔梗 薄荷 半夏姜制 柴胡 白术 麦门冬去心 款冬花各三钱 川芎 阿胶蛤粉炒，各二钱

作一剂，水二钟，姜三片，煎一钟，食后服。

人参平肺散 治心火克肺，传为肺痿，咳嗽喘呕，痰涎壅盛，胸膈痞满，咽嗌不利。

人参 陈皮去白 甘草炙 地骨皮各五分 茯苓 知母炒，各七分 五味子捣，炒 桑白皮炒，一钱 天门冬去心，各四分

作一剂，水二钟，姜三片，煎八分，食后服。

人参养肺汤　治肺痿咳嗽有痰，午后热，并声飒者。

人参　五味子捣，炒　贝母去心　柴胡各四分　桔梗炒　茯苓各一钱五分　甘草五分　桑白皮二钱　枳实麸炒，一钱五分　杏仁炒　阿胶蛤粉炒，各一钱

作一剂，水一钟半，姜三片，枣一枚，煎八分，食后服。

栀子仁汤　治肺痿发热潮热，或发狂烦躁，面赤咽痛。

栀子仁　赤芍药　大青叶　知母炒，各七分　黄芩炒　石膏煅　杏仁去皮尖，炒　升麻各一钱半　柴胡二钱　甘草一钱　豆豉百粒

作一剂，水一钟，煎八分，食远服。

黄连解毒汤方见疮疡作呕门

甘桔汤　治肺气壅热，胸膈不利，咽喉肿痛，痰涎壅盛。

甘草　苦梗各五钱

作一剂，水一钟半，煎八分，食远服。

地骨皮散　治骨蒸潮热，自汗，咳吐腥秽稠痰。

人参　地骨皮　柴胡　黄芪　生地黄各一钱半　白茯苓　知母炒　石膏煅，各一钱

作一剂，水二钟，煎八分，食远服。

肾气丸　治肾气虚，不交于心，津液不降，败浊为痰，致咳逆。

干山药四两　吴茱萸去核，四两，酒洗　泽泻蒸　牡丹皮白者佳　白茯苓各三两　熟地黄用生者八两酒拌，铜器蒸半日，砂器亦可，捣膏

余为末，地黄、茱萸杵膏，加蜜，丸如梧子大。每服五六十丸，空心滚汤送下，盐汤温酒皆可。

八珍汤方见溃疡发热门

加味理中汤　治肺胃俱寒，发热不已。

甘草炙　半夏姜制　茯苓　干姜炮　白术炒　橘红　细辛　五味子捣，炒　人参各五分

作一剂，水一钟，煎六分，食远服。

肠　痈

小腹硬痛，脉迟紧者，瘀血也，宜下之。小腹焮痛，脉洪数者，脓成也，宜托之。

一男子小腹痛而坚硬，小便数，汗时出，脉迟紧。以大黄汤，一剂下瘀血合许，以薏苡仁汤四剂而安。

一产妇小腹疼痛，小便不利，以薏苡仁汤二剂痛止；更以四物汤加桃仁、红花，下瘀血升许而愈。大抵此证，皆因荣卫不调，或瘀血停滞所致。若脉洪数，已有脓；脉但数，微有脓；脉迟紧，乃瘀血。下之即愈。若患甚者，腹胀大，转侧作水声，或脓从脐出，或从大便出。宜以丸太乙膏，及托里药。

一妇人小腹肿痛，小便如淋，尺脉芤而迟，以神效瓜蒌散二剂稍愈，更以薏苡仁汤二剂而痊。

一男子脓已成，用云母膏，一服下脓升许，更以排脓托里药而愈。后因不守禁忌，以致不救。

一男子里急后重，时或下脓胀痛，脉滑数，以排脓散及蜡矾丸而愈。

一妇人小腹作痛有块，脉芤而涩，以四物汤加玄胡索、红花、桃仁、牛膝、木香，治之而愈。

一妇人小腹隐痛，大便秘涩，腹胀，转侧作水声，脉洪数，以梅仁汤一剂诸证悉退，以薏苡仁汤一剂而瘥。

一妇人腹胀，疞痛不食，纵小便不利，脉滑数。以太乙膏一服，脓下升许，

胀痛顿退；以神效瓜蒌散，二剂而全退；更以蜡矾丸及托里药，十数剂而安。

一妇人因经水多，服涩药止之，致腹作痛，以失笑散二服而瘳。

一妇人产后恶露不尽，小腹患痛，服瓜子仁汤，下瘀血而痊。凡瘀血停滞，宜急治之，缓则腐化为脓，最难治疗。若流注骨节，则患骨疽，失治多为败证。

附方

大黄汤 治肠痈，小腹坚肿如掌而热，按之则痛，肉色如故，或焮赤微肿，小便频数，汗出憎寒，其脉迟紧者，未成脓，宜服之。

朴硝 大黄炒，各一钱 牡丹皮 瓜蒌仁研 桃仁去皮尖，各三钱

作一剂，水二钟，煎八分，食前或空心温服。

牡丹皮散 治肠痈腹濡而痛，时时下脓。

牡丹皮 人参 天麻 白茯苓 黄芪炒 薏苡仁 桃仁去皮尖 白芷 当归酒拌 川芎各一钱 官桂 甘草炙，各五分 木香三分

作一剂，水二钟，煎八分，食远服。

梅仁汤 治肠痈腹痛，大便秘涩。

梅核仁九个，去皮尖 大黄炒 牡丹皮 芒硝各一钱 犀角锉末，一钱 冬瓜仁研，二钱

作一剂，水二钟，煎八分，入犀角末，空心服。

神效瓜蒌散方见乳痈门

薏苡仁汤 治肠痈腹中疞痛，或胀满不食，小便涩。妇人产后多有此病，纵非痈，服之尤效。

薏苡仁 瓜蒌仁各三钱 牡丹皮 桃仁去皮尖，各二钱

作一剂，水二钟，煎八分，空心服。

云母膏 治一切疮疽及肠痈方见《丹溪纂要》

神仙太乙膏 治痈疽，及一切疮毒，不问年月深浅，已未成脓，并治之。如发背，先以温水洗净。软帛拭干，用绯帛摊贴，即用冷水送下；血气不通，温酒下；赤白带下，当归酒下；咳嗽，及喉闭缠喉风，并用新绵裹，置口中含化下；一切风赤眼，捏作小饼，贴太阳穴，以山栀子汤下；打扑伤损外贴，内服橘皮汤下；腰膝痛者，患处贴之，盐汤下；唾血者，桑白皮汤下。以蛤粉为衣，其膏可收，十余年不坏，愈久愈烈。又治瘰疬，并用盐汤洗贴，酒下一丸。妇人经脉不通，甘草汤下。一切疥，别炼油少许，和膏涂之。虎犬并蛇蝎汤火刀斧伤，皆可内服外贴。

玄参 白芷 当归 肉桂 大黄 赤芍药 生地黄各一两

㕮咀，用麻油二斤，入铜锅内，煎至黑，滤去渣，入黄丹十二两，再煎，滴水中，捻软硬得中，即成膏矣。予尝用，但治疮毒诸内痈，有奇效。忽一妇月经不行，腹结块作痛，贴之经行痛止。遂随前云，治证用之，无不有效，愈知此方之妙用也。

蜡矾丸方见发背门

失笑散 治产后心腹绞痛欲死，或血迷心窍，不知人事，及寻常腹内瘀血，或积血作痛。又妇人气血痛之圣药也，及治疝气疼痛。

五灵脂 蒲黄俱炒，等分

每服二三钱，醋一合，熬成膏，入水一盏，煎七分，食前热服。

四物汤方见瘰疬门

排脓散 治肠痈少腹胀痛，脉滑数，或里急后重，或时时下脓。

黄芪炒 当归酒拌 金银花 白芷 穿山甲蛤粉拌炒 防风 连翘 瓜蒌各二钱

作一剂，用水二钟，煎八分，食前

服。或为末，每服二钱，食后蜜汤调下亦可。

瓜子仁汤　治产后恶露不尽，或经后瘀血作痛，或肠胃停滞，瘀血作痛，或作痈患，并效。

薏苡仁四钱　桃仁去皮尖，研　牡丹皮　瓜蒌仁

作一剂，水二钟，煎八分，食前服。

卷　五

吴郡　薛　己著
新都　吴玄有校

瘰　疬

焮肿脉沉数者，邪气实也，宜泄之。肿痛，增寒发热，或拘急者，邪在表也，宜发散。因怒结核，或肿痛，或发热者，宜疏肝行气。肿痛脉浮数者，祛风清热。脉涩者，补血为主。脉弱者，补气为主。肿硬不溃者，补气血为主。抑郁所致者，解郁结调气血。溃后不敛者，属气血俱虚，宜大补。虚劳所致者，补之。因有核而不敛者，腐而补之。脉实而不敛，或不消者，下之。

一男子患此，肿痛发寒热，大便秘，以射[①]干连翘散六剂，热退大半；以仙方活命饮四剂而消。

一妇人耳下肿痛，发寒热，与荆防败毒散，四剂表证悉退；以散肿溃坚汤，数剂肿消大半；再以神效瓜蒌散，四剂而平。

一男子肝经风热，耳下肿痛发热，脉浮，以薄荷丹治之而消。

一男子每怒，耳下肿，或胁作痛，以小柴胡汤加青皮、木香、红花、桃仁，四剂而愈。

一男子肿硬不作脓，脉弦而数，以小柴胡汤兼神效瓜蒌散各数剂，及隔蒜灸数次，月余而消。

一妇人颈肿不消，与神效瓜蒌散，六剂稍退；更以小柴胡汤加青皮、枳壳、贝母，数剂消大半；再以四物对小柴胡，数剂而平。

一男子因暴怒，项下肿痛结核，滞闷兼发热，用方脉流气饮二剂，胸膈利；以荆防败毒散，一剂而热退；肝脉尚弦涩，以小柴胡加芎、归、芍药，四剂脉证顿退；以散肿溃坚丸，一料将平；惟一核不消，乃服遇仙无比丸二两而瘳。

一妇人久郁，患而不溃，既溃不敛，发热口干，月水短少，饮食无味，日晡尤倦，以益气养荣汤，二十余剂稍健。余谓须服百剂，庶保无虞。彼欲求速效，反服斑蝥之剂，及数用追蚀毒药，去而复结，以致不能收敛，出水不止，遂致不救。然此证属虚劳气郁所致，宜补形气，调经脉，未成者自消，已成自溃。若投慓悍之剂，则气血愈虚，多变为瘵证。然坚而不溃，溃而不合，气血不足明矣。况二经之血原自不足，不可不察。

一男子久而不敛，神思困倦，脉虚，余欲投以托里，彼以为迂，乃服散肿溃坚汤，半月余，果发热，饮食愈少。复求治，投益气养荣汤三月，喜其谨守，得以收敛。齐氏云：结核瘰疬初觉，宜内消

①射：原作“麝”，径改。参见附方。

之；如经久不除，气血渐衰，肌寒肉冷，或脓汁清稀，毒气不出，疮口不合，聚肿不赤，结核无脓，外证不明者，并宜托里；脓未成者，使脓早成；脓已溃者，使疮无变坏之证，所以宜用也。

一男子久不敛，脓出更清，面黄羸瘦，每侵晨作泻，与二神丸数服泻止；更以六君子汤加芎、归，月余肌体渐复；灸以豉饼，及用补剂作膏药贴之，三月余而愈。

一妇溃后核不腐，以益气养荣汤三十余剂，更敷针头散腐之，再与前汤三十余剂而敛。

一男子未溃，倦怠发热，以补中益气汤，治之稍愈；以益气养荣汤，月余而溃，又月而瘥。

一妇人肝经积热，患而作痛，脉沉数，以射[①]干连翘汤，四剂稍愈；更用散肿溃坚丸，月余而消。丹溪云：瘰疬必起于足少阳一经，不守禁忌，延及足阳明经。食味之厚，郁气之久，曰毒，曰风，曰热，皆此二端，拓引变换。须分虚实，实者易治，虚者可虑。此经主决断，有相火，且气多血少，妇人见此，若月水不调，寒热变生，稍久转为潮热，自非断欲食澹，神医不能疗也。

一男子患面肿硬，久不消，亦不作脓，服散坚败毒药，不应。令灸肘尖、肩尖二穴，更服益气养荣汤，月余而消。一男子面硬，亦灸前穴，饮前汤，脓成，针之而敛。一妇人久溃发热，月经每过期且少，用逍遥散兼前汤，两月余气血复而疮亦愈；但一口不收，敷针头散，更灸前穴而痊。常治二三年不愈者，连灸三次，兼用托里药，即愈。一妇人因怒，结核肿痛，察其气血俱实，先以神效散下之，更以益气养荣汤，三十余剂而消。常治此证，虚者先用益气养荣汤，待其气血稍充，乃用神效散，取去其毒，仍进前药，无不效者。

一疬妇咽间如一核所鲠，咽吐不出，倦怠发热，先以四七汤治之，而咽利，更以逍遥散；一妇所患同前，兼胸膈不利，肚腹膨胀，饮食少思，睡卧不安，用分心气饮，并愈。

一室女年十七，项下时或作痛，乍寒乍热，如疟状，肝脉弦长，此血盛之证也。先以小柴胡汤二剂稍愈，更以生地黄丸治之而痊。《妇人良方》云：寡妇之病，自古未有言者，藏仓公传与褚澄，略而论及。言寡者，孟子正谓无夫曰寡是也。如师尼、丧夫之妇，独阴无阳，欲男子而不可得，是以郁悒而成病也。《易》曰：天地絪缊，万物化醇；男女媾精，万物化生。孤阴独阳可乎？夫既处闺门，欲心萌而不遂，致阴阳交争，乍寒乍热，有类疟疾，久而为痨。又有经闭白淫，痰逆头风，膈气痞闷，面鼾瘦瘠等证，皆寡妇之病。诊其脉，独肝脉弦，出寸口而上鱼际。究其脉，原其疾，皆血盛而得。经云：男子精盛则思室，女人血盛则怀胎。观其精血，思过半矣。

一男子耳下患五枚如贯珠，年许尚硬，面色萎黄；饮食不甘，劳而发热，脉数软而涩。以益气养荣汤六十余剂，元气已复，患处已消。一核尚存，以必效散二服而平。

一妇人久不作脓，脉浮而涩。予以气血俱虚，欲补之，使自溃，彼欲内消，专服斑蝥，及散坚之药，气血愈虚而死。

一男子因劳，而患怠惰发热，脉洪大，按之无力，予谓须服补中益气汤。彼不信，辄服攻伐之剂，吐泻不止，亦死。大抵此证原属虚损，若不审虚实，而犯病

---

①射：同上。

禁经禁，鲜有不误。常治先以调经解郁，更以隔蒜灸之，多自消。如不消，即以琥珀膏贴之；俟有脓，即针之，否则变生他处。设若兼痰兼阴虚等证，只宜加兼证之剂，不可干扰余经。若气血已复而核不消，却服散坚之剂。至月许不应，气血亦不觉损，方进必效散，或遇仙无比丸，其毒一下，即止二药，更服益气养荣汤数剂以调理。若疮口不敛，宜用豆豉饼灸之，用琥珀膏贴之。气血俱虚，或不慎饮食起居七情者，俱不治。然而此证以气血为主，气血壮实，不用追蚀之剂，彼亦能自腐，但取去，便易于收敛；若气血虚，不先用补剂，而数用追蚀之药，不惟徒治，适足以败矣；若发寒热，眼内有赤脉贯瞳人者，亦不治。一脉者一年死，二脉者二年死。

一男子素弱，溃后核不腐。此气血皆虚，用托里养荣汤，气血将复；核尚在，以簪梃拨去，又服前药，月余而痊。

一男子气血已复，核尚不腐，用针头散，及必效散各三次，不旬日而愈。

一男子患之，痰盛胸膈痞闷，脾胃脉弦。此脾土虚肝木乘之也，当以实脾土伐肝木为主。彼以治痰为先，乃服苦寒化痰药，不应，又加以破气药，病愈甚。始用六君子汤加芎、归数剂，饮食少思；以补中益气汤，倍加白术，月余中气少健；又以益气养荣汤，两月肿消，而血气亦复矣。夫右关脉弦，弦属木，乃木盛而克脾土，为贼邪也。虚而用苦寒之剂，是虚虚也。况痰之为病，其因不一，主治之法不同。凡治痰，用利药过多，则脾气愈虚，虚则痰愈易生。如中气不足，必用参术之类为主，佐以痰药。

一妇人因怒项肿，后月经不通，四肢浮肿，小便如淋，此血分证也。先以椒仁丸数服，经行肿消；更以六君子汤加柴胡、枳壳，数剂颈肿亦消矣。亦有先因小便不利，后身发肿，致经水不通，名曰水分，宜葶苈丸治之。《妇人良方》云：妇人肿满，若先因经水断绝，后至四肢浮肿，小便不通，名曰血分。水化为血，血不通，则复化为水矣，宜服椒仁丸。若先因小便不利，后身浮肿，致经水不通，名曰水分。宜服葶苈丸。

一室女年十九，颈肿一块，硬而色不变，肌肉日削，筋挛急痛。此七情所伤，气血所损之证也，当先滋养血气，不信，乃服风药，后果不起。卢砥镜曰：经云：神伤于思虑则肉脱，意伤于忧愁则肢废，魂伤于悲哀则筋挛，魄伤于喜乐则皮槁，声伤于盛怒则腰脊难以俯仰也。柯待郎有女适人，夫早逝，女患十指挛拳，掌垂莫举，肤体疮疡粟粟然，汤剂杂进，饮食顿减，几于半载。适与诊之，则非风也，此乃忧愁悲哀所致尔。病属内因，于是内因药，备以鹿角胶，多用麝香熬膏贴痿处，挛能举，指能伸，病渐安。

一疬妇四肢倦怠类痿证，以养血气健脾胃药而愈。

一室女性急好怒，耳下常肿痛，发寒热，肝脉弦急。投以小柴胡汤加青皮、牛蒡子、荆芥、防风治之，而寒热退；更以小柴胡汤对四物，数剂而肿消。其父欲除去病根，勿令再发。予谓：肝内主藏血，外主荣筋，若恚怒气逆则伤肝。肝主筋，故筋蓄结而肿，须病者自能调摄，庶可免患。否则肝逆受伤，则不能藏血，血虚则为难瘥之证矣。后不戒，果结三核。屡用追蚀药，不敛而殁。

一少妇耳下患肿，素勤苦，发热口干，月水每过期而至且少。一老媪以为经闭，用水蛭之类通之，以致愈虚而毙。夫月水之为物，乃手少阳、手太阴二经主之。此二经相为表里，主上为乳汁，下为月水，为经络之余气。苟外无六淫所侵，内无七情所伤，脾胃之气壮，则冲任之气盛，故为月水适时而至。然而面色萎黄，四肢消瘦，发热口干，月水过期且少，乃阴血不足也，非有余瘀闭之证。宜以滋养血气之剂，徐而培之，则经气盛，而经水自依时而下。

一放出宫女，年逾三十，两胯作痛，不肿，色不变，大小便作痛如淋，登厕尤痛。此瘀血渍入隧道为患，乃男女失合之证也，难治。后溃不敛，又患瘰疬而殁。此妇为吾乡汤氏妾，汤为商，常在外，可见此妇在内久怀幽郁，及在外又不能如愿，是以致生此疾。愈见流注瘰疬，乃七情气血，皆已损伤，不可用攻伐之剂皎然矣。故《精血篇》云：精未通而御女，以通其精，则五体有不满之处，异日有难状之疾。阴已痿而思色，以降其精，则精不出而内败，小便道涩而为淋。精已耗而复竭之，则大小便道牵疼，愈疼则愈欲大小便，愈便则愈疼。女人天癸既至，逾十年无男子合，则不调；未逾十年，思男子合，亦不调。不调则旧血不出，新血误行，或渍而入骨，或变而为肿，或虽合而难于合。男子多则沥枯虚人，产乳众则血枯杀人。观其精血，思过半矣。

一室女年十七，患瘰疬久不愈，月水尚未通，发热咳嗽，饮食少思。有老媪欲用巴豆、肉桂之类，先通其经。予谓：此证潮热，经候不调者不治。但喜脉不涩，且不潮热，尚可治。须养气血，益津液，其经自行。彼惑于速效之说，仍用之。予曰：非其治也，此类乃慓悍之剂，大助阳火，阴血得之则妄行，脾胃得之则愈虚。经果通而不止，饮食愈少，更加潮热，遂致不救。经云：女子七岁肾气盛，齿更发长，二七天癸至，任脉通，太冲脉盛，月事以时下。然过期而不至是为失常，必有所因。夫人之生，以血气为本，人之病，未有不先伤其气血者。妇女得之，多患于七情。寇宗奭曰：夫人之生以血气为本，人之病未有不先伤其气血者。世有室女童男，积想在心，思虑过当，多致劳损，男子则神色先散，女子则月水先闭。何以致然？盖愁忧思虑则伤心，心伤则血逆竭，血逆竭则神色先散，而月水先闭也。火既受病，不能荣养其子，故不嗜食。脾既虚则金气亏，故发嗽；嗽既作，水气绝，故四肢干；木气不充，故多怒，鬓发焦，筋骨痿。俟五脏传遍，故卒不能死者，然终死矣！此一种于劳中最难治。盖病起于五脏之中，无有已期，药力不可及也。若或自能改易心志，用药扶接，如此则可得九死一生。举此为例，其余诸方，可按脉与证而治之。张氏云：室女月水久不行，切不可用青蒿等凉剂。医家多以为室女血热，故以凉药解之。殊不知血得热则行，冷则凝，《养生必用方》言之甚详，此说大有理，不可不知。若经候微少，渐渐不通，手足骨肉烦疼，日渐羸瘦，渐生潮热，其脉微数，此由阴虚血弱，阳往乘之，小水不能灭盛火，火逼水涸，亡津液。当养血益阴，慎毋以毒药通之，宜柏子仁丸、泽兰丸。

一男子先一耳前耳下患之，将愈，次年延及项侧缺盆，三年遂延胸腋，不愈。诊之肝脉弦数，以龙荟、散坚二丸治之，将愈，肝脉尚数。四年后，小腹阴囊内股皆患毒，年余不敛，脉诊如前，以清肝养血及前丸而愈。

一疬妇溃后发热，烦躁作渴，脉大无力，此血虚而然也。以当归补血汤，六剂顿退；又以圣愈汤，数剂少健；更以八珍汤加贝母、远志，二十余剂而敛。东垣云：发热恶热，大渴不止，烦躁肌热，不欲近衣，其脉洪大，按之无力，或目痛鼻干者，非白虎汤证也。此血虚发躁，当以当归补血汤主之。又有火郁而热者，如不能食而热，自汗气短者，虚也，以甘寒之剂，泻热补气。如能食而热，口舌干燥，大便难者，以辛苦大寒之剂下之，以泻火补水。

附方

射干连翘散 治寒热瘰疬。

射干 连翘 玄参 赤芍药 木香 升麻 前胡 山栀仁 当归 甘草炙，各七分 大黄炒，二钱

作一剂，水二钟，煎八分，食后服。

荆防败毒散方见溃疡发热门

仙方活命饮方见发背门

小柴胡汤 治瘰疬乳痈，便毒下疳，及肝胆经分，一切疮疡，发热潮热，或饮食少思。

半夏姜制，一钱 柴胡二钱 黄芩炒，二钱 人参一钱 甘草炙，五分

作一剂，水二钟，姜三片，煎八分，食远服。

薄荷丹 治风热瘰疬，久服其毒自小便宣出。若未作脓者，自消。

薄荷 皂角去内核 连翘 三棱煨 何首乌米泔水浸 蔓荆子各净，一两 豆豉末二两五钱 荆芥穗一两

上末，醋糊为丸，如梧子大。每服三十丸，食后滚汤下，日二服。病虽愈，须常服之。

益气养荣汤 治抑郁，或劳伤气血，或四肢颈项患肿，或软或硬，或赤不赤，或痛不痛，或日晡发热，或溃而不敛。

人参 茯苓 陈皮 贝母 香附 当归酒拌 川芎 黄芪盐水拌炒 熟地黄酒拌 芍药炒，各一钱 甘草炙 桔梗炒，五分 白术炒，二钱

作一剂，水二钟，姜三片，煎八分，食远服。如胸膈痞，加枳壳、香附各一钱，人参、熟地黄各减二分。饮食不甘，暂加厚朴、苍术。往来寒热，加柴胡、地骨皮。脓溃作渴，加参、芪、归、术。脓多或清，加当归、川芎。胁下痛或痞，加青皮、木香。肌肉生迟，加白敛、官桂。痰多，加橘红、半夏。口干，加五味子、麦门冬。发热，加柴胡、黄芩。渴不止，加知母、赤小豆俱酒拌炒。脓不止，倍加人参、黄芪、当归。

豆豉饼方见臂痈门

二神丸方见作呕门

隔蒜灸法方见发背门

针头散 治一切顽疮瘀肉不尽，及疬核不化，疮口不合，宜用此药腐之。

赤石脂五钱 乳香 白丁香各二钱 砒生 黄丹各一钱 轻粉 麝香各五分 蜈蚣一条，炙干

上为末，搽瘀肉上，其肉自化。若疮口小，或痔疮，用糊和作条子，阴干纴之。凡疮久不合者，内有脓管，须用此药腐之，兼服托里之剂。

如神散 治瘰疬已溃，瘀肉不去，疮口不合。

松香末一两 白矾三钱

为末，香油调搽，干搽亦可。

神效瓜蒌散方见乳痈门

六君子汤方见作呕门

散肿溃坚汤 治马刀疮，坚硬如石，或在耳下，或至缺盆，或在肩上，或至胁下，皆手足少阳经证；及瘰疬发于颏，或至颊车，坚而不溃，乃足阳明经中证，或已破流脓水。

柴胡四分 升麻二分 龙胆草酒炒，五分 连翘三分 黄芩酒炒，八分半 甘草炙，三分 桔梗五分 昆布五分 当归尾酒拌 白芍药炒，各二分 黄柏酒炒，五分 知母酒炒，五分 葛根 黄连 三棱酒拌，微炒 广木香各三分 瓜蒌根五分

作一剂，水二钟，煎八分，食后服。

散肿溃坚丸　即散肿溃坚汤料为末，炼蜜丸如梧桐子大。每服七八十丸，食后滚汤送下。

四物汤　治血虚，或发热，及一切血虚之证。

当归酒拌　川芎各一钱五分　芍药炒　生地黄各一钱

作一剂，水二钟，煎八分，食远服。

当归龙荟丸　治瘰疬痛，或胁下作痛，似有积块，及下疳便痈，小便涩，大便秘，或瘀血凝滞，小腹作痛。

当归酒拌　龙胆草酒拌炒　栀子仁炒　黄连　青皮　黄芩各一两　大黄酒拌炒　芦荟　青黛　柴胡各五钱　木香二钱五分　麝香五分，另研

为末，炒神曲糊丸。每服二三十丸，姜汤下。

分心气饮　治七情郁结，胸膈不利；或胁肋虚胀，噎塞不能；或噫气吞酸，呕秽恶心；或头目昏眩，四肢倦怠，面色萎黄，口苦舌干，饮食减少，日渐羸瘦；或大肠虚秘；或病后虚痞。

木通　赤芍药　赤茯苓　官桂　半夏姜制　桑白皮炒　大腹皮　陈皮去白　青皮去白　甘草炙　羌活各五分　紫苏二钱

作一剂，水二钟，姜三片，枣二枚，灯心十茎，煎八分，食远服。

四七汤方见流注门

生地黄丸　许白云学士云：有一师尼，患恶风体倦，乍寒乍热，面赤心烦，或时自汗。是时疫气大行，医见寒热，作伤寒治之，大、小柴胡汤杂进，数日病剧。予诊视之曰：三部无寒邪脉，但厥阴肝脉弦长而上鱼际，宜用抑阴之药。遂用此方，治之而愈。

生地黄一两，酒拌捣膏　秦艽　黄芩　硬柴胡各五钱　赤芍药一两

为细末，入地黄膏，加炼蜜少许，丸梧子大。每服三十丸，乌梅煎汤下，日二三服。

方脉流气饮方见流注门

遇仙无比丸　治瘰疬未成脓，其人气体如常，宜服此丸。形气觉衰者，宜先服益气养荣汤，待血气少充，方服此丸。核消后，仍服前汤。如溃后有瘀肉者，宜用针头散，更不敛，亦宜服此丸。敛后，再服前汤。

白术炒　槟榔　防风　黑牵牛半生半炒　密陀僧　郁李仁汤泡，去皮　斑蝥去翅足，用糯米同炒，去米不用　甘草各五钱

为细末，水糊丸，梧子大。每服二十丸，早晚煎甘草槟榔汤下。服至月许，觉腹中微痛，自小便中取下疬毒，如鱼目状，已破者自合，未脓者自消。

必效散　治瘰疬，未成脓自消，已溃者自敛，如核未去更以针头散腐之。若气血虚者，先服益气养荣汤数剂。然后服此散，服而疬毒已下，再服前汤数剂。益气养荣汤方见前

南硼砂二钱五分　轻粉一钱　斑蝥四十个，糯米同炒熟，去头翅　麝香五分　巴豆五粒，去壳心膜　白槟榔一个

上为细末，每服一钱，壮实者钱半，五更用滚汤调下。如小水涩滞，或微痛，此疬毒欲下也，进益元散一服，其毒即下。此方斑蝥、巴豆似为峻利，然用巴豆，乃解斑蝥之毒，用者勿畏。予京师遇一富商，项有瘰痕一片颇大，询其由，彼云：因怒而致，困苦二年，百法不应。忽有方士与药一服，即退二三，再服烦退，四服而平，旬日而痊。以重礼求之，乃是必效散，修合济人，无有不效。又有一老媪，亦治此症，索重价，始肯医治。其方法：乃是中品锭子，纴疮内，以膏药贴之，其根自腐。未尽再用，去尽更搽生肌

药，数日即愈。人多异之。余见其治气血不虚者果验。若气血虚者，虽溃去，亦不愈。丹溪亦云：必效散与神效瓜蒌散，相兼服之，有神效。常以二药兼补剂用之效，故录之。按锭子虽峻利，亦是一法。盖结核坚硬，非此未见易腐。必效散内有斑蝥，虽亦峻利，然疬毒之深者，非此药莫能易解。又有巴豆解其毒，所以疬毒之深者，宜用之。但气血虚者，用之恐有误。又一道人治此证，用鸡子七个，每个入斑蝥一枚，饭蒸熟，每日空心食一枚，求者甚多。考之各书瘰疬门及本草亦云，然气血虚者，恐不能治也。

三品锭子

上品：去十八种痔。

白明矾二两　白砒一两零五分　乳香三钱五分　没药三钱五分　牛黄三钱

中品：去五漏，及翻花瘤、气核。

白明矾二两　白砒一两五钱　乳香　没药各三钱　牛黄二钱

下品：治瘰疬、气核、疔疮、发背、脑疽诸恶证。

白明矾二两　白砒一两五钱　乳香二钱五分　没药二钱五分　牛黄三分

先将砒末入紫泥罐内，次用矾末盖之，以炭火煅令烟尽，取出研极细末，用糯米糊和为梃子，状如线香，阴干。纴疮内三四次，年深者，六五次，其根自腐溃。如疮露在外，更用蜜水调搽，干上亦可。

益元散

滑石煅，六两　甘草炙，二两

上各另为末，和蜜，每服二钱，热汤、冷水任下。

逍遥散　治妇人血虚，五心烦热，肢体疼痛，头目昏重，心忪颊赤，口燥咽干，发热盗汗，食少嗜卧，及血热相搏，月水不调，脐腹胀痛，寒热如疟，及治室女血弱，荣卫不调，痰嗽潮热，肌体羸瘦，渐成骨蒸。

当归酒拌　芍药　茯苓　白术炒　柴胡各一钱　甘草七分

作一剂，水二钟，煎八分，食远服。

补中益气汤方见溃疡发热门

治血分椒仁丸

椒仁　甘遂　续随子去皮，研　附子　郁李仁　黑牵牛　当归　五灵脂碎研　吴茱萸　延胡索各五钱　芫花醋浸，一钱　石膏　蚖青十枚，去头翅足，同糯米炒黄，去米不用　斑蝥十个，糯米炒黄，去米不用　胆矾一钱　人言一钱

为末，面糊为丸，如豌豆大。每服一丸，橘皮汤下。

此方药虽峻利，所用不多。若畏而不服，有养病害身之患。常治虚弱之人，用之亦未见其有误也。临川陈良甫，集历代明医精义著论，为《妇人良方》，究阴阳，分血气，条分缕析，用心精密，药岂轻用者，慎勿疑畏。

治水分葶苈丸

葶苈炒，另研　续随子去壳，各半两，研　干笋末一两

为末，枣肉丸，如梧子大。每服七丸，煎匾竹汤下。如大便利者，减续随子、葶苈各一钱，加白术五钱。

又方　治经脉不利即为水，水流走四肢，悉皆肿满，名曰血分。其候与水相类，医作水治之非也。宜用此方。

人参　当归　大黄湿纸裹，三斗米下，蒸米熟，去纸，切，炒　桂心　瞿麦穗　赤芍药　白茯苓各半两　葶苈炒，别研，一钱

为末，炼蜜丸如梧桐子大。空心米饮下十五丸至二三十丸。见《养生必用方》

柏子仁丸　治月经短少，渐至不通，手足骨肉烦疼，日渐羸瘦，渐生潮热，其脉微数。此由阴虚血弱，阳往乘之，少水

不能灭盛火，火逼水涸，亡津液。当养血益阴，慎毋以毒药通之。宜柏子仁丸、泽兰汤主之。

柏子仁炒，研　牛膝酒拌　卷柏各半两　泽兰叶　续断各二两　熟地黄用生者，三两，酒拌蒸半日，忌铁器杵膏

为末，入地黄膏，如炼蜜丸梧子大。每服三十丸，空心米饮下。

泽兰汤　治证同前。

泽兰叶三两　当归酒拌　芍药炒，各一两　甘草五钱

为粗末，每服五钱，水二钟，煎至一钟，去滓温服。

托里养荣汤　治瘰疬流注，及一切不足之证。不作脓，或不溃，或溃后发热，或恶寒，肌肉消瘦，饮食少思，睡眠不宁，盗汗不止。

人参　黄芪炙　当归酒拌　川芎　芍药炒　白术炒，各一钱　五味子炒，研　麦门冬去心　甘草各五分　熟地黄用生者，酒拌，蒸半日，忌铁器

作一剂，水二钟，姜三片，枣一枚，煎八分，食远服。

琥珀膏　治颈项瘰疬，及腋下初如梅子，肿结硬强，渐若连珠，不消不溃，或溃而脓水不绝，经久不瘥，渐成漏证。

琥珀膏一两　木通　桂心　当归　白芷　防风　松脂　朱砂研　木鳖子肉，各五钱　麻油二斤　丁香　木香各三钱

先用琥珀、丁香、桂心、朱砂、木香为细末，其余为咀，以油二斤四两浸七日，入铛中，慢火煎，白芷焦黄漉出，徐下黄丹一斤，以柳条不住手搅，煎至黑色，滴水中，撚软硬得中，却入琥珀等末，搅令匀，于磁器盛之。用时取少许，摊纸上，贴之。

流　注

暴怒所致，胸膈不利者，调气为主。抑郁所致而不痛者，宜调经脉补气血。肿硬作痛者，行气和血。溃而不敛者，益气血为主。伤寒余邪未尽者，和而解之。脾气虚，湿热凝滞肉理而然，健脾除湿为主。闪肭瘀血凝滞为患者，和血气，调经络。寒邪所袭，筋挛骨痛，或遍身痛，宜温经络，养血气。

一妇人暴怒，腰肿一块，胸膈不利，时或气走作痛，与方脉流气饮，数剂而止；更以小柴胡汤对四物，加香附、贝母，月余而愈。

一男子因怒胁下作痛，以小柴胡汤对四物，加青皮、桔梗、枳壳治之而愈。

一男子臀肿一块微痛，脉弦紧，以疮科流气饮，四剂而消。

一妇人因怒胁下肿痛，胸膈不利，脉沉迟，以方脉流气饮数剂，小愈；以小柴胡汤对二陈，加青皮、桔梗、贝母，数剂顿退；更以小柴胡汤对四物，二十余剂而痊。

一男子腿患溃而不敛，用人参养荣汤及附子饼，更以补剂，煎膏药贴之，两月余而愈。

一老人伤寒，表邪未尽，股内患肿发热，以人参败毒散二剂热止。灸以香附饼，又小柴胡汤加二陈、羌活、川芎、归、术、枳壳，数剂而消。

一男子脾气素弱，臂肿一块不痛，肉色不变，饮食少思，半载不溃。先以六君子汤，加芎、归、芍药，二十余剂饮食渐进；更以豆豉饼，日灸数壮；于前药内再加黄芪、肉桂三十余剂，脓熟针去；以十全大补汤，及附子饼灸之，月余而敛。

一男子腿患肿，肉色不变不痛，脉浮

而滑，以补中益气汤加半夏、茯苓、枳壳、木香饮之，以香附饼熨之。彼谓气无补法，乃服方脉流气饮，愈虚。复求治，以六君子汤加芎、归数剂，饮食少进；再用补剂，月余而消。夫气无补法，俗论也。以其为病痞闷壅塞，似难于补，殊不知正气虚而不能运行，则邪气滞而为病。经云：壮者气行则愈，怯者弱者则著而为病。苟不用补法，气何由而行乎！

一妇人因闪肭肩患肿，遍身作痛，以黑丸子二服而痛止；以方脉流气饮，二剂而肿消；更以二陈对四物，加香附、枳壳、桔梗而愈。

一妇人腿患筋挛骨痛，诸药不应，脉迟紧，用大防风汤二剂，顿退，又二剂而安。又一妇患之亦然，先用前汤二剂，更服黑丸子而痊。此二患若失治，溃成败证。

一男子臂肿，筋挛骨痛，年余方溃，不敛。诊其脉更虚，以内塞散一料，少愈；以十全大补汤，及附子饼灸之而愈。《精要》云：留积经久，极阴生阳，寒化为热。以此溃多成瘘，宜早服内塞散排之。

一妇人溃后发热，予以为虚。彼不信，乃服败毒药，果发大热，竟至不救。夫溃疡虽有表证发热，宜以托里药为主，佐以表散之剂，何况瘰疬流注乎？若气血充实，经络通畅，决无患者。此证之因，皆由气血素亏，或七情所伤，经络有郁结；或腠理不密，六淫外侵，隧道壅塞。若不审其所因，辨其虚实，鲜不误人！

一男子腿肿一块，经年不消，且不作脓，饮食少思，强食则胀，或作泻，日渐消瘦。诊之，脉微细。此乃命门火衰，不能生土，以致脾土虚而然也。遂以八味丸，饮食渐进，肿患亦消。

一男子背胛患之，微肿，形劳气弱，以益气养荣汤，间服黑丸子，及木香、生地黄作饼，覆患处熨之。月余脓成，针之，仍服前药而愈。

一男子腿患，久而不敛，饮大补药及附子饼，更用针头散纴之而愈。

一男子臂患，年余尚硬，饮食少思，朝寒暮热。以八珍汤加柴胡、地骨皮、牡丹皮，月余寒热稍止；继以益气养荣汤及附子饼灸之，两月余，脓成针之；更服人参养荣汤，半载而痊。

一妇人脓溃清稀，脉弱恶寒，久而不愈，服内塞散，灸以附子饼而瘳。

一妇人腰间患一小块，肉色如常，不溃，发热。予谓：当以益气养荣解郁之药治之。彼家不信，另服流气饮。后针破出水，年余而殁。一妇人久不敛，忽发寒热，余决其气血俱虚，彼反服表散之剂，果大热，亦死。大抵流注之证，多因郁结或暴怒，或脾气虚，湿气逆于肉理；或腠理不密，寒邪客于经络；或闪扑或产后瘀血流注关节；或伤寒余邪未尽为患，皆因真气不足，邪得以乘之。常治郁者开之，怒者平之，闪扑及产后瘀血者散之，脾虚及腠理不密者除而补之，伤寒余邪者调而解之，大要以固元气为主，佐以见证之药。如久而疮口寒者，更用豆豉饼或附子饼灸之；有脓管或瘀肉者，用针头散腐之自愈，锭子尤效。若不补血气，及不慎饮食、起居、七情，俱不治。

一男子元气素弱，将欲患此，胸膈不利，饮食少思。予欲治以健脾胃，解郁结，养血气。彼不从，乃服辛香流气之剂，致腹胀；又服三棱、蓬术、厚朴之类，饮食愈少，四肢微肿，兼腰肿一块，不溃而殁。盖此证本虚痞，今用克伐之剂，何以不死？况辛香燥热之剂，但能劫滞气冲，快于一时，若不佐制，过服则益增郁火，煎熬气液而为痰，日久不散，愈成流注之证。

一男子臂患，出腐骨三块，尚不敛，发热作渴，脉浮大而涩。乃气血俱损，须多服生血气之剂，庶可保全。彼惑于火尚未尽，仍用凉药内服外敷，几危，始求治。其形甚瘁，其脉愈虚。先以六君子汤加芎、归，月余饮食渐进；以八珍汤加肉桂三十余剂，疮色乃赤；更以十全大补汤，外以附子饼灸之，仅年而瘥。《医林集要》云：骨疽，乃流注之败证也，如用凉药则内伤其脾，外冰其血。脾主肌肉，脾气受伤，饮食必减，肌肉不生。血为脉络，血受冰，则气血不旺而愈滞。宜用理脾，脾健则肉自生，而气自运行矣。又有白虎飞廉，留连周期，或展转数岁，冷毒朽骨，出尽自愈。若附骨腐者可痊，正骨腐则为终身废疾矣。有毒自足手或头面肿起，或兼疼痛，上至颈项骨节处，如疬疬贯珠，此风湿流气之证也，宜以加减小续命汤，及独活寄生汤治之。有两膝肿痛起，或至遍身骨节疼痛者，此风湿痹，又名疬节风，宜用附子八物汤治之。又有结核在项腋，或两乳傍，或两胯软肉处，名曰瘰疬痈，属冷证也。又有小儿宿痰失道，致结核于颈项臂膊胸背之处，亦冷证也，俱用热药敷贴。已上诸证，皆缘于肾，肾主骨，肾虚则骨冷而为患也。所谓骨疽，皆起于肾，亦以其根于此也，故用大附子以补肾气。肾实则骨有生气，而疽不附骨矣。

一妇人经水不调，两月一至，或三月一至，四肢微肿，饮食少思，日晡发热。予曰：此脾胃气血皆虚也，须先用壮脾胃、养气血之剂，饮食进则浮肿自消，气血充则经自调矣。彼以为缓，乃用峻剂，先通月经，果腹痛泻不止，致遍身浮肿，饮食愈少，殁于木旺之月。褚氏云：月水不调，久则血结于内生块，变为血瘕，亦作血癥。血水相并，壅塞不通，脾胃虚弱，变为水肿。所以然者，脾候身之肌肉，象于土，土主克于水，水血既并，脾气衰弱不能克消，致水气流溢，浸渍肌肉，故肿满也。观此，岂宜用克伐之剂。

一妇人禀弱性躁，胁臂肿痛，胸膈痞满。服流气败毒药，反发热不食；以四七汤数剂，胸宽气和；以小柴胡汤对四物，加陈皮、香附，肿痛亦甚。大抵妇人情性执着，不能宽解，多被七情所伤，遂致遍身作痛，或肢节肿痛，及气填胸满，或如梅核塞喉，咽吐不出；或涎痰壅盛，上气喘急；或呕逆恶心，甚者渴闷欲绝。产妇多有此证，宜服四七汤，先调滞气，更以养血之药。若因思忧，致小便白浊者，用此药，吞青州白丸子屡效。

附方

方脉流气饮　治瘰疬流注，及郁结聚结肿块，或走注疼痛，或心胸痞闷，咽塞不利，胁腹膨胀，呕吐不食，上气喘急，咳嗽痰盛，面目或四肢浮肿，大小便秘。

紫苏　青皮去白　当归酒拌　芍药炒　乌药　茯苓　桔梗炒　半夏姜制　川芎　黄芪炙　枳实麸炒　防风　陈皮去白　甘草炙，各一钱

作一剂，水二钟，姜三片，枣一枚，煎八分，食远服。

疮科流气饮　治流注及一切恚怒，气结肿作痛，或胸膈痞闷，或风寒湿毒，搏于经络，致气血不和，结成肿块，肉色不变，或漫肿木闷无头。

桔梗炒　人参　当归酒拌　官桂　甘草　厚朴姜制　黄芪盐汤浸炒　防风　紫苏　芍药　乌药　枳壳各七分　槟榔　木香　川芎　白芷各五分

作一剂，水二钟，煎八分，食远服。

益气养荣汤方见瘰疬门

二陈汤方见臀痈门

黑丸子 治风寒袭于经络，肿痛或不痛；或打扑跌坠，筋骨疼痛，瘀血不散，遂成肿毒；及风湿四肢疼痛，或手足缓弱，行步不前；并妇人血风劳损。

百草霜 芍药各二两 赤小豆一两六钱 白敛一两六钱 白及 当归各四钱 川乌焙，一钱 骨碎补焙，八钱 南星焙，三钱 牛膝焙，六钱

上为末，炼蜜为丸梧子大。每服三十丸，盐汤或酒下。风疾哽吃，煨葱一茎，温酒下。孕妇勿服。

人参败毒散方见溃疡发热门

豆豉饼

附子饼二方臀痈门

小柴胡汤

四物汤二方见瘰疬门

香附饼 治瘰沥流注肿块或风寒袭于经络，结肿或痛，用香附为末，酒和，量疮大小做饼覆患处，以热熨斗熨之，未成者内消，已成者自溃。若风寒湿毒，宜用姜汁作饼。

六君子汤方见作呕门

十全大补汤

补中益气汤二方见溃疡发热门

大防风汤方见臀痈门

内塞散 治阴虚阳气腠袭患肿，或溃而不敛，或风寒袭于患处，致气血不能运至，久不愈，遂成漏证。

附子用童便数碗浸三日，切作四块，再浸数日，炮，童便一日一换，一两 肉桂去皮 赤小豆 甘草炙 黄芪盐水浸炒 当归酒拌 茯苓 白芷 桔梗炒 川芎 人参 远志去心 厚朴姜制，各一两 防风四钱

为末，每服二钱，空心温酒下。或酒糊为丸，盐汤下，亦可。或炼蜜为丸服亦可。

八味丸方见臀痈门

二神丸方见作呕门

针头散方见瘰疬门

八珍汤

人参养荣汤二方见溃疡发热门

四七汤 治七情郁结，状如破絮，或如梅核，骾在咽间；或中脘痞满，痰涎壅盛；或喘，或恶心，少食。

紫苏叶一钱 厚朴一钱半 茯苓一钱 半夏姜制，七分

作一剂，水一钟半，姜三片，枣二枚，煎六分，食远服。

疮疡作渴

尺脉大或无力而渴者，宜滋阴降火。上部脉沉实而渴者，宜泻火。上部脉洪而渴者，宜降火。胃脉数而渴者，宜清胃火。气虚不能生津液而渴者，宜补中气。脉大无力或微弱而渴者，宜补气血，脓血大泄，或疮口出血而渴者，大补气血。如不应，急用独参汤。

一男子作渴，欲发疽，以加减八味丸治之而消。

一男子患脑疽，发热，脉数无力，依前丸治之。不信，自服滋阴药，以致不救。

一男子日饮水数碗，冬月亦然，彼恃壮切喜。后口舌生疮，欲治以前丸，彼以为谬，乃服生津液药，渴不能止，发背疽而殁。

一男子脚面发疽，愈而作渴，以前丸治之而愈。夫加减八味丸，治阴处火动之圣药也，有是证者，何以舍此。

一富商禀赋颇厚，素作渴，日饮水数碗，面发一毒，用消毒药，溃而虽愈，尺脉尚数，渴亦不止，时孟秋。予谓：此水涸火旺之脉也，须服加减八味丸，以补肾水，制心火，庶免疽毒之患。彼不信，至夏果脚背发疽，脉数，按之则涩而无力，

足竟黑腐而死。

一男子禀颇实，乏嗣，服附子等药，致作渴，左足大指患疽，色紫不痛，脉亦数而涩，亦死。大抵发背、脑疽、脱疽，肿痛色赤，水衰火旺之色，尚可治。若黑若紫，火极似水之象也，乃肾水已竭，精气固涸，决不治。《外科精要》云：凡病疽之人，多有既安之后，忽发渴疾而不救者，十有八九。疽疾将安，而渴疾已作，宜服加减八味丸。既安之后，而渴疾未见，宜先服之，以防其未然。若疾形已见，卒难救疗。凡痈疽愈后，宜服补药；若用峻补之药，则发热；又况痈疾人，安乐之后，多传作渴疾，不可治疗，当预服加减八味丸；如能久服，永不生渴疾，气血亦壮。未发疽人，或先有渴证，尤宜服此药，渴疾既安，疽亦不作。

又骊贵人病疽，疾未安而渴作，一日饮水数升，愚遂献此方。诸医大笑云：此药若能止渴，我辈当不复业医矣。乃用木瓜、紫苏、乌梅、人参、茯苓、百药煎等生津液之药止之，而渴愈甚，数剂之后，茫无功效。不得已而用此，服之三日渴止。因此相信，遂久服，不特渴疾不作，气血亦壮，饮食加倍，强健过于少壮之年。盖用此药，非予敢自执鄙见，实有源流。自为儿时，闻先君知县云：有一士夫病渴疾，诸医皆用渴药，治疗累载不安。有一名医诲之，使服加减八味丸，不半载而疾痊，因疏其病源。今医者治痈，却以生津液止渴之药，误矣。其疾本起于肾水枯竭，不复上润，是以心火上炎，不能既济，煎熬而生渴。今服八味丸，降其心火，生其肾水，则渴自止矣。复疏其药性云：内北五味子，最为得力，此一味，独能生肾水，平补降心火，大有功效。家藏此方，亲用有验，故敢详著之。使有渴疾者，信其言，专志服饵取效，无为庸医所惑，庶广前人之志。如臂痛，脚气，风气，四肢拘挛，上气眼晕，肺气喘嗽，消食，利小便，久服轻身，聪明耳目，令人光泽多子。

一老人冬月口舌生疮，作渴，心脉大而实，尺脉大而虚。予谓：乃下消证也，患在肾，须加减八味丸补之，否则后发疽难疗。彼以为迂，仍服三黄等药降火，次年夏令，果患疽而殁。东垣曰：膈消者，以白虎加人参汤治之。中消者，善食而瘦，自汗，大便硬，小便数。《脉决》云：口干饶饮水，多食亦肌虚，成消中者，调胃承气汤、三黄丸治之。下消者，烦躁引饮，耳轮焦干，小便如膏。又云：焦烦水易亏，此肾消也，六味地黄丸加五味子、肉桂即加减八味丸治之。《总录》所谓未传能食者，必发脑疽、背疮；不能食者，必传中满鼓胀，皆谓不治之证。洁古老人分而治之，能食而渴者，白虎加人参汤；不能食而渴者，钱氏白术散，倍加葛根治之。上中既平，不复传下消矣。前人用药，厥有旨哉！或曰：未传疮疽者何也？此火邪盛也，其疮痛甚而不溃，或赤水者是也。经云：有形而不痛阳之类也，急攻其阳，勿攻其阴，治在下焦，元气得强者生，失强者死。

一妇人面患毒，焮痛发热作渴，脉数，按之则实，以凉膈散二剂少愈，以消毒药数剂而平。

一男子有患疽作渴，脉数有力，以黄连解毒汤三剂而止，更以仙方活命饮四剂溃而愈。

一男子溃而烦渴不安，以圣愈汤二剂而宁，以人参、黄芪、当归、地黄四剂渴止，以八珍汤二十余剂而愈。

大抵溃后有此证，属气血不足，须用参、芪以补气，当归、地黄以养血。若用苦寒之剂，必致有误。

一男子患毒作渴，右关脉数，以竹叶黄芪汤治稍愈，更以补中益气汤加黄芩而愈。

一男子溃后口干，遇劳益甚，以补中益气汤加五味子、麦门冬治之而愈，更以黄芪六一汤而敛。

附方

加减八味丸　治疮疡痊后及将痊，口干渴，甚则舌或生黄，及未患先渴。此肾水枯竭，不能上润，以致心火上炎，水火不能既济，故心烦躁作渴，小便频数，或白浊阴痿，饮食不多，肌肤渐消，或腿肿脚先瘦。服此以生肾水，降心火，诸证顿止。及治口舌生疮不绝。

山药一两　桂心去皮，半两　山茱萸净肉一两，酒浸杵膏　泽泻切片蒸焙　白茯苓各半两　五味子炒，二两半　牡丹皮一两　熟地黄用生者八两，酒拌铜器蒸半日，捣膏

为细末，入二膏，中炼蜜少许，丸梧子大。每服六七十丸，五更初未言语前，或空心用盐汤送下。

凉膈散　治积热疮疡焮痛，发热烦渴，大便秘，及咽肿痛，或生疮毒。

连翘一钱　山栀子炒　大黄炒　薄荷　黄芩各五分　甘草一钱半　朴硝五分

作一剂，水二钟，煎八分，食远服。或为末，每服五钱，水一钟，煎七分，温服亦可。

仙方活命饮方见发背门

黄连解毒汤方见作呕门

补中益气汤方见溃疡发热门

竹叶黄芪汤

淡竹叶二钱　生地黄　麦门冬去心　黄芪蜜炙　当归酒拌　川芎　甘草　黄芩炙　芍药　人参　半夏姜制　石膏煅，各二钱

作一剂，水二钟，煎八分，食远服。

八珍汤方见溃疡发热门

圣愈汤

独参汤二方见杖疮门

黄芪六一汤　治溃后作渴。若人无故作渴，必发痈疽，宜常服此药，可免患。

绵黄芪六两，一半生焙，一半盐水磁器盛，饭上蒸三次，焙干　甘草一两，半生半炙

每剂一两，用水二钟，煎八分，食远服。或为末，每服二钱，早晨日午以白汤调服更妙，加人参尤效。

作　呕

喜寒恶热而呕者，宜降火。喜热恶寒而呕者，宜养胃气。沉实便秘而呕者，宜泻火。脉细肠鸣腹痛，泻而呕者，托里温中。

一男子胸患毒，焮肿喜冷，脉洪数，以黄连解毒汤，二剂顿退；更加金银花散，六剂而消。

一男子因疮痛伤胃气，少食作呕，恶寒，以六君子汤加当归，四剂稍愈；以十宣散加白术、茯苓、陈皮，数剂而脓成，针之；又以前散去防风、白芷，数剂而痊。

一男子患发背肿硬，烦渴便秘，脉沉实作呕，以内疏黄连汤，二剂愈；以金银花散，四剂，并隔蒜灸而消。

一男子腋下患毒，咳逆不食，肠鸣切痛，四肢厥冷，脉细，以托里理中汤，二剂顿愈；更以香砂六君子汤、二神丸，而饮食顿进；以十全大补汤，下十余剂而敛。

一妇人脾气素弱，患毒未作脓，发寒热兼呕，以不换金正气散二剂而止，以托里散六剂而溃，更以健脾药而敛。

一疬妇恶心少食，服解毒药愈呕，此胃气虚也，以六君子汤加生姜，治之而安。戴氏名元礼，南院使云：如恶心者，无声无物，欲吐不吐，欲呕不呕，虽曰恶

心，实非心经之病，皆在胃口上，宜用生姜，盖能开胃豁痰也。

附方

黄连解毒汤　治积热疮疡，焮肿作痛，烦躁饮冷，脉洪数，或口舌生疮，或疫毒发狂。

黄芩　黄柏炒　黄连炒　山栀各一钱半

作一剂，水二钟，煎七分，热服。

六君子汤　治一切脾胃不健，或胸膈不利，饮食少思，或作呕，或食不化，或膨胀，大便不实，面色萎黄，四肢倦怠。

人参　白术炒　茯苓　半夏姜制　陈皮各一钱　甘草炙，五分

作一剂，水二钟，姜三片，枣二枚，煎八分，食远服。

香砂六君子汤　治一切脾胃不健，饮食少思，或作呕，或过服凉药，致伤脾胃，即六君子汤加藿香、砂仁。

托里温中汤　治疮为寒变而内陷者，脓出清解，皮肤凉，心下痞满，肠鸣切痛，大便微溏，食则呕，气短吃逆不绝，不得安卧，时发惛愦。

丁香　沉香　茴香　益智仁　陈皮　木香　羌活　干姜炮，各一钱　甘草炙　附子炮，去皮脐，各二钱

作一剂，水二钟，姜三片，煎八分，不拘时服。

按罗谦甫曰：经云：寒淫于内，治以辛热，佐以苦温。姜、附大辛热，温中外，发阳气，自里之表以为君。羌活苦辛，温透关节。炙甘草温补脾胃，行经络，通血脉。胃寒则呕吐吃逆不绝，不下食，益智、丁、沉大辛热，以散寒为佐。疮气内攻，气聚而为满，木香、陈皮苦辛温，治痞散满为使。

十宣散方见发背门

金银花散　消毒托里，止痛排脓，不问肿溃，并效。

金银花　黄芪盐水浸炒　当归酒拌　甘草各等分

为末，每服一二钱，滚汤调入，酒少许服。大人每服一两，水煎服，随饮酒二三杯。

隔蒜灸法方见发背门

十全大补汤方见溃疡发热门

不换金正气散　治疮疡发热之人，脾气虚弱，寒邪相搏，痰停胸膈，以致发寒热。服此正脾气，则痰气自消，寒热不作。

厚朴去皮，姜制　藿香　半夏姜制　苍术米泔浸　陈皮去白，各三钱　甘草炙，五分

作一剂，水二钟，姜三片，枣二枚，煎七分，食远服。

二神丸　治一切脾肾俱虚，侵晨作泻，或饮食少思，或食而不化，或作呕，或作泻，或久泻不止。如脾经有湿，大便不实者，神效。常治一切脾肾不足之证，无不效也。李验封邦秀童僮年逾四十，遍身发肿，腹胀如鼓，甚危，诸药不应。用此丸数服，饮食渐进，其肿渐消，兼以除湿健脾之剂，而愈。

破故纸四两，炒　肉豆蔻二两，生用

上为末，用大红枣四十九枚，生姜四两切碎，同枣用水煮熟，去姜取枣肉，和药丸梧子大。每服五十丸，空心盐汤下。

卷 六

吴郡 薛 己著
新都 吴玄有校

咽 喉

疼痛或寒热者，邪在表也，宜发散。肿痛痰涎壅盛者，邪在上也，宜降之。痛而脉数无力者，属阴虚，宜滋阴降火。肿痛发热便闭者，表里俱实病也，宜解表攻里。如证紧急，更刺患处，或刺少商穴。

一男子咽痛而脉数，以荆防败毒散加芩、连二剂稍愈；乃去芩、连，又二剂而愈。

一男子咽喉肿闭，牙关紧急，针不能入，先刺少商二穴出黑血，口即开；更针患处，饮清咽利膈散，一剂而愈。大抵吐痰针刺，皆有发散之意，故多效。尝见此证，不针刺，多致不救。

一妇人咽喉肿痛，大小便秘，以防风通圣散一剂，诸证悉退；又荆防败毒散，三剂而安。常治此证，轻则荆防败毒散、吹喉散，重则用金钥匙，及刺患处，出血最效，否则不救。针少商二穴，亦可，不若刺患处之为神速耳。

一男子咽喉肿痛，脉数而实，以凉膈散，一剂而痛止；以荆防败毒散加牛蒡子，二剂而肿退；以荆防败毒散二剂，又以甘、桔、荆、防、玄参、牛蒡子，四剂而平。

一男子咽喉肿闭，痰涎壅甚，以胆矾吹咽中，吐痰碗许；更以清咽利膈汤，四剂而安。

一男子咽喉肿痛，药不能下，针患处，出紫血稍愈；以破棺丹噙之，更以清咽消毒散，服之而愈。

一男子咽喉干燥而痛，以四物汤加黄柏、知母、玄参，四剂稍愈；更以人参固本丸，一剂不再发。

一男子口舌生疮，服凉药愈甚，治以理中汤而愈。

一男子咽痛，午后益甚，脉数无力，以四物汤加黄柏、知母、荆、防，四剂而愈；仍以前药去荆、防，加玄参、甘、桔数剂，后不再发。

一弱人咽痛，服凉药，或遇劳愈甚，以补中益气汤加芩、连，四剂而愈；乃去芩、连，又数剂，不再发。常治午后痛，去芩、连，加知母、黄柏、玄参，亦效。

一老人咽痛，日晡尤甚，以补中益气汤加酒炒黄柏、知母，数剂而愈。

一男子乳蛾肿痛，脉浮数，尚未成脓，针去恶血，饮荆防败毒散，二剂而消。

一男子乳蛾肿痛，饮食不入，疮色白，其脓已成，针之，脓出即安。

一男嗌痈肿痛，脉浮数，更沉实，饮防风通圣散一剂，泻一次，势顿退；又荆防败毒散，二剂而消。

一男子咽喉肿痛，予欲针之，以泄其毒。彼畏针，止服药，然药既熟，已不能下矣。始急针患处，出毒血，更饮清咽消毒药而愈。

一患者，其气已绝，心头尚温，急针患处，出黑血即苏。如鲍符卿、乔侍御素有此证，每患皆以针去血即愈。

大抵咽喉之症，皆因火为患，其害甚速，须分缓急，及脓成否。若肿闭及壅塞者，死在反掌之间，宜用金钥匙吹患处，吐出痰涎，气得通即苏。若吐后仍闭，乃是恶血，或脓毒为患，须急针患处，否则不治。前人云：治喉闭之火，与救火同，不容少待。又云走马看喉闭，信夫！治喉之方固多，惟用针有回生之功。

一男子口舌生疮，饮食不甘，劳而愈甚，以理中汤治之顿愈。

一男子口舌糜烂，服凉药愈甚，脉数而无力，以四物加酒炒黄柏、知母、玄参，一剂顿退，四剂而痊。

一男子口舌生疮，脉浮而缓，饮补中益气汤加炮姜，更以桂末含之即愈。

一男子患之，劳而愈甚，以前药加附子三片，二剂即愈。丹溪云：口疮服凉药不愈者，此中焦气不足，虚火泛上无制，用理中汤，甚则加附子。

一男子咽喉作痛，痰涎上壅，予欲治以荆防败毒散，加连翘、山栀、牛蒡子，彼自服甘寒降火之药，反加发热，咽愈肿痛。急刺少商二穴，仍以前药加麻黄汗之，诸证并退。惟咽间一紫处仍痛，此欲作脓，以前药去麻黄一剂，脓溃而愈。凡咽痛之疾，治之早，或势轻者，宜用荆防败毒散以散之；治之迟，或势重者，须刺少商穴。瘀血已结，必刺患处，亦有刺少商。咽虽利而未全消者，必成脓也，然脓去即安。若有大便秘结者，虽经针刺去血，必欲以防风通圣散攻之。甘寒之剂非虚火不宜用。

一妇人咽间作痛，两月后始溃，突而不敛，遍身筋骨亦痛，诸药不应。先以萆薢汤，数剂而敛；更以四物汤倍用萆薢、黄芪二十余剂，诸证悉退。一弥月小儿，先于口内患之后，延于身上，年余不愈，以萆薢为末，乳汁调服，母以白汤调服，月余而愈。一男子咽间先患，及于身，服轻粉之剂，稍愈；已而复发，仍服之，亦稍愈；后大发，上腭溃蚀，与鼻相通，臂腿数枚，其状如桃，大溃，年余不敛，神思倦怠，饮食少思，虚证悉具，投以萆薢汤为主，以健脾胃之剂兼服之，月余而安。一妇人患之，脸鼻俱蚀，筋骨作痛，脚面与跟各肿一块，三月而溃，脓水淋漓，半载不敛，治以前药亦愈。萆薢汤方见杨梅疮门

一男子齿痛，脉数实便秘，用防风通圣散即愈。

一男子齿痛，而胃脉数而有力，以清胃散加石膏、荆芥、防风，二剂而痊。

一男子齿痛甚，胃脉数实，以承气汤一剂即止。

一男子齿痛，脉浮无力，以补中益气汤加黄连、生地黄、石膏治之，不复作。

一老人齿痛，午后即发，至晚尤甚，胃脉数而实，以凉膈散加荆芥、防风、石膏，一剂而瘳。

一妇人常口舌糜烂，颊赤唇干，眼涩作渴，脉数，按之则涩。此心肺壅热，伤于气血为患，名热劳证也，当多服滋养血药。彼欲速效，用败毒寒剂攻之，后变瘵证而殁。《妇人良方》云：妇人热劳者，由心肺壅热，伤于气血，气血不调，脏腑壅滞，热毒内积，不得宣通之所致也。其候心神烦躁，颊赤头痛，眼涩唇干，四肢壮热，烦渴不止，口舌生疮，神思沉昏，嗜卧少寐，饮食无味，举体酸疼，或时心

怔，或时盗汗，肌肤日渐消瘦，故名热劳也。

附方

荆防败毒散方见溃疡发热门

清咽利膈汤 治积热咽喉肿痛，痰涎壅盛，或胸膈不利，烦躁饮冷，大便秘结。

金银花 防风 荆芥 薄荷 桔梗炒 黄芩炒 黄连炒，各钱半 山栀炒，研 连翘各二钱 玄参 大黄煨 朴硝 牛蒡子研 甘草各七分

作一剂，水二钟煎一钟，食后服。

金钥匙 治喉闭、缠喉风痰涎壅塞盛者，水浆难下。

焰硝一两五钱 硼砂五钱 脑子一字 白僵蚕一钱 雄黄二钱

各另为细末，和匀，以竹管吹患处，痰涎即出。如痰虽出，咽喉仍不消，急针患处，去恶血。

凉膈散方见作渴门

防风通圣散方见天泡疮门

补中益气汤方见溃疡发热门

刺少商穴法 穴在手大指内侧，去爪甲如韭叶。刺入二分许，以手自臂勒至刺处出血，即消。若重者，及脓成者，必须针患处，否则不治。

四物汤方见瘰疬门

破棺丹方见发背门

理中汤 治脾胃不健，饮食少思，或作呕，或服寒药，致饮食少思，或肚腹作痛。

人参 干姜炮 甘草炙 白术炒，各一钱半

作一剂，水一钟，煎五分，食远服。

清胃散 治胃经湿热，牙齿或牙龈肿痛，或牵引头脑，或面发热，并治之。

当归身酒拌，一钱 生地黄酒拌，各二钱 牡丹皮一钱五分 升麻二钱 黄连治胃经湿热，牙齿或牙龈肿痛，或牵引头脑，或面发热，并治之。

承气汤 治肠胃积热，口舌生疮，或牙齿龈作痛。

大黄煨 甘草 朴硝各二钱

作一剂，水一钟半，煎八分，食前服。

清咽消毒散 治咽喉生疮肿痛，痰涎壅盛，或口舌生疮，大便秘结，即荆防败毒散加芩、连、硝黄。方见溃疡发热门

人参固本丸 治肺气燥热作渴，或小便短少赤色，及肺气虚热，小便涩滞如淋，此虚而有火之圣药也。

生地黄酒拌 熟地黄用生者酒拌，铜器蒸半日 天门冬去心 麦门冬去心，各一两 人参五钱

除人参为末，余药捣膏，加炼蜜少许，丸梧子大。每服五十丸，空心盐汤或温酒下，中寒人不可服。

瘾 疹附小儿丹毒

脉浮者，消气为主。脉浮数者，祛风清热。脉沉数者，泻火为主。脉数按之沉实者，解表攻里。

一妇人患瘾，作痒脉浮，以消风散，四剂而愈。

一妇人患瘾，作痒脉浮数，以人参败毒散二剂稍愈，更以消风散四剂而安。

一男子患瘾，色赤紫焮痛，发热喜冷，脉沉实，以防风通圣散一剂顿退，又以荆防败毒散加芩、连四剂而愈。

一妇人患瘾，痒痛，大便秘，脉沉实，以四物汤加芩、连、大黄、槐花，治之而愈。

一老人患疹，色微赤，作痒，发热，以人参败毒散二剂稍愈，以补中益气汤加黄芩、山栀而愈。

一小儿患疹作痛，发热烦渴，欲服清凉饮下之。诊其脉不实，举指不数，此邪在经络也，不可下，遂用解毒防风汤，二剂而愈。此证小儿多患之，须审在表在里，及邪之微甚而治之。王海藏曰：前人云：首尾俱不可下者，何也？曰：首不可下者，为癍未见于表，下则邪气不得伸越，此脉证有表而无里，故禁首不可下也；尾不可下者，为癍毒已显于外，内无根蒂，大便不实，无一切里证，下之则癍气逆陷，故禁尾不可下也。一儿作痒发热，以消毒犀角饮，一剂作吐泻，此邪气上下俱出也，毒自解，少顷吐泻俱止，其疹果消。吐泻后，脉见七至，此小儿和平之脉也，邪已尽矣，不须治，果愈。洁古云：癍疹之病，其为证各异。发焮肿于外者，属少阳三焦相火也，谓之癍；小红靥行皮肤之中不出者，属少阳君火也，谓之疹。凡显癍证，若自吐泻者，慎勿乱治而多吉，谓邪气上下皆出也。癍疹并出，小儿难禁，是以别生他证也。首尾不可下，大抵安里之药多，发表之药少，秘则微疏之，令邪气不壅，并令其次第出，使儿易禁也。身温暖者顺，身凉者逆。

一男子患丹毒，焮痛便秘，脉数而实，服防风通圣散不应，令砭患处，去恶血，仍用前药即愈。

一小儿腿患丹如霞，游走不定，先以麻油涂患处，砭出恶血，毒即散；更以金银花散，一剂而安。

一小儿患之，外势虽轻，内则大便不利，此患在脏也，服大连翘饮，敷神效散而瘥。

一小儿遍身皆赤，砭之，投解毒药而即愈。

一小儿遍身亦赤，不从砭治，以致毒气入腹，遂不救。此症乃恶毒热血，蕴蓄于命门，遇相火而合起也。如霞片者，须砭去恶血为善。如肿起赤色，游走不定者，宜先以生麻油涂患处，砭之以泄其毒。凡从四肢起入腹者不治。虽云丹有数种，治有数法，无如砭之为善。常见患稍重者，不用砭法，俱不救也。

附方

消风散方见疮疥门

荆防败毒散方见溃疡发热门

四物汤方见瘰疬门

防风通圣散方见天泡疮门

人参败毒散

补中益气汤二方见溃疡发热门

清凉饮方见发背门

消毒犀角饮子　治斑或瘾疹瘙痒或作痛，及风热疮毒。

牛蒡子二钱　荆芥　防风各一钱半　甘草三分

作一剂，水一钟，煎五分，徐徐服。

解毒防风汤　治斑或瘾疹，痒或作痛。

防风一钱　地骨皮　黄芪　芍药　荆芥　枳壳炒，各二钱

作一剂，水一钟，煎五分，徐徐服。

金银花散方见作呕门

神功散方见发背门

大连翘饮方见天泡疮门

砭法　治小儿丹毒色赤，游走不定，用细磁击碎，取其锋芒者一块，以箸一根，劈开，头尖夹之，用线缚定，两指轻撮箸，稍令磁芒正对患处，悬寸许，再用箸一根，频击箸头，令毒血遇刺皆出，却以神功散敷搽。毒入腹者，不救。

天　泡　疮旧名

脉浮发热，或拘急者，发散表邪。脉沉发热便秘者，解表攻里。发热小便赤涩者，分利消毒。

一小儿患此，焮痛发热，脉浮数，挑去毒水，以黄柏、滑石末敷之；更饮荆防败毒散，二剂而愈。

一男子焮痛发热，服祛风清热药愈炽，诊其脉沉实，乃邪在内也，用防风通圣散一剂顿愈，又荆防败毒散二剂而安。夫此证虽属风热，当审在表里，治无误。

一小儿焮赤发热，以黄柏、滑石末敷之，饮大连翘汤二剂稍愈，更以金银花散而痊。

附方

荆防败毒散方见溃疡发热门

防风通圣散 治一切风热积毒，疮肿发热，便秘，表里俱实者。

芍药炒 芒硝 滑石煅 川芎 当归酒拌 桔梗 石膏煅 荆芥 麻黄各四分半 薄荷 大黄煨 山栀炒 白术炒 连翘 甘草炙 防风 黄芩炒，各五分

作一剂，水一钟，煎八分服。

大连翘饮 治斑疹丹毒瘙痒，或作痛，及大人小儿，风邪热毒焮痛，或作痒，小便涩。

连翘 瞿麦 荆芥 木通 芍药 当归酒拌 蝉蜕 甘草 防风 柴胡 滑石煅 山栀 黄芩各一钱

作一剂，水一钟半，煎七分，如小儿宜为细末①，每服一二钱，滚汤调下。

金银花散方见作渴门

杨梅疮近时称。从咽喉患起者，仍见咽喉门

湿胜者宜先导湿。表实者宜先解表。里实者宜先疏内。表里俱实者，解表攻里。表虚者补气。里虚者补血。表里俱虚者补气血。

一男子玉茎患之，肿痛，先以导水丸、龙胆泻肝汤各四服，稍愈；再以小柴胡汤加黄柏、苍术，五十余剂而平。

一男子玉茎肿溃，小便赤色，肝木弦数，以小柴胡汤加木通、青皮、龙胆草四剂，又龙胆泻肝汤，数剂而愈。

一童子玉茎患之，延及小腹数枚作痛，发热，以小柴胡汤吞芦荟丸，更贴神异膏，月余而安。

一男子遍身皆患，左手脉浮而数，以荆防败毒散治之，表证乃退；以仙方活命饮六剂，疮渐愈；兼饮萆薢汤，月余而愈。

一妇人焮痛，便秘作渴，脉沉实，以内疏黄连汤二剂，里证已退；以龙胆泻肝汤数剂，疮毒顿退；间服萆薢汤，月余而愈。

一男子患之，发热便秘，作渴，两手脉实，以防风通圣散治之而退，以荆防败毒散兼龙胆泻肝汤而痊。

一男子愈后，腿肿一块，久而溃烂不敛，以蒜捣烂敷患处，用艾隔蒜灸之，更贴神异膏，及服黑丸子并托里药，两月而愈。

一妇人燃轻粉药，于被中薰之，致遍身皮塌，脓水淋漓，不能起居，以滑石、黄柏、绿豆粉末等分，铺席上，令可卧，更饮金银花散，月余而痊。

一男子皆愈，但背肿一块甚硬，肉色不变，年余方溃，出水三载不愈，气血俱虚，饮食少思。以六君子汤加当归、藿香，三十余剂稍愈；更饮萆薢汤，两月余而愈。

一男子患之势炽，兼脾胃气血皆虚，亦服前药而瘥。

一妇人患之，皆愈，惟两腿两臁各烂一块如掌，兼筋挛骨痛，三载不愈，诸药不应，日晡热甚，饮食少思。以萆薢汤兼逍遥散，倍用茯苓、白术，数剂热止食

①细末：原脱，据聚锦堂本补。

进；贴神异膏，更服八珍汤加牛膝、杜仲、木瓜，三十余剂而痊。

附方

导水丸方见便痈门

龙胆泻肝汤方见下疳门

荆防败毒散方见溃疡发热门

内疏黄连汤方见肿疡门

仙方活命饮方见发背门

防风通圣散方见天泡疮门

隔蒜灸法方见发背门

八珍汤方见溃疡发热门

黑丸子方见流注门

金银花散方见作渴门

小柴胡汤方见瘰疬门

神异膏　治痈疽疮毒甚效，此疮疡中第一药也。

露蜂房孔多者，一两　蛇蜕盐水洗，焙，半两　玄参半两　黄芪三钱　男子发洗，如鸡子一团　杏仁去皮尖，一两　黄丹十二两　真麻油二斤

先以玄参、杏仁、黄芪入油，煎至将黑色，方入蜂房、蛇蜕、乱发，再煎至黑，滤去渣，徐徐下黄丹，慢火煎，以柳枝不住手搅，滴水捻软硬得中，即成膏矣。

萆薢汤　治杨梅疮，不问新旧溃烂，或筋骨作痛，并效。用四川萆薢俗呼土茯苓，每用一两，以水三钟，煎二钟，去渣，不拘时，徐徐温服。若患久，或服攻击之剂致伤脾胃气血等症者，以此一味为主，而加以兼症之剂。

芦荟丸方见下疳门

又捷法　治杨梅疮不问新旧并效，不过旬日。用胆矾、白矾末并水银各三钱半，入香油、津唾各少许和匀。坐无风处，取药少许涂两脚心，以两手心对脚心擦磨良久，再涂药少许，仍前再擦，用药尽即卧，汗出或大便去垢，口出秽涎为验。连擦三日，煎通圣散澡洗，更服内疏黄连汤或败毒散。愈后服萆薢汤，有热加芩、连，气虚参、芪，血虚四物之类。

卷 七

吴郡 薛己著
新都 吴玄有校

便 痈

内蕴热毒，外挟寒邪者，解散之。劳役而患者，补之。不遂交感，或强固精气，致败精而结者，解散之。湿热而致者，清肝导湿。

一男子患此，未作脓，小便秘涩，以八正散三剂稍愈，以小柴胡汤加泽泻、山栀、木通，二剂而消。

一男子肿痛，发寒热，以荆防败毒散二剂而止，以双解散二剂而消。

一男子脓未成，大痛，服消毒托里内疏药，不应。诊之脉洪大。毒尚在，以仙方活命饮，一剂痛止，又一剂而消。

一男子肿痛，日晡发热，以小柴胡汤加青皮、天花粉，四剂痛止热退；以神效瓜蒌散，四剂而消。

一男子肿而不溃，以参、芪、归、术、白芷、皂角刺、柴胡、甘草节，数剂而溃；以八珍汤加柴胡，数剂而愈。

一男子溃而肿不消，且不敛，诊之脉浮而涩，以豆豉饼灸之，更以十全大补汤，月余而愈。

一男子溃而痛不止，以小柴胡汤加黄柏、知母、芎、归，四剂少止；更以托里当归汤，数剂而敛。

一男子焮肿作痛，大小便秘，脉有力，以玉烛散二剂顿退，更以龙胆泻肝汤四剂而消。

一男子溃而痛不止，诸药不应，诊之脉大，按之则数，乃毒未解也，以仙方活命饮而止，又二剂而敛。

一男子服克伐之药，以求内消，致泻利少食，以二神丸先止其泻；以十全大补倍加白术、茯苓，数剂而消。

大抵此证多患于劳逸之人，亦有内蕴热毒而生者，须辨虚实及成脓否，不可妄投药饵。尝见治此证者，概用大黄之类下之求内消，或脓成令脓从大便出，鲜有见其瘥也。人多欲内消者，盖恐收口之难也。若补养血气，不旬日而收矣，何难之有？若脓既成，岂有可消之理？如再用克伐之剂，反为难治。

一男子不慎房劳，患此肿痛，以双解散，一服通之，其痛即止；更以补中汤数剂，而脓成，针之；以八珍汤加五味子、麦门冬、柴胡，三十余剂而愈。大抵便痈者，血疝也，俗呼为便毒，言于不便处肿毒，故为便痈也。乃足厥阴肝之经络，及冲任督脉，亦属肝之旁络，是气血流通之道路。今壅而肿痛，此则热毒所致，宜先疏导其滞，更以托里之剂，此临证制宜之法也。

一老妇肿痛，脓未作，小便涩，肝脉数，以加减龙胆泻肝汤加山栀、黄柏，四剂而消。

附方

双解散 治便痈，内蕴热毒，外挟寒邪，或交感强固精气，致精血交错，肿结疼痛，大小便秘者，宜用此药通解，更随证调治。

辣桂 大黄酒拌炒 白芍药 牵牛炒，捣 桃仁去皮尖 泽泻 甘草炒 干姜炮，各五分

作一剂，水二钟，煎八分，空心服。

补中益气汤方见溃疡发热门

加减龙胆泻肝汤方见下疳门

八正散 治积热小便癃闭不通，及一切淋证脉实。

大黄酒拌炒 车前子炒 瞿麦 萹蓄 山栀仁炒 木通 甘草各一钱 滑石煅，二钱

作一剂，水二钟，煎八分，食前服。

仙方活命饮方见发背门

小柴胡汤方见瘰疬门

荆防败毒散方见溃疡发热门

神效瓜蒌散方见乳痈门

八珍汤方见溃疡发热门

豆豉饼方见肾痈门

十全大补汤方见溃疡发热门

二神丸方见作呕门

导水丸 治便痈初起肿痛，及下疳大小便秘，又治杨梅疮初起，湿盛之际，宜先用此丸数服。

大黄酒拌炒 黄芩炒，二钱 黑牵牛末炒 滑石煅，各四两

为末，糊丸梧子大。每服五十丸，临卧，温水下。

桃仁承气汤 治症同玉烛散。方见杖疮门

玉烛散 治便痈初起，肿痛发热，大小便秘，用此以行散之。

川芎 当归酒拌 芍药 生地黄酒拌 芒硝 大黄煅，各二钱 甘草炙，五分

作一剂，水二钟，煎八分，食前服。

托里当归汤 治溃疡气血俱虚发热，及瘰疬流注乳痈，不问肿溃，但疮疡气血虚而发热者，皆宜服之。久服能收敛疮疡。

当归酒拌 黄芪盐水拌炒 人参 熟地黄酒拌 川芎 芍药炒，各一钱 柴胡 甘草炙，各五分

作一剂，水二钟，煎八分，食远服。

悬 痈

焮痛或发热者，清肝解毒。肿痛者，解毒为主。肿痛小便赤涩者，肝经湿热也，宜分利清肝。不作脓或不溃者，气血虚也，宜补之。

一男子患此，焮痛发寒热，以小柴胡汤加制甘草，二剂少退，又制甘草四剂而消。大抵此症属阴虚，故不足人多患之。寒凉之剂，不可过用，恐伤胃气。惟制甘草一药，不损气血，不动脏腑，其功甚捷，最宜用之，不可忽也。

一男子肿痛，小便赤涩，以加减龙胆泻肝汤加制甘草，二剂稍愈；以参、芪、归、术、黄柏、知母、制甘草，四剂而溃；更加以四物汤、黄柏、知母、参、芪、制甘草而痊。

一男子脓清不敛，内有一核，以十全大补汤加青皮、柴胡、制甘草，更以豆豉饼灸之，核消而敛。

一男子久而不敛，脉大而无力，以十全大补汤加五味子、麦门冬，灸以豆豉饼，月余而愈。

一老人年余不敛，诊其脉，尚有湿热。以龙胆泻肝汤，二剂湿退；乃以托里药，及豆豉饼灸之而愈。

一男子肿痛发热，以小柴胡汤加黄连、青皮，四剂稍愈，更以加减龙胆泻肝

汤而消。

一男子肿痛未作脓，以加减龙胆泻肝汤二剂少愈，以四物汤加木通、知母、黄柏而消。

一男子脓熟不溃，胀痛，小便不利，急针之，尿脓皆利；更以小柴胡汤加黄柏、白芷、金银花，四剂痛止；以托里消毒散，数剂而愈。常见患者多不肯用针，待其自破。殊不知紧要之地，若一有脓，宜急针之，使毒外发，不致内溃。故前人云：凡疮若不针烙，毒结无从而解，脓瘀无从而泄。又云：宜开户以逐之。今之患者，反谓地部紧要，而不用针，何其相违之远矣！

一男子脓熟不溃，脉数无力，此气血俱虚也，欲治以滋阴益血气之剂，更针之，使脓毒外泄。彼不从，仍用降火毒药，致元气愈虚，后溃不敛，竟至不救。夫悬痈之症，原系肝肾二经，阴虚虽一于补，尤恐不治，况脓成而又克伐，不死何俟？常治初起肿痛，或小便赤涩，先以制甘草一二剂及隔蒜灸，更饮龙胆泻肝汤；若发热肿痛者，以小柴胡汤加车前、黄柏、芎、归；脓已成，即针之；已溃者，用八珍汤加制甘草、柴胡梢、炒黄柏、知母；小便涩而脉有力者，仍用龙胆泻肝汤加制甘草；小便涩而脉无力者，用清心莲子饮加制甘草；脓清不敛者，用大补之剂，间以豆豉饼灸之；久而不敛者，用附子饼灸之，并效。

附方

小柴胡汤方见瘰疬门

制甘草　治悬痈肿痛，或发寒热，不问肿溃，并有神效。其法：每大甘草一两，切三寸许，用涧水一碗浸透，慢火炙干，仍投前水浸透，再炙，将碗水炙干为度，锉细，用无灰酒一碗，煎至七分，去渣，空心服。

加减龙胆泻肝汤方见下疳门

四物汤方见瘰疬门

十全大补汤方见溃疡发热门

豆豉饼方见臀痈门

隔蒜灸法方见发背门

托里消毒散方见肿疡门

清心莲子饮方见下疳门

八珍汤方见溃疡发热门

附子饼方见臀痈门

下　疳

肿痛或发热者，肝经湿热也，清肝除湿。肿痛发寒者，邪气传表也，发散之。肿痛小便赤涩者，肝经热湿壅滞也，疏肝导湿。

一男子患此，肿硬焮痛寒热，先以人参败毒散二剂而止，更以小柴胡汤加黄连、青皮治之而愈。

一男溃而肿痛，小便赤涩，以加减龙胆泻肝汤加青皮、黄连，二剂少愈；以小柴胡汤加黄柏、知母、当归、茯苓，数剂而愈。

一男子因劳，茎窍作痒，时出白物，发热口干，以清心莲子饮治之而安。

一男子溃而肿痛发热，日晡尤甚，以小柴胡汤加黄连、知母、当归而愈。

一男子已愈，惟茎中一块不散，以小柴胡汤加青皮、荆、服之，更以荆芥、防风、牛膝、何首乌、滑石、甘草各五钱，煎汤熏洗，各数剂而消。

一男子茎肿不消；一男子溃而肿痛发热，小便秘涩，日晡尤甚；一小儿肿痛，诸药不应，各以小柴胡汤，吞芦荟丸数服，并愈。

一男子阴茎或肿，或作痛，或挺纵不收；一男子茎中作痛，筋急缩，或作痒，白物如精，随溺而下，此筋疝也，并用龙胆泻肝汤，治之皆愈。张子和曰：遗溺闭癃，阴痿脬痹，精滑白淫，皆男子之疝也，不可妄归之肾冷。若血涸不月月罢，腰膝上热，足躄，嗌干癃闭，少腹有块，或定或移，前阴突出，后阴痔核，皆女子之疝也。但女子不谓之疝，而谓之瘕。

一男子玉茎肿痛，小便如淋，自汗甚苦，时或虽尿血不许，尺脉洪数，按之则涩，先用清心莲子饮加牛膝、山栀、黄柏、知母、柴胡，数剂少愈，更以滋肾丸一剂而痊。《玉机微义》云：如自汗小便少，不可以药利之。既已自汗，则津液外亡，小便自少。若利之，则荣卫枯竭，无以制火，烦热愈甚。当俟热退汗止，小便自行也。兼此证乃阳明，经云：大忌利小便。

附方

小柴胡汤方见瘰疬门

人参败毒散方见溃疡发热门

加减龙胆泻肝汤　治肝经湿热，玉茎患疮，或便毒悬痈肿痛，小便赤涩，或溃烂不愈。又治阴囊肿痛，或溃烂作痛，小便涩滞，或睾丸悬挂。

龙胆草酒拌炒黄　泽泻各一钱　车前子炒　木通　生地黄酒拌　当归尾酒拌　山栀炒　黄芩　甘草各五分

作一剂，水二钟，煎八分，食前服。如湿甚加黄连，大便秘加大黄炒。

芦荟丸　治下疳溃烂，或作痛。又治小儿肝积发热，口鼻生疮，及牙龈蚀烂等疮。

胡黄连　黄连　芦荟　木香　白芜荑炒　青皮　白雷丸　鹤虱草各一两　麝香三钱

为末，蒸饼糊丸，如麻子大。每服一钱，空心米汤下。魏户部邦宁子，年十六，鼻目蚀烂，肝脉弦长，恚怒不息，三年不愈，诸药不应，服半剂顿退，一剂而痊。

清心莲子饮　治心药蕴热，小便赤涩，或玉茎肿，或茎窍痛，及上盛下虚，心火炎上，口苦咽干，烦躁作渴。又治发热口干，小便白浊，夜则安静，昼则发热。

黄芩炒　黄芪蜜炒　石莲肉去心　赤茯苓　人参各一钱　甘草　车前子炒　麦门冬去心　地骨皮各五分

作一剂，水二钟，煎八分，空心并食前服。

滋肾丸　治下焦阴虚，小便涩滞；或脚膝无力，阴汗阴痿；或足热不履地，不渴而小便闭。

黄柏酒洗，焙　知母酒洗，焙，各一两　肉桂二钱

为末，水丸如梧子大。每服百丸，加至二百丸，煎滚汤送下。

囊　痈

肿痛未作脓者，疏肝导湿。肿硬发热者，清肝降火。脓成胀痛者，急针之，更饮清毒之剂。已溃者滋阴托里。脓清不敛者，大补气血。

一男子患此，肿痛发热，以小柴胡汤加黄连、青皮，四剂少愈，更以加减龙胆泻肝汤而消。

一男子未作脓而肿痛，以加减龙胆泻肝汤二剂稍愈，更以四物汤加木通、知母、黄柏而愈。

一男子脓熟作胀，致小便不利，令急针之；以小柴胡汤加黄柏、白芷、金银花，四剂少愈；更以托里消毒散，数剂而愈。

一男子阴囊肿，状如水晶，时痛时痒，出水，小腹按之作水声，小便频数，脉迟缓。此醉后饮水，入房汗出，遇风寒

湿毒，乘聚于囊为患，名水疝也。先以导水丸二服，腹水已去，小便如常；再饮胃苓散，倍用白术、茯苓，更用气针引去聚水而瘥。

一男子患而久不敛，以十全大补汤加五味子、麦门冬，灸以豆豉饼，月余而平。

一弱人肿痛，未成脓，小便赤涩，以制甘草、青皮、木通、黄柏、当归、麦门冬，四剂少愈，以清心莲子饮而消。

一男子焮肿痛甚，小便涩，发热脉数，以龙胆泻肝汤，倍用车前子、泽泻、木通、茯苓，四剂势去半；仍以前汤止加黄柏、金银花四剂，又减二三，便利如常；惟一处不消，此欲成脓也，再用前汤加金银花、白芷、皂角刺六剂；微肿痛，脉滑数，乃脓已成，令针之，肿痛悉退；投之滋阴托里药，及紫苏末敷之而愈。

一男子病势已甚，脉洪大可畏，用前汤二剂，肿少退；以仙方活命饮，二剂痛少止。诊其脉滑数，乃脓已成，须针之，否则阴囊皆溃。彼疑余言，遂用他医，果大溃，睾丸即阴子也挂悬，复求治。诊其脉将静，以八珍汤加黄芪、黄柏、知母、山栀，更敷紫苏末，数日而愈。此证势虽可畏，多得保全，患者勿惧。

一弱人脓熟胀痛，大小便秘，急针之，脓出三碗许，即鼾睡，觉后神思少健，但针迟虽敷解毒药，亦溃尽矣，故用托里药，三十余剂始瘥。大抵此证，属阴道亏湿热不利所致，故滋阴除湿药不可缺。常治肿痛小便秘涩者，用除湿为主，滋阴佐之；肿痛已退，便利已和者，除湿、滋阴药相兼治之；欲其成脓，用托里药为主，滋阴佐之；候脓成，即针之，仍用托里滋阴；湿毒已尽者，专用托里；如脓清，或多，或敛迟者，用大补之剂，及豆豉饼、或附子饼灸之。如卢武选封君年五十患此，疮口年余不敛，诊之微有湿热，乃以龙胆泻肝汤治之，湿热悉退；又以托里药及豆豉饼灸之而愈。次年复患，湿热颇盛，仍用前汤四剂而退，又以滋阴药而消。若溃后，虚而不补，少壮者成漏，老弱者不治。脓清作渴，脉大者，亦不治。

附方

加减龙胆泻肝汤方见下疳门

小柴胡汤方见瘰疬门

十全大补汤方见溃疡发热门

制甘草方见悬痈门

四物汤方见瘰痈门

清心莲子饮方见下疳门

八珍汤方见溃疡发热门

托里消毒散方见肿疡门

导水丸方见便痈门

胃苓散

猪苓　泽泻　白术　茯苓　苍术　厚朴　陈皮各一钱　甘草炙　肉桂各五分

作一剂，水二钟，姜三片，枣二枚，煎八分服。

仙方活命饮方见发背门

豆豉饼方见臀痈门

痔　漏附便血脱肛

大便秘涩，或作痛者，润燥除湿。肛门下坠，或作痛者，泻火导湿。下坠肿痛，或作痒者，祛风胜湿。肿痛小便涩滞者，清肝导湿。

一男子患痔，大便燥结，焮痛作渴，脉数按之则实，以秦艽苍术汤二剂少愈；更以四物汤加芩、连、槐花、枳壳，四剂而愈。

一男子素不慎酒色，患痔焮肿，肛门坠痛，兼下血，大便干燥，脉洪大，按之则涩。以当归郁李仁汤加桃仁，四剂少愈；更以四物汤加红花、条芩、槐花，数剂而愈。大抵醉饱入房，则经脉横解；或精气脱泄，脉络一虚，酒食之毒乘虚流注；或淫极，强固精气，遂传大肠，以致木乘火势而毁金；或食厚味过多，必成斯疾。夫受病者燥气也，为病者湿热也，宜以泻火和血，润燥疏风之剂治之。若破而不愈，即成漏矣，有串臀者，有串阴者，有穿肠者，有秽从疮口而出者，形虽不同，治法颇似。其肠头肿成块者湿热也，作痛者风也，大便燥结者火也，溃而为脓者热胜血也，当各推其所因而治之。

一男子患痔成漏，每登厕则痛，以秦艽防风汤加条芩、枳壳，四剂而愈；以四物汤加升麻、芩、连、荆防不复作。

一男子患痔漏，每登厕则肛门下脱作痛，良久方收，以秦艽防风汤，数剂少愈；乃去大黄，加黄芪、川芎、芍药而痛止；更以补中益气汤二十余剂，后再不脱。

一妇人患痔，肿焮痛甚，以四物汤加芩、连、红花、桃仁、牡丹皮，数剂稍止，又数剂而愈。

一妇人粪后下血，面色萎黄，耳鸣嗜卧，饮食不甘，服凉血药愈甚。诊之右关脉浮而弱，以加味四君子汤加升麻、柴胡，数剂脾气已醒，兼进黄连丸，数剂而愈。大凡下血，服凉血药不应，必因中气虚不能摄血，非补中升阳之药不能愈，切忌寒凉之剂。亦有伤湿热之食，成肠澼而下脓血者，宜苦寒之剂以内疏之。脉弦绝涩者难治，滑大柔和者易治。

一男子便血，过劳益甚，饮食无味，以六君子汤加黄芪、地黄、地榆治之而愈。

一男子便血，每春间尤甚，兼腹痛，以除湿和血汤治之而愈。

一男子素有湿热便血，以槐花散治之而愈。

一男子粪后下血，诸药久不愈，甚危。诊之乃湿热，用黄连丸二服顿止，数剂而痊。

一男子粪后下血，久而不愈，中气不足，以补中益气汤数剂，更以黄连丸数服血止；又服前汤，月余不再作。

一男子脏毒下血，服凉血败毒药，不惟血不能止，且饮食少思，肢体愈倦，脉数，按之则涩。先以补中益气汤，数剂稍止；更以六君子汤加升麻、炮姜，四剂而止；乃去炮姜，加芎、归，月余脾胃亦愈。尝治积热，或风热下血者，先以败毒散散之；胃寒气弱者，用四君子汤或参苓白术散，补之即效。

一男子脏毒下血，脾气素弱，用六君子汤加芎、归、枳壳、地榆、槐花治之而愈。后因谋事血复下，诸药不应，予意思虑伤脾所致，投归脾汤四剂而痊。大抵此症所致之由不一，当究其因而治之。丹溪云：芎归汤一剂，又调血之上品，热加茯苓、槐花，冷加白茯苓、木香，此则自根自本之论也。虽然精气血出于谷气，惟大肠下血，以胃药收功，以四君子汤、参芪白术散，以枳壳散、小乌沉汤和之，胃气一回，血自循经络矣。肠风者，邪气外入，随感随见。脏毒者，蕴积毒久而始见。又云：人惟坐卧风湿，醉饱房劳，生冷停寒，酒面积热，以致荣血失道，渗入大肠，此肠风脏毒之所作也。挟热下血，清而色鲜，腹中有痛；挟冷下血，浊而色暗，腹内略痛。清则为肠风，浊则为脏毒。有先便而后血者，其来也远；有先血而后便者，其来也近。世俗粪前粪后之说，非也！治法大要：先当解散肠胃风邪，热则败毒散，冷则不换金正气散加川芎、当归，后随其冷热治之。

河间云：起居不节，用力过度，则络

脉伤。阳络伤则血外溢，血外溢则衄血；阴络伤则血内溢，血内溢则便血。肠胃之络伤，则血溢。肠外有寒，汁沫与血相搏，则并合凝聚，不得散而成积矣。又《内经》云：肠澼下脓血，脉弦绝者死，滑大者生。血溢身热者死，身凉者生。诸方皆谓风热侵于大肠而然，若饮食有节，起居有时，肠胃不虚，邪气从何而入。

一妇人素患痔漏，每因热则下血数滴，以四物汤加黄连，治之即愈。后为大劳疮肿痛，经水不止，脉洪大，按之无力。此劳伤血气，火动而然也，用八珍汤加芩、连、蒲黄，二剂而安；后去蒲黄、芩、连，加地骨皮数剂而安。丹溪云：妇人崩中者，由脏腑伤损，冲任二脉血气俱虚故也。二脉为脉经之海，血气之行，外循经络卫营脏腑。若气血调适，经下依时。若劳动过极，脏腑俱伤，冲任之气虚，不能约制其经血，故忽然而下，谓之崩中暴下。治宜大补气血之药，举养脾胃，微加镇坠心火之药治其心，补阴泻阳，则自正矣。

一男子有痔漏，每登厕肛脱，良久方上。诊其脉，细而滑。用补中益气汤，三十余剂，遂不再作。丹溪云：脱肛属气热、气虚、血虚、血热。气虚者补气，参、芪、芎、归、升麻。血虚者四物汤。血热者凉血，四物汤加黄柏。肺与大肠为表里，故肺脏蕴热，则肛闭结。肺脏虚寒，则肛门脱出。有妇人产育用力，小儿久痢，亦致此。治之必须温肺腑肠胃，久则自然收矣。

附方

秦艽苍术汤　治肠风痔漏，大小便秘涩。

秦艽　苍术米泔水浸，炒　皂角仁烧存性　桃仁各一钱半　黄柏酒制　泽泻　当归尾酒拌　防风各一钱　槟榔五分　大黄炒，量入

作一剂，水二钟，煎八分，空心服。

当归郁李仁汤　治痔漏，大便结硬，大肠下坠出血，若痛不能忍者。

当归尾酒拌　郁李仁　泽泻　生地黄　大黄煨　枳壳　苍术　秦艽各一钱　麻子仁一钱五分　皂角仁一钱，另为细末

作一剂，水二钟，煎八分，入皂角末，空心服。

加减龙胆泻肝汤方见下疳门　治痔疮，小便涩滞，或痔肿痛。

四物汤方见瘰疬门

秦艽防风汤　治痔漏结燥，每大便作痛。

秦艽　防风　当归酒拌　白术各四钱半　黄柏　陈皮　柴胡　大黄煨　泽泻各一钱　红花　桃仁去皮尖，研　升麻　甘草各五分

作一剂，水二钟，煎八分，空心服。

八珍汤方见溃疡发热门

加味四君子汤　治痔漏下血，面色萎黄，心忪耳鸣，脚弱气乏；及一切脾胃虚，口淡，食不知味；又治中气虚不能摄血，致便血不禁。

人参　白术炒　茯苓　白扁豆蒸　黄芪炙　甘草

为末，每服三钱，白滚汤点服。

四君子汤　治脾胃虚弱，便血不止。

人参　白术炒　白茯苓各一钱　甘草炙，五分

作一剂，水二钟，姜三片，枣一枚，煎八分，食远服。

黄连丸　治大肠有热下血。

用黄连、吴茱萸等分，用热汤拌湿，罨三日同炒，拣出，各另为末，亦各米糊丸，梧子大。每服二三钱，粪前红服茱萸丸，粪后红服黄连丸，俱酒下。

六君子汤方见作呕门

除湿和血汤　治阳明经湿热，便血腹

痛。

生地黄　牡丹皮　生甘草各五分　熟甘草　黄芪各一钱，炙　白芍药一钱五分　升麻七分　当归身酒拌　苍术炒　秦艽　陈皮　肉桂　熟地黄酒拌，各三分

作一剂，水二钟，煎八，空心候宿食消尽，热服。

槐花散　治肠风脏毒下血。

槐花炒　生地黄酒拌，铜器蒸半日　青皮　白术炒　荆芥穗各六分　川芎四分炙　当归身酒拌　升麻各一钱

为末，每服三钱，空心米饮调下，水煎服亦可。

补中益气汤

人参败毒散二方见溃疡发热门

参苓白术散　治脾胃不和，饮食不进，或呕吐泄泻。凡大病后，皆宜服此药，以调理脾胃。

人参　茯苓　白扁豆去皮，姜汁拌炒　白术炒　莲肉去心皮　砂仁炒　薏苡仁炒　桔梗炒　山药　甘草炙，各二两

为细末，每服三钱，用石菖蒲煎汤下。

归脾汤　治思虑伤脾，不能统摄，心血以此妄行，或吐血下血，或健忘怔忡，惊悸少寐，或心脾作痛。

白术炒　茯神　黄芪蜜炙　龙眼肉　酸枣仁蒸，各一钱　人参　木香各五分　甘草炙，二分半

作一剂，水一钟，姜一片，枣一枚，煎六分，食远并临卧服。

小乌沉汤　治气不调和，便血不止。

乌药一两　甘草炙，二钱　香附四两，酒制

每服二钱，食前盐汤下。

不换金正气散方见作呕门

枳壳散　治便血，或妇人经候不调，手足烦热，夜多盗汗，胸膈不利。

枳壳麸炒，一钱　半夏曲　赤芍药炒，各一钱　柴胡　黄芩各一钱五分

作一剂，水二钟，姜三片，枣二枚，煎八分，食远服。

芎归汤　治便血，或失血过多眩晕。

芎䓖五钱　当归酒拌，五钱

作一剂，水一钟半，煎六分，食后服。

如神千金方　治痔无有不效。

好信石色黄明者，三钱，打如豆大　明白矾一两为末　好黄丹水飞，炒变色，五钱　蝎梢七个，净洗瓦上焙干，研末　草乌紧实光滑者，去皮，生研末，一钱

上用紫泥罐，先将炭火煅红，放冷拭净。先下明矾烧令沸，次下信石，入矾内拌匀，文武火煅候沸，再搅匀。次看罐通红烟起为度，将罐掇下，待冷取研末，方入草乌、黄丹、蝎梢三味，再同研极细，入磁罐内收贮。如欲敷药，先煎甘草汤，或葱椒煎汤，洗净患处，然后用生麻油调前药，以鹅毛扫药痔上，每日敷药三次。之后，必去黄水如胶汁，然痔头渐消。看痔病年深浅，年远者，不出十日可取尽；日近者俱化为黄水，连根去净。更搽生好肉，药应是五痔皆去之。乃是临安曹五方，黄院廌引为高宗取痔得效，后封曹官至察使。

李防御五痔方

原痔者，贫富男女皆有之。富有酒色财气，贫者担轻负重，饥露早行，皆心肝二血，喜则伤心，怒则伤肝，喜怒无常，风血侵于大肠，到谷道无出路，结积成块，出血生乳，各有形相。妇人因经后伤冷，月事伤风，余血在心，经血流于大肠。小儿因利后。或母腹中受热也。治方于后。

水澄膏　治痔护肉。

郁金　白及各一两

一方加黄连。上二，为细末。如内

痔，候登厕翻出在外，用温汤洗净，不须坐，侧卧于床即出。用蜜水调令得中篦，篦涂谷道四边好肉，上留痔，在外以纸，盖药上良久，方用枯药搽痔上，用笔蘸温水于纸上，不令药干及四散。

好白矾四两　生信石二钱半　朱砂一钱，生研极细

上各研为细末，先用砒入紫泥罐，次用白矾末盖之，用火煅，令烟断，其砒尽随烟去，止借砒气于矾中耳。用矾为极细末，看痔头大小，取矾末在掌中，更入朱砂少许，以唾调稀，用篦头涂痔上周遍，一日三上。候看痔头颜色焦黑为效。至夜自黄水出，切无他疑，水尽为妙。至中夜上药一遍，来日依然上药三次，有小痛不妨。换药时。以碗盛新水或温汤，在痔边用笔轻洗去痔上旧药，再上新药，仍用护肉药，次用荆芥汤洗之。三两日之后，黄水出将尽，却于药中增朱砂减白矾，则药力即缓。三两日方可增减，渐渐取之，庶不惊人。全在用药人，看痔头转色，增减厚薄敷药，方是活法。此药只是借砒信耳，又有朱砂解之。一方士将此二方在京治人多效，致富。一富人因验，以百金求得之，录于予。予虽未用，传人无不言效。但枯药赵宜真炼师已刊于《青囊杂纂》，如神千金方未见刊传。大抵今人言能取痔者，皆此方也。恐气血虚或内邪者，还当兼治其内，庶不有失。

卷　八

吴郡　薛　己著
新都　吴玄有校

便　秘　门

脉沉实而秘者，火在内者，宜泄之。脉涩而秘者，属血少，宜养血。脉浮而秘者，属气虚，宜补气。脉浮涩而秘者，气血俱虚也，宜补气血。

一男子患痈，未作脓，焮痛烦躁，便秘脉实，以内疏黄连汤二剂，诸症悉退，以四物加芩、连四剂而消。

一男子溃后，便涩脉浮，按之则涩，以八珍汤加红花、桃仁、陈皮、杏仁治之而愈。

一妇人溃后，便秘而脉涩，以四物汤加红花、桃仁、黄芪，治之而愈。

一男子溃后，便秘而脉浮，以四君子汤加陈皮、杏仁、当归治之而愈。

一老人溃后，大便秘，小便赤涩，诊之脉浮数而涩，以八珍汤加黄柏、知母，治之而已。愈后，小便复数而赤，大便秘，口干目花，以加减八味丸、滋肾丸治之而愈。此症乃阴血虚、阳火盛，故用前药有效，而向投苦寒之剂，必致有误矣。

一男子溃后便涩，肌肤作痒，予以气血虚不能营于腠理，用补剂治之。彼不信，乃服风药，以致不救。大抵疮疡始作，便秘脉数而涩者，宜降火凉血为主；溃后便秘脉涩者，宜补血气为主。妄投风药，祸在反掌。

附方

内疏黄连汤方见肿疡门

四物汤方见瘰疬门

八珍汤方见溃疡发热门

四君子汤方见痔门

滋肾丸方见下疳门

加减八味丸方见作渴门

乳　痈附乳岩，并男子乳痈

暴怒或儿口气所吹肿痛者，疏肝行气。焮痛发寒热者，发散表邪。肿焮痛甚者，清肝消毒。未成脓，疏肝行气。不作脓，或不溃，托里为主。溃而不敛，或脓清者，宜大补气血。

一妇人禀实性躁，怀抱久郁，左乳内结一核不消，按之微痛，以连翘饮子二十余剂，稍退；更以八珍汤加青皮、香附、桔梗、贝母，二十余剂而消。

一妇人因怒，两乳肿，兼头痛寒热，以人参败毒散，二剂表证已退；以小柴胡汤加芎、归、枳壳、桔梗，四剂而消。

一妇人郁久，右乳内肿硬，以八珍汤加远志、贝母、柴胡、青皮，及隔蒜灸，兼服神效瓜蒌散，两月余而消。

一妇人左乳内肿如桃，许久不痛，色不变，发热渐消瘦，以八珍汤加香附、远志、青皮、柴胡百余剂，又间服神效瓜蒌散三十余剂，脓溃而愈。尝见患者，责效太速；或不戒七情，及药不分经络虚实者，俱难治。大抵此症，四十以外者尤难治，盖因阴血日虚也。

一妇人因怒，左乳内肿痛发热，表散太过，致热益甚。以益气养荣汤数剂，热止脓成，欲针之。彼不从，遂肿胀大热，发渴，始针之，脓大泄，仍以前汤，月余始愈。大抵乳房属阳明胃经，乳头属厥阴肝经，若忿怒伤肝，或厚味积热，以致气不行，窍不通，乳不出，则结而为肿为痛。阳明之血热甚，则肉腐为脓。若脓一成，即针之，以免遍溃诸囊之患。亦有所乳之子，膈有滞痰，口气焮热，含乳而睡熟，热气所吹，遂成肿痛。于起时须吮咂通，或忍痛揉散，失治必成痈患。宜青皮以疏厥阴之滞，石膏以清阳明之热，甘草节以行污浊之血，瓜蒌子以消肿道毒，或加没药、橘叶、皂角针、金银花、当归；更宜随症消息，加减而服，少酒佐之；更隔蒜灸之，其效尤捷。若有脓即针之，否则通溃，难于收敛。

一妇人久郁，右乳内结三核，年余不消，朝寒暮热，饮食不甘。此乳岩也，乃七情所伤肝经，血气枯槁之症，宜补气血、解郁结药治之。遂以益气养荣汤百余剂，血气渐复；更以木香饼灸之，喜其谨疾，年余而消。

一妇人亦患此，予谓须多服解郁结、养气血药，可保无虞。彼不信，乃服克伐之剂，反大如覆碗，日出清脓，不敛而殁。

一妇人郁久，乳内结核，年余不散，日晡微热，饮食少思，以益气养荣汤治之。彼以为缓，乃服行气之剂，势愈甚，溃而日出清脓不止。复求治，诊之脉洪而数，辞不治。又年余，果殁。

又一妾，乃放出宫女，乳内结一核如栗，亦以前汤。彼不信，乃服疮科流气饮及败毒散。三年后，大如覆碗，坚硬如石，出水不溃，亦殁。大抵郁闷则脾气阻，肝气逆，遂成隐核，不痛不痒，人多忽之，最难治疗。若一有此，宜戒七情、远厚味、解郁结，更以行气之药治之，庶可保全，否则不治。亦有二三载，或五六载，凡势下陷者，皆曰乳岩，盖其形岩凸，似岩穴也，最毒。慎之!

一妇人发热作渴，至夜尤甚，两乳忽肿，服败毒药，热反炽。诊之肝脉洪数，乃热血入室也，以加味小柴胡汤治之，热止肿消。

一妇人因怒，左乳作痛，胸膈不利，以方脉流气饮加木香、青皮，四剂而愈。

一妇人郁久，左乳内结核如杏许，三月不消，心脉涩而脾脉大，按之无力。以八珍汤加贝母、远志、香附、柴胡、青皮、桔梗，五十余剂而溃，又三十余剂而愈。

一妇人脓成，不溃胀痛，余欲针之，使毒不侵遍。彼不从，又数日痛极，始针，涌出败脓三四碗，虚症蜂起几殆。用大补药，两月余而始安。夫乳之为物，各有囊橐，若一有脓，即针之，否则遍溃诸囊矣，少壮者得以收敛，老弱者多致不救。

一妇人肿而不作脓，以益气养荣汤加香附、青皮，数剂而脓成，针之旬日而愈。

一妇人右乳肿，发热，怠惰嗜卧，无气以动，至夜热亦甚，以补中益气汤兼逍遥散治之而痊。

一妇人两乳内时常作痛，口内常辣，卧起若急，脐下牵痛，以小柴胡汤加青皮、黄连、山栀，治之而痊。

一产妇因乳少，服药通之，致乳房肿

胀发热作渴，状伤寒，以玉露散补之而愈。夫乳汁乃气血所化，在上为乳，在下为经。若冲任之脉盛，脾胃之气壮，则乳汁多而浓；衰则少而淡，所乳之子，亦弱而多病，此自然之理。亦有屡产有乳，再产却无，或大便涩滞，乃亡津液也。《三因论》云：产妇乳脉不行有二，有血气盛，闭而不行者；有血气弱，涩而不行者。虚当补之，盛当疏之。盛者当用通草、漏芦、土瓜根辈；虚者当用炼成钟乳粉、猪蹄、鲫鱼之属。概可见矣。亦有乳出不止等症，见《外科心法》。

一男子左乳肿硬痛甚，以仙方活命饮二剂而止，更以十宣散加青皮四剂脓成，针之而愈。若脓成未破，疮头有薄皮剥起者，用代针之剂，点起皮处，以膏药覆之，脓亦自出；不若及时针之，不致大溃。如出不利，更纴搜脓化毒之药。若脓血未尽，辄用生肌之剂，反助邪气，纵早合必再发，不可不慎也。

一男子年逾五十，患子不立事，左乳肿痛，左胁胀痛，肝脉弦数而涩。先以龙荟丸二服，诸症顿退；又以小柴胡汤对四物，加青皮，贝母、远志，数剂而脓成。予欲针之，仍以养气血、解郁结。彼不从，乃杂用流气败毒之剂，致便秘发热作渴，复请。予谓：脓成不溃，阳气虚不能鼓舞也；便秘发热，阴血竭不能濡润也。辞不治。果死。

一男子因怒，左乳肿痛，肝脉弦数，以复元通气散二服少愈，以小柴胡汤加青皮、芎、归数剂而消。

附方

连翘饮子　治乳内结核。服数剂，如不消，宜兼服八珍汤。初起有表证者，宜先解散。

连翘　川芎　瓜蒌仁研　皂角刺炒　橘叶　青皮　甘草节　桃仁各一钱半

作一剂，水二钟，煎一种，食远服。

人参败毒散方见溃疡发热门

复元通气散　治乳痈便毒肿痛，及一切气滞肿毒，如打扑伤损闪肭作痛，及疝气尤效。

木香　茴香炒　青皮去白　穿山甲酥炙　陈皮　白芷　甘草　漏芦　贝母去心，各等分

另为末，各等分和匀。每服三钱，温酒调下。

八珍汤方见溃疡发热门

隔蒜灸法方见发背门

神效瓜蒌散　治乳痈乳劳，已成化脓为水，未成即消。治乳之方甚多，独此方神效，瘰疬疮毒尤效。

瓜蒌大者二个，捣　甘草　当归各五钱　没药另研　乳香各一钱，另研

作二剂，用酒三碗，煎至二碗，分三次饮，更以渣罨患处，一切痈疽肿毒并效。如数剂不消不痛，宜以补气血之剂，兼服之。

小柴胡汤

益气养荣汤

加味小柴胡汤三方见瘰疬门

补中益气汤见溃疡发热门

逍遥散见瘰疬门

木香饼　治一切气滞结肿，或痛或闪肭，及风寒所伤作痛，并效。

木香五钱　生地黄一两

木香为末，地黄杵膏，和匀，量患处大小作饼，置肿处，以热熨斗熨之。

玉露散　治产后乳脉不行，身体壮热，头目昏痛，大便涩滞。

人参　白茯苓　甘草各五分　桔梗炒　川芎　白芷各一钱　当归五分　芍药七分

作一剂，水二钟，煎至八分，食后服。如热甚，大便秘，加大黄三分炒。

仙方活命饮

十宣散二方见发背门

当归龙荟丸方见瘰疬门

流气饮方见流注门

妇人血风疮附阴疮、阴肿、阴挺

脉浮者祛风为主，益气佐之。脉涩者祛风为主，佐以养血。

一妇人患此作痒，五心烦热，以逍遥散数剂而止，更以人参荆芥散二十余剂而愈。

一妇人遍身作痒，秋冬尤甚，脉浮数，饮消风散，敷蛇床子散，数日顿愈。

一妇人遍身赤色，搔破成疮，脓出不止，以当归饮子及蛇床子散而愈。

一老妇遍身作痒，午前益甚，以四君子汤加荆、防、芎、归而愈。

一妇人因洗头致头皮患肿兼痒，以人参荆芥散数剂而愈。

一妇人作痒或疮，虽敛之，而患处仍痒，搔起白屑，以四生散数服痒止，以人参荆芥散二十余剂而愈。

附方

消风散

当归饮子二方见疮疥门

蛇床子散 治风癣疥癞瘙痒，脓水淋漓。

蛇床子 独活 苦参 防风 荆芥穗各一两 枯矾 铜绿各五钱

各另为末，麻油调服。

四君子汤方见痔漏门

人参荆芥散方见疮疥门

逍遥散方见瘰疬门

四生散方见疮疥门

治妇人阴户生疮，作痒，或痛。

杏仁炒 雄黄 白矾各五钱 麝香二分

上为末，敷入患处。

当归散 治妇人阴中突出一物，长五六寸，名阴挺。

当归 黄芩各二两 牡蛎一两五钱 猬皮一两，炙 赤芍药五钱

上为末，每服二钱，食前温酒调下，滚汤亦可。如不应，更以补中益气汤倍加升麻、柴胡，兼服之。

又方 当归、穿山甲炙、蒲黄炒，各半两，辰砂一钱，麝香少许为末，每服三钱，酒调下，尤效。

菖蒲散 治妇人阴户肿痛，月水涩滞。

菖蒲 当归各一钱 秦艽七钱五分 吴茱萸五钱，制

上为末。每服三钱，空心葱汤调下；更以枳实炒热，频熨患处。治阴内脓水淋漓，或痒痛，以升麻、白芷、黄连、木通、当归、川芎、白术、茯苓煎服，更用塌肿汤浴洗。

塌肿汤 治妇人阴户生疮，或痒痛，或脓水淋漓。

甘草 干漆各三钱 生地黄 黄芩 当归 川芎各二钱 鳖甲五钱，炙

作一剂，用水数碗，煎数沸，去渣，常洗患处。

疮　疥

疮痒或脓水浸淫者，消风除湿。痒痛无脓者，祛风润燥。焮痛或发寒热者，表散之。瘙痒或疼，午后尤甚者，降火益阴。焮痛大便秘涩者，滋阴泻火。搔起白屑，耳作蝉声者，祛风清热。

一妇人患此作痒，脓水不止，脉浮无力，以消风散四剂稍愈，更以四生丸月余而平。

一男子痒少痛多，无脓水，以芩、连、荆、防、山栀、薄荷、芍药、归梢，

治之而愈。

一男子焮痛发热，脉浮数，以人参败毒散四剂稍愈，更以当归饮子数剂而愈。

一男子焮痛，寒热便秘，脉数有力，以防风通圣散一剂稍愈；更以荆防败毒散加黄芩、山栀，四剂而愈。

一妇人作痒，午后尤甚，以当归饮子数剂少愈，更以人参荆芥散数剂而安。

一男子久不愈，搔起白屑，耳作蝉声，以四生散数服痒止，更以当归饮子数剂而瘥。

一男子下体居多焮痛，日晡尤甚，腿腕筋紫而胀，就于紫处刺去瘀血，以四物汤加芩、连，四剂而安。患在上体，若臂腕筋紫胀，亦宜刺去其血，以前汤加柴胡、黄芩即愈。

一男子瘙痒成疮，日晡痛甚，以四物加芩、连、荆、防，数剂而止；更以四物加蒺藜、何首乌、黄芪，二十剂而愈。

附方

消风散　治风热瘾疹瘙痒，及妇人血风瘙痒，或头皮肿痒，或诸风上攻，头目昏眩，项背拘急，鼻出清水，嚏喷声重，耳作蝉鸣。

荆芥穗　甘草炒，各一两　陈皮焙，五钱　人参　白僵蚕炒　茯苓　防风　芎䓖　藿香　蝉蜕各二两　厚朴姜制，五钱　羌活一两

各另为末，每服三钱，清茶调下。疮癣温酒下。

人参败毒散方见溃疡发热门

防风通圣散方见天泡疮门

当归饮子　治血燥作痒，及风热疮疥瘙痒或作痛。

当归酒拌　川芎　白芍药　生地黄酒拌　防风　白疾藜　荆芥各一钱五分　何首乌　黄芪　甘草各五分

作一剂，水二钟，煎八分，食远服。

四生散　治臁腿生疮，浸淫不愈，类风癣，名肾脏风。疮如上攻，则目昏花，视物不明。并一切风癣疥癞。

白附子生用　黄芪　独活　蒺藜

各另研为末，等分和匀。每服二钱，用猪腰子一个，批开入药，湿纸包裹煨熟，空心连腰子细嚼，盐汤下。风癣酒下。

四生丸　治血内骨节疼痛，不能举动，或行步不前，或浑身瘙痒，或麻痹。

地龙去土　僵蚕炒，去丝　白附子生用　五灵脂　草乌去皮尖，各等分

上为末，米糊丸，梧子大。每服二三十丸，茶酒任下。或作末，酒调服亦可。

荆防败毒散方见溃疡发热门

人参荆芥散　治妇人血风发热，或疮毒瘙痒，或肢体疼痛，头目昏涩，烦渴盗汗，或月水不调，脐腹疞痛，痃癖积块。

荆芥穗　人参　桂心　酸枣仁炒　柴胡　鳖甲醋炙　枳壳麸炒　生地黄酒拌　羚羊角镑末　白术炒，各一钱　川芎　当归酒拌　防风　甘草炙，各五分

作一剂，水二钟，姜三片，煎八分，入羚角末，食远服。

四物汤方见瘰疬门

杖　疮附坠马并破伤风及犬蛇虫伤

胸满或胁胀宜行血。老弱者宜行气活血，更饮童便、酒。腹痛者宜下血。血去多而烦躁者补血，如不应用独参汤。瘀肉不溃，或溃而不敛，宜大补气血。

一男子杖疮，瘀血不腐，以大补之剂渐腐，更以托里健脾药而敛。

一男子坠马，两胁作痛，以复元活血汤，二剂顿止；更以小柴胡汤加当归、桃仁，二剂而安。

一男子坠马，腹作痛，以桃仁承气汤

加苏木、红花下之，顿愈；更以四物汤加天花粉、柴胡，二剂而愈。

一男子损臂，出血过多，又下之，致烦热不止，瘀肉不腐，以圣愈汤四剂少安；以八珍汤加五味子、麦门冬而安；更以六君子汤加芎、归、黄芪，数剂而溃，又二十余剂而敛。大抵此证，须分所患轻重，有无瘀血，及元气虚实，不可概下。盖恐有伤气血，难以溃敛。常治先以童便和酒饮之，或加红花、苏木，其功甚捷。若概用攻利之剂，鲜不有误。凡疮愈之迟速，在血气之虚实故也。

一老人坠马，腹作痛，以复元通气散，用童便调，进二服少愈；更以四物加柴胡、桃仁、红花，四剂而安。

一男子风入杖疮，牙关紧急，以玉真散一服少愈，再服而安。

一男子跌仆，皮肤不破，两胁作胀，发热口干自汗，类风证。令先饮童便一瓯，烦渴顿止；随进复元活血汤，倍用柴胡、青皮一剂，胀痛悉愈，再剂而安。《发明经》云：夫从高坠下，恶血流于内，不分十二经络，圣人俱作风中肝经，留于胁下，以中风疗之。血者皆肝之所主，恶血必归于肝，不问何经之伤，必留于胁下，盖肝主血故也。痛甚则必有自汗，但人汗出，皆为风证。诸痛皆属于肝木，况败血凝滞，从其所属入于肝也。从高坠下，逆其所行之血气，非肝而何？以破血行经药治之。

一男子被犬伤，痛甚恶心，令急吮去恶血，隔蒜灸患处，数壮痛即止，更贴太乙膏，服玉真散而愈。

一男子青肿作痛，以萝卜汁调栀子末敷之；以四物汤加柴胡、黄芩、天花粉、穿山甲，二剂少愈；更以托里散加生地黄、柴胡、红花，数剂而溃；再以托里、健脾药而愈。

一男子风犬所伤，牙关紧急，不省人事。急针患处出毒血，更隔蒜灸，良久而醒；用太乙膏封贴，用玉真散二服，稍愈；更以解毒散二服而痊。若患重者，须先以苏合香丸灌之，后进汤药。

《针灸经》云：外丘穴，治疯犬，即疯人所伤，发寒热，速灸三壮，更灸患处，立愈。春末夏初，狂犬咬人，须过百日得安，终身禁犬肉、蚕蛹，食此则发不可救也。宜先去恶血，灸咬处十壮，明日以后灸一壮，百日乃止。忌酒七日，捣并汁饮一二盏。

又方治狂犬伤，令人吮去恶血，灸百壮，神效。

治蛇入七窍，急以艾灸蛇尾。又法以刀破蛇尾少许，入花椒七粒，蛇自出。即用雄黄、朱砂末，煎人参汤调灌之，内毒即解。独头大蒜，切片，置患处，以入于蒜上灸之，每三壮换蒜。多灸为妙。

伤损脉法

《内经》云：肝脉搏坚而长，色不青，当病堕。若搏因血在胁下，令人呕逆。

《金匮》云：寸口脉浮微而涩，然当亡血，若汗出。设不汗出者，当身有疮被刀斧所伤，亡血故也。

《脉经》云：金疮出血太多，其脉虚细者生，数实者死。金疮出血，脉沉小者生，浮大者死。砍刺出血不止者，其脉来大者七日死，滑细者生。从高颠仆，内有瘀血腹胀，脉坚强者生，小弱者死。破伤有瘀血在内，脉坚强实则生，虚小弱者死。若亡血过多，脉细小者生，浮大数实者死。皆为脉病不相应故也。

一妇人臀痈将愈，患破伤风，发热搐搦，脉浮数，予以当归地黄汤治之。彼不信，乃服发散败毒药，果甚，始信而服之，至数剂而痊。夫破伤风之症，须分表里别虚实，不可一概治之。《原病式》云：夫破伤中风之由者，因疮热甚郁结，而荣卫不得宣通，怫热因之遍身，故多白痂。是时疮口闭塞，气难通泄，热甚则生风，不已则表传于里者也。但有风热微甚兼化，故殊异矣。大凡破伤中风，风热燥甚，怫郁在表，而里气尚平者，善伸数欠，筋脉拘急，时或恶寒，或筋惕而播，脉浮数而弦者，宜以辛热治风之药，开冲结滞，是与伤寒表热怫郁，而以麻黄汤辛热发散者同也。凡用辛热开冲风热结滞，宜以寒药佐之则良，免致药中病而风热转甚也。如治伤寒发热，用麻黄、桂枝加黄芩、石膏、知母之类是也。若世以甘草、滑石、葱、豉寒药发散，甚妙。若表不已，渐伤入里，里又未大甚，而脉在肌肉者，宜以退风热开结滞之寒药调之，或微加治风，辛热亦得，犹伤寒在半表半里，而以小柴和解之意也。若里热已甚，而舌强口噤，项背反张，惊搐惕搦，涎唾稠粘，胸腹满塞，而或便溺闭结，或时汗出，脉洪数而弦也。然出汗者，由风热郁甚于里，而表热稍罢，则腠理疏泄，而心火热甚，故汗出也。法宜除风散结，寒药下之，后以退风热开郁结之寒药调之，而热退结散，则风自愈矣。凡治此，亦宜按摩导引及以药斡开牙关，勿令口噤，使粥药得下也。

《病机》云：破伤风者，有因卒暴伤损风袭之间，传播经络，致使寒热更作，身体反张，口噤不开，甚者邪气入藏。有因诸疮不瘥，荣卫俱虚，肌肉不生，疮眼不合，邪亦能外入于疮，为破伤风之候。有诸疮不瘥，举世皆言著灸为上。是为热疮，而不知火热客毒，逐经诸变，不可胜数，微则发热，甚则生风而搐，或角弓反张，口噤目斜。亦有破伤，不灸而病。此者因疮着白痂，疮口闭塞，气难通泄，故阳热易为郁结，热甚则生风也。徐用诚云：此论所因有四：二者，因疮口入风，似属外因；一者因灸逐热，似属不内外因；一者因疮口闭塞，内热生风，似属内因也。又云：破伤风证，古方药甚论少，岂非以此疾与中风同论，故不另立条目也。唯河间论与伤寒表里中三法同治，用药甚详。其言病因，有因外伤于风，有因灸及内热所作者，然与中风相似也。但中风之人，尚可淹延岁月；而破伤风者犯之，多致不救。盖中风在经在脏在腑之异，独入脏者最难治。破伤风，或始而出血过多，或疮早闭合，瘀血停滞，俱是血受病，属五脏之所主。故此风所伤，始虽在表，随即必传入脏，故多死也。此病或疮口坦露，不避风寒而有所伤；或疮口闭合，密避风邪而及。病已十分安全，而忽有此，大抵皆由内气虚，而有郁热者得之。若内气壮实，而无郁热者，虽伤而无所害也。

附方

八珍汤方见溃疡发热门

六君子汤方见作呕门

复元活血汤　治坠堕，或打扑瘀血，流于胁下作痛，或小腹作痛，或痞闷，及便毒，初起肿痛。

柴胡一钱五分　天花粉　当归酒拌，各一钱　红花　甘草各七分　穿山甲一钱，炮　大黄酒拌，炒，二钱　桃仁二十粒，去皮尖，酒浸，研

作一剂，水二钟，煎一钟，食前服。

小柴胡汤

四物汤二方见瘰疬门

复元通气散方见乳痈门

桃仁承气汤　治伤损瘀血停滞，腹作痛，发热；或发狂；或便毒壅肿，疼痛便

秘发热，并宜用此通之。

桃仁五十粒，去皮尖，研　桂枝　芒硝　甘草炙，各一钱　大黄一钱

作一剂，水二钟，煎一钟，空心服。

玉真散一名定风散　治破伤风重者，牙关紧急，腰背反张，并蛇犬所伤。

天南星　防风各等分

为末，每服二钱，温酒调下，更搽患处。若牙关紧急，腰背反张者，每服三钱，用童便调服，虽内有瘀血亦愈。至于昏死，心腹尚温者，连进二服，亦可保全。若治疯犬咬伤，更用漱口水，洗净搽之，神效。

隔蒜灸法方见发背门

太乙膏方见肠痈门

托里散方见肿疡门

解毒散　治一切毒蛇恶虫并兽所伤，重者毒入腹，则眼黑口噤，手足强直。此药平易，不伤气血，大有神效，不可以为易而忽之。

白矾一两　甘草末，一两

为细末，每服二钱，不拘时，冷水调下，更敷患处。

苏合香丸方见方脉科气门

圣愈汤　治疮疡，脓水出多，或疮出血，心烦不安，眠睡不宁，或五心烦热。

地黄酒拌，蒸半日　生地黄酒拌　川芎　人参各五钱　当归酒拌　黄芪盐水浸，炒，各一钱

作一剂，水二钟，煎八分，食远服。

独参汤　治溃疡气血虚极，恶寒或发热，或失血之证。葛可久血脱用补气，即此方也。

人参二两

作一剂，水二钟，枣十枚，煎一钟，徐徐服。若煎至稠厚，即为膏矣。

当归地黄汤　治破伤风，气血俱虚，发热头痛。此养气血、祛风邪，不拘新旧，并治之。

当归酒拌　地黄酒拌　芍药　川芎　藁本　防风　白芷各一钱　细辛五分

作一剂，水二钟，煎一钟服。

外科心法

明·薛己著

外科心法序[①]

南京太医院判薛君，已邃于医，而外科尤精。手录古人医说之要，与其平日治法之验者授予观。予素未攻医，因读之。考其所谓要与脸者三复，恍若有得焉。

夫医之为学实难矣！脉候虽有诀，而杳乎入微；方书虽有传，而艰于对病。诸家著说，连篇累牍，望洋法瀚，初学者亦难于窥其牖户。敛博还约，惟曰察虚实而止尔，要其在兹乎！

所集若干条，皆古名家杂著，辨脉论症，一以虚实为据。及云参用之，具得明验，种种在录。察脉证之虚实，实其虚，虚其实，治无余法也。

顾时医少知其要，于凡痈疽疔肿诸危证，往往不察虚实，局守方药，而概以试之于人，虚虚实实，鲜不为其所误，则此篇不可不公于人也。

乃梓为一编，厘为七卷，总其题曰《外科心法》。曰心法者，古今人相授受，契于心而著于法者也。因趣刻之，且僭序诸首简。

于乎学者，必务知要，知要则守约，守约则垂博，虽穷天下之事，皆可从而理也，岂直医家然哉！

薛吴人，世以医名，家膺吏礼部，佥荐擢馆院，童时称得人，缙绅间且以公廉，稚素多之。

嘉靖四年夏四月上日资善大夫南京礼部尚书前户部侍郎都察院副都御史阜城沈冬魁序

①本序据明嘉靖七年新书堂刻本《外科心法》收入。

目　录

卷　一

吴郡　薛　己著
新都　吴玄有校

脉证名状二十六种所主病症见《外科精义》

浮脉之诊，浮于指下，按之不足，举之有余。再再寻之，状如太过。瞥瞥然见于皮毛间。其主表证，或为风，或为虚。浮而大散者心也，浮而短涩者肺也，浮而数者热也。浮数之脉应发热，其不发热而反恶寒者，疮疽之谓也。

洪脉之诊，似浮而大，按举之则泛泛然满三部，其状如水之洪流，波之涌起。其主血实积热。疮肿论曰：脉洪大者，疮疽之病进也。如疮疽结脓未成者，宜下之。脓溃之后，脉见洪大，则难疗。若自利者，不可救治也。

滑脉之诊，实大相兼，往来流利如珠，按之则累累然滑也。其主或为热，或为虚。此阳脉也。疮疽之病，脓未溃者，宜内消也；脓溃之后，宜托里也。所谓始为热，终为虚也。

数脉之诊，按之则呼吸之间动及六至，其状似滑而数也。若浮而数，则表热也；沉而数，则里热也。又曰：诸数为热。仲景曰：脉数不时见，则生恶疮也。又曰：肺脉俱数，则生疮也。诊诸疮洪数者，里欲有脓结也。

散脉之诊，似浮而散，按之则散而欲去，举之则大而无力。其主气实而血虚，有表无里。疮肿脓溃之后，而烦痛尚未痊退者，诊其脉洪滑粗散，难治也。以其正气虚而邪气实也。又曰：肢体沉重，肺脉大则毙。谓浮散者也。

芤脉之诊，似浮而软，按之中央空，两边实。其主血虚，或为失血疮肿之病，诊得芤脉，脓溃后易治。以其脉病相应也。

长脉之诊，按之则洪大，而长出于本位。其主阳气有余也。伤寒得之，欲汗出自解也。长而缓者，胃脉也，百病皆愈。谓之长，则易治也。

牢脉之诊，按之则实大而弦，且沉且浮，而有牢坚之意。若瘰疬结肿，诊得牢脉者，不可内消也。

实脉之诊，按举有力而类结，曰实。经曰：邪气胜则实，久病则虚。人得此最忌。疮疽之人，得此宜急下之。以其邪气与脏腑俱实故也。

弦脉之诊，按之则紧而弦，其似紧者为弦，如按弦而不移，紧如内绳而转动，以此为异。春脉浮弦而平，不时见，则为饮为痛，主寒主虚。疮疽论曰：弦洪相搏，外紧内热，欲发疮疽也。

紧脉之诊，似弦而紧，按之如切绳而转动。其主切痛积澼也，疮肿得之，气血沉涩也。亦主痛也。

涩脉之诊，按之则散而复来，举之则细而不足。脉涩则气涩也，亦主血虚疮肿。溃后得之，无妨也。

短脉之诊，按举则不及本位。《内经》曰：短则气病。以其无胃气也。诸病脉短皆难治。疮肿脉短，真气短也。

细脉之诊，按之则萦萦，如蜘蛛之丝而欲绝，举之如无而似有。细而微，其主亡阳衰也。疮肿之病，脉来细而沉，时值者里虚，而欲变证也。

微脉之诊，按之则软，小而至微，主虚也。真气复者生，邪气胜者危。疮肿之病，溃后脉微而匀，举自瘥也。

迟脉之诊，按举来迟，呼吸定息，方得三至。其状似缓而稍迟。痼疾得之则善。新疾得之则正气虚惫。疮肿得之，溃后自痊。

缓脉之诊，按举似迟，而稍快于迟。仲景曰：阳脉浮大而濡，阴脉浮大而涩，阴阳同等，谓之缓，脉见长缓，百疾自瘳。凡诸疮肿溃后，其脉涩迟缓者皆易愈。以其脉候相应，是有胃气也。

沉脉之诊，举之不足，按之方见如烂绵。主邪气在藏也。水气得之则逆。此阴脉也。疮肿得之，邪气深也。

伏脉之诊，比沉而伏，举之则无，按之至骨。方得与沉相类，而邪气益深矣。

虚脉之诊，按之不足，迟大而软，轻举指下豁然而空。经曰：脉虚则血虚，血虚生寒，阳气不足也。疮肿脉虚，宜托里和气养血也。

软脉之诊，按之则如帛在水中，极软而沉细。亦谓之软。其主胃气弱。疮肿得之，补虚排脓托里。

弱脉之诊，似软而极微，来迟而似有。仲景曰：微弱之脉，绵绵如泻漆之绝。其主血气俱虚，形精不足。大抵疮家，沉迟濡弱，皆宜托里。

促脉之诊，按之则去数，来时一止而复来。仲景曰：阳盛则促。主热畜于里也。下之则和。疮肿脉促，亦急下之。

结脉之诊，按之则往来迟缓，时亦止而复来。仲景曰；阴盛则结。经曰：促结则生，代则死。

代脉之诊，按之则往来，动则中止，不能自还，因而复动者，曰代脉也。代者气衰也，诸病见之不祥。大凡疮肿之病，脉促结者难治，而况见代脉乎。

动脉之诊，见于关上，无头尾，如豆大，厥厥然而动摇者是也。《脉经》曰：阴阳相搏，故谓之动。动于阳，则阳气虚而发厥；动于阴，则阴气虚而发热。是阳生于尺，而动于寸；阴生于寸，而动于尺。不可不辨也。

脉相类二十四首见《医经小学》

浮与芤相类

脉浮犹如水漂木，表有余兮里不足，浮而无力则为芤，傍实中空应淖衄。

浮与洪相类

洪脉荡荡浮泛泛，力薄为浮厚者洪。浮洪二象由来异，迷于专言易拙工。

弦与紧相类

弦似张弓紧似经，经方体快十分精。紧言其力弦言象，识见超然付老成。

滑与数相类

滑脉往来极流利，指下如珠圆替替。数则专言至数加，分明滑数非同类。

革与实相类革为牢

实大而长指下全，按如鼓革最牢坚。较之实脉不应别，隐指仍强愊愊然。

沉与伏相类

举无按有脉名沉，伏极其沉深复深。沉伏要知真脉象，浅深深浅细斟寻。

微与涩相类

小之又小号微脉，短细迟难是为涩。良工诊候倘逢之，细密精详为消息。

软与弱相类软为濡

软脉优柔其力薄，极软如无则为弱。莫教软弱一般论，一脉才差一切错。

缓与迟相类

脉迟一息来三至，缓比之迟仍小快。迟为病冷缓为和，缓大虚风之病起。

软与迟相类

力柔为软本非迟，软与形合细推之。软则但将其力取，迟来三息又何疑。

弦与长相类

出三关者是为长，弦则非然但满张。弦脉与长争较远，良工尺度自能量。

洪与虚相类

脉洪真似涌波涛，细细而来气势高。虚脉廓然微旷荡，消详分析在丝毫。

洪与实相类

脉号于洪力不轻，其中微曲似钩形。只缘举按皆强盛，实脉于焉别立名。

滑与动相类

厥厥动摇如豆大，脉名为动几曾停。圆圆转转低名滑，脉脉谁知有径庭。

浮与虚相类

表病脉浮轻手得，所以为虚为无力。毫发差殊便不同，工意之人自能识。

虚与弱相类

脉来无力号为虚，外象豁然中则枯。弱比虚来虚更甚，按之如有亦如无。

微与细相类

微似丝忽细似线，细大于微殊易辨。应之指下得之心，心内了然皆洞见。

微与弱相类

依依细细为微脉，弱则虚之而又虚。弱是体虚微细小，细寻真象莫模糊。

迟与涩相类

三五不调名曰涩，如雨沾沙短且难。迟惟一息二三至，非短非难力但觉。

短与涩相类

短于本部为不及，短服迟难为涩脉。休将短涩一般看，短自时长滑时涩。

散与大相类散为浮大，为洪之别名也

脉形涣漫名为散，有表那堪里却无。大则其中还翕翕，好将二脉较锱铢。

结与代相类

缓而时止复来者，便可将为结脉呼。止不能回方是代，结生代死必殊途。

促与代相类

脉来既数复中止，便呼为促莫狐疑。阴盛而然非能代，须知止脉易差池。

伏与绝相类

伏则全无绝则然，过饶厥逆命难全。按之隐隐其形伏，不觉开通病便痊。

怪脉一首见《医经小学》

雀啄连来三五啄，屋漏半日一点落，弹石硬来寻即散，搭指散乱真解索，鱼翔似有一似无，虾游静中跳一跃。寄与医仔家细看，六脉一见休饵药。

妊娠服禁见《医经小学》

蚖斑水蛭及虻虫，乌头附子配天雄，野葛水银并巴豆，牛膝薏苡与蜈蚣，三棱代赭芫花麝，大戟蛇脱黄雌雄，牙硝芒硝牡丹桂，槐花牵牛皂角同，半夏南星与通草，瞿麦干姜桃仁通，硼砂干漆蟹甲爪，地胆茅根莫用好。

引经药报使

小肠膀胱属太阳，藁本羌活是本乡。三焦胆与肝包络，少阳厥阴柴胡强。大肠阳明并足胃，葛根白芷升麻当。太阴肺脉中焦起，白芷升麻葱白乡。脾经少与肺部

异，升麻兼之白芍详。少阴心经独活主，肾经独活加桂良。通经用此药为使，岂有何病到膏肓。

十八反见《医经小学》

本草名言十八反，半蒌贝蔹及攻乌谓半夏、瓜蒌、贝母、白及、白蔹与乌头相攻，藻戟遂芫俱战草海藻、大戟、芫花、甘遂俱与甘草相反，诸参辛芍叛藜芦苦参、人参、沙参、玄参、细辛、芍药俱与藜芦相反，汤药丸散中不可合用也，欲令反而吐者可不忌。

用药法象一首见《医经小学》

天有阴阳彰六气，风寒暑湿燥火，温热凉寒总于四。温热者天之阳，凉寒者天之阴，此天之阴阳四时也。地有阴阳化五行，金木水火土，生长收藏五味成。辛甘为地之阳，酸苦咸为地之阴也。轻清成象亲乎上，味薄者本乎天，亲上，重浊成形本乎地。味厚者本乎地，亲下。辛甘发散气为阳，酸苦涌泄阴为味，轻清重浊之分，气味厚薄之异。清之清者发腠理，阳中之阳厚之气。附子气之厚者，乃阳中之阳，故经云发热。清之浊者实四肢，阳中之阴薄气使。茯苓淡，为在天之阳也。阳当上行何为利水而泄下。经云：气之薄者，乃阳中之阴。所以茯苓利水而下行。然而泄下亦不杂乎阳之体也，所以其性入手太阴。浊之浊者走五脏，阴中之阴乃厚味。大黄味之厚者，乃阴中之阴。故经云泄下。浊之清者归六腑，阴中之阳薄味尔。麻黄苦，为在地之阴也，阴当下行，何为发汗而升上。经云：味之薄者，乃阴中之阳。所以麻黄发汗而升上，亦不离乎阴之体，故入足太阳。辛散酸收淡渗泄，咸软苦泄甘缓结。各有所能，或散或收，或缓或急，或坚或软，四时五脏病，各随五味之所宜也。横行直达要消详，五味之能须悉别。药有横行者，若辛苦之类；直达者，若酸苦之类。身半上病药取根，身腰以下梢宜用。根升梢降合天真，述类象形堪妙应。炮炙制度剂所宜，热降牛升毒须制。药有火炮、汤泡、煨、炒者，皆制其毒也。用酒蒸、焙、蜜炒，皆欲上腾也。酒浸洗，醋浸、姜制、酥炙，皆欲行经活血。如去皮、去心、取核、去芦节枯朽之类，皆不可达其制法也。药味专精大得能，新陈粗细择须备。品物薄，则用近新者，择拣勿用腐朽之类。汤散丸方分两铢，汤者荡也，去新久病皆能之。散者散也，去急病用之。丸者舒缓而治之也。古者方剂分两，与今不同。如㕮咀者，锉若麻豆大是也。云一升者，今之一大盏也。云铢者，六铢乃一分，即二钱半。云三两者，今之一两。二两者，今之六钱半也。君臣佐使从其制。主病为君，佐君之谓臣，应臣之谓使。服药有法及有期，病在上，不厌频而少；在下病侧顿而多。病在上，先食而后药；病在下，先药而后食。病在四肢，宜饥食而在旦；病在骨髓，饱食而服药在夜。升降浮沉补泻之，如肝胆之病，以辛味补之，咸泻气，温补凉泻之类也。重轻气味施当审，勿伐天和岁气时。必先岁气，勿伐天和。药例见后证例中。

十二经脉循历并见见证《医经小学》

手太阴肺中焦生，下络大肠出贲门，上膈属肺从肺系，系横出腋臑中行，肘臂寸口上鱼际，大指内侧爪甲根。支给还从腕后出，接次指属阳明经。此经多气而少血，是动则病喘与咳。肺胀膨膨缺盆痛，两手交瞀为臂厥。所生病者为气嗽，喘渴烦心胸满结。臑臂之内前臑痛，小便频数掌中热。气虚肩背痛而寒，气盛亦疼风汗出，欠伸少气不足息，遗失无度溺变别。

阳明之脉手大肠，次指内侧起商阳，循指上连出合谷，两筋歧骨循臂肋，入肘外臁循背外，肩端前廉柱骨傍，从肩下入缺盆内，络肺下膈属大肠，支从缺盆直上颈，斜贯颊前下齿当，环出人中交左右，上侠鼻孔注迎香。此经气盛血亦盛，是动颈肿并齿痛，所生病者为鼻衄，目黄口干喉痹主，大指次指难为用，肩前臑外痛相仍。

胃足阳明交鼻起，下循鼻外上入齿，还出挟口绕承浆，颐后人迎颊车里，耳前发际至额颅，支下人迎缺盆底，下隔入胃络脾宫，直者缺盆下乳内。一支幽门循腹里，下行直合气冲中，遂由髀关抵膝膑，胻跗中指内关同。一支下膝注三里，前出中指外间通。一支别走足跗指，大指之端经尽已。此经多气复多血，是动欠伸面颜黑，凄凄恶寒畏见人，忽闻木音心震慑，登高而歌弃衣走，甚则腹胀仍贲响。凡此诸疾皆肝厥，所生病者为狂疟，湿温汗出鼻流血，口㖞唇胗又喉痹，膝膑疼痛腹胀结，气膺伏兔胻外廉，足跗中指俱痛彻。有余消谷溺色黄，不足身前寒振栗，胃房胀满食不消，气盛身前皆有热。

太阴脾起足大指，上循内侧白肉际，核骨之后内踝前，上腨循胻经膝里，股内前廉入腹中，属脾络胃与膈通，侠喉连舌散舌下，支络从胃注心宫。此经气盛而血衰，是动其病气所为，食入即吐胃脘痛，更兼身体痛难移，腹胀善噫舌本强，得后与气快然衰。所生病者舌亦痛，体重不食亦如之，烦心心下仍急痛，泄水溏瘕寒疟随，不卧强立股膝肿，疸发身黄大指痿。

手少阴脉起心中，下膈直与小肠通，支者还从心系走，直上咽喉系目瞳，直者上肺出腋下，臑后肘内少海从，臂内后廉抵掌后，锐骨之端往少冲。多气少血属此经，是动心脾痛难任，渴欲饮水咽干燥，所生胁痛目如金，胁臂之内后廉痛，掌中有热向经寻。

手太阳经小肠脉，小指之端起少泽，循手外侧出踝中，循臂骨出肘内侧，上循臑外出后廉，直过肩解绕肩甲，交肩下入缺盆内，向腋络心循咽嗌，下膈抵胃属小肠。一支缺盆贯颈颊，至目锐眦却入耳，复从耳前仍上颊，抵鼻升至目内眦，斜络于颧别络接。此经少气还多血，是动则病痛咽嗌，颔下肿方不可顾，肩如拔兮臑似折。所生病主肩臑痛，耳聋目黄肿腮颊，肘臂之外后廉痛，部分犹当细分别。

足经太阳膀胱脉，目内眦上起额尖，支者巅上至耳角，直者从巅脑后悬，络脑还出别下项，仍循肩膊侠脊边，抵腰膂①肾膀胱内。一支下与后阴连，贯臀斜入委中穴。一支膊内左右别，贯胛侠脊过髀枢，臂内后廉腘中合，下贯端内外踝后，京骨之下指外侧。是经血多气犹少，是动头疼不可当，项如拔兮腰似折，髀强痛彻脊中央，腘如结兮腨如裂，是为踝厥筋乃伤。所生疟痔小指废，头囟顶痛目色黄，腰尻腘脚疼连背，泪流鼻衄及颠狂。

足经肾脉属少阴，小指斜趣涌泉心，然骨之下内踝后，别入跟中腨内侵，出腘内廉上股内，贯脊属肾膀胱临。直者属肾贯肝膈，入肺循喉舌本寻。支者从肺络心内，仍至胸中部分深。是经多气而少血，是动病饥不欲食，喘嗽吐血喉中鸣，坐而欲起面如垢，目视䀮䀮气不足，心悬如饥常惕惕。所生病者为舌干，口热咽痛气贲逼，股内后廉并脊疼，心肠烦痛疸而澼，

①膂：原作“瞀”，据《医经小学·十二经脉》改。

痿厥嗜卧体怠惰，足下热病皆肾厥。

手厥阴心主起胸，属包下膈三焦宫，支者循胸出胁下，胁下连腋三寸同，仍上抵腋循臑内，太阴少阴两经中，指透中冲支者别，少指次指络相通。是经少气原多血，是动则病手心热，肘臂挛急腋下肿，甚则胸胁支满结，心中澹澹或大动，善笑目黄面赤色。所生之者为烦心，心痛掌中热之病。

手经少阳三焦脉，起自小指次指端，两指歧骨手腕表，上出臂外两骨间，肘后臑外循肩上，少阳之后交别传，下入缺盆膻中分，散络心膈髙里穿。支者膻中缺盆上，上项耳后耳角旋，屈下至悫仍注颊。一支出耳入耳前，却从上关交曲颊，至目内眦乃尽焉。是经少血还多气，是动耳鸣喉肿痹。所生病者汗自出，耳后痛兼目锐眦，肩臑肘臂外眦疼，小指次指亦如废。

足脉少阳胆之经，始从两目脱眦生，抵头循角下耳后，脑穴风池次第行，手少阳前至肩上，交少阳右上缺盆。支者耳后贯耳内，出走耳前锐眦循。一支锐眦大迎下，合手少阳抵项根，下加颊车缺盆合，入胸贯膈络肝经，属胆仍从胁里过，下入气冲毛际萦，横入髀厌环跳内。直者缺盆下腋膺，过季胁下髀厌内，出膝外廉是阳陵，外辅绝骨踝前过，足跗小指次指分。一支别从大指去，三毛之际接肝经。此经多气乃少血，是动口苦善太息，心胁疼痛难转移，面尘足热体无泽。所生头痛连锐眦，缺盆肿痛并两腋，马刀挟瘿生两旁，汗出振寒痎疟疾，胸胁髀膝至胻骨，绝骨踝痛及诸节。

厥阴足脉肝所生，大指之端毛际丛，足跗上廉太冲分，踝前一寸入中封，上踝交出太阴后，循腘内廉阴股充，环绕阴器抵少腹，侠胃属肝络胆逢，上贯膈里布胁肋，侠喉颃颡目系同，脉上巅会督脉出。支者还生目系中，下络颊里环唇内。支者便从膈肺起。此经血多气少焉，是动腰疼俯仰难，男疝女人少腹肿，面尘脱色及咽干。所生病者为胸满，呕吐洞泄小便难，或时遗溺并狐疝，临症还须仔细看。

汗之则疮已见《卫生宝鉴》

丁巳，委予从军，回住冬于曹州界。以事至州，有赵同知谓予曰：家舅牛经历病，头目赤肿，耳前后尤甚，疼痛不可忍，发热恶寒，牙关紧急，涕唾稠粘，饮食难下，不得安卧。一疡医于肿上砭刺四五百余针，肿赤不减，其痛益甚，不知所由。愿请君一见。予遂往诊视，其脉浮紧，按之洪缓。此证乃寒覆皮毛，郁遏经络，热不得升，聚而益肿。经云：天寒则地冻水冰，人气在身中，皮肤致密，腠理闭，汗不出，血气强，肉坚涩。当是之时，善行水者，不能往冰；善穿地者，不能凿冻；善用铁者，亦不得取四厥。必待天温，冰释冻解，而后水可行，地可穿。人脉亦犹是也。又云：冬月闭藏，用药多而少针石也。宜以苦温之剂，温经散寒则已。所谓寒致腠理，以苦发之，以辛散之。宜以托里温经汤。麻黄苦温，发之者也，故以为君。防风辛温，散之者也；升麻苦辛，葛根甘平，解肌出汗，专治阳明经中之邪，故以为臣。血流而不行者则痛，以香白芷辛温，当归身辛温，以和血散滞；湿热则肿，苍术辛甘温，体浮力雄壮，能泄肤腠间湿热，人参、甘草甘温，白芍药酸微寒，调中益气，使托其里，故以为佐。依方饵之，以薄衣覆其首，以厚被覆其身，卧于暖处，使经血温，腠理开，寒乃散，阳气升，大汗出后肿减八九分。再服，去麻黄、防风，加连翘、鼠粘子，肿痛悉去。经言：汗之则疮已。信哉斯言！或人以仲景言疮家虽身痛，不可发汗，其理何也？予曰：此说乃营气不从，逆于肉理而生疮肿作，身疼痛，非外感寒邪而作疼痛。故戒之以不可发汗，汗之则成痓也。又问：仲景言鼻衄者不可发汗，复言脉浮紧者，当以麻黄汤发之，衄血自止，所说不同，其故何也？愿闻其说；予曰：此议论血，正与疮家概同。且夫人身血之与汗，异名而同类。夺汗者无血，夺血者无汗。今衄血妄行，为热所逼，更发其汗，反助邪热，重竭津液，必变凶证，故不可汗。若浮脉则为在表，脉紧则为寒。寒邪郁遏，阳不得伸，热伏荣中，迫血妄行，上出于鼻，则当麻黄汤散其寒邪，使阳气得舒，其衄自止，又何疑焉！或者叹曰：知其要者，一言而终。不知其要，流散无穷。洁古之学，可谓知其要者矣。

托里温经汤　治寒覆皮毛，郁遏经络，不得伸越，热伏荣中，聚而为赤，肿痛不可忍，恶寒发热，或相引肢体疼痛。

人参去芦　苍术各一钱　白芍　甘草炙，各一钱半　白芷　当归身　麻黄去根节，各二钱　防风去芦　葛根各三钱　新升麻四钱

上㕮咀，每服一两，用水三盏，先煎麻黄，令沸去沫，再下余药同煎，至一盏，去渣。大温服。讫卧于暖处，以绵衣覆之，得汗而散。

凡治病必察其下见《卫生宝鉴》

戊午冬，予从军，住冬于成武县。有贾仓使父，年逾六旬，冬至后数日，疽发于背，五七日，肿势约七寸许，不任其痛。疡医曰：视之脓已成，可开发矣。彼惧不从。越三日，医曰：不开恐变证生矣。遂以燔针开之，脓泄痛减。以开迟之故，迨二日变症果生，觉重如负石，热如焫火，痛楚倍常，六脉沉数，按之有力。此膏粱积热之变也，邪气酷热，固宜以寒药治之。时月严凝，复有用寒远寒之议。急作清凉饮子加黄连，秤一两五钱，作一服。服之利下，两行病减七分。翌日，复进前药，其证悉除。后月余平复。又陈录判母，年七十有余。亦冬至后脑出疽，形可瓯面大。命疡医诊视，俟疮熟，以针出脓。因怒笞侍女，疮辄内陷凹，一韭菜许，面色青黄不泽，四肢逆冷，汗出身清，时复呕吐，脉极沉细而迟。盖缘衰老之年，严寒之时，病中苦楚，饮食淡薄，已涤肥脓之气，独存瘦瘁之形，加之暴怒，精神愈损，故有此寒变也，病与时同。与疡医议制五香汤一剂，加丁香、附子各五钱。剂尽，疡复大发，随证调治而愈。《内经》曰：凡治病必察其下。谓察时下之宜也。诸痛疮疡，皆属心火，言其常也。如疮盛形羸，邪高痛下，始热终寒，此反常也。固当察时下之宜而权治。故曰：经者常也，法者用也，医者意也。随所宜而治之，可收十全之功矣。

舍时从证见《卫生宝鉴》

至元壬午，五月二十八日，王伯禄年逾五旬有七，右臂膊肿盛，上至肩，下至手，指色变，皮肤凉，六脉沉细而微。此乃脉证俱寒。予举疡医孙彦和视之。曰：此乃附骨痈，开发已迟。以燔针启之，脓清稀解。次日，肘下再开之，加吃逆不绝。彦和与丁香柿蒂散，两腿稍缓。次日，吃逆尤甚，自利，脐腹冷痛，腹满，饮食减少，时发昏愦。于左乳下黑尽处，灸二七壮。又处托里温中汤，用干姜、附子、木香、沉香、茴香、羌活等药，㕮咀，一两半，欲与服。或者曰：诸痛痒疮疡，皆属心火，又当暑之盛时，用干姜、

附子可乎？予应之曰：理所当然，不得不然。《内经》曰：脉细皮寒，泻利前后，饮食不入，此谓五虚。况吃逆者，胃中虚寒故也。诸痛痒疮疡，皆属心火，是言其定理也。此证内外相反，须当舍时从证也。非大方辛热之剂急治之，则不能愈也。遂投之，诸证悉去，饮食倍进，疮势温，脓色变。知者之事，知常而不知变。细事因而取收者，亦多矣，况医乎哉！守常知变，岂可同日而语哉！

托里温中汤　治疮为寒变而内陷者，脓出清解，皮肤凉，心下痞满，肠鸣切痛，大便微溏，食则呕逆，气短促，呃逆不绝，不得安卧，时发昏愦。

沉香　丁香　益智仁　茴香　陈皮各一钱　木香一钱半　甘草炙，二钱　羌活　干姜炮，三钱　黑附子炮去皮脐，四钱

上㕮咀，作一服。水三盏，生姜五片，煎至一盏，去渣。温服，无时，忌一切冷物。

《内经》云：寒淫于内，治以辛热，佐以苦温。故以附子、干姜大辛，热温中外，发阳气自里之表，故以为君。羌活味苦辛温，透关节。炙甘草甘温，补脾胃，行经络，通血脉。胃寒则呕吐呃逆，不下食，益智仁、丁香、沉香大辛，热以散寒，为佐，疮气内攻，气聚而为满，木香、茴香、陈皮苦辛温，治痞散满，为使也。

论诊候肺疽肺痿法见《外科精义》

夫肺者，五脏之华盖也，处于胸中，主于气，候于皮毛。劳伤血气，腠理虚而风邪乘之，内感于肺也，则汗出恶风，咳嗽短气，鼻塞，项强，胸胁胀满，久久不瘥，已成肺痿也。风中于卫，呼气不入，热至于荣，则吸而不出。所以风伤皮毛，热伤血脉，风热相搏，气血稽留，蕴结于肺，变成疮疽。诊其脉候，寸口脉数而虚者，肺痿也；数而实者，肺疽也。肺痿之候，久嗽不已，汗出过度，重亡津液，便如烂瓜，下如豕脂，小便数而不渴，渴者自愈，欲饮者将瘥。此由肺，多唾涎沫无脓者，肺痿也。其肺疮之候，口干，喘满咽燥而渴甚，则四肢微肿，咳吐脓血，或腥臭浊沫，胸中隐隐微痛者，肺疽也。上肉微起者肺疮也。又《圣惠》曰：中府隐隐而微痛者，肺疽也。中府者，穴也，在云门下一寸六分，乳肋间动脉应手陷中也。是以候，始萌则可救，脓成则多死。若欲知有脓者，但诊其脉，若微紧而数者，未有脓也；紧甚而数者，已有脓也。又《内经》曰：血热则肉败，荣卫不行，必将为脓。大凡肺疮，当咳嗽短气，胸满，时吐脓血，久久如粳米粥者，难治。若呕脓而不止者，亦不可治也。其呕脓而自止者，自愈。其脉短而涩者，自痊。浮大者，难治。其面色当白，而反面赤者，此火之克金，皆不可治。

辨疮疽善恶法见《外科精义》

夫疮疽证候，善从恶逆，不可不辨。从来医疮，概举五善七恶，殊不知此特谓肠胃之内，脏腑疮疽所论之证也。发背、脑疽，别有善恶之证，载之于后。盖七恶者，烦躁时漱，腹痛渴甚，或泄痢无度，或小便如淋者，一恶也。脓血既泄，肿焮尤甚，脓色败臭，痛不可近，二恶也。目视不正，黑睛紧小，白睛青赤，瞳子上看，三恶也，喘粗短气，恍惚嗜卧，四恶也。肩背不便，四肢沉重，五恶也。不能下食，服药而呕，食不知味，六恶也。声嘶色败，唇鼻青赤，面目四肢浮肿者，七恶也。动息自宁，饮食知味，一善也。便

利调匀，二善也，脓溃肿消，水鲜不臭，三善也。神采精明，语声清亮，四善也，体气平和，五善也。病有证合七恶，皮急紧而如善者；病有证合五善，而皮缓如恶者。夫如是者，岂浅识之所知哉？只知五善并至，则善无以加矣；七恶并至，则恶之极矣。愚意裁之，凡患疮疽之时，五善之中，乍见一二善证，疮可治也。七恶之内，忽见一二恶证，宜深惧之。大抵证候，疮疽之发，虚中见恶证者，不可救也；实证无恶候者，自愈。大凡脓溃之后，而烦疼尚未痊者，诊其脉洪滑粗散者，难痊；微涩迟缓者，易痊。此善恶之证，于诊脉之中，亦可知也。发背脑疽，及诸恶疮，别有五逆之证者：白睛青黑而眼小，服药而呕，伤痛渴甚，膊项中不便，音嘶色败者，是为五逆。其余热渴痢呕，盖毒气入里，脏腑之伤也，当随证以治之。

追蚀疮疽肿法见《外科精义》

夫疮疡生于外，皆由积热蕴于内。《内经》谓血热肉败，荣卫不行，必将为脓。留于节腠，必将为败。盖疮疽脓溃烂之时，头小未破，疮口未开，或毒气未出，疼痛难任者，所以立追蚀脓之方法，使毒气外泄而不内攻，恶肉易去，好肉易生也。若其疮纴其血出不止者，则未可纴于疮上掺追蚀之药，待其熟可纴方纴。若其疮纴之痛应心根者，亦不可以强纴之。误触其疮，其焮痛必倍于变证。不无不可不慎也。若疮疖脓成未破，于上薄皮剥起者，即当用破头代针之剂安其上，以膏贴之。脓出之后，用搜脓化毒之药，取效如神矣。若脓血未尽，便用生肌敛疮之剂，务其早愈。殊不知恶肉未尽，其疮早合，后必再发，不可不慎也。

止痛法见《外科精义》

夫疮疽之证候不同，寒热虚实，皆能为痛。止痛之法，殊非一端。世人皆谓乳没珍贵之药，可住疼痛。殊不知临病制宜，自有方法。盖热毒者之痛，以寒凉之剂折其热，则痛自止也；寒邪之痛，以温热之药熨其寒，则痛自除也。因风而有痛，除其风；因湿而痛者，导其湿。燥而痛者润之，塞而痛者通之，虚而痛者补之，实而痛者泻之。因脓郁而闭者开之，恶肉侵溃者引之，阴阳不和者调之，经络秘涩者利之，临机应变，方为上医。不可执方而无权也。

用药增损法见《外科精义》

古人用药，因病制宜，治不执方，随病增损。疗积聚，补益可生，丸药以从旧，不改方增损。盖疮疽危急之际，证候多种，安有执方之论。固可临时加减，以从其法。只如发背脑疽，恶丁肿脓，溃前后虚而头痛者，于托里药内加五味子。恍惚不宁，加人参、茯苓。虚而发热者，加地黄、瓜蒌根。往来寒热者，并潮热者，加柴胡、地骨皮。渴不止者，加知母、赤小豆。大便不通者，加大黄、芒硝。小便不通者，加木通、灯草。虚烦者，加枸杞子、天门冬。自利者，加厚朴。四肢厥逆者，加附子、生姜。呕逆者，加丁香、藿香。多痰者，加半夏并陈皮。脓多者，加当归、川芎。痛甚者，加芍药、乳香。肌肉迟生者，加白蔹、官桂。有风邪者，加独活、防风。心惊怯者，加丹砂。口内瞤动者，加羌活、细辛。愚虽不才，自幼及老，凡治疮疽，常依此法，加减用药，取效如神，后之学者，宜详细焉。

疗疮肿权变通类法见《外科精义》

夫疮疽之病，治疗多方。总而论之，各有所宜。补泻淋溻，及敷扫贴罨，针镰灸烙，用之不同。盖知其道也，举治必效。昧于理者，利害不无。尝见以寒疗热，以热疗寒，古今之通论也。又有检方疗病，妄制加减，以意裁之，自以为可，殊不知病有逆从，治有缓急，法有正权，方有奇偶，用有轻重。夫医者意也，得其意，然后能变通也。达其变通，悟其道而审其理也，则左右逢其原矣。愚虽不才，略陈万一。尝见治寒以热，而寒弥甚；治热以寒，而热弥炽者。何也？盖不知五脏有阴阳之性，其可因其类而取之也。假如心实生热者，当益其肾，肾水滋，热将自除。肾水虚生寒，当补心，心火降，寒将自除。此所谓寒之而热者取之阴，热之而寒者取之阳也。又寒因热用，热因寒用，要在通其理类而已。又闻微者逆之，甚者从之，何谓也？盖治寒以热，必凉而行之；治热以寒，必温而行之。此亦欲其调和也。其间有正有权者何也？盖病有微有甚，微者逆治，理之正也；甚者从治，理之权也。然为疮科，于补泻汗下，标本逆从，正权之理，乌可阙而不知也。大凡治疗疮疽之要法，曰：初觉热毒发热，郁结而作疮疽，一二日，宜先服五利汤，荡涤邪气，疏通脏腑，令内消也。古今汤法，谓切锉、㕮咀，如麻豆大，以猛火急煎，无令过熟，欲其速利也。次有丸散宣导，血脉渐次消磨，令缓散也。助以淋溻，调和荣卫，行经络也。更当膏润温养，兼磨传四畔，贴熁之药，顺其阴阳也。迫蚀托里，汗下调补，临时制宜。浅深缓急，自有等差。男女贵贱，亦当别论。晋尚书褚澄曰：寡妇尼僧，异于妻妾。虽无房室之劳，而有忧思之苦。此深达其情者也。又仲景云：物性刚柔，餐居亦异，治亦不同也。所以黄帝兴四方之问，岐伯举四治之能。况病之新旧，形志乐苦，岂可执方无权，以求其愈疾哉。亦有疮疽肿痛，初生一二日，便觉脉沉细而烦闷，脏腑弱而皮寒，邪毒猛暴，恍惚不宁，外证深沉者，亦宜即当用托里散，或增损茯苓汤，及温热之剂，以从治之。

论时毒见《外科精义》

夫时毒者，为四时邪毒之气，而感之于人也。其候发于鼻、目、耳、项、咽喉，赤肿无头，或结核有根，令人增寒发热，头痛，肢体痛甚者，恍惚不宁，咽喉闭塞。人不识者，将谓伤寒，便服解药，一二日，肿气增益，方悟，始召疮医。原夫此疾，古无方论，世俗通为丹瘤。病家恶言时毒，切恐传染。考之于经曰：人身忽经变赤，状如涂丹，谓之丹毒。此风热恶毒所为，谓之丹瘤，与夫时毒，特不同耳。盖时毒者，感四时不正之气，初发状如伤寒，五七日之间，乃能杀人，治者宜精辨之。先诊其脉，滑数浮洪，沉紧弦涩，皆其候也。盖浮数者，邪气在表也；沉涩者，邪气深也。认是时毒气实之人，急服化毒丹以攻之。热实以不利，大黄汤下之。其有表证者，解毒升麻汤以发之。或年高气软者，五香连翘汤主之。又于鼻内嗅通气散，取十余嚏作效，若嗅药不嚏者，不可治之。如嚏出脓血者，治之必愈。如左右看病之人，日日用嗅药嚏之，必不传染，切须忌之。其病人每日用嚏药三五次，以泄热毒。此治时毒之良法也。经二四日不解者，不可大下，犹宜和解之，服犀角散、连翘散之类。至七八日，大小便通利，头面肿起高赤者，可服托里散、黄芪散；宜针镰砭割出血，泄其毒气，十日外不治自愈也。此病若五日已前，精神昏乱，咽候闭塞，语声不出，头面不肿，食不知味者，必死之候，治之无功矣。然而此疾，有阴有阳，有可汗有可下。尝见粗工，但云热毒只有寒药，殊不知病有微甚，治有逆从，不可不审矣！

卷　二

吴郡　薛　己著
新都　吴玄有校

辨疮肿浅深法见《外科精义》

夫疮候多端，欲辨浅深，直须得法。若不素知方论，而妄生穿凿者，如大匠舍其绳墨，以意度量，安能中于规矩哉。尝闻古人有言曰：多则惑，少则得。简而论之，则疮疽概举有三：肿高而软者，发于血脉。肿下而坚者，发于筋骨。肉皮色不相辨者，发于骨髓。又曰：凡疗疮疽，以手按摇疮肿，根平而大者深也，根小而浮者浅也。又验其人，初生疮之时，便觉壮热恶寒，拘急头痛，精神不宁，烦躁饮冷者，其患疮疽必深也。若人虽患疮疽，起居平和，饮食如故，其疮浮浅也。恶疮初生，其头如米粟，微似有痛痒，误触破之，即焮，展觉有深意，速服犀角汤及漏芦汤、通气等药，取通利疏畅，兼用浴毒汤溻渍之类。若浮浅者，纴贴膏求瘥。以此推之，浅深之辨，始终之次者也。

辨脓法见《外科精义》

夫疮肿之疾，毒气已结者，不可论内消之法，即当辨脓生熟浅深，不可妄开视其可否，不至于危殆矣。凡疮疽肿大，按之乃痛者，肿深也；小按之便痛者，脓浅也；按之不甚痛者，脓未成也。若按之即复起者，有脓也；不复起者，无脓也，非脓必是水也。若发肿都软而不痛者，血瘤也。发肿日渐增长而不大热，时时牵痛者，气瘤也。气结微肿，久而不消，后亦成脓，此是寒热所为也。留积经久，极阴生阳，寒化为热，以此溃必多成瘘，宜早服内寒散以排之。诸癃瘤疣赘等，至年衰皆自内溃。若于年壮，可无后忧也。又凡疗痈疽，以手掩其上，大热者，脓成自软也；若其上薄皮剥起者，脓浅也；其脓不甚热者，脓未成也。若患瘰疬结核，寒热发渴，经久不消者，其人面色萎黄，被热上蒸，已成脓也。至于脏腑肠胃内疮内疽，其疾隐而不见，目既不见，手不能近，所为至难。可以诊其脉而辨之，亦可知矣。有患胃脘痈者，当候胃脉。人迎者胃脉也，其脉沉细者，气迎则甚，甚则热聚胃口，而不行胃脘，而为痈也。若其脉洪数者，脓已成也。设脉迟紧，虽脓未就，已有瘀血也，宜急治之。不尔，则邪毒内攻，腐烂肠胃，不可救也。又肺痈论曰：始萌则可救，脓成即死。不可不慎也。若久咳，脓如粳米粥者不治。呕脓而止者，自愈也。又肠痈论曰：或绕脐生疮，脓从疮出者，有出脐中者，惟大便下脓血者，自愈也。

托里法见《外科精义》

夫疮疽丹肿，结核瘰疬，初觉有之，即用内消之法。经久不除，气血渐衰，肌寒肉冷，脓汁清稀，毒气不出，疮口不合，聚肿不赤，结核无脓，外证不明者，并宜托里。脓未成者，使脓早成。脓自溃者，使新肉早生。血气虚者，托里补之。阴阳不和，托里调之。大抵托里之法，使疮无变坏之证。凡为疮医，不可一日无托里之药。然而寒热温凉，烦渴利呕，临证宜审其缓急耳。

论痈疽见《外科精义》

夫疮肿之患，莫大乎痈疽。然而痈疽何以别之？经所谓荣卫稽留于经脉之中，则涩不行，血脉不行，则阳气郁遏而不通，故生大热。热毒之气腾出于外，蓄结为痈。久而不散，热气乘之，腐化为脓。然而骨髓不焦枯，腑脏不伤败，可治而愈也。何为疽？五脏风毒积热，毒热炽甚，下陷肌肤，骨髓皆枯，血气两竭，其肿色大坚，如牛领之皮，故命曰疽。痈者其肿皮薄以泽，此其候也。痈疽之生，有内有外。内生胸腹脏腑之中，外生肤肉筋骨之表。凡此二毒，发无定处，而有常名。夫郁滞之本，始于喜怒忧乐不时，饮食居处不节，或金石草药之发动，寒暑燥湿之不调，使阴阳之不平，而蕴结于外，使荣卫凝涩而腐溃。轻者起于六腑，浮达而为痈，气行经络而浮也。重者发于五脏，沉沥而为疽，气行经络而沉也。明乎二者，肿毒丹疹，可以类推矣。

论疔疮肿见《外科精义》

夫疔疮者，以其状疮形，如丁盖之状者是也。古方论之，凡有十种。华元化载之五色丁。《千金方》说丁者有十三种。以至《外台秘要》神巧万全，其论颇同。然皆不离于气客于经络五脏，内蕴毒热。初生一头凹，肿痛，青黄赤黑，无复定色，便令烦躁闷乱，或憎寒头痛，或呕吐心逆，以针刺疮，不痛无血，是其候也。其候本因甘肥过度，不慎房酒，以致邪毒蓄结，遂生丁疮。《内经》曰：膏粱之变，足生大丁。此之谓也。其治之法，急以艾炷灸之。若不觉痛者，针丁四边，皆令血出。以回疮锭子从针孔纴之，上用膏药贴之。仍服五香连翘汤、漏芦汤等剂，疏下之为效。若或针之不痛无血者，以猛火烧铁针通赤，于疮上烙之，令如焦炭，取痛为效。亦纴前锭子，用膏药贴之。经一二日，脓溃根出，服托里汤散，依常疗之，以取平复。如针不痛，其人眼黑，或见火光者，不可治也。此邪毒之气，入脏腑故也。《养生方》云：人汗入肉食，食之则生丁疮，不可不慎也。

时毒治验见《东垣试效方》

罗谦甫云：泰和二年，先师监济源税。时四月，民多疫疠。初觉憎寒体重，次传头面肿盛。目不能开，上喘咽喉不利，舌干口燥，俗云大头天行。亲戚不相访问，染之多不救。张县令侄亦得此病，至五六日，医以承气加蓝根下之，稍缓。翌日其病如故。下之又缓，终莫能愈，渐至危笃。或曰：李明之存心于医，可请治之。遂请诊视，具说其由。先师曰：夫身半以上，天之气也。身半以下，地之气也。此邪热客于心肺之间，上攻头目，而为肿盛。以承气下之，泻胃中之实热，是诛罚无过，殊不知适其所至为故。遂处方，用黄芩、黄连，味苦寒，泻心肺间热以为君；橘红苦平，玄参苦寒，生甘草甘寒，泻火补气以为臣；连翘、鼠粘子、薄荷叶苦辛平，板蓝根味苦寒，马勃、白僵蚕味苦平，行少阳、阳明二经气不得伸；桔梗味辛温，为舟楫，不令下行。共为细末。半用汤调，时时服之。半蜜为丸，噙化之。服尽良愈。因叹曰：往者不可追，来者犹可及。凡他所有病者，皆书方以贻之，全活甚众。时人皆曰：此方天人所制。遂刊于石，以传永久。

曰**普济消毒散**

黄芩　黄连各半两　人参三钱　橘红　玄参　生甘草各二钱　鼠粘子　板蓝根　马勃各钱　白僵蚕炒，七分　升麻二钱　柴胡二钱　桔梗二钱

上件为细末。服饵如前法。或加薄荷、川芎、当归身，㕮咀，如麻豆大。每服秤五钱，水二钟，煎至一钟，去滓。稍热，时时服之。食后如大便硬，加酒煨大黄一钱，或二钱，以利之。肿热甚，宜砭刺之。

愚按：时行疫疾，虽由热毒所染，其气实之人，下之可愈。气虚者概下之，鲜不危者。故东垣先生制为此方，以救斯人，其惠溥矣。

治疮大要三法见《玉机微义》

《病机机要》云：疮疡者火之属，须分内外，以治其本。若其脉沉实，当先疏其内，以绝其源也。其脉浮大，当先托里，恐邪气入内也。有内外之中者，邪气至盛，遏绝经络，故发痈肿。此因失托里，及失疏通，又失和荣卫也。治疮之大要，须明托里、疏通、和荣卫之三法。内之外者，其脉沉实，发热烦躁，外无焮赤，痛深于内，其邪气深矣，故疏通脏腑，以绝其源。外之内者，其脉浮数，焮肿在外，形证外显，恐邪气极而内行，故先托里也。内外之中者，外无焮恶之气，内亦脏腑宣通，知其在经，当和荣卫也。用此三法之后，虽未差，必无变证，亦可使邪气峻减而易愈。

论疮疡攻补法见《玉机微义》

《元戎》云：陷脉为瘘，留连肉腠，营气不从，逆于肉理，乃生痈肿。荣逆血郁，血郁则热聚为脓。《正理论》曰：热之所过，则为痈肿。营气不从，亦有不热者乎？答曰：膏粱之变，芳草之美，金石之过，气血不盛，荣卫之气充满，而抑遏不能行，故闭塞血气，腐而为痈也，当泄之以夺盛热之气。若其人饮食疏，精神衰，气血弱，肌肉消薄，荣卫之气短促而涩滞，故寒薄腠理，闭郁而痈肿也，常补之以接虚怯之气，亦当以脉浮沉别之。既得盛衰，泄之则连翘、大黄，补之则内托之类是也。

按：辨疮疡，因热因寒，及气血郁而成，当攻补之法不同，宜与前后诸篇兼看，始无余蕴矣。但世俗昧此理，而云是疮不是疮，且服五香连翘汤。然或中或否，致误者多。盖不审形气虚实，疮毒浅深，发表攻里，所因不同故也。今以丹溪先生《外科精要发挥》诸法之义，附于后例之下，庶学者而有所鉴焉。

论疮疡灸法见《玉机微义》

《元戎》云：疮疡自外而入者不宜灸，自内而出者宜灸。外入者托之而不

内，内出者接之而令外。故经云：陷者灸之。灸而不痛，痛而后止其灸。灸而不痛，先及其溃，所以不痛。而后及良肉，所以痛也。灸而痛，不痛而后止其灸。灸而痛者，先及其未溃，所以痛。而次及将溃，所以不痛也。

按：此亦约法，因以东垣等法附于下，宜参用之。凡人初觉发背，欲结未结，赤热肿痛，先以湿纸覆其上，立视候之。其纸先干处，即是结痈头也。取大蒜切成片，如二三钱厚薄，安于头上，用大艾炷灸之三壮，即换一蒜片。痛者灸至不痛，不痛灸至痛时方住。最要早觉、早灸为上。二日三日，十灸十活；三日四日，六七活；五六日，三四活。过七日，则不可灸矣。若有十数头作一处生者，即用大蒜研成膏，用薄饼铺头上，聚艾于蒜饼上烧之，亦能活也。若背上初发赤肿，一片中间有一片黄粟米头子，便用独蒜切去两头，取中间半寸厚薄，正安于疮上，著艾灸十四壮，多至四十九壮。

按：谓痈疽所发宜灸之也。然诸疮患久成漏者，常有脓水不绝。其脓不臭，内无歹肉。尤宜用附子浸透，切作大片，厚三二分，于疮上，著艾灸之。仍服内托之药。隔三二日再灸之。不五七次，自然肌肉长满矣。至有脓水，恶物渐溃根深者，郭氏治用白面、硫黄、大蒜，三物一处捣烂，看疮大小，捻作饼子，厚约三分，于疮上，用艾炷灸二十一壮，一灸一易。后隔四五日，方用翠霞锭子，并信效锭子，互相用之，纴入疮内，歹肉尽去，好肉长平。然后贴收敛之药，内服应病之剂调理，即瘥矣。盖不止宜灸丁疮之始发也。大抵始发宜灸，要汗、下、补养之药对证。至灸冷疮，亦须内托之药切当。设有反逆，不惟不愈，恐致转生他病。

疮分三因见《玉机微义》

陈无择云：发背痈疽者，该三因而有之。论曰：痈疽瘰疬，不问虚实寒热，皆由气郁而成。经亦云：气宿于经络，与血俱涩而不行，壅结为痈疽。不言热之所作而后成痈者，此乃内因喜怒忧思，有所郁而成也。身有热被风冷搏之，血脉凝泣不行，热气壅结而成；亦有阴虚，阳气凑袭，寒化为热，热成则肉腐为脓者，此亦外因寒热风湿所伤而成也。又服丹石，及炙煿酒面，温床厚被所致；又尽力房室，精虚气节所致者，此乃因不内外所伤而成也。故知三因备也。

按：所分三因虽备，但未具疮疡之邪在经在表在里之异，故其治法亦不能详备也。

论阴滞于阳则生痈阳滞于阴则生疽见《玉机微义》

丹溪曰：《精要》云：阳滞于阴，脉浮洪弦数；阴滞于阳，脉沉细弱涩。阳滞以寒治之，阴滞以热治之。切详其意，阳滞阴滞，当作热治寒治。求之寒热，固可作阴阳论。于阴于阳，分明是于气于血，他无可言也。热滞于气，固无寒滞耶。寒滞于血，因无热滞耶。何寒不能伤气，热不能伤血耶？以予观之，气为阳行脉外，血为阴行脉内，相并分派，周流循环，一身无停止，谓之脉。一呼脉行三寸，一吸脉行三寸，呼吸定息，共得六寸，一身通行八十一丈。得热则行速而太过，得寒则行迟而不及，五味之厚，七情之偏，过气为滞，津液稠厚。积而久也，为饮为痰，渗入脉内。血为所乱，因而凝浊，运行沍泣，或为沸腾，此阴滞于阳也，正血滞于气也。气病，今人或以药助邪，病上生病，血之病日增，溢出脉外，隧道隘塞，升降有妨，运化失令，此阳滞于阴也，正气滞于血也。病分寒热者，当是禀受之素偏，虚邪之杂合，岂可以阳为热，阴为寒耶？浮洪弦数，气病之脉也，岂可遽此作热论？沉细弱涩，血病之脉，岂可遽此作寒论？此万病之根本，当止疥癣、疮疡、痈疽而已。幸相评其是否。

明疮疡之本末见《玉机微义》

东垣曰：生气通天论云：营气不从，逆于肉理，乃生痈肿。又云：膏粱之变，足生大丁，受如持虚。阴阳应象论云：地之湿气，感则害人皮肉筋脉。是言湿气外伤，则营气不行荣卫者，皆营气之所经营也。营气者，胃气也，运气也。营气为本，本逆不行，为湿气所坏而为疮疡也。膏粱之变，亦是言厚滋味过度，而使营气逆行，凝于经络，为疮疡也。此邪不在表，亦不在里，惟在其经中道病也。以上《内经》所说，俱言因营气逆而作也。遍看诸疮疡论中，多言二热相搏，热化为脓者；有只言热化为脓者；又言湿气生疮，寒化为热而为脓者。此皆疮疽之源也。宜于所见部分用引经药，并兼见证中分阴证阳证，先泻营气是其本。本逆助火，湿热相合，败坏肌肉而为脓血者，此治之次也。宜远取诸物以比之。一岁之中，大热无过夏。当时诸物，皆不坏烂者，交秋湿令大行之际也。近取诸身，热病在身，止头热而不败坏肌肉，此理明矣。标本不得，邪气不服。言一而知百者，可以为上工矣。

营气不从，逆于肉理，乃生疮痈。且营气者胃气也，饮食入于胃，先输于脾，而朝于肺。肺朝百脉，次及皮毛，先行阳道，下归五脏六腑，而气口成寸矣。今富贵之人，不知其节，以饮食肥醲之类，杂以厚味，日入太过。其气味俱厚之物，乃阳中之阳，不能走空窍，先行阳道，反行阴道，逆于肉理，则湿气大胜，则子能令母实，火乃大旺，热湿既盛，必来克肾。若杂以不顺，又损其真水，肾既受邪，积久水乏，水乏则从湿热之化而上行，其疮多出背出脑，此为大丁之最重者也。若毒气行于肺，或脾胃之部分，毒之次也。若出于他经，又其次也。湿热之毒，所止处无不溃烂。故经言膏粱之变，足生大丁，受如持虚。如持虚器以受物，物无不受。治大丁之法，必当泻其营气。以标本言之，先受病为本，非苦寒之剂为主为君，不能除其苦楚疼痛也。诸疮疡有痛，往往多以乳香、没药，杂以芳香之药止之，必无少减之理。若使经络流通，脏腑中去其壅滞，必无痛矣。苦寒之剂，除其疼痛，药下于咽，则痛立已。此神品药也。

疮疡食肉，乃自弃也。疮疡者，乃营气而作也，今反补之，而自弃何异？虽用药施治而不能愈。地之湿气，自外而入内者疮疖，当先服药而用针。如疮疖小，不欲饮药，或婴儿之疮，当先温衣覆盖，令其凝泣壅滞，血脉温和，则出血立已者。不如此，血脉凝滞，便针则邪毒不泻，反伤良肉，又益其疮势也。疮疡及诸病面赤，虽伏大热，禁不得攻里。为阳气怫郁，邪气在经，宜发表以去之。故曰：火郁则发之。虽大便数日不见，宜多攻其内，以发散阳气，少加润燥之药以润之。如见风脉风证，只可用发表风药，便可以通利，得大便行也。若只干燥秘涩，尤宜润之，慎不可下也。疮疡郁冒，俗呼昏迷是也，宜汗之则愈。验疮名色，治之当从《素问》《针经》《圣济总录》、易老疮论，及诸家治疮用药法度。此为紧要，临病之际，宜详审焉。按《圣济总录》，能悉诸疮之名色，但其用药，则多主寒凉，而无通变之法。惟已上易老、东垣等言，深撷《针经》之大法，陈脉病治例之要，学者能熟此等议论，则临证处方，便自胸中了然明白。

论 肠 痈

陈无择云：痈疽初无定处，随其所发即命名。在外则为发背、发脑，在内侧为肠痈、内痈、心痈、肺痈、脐痈等证。得其法则生，失其法则死。外证易识，内证难明。不可不备述也。肠痈为病，身甲错，腹皮急，按之濡，如肿状，腹无聚积，身无热，脉数。此为肠内有脓，久积阴冷所成也。故《金匮》有用附子温之。小腹肿痞，按之痛如淋，小便自调，发热身无汗，复恶寒，其脉迟紧者，脓未成，可下之，当有血。洪数者，脓已成，不可下。此以内结热所成也。故《金匮》有用大黄利之。甚者腹胀大，转侧闻水声，或绕脐生疮，或脓从脐出，或大便出脓血，不治必死。其如五内生疮，亦止分利阴阳而已。不比外痈，须依四节八事之次第也。《脉经》引官羽林妇病，医诊之其脉滑而数，滑则为实，数则为热，滑则为荣，数则为卫，卫数下降，荣滑上升，荣卫相干，血为浊败，少腹痞坚，小便或涩，或时汗出，或复恶寒，脓为已成。设脉迟紧，即为瘀血，血下即愈。更《内经》所载，有息积病，此见有得之二三年，遍身微肿，续乃大肠与脐连口出脓，遂致不救。此亦肠痈之类也，不可不审。

按：言内痈、肠痈等候，语约而精。《脉经》与此大同小异，宜并详审可也。

东垣黄连消毒散　治痈疽发于脑项，或背太阳经分，肿势外散，热毒焮发，麻木不痛者，宜先灸之。或痛而发热，并宜服此。

黄连制　羌活各一钱　黄芩　黄柏各半钱，酒制　生地黄　知母制　独活　防风　当归尾　连翘各四分　藁本　防己　桔梗各半钱　黄芪　苏木　陈皮　泽泻各二分　人参　甘草各三分

上㕮咀，水煎。

按：好问记云：素饮酒，于九月中，患脑之下、项之上出小疮。后数日，脑项麻木，肿势外焮，疡医遂处五香连翘。至八日不下，而云不可速疗，十八日得脓，俟脓出用药；或砭刺，三月乃可平，四月如故。予记医经凡疮见脓，九死一生。果如医言，则当有束手待毙之悔矣。乃请明之诊视，且谓膏粱之变，不当投五香。五香已无及，当先用火攻之策，然后用药。以大艾炷，如两核许者，攻之至百壮，乃痛觉。次为处方，云是足太阳膀胱之经，其脉逆，当反治。脉中得弦紧，按之洪大而数，又且有力，必当伏其所主，而先其所因。其始则同，其终则异。可使破积，可使溃坚，可使气和，可使必已。必先岁气，无伐天和。以时言之，可收不可汗，经与病禁下法，当结者散之，咸以软之，然寒受邪而禁咸。诸苦寒为君为用，甘寒为佐，酒热为因，用为使。以辛温和血，大辛以解结为臣。三辛三甘，益元气而和血脉。淡渗以导酒湿，扶持秋令，以益气泻火。以入本经之药和血，且为引用。既以通经为主用，君以黄芩、连、柏、生地黄、知母，酒制之；本经羌活、独活、防风、藁本、防己、当归、连翘以解结，黄芪、人参、甘草，配诸苦寒者三之一多，则滋营气补土也。生甘草泻肾之火，补下焦元气；人参、橘皮以补胃；苏木、当归尾去恶血；生地黄补血；酒制防己除膀胱

留热；泽泻助秋，去酒之湿热。凡此诸药，必得桔梗为舟楫，乃不下沉。投剂之后，疽当不痛不折，食进体健。如言服之，投床大鼾，日出乃寤。以手扪疮，肿减七八。至疮痂敛，都十四日而已。世医用技，岂无取效者。至于治效之外，乃能历数体中不言之秘，平生所见，惟明之一人而已。详见《东垣方》

马益卿先生痈疽论见《外科精要》

论曰：夫人有四肢五脏，一觉一寐，呼吸吐纳，精气往来，流而为荣卫，畅而为气色，发而为声音，阳用其形，阴用其精。此人常数之所同也。至其失也，蒸则生热，否则生寒，结而为瘤赘，陷而为痈疽，凝而为疮癣，溃则结瘿，怒则结疽。又五脏不和，则九数不通，六腑不和，则留结为痈。皆经络涩滞，气血不流，肠风毒乘之而致然也。

一人面白神劳，胁下生一红肿如桃，或教用补剂。不信，乃用流气饮、十宣散，血气俱惫而死。以上二证，乃少阳经，多气少血之部分也。

一人形瘦肤厚，忧患作劳如色。左腿外侧廉上生一红肿，大如栗。医以大府实，用承气汤二帖下之。又一医与大黄、朱砂、甘草、麒麟竭二帖，大事去矣。此证乃厥阴经，多气少血之部分也。

一士人，于背臀腿，节次生疽，用五香连翘汤、十宣散而愈。后脚弱懒语，肌起白屑，脉洪浮稍鼓。予以极虚处治，作参芪归术膏，以二陈汤化下。尽药一斤半，白屑没大半，呼吸有力。其家嫌缓，自作风病治之而死。

一老人，背发疽径尺，已与五香十宣散数十贴，呕逆不睡。素有淋病。急以参芪归术膏，以牛膝汤入竹沥饮之，止淋思食。尽药四斤，脓自涌出而愈。

一人发背疽，得内托十宣多矣。见脓，呕逆发热，又用嘉禾散加丁香。时天热，脉洪数有力，此溃疡尤所忌。然形气实，只与参膏、竹沥饮之。尽药十五六斤，竹百余竿而安。后不戒口味，夏月醉坐水池中，经年余，左肋旁生软块，二年后成疽。自见脉证，呕逆如前，仍服参膏等而安。若与十宣，其能然乎！

臀痈，臀居小腹之后，在下，此阴中之阴也。道远位僻，虽曰多血，然气运不到，血亦罕来，中年后尤虑患此。才有肿痛，参之脉证，但见虚弱，便与滋补。气血无亏，可保终吉。

痈疽因积毒在脏腑，当先助胃壮气，使根本坚固；而以行经活血药为佐，参以经络时令，使毒气外发。施治之早，可以内消。此内托之意也。

痈疽发渴，乃气血两虚，用参、芪以补气，当归、地黄以养血，或忍冬丸、黄芪六一汤。

附骨疽者，皆因久得厚味，及酒后涉水得寒，故寒深入髀枢穴，左右积痰瘀血，相搏而成也。

一女，髀枢穴生附骨疽，在外侧廉少阳经之分，始末悉用五香汤、十宣散。一日恶寒发热膈满，犹大服五香汤，一夕喘死。此升散太过，孤阳发越于上也。

内疽者，皆因饮食之火、七情之火，相郁而发。饮食阴受之七情者，脏腑受之，宜其发在腔子而向内，非肝、肠、胃、肓膜也。

肺痈先须发表。《千金方》曰：病咳唾脓血，其脉数实，或口中咳，胸中隐痛，脉反滑数者，为肺痈。其脉紧数，为脓未成。紧去但数，脓为已成。

肺痈治法，《要略》先以小青龙汤一帖，以解表其风寒邪气；然后以葶苈大枣泻肺汤、桔梗汤、苇叶汤，随证用之以取脓。此治肿疡之例也。终以韦宙独行方名黄昏汤，见附方，以补里之阴气。此治溃疡之例也。

肺痈已破，入风者不治。或用太乙膏丸，服以搜风汤吐之。吐脓血，如肺痈状，口臭，他方不应者，宜消风散入男子发灰，清米饮下。两服可除。

一少妇，胸膺间溃一窍，脓血与口中所咳相应而出。以参、芪、当归，加退热排脓等药而愈。余按此因肺痿所致。

肠痈作湿热积滞，入风难治。

肠痈，《千金》谓妄治必杀人。其病小腹重强，按则痛，小便似淋，时时汗出，复恶寒，身皮甲错，腹皮急如肿，脉数者，微有脓也。巢氏云：洪数已有脓。脉若迟紧者，未有脓。甚者腹胀大，转侧有水。或绕脐生疮，或脓自出，或大便脓血。问曰：羽林妇何以知肠有脓？师曰：脉滑而数，滑则为实，数则为热；滑则为荣，数则为卫。卫数下降，荣滑上升，荣卫相干，血为败浊，小腹坚满，小便或涩，自汗，或恶寒，脓为已成。设脉迟紧，则为瘀血，血下则安。

肠痈治法：《要略》以薏苡仁附子败毒散，《千金》以大黄牡丹汤，《三因》以薏苡汤治之。《千金》又有灸法，曲两肘，正肘头锐骨灸百壮，下脓血而安。

一妇肠中痛甚，大便自小便出。李生诊之曰：芤脉见于阳部，此肠痈也。以云母膏作百十圆，煎黄芪汤吞之，利脓数升而安。李生曰：寸芤积血在胸，关芤为肠痈。此丹溪引《王氏余话》

一女子腹痛，百方不治，脉滑数，时作热，腹微急。孙曰：痛病脉当沉细，今滑数，此肠痈也。以云母膏一两为丸，如梧桐子大，以牛皮胶溶入酒中，并水吞之。饷时服尽，下脓血愈。

乳痈，用蒲公英同忍冬藤，入少酒煎服，即欲睡，是其功也。及觉而病安矣。

囊痈者，湿热下注也。有作脓者，此浊气下顺，将流入渗道。因阴道或亏，水道不利而然。脓尽自安，不药可也，惟在善于调摄耳。又有因腹肿，渐流入囊，肿甚，而囊自裂开，睾丸悬挂水出，以辅炭末傅之，外以紫苏包裹，仰卧养之。

痈疽入囊者，予尝治数人，悉以湿热入肝经施治，而用补阴佐之。虽脓溃皮脱，睾丸悬挂，皆不死。

一少年，玉茎挺长，肿而痿，皮塌常润，磨股难行，两胁气冲上，手足倦弱。先以小柴胡加黄连大剂，行其湿热，少加黄檗，降其逆上之气，肿渐收。茎中有坚块未消，以青皮为君，少佐以散风之药末服之，以丝瓜子汁调五倍子末傅愈。

本草言夏枯草大治瘰疬，散结气，有补养厥阴血脉之功，而经不言。观其能退寒热虚者，可仗。若实者，以行散之药佐之，外以艾灸，亦渐取效。以上见《丹溪纂要》

《外台秘要》：人之肉，脾所主。人之皮肤，肺所管。肤肉受病，皆由衣服滋味。衣服厚暖则来易，滋味过多则脏腑生热。脏腑既壅塞，则血脉不流，而毒气偏注，凑于俞穴之所，阴阳会津，邪承虚伏守，必煮其血。血散则溃肉，肉腐则成脓。实则为痈，浮则为肿。若坚肾肝虚热，遂成疬矣。疽则附骨，疬则著筋。

经曰：火郁发之。虽大便数日不通，宜多攻表，发散阳气，少加润燥润之。如风脉风证，只用发表风药，亦可通利。若干燥秘涩，尤宜润之，不可下。

刘守真曰：疮肿因内热外虚，风湿所乘。然肺主气、皮毛，脾主肌肉。气虚则肤腠开，风湿所乘。脾气湿而内热，即生疮也。肿者由寒热毒气，客于经络，使血涩壅结成肿。风邪内作者，即无头无根。气血相搏作者，有头有根。赤核肿则风气流会。疮以痛为实，痒为虚者，非谓虚寒，谓热之微甚。

仲景云：数脉不时，则生恶疮。注：脉不时者为数，当改而复，复不微是邪气。但郁营气中，必出自肌肉而生恶疮。《千金》云：诸浮数脉，应当发热，而反洒淅恶寒，若有痛处，当发为痈。痈疽脓已成，十死一生，故圣人弗使已成。其已成脓血者，砭石铍锋所取也。

《素问》：血实宜决之，气虚宜导引之。地有高下，气有温凉。高者气寒，下者气热故也。湿热疮，汗之则疮已。经曰：治痈肿者，刺痈上。视小大深浅刺，冬则闭塞。闭塞者，用药多而少针石。所谓少针石者，非痈疽之谓也。

经曰：痈疽不得顷时回，回者远也。言痈疽远顷时而不泻，则烂筋骨穿脏腑矣。

《灵枢》云：痈疽不问虚实寒热，皆由气郁而成。经云：气宿于经络，与血俱涩而不行，壅结而成，此因喜怒忧思也。身有热，被风冷搏之，血脉凝泣不行，热气壅结而成，此外因也。有阴虚阳气凑袭，寒化为热，热盛则肉腐为脓，此寒热风热所伤也。有因服丹石，炙煿、面湿、床被厚者，有因尽力房室，精虚气节者。《尔雅》云：疖者节也，痈者壅也，疽者沮也。是言阴阳不和，有所壅节，皆成痈疽也。又云：阴滞于阳则发痈，阳滞于阴则发疽。此二毒发无定处，当以脉辨之。浮洪滑数则为阳，微沉缓涩则为阴。阴则热治，阳则冷治。治法有四节八事：初觉则宜消热，痈毒已溃则宜排脓止痛，脓尽则消恶肉，恶肉尽则长傅痂。次序既明，又须别其因以施治，观病浅深凶吉，寒则温之，热则凉之，虚则补之，实则泻之，导以针，灼以艾，破毒溃坚，以平为期也。

《太平圣惠方》：痈疽已破，泄其脓。烦痛尚未全退，诊其脉洪滑粗散者难疗，微涩迟缓者易瘥。诸紧数之脉，应发热而反恶寒者，痈疽也。

东垣曰：疮疽之发，其受之有内外之别，治之有寒温之异。受之外者，法当托里以温剂，反用寒药，则是皮毛始受之邪，引入骨髓。受之内者，法当疏利以寒剂，反用温剂托里，则是骨髓之病，上彻皮毛。表里通溃，共为一疮，助邪为毒，苦楚百倍，轻则危殆，重则死矣。予闻洁古老人曰：疮疡之生也，表里不同，或攻或发，少有差舛变证，随为杀人，尤苦痈于伤也。针灸施治，随宜所用之药，又当明入五脏君臣，是其法也。

李氏云：小儿纯阳多热，心气郁而多疮疡，胎食过而受热毒，犀角散为最。余如常法，大下恐伤其胃。

《千金方》云：治发背已溃未溃，豆豉水和，捣成硬泥，依肿大小，作饼三四分厚。如已有疮孔，勿覆疮孔上。四布豉饼子，列艾其上灸之。使微热，勿令破肉。如热痛，急少起。日火二度。如先有疮孔，孔出汗即瘥。

丹溪云：漏疮须先服补药，以生气血，即参、芪、术、归、芎大剂为主服。以炮附子末，唾津和为饼，如三钱厚，安疮上，以艾炷灸之。漏大艾炷亦大，漏小艾炷亦小。但灸令微热，不可令痛。干则易之，如困则止。来日如前法再灸，直至肉平为效。亦有用附片灸，仍前气血药作膏药贴之。

《中藏经》云：痈疽疮肿之作，皆五脏六腑蓄毒不流，非独荣卫壅塞而发。其行也有处，其主也有归。假令发于喉舌者，心之毒；皮毛者，肺之毒；肌肉者，脾之毒；骨髓者，肾之毒。发于下者，阴中之毒；发于上者，阳中之毒。外者六腑之毒，内者五脏之毒。故内曰坏，外曰溃；上曰从，下曰逆；发于上者得之速，发于下者得之缓；感于六腑者则易治，感于五脏者则难治也。

《此事难知》：论中定痈疽死之地分。

一伏兔，二腓腨，三背，四五脏俞，五项上，六脑，七髭，八鬓，九颐。

按《素问》《灵枢》诸篇，具疮疡之由，生死之要，针治之法甚详，宜玩本文。大抵已上所言地分，皆脉络所会，内系腑脏。然患者得而早言，医者审证，按法治之，则皆为不死矣。设不早治，治不对证，虽发于不死之地分，吾恐亦致死矣。

论背疽其源有五见《外科精义》

天行一，瘦弱气滞二，怒气三，肾气虚四，饮法酒、食炙煿物、服丹药热毒五。盖治背疽，不可一概。将为热毒，其治之难易，当自一而至五。

卷　三

吴郡　薛　己著
新都　吴玄有校

疮疡用药总论

夫人之病不同，药之性亦异。有是病而宜用是药，不可以误施也。且如疮疽，痛息自宁，饮食知味，脉证俱缓，缓则治本，故可以王道平和之药，徐而治之，亦无不愈。若脉沉焮肿，寒热烦躁，此脉症俱实，宜泻之，非硝黄猛烈之剂不能除，投以王道之剂，则非也。若疮疡聚肿不溃，溃而脓水清稀，或泻利肠鸣，饮食不入，呕吐无时，或手足并冷，此脉证俱虚，非大补之药不能平，投以硝黄攻伐之剂，亦非也。当推《内经》本旨，而虚者补之，实者泻之，热者清之，寒者温之，随证用药，临机应变，庶不误耳。大抵疮疡之证，皆由脏腑不和，气血凝滞，喜怒不常，饮食不节，或腠理不密，邪气客于经络，或服丹石之药，及膏粱厚味，不慎房室，精虚气竭所致。故治其证者，当辨其表里虚实，随宜治之。若不推阴阳逆顺，气和攻守，率尔投药，以致实实虚虚。或概以王道为万全，犹执一而无权，适以害之矣。谨录所尝试而验者于上，以告同志。

脓　溃　论

夫痈疽疮疖，皆由气血壅滞而生也。当推其虚实表里，而早治之。可以内消，此即托里之意也。若毒气已结者，勿泥此内消之法，当辨脓之有无浅深：若按之即复起者，有脓也；不复起者，无脓也；大按方痛者，脓深也；小按便痛者，脓浅也。急酌量刺之，缓则穿通脏腑，腐烂筋骨，可不慎哉。但病者多喜内消，而医者即用十宣散，及败毒散、流气饮之类。殊不知十宣散虽有参、芪，然防风、白芷、厚朴、桔梗皆足以耗气，况不分经络时令，气血多少，而概用之乎？败毒散乃表散之药也，虽有表证，不过一二服，况非表证而用之乎？流气饮乃行气散血之剂，若服之过度，则气虚血耗，何以为脓？此三药者，不可轻用明矣！若夫疮既成脓，皮肤不得疏泄，昧者待其自穿。殊不知少壮而充实者，或能自解；若老弱之人，气血枯槁，兼或攻发太过，不行针刺，脓毒乘虚内攻，穿肠腐膜，鲜不误事。如沈氏室乳痈脓成，予为针刺及时，不月而愈。黄上舍腿痈脓熟，恶针，几至危殆，予为刺之，大补三月而愈。练千兵腿痈，脉证俱弱，亦危甚矣。予治以托里得脓，急使针刺。彼固不从，致脓水开泄淋滴，不能收敛而久。王安人发背，待其自破，毒气内攻。王贵腹痈，溃透腹胁，秽从疮口而出。予谓其决不起，果然。大抵疮疡之证，感有轻重，发有浅深。浅者肿高而软，发于血脉；深者肿下而坚，发于筋骨。然又有发于骨髓者，则皮肉不变，脓成之时，气血壮实者或自出，怯弱者，不行针刺，鲜有不误。东垣云：毒气无从而解，脓瘀无从而泄，过时不烙，反攻于内，内既消败，欲望其生，岂可得乎？兹举一二，与同道裁之，使患者知所慎云。

生肌止痛

夫肌肉脾之所主也，溃后收敛迟速者，乃气血盛衰使然。世之治者，但知生肌用龙竭之属，止痛用乳没之属，恪守不移。余谓不然。盖生肌之法，当先理脾胃，助气血为主，则肌肉自生，岂假龙竭之属？设若脓毒未尽，就用生肌，反增溃烂。壮者轻者，不过复溃或迟敛而已。怯者重者，必致内攻，或溃烂而不敛，亦危矣！盖止痛之法，热者清之，寒者温之，实者损之，虚者补之。脓郁者开之，恶肉侵蚀者去之。如是则痛自止，岂假乳没之属？如黄汝耘背发，毒气未尽，早用生肌，竟致溃烂，予以解毒药治之得愈。许序班患此，毒气始发，骤用生肌，其毒内攻而死。王汝道患腿痈，因寒作痛，与乳香定痛丸。周朝仪母患时毒，因热作痛，与防风通圣散。丁兰患臀痈脓溃，因虚作痛，与益气养荣汤。刘贵患腹痈，因实作痛，与黄连内疏汤。王州守患腿痈，脓成作痛，予为刺之。杨千兵母发背，腐肉侵蚀作痛，予为取之，痛各自止。嗟夫！以寒治热，以热治寒，损实补虚，此用药者之绳墨。若专用龙竭生肌，乳没止痛，于恐其功不奏也。

恶肉论

夫恶肉者腐肉也。大凡痈疽疮肿溃后，腐肉凝滞必取之，乃推陈致新之意。若壮者筋骨强盛，气血充溢，真能胜邪，或自去，或自平，不能为害。若年高怯弱之人，血液少，肌肉涩，必先迎而夺之：顺而取之，是谓定祸乱以致太平。设或留而不去，则有烂筋腐肉之患。如刘大尹、汪太夫人取之及时，而新肉即生，得以全愈。金工部、陆舍人取之稍迟，几至不救。郑挥使取之失期，大溃而毙。予尝见腐肉既去，虽少壮者不补其气血，尚不能收敛。若怯弱者，不取恶肉，不补气血，未见其生也。患者慎之。

疮疡舍时从证

张通北友人，年逾四十，夏月腋下患毒，溃后不敛，脓出清稀，皮寒脉弱，肠鸣切痛，大便溏泄，食下则呕。此寒变而内陷也，治法宜以大辛温之剂。遂投以托里温中汤二帖，诸证悉退。更以六君子汤加炮干姜、肉桂数剂，再以十全大补汤而愈。陈挥使年逾五十，冬月腿患痈，脉数烦躁，引冷便秘，肿痛焮甚。此热淫于内也，法当以苦寒之药。投以清凉饮倍加黄芩治之，其势顿退，更以四物汤加黄芩而痊。又胡生耳后患毒，脉证俱实，以内疏黄连汤治之。彼以严冬，不服寒剂，竟至不起。殊不知罗谦甫曰：用寒远寒，用热远热，有假者反之，虽违其时，以从其证。又云：凡治病必察其下，谓察时下之宜而权治之。故曰：经者常也，法者用也，医者意也。随其所宜而治之，可收万全之功矣。

用十宣败毒流气宣泄药

郑大理伯兴髀骨患疽，背左右各一，竟背重如负石，两臂如坠，疮头皆如大豆许。其隐于皮肤如粟者，不计其数。疮色黯而不起。已七日，口干作渴。予诊之，脾胃脉甚处。彼云昨日所进粥食，今尚不消作酸。予意此难治之证。因与素善者，筹其治法。以隔蒜灸二十余壮，其背与臂动觉少便。随用六君子汤，加姜汁、炒山栀及吴茱萸，连服数剂，吞酸遂止，饮食多进。但口干，疮仍不起，色亦不赤，亦无脓。复如前法，灸二十余壮，背臂顿便，疮遂发。其时适秋，又投以大补之剂，及生脉散，以代茶饮。〇少宗伯顾东江，脚患疽，色黯，口干作渴。予曰：此精气虚，宜预补，以顾收敛。〇一男子，背疽不起发，脉浮，按之则涩。此血气俱虚，故不能发，非补剂不愈。〇一男子，脑疽发而不腐。余曰：此人血气，止能发出，不能腐溃，须大补乃可。〇一男子，素嗜欲，且劳神，恶热喜冷，仲冬始衣绵，乃患瘰疬，脉洪大无力。余曰：此阴气耗散，阳无所附，阳气浮散于外，而恶热也。败毒散加芩、连、山栀，四剂少愈。再以四物汤加芩、连、白芷、桔梗、甘草、金银花，数剂而消。〇张锦衣，年逾四十，患发背，心脉洪数，势危剧。经云：心脉洪数，乃心火炽甚。诸痛痒疮疡，皆属心火。心主血，心气滞则血不行，故生痈也。骑竹马灸穴，是心脉所由之地，急灸之以泻心火，隔蒜灸以拔其毒，再以托里消毒，果愈。

溃疡有余

一男子，年逾三十，腹患痈肿，脉数喜冷。齐氏云：疮疡肿起坚硬，疮疽之实也。河间云：肿硬木闷，烦躁饮冷，邪气在内也。遂用清凉饮，倍用大黄，三剂稍缓；次以四物汤加芩、连、山栀、木通，四剂而遂溃；更以十宣散去参、芪、肉桂，加金银花、天花粉，渐愈。彼欲速效，自服温补药，遂致肚腹俱肿，小便不利。仍以清凉饮治之，脓溃数碗，再以托里药治之而愈。东垣云：疮疽之发，其受之有内外之别，治之有寒温之异。受之外者，法当托里以温剂，反用寒药，则是皮毛始受之邪，引入骨髓。受之内者，法当疏利以寒剂，反用温剂托里，则是骨髓之病，上彻皮毛。表里通溃，共为一疮，助邪为毒，苦楚百倍，轻则几殆，重则死矣。

张都宪夫人，性刚多怒，胸前作痛，肉色不变，脉数恶寒。经云：洪数之脉，应发热而反恶寒，疮疽之谓也。今脉洪数，则脓已成。但体丰厚，故色不变，似乎无脓。以痛极，始肯用针入数寸，脓出数碗，遂以清肝消毒药，治之而愈。设泥其色而不用针，无可救之理矣。

赵宜人，年逾七十，患鬓疽已溃，焮肿痛甚，喜冷，脉实，大便秘涩。东垣云：烦躁饮冷，身热脉大，精神昏闷者，皆脏腑之实也。遂以清凉饮，一剂肿痛悉退；更以托里消毒药，三十余剂而平。若谓年高溃后，投以补剂，实实之祸不免矣。

肿疡不足

汪太常太夫人，年逾八十，脑疽已溃，发背继生，头如粟许，脉大无力，此膀胱经湿热所致。夫脉无力，乃血气衰也。遂以托里消毒药，数服稍可。更加参、芪之剂，虽起而作渴。此气血虚甚，以人参、黄芪各一两，当归、熟地各五钱，麦门冬、五味子各一钱，数服渴止，而不府能言，气血能告，岂能省悟？病者至死，皆归于命，深可哀也。又有患者，气质素实，或有痰，不服补剂。然不知脓血出多，气血并虚，岂不宜补？余尝治疮，阴用参芪大补之剂，阳书败毒之名与服之，俱不中满，疮亦有效。虚甚者尚加姜桂，甚至附子，未尝有不效也。

服姜桂附子补益药

留都郑中翰，仲夏患发背，已半月，疮头十余枚，皆如粟许，漫肿坚硬，根如大盘，背重如负石。即隔蒜灸五十余壮，其背顿轻。彼因轻愈，不守禁忌，三日后大作，疮不起发，喜得作痛。用活命饮四剂，势少退。用香砂六君子汤四剂，饮食少进。彼恃知医，自用败毒药二剂，饮食益少，口流涎沫，若不自知。此脾虚之甚也，每用托里药，内参、芪各三钱，彼密自拣去大半。后虽用大补药加姜、桂亦不应，遂令其子以参、芪各一斤，归、术各半斤，干姜、桂、附各一两，煎膏一罐，三日饮尽，涎顿止，腐顿溃，食顿进。再用托里健脾药，腐肉自脱而愈。〇昆山张举人元忠，孟秋患腰疽，疮头如大豆粒，根大三寸许，微肿略赤，虚证悉具。用桑枝灸患处，服活命饮一剂，肿起色赤，饮食仍少。用香砂六君子汤，四剂食渐进。后用大补药，脓虽成而不溃。于补药内每剂加附子一片，二剂后，脓自涌出，旬日而愈。〇张侍御，患背疮三枚，皆如粟。彼以为小毒，服清热化痰药，外用凉药敷贴，数日尚不起，色黯不焮，胸中气不得出入，其势甚可畏。连用活命饮二剂，气虽利，脓清稀，疮不起。欲用补剂，彼泥于素有痰火，不受参、术之补。因其固执，阳以败毒之剂与视之，而阴以参、芪、归、术各五钱，姜、桂各二钱。服二剂，背觉热肿起，腐肉得溃，方信余言，始明用大补药，乃愈。〇南都聘士叶公玉表兄聂姓者，患发背，时六月，腐肉已去，疮口尺许，色亦不焮，发热不食，欲呕不呕。服十宣散等药，自为不起。叶请余决之。其脉轻诊则浮而数，重诊则弱而涩，此溃后之正脉；然疮口开张，血气虚也；欲呕而不呕，脾胃虚也；色赤焮肿，虚火之象也。尚可治。遂与十全大补汤，加酒炒黄柏、知母、五味、麦门，及饮童便，饮食顿进，肌肉顿生。服至八剂，疮口收如粟许。又惑于人言，又服消毒药二剂，以为消余毒，反发热昏愦。急进前药，又二十余剂乃愈。后两月，因作善事，一昼夜不睡，致劳发热，似睡不睡。与前药二剂，愈加发热，饮食不进，惟饮热汤。后以前药加附子一钱，二剂复愈。〇高秋官贞甫，孟秋发背，色黯而硬，不痛不起，脉沉而细，四肢逆冷。急用大艾隔蒜灸三十余壮，不痛。遂用艾如栗大者七壮，著肉灸，始知痛。与六君子汤二剂，每剂入附子二钱，不应。后剂又加肉桂二钱，始应。〇石武选廉伯，患发背，内服防风通圣散，外敷凉药，汗出不止，饮食不进，且不寐，疮盈尺，色黯而坚硬，按之不痛，气息奄奄。此阳气已脱，脉息如无。急隔蒜灸时许，背顿轻，四围高不知痛，中央肉六寸许一块已死。服香砂六君子汤一剂，翌日复灸一次，痛处死血得解，令砭去。余归后，又为他医所惑，未砭，其血复凝。又敷辛温活血药，翌日依余言砭之，出黑血二盏许。彼云：背强顿去。以前药加姜、桂服一钟，即鼾睡。觉来肢体少健，但饮食仍不思，吞酸仍有，疮仍不痛。彼以为阴毒，乃如此。余曰：此气血虚极，寒邪淫于内，无阳营于患处，故肌肉死也，非阴毒。若阳气一回，胃气即省，死肉即溃，可保无虑矣。以前药二剂，各加姜、桂、附子二钱。服之略进米饮，精神复旧，患处觉热，脉略有力，此阳气略回矣。是日他医谓疮疡属火证，况今暑令，乃敷芙蓉根等凉药，即进粥二碗，服消毒药，死肉即遗。余意芙蓉乃寒凉之药，与脾胃何益？饮食即时而进，消毒乃辛散之剂，与阳气何补？死肉即时而溃，此盖前桂、附之功至，而脾胃之气省，故饮食进，阳气旺，死肉腐也。苟虚寒之人，若内无辛热回阳之药，辄用寒凉攻毒之剂，岂可得而生耶？若以为火令属阳之证，内有热而施辛温补益之剂，岂不致死，而反生耶？殊不知此乃舍时从证之治法也。〇一聘士，流注久溃，肌肉消瘦，发热作渴，恶寒饮食。予以六君子加归、芪、附子，服数剂，患处遂红活。又服十全大补三十余剂，脓渐稠而愈。后惑于人言，谓盛暑不宜用附子，彼又因场屋不遂，意复患前证，专服败毒流气之剂，元气消烁，肌肉日瘦。医以为不治，自分不起。其师滕洗马云：向者病危，得附子药而起。今药不应，以致危笃，何不仍服附子药？遂复求治。其脉微细，证属虚寒，并无邪毒，仍用附子药乃愈。〇庚辰年，少司马杨夫人，伤寒误服附子药一钟，即时咽喉赤肿，急邀余治。余谓仲景先生云，伤寒证桂枝下咽，阳盛则毙，何况附子乎？辞不治。是日果死。〇甲申年，一男子，时疫发厥，误以为阴症，服姜、桂药一钟，发狂溺水而死。〇壬午仲冬，金台一男子，腹痛，服干姜理中丸，即时口鼻出血，烦躁发狂，入井而死。〇辛卯年，一吏伤寒，误用附子药一钟，下咽发燥，奔走跌死。夫盛暑之际，附子、姜、桂三药并用，连进三四剂者无事；严冬时令，三药单用一味，止进一剂者却死，可见罗谦甫先生舍时从证，权宜用药之妙。余宗此法，冬间疮证，如脉沉实，或洪数，大便秘，疮焮痛烦躁，或饮冷不绝者，即用硝、黄、芩、连之剂攻之。虽夏令，脉虚弱，或浮大，疮不溃，脓清稀，恶饮寒者，即用姜、桂、参、芪之剂补之。如脉沉细，疮不痛不溃，作吃逆，手足冷，大便不实，或泻利，或腹痛，更加附子，皆获大效。昧此理者，反以为非，惑乱患人，恪守常法，冬用温和，夏用清凉，以致误人，深可哀也。

疮疡里虚去后似痢

一男子，发背脓始溃，肿未消，已十七日，脉微而静。余曰：脓毒未尽，脉先弱，此元气虚，宜补之，否则后必生变。彼惑于人言，乃服败毒药，腐肉虽溃，疮口不完。忽腹中似痛，后去白垢，肛门里急，复求治。余曰：此里虚然也，非痢非毒，当温补脾胃为善。因诸疡医皆以为毒未尽，仍服败毒药而死。〇贺少参朝仪，背胛患疽，大如豆粒，根畔木闷不肿，肉色如常。余曰：此气虚毒甚之证，虽用补剂，亦不能收敛。先用活命饮二剂，背强少和。又二剂，疽少赤。用大补剂，疮出黑血杯许，继有鲜血，微有清脓。余曰：可见气血虚极矣。他医以为属气血有余之证，密用攻毒药一种，即呕逆，腹内阴冷而死。〇少司寇周玉严，背患疽在胛，已四日，疮头如粟，重如负石，坚硬不起。自以为小恙，外敷凉药，内服连翘消毒散。去后四次，形体倦怠，自汗盗汗，口干无寐，请余治。余曰：疮不宜硬，色不宜黯。公曰：初起时赤而软，自用前二药，以致如此。余曰：凡疮外如麻，内如瓜，毒结于内，非小患耳。脉轻诊似数，按之则微。示溃脉先弱，主后难敛，因与乡雅不能辞，遂隔蒜灸二十余壮，乃知痛。又十余壮，背觉少和。服六君子汤加黄芪、藿香、当归、麻黄根、浮麦，二剂渴止，汗少敛，疮色仍黯坚硬。又服辛温活血之药，疮始起，渴止汗敛，所结死血得散。良久汗复出，口复干。又服数剂，外皮虽溃清脓，尚未溃通于内，脓欲走别处，彼用药围之。余曰：里虚而脓不能溃，于外围药，逼毒入内。至十二日，脉浮按之如无，再用前药二剂，加姜、桂服之，即安寐。又二日，脉忽脱，再于前药加附子七分，服二剂。公曰：背今日始属吾也。形体亦健，颇有生意。因余先日有言，难以收敛，屡更医治，乃杂用清热解毒及敷凉药，遂致里虚，元气下陷，去后如痢，用治痢消毒药而死。〇姜举人，发背十日，正腐溃作渴，喜热汤饮。此中气虚，不能生津液而口干。宜预补之，否则不能收敛。后疮口果不收，犹以毒为未尽，用败毒药。两月疮口不完，清利腹痛，又服清凉之药而死。〇王序班发背，元气虚弱，用托里药而始起，用大补药而始溃。彼惑他议，敷凉药，致腹内不和，里急后重，去后如痢，大孔作痛。余曰：此里虚，非痢。仍用败毒治痢药而死。凡疮大溃之后，大便后有白脓，或止便白脓，或泻痢，此肠胃气虚也。里急后重，血虚也。若果痢，亦不可用清凉败毒之药。况仲景先生云：治痢不止者，当温之。下痢腹痛，急当救里，可与理中、四逆、附子辈。大孔痛，当温之。东垣先生治痢，无气陷下者，未尝不用温补之药。然疮脓溃既久，血气既弱，不用温补，吾不得而知也。

客问：疮疡脉洪数，身作热，为阳证，亦有死者？书云：阴滞于阳则生痈，脉见沉细弱涩；阳滞于阴则生疽，脉见浮洪弦数。此气血为证，疮疽属阴属阳之论也。彼疮疽虽因积热所成，若初起未成脓，脉洪数，乃阴虚阳亢之证。若脓溃于内，不得发泄于外，身必发热，故脉洪数，疮疽之病进也。脓既去，则当脉静身凉，肿消痛息，如伤寒表证之得汗也。若反发热作渴，脉洪数者，此真气虚而邪气实也，死无疑矣。〇尝治贾阁老了，患流注，脉数作渴，不喜饮冷，脓水清稀，而带赤色。予曰：此气血虚而兼火也，治难奏功。彼以为迂，别服燥温分利之剂两月余，反加烦渴，塞热往来。复邀治，形体已脱，予曰：虽治亦无功矣。后果不起。〇邵黄门子，手合骨处患一核，半年后溃一小孔如粟，又年余不合，日出脓清数滴，或止三四滴，面上赤，脉数，口干，夜则发热，昼则恶寒，行履如故。此气血俱虚也，辞不治。月余后他处相会，彼云：小儿有不药之功矣。余曰：过火令方为喜也。已而果毙。〇一男子，年四十余岁，发背未溃即作渴，脉数，肿高色紫，面赤，小便如膏。予以加减八味丸料，加酒炒知母、黄柏为丸，每日空心并食前以童便送下百丸；用八珍汤加五味子、麦门冬、黄芪、酒炒知母、赤小豆，食远煎服；逐日又以童便代茶饮之，渴止疮溃而愈。吾治得生者，此人耳。

客问：人素多食，肌肉不壮，患痈后，出清脓，食少而瘦，服附子药疮愈。若数日不服，饮食仍少难化，不知附子药可常服否？

东垣先生云：胃中元气盛，则能食而不伤，过时而不饥。脾胃俱旺，则能食而肥也。脾胃俱虚，则不能食而瘦。或少食而肥，虽肥而四肢不举，盖脾实而邪气盛也。又有善食而瘦者，胃伏火邪于气分也，则能食，脾虚则肌肉削，即食㑊也。然疮口不合，脓水清稀，气血俱虚也。饮食少而难化，脾胃虚寒也。肌体瘦弱，面色萎黄，胆气不行也。非参、芪、归、术之类不能补，非附子不能助其功。今饮食进少，且难消化，属脾胃虚寒。盖脾胃属土，乃命门火虚不能生土而然。不宜直补脾胃，当服八味丸，补火以生土也。〇尝治山西曹主簿，年逾四十，夏间患附骨痈，服托里药而愈。至秋饮食少思，痰气壅盛，口舌生疮。〇一男子素弱，恶寒食，虽热食亦少，作胀吞酸，日消瘦。服参、苓等药，及灸脾俞等穴，不应，余以八味丸治之，并愈。此亦真气不足，不能生土，虚火炎上之证也。

敷贴寒凉药

施二守项右患一核，用凉药敷贴，颈皆肿。又敷之，肿胤胸腋，冷应腹内。不悟凉药所致，尚以为毒盛。形体疲惫，自以为不起，请余治。敷药处热气如雾，急令去药，良久疮色变赤，刺出脓，用托里药而愈。〇汪夫人，发背用敷药，冷胤胸内欲呕，急令洗去，用托里，寻愈。〇张侍御，发背专用敷药，疮黯不起，胸膈痞闷，气不能呼吸，自分不治。余用托里辛温药而愈。〇一男子患脑疽，肿高作痛，肿处敷药，痛虽止而色变黯，肿处作痛，仍敷之，肉色亦黯，喉内作痛。不悟此为凉药所误，反尽颈敷之，其颈皆溃而死。〇一妇人，乳内结核，年余不消，口干倦怠，脉涩少食。余曰：此肝脾二经血气亏损之证。〇一男子，因努左胁肿一块，不作痛，脉涩而浮。余曰：此肝经邪火炽甚，而真气不足为患，皆宜增养气血为主。皆用草药敷贴，俱致不救。〇刘太宰紫严太夫人，发背，元气不足，用托里药而起。〇王安人，发背正溃时，欲速效，俱敷草药，即日而死。〇一男子，臀痈腐溃，肌肉不生，用药敷之，四沿反硬。予诊之，脉涩而弱。此气血虚不能营于患处，故敷凉药反硬，乃气血受寒凝结，而非毒也，用大补药愈矣。大抵疮之起发溃敛，皆气血使然。各人元气虚实不同，有不能发出而死者，有发出不能成脓而死者，有成脓不能腐溃而死者，有腐溃不能收敛而死者。敷贴之法，但可应酬轻小之证耳。若血气已竭，其患必死。不但数贴不效，且气血喜温而恶寒，腠理喜通而恶塞，气血因而愈滞，肿患因而愈盛，邪气因而愈深，腐溃因而愈大。怯弱之人，取败多矣。况疮疡乃七情相火，或食膏粱，或饵金石，以伤阴血，阳盛阴虚，受病于内，而发于外。若不别气分血分，阴阳虚实，腐溃浅深，服药尚不能以保生，可敷贴而已乎？

注夏患疮疡

一男子，年四十三岁，自四十以来，每至夏发热而倦，日午益甚，晚凉少可，面生疮瘸，耳下筋微肿，更结小核三四枚，附筋上。余曰：此火令不慎房劳，亏损肾水，不能制火然也，名曰注夏。彼不信，服降火败毒药，加口干倦怠，夜间热甚，午后腿软，足心热，筋牵痛。复来问治。余曰：口干倦怠，此中气陷下也。夜间发热，阳气陷于阴分也。午后腿酸足热，阴虚火甚也。耳下筋牵痛，血虚不能润筋也。先以补中益气汤，少用柴胡、升麻，加五味子、麦门冬、熟地黄治之，诸证顿退。更服滋肾丸而痊。若以每至火令而然，用败毒凉药，鲜不危矣。四月属巳，五月属午，为火太旺，火旺则金衰。六月属未，为土大旺，土旺则水衰。况肾水以肺金为母，故《内经》谆谆然资其化源也。古人以夏月必独宿而淡味，兢兢业业，爱护保持金水二藏，正嫌火王之时耳。《内经》又曰：藏精者，春不病温。十月属亥，十一月属子，正火气潜伏闭藏，以养其本然之真，而为来春发生之本。若于此时不自戕贼，至春生之际，根本壮实，气不轻浮，焉有湿热之病？又云：春末夏初，患头痛脚软，食少体热。仲景云春夏剧，秋冬差，而脉弦大者，正世俗所谓注夏病也。

汗多亡阳

刘大尹，年将五十，陆路赴京，兼丧子，患发背盈尺，中六寸许，不痛，发热口干，恶寒自汗，少食，大便不禁，且气促，脉浮大，按之空虚。余用补中益气汤加半夏、茯苓四剂，又以隔蒜灸之。彼云背重已去，形气少健，但吞酸，前日所进饮食，觉仍在腹。又以前药加姜、桂，服二剂，饮食少进，吞酸已止，始得睡，疮且不痛不溃，疑为阴证。余曰：此阳气虚，不能营于患处，故所患肉死，而不痛不溃也。若胃气回，饮食进，死肉即溃矣。仍服前药，六剂，饮食渐进，患处渐溃，脉有力。余曰：此阳气回矣。后惑于他医，云必服飞龙夺命丹，出汗为善。遂进一服，汗大出，三日不止。复请治。余曰：汗多亡阳，无能为也。强曰：诸书云汗之则疮已，岂能为患？后果死。东垣先生云：疮疡因风热郁于下，其人多怒，其疮色赤，肿高结硬而痛，左关脉洪缓而弦，是邪客于血脉之上，皮肤之间。故发其汗，而通其荣卫，则邪气去矣。〇谦甫先生治疮疡，冬月脉浮紧，按之洪缓，乃寒覆皮毛，郁遏经络，热不得升聚而赤肿。盖冬月乃因寒气收敛皮肤，致密腠理，汗不得出而设也。况发汗乃阴盛阳虚，寒邪不能自出，必得阳气泄，汗乃出，是助阳退阴之意也。且前证未溃，其气血既虚，溃后气血愈虚。凡疮虽宜汗，然元气虚者不宜。况所见之证，俱属不足，岂可汗邪？〇留都机房纪姓者，背疮，胃气虚，用温补药而饮食进，大补药而腐疮愈。后患腿痛，余用养血化痰之剂，少止。彼嫌功缓，他医以为湿热，服麻黄左经汤，一剂，汗出不止。余曰：必发痉而死。已而果然。

下多亡阴

王德之，患发背，脉浮数，按之则涩，大便五六日不行，腹不加胀。余曰：邪在表不在里，但因气血虚，饮食少，故大便不行，非热结也，宜生气血为主。彼泥积毒在内，用大黄之药下之，遂连泻三四次，更加发热。来日又服一剂，泻遂不止，饮食不化，吃逆不绝，手足背冷。予诊之，脉已脱，辞不治。其子曰：泻之能为害乎？余曰：服利药而利不止者死，不当泻而强泻，令人开肠，洞泄不禁者死，下多亡阴者死。曰：疮疡乃积毒在藏，若不驱逐其毒，何以得解？余曰：疮疡虽积毒在脏腑，治法先当助胃气，使根本坚固，参以行经活血时宜之药，非专用大黄也。今病在表，而反以峻利之剂，重夺其阴，其可乎哉？故曰：表病里和，而反下之，则中气虚，表邪乘虚而入，由是变证百出。虽云脉浮数，邪在表，属外因，当用内托复煎散，其间黄芩、苍术亦不敢用；脉沉实，邪在内，属内因，当用内疏黄连汤，其中大黄、槟榔亦不敢用。况浮、数、涩，三脉皆主血气俱虚，邪既在表，而反用峻利之剂，重泻其里，诛伐无过，不死何矣。

疮疡有余

维扬俞黄门，年逾三十，冬月鬓患毒，肿焮烦躁，便秘脉实。此胆经风热壅上而然也。马氏云：疮疡之证，热壅而不利者，人黄汤下之。遂以一剂，便通疮退。更以荆防败毒散二剂，再以十宣散去桂加天花粉、金银花，数剂而愈。太宗伯罗公，耳后发际患此，焮痛脉数，以小柴胡汤、桔梗、牛蒡子、金银花，四剂而愈。

赵州守，北方人，年逾四十，头面生疮疡数枚，焮痛饮冷，积日不溃。服清热消毒药，不应。诊其脉数，按之则实。予以防风通圣散，三剂顿退。又以荆防败毒散而愈。又一男子，患在四肢，审其脉证，亦属有余，以黄连解毒汤治之亦愈。

杨百户胸患毒，肿高焮赤，发热脉数，大小便涩，饮食加常。齐氏曰：肿起色赤，寒热疼痛，皮肤壮热，头目昏重，气血之实也。又云：大便硬，小便涩，饮食如故，肠满膨胀，胸膈痞闷，肢节疼痛，身热脉大，精神昏塞，脏腑之实也。遂以黄连内疏汤二剂，诸证渐退。更以荆防败毒散加芩、连、山栀，四剂少愈。再以四物汤加芩、连、白芷、桔梗、甘草、金银花，数剂而消。

张锦衣，年逾四十，患发背，心脉洪数，势危剧。经云：心脉洪数，乃心火炽甚。诸痛痒疮疡，皆属心火。心主血，心气滞，则血不行，故主痈也。骑竹马灸穴，是心脉所由之地，急灸之，以泻心火，隔蒜灸以拔其毒，再以托里消毒，果愈。

溃疡有余

一男子，年逾三十，腹患痈肿，脉数喜冷。齐氏云：疮疡肿起坚硬，疮疽之实也。河间云：肿硬木闷，烦躁饮冷，邪气在内也。遂用清凉饮，倍用人黄，三剂稍缓。次以四物汤，加芩、连、山栀，木通，四剂而遂溃。更以十宣散，去参、芪、肉桂，加金银花、天花粉，渐愈。彼欲速效，自服温补药，遂致肚腹俱肿，小便不利。仍以清凉饮治之，脓溃数碗。再以托里药治之而愈。东垣云：疮疽之发，其受之有内外之别，治之有寒温之异。受之外者，法当托里以温剂，反用寒药，则是皮毛始受之邪，引入骨髓。受之内者，法当疏利以寒剂，反用温剂托里，则是骨髓之病，上彻皮毛。表里通溃，共为一疮，助邪为毒，苦楚百倍，轻则几殆，重则死矣。

张都宪夫人，性刚多怒，胸前作痛，肉色不变，脉数恶寒。经云：洪数之脉，应发热而反恶寒，疮疽之谓也。今脉洪数，则脓已成。但体丰厚，故色不变，似乎无脓。以痛极，始肯用针入数寸，脓出数碗，遂以清肝消毒药治之而愈。设泥其色而不用针，无可救之理矣。

赵宜人，年逾七十，患鬓疽已溃，焮肿痛甚，喜冷脉实，大便秘涩。东垣云：烦躁饮冷，身热脉大，精神昏闷者，皆脏腑之实也。遂以清凉饮一剂，肿痛悉退。更以托里消毒药，三十余剂而平。若谓年高溃后，投以补剂，实实之祸不免矣。

肿疡不足

汪太常太夫人，年逾八十，脑疽已溃，发背继生，头如粟许，脉大无力。此膀胱经湿热所致。夫脉无力，乃血气衰也。遂以托里消毒药，数服稍可。更加参、芪之剂，虽起而作渴。此气血虚甚，以人参、黄芪各一两，当归、熟地各五钱，麦门冬、五味子各一钱。数服渴止而不溃。以前药加肉桂十余剂，脓成针之，瘀肉渐腐，徐徐取去，而脓犹清不敛。投以大剂十全大补汤，加白蔹、贝母、远志，三十余剂，脓稠而愈。设若不加峻补，及不去腐肉，以渴为火，投以凉药，欲保其生也难矣。

居庸关王挥使，臂肿一块，不痛不赤，惟脉弱，懒食时呕。以六君子汤加藿香、酒炒芍药治之，呕止食进。再以八珍汤二十余剂，成脓刺之，又以十全大补而愈。次年伤寒后，此臂仍肿，微痛，乃伤寒余毒也，然无表证，但虚弱。先用十宣散四剂，取参、芪、芎、归扶助元气，防风、桔梗、白芷、厚朴行散肿结，肉桂引经破血，肿退三四。再以八珍汤，脓溃而愈。至冬臂复作痛，因服祛风药，反筋挛痛甚。予谓此血虚不能养筋，筋虚不能束骨，遂以加味十全大补汤，百帖而愈。

昆山高举人，年逾三十，夏月热病后，患颐毒，积日不溃，气息奄奄，脉诊如无，饮食少思，大便不禁。《脉经》云：脉息如无似有，细而微者，阳气衰也。齐氏云：饮食不入，大便滑利，肠胃虚也。遂以六君子汤，加炮干姜、肉豆蔻、破故纸数剂，泻稍止，食稍进。更加以黄芪、当归、肉桂，溃而脓水清稀。就于前药，每服加熟附子一钱，数剂泻止食进，脓亦渐稠。再以十全大补汤，用酒炒芍药，加白蔹，月余痊。

句容曹水部文兆，年逾四十，髀髀患毒已半月，余头甚多，状如粟许，内痛如刺，饮食不思，怯甚脉歇。至此元气虚，疽蓄于内也，非灸不可，遂灸二十余壮。余以六君子汤，加藿香、当归数剂，疮势渐起，内痛顿去，胃脉渐至。但疮色尚紫，瘀肉不溃。此阳气尚虚也，燃桑柴灸之，以补接阳气，解散其毒。仍以前药，加参、芪、归、桂，色赤脓稠，瘀肉渐腐，取去，两月余而愈。夫邪气沉伏，真气怯弱，不能发起，须灸，灸而兼大补。投以常药，待其自溃，鲜有不误者。

一男子，因劳发热，胁下肿痛，脉虽大而按之无力。此气血虚，腠理不密，邪气袭于肉里而然也。河间云：若人饮食疏，精神衰，气血弱，肌肉消薄，荣卫之气短促而涩滞，故寒薄腠理，闭郁而痈肿也。当补之，以接虚怯之气。遂以补中益气汤加羌活，四剂少可。去羌活，又十余剂而愈。又一男子，年二十，遍身微痛，腰间作肿痛甚，以前药加茯苓、半夏，并愈。

朱文鼎母，因忿郁腋下结一核，二十余年。因怒加肿痛，完谷不化，饮食少思。东垣云：泻利不止，饮食不入，此肠胃虚也。遂以六君子汤，加砂仁、肉桂、干姜、肉豆蔻，泻虽止而脓清，疮口不合，气血俱虚也。以十全大补汤，月余而愈。

一男子，素好酒色，小腹患毒，脉弱微痛，欲求内消。予谓当助胃壮气，兼行经活血药佐之，可消，不宜用败毒等药。彼欲速效，自用之，病势果盛，疮亦不溃，饮食少思。迨两月余，复请予治。诊其脉愈弱，盗汗不止，聚肿不溃，肌寒肉冷，自汗色脱。此气血俱虚也，故不能发肿成脓。以十全大补汤，三十余剂，遂成脓。刺之反加烦躁脉大，此亡阳也。以圣愈汤二剂，仍以前汤，百帖而愈。

一男子，胁肿一块，日久不溃，按之微痛，脉微而涩，此形证俱虚也。经曰：形气不足，病气不足，当补不当泻。予以人参养荣汤治之。彼不信，乃服流气饮，虚证悉至，方服前汤，月余少愈，但肿尚硬。以艾叶炒热熨患处，至十余日脓成。以火针刺之，更灸以豆豉饼，又服十全大补汤，百剂而愈。盖流气饮通行十二经，则诸经皆为所损。况胆经之血原少，又从而损之，几何不至于祸邪？凡一经受病，则当主于其经。苟不察其由，泛投克伐之剂，则诸经被戕，能无危乎？河间云：凡疮止于一经，或兼二经者，止当求责其经，不可干扰余经也。

张通府，耳后发际患肿一块，无头，肉色不变，按之微痛，彼以为痰结，诊其脉，软而时见数。经云：脉数不时见，则生疮也，非痰结。仲景云：微弱之脉，主血气俱虚，形精不足。又云：沉迟软弱，皆宜托里。遂以人参、白术、黄芪、当归、川芎、炙甘草以托里，少加金银花、白芷、桔梗以消毒。彼谓不然，内饮降火化痰，外贴凉药，觉寒彻脑，患处大热，头愈重，饮食愈少。复请治，以四君子汤加藿香、炮干姜数剂，饮食渐进。脓成刺之，更以十全大补汤去桂，及灸以豆豉饼，又月余而愈。

山西曹主簿，年逾四十，夏间患附骨痈，予以火针，刺去瘀血，更服托里药而愈。至秋忽不饮食，痰气壅盛。劳则口舌生疮，服寒药腹痛，彼疑为疮毒。诊之脾肾脉轻，诊似大，按之无力。此真气不足，虚火炎上故也。遂投以八味丸治之。彼谓不然，自服二陈、四物，几殆。复请予，仍以前丸治之而愈。有脾土虚不能克制肾水，多吐痰而不咳者，尤当用此丸也。

平氏室，患发背，以托里消毒药，二十余剂而溃。因怒顿吐血五六碗许，气弱脉细。此气血虚极也，遂令服独参膏斤许，稍缓。更以参、芪、归、术、陈皮、炙甘草，三十余剂，疮口渐合。设投以犀角地黄汤沉寒之药，鲜有不误。

一男子，年逾四十，胃气素弱，面常生疮，盗汗发热，用黄芪建中汤少愈，更以补中益气汤而平。东垣云：气虚则腠理不密，邪气从之，逆于肉理，故多生疮。若以甘温之剂，实其根本，则腠理自固，即无他疾。

一男子，神劳多怒，颈肿一块，久而不消，诸药不应。予以八珍汤加柴胡、香附，每日更隔蒜灸数壮，及日饮远志酒二三盏而渐消。

宜兴徐符卿，年逾四十，患发背，五日不起，肉色不变，脉弱少食，大便不实。予以凡疽未溃脉先弱，难于收敛，用托里消毒散，二剂方起发。彼惑一妪言，贴膏药，服攻毒剂反盛，背如负石。复请予治，遂以隔蒜灸三十余壮。彼云：背不觉重，但痒痛未知。更以托里药，知痛痒，脓清。仍以前药，倍加参、芪，佐以姜、桂，脓稍稠。又为人惑，外用猪腰子，贴抽脓血，内服硝黄剂，遂流血五六碗许，连泻十余行，腹内如冰，饮食不进。不得已，速予诊之，脉进，脱已不可医矣。盖其证属大虚，不足之甚，虽一于温补，犹恐不救，况用攻伐之剂，不死何俟？

沈侍御文灿，患臀肿痛，小便不利。彼谓关格症，以艾蒸脐，大便亦不利。以降火分利之药治，不应。予诊其脉数脓成，此痈患也。遂针之，出脓数碗许，大便即利。五日阴囊肿胀，小便不行，仍针之，尿脓大泄，气息奄奄，脉细，汗不止，溃处愈张。复用大剂参、芪、归、术之药犹缓。俾服独参汤至二斤，气稍复。又服独参膏至十余斤，兼以托里药，两月余而平。大抵疮疡脓血之泄，先补血气为主，虽有他病，当从末治。

一男子，年四十余，患腰痛，服流气饮、寄生汤不应，以热手熨之少可。盖脉沉弦，肾虚所致，以补肾丸愈之。

溃后发寒热

一男子，患腿痈，脓已成。予针之，出二碗许。饮以托里药一剂，大发热。更以圣愈汤，二剂而止。翌日，恶寒不食，脉细如丝，以人参一两，熟附子三片，姜枣煎，再服而愈。但少食不寐，更与内补黄芪汤而平。

一妇人，患乳痈，愈后发热，服养气血药不应，与八珍汤加炮干姜，四剂而止。仍以前汤加黄芪、香附，三十余剂，气血平复。

一妇人，瘰疬愈后，遍身作痒，以十全大补汤倍加香附，治之而愈。

一男子，腿肿，发热畏寒，以补中益气汤治之。彼以为缓，乃服芩、连等药，热愈盛。复请治，予与人参养荣汤，二十余剂而溃。更以参、芪、归、术、炙甘草、肉桂，又月余而敛。夫火之为病，当分虚实。芩、连苦寒，能泻心肺有余之火。若老弱，或饮食劳倦而发者，此为不足，当以甘温之剂治之。未尝有实热而畏寒，虚热而喜寒者，此其验。

一妇人，患瘰疬，延至胸腋，脓水淋漓，日久五心烦热，肢体疼痛，头目昏重，心忪颊赤，口干咽燥，发热盗汗，食少嗜卧，月水不调，脐腹作痛。予谓非疮故，乃血虚而然也。服逍遥散月余，少可。更服八珍汤加牡丹皮、香附子，又月余而经通。再加黄芪、白蔹，两月余而愈。

一室女，臂患肿，溃久不敛，寒热交作，五心烦热，饮食少思，月水不通，亦与前药，经行疮愈。一妇人，月水不行，潮热咳嗽，肌体日瘦，胸膈不利，颈肿一块，日久不消，亦服前药，热退肿消，经行而愈。

一妇人，因怒伤不思饮食，发热倦怠，骨肉酸痛，羸瘦面黄，经水积渐不通，颈间结核。以逍遥散、八珍汤，治之少可。彼自误服水蛭等药，血气愈虚，遂致不起。良甫云：忧愁思虑则伤心，心伤则血逆竭，血逆竭则神色先散，而月水闭。火既受病，不能荣养其子，故不嗜食。子虚则金气亏，故发嗽嗽。既作水气绝，故四肢干，水气不克。又云：经候微少，渐渐不通，手足骨肉烦痛，日渐羸瘦，潮热，其脉微数。此由气虚血弱，阳往乘之，少水不能灭盛火，故火逼水涸，亡津液。当养血益阴，用柏子丸、泽兰汤为主，勿遽通之。

溃疡作痛

丁兰，年二十余。股内患毒日久，欲求内消，诊其脉滑数，知脓已成。因气血虚不溃，遂刺之。脓出作痛，以八珍汤治之少可。但脓水清稀，更以十全大补汤，加炮附子五分，服数剂渐愈。仍服十全大补汤，三十余剂而痊。丹溪云：脓出而反痛者，虚也。河间亦云：有僧股内患肿一块，不痛不溃，治以托药二十余剂，脓成刺之作痛。予谓肿而不溃，溃而反痛，此气血虚甚也，宜峻补之。彼云气无补法。予谓正气不足，不可不补，补之则气化，则庶邪自除。遂以参、芪、归、术、熟地黄治之，两月余而平。大凡疮疡之作，先发为肿，气血郁积，蒸肉为脓，故多痛。脓溃之后，肿退肌宽，痛必渐减。而痛愈盛者，此气血不足也。亦丹溪、河间虚甚之说。

溃疡不痛

陈监生，年逾三十，左腿微肿痛，虽日久，肉色如故，不思饮食。东垣云：疮疡之证，肿下而坚者，发于筋骨。此附骨疽，乃真虚，湿气袭于肉里而然。盖诸肿皆禀于胃，食少则胃弱，法当助胃壮气。遂以六君子汤加藿香、当归，数剂，饮食渐进。更以十全大补汤而愈。

山西宋琰，年逾三十，臂患痈溃而大痛，脓稀脉弱。丹溪云：疽溃深而不痛者，胃气大虚，而不知痛也。东垣云：脓水清稀，疮口不合，气血俱虚也。当以大补药治。彼不听，服消毒药，气血虚甚，遂不救。丹溪云：才见肿痛，参之脉症虚弱，便与滋补，气血无亏，可保终吉。又云：溃疡内外皆虚，宜以补接为主。

热毒作呕

刘贵，腹患痈，焮痛，烦躁作呕，脉实。河间云：疮疡者火之属，须分内外，以治其本。若脉沉实者，先当疏其内，以绝其源。又云：呕哕心烦，脉沉而实，肿硬木闷，或皮肉不变，邪气在内，宜用内疏黄连汤治之。然作呕脉实，毒在内也。遂以前汤，通利二三行，诸证悉去。更以连翘消毒散而愈。

金台王时亨，年逾四十。臂患毒，焮痛作呕，服托里消毒药愈甚。予以凉膈散，二剂顿退。更以四物汤加芩、连，四剂而消。

胃寒作呕

张生，患漆疮作呕，由中气弱，漆毒侵之，予以六君子汤加砂仁、藿香、酒炒芍药治之。彼不信，另服连翘消毒散，呕果盛。复邀治，仍以前药，外以麻油调铁锈末，涂之而愈。

王文远，臂患毒作痛，服寒凉药，遂致食少，大便不实。予以理中丸二服，更以六君子汤加砂仁、藿香治之，再以托里药，脓溃而愈。人凡疮痛甚者，如禀厚有火，则宜苦寒之剂。若禀薄者，则宜补中益气汤加芩连之类，在下加黄柏。人肥而疮作痛者，宜用荆防羌独之类，盖取其风能胜湿也。

顾浩室，年逾四十，患发背，治以托里药而溃，忽呕而疮痛，胃脉弦紧。彼以为余毒内攻。东垣云：呕吐无时，手足厥冷，脏腑之虚也。丹溪云：溃后发呕不食者，湿气侵于内也。又云：脓出而反痛，此为虚也。今胃脉弦紧，木乘土位，其虚明矣。予欲以六君子汤，用酒炒芍药、砂仁、藿香治之。彼自服护心散，呕益甚。复邀治，仍用前药，更以补气血药，两月而愈。大抵湿气内侵，或感秽气而作呕者，必喜温而脉弱；热毒内攻而作呕者，必喜凉而脉数。必须辨认明白。亦有大便不实，或腹作痛，或膨胀，或呕吐，或吞酸嗳腐，此肠胃虚寒也。以理中汤治之。如不应，加熟附子二三片。有侵晨作泻者，名曰肾泻，以二神丸治之。有食少渐瘦者，为脾肾虚也，尤宜服二神丸。是又治梦遗、生肌肉之要药也，予尝饮食少思，吞酸嗳腐，诸药不应，唯服理中汤及附子理中丸有效。盖此症皆因中气虚寒，不能运化郁滞所致。故用温补之剂，中气温和，自无此证矣。

河南张承祖，年逾二十，腋下患毒十余日，肿硬不溃，脉弱时呕。予谓肿硬不溃，脉弱，乃阳气虚；呕吐少食，乃胃气弱。先以六君子汤加藿香、砂仁治之。彼曰：肿疡时呕，当作毒气攻心治之；溃疡时呕，当作阴虚补之。予曰：此丹溪大概言也。即诸痛痒疮，皆属心火。如肿赤痛甚，烦躁，脉实而呕，为有余，当下之；肿硬不溃，脉弱而呕，为不足，当补之。亦有痛伤胃气，或感寒邪秽气而呕者，虽肿疡尤当助胃壮气。彼执不信，饮攻伐药，愈病。复请诊，其脉弱微而发热。予谓热而脉静，脱血脉实，汗后脉躁，皆危殆。后果殁。夫肿疡毒气，内侵作呕，十有一二；溃疡湿气内侵作呕，十有八九，岂可混为一途。

一人胃弱痰盛，口舌生疮，彼服滚痰丸愈盛，反泻不止，恶心困倦。此胃气被伤也。予以香砂六君子汤，数剂少可。再以补中益气汤加茯苓、半夏，二十余剂而愈。夫胃气不足，饮食不化，亦能为痰。补中益气，乃治痰之法也。苟虚证而用峻利之剂，鲜不危哉。

周上舍，脾胃虚，服养胃汤、枳术丸，初有效而久反虚，口舌生疮，劳则愈盛，服败毒药则呕吐。此中气虚寒也，以理中汤治之，少愈。更以补中益气汤加半夏、茯苓，月余而平。夫养胃汤，香燥之剂也。若饮食停滞，或寒滞中州，服则燥开胃气，宿滞消化，少为近理。使久服则津液愈燥，胃气愈虚。况胃气本虚而用之，岂不反甚其病哉？亦有房劳过度，真阳衰惫，或元禀不足，不能上蒸，中州不运，致食不进者，以补真丸治之。若丹田之火上蒸脾土，脾土温和，中焦自治，饮食自进。又云：食饮不进，胸膈痞塞，或食而不消，大腑溏泄，此皆真火衰，不进蒸运脾土而然也。若肾气壮，则丹田之火，上蒸脾土，即无此病矣。

有人因劳倦，耳下焮肿，恶寒发热，头疼作渴，右手脉大而软。此不足证也，当服补中益气汤。彼反用发表药，遂致呕吐，始悟。予以六君子汤治之，更服补中益气汤而愈。大抵内伤者荣卫失守，皮肤间无气以滋养，则不能任风寒；胃气下陷，则阴火上冲，气喘发热，头痛发渴而脉大。此乃不足之证也。大抵饮食失节，劳役过度，则多成内伤不足之证。若误以为外感表实，而反泻之，岂不致虚虚之祸哉？东垣云：凡内伤，为饮食劳役所伤，则右手脉大于左手；外感风寒，则左手脉大于右手。当以此辨之。

一妇人，年二十余，饮食后，每因怒气吞酸嗳腐，或兼腿根焮肿，服越鞠丸等药不应。此脾气虚，湿气下注而然也。予以六君子汤、香附、砂仁、藿香、炮姜，数剂少愈。更以六君子汤，数剂而愈。

男子瘰疬已愈，患吞酸，服参术药不应，彼谓余毒。予治以附子理中丸，亦愈。

卷　四

吴郡　薛　己著
新都　吴玄有校

疮疡作渴

开化吾进士，年三十，面患疮，已溃作渴，自服托里及降火药不应。予诊其脉，浮而弱。丹溪云：溃疡作渴，属气血俱虚，况脉浮弱。投以参、芪各三钱，归、术、熟地各二钱，数服渴止。又以八珍汤加黄芪数剂，脉敛而愈。予治疮疡作渴，不问肿溃，但脉数发热而渴，以竹叶黄芪汤治之；脉不数，不发热，或脉数无力而渴，或口干，以补中益气汤；若脉数而便秘，以清凉饮；尺脉洪大，按之无力而渴，以加减八味丸，并效。若治口燥舌黄，饮水不歇，此丸尤效。

一男子，渴后背发疽未溃，脉数无力。此阴虚火动，用加减八味丸，㕮咀，二剂，稍缓。次用丸剂而愈。叶司训脑患疽，亦作渴，脉虽洪，按之无力。以此药治之。不信，自用滋阴等药，愈甚，七恶并至而殁。《精要》云：患疽之人，虽云有热，皆因虚而得之。愈后发渴，及先渴而后疽，非加减八味丸不能治。

一男子，年逾五十，腋下患毒，疮口不合，右关脉数而渴。此胃火所致，用竹叶黄芪汤遂止，再用补气药而愈。尝治午后发渴，或发热，用地骨皮散亦效。

一男子，患痔漏，口干，胃脉弱。此中气不足，津液短少，不能上润而然。以黄芪六一汤、七味白术散治之。或曰：诸痛痒疮，皆属心火。遂服苦寒之药，大便不禁而殁。夫诸痛痒疮，皆属心火，言其常也。始热终寒，则反常矣！可泥此而不察乎？

李氏论人病疽，多有愈后发渴而不救者，治之惟加减八味丸最妙。疽安而渴者，服此丸则渴止。疽安而未渴者，预服此丸，则永不生渴，气血加壮。或未发疽而先发渴者，服此不惟渴止，疽亦不作。又云：一贵人，病疽未安而渴作，一日饮水数升，予以加减八味丸治之。诸医大笑云：此能止渴，我辈当不复业医。皆用木瓜、紫苏、乌梅、人参、茯苓、百药煎等剂，服多而渴愈甚。不得已用此药，三日渴止，久服遂不复渴，饮食加倍，健于少壮。盖此药非出鄙见自为。儿时闻先君言，有人病渴，用渴药，累年不愈。一名医使服此药，不半年而愈。其疾本以肾水枯竭，不能制火，心火上炎，是以生渴。此药降火为最，降心火，生肾水。亲用之，尝验。患者当知所鉴。详见《外科精要》

疮疡便秘

傅允承母，年逾七十，腰生一瘰，作痒异常，疑虫虱所毒。诊脉浮数。齐氏云：浮数之脉，而反恶寒，疮疽之谓也。又云：外如麻，里如瓜，疽毒在内。翌日复诊，脉乃弱。予谓未溃而脉先弱，何以收敛？况大便不通，则真气已竭，治之无功。其子固请，不得已，用六君子汤加藿香、神曲，饮食渐进，大便始通。更用峻补之剂，溃而脓清作渴，再用参、芪、当归、熟地黄、麦门冬、五味子而渴止。允承喜曰：吾母可无虞矣。予谓不然，不能收敛，先入之言也。彼疑，遂速他医，果不起。

浙江俞上舍，年五十，患痈将痊，大便闭涩。服芩、连等药，反废饮食。予用益气血之剂，加桃仁、麻仁，亦未效。更以猪胆汁一碗，纳谷道，始效。更以养血气药而平。《原病式》云：诸涩枯涸，皆属于燥。燥者火之气，病后血衰，故大便闭涩，宜以辛甘之药润之。加用寒苦之药，则胃气伐矣。若老弱，或产后而便难者，皆气血虚也，胆汁最效。寻常上部枯燥者，以酒调服亦佳。

脓熟开迟

苏州施二守悌，项下患毒，脓已成，因畏针，焮延至胸，赤如霞，其脉滑数，饮食不进，月余不寐，甚倦。予密针之，脓出即睡，觉而思食。用托里药，两月余而愈。又一人患此，及时针刺，数日而愈。刘玺素虚，患此，不针，溃透颔颊，气血愈虚，竟不救。

广东王上舍，患附骨痈，畏针不开，臀膝通溃，脉数发渴，烦躁时嗽，饮食少思。齐氏曰：疮疡烦躁，时嗽腹痛，渴甚，或泻利无度，或小便如淋，此恶证也。脓出之后，若脉洪数难治，微涩迟缓易治。遂刺之，脓出四五碗许。即服大剂参、芪、归、术，翌日脉稍敛。更以八珍汤加五味、麦门、肉桂、白蔹，三十余剂，脉缓脓稠，三月而愈。

王太守宜人，患发背，脓熟不开，昏闷不食。此毒入内也，断不治。强之针，脓碗许，稍苏，须臾竟亡。大抵血气壮实，脓自涌出。老弱之人，血气枯槁，必须迎而夺之，顺而取之。若毒结四肢，砭刺少缓，腐溃深大，亦难收敛。痛结于颊、项、胸、腹，紧要之地，不问壮弱，急宜针刺，否则难治。

梁阁老孙，甫周岁，项患胎毒。予俟其有脓刺之，脓出碗许，乳食如常。用托里药，月余而愈。靳阁老子亦患此，待脓自出，几至不救。吾乡徐内翰子，患痘毒，及时针刺，毒不内侵，数日而愈。大抵古人制法，浅宜砭，而深宜刺，使瘀血去于毒聚之始则易消。况小儿气血又弱，脓成而不针砭，鲜不毙矣。

一老人，腿患附骨疽肿硬，大按方痛，口干脉弱，肿聚不溃，饮食少思。予谓肿下而坚者，发于筋骨；皮色不变者，发于骨髓。遂以参、芪等药托之。三十余剂，脓虽熟不穿。予谓药力难达，必须针刺。不听，至旬日方刺之，涌出清脓五六碗许。然衰老之人，气血不足，养毒又久，竟不治。大抵疮疽旬日不退宜托之，有脓刺之，有腐肉取之，虚则补之。此十全之功也。

滕千兵，年逾五十，臀患痈，脓熟不开，攻通大肛，脓从大便而出。予辞不能治，果毙。丹溪云：臀居小腹之后，阴中之阴也，道远位僻，血亦罕周。中年后尤虑患此。况脓成不刺，欲不亡，得乎？

腐肉去迟

郑挥使，年逾五十，患发背，形证俱虚，用托里药而溃。但有腐肉当去，彼惧不肯。延至旬日，则好肉皆败矣，虽投大剂，毒甚竟不救。古人谓坏肉恶于狼虎，毒于蜂蠆，缓去之，则戕贼性命。信哉！

阴证似阳

举人潘先甫，年逾四十，患脑疽肿焮，诊其脉沉静。予谓此阳证阴脉，断不起，已而果然。盖疮疽之证，虽属心火，尤当分表里虚实。果元气充实，内有实火者，寒剂或可责效。若寒凉过度，使胃寒脾弱，阳证变阴，或结而不溃，或溃而不敛，阴阳乖戾，水火交争，死无日矣！

阳证似阴

太监刘关，患发背。予奉圣旨往治，肿痛色紫，诊其脉息沉数。陈良甫云：脉数发热而痛者，发于阳也。且疮疡赤甚则紫，即火极似水也。询之，尝服透骨丹半载，乃积温成热所致。遂以内疏黄连汤，再服稍平。更用排脓消毒药，及猪蹄汤、太乙膏而愈。经曰：色与脉当相参应。治之者在明亢害承制之理，阴阳变化之机焉耳。

用药生肌

姑苏黄汝耘，年逾五十，患发背，用生肌药太早，背竟腐溃，更泄泻，脉微缓。予以二神丸，先止实泻，次以大补药治之。用猪蹄汤洗净，以黄芪末填满患处，乃用膏药。喜其初起时，曾用蒜多灸，故毒不内攻，两月而愈。许序班，患发背十余日，疮头如粟许，肿硬木闷，肉色不变，寒热拘急，脉沉实。此毒在内也，先以黄连内疏汤，次用消毒托里药，其毒始发。奈欲速，急用生肌剂，患处忽若负重，身如火焮，后竟不起。东垣云：毒气未尽，不可用生肌药。纵得平复，必再发。若毒气入腹，十死八九。大抵毒气尽，脾气壮，则肌肉自生，生肌药可弗用矣。

罨毒入内

张宜人，年逾六十，患发背，三日肉色不变，头如粟许，肩背加重，寒热，饮冷，脉洪数。陈良甫云：外如麻，里如瓜。齐氏云：憎寒壮热，所患必深。又云：肉色不变，发于肉也。予以人参败毒散二剂，及隔蒜灸五十余壮，毒始发，背始轻。再用托里药渐溃。顾气血虚甚而作渴，参、芪、当归、熟地等药，渴亦止。彼欲速，自用草药罨患处，毒气复入，遂不救。尝见老弱者患此，疮头不起，或坚如牛领之皮，多不待溃而死。有溃后气血不能培养者亦死。凡疮初溃，毒正发越，宜用膏药吸之，参、芪等药托之。若反以药遏之，使毒气内攻者，必不救。智化寺一僧，患疮疥，自用雄黄、艾叶等药，燃于被中薰之。翌日遍身焮肿，皮破水出，饮食不入。予投以解药，不应而死。盖药毒薰入腹内，而散真气，其祸如此。

喉闭附诸骨鲠并稻麦芒在喉及误吞金银铜钱

蒲田吏侍御，患喉闭，以防风通圣散治之，肿不能咽。予谓此症，须针乃可。奈牙关已闭，遂刺少商穴出血，口即开。更以胆矾吹患处，吐痰二碗许，仍投前药而愈。尝见患此疾者，畏针不刺，多毙。少商穴在手大指内侧，去爪甲如韭叶许。

于县尹，喉闭肿痛，寒热，脉洪数。此少阴心火、少阳相火二经为病，其症最恶，惟刺患处出血为上。因彼畏针，先以凉膈散服之，药从鼻出。急乃愿刺，则牙关已紧，不可针。遂刺少商二穴，以手勒去黑血，口即开。仍刺喉间，治以前药，及金钥匙吹之，顿退。又以人参败毒散，加芩、连、玄参、牛蒡子，四剂而平。经曰：火郁发之。谓发汗出血，乃发汗之一端也。河间云：治喉闭之火，与救火同，不容少怠。常见喉闭不去血，喉风不去痰，以至不救者，多矣。每治咽喉肿痛，或生疮毒，以荆防败毒散加芩、连，重者用防风通圣散，并效。

杜举人，咽喉肿痛，口舌生疮。先以清咽消毒散二服，更以玄参升麻汤而愈。

一男子，年三十余，口舌常破，如无皮状，或咽喉作痛，服清咽利膈散愈甚。予以理中汤治之而愈。

聘士王文远，咽喉肿痛，口舌生疮，劳而愈盛。以补中益气汤加玄参、酒炒知母、黄柏，治之而愈。

一男子，咽喉作痛，午后尤甚。以四物汤加酒炒黄柏、知母、桔梗，治之而愈。

治诸骨鲠，象牙末吹患处，或取犬涎，徐徐咽下，立效。治谷麦芒在咽不出，取鸡鹅涎，含之立消。

诸骨鲠，用苎根捣烂，丸如弹子大，就将所鲠物煎汤化下。又方，食橄榄。或用核为末，含之亦效。

治误吞金银等物，多食诸般肥肉，膏滑自从大便出。治误吞铜钱，用炭末，白汤调服。或多食蜜，或饴糖，自从大便出。或多食荸荠，或胡桃肉，钱自消。

治误吞针，用磁石如枣核大，磨令光，钻一孔，用线穿，令含之，针自口出。

口齿咽喉并肾虚耳痛

大宗伯毛公，齿痛，胃脉无力。用补中益气汤，加生地黄、牡丹皮，治之而愈。

党吏部，颊腮肿焮至牙龈，右关脉数。此胃经风热上攻也，以犀角升麻汤，治之而消。

郭职方，齿肿痛焮至颊腮，素善饮。治以清胃散，数剂而愈。

一男子，患齿痛，服清胃散不应，服凉膈散愈盛。予用补肾丸，治之而愈。

一男子，耳内出脓，或痛或痒，服聪耳益气汤不应，服防风通圣散愈甚。予以补肾丸，治之而愈。

瘰　疬

沈氏室，患瘰疬，久而不消，自汗恶寒，此气血俱虚也，遂以十全大补汤，月余而溃。然坚核虽散，而疮口不敛，更灸以豆豉饼，仍与前药加乌药、香附，两月而愈。大抵坚而不溃，溃而不合，皆由气不足也。尝见患此疮者，疮口虽合而不加补，往往变为瘵症。若发寒热，眼内有赤脉贯瞳子，俱不治。一脉者一年死，二脉者二年死。

一妇人，因怒耳下肿痛，以荆防败毒散加连翘、黄芩，四帖而愈。尝治此旬日不消者，以益气血药，及饮远志酒，其肿自消。若无脓者，亦自溃。不戒忿怒者，难治。一妇人亦因怒耳下焮肿，头痛寒热，与荆防败毒散加黄芩治之，表证悉退，但饮食少思，日晡发热。东垣云：虽有虚热，不可太攻，热去则寒生也。遂以小柴胡汤加地骨皮、川芎、当归、茯苓、白术、陈皮，十余帖而愈。次年春，复肿坚不溃，来索方。予定八珍汤加香附、柴胡、地骨皮、桔梗，自制服之。至六七剂，以为延缓，仍服人参败毒散，势愈盛。又服流气饮，则盗汗发热，口干少食。至秋复求治，诊视气血虚极，予辞不治，果殁。今人有疮疡，不审元气虚实，病在表里，便服败毒、流气药。殊不知败毒散乃发表之药，果有表证，亦止宜一二服，多则元气反损，其毒愈盛，虽有人参莫补。流气饮乃耗血之剂，果气结膈满，亦止宜二三服，多则血气愈伤，反为败症，虽有芎、归，难以倚仗。丹溪云：此不膏粱、丹毒之变，因虚劳、气郁所致也。

一妇人，患瘰疬不消，脓清不敛。予以八珍汤，治之少愈。忽肩背痛，不能回顾。此膀胱经气郁所致，当以防风通气汤治之。盖膀胱之脉，始于目内眦，上顶巅，下耳角，复上顶，至脑后，过风府，下项，走肩膊，一支下腰脊。是经气动则脊痛，项强，腰似折。按此非膀胱经证而何？彼乃云：瘰疬，胆经病也，其脉主行项侧，即是经火动而然。遂自服清肝降火之药，反致不食痛盛。复请予，诊其脉，胃气愈弱。先以四君子汤加陈皮、炒芍药、半夏、羌活、蔓荆子，四剂食进痛止。继以防风通气汤，二剂而愈。又一妇，流注溃久，忽发热，乃虚也，与补药二剂。不用，另用人参败毒散，大热而毙。夫老弱之人，虽有风邪，亦宜以补中益气汤治之，况又非表证而峻表，不死何俟？

田氏妇，年逾三十，患瘰疬，已溃不愈。与八珍汤加柴胡、地骨、夏枯草、香附、贝母，五十余剂，形气渐转。更与必效散，二服疮口遂合。惟气血未平，再用前药，三十余剂而平。后田生执此散，不问虚实，概以治人。殊不知散中斑蝥性毒，虽专治瘰疬，多服则损元气。若气血实者，先用此下之，而投补剂，或可愈。若虚而用下药，或追蚀药，瘀肉虽去，而疮口不合，反致难治。

一男子，因怒耳下及缺盆患瘰疬，溃延腋下，形气颇实，疮口不合，以散肿溃坚丸，治之而愈。又一妇患此，气血不弱，亦服此丸，其核并消。而疮口不敛，更以十全大补汤，及灸以豆豉饼，始痊。

广东陈方伯子，远途劳倦，发热，脉大无力，耳下患肿。此劳损症也，饮补中益气汤，自然热退肿消。若专攻毒，则有虚虚之祸。彼不听，服降火药，及必效散，果吐泻不食而死。夫人劳倦则损气，气衰则火旺，火旺则乘其脾土，故倦怠而热，此元气伤也。丹溪云：宜补形气，调经脉，其疮自消。不可汗下。若不详脉证经络，受病之异，而辄下之，鲜不危矣！

汪中翰侄，年及二十，耳下患疬焮痛，左关脉数。此肝经风热所致，以荆防败毒散三贴，表症悉退。再与散肿溃坚丸，月余而平复。

一妇，年二十，耳下结核，经水每过期，午后头痛，服头风药愈盛。予以八珍汤加柴胡、地骨皮，二十余剂而愈。杨文魁，年逾三十，每劳心过度，颈肿发热，服败毒散愈盛。予以补中益气汤，数剂而消。

流　注

陈进士遂初，年逾三十，患腹肿硬，逾年而疮头破，时出血水。此七情所伤，荣气绝于肉理而然，名曰流注。诊之肝脉涩。盖肝病脉不宜涩，小腹正属肝经，须涩脉退，乃可愈。予欲以甘温之剂，补其气血，令自消溃。彼不信，仍服攻伐之药，致气血愈虚，果殁于金旺之月。丹溪云：诸经惟少阳、厥阴之生痈疽，宜预防之，以其多气少血也。少血而肌肉难长，疮久不合，必成败症。苟不知此。辄用峻利毒药，以伐真阴分之血，则其祸不旋踵矣！

一室女，背髀结一核如钱，大而不焮，但倦怠少食，日晡发热，脉软而涩。此虚劳气郁所致也。予用益气养血开郁之药，复令饮人乳，精神稍健。彼不深信，又服流气饮，饮食遂少，四肢痿软。其父悔之，复请予治。予以为决不可起矣，后果毙。

一男子，年三十余岁，素饥寒，患右肋肿如覆瓢，转侧作水声，脉数。经曰阴虚阳气凑袭，寒化为热，热甚则肉腐为脓，即此证也。及按其肿处即起，是脓已成矣。遂以浓煎黄芪六一汤，令先饮二钟，然后针之。脓出数碗许，虚症并至。遂以大补药治之，三月余而愈。大抵脓血大泄，气血必虚，当峻补之。虽有他病，皆宜缓治。盖元气一复，诸病自退。若老弱之人，不问肿溃，尤当补也。

一妇人，左臂胃经部分结肿一块，年许不溃，坚硬不痛，肉色不变，脉弱少食，月经每过期，日晡发热，遇劳或怒则痛。此不足之症也。遂与参、芪、归、术、川芎、芍药、熟地黄、贝母、远志、香附、桔梗、牡丹皮、甘草，百余贴而消。大抵妇病，多起于郁，郁则气血受伤，百病生矣。

一子年十九，腰间肿一块，无头不痛，色不变，三月不溃，饮食少思，肌肉日瘦。此寒搏腠理，荣气不行，郁而为肿也，名曰湿毒流注。《元戎》云：若人饮食疏，精神衰，气血弱，肌肉消薄，荣卫之气短促而涩滞，故寒搏腠理，闭郁而为痈肿者，当补之，以接虚怯之气。遂以十全大补汤加香附、陈皮，三十余剂，始针之，遂出白脓二碗许。仍用前药，倍加参、芪，及以豆豉饼灸之，渐愈。彼惑于速效者，乃内服败毒，外贴寒凉药，反致食少脓稀，患处色紫复。请予治，喜得精气未丧，仍以前药加远志、贝母、白蔹，百剂而愈。此疮若久而不愈，或脓水清稀者，当以内塞散服之，及附子饼灸之，然后可愈。若不慎饮食、起居、七情者，不治。

刘文通室，年愈二十，腰间突肿寸许，肉色不变，微肿不溃，发热脉大。此七情所伤，气血凝滞，涩于隧道而然也。当益气血，开郁结，更以香附饼熨之，使气血充畅，内自消散，不消虽溃亦无虞。不听，乃服十宣、流气之药，气血愈虚，破出清脓，不敛而毙。

乳　痈

王汝道室，年逾三十，每怒后乳内作痛或肿。此肝火所致，与小柴胡合四物汤，加青皮、桔梗、香附、枳壳而愈。彼欲绝去病根，自服流气饮，遂致朝寒暮热，益加肿痛。此气血被损而然。予与八珍汤，三十余剂。喜其年壮，元气易复，而得愈也。

郭氏妾，乃放出宫人，年四十，左乳内结一核坚硬，按之微痛，脉弱懒言。此郁结症也，名曰乳岩。须服解郁结、益血气药，百贴可保。郭谓不然，别服十宣散、流气饮，疮反盛。逾二年，复请予，视其形如覆碗，肿硬如石，脓出如泔。予谓脓清脉大，寒热发渴，治之无功，果殁。

一妇，年逾二十，禀弱，乳内作痛，头疼脉浮。与人参败毒散，倍加人参，一剂表证悉退。但饮食少思，日晡微热，更以小柴胡汤合六君子汤，二剂热退食进。

方以托里药加柴胡，十余剂，针出脓而愈。又有一妇，患此症，脓成畏针，病势渐盛。乃强针之，脓出三碗许，脉数发渴。以大补药，三十余剂而愈。丹溪云：乳房为阳明所经，乳头为厥阴所属。厥阴者肝也，乃女子致命之地，宗筋之所，且各有囊橐。其始焮肿虽盛，受患且于一二囊。若脓成不刺，攻溃诸囊矣，壮者犹可，弱者多致不救。所以必针而后愈也。

一妇人，乳内肿一块，如鸡子大，劳则作痛，久而不消，服托里药不应。此乳劳症也，属肝经血少所致。先与神效瓜蒌散四剂，更隔蒜灸之，肿少退。再服八珍汤，倍加香附、夏枯草、蒲公英，仍间服前散，月余而消。亦有乳疽一证，其状肿硬木闷，虽破而不溃，肿亦不消，尤当急服此散，及隔蒜灸。斯二症乃七情所伤，气血所损，亦劳症也。宜戒怒，节饮食，慎起居，否则不治。

一妇人，患乳痈，气血颇实，但疮口不合，百法不应。予与神效瓜蒌散，四剂少可。更与数剂，及豆豉饼灸之而愈。又一妇患此未溃，亦与此药，三剂而消。良甫云：如有乳劳，便服此药，可杜绝病根。如毒已成，能化脓为水。毒未成者，则从大小便中散之。

一妇人，患瘰疬，与养血顺气药，不应。亦与神效瓜蒌散，二剂顿退，又六剂而消。却与托里药，气血平复而愈。

一妇人，患乳痈，寒热头痛。与荆防败毒散一剂，更与蒲公英春秋间开黄花似菊一握，捣烂，入酒二三盏，再捣，取酒热服，相热罨患处而消。丹溪云：此草散热毒，消肿核，又散滞气，解金石毒之圣药。乡人采充菜，俗呼孳孳丁。

一妇人，产次子而无乳，服下乳药，但作胀。予谓人乳皆气血所化，今胀而无乳，是血气竭而津液亡也，当补其气血，自然有乳矣。乃与八珍汤，倍加参、术，少加肉桂，二十余服，乳遂生，后因劳役复竭。夫其初产有乳，再产而无，其气血只给一产耳，其衰可知。间有产后乳出不止，亦为气虚，宜补药止之。其或断乳，儿不吮亦能作胀，则用麦蘖炒为末，白汤调服以散之。若儿吮破乳头成疮，则用蒲公英末，或黄连胡粉散掺之。若乳头裂破，以丁香末，或蛤粉、胭脂傅之，并效。

内翰李蒲汀太夫人，左胁内作痛，牵引胸前。此肝气不和，尚未成疮。用小柴胡汤，加青皮、枳壳，四剂少可，再加芎、归治之而愈。

漏　疮

一男子，臀患漏，口干发热，喜脓不清稀，脉来迟缓。以豆豉饼灸，及服八珍汤，加麦门冬、五味子、软柴胡、地骨皮，三月余而愈。后因不慎房劳，复溃，脓清脉大，请辞不治，果殁。河间云：因病致痓则为轻。盖病势尚浅，元气未虚也。至病初愈而劳复，或复饮食劳倦，或房劳、七情六欲，阳痒阴弱，加致羸损，此因虚致损，则为重。病势已过，元气已索故也。

一男子，年逾二十，禀弱，左腿外侧患毒，三月方溃，脓水清稀，肌肉不生。以十全大补汤加牛膝，二十余剂，渐愈。更以豆豉饼灸之，月余而痊。又一媪，左臂结核，年余方溃，脓清不敛。一男子，患贴骨痈，腿细短软，疮口不合，俱饮十全大补汤，外用附子饼，及贴补药膏，调护得宜，百贴而愈。大凡不足之症，宜大补之剂，兼灸以补接阳气，祛散寒邪为上。

京师董赐，年逾四十，胸患疮成漏，

日出脓碗许，喜饮食如常。以十全大补汤，加贝母、远志、白蔹、续断，灸以附子饼，脓渐少。谨调护，岁余而愈。

附骨疽

李户部孟卿，环跳穴患附骨疽。彼谓小疮，遂服消毒之剂，更用寒凉药数帖，因痛极。刺之脓瘀大泄，方知为痈也。请予治，诊其脉右关浮大。此胃气已伤，故疮口开张，肉紫下陷，扪之不热。彼云：疮内更觉微冷，自意秘成漏矣。遂以豆豉饼灸之，饮以六君子汤，加藿香、砂仁、炮姜，数剂胃气渐醒，饮食渐进，患处渐缓，肌肉渐生，再以十全大补汤而愈。又毕上舍患此，内痛如锥，外色不变，势不可消。喜其未用寒剂，只因痛伤胃气，而不思食。亦以前药去炮姜治之，饮食少进。更以十全大补汤，二十余剂而脓成。遂针去，仍以大补汤，倍加参、芪、芎、归。脓久不止，更加麦门、五味、贝母、远志，数服渐止，疮亦愈。按二症盖因湿热滞于肉理，真气不能运化。其始宜除湿热，实脾土，和血气，则湿自消散。若脓未成，即以隔蒜灸之，立效。

王时亨室，产后腰间肿痛，两腿尤甚。此由瘀血滞于经络而然也。不早治，必作骨疽。遂与桃仁汤，二剂稍愈。更以没药丸，数服而痊。亦有恶血未尽，脐腹刺痛，或流注于四肢，或注股内，疼痛如锥，或两股肿痛。此由冷热不调，或思虑动作，气所拥遏，血蓄经络而然，宜没药丸治之。亦有经血不行，流注四肢，或股内痛如锥，或因水湿所触，经水不行而肿痛者，宜当归丸治之。凡恶血停滞，为患匪轻，治之稍缓，则流注而为骨疽，多致不救。

肠痈

金台院佥宪，年逾五十，腹内隐痛，小便如淋，皮肤错纵，而脉滑数。此肠痈也，脉滑数则脓已成。遂以广东牛皮胶，酒溶化，送太乙膏，下脓升许。更以排脓托里药，及蜡矾丸而愈。

汪中翰侧室，产后小腹作痛，诸药不应，其脉滑数。此瘀血内溃为脓也。以瓜子仁汤痛止，更以太乙膏而愈。今人产后多有此病，纵非痈患，用之更效。有人脐出脓水，久而不愈，亦以前膏及蜡矾丸治之亦愈。

卷　五

吴郡　薛　己著
新都　吴玄有校

肺　疽

陆司厅子仁，春间咳嗽，唾痰腥秽，胸满气促，皮肤不泽，项强脉数。此肺疽也。盖肺系在项，肺伤则系伤，故牵引不能转侧。肺者气之本，其华在毛，其充在皮，肺伤不能摄气，故胁胀气促而皮肤纵。东垣云：肺疮之脉，微紧而数者，未有脓也；紧甚而数者，已有脓也。其脉来紧数，则脓已成，遂以人参、黄芪、当归、川芎、白芷、贝母、知母、麦门冬、瓜蒌仁、桔梗、防风、甘草，兼以蜡矾丸，及太乙膏治之，脓尽脉涩而愈。至冬脉复数。经云：饮食劳倦则伤脾，脾伤不能生肺金。形寒饮冷则伤肺，肺伤不能生肾水。肾水不足，则心火炽盛，故脉来洪数。经云：冬见心而不治。果殁火旺之月。周国用，年逾三十，患咳嗽，项强气促，右寸脉数，此肺疽也。东垣云：风中于胃，呼气不入，热至于荣，吸气不出。风伤皮毛，热伤血脉，风热相搏，血气稽留于肺，变成疮疽。诊其寸脉数而虚者，肺痿也；数而实者，肺疽也。今诊脉滑，此疽脓已成，以排脓托里之药，及蜡矾丸治之，脉渐涩而愈。锦衣李大器亦患此，吐脓，面赤脉大。予谓肺病脉宜涩，面宜白。今脉大面赤，火克金也，不可治，果然。

一男子，年逾四十，喘咳胁痛，胸满气促，右寸脉大。此风热蕴于肺也，尚未成疮，属有余之症。予欲以泻白散治之。彼谓肺气素怯，不然予言，乃服补药，喘嗽愈甚。两月后，复请视之，汗出如油，喘而不休。此肺气已绝，安用治？后果殁。夫肺气充实，邪何从袭？邪气既入，则宜去之。故用泻白散，所以泻肺中之邪气也。邪气既去，则真气自实矣。

疔　疮

刘贯卿，脚面生疔，形虽如粟，其毒甚大，宜峻利之药攻之。因其怯，以隔蒜灸五十余壮，痒遂止。再灸片时，乃知痛。更用膏药封贴，再以人参败毒散，一服渐愈。夫至阴之下，道远位僻，且怯弱之人，用峻利之剂，则药力未到，胃气先伤，虚虚之祸，有所不免，不如灸之为宜。

松江诸大尹，唇生一疔，已五日，肿硬脉数，烦躁喜冷。此胃经积热所致。先以凉隔散一服，热去五六。更与夺命丹二粒，肿退二三。再与荆防败毒散，四剂而愈。胡生，耳后寸余发一毒，名曰锐疽，焮痛寒热，烦躁喜冷。此胆经蕴热而然。先用神仙活命饮一剂，势减二三。时值仲冬，彼惑于药有用寒远寒之禁，故不再服。自用十宣托里之药，势渐炽，耳肉脓溃。复请视，其喉肿闭，药不能下而殁。又杨锦衣，唇下生疔，脉症但实而不下，反用托里，致口鼻流脓而死，是谓实实之祸。马氏室，忽恶寒作呕，肩臂麻木，手心搔痒，遂瞀闷，不自知其故，但手有一泡。此乃患疔毒也，令急灸患处，至五十余壮而麻。又五十余壮，知痛，投以荆防败毒散而愈。古人谓人暴死，多是疔毒。急用灯照遍身，若有小疮，即是此毒，宜急灸其疮，但是胸腹温者可救。先君云：有人因剥死牛瞀闷，令看遍身，俱有紫泡。使急灸泡处，良久遂苏。或以败毒药而愈。

张都宪夫人，面生疔，肿焮痛甚，数日不溃，脉症俱实。以荆防败毒散加芩、连治之，稍愈。彼以为缓，乃服托里散一剂，其势愈甚，痛极始悟。再用凉隔散二剂，痛减肿溃，又与连翘消毒散十余剂而愈。

郑氏，举家生疔，多在四肢，由皆食死牛肉所致。刺去黑血，更以紫金丹服之，悉愈。

王验封汝和，南京人，感豆毒，面生疔十数枚，肿痛，脉数。以荆防败毒散治之，虽稍愈，尚可畏，更以夺命丹一服而痊。

脱　疽附修指误伤，及足冻成疮

新都杨太仆，年愈四十，左足大指赤肿焮痛。此脾经积毒下注而然，名曰脱疽也。喜色赤而痛，以人参败毒散去人参、桔梗，加金银花、白芷、大黄，二剂；更以瓜蒌、金银花、甘草节，四剂顿退；再以十宣散去桔梗、官桂，加金银花、防己，数剂而愈。又韩判官，亦有此患，色紫赤不痛，以隔蒜灸至五十余壮，尚不知痛；又明灸百壮方知；乃以败毒散加金银花、白芷，数剂而愈。一膏粱人，年逾五十，亦患此，色紫黑，脚焮痛。孙真人云：脱疽之症，急斩去之。毒延腹必不治，色黑不痛者亦不治。喜其饮食如故，动息自察，为疮疡之善证也，尚可治。遂以连翘消毒散六剂，更以金银花、甘草节、瓜蒌二十余剂，患指溃脱。再以当归、川芎、生地、连翘、金银花、白芷二十余剂而愈。次年忽发渴，予治以加减八味丸。不听，另服生津等药，愈盛。却服予前药而愈。一人患脑疽，愈后发渴，固不服前丸，脚背患疽而死。一人作渴欲发疽，与此丸治之，不惟渴止，而气血亦壮。大抵此症皆由膏粱厚味，或房劳太过，丹石补药所致。其发于指，微赤而痛，可治。治之不愈，急斩去之，庶可保，否则不治。色紫黑，或发于脚背，亦不治。或先发而后渴，或先渴而后发，色紫赤而不痛，此精气已竭，决不可治。

一刍荛，左足指患一泡，麻木色赤，次日指黑，五日足黑冷，不知疼痛，脉沉细。此脾胃受毒所致。以飞龙夺命丹一服，翌日令割去足上死黑肉，割后骨始痛可救，遂以十全大补汤治之而愈。盖肉死乃毒气盛，而拒截营气所致。况至阴之下，气血难达，经云风淫末疾，即此是也。向若攻伐之，则邪气愈盛，乘虚上侵，必不救。

一妇人，修伤次指，成脓不溃，焮痛至手，误敷凉药，以致通焮微呕少食，彼以为毒气内攻。诊其脉沉细。此痛伤胃气而然也，遂刺之，服八君子汤加藿香、当归，食进更服八珍汤，加黄芪、白芷、桔梗，月余而愈。一后生亦患此，黑色不痛，其指已死，予欲斩去，速服补剂，恐黑上臂不治。彼不信，另服败毒药，手竟黑，遂不救。

一男子，亦伤拇指，色紫不痛。服托里药，及灸五十余壮，作痛溃脓而愈。吴举人幼女，因冻伤两足，至春发溃，指俱坏，遂去之，服以大补药而愈。蓝上舍女，患嵌甲，伤指年余不愈，日出脓数滴。予谓足大指乃肝脾二经发源之所，宜灸患处，使瘀肉去，阳气至，疮口自合，否则不治。彼忽之，不早治，后变劳症而殁。盖至阴之下，血气难到。若女人患此，又多因扎缚，致血脉不通；或被风邪所袭，则无气血荣养，遂成死肉。惟当壮其脾胃，行其经络，生其血气则愈。其有成破伤风，以致牙关紧急，口眼㖞斜者，先以玉真散一二服，然后投以通经生血之剂。

天泡疮

毛阁老孙，年十余岁，背侧患水泡数颗，发热脉数。此肺胃经风热所致，名曰天泡疮。遂以荆防败毒散加芩、连服之，外去毒水，以金黄散敷之，又四剂而愈。又杨文魁腹患此，延及腰背，焮痛饮冷，脉数，按之愈大。乃表里俱实也，以防风通圣散一剂，更敷前散，势减大半。再以荆防败毒散，二剂而愈。

杨梅疮近时称

一男子，下部生疳，诸药不应。延遍身突肿，状似翻花，及筋挛骨痛，至夜尤甚。此肝肾二经湿热所致。先以导水丸五服，次以龙胆泻肝汤数剂，再与除湿健脾之药，外贴神异膏吸其脓，隔蒜灸拔其毒而愈。若表实者以荆防败毒散，里实者以内疏黄连汤。又有表里俱实者，防风通圣散；表里俱虚者，八珍汤。气虚者，四君子汤；血虚者，以四物汤。俱加兼症之药，治之并愈。若服轻粉等药，反收毒于内，以致迭发。概服防风通圣散，气血愈虚，因而不治者多矣。又一捷治，见《外科发挥》。

一男子，患杨梅疮，后两腿一臂，各溃二寸许一穴，脓水淋漓，少食无睡，久而不愈。以八珍汤加茯神、炒酸枣仁服，每日以蒜捣烂涂患处，灸良久，随贴膏药，数日少可。却用豆豉饼灸，更服十全大补汤而愈。凡有肿硬或作痛，亦用蒜灸，及敷冲和膏，内服补药，并效。

时毒

徐考功兄，湖广人，年逾三十，耳面焮肿，寒热拘急，脉浮洪。此时毒证也。齐氏云：时毒者，感四时不正之气所致也。其后发于面、鼻、耳、项、咽喉，赤肿，或结核，令人增寒壮热，头疼，肢体痛。昧者以为伤寒。五七日间乃能杀人，十日外不治。延余诊。其脉若浮数，邪气在表，当发之；沉实者，邪气在里，当下之。今其脉浮洪，此邪在表也，以荆防败毒散，加牛蒡子、玄参，治之渐愈，更以升麻、葛根、连翘、桔梗、川芎、金银花、牛蒡子而平复。又云：宜于鼻内嗅通气散，取十余嚏作效。用嚏药不嚏者，不可治。如嚏有脓血，治之必愈。如左右看病之人，每日用嚏药嚏之，必不传染。

周举人母，年六十，时仲冬，患时毒，头面耳项，肿赤痛甚，大便闭涩，脉数实。此表里俱实也。饮防风通圣散，一剂，势愈盛。此药力犹浅也。取磁锋击刺患处，出黑血，仍与前药，稍可。再与败毒散加连翘、荆、防，一十余剂而愈。若拘用寒远寒，用热远热，年高畏用硝、黄，投以托里之药，或寻常消毒药治之，鲜不危矣！

风　　热

宋生，遍身作痒，搔破成疮出水，脉浮数。此手足阳明经风热所致。以人参败毒散，对四物汤，加芩、连服之；外以松香一两，枯矾五钱，轻粉三钱，为末，麻油调敷，月余而愈。又一人患此，但脉沉实，以前药加大黄治之渐愈，再服人参败毒散而平复。

徐工部宜人，先两膝后至遍身筋骨皆痛，脉迟缓。投以羌活胜湿汤，及荆防败毒散加渗湿之药，治之不应。次以附子八物汤，一剂悉退，再服而愈。若脉洪数而痛者，宜服人参败毒散。有毒自手足起，至遍身作痛，或至颈项结疬如贯珠者，此为风湿流气之证，宜以加减小续命汤，及独活寄生汤治之。又有小儿宿痰失道，痈肿见于颈项或臂膊胸背，是为冷证，宜用四生散敷贴，内服前药，及隔蒜灸之。

王乔，年逾三十，有患毒，以人参败毒散一剂，更以十宣散去参、桂，加金银花、天花粉，四剂而溃。因怒动肝火，风热上壅，头面赤肿，焮痛饮冷，以荆防败毒散加芩、连、薄荷，二剂不应。急砭患处，出黑血盏许，仍以一剂，势退大半。再进人参败毒散，四剂而愈。夫病有表里上下之殊，治有缓急攻补之异，若不砭刺，毒气结于肉理，药不能及，焮肿日甚。使投峻利之药，则上热未除，中寒已作，必伤命矣！

一妇人，脑左肿痛，左鼻出脓，年余不愈，时或掉眩，如坐舟车，正许叔微所谓肝虚风邪袭之而然也。以川芎一两，当归三钱，羌活、旋覆花、细辛、蔓荆子、防风、石膏、藁本、荆芥穗、半夏曲、干地黄、甘草半两，乃制一料，每服一两，姜水煎服而愈。

一男子，眼赤痒痛，时或羞明下泪，耳内作痒，服诸药不应，气血日虚，饮食日减，而痒愈盛。此肝肾风热上攻也。以四生散，酒调，四服而愈。又一人，头目昏眩，皮肤瘙痒，搔破成疮，以八风散治之亦愈。

陆子仁子，感冒后，发痓，不醒人事，磨伤膂肉三寸许一块。此膀胱经必有湿热，诊其脉果数。予谓此死肉最毒，宜速去之。否则延溃良肉，多致不救。遂取之，果不知疼痛，因痓不止。陆君疑为去肉所触。予谓此风热未已，彼不听，另用乳、没之剂，愈甚。复请治，予以祛风消毒药敷贴，查春田饮以祛风凉血、降火化痰之剂而愈。金工部洪载，伤寒后亦患此，甚危。亦取去死肉，以神效当归膏敷贴，以内疏黄连汤饮之，狂言愈甚，其脉愈大。更以凉隔散二剂，又以四物汤加芩、连数剂而愈。予见患疮者，责效太迫，服一二剂未应，辄改服他药，反致有误。不思病有轻重，治有缓急，而概欲效于一二剂之间，难矣！况疮疡一证，其所由来，固深以久，又形证在外，肌肉溃损，较之感冒无形之疾不同，安可旦夕取效？患者审之。

吴黄门瞻之，腮赤肿痛，此胃经风热上攻所致，以犀角升麻汤二剂而平。又姜大理患此，以前汤。为人所惑，谓汤内白附子性温而不服，另用荆防败毒散，愈盛。后虽用此汤，尚去白附子，亦不应。后用全方三剂而愈。本草云：白附子味甘辛，气温无毒，主面上百病，及一切风疮，乃风热之主药。《内经》云：有是病，用是药。苟不用主病之药，病焉得而愈哉？

一男子，患疮疥，多在两足，午后痛甚，腿腕筋紫而胀，脉洪大。此血热而然也。于紫处砭去毒血，更以四物汤加芩、连、柴胡、地骨粉、丹皮，服之而愈。如手臂有疮，臂腕筋紫，亦宜砭之。老弱人患此作痛，须补中益气汤，加凉血药治之。

有人年逾五十，筋骨痿软，卧床五年，遍身瘙痒，午后尤甚。予以生血药治之，痒渐愈，痿少可。更以加味四斤丸治之，调治谨守，年余而痊。河间云：热淫于内，而用温补药何也？盖阴血衰弱，不能养筋，筋缓不能自持，燥热淫于内，宜养阳滋阴，阴实则水升火降矣。

一男子，遍身瘙痒，诸药不应，脉浮，按之而涩。予以生血药为主，间以益气，百帖而愈。

妇人血风瘾疹

一妇人，生风癜似癣，三年不愈，五心烦热，脉洪，按之则涩。此血虚之证也，当以生血为主，风药佐之。若专攻风毒，则血愈虚，而热愈炽。血被煎熬，则发瘰疬，或为怯证。遂以逍遥散数剂，及人参荆芥散二十余剂而愈。

一妇，遍身瘙痒，秋冬则剧，脉浮数。此风邪客于皮肤而然也，名曰血风疹。饮以消风散，及搽蛇床子散，少可。更以四物汤加荆、防，数剂而愈。又一妇人患此，夏月尤甚，脉洪大，以何首乌散。一妇患赤斑，瘙痒搔破，成疮出水，久而不愈，内服当归饮，外搽蛇床子散，并愈。又一妇久患此，诸药不应，以四生散数服而愈。大抵妇人体虚，风邪客于皮肤，则成白疹；寒湿客于肌肉，郁热而为赤疹。色虽有异，治法颇同。凡人汗出，不可露卧及浴。经云：汗出见湿，乃生痤疿。《雷公》云：遍身风疹，酒调生侧。予用屡验。

风　寒

一妇人，年逾四十，近环跳穴生毒，尺脉沉紧，腿不能伸屈。经曰：脾寒移于肝，痈肿筋挛。夫脾主肉，肝主筋。肉温则筋舒，肉冷则筋急。遂与乳香定痛丸治之，少愈。更以助胃壮气血药，二十余剂而消。

王汝道，膝腿肿，筋骨痛，服十宣散不应，脉沉细。予以五积散二剂而痛止。更以十宣散去桔梗，加牛膝、杜仲，三十余剂，脓溃而愈。此寒气之肿，八风之变也。

一妇人，臂痛筋挛，不能伸屈，遇寒则剧，脉紧细。正陈良甫所谓肝气虚，为风寒流于血脉、经络，搏于筋。筋不荣，则干急而为痛。先以舒筋汤，更为四物汤加牡丹皮、泽兰、白术，治之而痊。亦有臂痛不能举，或转左右作痛，由中脘伏痰，脾气滞而不行。宜茯苓丸，或控涎丹治之。

胡县丞，遍身走痛，两月后左脚面结肿，未几腿股又患一块。脉轻诊则浮，重诊迟缓。此气血不足，腠理不密，寒邪袭虚而然。以加减小续命汤四剂，及独活寄生汤数剂，疼痛顿去。更以托里药，倍加参、芪、归、术，百帖而愈。后又有刘生，手臂结核如栗，延至颈项，状似瘰疬。此风湿流注，亦以前药治之而愈。

一男子，每至秋冬，遍身发红点，如斑作痒。此寒气收敛，腠理阳气不能发越，怫郁内作也。宜以人参败毒散解散表邪，再以补中益气汤益气实表。彼以为热毒，自用凉药愈盛。复请，以补中益气汤加茯苓、半夏、羌活四剂，更以补中益气汤数剂而愈。刘守真曰：疮肿因内热外虚，风湿所乘。然肺主气皮毛，脾主肌肉，气虚则肤腠开，风湿所乘，脾气湿而内热，即生疮也。肿者，由寒热毒气，客于经络，使血涩壅结成肿。风邪内作者，且无头无根。气血相搏作者，有头有根。亦核肿，则风气流会。疮以痛为实，痒为虚者，非谓虚为寒，谓热之微甚也。

顾泰至，患瘰疬，寒热焮痛。治以人参败毒散，翌日遍身作痛，不能转侧。彼云素有此疾，服药不应，每发痛至月余自止。陈良甫云：妇人体虚受气，邪之气随血而行，或淫溢皮肤，卒然掣痛，游走无常，故名走注痛。即历节风也，以四生丸治之而愈。

鹤膝风

一男子，左膝肿大，三月不溃。予谓体虚之人，风邪袭于骨节，使气滞而不行，故膝愈大，而腿愈小，名曰鹤膝风。遂以大防风汤，三十余剂而消。张上舍亦患此，伏枕半载，流脓三月。彼云初服大防风汤去附子，将溃，服十宣散，今用十全大补汤而去肉桂，俱不应。视脉证甚弱。予以十全大补汤，每帖加热熟附子一钱。服三十余剂少愈，乃去附子五分。服至三十余剂将愈，却去附子，更以三十余剂而痊。夫立方之义，各有所宜。体气虚弱，邪入骨界，遏绝隧道。若非用附、桂辛温之药，开散关节腠理之寒邪，通畅隧道经络之气血，决不能愈。且本草云，附子治寒湿，痿躄拘挛，膝痛不能行步。以白术佐之，为寒湿之圣药。又云，桂通血脉，消瘀血，坚骨节，治风痹骨挛脚软，宣导诸药。十全大补汤以治前证，不但不可去桂，亦不可不加附子。无此二味，何以行参、芪之功，健芎、归之性，而补助血气，使之宣通经络，伏大虚之证，以收必捷之效哉！况前证在骨节之间，关键之地，治之不速，使血气循环，至此郁而为脓，从此而泄，气血沥尽，无可生之理矣。亦有秋夏露卧，为寒折之，煿热内作，遂成附骨疽。有贼风搏于肢节，痛彻于骨，遇寒尤甚，以热熨之少减，尤当以大防风汤治之。更以蒜捣烂，摊患处，用艾铺蒜上烧之，蒜坏易之，皮肤倘破无妨。若经久不消，极阴生阳，溃而出水，必致偏枯，或为漏症。宜服内寒散，及附子灸之。或脉大，或发渴不治，以其真气虚而邪气实也。

湿热

蕲阁老子，玉茎肿痛，服五苓散等药不应。予诊其脉，左关弦数，此肝经积热而成。以小柴胡汤送芦荟丸，一服势去三四，再服顿愈。

山西张县丞，年逾五十，两腿肿胀，或生瘔瘟，小便顿而少，声如瓮出，服五皮等散不应。掌医院银台李先生，疑谓疮毒，令请予治。诊其脉右关沉缓，此脾气虚，湿气流注而然，非疮毒也。刘河间云：诸湿肿满，皆属于土。按之不起，皆属于湿。遂投以五苓散加木香，倍苍术、白术，亦不应。予意至阴之地，关节之间，湿气凝滞。且水性下流，脾气既虚，安能运散？若非辛温之药，开通腠理，行经活血，则邪气不能发散。遂以五积散二剂，势退大半。更以六君子汤加木香、升麻、柴胡、薏苡仁，两月余而愈。设使前药不应，更投峻剂，虚虚之祸，不及救矣。

一男子，湿热下注，两腿生疮。以人参败毒散加苍术、黄柏服之，以金黄散敷贴。又一人患此，久而不愈，以船板灰存性一两，轻粉三钱为散，麻油调贴，更以黄柏、知母、防己、龙胆草、茯苓、当归、川芎、黄芪、白术，服之并愈。若人两腿生疮作痛，或遍身作痛，以当归拈痛汤治之。

赵千兵，患两腿生疮，每服败毒药，则饮食无味，反增肿胀。此脾虚湿热下注也，以六君子汤加苍术、升麻、酒炒芍药服之，以黄蜴、麻油各一两，轻粉三钱，为膏贴之而愈。大凡下部生疮，虽属湿热，未有不因脾肾虚而得之者。

仪真陈仪部司厅，年逾五十，两臁生疮，日久不愈，饮食失节，或劳苦，或服渗利消毒之剂愈盛，脾脉大而无力。此脾虚而无湿热也，以补中益气汤数剂少愈，更以六君子汤加苍术、升麻、神曲治之而愈。尝治下部生疮焮痛，或发寒热，或脚气肿痛，以人参败毒加槟榔、紫苏、苍术、黄柏并效。久不愈者，以四生散治之。愈后以补肾丸补之，庶不再发矣。

北京刘鸿，腿生湿疮，数年不愈，尺脉轻诊似大，重诊无力。此肾气虚，风邪袭之而然，名曰肾脏风疮。以四生散治之。彼不信，自服芩、连等药，遂致气血日弱，脓水愈多，形证愈惫。迨二年，复邀治，仍以前药治之而愈。夫肢体有上下，脏腑有虚实。世之患者，但知苦寒之药能消疮毒，殊不知肾脏风因肾气不足所致。当以蒺藜为君，黄芪为臣，白附子、独活为佐使。若再服败毒等药，则愈耗元气，速其死矣。

高兵部，连日饮酒，阴挺并囊湿痒，服滋阴等药不应。予谓前阴者，肝经脉络也。阴气从挺而出，素有湿，继以酒，为湿热合于下焦而然也。经云：下焦如渎。又云：在下者引而竭之。遂以龙胆泻肝汤，及清震汤治之而愈。若服此药不应，宜补肝汤，或四生散治之。

赵大用，两臂肿痛，服托里药日盛。予谓肿属湿，痛属火。此湿热流注经络也，以人参败毒散加威灵仙、酒炒黄芩、南星，数剂渐愈。更以四物汤加苍术、黄柏、桔梗，二十余剂而消。又一妇，下体肿痛，亦与人参败毒散加威灵仙、黄柏、苍术，数服痛减。更以四物汤加黄柏、红花、防已、苍术、泽泻，三十余剂亦消。

叶巡检，两腿作痛，每痛即以湿布拓之，少愈。月余反盛，夜痛尤剧。丹溪云：血受热已自腾沸，或涉冷，或受湿取凉，热血得寒，污浊凝涩，所以作痛。夜痛甚，行于阴也。苟痛以冷折之，即前所谓取凉之证也。以五积散二剂，顿愈。更以四物汤加黄柏、苍术、牛膝、木瓜，三十余剂而消。夫湿痰浊血，注于僻道。若非行经流湿，推陈致新，不能瘳也。如药蒸罨，或用凉药敷贴，或用凉药降火，又成败证矣。

户部韩老先生，山西人，左臂肘患一紫泡，根畔肿赤，大肠脉芤。予谓芤主失血，或积血。公曰：血痢未瘳，以芍药汤二剂，更以人参败毒散二剂，疮痢并愈。

一老人患痢，骤用涩药，致大肠经分作痛。此湿毒流于隧道而然，以四物汤加桃仁、酒黄芩、红花、升麻、枳壳、陈皮、甘草，治之渐愈。因年高胃弱，竟致不起。又一患者，亦用涩剂，环跳穴作痛。予与前药，去升麻、陈皮、甘草，加苍术、黄柏、柴胡、青皮、生姜，十余剂稍可。更刺委中，出黑血而愈。如手蘸热水，拍腿上有泡起，去血亦可。不若刺穴，尤速效也。委中在膝腕中央横纹中动脉便是。

一男子，患痛筋挛，遍身酸软。一道人与痰药，及托里药，期三日可痊，皆不应。请予治。予谓非疮毒。大筋软短，小筋弛长，此湿热为患也。以人参败毒散加苍术、黄柏、槟榔、木瓜、治之少愈。更为清燥汤二十帖而痊。夫内有湿热，外有风寒，当泄不当补。反以甘温之剂，必不效矣。

余举人弟，年及二十，腿膝肿痛，不能伸屈，服托里药反盛。予以人参败毒散，加槟榔、木瓜、柴胡、紫苏、苍术、黄柏而愈。

痔附疝气、囊痈、妇人阴疮、男子便血

一男子，痔疮肿痛，便血尤甚，脉洪且涩。经云：因而饱食，筋脉横解，肠澼[1]为痔。盖风气通于肝，肝生风，风生热，风客则淫气伤精，而成斯疾。遂与黄连、当归、黄芪、生地黄、防风、枳壳、白芷、柴胡、槐花、地榆、甘草，治之渐愈。次以黄连丸而瘥。又姜生，便血数年，百药不应，面色萎黄，眼花头眩，亦以黄连丸治之而平。

曹铨，因饮法酒，肛门肿痛，便秘脉实，服荆防败毒散不应，予用黄连内疏汤而愈。

一男子，患痔，脉浮鼓，午后发热作痛。以八珍汤加黄芪、柴胡、地骨皮，治之稍可。彼欲速效，用劫药蚀之，痛甚，绝食而殁。夫疮之溃敛，气血使然也。脉浮鼓，日晡痛，此气血虚也。丹溪云：疮口不合，用大剂参、芪、术、归、芎补之外，以附子饼灸之，更以补药作膏贴之。

一男子，年逾四十，有痔漏，大便不实。服五苓散，愈加泄泻，饮食少思。予谓非湿毒，乃肠胃虚也，当以理中汤治之。彼不为然，仍服五苓散，愈甚。复请予，乃以理中汤及二神丸，月余而平。

李逵，因痔疮怯弱，以补中益气汤，少加芩、连、枳壳，治之稍愈。后因怒加甚，时仲冬，脉得洪大。予谓脉不应时，此乃肾水不足，火来乘之，药不能治。果殁于火旺之月。尝见患痔者，肾脉不足，俱难治。

张刑部德弘，便血数年，舌下筋紫，午后唇下赤，胃肺脉洪。予谓大肠之脉散舌下，大肠有热，故舌下筋紫又便血。盖胃脉环口绕承浆，唇下即成浆也，午后阴火旺，故承浆发赤。盖胃为本，肺为标，乃标本有热也。遂以防风通圣散为丸，治之而愈。后每睡忽惊跳而起，不自知其故，如是者岁余。脑发一毒，焮痛，左尺脉数。此膀胱经积热而然，以黄连消毒散，数剂少愈。次以金银花、瓜蒌、甘草节、当归，服月余而平。

刘商，有痔，肛门脱出。此湿热下注，真气不能升举。诊其脉果虚。遂以四君子汤加黄芪、芎、归、苍术、黄柏、升麻、柴胡服之，更以五倍子煎汤薰洗。彼以为缓，乃用砒霜等毒药饮之而殁。夫劫药特治其末，且能伐真元，鲜不害人。慎之，慎之！

徐生，因痔气血愈虚，饮食不甘，小便不禁，夜或遗精。此气虚兼湿热而然，非疮故也。以补中益气汤加山茱萸、山药、五味子，兼还少丹，治之而愈。

一男子，患痔漏，脓出大便，诸药不应，诊其脉颇实。令用猪腰子一个切开，入黑牵牛末五分，线扎，以荷叶包煨熟，空心细嚼，温盐酒送下，数服顿退，更以托里药而愈。

一男子，年逾四十，阴囊肿痛，以热手熨之少缓，服五苓等散不应，尺脉迟软。此下虚寒邪所袭而然，名曰寒疝，非疮毒也。予以蟠葱散治之少可，更以芦巴丸服之而平。

胡同知，陕西人，年逾五十，阴囊肿痛，得热愈甚，服蟠葱散等药不应，肝脉数。此囊痈也，乃肝经湿热所致。脓已

①肠澼：原作“肠僻”，据《素问·生气通天论》改。

成，急针之，以龙胆泻肝汤，脉证悉退。更以托里滋阴药，外搽杉木灰、紫苏末，月余而愈。此症虽溃尽而无害，患者审之。

柏道官，年六十余，阴囊已溃，痛不可忍，肾丸露出。与龙胆泻肝汤服之，及敷前末，不应。子意此湿气炽盛，先以槐花酒一碗，仍以前汤，少愈。更以托里加滋阴药，月余而平，设以前药不应，加之峻剂，未有不损中气，以致败者也。聘士陈时用、沈汝和患此，悉用前药而愈。

一妇人隐内脓水淋漓，或痒或痛，状似虫行，诊之少阴脉滑数。此阴中有疮也，名曰䘌，由心神烦郁，胃气虚弱，气血凝滞所致。与升麻、白芷、黄连、木通、当归、川芎、白术、茯苓、柴胡煎服，服拓肿汤薰洗，更搽蒲黄、水银，两月余而愈。或有胞络虚，风邪乘阴，血气相搏，令气否涩，致阴肿痛，当以菖蒲散治之，更以枳实炒热，帛裹熨之，冷则再炒。或有子脏虚冷，气下冲，致阴脱出，谓之下脱，或因产努力而脱者，以当归散治之。久不愈者，以补中益气汤，倍加升麻、柴胡升举之。

一男子，尿血，阴茎作痛，服清心莲子饮不应，服八正散愈盛。予以发灰，醋汤调服，少愈，更以斑龙丸而平。

悬痈

黄吏部，谷道前患毒，焮痛寒热。此肝经湿热而致，名曰悬痈，属阴虚症。先以制甘草，二服顿退。再以四物加车前子、青皮、甘草节、酒制黄柏、知母，数服而消。又一弱人，茎根结核，如大豆许，劳则肿痛。先以十全大补汤去桂，加车前子、麦门冬、酒制黄柏、知母、少愈，更服制甘草渐愈，仍以四物、车前之类而消。又一患者，焮痛发热，以龙胆泻肝汤二剂，及制甘草四剂而溃，再用滋阴之剂而愈。若或脓未成，以葱炒热敷上，冷易之，隔蒜灸之，亦可。数日不消或不溃，或溃而不敛，以十全大补汤加柴胡梢为主，间服制甘草，并效。若不保守，必成漏矣。

一男子，年逾五十，患悬痈脓清，肝肾脉弱。此不慎酒色，湿热壅滞也。然脓清脉弱，老年值此，何以收敛？况谷道前为任脉发源之地，肝经宗筋之所。予辞不可治，后果死。尝治此痈，惟涧水制甘草有效。已破者，兼以十全大补汤为要法。

便毒

举人凌待之，湖州人，年逾四十，患便毒，克伐太过，饮食少思，大便不实，遗精脉微。东垣云：精滑不禁，大便自利，腰脚沉重，下虚也。仲景曰：微弱之脉，主气血俱虚也。先以六君子汤，加破故纸、肉豆蔻煎服，泻止食进。更以十全大补汤加行经药，十余剂而消。

胡判官，患便毒，脓稀脉弱。以十全大补汤加白蔹、五味子、麦门，三十剂稍愈。更以参芪归术膏而平。因新婚复发，聚肿坚硬，手足并冷，脉弱皮寒，饮食少思。此虚极也，仍用前药，加桂、附，三剂稍可。彼欲速，自用连翘消毒散，泻利不止，竟致不救。

京台王文远，年逾四十，素劳苦，患便毒，发寒热。先以小柴胡汤加青皮，一服表症悉退；次以补中益气汤加穿山甲，二服肿去三四；更以托里之药五六服，脓成刺去，旬日而敛。

卷　六

吴郡　薛　己著
新都　吴玄有校

痔疮附玉茎肿及挺及出白脓

一老人，患痔，小便淋沥，脉细体倦。此气虚兼湿热也。用清心莲子饮，及补中益气汤治之而愈。又一弱人，拗中作痛，小便淋沥。此因火燥，下焦无血，气不能降，而渗泄之令不行。用四物汤加黄柏、知母、茯苓、牛膝、木通，十余帖，痛止便利。先君气短，拗中若疮，小便不通，制四物汤加参芪煎，吞滋肾丸而愈。盖前证以虚为本，以病为末，益其本则末自去。设若不固元气，专攻其病，害滋深矣。

王锦衣，年逾四十，素有淋，患痔疮，焮痛倦怠，用小柴胡汤加黄连、黄柏、青皮、当归而愈。

杜举人名京，年逾三十，阴囊湿痒，茎出白物如脓，举则急痛。此肝疝也，用龙胆泻肝汤而愈。有阴茎肿，或缩或挺或痒，亦以此药治之。

王上舍，遗精，劳苦愈甚，拗中结核。服清心莲子饮、连翘消毒散，不应。予以八珍汤加山药、山茱萸、远志，十余剂渐愈。更以茯菟丸治之，遂不复作。叶巡检患此，云诸药不应，卢丹谷与八味丸治之而愈。

杖　疮

文刑部用晦，伏阙谏南寻受杖，瘀血已散，坏肉不溃。用托里之药稍溃，而脓清。此血气虚也，非大剂参芪不能补。文君亦善医，以为恐腹满。予强之，饮食稍思。遂加大补剂，饮食日进，肉溃脓稠而愈。尝治江翰林，姚、王、郑三吏部，李、陈、姜三礼部，南、吴二刑部，皆与文同事者，先散其瘀血，渐用排脓托里之药，俱愈。大叫号则伤气，痛忍则伤血，此气血之虚明矣。况脾主肌肉，脾气受伤，饮食必减。血一冰则肌肉不旺，故必理脾，脾健肉自生。若非参、术、归、芪之类培养脾土，则肌肉何由以生？然又须分病人虚实，及有无瘀血停积。盖打扑坠堕，皮肉不破，肚腹作痛者，必有瘀血在内，宜以复元活血汤攻之。老弱者，四物汤加红花、桃仁、穿山甲补而行之。若血去多而烦躁，此血虚也，名曰亡血，以独参汤补之。有打扑坠堕稍轻，别无瘀血等症，但是疼痛不止者，惟和血气、调经脉，其痛自止。更以养气血、健脾胃，无有不效。亦有痛伤胃气作呕，或不饮食者，以四君子汤加藿香、砂仁、当归治之。若有瘀血，不先消散，而加补剂，则成实实之祸。设无瘀血，而妄行攻利，则致虚虚之祸。予戊辰年，公事居庸关，见覆车被伤者七人，仆地呻吟，一人未苏。予俱令以热童便灌之，皆得无事。予于壬申年，被重车碾伤，闷瞀良久复苏，胸满如筑，气息不通。随饮热童便一碗，胸宽气利，惟小腹作痛。吾乡徐银台东濠先生，与复元活血汤一剂，便血数升许，痛肿悉退，更服养血气药而痊。大凡损伤，不问壮弱，及有无瘀血停积，俱宜服热童便，以酒佐之，推陈致新，其功甚大。若胁胀，或作痛，或发热烦躁，口干喜冷，惟饮热童便一瓯，胜服他药。他药虽亦可取效，但有无瘀血，恐不能尽识，反致误人。惟童便不动脏腑，不伤气血，万无一失。尝询诸营操军，常有坠马伤者，何以愈之？俱对曰：惟服热童便即愈。此其屡试之验，亦明矣。又凡肿痛，或伤损者，以葱捣烂，热罨之，尤妙。

夏凤，北京人，因杖疮，臀膝通溃，脓瘀未出，时发昏愦，此脓毒内作而然也。急与开之，昏愦愈盛。此虚也，以八珍汤一服少可。数服，死肉自腐，顿取之。令用猪蹄汤洗净，以神效当归膏涂贴，再以十全大补汤，两月而愈。若更投破血之药，则危矣。大抵杖疮一症，皆瘀血为患，宜速治疗，浅者砭之，深者针之，更以活血流气药和之，内溃者开之，有腐肉取之，以壮胃生血药托之，可保无虞。有伤筋骨而作痛者，以没药降圣丹治之。若牙关紧急，或腰背反张者，以玉真散治之，并效。

火　疮

冯氏子，患火疮，骤用凉药敷贴，更加腹胀不食。予以人参败毒散加木通、山栀治之，外以柏叶炒为末，麻油调搽，渐愈。尝用煮大汁上浮脂，调银朱涂之，更效。若用凉药，逼火毒入内，多致不救。

虫犬伤附破伤风

陈镒，居庸关人，蝎螫手，疼痛彻心，顷刻焮痛至腋，寒热拘急，头痛恶心。此邪正二气相搏而然。以飞龙夺命丹涂患处及服止痛之药，俱不应。乃以隔蒜灸法灸之，遂愈。予母及予，皆尝被螫，如前灸之，痛即止。予母又尝为蜈蚣伤指，亦用前法而愈。主蛇毒之类所伤，依此疗之，并效。本草谓蒜疗疮毒，有回生之功。有一猎户，腿被狼咬，痛甚，治以乳香定痛散，不应。予思至阴之下，气血凝结，药力难达，令隔蒜灸至五十余壮，疼痛悉去。仍以托里药，及膏药贴之而愈。又王生，被斗犬伤腿，顷间焮痛，至于翌日，牙关紧急，以玉真散治之不应，亦隔蒜灸三十余壮而苏，仍以玉真散及托里消毒药而愈。一人误伤去小指一节，牙关紧急，腰背反张，人事不知，用玉真散、青州白丸子各一服，未应，此亦药力不能及也。急用蒜捣烂，裹患指，以艾灸之，良久觉痛。仍以白丸子一服，及托里散数服而愈。夫积在肠胃，尚为难疗，况四肢受患，风邪所袭，遏绝经络者。古人所制淋、溃、贴、熻、镰、刺等法，正为通经络导引气血也。

一男子，坠马伤头并臂，令葱捣烂，炒热罨患处，以热手熨之，服没药降圣丹而愈。本草云：葱大治伤损。

腹　痛

杨锦衣子，十岁，腹胀痛，服消导药不应，彼以为毒。请诊，其脉右关沉伏，此食积也。河间云：食入即吐，胃脘痛，更兼身体痛难移，腹胀善噫，舌本强，得后与气怏然衰，皆脾病也。审之果因食粽得此，以白酒曲，热酒服而愈。

黄恭人，腹内一块，不时作痛，痛则人事不知，良久方苏，诸药不应。诊其脉沉细，则非疮毒。刘河间云：失笑散治疝气，及妇人血气痛欲死，并效。与一服，痛去六七，再而平。此药治产后心痛、腹绞痛及儿枕痛，尤妙。

误吞水蛭

一男子，患腹痛，食热则痛甚，诸药不应。半年后，腹加肿胀，面色萎黄。诊其脉不洪滑，非痈也。询之，云：始于渴甚，俯饮涧水。予意其误吞水蛭而然。取河泥为丸，空心用水送下百丸，果下蛭而愈。又一子，因跌沟中，腹作痛，服积惊等药不应，亦依前症疗之而愈。

虫入耳

先君尝睡间有虫入耳，痛瞀，将生姜擦猫鼻，其尿自出，取尿滴耳内，虫即出而愈。又有百户张锦，谓予曰：耳内生疮，不时作痛，痛而欲死，痛止如故。诊其脉皆安静，予谓非疮也。话间痛忽作，予度其有虫入耳，令回急取猫尿滴耳，果出一臭虫，遂不复痛。或用麻油滴之，则虫死难出。或有炒脂麻枕之，则虫亦出，但俱不及猫尿之速也。

一治诸虫伤，白矾一块，于端午日自早晒至晚收贮，用时旋为末，水调搽患处痛即止。

小儿丹瘤　疮毒　疮疥　结核　黄水疮　粘疮　瘾疹　瘭疮　痘毒　脑疳　肺疽　肾疮　无辜　疳毒

吴刑部静之子，甫周岁，患丹毒，延及遍身如血染。予用磁锋击刺，遍身出黑血，以神功散涂之，查春田用大连翘饮而愈。王国戚子，未弥月，阴囊患此，如前治之而愈。金氏子，不欲刺，毒入腹而死。河间云：丹从四肢起，入腹者不治。予尝刺毒未入腹者，无不效。

二三岁小儿，臂患毒焮痛，服解毒丸及搽神功散而消。尝治便秘或烦躁，服五福化毒丹亦效。若脓成者，急刺去，用纸捻蘸麻油纴疮内，以膏药贴之。若儿安静，不必服药。候有脓，取去，仍用纴贴。有小儿疮毒不愈，或愈而复发，皆因母食炙煿辛辣，或有热症，宜先治母热。就于母药中，加漏芦煎服，儿疮亦愈。若小儿自患前症，不能饮药者，将药加漏芦，令母服之，其疮亦愈。

一小儿，臂患痘毒不宁，按之复起。此脓胀痛而然也。遂刺之，以托里而愈。有痘后肢节作肿，而色不赤，饮以金银花散，更以生黄豆末，热水调傅，干以水润之自消。若傅六七日不消，脓已成，急刺之，宜服托里药。一周岁小儿，先于头患疮疥，渐至遍身，久而不愈。饮四物汤加防风、黄芩、升麻，外搽解毒散，月余而愈。有七岁小儿，颈结二核，时发寒热，日久不愈，以连翘丸治之而消。若患在面臂等处，尤当用此药。若溃而不敛，宜服托里之剂。

一小儿，头面患疮数枚，作痒出水，水到处皆溃成疮，名曰黄水疮也。用绿豆粉、松香为末，香油调傅，饮以荆防败毒散而愈。

一小儿，头面生疮数枚，作痒，疮痂积累，名曰粘疮也。以枯白矾、黄丹末等分，麻油调搽，更饮败毒散而愈。

一小儿，瘾疹瘙痒，发热不安，以消风散治之；又一小儿亦患此，咳嗽时呕，以葛根橘皮汤，并愈。

一小儿，颈面胸腹患水泡数枚，溃而成疮，此风邪乘于皮肤而然也，名曰瘭疮。饮荆防败毒散，更以牛粪烧存性为末，傅之而愈。有瘭疽一症，为患最毒，形如粟许，大者如栗，患无常处，多在手指，溃而出血。用南星、半夏、白芷末傅之。重者见骨，或狂言烦闷。

一小儿，痘疮已愈，腿上数枚变疳蚀陷。用雄黄、铜绿等分为末傅搽，兼金银花散，数服而愈。若患遍身，用出蛾绵茧，将白矾为末，填茧内，烧矾，候汁干取出，为末，放地上，以碗盖良久，出火毒，傅之效。

一小儿，痘后瘙痒，搔破成疮，脓水淋漓。予用经霜陈茅草为末傅搽，及铺席上，兼饮金银花散而愈。若用绿豆、滑石末傅之亦可，但不及茅草之功为速耳。

一小儿，头患白疮，皮光且急，诸药不应。名曰脑疳疮，乃胎毒挟风热而成也。服以龙胆丸，及吹芦荟末于鼻内，兼搽解毒散而愈。若重者，发结如穗，脑热如火，遍身出汗，腮肿胸高，尤当服此药。

一小儿，咳嗽喘逆，壮热恶寒，皮肤如粟，鼻痒流涕，咽喉不利，颐烂吐红，气胀毛焦，作利，名曰肺疳。以地黄清肺饮，及化匿丸治之而愈。

一小儿，眉皱多啼，呕吐清沫，腹中作痛，肚胀筋青，唇白紫黑，肛门作痒，名曰蛔疳，以大芦荟丸治之而愈。有虫食脊膂，身热黄瘦，烦温下痢，拍背如鼓鸣，脊骨如锯齿，十指生疮，常啮，此脊疳也，当以前丸治之。

一小儿，鼻外生疮，不时揉擦，延及两耳，诸药不效。以芦荟丸服，及搽松香、绿豆末而愈。

一小儿，十岁，患疮疥，久不愈，肌体羸瘦，寒热作时，脑热足冷，滑泻肚痛，龈烂口臭，干渴，爪黑面黧，此肾疳也。服六味地黄丸，更搽解毒散而愈。

一小儿，项结一核，坚硬如疬，面色萎黄，饮食不甘，服托里药不应。此无辜疳毒也，予以蟾蜍丸治之而愈。若数服而不消，按之转动，软而不痛者，内有虫如粉，宜急针去之。若不速去，则虫随气走，内蚀脏腑，不治。丸用蟾蜍一二枚，夏月沟渠中取腹大不跳不鸣者。先取粪蛆一杓，置桶中，以尿浸之，桶近上令干，使蛆不得出。却将蟾蜍扑死，投在蛆中，任与蛆食。次以新布袋包系定，置水急处浸一宿。取出，瓦上焙为末，入麝香五分，软饭丸如麻子大。每服二三十丸，空心米饮送下。

槐花酒治验

滁州于侍御，髀髀患毒痛甚，服消毒药，其势未减。即以槐花酒一服，势随大退，再以托里消毒之药而愈。王通府，患发背，十余日，势危脉大。先以槐花酒二服，杀其势退。更以败毒散二剂，再以托里药数剂，渐溃。又用桑柴燃灸患处，每日灸良久，仍以膏药贴之。灸至数次，脓溃腐脱，以托里药加白术、陈皮，月余而愈。刘太尹，发背六七日，满背肿痛，热甚危。与隔蒜灸百壮，饮槐花酒二碗，即睡觉。以托里消毒药，十去五六。令将桑枝灸患处而溃，数日而愈。大抵肿毒，非用蒜灸、槐花酒先去其势，虽用托里诸药，其效未必甚速。

一男子，患脑疽，已十余日，面目肿闭，头焮如斗，脉洪数，烦躁饮冷。此膀胱湿热所致，以黄连消毒饮二剂，次以槐花酒二碗，顿退。以指按下，肿即复起，此脓已成。于颈额肩颊，各刺一孔，脓并涌出，口目始开。更以托里药，加金银花、连翘，三十余剂而愈。

一上舍，肩患疽，脉数。以槐花酒，一服势顿退。再与金银花、黄芪、甘草，十余服而平。槐花治湿热之功，最为神速。若胃寒之人，不可过剂。

金银花治验

一园丁，患发背甚危。令取金银藤五六两，捣烂入热酒一钟，绞取汁，酒温服，渣罨患处，四五服而平。彼用此药治疮，足以养身成家，遂弃园业。诸书云：金银花治疮疡，未成者即散，已成者即溃，有回生之功。

一男子，患脑疽，势剧脉实，以黄连消毒散治之不应。以金银藤二两，水二钟，煎一钟，入酒半碗服之，势去三四。再服渐退。又加黄柏、知母、瓜蒌、当归、甘草节，数剂而溃止。加黄芪、川芎、白芷、桔梗，数剂而愈。

一男子，患脑疽，其头数多，痛不可忍。先服消毒药不应，更以金银花服之，即酣睡觉，而势去六七。再四剂而消。又一男子，所患尤甚，亦令服之，肿痛顿退。但不能平，加以黄芪、当归、瓜蒌仁、白芷、甘草节、桔梗，数剂而愈。

一男子，被鬼击，身有青痕作痛，以金银花煎汤，饮之即愈。本草谓此药大治五种飞尸，此其验也。

忍冬酒，治痈疽发背。初发时，便当服此。不问疽发何处，或妇人乳痈，皆有奇效。如或处乡落贫家，服此亦便且效。仍兼以麦饭石膏，及神异膏贴之，甚效。

忍冬藤，即金银花，生取藤叶一把，入砂器内烂研，入白酒少许，调和稀稠得宜，涂傅四围，中心留一口，泄其毒气。其藤只用五两，用木槌捶碎。生甘草节一两。又二味入砂瓶内，以水二碗，用文武火煎至一碗，入无灰酒一碗，再煎十数沸，去渣，分为三次，温服。渣敷患处。一日夜吃尽。如病势重，一日夜要饮两剂。服至大小便通利，则药力到。沈内翰云：如无生者，用干者，终不及生者力大而效速。此藤凌寒不凋，故名忍冬草。其藤左绕，故又名左缠藤。附树延蔓，或在园圃墙垣之上。藤方而紫，叶似薜荔而青，二月开花微香，蒂带黄色。花初开则色白，经一二日则色黄，故又名金银花。又名鹭鹚藤，又名金钗股，又名老翁须。在处有之。而本草中不言善治痈疽发背，而近代名人用之奇效。方书所载疗痈疽发背，皆以为要药。

针法总论

尝观上古有砭石之制，《内经》有九针之别，制虽不同，而去病之意一也。且疮疡一科，用针为贵。用之之际，虽云量其溃之浅深，尤当随其肉之厚薄。若皮薄针深，则反伤良肉，益增其溃；肉厚针浅，则脓毒不出，反益其痛。用针者可不慎哉！至于附骨疽，气毒流注，及治经久不消，内溃不痛，宜燔针开之。若治咽喉之患，当用三棱针。若丹瘤及痈毒，四畔赤焮，疼痛如灼，宜砭石砭之，去血以泄其毒，重者减，轻者消。如洪氏室，心腹痈，脓胀闷瞀，以卧针刺之，脓出即苏。一人患囊痈，脓熟肿胀，小便不利，几殆。急针之，脓水大泄，气通而愈。大抵用针之法，迎而夺之，顺而取之。所谓不治已病而治未病，不治已成而治未成，正此意也。今之患者，或畏针而不用，医者又徇患者之意而不针，遂致脓已成而不得溃，或得溃而所伤已深矣，卒之夭亡者，十常八九，亦可悲夫！

灸法总论

夫疮疡之症，有诸中必形诸外，在外者引而拔之，在内者疏而下之。灼艾之功甚大。若毒气郁结，瘀血凝滞，轻者或可药散，重者药无全功矣。河间云：痛者灸至不痛，不痛者灸至痛，毒气自然随火而散。东垣云：若不针烙，则毒气无从而解，脓瘀无从而泄。过时不烙，反攻于内。陈氏云：譬如盗入人家，必开户以逐之。是故善治毒者，必用隔蒜灸。舍是而用寒苦之剂，其壮实内有火者或可，彼怯弱气寒者，未有不败者也。又有毒气沉伏，或年高气弱，或服克伐之剂，气益以虚，脓因不溃，必假火力以成功。如曹工部，发背已十八日，疮头如粟，疮内如锥痛极，时有闷瞀，饮食不思，气则愈虚。以大艾隔蒜灸十余壮尚不知，内痛不减。遂明灸二十余壮，内痛悉去，毒气大发，饮食渐进。更以大补药，及桑木燃灸，瘀肉渐溃。刘贯卿，足患疔已十一日，气弱，亦灸五十余壮，更以托里药而愈。黄君，腿痈脓清，脉弱；一妇臂结一块，已溃，俱不收敛，各灸以豆豉饼，更饮托里药而愈。一男子，胸肿一块，半载不消，令明灸百壮方溃。与大补药不敛，复灸以附子饼而愈。一男子，患发背，焮痛如灼，以隔蒜灸三十余壮，肿痛悉退，更以托里消毒药而愈。一人患发背疮，头甚多，肿硬色紫，不甚痛，不腐溃，以艾铺患处灸之，又以大补药，数日死肉脱去而愈。陈工部、张兵部，患发背，已四五日，疮头虽小，根畔颇大，俱以隔蒜灸三十余壮，其根内消，惟疮头作脓，数日而愈。余丙子年，忽恶心，大椎骨甚痒，须臾臂不能举，神思甚倦。此夭疽危病也。急隔蒜灸之，痒愈甚。又明灸五十余壮，痒遂止，旬日而愈。《精要》云：灸法有回生之功。信矣！大凡蒸灸，若未溃则拔引郁毒，已溃者则补接阳气，祛散寒邪，疮口自合，其功甚大。尝治四肢疮疡，气血不足者，只以前法灸之，皆愈。疔毒甚者，尤宜灸。痛则灸至不痛，不痛则灸至痛，亦无不愈。若中虚者，不灸而服败毒药，则疮毒未除，中气先伤，未有不败者也。李氏云：治疽之法，著艾胜于用药。缘热毒中隔，外内不通，不发泄则不解散。不幸患此者，适处贫居僻，一时无药，用灸尤便。其法用大独蒜切片，如三钱厚，贴于疽顶上，以艾炷安于蒜片上灸之，每三壮一易蒜片。若灸时作痛，要灸至不痛；不痛要灸至痛方止。大概以百壮为度，用大蒜取其毒。有力多用艾炷，取其火力透。如法灸之，疮一发脓溃，继以神异膏贴之，不日而安。一能使疮不开大，二内肉不坏，三疮口易合，见效甚神。丹溪云：惟头为诸阳所在，聚艾壮宜小而宜少。又方：一切痈疽发背，妇人奶痈，皆可即用后法灸之，无有不愈。其法先令病人以肘凭几，竖臂腕，腰直，用篾一条，自臂腕中曲纹尽处，男左女右，贴肉量起，直至中指尖尽处为则，不量指甲。却用竹杠一条，令一人脱衣骑定，令身正直，前后用二人扛起，令脚不到地。又令二人扶定，勿令僵仆。却将所量臂腕篾，从其扛坐处尾骶骨尽处，直竖竹上，贴脊背量至篾尽处，则用墨点定。此只是取中，非灸穴也。却用薄篾作则子，量病人中指节，相去两横纹为则，男左女右，截为一则，就前所点记处，两边各量开一则尽处，即是灸穴。两穴各灸五壮或七壮，不可多灸。不问痈生何处，并用此法灸之，无不愈者。一云，可视其疽，发于左则灸左，发于右则灸右，甚则左右皆灸。盖此二穴，心脉所过处。《素问》云：诸疡疮，皆属于心。又云：营气不从，逆于肉理，乃生痈肿。又云：心主血。心气滞则血不行，故逆于肉理，而生痈肿。灸此穴，使心火调畅，血脉流通，即能奏效，起死回生，非常之力，屡试屡验矣。灸图见《外科精要》。

八味丸治验

张甫，北京人，年逾三十，素怯弱，不能食冷，臂患一毒，脉虚弱。予以托里药治之而消，但饮食少思，或作闷，或吞酸，日渐羸瘦，参、苓等药不应，右尺脉弱。此命门火衰，不能生土。遂以八味丸补土之原，饮食渐进而愈。予尝病脾胃，服补剂，及针灸脾俞等穴不应，几殆。吾乡卢丹谷先生，令予服八味丸饮食果进，三料而平。予兄年逾四十，貌丰气弱，遇风则眩，劳则口舌生疮，胸常有痰，目常赤涩；又一人，脾虚发肿，皆以八味丸而愈。王太仆，旧患脾，服此丸十八年而康。黄银台患脾，服此将验，而他医阻之，反用寒药，遂至不救。盖此丸用附子有功，常验。人有不耐劳，不能食冷，或饮食作胀，大便不实，或口舌常破如疮，服凉药愈盛，或盗汗不止，小便频数，腿腰无力，或咽津，或呼吸觉冷气入腹，或阴囊湿痒，或手足冷，或面白，或黧黑，或畏寒短气，以上诸症，皆属虚甚，非用附子不可。夫附子一物，大辛热，除三焦痼冷，六腑沉寒，气味劲悍，有回阳之功，命门火衰，非此不补。性虽有毒，但炮制如法，或用甘草、防风等同炒，或童便久浸，以去其毒，复与地黄等味同用，以制其热，润其燥，缓其急，假其克捷之功，而驾驭其慓悍之势，则虽久服，亦有功而无害，惟在善用之而已。若执泥有毒，果有沉寒痼冷之疾，弃而不用，其能疗乎？观东垣八味丸论，则较然矣。

危　证

郭职方名琏，背疮溃陷，色紫舌卷。予谓下陷色紫，主阳气脱，舌卷囊缩，肝气绝，遂辞之。经曰：舌卷囊缩，此筋先死，庚日笃，辛日死。果至立秋日而殁。

一人腹患痈，脓熟开迟，脉微细。脓出后，疮口微脓，如蟹吐沫，此内溃透膜也。予谓疮疡透膜，十无一生。虽以大补药治之，亦不能救。此可为待脓自出之戒也。陆氏女，初嫁，患腰痛不肿，脉沉滑，神思倦怠。此为内发，七情之火，饮食之毒所致。以托里药一剂，下瘀脓升许。陈良甫云：疮疽未溃内陷，面青唇黑者不治。果殁。杨锦衣，脚跟生疮，如豆许，痛甚，状似伤寒。予谓猎人被兔咬脚跟，成疮淫蚀，为终身之疾。若人脚跟患疮，亦终不愈，因名兔啮也。遂以还少丹、内塞散治之，稍可。次因纳宠作痛，反服攻毒药，致血气愈弱，腿膝痿软而死。盖足跟乃二跻发源之处，肾经所由之地，若疮口不合，则跻气不能发生，肾气由此而泄，故为终身大疾。况彼疮先得于虚，复不知戒，虽大补气血，犹恐不及，安服攻毒暴悍药以戕贼之乎？

京师王大广，年逾六十，素食厚味，颊腮患毒未溃，而肉先死，脉数无力。此胃经积毒所致。然颊腮正属胃经，未溃肉死，则胃气虚极，老人岂宜患此？予辞不治，果死。《内经》云：膏粱之变，足生大疔，受如持虚。

一男子，患背疽，肉黑陷下，请治。予谓经云疽者沮也，热气纯盛，下陷肌肤，筋骨髓枯内连五脏，故坚如牛领之皮。此精气已竭，安用治？果死。

卷　七　附录前诸卷方，并录经验方二十首

吴郡　薛　己著
新都　吴玄有校

托里温中汤

丁香　沉香　茴香　益智仁　陈皮　木香　羌活　甘草炙　干姜炮，各一钱　附子炮，去皮脐，各二钱

作一帖，水、姜煎服。

六君子汤

人参　白术炙　茯苓各二钱　半夏　陈皮各一钱　甘草炙，五分

作一帖，姜、枣水煎服。

内疏黄连汤一名黄连内疏汤

黄连　山栀子　芍药　当归　薄荷各一钱　连翘　黄芩　甘草各一钱　大黄二钱　槟榔　桔梗各一钱

上锉，每服五钱，水煎服。

十宣散又名十奇散，一名内补散

此排脓消毒之剂，疮疡五六日间，欲溃不溃，微作痛者，宜服之。若至旬日，或久不溃，反不作痛，脉微数，或大而无力，宜服托里药为主，间服此药。

桔梗　人参　当归　川芎各一钱　生粉草五分　黄芪盐汤浸，炒，一钱　厚朴姜制　白芷　防风　桂各五分

上锉，每服一两，水煎服。

小柴胡汤

半夏二两半　柴胡半斤　黄芩　人参　甘草炙，各三两

每服一两，姜、水煎服。

防风通圣散

芍药　芒硝　滑石煅　川芎　当归酒洗　桔梗　石膏煅　荆芥　麻黄各四分半　薄荷　大黄煨　山栀焙　白术焙　连翘　甘草炙　防风　黄芩焙，各八分

作一剂，水、姜煎服。

荆防败毒散

芎䓖　茯苓　枳壳　前胡　柴胡　羌活　独活　荆芥　防风各一钱

每服一两，水煎服。

黄连解毒汤

黄芩　黄柏　黄连　山栀各一钱半

每服六钱，水煎，温服。

四物汤

当归酒拌　川芎　芍药　生地黄各等分

每服一两，水煎服。

大黄牡丹汤

大黄四两　牡丹皮三两　芒硝二两　桃仁五十个

每服五钱，水煎服。

隔蒜灸法

用大蒜去皮，切三文铜钱厚，安疮头上，用艾壮于蒜上灸之。至三壮换蒜片，复灸。疮痛者灸至不痛，不痛灸至痛，未成者即消。如疮大，用蒜捣烂，摊患处，将艾铺上烧之，蒜败再换。

消凉饮

连翘一两　山栀子　大黄　薄荷叶　黄芩各五分　甘草一两半

每服一两，水煎服。

十全大补汤

人参　肉桂　地黄酒洗，蒸，焙　川芎　白芍药　茯苓　白术　黄芪　甘草　当归各等分

每服一两，姜、枣、水煎，空心温服。

八珍汤又名八物汤

当归　川芎　芍药　熟地　人参　白术　茯苓各一钱　甘草炙，三分

每服一两，姜、枣、水煎，空心温服。

加味十全大补汤

人参　肉桂　地黄　川芎　白芍药　茯苓　白术　黄芪　甘草　当归　乌药　香附各等分

每剂一两，姜、枣、水煎，空心温服。

补中益气汤

黄芪一钱　甘草炙，五分　人参三分，已上三味除湿　橘皮三分　升麻二分　当归身二分，酒焙干　柴胡三分　白术二分

作一帖，用水二盏，煎一盏。空心热服。量气虚实，斟酌加减用之。

圣愈汤

熟地黄　生地黄　川芎　人参　当归身　黄芪各一钱

作一帖，水煎。

人参养荣汤

白芍药三两　当归　陈皮　黄芪蜜炙　桂心　人参　白术　甘草炙，各一两　熟地黄　五味子　茯苓各七钱半　远志炒，去心，半两

每服一两，水、姜、枣煎。遗精加龙骨，咳嗽加阿胶。

加减八味丸

大地黄洗，焙干，却用酒饭上蒸七次，焙干，二两　山药　山茱萸去皮取肉，焙，各一两　厚桂去皮，不见火，半两　白牡丹皮　泽泻水洗，切作块，酒蒸五次，切焙　白茯苓去皮，焙，各八钱　真北五味子略炒，一两半

上为细末，炼蜜圆如梧子大。每服六十丸，五更初未言语前，用温酒或盐汤吞下。

远志酒

远志不拘多少，泔浸，洗去土，捶去心

上为末。每服三钱，用酒一盏调，迟少顷，澄清饮之。以滓傅患处，治女人乳痈尤效。

黄芪建中汤

黄芪蜜制　肉桂去皮，各三两　甘草炙，二两　白芍药六两

每服一两，姜、枣、水煎服。

内补黄芪汤

黄芪炙　麦门冬各一两　熟地黄　人参　茯苓　甘草炙，各七分　白芍　川芎　官桂　远志　当归各五分

每服一两，姜、枣、水煎服。

逍遥散

甘草一钱　当归炒　芍药酒炒　茯苓　白术炒　柴胡各二钱

水一钟，煎八分，去渣，食远服。

柏子丸

柏子仁四两　牛膝　卷柏各五钱　泽兰叶　续断各一钱　熟地黄一两五钱

为末，炼蜜丸如梧子大。每服三十丸，空心米饮下。

泽兰汤

泽兰叶三钱　当归　芍药各一钱五分　甘草五分

作一帖，水煎，温服。

连翘消毒散

连翘一两　山栀子　大黄　薄荷叶　黄芩各五钱　甘草一两半　朴硝一钱

每服一两，水煎，温服。

理中汤加附子，名附子理中汤。为末，蜜为

丸，名附子理中丸

人参　干姜炮　白术　甘草炙

每服五钱，姜、枣煎服。

二神丸

破故纸炒，四两　肉豆蔻

上为末，大肥枣四十九枚，生姜四两，切，同煮，枣烂去姜，取枣肉研膏，入药，圆如梧子大。每服五十丸，盐汤下。一方不用姜。

竹叶黄芪汤

淡竹叶二钱　生地黄　麦门冬去心　黄芪炙　当归酒洗　川芎　甘草炙　黄芩炙　芍药焙　人参　半夏姜制　石膏煅，各一钱

作一帖，水煎，食远服。

黄芪六一汤

黄芪六钱，蜜炙　甘草一钱，炙

作一帖，水煎，食远服。

七味白术散

白术　茯苓　人参各半两　甘草炙，一两半　木香二钱半　藿香半两　葛根一两

上为末，每服五钱，白汤调下。

猪蹄汤

香白芷　黄芩　赤芍药　羌活　生甘草　当归　露蜂房取有蜂儿者

上先将猪蹄一只，用水数碗，熟煮，取清汁，分作二次用。每次入前药一两，煎十数沸，去滓，无风处淋洗，死肉恶随洗而下，极效。

太乙膏

玄参　白芷　当归　肉桂　大黄　赤芍药　生地黄各一两

上为咀，用麻油二斤，煎至黑，滤去渣，入黄丹十二两，再煎，滴水中成珠为度。

补真丸

肉苁蓉酒浸，焙　胡芦巴炒　附子炮，去皮　阳起石煨　菟丝子净洗，酒浸　肉豆蔻面裹煨　川乌炮，去皮　沉香　五味子各五钱　鹿茸酒浸，焙　巴戟去心　钟乳粉各一钱

上为末，用羊腰子两对，治如食法，葱椒酒煮，捣烂，入酒糊丸，如梧子大。每服七十丸，空心米饮、盐汤任下。

玄参升麻汤

玄参　赤芍药　升麻　犀角屑　桔梗　管仲　黄芩各一钱　甘草五分

作一帖，水、姜煎，食后服。

犀角升麻汤

犀角七钱半，镑　升麻五钱　防风　羌活　白芷　川芎　黄芩　白附子各二钱半　甘草一钱半

每服一两，水煎熟，入犀角末服。

清胃散

生地黄一钱，酒洗　升麻二钱　牡丹皮一钱半　黄连　当归酒洗，各一钱

作一帖，水煎，食远服。

清咽利膈散

金银花　防风　荆芥　薄荷　桔梗　黄芩　黄连各一钱半　山栀　连翘各二钱半　玄参　大黄煨　朴硝

作一帖，水煎服。

聪耳益气汤

黄芪一钱　甘草炙，五分　人参三分　当归二分，酒焙干　橘皮二分　升麻二分　柴胡三分　白术二分　菖蒲　防风　荆芥

作一服，水煎，空心服。

防风通气汤

羌活　独活各二钱　防风　甘草炙　藁本各一钱　川芎五钱　蔓荆子三钱

分二帖，水煎服。

豆豉饼

用江西豆豉为末，唾津和作饼，如钱大，厚如三文，置患处，以艾壮灸之。饼干再用唾津和之，如疮大，用水调，覆患处，以艾铺上烧之。

流气饮即十宣散加紫苏、乌药、枳壳、槟榔、

芍药、木香

独参汤

人参 作一帖 水、枣煎。徐徐服。若煎至稠厚，即为膏矣。

补肾丸

巴戟去心 山药 补骨脂炒 小茴香炒 牡丹皮各五钱 肉苁蓉酒洗，一两 枸杞子一两 青盐二钱半，后入

为末，蜜丸梧子大。每服五十丸，空心盐汤下。

地骨皮散

人参 地骨皮 柴胡 黄芪 生地黄各一钱半 白茯苓 知母 石膏炒，各一钱

水、姜煎服。

金钥匙

焰硝一两五钱 硼砂五钱 脑子一字 白僵蚕一钱，炒 雄黄二钱

各另为末，为竹管吹入喉中，立愈，有涎吐出。内服荆防败毒散。

必效散

南硼砂二钱五分 轻粉一钱 麝香五分 巴豆五个，去皮心膜 白槟榔一个 斑猫四十个，去头翅，同糯米炒

上同研极细，取鸡子二个，去黄用清，调药，仍入壳内，以湿纸数重糊口，毋令透气，蒸饭甑内，候饭熟取出，曝干，研末。虚者每服半钱，实者一钱。用炒生姜酒，五更初调服，至天明恶物自下。如觉小腹作痛，便服茼麻子灰，并末药各等分，研细，用茶清调下一钱，或益元散，其毒俱从大肠而出。胎妇勿饵。更服益气药数十剂，则疮口自合，气血自充，庶无变证矣。

散肿溃坚丸

知母酒浸，炒 黄柏酒浸，炒 瓜蒌根酒洗 昆布 桔梗各半两 广茂 三棱酒洗，炒 连翘各三钱 升麻六钱 黄连 白芍药 葛根各三钱 草龙胆一两，酒炒 柴胡四钱 当归酒拌，三钱 甘草三钱 黄芩二钱，一半酒洗，一半生

为末，蜜丸如梧子大。每服五十丸，滚汤下。

香附饼

用香附为末，酒和，量疮大小作饼，覆患处，以热熨斗熨之。

内塞散

附子炮 官桂去皮 赤小豆 甘草炙 黄芪盐水浸，炒 当归酒洗 茯苓 白芷 桔梗 川芎 人参 远志去心 厚朴姜制，各一两 防风四钱

上为末，每服二钱，空心温酒下。

神效瓜蒌散

瓜蒌大者，一个，捣 甘草半两 川当归半两 没药另研 乳香各一钱，另研

作一剂，用酒三碗，煎至二碗。分三次，食后饮。渣热罨患处。

黄连胡粉散

黄连二两 胡粉一钱 水银一两，同粉研，令消

三味相和，用皮包裹热，挼良久，傅患处。

桃仁汤

桃仁 苏木各一两 生地黄五钱 虻虫去足翅，炒 水蛭各三十个，炒

每服三钱，水一钟，煎六分，空心服。

没药丸

当归一两 桂心 芍药各半两 桃仁去皮尖，碎，研 没药研，各三钱 虻虫去足翅，炒 水蛭炒，各三十个

上为末，醋糊丸，梧子大。每服三五丸，空心醋汤下。

当归丸

当归半两 大黄 桂心各三钱 赤芍药 葶苈各二钱 人参一钱 甘遂半钱

炼蜜为丸，如弹子大。空心，米饮化

下一丸。

当归散

当归　穿山甲灰炒　蒲黄各半两，炒　辰砂一钱　麝香少许

为末，每服三钱，热酒调下。如不饮酒，薄荷、醋汤亦可。

瓜子仁汤

薏苡仁四钱　桃仁去皮尖　牡丹皮　瓜蒌仁各二钱

作一帖，水煎，食前服。

泻白散

桑皮炙　桔梗　栝楼实　升麻　半夏　杏仁去皮尖，炒　地骨皮各一钱　甘草五分

作一帖，姜、水煎服。

神仙活命饮专治一切痈疽肿毒

穿山甲蛤粉炒黄色　甘草节　防风　没药　赤芍药　白芷各六分　当归尾　皂角刺各一钱　乳香一钱　天花粉　贝母各八钱　金银花三钱　陈皮三钱

作一服，用酒一大碗，同入瓶内，纸糊瓶口，弗令泄气，慢火煎数沸，去渣。病在上食后服，病在下食前服。能饮酒者，服药后再饮三杯尤好。

诗曰：真人妙诀世间稀，一切痈疽总可医。消毒如同汤沃雪，化脓立见肉生肌。

蜡矾丸

白矾一两，明亮好者，研　黄蜡一两，黄色好者，溶开，候入矾末。一方用七钱

二味匀和，丸梧桐子大。每服十丸，渐加至二十丸，熟水或温酒送下，疮未成内消，已破即合。如服金石而至此疾者，更用矾末一两，每服一钱，以温酒调下。有遍身生疮，状如蛇头，名曰蛇头疮，服此尤效。东垣、丹溪俱称奇方。但日服百粒，方有力也。此药能防毒气内攻，又能护膜，不可以其轻微而忽之。一方治蛇咬，亦用白矾溶化，热滴伤处，毒即出，痛即止。

四君子汤

人参　茯苓　白术各二钱　甘草炙，五分

姜、水煎服。

人参败毒散

人参　羌活　独活　前胡　柴胡　枳壳　桔梗　川芎　茯苓　甘草各一钱

作一帖，水煎服。

清咽消毒散即荆防败毒散加芩、连、硝、黄

金黄散

滑石　甘草

各为末，等分，傅搽。

龙胆泻肝汤

柴胡　泽泻各一钱　车前子　木通各五分　生地黄　当归尾酒洗　草龙胆酒浸，炒黄色，各三钱

作一帖，水煎，食前服。

神异膏

露蜂房蜂儿多者，一两　金蛇蜕盐水洗净，焙干，半两　玄参半两　绵黄芪三分　黄丹五两　杏仁去皮尖，一两　真麻油一斤　男子乱发洗净，如鸡子大

先以玄参、杏仁、黄芪，入油煎至将黑色，方入蜂房、蛇蜕、乱发，再煎至黑色，滤去渣，徐徐下黄丹，慢火煎，以柳枝不住手搅，滴水中不散，即成膏矣。

冲和膏　治一切疮肿，不甚焮热，积日不消。

紫荆皮炒，五两　独活去节，炒，二两　赤芍药炒，二两　白芷一两　菖蒲一两

上为末，葱头煎汤，调搽。

神功散

黄柏炒　川乌炮

各等分，为末，唾津调傅。

大连翘饮

连翘　瞿麦　荆芥　木通　赤芍药　当归　防风　柴胡　滑石　蝉蜕　甘草炒，各一钱　山栀　黄芩各五分

为细末，每服一二钱，滚汤调下。

通气散

玄胡索一两五钱　猪牙皂角　川芎各一两　羊踯躅二钱五分

上为细末，以纸捻蘸少许，入鼻内，取嚏为效。

羌活胜湿汤

羌活去芦　独活去芦，各一钱　藁本　防风去芦，各半钱　川芎二分　甘草炙，半钱　蔓荆子二分

作一帖，姜、水煎服。

附子八物汤

附子炮　干姜炮　芍药　茯苓　人参　甘草炙，各一钱五分　肉桂一钱　白术二钱

作一帖，水煎，食前服。

加减小续命汤

麻黄去节　人参　黄芩　芍药　甘草　杏仁去皮尖，面炒　防已　肉桂各一两半　附子炮，去皮脐，五钱　川芎　防风各一两五钱

每服一两，姜、水煎服。

独①活寄生汤

白茯苓　杜仲　当归酒洗　防风　白芍药　人参　细辛　桂心　熟地黄　牛膝　秦艽　芎䓖　桑寄生　甘草各二两　独活三两

姜、水煎服，每服一两。

四生散

白附子　黄芪　独活　沙苑蒺藜

为末，各等分②。每服二钱。

用猪腰子一个，批开，入药，湿纸包裹，煨熟，细嚼，盐汤下。风癣，酒下亦效。

八风散

藿香半斤　白芷　前胡各一斤　黄芪　甘草　人参各二斤　羌活　防风各三斤

上为末，每服四钱，薄荷煎滚汤调服。

人参荆芥散

荆芥穗　人参　桂心　生地黄　北柴胡　鳖甲醋炙　枳壳麸炒　酸枣仁炒　羚羊角细锉　白术各二钱四分　川芎　当归　防风　甘草炙，各一钱六分

分二帖，水、姜煎服。

清风散

荆芥穗　甘草炒，各一两　陈皮焙，半两　人参　白僵蚕炒　茯苓　防风　芎䓖　藿香　蝉蜕各一两　厚朴半两，姜制　羌活一两

上为末，每服三钱，茶清调下。疮癣，温酒下。

何首乌散

何首乌　防风　蒺藜　枳壳　胡麻子　天麻　僵蚕　茺蔚子各等分

每服五钱，茵陈汤调下。

神效当归膏

当归　黄蜡各一两。一方用白蜡，尤效　麻油四两

先将当归入油煎至黑，滤去，入蜡熔化，即成膏矣。

乳香定痛丸

乳香　没药各另研　羌活　五灵脂　独活各三钱　川芎　当归　真绿豆粉　交趾桂　川白芷　白胶香各半两

上为末，炼蜜丸如弹子大。每服一丸，细嚼，薄荷汤送下。手足损痛，不能举动，加草乌，用五钱，盐汤下。

五积散

苍术十二两　桔梗十两　陈皮六两　白芷　甘草炙　当归　川芎一两半　芍药　半夏　茯苓各二两　麻黄去节，二两　干姜春夏两半，冬二两　枳壳　桂心　厚朴姜制，各二两

每服一两，水、姜、枣煎，食前温

①独：原脱，径补。

②分：原脱，据《太平惠民和剂局方》卷一四生散方补。

服。

舒筋汤

片子姜黄　甘草炙　羌活各一钱　当归酒洗　赤芍药　白术　海桐皮各二钱

作一帖，姜、水煎服。

四生丸

地龙去土　白附子　五灵脂　草乌去皮尖　僵蚕各等分

上为末，用米糊丸，如梧子大。每服二十丸，茶酒任下。或作末，酒调服，亦可。

大防风汤

熟地黄酒洗，一两　白术二两　羌活一两　人参二两　川芎　附子炮，去皮脐，各一两半　防风二两　甘草炙，一两　牛膝酒浸，一两　川当归酒浸，焙　黄芪炙　杜仲姜制　白芍药各二两

每服一两，水、姜煎服。

芦荟丸

大皂角　青黛　芦荟研　朱砂另研，一钱　干虾蟆同皂角烧存性，一两　麝香一钱

上为末，蒸饼糊丸，如麻子大。每服二十丸，空心米汤下。

当归拈痛汤

羌活半两　人参　苦参酒制　升麻　葛根　苍术　甘草炙　黄芩酒制　知母酒炒　猪苓　茵陈叶　白术各二钱　泽泻　当归身各三钱

每服一两，水煎，空心并临睡服。

清震汤

升麻　柴胡　苍术　黄芩各半钱　甘草炙，二分　藁本二分　当归身二分　麻黄根　防风　猪苓各二分　羌活　酒黄檗各一钱　红花五分　泽泻四分

作一服，水煎，临睡服。

补肝汤

黄芪七分　人参　葛根　白茯苓各二分　升麻　猪苓各四分　柴胡　羌活　知母　连翘　泽泻　当归身　防风　苍术　曲末　炒黄檗　陈皮各二分　炙甘草半钱

作一服，水煎，空心热服。

芍药汤

芍药四钱　当归　黄连　黄芩　官桂各二钱　槟榔一钱二分　甘草炙，一钱　木香八分　大黄一钱二分

分二帖，水煎服。如后重，加大黄。脏毒，加黄柏。

清燥汤

白术　黄芪　黄连各一钱　苍术一钱半　白茯苓　当归　陈皮各一钱　生地黄　人参各七分　神曲炒　猪苓　麦门冬去心　黄柏酒炒　甘草　泽泻各半钱　柴胡　升麻各三分

作一服，水煎服。

黄连丸

用黄连、吴茱萸各等分，用汤漉过，罨一二日，同炒，拣出，各另为末，米糊为丸，如梧子大。每服二三钱。粪前红，服茱萸丸。粪后红，服黄连丸。俱酒下。

黄连消[①]毒散方见第二卷

还少丹

肉苁蓉　远志　茴香　巴戟　枸杞子　山药　牛膝　熟地黄　石菖蒲　杜仲　五味子　白茯苓　楮实子　山茱萸

另为末，各等分，用枣肉同蜜丸，如梧子大。每服五十丸，空心酒下。

蟠葱丸

肉桂　干姜炮，各二两　苍术　甘草炙，各半斤　缩砂　丁皮　槟榔各四两　蓬术　三棱煨　茯苓　青皮去白，各六两　延胡索二两

为末，每五钱，葱汤空心调服。

胡芦巴丸

胡芦巴炒，一斤　茴香去脐，炒，十二两

①消：原作“逍”，据卷二本方改。

吴茱萸汤洗七次，炒，十两　川楝子炒，一斤二两　大巴戟去心，炒　川乌炮，去皮尖，各六两

上为末，酒糊如梧桐子大。每服十五丸，空心温酒下，小儿茴香汤下。

拓肿汤

甘草　干漆各三两　黄芩　生地黄　当归　川芎各二两　鳖甲五两，炙

用水数碗，煎良久，去渣，拓洗患处。

菖蒲散

菖蒲　当归炒，各一两　秦艽三钱　吴茱萸两半，制

每服一两，葱水煎，空心服。

清心莲子饮

黄芩五钱　黄芪蜜炙　石莲肉去心　赤茯苓　人参各七钱半　甘草炙　车前子炒　麦门冬去心　地骨皮各五钱

每服一两，水煎服。发热加柴胡、薄荷。

斑[①]龙丸

鹿茸酥炙，为末　山药为末　熟地黄酒蒸，捣膏　柏子仁捣膏　菟丝子各等分

蜜丸，梧子大。每服八十丸，空心盐汤下。

滋肾丸

肉桂一钱半　黄柏一两，酒炒，阴干　知母二两，酒浸，阴干

为末，滚汤丸如梧子大。每服八十丸，百沸汤下。

茯菟丸

菟丝子五两　白茯苓二两　石莲肉去心，三两　酒糊丸，梧子大。

每服五十丸，空心盐汤下。

复元活血汤

柴胡五钱　天花粉　当归各二钱　红花　甘草各二钱　穿山甲二钱，炮　桃仁酒浸，五十个，研如丸　每服一两，水煎，食前服。

没药降圣丹

自然铜火煅，醋淬十次，为末，一两　川乌头炮，去脐　骨碎补炙　白芍药　没药另研　当归焙　乳香各研　生地黄　川芎　苏木各一两

上为末，生姜汁与蜜和丸，每一两作四丸。每服一丸，水酒各半盏，煎至八分，空心热服。

乳香定痛散　治诸疮溃烂疼痛，诸药不应，有效。

乳香　没药各二钱　滑石　寒水石煅，各四钱　冰片一分

上为细末，搽患处，痛即止。

青州白丸子

白附子二两　半夏姜制　南星二两　川乌炮，去皮尖脐，半两

上用糯米糊丸，如绿豆大。每服二十丸，生姜汤下。瘫痪，温酒下。小儿惊风，薄荷汤下。

失笑散　治证最多，详见《妇人良方》。

五灵脂　蒲黄炒，各等分

上为末，每服二钱，醋汤调服。

解毒散

黄连　黄丹　松香各五钱　轻粉　雄黄各一钱

为末，用麻油调搽。

五福化毒丹

玄参　桔梗各一两半　茯苓二两半　人参　牙硝　青黛各一两　甘草七钱半　麝香炒　金银箔各十片

上为末，炼蜜丸，芡实大。每服一丸，薄荷汤化下。痘毒上攻，口齿生疮，以生地黄汁化服，及用鸡翎傅患处。

连翘丸

连翘　桑白皮　防风去芦　黄柏　肉

---

①斑：原作“班”，径改。

桂去粗皮　白头翁　香豉　独活　秦艽　牡丹皮各两半　海藻二钱半

上为末，炼蜜丸如绿豆大。每服十丸，灯心汤下。

金银花散

金银花　黄芪　当归　甘草各等分

上为细末，每服一钱，滚汤调，入酒少许服。

葛根橘皮汤

葛根　陈皮　杏仁去皮尖　麻黄去节　知母　黄芩　甘草各等分

每服二钱，水煎服。

龙胆丸

龙胆草　升麻　防风　苦楝根皮　赤茯苓　芦荟　油发灰各二钱　青黛　黄连各三钱

猪胆浸糕，丸如麻子大。每服二十丸，薄荷汤下。

地黄清肺饮

桑白皮半两，炙　紫苏　前胡　防风　赤茯苓　黄芩　当归　连翘　天门冬去心　桔梗　甘草　生地黄各一钱

每服三钱，水煎，食后服。次进化䘌丸。

化䘌丸

芜荑　青黛　芦荟　虾蟆灰　川芎　白芷　胡黄连各等分

猪胆浸糕，丸如麻子大。每服十丸，食后并临卧杏仁汤下。

大芦荟丸

胡黄连　黄连　芦荟　木香　白芜荑　青皮　雷丸用白者　鹤虱各半两，炒　麝香二钱，另研

用粟米饭丸绿豆大。每服一二十丸，米饮下。

六味地黄丸

熟地黄八钱，酒浸，捣膏　山药　山茱萸肉各四钱　牡丹皮白者　泽泻　茯苓各三钱

和匀，入蜜少许，丸梧子大。每服四五十丸，空心盐汤下。

槐花酒

用槐花四五两，炒微黄，乘热入酒二钟，煎十余滚，去渣热服。未成者二三服，已成者一二服。胃寒者勿服。

黄连消毒饮即黄连消毒散，方见第一卷

紫金锭一名神仙追毒丸，又名太乙丹，治一切痈疽

五棓子焙，三两　山慈菇焙，二两　麝香三钱，别研入　红牙大戟焙，一两半　续随子去壳，去油，一两，研入

上除续子、麝香外，三味为细末，却入研药令匀，用糯米煮浓饮为丸，分为四十锭。每服半锭，各依后项汤使服。如治一切药毒、蛊毒、瘴气，吃死牛、马、驼、骡等肉毒，发恶疮，痈疽、发背、无名疔肿，及蛇犬恶虫所伤，汤荡火烧，急喉闭、缠喉风，诸般头风、牙疼，用凉水磨搽。并治四时瘟疫，感冒风寒，暑热闷乱，及自缢溺水，鬼迷惊死，未经隔宿，心头微温，并用凉水磨灌，良久复苏。男子妇人，急中颠邪鬼气狂乱，及打扑伤损，中风中气，口眼㖞斜，牙关紧急，语言謇涩，筋脉挛缩，骨节风肿，手脚疼痛，行履艰辛，应是风气，并用热酒磨服。小儿急慢惊风，八疳五痢脾病黄肿，瘾疹疮瘤，并用蜜水磨服，并搽有效。诸般疟疾，不问新久，发日用桃柳枝煎汤磨服。

玉真散

天南星　防风各等分

上为末，每服一钱温酒送下。患处亦当以此敷之。若牙关紧急，腰背反张者，再加一钱，用童便调服，虽内有瘀血亦愈。至于昏死，而心腹尚温者，则连进二服，亦可保全。又能治颠狗咬伤，其法用

口噙水洗净，掺之。《卫生宝鉴》名定风散，即此是也。

夺命丹

蟾酥　轻粉各半钱　朱砂三钱　白矾枯　寒水石煅　铜绿各一钱　蜗牛别研，二十一个　没药　乳香　麝香各一钱

将蟾酥用酒浸化，和丸如绿豆大。每服二丸，温酒下，葱汤亦可。

茯苓丸

茯苓一两　半夏二两　枳壳五钱　风化朴硝一两

姜汁糊丸，梧子大。每服二十丸，食后姜汤下。

控涎丹详见痰食门

甘遂去心　大戟　真白芥子各等分

糊丸，梧子大。每服五七丸，临卧姜汤服。

制甘草法详见《外科精要》

每大甘草一两，用涧水一碗浸透，以慢火炙干，仍投前水浸透，再炙，炙至水干为度。却锉细，用无灰酒一碗，煎至七分，去渣，空心饮之。

五苓散

泽泻一钱二分　桂五分　白术　赤茯苓　猪苓各一钱

作一帖，水煎服。

忍冬酒一名金银花，一名鹭鹚藤。详见《外科精要》

忍冬藤生者，四五两，加干者只用一两，捣　大甘草节一两，生用

二味入砂器内，以水二碗，慢火煎至一碗，再入无灰酒一碗，再煎十余沸，去渣饮之。渣敷患处。

回阳玉龙膏　治痈肿坚硬不痛，肉色不变，久而不溃，或溃而不敛，或骨挛骨痛，及一切冷症。

草乌三两，炒　南星一两，煨　军姜二两，煨　白芷一两　肉桂半两　赤芍药一两，炒

为末，葱汤调搽。

蛇床子散　治一切风癣疥癞。

蛇床子　独活　苦参　防风　荆芥　枯矾　铜绿各一两

各另为末，麻油调搽。

外科枢要

明·薛己著

刻外科枢要序

往余少时，获交于立斋薛先生，尝与余通书，所手钞笥袭者亡算，时时窃好之，弗置也。嘉靖戊午，余上奏官，先生报病疡，比举进士归，则先生死矣。先生神于医，而尤以疡擅名，所为诸疡书甚具。凡病癃肿、痈疽、挛踠、瘘疠，经先生诊治，亡不立已。然卒因疡死，故人多訾先生，以为执泥补法，不知合变。嗟乎！冤哉其言之也。始余识先生时，妇病肿疡濒死，先生竟活之，语在医案中。当是时，诸医抱药囊环立，咸愕吐舌，不敢出一语。而先生率意信手，日剂一二，不动声色，坐而收功。如充国金城之兵，方略豫定，其正翕张，动中成算，即是以例。先生之医，殆所谓神解者。而世乃以执泥訾之，岂非贵耳贱目者众邪！语云：尺有所短，寸有所长。必若所云，是越人至今存，而轩、岐不古也。嘻！亦悖矣。昔扬子云作《太玄法言》，桓谭以为必传，且谓世人亲见子云，故轻其书。当时博闻如刘歆，亦恐后人用覆酱瓿。然则世之所为訾先生，亡乃类是也乎。乃余则以为医顾业精否耳。业诚精矣，当必有排众说而独是之者，一时知不知亡论也。先生没，诸版刻渐次流散，余悉为购得之。而先生从子师颜，复手《外科枢要》一编示余，盖不独补诸刻之所未备而立，凡举要深，足为疡家指南，因属雠订并刻之。余固亲见先生者，方愧不能为先生之桓谭；而师颜之克世家学，则刘歆之虑吾知其免矣。夫先生诸他著作，世多有其书，不论所为，序本《枢要》论所由刻云。

隆庆辛未夏五既望槜李沈启原道卿撰

目　　录

卷　一

吴郡　薛　己著
新都　吴玄有校

论疮疡二十六脉所主一

浮脉之诊，浮于指下，按之不足，举之有余，再再寻之，状如太过，瞥瞥然见于皮毛间。其主表症，或为风，或为虚。浮大而散者，心也。浮而短涩者，肺也。浮而数者，热也。而反恶寒者，疮疽之谓也。

洪脉之诊，似浮而大，按举之则泛泛然满三部，其状如水之洪流，波之涌起。其主血实积热疮肿。论曰：脉洪大者，疮疽之病进也。如疮疽结脓未成者，宜下之。脓溃之后，脉见洪大则难治。若自利者，不可救也。

滑脉之诊，实大相兼，往来流利如珠，按之则累累然滑也。其主或为热，或为虚，此阳脉也。疮疽之病，脓未溃者，宜内消也。脓溃之后，宜托里也。所谓始为热终为虚也。

数脉之诊，按之则呼吸之间动及六至，其状似滑而数也。若浮而数则表热，沉而数则里热也。又曰：诸数为热。仲景云：脉数不时见，则生恶疮也。又云：肺脉俱数，则生疮也。诊诸疮洪数者，里欲有脓结也。

散脉之诊，似浮而散，按之则散而欲去，举之则大而无力。主气实而血虚，有表无里。疮肿脓溃之后，而烦痛尚未痊退，诊其脉，洪滑粗散者难治，以其正气虚，邪气实也。又曰：肢体沉重，肺脉大则毙。谓浮散者也。

长脉之诊，按之则洪大而长出于本位。其主阳气有余也。伤寒得之，欲汗出自解也。长而缓者，胃脉也，百病皆愈。谓之长者，则易治也。

芤脉之诊，似浮而软，按之中央空两边实。其主血虚，或为失血。疮肿之病，诊得芤脉，脓溃后易治，以其脉病相应故也。

牢脉之诊，按之则实而弦，且沉且浮而有牢坚之意。若瘰疬结肿，诊得牢脉者，不可内消也。

实脉之诊，按举有力而类结，曰实。经曰：邪气胜则实。久病虚人，得此最忌。疮疽之人，得此宜急下之，以其邪气与脏腑俱实故也。

弦脉之诊，按之则紧而弦，其似紧者为弦。如按弦而不移，紧如切绳而转动，以此为异。春脉浮弦而平，不时见则为饮为痛，主寒主虚。疮疽论曰：内寒外热，欲发疮疽也。

紧脉之诊，似弦而紧，按之如切绳而转动。其主切痛积澼。凡疮肿得之，气血沉涩也，亦主痛也。

涩脉之诊，按之则散而复来，举之则

细而不足。脉涩则气涩也。亦主血虚疮肿，溃后得之无妨也。

短脉之诊，按举则不及本位。《内经》曰：短则气病。以其无胃气也。诸病脉短者，皆难治。疮肿脉短，真气短也。

细脉之诊，按之则萦萦如蛛丝而欲绝，举之如无而似有。细而微，其正亡阳衰也。疮肿之病，脉来细而沉，时值者，里虚而欲变症也。

微脉之诊，按之则软小而极微，其主虚也。真气复者生，邪气胜者危。疮肿溃后，脉微而匀，举自瘥也。

迟脉之诊，按举来迟，呼吸定息，方得三至。其状似缓而稍迟。痼疾得之则善；新疾得之则正气虚惫；疮肿得之，溃后自痊也。

缓脉之诊，按之似迟，而稍快于迟。仲景云：阳脉浮大而濡，阴脉浮大而涩，阴阳同等，谓之长缓。脉见长缓，百疾自瘳。凡疮肿溃后，其脉涩迟，缓者易愈，以其脉病相应，是有胃气也。

沉脉之诊，举之不足，按之方见如烂绵。其主邪气在脏也。水气得之则逆。此阴脉也。疮肿得之，邪气深也。

伏脉之诊，比沉不同，伏于筋下，推筋而后见。与沉相类，而邪气益深矣。

虚脉之诊，按之不足，极大而软，轻举指下豁然而空。经曰：脉虚则血虚。血虚生寒，阳气不足也。疮肿脉虚，宜托里和气养血也。

软脉之诊，按之则如帛在水中。极软而沉细，亦谓之软。其主胃气弱。疮肿得之，宜补虚排脓托里。

弱脉之诊，似软而极微，来微而似有。仲景云：微弱之脉，绵绵如泻漆之绝。其主血气俱虚，形精不足。大抵疮家沉迟濡弱，皆宜托里。

促脉之诊，按之则去数，来时一止而复来。仲景云：阳盛则促，主热蓄于里也，下之则和。疮肿脉促，亦宜下之。

结脉之诊，按之则往来迟缓，时一止而复来。仲景云：阴盛则结。经曰：促结则生，代则死。

代脉之诊，其止有常数而不忒。如十动一止，虽数十次皆见于十动之后；如二十动一止，虽数十次皆见于二十动之后。代者气衰也，诸病见之不祥。凡疮肿之病，脉促结者难治，而况见代脉乎！

动脉之诊，见于关上，无头尾，如豆大，厥厥然而动摇者是也。《脉经》曰：阴阳相搏，故谓之动。动于阳，则阳气虚而发厥；动于阴，则阴气虚而发热。是阳生于尺而动于寸，阴生于寸而动于尺，不可不辨也。

谨按：脉者，人身之造化，病机之外见，医家之准绳，不可不精究而熟察。至于太溪、冲阳，又为诊法之要，生死之机也。故十二经脉，皆系于生气。是气者，人之根本。寸口脉平而死者，生气独绝于内也。《难经》云：上部有脉，下部无脉，其人当吐，不吐者死；上部无脉，下部有脉，虽困，无能为害。是脉有根本，人有元气也。夫人受气于谷，乃传于脏腑，清者为荣，浊者为卫，荣行脉中，卫行脉外，阴阳相贯，如环无端，周流一身，昼夜各有常度，其不相应者病也。病至于甚，脉道乃乖抑。尝治雀啄、屋漏之类，若因药饵克伐所致，急用参、芪、归、术、姜、附之剂，多有复生者，不可遂弃而不治也。

论疮疡五善七恶主治二

疮疡之症，有五善，有七恶。五善见三则瘥，七恶见四则危。夫善者：动息自宁，饮食知味，便利调匀，脓溃肿消，水鲜不臭，神彩精明，语声清朗，体气和平是也。此属腑症，病微邪浅，更能慎起居，节饮食，勿药自愈。恶者：乃五脏亏损之症，多因元气虚弱，或因脓水出多，气血亏损；或因汗下失宜，荣卫消铄；或因寒凉克伐，气血不足；或因峻厉之剂，胃气受伤，以致真气虚而邪气实，外似有余而内实不足，法当纯补胃气，多有可生。不可因其恶，遂弃而不治。若大渴发热，或泄泻淋闭者，邪火内淫，一恶也，竹叶黄芪汤。气血俱虚，八珍汤加黄芪、麦门、五味、山茱萸；如不应，佐以加减八味丸煎服。脓血既泄，肿毒尤甚，脓色败臭者，胃气虚而火盛，二恶也，人参黄芪汤；如不应，用十全大补汤加麦门、五味。目视不正，黑睛紧小，白睛青赤，瞳子上视者，肝肾阴虚而目系急，三恶也，六味丸料加炒山栀、麦门、五味；如不应，用八珍汤加炒山栀、麦门、五味。喘粗气短，恍惚嗜卧者，脾肺虚火，四恶也，六君加大枣、生姜；如不应，用补中益气汤加麦门、五味。心火刑克肺金，人参平肺散。阴火伤肺，六味丸加五味子煎服。肩背不便，四肢沉重者，脾胃亏损，五恶也，补中益气汤加山茱萸、山药、五味；如不应，用十全大补汤加山茱萸、山药、五味。不能下食，服药而呕，食不知味者，胃气虚弱，六恶也，六君子汤加木香、砂仁；如不应，急加附子。声嘶色败，唇鼻青赤，面目四肢浮肿者，脾肺俱虚，七恶也，补中益气汤加大枣、生姜；如不应，用六君子汤加炮姜；更不应，急加附子，或用十全大补汤加附子、炮姜。腹痛泄泻，咳逆昏愦者，阳气虚，寒气内淫之恶症，急用托里温中汤，复用六君子汤加附子，或加姜、桂温补。此七恶之治法者也。此外更有溃后发热，恶寒作渴；或怔忡惊悸，寤寐不宁，牙关紧急；或头目赤痛，自汗盗汗，寒战咬牙，手撒身热，脉洪大，按之如无；或身热恶衣，欲投于水，其脉浮大，按之微细，衣厚仍寒，此血气虚极，传变之恶症也。若手足逆冷，肚腹疼痛，泄痢肠鸣，饮食不入，呃逆呕吐，此阳气虚，寒气所乘之恶症也。若有汗而不恶寒，或无汗而恶寒，口噤足冷，腰背反张，颈项劲强，此血气虚极，变痉之恶症也，急用参、芪、归、术、附子救之，间有可生者。大抵虚中见恶症者，难治；实症无恶候者，易治。宋时齐院令虽尝纂其状，而未具其因。皇明陶节庵，虽各立一方，亦简而未悉，余故补其缺云。

论疮疡当明本末虚实三

疮疡之作，皆由膏粱厚味，醇酒炙煿，房劳过度，七情郁火，阴虚阳辏，精虚气节，命门火衰，不能生土，荣卫虚弱，外邪所袭，气血受伤而为患。当审其经络受证，标本缓急以治之。若病急而元气实者，先治其标；病缓而元气虚者，先治其本；或病急而元气又虚者，必先于治本，而兼以治标。大要肿高骨痛，脓水稠粘者，元气未损也，治之则易。漫肿微痛，脓水清稀者，元气虚弱也，治之则难。不肿不痛，或漫肿黯黑不溃者，元气虚甚，治之尤难者也。主治之法，若肿高焮痛者，先用仙方活命饮解之，后用托里消毒散。漫肿微痛者，用托里散；如不应，加姜、桂。若脓出而反痛，气血虚也，八珍汤。不作脓，不腐溃，阳气虚也，四君加归、芪、肉桂。不生肌，不收敛，脾气虚也，四君加芍药、木香。恶寒憎寒，阳气虚也，十全大补加姜、桂。晡热内热，阴血虚也，四物加参、术。欲呕作呕，胃气虚也，六君加炮姜。自汗盗汗，五脏虚也，六味丸料加五味子。食少体倦，脾气虚也，补中益气加茯苓、半夏。喘促咳嗽，脾肺虚也，前汤加麦门、五味。欲呕少食，脾胃虚也，人参理中汤。腹痛泄泻，脾胃虚寒也，附子理中汤。小腹痞，足胫肿，脾肾虚也，十全大补汤加山茱萸、山药、肉桂。泄泻足冷，脾肾虚寒也，前药加桂、附。热渴淋秘，肾虚阴火也，加减八味丸。喘嗽淋秘，肺肾虚火也，补中益气汤，加减八味丸。大凡怯弱之人，不必分其肿溃，惟当先补胃气。或疑参芪满中，间有用者，又加发散败毒，所补不偿所损。又有泥于气质素实，或有痰，不服补剂者，多致有误。殊不知疮疡之作，缘阴阳亏损，其脓既泄，气血愈虚，岂有不宜补者哉！故丹溪先生云：但见肿痛，参之脉症虚弱，便与滋补，气血无亏，可保终吉。

论疮疡用针宜禁四

疮疡之症，毒气已成者，宜用托里以速其脓。脓成者，当验其生熟深浅而针之。若肿高而软者，发于血脉。肿下而坚者，发于筋脉。肉色不变者，附于骨也。小按便痛者，脓浅也。大按方痛者，脓深也。按之而不复起者，脓未成也。按之而复起者，脓已成也。脓生而用针，气血既泄，脓又难成。若脓熟而不针，腐溃益深，疮口难敛。若疮深而针浅，内脓不出，外血反泄。若疮浅而针深，内脓虽出，良肉受伤。若元气虚弱，必先补而后针，其脓一出，诸症自退。若脓出而反痛，或烦躁呕逆，皆由胃气亏损，宜急补之。若背疮热毒炽盛，中央肉黯，内用托里，壮其脾胃；外用乌金膏，涂于黯处。其赤处渐高，黯处渐低，至六七日间，赤黯分界，自有裂纹，如刀划然，黯肉渐溃矣。当用铍针利剪，徐徐去之，须使不知疼痛，不见鲜血为妙。虽有裂纹，脓未流利，及脓水虽出而仍痛者，皆未通于内，并用针于纹中引之。患于背胛之间，肉腐脓出，肿痛仍作，此内有毒筋间隔，脓未通耳，尤宜引之。若元气虚弱，误服克伐，患处不痛，或肉将死，急温补脾胃，亦有生者。后须纯补之药，庶可收敛。若妄用刀针，去肉出血，则气无所依附，气血愈虚，元气愈伤矣，何以生肌收敛乎？

论疮疡欲呕作呕五

疮疡作呕，不可泥于毒气内攻，而概用败毒等药，如热甚焮痛，邪气实也，仙方活命饮解之。作脓焮痛，胃气虚也，托里消毒散补之。脓熟胀痛，气血虚也，先用托里散，后用针以泄之。焮痛便秘，热蕴于内也，内疏黄连汤导之。若因寒药伤胃而呕者，托里健中汤。胃寒少食而呕者，托里益中汤。中虚寒淫而呕者，托里温中汤。肝木乘脾土而呕者，托里抑青汤。胃脘停痰而呕者，托里清中汤。脾虚自病而呕者，托里益黄汤。郁结伤脾而呕者，托里越鞠汤。若不详究其源，而妄用攻毒之药，则肿者不能溃，溃者不能敛矣。丹溪虽曰肿疡时呕当作毒气攻心治之，溃疡时呕当作阴虚补之，殊不知此大概言之耳，即《内经》诸痛痒疮，皆属心火之意。况今之热毒内攻而呕者寡，脾胃虚寒而呕者多，岂可执前圣之言，而药今人之病欤！

治验

进士张德泓背疽，微肿微赤，饮食少思。余用六君等药，脓成而溃；再用大补阳气之类，肉生而敛。忽寒热作呕，患处作肿，候其脉，浮大鼓指，按之若无，形气殊倦。余谓之曰：此胃气虚惫，非疮毒也。彼云：果因侵晨登厕，闻秽气始作。信夫！先生胃虚之说也。用托补而敛。

一男子腹患痈，肿硬不溃，乃阳气虚弱；呕吐少食，乃胃气虚寒。法当温补脾胃。假如肿赤痛甚，烦躁，脉实而呕，为有余，当下之；肿硬不溃，脉弱而呕，为不足，当补之。若痛伤胃气，或感寒邪秽气而呕者，虽肿疡，犹当助胃壮气。彼不信，仍服攻伐药而果殁。

论疮疡用汗下药六

仲景先生治伤寒，有汗、吐、下三法。东垣先生治疮疡，有疏通、托里、和荣卫三法。用之得宜，厥疾瘳矣。假如疮疡肿硬木闷，烦热便秘，脉沉而实，其邪在内，当先疏其内以下之。焮肿作痛，便利调和，脉浮而洪，其邪在表，当先托其里以汗之。《元戎》云：荣卫充满，抑遏而为痈者，当泄之，以夺盛热之气。荣卫虚弱壅滞而为痈者，当补之，以接虚怯之气。又东垣先生云：疮疡虽面赤伏热，不得攻里，里虚则下利。仲景先生云：疮家虽身体疼痛，不可发汗，汗之则发痉。苟不详审，妄为汗下，以致血气亏损，毒反延陷，少壮者难以溃敛，老弱者多致不救。

治验

给事钱南障，患腹痈已成，余用托里之药，渐起发。彼惑于众论，用行气破血，以图内消，形体甚倦，饮食益少，患处顿陷，色黯坚硬，按之不痛。余用大补之剂，色赤肿起，脓熟针之；再用托里，肿硬渐消而愈。

一男子腹内作痛，腹外微肿，或用药汗之，外无形色，脉数无力。此元气亏损，毒不能外起。遂与参、芪、归、术之类，数剂渐发于外；又数剂脓成，而欲针之。惑于人言，用大黄、白芷、穿山甲之类，引脓从便出，以致水泻不止，患处平陷，自汗盗汗，发热作渴不食。仍用前药加半夏、陈皮、姜、桂四剂，形气渐复；又数剂，针去其脓；仍用补剂，喜年幼未婚得痊。

论疮疡围寒凉之药七

《内经》云：五脏不和，九窍不通，六腑不和，留结为痈。又云：形伤痛，气伤肿。此则脏腑不和，疮发于外也明矣。涂贴寒凉，岂能调和脏腑，宣通气血耶？设使肿痛热渴，脉滑数而有力，属纯阳，宜内用济阴丹，外用益阳散，则热毒自解，瘀滞自散。若似肿非肿，似痛非痛，似溃不溃，似赤不赤，脉洪数而无力，属半阳半阴，宜内用冲和汤，外用阴阳散，则气血自和，瘀滞自消。若微肿微痛，或色黯不痛，或坚硬不溃，脉洪大，按之微细软弱，属纯阴，宜内服回阳汤，外敷抑阴散，则脾胃自健，阳气自回。丹溪先生云：敷贴之剂，应酬轻小热症耳。若不辨其阴症阳症之所由分，而妄敷寒凉之剂，迷塞腠理，凝滞气血，毒反内攻而肉反死矣。况运气得寒而不健，瘀血得寒而不散，瘀肉得寒而不溃，新肉得寒而不生，治者审焉。

治验

阁老翟石门子，耳下作痛，内服外敷，皆寒凉败毒，更加肿痛，项间肿硬，肉色如故，内焮连胸。余适考满到京，邀视之。虽肿坚而脉滑数，此脓内溃也。虽足三阳，热毒之症，为寒凉凝结，不能外溃。先用六君子、补中益气各二剂，谓补脾胃，升发阳气，患处亦软，针出瘀脓甚多，仍服至数剂而愈。

地官李北川腿患痈，内外用败毒寒

凉，因痛极，刺出瘀脓，方知为痈。疮口开张，肉紫冷陷，外无肿势，此阳气虚寒而不能收敛。用豆豉饼、六君子，加藿香、砂仁、炮姜，饮食进而患处暖；再以十全大补汤，元气复而疮口愈。

一男子腿肿一块，经年不消，饮食少思，强食则胀，或作泻，日渐消瘦，两尺脉微细，此命门火衰不能生土，以致脾胃虚寒。以八味丸治之，饮食渐进，肿患亦消。

论疮疡泥用定痛散八

疮疡之作，由六淫七情所伤。其痛焮也，因气血凝滞所致。假如热毒在内，便秘而作痛者，内疏黄连汤导之。热毒炽盛，焮肿而作痛者，黄连解毒散治之。不应，仙方活命饮解之。瘀血凝滞而作痛者，乳香定痛散和之。作脓而痛者，托里消毒散排之。脓胀而痛者，针之。脓溃而痛者，补之。若因气虚而痛，四君加归、芪。血虚而痛，四物加参、芪。肾虚而痛，六味地黄丸。口干作渴，小便频数者，加减八味丸。此皆止痛之法也。丹溪先生云：脓出而反痛，此为虚也，宜补之。秽气所触者，和解之。风寒所逼者，温散之。若泥用乳、没，斯执方矣。

治险

鸿胪苏龙溪，小腹内肿胀作痛，大小便秘结，作渴饮冷，脉洪数而实。用黄连解毒二剂，肿痛顿止，二便调和，用活命饮而全愈。

一儒者臀患痈，肿焮痛甚，用活命饮，隔蒜灸而消。后因饮食劳倦，肿痛发热，恶寒头疼，用补中益气汤，频用葱熨法，两月余而消。

一妇人胁下作痛，色赤寒热，用小柴胡汤加山栀、川芎，以清肝火而愈。但经行之后，患处作痛，用八珍汤，以补气血而安。若肝胆二经，血燥气逆所致，当用小柴胡汤加山栀、胆草、芎、归主之。若久而脾胃虚弱，用补中益气为主。若兼气郁伤脾而患，间以归脾汤。若朝凉暮热，饮食少思，须以逍遥散为主。

论疮疡用生肌之药九

夫肌肉者，脾胃之所主。收敛者，气血之所使。但当纯补脾胃，不宜泛敷生肌之剂。夫疮不生肌而色赤甚者，血热也，四物加山栀、连翘。色白而无神者，气虚也，四君加当归、黄芪。晡热内热，阴血虚也，四物加参、术。脓水清稀者，气血虚也，十全大补汤。食少体倦，脾气虚也，补中益气汤。烦热作渴，饮食如常，胃火也，竹叶黄芪汤；不应，竹叶石膏汤。热渴而小便频数，肾水虚也，用加减八味丸料煎服。若败肉去后，新肉微赤，四沿白膜者，此胃中生气也，但用四君子汤以培补之，则不日而敛。若妄用生肌之药，余毒未尽，而反益甚耳。殊不知疮疡之作，由胃气不调；疮疡之溃，由胃气腐化；疮疡之敛，由胃气荣养。东垣先生云：胃乃生发之源，为人身之本。丹溪先生亦谓：治疮疡，当助胃壮气，使根本坚固。诚哉是言也，可不慎欤！

治验

银台郑敬斋，腿患痈，疮口不敛。余考绩到京，请治者皆用十宣散之类，云旬日收敛，至今未应，何也？余诊其脉浮大，按之微细，此因脾气虚弱，遂用补中益气加茯苓、半夏，壮其脾胃，不数日而疮敛矣。

昆庠王子大，背患疽，年余疮口少许不敛，色黯陷下，面色萎黄，形气怯弱，脉浮缓而涩。此脾肺气虚也，用十全大补汤，加附子少许，数剂而元气渐复；却去附子，又三十余剂全愈，而领乡荐。

论疮疡去腐肉十

疮疡之症，脓成者，当辨其生熟浅深；肉死者，当验其腐溃连脱。丹溪先生云：痈疽因积毒在脏腑，当先助胃壮气为主，使根本坚固，而行经活血佐之，令其内消。余尝治脉症虚弱者，用托里之药，则气血壮而肉不死。脉证实热者，用清热之剂，则毒气退而肉自生。凡疮聚于筋骨之间，肌肉之内，皆因血气虚弱，用十全大补汤，壮其脾胃，则未成自散，已成自溃，又何死肉之有？若不大痛，或木痛，或不赤，或内脓不溃，或外肉不腐，乃气血虚弱，宜用桑枝灸，及十全大补加姜、桂，壮其阳气，则四畔即消，疮头即腐，其毒自解，又何待于针割！若脾胃虚弱，饮食少思，用六君倍加白术，壮其荣气，则肌肉受毒者自活，已死者自溃，已溃者自敛。若初起，或因克伐，或犯房事，以致色黯而不痛者，乃阳气脱陷，变为阴症，急用参附汤，温补回阳，亦有可生。

治险

吴庠史邦直之内，仲夏患背疽，死肉不溃，发热痛甚，作呕少食，口干饮汤，脉洪大，按之如无。此内真寒而外假热，当舍时从症。先用六君加炮姜、肉桂，四剂饮食顿进，诸症顿退；复用十全大补汤仍加姜、桂之类，五十余剂而死肉溃；又五十余剂而新肉生。斯人气血充盛，而疮易起易敛，使医者逆知，预为托里，必无此患。

论疮疡未溃用败毒之药十一

疮疡之症，当察经之传受，病之表里，人之虚实，而攻补之。假如肿痛热渴，大便秘结者，邪在内也，疏通之。肿焮作痛，寒热头疼者，邪在表也，发散之。焮肿痛甚者，邪在经络也，和解之。微肿微痛而不作脓者，气血虚也，补托之。漫肿不痛，或不作脓，或脓成而不溃者，气血虚甚也，峻补之。色黯而微肿痛，或脓成不出，或腐肉不溃者，阳气虚寒也，温补之。若泥其未溃，而概用败毒，复损脾胃，不惟肿者不能成脓，而溃者亦难收敛。七恶之症蜂起，多致不救。丹溪先生云：肿疡内外皆壅，宜以托里表散为主，如欲用大黄，宁无孟浪之非。溃疡内外皆虚，宜以托里补接为主，如欲用香散，未免虚虚之失，治者审之。

治验

一男子不慎房劳，背胛肿高三寸许，阔径尺余，自汗盗汗，内热发热，口干饮汤，脉浮大，按之弱涩。此精虚气节为患，用十全大补加麦门、五味、山茱、山药，四剂诸症悉退。因余他往，别用流气饮一剂，虚症悉具，肿硬如石。余仍以前药，六剂而愈。

一儒者，背肿一块，按之则软，肉色如故，饮食如常，劳则吐痰体倦。此脾气虚而痰滞，用补中益气加茯苓、半夏，少加羌活，外用阴阳散，以姜汁调搽而消。后因劳，头晕作呕，仍以前药，去羌活加生姜、蔓荆子而愈。

昆庠马进伯母，左胛连胁作痛，遣人索治。余意此郁怒伤肝脾，用六君加桔梗、枳壳、柴胡、升麻。彼别用疮药，益甚，始请治。其脉右关弦长，按之软弱，左关弦洪，按之涩滞，乃脾土不及，肝木太过，因饮食之毒，七情之火也。遂用前药四剂，脉症悉退，再加芎、归全愈。此等症，误用行气败毒，破血导痰，以致不起者多矣。

论疮疡用针勿忌尻神十二

针灸之法，有太乙人神，周身血忌，逐年尻神，逐日人神。而其穴有禁针禁灸之论，犯之者，其病难瘳，理固然也。但疮疡气血已伤，肌肉已坏，宜迎而夺之，顺而取之，非平人针灸之比，何忌之有？《外科精义》云：疮疡之症，毒气无从而解，脓瘀无从而泄，反攻于内，内既消败，欲望其生，岂可得乎？危恶之发于致命之所，祸在反掌。腹痛囊痈，二便不通，胸腹胀闷，唇疔喉痹，咽喉肿塞，其祸尤速，患者审之。

论疮疡阳气脱陷十三

疮疡阳气脱陷，或因克伐之剂，或因脓血大泄，或因吐泻之后，或因误而入房。若发热头痛，小便淋涩，或滑数便血，目赤烦喘，自汗发热，气短头晕，体倦热渴，意欲饮水投水，恶寒憎寒，身热恶衣，扬手掷足，汗出如水，腰背反张，郑声不绝，此无根虚火之假热症。若畏寒头痛，咳逆呕吐，耳聩目蒙，小便遗难，泻利肠鸣，里急腹痛，玉茎短缩，冷汗时出，牙齿浮痛，肢体麻痹，或厥冷身痛，或咬舌啮唇，舌根强硬，此阳气脱陷之真寒症。皆勿论其脉，勿论其疮，但见一二，急用参附汤补之，多有复生者。大凡溃后劳役，元气亏损，或梦遗精脱，或滑数便血，或外邪乘之，或误用寒凉，气血脱陷而致斯症，治以前药，亦有复生者。

治验

内翰杨皋湖，孟夏患背疽，服克伐之剂，二旬余矣，漫肿坚硬，重如负石。隔蒜灸五十余壮，背遂轻。以六君加砂仁二剂，涎沫涌出，饮食愈少。此脾虚阳气脱陷，剂用温补，反呕不食。仍用前药，作大剂，加附子、姜、桂。又不应，遂以参、芪各一斤，归、术、陈皮各半斤，附子一两，煎服三日而尽，流涎顿止，腐肉顿溃，饮食顿进。再用姜、桂等药托里健脾，腐脱而疮愈矣。

少参史南湖之内，夏患疽，不起发，脉大而无力，发热作渴，自汗盗汗。用参、芪大补之剂，益加手足逆冷，大便不宽，喘促时呕，脉微细，按之如无，惟太冲不绝。仍以参、芪、白术、当归、茯苓、陈皮，计斤许，加附子五钱，水煎二钟作一服，诸症顿退，脉息顿复。翌日疮起而溃，仍用前药四剂后，日用托里药调理，两月余而消。

逊妇卧床，十三年矣。嘉靖癸卯遭回禄，益加忧郁。甲辰三月，右肩下发一块，焮肿如瓯，中赤外白。先用凉药一剂，不解。次用十宣散四剂，加痛略红。迎徐南楼视之，连投参、芪、丁、桂、防、芷之剂，脓溃。徐云：无恙矣。辞后，眩晕呕逆，恶寒战栗，项陷脓清。偶检翁《外科发挥》，至发背门云：若初起一头如黍，不肿不赤，烦躁便秘，四五日间，生头不计其数，疮口各如含一粟，名曰莲房发云云。始骇为恶症。治法虽详，不谙于行。迎翁至，诊云：辛凉解散，气血两虚者忌之。连投参、芪、归、术、地黄、姜、附大剂，肿高脓稠，兼纴乌金膏，数日果腐落筋如脂膜者数片。人参每服加至八钱，日进二服，逾两月平复。立斋翁术之渊薮，他医孰能知之！病妇非翁，必误入鬼录矣。谨附此以告后人，毋为时医之误。当知翁术之奇，布在方策，德泽普济，与天地同悠久矣。晚生陈逊顿首识。

论疮疡发热烦躁十四

疮疡发热烦躁，或出血过多，或溃脓大泄，或汗多亡阳，或下多亡阴，以致阴血耗散，阳无所依，浮散于肌表之间，而非火也。若发热无寐，血虚也，用圣愈汤。兼汗不止，气虚也，急用独参汤。发热烦躁，肉瞤筋惕，气血虚也，用八珍汤。大渴面赤，脉洪大而虚，阴虚发热也，用当归补血汤。肢体微热，烦躁面赤，脉沉而微，阴盛发躁也，用四君加姜、附。东垣云：昼发热而夜安静，是阳气自旺于阳分也；昼安静而夜发热，是阳气下陷于阴中也；如昼夜俱发热者，重阳无阴也，当峻补其阴。故王太仆云：如大寒而甚，热之不热，是无火也，当治其心；如大热而甚，寒之不寒，是无水也；热动复止，倏忽往来，时动时止，是无水也，当助其肾。故心盛则生热，肾盛则生寒，肾虚则寒动于中，心虚则热收于内。又热不胜寒，是无火也；寒不胜热，是无水也。夫寒之不寒，责其无水；热之无热，责其无火；热之不久，责心不虚；寒之不久，责肾之弱。治者当深味之。

治验

操江都宪伍松月，背疮愈后，大热，误为热火，用苦寒药一钟，寒热益甚，欲冷水浴身，脉浮大，按之全无。余曰：此阳气虚浮于肌表，无根之火也。急用六君子加附子，一剂即愈。

春元沈震川之内，暑月面生痤疖，乘凉入风，面目浮肿。越二日，左臂肿痛，瘾疹如丹，背胁髀股等处，发肿块三四，肉色不红，痛甚，昼夜呼号，寒热往来，饮食不思。服活命饮，及行气败毒之剂，其势愈炽，肝脉浮涩，脾脉弦弱。此属二经荣气不行，风邪乘虚流注经络为患。先以八珍加黄芪、柴胡、青皮数剂，肿处渐渐红瞖；又以十全大补加金银花、白芷、龙胆草、贝母，十余剂，胁腿二处，溃脓碗许，余块渐平；仍服十全大补汤，调理月余而安。向使专于祛风攻毒，鲜不败事矣。

一儒者，患流注，发热作渴，头痛自汗，脉洪大，按之无力。此气血虚寒也，用十全大补加麦门、五味治之，其症益甚；仍用前药加附子一钱，四剂诸症悉退；却去附子，加肉桂二十余剂，气血渐复。又因劳心，发热恶寒，饮食减少。此脾胃复伤，元气下陷，用补中益气加附子一钱，二剂热止食进，仍用大补元气而安。后因考试不利，怀抱不舒，更兼劳役，饮食日少，形气日衰，吐痰作渴，头痛恶寒，或热来复去，或不时而动，仍用补中益气数剂，诸症渐愈，元气渐复。乃去附子，再加肉桂五分，百余剂而愈。

一男子背疮不敛，小便赤涩，臀肿发热，口干体倦，脉洪数而无力。用参、芪、归、术、熟地、芎、芍、陈皮、麦门、五味、炙草、肉桂，以补元气，引火归经，脉症益甚，此药力未能及也。再剂顿退，却去肉桂，又数剂而愈。此症因前失补元气故耳。

论疮疡轻症用重剂十五

人身血气有虚实，疮疡所发有轻重，治疗之法有攻补。《元戎》云：若人气血壅盛，荣卫充满，抑遏不行，腐化而为痈者，当泄之，以夺盛热之气。若人饮食少思，精神衰弱，荣卫短涩，寒搏而为疽者当补之，以接虚怯之气。丹溪先生云：肿疡内外皆虚，宜以补接行散为主。大抵用药之法，如执权衡，当察病势轻重，邪畜表里，疮毒肿溃，元气虚实。若不详究其因，率尔投治，实实虚虚，七恶之祸不能免矣！治者审之。

治验

吴庠盛原博，掌后患疔，红丝至腕，恶寒发热。势属表症，与夺命丹一服，红丝顿消；又用和解之剂，大势已退。彼别服败毒药，发热口干，红丝仍见，脉浮大而虚。此气血受伤而然，以补中益气汤主之而愈。盖夺命败毒，性尤猛烈，疮邪已散而复用之，是诛伐太过，失《内经》之旨矣。

一儒者，元气素弱，余补其气血，出脓而愈。后因劳役，疮痕作痒，乃别服败毒药一剂，以致口噤舌强，手足搐搦，痰涎上涌，自汗不止。此气血伤而发痉也，用十全大补，加附子一钱，灌服而苏。

一男子患疔，服夺命丹，汗不止而疮不痛，热不止而便不利。此汗多亡阳，毒气盛而真气伤矣。用参、芪、归、术、芍药、防风、五味，二剂诸症悉愈，惟以小便不利为忧。余曰：汗出不宜利小便。汗既止，阳气复而自利矣。仍用前药，去防风，加麦门，倍用当归、黄芪，四剂便行，疮溃而愈。

论疮疡当舍时从症十六

经云：诸痛痒疮疡，皆属心火。若肿赤烦躁，发热引冷，便秘作渴，脉洪数实，是其常也，虽在严寒之时，必用大苦寒之剂，以泻热毒。若脉细皮寒，泻利肠鸣，饮食不入，呕吐无时，手足逆冷，是变常也，虽在盛暑之时，必用大辛温之剂，以助阳气。《内经》曰：用寒远寒，用热远热。有假者反之，虽违其时，必从其症。

论疮疡大便秘结十七

东垣先生云：疮疡热毒深固，呕哕心逆，发热而烦，脉沉而实，肿硬木闷，大便秘结。此毒在脏，宜疏通之。故曰：疏通其内，以绝其源。又曰：疮疡及诸病面赤，虽伏火热，不得妄攻其里；而阳气拂郁，邪气在经，宜发表以去之。故曰：火郁则发之。凡大便不通，饮食虽多，肚腹不胀，切不可通。若腹痞胀而为通者，乃直肠干涸也，宜用猪胆汁导之。若肠胃气虚，血涸而不通者，宜用十全大补汤培补之。若疮症属阳，或因入房伤肾而不通者，宜用前汤加姜、附回阳，多有得生者。经云：肾开窍于二阴，藏精于肾，津液润则大便如常。若溃疡有此，因气血亏损，肠胃干涸，当大补为善。设若不审虚实，而一于疏利者，鲜有不误。

治验

舍亲居宾鸥，仲夏患发背，黯肿尺余，皆有小头，如铺黍状四日矣。此真气虚而邪气实，遂隔蒜灸，服活命饮二剂，其邪顿退。乃纯补其真，又将生脉散以代茶饮，疮邪大退。余因他往三日，复视之，饮食不入，中央肉死，大便秘结，小便赤浊。余曰：中央肉死，毒气盛而脾气虚也；大便不通，肠虚而不能传送；小便赤浊，脾虚而火下陷。治亦难矣。彼始云：莫非间断补药之过。余曰：然。乃急用六君子加当归、柴胡、升麻，饮食渐进，大便自通；外用乌金膏，涂中央三寸许，四围红肿渐消，中央黑腐渐去；乃敷当归膏，及地黄丸，与前药间服，将百剂而愈。

一男子腿患痈，因服克伐，亏损元气，不能成脓。余为托里而溃，大补而敛。但大便结燥，用十全大补汤加麦门、五味而润。月余仍结，惑于人言，乃服润肠丸，而泻不止。余用补中益气，送四神丸，数服而止。

论疮疡大便泻利十八

疮疡大便泄泻，或因寒凉克伐，脾气亏损；或因脾气虚弱，食不克化；或因脾虚下陷，不能升举；或因命门火衰，不能生土；或因肾经虚弱，不能禁止；或因脾肾虚寒，不能司职。所主之法：若寒凉伤脾，用六君加木香、砂仁，送二神丸；脾虚下陷，用补中益气，送二神丸；命门火衰，用八味丸料，送四神丸；肾虚不禁，用姜附汤，加吴茱萸、五味；脾肾虚寒，用参附汤送四神丸。《病机》云：脉沉而细，身不动作，睛不了了，饮食不下，鼻准气息者，姜附汤主之。身重，四肢不举者，参附汤主之。仲景先生云：下利肠鸣，当温之。脉迟紧，痛未止，当温之。大孔痛，当温之。心痛，当救里，可与理中、附子、四逆辈。《精要》云：痈疽呕泻，肾脉虚者，不治。此发《内经》之微旨也。凡此实难治之症，如按前法治之，多有可生者。

治验

御医王彭峰之内，年逾四十，背疽不起发，泄泻作呕，食少厥逆，脉息如无。属阳气虚寒，用大补剂，加附子、姜、桂；不应，再加附子二剂，泻愈甚；更以大附子、姜、桂各三钱，参、芪、归、术各五钱，作一剂，腹内始热，呕泻乃止，手足渐温，脉息遂复；更用大补而溃，再用托里而敛。十年后，仍患脾胃虚寒殁。

论疮疡小便淋漓频数不利十九

疮疡，小便淋漓频数，或茎中涩者，肾经亏损之恶症也，宜用加减八味丸以补阴。足胫逆冷者，宜用八味丸以补阳。若小便频而黄者，宜四物汤加麦门、参、术、五味，以滋肺肾。若小便短而少者，宜用补中益气加山药、麦门、五味，以补脾肺。若热结膀胱而不利者，宜用五淋散以清热。若脾气燥而不能化者，宜用黄芩清肺饮以滋阴。若膀胱阴虚，阳无以生者，宜用六味丸。若膀胱阳虚，阴无以化者，宜用滋肾丸。肾虚之患，多传此症，非滋化源不救。若用黄柏、知母，反泻其阳，以速其危。若老人阴痿思色，精内败，茎中痛而不利者，用加减八味丸加车前、牛膝；不应，更加附子，多有复生者。若精已竭而复耗之，大小便中牵痛，愈痛则愈便，愈便则愈牵痛，以前药加附子，亦有复生者。王太仆云：无阴则阳无以化，无阳则阴无以生。当滋其化源。苟专用淡渗，复损真阴，乃速其危也。

治验

职坊王的塘，背疽溃后，小便淋漓，或时自遗，作渴引饮，烦热不寐，疮口焮赤，时或如灼，时或便遗。余曰：此肾虚之恶症。用加减八味丸加麦门，数剂而痊。

太守朱阳山，患背疽，漫肿色黯，微痛作渴，疮头数十，左尺洪数，按之无力。此肾虚之症，先用活命饮二剂，以杀其毒，午前以参、芪、归、术之类壮气血，午后以加减八味丸料固肾气。喜其未用败毒之药，元气未损，故数日脓出肉腐而愈。

驾部林汝玉冬不衣绵。作渴饮冷，每自喜壮实，哂余衣绵。诊其脉，数大无力。余曰：至火令当求余也。三月间，果背热，便秘，脉沉，用四物加芩、连、山栀数剂，大便稍和；却去芩、连，加参、术、茯苓，二十余剂，及前丸半斤许，渴减六七，背热亦退。至夏背发一疽，纯用托里之剂而敛。

封君袁怀雪，背疽发热作渴，脉数无力。用四物加黄柏、知母、玄参、山栀、连翘、五味、麦门、银花，背疽渐退；又加白芷、参、芪，腐肉尽溃。因停药且劳，热渴仍作，乃以参、芪、归、术、炙草、山药、山茱、茯苓、泽泻、肉桂而愈，又以六味丸及十全大补而敛。

论疮疡作渴二十

疮疡作渴，若焮痛发热，便利调和者，上焦热也，用竹叶石膏汤。肿痛发热，大便秘涩者，内脏热也，用四顺清凉饮。焮肿痛甚者，热毒蕴结也，用仙方活命饮。漫肿微痛者，气血虚壅也，用补中益气汤。若因胃火消烁而津液短少者，用竹叶黄芪汤。若因胃气虚而不能生津液者，用补中益气汤。若因胃气伤而内亡津液者，用七味白术散。若因肾水干涸作渴，或口舌干燥者，用加减八味丸。或先口干作渴，小便频数，而后患疽；或疽愈后，作渴饮水；或舌黄干硬，小便数而疽生者，尤其恶也。苟能逆知其因，预服加减八味丸、补中益气汤，以滋化源，可免后患。

论疮疡出血二十一

疮疡出血，因五脏之气亏损，虚火动而错经妄行也，当求其经，审其因而治之。若肝热而血妄行者，四物、炒栀、丹皮、苓、术。肝虚而不能藏血者，六味地黄丸。心虚而不能主血者，四物、炒连、丹皮、苓、术。脾虚热而不能统血者，四君、炒栀、丹皮。若脾经郁结，用归脾汤加五味子。脾肺气虚，用补中益气加五味子。气血俱虚，用十全大补。阴火动，用六味丸加五味子。大凡失血过多，见发热作渴等症，勿论其脉，急用独参汤以补气。经云：血生于气。苟非参、芪、归、术，甘温等剂，以生心肝之血，决不能愈。若发热脉大者，不治。凡患血症，皆当以犀角地黄汤为主。

治验

翰林屠渐山年四十，患湿毒疮疾，误用轻粉之剂，亏损元气，久不能愈。一日将晡之际诊之，肝脉洪数而有力。余曰：何肝脉之如此。侵晨疮出黯血三四碗，体倦自汗，虽甚可畏，所喜血黯而脉静。余曰：此轻粉之热，血受其毒而妄行，轻粉之毒，亦得以泄，邪气去而真气虚也，当急用独参汤主之。余重其为人，体恤甚笃，但惑于他言不果，致邪气连绵不已，惜哉！

一男子背疮出血，烦躁作渴，脉洪大，按之如无。此血脱发躁，用当归补血汤，二剂少愈；又以八珍汤加黄芪、山栀，数剂全愈。

一妇人溃后，吐鲜血三碗许，余用独参汤而血止，用四君、熟地、芎、归而疮愈。此血脱补气，阳生阴长之理也。若用凉血降火沉阴之剂，脾胃生气复伤，不惟血不归源，而死无疑矣。

一老妇手大指患疔，为人针破出鲜血，手背俱肿，半体皆痛，神思昏愦五日矣。用活命饮，始知痛在手。疮势虽恶，不宜大攻。再用大补剂，又各一剂，外用隔蒜灸，喜此手背赤肿而出毒水；又各一剂，赤肿渐溃；又用托里药而瘥。

南仪部贺朝卿，升山西少参，别时，余见其唇鼻青黑，且时搔背，问其故。曰：有一小疮耳。余视之，果疽也。此脾胃败坏，为不治之症。余素与善，悲其途次不便殡殓，遂托其僚友张东沙辈强留之。勉与大补，但出紫血，虚极也。或谓毒炽不能为脓，乃服攻毒药一钟，以致呕逆脉脱，果卒于南都。

金宪张碧崖腰患疽，醉而入房，脉洪数，两尺更大，余辞不治。将发舟，其子强留，顷间吐臭血五六碗。余意此肾经虚火，而血妄行，血必从齿缝出，将合肉桂等补肾制火之药，各用罐别煎熟听用。血止，拭齿视之，果然，遂合一钟，冷服之，热渴顿止。少顷，温服一钟，脉细欲脱，气息奄奄，得药则脉少复，良久仍脱。其子疑内有脓，欲刺之。余曰：必无。乃以鹅翎管纴内，果如余言。次日脉脱，脚寒至膝，腹内如冰，急用六君加姜、附，腹始温，脓始溃，疮口将完。彼因侍者皆爱妾，又患小便不通，此阴已痿，而思色以降其精，精内败不出而然耳。用加减八味丸料加参、芪、白术一剂，小便虽愈，疮口不敛而殁。

卷 二

吴郡 薛 己著
新都 吴玄有校

论脑疽一

脑疽属膀胱经积热，或湿毒上涌，或阴虚火炽，或肾水亏损，阴精消涸。初起肿赤痛甚，烦渴饮冷，脉洪数而有力，乃湿热上涌，当用黄连消毒散，并隔蒜灸以除湿热。漫肿微痛，渴不饮冷，脉洪数而无力，乃阴虚火炽，当用六味丸，及补中益气汤，以滋化源。若口舌干燥，小便频数，或淋漓作痛，及肾水亏损，急用加减八味丸及前汤，以固根本，引火归经。若不成脓，不腐溃，阳气虚也，四君加归、芪。不生肌，不收敛，脾气虚也，十全大补汤。若色黯不溃，或溃而不敛，乃阴精消涸，名曰脑烁，为不治。若攻补得宜，亦有可愈。治者审焉！

治验

一妇人患前症，口干舌燥，内服清暑，外敷寒凉，色黯不臖，胸中气噎，此因内寒而外假热也。彼疑素有痰火，不欲温补。余以参、芪各五钱，姜、桂各二钱，一剂顿然溃，又用大补药而愈。

一妇人冬间患此，肿痛热渴，余用清热消毒药，溃之而愈。次年三月，其舌肿大，遍身发疔如葡萄，不计其数，手足尤多，乃脾胃受毒也。先各刺出黑血，随服夺命丹七粒，出臭汗，疮热益甚，便秘二日；与大黄、芩、连各三钱，升麻、白芷、山栀、薄荷、连翘各二钱，生甘草一钱，水煎三五沸，服之，大小便出臭血甚多，下体稍退；乃磨入犀角汁再服，舌本及齿缝出臭血，诸毒乃消；更以犀角地黄汤而愈。

论耳疮二

耳疮属手少阳三焦经，或足厥阴肝经血虚风热，或肝经燥火风热，或肾经虚火等因。若发热焮痛，属少阳厥阴风热，用柴胡栀子散。若内热痒痛，属前二经血虚，用当归川芎散。若寒热作痛，属肝经风热，用小柴胡汤加山栀、川芎。若内热口干，属肾经虚火，用加味地黄丸；如不应，用加减八味丸。余当随症治之。

治验

文选姚海山，耳根赤肿，寒热作痛，此属三焦风热也。但中气素虚，以补中益气加山栀、炒黄芩、牛蒡子治之而愈。

一儒者因怒，耳内作痛出水，或用祛风之剂，筋挛作痛，肢体如束。此肝火伤血也，用六味丸料，数服而愈。

举人毛石峰子，年二十，耳内出水或作痛，年余矣。脉洪数，左尺益甚。此属肝肾二经虚热也，用加减八味丸料，一剂而愈。

一男子每入房，耳内或作痒，或出水，常以银簪探入，甚喜阴凉。此属肾经虚热也，用加减八味丸而愈。

一妇人因怒发热，每经行即两耳出脓，两太阳作痛，以手按之，痛稍止。怒则胸胁乳房胀肿，或寒热往来，或小便频数，或小腹胀闷，此皆属肝火血虚也。先用栀子清肝散二剂，又用加味逍遥散数剂，诸症悉退。又以补中益气加五味而全愈。

一妇人经行后，因怒气劳役，发热寒热，耳内作痛。余以经行为血虚，用八珍汤加柴胡；怒气为肝火，用加味逍遥散；劳役为气伤，用补中益气汤加山栀而愈。

一妇人耳内作痛，或肿臖，寒热发热，面色素青黄，经行则变赤。余以为怒气伤肝，郁结伤脾，用加味归脾汤、加味逍遥散而愈。

一妇人耳内肿痛，寒热口苦，耳内出水，焮连颈项，饮食少思，此肝火甚而伤脾也。用小柴胡汤加山栀、牡丹皮稍愈，用加味逍遥散，及八珍汤加柴胡、山栀、丹皮，调补肝脾而痊愈。

一孀妇，或耳内外作痛，或项侧结核，内热晡热，月经不调，唾痰少食，胸膈不利。余以为郁怒伤肝脾，朝用归脾汤，以解脾郁生脾气；夕用加味逍遥散，以清肝火生肝血而愈。

太卿魏庄渠，癸卯仲冬，耳内作痛，左尺洪大而涩。余曰：此肾水枯竭，不能生肝木，当滋化源。彼不信，仍杂用直补之剂。余谓其婿陆时若曰：庄渠不能生肾水，来春必不能起。至明年季春十八日，复请治，昏愦不语，顺耳之分已有脓矣，且卵缩便数，方信余言，求治。辞不克，用六味丸料一钟，阴茎舒出，小便十减六七，神思顿醒。余曰：若砭脓出，庶延数日，为立嗣之计。否则脓从耳出，死立待矣。或谓不砭可生者，余因辞归。翌日，果耳内出脓，至二十一日己未火日而卒。

宪副姜时川，癸卯冬，右手寸口浮数而有痰，口内若有疮然。余曰：此胃火传于肺也，当薄滋味、慎起居以御之。甲辰秋，尺脉洪数而无力。余曰：此肺金不能生肾水，无根之火上炎也。宜静调养，滋化源以治之。彼云：今喉耳不时燥痛，肢体不时发热。果是无根之火，殒无疑矣。后会刘古峡云：姜公之病，已如尊料。遂拉同往视，喉果肿溃，脉愈洪大。又误以为疮毒，而投苦寒之剂，卒于仲冬二十八日，乃药之促其亡也，否则尚能延至仲夏。

论鬓疽三 男妇同用

鬓疽属肝胆二经怒火，或风热血虚所致。若发热作渴者，用柴胡清肝散。肿臖痛甚者，用仙方活命饮。若大势已退，余毒未散，用参、芪、归、术为主，佐以川芎、白芷、金银花，以速其脓。脓成，仍用参、芪之类，托而溃之。若欲其生肌收敛，肾虚者六味丸；血虚者，四物加参、芪；或血燥，或水不能生木者，用四物汤、六味地黄丸；气虚者，用补中益气汤。皆当滋其化源为善。

治验

侍御朱南皋，患前症。肿痛发热，日晡尤甚。此肝胆二经，血虚火燥也。用四物汤加玄参、柴胡、桔梗、炙草，治之而愈。又因劳役发热，畏寒，作渴，自汗，用补中益气汤去柴、升，加五味、麦门、炮姜而瘥。

州守胡廷器年七十，患前症，肿焮作痛，头目俱胀，此肾水不足，肝胆火盛而血燥也。用六味丸料，四剂，疮头出水而愈。后因调养失宜，仍肿痛发热喘渴，脉洪大而虚。此脾胃之气伤也，用补中益气，以补脾胃；用六味地黄丸，以补肝肾而痊。

论瘰疬四 妇人症见《妇人良方》，小儿症见《保婴粹要》

夫瘰疬之病，属三焦肝、胆二经怒火风热血燥；或肝肾二经精血亏损，虚火内动；或恚怒气逆，忧思过甚，风热邪气，内搏于肝。盖怒伤肝，肝主筋，肝受病，则筋累累然如贯珠也。其候多生于耳前后项腋间，结聚成核。初觉憎寒恶热，咽项强痛。若寒热焮痛者，此肝火风热而气病也，用小柴胡汤，以清肝火；并服加味四物汤，以养肝血。若寒热既止，而核不消散者，此肝经火燥而血病也，用加味逍遥散以清肝火，六味地黄丸以生肾水。若肿高而稍软，面色萎黄，皮肤壮热，脓已成也，可用针以决之，及服托里之剂。若经久不愈，或愈而复发，脓水淋漓，肌体羸瘦者，必纯补之剂，庶可收敛，否则变为九瘘。《内经》曰：陷脉为瘘，留连肉腠。即此病也。外用豆豉饼、琥珀膏，以驱散寒邪，补接阳气；内服补中益气汤、六味丸，以滋肾水、培肝木、健脾土，亦有可愈者。大抵肝胆部分结核，不问大小，其脉左关弦紧，左尺洪数者，乃肾水不能生肝木，以致肝火燥而筋挛。须用前药以滋化源，是治其本也。《外台秘要》云：肝肾虚热则生疬。《病机》云：瘰疬不系膏粱丹毒火热之变，因虚劳气郁所致。止宜补形气，调经脉，其疮自消散，盖不待汗之下之而已也。其不详脉证、经络受病之异者，下之则犯经禁、病禁，虚虚之祸，如指诸掌。若脉洪大，元气虚败，为不治。若面㿠白，为金克木，亦不治。若眼内赤脉贯瞳人，见几条则几年死。使不从本而治，妄用伐肝之剂，则误矣。盖伐肝则脾土先伤，脾伤则损五脏之源矣。可不慎哉！

治验

阁老杨石斋子，年十七，发热作渴，日晡颊赤，左关尺脉大而浮。此肝肾阴虚，用补阴八珍汤，五十余剂，又加参芪，二十余剂而溃。但脓水清稀，肌肉不生，乃以参、芪、归、术为主，佐以芍药、熟地、麦门、五味，脓水稠而肌肉生。更服必效散一剂，疬毒去而疮口敛。

容台张美之善怒，孟春患此，或用伐肝之剂，不愈。余以为肝血不足，用六味地黄丸、补中益气汤以滋化源，至季冬而愈。

一儒者愈后，体瘦发热，昼夜无定。此足三阴气血俱虚，用八珍加麦门、五味，二十余剂；又用补中益气加麦门、五味，及六味丸而愈。

儒者杨泽之，缺盆间结一核。余谓：此肝火血燥而筋挛，法当滋肾水，生肝血。彼反用行气化痰，外敷南星、商陆，益大如碗。余用补中益气汤、六味地黄丸以滋肾水，间用芦荟丸以清肝火，年余，元气复而消。

儒者张子容，素善怒，患此久而不愈，疮出鲜血，左关弦洪，重按如无。此肝火动而血妄行，症属气血俱虚。用补中益气汤以补脾肺，用六味丸以滋肝肾而愈。

一男子颈间结核大溃，一妇人左眉及发际结核，并用栀子清肝散、海藻散坚丸，以清肝火、养肝血、益元气而愈。此症亦有大如升斗者，亦治以前药可愈。

陆子温两耳下肿硬，用伐肝软坚之剂益甚。其脉左关弦紧，左尺洪数。此肾水亏损而筋挛也，当生肺金、滋肾水，则肝得血而筋自舒矣。彼不悟，仍服前药，竟致不起。

论 时 毒五

夫时毒者，为四时邪毒之气，而感之于人也。其候发于鼻、面、耳、项、咽喉，赤无头，或结核有根，寒热头痛，恍惚不宁，状如伤寒，五七日之间，亦能杀人。治宜精辨之：若脉浮数者，邪在表也，用葛根牛蒡子汤、解毒升麻汤之类以发之。脉沉涩者，邪在里也，用栀子仁汤、大黄汤之类以下之。表里具病者，犀角升麻汤。甚者，砭出恶血，并用通气散，嗅鼻内取嚏，以泄其毒，十日外自消。若嗅药不嚏者，不可治之。如嚏出脓血者，治之必愈。至七八日之间，大小便通利，头面肿起高赤者，可服托里散、黄芪散。此病若五日以前，精神昏乱，咽喉秘塞，语声不出，头面赤肿，食不知味者，必死之候。凶荒劳役患之，安里为主，用普济消毒饮最善。然而此症有阴有阳，有可汗，有可下，若误认为热毒而用药，则谬矣。

治验

少宰李蒲汀，用发散之药，托损元气，患处不消，体倦恶寒，食少口干，余用益气汤加① 桔梗，及托里消毒散而愈。

秋官陈同野，元气素弱，脉微细而伏。此形病俱虚也，用参、术、芎、归、陈皮、柴胡、升麻、炙草以升举阳气，用牛蒡、玄参、连翘、桔梗，以解热毒，二剂肿顿消，而脉亦复矣。苟以脉微细为属阴，以肿赤为属阳而药之，鲜有不误者。

一妇人溃后，肿赤不消，食少体倦，脓清色白，乃脾肺气虚也。先用六君加桔梗、芎、归，后用益气汤加桔梗而敛。

春官袁谷虚之妹，表散过度，肿硬不食，脉浮大，按之而短。此真气绝也，辞不治，后果殁。

论 痄 腮六

痄腮属足阳明胃经，或外因风热所乘，或内因积热所致。若肿痛寒热者，白芷胃风汤。内热肿痛者，升麻黄连汤。外肿作痛，内热口干者，犀角升麻汤。内伤寒凉，不能消溃者，补中益气汤。发热作渴，大便秘结者，加味清凉饮。表里俱解而仍肿痛者，欲作脓也，托里散。若饮食少思，胃气虚弱也，六君子汤。肢体倦怠，阳气虚弱也，补中益气汤。脓毒既溃，肿痛不减，热毒未解也，托里消毒散。脓出而反痛，气血虚也，人参内托散。发热晡热，阴血虚也，八珍汤。恶寒发热，气血俱虚也，十全大补汤。若肿焮痛连耳下者，属手足少阳经，当清肝火。若连颐及耳后者，属足少阴经虚火，当补肾水。患此而有不治者，多泥风热，执用克伐之药耳。

治验

地官陈用之，服发散之剂，寒热已退，肿痛不消。此血凝滞而欲作脓也，用托里消毒散而脓成；又用托里散而脓溃，但脓清作渴，乃气血虚也。用八珍汤加麦门、五味，三十余剂而愈。

上舍卢懋树，两尺脉数，症属肾经不足，误服消毒之剂，致损元气而不能愈。余用补中益气、六味丸料，服之而痊。

上舍熊栋卿，颐后患之，脓清体瘦，遗精盗汗，晡热口渴，痰气上涌，久而不愈。脉洪大，按之微细。属肾经亏损所致，遂用加减八味丸料，并十全大补汤而愈。

一妇人素内热，因怒，耳下至颈肿痛

①加：原作“用”，据书业堂本改。

寒热。此肝胆经火燥而血虚，用柴胡栀子散而肿痛消，用加味逍遥散而寒热退，用八珍汤加丹皮而内热止。

论发背七　男妇同用

发背属膀胱、督脉经，或阴虚火盛，或醇酒厚味，或郁怒房劳所致。若肿赤痛甚，脉洪数而有力，热毒之症也，为易治。漫肿微痛，色黯作渴，脉洪数而无力，阴虚之症也，为难治。不痛不肿，或漫肿色黯，脉微细，阳气虚甚也，尤为难治。若肿焮作痛，寒热作渴，饮食如常，此形气病气俱有余也，先用仙方活命饮，后用托里消毒散解之。漫肿微痛，或色不赤，饮食少思，此形气病气俱不足也，用托里散调补之。不作脓，或脓成不溃，阳气虚也，托里散倍加肉桂、参、芪。脓出而反痛，或脓清稀，气血俱虚也，八珍汤。恶寒形寒，或不收敛，阳气虚也，十全大补汤。晡热内热，或不收敛，阴血虚也，四物加参、术。作呕欲呕，或不收敛，肾气虚也，六君加炮姜。食少体倦，或不收敛，脾气虚也，补中益气汤加茯苓、半夏。肉赤而不敛，血热也，四物加山栀、连翘。肉白而不敛，脾虚也，四君加酒炒芍药、木香。小便频数者，肾阴亏损也，加减八味丸。若初患未发出，而寒热疼痛，作渴饮冷，此邪气内蕴也，仙方活命饮。口干饮热，漫肿微痛，此元气内虚也，托里消毒散。饮食少思，肢体倦怠，脾胃虚弱也，六君子汤；如未应，加姜、桂。其有死者，乃邪气盛，真气虚，而不能发出也，在于旬余之间见之。若已发出，用托里消毒散；不腐溃，用托里散；如不应，急温补脾胃。其有死者，乃真气虚而不能腐溃也，在于二旬之间见之。若已腐溃，用托里以生肌；如不应，急温补脾胃。其有死者，乃脾气虚而不能收敛也，在于月余见之。此三证，虽不见于经籍，余尝治而历验者。

治验

都宪周弘冈，背患疽，肿而不溃，脉大而浮。此阳气虚弱，而邪气壅滞也。用托里散，倍用参、芪，反内热作渴，脉洪大鼓指。此虚火也，用前散，急加肉桂，脉证顿退，仍用托里而愈。若以为热毒，而用寒药，则误矣。

太仆王的塘，初起因大劳，又用十宣散之类，加烦渴内热，脉大无力。此阳气自伤，不能升举，下陷于阴分，而为内热也。余以补中益气，加酒炒芍药、麦门冬、五味子治之而愈。

上舍张克恭患此，内服外敷皆寒凉败毒，遍身作痛，欲呕少食，晡热内热，恶寒畏寒。余曰：遍身作痛，荣卫虚而不能营于肉里也。欲呕少食，脾胃虚寒而不能消化饮食也。内热晡热，阴血内虚而阳气陷于阴分也。恶寒畏寒，阳气虚弱而不能卫于肌肤也。此皆由脾胃之气不足所致。遂用补中益气汤，诸症渐退；更以十全大补汤，腐肉渐溃；又用六君子汤加芎、归，肌肉顿生而愈。

府庠彭碧溪，患腰疽，服寒凉败毒之药，色黯不痛，疮头如铺黍，背重不能安寝，耳聩目白，面色无神，小便频涩，作渴迷闷，气粗短促，脉浮数，重按如无。余先用滋肾水之药一剂，少顷便利渴止，背即轻爽；乃砭去瘀血，以艾半斤许，明灸患处；外敷乌金膏；内服参、芪、归、术、肉桂等药，至数剂，元气稍复。自疑肉桂辛热，一日不用，手足并冷，大便不禁。仍加肉桂及补骨脂二钱，肉豆蔻一钱，大便如常，其肉渐溃。更用当归膏以生肌肉，八珍汤以补气血而愈。

儒者周雨峰，怀抱久郁，背脊患疽，

肝脉弦洪，脾脉浮大，按之微细。以补中益气汤加桔梗、贝母，少用金银花、白芷，二剂肝脉顿退，脾脉顿复。乃以活命饮二剂，脓溃肿消，肝脉仍弦。此毒虽去，而胃气复伤，仍用补中益气汤加茯苓、半夏而愈。

上舍蔡东之患此，余用托里之药而溃，疮口尚未全敛，时值仲冬，兼咳嗽。余曰：疮口未敛，脾气虚也。咳嗽不止，肺气虚也。法当补其母。一日与其同宴，见忌羊肉。余曰：补可以去弱，人参、羊肉之类是也，是宜食之。遂每日不撤，旬余而疮敛，嗽亦顿愈矣。

宪副屠九峰，孟春患此，色黯漫肿，作渴便数，尺脉洪数。此肾水干涸，当没于火旺之际。不信，更用苦寒之药，复伤元气，以促其殁。

京兆柴黼庵仲夏患之，色黯微肿，发热烦躁，痰涎自出，小腹阴实，手足逆冷，右关浮涩，两尺微细。余曰：此虚寒之症也。王太仆云：大热而不热，是无火也。决不能起。恳求治之，用大温补之药一剂，流涎虽止，患处不起，终不能救。

举人顾东溪久作渴，六月初，腰患疽，不慎起居，疮溃尺余，色黯败臭，小便如淋，唇裂舌刺。七月终请治，左尺洪数，左关浮涩。余谓先渴而患疽者，乃肾水干涸，虚火上炎，多致不起。然脓水败臭，色黯不痛，疮口张大，乃脾气败而肌肉死也。小便如淋，痰壅喘促，口干舌裂，乃脾肺败而肾水绝也。左尺洪数，肾无所生也。左关浮涩，肺克肝也。况当金旺之际，危殆速矣。二日后果殁。盖此症既发于外，两月方殁者，乃元气虚，不能收敛也。若预为调补，使气血无亏，亦有得生者。

论乳痈乳岩结核八　妇人症见

《妇人良方》、《女科撮要》

乳房属足阳明胃经，乳头属足厥阴肝经。男子房劳恚怒，伤于肝肾。妇人胎产忧郁，损于肝脾。若焮痛寒热，当发散表邪。肿焮痛甚，当清肝消毒，并宜隔蒜灸。不作脓，或脓成不溃，托里散为主。不收敛，或脓清稀，补脾胃为主。若脓出反痛，或作寒热，气血虚也，十全大补汤。体倦口干，中气虚也，补中益气汤。晡热内热，阴血虚也，八珍汤加五味子。欲呕作呕，胃气虚也，香砂六君子汤。食少作呕，胃气虚寒也，前汤加藿香。食少泄泻，脾气虚寒也，前汤加炮姜。若劳碌肿痛，气血未复也，八珍汤，倍用参、苓、归、术。若怒气肿痛，肝火伤血也，八珍汤加柴胡、山栀。若肝火血虚而结核者，四物汤加参、术、柴胡、升麻。若肝脾气血虚而结核者，四君子加芎、归、柴胡、升麻。郁结伤脾而结核者，归脾汤兼瓜蒌散。若郁怒伤肝脾而结核，不痒不痛者，名曰乳岩，最难治疗。苟能戒七情，远厚味，解郁结，养气血，亦可保全。

治验

封君袁阳泾，左乳内结一核，月余赤肿。此足三阴虚，兼怒气所致。用八珍汤加柴、栀、丹皮治之，诸症渐退，又用清肝解郁汤而愈。时当仲秋，两目连劄，肝脉微弦。此肝脉火盛而风动也，更加龙胆草五分，并六味地黄丸而愈。若有清热败毒，化痰行气，鲜有不误者。

一儒者，两乳患肿，服连翘饮，反坚硬，食少内热，胸胁作痛，日晡头痛，小便赤涩。此足三阴虚而兼郁怒，前药复损脾肺。先用六君子加芎、归、柴胡、山栀，四十余剂，元气复而自溃，乃作痛恶寒。此气血虚也，用十全大补汤、六味丸而愈。

一儒者，两乳作痛，两胁作胀，久服流气饮、瓜蒌散。后左胁下结一块，肉色不变，劳则寒热。用八珍加柴胡、远志、贝母、桔梗，月余色赤作痛，脓将成矣。后针出脓碗许，顿然作呕。此胃气虚而有痰也，令时嚼生姜，服六君子汤呕止，加肉桂而疮愈。后出仕，每劳怒，胸乳仍痛，或发寒热，服补中益气汤加炒山栀即愈。

论疔疮九

《内经》曰：膏粱之变，足生大疔。多由膏粱厚味之所致，或因卒中饮食之毒，或感四时不正之气，或感蛇虫之毒，或感死畜之秽，各宜审而治之。其毒多生于头面四肢，形色不一，或如小疮，或如水泡，或疼痛，或麻木，或寒热作痛，或呕吐恶心，或肢体拘急，并用隔蒜灸，并服解毒之剂。若不省人事，或牙关紧急者，以夺命丹为末，葱酒调灌之。若生两足者，多有红丝至脐；生两手者，多有红丝至心；生唇面口内者，多有红丝入喉。皆急用针挑破其丝，使出恶血，以泄其毒。若患于偏僻之处，药所难导者，惟灸法大有回生之功。然疔之名状，虽有十三种之不同，而治法但审其元气虚实，邪之表里，而庶无误人于夭札也。若专泥于疏利表散，非惟无益，而反害之。凡人暴死，多是疔毒，急取灯遍照其身，若是小疮，即是其毒。宜急灸之，并服夺命丹等药，亦有复苏者。

治验

长洲庠苏子忠，鼻梁患之，症属表邪，但气血俱虚，不胜发散。遂用补中益气为主，佐以防风、白芷而愈。

一男子小指患之，或为针刺出血，敷以凉药，掌指皆肿三四倍，色黯神昏。此邪气郁遏，余先以夺命丹一服，活命饮二剂，稍可。余因他往，或为遍刺其手，出鲜血碗许，臂肿如瓠，指大数倍，用大剂参、芪、归、术之类，及频灸遍身而肿消。但人便不实，时常泄气，此元气下陷，以补中益气加骨脂、肉蔻、吴茱、五味；又日以人参五钱，麦门三钱，五味二钱，水煎代茶饮；又用大补药，五十余帖而愈。设此症初不用解毒之剂，后不用大补之药，死无疑矣。

白莲泾陈伯和子，唇患之，有紫脉延至口内，将及于喉。余曰：紫脉过喉，则难治矣。须针其脉，并疮头，出恶血以泄其毒，则可。彼不信，别用解毒之剂，遂至头面俱肿。复求治，口内肿胀，针不能入，乃砭面、唇，出黑血碗许，势虽少退，终至不起。惜哉！

论肺疽肺痿十 妇人症见《妇人良方》

夫肺者，五脏之华盖也，处于胸中，主于气，候于皮毛。劳伤气血，腠理不密，外邪所乘，内感于肺；或入房过度，肾水亏损，虚火上炎；或醇酒炙煿，辛辣厚味，熏蒸于肺；或咳唾痰涎，汗下过度，重亡津液之所致也。其候恶风咳嗽，鼻塞项强，胸胁胀满，呼吸不利，咽燥作渴，甚则四肢微肿，咳唾脓血。若吐痰臭浊，脓血腥秽，胸中隐隐微痛，右手寸口脉数而实者，为肺疽。若吐涎沫而无脓，脉数而虚者，为肺痿也。若咳嗽喘急者，小青龙汤。咳嗽胸胀者，葶苈大枣泻肺汤。咳脓腥浊者，桔梗汤；咳喘短气，或小便短少者，佐以参芪补肺汤；体倦食少者，佐以参术补脾汤。咳唾痰壅者，肾虚水泛也，六味地黄丸。口干咽燥者，虚火上炎也，加减八味丸。此症皆因脾土亏损，不能生肺金，肺金不能生肾水，故始萌则可救，脓成则多死。若脉微紧而数者，未有脓也；紧甚而数者，已有脓也。《内经》曰：血热则肉败，荣卫不行，必将为脓。大凡肺疮咳唾脓血，久久如粳米粥者，难治。若唾脓而不止者，亦不可活也。其呕脓而自止者自愈，其脉短而涩者自痊。面色当白而反赤者，此火之克金，皆不可活。苟能补脾肺滋肾水，庶有生者。但恐专攻其疮，脾胃益虚，鲜有不误者矣。

治验

一儒者患肺痈，鼻流清涕，咳吐脓血，胸膈作胀。此风邪外伤也，先用消风散加乱发灰，二服而鼻利；又用四君加芎、归及桔梗汤而愈。后因劳役，咳嗽吐脓，小便滴沥，面色黄白，此脾土不能生肺金，肺金不能生肾水也，用补中益气汤、六味地黄丸而愈。

一儒者，因素善饮，咳脓项强，皮肤不泽。此脾肺气虚，外邪所乘而成肺痈也，先用桔梗汤，后用人参补肺汤而痊。

一男子咳吐痰脓，胸腹膨胀，两寸与右关脉皆洪数。此火不能生土，而土不能生金也，用桔梗汤为主，佐以补中益气汤而愈。

一男子不时咳嗽，作渴自汗，发热便数。自用清肺降火、理气渗利之剂服之，反小便不通，面目赤色，唇裂痰壅，脾肺肾三脉浮大，按之而数。此足三阴亏损，不能相生，当滋化源，否则成痈矣。不信，仍用分利之药，后果患肺痈，余用桔梗汤及六味丸而愈。

一男子面赤吐脓，发热作渴，烦躁引饮，脉洪数而无伦次。先用加减八味丸加麦门，大剂一服，热渴顿止，即熟睡良久，觉而神爽索食。再剂，诸症顿减。仍用前药，更以人参五钱、麦门二钱五分、五味二钱，水煎代茶，日饮一剂，月余而安。此症面赤者，当补肺肾；面白者，当补脾肺，治者验之。

一妇人素血虚，发热咳嗽，或用痰火之剂后，吐脓血，面赤脉数，其势甚危。此脓成而血气虚也，余用八珍汤以补元气，用桔梗汤以治肺症，脉症渐愈。

一妇人感冒风寒，或用发表之剂，反咳嗽喘急，饮食少思，胸膈不利，大便不通，右寸关脉浮数，欲用通利之剂。余曰：此因脾土亏损，不能生肺金，若更利之，复耗津液，必患肺痈矣。不信，仍利之，虚症悉至，后果吐脓。余朝用益气汤，夕用桔梗汤，各数剂，吐脓渐止。又朝仍前汤，夕用十全大补汤，各五十余剂，喜其善调理，获愈。

一妇人咳嗽吐痰，胸膈作痛，右寸关浮滑，项下牵强。此脾胃积热成痰，非痈患也，以二陈汤加山栀、白术、桔梗，治之而愈。

一妇人素血虚，内热时咳，甲辰孟冬，两尺浮洪。余曰：当防患肺症。丙午孟春，果咳嗽，左右寸脉洪数。此心火刑克肺金，而成肺痈也，脓已成矣，夏令可忧。余用壮水健脾之剂稍愈。彼不慎调摄，果殁于仲夏。

论胃脘痈十一

《圣济总录》云：胃脘痈，由寒气隔阳，热聚胃口，寒热不调，故血肉腐坏。以气逆于胃，故胃脉沉细；以阳气不得上升，故人迎热甚。令人寒热如疟，身皮甲错，或咳嗽，或呕脓唾血。若脉洪数，脓成也，急排之。脉迟紧，瘀血也，急下之。否则其毒内攻，腐烂肠胃矣。丹溪先生云：内疽者，因饮食之毒，七情之火，相郁而发，用射干汤主之。愚常以薏苡仁汤、牡丹皮散、太乙膏选用之，亦效。若吐脓血，饮食少思，助胃壮气为主，而佐以前法，不可专治其疮。

治验

一男子，寒热作渴，不时咳吐，口内血腥。又五口，吐脓，身皮甲错。用射干汤四剂，脓血已止。但气壅痰多，以甘桔汤而愈。

一男子，用射干汤之类将愈，但气喘体倦，发热作渴，小便频数。此肺气不足，用补中益气、山药、山茱、麦门、五味。时仲夏，更以生脉散代茶饮而愈。

一妇人，素食厚味，吐脓已愈，但小便淋沥。此肺肾气虚，用补中益气加麦门、五味，及加减八味丸而愈。若膏粱之人，初起宜用清胃散。

论肠痈十二

孙真人云：肠痈为病，小腹重，强按之则痛，小便如淋，时时汗出，复恶寒，身皮甲错，腹皮急如肿，甚者腹胀大，转侧有水声，或绕脐生疮，或脓从脐出，或从大便下，盖因七情饮食所致。治法：脉迟紧者，未有脓也，用大黄汤下之。脉洪数者，已有脓也，用薏苡仁汤排之。小腹疼痛，小便不利，脓壅滞也，牡丹皮散主之。若大便或脐间出脓者，不治。《内经》云：肠痈为病，不可惊，惊则肠断而死。故患是者，其坐卧转侧，理宜徐缓，时少饮薄粥。乃服八珍汤，固其元气，静养调理，庶可保全其生。

治验

通府张廷用患之，两月余矣。时出白脓，体倦恶寒。此邪气去而中气虚，余用托里散兼益气汤，而徐徐呷之；又令以猪肚肺煮烂，取其汤调米粉煮，时呷半盏，后渐调理而痊。

一男子里急后重，下脓胀痛。此脾气下陷，用排脓散、蜡矾丸而愈。后因劳，复寒热体倦，用补中益气汤而安。

一妇人小腹胀痛，小便如淋，时时汗出。此瘀血凝结于内，先以神效瓜蒌散，二剂少愈，更以薏苡仁汤而愈。

一妇人小腹胀痛而有块，脉芤而涩。此瘀血为患也，以四物加玄胡索、红花、桃仁、牛膝、木香，二剂血下而痊。

一妇人小腹胀痛，大便秘涩，转侧有水声，脉洪数。此脓瘀内溃也，以梅仁汤一剂，下瘀血，诸症悉退；再以薏苡仁汤，二剂而瘥。

一妇人脓成胀痛，小便不利，脉洪数。此脓毒内溃也，服太乙膏三钱，脓下甚多；更以瓜蒌散、蜡矾丸及托里散而安。如用云母膏尤妙。

一妇人产后，恶血不止，小腹作痛，服瓜子仁汤，下瘀血而痊。凡瘀血停滞，宜急治之，缓则腐化为脓，最为难治。若流注关节，则为败症。

论腹痈十三 男妇同用

腹痈谓疮生于肚腹，或生于皮里膜外。属膏粱厚味，七情郁火。若漫肿坚硬，肉色不变，或脉迟紧，未成脓也，四君加芎、归、白芷、枳壳，或托里散。肿软色赤，或脉洪数，已成脓也，托里消毒散。脓成而不外溃者，气血虚也，卧针而刺之。肿焮作痛者，邪气实也，先用仙方活命饮，隔蒜灸以杀其毒，后用托里散以补其气。若初起欲其内消，当助胃壮气，使根本坚固，而以行经活血之药佐之。若以克伐之剂，欲其内消，则肿者不能溃，溃者不能敛。若用疏利之药，下其脓，则少壮者多为难治，老弱者立见危亡。亦有食积疝气类此者，见《保婴粹要》。

治验

司马李梧山患此，腹痛而势已成，用活命饮，一剂痛顿止。用托里消毒散，肿顿起，此脓将成也，用托里散补之，自溃而愈。

锦衣掌堂刘廷器，正德辛未仲夏，腹患痈，溃而脓清，热渴腹胀，作呕不食。或以为热毒内攻，皆用芩、连、大黄之剂，病愈甚。余曰：当舍时从症。投以参，芪、姜、附等药，一剂呕止食进，再用托里等剂而疮愈。

进士边云庄，腹痛恶寒，脉浮数。余曰：浮数之脉，而反恶寒，疮疽之症也。不信。数日后复请视之，左尺洪数。余曰：内有脓矣。仍不信。至小腹痛胀，连及两臀，始悟。余曰：脓溃臀矣，气血俱虚，何以收敛？急用活命饮一钟，臀溃一孔，出脓斗许，气息奄奄。用大补药一剂，神思方醒。每去后，粪从疮出，痛不可当，小腹间如有物上挺，即发痉不省人事，烦躁，脉大，举按皆实。省而诊之，脉洪大，按之如无，以十全大补，倍用参、芪至四斤，更加附子二枚，煎膏服而痉止；又用十全大补汤，五十余剂而疮敛。

上舍周一元，腹患痈，三月不愈，脓水清稀，朝寒暮热。服四物、黄檗、知母之类，食少作泻，痰涎上涌。服二陈、枳壳之类，痰涎愈甚，胸膈痞闷。谓余曰：何也？余曰：朝寒暮热，气血虚也。食少作泻，脾肾虚也。痰涌胸痞，脾肺虚也。悉因真气虚，而邪气实也。当先壮其胃气，使诸脏有所禀，而邪自退矣。遂用六君加黄芪、当归，数剂诸症渐退；又用十全大补汤，肌肉渐敛；更用补中益气汤，调理而痊。

上舍毛体仁，素阴虚。春初咳嗽，胸中隐痛，肾脉数而无力，肺脉数而时见。此肾脉亏损，阴火炽盛。用六味地黄丸料，一剂服之，病势虽减，内痈已成。盖因元气虚，而未能发出，火令可畏。不信，服痰火之剂，两月后，乳间微肿，脉洪数而无力。余曰：脓内溃矣，当刺出其脓，以免内攻之祸。不信，又月余，请视。但针得一孔，脓挽不利，仍复内攻，唇舌青赤。余曰：脏腑已坏，吾何能治之！后果殁。

从侄孙年十四而媾姻，乙巳春，年二十四，腹中气痛，用大黄等药二剂，下血甚多，胸腹胀满，痰喘发热。又服破气降火药一剂，汗出如水，手足如冰。余他往适归，诊之，左关洪数，右尺尤甚。乃腹痈也，虽能收敛，至夏必变而成瘵症。用参、芪各一两，归、术各五钱，陈皮、茯苓各三钱，炙草、炮姜各一钱，二剂诸症少退，腹始微赤，按之觉痛；又二剂作痛；又二剂肿痛脉滑数，针出脓瘀；更用大补汤，精神饮食如故。因遗精，患处色黯，用前药加五味、山茱、山药、骨脂、吴茱等剂，疮痛渐敛，瘵症悉具。其脉非洪大而数，即微细如无，惟专服独参汤、人乳汁，少复，良久仍脱。余曰：当备后事，以俟火旺。乃祷鬼神，巫者历言往事如见，更示以方药，皆峻利之剂，且言保其必生。敬信服之，后果殁。经曰：拘于鬼神，不可与言至德。而况又轻信方药于邪妄之人耶！书此以警后患。

论流注十四　妇人症见《妇人良方》、《女科撮要》，小儿症见《保婴粹要》

流注，或因饮食劳倦，脾胃伤损；或因房劳阴虚，阳气凑袭；或因营气不从，逆于肉理；或因腠理不密，外邪客之；或暴怒伤肝；或郁结伤脾；或湿痰流注；或跌扑血滞；或产后恶露，皆因气虚血注而凝也。或生于四肢关节，或生于胸腹腰臀，或结块，或漫肿，或作痛，皆由元气亏损所致也。悉宜葱熨，及用益气养荣汤，固其元气，则未成者自消，已成者自溃。若久而不敛，佐以豆豉饼、琥珀膏，祛散寒邪，补接阳气。若内有脓管而不敛者，用针头散腐化之。经云：形伤痛，气伤肿。又曰：真气夺则虚，邪气胜则实。若不补气血，节饮食，慎起居，戒七情，而专用寒凉克伐，其不死者幸矣。

治验

侍御朱东溪，左胁下近腹肝胆经部分结一块，四寸许，漫肿不赤，按之则痛。余曰：此当补脾胃。彼谓：肿疡宜表散。乃服流气饮，后胃气顿虚，始信余言。遂用四君子加芎、归、酒炒芍药、姜、桂，胃气复而恶症退；乃去干姜，加黄芪，数剂，微赤微痛；又三十余剂，焮肿大痛，此脓内溃也，遂针之；用补中益气、加减八味丸而愈。

一男子元气素弱，臀肿硬而色不变，饮食少思，如此年余矣。此气血虚而不能溃也，先用六君子汤，加川芎、当归、芍药，元气渐复。饮食渐进，患处渐溃；更加黄芪、肉桂，并用葱熨之法月余，俟脓熟而针之；又以十全大补汤，及附子饼熨之而愈。

一男子腿患肿，肉色不变，亦不作痛。此真气虚也，以补中益气加茯苓、半夏，少佐以枳壳、木香，外用香附饼熨之。彼谓气无补法，乃服流气饮，胃气愈虚。余用六君子加芎、归数剂，饮食少进；再用补剂，月余而消。

一男子胁肿一块，日久不溃，按之微痛，脉微而涩。此形症俱虚也，当补不当泻。乃用人参养荣汤，及热艾熨患处。脓成，以火针刺之，用豆豉饼、十全大补汤，百剂而愈。

一男子腹患此，肿硬不溃，脉弱时呕，欲用败毒等药。余谓肿硬不溃，乃阳气虚弱；呕吐少食，乃胃气虚寒，法当温补脾胃。彼不信，仍用攻伐，而呕愈甚。复请治，脉微弱而发热。余曰：热而脉反静，脱血脉反实，汗后脉反躁者，皆为逆也。辞不治，后果殁。

余北仕时，有留都贾学士子，年十六，患此二载矣。公升北宗伯邀余治。脉洪大而数，脓清热渴，食少体倦，夜间盗汗，午前畏寒。余曰：真气不足，邪气有余，治之无功矣。余午前以四君子加芎、归、炙草，午后以四君子加五味、麦门、参、芪，两月诸症遂可一二。又有用渗利之剂，保其必生者，三月后，形体骨立。复求余治，余时被命南下，后竟不救。

论鹤膝风十五　妇人症见《妇人良方》，小儿症见《保婴粹要》

鹤膝风乃调摄失宜，亏损足三阴经，风邪乘虚而入，以致肌肉日瘦，内热减食，肢体挛痛，久则膝大而腿细，如鹤之膝，故名之。若伤于脾胃者，补中益气汤为主。伤于肝肾者，六味丸为主。若欲其作脓，或溃后，十全大补汤为主。皆佐以大防风汤。初起须以葱熨，可以内消。若津涸口干，中气不足也，补中益气汤加五味子。头晕头痛，阳气不升也，补中益气汤加蔓荆子。发热晡热，阴血虚弱也，用四物、参、芪、白术。畏寒憎寒，阳气虚弱也，用十全大补汤。饮食少思，胸膈膨胀，脾胃虚痞也，用四君子汤。面色萎黄，饮食少思，脾胃虚弱也，用六君子汤。脓水清稀，肌肉不生，气血俱虚也，用八珍汤。热来复去，有时而动，无根虚火也，用十全大补汤。形瘦嗜卧，寝息发热，痰盛作渴，小便频数，五脏虚损也，用六味丸。脐腹疼痛，夜多漩溺，脚膝无力，头晕吐痰，肾气冷败也，用八味丸。发热大渴，不欲近衣，面目赤色，脉大而虚，血虚发燥也，用当归补血汤。或有痢后而患者，亦治以前法。余当临症制宜。

治验

州守张天泽，左膝肿痛，胸膈痞满，饮食少思，时欲作呕，头晕痰壅，日晡益倦。此脾肺气虚，用葱熨法，乃六君加炮姜，诸症顿退，饮食少进；用补中益气加蔓荆子，头目清爽；间与大防风汤十余剂；又用补中益气，三十余剂而消。

通府刘国威，先筋挛骨痛，右膝漫肿。用化痰消毒之剂，肿痛益甚，食少体倦；加祛风消毒等药，寒热作呕，大便不实；用二陈除湿之类，肿起色赤，内痛如锥。余诊其脉，滑数而无力。此脓已成，元气虚而不能溃也。用十全大补汤四剂，佐以大防风汤，一剂而溃，又百余剂而得痊。

一儒者，腿筋弛长，月余两膝肿痛。此阴虚湿热所乘也，用六味丸为主，佐以八珍汤加牛膝、杜仲，间以补中益气汤，三月余而消。

一男子，腿痛膝肿，脉浮，按之弦紧。此肝肾虚弱也，用大防风汤，二剂已退。彼惑于附子有毒，乃服治疮之药，日渐消瘦，虚症渐至，复求治。余曰：倦怠消瘦，脾胃衰而不能营运也；小便不禁，膀胱虚而不能约制也；燥热虚痞，胃气弱而不能化也；恍惚健忘，精神失而愦乱也。恶症蜂集，余辞之。后果殁。

论天泡疮十六

天泡疮，属元气不足，邪气所乘，亦有传染而患。受症在肝肾二经，故多在下体发起。有先筋骨痛而后患者；有先患而后痛者。初起脉浮数，邪在脾肺经也，先用荆防败毒散解散之；脉弦数，邪在肝胆经也，先用龙胆泻肝汤清解之；脉沉数，邪在脏腑也，先用内疏黄连汤通导之。后用换肌消毒散为主，愈后再无筋骨疼痛之患。若疮凸赤作痛，热毒炽甚也。疮微作痛，毒将杀也。疮色白而不结痂，阳气虚也。色赤而不结痂，阴血虚也。瘙痒脉虚浮，气不能相荣也。瘙痒脉浮数，血不能相荣也。臀背间或颈间作痒，膀胱阴虚也。阴囊间或股内痒，肝经血虚也。阴囊作痒重坠，肝经阴虚湿热也。小便频数，短少色赤，肝经阴虚也。小便频数，色白短少，脾肺气虚也。面目瘙痒，或搔变赤，外邪相搏也。眉间痒，或毛落，肝胆血燥也。饮食少思，口干饮汤，胃气虚也。饮食不化，大便不实，脾气虚也。侵晨或夜间泄泻，脾肾虚也。若治失其法，有蚀伤眼目，腐烂玉茎，拳挛肢体者，但用九味芦荟丸以清肝火，六味丸以生肾水，蠲痹解毒散以养血祛邪，亦有可生者。若误用轻粉等剂，反为难治。

治验

一儒者患前症，先玉茎作痒出水，后阴囊、股内、小腹、胁、臂发小瘟，或干脓窠。误服祛风等药，肢体倦怠，恶寒发热，饮食渐减，大便不实。左尺洪数，左关弦数，右关浮缓，按之微弦。余曰：此患属肝胆经也。左关脉弦，左尺脉浮数者，肾水少而虚热传于肝也。右关脉浮缓，脾胃之气弱也。按之而弦者，肝木乘脾土也。用六味地黄丸、补中益气汤为主，佐以换肌消毒散而愈。

一儒者患前症，色焮赤作痛，大便秘而不实。服祛风败毒等药，舌痛口干，脉浮而数。此邪气去而阴虚所致，用六味丸料加山栀、当归，四剂脉症顿退；又用八珍汤加山栀、丹皮，疮色渐白；后用四君加归、芪而愈。

一人患此，服攻毒等药，患处凸而色赤作痛，肢体倦怠，恶寒发热，脉浮而虚。此元气复伤而邪气实也，用补中益气，二剂而痊。

一儒者患之，误服祛风消毒之药，复伤元气。因劳役过度，内热口干，齿龈作痛，右关脉洪数而虚。此脾胃受伤而火动，用清胃散之类而愈。

进士刘华甫，患之数月，用轻粉、朱砂等药，头面背臀，各结一块，二寸许，溃而形气消弱，寒热口干，舌燥唇裂，小便淋漓，痰涎上涌，饮食少思。此脾胃伤，诸脏弱，而虚火动也。先用六君子二十余剂，又用补中益气汤加山茱、山药、麦门、五味服之，胃气复而诸症愈。惟小便未清，痰涎未止，用加减八味丸而痊。

一儒者患之，头面瘙痒，或成粒，或成片，或出水，脾肺脉俱洪数，此风邪所伤。先用荆防败毒散，加萆薢、钩藤钩，数剂渐愈。但口干内热，用四物加山栀、钩藤、金银花、甘草节而愈。后遍身瘙痒，内热口干，佐以六味丸而痊。

一商人每劳役、饮食后则遍身生疮。服祛风败毒之剂，面目胸背臂胁结一块，如桃栗，凹凸痒痛，脓水淋漓，气血虚甚，寒热往来，作渴痰壅。此湿热壅盛，元气虚而不能愈也。外敷当归膏，内用补阴八珍，加萆薢五钱，并换肌消毒散加干葛、钩藤钩各一钱，二十余剂，诸症渐退。仍以前药为主，佐以调理之剂，两月余，血气复而疮愈。

论赤白游风十七

赤白游风属脾肺气虚，腠理不密，风热相搏；或寒闭腠理，内热拂郁；或阴虚火动，外邪所乘；或肝火风热、血热。治法：若风热，用小柴胡汤加防风、连翘；血热，用四物加柴胡、山栀、丹皮；风热相搏，用荆防败毒散；内热外寒，用加味羌活散。胃气虚弱，用补中益气汤加羌活、防风及消风散；血虚，用加味逍遥散，阴虚，逍遥散、六味丸，若肝肾虚热，用六味丸。则火自息，风自定，痒自止。若用祛风辛热之剂，则肝血愈燥，风火愈炽，元气愈虚，腠理不闭，风客内淫，肾气受伤，相火翕合，血随火化，反为难治矣。

治验

一男子秋间发疙瘩，此元气虚而外邪所侵也，先用九味羌活汤二剂，又用补中益气加羌活而愈。后不慎起居，盗汗晡热，口干唾痰，体倦懒言，用补中益气汤、加减八味丸而愈。

一妇人身如丹毒，搔破脓水淋漓，热渴头晕，日晡益甚，用加味逍遥散而愈。

一妇人患赤白游风，晡热痒甚，余用清肝养血之剂。不信，乃服大麻风药，臂痛而筋挛；又服化痰顺气之剂，四肢痿弱而殁。

一妇人患前症，数用风药，煎汤泡洗，以致腹胀而殁。

一女子赤晕如霞，作痒发热，用加味小柴胡汤加生地、连翘、丹皮而愈。

论 疥 疮十八

疥疮属脾经湿毒积热，或肝经血热、风热，或肾经阴虚发热。其体倦食少，为脾经湿热，用补中益气汤。饮冷作痛，为脾经积热，用清热消毒散。瘙痒发热，为脾虚风热，用人参消风散。瘙痒作痛，为风热，用当归饮子。便秘作痛，为热毒，用升麻和气饮。热渴便利，为脾肺虚热，用竹叶黄芪汤。内热晡热，或时寒热，属肝经血虚风热，用加味逍遥散、六味丸。体倦少食，或盗汗少寝，为脾气郁结，用加味归脾汤、逍遥散、地黄丸。若发热盗汗，或吐痰口干者，为肾经虚热，用六味丸料煎服。

治验

稽勋李龙冈，遍身患此，腿足为甚，日晡益焮，口干作渴，小便频赤。此肾经虚热，用补中益气汤、六味丸而痊。

一儒者善嚏患痒，余以为内有湿热，腠理不密，外邪所搏也，与补中益气汤加白芷、川芎治之。不从，自服荆防败毒散，盗汗发热，作渴焮肿，脓水淋漓。仍用前药，倍加参、芪、五味而痊。

一儒者患在臂脚，日晡或痒或胀，形体倦怠。自服败毒散，痛处发肿，小便赤涩。此肺肾阴虚，余用补中益气加五味、麦门冬而愈。

一儒者患此，误用攻伐之剂，元气虚而不能愈。用补中益气汤加茯苓，其疮顿愈。又因调养失宜，日晡益甚，用八珍汤加五味、麦门，五十余剂而愈。

一男子，色黯作痒，出黑血，日晡益甚，其腿日肿夜消。余以为气血虚而有热，朝用补中益气汤夕用加味逍遥散而愈。

一男子时疫愈后所患，如用前药，补养而愈。有同患，用砭法出血而死。此因阴虚血热，色黑作痒也，何乃反伤阴血哉？

一妇人久不愈，食少体倦，此肝脾亏损而虚热，先用补中益气汤加川芎、炒山栀，元气渐复；更以逍遥散，而疮渐愈。若夜间谵语，此热入血分，用小柴胡汤加生地黄治之。血虚者，四物合小柴胡汤。热退，却用逍遥散，以补脾胃，生阴血。亦有寒热如疟，亦治以前药。

论附骨疽十九

附骨疽有因露卧，风寒深袭于骨者；有因形气损伤，不能起发者；有因克伐之剂，亏损元气，不能发出者；有因外敷寒药，血凝结于内者。凡此皆宜灸熨患处，解散毒气，补接阳气，温补脾胃为主。若饮食如常，先用仙方活命饮，解毒散郁；随用六君子汤，补托荣气。若体倦食少，但用前汤，培养诸脏，使邪不得胜正。若脓已成，即针之，使毒不得内侵，带生用针亦无妨。如用火针，亦不痛，且使易敛。其隔蒜灸，能解毒行气。葱熨法能助阳气行壅滞。此虽不见于方书，余常用之，大效，其功不能尽述，惟气血虚脱者不应。

治验

南司马王荆山，腿肿作痛，寒热作渴，饮食如常，脉洪数而有力。此足三阳经湿热壅滞，用槟苏败毒散，一剂而寒热止；再剂而肿痛消；更用逍遥散而元气复。两月后因怒，肿痛如锥，赤晕散漫，用活命饮二剂而痛缓；又用八珍汤加柴胡、山栀、丹皮而痛止。复因劳役，倦怠懒食，腿重头晕，此脾胃气虚而不能升举也，用补中益气加蔓荆子而安。

一儒者左腿微肿，肉色如故，饮食少思，此真气虚而湿邪内袭也。盖诸气皆禀于胃，法当补胃壮气，遂用六君加藿香、木香、当归，数剂饮食渐进；更以十全大补，元气渐复而愈。

一儒者两腿肿痛，肉色不变，恶寒发热，饮食少思，肢体倦怠，脾气不足，湿痰下注也。以补中益气加茯苓、半夏、芍药，二剂，寒热退而肿痛消；又十余剂，脾胃壮而形体健。

一男子患此入房，两臂硬肿，二便不

通。余谓：肾开窍于二阴，乃肝肾亏损也。用六味丸料加车前、牛膝而二便利，用补中益气而肿硬消，喜其年少得生。

一上舍内痛如锥，肉色如故，面黄懒食，痛甚作呕。此痛伤胃也，用六君子以壮其脾胃，用十全大补以助其脓而针之，更用前汤倍加参、芪、芎、归、麦门、五味、远志、贝母而疮敛。

一男子因负重，饮食失节，胸间作痛。误认为疮毒，服大黄等药，右腿股肿，肉色如故，头痛恶寒，喘渴发热，脉洪大而无力。此劳伤元气，药伤胃气而然耳。用补中益气汤四剂，又用十全大补汤数剂，喜其年少而得愈。

论多骨疽二十

多骨疽者，由疮疡久溃，气血不能营于患处，邪气陷袭，久则烂筋腐骨而脱出，属足三阴亏损之症也，用补中益气汤，以固根本。若阴火发热者，佐以六味丸，壮水之主，以镇阳光。阳气虚寒者，佐以八味丸，益火之源，以消阴翳。外以附子饼、葱熨法，祛散寒邪，补接荣气，则骨自脱，疮自敛也。夫肾主骨，若肾气亏损，其骨渐肿，荏苒岁月，溃而出骨，亦用前法。若投以克伐之剂，复伤真气，鲜有不误者。

治验

举人于廷器，腿患流注，年余出腐骨少许。午前畏寒，午后发热，口干痰唾，小便频数。余以为足三阴亏损，朝用补中益气汤，夕用六味丸料加黄芪、当归、五味子，各三十余剂，外用豆豉饼，诸症渐愈。又以十全大补之类，喜其慎疾而愈。

一儒者患附骨疽，失于调补，疮口不敛，日出清脓少许，已而常出三腐骨，其脉但数而无邪。此气血虚，疮结脓管，而不能愈。纴以乌金膏，日服十全大补汤而愈。

上舍王廷璋，患前症，三年未愈，肢体消瘦，饮食难化，手足并冷，大便不通，手足阴冷。余谓：此阳气虚寒。用补中益气、八味丸，及灸其患处而痊。

一男子上腭肿硬，年余方溃，内热作渴，肢体消瘦，六脉洪大，左手尤甚。用补中益气汤、六味丸，出腐骨一块。仍服前药，诸症悉去，疮口亦敛。

一男子十六岁，间足肿黯，溃而露骨，体瘦盗汗，发热口干。用十全大补汤、六味地黄丸，各五十余剂而愈。不然，多变瘵症，或沥尽气血而亡。

一妇人年三十余，素弱，左手背渐肿，一年后溃出清脓，肿黯连臂，内热晡热，自汗盗汗，经水两月一至。此肝脾气血亏损，朝用归脾汤，夕用逍遥散，肿处频用葱熨法，两月余，诸症渐愈，疮出腐骨。仍服前药，前后共三百余剂得痊。

论翻花疮二十一

翻花疮者，由疮疡溃后，肝火血燥生风所致。或疮口胬肉突出如菌，大小不同，或出如蛇头，长短不一。治法当滋肝补气，外涂藜芦膏，胬肉自入。须候元气渐复，脓毒将尽，涂之有效。不然，虽入而复溃。若误用刀针、蚀药灸去，其势益甚，或出血不止，必致寒热呕吐等症。须大补脾胃为善。

治验

判官张承恩，内股患痈将愈，翻出一肉如菌。余曰：此属肝经风热血燥，当清肝热，养肝血。彼为不然，乃内用降火，外用追蚀，蚀而复翻，翻而复蚀，其肉益大，元气益虚，始信余言。遂内用栀子清肝散，外用藜芦膏而痊。

一上舍，素膏粱善怒。耳下结一核，从溃而疮口翻张如菌，焮连头痛，或胸胁作胀，或内热寒热。或用清热消毒之药，年余未瘥。余用补中益气汤、六味地黄丸而寻愈。

一男子背疮，敛如豆许，翻出肉寸余。用消蚀割击法，屡去屡大。此肝经血虚风热，余用加味逍遥散三十余剂，涂藜芦膏而消；又用八珍散，倍用参、芪、归、术而敛。

一妇人素善怒，臂患痈，疮口出肉，长二寸许。此肝脾郁怒，气血虚而风内动。用加味逍遥散，涂藜芦膏而愈。后因怒，患处胀闷，遍身汗出如雨，此肝经风热，风能散气故耳。仍用前散，并八珍汤而愈。

一男子项患肿，痰涎涌甚，用散坚行气等剂，肿硬愈甚，喘气发热，自汗盗汗，体倦食少。余曰：此属足三阴亏损，当滋化源。不信，反追蚀，患处开翻六寸许，嵾岩色赤，日出鲜血，三月余矣。肝脉弦洪紧实。余用大补汤加麦门、五味、五十余剂，诸症渐愈，血止三四。复因怒，饮食顿少，其血涌出，此肝伤不能藏，肺伤不能摄也。用补中益气汤为主，加五味、麦门，其血顿止；再以六味丸加五味子常服，疮口敛至寸许。遂不用药，且不守禁而殁。

卷 三

吴郡 薛 己著
新都 吴玄有校

论臀痈一 男妇同用

臀，膀胱经部分也，居小腹之后，此阴中之阴。其道远，其位僻，虽太阳多血，气运难及，血亦罕到，中年后尤虑此患。治者毋伤脾胃，毋损气血，但当固根本为主。若肿硬作痛者，形气虚而邪气实也，用托里消毒散主之。微肿微痛者，形气病气俱虚也，用托里散补之。欲作脓，用托里羌活汤。若痛甚，用仙方活命饮。大势既退，亦用托里消毒散。若脾虚不能消散，或不溃不敛者，六君子加芎、归、黄芪。若阴虚不能消散，或作渴便淋者，六味丸加五味子。若阳虚不能溃，或脓清不能敛者，用补中益气汤。气血俱虚者，十全大补汤。若肿硬未成脓者，用隔蒜灸、活命饮。溃后豆豉饼，补中益气、十全大补二汤。若灸后大势已退，余毒未消，频用葱熨，以补其气，以消余毒为善。

治验

巡抚陈和峰，脾胃不健，常服消导之剂，左腿股及臀患肿。余曰：此脾气虚而下注，非疮毒也。当用补中益气，倍加白术。彼惑于众论，云白术能溃脓，乃专以散肿消毒为主，而肿益甚，体益倦。余用白术一味，煎饮而消。

儒者杨启元，左臀患此，敷贴凉药，肿彻内股；服连翘消毒散，左体皆痛。余以为足三阴亏损，用补中益气汤以补脾肺，用六味丸加五味以补肝肾，股内消而臀间溃，又用十全大补汤而疮口敛。

一儒者肿焮痛甚，此邪毒壅滞，用活命饮、隔蒜灸而消。后因饮食劳倦，肿痛仍作，寒热头疼，此元气虚而未能复也，与补中益气汤，频用葱熨法，两月而愈。

一男子漫肿，而色不变，脉滑数而无力，脓将成矣。余用托里而欲针，彼畏针而欲内消，误用攻伐之药，顿加恶寒发热自汗等症。余用十全大补汤数剂，肿起色赤，仍外针内补而愈。

昆庠吴辅之父患此，内溃肿胀，发热口干，饮食少思。此脾胃虚弱也，先用六君加芎、归、芪，数剂而溃；又用十全大补汤，倍加参、芪，五十余剂而愈。

南濠沈克章子，年三十，脉如屋漏雀啄，肿硬色赤，脓水清稀，误服败毒之药。余曰：此足三阴亏损而药复伤也。余用六君加归、芪、附子一钱，二剂肿溃色赤；又减附子，数剂，元气复而疮愈。

一男子硬痛发热，此膀胱气虚，而湿热壅滞。用内托羌活汤二剂，热痛悉退；后用托里消毒散而溃，又用托里散四十余剂而敛。

平湖袁上舍患痔，外敷寒凉，内服消

毒，攻溃于臀，脓水清稀，脉洪大而数，寒热作渴。余辞不治，后果殁。此足三阴亏损之症，失滋化源，以致真气益虚，邪气愈甚矣，不死何俟！

论囊痈二 谓阴囊患痈

囊痈，属肝肾二经，阴虚湿热下注。若小便涩滞者，先分利以泄其毒，继补阴以令其自消。若湿热退而仍肿痛，宜补阴托里，以速其脓。脓焮而便秘者，热毒壅闭也，先用托里消毒散，后用针以泄之，脓去即解。若脓去而肿痛不减者，热毒未解也，用清肝养荣汤。口干而小便数者，肾经虚热也，六味丸。内热晡热者，胆经血虚也，四物加参、术。体倦食少者，脾气虚热也，补中益气汤。脓水清稀者，气血俱虚也，十全大补汤。此症虽大溃，而睾丸悬露，治得其法，旬日肉渐生而愈。若专攻其疮，阴道益虚，则肿者不能溃，溃者不能敛，少壮者多成痼疾，老弱者多致不起。亦有患痔漏，久而串及于囊者，当兼治其痔。切忌寒药克伐，亏损胃气。

治验

给事陆贞山，肿赤胀痛，小便涩滞，寒热作渴。此肝肾阴虚湿热下注也，当清肝火除湿毒。遂用柴胡、炒龙胆、吴茱萸、炒黄连、当归、银花、皂角刺、赤芍药、防风、木通、甘草节，一剂肿痛渐退；少加防风、木通、川芎、茯苓作饮，下滋肾丸以补阴，其热肿俱退。但内有一条筋不消，此肝经血虚气损也，当滋肾水，用六味丸料，去茯苓加五味，二剂；再用补中益气加茯苓作饮，送滋肾丸，筋顿消而愈。

京兆朱二峰，阴囊胀痛，彼以为疝。余诊其脉数而滑，此囊痈也，因肝肾二经阴虚湿热所致，脓已成矣。服活命饮一剂而溃，更用补阴托里而敛。

知州王汝道，先晡热发热，肢体倦怠，入房则腿足酸软，足心热至腿膝，六脉洪数，两尺为甚。余以足三阴虚，欲滋补化源。彼反服苦寒降火之剂，后阴囊肿胀；用治疝之药，肿胀益甚，形气愈虚；服温补之药，肿痛上攻，小便不利。两尺脉洪滑，按之虚甚。余曰：此囊痈也，因气血虚而不能溃也。用补中益气汤加山药、山茱萸、车前子、柴胡、山栀，一剂肿胀顿消；随用六味丸料加车前、牛膝、柴胡、山栀，一剂小便渐通。乃用活命饮，与前二药消息兼用，至二十余剂，囊裂出秽脓甚多。乃用托里消毒散，六剂脓秽清；又用托里散数剂，脓水渐少；更用补阴托里散，及十全大补，五十余剂而痊。

儒者陈时用，考试不利。一夕饮烧酒入房，妻不纳。翌日，阴囊肿胀焮痛，遣人求治。余以除湿热、清肝火之剂，城门夜闭，不及归服。翌早报云：夜来阴囊悉腐，玉茎下而贴囊者亦腐。此肝火挟酒毒而湿热炽盛也，仍以前药，加参、芪、归、术，四剂腐肉尽脱，睾丸悬挂；用大补气血，并涂当归膏，囊茎全复而愈。

一膏粱之客，阴囊肿胀，小便不利。此中焦积热，乘虚下注。先用龙胆泻肝汤，加黄柏、知母、黄连、牛膝，四剂渐愈；后用补阴八珍汤加柴胡、山栀而愈。后不守禁忌，前症复作，仍用补阴八珍汤、补中益气汤、六味丸而痊。又因劳发热，自用四物、黄柏、知母之类，虚症悉具，疮口开大。余谓：五脏气血俱虚也。朝用补中益气，夕用六君子加当归，各五十余剂，疮口渐敛；又用六味丸，调补全愈。

府庠李达卿，素肾虚发热，久服黄柏、知母之类，形体渐瘦，遗精白浊，晡热唾痰。余曰：此肾水亏损，虚火内炽。用补中益气之类，加麦门、五味，前症将愈。又别用清热凉血之剂，饮食少思，唾痰不止。余以为脾肺复虚，不能摄涎归源，仍用前汤加茯苓、半夏而愈。后入房头晕，吐痰，腰骨作痛，大小便道牵痛。余曰：此精已耗而复竭所致，危殆之症也。遂朝用前汤加麦门、五味，夕用六味丸料加五味子、萆薢，五十余帖，诸症顿退。后又入房，阴囊阴茎作痛，别用淡渗之剂，阴囊内溃。余用补阴托里之剂，出脓甚多，喜肿消痛止。竟不善调养，以致大便不通，小便如淋，痰涎上涌。余曰：肾虚之症复作矣，诚为可虑。有保其可生者，用礞石滚痰丸、牛黄清心丸之类，吐痰愈加。余曰：非惟无以保其生，而反促其危矣。固辞不治，后果殁。

一男子醉而入房，阴囊肿胀大如斗，小腹胀闷，小水淋赤，发热口干，痰涎壅甚。此膀胱阴虚酒毒所乘也，用六味丸料加车前、牛膝作饮，下滋肾丸，诸症顿退；再加五味、麦门，二剂而愈；却以补中益气加麦门、五味，调理而康。若用淡渗，复损真阳，决致不起。

论悬痈三

悬痈谓疮生于玉茎之后，谷道之前，属足三阴亏损之症。轻则为漏，沥尽气血而亡；重则内溃而即殒。若初起湿热壅滞，未成脓而作痛，或小便涩滞，用龙胆泻肝汤。肿焮痛甚，仙方活命饮，并以制甘草佐之。如此虽患亦轻，虽积亦浅。若不能成脓，或脓成不溃者，八珍汤补之。若脓已成者，急针之。若其生肌收敛，肾虚六味地黄丸，血虚者四物加参、术，气虚者四君加芎、归，脾虚者补中益气汤，气血俱虚者八珍汤并十全大补汤。若用寒凉消毒，则误矣。

治验

尚书鲍希传，足发热，服四物、黄柏、知母之类，年余患囊痈。唾痰作渴饮汤，其热至膝。更加芩、连、二陈，热痰益甚。谓余曰：何也？余曰：此足三阴亏损，水泛为痰，寒凉之剂，伤胃而甚耳。遂先用补中益气，夕用六味丸，间佐以当归补血汤，半载乃愈。

赵州守患此症，肿多作痛，五月余矣。晡热口干，盗汗，食少体倦，气短，脉浮数而无力。此足三阴气血亏损，用补中益气加制甘草、麦门、五味，三十余剂，食进势缓。又用六味丸料，五十余剂，脓溃疮敛。后因脓作痛少食，胁痛发热，又用前药。赖其禀实，慎疾而愈。

通府张敬之患前症，久不愈，日晡热甚，作渴烦喘。或用四物汤、黄柏、知母之类，前症益甚，肢体倦，少食，大便不实，小便频数。谓余曰：何也？余曰：此脾虚之症，前药复伤而然。余遂用补中益气加茯苓、半夏，数剂饮食渐进，前症渐愈；更加麦门、五味，调理乃痊。经云：脾属太阴，为阴土，而主生血。故东垣先生云：脾虚元气下陷，发热烦渴，肢体倦怠等症，用补中益气汤，以升补阳气而生阴血。若误认为肾虚，辄用四物、黄柏、知母之类，反伤脾胃生气，是虚其虚矣。况黄柏、知母乃泻阳损阴之剂，若非膀胱阳火盛而不能生阴水，以致发热者，不可用也。

一儒者患此，服坎离丸，及四物、黄柏、知母之类，不应。脉浮洪，按之细微。余以为足三阴虚，用托里散，及补阴托里散渐愈；又用六味丸、补中益气汤，调补化源，半载而痊。大凡疮疡等症，若肾经阳气亢盛，致阴水不能化生，而患阴虚发热者，宜用坎离丸，取其苦寒，能泻水中之火，令阳气衰而水自生。若阳气衰弱，致阴水不能化生，而患阴虚发热者，宜用六味丸，取其酸温，能生火中之水，使阳气旺则阴自生。况此症属肾经精气亏损而患者，十有八九；属肾经阳气亢盛而患者，十无一二。然江南之人，患之多属脾经，阴血亏损，元气下陷，须用补中益气，升补阳气，使阳生而阴长。若嗜欲过多，亏损真水者，宜用六味丸，补肾经元气，以生精血；仍用补中益气汤，以培脾肺之生气，而滋肾水。经云：阴虚者脾虚也。但多误以为肾经火症，用黄柏、知母之类，复伤脾肺，绝其化源，反致不起。惜哉！

上舍刘克新，溃后作痛，发热口干，小便赤涩。自用清热消毒之药，不应。左尺洪数。余以为阳气盛而阴气虚也，先用四物汤加黄柏、知母等诸剂，泻其阳气，使阴自生，服数剂诸症渐愈；后用补中益气汤、六味地黄丸，补脾肺滋肾水，而疮口愈。

一儒者小便赤涩，劳则足软肿痛发热，口干舌燥，食少体倦，日晡益甚。此气血虚而未能溃也，遂用八珍加麦门、山药，倍用制甘草，数剂诸症悉退。但患处肿痛，此脓内焮也。又五剂，脓自涌出。又五十余剂，而疮口将完。又因劳役且停药，寒热作渴，肿痛脓多，用补中益气汤加炒山栀，二剂少愈。又以八珍汤加麦门、五味百余剂，肿痛悉去。喜其慎起居，节饮食，常服补剂而安，但劳则出脓一二滴。后惑于他言，内用降火，外用追蚀，必其收敛，致患处大溃，几至不起，仍补而愈。

论便痈四　一名便毒，一名痃痃

便痈，属厥阴肝经，内热外寒。或劳倦过度，或房欲不节，或欲心不遂，或强固其精，或肝经湿热而致。治法：内热外寒者，双解散。劳倦过度者，补中益气汤。房欲不节者，六味丸料。欲心不遂者，先用五苓散加大黄，疏其精滞；后用地黄丸，以补其肝肾，强固其精。或湿热壅滞者，宜用龙胆泻肝汤，疏肝导滞。夫便痈血疝也，属厥阴肝经之络脉，冲任督脉之隧道。故妇人患此，多在两拗肿痛，或腹中结块，小便涩滞。苟治者得法，患者又能调摄，何难敛之有。若概用大黄等剂，以求其内消；或令脓随便下，损其气血，及不慎起居饮食者，皆为不治。

治验

府庠沈尼文，年二十，左拗患之。余以肝肾阴虚，先用托里药，溃而将愈。因入房，发热作渴，右边亦作痛，脓水清稀，虚症悉至，脉洪大而无力，势甚可畏。用十全大补加附子一钱，脉症顿退，再剂全退。后用大补汤，三十剂而愈。

一儒者肿痛便涩，用八正散二剂，清肝火，导湿热，而肿痛愈；再以小柴胡加芎、归、泽泻、山栀，二剂，清肝火、补脾血而小便利。

一男子溃而肿痛不止，此余毒未解，用活命饮，一剂而痛止，再剂而肿消。

一男子痛甚发热，用前饮一剂痛止；再以神效瓜蒌散加山栀、柴胡，二剂而消。

一男子肿而不溃，余谓此因阳气虚弱，用参、芪、归、术，以补托元气；用白芷、皂角刺、柴胡、甘草节，以排脓清肝，数剂而溃；以八珍加柴胡，补其气血，数剂而愈。

一男子已溃，而痛不止，小便秘涩。此肝火未解也，与小柴胡汤加黄柏、知母、芎、归，痛止便利，更以托里当归汤而疮敛。若毒未解，而痛不止者，须用活命饮。

一妇人素清苦，因郁怒，患前症。或用败毒寒凉之药，反晡热内热，自汗盗汗，月经不行，口干咽燥。余谓此郁气伤脾，因药复损，先以当归汤数剂，后兼逍遥散，各五十余剂，而诸证皆愈。

一妇人，小腹内如有所梗，两拗并人门俱肿，小便淋涩，经候不调，内热作渴，饮食少思，腹内初如鸡卵而渐大，脉洪数而虚，左关尤甚，属肝脾郁结之症也。用加味归脾汤，肝火退而脾土健，间以逍遥散下芦荟丸而愈。

一妇人两拗肿痛，腹内一块，不时上攻，月经不调，小便不利。余以为肝脾气滞，以四君加芎、归、柴胡、山栀而愈。后因郁怒，前症复作，却兼胸胁胀满盗汗，此肝木甚而伤脾土，用加味归脾汤下芦荟丸而愈。

一妇人小腹内，或作痛，或痞闷，两拗肿痛，内热寒热，胸膈不利，饮食不甘，形体日瘦。此肝气滞，而伤脾气。朝用补中益气汤，夕用六味丸，渐愈，更用芦荟丸而痊愈。

一妇人两拗肿痛，小腹痞胀，小便时数，白带时下，寒热往来，小水淋沥。余谓脾气滞而血病，用龙胆泻肝汤，又用加味逍遥散、六味丸而痊愈。

一妇人患前症，胸胁胀闷，或小便不利，或时作痛，小便涩滞，服疏气豁痰等药益甚。余谓肝火气分之病，用龙胆泻肝汤以清肝热，又用加味逍遥散以生肝血，六味丸以滋肾水而愈。

一妇人患前症，余谓此肝脾郁怒之症，不信。别服化痰利气之剂，胸腹胀闷；又服峻利疏导之剂，变脾虚发肿之症而殁。

一妇人两拗肿痛，内热作渴，饮食不甘，肢体倦怠，阴中作梗，小便赤涩。为肝脾阴虚湿热，用加味归脾汤而愈。后因怒复作，小腹肿胀，小便不利，用小柴胡加山栀、芎、归，以清理肝火，胀痛顿止。又以加味逍遥散，调补肝火而痊。

一妇人两拗作痛，寒热内热，小便赤涩，胸胁不利。此肝火动而脾气伤，用补中益气汤加茯苓，数剂少愈；又与加味归脾汤，诸症悉退；再用加味逍遥散而痊愈。

一妇人小腹痞闷，小便不利，内热体倦懒食。此气血虚，而兼肝火，用八珍汤加柴、栀、胆草治之而安。

一妇人阴中如梗，两拗肿痛，寒热不食，小便频数，小腹重坠。余以为肝脾郁结所致，先以补中益气汤加山栀、茯苓、车前子、青皮，以清肝火、升脾气；更以加味归脾汤，二十余剂，调理脾郁而愈。

论下疳疮五　妇人阴疮等症见《女科撮要》《妇人良方》

下疳属肝经湿热下注，或阴虚火燥。治法：肿痛发热者，血虚而有热也，四物汤加柴胡、山栀。肿痛寒热者，肝经湿热也，小柴胡汤加龙胆草、黄连。肿痛便涩者，湿热壅滞也，龙胆泻肝汤。肿痛腐溃者，气血虚而有火也，八物汤加山栀、柴胡。日晡热甚者，阴血虚而有热也，小柴胡汤加参、术、芎、归。日晡倦怠者，阳气虚而下陷也，补中益气汤。其经久不愈而发寒热者，肾水不能生肝木也，用六味丸。若筋缩纵，或为痒痛，或出白津，此筋疝也，用龙胆泻肝汤。气虚者，补中益气加炒山栀、炒龙胆。阴虚火燥者，用六味丸。茎中痒出白津，用补中益气汤与清心莲子饮间服。盖此症肝经阴虚为本，肿痛寒热等症为标，须用六味丸，以生肝血。凡脾土虚不能生金水，而见一切肝症者，当佐以补中益气汤加麦门冬，以滋化源。

治验

庶给士刘华甫，或茎中作痛，或窍出白津，或小便秘涩。先用小柴胡汤加山栀、泽泻、黄连、木通、胆草、茯苓，二剂，以清肝火，导湿热，诸症渐愈。后因劳倦，忽然寒热，此元气复伤也，用补中益气而安。又用六味丸，以生肝血滋肾水而痊愈。

州守姜节甫，患前症，脓水淋漓，作渴吐痰，午前恶寒，午后发热。余曰：午前恶寒，属阳气虚弱；午后发热，属阴血不足。不信，反服二陈、黄柏、知母之类，饮食益少，大便不实，又日晡热渴，小腹重坠，患处焮痛。恪用四物、黄柏、知母之类，饮食亦不思。余以脾气虚而下陷，先用补中益气汤，调养脾胃，以升阳气，诸症渐愈。又用六味丸，滋补肾水以生肝血而痊。

一小儿十五岁，患前症，杂用消毒之药，虚症悉具，二年余矣。询之，乃禀所致。用萆薢汤，月余诸症渐愈，又用补阴八珍、补中益气二汤而痊。

一儒者茎中作痒，发热倦怠，外皮浮肿，二年矣。用八珍加柴胡、山栀，及六味地黄丸而愈。有兼阴毛间生虫作痒者，用桃仁研烂涂之。

一儒者因劳而患焮痛寒热，体倦头疼，小便赤涩，用补中益气汤加车前、牛膝、山栀而愈。

一儒者因劳而患焮痛寒热，体倦头疼，小便赤涩，用补中益气汤加车前、牛膝、山栀而愈。

一儒者，阴茎腐烂，肿痛不止，日晡热甚，口干体倦，食少欲呕。此肝脾血虚也，先用六君子加柴胡、升麻，脾胃醒而诸症退；更以补中益气加炒山栀，肝火退而肿痛痊。

论痔疮六　男妇同治

痔属肝脾肾三经，故阴精亏损者难治，多成漏症。若肺与大肠二经风热、湿热者，热退自愈，不守禁忌者，亦成漏症；或因醉饱入房，筋脉横解，精气脱泄，热毒乘虚流注；或淫极强固其精，以致木乘火势而侮金；或炙煿厚味，或劳伤元气，阴虚火炽所致。初起焮痛便秘，或小便不利者，宜清热凉血润燥疏风。若气血虚而寒凉伤损者，调养脾胃，滋补阴精。若破而久不愈，多成痔漏，有穿臀、穿肠、穿阴者，其肠头肿块者，湿热也。作痛者，风热也。便结者，火燥也。溃脓者，热胜血也。大便作痛者，润燥除湿。肛门坠痛者，泻火除湿。小便涩滞者，清肝导湿。其成漏者，养元气，补阴精为主。经云：因而饱食，筋脉横解，肠澼为痔。其属在肝与脾、肾也，明矣。若有患痔而兼疝，患疝而兼下疳，皆属肝肾不足之变症，但用地黄丸、益气汤，以滋化源为善。若专服寒凉治火者，无不致祸。

治验

进士周希辅，素有疝痔，劳则小腹作痛，茎出白津，痔亦肿痛。若饮食劳倦，起居失宜，则发寒内热，肢体疲倦。服十全大补汤，诸症并退。彼欲去病根，乃用攻病生肌之药，肌体骨立。余用益气汤、地黄丸，元气渐复，但自弛调摄，不能痊愈。

一儒者，脓血淋漓，口干作渴，晡热便血，自汗盗汗。余谓：此肾肝阴虚也。不信，仍服四物、柏、知、连之类，食少泻呕。余先用补中益气汤加茯苓、半夏、炮姜，脾胃渐醒；后用六味丸，朝夕服，两月余，诸症悉愈。

儒者杨举元，素阴虚，劳则肢体倦怠，两足发热，服清热等剂，热至腰膝，大便涩滞，饮食过多则泻。至年余，作渴吐痰，患痔出脓，仍不节劳，则忽恶寒发热，复患痢，脓水不止，气血虚甚。余用六味丸、补中益气汤，滋养化源，喜其慎疾，年余而痊。

一男子患此，服寒凉之剂，侵晨去后不实，食少体倦，口干作渴，小腹重坠。余用补中益气汤，而下坠顿止；用四神丸而食进便实；用地黄丸而疮寻愈。

一膏粱酒色之人，患之作痛。服苦寒之药，致臀肿硬。又加大黄，腹胀头痛。此足三阴亏损，而药复伤。余用补中益气汤升补阳气，加参、苓、半夏、木香以助脾气，数剂而愈。

上舍陆子藩，时仲冬，患痔作痛，右手浮大，左尺洪数。余曰：冬见夏脉，当壮水之主，以镇阳光。彼以为迂，别服芩、连之剂。越明年六月九日，复邀视之，痰涎上涌，日夜不寐，脉洪大而数，按之无力，左尺全无，足手肩膊逆冷。余曰：事急矣。彼云：但求少延数日，以待嗣子一见耳。勉用参、芪、归、术、炮姜之类，及六味丸料加肉桂，至本月丁酉日，果殁。五行之理，信然！

侍御王雨湖，长子患痔，作渴发热，尺脉洪数，按之无力。余曰：此肝肾阴精亏损，而虚火妄动，当滋化源。彼不信，后吐痰声嘶，面赤体瘦而殁。

论便血七　妇人症见《女科撮要》

经云：邪在五脏，则阴脉不和；阴脉不和，则血留之。阴气内结，阳络外伤，渗入肠间，故便血也。《针经》云：阳络伤则血外溢而衄血，阴络伤则血内溢而便血。皆因饮食失节，而起居不时，七情六淫失宜，内伤外感所致。若外感则血鲜，名肠风；内伤则血浊，名脏毒。外感而元气实者，人参败毒散加槐花、荆芥，以祛邪气。内伤而元气虚者，亦用六君子汤，以补胃气。元气下陷者，补中益气汤，以升举之。忧思伤脾者，济生归脾汤以解之。粪前见血者，益气汤加吴茱萸，粪后见血者加黄连。阴血不足者，宜用四物汤。病因多端。不能尽述，当临症制宜，庶无误矣。丹溪先生云：精气血气，出于谷气。惟大便下血，当以胃气收功。治者审之！

治验

一儒者素善饮，不时便血，或在粪前，或在粪后，食少体倦，面色萎黄。此脾气弱虚，而不能统血。以补中益气汤加吴茱萸、黄连，三十余剂而再不发。

一男子每怒必便血，或吐血，即服犀角地黄汤之类。余曰：此脾虚不能摄血，恐不宜用此寒凉之药。彼不信，仍服之，日加倦怠，面色萎黄。更用四物、芩、连、丹皮之剂，饮食少思，心烦渴热，吐血如涌，竟至不起。若用四君、芎、归、补中益气汤，多有得生者。

论脱肛八　男妇同治

脱肛属大肠气血虚而兼湿热。有久痢气血俱虚而脱者，有中气虚而脱者，有因肾虚而脱者。湿热者，升阳除湿汤。血热者，四物加条芩、槐花。血虚者，四物加白术、茯苓。兼痔而痛者，四物加槐花、黄连、升麻。久痢者，补中益气汤加酒炒芍药。中气虚陷者，前汤加半夏、炮姜、茯苓、五味。肾虚者，六味丸。虚寒者，八味丸。肺与大肠为表里，肛者大肠之门，肺实热则秘结，肺虚寒则脱出，肾主大便，故肾虚者多患此症。

治验

举人于时正，素有痔，每劳役便脱肛，肿痛出水，中气下陷也。用补中益气汤加茯苓、芍药十余剂，中气复而即愈。后复脱作痛，误服大黄丸，腹鸣恶食几危。余用前汤，加炮姜、芍药，诸症渐愈。后去姜，加熟地、五味，三十余剂而愈。

一男子，脾胃素弱，或因劳倦，或因入房，肛门即下，肿闷痛甚，用补中益气汤加麦门、五味，兼六味丸而愈。后因过饮，下坠肿痛，误用降火消毒，虚症蜂起。余用前汤加炮姜、木香，一剂，再用前汤，并加减八味丸，两月而安。

一儒者，面白神劳，素畏风寒，饮食喜热，稍多必吞酸作泻，吸气觉冷，便血盗汗。余以为脾肾虚寒，用补中益气加炮姜、肉桂，五十余剂，八味丸斤许，诸症悉愈。

论肾脏风疮九　男妇同治

肾脏风属肾虚，风邪乘于臁胫，以致皮肤如癣，或渐延上腿，久则延及遍身。外症则搔痒成疮，脓水淋漓，眼目昏花；内症则口燥舌干，腰腿倦怠，吐痰发热，盗汗体疲。治法用六味丸为主，佐以四生散。若脾胃虚弱者，用补中益气为主，佐以六味丸、四生散为善。

治验

钦天薛循斋，六十有一，两臁患之，脓水淋漓，发热吐痰四年矣。此肾脏风症也，与六味丸、四生散而瘥。年余复作，延及遍身，日晡益甚，痰渴盗汗，唇舌生疮，两目昏赤，皆肾经虚火，而水泛为痰，用加减八味丸而愈。三年后，小便淋漓，茎中涩痛，此思色精不出而内败也，用前丸，及补中益气汤加麦门、五味而愈。

论臁疮十　妇人症见《女科撮要》《妇人良方》

臁疮生于两臁，初起赤肿，久而腐溃，或津淫瘙痒，破而脓水淋漓。盖因饮食起居，亏损肝肾；或因阴火下流，外邪相搏而致。外臁属足三阳湿热，可治；内臁属足三阴虚热，难治。若初起恶寒壮热，肿焮作痛者，属湿热，用槟苏败毒散。若漫肿作痛，或不肿不痛者，属阴虚，用补阴八珍汤。若脓水淋漓，体倦食少，内热口干者，属脾虚，用补中益气加茯苓、酒炒白芍药。若午后热，或作痛，头目不清者，属阴火，前汤加酒炒黑黄柏，及六味地黄丸。若午后发热，至子时分方止，是血虚，前汤加芎、归、熟地。若郁结伤脾而甚，用归脾汤加柴胡、山栀。若怒动肝火而甚，用补中益气汤加川芎、山栀、黄芩。内热口干，肢体倦怠，或痰涎上升，或口舌生疮，属脾肾虚热，用六味地黄丸、补中益气汤。若患处黑黯，肢体畏寒，饮食少思，属脾肾虚败，用八味地黄丸。若误用攻伐，复损胃气，绝其化源，治亦难矣。

治验

鸿胪翟少溪，两臁生疮，渐至遍身，发热吐痰，口燥咽干，盗汗心烦，溺赤足热，日晡益甚，形体日瘦。此肾经虚火也，用六味丸，一月诸症悉退，三月元气平复。

一男子左腿肿，肉色如故，寒热恶心，饮食少思。此脾气不足，而为外邪所感也。用六君加藿香、桔梗、川芎而寒热止，又用补中益气汤而肿痛消。

陈湖陆懋诚，素因阴虚过饮入房，发热腿痛似臁疮。用发表之剂，两腿肿黯，热气如雾，欲发痉。脉皆洪数，两尺尤大。余曰：属足三阴虚，酒湿所乘，元气损而邪益甚耳。用十全大补加山药、山茱萸、附子一剂，脉症顿退；却去附子，又二剂，痉愈。

一男子，先于两臁，后及遍身生疮，似疥非疥，时或脓水淋漓，两腿为甚，肢体倦怠，作痒烦热，年余不愈。余作肾经虚火，用加减八味丸而愈。

一男子腿患痈，服克伐之药，亏损元气，不能成脓。余为托里而溃，大补而敛。但大便结燥，用十全大补汤加麦门、五味而润。月余仍结，自服润肠丸，而泻不止。余用补中益气汤送四神丸，数服而愈。

论足跟疮十一 妇人症详见《妇人良方》

足跟乃督脉发源之所，肾经所过之地。若饮食失节，起居失宜，亏损足三阳经，则成疮矣。若漫肿寒热，或体倦少食，属脾虚下陷也，用补中益气汤。若晡热作痛，头目不清，属脾虚阴火也，前汤并六味丸。若痰涎上升，口舌生疮，属肾水干涸也，前汤并加减八味丸。凡此皆当滋其化源，若治其外则误矣。俗云：兔啮疮者，盖猎人被兔咬足跟，久而不敛，气血沥尽而死。

治验

大尹陈汝邻，两腿酸软，或赤或白，足跟患肿，或痛或痒后痛，而或如无皮，或如皱裂，日晡至夜，胀痛焮热。用补中益气汤加八味丸料，补其肝肾而愈。

一男子足跟作痛，热渴体倦，小便如淋。误用败毒散，致头痛恶寒，欲呕不食，吐痰咳嗽。此足三阴亏损，而药复伤。余用十全大补汤、加减八味丸，各五十余剂而愈。

一男子素不慎起居，内热引饮，作渴体倦，两足发热，后足跟作痛。或用清热除湿之剂，更加发肿。又服败毒之药，焮赤痛甚。恪用祛毒清热，溃裂番张，状如赤榴，热痛如锥，内热晡热。此因足三阴亏损，朝用十全大补汤，夕用加减八味丸，外敷当归膏，两月余而愈。其服消毒等药而殁者，不能枚举。

一男子亦患此，服消毒散，搽追蚀药，虚症叠出，其形体骨立，自分必死。余用十全大补，兼山茱、山药，两月余而愈。

一膏粱之人，两脚发热作渴，左尺脉数而无力。余谓：此足三阴亏损，防患疽。不信，反服清热化痰之药，更加晡热头晕。又服四物、黄柏、知母，日晡热甚，饮食渐少，面部见发疽。余用补中益气、六味地黄丸，百余服。而其不信，患疽以致不起者多矣！

一妇人劳则足跟热痛，余以为三阴虚，用八珍汤而痊。后遍身瘙痒，误服风药，发热抽搐，肝脉洪数。此肝家血虚火盛而生风，以天竺、胆星为丸，用四物、麦门、五味、芩、连、炙草、山栀、柴胡，煎汤送下而愈。

一妇人两足发热，两跟作痛，日晡热甚。余以为肝肾血虚，用加味逍遥散、六味地黄丸，五十余剂，诸症悉愈。

一妇人素血虚，因大劳，两足发热晡热，月经过期。或用四物、黄连，饮食少思，胸痞吐痰。用二陈、枳实、黄连，大便不实，吐痰无度，足跟作痛。余曰：足热晡热，月经过期，乃肝脾血虚也。胸痞吐痰，饮食少思，脾胃虚也。盖胃为五脏之根本，胃气一虚，诸症悉至。先用补中益气汤加白茯苓、半夏，脾胃渐健。乃佐以六味地黄丸，以补脾肾，不两月而痊。

一妇人经候不调，发热晡热，胸膈不

利，饮食少思。服清热宽中消导之剂，前症益甚，更兼肢体酸痛。服除湿化痰等药，经候两月一至。服通经降火等剂，两足跟趾作痛，其热如炙。余以为足三阴亏损，用补中益气、六味地黄丸，两月诸症渐退；又用前汤并八珍散，两月而康。

一妇人足跟患肿，两腿酸软，或赤或白，或痒或痛，后或如无皮，或如皱裂，日晡至夜，胀痛焮热。此足三阴亏损，用加减八味丸，及逍遥散加熟地、川芎，百余剂而愈。

论脚发十二 男妇同治

脚发之症，属足三阴经精血亏损，或足三阳经湿热下注。若色赤肿痛而溃脓者，属湿热下注，为可治。若色微赤微肿而脓清者，属精血亏损，为难治。若黑黯不肿痛，不溃脓，烦热作渴，小便淋漓者，阴败未传，恶症也，为不治。其法：湿热下注者，先用隔蒜灸、活命饮以解壅毒，次服益气汤、六味丸以补精气。若色黯不痛者，着肉灸、桑枝灸，以行壅滞，助阳气；更用十全大补汤、八味丸，壮脾胃，滋化源，多有复生者。若专治其疮，复伤生气，吾未见其生者。

治验

阁老靳介庵，脚指缝作痒，出水肿焮，脚面敷止痒之药不应，服除湿之剂益甚。余以为阴虚湿热下注，用六味地黄丸、补中益气汤而愈。

大参李北溪，左脚赤肿作痛。此足三阳经湿热下注，先用隔蒜灸、活命饮一剂，其痛顿止；灸患处出水，赤肿顿消；次用托里消毒散四剂，灸患处，出脓而愈。

儒者杨举元患此，微肿痛微赤焮。此足三阴经阴虚湿热下注，用隔蒜灸、托里散而起发，用十全大补汤而脓成，又与加减八味丸百剂而敛。

一儒者患此，肿硬色白，两月余矣。此足三阴经亏损，为外寒所侵。用大防风汤，及十全大补，兼服而消。后场屋不利，饮食劳倦，前症复作，盗汗内热，饮食不化，便滑肌瘦。此脾土虚寒，而命门火不能相生，用八味丸、益气汤百余剂，喜其年壮得愈。

一男子脚心发热，作渴引饮。或用四物、连、柏、芩、知母之类，腹痛作呕，烦热大渴。此足三阴亏损，前药复伤脾胃也。先用六君加炮姜，数剂而脾胃醒；再用补中益气，加茯苓、半夏而脾胃健；乃以加减八味丸，兼服半载而愈。

一儒者脚心发热作痒，以滚汤浸渍，溃而出水，肌体骨立，作渴吐痰。此脾肾虚而水泛为痰也，服益气汤、六味丸，年余元气复而诸症愈。

少宗伯顾东江，面黧作渴。余曰：此肾经亏损，当滋化源，以杜后患。彼虽然之，而终不服。次年九月内，左足面患疽，色黯不痛，脚腿沉重。用隔蒜灸三十余壮，足腿即轻，疮出血水，数日而消，疮色仍黯。时公将北行贺万寿。余诊之曰：脾脉衰惫，阳气虚极，不宜远行。公曰：余得梦屡验，向梦群仙待我，此寿征也。至河间驿聚仙堂，病笃。叹曰：立斋岂能留我。果卒于此，亦异数也。

论脱疽十三

脱疽谓疔患于足或足趾，重者溃脱，故名之。亦有患于手，患于指者。因醇酒炙煿，膏粱伤脾，或房劳损肾，故有先渴而后患者，有先患而后渴者。若色赤作痛自溃者，可治。色黑不溃者，不治。色赤作痛者，元气虚而湿毒壅盛也，先用隔蒜灸、活命饮、托里散，再用十全大补汤、加减八味丸。色黯不痛者，肾气败而虚火盛也，隔蒜灸、桑枝灸，亦用十全大补汤、加减八味丸，则毒气不致上侵，元气不致亏损，庶可保生。亦有因修手足、口咬等伤而致者。若元气虚弱，或犯房事，外涂寒凉，内服克伐，损伤脾胃，患处不溃，若黑黯上延，亦多致死。重者须当以脚刀转解周髀，轻拽去之，则筋随骨出，而毒则泄亦不痛。否则毒筋内断，虽去而仍溃。且偏僻之处，气血罕到，药虽导达，况攻毒之剂，先伤脾胃，不若灸法为良，重者须解去为善。故孙真人云：在肉则割，在指则截。盖亲之遗体，虽不忍伤，而遂至夭殁，则尤伤矣。况解法无痛，患者知之。

治验

一男子足趾患之，肿焮痛赤，此三阳经虚，而外邪所乘也。用隔蒜灸、人参败毒散加银花、白芷、大黄，二剂而痛甚，又二剂而痛止。又与十宣散加天花粉、金银花，去桂，数剂而愈。又有足趾患之者，色紫不痛，此三阳经热毒壅滞，隔蒜灸五十余壮，又明灸百壮，始痛。投活命饮四剂，更以托里药，溃脱而愈。

一男子患前症，赤痛作渴。此足三阴虚，而火内动。用隔蒜灸、活命饮，三剂而溃；更服托里药，及加减八味丸，溃脱而愈。若早用前法，不至于此。

一男子肿痛，色赤发热作渴，大小便秘结，其脉浮数，按之沉实。此足三阳经积热，内外俱受患也。先用隔蒜灸，及人参败毒散加银花、白芷、大黄而溃，更以活命饮而痊。

一膏粱之人，先作渴，足热，后足大趾赤痛，六脉洪数而无力，左尺为甚。余以为此足三阴虚，当滋化源为主。因服除湿败毒等剂，元气益虚，色黯延足。余乃朝用补中益气汤，夕用补阴八珍汤，各三十全剂，及桑枝灸，溃而脓清，作渴不止。遂朝以前汤送加减八味丸，夕用十全大补汤，三十余剂而痊。是时同患此症，服败毒之药者，俱不救。

论瘤赘十四　附结核。

凡结核当与瘰疬参看

《内经》云：肝统筋而藏血，心裹血而主脉，脾主肉而统血，肺主气而司腠理，肾统骨而主水。若怒动肝火，血涸而筋挛者，其自筋肿起，按之如筋，久而或有赤缕，名曰筋瘤，用六味地黄丸、四物、山栀、木瓜之类。若劳役火动，阴血沸腾，外邪所搏而为肿者，其自肌肉肿起，久而有赤缕，或皮俱赤，名曰血瘤，用四物、茯苓、远志之类。若郁结伤脾，肌肉消薄，外邪所搏而为肿者，其自肌肉肿起，按之实软，名曰肉瘤，用归脾、益气二汤。若劳伤肺气，腠理不密，外邪所搏而壅肿者，其自皮肤肿起，按之浮软，名曰气瘤，用补中益气之类。若劳伤肾水，不能荣骨而为肿者，其自骨肿起，按之坚硬，名曰骨瘤，用地黄丸，及补中益气汤主之。夫瘤者，留也，随气凝滞，皆因脏腑受伤，气血乖违。当求其属，而治其本。大凡属肝胆二经结核，八珍加山栀、胆草，以养气血、清肝火，六味丸以养肺金、生肾水。若属肝火血燥，须生血凉血，用四物、生地、丹皮、酒炒黑胆草、山栀。中气虚者，补中益气兼服。若治失其法，脾胃亏损，营气虚弱，不能濡于患处，或寒气凝于疮口，荣气不能滋养于患处，以致久不生肌，而成漏者，悉调补脾胃，则气血壮而肌肉自生矣。若不慎饮食起居及七情六淫，或用寒凉蚀药、蛛丝缠、芫花线等法，以治其外，则误矣。

治验

长州庠王天爵，辛丑春，左腿近环跳患之，状如大桃，按之濡软。恪服除湿流气化痰之剂，恶寒发热，食少体倦，形气俱虚，脉洪大而虚。气瘤也，肺主之。盖胆属木，肺属金，然发于胆经部分，乃肺金侮肝木，元气亏损，而其脓已内溃矣。遂用十全大补汤数剂，出青白稀脓甚多，顿加寒热，烦渴头痛，殊类伤寒状。余谓：此因脓泄而血气益虚耳。仍用前汤，其势益甚，脉洪数大，按之如无。乃加附子一钱，其势愈甚，而脉复如前，此虚甚而药未能及也。更加附子二钱，三剂诸症顿退。乃朝用补中益气汤，夕用十全大补汤，各三十余剂，出腐骨五块，疮口将完。后因不慎起居，患处复溃，诸症更发，咽间如焚，口舌无皮，用十全大补加附子一钱服之，诸症痊。二日不服，内病悉至，患处复溃。二年后又溃，服前药不应，诊其尺脉，微细如丝，此属命门火衰，用八味丸为主，佐以十全大补汤稍愈。至乙巳，仍患虚寒之症而殁。

一男子左腿外侧近臀肿一块，上有赤缕三年矣，饮食起居如常，触破涌出血脓，发热恶寒。此胆经受症，故发于腿外侧。诊其脉左尺洪数，左关弦洪。此肾水不能生肝木，用补中益气汤、六味地黄丸而痊。

一男子小腹患之，脓水淋漓。此足三阴之症，用补中益气加麦门、五味以培脾土，用六味地黄丸以生肾水，更用芦荟丸以清肝火而敛。

一老儒，眉间患之二年，其状如紫桃，下坠盖目，按之如水囊。此肝脾之症，脓瘀内溃而然耳。遂刺出血脓，目即开，以炒黑胆草、山栀、芎、归、芍药、柴胡、白术、茯苓等类而愈。

举人江节夫，两耳下、两臂、两肋结核，恪服祛痰降火软坚之剂，益甚。余曰：此胆经血虚火燥也。盖胆经行人之侧，前药必致亏损。至明年七月复请视，各核皆溃，脉浮大而涩。时金旺于秋，木受金克，必不治，果卒。

嘉善周上舍，两耳下项间筋挛，壅肿坚硬，咳嗽气喘，内热盗汗。所服皆化痰散坚行气之剂，势益甚。余诊之，左关弦涩，左尺洪数。此怒气伤肝，房劳损肾。须滋肾水，生肝血，慎调摄，至水旺之际，庶可愈矣。彼欲速效，乃外敷商陆、石灰等药，内服海藻、蓬术之类。至秋金旺之际，元气愈虚，其肿愈甚而殁。

镇江孙上舍，缺盆间肿如覆瓯，坚硬色赤，内热晡热，自汗盗汗。就治于余曰：贱疾皆以散坚行气，降火破血之剂，欲其内消而反甚。其脉左尺洪数，按之而弱，左关洪数，按之而涩。此怒气伤肝，血涸而筋挛也。因其急于仕进，余辞不能治。彼亦不信，后果殁。此症若补脾肺、滋肝肾，则木得水而敷华，筋得血而滋润，多有生者。

论疣子十五

疣属肝胆少阳经风热血燥，或怒动肝火，或肝客淫气所致。盖肝热水涸，肾气不荣，故精亡而筋挛也。宜以地黄丸滋肾水，以生肝血为善。若用蛛丝缠、螳螂蚀、著艾灸，必多致误。大抵此症，与血燥结核相同，故外用腐蚀等法，内服燥血消毒，则精血愈虚，肝筋受伤，疮口翻突开张，卒成败症。

治验

府庠朱宏仁，年二十，右手背近中指患五疣，中一大者如黄豆，余皆如聚黍，拔之如丝，长三四寸许。此血燥筋缩，用清肝益荣汤，五十余剂而愈。

府庠沈妪文，幼啮指甲，及长不能自禁。余曰：此肝火血燥也。又颈侧常生小疣子，屡散屡发。又臂生一块，如绿豆大，若触碎，如断束缕，扯之则长，缩之则缩，后两鬓发白点，求治。余曰：子素肝病，此病亦属肝胆经也。夫爪为筋之余，胆行人生之侧，正与啮爪生疣等症相应。须滋补肾水，以生肝胆，则诸病自愈矣。乃与六味地黄丸，服之二年，白点自退，疣亦不生。

一男子脸患疣，初如赤椹。杂用敷贴之药，翻张如菌。又用腐蚀，焮大如瘤。此足三阴经虚证悉具，治以补脾肺、生肝肾等剂而寻愈。

一男子小腹中一块，不时攻痛，或用行气化痰等药，不应。尤以为血鳖，服行气逐血之剂，后手背结一痳子，渐长寸许，形如鳖状，肢节间如豆大者甚多。彼泥鳖生子发于外，亦用行血，虚症悉至，左尺洪数，关洪数弦。余以为肾水不能生肝木，以致肝火血燥而筋挛。用六味地黄丸，生肾水，滋肝血，三月余，诸症悉愈。

一男子因劳役过度，面色青黑，发热咳嗽，面生疣子，腹内一块，攻上攻下作痛，小便秘涩，服消克之药愈甚。察其脉左右关俱弦洪，元气弱甚。此肝脾受病而筋挛也，投以加味逍遥散合地黄丸料，元气遂复。若误以为血鳖之类消之，必致不起。

一男子素膏粱醇酒，先便血便结，惊悸少寐。后肛门周生小颗如疣子，如鼠乳大小不一。用清热消毒等药，半载之间，腿内股亦然，又用化痰之药，寒热吐痰，颈间俱作。肝肾脉浮数，按之而弱。余以为足三阴经血虚火炽，法当滋化源。彼不信，别服四物、黄柏、知母之类，诸症蜂起。此胃气复伤，各经俱病也。可先用补中益气汤三十余剂，诸症渐愈；乃朝用前汤，夕用八珍汤，又各五十余剂，诸症寻愈。于是夕改用六味丸加五味子，又半载，诸症悉愈。

一妇人左手背并次指，患五六枚如熟椹，内热晡热，月经素不按期。余曰：此因肝脾血虚而有热也，当调补二经，使阴血生而他症自愈。不信，乃用艾灸，手肿胀发热，手指皆挛，两胁项及胸乳间皆患疣，经行无期。余用加味逍遥散，少加炒黑黄连，数剂渐愈。乃去黄连，更佐以归脾汤，各患渐愈。又百余剂，经行如期。再佐以归脾汤，各患渐愈。又百余剂，经行如期。再用地黄丸，三料而痊。

一妇人小腹内一块，或时上攻，或时下坠，寒热胸痞，小便淋漓。或用行气化痰等剂，前症愈甚，月经两月余而一行。或以为内有肉鳖啖其余血而经不行，服驱逐之剂，下血甚多。两手背结一疣，如大豆许，两月渐长寸许。又两月余，又患数枚，疑以鳖子行于外，仍行驱逐；两耳下又患肿，又疑为疮毒。余曰：此属肝火血燥也。用加味逍遥散、加味归脾二药兼服，佐以六味丸，三月余而愈。

一妇人患之，用蛛丝缠、芫花线、螳螂啖、毒药蚀、着艾灸，大溃肿痛，发热出血。余曰：此阴血虚也。不信，仍服降火之药而殁。

论发痉十六 痓当作痉

疮疡发痉，因气血亏损，外邪所搏，或由虚郁火所致。其形牙关紧急，四肢劲强，或腰背反张，肢体抽搐。其有汗而不恶寒者，曰柔痉；风能散气，故有汗也。其无汗而恶寒者，曰刚痉；寒能涩血，故无汗也。皆由亡血过多，筋无所养，故伤寒汗下过多，与溃疡、产后多患之，乃败症也。若大补气血，多有复生者。若作风治，速其危矣。

治验

秋官张同野，旧有流注，因暴寒睡炕，口目抽搐，手足战掉。余以为气血虚热而然，用参、芪、归、术、川芎、山栀、柴胡、半夏、天麻、炙草治之而愈。

吴给事赡之，坠马伤首，出血过多，发热烦躁，肉瞤筋惕。或作破伤风，欲发汗祛风。余曰：此亡血火动也，无风可祛，无汗可发，当峻补其血。用圣愈汤，二剂顿愈。又用健脾胃养气血而痊愈。

一儒者背疮将愈，发热烦躁，自用降火之剂，项强口噤，自汗恶寒。此汗多内亡津血，筋无所荣也。用补气血之剂，及地黄丸而愈。

一男子素勤苦早行，遍身发疙瘩，口噤目直，脉弦紧。此劳伤气血，内热外邪所搏也，用补中益气加山栀、羌活、川芎而瘥。半载后，遍身作痒，搔破成疮，发热作渴，脉洪大而虚，复以前汤加芍药、麦门、熟地、天麻而愈。

一儒者善怒，患瘰疬，复因大怒跳跃，忽仆地，两臂抽搐，唇口㖞斜，左目紧小。此肝火血虚，内热生风，用八珍汤加牡丹皮、钩藤、山栀而愈。次年春，前病复作，兼小便自遗，左关弦洪而数。余以为肝火血燥，用六味丸加钩藤、五味、麦门、芎、归，治之渐愈，又用补中益气加山栀、钩藤、牡丹皮而安。

疬妇因怒仆地，疮口出血，语言謇涩，口眼㖞斜，四肢拘急，汗出遗尿。或用驱风之剂，六脉洪大，肝脉尤甚。此肝火炽甚也，用加味逍遥散加钩藤，及六味丸，寻愈。

一妇人患内痔，因劳出血甚多，不时发痉，饮食少思，形体倦怠，其面色白。余谓此气伤而不能统血也。用补中益气汤，反寒热出血。此阳气虚寒也，仍以前汤，加炮姜，四剂寒热渐止，饮食渐进；又四剂，而血顿止。后因劳役或怒气，即便血，或发痉，投以补中益气汤加钩藤而愈。

一妇人素性急，患遍身瘙痒，或项间结核，常服搜风顺气之剂，后大怒吐血，唇口牵紧，小便频数，或时自遗。此怒动肝火而血妄行也，用小柴胡汤加山栀、牡丹皮而愈。

一疬妇因劳兼怒，四肢挛屈，烦痛自汗，小便短少，畏见风寒，脉浮弦缓。此气血虚而风寒湿热相搏也，先用东垣清燥汤渐愈，再用加味逍遥散，乃八珍汤加牡丹皮而痊。

一妇人素有肝火，两拗间或肿痛，或寒热，忽然昏愦，瘈疭抽搐，善伸数欠，四肢筋挛，痰涎上升。此肺金燥甚而血液衰少也，用清燥丸、六味丸兼服，寻愈。

一妇人因大劳患臁疮，发疙瘩，搔碎成疮，日晡热甚，或口噤发搐，或头目眩晕。此肝脾气血虚而内热，以八珍散加柴胡、山栀治之，诸症少愈。复因怒，前症复作，经行不止，此肝脾血热，用加味逍遥散渐愈，又用八珍散加柴胡、山栀而痊。

一妇人发疙瘩，日晡热甚，月经先期，或头目昏眩，或寒热发热，或四肢抽搐。此肝经风热血燥，用加味逍遥散，治之寻愈。后因怒，前症复作，口噤遗尿，此肝火血燥也，用加味小柴胡汤治之，渐愈。又夜间发热谵语，此血分有热也，用小柴胡汤加生地而愈。更用加味逍遥散，调理而安。

一妇人患茧唇，月经先期，余以为肝火血热。不信，乃泛用降火之剂，后致月经过期，复因劳怒，口噤呻吟，肢体不随，六脉洪大，面目赤色。用八珍、麦门、五味、山栀、丹皮，数剂渐愈；兼用逍遥散、六味丸料，各三十余剂痊愈。

一妇人经行遇怒，其经即止，甚则口噤筋挛，鼻衄头痛，痰涌搐搦，瞳子上视。此肝火炽甚，以小柴胡汤加熟地黄、山栀、钩藤钩而愈。

一妇人素阴虚，患遍身瘙痒，误服祛风之药，口噤抽搐，肝脉洪数。余曰：肝血为阴为水，肝气为阳为火，此乃肝经血热火盛耳，宜助阴血、抑肝火。遂用四物、麦门、五味、柴胡、山栀、生草，热搐顿止。又以八珍加黄芪、麦门、五味、钩藤钩、炙草调理而愈。

一妇人久患流注，脾胃虚弱，忽痰壅气喘，头摇目劄，手扬足掷，难以候脉。视其面，黄中见青。此肝木乘脾土也，用六君加柴胡、升麻，治之而苏。更以补中益气加半夏、茯苓而安。

论类破伤风症十七

大凡痈疽溃后，筋糜肉烂，脓血大泄，阳随阴散，或筋脉拘急，恶寒惕搦，甚者舌强口噤，项背反张，痰涎壅甚，便闭汗出，不时发热。此气血俱虚而传变，虽与破伤风相类，而主治之法，当大补气血。若果系风症，亦须以大补气血为本，而兼以治风之药。设若不审是非而妄药之，则误矣。风症治见后方。

治验

司徒边华泉肩患痈，溃而发热，目直或瞤，殊类中风，日晡热甚，脉益数。此足三阴气血亏损，虚火妄动。用参、芪、归、术、炙草，加酒炒黑黄柏、五味、麦门、肉桂，四剂而愈，又数剂而敛。

陆大行背疮，内溃出脓二碗许，用托里之剂，痛止肿消停药。忽寒热作渴，头痛自汗。此元气虚而未能复也，用十全大补加麦门、五味、肉桂，二剂益甚，诊其脉如故。此药力未及，仍用前药加附子一钱，三剂诸症悉愈，乃去附子，加肉桂数剂而敛。

一儒者患腿痈，深蓄于内，肉色不变，久不穿溃，针出脓瘀五碗许，恶症骈臻，全类中风。此脾胃虚而变症也，用六君子加当归、炮姜，及圣愈汤，各四剂而安。又劳心不寐，用归脾汤而愈。

一儒者伤寒后，患流注，肿痛潮热，用十宣、败毒等剂，出稀脓五六碗许，发热恶寒，烦躁作渴，殊类破伤风症而殁。

一男子背疮未痊敛，以膏药剪孔贴之，患破伤风症而殁。此先失于内补，外邪袭其虚耳。余见此症，贴膏药剪孔，欲其通气，而反患破伤风。搽敛药生肌，欲其收口，而反助其余毒，以致殁者多矣，可不慎哉！

论疮疡随症加减用药十八

《内经》云：形伤痛，气伤肿。先肿而后痛者，形伤气也。先痛而后肿者，气伤形也。东垣先生谓：胃为五脏之本源，人身之根蒂。丹溪先生云：痈疽因积毒在脏腑，宜先助胃壮气以固其本。夫然则气血凝结者自散，脓瘀已成者自溃，肌肉欲死者自生，肌肉已死者自腐，死肉已溃者自敛。若独攻其疮，脾胃一虚，七恶蜂起，其不死者，幸矣！大凡前症，须用托里消毒散为主。若高肿焮痛，热毒也，加黄连。漫肿微痛，气虚也，去金银花、连翘二味，加参、术。头痛发热，邪在表也，本方加川芎、羌活。若外邪在表，而元气实者，暂用人参败毒散。头痛恶寒，表虚也，去二味，加参、芪。发热饮冷便秘，内热也，去参、芪、归、术，加大黄。发热饮热便秘，内虚也，去二味，加参、芪、归、术。寒热饮冷，小便涩滞，肝热也，去参、芪，加柴胡、山栀。不作脓，脓不溃，气虚也，去二味及白芷，加参、术、肉桂。如不应，暂用十全大补汤。肿赤作痛，血凝滞也，本方加乳香、没药。如不应，暂用仙方活命饮。脓出反痛，气血虚也，去三味即金银花、连翘、白芷，后仿此，加参、芪。归、地。肉赤而不敛，血虚而有热也，去三味，加熟地、牡丹皮。肉黯而不敛，阳气虚寒也，去三味，加参、芪、白蔹、官桂。漫肿不痛，或肉死不溃，脾气虚也，去三味，加人参、白术。如不应，加姜、桂。更不应，急加附子。肉白而不敛，阳气虚也，去三味，加参、芪、归、术。脓多而不敛，气血虚也，去三味，加参、芪、归、术、熟地。如不应，暂用十全大补汤。饮食少思而不敛，胃气虚也，去三味，加参、芪。如不应，暂用补中益气汤。饮食难化而不敛，脾气虚也，去三味，加参、术。如不应，暂用六君子汤。又不应，佐以八味丸。脓多而带赤，血虚也，去三味，加归、地、参、术。如不应，暂用八珍汤加牡丹皮。忿怒晡热而出血，肝火血虚也，去三味，加牡丹皮、熟地、炒黑山栀。如不应，暂用八珍汤送六味丸。面青胁胀而出血，肝气虚而不能藏血也，去三味，加山茱、山药、五味子。如不应，兼六味丸。食少体倦而出血，脾气虚而不能摄血也，去三味，加参、芪、归、地。兼郁结少寐，更加远志、酸枣仁、茯神、龙眼肉。如不应，暂用归脾汤。欲呕作呕，或外搽内服寒凉，或痛甚，或感寒邪秽气而呕，胃气虚也，去三味，加藿香、参、术。饮食少思，肠鸣腹痛，腹冷泄泻，脾气虚寒也，去三味，加炮姜、木香。手足逆冷，脾血虚寒也，更加附子，煎送四神丸。饮冷作渴，热毒也，加赤小豆、知母。如不应，暂用竹叶黄芪汤。善食作渴，胃火也，加石膏、山栀。如不应，暂用竹叶石膏汤。脓多而作渴，气血虚也，去三味，加熟地黄、五味子。如不应，暂用十全大补汤加五味子、麦门冬。口干舌燥，肾气虚也，去三味，加熟地、山茱、山药。如不应，兼六味丸。又不应，佐以补中益气汤。自汗内热口干，胃气虚也，去三味，加参、芪、归、术。如不应，暂用六君子汤。盗汗内热口干，阴血虚也，去三味，加熟地，麦门、五味。如不应，暂用当归六黄汤。茎中痛而小便不利，精内败也，去三味，加山茱、山药、泽泻。如不应，佐以六味丸。愈便则愈痛，愈痛则愈便，精复竭也，去三味，煎送六味丸。食少体倦，口干饮热，小便黄短，脾肺虚热也，去三味，加五味子、山茱萸。如不应，暂用六味丸。劳役而小便黄，元气下陷也，去三味，加升麻、柴胡。汗后而小便黄短，肾虚热也，去三味，加升麻、柴胡。如不应，煎送六味丸。口燥作渴，小便频数，肾水亏也，去三味，加五味子、山茱、山药、熟地。如不应，兼用六味丸。四肢逆冷，肾气虚寒也，去三味，加桂、附。如不应，佐以八味丸。食少体倦作渴，胃气虚也，去三味，加参、芪、白术。如不应，暂用补中益气汤。体倦头痛，或眩晕，中气虚也，去三味，加柴胡、升麻。如不应，暂用补中益气汤加蔓荆子。日晡头痛，或眩晕，阴血虚也，去三味，加熟地黄。如不应，佐以六味丸。梦泄遗精，头晕头痛，或痰喘气促，肾虚不能纳气也，去三味并川芎，佐以六味丸。如不应，是虚寒也，用八味丸。面目赤色，烦热作渴，脉大而虚，血脱发躁也，去三味，加黄芪、当归。如不应，暂用当归补血汤。身热恶衣，欲投于水，脉沉微细，气脱发躁也，去三味，加肉桂、附子。如不应，暂用附子理中汤。善思体痛，无寐盗汗，脾血虚也，去三味，加茯苓、远志、酸枣仁、圆眼肉。如不应，暂用归脾汤。寝寐而汗出，肾气虚也，去三味，加五味子，煎送六味丸。饮食而出汗，胃气虚也，去三味，加参、芪、归、术、五味子。如不应，暂用六君子汤。睡觉饱而出盗汗，宿食也，去三味，加参、术、半夏。如不应，暂用六君子汤，胸满多痰，脾气虚也，去三味，加桔梗、半夏。如不应，暂用六君子汤加桔梗、枳壳。晡热多痰，脾血虚也，去三味，加归、地、参、术。如不应，暂用六君子汤，加芎、归、熟地。咳嗽唾痰，肾亏津液泛上也，去三味，加山茱、山药、熟地。如不应，佐以六味丸。忿怒胸痞，肝气滞也，去三味，加桔梗、山栀。如不应，暂用补中益气汤，加桔梗、枳壳。倦怠胸痞，中气虚也，去三味，加参、术、茯苓。如不应，暂用八珍汤加柴胡。口苦，寒热往来，肝火血虚也，去三味，加熟地、柴胡。因怒，寒热往来，肝火血虚也，加柴胡、黄芩。如不应，暂用八珍汤，加炒山栀、炒酸枣仁、酒炒黑胆草。体倦寒热往来，肝脾气滞也，去三味，加参、芪、归、术。如不应，暂用补中益气汤。内热晡热，或寒热往来，阴血虚也，去三味，加芎、归、牡丹皮、柴胡。如不应，暂用八珍汤加牡丹皮。畏寒或寒热往来，胃气虚也，去三味，加参、苓、白术、升麻。如不应，暂用补中益气汤。胁痛痞满，或寒热往来，肝气滞也，去三味，加青皮、木香。如不应，属气血虚也，更加芎、归、参、术。若妇人劳役恚怒，或适经行，发热谵语，或夜间热甚，在血分也，去三味，加生地、丹皮、柴胡。如不应，暂用加味四物汤。若误服克伐，或脓血大泄，或因吐泻，或误而入房，或劳损元气，或梦泽遗精，或外邪乘入，以致发热头痛，小便淋涩，或滑数便血，目赤烦喘，气短头晕，体倦热渴，意欲投水，身热恶衣，扬手掷足，腰背反张，郑声自汗，此阳气脱陷之假热症也。若畏寒头痛，咳逆呕吐，耳聩目矇，小便自遗，泻利肠鸣，里急腹痛，玉茎短缩，齿浮痛，肢体麻痹，或厥冷身痛，或咬舌啮唇，此阳气脱陷之真寒症也。凡此危候，勿论其脉，勿问其症，但见有其一二，亦去三味，急加桂、附补之，庶有复生之理。大抵用药之法，当分元气虚实，标本缓急。若病急而元气实者，先治其标；病缓而元气虚者，先治其本。若病急而元气又虚者，当治其本为主，而兼以治标。东垣先生云：形气有余，病气有余，当泻不当补；形气不足，病气不足，当补不当泻。丹溪先生云：但见肿痛，参之脉症虚弱，便与滋补，气血无亏，可保终吉。治者审焉！

卷　四

吴郡　薛　己著
新都　吴玄有校

治疮疡各症附方

托里消毒散　治胃气虚弱，或因克伐，不能溃散，服之未成即消，已成即溃，腐肉自去，新肉自生。若腐肉既溃，而新肉不能收敛，属气虚者，四君子汤为主；属血虚者，四物汤为主；气血俱虚者，十全大补汤为主。并忌寒凉消毒之剂。

人参　黄芪盐水拌，炒　当归酒拌　川芎　芍药炒　白术炒　茯苓各一钱　金银花　白芷各七分　甘草炙，五分　连翘五分

上水煎服。

托里散　治疮疡因气血虚，不能起发腐溃收敛，及恶寒发热者，宜用此补托。其属六淫七情，或诸经错杂之邪而为患者，当各审其因，而参以主治之剂。其属胃气虚弱者，当以六君子汤为主。

人参气虚者多用之　黄芪炒，各二钱　白术炒　陈皮　当归　熟地黄自制　茯苓酒炒　芍药酒炒，各一钱半

上水煎服。

清热消毒散　治一切痈疽，阳症肿痛，发热作渴。

黄连炒　山栀炒　连翘　当归各一钱　川芎　芍药　生地黄各一钱半　金银花二钱　甘草一钱

上水煎服。

黄连消毒散　治脑疽、背疽，肿焮疼痛或麻木。

黄连制　羌活各一分　黄芩　黄柏各五分　生地黄　知母制　独活　防风　当归尾　连翘各四分　藁本　防己　桔梗各五分　黄芪　苏木　陈皮　泽泻各二分　人参　甘草各三分

上水煎服。

清凉饮　治疮疡烦躁饮冷，焮痛脉实，大便秘结，小便赤涩。

大黄炒　赤芍药　当归　甘草各二钱

上水煎服。

破棺丹　治疮疡热极汗多，大渴便秘，谵语发狂。

大黄二两五钱，半生半熟　芒硝　甘草各二两

上为末，炼蜜丸，如弹子大。每服一丸，童便、酒化下，白汤亦可。

黄连解毒汤　治疮疡发热而呕，大便秘结，脉洪而实。

黄连　芍药　当归　槟榔　木香　黄芩　栀子　薄荷　桔梗　甘草各一钱　连翘　大黄各一钱五分

每姜水煎，仍量虚实治之。

托里荣卫汤　治疮疡外无焮肿，内便调和，乃邪在经络，宜用此药。

黄芪　红花各一钱　桂枝七分　苍术米

泔浸，炒 柴胡 连翘 羌活 防风 当归身酒拌 甘草炙 黄芩 人参各一钱

上酒水煎服。

内托复煎散 治疮疡肿焮在外，其脉多浮，邪气胜必侵于内，宜用此托之。

地骨皮 黄芩炒 茯苓 白芍药炒 人参 黄芪盐水拌，炒 白术炒 柱 甘草炙 防己酒炒 当归酒拌，各一钱 防风二钱

上先以苍术一升，水五升，煎，去术入药，再煎至二升，终日饮之。

人参败毒散 治疮疡焮痛寒热，或拘急头痛，脉细有力。

人参 羌活 独活 前胡 柴胡 桔梗 枳壳 茯苓 川芎 甘草各一钱

上水煎服。

仙方活命饮 治一切疮疡，未成脓者内消，已成脓者即溃。又止痛消毒之圣药也。

穿山甲蛤粉炒黄 白芷 防风 没药 甘草 赤芍药 当归尾 乳香 天花粉 贝母各一钱 金银花 陈皮各三钱 皂角刺一钱

上酒一碗，煎数沸服。

清心汤 治疮疡肿痛，发热饮冷，脉沉实，睡语不宁。即防风通圣散，每料加黄连五钱，每剂一两，水煎服。

夺命丹 治疔疮发背等症，或麻木，或呕吐，重者昏愦。若疔毒牙关紧急，用三五丸为末，水调灌下，有夺命之功。

蟾酥干者酒化 轻粉各五分 枯白矾 寒水石煅 铜绿 乳香 没药 麝香各一钱 朱砂三钱 蜗牛二十个，另研，无亦效

上为末，用蜗牛或酒糊丸，绿豆大。每服二三丸，温酒葱汤下。

东垣圣愈汤 治脾胃亏损，脓水不止；或金疮出血，心烦不安，眠睡不宁，五心烦热，饮食少思。

地黄酒拌蒸半日 生地黄酒拌 川芎 人参各五分 当归酒拌 黄芪盐水浸炒，各一钱

上水煎服。

济阴汤 治疮属纯阳，肿痛发热。

连翘 山栀炒 黄芩炒 黄连炒，各一钱 芍药一钱五分 金银花三钱 甘草一钱 牡丹皮一钱二分

上水煎服。大便秘，量加大黄。

抑扬散 治疮属纯阳，肿痛发热。

天花粉三两 姜黄 白芷 赤芍药各一两

上为末，茶汤调搽患处。

冲和汤 治疮属半阴半阳，似溃非溃，似肿非肿。此因元气虚弱，失于补托所致。

人参二钱 黄芪 白术 当归 白芷各一钱半 茯苓 川芎 皂角刺炒 乳香 没药各一钱 金银花一钱 陈皮二钱 甘草节一钱

上水酒各半煎服。

阴阳散 治疮属半阴半阳。

紫荆皮炒，五两 独活去节，炒，一两 赤芍药炒，二两 白芷二两 石菖蒲二两

上为末，葱酒调搽。

回阳汤 治脾肾虚寒，疮属纯阴。或药损元气，不肿痛，不腐溃；或腹痛泄泻，呕吐厥逆；或阳气脱陷等症。

干姜炮 附子炮，各二钱 人参 白术 黄芪各三钱 当归 陈皮 甘草炙，各二钱 柴胡 升麻各五分

上酒水煎服。不应，姜、附倍之。

抑阴散 治疮疡元气虚寒；焮肿不消，或不溃敛，或筋挛骨痛，一切冷症。

草乌二两 赤芍药一两，炒 肉桂五钱 南星一两，煨 白芷一两

上为末，葱汤调涂，热酒亦可。

托里温中汤 治疮疡脓溃，元气虚寒，或因克伐胃气脱陷，肠鸣腹痛，大便溏泄，神思昏愦。此寒变内陷，缓则不

治。

羌活　附子炮，去皮脐，四钱　干姜炒，三钱　益智　丁香　沉香　木香　茴香　陈皮各一钱　甘草炙，一钱

上姜水煎服。

附子理中汤　治疮疡脾胃虚寒，或误行攻伐，手足厥冷，饮食不入，肠鸣腹痛，呕逆吐泻。

附子　人参　白茯苓　白芍药各三钱　白术四钱

上水煎服。

姜附汤　治疮疡真气亏损，或误行汗下，或脓血出多，失于补托，以致上气喘急，自汗盗汗，气短头晕。

人参　附子炮，去皮脐，一两　干姜炮　白术各五钱

上作二剂，水煎服。

参附汤　治失血过多，或脓瘀大泄，或寒凉汗下，真阳脱陷，上气喘急，自汗盗汗，气短头晕等症。急服以救元气，缓则不治。

人参　附子炮，去皮脐，各五钱

上姜五片，水煎服。不应，倍之。

独参汤　治一切失血，或脓水出多，血气俱虚，恶寒发热，作渴烦躁。盖血生于气，故血脱补气，阳生阴长之理也。用人参二两，枣十枚，姜十片，水煎，徐徐服。

人参理中汤　治疮疡脾胃虚寒，呕吐泄泻，饮食少思，肚腹作胀，或胸膈虚痞。

白术　人参　干姜　甘草炙，各等分

上姜枣水煎服。

竹叶黄芪汤　治痈疽气血虚，胃火盛而作渴。

淡竹叶二钱　黄芪　麦门　当归　川芎　甘草　黄芩炒　芍药　人参　半夏　石膏煅，各一钱　生地黄二钱

上每服三五钱，水煎服。

竹叶石膏汤　治痈疽胃火盛，肿痛作渴。

淡竹叶　石膏煅　桔梗　木通　薄荷　甘草各一钱

上姜水煎服。

当归川芎散　治手足少阳经血虚疮症；或风热耳内痒痛，生疮出水；或头目不清，寒热少食；或妇女经水不调，胸膈不利，胁腹痞痛。

当归　川芎　柴胡　白术　芍药各一钱　山栀炒，一钱二分　牡丹皮　茯苓各八分　蔓荆子　甘草各五分

上水煎服。

若肝气不平，寒热，加地骨皮。肝气实，加柴胡、黄芩。气血虚，加参、芪、归、地。脾虚饮食少思，加苓、术。脾虚胸膈不利，加参、芪。痰滞胸膈不利，加术、半。肝气不顺，胸膈不利，或小腹痞满，或时攻痛，加青皮。肝血不足，胸膈不利，或小腹痞满，或时作痛，加熟地。肝血虚寒，小腹时痛，加肉桂。日晡发热，加归、地。

栀子清肝散一名柴胡栀子散　治三焦及足少阳经风热，耳内作痒生疮，或出水疼痛，或胸乳间作痛，或寒热往来。

柴胡　栀子炒　牡丹皮各一钱　茯苓　川芎　芍药　当归　牛蒡子炒，各七分　甘草五分

上水煎服。若太阳头痛，加羌活。

柴胡清肝散　治鬓疽及肝胆三焦风热怒火之症，或项胸作痛，或疮毒发热。

柴胡一钱五分　黄芩炒，一钱　人参一钱　山栀炒，一钱五分　川芎一钱　连翘　桔梗八分　甘草五分

上水煎服。

小柴胡汤　治肝胆经症，风热瘰疬结核，或肿痛色赤，或寒热往来，或日晡发

热，或潮湿身热，默默不欲饮食，或怒火口苦，耳聋咳嗽，或吐酸食苦水，皆用此药。

柴胡二钱　黄芩一钱　人参　半夏各七分　甘草炙，五分

上姜水煎服。

补阴八珍汤　治瘰疬等疮，属足三阴虚者。

当归　川芎　熟地　芍药　人参　白术　茯苓　甘草　黄柏酒炒黑　知母酒炒，各七分

上水煎服。

泻青丸　治肝经实热，瘰疬肿痛寒热，或胁乳作痛，大便秘结。

当归　龙胆草酒炒　川芎　山栀　大黄炒　羌活　防风各等分

上为末，蜜丸，鸡头子大。每服一二丸，白汤送下。

若血虚者，四物加山栀、柴胡，或逍遥散。若肾水亏损，不能生肝木而自病，筋挛结核，或肢节拳挛，或似中风，宜用六味丸加五味子。

散肿溃坚汤　治瘰疬坚硬，气血无亏，宜用之。

柴胡四分　升麻三分　龙胆草酒炒，五分　连翘三分　黄芩酒炒，四分　甘草炙，二分　桔梗五分　昆布五分　当归尾酒拌　白芍药炒，各三分　黄柏酒炒，三分　知母酒炒，五分　葛根　三棱酒拌，微炒　广木香各三分　瓜蒌根五分

上水煎服。

益气养荣汤　治怀抱抑郁，或气血损伤，四肢颈项等处患肿，不问软硬，赤白肿痛，或溃而不敛。

人参　茯苓　陈皮　贝母　香附　当归酒拌　川芎　黄芪盐水拌，炒　熟地黄酒拌　芍药炒，各一钱　甘草炙　桔梗各五分　白术炒，二钱　柴胡六分

上姜水煎服。

必效散　治瘰疬气血虽无亏损，内有疬核未去，而不能愈。

南硼砂二钱五分　轻粉一钱　麝香五分　巴豆五个，去皮心膜　白槟榔一个　斑蝥四十个，去头翅，同糯米炒

上同研极细末，取鸡了二个去黄，用清调药，仍入壳内，以湿纸数重糊口，入饭甑，候熟取出，曝干研末。虚者每服半钱，实者一钱，用炒生姜、酒五更初调服。如觉小腹痛，用益元散一服，其毒俱从小便出。胎妇勿饵。毒去后多服益气养荣汤，疮口自合。

针头散　治一切顽疮内有瘀肉，疬核不化，疮口不合，宜用此药腐之。

赤石脂一钱　乳香　白丁香各三钱　白砒一钱　黄丹一钱　轻粉　麝香各五分　蜈蚣一条炙干

上为末，搽瘀肉上，其肉自腐。若疮口小，或痔疮，用糊和作条子，阴干纴之。凡疮久不合者，内有脓管，须用此腐之，内服托里之剂。

神仙隔蒜灸法　治一切痈疽肿毒，前论言之详矣。凡大痛或不痛，或麻木痛者，灸至不痛，不痛灸至痛，其毒随火而散。此拔引郁毒从治之法也，信有回生之功。其法：用大蒜头切三分厚，安疮头上，用艾炷于蒜上灸之，五炷换蒜再灸，未成即消，已成杀其大势疮患大。以蒜杵烂摊患处，将艾铺蒜上灸之，蒜败再换。疮色紫或白而不起发，不作脓，不大痛，不问日期，最宜多灸。

神效葱熨法　治流注、结核、骨痈、鹤膝等症肿硬，或先以隔蒜灸，而余肿未消，最宜用熨，以助气血而行壅滞，其功甚大。又为跌扑伤损，止痛散血消肿之良法，用葱白头捣烂炒热，频熨患处，冷再换。

神效桑枝灸　治发背不起，或瘀肉不溃。此阳气虚弱，用桑枝燃火，着吹熄焰，用火灸患处片时，日三五灸，以消肿溃。若腐肉已去，新肉生迟，宜灸四畔。其阴疮、瘰疬、流注、臁疮、恶疮久不愈者，亦宜用之。大抵此法，未溃则解热毒、止疼痛、消瘀肿，已溃则补阳气、散余毒、生肌肉。其阳症肿痛甚，或重如负石，初起用此法，出毒水，即内消；其日久者用之，虽溃亦浅，且无苦楚。惜患者不知有此，治者亦不肯用此也。

乌金膏　治发背中央肉死，涂之即腐；未死，涂之即生。若初起肿痛，用点数处，其毒顿消。若肉腐涂之即溃。若恶疮顽疮，元气无亏，久不收敛者，内有毒根，以纸捻蘸纴其内。有等发背，因元气虚弱，或因克伐元气，胃气亏损，毒气散漫，中黯外赤，不腐不溃，服大补之剂，中涂三四寸许，至五六日间，赤黯之界，自有裂纹，如刀划之状，中央渐溃渐脱，须用纯阳之药，以接其元气，庶能收敛。若妄用刀针去肉出血，阳随阴散，元气愈伤。或涂凉药，则毒气不解，气血愈虚，非徒无益，而又害之。其方用巴豆一味，去壳炒黑研如膏，点于患处，临用合之。已上三法，虽不出于方书，余推其意而制，用之良有奇验。

砭法　治丹毒疔疮，红丝走散，或时毒瘀血壅盛。用细磁器击碎，取有锋芒者一块，以箸一根，劈开头尖夹之，用线缚定，两手指轻撮箸，稍令磁芒正对患处悬寸许，再用箸一根，频击箸头，令毒血遇刺皆出。毒入腹膨胀者难治。

豆豉饼　治疮疡肿痛，硬而不溃，及溃而不敛，并一切顽疮恶疮。用江西豆豉饼为末，唾津和作饼子，如钱大，厚如三文，置患处，以艾壮于饼上灸之，干即易之。如背疮，用漱口水调作饼，覆患处，以艾铺饼上灸之，如未成者即消，已成者亦杀其大毒。如有不效，气血虚败也。

乳香定痛散　治一切疮疡，溃烂疼痛。

乳香　没药各五钱　滑石一两　寒水石一两　冰片一钱

上为细末，搽患处，痛即止，甚效。

青龙汤　治肺受风寒，咳嗽喘急。

半夏汤泡七次，二两五钱　干姜炮　细辛　麻黄去节　肉桂　芍药　甘草炙，各三两　五味二两，拌炒

上每服五钱，姜水煎服。

葶苈大枣泻肺汤　治肺症胸膈胀满，上气喘急，或身面浮肿，鼻塞声重。用甜葶苈炒黄色，研末，每服三钱，枣十枚，水二钟，煎一钟去枣入药，再煎七分，食后服。

桔梗汤　治肺症咳嗽，胸膈两胁作痛，咽干口燥，烦闷作渴，时出臭浊。

桔梗炒　贝母去心　当归酒浸　瓜蒌仁　枳壳麸炒　薏苡仁　桑白皮炒　甘草节　防己去皮，各一钱　黄芪盐水拌，炒　五味子捣，炒　百合蒸，各一钱五分　葶苈炒　地骨皮　知母炒　杏仁各五分

上姜水煎服。

人参补肺汤　治肺症咳喘短气，或肾水不足，虚火上炎，痰涎涌盛；或吐脓血，发热作渴，小便短涩。

人参　黄芪　白术　茯苓　陈皮　当归各一钱　山茱萸肉　山药各二钱　五味子五分　麦门七分　甘草炙，五分　熟地自制，一钱半　牡丹皮八分

上姜、枣、水煎服。

人参平肺散　治心火克肺，传为疽痿，咳嗽喘呕，痰涎壅盛，胸膈痞满，咽嗌不利。若因肝木太过而致，当补肺；若因肾水不足而患，当补脾肺；若因心火旺而自病，当利小便。

人参　陈皮　甘草　地骨皮　茯苓各二钱　知母炒，七分　五味子拌炒，四分　青皮　天门冬去心，各四分　桑白皮炒，一钱

上水煎服。

参芪补脾汤　治肺疽脾气亏损，久咳吐脓涎，或中满不食，必服此药，补脾土以生肺金，否则不治。

人参　白术各二钱　黄芪二钱五分　茯苓　陈皮　当归各一钱　升麻三分　麦门冬七分　五味子四分　桔梗六分　甘草炙，五分

上姜枣水煎服。

射干汤　治胃痈吐脓血。

射干去毛　山栀仁　赤茯苓　升麻各一钱　赤芍药一钱五分　白术五分

上水煎服。

薏苡仁汤　治风热，唇口瞤动，或结核，或浮肿。

意苡仁炒　防已　赤小豆　甘草炙，各等分

上水煎服。

瓜子仁汤　治产后恶露，或经行瘀血作痛，或作痈患。

薏苡仁四钱　桃仁去皮　牡丹皮　瓜蒌仁各一钱

上水煎服。

梅仁汤　治肠痈壅痛，大便秘涩。

梅仁九个，去皮尖　大黄炒　牡丹皮　芒硝各一钱　冬瓜仁研，三钱　犀角镑末，一钱

上水煎，入犀末服。

大黄汤　治肠痈，小腹坚肿，按之则痛，肉色如故，或焮赤微肿，小便频数，汗出憎寒，脉迟紧，脓未成，急服之。

大黄炒　朴硝各一钱　牡丹皮　瓜蒌仁炒　桃仁去皮尖，各二钱

上水煎服。

牡丹皮散　治肠痈，腹濡而痛，时下脓。

牡丹皮　人参　天麻　白茯苓　黄芪炒　薏苡仁　桃仁去皮尖　白芷　当归酒拌　川芎各一钱　官桂　甘草炙，五分　木香三分

上水煎服。

失笑散　治跌扑、产后心腹绞痛，或不知人事，或经行瘀血，作痛成痈。

灵脂　蒲黄俱炒，等分

上每服二三钱，酒、水煎热服。

防风汤　治破伤风表症，未传入里，急服此。

防风　羌活　独活　川芎各等分

上每服五钱，水煎，调蜈蚣散服。

蜈蚣散

蜈蚣一对，炙　鳔三钱，煅

羌活汤　治破伤风在半表半里间，宜和解，急服此汤。稍缓则邪入于里，不可用矣。

羌活　菊花　麻黄　川芎　石膏　防风　前胡　黄芩　细辛　甘草　枳壳　白茯苓　蔓荆子各一两　薄荷　白芷各五钱

上每服五钱，姜水煎，日二三服。

大芎黄汤　治破伤风，邪传于里，舌强口噤，项背反张，筋惕搐搦，痰涎壅盛，宜急服之。

川芎　羌活　黄芩　大黄各一两

上每服五七钱，水煎服。

白术防风汤　治破伤风，服表药过多而自汗者。

白术　黄芪各一两　防风二两

上每服五七钱，水煎服。脏腑和而自汗者，可服此药。若脏腑秘小便赤而自汗者，急以大芎黄汤下之。

六味丸一名六味地黄丸

此壮水之剂。夫人之生，以肾为主，凡病皆由肾虚而致。此方乃天一生水之剂，无有不可用者，世所罕知。若肾虚发热作渴，小便淋秘，痰气壅盛，咳嗽吐

血，头目眩晕，小便短少，眼花耳聋，咽喉燥痛，口舌疮裂，齿不坚固，腰腿痿软，五脏齐损，肝经不足之症，尤当用之，水能生木故也。若肾虚发热，自汗盗汗，便血诸血，失暗，水泛为痰之圣药，血虚发热之神剂也。

熟地黄用生者，自制，八两　山茱萸去核，酒浸蒸　山药各四两　牡丹皮　茯苓去皮　泽泻各三两，蒸

上地黄杵膏，余为末，蜜丸桐子大。每服七八十丸，滚汤下。

八味丸　治命门火衰，不能生土，以致脾土虚寒，而患流注、鹤膝等症，不能消溃收敛，或饮食少思，或食而不化，脐腹疼痛，夜多漩溺。即前方加肉桂、附子各一两。经云益火之源，以消阴翳，即此方也。

加减八味丸　治症同上。即六味地黄丸加肉桂、五味子各一两。

八珍汤　治脾胃伤损，恶寒发热，烦躁作渴；或疮疡溃后，气血亏损，脓水清稀，久不能愈。即四君、四物合方。

十全大补汤　治疮疡气血虚弱，肿痛不愈，或溃疡脓清，寒热，自汗盗汗，食少体倦，发热作渴，头痛眩晕，似中风状。即八珍汤加黄芪、肉桂。

补中益气汤　治元气虚损或因克伐，恶寒发热，肢体倦怠，饮食少思；或不能起发，消散生肌收敛；或兼饮食劳倦，头痛身热，烦躁作渴。脉洪大弦虚，或微细软弱。

黄芪　人参　白术　甘草炙，各一钱五分　当归一钱　陈皮五分　升麻　柴胡各三分

上姜枣水煎，空心午前服。

生脉散　治胃气亏损，阴火上冲，口干喘促，或肢体倦怠，肌肉消瘦，面色萎黄，汲汲短气，汗出不止，食少作渴；或脓水出多，气血俱虚，烦躁不安，睡卧不宁；或湿热大行，火土合病，脾胃虚弱，身重气短；或金为火制，绝寒水生化之源，肢体痿软，脚欹眼黑等症。

人参五钱　麦门冬二钱　五味子一钱

上水煎服。如不应，倍之。

人参养荣汤　治脾胃亏损，气血俱虚，发热恶寒，四肢倦怠，肌肉消瘦，面色萎黄，汲汲短气，食少作渴。凡大病后，最宜用此。

白芍药炒，一钱半　人参　陈皮　黄芪蜜炙　桂心　当归　白术　甘草炙，各一钱　熟地黄　五味子炒，杵　茯苓各七分半　远志五分

上姜、枣、水煎服。

四君子汤　治脾胃虚弱，或因克伐肿痛不散，溃敛不能，宜用此以补脾胃，诸症自愈。若误用攻毒，七恶随至，脾胃虚弱，饮食少思，或食而难化，或欲作呕，或大便不实；若脾胃气虚，疮口出血，吐血便血，尤宜用之，盖气能摄血故也。凡气血俱虚之症，宜于前汤，但加当归，脾胃既旺，饮食自进，阴血自生。若用四物汤沉阴之剂，脾胃复伤，诸症蜂起。若命门火衰而脾土虚寒，必用八味丸，以补土母。

人参　白术　茯苓各二钱　甘草炙，一钱

上姜、枣、水煎服。

六君子汤　治脾胃虚弱，或寒凉克伐，肿痛不消，或不溃敛，宜服此汤，以壮营气，诸症自愈。即前方加陈皮、半夏。

异功散　治脾胃虚弱，饮食少思。即四君子汤加陈皮。

四物汤　治血虚发热，或因失血，或因克伐，或因溃后，致晡热内热，烦躁不安，皆宜服之。经云：血生于脾。若脾虚

不能生血者，宜用四君子加当归、酒炒白术以补脾。

当归　熟地黄各三钱　芍药二钱　川芎一钱五分

归脾汤　治忧思伤脾，血虚发热，食少体倦；或脾不能摄血，以致妄行吐下；或健忘怔忡，惊悸少寐；或心脾作痛，自汗盗汗；或肢体肿痛，大便不调；或妇人经候不准，晡热内热；或唇疮流注等症，不能消散溃敛。

白术　白茯苓　黄芪炒　当归　龙眼肉　远志　酸枣仁炒，各一钱　木香五分　甘草炙，三分　人参一钱

上姜、枣、水煎服。

当归补血汤　治脾胃损伤，或服峻剂，致血气俱虚，肌热，大渴引饮，目赤面红，昼夜不息。其脉洪大而虚，重按全无。此病多得于饥饱劳役者，若误服白虎汤必死。

当归三钱　黄芪炙，一两

上水煎服。

六一汤

黄芪炙，六钱　甘草炙，一钱

上水煎服。

加味逍遥散　治肝脾血虚，内热发热；或遍身瘙痒寒热；或肢体作痛，头目昏重；或怔忡颊赤，口躁咽干；或发热盗汗，食少不寐；或口舌生疮；耳内作痛；或胸乳腹胀，小便欠利。

甘草炙　当归　芍药酒炒　茯苓　白术炒　柴胡各一钱　牡丹皮　山栀炒，各七分

上水煎服。

黄芩清肺汤　治肺经阴虚火躁，而小便不通。若因脾经有热，当清其脾；若因心火克肺，当制其心。

黄芩一钱　栀子三个，打碎

上水煎服。

滋肾丸　治肾经阴虚，发热作渴，便赤，足热腿软等症。凡不渴而小便秘热，在下焦血分也，最宜此药。经云：无阴则阳无以化。若脾肺燥热所遗，当滋其化源。

知母　黄柏各酒炒，一两　肉桂二钱

上为末，水丸桐子大。每服百丸，空心白滚汤下。

五苓散　治下部湿热疮毒，小便赤少。

泽泻　猪苓　肉桂　白术　赤茯苓各等分

上为细末，每服一二钱，热汤调下。

犀角地黄丸　治胃火血热，妄行吐衄，或大便下血者。

犀角镑末　生地黄　赤芍药　牡丹皮各一钱半　升麻　黄芩炒，各一钱

上水煎熟，入犀末服。

若因怒而致，加山栀、柴胡。若脾气虚而不能摄，用归脾汤。若肝脾火动而妄行，用加味逍遥散。若脾气虚而不能统，用补中益气汤加炮黑干姜。若血虚有火而妄行，用四物加炮姜。若肾经虚火而血行，用六味丸料；不应，急加肉桂，以引虚火归源。

清胃散　治膏粱积热，唇口肿痛，齿龈溃烂，焮痛连头面，或恶寒发热。

升麻二钱　生地黄　牡丹皮　黄连　当归酒洗，各一钱

上水煎服。痛未止，石膏之类可量加。

润肠丸　治脾胃伏火，大肠干燥，或风热血结，宜用此丸通之。若结在直肠，宜猪胆汁导之。盖肾主五液，开窍于二阴，若津液滋润，大便通调；若津液不足，脾气亏损，必当培补，犹忌前药。

麻子仁　桃仁去皮尖，各一两　羌活　归尾　大黄煨　皂角刺　秦艽各五钱

上各另研为末，炼蜜或猪胆汁丸，桐

子大。每服三四十丸，白汤下。若用猪胆汁导之，而不结燥，急补元气。

四神丸　治脾肾虚弱，大便不实，饮食少思；或小腹作痛，或产后泄泻，肚腹作痛，不思饮食。

肉豆蔻　五味子各一两　补骨脂四两　吴茱萸浸炒，一两

上为末，水二碗，姜八两，红枣一百枚，煮熟取枣肉，和末，丸桐子大。每服五七十丸，空心食前白汤下。

二神丸　治脾肾虚寒，不思饮食，或侵晨五更泄泻，或饮食少思，大便不实，其功甚效。如不应，乃命门火衰，急用八味丸，补火而生土。

破故纸四两，炒　肉豆蔻二两，生用

上为末，用大红枣四十枚，生姜四两，水煮熟，去姜取枣肉，和药，丸桐子大。每服五十丸，空心盐汤送下。

越鞠丸　治六郁牙齿作痛，口舌生疮；或胸膈痞满，呕吐吞酸；或腹胀腿酸等症。

苍术炒　神曲炒　香附　山楂　山栀炒　抚芎　麦芽炒，各等分

上为末，水调曲蘖面糊丸，桐子大。每服七十丸，白汤下。

二陈汤　治脾虚，中脘停痰，呕吐恶心；或头目不清，饮食少思等症。

陈皮　半夏　茯苓各一钱　甘草炙，五分

上姜、水煎。

钱氏白术散　治胃气虚，或因克伐，或因吐泻，口干作渴，饮食少思。

藿香　白术炒　木香　白茯苓　甘草炒　人参各一钱　干葛二钱

上水煎服。

生地黄丸　治师尼寡妇室女，乍寒乍热，而患疮疡等症，肝脉弦长而出鱼际。

生地黄一两，酒拌杵膏　秦艽　黄芩　硬柴胡各五钱　赤芍药一两

上为末，入地黄膏，加炼蜜少许，丸桐子大。每服三十丸，乌梅煎汤下，日进二服。

加味地黄丸　治肝肾阴虚疮症，或耳内痒痛出水，或眼昏痰气喘嗽，或作渴发热，小便赤涩等症。

干山药　山茱萸　牡丹皮　泽泻　白茯苓　熟地黄　柴胡　五味各另为末，等分

上将熟地黄掏碎，酒拌湿杵膏，入前末和匀，加炼蜜为丸，桐子大。每服百丸，空心白汤送下。不应，用加减八味丸。

琥珀膏　治颈项瘰疬及胁下，初如梅子，肿结硬强，渐如连珠，不消不溃；或溃而脓水不绝，经久不瘥，渐成漏症。

琥珀一两　木通　桂心　当归　白芷　防风　松脂　朱砂研　木鳖子肉，各五钱　麻油二斤　丁香　木香各二钱

上先用琥珀、丁香、桂心、朱砂、木香为末，其余药入油内，煎黑滤去渣，徐徐入黄丹，再煎软硬得中，即成膏矣。

人参黄芪汤　治溃疡饮食少思，无睡发热。

人参　麦门冬　陈皮　白术　苍术各五分　黄芪一钱　黄柏炒，四分　升麻　归身各五分

上水煎服。

托里当归汤　治溃疡，气血俱虚，疮口不敛；或晡热内热，寒热往来；或妇人诸疮，经候不调，小便频数，大便不实等症。

当归　黄芪　人参　熟地黄　川芎　芍药各一钱　柴胡　甘草各五分

上水煎服。

人参内托散　治疮疡溃脓而作痛者。

人参　黄芪　当归　川芎　厚朴　防风　白芷　桔梗　官桂　紫草　木香　甘

草

上入糯米一撮，水煎服。

藿香正气散　治外感风寒，内停饮食，头疼寒热；或霍乱泄泻，或作疟疾等症。

桔梗　大腹皮　紫苏　茯苓　白芷　半夏　陈皮　白术　厚朴各一钱　炙甘草五分　藿香一钱五分

上姜、枣、水煎服。

升阳除湿汤　治脾胃虚弱，不思饮食，肠鸣腹痛，泄泻无度，小便赤黄，四肢困倦。

甘草　麦芽　陈皮　猪苓各三分　泽泻　益智仁　半夏　防风　神曲　升麻　柴胡　羌活各五分　苍术一钱　白术二钱　茯苓七分

上姜枣水煎服。

十宣散　治疮疡脉缓涩，体倦恶寒，或脉浮紧细，用之以散风助阳气也。

人参　当归　黄芪　桔梗　炙草　白芷　川芎各一钱　厚朴　防风　肉桂各五分

上水煎服。

参术膏　治中气虚弱，诸药不应；或因用药失宜，耗伤元气，虚症蜂起。但用此药，补其中气，诸症自愈。

人参　白术各等分

上水煎稠汤化服之。

清燥汤　治元气虚弱，湿热乘之，肢体酸软；或头目眩晕，饮食少思，口干作渴；或自汗盗汗，胸满气促，小便赤少，大便不调等症。

黄芪一钱五分　五味子九粒　黄连二分　苍术　白术　麦门冬　生地黄　陈皮　泽泻各五分　茯苓　人参去芦　当归酒洗　升麻各三分　神曲炒　猪苓　柴胡　炙草各二分　黄柏酒炒，三分

上水煎服。

补真丸　治真阴亏损诸症

肉苁蓉酒浸，焙干　胡芦巴炒　附子　阳起石　五味子　菟丝子洗净，酒浸　肉豆蔻　川乌　沉香　鹿茸酒浸，炒　巴戟天去心　钟乳粉各一两半

上为末，用羊腰子两对，治如食法，酒煮捣烂，入酒糊丸，如梧桐子。每服七十丸，空心米饮、盐汤任下。

托里健中汤　治疮疡元气素虚；或因凉药伤胃，饮食少思，或作呕泻等症。

人参　白术　茯苓各二钱　半夏　炮姜各一钱　炙草五分　黄芪一钱五分　肉桂三分

上姜、枣、水煎服。

托里益中汤　治中气虚弱，饮食少思，或疮不消散，或溃而不敛。

人参　白术　陈皮　茯苓　炮姜各一钱　木香五分　半夏一钱　炙草各五分

上姜、枣、水煎服。

托里益青汤　治脾土虚弱，肝木所侮，以致饮食少思，或胸膈不利等症。

人参　白术　茯苓　半夏各一钱　芍药　柴胡各五分　陈皮一钱　甘草五分

上姜、枣、水煎服。

托里清中汤　治脾胃虚弱，痰气不清，饮食少思等症。

人参　白术　陈皮　茯苓各一钱　半夏八分　桔梗七分　甘草五分

上姜、枣、水煎服。

托里益黄汤　治脾土虚寒，水反侮土，以致饮食少思等，或呕吐泄泻等症。

人参　白术　陈皮　茯苓　半夏各一两　炮姜　丁香　炙草各五分

上姜、枣、水煎服。

托里越鞠汤　治六郁所伤，脾胃虚弱，饮食少思等症。

人参　白术各一钱　陈皮　半夏各一钱　山栀　川芎　香附　苍术各七分　炙草五分

上姜、枣、水煎服。

乳香止痛散　治疮肿不止。

粟壳三钱　白芷一钱五分　炙草　陈皮各一钱　乳香五分　没药五分　丁香三分

上作二剂，水煎服。

《济生》犀角地黄汤　治郁热不解，衄血便血等症。

犀角　生地　白芍药　牡丹皮各等分

上每五七钱，水煎服。加减同上。亦治便血。

痔疮方

雄黄五分，细研　五灵脂去石，烧过断烟　五倍子泡过，各一钱　没药二钱，半明净者　白矾半飞半生

上为细末，研极细，用纸花子贴疮口上。

猪蹄汤

香白芷　黄芩　赤芍药　生甘草　当归　羌活　露蜂房取有蜂儿者

上先将猪蹄弯一只，用水数碗煮熟，取清汁，分作十数次。每次用前药一两，煎十数沸去滓，无风处淋洗，死肉恶随洗而下，极效。

神效瓜蒌散　治乳痈，初起者自消，脓成者自溃；及一切痈疽，或溃后余毒，亦宜用之。

黄瓜蒌一枚　当归五钱　生甘草五钱　乳香　没药各五钱

上用水、酒煎服。

清肝解郁汤　治肝经血虚风热，或肝经郁火伤血，乳内结核，或为肿溃不愈。凡肝胆经血气不和之症，皆宜用此药。

人参一钱　柴胡八分　白术一钱五分　牡丹皮八钱　茯苓一钱　陈皮八分　甘草五分　当归一钱五分　贝母一钱　川芎八分　山栀炒　芍药炒　熟地黄各一钱

上水煎服。

清肝益荣汤　治肝胆、小肠经风热血燥，筋挛结核，或耳项胸乳胁肋作痛，或作瘊子，并一切肝火之症。

柴胡七分　山栀　当归　木瓜不犯铁器　茯苓各一钱　川芎　芍药炒，各七分　龙胆草八分　白术二钱　熟地一钱五分　炙草五分

上姜、水煎服。

益元散

滑石六两　甘草一两

上为末，每服一钱，酒调下。

神效开结散　结瘿疾，不问年岁，极验。

沉香　木香　橘红四两　猪厌肉子生于豚猪项下　珍珠四十九粒，砂锅内泥封口，煨，过丝，一枚如枣大，取四十九

上为末，每服一钱，临卧冷酒调搽，徐徐咽下。轻者三五服，重者一料痊愈。修合用除日效。忌咸酸、油腻、涩气等物。

海藻散坚丸　治肝经瘿瘤。

海藻　昆布各一两　小麦四两，醋煮炒干　龙胆草二两

上为末，炼蜜丸，桐子大。每服二三十丸，临卧白汤下，并噙化咽之。

普济消毒散　治天行时毒，头面肿痛，或咽喉不利。若饥馑之后患之，最宜用。仍当固胃气。

黄芩　连翘各五钱　人参三钱　陈皮　玄参　甘草　柴胡　桔梗各一钱　牛蒡子　马勃　板蓝草根各七分　白僵蚕　升麻各五分

上水煎服。大便秘，量加大黄。

通气散　治时毒肿甚，取嚏，以泄其毒。

幺参一钱五分　猪牙皂角　川芎各二钱　藜芦五分　羊踯躅花二钱五分

上为末，用纸捻蘸少许，入鼻内，取嚏为度。

防风通圣散　治时毒热毒，便秘热

燥。若时毒饥馑之后，胃气亏损者，须当审察，非大满大实不用。

防风　当归　川芎　芍药　大黄　芒硝　连翘　薄荷　麻黄　桔梗　石膏　黄芩各一两　白术　山栀　荆芥各二钱五分　甘草二两　滑石一两

上水煎服，或为末，白汤调下，仍量人虚实。

葛根牛蒡汤　治时毒肿痛，而便利调和者。

葛根　贯众　甘草又名国老　豆豉　牛蒡半生半炒，各一钱

上水煎服。

犀角升麻汤　治时毒，或风热，头面肿痛，或咽喉不利，或风热鬓疽痄腮等症。

犀角　升麻　防风　羌活各一钱　白芷　黄芩　白附子各五分　国老六分

上水煎服。

白芷胃风汤　治手足阳明经气虚风热，面目麻木，或牙关紧急，眼目瞤动。

白芷二钱五分　升麻二钱五分　葛根　苍术米泔炒，各八分　炙草　当归各一钱五分　草豆蔻　柴胡　黄柏炒　藁本　羌活各四分　蔓荆子　白僵蚕三分　麻黄去节，七分

上水煎服。

升麻黄连汤　治胃经热毒，腮肿作痛，或发寒热。

升麻　川芎　当归各钱半　连翘　黄连　牛蒡子　白芷各一钱

上水煎服。焮连太阳加羌活；连耳后，加山栀、柴胡。

栀子仁汤　治时毒肿痛，大便秘结。

郁金　枳壳　升麻　山栀炒，各一钱

上水煎服。

双解散　治便痈内蕴热毒，外挟风邪；或交感失宜，精血交错，以致痛肿，大小便秘结。先用此药通解，更用调补之剂。

辣桂　大黄　白芍药　泽泻　牵牛杵，炒　桃仁　干姜各五分

上水煎服。

制甘草法　治悬痈，不拘肿溃。

上每用大甘草一两，切至寸许，用涧水一碗浸透，以慢火炙干。仍投前水浸透再炙，至水干为度。却锉细，用水二钟，煎八分，空心服。

大芦荟丸一名九味芦荟丸　治肝火下疳溃烂，或作痛壅肿；或治小儿疳膨食积，口鼻生疮，牙龈蚀烂等疮；并虫蚀肛门痒痛。

胡黄连　芦荟　黄连　木香　白芜荑　青皮　白雷丸　鹤虱草各二两　麝香一钱

上为末，蒸饼糊丸，桐子大。每服一钱，空心米汤下。

八正散　治下疳便毒，小便淋沥，脉症俱实者。

大黄　车前子　瞿麦　萹蓄　山栀　木通各二钱　滑石二两　甘草一钱

上水煎服。

内托羌活汤　治臀痈肿痛，两尺脉紧按之无力者。

羌活　黄柏各一钱　防风　藁本　肉桂　连翘　炙草　苍术　陈皮　黄芪各一钱五分

上水酒煎服。

大防风汤　治足三阴经亏损，外邪乘虚，患鹤膝风；或附骨疽肿痛，或肿而不痛，不问已溃未溃。用三五剂后，更用调补之剂。

附子　牛膝各一钱　白术　羌活　人参　防风各三钱　川芎一钱五分　辣桂　黄芪　白芍药　杜仲　熟地　甘草炙，各五分

上水煎服。

加味龙胆汤　治肝经湿热，或囊痈便毒，下疳悬痈，肿焮作痛，小便涩滞；或

妇人阴疮痒痛；或男子阴挺肿胀，或出脓水。

龙胆草　泽泻各一钱　车前子　生地黄　木通　当归尾　山栀　枯黄芩　炙甘草各五分

上水煎服。

清心莲心丸　治膀胱气虚湿热，玉茎肿痛，或茎窍涩滞，口苦咽干，小便色赤或白浊，夜安静而昼发热。

黄芩　麦门冬　地骨皮　车前子　炙甘草各钱半　石莲肉　白茯苓　黄芪　柴胡　人参各一钱

上水煎服。

五淋散　治膀胱有热，水道不通，或尿如豆汁，或如砂石，或如膏汁，或热沸便血。

赤茯苓钱半　赤芍药　山栀各二钱　当归　甘草各一钱五分

上用灯心三十根，水煎服。

清肺饮　治渴而小便不利，乃肺经有热，是绝寒水生化之源，宜用此药，以清化源，其水自生，而便自利矣。

茯苓二钱　猪苓三钱　泽泻五分　琥珀五分　灯心一分　木通七分　通草六分　车前子一钱　瞿麦五分　萹蓄七分

上为细末，每服五钱，水煎服。

肾气丸　治肾经阳虚阴无所化，以致膀胱淋漓；或脾肺气虚，不能通调，水无所化，而膀胱癃闭；或肾气虚热于厥阴之络，阴挺痿痹，而溺频数；或肾水虚弱，阴亏难降，使津液败浊，而为痰水。又治肾虚便血，及诸血发热，自汗盗汗等症之圣药也。即六味丸，方见前。

还少丹　治足三阴经虚损，患膝风等症。又补脾肾，进饮食之良剂也。

肉苁蓉去甲，酒浸　远志去心，甘草汤泡去骨　茴香炒　巴戟去心　枸杞子　山药　牛膝　熟地黄为膏　石菖蒲　杜仲　五味子　白茯苓　楮实子　山茱萸各等分

上为末，用红枣肉同蜜为丸，桐子大。每服七十丸，温酒送下，每日三服，白汤送下。

不换金正气散　治脾气虚弱，寒邪相搏，痰停胸膈，寒热少食。

厚朴　藿香　半夏　苍术　陈皮　甘草各等分

上姜、枣、水煎服。

槐花散　治肠风湿热下血。

槐花　青皮各六分　当归一钱　荆芥　熟地黄　白术各六分　川芎四分　升麻二钱

上水煎服。

四生散　治臁腿，疮淫不愈，或目昏花，名肾脏风。并治风癣疥癞血风疮症。

白附子真者生用　黄芪　独活　蒺藜各等分

上为末，每服二钱，用猪腰子一枚，批开入药，湿纸包裹煨熟，空心连腰子细嚼，盐汤送下。

消风散一名人参消风散　治风热瘾疥，瘙痒发热，或头皮肿痒，头目昏眩，鼻流清水，嚏喷声重，耳作蝉鸣。

荆芥穗　炙草　人参　白僵蚕　白茯苓　防风　芎䓖　藿香　蝉蜕各二两　陈皮　厚朴姜制　羌活各五分

上为末，每服三钱，茶清调下。疮癣温酒下。

升麻和气汤　治风癣疮疥热结，大便不通。

当归　陈皮各一钱　芍药酒炒　枳壳麸炒，各八分　半夏姜制　苍术各一钱　桔梗炒黄色　白芷浸软，切片　白茯苓　炙草各一钱　干姜炮黑　大黄各五分　升麻三分

上水煎服。

换肌消毒散　治时疮，不拘初起溃烂。

土茯苓五钱　当归酒洗　白芷　皂角

刺 薏苡仁各一钱 白鲜皮 木瓜不犯铁器 木通 金银花各七分 炙草五分

上水煎服。

九味羌活汤 治风热郁遏，疮焮作痛，或遍身作痛，或拘急不利；又治头痛，恶寒脊强，脉浮紧；又治非冬时天有暴寒，人中之头痛寒热，宜用此以代麻黄汤，此神药也。

羌活 防风 苍术各半钱 川芎 白芷 生地 黄芩煮软，切片 细辛 甘草各一钱

上水煎服，衣覆之，取微汗。湿司天，加苍术；天淫雨，亦加；如渴加石膏三钱，知母一钱，不渴不加。

加味羌活散即前汤加金银花、连翘

当归饮子 治风湿所伤，以致疮疥等症。

当归 黄芪 芍药 荆芥穗 防风 蒺藜 何首乌 生地黄 川芎 甘草各等分

上水煎服。

黑丸子一名和血定痛散 治跌扑坠堕，筋骨疼痛，或瘀血壅肿，或外感风寒，肢体作痛。若流注膝风，初起服之自消。若溃后气虚而发热，与补剂兼服自敛。

百草霜 白芍药各一两 赤小豆一两五钱 川乌炮，三钱 白敛一两六钱 白及 当归各八钱 南星炮，一钱 牛膝焙，六钱 补骨脂焙，八钱

上各别为末，酒糊丸，桐子大。每服三十丸，盐汤温酒任下。孕妇不可服。

太乙膏 治一切疮疡，并宜贴之。若元气无亏，用隔蒜灸，更服活命饮，以收全功。

玄参 白芷 当归 肉桂 大黄 赤芍药 生地黄各一两

上用麻油二斤，入铜锅内，煎至黑滤去粗，入黄丹十二两，再煎，水中捻软硬得中，即成膏矣。

藜芦膏 治一切疮疽，胬肉突出，不问大小长短，用藜芦一味为末，以生猪脂和，研如膏，涂患处，周日易之。

治便血。括云四两：吴茱四两，连一同锅炒，不同研。粪前红用茱调酒，粪后红用酒调连；元气亏损者，当以补药加之，方效。二味用热汤拌湿，炖滚汤中半日，药气相和炒，将焦各拣出听用，甚妙。即制茱萸黄连法也。

黄矾丸 治金石发疽，及一切疮疽，解毒止痛。

明白矾一两 黄蜡五钱

上熔蜡和矾末，急和匀，众手丸，桐子大。每服十丸，渐渐加二十丸，滚汤下。如服金石发疽，别用白矾末一两，作三五服，温酒调下。有人遍身生疮，状如蛇头，服之即效。此药能解毒气，内攻须多服有效。治毒蛇咬，熔滴伤处，痛止毒出，仍服两许。

当归膏 治发背、痈疽、汤火等症，去腐肉，生新肉。其肉未坏者，用之自愈。肉已死，而用之自溃，新肉易生。搽至肉色渐白，其毒始尽，生肌最速。其外肉焮干爬，连好肉作痛，用之自愈，亦不结痂，又免皴揭之痛，殊有神效。盖黄蜡主生肌止痛，补血续筋，性味甘温，非偏胜毒药，故与新肉相宜。此方余已刊行，近之治者，亦多用之。

川当归一两 麻油真正者，四两 怀庆生地一两 黄蜡一两，如白蜡止用五钱

上先用当归、地黄，入油煎黑去渣，入蜡熔化，候温搅匀，即成膏矣。用涂患处，将纸盖之。发背、痈疽、汤火等症，溃烂用之尤妙。凡死肉溃烂已尽，好肉有些须尚连，宜用利刀剪之。盖死肉有毒，去迟则伤新矣。如洗拭换膏，必须预备，即贴之。若死肉去尽，尤宜速贴。然新肉

畏风尤甚，不可忽也。

蠲痹消毒散　治时疮，肢节筋挛。

姜黄　土茯苓　独活各五钱　白术　当归各一钱五分　赤芍药一钱　白芷五分

上水煎服。

正体类要

明·薛己 著

正体类要序

世恒言：医有十三科，科自专门，各守师说，少能相通者，其大较然也。然诸科方论，作者相继，纂辑不遗，而正体科独无其书，岂非接复之功，妙在手法，而按揣之劳，率鄙为粗工，而莫之讲欤？昔我毅皇帝因马逸伤，诸尚药以非世业莫能治，独吾苏徐通政镇侍药奏效，圣体如初，而徐亦由此遭际，擢官至九列，子孙世以其术仕医垣。此其所系，岂小小者而可以勿讲也！且肢体损于外，则气血伤于内，荣卫有所不贯，脏腑由之不和，岂可纯任手法，而不求之脉理，审其虚实，以施补泻哉？太史公有言：人之所病病疾多，医之所病病道少。吾以为患在不能贯而通之耳。秦越人过琅琊即为带下医，过洛阳即为耳目痹医，入咸阳即为小儿医，此虽随俗为变，岂非其道固无所不贯哉！立斋薛先生，以痈疽承家，而诸科无所不治。尝病正体家言独有未务，间取诸身所治验，捻而集之，为《正体类要》若干卷，极变析微，可谓详且尽矣。而处方立论，决生定死，固不出诸科之外也。然则学者，又岂病道之少乎？先生尝著《外科枢要》，余既为之序以刻矣。将复刻是书，备一家言，余仰其用心之勤，乃复为缀数语卷首，使后世知先生之术，固无所不通，而未尝不出于一也，学者其勿以专门自诿哉。先生名己，字新甫，官位出处，详《外科枢要》序中，兹不更列。

前进士礼部主事陆师道著

目 录

下卷

上　卷

吴郡　薛　己著
新都　吴玄有校

正体主治大法

一、胁肋胀痛，若大便通和，喘咳吐痰者，肝火侮肺也，用小柴胡汤加青皮、山栀清之。若胸腹胀痛，大便不通，喘咳吐血者，瘀血停滞也，用当归导滞散通之。《内经》云：肝藏血，脾统血。盖肝属木，生火侮土，肝火既炽，肝血必伤，脾气必虚。宜先清肝养血，则瘀血不致凝滞，肌肉不致遍溃；次壮脾健胃，则瘀血易溃，新肉易生。若行克伐，则虚者益虚，滞者益滞，祸不旋踵矣。

一、肚腹作痛，或大便不通，按之痛甚，瘀血在内也，用加味承气汤下之。既下而痛不止，按之仍痛，瘀血未尽也，用加味四物汤补而行之。若腹痛按之不痛，血气伤也，用四物汤加参、芪、白术，补而和之。若下而胸胁反痛，肝血伤也，用四君、芎、归补之。既下而发热，阴血伤也，用四物、参、术补之。既下而恶寒，阳气伤也，用十全大补汤补之。既下而恶寒发热，气血俱伤也，用八珍汤补之。既下而欲呕，胃气伤也，用六君、当归补之。既下而泄泻，脾肾伤也，用六君、肉果、破故纸补之。若下后，手足俱冷，昏愦出汗，阳气虚寒也，急用参附汤。吐泻手足俱冷，指甲青者，脾肾虚寒之甚也，急用大剂参附汤。口噤手撒，遗尿痰盛，唇青体冷者，虚极之坏症也，急投大剂参附汤，多有得生者。

一、肌肉间作痛，营卫之气滞也，用复元通气散。筋骨作痛，肝肾之气伤也，用六味地黄丸。内伤下血作痛，脾胃之气虚也，用补中益气汤。外伤出血作痛，脾肺之气虚也，用八珍汤。大凡下血不止，脾胃之气脱也，吐泻不食，脾胃之气败也，苟预为调补脾胃，则无此患矣。

一、作痛，若痛至四五日不减，或至一二日方痛，欲作脓也，用托里散。若以指按下复起，脓已成也，刺去其脓，痛自止。若头痛时作时止，气血虚也，痛而兼眩属痰也，当生肝血补脾气。

一、青肿不溃，用补中益气汤以补气。肿黯不消，用加味逍遥散以散血。若焮肿胀痛，瘀血作脓也，以八珍汤加白芷托之。若脓溃而反痛，气血虚也，以十全大补汤补之。若骨骱接而复脱，肝肾虚也，用地黄丸。肿不消，青不退，气血虚也，内用八珍汤，外用葱熨法，则瘀血自散，肿痛自消。若行血破血，则脾胃愈虚，运气愈滞。若敷贴凉药，则瘀血益凝，内腐益深，致难收拾。

一、发热，若出血过多，或脓溃之后脉洪大而虚，重按全无，此阴虚发热也，用当归补血汤。脉沉微，按之软弱，此阴盛发躁也，用四君、姜、附。若发热烦躁，肉瞤筋惕，亡血也，用圣愈汤。如汗不止，血脱也，用独参汤。其血脱脉实，汗后脉躁者难治，细小者易治。《外台秘要》云：阴盛发躁，欲坐井中，用附子四逆汤加葱白。王太仆先生云：凡热来复去，昼见夜伏，夜见昼伏，不时而动者，名曰无火，此无根之虚火也。

一、作呕，若因痛甚，或因克伐而伤胃者，用四君、当归、半夏、生姜。或因忿怒而肝伤者，用小柴胡汤加山栀、茯苓。若因痰火盛，用二陈、姜炒黄连、山栀。若因胃气虚，用补中益气汤、生姜、半夏。若出血过多，或因溃后，用六君子汤加当归。

一、喘咳，若出血过多，面黑胸胀，或胸膈痛而发喘者，乃气虚血乘于肺也，急用二味参苏饮。若咳血衄血者，乃气逆血蕴于肺也，急用十味参苏饮加山栀、芩、连、苏木。

一、作渴，若因出血过多，用四物参术汤；不应，用人参、黄芪以补气，当归、熟地以养血。若因溃后，用八珍汤。若因胃热伤津液，用竹叶黄芪汤。胃虚津液不足，用补中益气汤。胃火炽盛，用竹叶石膏汤。若烦热作渴，小便淋涩，乃肾经虚热，非地黄丸不能救。

一、出血，若患处或诸窍出者，肝火炽盛，血热错经而妄行也，用加味逍遥散，清热养血。若中气虚弱，血无所附而妄行，用加味四君子汤，补益中气。或元气内脱，不能摄血，用独参汤加炮姜以回阳；如不应，急加附子。或血蕴于内而呕血，用四物加柴胡、黄芩。凡伤损劳碌怒气，肚腹胀闷，误服大黄等药伤经络，则为吐血、衄血、便血、尿血；伤阴络，则为血积、血块、肌肉青黯。此脏腑亏损，经隧失职，急补脾肺，亦有生者。但患者不司此理，不用此法，惜哉！

一、手足损伤，若元气虚弱，或不戒房劳，或妄行攻伐，致死肉上延；或腐而不痛，黑而不脱者，当大补元气，庶可保生。若手足节骱断去者，无妨，骨断筋连，不急剪去。若侵及好肉则不治，若预为调补脾气，则无此患。大凡脓瘀肉焮者，即针之而投托里散。或口噤遗尿而似破伤风者，急用十全大补汤加附子，多有生者。

一、腐肉不溃，或恶寒而不溃，用补中益气汤。发热而不溃，用八珍汤。若因克伐而不溃者，用六君子汤加当归。其外皮坚硬不溃者，内火蒸炙也，内服八珍汤，外涂当归膏。其死肉不能溃，或新肉不能生而致死者，皆失于不预补脾胃也。

一、新肉不生，若患处夭白，脾气虚也，用六君、芎、归。患处绯赤，阴血虚也，用四物、参、术。若恶寒发热，气血虚也，用十全大补汤。脓稀白而不生者，脾肺气虚也，用补中益气汤。脓稀赤而不生者，心脾血虚也，用东垣圣愈汤。寒热而不生者，肝火动也，用加味逍遥散。晡热而不生，肝血虚也，用八珍、牡丹皮。食少体倦而不生，脾胃气虚也，用六君子汤。脓秽而不生者，元气内伤也，用补中益气汤。如夏月，用调中益气汤，作泻用清暑益气汤。秋令作泻，用清燥汤。

一、重伤昏愦者，急灌以独参汤。虽内瘀血切不可下，急用花蕊石散，内化之，恐因泻而亡阴也。若元气虚甚者，尤不可下，亦用前散化之。凡瘀血在内，大小便不通，用大黄、朴硝。血凝而不下者，急用木香、肉桂末二三钱，以热酒调灌服，血下乃生。如怯弱之人，用硝、黄，须加肉桂、木香同煎，假其热，以行其寒也。

一、大便秘结，若大肠血虚火炽者，

用四物汤送润肠丸，或以猪胆汁导之。若肾虚火燥者，用六味地黄丸。肠胃气虚，用补中益气汤。

一、伤损症用黑羊皮者，盖羊性热，能补气也。若杖疮伤甚，内肉已坏，欲其溃者贴之，成脓固速。苟内非补剂壮其根本，毒气不无内侵；外非砭刺，泄其瘀秽，良肉不无伤坏者。受刑轻，外皮破伤者，但宜当归膏敷贴，更服四物、芩、连、柴胡、山栀、白术、茯苓。又丁痂不结，伤肉不溃，死血自散，肿痛血消，若概行罨贴，则酝酿瘀毒矣。

一、跳跃捶胸闪挫，举重劳役恚怒，而胸腹痛闷，喜手摸者，肝火伤脾也，用四君、柴胡、山栀。畏手摸者，肝经血滞也，用四君、柴胡、山栀、桃仁、红花。若胸胁作痛，饮食少思，肝脾气伤也，用四君、芎、归。若胸腹不利，食少无寐，脾气郁结也，用加味归脾汤。若痰气不利，脾肺气滞也，用二陈、白术、芎、归、栀子、青皮。若咬牙发搐，肝旺脾虚也，用小柴胡汤、川芎、山栀、天麻、钩藤钩。或用风药，则肝血益伤，肝火愈炽；若用大黄等药，内伤阴络，反致下血，少壮者必为痼疾，老弱者多致不起。以上若胸胁作痛，发热晡热，肝经血伤也，用加味逍遥散。

一、破伤风，河间云：风症善行数变，入脏甚速，死生在反掌之间，宜急分表里虚实而治之。邪在表者，则筋脉拘急，时或寒热，筋惕搐搦，脉浮弦，用羌活防风汤散之。在半表半里者，则头微汗，身无汗，用羌活汤和之。传入里者，舌强口噤，项背反张，筋惕搐搦，痰涎壅盛，胸腹满闷，便溺闭赤，时或汗出，脉洪数而弦，以大芎黄汤导之。既下而汗仍出，表虚也，以白术防风汤补之，不时灌以粥饮为善。前云乃气虚未损之法也。若脓血太泄，阳随阴散，气血俱虚，而类前症者，悉宜大补脾胃，切忌祛风之药。

一、发痉，仲景云：诸痉项强，皆属于温。又云：太阳病，发汗太多，致痉风病。下之则痉复发，汗则拘急。疮家发汗则痉，是汗下重亡津液所致。有汗而不恶寒曰柔痉，以风能散气也，宜白术汤加桂心、黄芪。无汗而恶寒曰刚痉，以寒能涩血也，宜葛根汤。皆气血内伤，筋无所营，而变非风也。杖疮及劳伤气血而变者，当补气血；未应，用独参汤；手足冷加桂、附，缓则不救。

扑伤之症治验

血脱烦躁

有一患者，两胁胀闷，欲咳不咳，口觉血腥，遍身臀腿胀痛，倦怠不食，烦渴脉大。此血脱烦躁也，与童便酒及砭患处，出死血糜肉甚多。忽发热烦躁汗出，投以独参汤三剂少止，又用补气血、清肝火之药数剂，饮食稍进。后用独参汤间服，诸症悉退，饮食顿加，但不能多寐，以归脾汤加山栀、竹茹，四剂而熟睡。因劳心遂烦渴自汗，脉大无力，以当归补血汤二剂而安；又以十全大补去川芎加麦门、五味、牡丹、地骨、麻黄根、炒浮麦，数剂而汗止，死肉且溃；又二十余剂而新肉生。

血虚发躁

有一患者，烦躁面赤，口干作渴，脉洪大，按之如无。余曰：此血虚发躁也。遂以当归补血汤二剂即止。后日晡发热，更以四物加柴胡、牡丹、地骨、黄柏、知母治之，热退而疮敛。东垣云：发热恶寒，大渴不止，其脉大而无力者，非白虎汤症，此血虚发躁也，宜用当归补血汤治之。裴先生云：肌热躁热，目赤面红，其脉洪大而虚，此血虚也，若误用白虎汤，轻则危，重则毙。

气虚血热

有一患者，头额出汗，热渴气短，烦躁骨痛，瘀肉不溃，遂割去之，出鲜血，服芩、连之药益甚，其脉洪大而微。此气血俱虚，邪火炽盛所致，以四物加参、芪、术、炙草，少用柴胡、炒芩，二剂头汗顿止；又加麦门、五味、肉桂，二剂诸症悉退。后用参、芪、归、术、炒芍、熟地、麦门、五味，十余剂瘀血溃而脓水稠矣；但新肉不生，以前药倍用白术而敛。

瘀血泛注

有一患者，瘀血流注，腰膂两足俱黑。随饮童便酒，砭出瘀血糜肉，投以小柴胡汤去半夏加山栀、芩、连、骨碎补，以清肝火，用八珍、茯苓，以壮脾胃，死肉溃而新肉生。后疮复溃，得静调治，后余而痊。

有一患者，瘀血攻注，阴囊溃而成漏，脓水清稀，所服皆寒凉之剂。诊其肝脉短涩，余脉浮而无力。此肝木受肺金克制，又元气虚，不能收敛，遂用壮脾胃生气血之方，元气少复。后终殁于金旺之日。

瘀血作痛

有一患者，肿痛发热，作渴汗出。余曰：此阴血受伤也。先砭去恶秽，以通壅塞；后用四物、柴胡、黄芩、山栀、丹皮、骨碎补，以清肝火而愈。

有一患者，伤处揉散，惟肿痛不消。余曰：此瘀血在内，宜急砭之。不从。余以萝卜自然汁调山栀末敷之，破处以当归膏贴之，更服活血之剂而瘥。数年之后，但遇天阴，仍作痒痛，始知不砭之失。

有一患者，臀腿黑肿，而反不破，但胀痛重坠，皆以为内无瘀血，惟敷凉药，可以止痛。余诊其尺脉涩而结。此因体肥肉厚，瘀血蓄深，刺去即愈，否则内溃，有烂筋伤骨之患。余入针四寸，漂黑血数升，肿痛遂止。是日发热恶寒，烦渴头痛，此气血俱虚而然也，以十全大补之剂遂瘥。

肝火作痛

有一患者，瘀血内胀，焮痛发热，口干作渴，饮食不甘，四肢倦怠。余曰：此肝火炽盛，脾土受制，故患前症。喜其禀实年壮，第用降火清肝活血之剂而愈。

肝火忿怒

有一患者，患处胀痛，悲哀忿怒。此厥阴之火，为七情激之而然耳。遂砭去瘀血，以小柴胡汤加山栀、黄连、桔梗而安。后用生肝血、养脾气之药，疮溃而敛。

肝火胁胀

有一患者，患处胀痛，发热欲呕，两胁热胀，肝脉洪大。余曰：肝火之症也，但令饮童便，并小柴胡汤加黄连、山栀、归梢、红花，诸症果退。此症若左关脉浮而无力，以手按其腹，反不胀者，此血虚而肝胀也，当以四物、参、苓、青皮、甘草之类治之。若左关脉洪而有力，胸胁胀痛者，按之亦痛，此怒气伤肝之症也，以小柴胡、芎、归、青皮、芍药、桔梗、枳壳主之。盖此症不必论其受责之轻重，问其患处去血之曾否，但被人扭按甚重，努力恚怒，以伤其气血，瘀血归肝，多致前症。甚则胸胁胀满，气逆不通，或血溢口鼻，卒至不救。

肝胆虚症

有一患者，愈后口苦，腰胁胀痛，服补肾行气等药不愈。余按其肝脉浮而无力，此属肝胆气血虚而然耳。用参、芪、归身、地黄、白术、麦门、五味，治之而愈。

血虚腹痛

有一患者，杖后服四物、红花、桃仁、大黄等剂，以逐瘀血，腹反痛，更服一剂痛益甚，按其腹不痛。余曰：此血虚也，故喜按而不痛，宜温补之剂。遂以归身、白术、参、芪、炙草二剂，痛即止。

气虚不溃

有一患者，瘀血已去，饮食少思，死肉不溃，又用托里之药，脓稍溃而清。此血气虚也，非大补不可。彼不从。余强用大补之剂，饮食进而死肉溃，但少寐，以归脾汤加山栀二剂而寐。因劳心烦躁作渴，脉洪大，以当归补血汤二剂而安。

寒凝不溃

有一患者，受刑太重，外皮伤破，瘀血如注，内肉糜烂黯肿，上胤胸背，下至足指，昏愦不食。随以黑羊皮热贴患处，灌以童便酒薄粥，更以清肝活血、调气健脾之剂，神思稍苏，始言遍身强痛。又用大剂养血补气之药，肿消食进。时仲冬瘀血凝结，不能溃脓，又用大补之剂，壮其阳气，其脓方熟，遂砭去，洞见其骨，涂以当归膏，及服前药百余剂，肌肉渐生。

脾虚不敛

有一患者，溃而不敛，以内有热毒，欲用寒凉之药。余曰：此血气俱虚，而不能敛耳，非归、茯、参、芪之类，培养脾土，则肌肉何由而生？岂可复用寒凉克伐之药，重损气血哉！遂用前药治之而愈。

血虚筋挛

有一患者，腹胀呕吐眩晕，用柴胡、黄芩、山栀、紫苏、杏仁、枳壳、桔梗、川芎、当归、赤芍、红花、桃仁，四剂而定。后又出血过多，昏愦目黑，用十全大补等药而苏。时肌肉溃烂，脓水淋漓，筋挛骨痛。余切其脉浮而涩，沉而弱。此因气血耗损，不能养筋，筋虚不能束骨，遂用养气血之药，治之而愈。

肾虚气逆

有一患者，杖疮愈后，失于调理，头目不清。服祛风化痰等药，反眩晕；服牛黄清心丸，又肚腹疼痛，杖痕肿痒，发热作渴，饮食不思，痰气上升，以为杖疮余毒复作。诊左尺脉洪大，按之如无。余曰：此肾经不足，不能摄气归源。遂用人参、黄芪、茯苓、陈皮、当归、川芎、熟地、山药、山茱萸、五味、麦门、炙草，服之而寻愈。后因劳，热渴头痛，倦怠少食，用补中益气汤加麦门、五味而痊。

湿热乘肝

有一患者，愈后腿作痛。余意脓血过多，疮虽愈，肝经血气尚未充实，而湿热乘虚也。遂以八珍加牛膝、木瓜、苍术、黄柏、防己、炙草以祛湿热，养阴血，痛渐止。乃去防己、黄柏，服之遂瘳。

肝经郁火

有一患者，瘀血失砭，胀痛烦渴，纵饮凉童便，渴胀顿止；以萝卜细捣涂之，瘀血渐散。已而患处作痒，仍涂之痒止。后口干作渴，小腹引阴茎作痛，小便如淋，时出白津。此肝经郁火也，遂以小柴胡汤加大黄、黄连、山栀饮之，诸症悉退，再用养血等药而安。夫小腹引阴茎作痛等症，往往误认为寒症，投以热剂，则诸窍出血，或二便不通，以及危殆，轻亦损其目矣。

痛伤胃呕

有一患者，痛甚发热，呕吐少食，胸膈痞满。用行气破血之剂益甚，口干作渴，大便不调，患处色黯。余曰：此痛伤胃气所致。遂以四君、当归、炒芩、软柴、藿香，二剂诸症渐愈；又用大补之剂，溃之而瘳。

药伤胃呕

有一患者，发热焮痛，服寒凉药，更加口干作渴，肚腹亦痛，自以为瘀血，欲下之。余按其肚腹不痛，脉细微而迟，饮食恶寒。此凉药伤胃而然也，急用六君加芍药、当归、炮附子各一钱，服之前症益甚，反加谵语面赤。余意其药力未至耳。前药再加附子五分，服之即睡，觉来诸病顿退而安。

气血不损

有一患者，瘀血虽去，饮食形气如故，但热渴焮痛，膈痞有痰，以小柴胡汤加天花粉、贝母、桔梗、山栀，二剂少愈；又加生地、归尾、黄芩、柴胡、山栀、花粉而愈。余治百余人，其杖后血气不虚者，惟此一人耳，治者审之。

行气之非

有一患者，服行气之剂，胸痞气促，食少体倦，色黯脓清。此形气俱虚之症也，先用六君、桔梗二剂，胸膈气和；后用补中益气去升麻，加茯苓、半夏、五味、麦门治之，元气渐复而愈。若用前剂，戕贼元气，多致不救。

下血之非

有一患者，去其患处瘀血，用四物、柴胡、红花治之，焮痛顿止。但寒热口干，饮食少思，用四物、白术、茯苓、柴胡、黄芩、花粉，四剂寒热即退。用六君、芎、归、藿香，而饮食进。腐肉虽溃，脓水清稀，以前药倍用参、芪、归、术、茯苓，二十余剂腐肉俱溃，脓水渐稠。误服下药一钟，连泻四次，患处色黯。喜其脉不洪数，乃以十全大补倍加肉桂、麦门、五味数剂，肉色红活，新肉渐生。喜在壮年，易于调理，又月余而愈，否则不救。凡杖疮跌扑之症，患处如有瘀血，止宜砭去，服壮元气之剂。盖其气已损，切不可再用行气下血之药，复损脾胃，则运气愈难行达于下，而反为败症，怯弱者多致夭枉。

寒药之非

有一患者肿痛，敷寒凉之药欲内消瘀血，反致臀腿俱冷，瘀血，并胸腹痞闷。余急去所敷之药，以热童便酒洗患处，服六君、木香、当归，敷回阳膏，臀腿渐温；又以前药去木香，加川芎、藿香、肉桂，四剂瘀血解；乃刺之，更以壮脾胃、养气血得痊。盖气血得温则行，得寒则凝，寒极生热，变化为脓。腐溃深人，血气既败，肌肉无由而生，欲望其生难矣。

不砭之非

有一患者，发热烦躁，用四物、黄芩、红花、软柴、山栀、花粉，烦热已清，瘀血深蓄，欲针出之，不从。忽牙关紧急，患处刺痛，始针去脓血即安。用托里养血，新肉渐长。忽患处瘙痒，此风热也，用祛风消毒之剂而痊。

不补之非

有一患者，臀腿胀痛，发热烦躁，刺去死血，胀痛少宽，热躁愈甚，此血脱邪火旺而然也。急用独参汤补之，少愈；又以健脾胃养气血药治之，腐肉渐溃遂愈。大抵此症宜预调补，以顾收敛，切不可伐其气血，不行补益，以至不能收敛矣。

破伤风表症

有一患者，仲夏误伤手，腰背反张，牙关紧急，脉浮而散。此表症也，遂用羌活防风汤一剂即解。此症若在秋冬腠理致密之时，须用麻黄之类以发汗。此乃暴伤，气血不损之治法也。

破伤风里症

有一患者，杖处略破而患此，脉洪大而实。此里症也，用大芎黄汤一剂，大便微行一次，悉退。若投表药必死。宜急分表里虚实而治之，庶无误矣。

脓内焮类破伤风

有一患者，寒热口干，用四物、参、芪、白术、软柴、炒芩、麦门、五味，四剂少退，余欲砭去瘀血，不从。后怔忡不寐，饮食少思，牙关牵紧，头目疼痛，恶寒发热，此脓内焮也，遂砭去之即安。以八珍、枣仁、麦门、五味二十剂，前症渐愈。又用前药及独参汤，瘀肉渐溃。后因劳又少寐盗汗，以归脾汤、麦门、五味、远志而痊。后牙关胀闷，面目焮赤，又似破伤风，仍以为虚，用八珍等药亦安。

脓溃类破伤风

有一患者，腹胀喘促，作渴寒热，臀腿糜烂，与死肉相和，如皮囊盛糊。用童便煎四物、桃仁、红花、柴胡、黄芩、麦门、花粉，服之顿退。彼用黑羊皮贴之益甚。后砭去脓血甚多，气息奄奄，唇口微动，牙关紧急，患处色黯。或欲用破伤风药。余曰：此气血虚而变症也。用参、芪、芎、归、白术，并独参汤入乳汁，元气复而诸症愈，及用十全大补汤调理而安。此症若脓瘀内焮者，宜针之。若溃后口噤遗尿，而类破伤风等症者，乃气血虚极也，急用大补之剂。若素多痰，患风症者，宜清痰降火。若因怒而见风症者，宜清肝降火。若人不慎房劳，而忽患前症，此由肾水不足，心火炽甚，宜滋阴补气血为主。若误作风症，治之即死。

内虚变痓痓当作痉

有一患者，内溃针出脓三五碗。遂用大补之剂，翌日热甚汗出，足冷口噤，腰背反张。众欲投发散之剂，余曰：此气血虚极而变痉也，若认作风治则误矣。用十全大补等药而愈。此症多因伤寒汗下过度，与产妇溃疡气血亏损所致，但当调补气血为善。若服克伐之剂，多致不救。

有一患者，两月余矣，疮口未完，因怒发痉，疮口出血。此怒动肝火而为患耳，用柴胡、芩、连、山栀、防风、桔梗、天麻、钩藤钩、甘草，治之顿愈。刘宗厚先生云：痉有属风火之热内作者，有因七情怒气而作者，亦有湿热内盛、痰涎壅遏经络而作者，惟宜补虚降火，敦土平木，清痰去湿。

坠跌金伤治验

瘀血腹痛

有一患者，仲秋夜归坠马，腹内作痛，饮酒数杯，翌早大便，自下瘀血即安。此元气充实，挟酒势而行散也。

一男子跌伤，腹痛作渴，食梨子二枚，益甚，大便不通，血欲逆上，用当归承气汤加桃仁，瘀血下而瘥。此因元气不足，瘀血得寒而聚凝也。故产妇金疮者，不宜食此。

一男子孟秋坠梯，腹停瘀血，用大黄等药，其血不下，反加胸膈胀痛，喘促短气。余用肉桂、木香末各三钱，热酒调服，即下黑血及前所服之药而苏。此因寒药凝滞而不行，故用辛温之剂散之。

脾伤腹痛

陈侍御坠马，腿痛作呕，服下药一剂，胸腹胀痛，按之即止，惟倦怠少气。诊其脉微细而涩。余曰：非瘀血也，乃痛伤气血，复因药损脾气而然耳。投养脾胃、生气血之药而愈。

血虚胁胀

李进士季夏伤手，出血不止，发热作渴，两胁作胀，按之即止，此血虚也。用八珍加软柴胡、天花粉，治之顿愈；更用养气血之药，调理而痊。

血虚烦躁

吴给事坠马伤首，出血过多，发热烦躁，肉瞤筋惕。或欲投破伤风药。余曰：此血虚火动所致，当峻补其血为善。遂用圣愈汤二剂即安，又养气血而疮痊。

亡血出汗

张进士季秋坠马，亡血过多，出汗烦躁，翌日其汗血止，热躁益甚，口噤手颤。此阴血虚，阳火乘之，而汗出为寒气收敛腠理，故汗不得出，火不得泄，怫郁内甚，而益增他症也。余用四物、参、芪、软柴胡、五味、麦门，治之而痊。

亡血昏愦二条

一妇人孟冬伤足，亡血头汗，内热作渴，短气烦躁，不时昏愦，其脉洪大，按之微弱。此阴血虚于下，孤阳炎于上，故发厥而头出汗也。以四物合小柴胡汤一剂汗即止。以四物去川芎，加参、芪、麦门、五味、炙草，少用肉桂，四剂诸症悉去。又三十余剂，血气复而愈。

一男子孟夏折腿，出血过多，其初眩晕眼花，后则昏愦。此阴血伤损，阳火炽甚，制金不能平木，木旺生风所致。急灌童便，更用人参、当归各五钱，荆芥、川芎、柴胡、芍药、白术各二钱，山栀、黄芩、桔梗各一钱，甘草五分，服之随爽。又用四物、参、芪各三钱，生地、柴胡各一钱，四剂烦躁悉去。

湿痰作痛三条

大宗伯沈立斋孟冬闪腰作痛，胸间痰气不利，以枳壳、青皮、柴胡、升麻、木香、茴香、当归、川芎、赤芍、神曲、红花，四剂而瘥。但饮食不甘，微有潮热，以参、芪、白术、陈皮、白芍各一钱，归身二钱，川芎八分，软柴胡、地骨、炙草各五分，十余剂而康。

刘尚宝体肥臀闪作痛，服透骨丹，反致肢节俱痛，下体益甚。以二陈、南星、羌活、防风、牛膝、木瓜、苍术、黄芩、黄柏治之，身痛遂安。以前药加归尾、赤芍、桔梗，治之而痊。

郑吏部有湿痰，孟冬坠马，服辛热破血之药，遍身作痛，发热口干，脉大而滑，此热剂激动痰火为患耳。治以清燥汤去人参、当归、黄芪，加黄芩、山栀、半夏、黄柏，热痛顿去，患处少愈。用二陈、羌活、桔梗、苍术、黄柏、姜制生地、当归遂痊。

肝火作痛

杨司天，骨已入骱，患处仍痛，服药不应，肝脉洪大而急。余曰：此肝火盛而作痛也。用小柴胡汤加山栀、黄连，二剂痛止，用四物、山栀、黄柏、知母，调理而康。

血虚作痛

一妇人磕臂出血，骨痛热渴，烦闷头晕，日晡益甚。此阴虚内热之症，用八珍加丹皮、麦门、五味、骨碎补、肉桂及地黄丸，治之悉愈；却去桂，加牛膝、续断，二十余剂而疮愈。

骨伤作痛二条

一小儿足伤作痛，肉色不变，伤在骨也。频用炒葱熨之，五更用和血定痛丸，日间用健脾胃、生气血之剂，数日后服地黄丸，三月余而痊。

一小儿臂骨出骱接入，肿痛发热，服流气等药益甚，饮食少思。余以葱熨之，其痛即止。以六君、黄芪、柴胡、桔梗、续断、骨碎补治之，饮食进而肿痛消。又用补中益气加麦门、五味治之，气血和而热退，愈矣。

气虚血滞

戴给事坠马，腿肿痛而色黯，食少倦怠。此元气虚弱，不能运散瘀血而然耳。遂用补中益气去升麻、柴胡，加木瓜、茯苓、芍药、白术，治之而痊。

气虚不溃

少宗伯刘五清，臁伤一块，微痛少食。用六君子汤，倍加当归、黄芪，其痛渐止，月余瘀血内涸而不溃，公以为痊。余曰：此阳气虚极，须调补。不从。至来春，头晕，痰涎壅塞，服清气化痰，病势愈盛，脉洪大而微细。欲以参、芪、归、术、附子之类补之。不信。至秋初，因怒昏愦而厥。

气虚壅肿三条

一妇人闪臂腕，肿大已三月，手臂日细，肌瘦恶寒，食少短气，脉息微细。属形病俱虚也，遂投补中益气加肉桂，引诸药以行至臂；再加贝母、香附，以解久病之郁；间服和血定痛丸，以葱熨之，肿消二三。因怒，患处仍胀，胸膈两胁微痛，以前汤更加木香、山栀、半夏、桔梗，服之少可。复因惊，不寐少食，盗汗，以归脾汤加五味、麦门，二十余剂而安，肿消三四，手臂渐肥。但经水过期而少，此心脾之血尚未充足而然也。乃用八珍加五味、麦门、丹皮、远志、香附、贝母、桔梗，四十余剂，诸症悉愈。后因怒发热谵语，经水如涌，此怒动肝火，以四物加柴胡，调理而康。

州守陈克明子，闪右臂腕，肿痛肉色不变，久服流气等药，加寒热少食，舌干作渴。余曰：伤损等症，肿不消，色不变，此运气虚而不能愈，当助脾胃、壮气血为主。遂从余法治之，不二月形气渐充，肿热渐消，半载诸症悉退，体如常。

一小儿闪腿腕壅肿，形气怯弱。余欲治以补气血为主，佐以行散之剂。不信。乃内服流气饮，外敷寒凉药，加寒热体倦。余曰：恶寒发热，脉息洪大，气血虚极也，治之无功。后内溃，沥尽气血而亡。

瘀血肿痛

一男子闪伤右腿，壅肿作痛。余谓：急砭去滞血，以补元气，庶无后患。不信。乃外敷大黄等药，内服流气饮。后涌出秽脓数碗许，其脓不止。乃复请治，视其腿细而脉大，作渴发热，辞不治，后果殁。

窗友黄汝道，环跳穴处闪伤，瘀血肿痛，发热作渴。遂砭去瘀血。知其下焦素有虚火，用八珍加黄柏、知母、牛膝、骨碎补，四剂顿止。用十全大补汤少加黄柏、知母、麦门、五味，三十余剂而敛。

筋伤壅肿

李考功子十四岁，脚腕闪伤，肿而色夭，日出清脓少许，肝脉微涩。此肝经受伤，气血虚而不能溃，难治之症也，急止克伐之剂。不信，乃杂用流气等药，后果出烂筋而死。

肺火衄血

张地官坠马伤腿，服草乌等药，致衄血咳嗽，臂痛目黄，口渴齿痛，小便短少。此因燥剂伤肺与大肠而致。余用生地、芩、连、黄柏、知母、山栀、山药、甘草，以润肺之燥而生肾水，小便顿长，诸症并止。以山药、五味、麦门、参、芪、芎、归、黄柏、黄芩、知母、炙草，以滋阴血，养元气而疮敛。

肝火出血三条

俞进士折腿，骨已接三月，尚发热，出汗不止，正体医治不应。左关脉洪数。此肝火炽甚，血得热而妄行也。遂投小柴胡汤加山栀、芍药、生地、防风，血止热退。又用八珍、五味、麦门治之，疮口即愈。

田完伯侄仲秋因怒跌仆，遍身作痛，发热衄血，肝脉洪弦。余曰：久衄脉洪乃肝火盛而制金也。至春则肝木茂盛而自焚，或戕贼脾土，非易治之症。当滋肾水以生肝木，益脾土以生肺金。乃杂用泻肝火等药，殁于仲春之月。

一妇人因怒仆地，伤面出血，痰盛昏愦，牙关紧急。余曰：此怒动肝火，气逆怫郁，神明昏冒而卒倒也。两手脉洪大而无伦次。以小柴胡汤加黄连、山栀、芎、归、橘红、茯苓、姜汁，治之而苏。

胃火作呕

一膏粱之人跌腿，青肿作痛，服辛热之药，反发热作喘，患处益痛，口干唇揭。余曰：膏粱之人，内多积热，夏服辛热之剂，益其胃火而使然也。频饮童便，以清胃散加山栀、黄芩，治之顿止，患处以葱熨之，肿即消散。

阴虚作喘

举人杜克弘坠马，服下血药，反作喘，日晡益甚。此血虚所致耳，非瘀血为患。遂以四物加参、芪、五味、麦门治之，其喘顿止。又用补中益气加五味、麦门而愈。此症果系瘀血蒸熏于肺而喘，只宜活血行血，亦不可下。若面黑胸胀，或膈痛作喘，当用人参一两，苏木二两，作一剂水煎急服，缓则不治。产妇多有此疾。

阴虚发热

杨进士伤手指，焮痛发热，服寒凉之药，致饮食顿减，患处不溃。余用托里养血之药，食进疮溃，后因劳每日晡发热。此阴虚而内热也，以四物、软柴胡、地骨皮乃退，更用养血气之药而疮敛。

气血虚热

一男子坠马，腹有瘀血，服药下之，致发热盗汗、自汗，脉浮涩。余以为重剂过伤气血所致，投以十全大补汤益甚，时或谵语。此药力未及而然也，以前药加炮附子五分，服之即睡，觉来顿安，再剂而痊。

血不归经二条

大尹刘国信金疮出血，发热烦躁。属阴虚为患，用圣愈汤治之，虚火息而血归经矣。

梁阁老侄金疮肿痛，出血不止，寒热口干。此气虚血无所附，而血不归经也。用补中益气、五味、麦门主之，阳气复而愈。

气无所附

举人余时正金疮焮痛，出血不止，恶寒发热。用败毒等药愈甚，亡血过多，气无所附而然耳。遂以黄柏、知母、软柴胡、玄参、五味、麦门治之即愈。

气血俱虚

余北仕时，有留都贾学士子，年十六，患流注已二载，公升北宗伯邀余治。诊其脉洪大而数，脓清作渴，食少盗汗，朝寒暮热。余曰：此气血俱虚也，先以固气血为主。午前以四君、芎、归、炙草，午后以四物、参、芪、麦门、五味，两月诸症遂可一二。有一医，用渗和之药保其必生，治之三月，气血极虚，而形体骨立。复恳治，余被命南下，后果殁。

阳气脱陷

梁阁老侄跌伤腿，外敷大黄等药，内服破血之剂，遂致内溃。余针出秽脓三碗许，虚证悉具，用大补之剂两月余，少能步履。因劳心，手撒眼闭，汗出如水。或欲用祛风之剂。余曰：此气血尚未充足而然也。急以艾炒热频熨肚脐并气海穴处，以人参四两、炮附子五钱，煎灌，良久臂少动。又灌一剂，眼开能言，但气不能接续。乃以参、芪、归、术四味共一斤，附子五钱水煎，徐徐服之而疮愈。

胆经血少

一女子年十七，闪右臂，微肿作痛，寅申时发热。余决其胆经血虚火盛，经水果先期而至。先以四物合小柴胡汤，四剂热退；更以加味四物汤，加香附、地骨皮、山栀各五分，芩、连、炙草各三分，二十余剂其肿亦消；乃去黄连、山栀，又五十余剂，经水调而元气充矣。

肾经虚怯二条

儒者王清之跌腰作痛，用定痛等药不愈，气血日衰，面目黧色。余曰：腰为肾之府，虽曰闪伤，实肾经虚弱所致。遂用杜仲、补骨脂、五味、山茱、苁蓉、山药，空心服；又以六君、当归、白术、神曲各二钱，食远服。不月而瘥。

一二三岁儿闪腰作痛，服流气等药半载不愈。余曰：此禀肾气不足，不治之症也。后果殁。

痛伤胃呕

一妇人伤指，手臂俱肿，微呕少食，彼以为毒气内攻。诊其脉沉细，此痛伤胃气所致也。遂刺出脓碗许，先以六君、藿香、当归而食进，继以八珍、黄芪、白芷、桔梗，月余而疮愈。

气遏肉死二条

一男子修伤足指，色黑不痛而欲脱。余曰：此因阳气虚，不能运达于患处也，急去之，速服补剂以壮元气，否则死肉延足，必不救矣。不信。果黑烂上胫而死。大抵手足气血罕到之地，或生疮，或伤损，若戕其元气，邪气愈盛，溃烂延上必死，不溃而色黯者亦死。若骨断筋皮尚连者，急剪去之。

一女年数岁，严寒上京，两足受冻不仁，用汤泡渍，至春十指俱烂，牵连未落。余用托里之剂，助其阳气，自溃脱，得保其生。此因寒邪遏绝，运气不至，又加热汤泡渍，故死而不痛也。余尝见人之严寒而出，冻伤其耳目不知痛，若以手触之，其耳即落。当以暖暖处良久，或热手熨之无恙。若以火烘汤炮，其耳即死，至春必溃脱落矣。北方寒气损人若此，可不察之！

凉药遏经

云间曹于容，为室人中风灌药，误咬去指半节，焮痛寒热，外敷大黄等药，内服清热败毒，患处不痛不溃，脓清寒热愈甚。余曰：此因凉药遏绝隧道而然也。遂敷玉龙膏以散寒气，更服六君子汤以壮脾胃。数日后患处微痛，肿处渐消，此阳气运达患处也。果出稠脓，不数日半指溃脱，更服托里药而敛。

上舍王天爵，伤足焮肿，内热作渴，内服外敷，皆寒凉败毒，患处益肿而不溃，且恶寒少食，欲作呕吐。余曰：此气血俱虚，又因寒药凝结隧道，损伤胃气，以致前症耳。遂用香砂六君子、芎、归、炮姜，外症悉退；惟体倦晡热，饮食不甘，以补中益气汤加地骨皮、五味、麦门治之而愈。

州守王廷用伤指，即用帛裹之，瘀血内溃，焮肿至手。余谓：宜解患处，以出瘀血，更用推陈致新之剂。不信，乃敷凉药，痛虽少止，次日复作。又敷之，数日后手心背俱溃出瘀秽脓水，尚服败毒之剂，气血益虚，色黯脓清，饮食少思，仍请余治，投以壮脾胃、生气血之剂，由是脓水渐稠而愈。

汤火所伤治验

火毒刑肺金

一男子孟冬火伤臂作痛，喘嗽发热。此火毒刑肺金之症，用人参平肺散治之，喘嗽乃止。因劳又恶寒发热，此气血虚也，以八珍汤加桔梗、白芷，治之而退。再加薄桂三分以助药热、温气血，坏肉溃之而愈。若初起焮赤作痛，用神效当归膏敷之，轻者自愈，重者自腐，生肌神效。或用侧柏叶末，蜡油调敷亦效。若发热作渴，小便赤色，其脉洪数而实者，用四物、茯苓、木通、生甘草、炒黄连。脉虽洪数而虚者，用八珍。若患处不溃而色黯者，四君、芎、归、黄芪之类。若肉死已溃而不生肌者，用四君、黄芪、当归、炮姜。若愈后而恶寒，阳气未复也，急用十全大补。切不可用寒凉，反伤脾胃。

火毒焮作

一男子因醉被汤伤腿，溃烂发热，作渴饮水，脉洪数而有力。此火毒为患，用生地、当归、芩、连、木通、葛根、甘草，十余剂诸症渐退；却用参、芪、白术、芎、归、炙草、芍药、白芷、木瓜，新肉将完。因劳忽寒热，此气血虚而然也，仍用参、芪之药加五味子、酸枣仁而安，又月余而疮痊。

火毒行于下焦

一男子火伤两臂焮痛，大小便不利。此火毒传于下焦，用生地黄、当归、芍药、黄连、木通、山栀、赤茯苓、甘草，一剂二便清利，其痛亦止。乃以四物、参、芪、白芷、甘草，而坏肉去。又数剂而新肉生。

火毒乘血分

一妇为汤伤胸大溃，两月不敛，脉洪大而无力，口干发热，日晡益甚。此阴血虚火，毒乘之而为患耳。用四物汤加柴胡、丹皮，热退身凉。更用逍遥散加陈皮，以养阴血、壮脾胃，腐肉去而新肉生。

下　卷

吴郡　薛　己著
新都　吴玄有校

方　药

四君子汤　治脾胃虚弱，或因克伐，肿痛不散，或溃而不敛，或饮食少思，或欲作呕，大便不实等症。

人参　白术　茯苓各二钱　甘草炙，一钱

上作一剂，姜枣水煎服。

小柴胡汤　治一切扑伤等症，因肝胆经火盛作痛，出血自汗，寒热往来，日晡发热，或潮热身热，咳嗽发热，胁下作痛，两胠痞满。

柴胡二钱　黄芩一钱五分　半夏一钱　人参一钱　甘草炙，三分

上姜水煎服。

神效葱熨法　治跌扑伤损。用葱白细切杵烂，炒热敷患处，如冷易之。肿痛即止，其效如神。

八珍汤　治伤损等症，失血过多，或因克伐，血气耗损，恶寒发热，烦躁作渴等症。

人参　白术　白茯苓　当归　川芎　白芍药　熟地黄各一钱　甘草炙，五分

上姜枣水煎服。

犀角地黄汤　治火盛，血热妄行，或吐衄不止，大便下血。如因怒而致，加山栀、柴胡。

犀角镑末　生地黄　白芍药　黄芩　牡丹皮　黄连各一钱五分

用水煎熟，倾于钟内，入犀末服之。

十味参苏散　治气逆，血蕴上焦，发热气促，或咳血衄血，或痰嗽不止。加黄芩、山栀，即加味参苏饮。

人参　紫苏　半夏　茯苓　陈皮　桔梗　前胡　葛根　枳壳各一钱　甘草炙，五分

上用姜水煎服。

二味苏参饮　治出血过多，瘀血入肺，面黑喘促。

人参一两　苏木二两

用水煎服。

四物汤　治一切血虚，日晡发热，烦躁不安者，皆宜服之。

当归　熟地黄各三钱　芍药二钱　川芎一钱五分

上水煎服。加白术、茯苓、柴胡、丹皮，即加味四物汤。

桃仁承气汤加当归即归承汤　治伤损血滞于内作痛，或发热发狂等症。

桃仁　芒硝　甘草各一钱　大黄二钱

用水煎服。大黄更量虚实。

加味承气汤　治瘀血内停，胸腹胀痛，或大便不通等症。

大黄　朴硝各二钱　枳实一钱　厚朴一钱　甘草五分　当归　红花各一钱

用酒水各一钟，煎一钟服。仍量虚实加减，病急不用甘草。

独参汤 治一切失血，与疮疡溃后，气血俱虚，恶寒发热，作渴烦躁者，宜用此药补气。盖血生于气，阳生阴长之理也。用人参二两，枣十枚，水煎服。

归脾汤 治跌扑等症，气血损伤，或思虑伤脾，血虚火动，寤而不寐，或心脾作痛，怠惰嗜卧，怔忡惊悸，自汗盗汗，大便不调，或血上下妄行，其功甚捷。

白术 当归 白茯苓 黄芪炒 龙眼肉 远志 酸枣仁炒，各一钱 木香五分 甘草炙，三分 人参一钱

上姜枣水煎服。加柴胡、山栀，即加味归脾汤。

润肠丸 治跌扑等症，或脾胃伏火，大肠干燥，或风热血结等症。

麻子仁一两 桃仁一两，去皮尖 羌活 当归尾 大黄煨 皂角刺 秦艽各五钱

上为末，炼蜜丸桐子大，猪胆汁丸尤妙。每服三五十丸，食前白滚汤送下。凡怯弱人，先用猪胆导之，不通，宜补气血。

当归补血汤 治杖疮金疮等症，血气损伤，肌热大渴引饮，目赤面红，昼夜不息，其脉洪大而虚，重按全无。此病多得于饥渴劳役者，若误用白虎汤，必死。

黄芪炙，一两 当归二钱，酒制

用水煎服。

圣愈汤 治杖疮、金疮、痈疽，脓血出多，烦躁不安，或晡热作渴等症。

熟地黄酒洗 生地黄酒洗 人参各一钱 川芎一钱 当归酒洗 黄芩各五分

用水煎服。

十全大补汤 治杖疮，气血俱虚，肿痛不消，腐而不溃，溃而不敛，或恶寒发热，自汗盗汗，饮食少思，肢体倦怠。若怯弱之人，患处青肿而肉不坏者，服之自愈。若有瘀血，砭刺早者，服之自消。或溃而脓水清稀，肌肉不生，或口干作渴而饮汤者，尤宜服之。

白茯苓 人参 当归 白术 黄芪 川芎 白芍药炒 熟地黄生者自制 肉桂五分 甘草炙，各一钱

用姜枣水煎服。

参附汤 治金疮、杖疮，失血过多，或脓瘀大泄，阳随阴走，上气喘急，自汗盗汗，气短头晕等症。

人参四钱 附子炮去皮脐，三钱

用水煎服。阳气脱陷者，倍用之。

清胃散 治血伤火盛，或胃经湿热，唇口肿痛，牙龈溃烂，或发热恶寒等症。

生地黄五分 升麻一钱 牡丹皮五分 黄连五分 当归酒洗，五分

用水煎服。如痛未止，黄芩、石膏、大黄之类，皆可量加。

清燥汤 治跌扑疮疡，血气损伤，或溃后气血虚怯，湿热乘之，遍身酸软；或秋夏湿热太甚，肺金受伤，绝寒水生化之源，肾无所养，小便赤涩，大便不调；或腰腿痿软，口干作渴，体重麻木；或头目晕眩，饮食少思；或自汗体倦，胸满气促；或气高而喘，身热而烦。

黄芪一钱五分 苍术一钱 白术 陈皮 泽泻各五分 五味子九粒 白茯苓 人参 升麻各五分 麦门冬 当归身 生地黄 神曲炒 猪苓 酒柏各五分 柴胡 黄连 甘草炙，各三分

上姜水煎服。湿痰壅盛，参、芪、归、地之类，可暂减之。

生脉散 治金疮、杖疮等症，发热体倦，气短，或汗多作渴，或溃后睡卧不宁，阳气下陷，发热烦躁。若六七月间，湿热大行，火土合病，令人脾胃虚弱，身重气短；或金为火制，绝寒水化源，肢体痿软，脚欹眼黑，并宜服。

人参五钱　五味子一钱　麦门冬一钱

用水煎服。

二妙丸　治下焦湿热肿痛，或流注游走，遍身疼痛。

苍术　黄柏各等分

用为末，每服二三钱，酒调服，作丸亦可。

四斤丸　治肝肾精血不足，筋无所养，挛缩不能步履，或邪淫于内，筋骨痿软。

肉苁蓉酒浸　牛膝酒洗　天麻　干木瓜　鹿茸炙　熟地黄生者自制　菟丝子酒浸煮杵　五味子各等分

上为末，用地黄膏丸桐子大。每服五七十丸，空心温酒送下。

补中益气汤　治跌扑等症，损伤元气，或过服克伐，恶寒发热，肢体倦怠，血气虚弱，不能生肌收敛；或兼饮食劳倦，头痛身热，烦躁作渴，脉洪大弦虚；或微细软弱，自汗倦怠，饮食少思。

黄芪炙　人参　白术　甘草炙，各一钱五分　当归一钱　陈皮五分　柴胡　升麻各三分

用姜枣水煎服。

四生散　治肾脏风毒，遍身瘙痒，或脓水淋漓，耳鸣目痒，或鼻赤齿浮，口舌生疮。妇人血风疮更效。

白附子　独活　黄芪　蒺藜各等分

上为末，各等分，每服二钱，用腰子一枚，劈开入药，湿纸包裹，煨熟细嚼，盐汤下，酒服亦可。

竹叶黄芪汤　治气血虚，胃火盛而作渴者。

淡竹叶二钱　黄芪　生地黄　当归　麦门冬　川芎　甘草　黄芩炒　芍药　人参　石膏煅，各一钱

用水煎服。

竹叶石膏汤　治胃火盛而作渴者。

淡竹叶　石膏煅　桔梗　木通　薄荷　甘草各一钱

用姜水煎服。

人参平肺饮　治心火克肺，咳嗽喘呕，痰涎壅盛，咽喉不利等症。

人参　陈皮　甘草各一钱　地骨皮　茯苓　知母各八分　五味子　青皮　天门冬　桑白皮各五分

上水煎服。

滋肾丸　治肾经阴虚，发热作渴，足热，腿膝无力等症。凡不渴而小便闭者，最宜用之。

肉桂三钱　知母酒炒　黄柏酒炒，各二两

上为末，水丸桐子大。每服七八十丸，空心白滚汤下。

六味地黄丸加肉桂、五味各一两，名加减八味丸

治伤损之症，因肾肺二经虚弱，发热作渴，头晕眼花，咽燥唇裂，齿不坚固，腰腿痿软，小便频赤，自汗盗汗，便血诸血，失喑，水泛为痰之圣药，血虚发热之神剂。若损重伤骨，不能言如喑者，用此水煎服之，亦效。

熟地黄八两，杵膏，自制　山茱萸肉　干山药各四两　牡丹皮　白茯苓　泽泻各三两

上为末，和地黄丸桐子大。每服七八十丸，空心食前滚汤下。

清心莲子饮　治发热口渴，白浊，夜安静而昼发热等症。

黄芩一钱　麦门冬　地骨皮　车前子炒　甘草各一钱五分　石莲肉　茯苓　黄芪炒　柴胡　人参各一钱

上水煎服。

七味白术散　治脾胃虚弱，津液短少，口渴作渴，或中风虚热，口舌生疮，不喜饮冷，最宜服之。

人参　白术　木香　白茯苓　甘草炙　藿香各五分　干葛一钱

用水煎服。

黑丸子一名和血定痛丸　治跌扑坠堕，筋骨疼痛，或瘀血壅肿，或风寒肢体作痛。若流注膝风，初结服之自消。若溃而脓清发热，与补气血药兼服自敛。

百草霜　白芍药各一两　赤小豆一两六钱　川乌炮，三钱　白蔹一两六钱　白及　当归各八钱　南星泡，三钱　牛膝焙，六钱　骨碎补焙，六钱

上各另为末，酒糊丸桐子大。每服三十丸，盐汤温酒送下。孕妇勿服。

白丸子　治一切风痰壅盛，手足顽麻，或牙关紧急，口眼歪斜，半身不遂等症。

半夏七两，生用　南星二两，生用　川乌去皮脐，生用，五钱

上为末，用生姜汁调糊丸桐子大。每服一二十丸，姜汤送下。

六君子汤　治金疮、杖疮等症，因元气虚弱，肿痛不消，或不溃敛，或服克伐伤脾，或不思饮食，宜服之以壮营气。此方即四君子汤加陈皮、白术。更加香附、藿香、砂仁，香砂六君子。

回阳玉龙膏　治跌扑所伤，为敷凉药，或人元气虚寒，肿不消散，或不溃敛，及痈肿坚硬，肉色不变，久而不溃，溃而不敛，或筋挛骨痛，一切冷症并效。

草乌二钱　南星一两，煨　干姜炒，一两　白芷一两　赤芍药一两，炒　肉桂五钱

用为末，葱汤调涂，热酒亦可。

复原活血汤　治跌扑等症，瘀血停凝，胁腹作痛，甚者大便不通。

柴胡　当归　红花各二钱　穿山甲炮，五分　大黄酒炒，一钱　桃仁二十枚　甘草五分　瓜蒌根一钱

用酒水各半煎服。

复原通气散　治打扑伤损作痛，及乳痈便毒初起，或气滞作痛。

木香　茴香炒　青皮去白　穿山甲酥炙　陈皮　白芷　甘草　漏芦　贝母各等分

上为末，每服一二钱，温酒调下。

愚按：前方治打扑闪错或恼怒，气滞血凝作痛之良剂。经云：形伤作痛，气伤作肿。又云：先肿而后痛者，形伤气也；先痛而后肿者，气伤形也。若人元气素弱，或因叫号，血气损伤，或过服克伐之剂，或外敷寒凉之药，血气凝结者，当审前大法，用温补气血为善。

神效太乙膏　治痈疽、发背、杖疮，及一切疮疽溃烂。

玄参　白芷　当归　肉桂　赤芍药　大黄　生地黄各一两

用麻油二斤，入铜锅内煎至药黑，滤去渣，徐入净黄丹十二两，再煎，滴水中捻软硬得中，即成膏矣。

乳香定痛散　治杖疮、金疮，及一切疮疡溃烂疼痛。

乳香　没药各五钱　滑石一两　寒水石一两，煅　冰片一钱

上为末，搽患处，痛即止，甚效。

猪蹄汤　治一切痈疽、杖疮溃烂。消肿毒，去恶肉。

白芷　当归　羌活　赤芍药　露蜂房蜂儿多者佳　生甘草各五钱

用猪蹄一只，水五碗，煮熟取清汤，入前药，煎数沸去渣，温洗，随用膏药贴之。

神效当归膏　治杖扑汤火疮毒，不问已溃未溃，肉虽伤而未坏者，用之自愈。肉已死而用之自溃，新肉易生。搽至肉色渐白，其毒始尽，生肌最速。如棍杖者，外皮不破，肉内糜烂，其外皮因内焮干缩，坚硬不溃，爬连好肉作痛，故俗云丁痂皮，致脓瘀无从而泄，内愈胀痛，腐溃益深，往往不待其溃，就行割去，而疮口开张，难以溃敛。怯弱之人，多成破伤风症，每致不救。若杖疮内有瘀血者，即用有锋芒磁片，于患处砭

去，涂以此药，则丁痂自结，死肉自溃，脓秽自出，所溃亦浅，生肌之际，亦不结痂，又免皴揭之痛，殊有神效。盖当归、地黄、麻油、二蜡，主生肌止痛，补血续筋，与新肉相宜。此方余以刊行，治者亦多用之。

当归一两　麻油六两　黄蜡一两　生地黄一两

上先将当归、地黄入油煎黑去渣，入蜡溶化，候冷搅匀，即成膏矣。白蜡尤效。

托里散　治金疮、杖疮，及一切疮毒，因气血虚不能成脓，或脓成不能溃敛，脓水清稀，久而不瘥。

人参一钱，气虚多用之　黄芪盐水拌炒，一两　白术炒　陈皮各七分　当归身酒拌，一钱　芍药酒炒　熟地黄生者自制　白茯苓各一钱

用水煎服。

加味芎归汤　治跌扑坠堕，皮肤不破，瘀血入胃作呕。

芎䓖　当归　百合水浸半日　白芍药　荆芥穗各二钱

用酒水煎服。

当归导滞散　治跌扑瘀血在内，胸腹胀满，或大便不通，或喘咳吐血。

大黄　当归各等分

用为末，每服三钱，温酒下。气虚须加桂。

花蕊石散　治打扑伤损，腹中瘀血，胀痛欲死，服之血化为水，其功不能尽述。

硫黄明色者，四两　花蕊石一两

上为末和匀，先用纸筋和盐泥固济瓦罐一个，候干入药，再用泥封口，安在砖上，虚书八卦五行，用炭三十斤煅之，罐冷取出。每服一钱，童便调下。

愚按：前方若被伤炽盛，元气亏损，内有瘀血，不胜疏导者，用前药一服，其血内化，又不动脏腑，甚妙，甚妙！

经验方　治跌扑瘀血作痛，或筋骨疼痛。

黄柏一两　半夏五钱

上为末，用姜汁调涂患处，以纸贴之。如干，姜汁润之，周日易之。

消毒定痛散　治跌扑肿痛。

无名异炒　木耳炒　大黄炒，各五分

上为末，蜜水调涂。如内有瘀血，砭去敷之。若腐处更用当归膏敷之，尤妙。

药蛆方　治杖疮溃烂生蛆。用皂矾煅过为末干掺，其内蛆即死。如未应，佐以柴胡栀子散，以清肝火。

洗药　凡伤重者，用此淋洗，然后敷药。

荆芥　土当归　生葱切断，一方用生姜

上煎汤温洗。或止用葱一味煎洗亦可。

黑龙散　治跌扑伤损，筋骨碎断。先用前汤淋洗，以纸摊贴。若骨折，更以薄木片夹贴，以小绳束三日，再如前法。勿去夹板，恐摇动患处，至骨坚牢，方宜去。若被刀箭虫伤成疮，并用姜汁和水调贴，口以风流散填涂。

土当归二两　丁香皮六两　百草霜散血，入六两　穿山甲六两，炒黄或炼存性　枇杷叶去毛，入半两，一云山枇杷根

上焙为细末，姜汁水调。或研地黄汁调，亦好。

洪宝丹一名济阴丹　治伤损焮痛，并接断。

天花粉三两　姜黄　白芷　赤芍药各一两

上为末，茶汤调搽患处。

治金伤出血不止。用牛胆、石灰，掺之即止。以腊月牛胆入风化石灰，悬当风，候干用。

又方　金疮出血不止，以五倍子生为末，干贴。如不止，属血热，宜用犀角地黄汤之类。大凡金疮出血不止，若素怯弱者，当补气；若素有热，当补血；若因怒气，当平

肝；若烦热作渴昏愦，当补脾气；若筋挛搐搦，当养肝血。不应，用地黄丸，以滋肾水。

又方　皮破筋断者，以百胶香涂之，或以金沸草汁频涂，自然相续。

没药降圣丹　治伤损筋骨疼痛，或不能屈伸，肩背拘急，身体倦怠，四肢无力。

没药别研　当归酒洗，炒　白芍药　骨碎补挦去毛　川乌去皮脐，炮　川芎各一两半　自然铜火煅醋淬十二次，研为末，水飞过，焙，一两

上为细末，每一两作四丸，以生姜自然汁与炼蜜为丸。每服一丸，捶碎，用水酒各半钟，入苏木少许，煎至八分，去苏木，空心服。

愚按：脾主肉，肝主筋。若因肝脾二经气血虚弱，或血虚有热而不愈者，当求其本而治之。

万金膏　治痈疽及坠扑伤损，或筋骨疼痛。

龙骨　鳖甲　苦参　乌贼鱼骨　黄柏　黄芩　黄连　白及　白蔹　猪牙皂角　厚朴　草乌　川芎　当归　木鳖子仁　白芷各一两　没药另研　乳香另研，各半两　槐枝　柳枝各四寸长，二十一条　黄丹一斤半，炒过，净　清油四斤

上除乳、没、黄丹外，诸药入油内，煎至黑色去之，称净油，每斤入丹半斤，不住手搅令黑色，滴水中不粘手，下乳、没再搅，如硬，入油些少，以不粘手为度。

接骨散　治骨折碎，或骨出䯒，先整端正，却服此药。如飞禽六畜所伤，亦能治。

硼砂一钱五分　水粉　当归各一钱

上为末，每服二钱，煎苏木汤调服，后但饮苏木汤，立效。

《本事》接骨方　治打折伤损。

接骨木半两，即蒴藋也　乳香半两　赤芍药　当归　川芎　自然铜各一两

上为末，用黄蜡四两溶入前末搅匀，众手丸龙眼大。如打伤筋骨及闪痛不堪忍者，用一丸，热酒浸开热呷，痛便止。若大段伤损，先整骨，用川乌、草乌等分为末，生姜汁调贴之。挟定服药，无不效者。

愚按：前三方俱效者备录之，以便修用。

没药丸　治打扑筋骨疼痛，或血逆血晕，或瘀血内停，肚腹作痛，或胸膈胀闷。

没药　乳香　川芎　川椒　芍药　当归　桃仁　血竭各一两　自然铜四钱，火煅七次

上为末，用黄蜡四两，溶化入前末，速搅匀，丸弹子大。每服一丸，酒化服。

愚按：接骨散、没药丸，元气无亏者，宜用。若肾气素怯，或高年肾气虚弱者，必用地黄丸、补中益气汤，以固其本为善。

羌活防风汤　治破伤风，邪初在表者，急服此药以解之。稍迟则邪入于里，与药不相合矣。

羌活　防风　甘草　川芎　藁本　当归　芍药各四两　地榆　细辛各二两

上每服五钱，水煎。

防风汤　治破伤风，表症未传入里，急宜服之。

防风　羌活　独活　川芎各等分

上每服五钱，水煎，调蜈蚣散服，大效。

蜈蚣散

蜈蚣一对　鳔三钱

上为细末，用防风汤调下。

羌活汤　治破伤风，在半表半里，急用此汤。稍缓邪入于里不宜用。

羌活　菊花　麻黄　川芎　石膏　防风　前胡　黄芩　细辛　甘草　白茯苓　枳壳　蔓荆子各一两　薄荷　白芷各五钱

上每服五钱，水煎。

地榆防风散　治风在半表半里，头微汗，身无汗，不可发汗，兼治表里。

地榆　防风　地丁草　马齿苋各等分

上为细末，每服三钱，米汤调服。

大芎黄汤　治风在里，宜疏导，急服此

汤。

川芎　羌活　黄芩　大黄各一两

上五七钱，水煎温服，脏腑通利为度。

白术防风汤　治服表药过多自汗者。

白术　黄芪各一两　防风二两

上每服五七钱，水煎服。脏腑和而自汗者可服。若脏腑秘，小便赤者，宜用大芎黄汤下之。

白术汤　治破伤风汗不止，筋挛搐搦。

白术　葛根　升麻　黄芩　芍药各二两　甘草二钱五分

上每服五钱，水煎，无时服。

谦甫朱砂丸　治破伤风，目瞪口噤不语，手足搐搦，项筋强直，不能转侧，目不识人。

朱砂研　半夏洗　川乌各一两　雄黄五钱　凤凰台三钱　麝香一字

上为末，枣丸桐子大。每服一丸或二丸，冷水下，以吐为度。如不吐，加一丸。或吐不住，煎葱白汤止之。汗出为效。

左龙丸　治直视在里者。

左盘龙野鸽粪　白僵蚕　鳔炒，各五钱　雄黄一钱

上为末，烧饭丸桐子大。每服十五丸，温酒下。如里症不已，当用前药末一半，加巴豆霜半钱，烧饭丸桐子大，每服加入一丸，如此渐加，以利为度。利后服和解药。

江鳔丸　治破伤风，传入里症，惊而发搐，脏腑秘涩。

江鳔锉，炒，半两　野鸽粪炒，半两　雄黄一钱　白僵蚕半两　蜈蚣一对　天麻一两

上为末，作三分；二分，烧饭丸桐子大，朱砂为衣；一分，入巴豆霜一钱，亦用烧饭丸。每服朱砂者二十丸，入巴豆者一丸，渐加至利为度，后止服前丸。

养血当归地黄汤

当归　地黄　芍药　川芎　藁本　防风　白芷各一两　细辛五钱

上依前煎服。

广利方　治破伤风发热。

瓜蒌子九钱　滑石三钱半　南星　苍术　赤芍药　陈皮　炒柏　黄连　黄芩　白芷　甘草各五分

用姜水煎服。

上二方，用竹沥、瓜蒌实辈，治破伤风热痰脉洪者。前方用南星、半夏、草乌、川乌辈，则治破伤风寒痰脉无力者。

白丸子　治一切风痰壅盛，手足顽麻，或牙关紧急，口眼歪斜，半身不遂等症。

半夏七两，生用　南星二两，生用　川乌去皮脐，生用，五钱

上为末，用生姜汁调糊丸桐子大。每服一二十丸，姜汤下。

《本事》玉真散　治破伤风，及打扑损伤，项强口噤欲死。南星有防风制其毒，不麻人。

天南星汤泡七次　防风等分

上为末，先以热童子小便洗净疮口，拭干掺之，良久浑身作痒，疮口出赤水是效，又以温酒调下一钱。如牙关紧急，腰背反张，用药二钱，童子小便调服。至死心头微温者，急灌之，亦可救，累效累验。

治打扑伤损，肿痛伤风者

天南星　半夏　地龙各等分

上为末，用生姜、薄荷汁，调搽患处。

口齿类要

明·薛己 著

目　　录

茧唇一

《内经》云:脾气开于口。又云:脾之荣在唇。盖燥则干,热则裂,风则瞤,寒则揭。若唇肿起白皮皱裂如蚕茧,名曰茧唇。有唇肿重出如茧者;有本细末大,如茧如瘤者。或因七情动火伤血,或因心火传授脾经,或因厚味积热伤脾。大要审本症察兼症,补脾气,生脾血,则燥自润,火自除,风自息,肿自消。若患者忽略,治者不察,妄用清热消毒之药,或用药线结去,反为翻花败症矣。

治验

州守刘克新患茧唇,时出血水,内热口干,吐痰体瘦,肾虚之症悉具,用济阴地黄丸,年许而愈。

一儒者因劳役感暑,唇生疮,或用四物加黄柏、知母之类而愈。后复作,彼仍用前药益甚,腹中阴冷,余用补中益气汤加茯苓、半夏治之而愈。

儒者杨国华,因怒,唇口两耳肿痛,寒热,余谓怒生热,热生风,用柴胡山栀散,数剂而愈。

一男子素善怒,唇肿胀,服清胃等药,时出血水,形体骨立。余用补中益气加半夏、茯苓、桔梗,月余唇肿渐消,元气渐复。又以四物加柴胡、炒栀、丹皮、升麻、甘草数剂,乃去栀加参、术而痊。

一妇人怀抱久郁,或时胃口嘈辣,胸膈不利,月水不调而衰少,日晡发热,食少体倦,唇肿年余矣。余用归脾汤加姜汁、炒黄连、山栀,少佐吴茱萸,嘈辣顿去,饮食少进。乃去黄连,加贝母、远志,胸膈通利,饮食如常。又用加味逍遥散、归脾汤,间服百余剂,月水调而唇方愈。

一妇人怀抱久郁,患茧唇,杂用消食降火,虚症悉具,盗汗如雨,此气血虚而有热也。用当归六黄汤,内黄芩、连、柏俱炒黑,二剂而盗汗顿止。乃用归脾汤、八珍散兼服,元气渐复。更以逍遥散、归脾汤,间服百余剂而唇亦瘥。

一妇人唇裂内热,二年矣。每作服寒凉之剂,时出血水,益增他症,余用加味清胃散而愈。后因怒,唇口肿胀,寒热而呕,用小柴胡加山栀、茯苓、桔梗,诸症顿愈,复用加味逍遥散而康。

一妇人善怒,下唇微肿,内热体倦,用化痰药,食少作呕,大便不实,唇出血水;用理气消导,胸膈痞满,头目不清,唇肿经闭;用清胃行血,肢体愈倦,发热烦躁,涎水涌出。余曰:此七情损伤肝脾,误行攻[1]伐所致。遂用济生归脾汤,食进便实;用加味逍遥散,肿消热退;用补中益气汤,脾健涎止。后因怒,寒热耳痛,胸膈胀闷,唇焮肿甚。此怒动肝火,而伤阴血,用四物合小柴胡加山栀顿愈。又因怒,胁乳作胀,肚腹作痛,呕吐酸涎,饮食不入,小水不利。此怒动肝木而克脾土,用补中益气加川芎、芍药而愈。又劳役怒气,饮食失节,发热喘渴,体倦不食,下血如崩,唇肿炽甚。此肝经有火,不能藏血,脾经气虚,不能摄血,用补中益气加炒黑山栀、芍药、丹皮而愈。

一男子内热作渴,咳唾痰涎,大便干涩,自喜壮实,问治于余。余曰:此脾肾阴亏[2]阳旺之症,当壮水之主。不信,自服二陈、芩、连之类。次年下唇渐肿,小便赤涩,执守前药,唇出血水,大便黑块,小便淋沥,请余往治。余曰:大便结黑,小便淋沥,肝肾败也;唇口肿白,脾气败也。辞不赴,竟殁。

一妇人月经不调,两足发热,年余后而身亦热,劳则足腿酸疼。又年余,唇肿裂

①攻:聚锦堂本作"克"。
②亏:聚锦堂本作"虚"。

痛。又半年，唇裂出血，形体疲[①]倦，饮食无味，月水不通，唇下肿如黑枣。余曰：此肝脾血虚火症。彼不信，用通经等药而死。

一妇人善怒，唇肿，或用消毒之药，唇胀出血，年余矣。余曰：须养脾胃滋化源，方可愈。彼执用前药，状如翻花瘤而死。

口　疮二

口疮上焦实热，中焦虚寒，下焦阴火，各经传变所致，当分别而治之。如发热作渴饮冷，实热也，轻则用补中益气汤，重则用六君子汤。饮食少思，大便不实，中气虚也，用人参理中汤。手足逆冷，肚腹作痛，中气虚寒也，用附子理中汤。晡热内热，不时而热，血虚也，用八物加丹皮、五味、麦门。发热作渴，唾痰，小便频数，肾水亏也，用加减八味丸。食少便滑，面黄肢冷，火衰土虚也，用八味丸。日晡发热，或从腹起，阴虚也，用四物、参、术、五味、麦门。不应，用加减八味丸。若热来复去，昼见夜伏，夜见昼伏，不时而动，或无定处，或从脚起，乃无根之火也，亦用前丸及十全大补加麦门、五味，更以附子末，唾津调搽涌泉穴。若概用寒凉，损伤生气，为害匪轻。

治验

秋官赵君言，口舌生疮，劳则体倦，发热恶寒，此内伤气血之症，用补中益气加五味、麦门而愈。

进士刘华甫，口舌生疮，午前热甚，脉数而有力，用清心莲子饮稍愈，更以四物二连汤全愈。后因劳役，日晡发热，脉数而无力，用四物加参、术、柴胡少瘥；但体倦口干，再用补中益气汤而愈。

武库刘君，口舌生疮，口干饮汤，乃胃气虚而不能化生津液也，用七味白术散而痊。

延评曲汝为口内如无皮状，或咽喉作痛，喜热饮食，此中气真寒，而外虚热也，用加减八味丸而愈。

儒者费怀德，发热，口舌状如无皮，用寒凉降火药，面赤发热，作呕少食，痰涎自出，此脾胃复伤虚寒而作也，用附子理中汤以温补脾胃，用八味丸补命门火，乃愈。

一男子口糜烂，脉数无力，此血虚而有火，用四物加茯苓、白术，少用黄柏、知母，治之而痊。

地官李孟卿子新婚，口舌糜烂，日晡益甚，用八珍汤加五味、麦门，而口疮愈，更用加减八味丸，而元气实。

一男子唇舌生疮，口苦作呕，小便淋涩，此肝脾火动，以小柴胡加山栀、酸枣仁、远志、麦门，诸症渐愈；但晡热体倦，用四物、柴胡、山栀而愈；又加白术、茯苓、炙草而安。

一儒者口苦而辣，此肺肝火症，先以小柴胡加山栀、胆草、茯苓、桑皮而渐愈，更以六君加山栀、芍药而痊瘥。若口苦胁胀，小便淋沥，此亦肝经之病，用六味丸以滋化源。

一[②]男子口臭，牙龈赤烂，腿膝痿软，或用黄柏等药益甚，时或口咸，此肾经虚热，余用六味丸悉瘥。

一妇人口苦胁胀，用小柴胡、山栀、黄连少愈，更以四君子加芍药、当归、柴胡而瘥。

一妇人每怒口苦，发热晡甚，以小柴胡合四物二剂，更以四物加柴胡、白术、茯苓、丹皮而愈。

一妇人每怒则口苦兼辣，头痛胁胀，乳内刺痛，此肝肺之火，用小柴胡加山栀、青皮、芎、归、桑皮而安。后劳兼怒，口复苦，经水顿至，用四物加炒芩、炒栀、炒胆草一

---

①疲：原文作“瘦”，据书业堂本改。

②一：原字形不清，据书业堂刻本补。

剂,更以加味逍遥散而康。

齿 痛三

齿者肾之标,口者脾之窍。诸经多有会于口者,齿牙是也。徐用诚先生云:齿恶寒热等症,本手足阳明经;其动摇脱落,本足少阴经;其虫疳龈肿,出血痛秽,皆湿热胃火;或诸经错杂之邪,与外因为患。治法:湿热甚而痛者,承气汤下之,轻者清胃散调之;大肠热结[①],龈肿痛者,清胃散治之,重则调胃丸清之;六郁而痛者,越鞠丸解之;中气虚而痛者,补中益气汤补之;思虑伤脾而痛者,归脾汤调之;肾经虚热而痛者,六味丸补之;肾经虚寒而痛者,还少丹补之,重则八味丸主之;其属风热者,独活散;大寒犯脑者,白芷散;风寒入脑者,羌活附子汤。病症多端,当临症制宜。

治验

宗伯毛三江,胃经虚热,齿牙作痛,用补中益气加熟地、丹皮、茯苓、芍药寻愈。

廷尉张中梁齿动,或用清胃散,肢体倦怠,饮食少思,牙齿作痛。余曰:此脾肾亏损。用安肾丸、补中益气汤兼服,外用羌活散而愈。或牙根溃烂,如喜寒恶热者,乃胃血伤也,用清胃散。若恶寒喜热者,胃气伤也,用补中益气汤。

杨考功齿动作渴,属脾胃虚弱,阴火炽甚,用补中益气加酒炒黑黄柏四剂,又服加减八味丸,诸症顿愈,又用补中益气汤而痊愈。

王侍御齿摇龈露,喜冷饮食,此胃经湿热,先用承气汤以退火,又用清胃散以调理而齿固。继用八味丸以补肾水,羌活散以祛外邪而寻愈。

王吏部患齿痛,或用祛风等剂,更加寒热体倦,懒食欲呕,彼以为火盛。余曰:病因元气不足,前药复伤。遂用补中益气加茯苓、半夏,元气复而诸症愈。

郭职方善饮,齿痛腮颊焮肿,此胃经湿热,用清胃散加干葛、荆、防而愈。

郑吏部仲冬牙痛连脑,此肾经风寒所犯,用羌活附子汤一服即愈。此症不问冬夏,肾虚者多患之,急用此药可瘳,缓则不救。

朱工部午后有热,遇劳遗精,其齿即痛,此脾肾虚热,先用补中益气送六味丸,更以十全大补汤而愈。

党吏部齿根肿痛,焮连腮颊,此胃经风热,用犀角升麻汤即愈。

表兄颜佥宪牙痛,右寸后半指脉洪而有力。余曰:此大肠积热,当用寒凉之剂。自泥年高,服补阴之药,呻吟彻夜。余与同舟赴京,煎凉膈散加荆、防、石膏,与服一钟即愈。

大尹余时正素善饮,齿常浮痛,腹痛作泻。此酒积伤脾,食后用清胃散,食前解醒汤而愈。

膳部钟复斋,每劳心则齿缝胀而不能咀嚼。此元气虚弱,先用补中益气汤而痊,更用十全大补汤,虽劳不作。

儒者柴济美善饮,牙蛀不生,或时作痛,用桃仁承气汤二剂,又以清胃散加山栀、葛根,外搽升麻散,其牙复出。

一男子晡热内热,牙痛龈溃,常取小虫。此足三阴虚火,足阳明经湿热,先用桃仁承气汤二剂,又用六味地黄丸而愈。

一男子患齿痛,饮食难化,大便不实,此脾肾不足,用还少丹而愈。

一男子每足发热,牙即浮痛,此足三阴虚火,用加减八味丸,而不复作。

一男子齿浮作痛,耳面黧色,口干作渴,日晡则剧,此脾虚弱也,用补中益气汤、加减八味丸而愈。

---

①热结:书业堂本作"热而"。

一妇人因怒齿痛，寒热作呕，用清胃等药益甚，此肝火伤胃，寒药复伤，用六君子加芍药、柴胡、山栀而愈。

一妇人胃中嘈辣，甚则热痛，后患齿痛，此胃火生痰也，用二陈加芩、连下越鞠丸而瘳。

一妇人发热齿痛，日晡益甚，月水不调。此脾经血虚所致，用逍遥散加升麻寻愈。后因怒复痛，仍以前药加川芎而痊。

一妇人因怒，牙痛寒热。用小柴胡加芎、归、苓、术、山栀而疼痛止，用加味逍遥散而寒热退。

荆妇每产后，齿根皆动，必逾日乃止。后复怀妊，临月时，立斋翁偶至，言及此症，留十全大补汤二剂，令产后煎服，齿不复动矣。果如言，愚奇其神异，敢缀数言，附之卷末。后有作者，皆得观法焉，则先生之德，垂之永久矣。后学吴江史羊生顿首谨书。

貌云叔父芝岩先生，齿根浮肿，痛不可忍，命貌求治于立翁先生。翁曰：齿痛龈浮而不动，属于坤土，乃足阳明脉所贯络也，因胃有湿热故尔。用清胃散加山栀、玄参进一服，应手而瘥。貌谨记其梗概，以附医录，将俾后之学医者，有所准则云：嘉靖丁未仲秋，晚眷生郁貌顿首拜书。

舌　症四

经言：舌乃心之苗，此以窍言也。以部分言之，五脏皆有所属；以症言之，五脏皆有所主。如口舌肿痛，或状如无皮，或发热作渴，为中气虚热。若眼如烟触，体倦少食，或午后益甚，为阴血虚热；若咽痛舌疮，口干足热，日晡益甚，为肾经虚火；若四肢厥冷，恶寒饮食，或痰甚眼赤，为命门火衰；若发热作渴，饮冷便闭，为肠胃实火；若发热恶寒，口干喜汤，食少体倦，为脾经虚热；若舌本作强，腮颊肿痛，为脾经湿热；若痰盛作渴，口舌肿痛，为上焦有热；若思虑过度，口舌生疮，咽喉不利，为脾经血伤火动；若恚怒过度，寒热口苦，而舌肿痛，为肝经血伤火动。病因多端，当临时制宜。凡舌肿胀甚，宜先刺舌尖，或舌上，或边傍，出血泄毒，以救其急。惟舌下濂泉穴，此属肾经，虽宜出血，亦当禁针，慎之。

治验

工部徐检斋，口舌生疮，喜冷饮食，或咽喉作痛，大便秘结，此实热也，用清凉饮治之而愈。

仲侍御多思虑，舌作痛，用苦寒降火药，发热便血，盗汗口干，肢体日瘦。此脾气亏损，血虚之热，用加味归脾汤而愈。

一男子不慎酒色，冬喜饮冷，舌常作痛，小便频数，舌裂痰盛。此肾水枯涸，阴火无制，名下消，用加减八味丸而愈。若寸脉洪数有力，多饮少食，大便如常，口舌生疮，大渴引饮者，名上消，是心移热于肺，用白虎汤加人参治之。若关脉洪数有力，喜饮冷，小便黄，大便硬而自汗者，名中消，调胃承气汤下之。

学士吴北川过饮，舌本强痛，言语不清，痰气涌盛，肌体不遂，余作脾经湿痰治之而愈。

秋官郑过饮，舌本强肿，言语不清，此脾虚湿热，用补中益气加神曲、麦芽、干葛、泽泻而愈。

一膏粱之人患舌痛，敷服皆消毒之药，舌肿势急。余刺舌尖及两傍，出紫血杯许，肿消一二。更服犀角地黄汤一剂，翌早复肿胀，仍刺出紫血杯许，亦消一二。仍服前汤，良久舌大肿，又刺出黑血二杯许，肿渐消。忽寒热作呕，头痛作晕，脉洪浮而数，此邪虽去而真气愈伤，与补中益气倍用参、芪、归、术，四剂而安，又数剂而愈。

一妇人善怒，舌痛烦热，用降火化痰

等药，前症益甚，两胁作胀；服流气饮，肚腹亦胀，经行不止。此肝虚不能藏血，脾虚不能统血，用加味归脾加麦门、五味而愈。若因暴怒，而患前症，用小柴胡加丹皮、山栀；血虚者，用八珍加参、术、柴胡、山栀、丹皮；虚甚须加炮姜。

一男子舌下牵强，手大指次指不仁，或大便秘结，或皮肤赤晕，此大肠血虚风热，用逍遥散加槐角、秦艽而愈。

一妇人冬患脑疽，肿痛热渴，脉洪数实，余用清热消毒散，溃之而愈。次年三月，其舌肿大，遍身患紫疔如葡萄，不计其数，手足尤多，各刺出黑血，服夺命丹七粒，出臭汗，疮热益甚，便秘二日；与大黄、芩、连各三钱，升麻、白芷、山栀、薄荷、连翘各二钱，生草一钱，水煎三五沸服，大小便出臭血甚多，下体稍退；乃磨入犀角汁再服，舌本及齿缝出臭血，诸毒乃消，更与犀角地黄汤而愈。

一妇人善怒，舌本强，手臂麻，余曰：舌本属脾土，肝木克之故耳。治以六君子加柴胡、芍药而愈。

先兄口舌糜烂，痰涎上壅，饮食如常，遇大风欲仆地，用补中益气汤，及八味丸即愈。间药数日仍作，每劳苦则痰盛目赤，漱以冷水，舌稍愈，顷间舌益甚，用附子片噙之即愈，服前二药诸症方痊。

喉痹诸症五

喉痹谓喉中呼吸不通，语言不出，而天气闭塞也；咽痛嗌痛者，谓咽喉不能纳唾与食，而地气闭寒也；喉痹咽嗌痛者，谓咽喉俱病，天地之气皆闭塞也。当辨内外表里虚实而治之。若乡村所患相同者，属天行运气之邪，治法当先表散。大忌酸药搽点寒药下之，恐郁其邪于内，而不得出也。其病有二：

其一属火。经云：少阳所至为喉痹。又云：少阳同天之政，三之气，炎暑至民病喉痹。用仲景桔梗汤。或面赤斑者，属阳毒，用阳毒诸方汗之可也。

其二属阴湿。经云：太[①] 阴之盛，火气内郁成喉痹。又云：太阴在泉，湿淫所胜，病嗌肿喉痹。用《活人》半夏桂枝甘草汤。或面青黑者，属阴毒，用阴毒法可汗之。

萧山先生云：喉痹不恶寒，及寸脉大滑实于关尺者，皆属下症，宜硝石、青黛等寒药降之，或胆矾等酸剂收之。韩祇和先生云：寸脉大于关尺者，宜消阳助阴。东垣先生云：两寸脉实，为阳盛阴虚，下之则愈。故予遵此法以治前症，如鼓应桴也。

陈无择治喉痹不语，用小续命加杏仁七个，煎服甚效。本草治中气急喉痹欲死，白僵蚕为末，姜汁调下立愈。丹溪云：僵蚕属火，而有土与水，得金气而成。治喉痹者，取其火中清化之气，以从治相火，散浊逆结滞之痰。

陈藏器每治脏寒咽闭，吞吐不利，用附子去皮脐炮裂，以蜜涂炙，蜜入内，含之勿咽云云。

孙押班治都知潘元从喉闭，孙以药半钱，吹入喉中，少顷吐出脓血，立愈。潘诣孙谢曰：大急之患，非明公不能救，救人之急，非药不能疗，赠金百两，愿求方以济非常之急，孙曰：用猪牙皂角、白矾、黄连各等分，置新瓦上，焙干为末，既授以方，不受所赠。

谦甫云：戊辰春，乡村病喉痹者甚众，盖前年终之气，及当年初之气，二火之邪也。用甘桔汤加芩、连、半夏、僵蚕、鼠粘子、葛根等剂发之，虚加参、芪、当归之类。水浆不入，先用解毒雄黄丸，醋化灌之，痰

①太：原文作“大”，据聚锦堂本改。

出更灌姜汁，服前药无不神验。若用胆矾酸寒点过者皆不治，盖邪郁不出故也。以上治法，《内经秘旨》救生之良法，故录之，见《医学纲目》。

治验

廷评张汝翰，患喉痛，日晡益甚，此气血虚而有热，用八珍汤而愈。后每入房，发热头痛，用补中益气加麦门、五味及六味丸常服，后不复作。

秋官叶，素阴虚，因怒忽喉肿，寒热头痛，项强目直，小便自出，此皆肝火之症。肝主筋膜，火主肿胀，火旺则血涸筋挛，自系紧急，颈项如拔，阴挺痿痹，则小便自遗。遂刺患处出毒血，用四物、柴胡、山栀、玄参、甘草而苏。再用六味丸料，以生肝血滋肾水，诸症悉愈。

太守叶，咽喉肿痛，痰涎不利，手足发热，喜冷饮食，用清咽利膈汤二剂。不应，刺少商穴，喉少宽，痰从鼻出如胶，患处出紫血稍宽，至七日咳出秽脓而愈。

一儒者三场毕，忽咽喉肿闭，不省人事，喘促痰涌，汗出如水，肢体痿软，脉浮大而数。此饮食劳役，无根虚火上炎，用补中益气加肉桂，一剂顿苏。

义士顾克明，咽喉作痛，至夜发热，此肝肾阴虚之热，用四物加酒炒黑黄柏、知母、麦门、五味，治之而愈。后因劳咽喉肿闭，刺患处出血，用桔梗汤，吐痰而消。至仲夏干咳声嘶，作渴发热，日晡足热，用滋肾丸、加减八味丸，间服三月余，喜其年富，谨疾得愈。

喉　痛六　附乳蛾、悬痈、杨梅疮

丹溪先生云：咽痛属血虚，用四物加竹沥；阴虚火上炎者，必用玄参；气虚加人参、竹沥。又云：咽喉肿痛有阴虚阳气飞越，痰结在上者，脉必浮大，重取必涩，去死为近。宜人参一味，浓煎，细细饮之。如作实症治之，祸在反掌。此发前人未发，救无穷之夭枉。余更以上焦风热积热，及肠胱阴虚等症一二于后云云。

治验

通府李朝用，咽喉肿痛，口舌生疮，此上焦风热，先用荆防败毒散二剂，喉痛渐愈；又以玄参升麻汤，口舌遂愈。

地官黄北盘喉痛，作渴饮冷，大便不通，此上下表里实热，用防风通圣散，治之顿愈。

地官胡诚甫，咽喉燥痛，此肾经膀胱虚热，用四物加黄柏、知母、玄参，四剂少愈；更以人参固本丸，一剂不复发。

职方卢抑斋，咽喉肿痛，两目蒙昧，小便赤涩，此膀胱湿热，用四苓散加黄柏、黄连、知母、茵陈、防己，治之而顿愈。又用六味地黄丸而痊。

儒者王文远，咽喉肿痛，口舌生疮，劳则愈甚。余为脾肺气虚，膀胱有热，以补中益气加玄参、酒炒黑黄柏、知母稍愈，乃去黄柏、知母，加山茱、山药乃瘥。

一儒者年逾五十，咽喉痛服凉药，或过劳痛愈甚，此中气虚热，以补中益气加炒黑芩、连，四剂而愈；乃去芩、连，又数剂痊愈。

一儒者脚发热则咽喉作痛，内热口干，痰涎上涌。此肾经亏损，火不归经，用补中益气加麦门、五味，及加减八味丸而痊愈。

一老人咽喉痛，小便数而赤，日晡尤甚。此膀胱阴虚，当滋化源，以补中益气加酒炒黑黄柏、知母二味，四剂咽痛稍可；乃去二味，加以山茱、山药、麦门、五味，顿愈。

一男子咽喉肿痛，药不能下，针患处出紫血少愈，以破棺丹噙化，更用清咽利膈散而愈。

一男子素善饮，咽喉作痛，内热作渴，小便不利，饮食如常。此膀胱积热，用四苓散加茵陈、大黄，四剂诸症渐退，又用清心莲子饮而安。

一星士，劳而入房，喉痛渐闭，痰涎上涌，四肢乍热。此阴虚阳气飞扬，用补中益气加附子煎灌而愈。

宪副姜时川，癸卯冬就诊于予，右寸浮数有力，口中有疮。余曰：此胃火传于肺也，当薄滋味慎起居。甲辰秋复就诊，尺脉洪数而无力。余曰：此肺金不能生肾水，宜静养以滋化源。彼云：今喉间及耳内，不时燥痛，肢体不时发热，若无根之火，殒无疑矣。后谓刘古峡云：立斋谓我之病可疑。至乙巳孟春，古峡谓余曰：姜公之病已如尊料。遂同余往视，喉果肿溃，脉愈洪大，或用泻火之药，反速其殁。

云间吴上舍年逾五十，咽喉肿痛，或针出血，神思虽清，尺脉洪数，而无伦次，按之微细如无。余曰：有形而无痛，阳之类也，当峻补其阴，今反伤阴血必死。已而果殁。盖此症乃肾气亏损，无根之火炎上为患，惟加减八味丸料煎服，使火归源，庶几可救。

府庠归云桥之内，产后患喉痛，服清热等剂益甚。余诊之，属膀胱经血虚也，盖膀胱之内脉上行，至颈而还，用八珍汤加牡丹皮、柴胡、酒炒黑黄柏，二剂而愈。

嘉靖辛丑仲秋，大方凭几执笔就书，咽喉间偶有痰涎，遂左顾吐之，以未及合而颈骨如摧，莫能转视，至夜增剧，潜发盗汗，手足麻冷，卧起必藉人扶持，稍动则痛连心腹，苦楚万状，不可胜数，如是者三四日。得立斋先生视之曰：此怒动肝火，胆得火而筋挛缩。以六味地黄丸料加山栀、柴胡，以清肝火生胆血。一剂未竟日，而谈笑举动，一一如常矣，接见宾从，俱以为前日之病者罔也。先生之神妙，类多若此。惜乎不肖疏息蹇拙，不能尽述。姑以其亲试者，笔之以为明验耳。吴门晚学生沈大方履文再顿首谨书。

一妇人喉间作痛，两月后而溃，遍身筋骨作痛。余以为杨梅疮毒，先以萆薢汤，数剂而平，更以四物加萆薢、黄芪二十余剂，诸症悉退。

一弥月小儿，口内患之，后延遍身，年余不愈。以萆薢为末，乳汁调服，母以白汤调服，月余而愈。余见《保婴粹要》。

一男子先患喉痛，后发杨梅疮，用轻粉等剂，愈而复发，仍服前药，后又大发，上腭溃烂，与鼻相通，臂腕数颗，其状如桃，大溃，年余不敛，虚症悉见。余以萆薢汤为主，兼以健脾之剂，月余而安。余见《外科枢要》。

诸骨稻谷发鲠七

治诸骨鲠，用苧麻根杵烂丸，弹子大，将所鲠物，煎汤化下。

一方，鱼骨鲠，用细茶、五倍子等分为末，吹入咽喉，立愈。

一方，以犬吊一足，取其涎，徐徐咽之，即消。

又方，白萼花根捣烂取汁，徐徐咽之，不可着牙。

治稻芒糠谷鲠喉，将鹅吊一足取涎，徐徐咽下，即消。

治吞钉铁金银铜钱等物，但多食肥羊脂诸般肥肉等味，随大便而下。

一方，吞钱，烧炭末，白汤调服，数匙即出。或服蜜升许，或食茨菇，其钱自化。

治吞发绕喉不出，取自乱发作灰，白汤调服一钱。

治吞铁或针，用饧糖半斤浓前，艾汁调和服之。

一方，磁石磨如枣核人，钻眼，以线穿令吞喉间，针自引出，或吞钱金银铜铁，磁石须阴阳家用验者。

治诸鲠咒法八

子和云:大凡鱼骨麦芒,一切竹木刺鲠于喉间,及发绊不能下,用《道藏经》中一咒法:取东方无根水一碗,先以左手结三台印,将水置印上,后将右手持一剑,诀于水上,虚书一龙字,密咒九遍。咒曰:吾从东方来,路傍一池水,水里一条龙,九头十八尾,问君治何物,专用此间水。连诵九遍,患者饮之,即愈。

误吞水蛭九

治误吞水蛭,食蜜即愈。试以活蛭投蜜中,即化为水,屡验。一书云:井中生蛭,以白马骨投之,即无,试之亦验。夫蛭即蚂蝗也,虽死为末,见水复活,人吞之为害不小。治以前法,无不愈者。

诸虫入耳十

治百虫入耳,用盐汁灌之,或葱汁尤良。或猪肉少许,炙香置耳孔边亦出。或用细芦管入耳内,口吸之,虫随出。

蜒蚰入耳,以盐少许搽耳内,即化为水。

蜈蚣入耳,以鸡肉置耳边自出。凡虫毒入腹作胀,饮好酪二升许,虫化为水,而毒亦消矣。

蛇入七窍及虫咬伤十一

凡蛇入七窍,劈开蛇尾,纳川椒数粒,以纸封之,其蛇自出。更煎人参汤饮之,或饮酒食蒜,以解内毒。如被蛇咬,食蒜饮酒,更用蒜杵烂涂患处,加艾于蒜上灸之,其毒自解。凡毒虫伤并效。

男女体气十二

治腋气,五更时,用精猪肉二大片,以甘遂末一两,拌之,挟腋下至天明。以生甘草一两,煎汤饮之,良久泻出秽物。须在荒野之处,则可恐秽气传人故也。依法三五次,即愈。虚弱者,间日为之。其他密陀僧、胡粉之类,皆塞窍以治其末耳。

附方并注

清胃散 治胃火血燥唇裂,或为茧唇,或牙龈溃烂作痛。

黄连炒 生地黄 升麻各一钱 牡丹皮八分 当归一钱二分

上水煎服。

加味清胃散 即前散加芍、芎、柴胡,治脾胃肝胆经热。

柴胡清肝散 治肝经怒火,风热传脾,唇肿裂,或患茧唇。

柴胡 黄芩炒,各一钱 黄连炒 山栀炒,各七分 当归一钱 川芎六分 生地黄一钱 升麻八分 牡丹皮一钱 甘草三分

上水煎服。若脾胃弱,去芩、连,加白术、茯苓。

济阴地黄丸 治阴虚火燥,唇裂如茧。

五味子 熟地黄自制杵膏 麦门冬 当归 肉苁蓉 山茱萸去核 干山药 枸杞子 甘州菊花 巴戟肉各等分

上为末,炼蜜丸,桐子大。每服七八十丸,空心食前白汤送下。

归脾汤一名济生归脾汤 治思虑伤脾,血耗唇皱,及气郁生疮,咽喉不利,发热便血,盗汗晡热等症。

木香 甘草各三分 人参 白术 茯苓 黄芪炒 当归 龙眼肉 远志 酸枣仁炒,各一钱

上水煎服。

加味归脾汤 即前方加柴胡、丹皮、山栀，治思虑动脾火，元气损伤，体倦发热，饮食不思，失血牙疼等症。

补中益气汤 治中气伤损，唇口生疮，或齿牙作痛，恶寒发热，肢体倦怠，食少自汗，或头痛身热，烦躁作渴，气喘脉大而虚，或微细软弱。

人参 黄芪炒 甘草各一钱半 白术 当归 橘红各一钱 柴胡 升麻各五分

上姜枣水煎服。

羌活散 治风热传脾，唇口瞤皱，或头痛目眩，或四肢浮肿如风状。

羌活 茯苓 薏苡仁各等分

上每服三五钱，水煎，入竹沥一匙服。

人参理中汤 治口舌生疮，饮食少思，大便不实，或畏寒恶热，作呕腹痞。此中气不足，虚火炎上。

人参 白术 干姜炮 甘草炙，各等分

上每服五七钱或一两，水煎服。

附子理中汤 治症同上，但四肢逆冷，或呕吐泄泻。

茯苓 白芍药各二钱 附子 人参各二钱 白术四钱

上水煎服。

香砂六君子汤 治口舌生疮，服凉药过多，以致食少作呕，或中气虚热所致。

人参 白术 茯苓 半夏 陈皮各一钱 藿香八分 甘草炒，六分， 缩砂仁炒，八分[①]

上姜水煎。

人参安胃散 治胃经虚热，口舌生疮，喜热饮食。

人参 白茯苓各一钱 黄芩二钱 甘草炙 陈皮各五分 黄连三分 芍药七分

上水煎服。

七味白术散 治虚热，口舌生疮，不喜饮冷，吐泻口干。

人参 白术 木香 白茯苓 甘草炙 藿香各五分 干葛一钱

上水煎服。

四君子汤 治口舌生疮，脾胃虚弱，饮食少思，肚腹不利。

人参 白术 茯苓各一钱 甘草炙，五分

上姜枣水煎服。

六君子汤 治胃气虚热，口舌生疮，或寒凉克伐，食少吐泻。

人参 白术 茯苓各一钱半 陈皮 半夏 甘草各一钱

上姜枣水煎服。

二陈汤 治脾胃虚弱，口舌生疮，或中脘停痰，呕吐恶心，饮食少思等症。

陈皮 茯苓 半夏各一钱半 甘草炙，五分

上姜枣水煎服。

葛花解酲汤 治酒积，口舌生疮，或呕吐泄泻。

白豆蔻 缩砂仁 葛花各五分 木香二分 青皮二分 陈皮 茯苓 猪苓 人参 白术 神曲炒 泽泻 干姜各三分

上水煎服，得微汗，酒病去矣。

龙胆泻肝汤 治口苦，或生疮。

柴胡一钱 黄芩七分 甘草 人参 天门冬去心 龙胆草酒拌炒焦 黄连炒 山栀炒 麦门冬 知母各五分 五味子三分

上水煎服。

小柴胡汤 治肝胆经风热侮脾土，唇口肿痛，或寒热往来，或日晡发热，或潮热身热，或怒而发热胁痛，甚者转侧不便，两胁痞满，或泻利咳嗽，或吐酸苦水。

柴胡一钱 黄连一钱半 半夏 人参各一钱 甘草炙，五分

上姜枣水煎服。怒动肝火，牙齿痛寒热，加山栀、黄连。

---

①炒八分：原本作"炒，各八分"，据书业堂本改。

栀子清肝散　治三焦及足少阳经风热，口舌生疮，或耳内作痒，出水疼痛，或胸间作痛，或寒热往来。

茯苓　川芎　芍药　牛蒡子炒　当归各七分　柴胡　山栀　牡丹皮各一钱　甘草五分

上水煎服。

人参败毒散加防风、荆芥，名荆防败毒散

治一切表症，疮疡焮痛，发寒热，或拘急头痛，脉细有力者。

人参　羌活　独活　柴胡　前胡　茯苓　川芎　桔梗　枳壳　甘草各一钱

上水煎服。

夺命丹　治喉闭或疔疮，发大毒，或麻木，或呕吐，重者昏愦。若疔毒牙关紧急，用三五丸为末，水调灌下，有夺命之功。

蟾酥干者酒化　轻粉各五分　枯白矾　寒水石煅　铜绿　乳香　没药　麝香各一钱　朱砂三钱　蜗牛二十个，另研，无亦效

上为细末，用蜗牛或酒糊为丸，如绿豆大。每服一二丸，温酒或葱汤下。

东垣白芷散　治大寒犯脑，牙齿疼痛。

麻黄　草豆蔻各一钱　黄芪　升麻各二钱　当归　熟地黄各五分　吴茱萸　白芷各四分　藁本三分　桂枝二分半　羌活八分

上另为末，和匀搽之。

东垣牢牙散　治牙龈露肉，牙疳肿痛，或牙齿动摇欲落，或牙齿不长，牙黄口臭。

升麻四分　羌活　地骨皮各一两　胆草一两半，酒浸

上为末，以温水漱口，每用少许擦之。

独活散　治风毒牙痛，或牙龈肿痛。

独活　羌活　川芎　防风各五分　细辛　生地黄　荆芥　薄荷各二钱

上每服三五钱，水煎嗽咽。

谦甫加减泻白散　治膏粱醇酒，劳心过度，肺气有伤，以致气出腥臭，涕唾稠粘，咽嗌不利，口苦干燥。

桑白皮一钱　地骨皮　片黄芩　甘草炙，各一钱　知母七分　五味子十粒　麦门冬五分　桔梗一钱

上姜枣水煎服

犀角升麻汤　治阳明经风热牙疼，或唇颊肿痛。

犀角镑　升麻　防风　羌活各一钱　白附子五分　川芎　白芷　黄芩各七分　甘草三分

上水煎熟，入犀末服。

玄参升麻汤　治心脾壅热，口舌生疮，或木舌重舌，或两颊肿痛。

玄参　赤芍药　升麻　犀角镑　桔梗　贯众　黄芩炒，各一钱　甘草五分

上水煎服。

三黄丸　治实热口舌生疮，作渴喜冷，或齿龈肿痛等症。

黄芩　黄连　黄柏各等分

上为末，水糊丸桐子大。每服七八十丸，白汤下。

安肾丸　治肾虚牙痛腰疼。

补骨脂炒　川楝子肉炒　胡芦巴炒　茴香炒　续断炒，各三两　桃仁　杏仁炒　山药　茯苓各二两

上为末，蜜丸桐子大。每服五十丸，空心盐汤下。

八味丸　治肾气虚寒，牙齿作痛，面色黧黑，精神憔瘦，脚膝无力，饮食少思；或痰气上升，小便频数，齿不坚固；或口舌糜烂，畏饮冷水。即后方每料加肉桂、附子各一两。

六味丸加五味、肉桂各一两，名加减八味丸

治肾经虚热，齿不固密，或作疼痛，或发热渴淋，痰气壅嗽，头晕眼花，咽燥唇裂，腰腿痿软，自汗盗汗，便血诸血，失喑，水泛为痰之圣药，血虚发热之神剂。

熟地黄八两,杵膏[①]　山茱萸肉　干山药各四两　牡丹皮　泽泻各三两　茯苓四两

上为末,入地黄,炼蜜丸桐子大。每服七八十丸,空心食前滚汤下,地黄须自制。

滋肾丸　治肾经阴虚,齿痛或苏蚀色黑,日晡发热,脚膝无力,小便不利,肚腹胀满。详见《内科摘要》

知母　黄柏各酒炒,二两　肉桂二钱

上为末、水丸桐子大。每服二百丸,空心白滚汤下。

清心莲子饮　治口舌生疮,烦躁作渴,小便赤涩,口干便浊,夜间安静,昼则举发,此热在血分。

黄芩　石莲　茯苓　黄芪炒　柴胡　人参各一钱　麦门冬　地骨皮　车前子炒　甘草各一钱半[②]

上水煎服。

还少丹　治脾肾虚弱,齿牙作痛,或不坚固。又补虚损,生肌体,进饮食之圣药。

肉苁蓉　远志去心　茴香　巴戟去心　干山药　枸杞子　熟地黄　石菖蒲　山茱萸去核　杜仲去皮,姜制　牛膝　楮实子炒　五味子　白茯苓各等分

上为末,枣肉并蜜丸,桐子大。每服七十丸,温酒日三服。

羌活附子汤　治冬月大寒犯脑,令人脑齿连痛,名曰脑风,为害甚速,非此莫能救。

麻黄去节　黑附子炮,各三分　羌活　苍术各五分　黄芪一分　防风　甘草　升麻　白僵蚕炒去丝　黄柏　白芷各二分　佛耳草有寒嗽者用之,如无不用

上水煎服。

十全大补汤　治气血俱虚,牙齿肿痛;或口舌生疮;或恶寒发热,自汗盗汗,食少体倦,或寒热作渴,头痛眩晕;或似中风之症。

白茯苓　人参　当归　白术　黄芪　川芎　熟地黄生者自制　白芍药炒　甘草炙,各一钱　肉桂五分

上姜枣水煎服。

八珍汤　治气血俱虚,口舌生疮,或齿龈肿溃,恶寒发热,或烦躁作渴,胸胁作胀,或便血吐血,盗汗自汗等症。

人参　白术　白茯苓　当归　川芎　白芍药　熟地黄各一钱　甘草炙,五分

上姜枣水煎服。

越鞠丸　治六郁牙齿痛,口疮,或胸满吐酸,饮食少思。

苍术炒　神曲炒　香附子　山楂　山栀炒　抚芎　麦芽炒,各等分

上为末,水调神曲糊丸,桐子大。每服五七十丸,滚汤下。

四物汤加牡丹皮、柴胡、山栀名加味四物汤　治血虚发热,口舌生疮;或牙龈肿溃;或日晡发热,烦躁不安;或因怒而致。

当归　熟地黄各三钱　芍药　川芎各一钱[③]

上水煎服。

当归补血汤　治口舌生疮,血气俱虚,热渴引饮,目赤面红,其脉洪大而虚,重按全无。

黄芪炙,一两　当归酒制,二钱

上水煎服。

《元戎》四物二连汤　治血虚发热,口舌生疮,或昼寒夜热。

当归　生地黄　白芍药　川芎　黄连　胡黄连各一钱

上水煎服。

犀角地黄汤　治火盛,血妄行,或吐衄,或下血。

犀角镑　生地黄　白芍药　黄芩　牡

---

①杵膏:书业堂本作“作膏”。
②一钱半:书业堂本作“二钱半”。
③各一钱:书业堂本作“各二钱”。

丹皮　黄连各一钱

上水煎熟，入犀末服。若因怒而患，加柴胡、山栀。

当归六黄汤　治阴虚内热盗汗。

当归　熟地黄自制　生地黄　黄芪炒　黄连炒黑　黄芩炒黑　黄柏炒黑，各一钱

上水煎服。

逍遥散　治血虚有热，口舌生疮，或口燥咽干，发热盗汗，食少嗜卧。

甘草炙　当归　芍药炒　茯苓　白术炒　柴胡各一钱

上水煎服。

加味逍遥散　治肝脾有火血虚。即前方加山栀、丹皮。

谦甫解毒雄黄丸　治缠喉风肿闭，或卒倒死，牙关紧急。

雄黄一钱　郁金一分　巴豆十四粒，去油皮

上为末，醋糊丸绿豆大。用热茶送下七丸，吐顽痰立苏，未吐再服。若死而心头犹热，灌下更生。

谦甫龙麝聚圣丹　治心脾客热，咽喉肿痛，或成痈不消，或舌本肿胀，口舌生疮。

川芎一两　生地黄　犀角镑　羚羊角　琥珀　玄参　连翘各五分　人参　赤茯苓　马牙硝　片脑　麝香各三钱　朱砂　牛黄各二钱　桔梗　升麻　铅白霜各五钱　南硼砂一两　金箔五十片

上为末，蜜丸龙眼大，金箔为衣。薄荷汤化下，或噙咽之。

《拔萃》桔梗汤　治热肿喉痹。

桔梗　甘草　连翘　山栀　薄荷　黄芩各一钱

上入竹叶水煎服。

无择玉屑无忧散　治喉风痰壅，或口舌生疮，或骨鲠不下。

玄参　贯众　滑石　宿砂仁　黄连　甘草　茯苓　山豆根　荆芥穗各五钱　寒水石煨　硼砂各三钱

上为末，每服一钱，清水调下，此药又去邪辟瘟止渴。

甘桔汤　治咽喉肿痛。

甘草六钱　苦梗三钱

上水煎服。

白虎汤　治胃热作渴，暑热尤效。

知母　石膏各二钱　粳米半合

上水煎服。

调胃承气汤　治中热，大便不通，咽喉肿痛，或口舌生疮。

大黄一两　甘草一钱五分　芒硝四钱五分

上每服五七钱，水煎。

桃仁承气汤加当归一钱，名当归承气汤　治瘀血停滞，腹内作痛，或发热发狂，大便秘结。

桃仁五十粒，去皮尖，研　桂枝　芒硝　甘草炙，各一钱　大黄二钱

上水煎空心服。

清热补气汤　治中气虚热，口舌如无皮状，或发热作渴。

人参　白术　茯苓　当归酒拌　芍药炒，各一钱　升麻　五味子　麦门冬　玄参　甘草炙，各五分

上水煎服。如不应，加炮姜。更不应，加附子。

清热补血汤　治口舌生疮，体倦少食，日晡益甚，或目涩热痛。

熟地黄酒拌，一钱　黄柏　知母　五味子　麦门冬各五分　当归酒拌　川芎　芍药各一钱　玄参七分　柴胡　牡丹皮各五分

上水煎服。如不应，用补中益气汤加五味治之。

清热化痰汤　治上焦有热，痰盛作渴，口舌肿痛。

贝母　天花粉　枳实炒　桔梗各一钱　黄芩　黄连各一钱二分　玄参　升麻各七分　甘草五分

上水煎服。

升麻柴胡汤

柴胡　芍药　山栀子　升麻　木通各一两　黄芩　大青　杏仁各五钱　石膏

上每服四五钱，水煎。

凉膈散　治实热，口舌生疮，牙齿作痛，或喉舌肿痛，便溺秘赤，或狂言妄语，大便秘结。

大黄　朴硝　甘草各一两　连翘四两　山栀　黄芩　薄荷叶各一两

上为末，每服五七钱，水煎服。如未应，当加之。

防风通圣散　治风热炽盛，口舌生疮，大便秘结，或发热烦躁，疮毒作痒等症。

防风　当归　川芎　芍药　大黄　芒硝　连翘　薄荷　麻黄　桔梗　石膏　黄芩各一两　白术　山栀子　荆芥各二钱半　甘草二两　滑石三两

上每服五七钱，水煎。或为末，白汤调下。

清咽利膈汤　治积热咽喉肿痛，痰涎壅盛，烦躁饮冷，大便秘结。

金银花　防风　荆芥　薄荷　桔梗炒　黄芩炒　黄连炒，各一钱五分　山栀子炒，研　连翘各一钱　玄参　大黄煨　朴硝　牛蒡子研　甘草各七分

上水煎服。

金钥匙　治喉闭喉风，痰涎壅塞。

焰硝一两五钱　白僵蚕一钱　硼砂五钱　脑子一字　雄黄二钱

上各为末，以竹管吹患处，痰涎即出。如痰虽出，咽喉不利，急针患处，以去恶血。

润喉散　治气郁咽喉闭塞。

桔梗一两五钱　粉草四钱　草紫河车四钱　香附三钱　百药煎一钱五分

上为末，敷口内。

又方薄荷叶、蓬砂各五钱，冰片一钱为末，吹患处甚效。

破棺丹一名通关散　治咽喉肿痛，水谷不下。

青盐　白矾　硇砂各等分

上为末，吹患处，有痰吐出。

小续命汤　治阴毒喉痹。

麻黄五分　防风　芍药　白术　人参　川芎　附子生　防己　黄芩各二分　桂枝　甘草各五分

上水煎服。

仲景半夏汤　治伤寒喉中生疮，不能发声。

半夏　桂枝　甘草各等分

上每服七八钱，水煎候冷，细细咽之。

萆薢散一名换肌消毒散　治杨梅疮，不拘初起溃烂，或发于舌间喉间，并效。

萆薢一名土茯苓，又名冷饭团，五钱　当归　白芷　皂角刺　薏苡仁各二钱　白鲜皮　木瓜不犯铁器　木通　金银花各七分　甘草五分

上水煎服。

清咽消毒散　治咽喉疮肿，痰涎壅盛，或口舌生疮，大便秘结。即荆防败毒散加芩、连、硝黄。

人参固本丸　治肺气燥热，小便短赤，或肺气虚热，小便涩滞如淋，此治虚而有火之圣药也。

生地黄酒拌　熟地黄用生者，酒拌，铜器蒸半日　天门冬去心　麦门冬去心，各一两　人参五钱

上除人参为末，余药捣膏，加炼蜜少许，丸桐子大。每服五十丸，空心盐汤，或温酒下，中寒人不可服。

刺少商穴法　穴在手大指内侧，去爪甲，针如韭叶，刺入二分许，以手自臂勒至刺处，出血即消。若脓成者必须针患处，否则不治。

疠疡机要

明·薛己 著

疠疡机要序

夫医犹理也。医之有疡医，犹理之有兵也。善为理者，正其五官，齐其百司，使纪纲法度各有所摄而不弛，则垂拱委裘而天下可以无变；不幸而一隅乘衅，然后不得已而兵之。故兵非理之所尚也，将藉以除乱也。彼其平居无事之时，而吾所以弭乱之本，既已缜密完固，而无所疏漏，一旦有急则除之而已耳，故兵虽试而国家之元气不亏。医之为道也亦然，方其病在腠理也，汤液之所及也；其在肠胃也，湔浣之所及也；若夫隆然皮肤之间，甚至不可名状者，彼何为哉？其能不攻刺乎？其能不搏击乎？顾攻有守而后攻，击有备而后击。苟不谛其虚实，不量其壮羸，而动曰攻击之，吾恐病未却而精已耗。譬则忿兵数逞，而国计内空，疥癣之疾，将不为腹心之患者几希。噫！可不慎乎！故明于理者，可与语医也。已世之以疡名家者多矣，然孰有如我立斋先生者耶。盖先生以岐黄世业，旁通诸家，微词赜旨，靡不究竟。其言以为不知外科者，无以通经络之原委；不精《内经》者，无以究阴阳之变合。内外殊科，其揆一也。故其视病不问大小，必以治本为第一义。无急效，无近期，纾徐从容，不劳而病自愈。间出《疠疡机要》一编，属其友沈生梓之以传。沈生读之，大率以己意而订古方，以医案而验治效，以调补为守备之完策，以解利为攻击之权宜。盖不出乎庙堂之讦谟，而坐得夫催陷廓清之术。假令业医者而执是焉，既不病于滞而不通，又不病于肤而无本，奚至攻其所习，而毁所不见耶？噫！若先生者可谓医而通理者矣。是录也，顾不可传哉！或者曰：诚若所言，则内外医分门异业者非欤？周官有疾医、疡医二职，并存何也？曰：非是之谓也。昔秦越人之为医也，闻秦贵小儿则小儿医，赵贵妇人则带下医，周贵老人则耳目痹医。一医而三习，非其术诚奇幻，理固不殊也。若周官所存，则以其职言耳。岂知后世判为两途，绝不相通者哉。古之任官，居则为命卿，而出则为命将。夫一人也，而理与兵兼焉，孰谓内外医果不相通者哉。

嘉靖岁甲寅中秋秀州沈启原道卿甫著

目　录

上　卷

吴郡　薛　己著
新都　吴玄有校

《内经》云：风气与太阳俱入行诸脉，俞散于分肉之间，与卫气相干，其道不利，故使肌肉溃䐜而有疡。卫气有所凝而不行，故其肉有不仁也。有荣卫热胕，其气不清，故使鼻柱坏而色败，皮肤疡溃。风寒客于脉而不去，名曰疠风。其治法当刺肌肉骨髓，以泄荣卫之沸热。《灵枢经》以锐针刺肿上出恶血。近代先哲云：感天地肃杀恶气所致，其上体先见或多者，毒在上也；下体先见或多者，毒在下也。盖气受邪则上多，血受邪则下多，气血俱受则上下齐见。若眉毛先落者毒在肺，面发紫泡者毒在肝，脚底先痛或穿者毒在肾，遍身如癣者毒在脾，目先损者毒在心，此五脏受症之重也。一曰皮死麻木不仁，二曰肉死针刺不痛，三曰血死烂溃，四曰筋死指脱，五曰骨死鼻柱坏，此五脏受伤之不可治也。若声哑目盲，尤为难治。大抵此症，多有劳伤气血，腠理不密，或醉后房劳沐浴，或登山涉水，外邪所乘，卫气相搏，湿热相火，血随火化而致，故淮阳、岭南、闽间多患之。治当辨本症、兼症、变症、类症、阴阳、虚实而治焉。若妄投燥热之类，脓水淋漓，则肝血愈燥，风热愈炽，肾水愈伤，相火愈旺，反致败症矣。

本症治法

一、疠疡所患，非止一脏，然其气血无有弗伤，兼症无有弗杂。况积岁而发现于外，须分经络上下，病势之虚实，不可概施攻毒之药。当先助胃壮气，使根本坚固，而后治其疮可也。经云：真气夺则虚，邪气胜则实。凡云病属有余，当认为不足。

一、疠疡当知有变有类之不同，而治法有汗有下，有砭刺攻补之不一。盖兼症当审轻重，变症当察后先，类症当详真伪，而汗下砭刺攻补之法，又当量其人之虚实，究其病之源委而施治之。盖虚者形气虚也，实者病气实而形气则虚也。

一、疠疡砭刺之法，子和张先生谓一汗抵千针，盖以砭血不如发汗之周遍也。然发汗即出血，出血即发汗，二者一律。若恶血凝滞，在肌表经络者，宜刺宜汗，取委中出血则效。若恶毒蕴结于脏，非荡涤其内则不能痊。若毒在外者，非砭刺遍身患处，及两臂、腿腕、两手足指缝各出血，其毒必不能散。若表里俱受毒者，非外砭内泄其毒，决不能退。若上体患多，宜用醉仙散，取其内蓄恶血于齿缝中出，及刺手指缝并臂腕，以去肌表毒血；下体患多，宜用再造散，令恶血陈虫于谷道中出，仍针足指缝并腿腕，隔一二日更刺之，以血赤为度。如有寒热头疼等症，当大补血气。

一、疠疡服轻粉之剂，若腹痛去后兼有脓秽之物，不可用药止之。若口舌肿痛，秽水时流，作渴发热喜冷，此为上焦热毒，宜用泻黄散。若寒热往来，宜用小柴胡汤加知母。若口齿缝出血，发热而大便秘结，此为热毒内淫，宜用黄连解毒汤。若大便调和，用济生犀角地黄汤。若秽水虽尽，口舌不愈，或发热作渴，而不饮冷，此为虚热也，宜用七味白术散。

一、疠疡手足或腿臂或各指拳挛者，由阴火炽盛，亏损气血，当用加味逍遥散加生地黄及换肌散兼服。

一、疠疡生虫者，五方风邪翕合，相火制金，木盛所化，内食五脏，而症见于外也。宜用升麻汤送泻青丸，或桦皮散以清肺肝之邪，外灸承浆，以疏阳明任脉，则风热息，而虫不生矣。肝经虚热者，佐以加味逍遥散、六味地黄丸。

一、疠疡久而不愈，有不慎起居饮食，内火妄动者；有脏腑伤损，气血疲乏者；有用攻伐之物，气血愈亏者；有不分兼变相杂，用药失宜者；有病人讳疾忌医者。

一、疠疡愈而复发，有不戒厚味，内热伤脾者；有不戒房劳，火动伤肾者；有不戒七情，血气伤损者；有余毒未尽，兼症干动者；有气虚六淫外乘者。古人云：此症百无一生，正谓此耳。

兼症治法

一、头目眩晕，若右寸关脉浮而无力，脾肺气虚也，用补中益气汤。若左关尺脉数而无力，肝肾气虚也，用六味地黄丸。若右寸尺脉浮大或微细，阳气虚也，用八味地黄丸。血虚者，四物汤加参、苓、白术；气虚者，四君子汤加当归、黄芪；肝经虚热者，六味地黄丸；脾气虚弱者，补中益气汤；脾虚有痰者，半夏白术天麻汤；砭血过多者，芎归汤；发热恶寒者，圣愈汤。大凡发热则真气伤矣，不可用苦寒药，恐复伤脾胃也。

一、口㖞目斜，若手足牵搐，或眉棱痒动，属肝经血虚风热，用加味逍遥散、六味地黄丸，以生肝血滋肾水；若寒热往来，或耳聋胁痛，属肝木炽盛，先用小柴胡合四物汤，以清肝火生肝血；若筋挛骨痛，或不能动履，用六味地黄丸、补中益气汤，以滋化源；若因服燥药而致者，用四物汤，加生甘草、金银花，以解热毒、益阴血。凡此俱属肝经血燥所致，须用六味地黄丸、补中益气汤为主。若因怒气房劳而甚者，用六味地黄丸、十全大补汤为主；若因劳伤形体而甚者，用补中益气汤、十全大补汤为主。

一、夏秋湿热行令，若饮食不甘，头目眩晕，遍身酸软，或两腿麻木，口渴自汗，气促身热，小便黄数，大便稀溏，湿热伤元气也，用清燥汤；如在夏令，用清暑益气汤。若自汗盗汗，气高而喘，身热脉大，元气内伤也，用补中益气汤。若呕吐少食，肚腹痞闷，大便不实，脾胃受伤也，用六君子汤。若胸腹不利，饮食少思，吐痰不止，脾胃虚痞也，用四君子汤。若形气倦怠，肢体麻木，饮食少思，热伤元气也，用人参益气汤。

一、热渴便浊，若夜安昼热者，热在气分也，用清心莲子饮；昼安夜热者，热在血分也，用四物二连汤，俱佐以六味地黄丸。若寒热往来者，肝经血虚也，用加味逍遥散、六味地黄丸。

一、小便不利，若因服燥药而臻者，用四物汤加炒黑黄柏、知母、生甘草，以滋阴血；若频数而色黄者，用四物汤加参、术、麦门、五味子，以生血气；若短而色黄者，用补中益气汤加山药、麦门、五味，以滋化源。经云：无阴则阳无以生，无阳则阴无以化。

一、大便不通，若血虚内热而涩滞者，用四物汤加麦门、五味子，以生血润燥；若因燥热之药而患者，用四物汤加连翘、生甘草，以生血清热；若服克伐之药而致者，用四君子汤，加芎、归以助气生血；若作渴饮冷者，热淫于内也，用竹叶石膏汤，以清胃火；若作渴饮汤者，肠胃虚热也，用竹叶黄芪汤，以补气生津；若内热作渴，面赤饮汤者，用四物汤送润肠丸，以凉血润燥；若肠胃满燥，燥在直肠而不通者，用猪胆汁导之；肠胃气虚，血涸而不通者，用十全大补汤；若肝胆邪盛，脾土受侮而不能输化者，用小柴胡汤加山栀、郁李仁、枳壳治之。

一、怔忡无寐，或兼衄血便血，若为热晡热，作渴饮汤，肢体倦怠，此脾血虚而火动也，用四君子加芎、归；若思虑伤脾动火而致，用归脾汤加山栀；若发热晡热，用八珍汤加酸枣仁、茯神、远志；若因心血虚损，用柏子仁散。大抵此症皆心脾血少所致，但调补胃气，则痰清而神自安，不必专于清热治痰。

一、发热恶寒，若肢体倦怠，烦躁作渴，气高而喘，头痛自汗者，此内伤气血也，用补中益气汤加五味、麦门。怠倦食少，大便不调，小便频数，洒淅恶寒者，此脾肺气虚也，用升麻益胃汤。烦躁作渴，体倦少食，或食而不化者，此脾气虚热也，用六君子汤。

一、发热在午前，脉数而有力者，气分热也，用清心莲子饮；脉数而无力者，阳气虚也，用补中益气汤。午后脉数而有力者，血分热也，用四物汤加牡丹皮；脉数而无力者，阴血虚也，用四物汤加参、术。热从两胁起者，肝虚也，用四物汤加参、术、黄芪；从脐下起者，肾虚也，用四物汤加参、术、黄柏、知母、五味、麦门、肉桂，或六味丸。其热昼见夜伏，夜见昼止，或去来无定时，或起作无定处，或从脚起者，此无根虚火也，须用加减八味丸，及十全大补汤加麦门、五味，更以附子末唾津调搽涌泉穴。若形体恶寒，喜热饮食者，阳气虚寒也，急用八味丸。

一、口干，若恶冷饮食者，胃气虚而不能生津液也，用七味白术散。若喜冷饮食者，胃火盛而消烁津也，须用竹叶石膏汤。夜间发热口渴者，肾水弱而不能上润也，当用六味地黄丸。若因汗下之后而有前患，胃气虚也，宜用八珍汤主之。

一、作渴，若烦躁饮冷者，属上焦实热，用凉膈散。兼大便秘结者，属上焦[①] 实热，用清凉饮。若用克伐之药而渴者，气血虚也，急用八珍汤、六味丸。

一、耳聋耳鸣，若左寸关脉弦数者，心肝二经虚热也，用四物汤加山栀、柴胡生阴血；右寸关脉浮大者，脾肺二经虚热也，用补中益气汤加山栀、桔梗培阳气。若因怒便作，用小柴胡汤加山栀、芎、归，清肝凉血。若午前甚，用小柴胡汤加参、芪、归、术，补气清肝；午后甚，用四物汤加酒炒黑黄柏、知母、五味，补阴降火。如两足心热，属肾虚，用六味丸以壮水之主；两足冷，属阳虚，用八味丸益火之源。

一、项强口噤，腰背反张者，气血虚而发痉也。仲景张先生云：足太阳病发汗太多则痉，风病下之则痉，复发汗则加拘急，疮家发汗则痉。盖风能散气，故不汗则不恶寒，曰柔痉；寒能涩血，故无汗而恶寒曰刚痉。皆因内虚复汗亡津血，筋无所养而然。悉属虚象，非风症也，当大补气血为主。故产妇溃疡，劳伤气血，湿热相火，误服克伐之剂者多患之，其义可见。近以痉为痓，传写之误也。

一、妇女经闭，若因郁火伤脾，以归脾汤加山栀、丹皮。气血俱虚，以八珍汤加山栀、丹皮。若因服燥药伤血，以四物汤加生甘草。若经候过期而来者，气血虚也，八珍

①上焦：各本均同，据上下文义，似当作“下焦”。

汤倍用参、术;先期而来者,血虚热也,四物汤倍加参、术、牡丹皮。将来而作痛者,气虚血滞也,四物汤加茯苓、白术、香附。色紫而成块者,血热也,四物汤加山栀、丹皮。作痛而色淡者,血气虚也,用八珍汤。其血崩之症,肝火不能藏血者,用加味逍遥散。脾虚不能统血者,用补中益气汤。凡此皆六淫七情,亏损元气所致,当审其因而调补胃气为主。

变症治法

一、身起疙瘩搔破,脓水淋漓,若寒热往来者,肝经气血虚而有火也,用八珍散加丹皮、柴胡。寒热内热者,血气弱而虚热也,用八珍散倍用参、术。若恶寒形寒者,阳气虚寒也,用十全大补汤。若肌肤搔如帛隔者,血气不能外荣也,用人参养荣汤。若面部搔之麻痒者,气血不能上荣也,用补中益气汤。若痿软筋挛者,血气不能滋养也,用补中益气汤,佐以六味地黄丸。

一、口舌生疮,或咽喉作痛,若饮食喜冷,大便秘结者,实热也,用四顺清凉饮。肌热恶热,烦渴引饮者,血虚也,用当归补血汤。饮食恶寒,大便不实者,热虚也,用十全大补汤。热从下或从足起者,肾虚热也,用加减八味丸。若饮食难化,四肢逆冷者,命门火衰也,用八味地黄丸。

一、牙齿作痛,或牙龈溃烂,若喜寒恶热,属胃火,加味清胃散为主。恶寒喜热,属胃虚,补中益气汤为主。

一、自汗盗汗,盖自汗属气虚,盗汗属血虚,自汗用补中益气汤,送六味地黄丸。盗汗用当归六黄汤内芩、连、黄柏炒黑用,送六味地黄丸。若因劳心而致,以归脾汤倍用茯神、酸枣仁。

一、唾痰或作喘,若右寸脉浮缓者,肺气虚也,用六君子汤加桔梗。右寸脉洪滑者,肺经有热也,用泻白散。右寸关脉浮缓迟弱者,脾肺气虚也,用六君子汤加桔梗、黄芪。右寸关脉洪滑迟缓者,脾热传肺也,用泻白泻黄二散。右尺脉微弱者,命门火衰而脾肺虚也,用人参理中丸,如不应,用八味地黄丸。右寸脉洪数者,心火克肺金也,用人参平肺散,如不应,用六味地黄丸。左寸关脉洪弦数者,心肝二经有热也,用柴胡清肝散,如不应,佐以牛黄清心丸,清其风热,仍用六味地黄丸,以镇阳光。左尺脉数而无力者,肾虚而水泛上也,用六味地黄丸加五味子以滋阴。如脉微细,或手足冷,或兼喘促,急用八味地黄丸以补阳。

一、舌赤裂或生芒刺,兼作渴引饮,或小便频数,不时发热,或热无定处,或足心热起者,乃肾水干涸,心火亢盛,用加减八味丸主之,佐以补中益气汤。若误用寒凉之剂,必变虚寒而殁。

一、口舌生疮,作渴不止,不时发热,或昼热夜止,或夜热昼静,小便频数,其热或从足心,或从两胁,或从小腹中起,外热而无定处者,此足三阴亏损之症也,用加减八味丸为主,佐以十全大补汤。若误用寒凉治火之剂,复伤脾胃,胸腹虚痞,饮食少思,或大便不实,小便不利,胸腹膨胀,肢体患肿,或手足俱冷者,此足三阴亏损之虚寒症也,急用加减金匮肾气丸,亦有复生者。

一、肚腹肿胀,若朝宽暮急,属阴虚;暮宽朝急,属阳虚;朝暮皆急,阴阳俱虚也。阳虚者,朝用六君子汤,夕用加减肾气丸。阴虚者,朝用四物汤加参、术,夕用加减肾气丸。真阳虚者,朝用八味地黄丸,夕用补中益气汤。若肚腹痞满,肢体肿胀,手足并冷,饮食难化,或大便泄泻,口吸气冷者,此真阳衰败,脾肺肾虚寒不能司摄,而水泛行也,急用加减肾气丸,否则不救也。

一、发热恶寒,若寸口脉微,名阳气不足,阴气上入阳中,则恶寒也,用补中益气汤。尺部脉弱，名阴气不足，阳气下陷于阴中，则发热也，用六味地黄丸。若暑热令而肢体倦怠，此湿热所乘，属形气虚而病气实也，当专补阳气，用补中益气汤。若发热大渴引饮，目赤面红，此血虚发热，属形病俱虚也，当专补阴血，用当归补血汤。

一、发热作渴，若右寸关脉浮大而无力者，脾肺之气虚也，用补中益气汤。数而有力者，脾肺之气热也，用竹叶石膏汤。寸脉微数而无力者，肺气虚热也，用竹叶黄芪汤。尺脉微细或微数而无力者，命门火衰也，用八味地黄丸。左寸关脉数而有力者，心肝之气热也，用柴胡栀子散。数而无力者，心肝之气虚也，用六味地黄丸。尺脉数而无力者，肾经虚火也，用加减八味丸。大凡疮愈后口渴，或先渴而患疮，或口舌生疮，或咽喉肿痛，或唇裂舌黄，目赤痰涎上涌者，皆败症也，非此丸不能救。

一、眼目昏弱，或内障黑花，属血虚神劳，用滋阴肾气丸。若视物无力，或见非常之状，属阴精虚弱，用滋阴地黄丸。若视物无力，或视物皆大，属阳盛阴虚，用六味地黄丸。若目紧体倦，或肌肤麻木，属脾肺气虚，用神效黄芪汤。若至夜目暗，灯下亦暗，属阳虚下陷，用决明夜灵散。若眼暗体倦，内障耳鸣，属脾胃气虚，用益智聪明汤。盖五脏六腑之精气，皆禀受于脾土，上贯于目，脾为诸阴之首，目为血脉之宗，当补脾土为善。

一、衄血吐血，若左寸关脉数而无力，血虚也，四物加参、术；浮而无力气虚也，补中益气汤；尺脉数或无力，肾虚也，六味地黄丸。右寸关脉数而有力者，肺胃热也，犀角地黄汤；数而无力者，肺胃虚热也，先用济生犀角地黄汤，后用四物汤加参、苓、白术；尺脉数无力，阴虚也，用六味地黄丸。若面黄目涩眵多手麻者，脾肺虚也，用黄芪芍药汤。

一、饮食少思，若因胃气虚而不能食，用四君子汤。若因脾气虚而不能化，用六君子汤。大便不实，或呕吐者，脾气虚寒也，用六君子汤加干姜、木香。若作呕口渴，或恶冷饮食者，胃气虚热也，用五味异功散；喜冷饮食，胃气实热也，用泻黄散。

一、带下，因经行产后，外邪入胞，传于五脏而致之。其色青者属于肝，用加味逍遥散加防风。湿热壅滞，小便赤涩，用前散加炒黑龙胆草。肝血不足，或燥热风热，用六味丸、逍遥散。色赤者属于心，用小柴胡汤加黄连、山栀、当归。思虑过伤者，用妙香散、六味丸。色白者属于肺，用六味丸、补中益气汤加山栀。色黄者属于脾，用六味丸、六君子汤加山栀、柴胡，不应，用归脾汤。色黑者属于肾，用六味丸。气血俱虚，用八珍汤。阳气下陷，用补中益气汤。湿痰下注，前汤加茯苓、半夏、苍术、黄柏。气虚痰饮，四七汤送六味丸。若病久元气下陷，或克伐所伤，但壮脾胃升阳气为善。若拘于人之肥瘦，而用燥湿泻火之药，反伤脾胃，为害不浅。

一、二便下血，若右关脉浮数，气虚而热也，用四君子加升麻、当归；尺脉浮大或微弱，元气下陷也，用补中益气汤。左关脉洪数，血虚也，用四物汤加炒山栀、升麻、秦艽；脉迟缓或浮大，气虚也，用四君子汤加升麻、炮姜；尺脉洪数或无力者，肾虚也，用六味地黄丸。若因房劳伤损精气，阴虚火动，而小便下血，诸血病者，不问脉症百端，但用前丸料煎服为善。

一、泄泻在五更或侵晨，乃脾肾虚，五更服四神丸，日间服白术散，或不应，或愈而复作，急用八味丸，补命门火以生脾土，其泻自止。

一、大便不通，属脾肺亏损，大肠津液干涸，或血虚火铄，不可计其日期，饮食数多，必待腹胀自欲去而不能，乃热在直肠间也,用猪胆汁润之。若妄服苦寒辛散之剂,元气愈伤,或通而不止,或成中痞之症。若气血虚者,用八珍汤加麻子仁。肠胃虚者,用补中益气汤加麻子仁。肾液不能滋润,用六味地黄丸加麻子仁。若厚味积雍,小便淋秘者,肝肾虚也,用六味地黄丸,以滋肾水;用补中益气汤,以补脾胃。若发热晡热,用六君子汤、加味逍遥散,养阳血,清风热。若兼筋骨痛,先用透经解挛汤、秦艽地黄汤,后用八珍散加牡丹皮、柴胡主之。若误服风剂而伤阴血者,用易老祛风丸。若两股或阴囊或两足,必用四生散、地黄丸为善。著误服草乌、川乌之类,或敷巴豆、砒石等味,肌肉腐溃,反成疠症,治者审之。

一、面赤瘙痒,或眉毛脱落,属肺经风热,用人参消风散、桦皮散;气虚用补中益气汤,加天麻、僵蚕;血虚用加味逍遥散,加钩藤钩。面发紫泡或成块,或眉毛脱落,属肝经风热,先用小柴胡汤加山栀、丹皮、钩藤钩,后用加味逍遥散。凡症属肝经血燥生风,但宜滋肾水生肝血,则火自息、风自定、痒自止。

一、遍身疙瘩,或瘾疹瘙痒,此风热伤血,用羌活当归散,气虚者佐以补中益气汤加山栀、钩藤钩,血虚者佐以加味逍遥散加钩藤钩。若手足皴裂,不问黯白,或在手足腿腕,搔起白皮,此风热而秘涩,用清胃散加芍药。盖肾开窍于二阴,精血不足,则大便秘塞而不通矣,须用六味地黄丸、补中益气汤,以滋化源。

一、小便不利,若不渴而不利者,热在下焦血分也,用滋肾丸。渴而不利者,热在上焦气分也,用清肺散。肾经阴虚而不利者,用六味地黄丸。热结膀胱而不利者,用五淋散。元气虚而不能输化者,用补中益气汤。脾肺之气燥而不能化生者,用黄芩清肺饮。若转筋便闭气喘,不问男女孕妇,急用八味丸,缓则不救。

一、白浊,足三阴经主之。属厚味湿热所致者,用加味清胃散。肝肾虚热者,用六味地黄丸为主,佐以逍遥散。脾肾虚者,用六味丸佐以六君子汤。肝脾郁滞者,六味丸佐以归脾汤。肺脾气虚者,六味丸佐以补中益气汤。湿痰下注者,益气汤佐以六味丸。

疠疡类症类症者与疠形状相似而所因不同也

一、两臁如癣瘙痒,久则脓水淋漓,或搔起白皮者,名肾脏风也,用四生散以祛风邪,用六味地黄丸以补肾水。若头目不清,内热口干体倦,痰热血燥,秋间益甚,故俗名雁来风,宜用羌活白芷散、加味逍遥散。气虚者,佐以补中益气汤加皂角刺、钩藤钩。血虚者,佐以八物汤加柴胡、牡丹皮或加味逍遥散兼服。

一、肢体或腿臂腕间患痦瘟,而游走不定者,赤曰赤游风,白曰白游风,为血虚阴火内动,外邪所搏之症,白用人参消风散,赤用加味逍遥散。气血俱虚,用八珍汤。晡热内热,用加味逍遥散、六味地黄丸。

一、遍身或头面起疙瘩,或如霞片,或破而脓水淋漓,或痒痛寒热乃肝火血虚也,用加味逍遥散。若口苦胁痛,小便淋沥,肝火血热也,用柴胡清肝散。若妇女夜间谵语发热,热入血室也,用小柴胡汤加山栀、生地黄。血虚者,四物合小柴胡汤。病退,却用逍遥散,以健脾胃生阴血。此症多有因怒气而发者,治当审之。

一、妇人肢体瘾疹疙瘩,搔破成疮,脓水淋漓,热渴眩晕,日晡益甚者,用四物汤加柴胡、山栀、丹皮,清肝火补肝血。若烦热体倦,头目不清,用八珍散加丹皮、山栀,补脾气生阴血。若自汗盗汗,月水不调,肚腹作痛,用八珍汤、六味丸。若食少体倦,心忪盗汗,经闭寒热,用八珍汤,佐以加味逍遥散。若病久元气怯弱,用十全大补汤,佐以归脾汤。

一、女子十三四或十六七，而天葵未至，或妇人月经不调，发赤癍痒痛，此属肝火血热，用小柴胡汤加山栀、生地黄、牡丹皮、防风。

一、生虫者，乃相火制金不能平木而化耳，非风邪所生也。但滋肾水生肝血，或佐以灸承浆之类，说见本症。

一、敷砒霜，患处作痛，或腐溃，用湿泥频涂换之。若毒入腹，胸膈苦楚，或作吐泻，饮冷米醋一二杯即止，多亦无妨，生绿豆末、芝麻油俱可。

一、敷贴雄黄药，闷乱或吐泻，用防己煎汤解之。

一、服辛热药，而眉发脱落者，乃肝经血伤而火动，非风也，用四物汤、六味地黄丸，以滋肝血、生肾水。

一、服川乌、草乌等药，闷乱流涎，或昏愦呕吐，或出血吐血，用大豆、远志、防风、甘草，任用一味，煎汤解之。大凡服风药过多，皆宜用之。未应，急用甘草、生姜汁解。

一、敷贴巴豆之药，患处作痛，肌肉溃烂，以生黄连为末，水调敷之。若毒入肉，吐泻等症，更以水调服一二钱，大小豆、菖蒲汁俱可。

一、敷贴藜芦，毒入内，煎葱汤解之。

一、服祛风克伐之药，呕吐少食，胸膈不利，或形气倦怠等症，用六君子汤以补阳气。若烦躁作渴，饮食不思，或晡热内热，面赤发热，用四物汤加参、术以生阴血。余从各门治之。

本症治验

一、男子冬间口苦耳鸣，阴囊湿痒，来春面发紫块，微肿麻木，至冬遍身色紫，不知痛痒，至春紫处俱大，至夏渐溃，又至春眉落指溃。此患在肝胆二经，令刺手指缝并臂腕出黑血，先与再造散二服下毒秽，更以小柴胡合四物汤加白芷、防风、天麻、皂角刺，渐愈。又与换肌散。但遍体微赤，此血虚有火，因家贫未得调理，秋间发热，至春面仍发块，用前散并养血药，喜所少谨疾得愈。

一膏粱之人，鼻坏眉落，指脱体溃，热渴晡甚，用四物汤加酒炒黑黄柏、知母、五味、麦门、白芷、天麻、皂角刺，三十余剂，热渴少止。时仲夏，精神倦怠，气喘身热，小便黄数，大便稀溏。此元气虚而时热胜也，用补中益气汤顿安。乃与换肌散及益气汤，兼服两月，更以生脉散代茶饮，疮少退。时至仲秋，眩晕少食，自汗体重，大便溏数。此亦时湿之症，用清燥汤调理而愈。又用补中益气汤加酒炒黑黄柏、知母、皂角刺、天麻，两月余而瘥。又因劳倦，耳聩热渴，误服祛风药，病气益剧，身发赤疹，与益气聪明汤，月许而愈。

一男子赤痛热渴，脓水淋漓，心烦掌热，目昧语涩，怔忡不宁。此心经受症也，用安神丸兼八珍汤，少加木通、炒黑黄连、远志，元气渐复；却行砭刺，外邪渐退，但便燥作渴，用柴胡饮并八珍汤而愈，再用换肌散而瘥。

一男子肚见青筋，面起紫泡，发热作渴，寅卯时甚，脉弦数，腿转筋，小便涩。此肝经火症，先用柴胡饮，热退便利；却用小柴胡合四物汤加龙胆草、炒山栀三十余剂，及八珍汤加柴胡、山栀，养其气血，乃用换肌散，去其内毒而安。年余因劳役饮食失宜，寒热头痛，遍身赤疹，自用醉仙散而殁。

一男子面发紫疙瘩，脓水淋漓，睡中搐搦，遍身麻木，渐发赤块，劳怒则痒，肝脉洪大。砭刺臂腕各出血，用清胃汤加大黄、皂角刺四剂，煎下泻青丸，麻木少退；以升麻汤数剂，下前丸，诸症少愈；却用宝鉴换肌散斤许，又用小柴胡合四物汤加参、术、天麻、角刺百余剂,及六味地黄丸,半载而愈。后因劳遍身麻痒,脉微而迟,此气血俱虚,不能荣于腠理,用十全大补汤加五味、麦门,调理年余而安。

一男子面赤发紫泡,下体痒痛,午后发热,大便燥黑。此火盛而血虚也,用再造散及四物汤加防己、胆草,及刺腿指缝出毒血而便和;仍以前药加白术、白芷、茯苓、羌活、独活而便黄;仍以四物去胆草、防己,少用独活,加玄参、萆薢,五十余剂而疮退;却用补中益气汤加天麻、麦门,而气血渐充;时仲秋霪雨,遍身酸痛,用清燥而安;随用换肌散、胡麻散、八珍汤,兼服而愈。

一上舍面发肿,肌如癣,后变疙瘩,色紫,搔之出水。此脾肺之症也,先用清胃汤,以清胃热解表毒;又用四物汤加山栀、黄芩、柴胡、皂角刺、甘草节,以养阴血祛风热,及砭臂腿腕手足指缝并患处,以去毒血,疏通隧道;乃与八珍汤加白芷、皂角刺、五加皮、全蝎及二圣散,兼服月余,以养阴血治疮毒;又与补气泻荣汤,少愈;再与换肌散而全愈。后因劳倦遂发赤晕,日晡尤甚,以四物汤加丹皮、柴胡、山栀,并用补中益气汤,年余虽劳而不发。

一男子遍身如癣,瘙痒成疮,色紫麻木,掐之则痛,小便数而少。此脾胃受症,邪多在表,用清胃散,更砭刺患处并臂腕,腕出黑血,神思渐爽,但恶寒体倦口干,此邪气去而真气虚也,以大剂参、芪、芎、归、蒺藜、桔梗数剂,元气顿复;却用八珍汤加黄芪、白芷、蒺藜、天麻、软柴胡及二圣散治之,其疮渐愈;后用换肌散、八珍汤等药,调理半载而痊。后仍发,误用克伐攻毒,患两感伤寒而死。

一男子遍身疙瘩,搔则痒,掐则痛,便闭作渴。此邪在内也,治以再造散二服,微下三次,用桃仁承气汤加当归四剂,及砭出黑血,渐知痛痒,但形体倦怠,用培养之剂复其元气,又用二圣散,其疮顿愈,更用大补,年余而康。后患痰涎壅盛,舌强语涩,用二陈、苍术、黄柏、知母、泽泻四剂而愈,再用补中益气汤调理而安。

一男子素清苦,眉尽落。病在肝胆二经也,乃刺臂腿腕及患处,出黑血,空心服八珍汤,加五味、胡麻、首乌、威灵,食后服换肌散,喜其无兼变之症,又能笃守禁忌,不半年而痊。

一儒者脚心或痒痛,或麻痒,或肿胀,二年后身体作痒,渐变疙瘩,发热耳鸣,日晡益甚。此属肾虚也,乃砭刺臂腕腿及手足指缝,去其瘀血,用六味地黄丸料加五味、柴胡五十余剂以补肾,又用换肌散、祛风丸以治疮,各斤许,疮渐愈,得滋补守禁而痊。

一上舍遍身患之,形体俱虚,余谓须用调补,元气完复,方治其疮。不信,恪服蛇酒以攻内毒,外敷砒霜等药以蚀外毒,顿加呕吐清水,体痛如锥。或以为毒气外发。余曰:脾主肌肉,此因毒药脾伤而然也。反服祛毒之剂,吐泻不止而殁。

一男子用药汤熏洗,汗出不止,喘嗽不食,腹鸣足冷,肢体抽搐。余谓此因热伤元气,腠理不密,汗出亡阳耳。是日果卒。

类症治验

钦天薛天契年逾六旬,两臁脓水淋漓,发热吐痰,数年不愈,属肾脏风症,用四生散而瘥。年余复作,延及遍体,日晡益甚,痰渴盗汗,唇舌生疮,两目皆赤。此肾经虚火,用加减八味丸,诸症悉愈。三年后小便淋沥,茎道涩痛。此阴已痿,思色而精内败也,用前丸及补中益气汤加麦门、五味而愈。

翟鸿胪两臁生疮,渐至遍身,各大寸许,肿而色黯,时出血水,吐痰咽干,盗汗心烦，溺赤足热，日晡益甚，形体消瘦，左尺脉洪数无力。余以为肾经虚火，用六味丸，不月诸症悉退，三月元气顿复。

松江掌教翟立之素善饮，遍身疙瘩，搔起白屑，上体为甚，面目焮肿，成疮结痂，承浆溃脓，眼赤出泪，左关脉洪数有力。或作疠风治之，脓溃淋漓。余谓肝火湿毒，以四物汤加干葛、连翘、山栀、柴胡、芩、连，一剂诸症悉退，四剂全退。两睛各显青白翳一片，亦属肝火，再剂翳去，乃用六味丸而愈。

一儒者身发疙瘩，时起赤晕，憎寒发热，服疠风之药，眉落筋挛，后疙瘩渐溃，日晡热甚，肝脉弦洪，余脉数而无力。此肝经血虚风热也，先以小柴胡合四物汤，加牡丹皮、酒炒黑黄柏、知母，肝脉渐和，晡热渐退；又用八珍汤加山栀，寒热顿去；再与加味逍遥散加参、术、钩藤钩、木贼，服两月疮悉愈而眉渐生。后因怒复作，用小柴胡汤加芎、归、钩藤钩、木贼而愈。后劳役发热，误用寒剂，不时身痒，日晡亦晕，早与补中益气汤加五味、麦门、山药，午后与加减八味丸寻愈。后食炙煿等物，痰盛作渴，仍发疙瘩，小便白浊，右关脉滑大有力，用补中益气汤加山栀，诸症悉退。

一男子愈后，肌肤作痒，口干饮汤。此中气虚不能化生津液、荣养肌肤。午前服七味白术散、补中益气汤，午后服参、芪、芎、归、五味、麦门，少愈；又用十全大补汤加五味、麦门全愈。

一男子愈后，因劳恶寒，头痛体倦。余谓：恶寒乃胃气虚，不能护卫肌表；头痛乃清气虚，不能上升巅顶。用补中益气汤加五味、麦冬益甚；更兼口噤，脉微细如无，又加附子五分，四剂而瘥。

一男子愈后，每早吐痰碗许，形体倦怠。此中气虚而不能克化饮食，以参、芪、白术、陈皮、半夏曲为丸，临卧服，早间服补中益气汤，不月而愈。盖胃为五谷之海，脾为消化之器，若脾气健旺，运行不息，痰自无矣。

一男子愈后，恶寒头晕，食少体倦。属中气虚弱，用补中益气汤加蔓荆子，并十全大补汤加五味子，血气充而愈。

一男子面起赤晕，时或发肿，擘手亦然，搔起白屑。服疠风药，内热体倦，脉大而虚。此因元气虚而阴血复伤，用六味地黄丸、补中益气汤而寻愈。

一男子两目俱赤，遍身痒痛，搔起白皮。此肝肺阴虚。误服祛风燥剂，鼻赤面紫，身发疙瘩，搔出血水。用升麻汤下泻青丸数服，又用加味逍遥散数剂，身鼻渐白，疙瘩渐消；又用四物汤加参、芪、柴胡、山栀，并换肌散，各百余服，喜其年少谨疾，痊愈。

一男子愈后，寒热往来，体瘦倦怠，饮食不甘。此因元气虚而变症也，午前用补中益气汤加麦门，五味，午后用四物汤加麦门、五味而愈。

一男子遍身瘙痒，后成疮出水，洒淅恶寒，皮肤皱起，眉毛渐落，大便秘结，小便赤少。此属肺火为患，用补气泻荣汤四剂，诸症渐退。但倦怠恶寒，小便清少，此邪气去而真气虚也，用补中益气汤兼换肌散，半载乃元气复而诸症退。时仲秋忽大便不实，小便频数，体倦食少，洒淅体重。此湿邪乘虚而作，用东垣益胃汤，二剂顿安，仍用前药调理，三月余全愈。

一儒者遍身作痒，搔破脓水淋漓，眉毛脱落，如疠风症，久服祛风等药，致元气亏损，余用补中益气汤加茯苓而愈。后失调理，日晡热甚，用八珍汤加五味、麦门，五十余剂而愈。

一儒者怀抱久郁，先四肢如疠，恪祛风消毒，气血愈虚，延及遍身，寒热作渴，肢体倦怠，脉洪大而虚。谓余何也？余曰：始因脾郁血虚，阴火妄动；后因药伤脾胃，元气下陷。遂用补中益气汤，培补脾胃，升举元气；用归脾汤解散郁火，生发脾血；更以六味丸益肾肝精血，引虚火归源，不两月诸病悉愈。

一男子遍身生疮，脓水淋漓，晡热口干，两足发热，形体消瘦，杂服风疮药，六年未愈，尺脉洪数而无力。此肾经疮也，如小儿肾疳之症。用加减八味丸，不半载而痊。

一男子遍身生疮，似疥非疥，脓水淋漓，两腿为甚，作痒烦热，肢体倦怠，年余不愈。余以为肾经虚火，用加减八味丸而瘥。

一男子秋间发疙瘩，两月余渐高有赤晕，月余出黑血。此风热血虚所致，先用九味羌活汤，风热将愈，再用补中益气汤而愈。后不慎房欲复作，盗汗晡热，口干吐痰，体倦懒言，用补中益气汤、加减八味丸顿愈。

一男子两掌每至秋皮厚皱裂起白屑，内热体倦。此肝脾血燥，故秋金用事之时而作。用加味逍遥散加川芎、熟地，三十余剂而愈。再用六味丸加五味、麦门，服之半载后，手足指缝臂腿腕皮厚色白，搔之则木，久服前药方愈。

一男子因大怒发热，眉发顿落。盖发属肾而眉属肝，此肝肾素虚，为怒阴火愈盛，销铄精血而然也。用六味丸料加柴胡、山栀、黄柏，数剂渐生，又二十余剂而完。

一男子遍身瘙痒，服祛风辛燥之剂，眉发脱落。余谓前药复伤肝肾，精血虚而火内炽所致。朝用八珍汤加麦门冬、五味子，夕用六味丸料加当归、黄芪治之，风热退而眉发生矣。

一男子染时疮，服换肌散之类，眉毛顿脱，遍身作痒，或时赤晕，乃燥药损其阴血，阳气偏旺而然耳。朝用四物汤倍熟地，加茯苓、白术、牡丹皮、山栀、生甘草，夕用六味丸料加当归、黄芪治之，疮症既愈，眉毫亦生。

一男子素不慎房劳，其发忽落，或发热恶寒，或吐痰头晕，或口干作渴，或小便如淋，两足发热，或冷至胫。属足三阴亏损而阴火内炽，朝用十全大补汤，夕用六味丸料加炒黑黄柏、枸杞子治之，诸症退而发渐生。

男素膏粱醇酒，患肾脏风，延及遍身，服疠药益甚，又用捻药于被中熏之，呕吐腹胀，遍身浮肿溃烂，脓水淋漓，如无皮而死。

一男子足三阴虚，患血风疮症，误服祛风散毒之剂，外敷斑蝥、巴豆等类，肌肉溃烂，呕吐腹膨，或泄泻足冷，或烦热作渴。此药复伤脾胃虚败也，辞不治，不越月而殁。

一妇人脓水淋漓，发热作渴，体倦恶寒，经水不调，久而不愈。此肝脾亏损而虚热也，先用补中益气汤加川芎、炒山栀，元气渐复，更以逍遥散而疮渐愈。

一妇人性急善怒，月经不调，内热口苦，患时疮，服败毒之药，脓水淋漓，热渴头眩，日晡益甚，用加味逍遥散，服之渐愈。因大怒，月经如涌，眼赤出泪，用四物汤加山栀、柴胡、连、芩，数剂而愈。年余手足臂腕起白点渐大，搔起白屑，内热盗汗，月经两月余一至，每怒或恶寒头痛，或不食作呕，或胸乳作胀，或腹内作痛，或小便见血，或小水不利，或白带下注。此皆肝木制伏脾土，元气虚而变症也。用补中益气汤加炒黑山栀及加味归脾汤，间服半年而愈。

一妇人久郁，患在四肢，腿腕尤甚，误用败毒寒凉之剂，晡热内热，自汗盗汗，月经不行，口干咽燥。此郁火伤脾也，用归脾汤数剂，后兼服逍遥散，五十余剂而愈。

一妇人身如丹毒，搔破如疠，热渴头晕，日晡益甚。此属肝经风热血燥，用加味逍遥散而愈。

一妇人素晡热，月经不调，先手心赤痒，至秋两掌皮厚皱裂，时起白皮。此皆肝脾血燥，用加味逍遥散加荆芥、钩藤钩、川芎、熟地，五十余剂，又用归脾汤二十余剂，乃服六味丸而不再发。

一妇人两腿腕紫黯寸许，搔破出水，或用祛风砭血，年余渐胤如掌许。乃服草乌等药，遍身瘙痒，时出血水，内热体倦，饮食无味，月经三月一至，脉洪而数，按之则涩。此燥剂愈伤脾血也，先以补中益气汤加芍药、川芎、五味十余剂，乃与加味逍遥散加熟地、钩藤钩二十余剂，再用归脾汤加川芎、熟地黄，治之而不发。

一妇人日晡身痒，内外用追毒祛风之剂，脓水淋漓，午前畏寒，午后发热，殊类疠风。用补中益气汤加山栀、钩藤钩，又以加味逍遥散加川芎而愈。

一妇人手心色赤瘙痒，发热头晕，作渴晡甚，服祛风清热之药，肤见赤痕，月经过期。用加味逍遥散倍熟地，热止痒退；更以四物汤加柴胡、参、芪、炙甘草、茯苓，头清渴止；再用四物汤加参、术、茯苓、山栀，赤晕亦消。

一妇人素清苦，四肢似癣疥，作痒出水，怒起赤晕，服祛风败毒等剂，赤晕成疮，脓水淋漓，晡热内热，自汗盗汗，月经不行，口干咽燥。此郁伤脾血也，用归脾汤、逍遥散，两月而痊。

一妇人遍身疙瘩瘙痒，敷追毒之药，成疮出水，寒热胁痛，小便不利，月经不调，服祛风之剂，形体消瘦，饮食少思。此肝火血燥生风，前药益伤脾血耳。先用归脾汤二十余剂，又用加味逍遥散二十余剂，诸症渐愈，乃用六味丸调埋而搓。此等症候，服风药而死者多矣。

一妇人愈后唇肿皱裂，食少肌瘦，晡热益甚，月水过期，半年渐闭，时发渴躁，专于通经降火，发渴愈甚，唇胀出血。此脾经虚热而血愈耗也，治以四物汤加参、苓、芪、术、升麻、丹皮、柴胡、山栀，外症渐愈；又用八珍汤加丹皮、柴胡，五十余剂月水调而诸症痊。

一小儿面部浮肿，遍身如癣，半年后变疙瘩，色紫作痒。敷巴豆等药，皮破出水，痛痒寒热，大便坚硬，脾肺脉洪数而实。先用防风通圣散，以解表里，便利调和；又用四物汤加荆、防、黄芩、柴胡、皂角刺、甘草节，以凉血祛毒，诸症渐退；更以八珍汤加白术、荆、防、角刺、五加皮而愈。后但劳则上体发赤晕，日晡益甚。此属气血虚而有火，用四物汤加丹皮、参、术、柴胡，治之稍退，又用补中益气汤加酒炒黑黄柏、知母，月余痊愈。

一小儿遍身患疥如疠，或痒或痛，肢体消瘦，日夜发热，口干作渴，大便不实年余矣。此肝脾食积郁火，用芦荟丸，不月而愈。

一女子十三岁，善怒，遍身作痒出水。用柴胡、川芎、山栀、芍药以清肝火，用生地、当归、黄芩以清肝血，用白术、茯苓、甘草以健脾胃而愈。半载后遍身起赤痕，或时眩晕寒热。余曰：此亦肝火炽甚，血得热而妄行。其夜果经至。

一女子赤晕如霞，作痒发热，用小柴胡汤加生地、连翘、丹皮而愈。大凡女子天癸未至，妇人月经不调，被惊着恼，多有此症。

一小儿十五岁，遍身似疥非疥，脓水淋漓，晡热口干，形体骨立四年矣。此肾疳之症，用加减八味丸而痊。

韩氏子，年十四，早丧天真，面红肿如风状，不时举作。或误用疠风药，内虚发热，口燥烦渴。甲辰冬邀治，因请教焉。先生云：此内伤不足，阴火上炎，而类赤游风症也，药宜滋其阴则火自降，补其本则标自退。大经领教，用四君加参、芪四十剂，又

用此作丸服斤许，不两月而平复。若从有余治之，则误谬多矣。谨录呈上，乞附药案以惠后之患者。嘉靖丁未仲春门人朱大经顿首拜书。

中　卷

吴郡　薛　己著
新都　吴玄有校

续治诸症

一男子遍身患小疮，或时作痒，口干作渴。服消风散，起赤痒益甚；服遇仙丹，脓水淋漓，饮食无度，肌肉消瘦。尺脉洪数，左尺尤甚。余谓肾水不足，虚火上炎为患。先用加减八味丸，其渴渐止；用补中益气汤加五味子，肌肉渐生；佐以八珍汤加牡丹皮、麦门冬，百余剂而痊。二年后不节房劳，其疮复作，惑于人言，又服消风散之类，其疮复患。余仍用前药，调治而痊。

一男子善怒面青，腿内臁患癣类，色赤作痒。或为砭刺出血，发热焮肿作痛；服消风散而益甚；服遇仙丹愈加发热作渴；仍服之，脓水淋漓。其脉洪数，左关为甚。余谓肝经血虚，火内动复伤其血而疮甚耳。先用柴胡清肝散数剂，又用四物、山栀治之，诸症渐愈；用八珍地黄丸，两月余而痊。

一男子面赤作渴，而常患小疮作痒。服祛风药，遍身发赤；服花蛇酒，更发赤晕；遍行砭刺，又服消风散，发热口渴，饮水不止。余谓肝经血虚而风热也，用栀子清肝散及地黄丸料煎服，热渴渐止，疮渐结靥；又用八珍汤、地黄丸，疮靥渐脱；又服月余，疮渐愈。

一男面生粉刺，或生小癗。服消风散，疮益甚；服遇仙丹，加遍身赤痒；仍服前药，发热焮肿；又服旬余，溃而出水，形体骨立。先用四君、当归、桔梗数剂，饮食稍进，又用八珍汤数剂而痊。

一男子患肾脏风，饮烧酒，发赤晕。砭出血，敷追毒之药，成疮出水，日晡益甚，类大麻风。服遇仙丹，眉毛折落，大便下血，虚羸内热，饮食甚少，势诚可畏。余先用圣济犀角地黄汤，其血渐上；又用五味异功散加当归、升麻，饮食渐进；用四物、参、术、牡丹，内热渐减；用易老祛风丸，脓水渐少；又八珍、牡丹皮之类，月余疮渐结靥。因思虑，发热盗汗，疮复作痒，兼起赤晕，用加味归脾汤数剂，汗热渐止；用加味逍遥散、六味地黄丸而痊。

一男子嗜膏粱炙煿、醇酒辛辣之物，遍身生痞瘰，甚为作痒。服消风散之类，更起赤晕；又砭出血，其痒益甚；敷败毒之剂，遂各成疮，脓水津淫，眉毛渐脱，赤痒益甚。此脾经积热伤血所致。余先用犀角地黄汤，诸症稍退；乃用济生犀角地黄汤加黄连治之，脓水渐止；乃以八珍汤加山栀、牡丹皮，眉毛渐生；因饮食失宜，胸腹作胀，饮食少思，或大便下血，用五味异功散加升麻，饮食渐进；又用补中益气汤而血止；仍用异功散加当归、牡丹皮而痊。

一男子内臁作痒色黯，搔起白皮，各砭

刺出血，其痒益甚，更起赤晕，延及外臁，津淫不已。服祛风之药，肢体亦然，作渴引饮。左尺脉洪大，数而无力。余谓此肾经虚火复伤其血，火益甚而患耳。先以八珍汤加五味子、牡丹皮，三十余剂诸症渐愈，乃佐以加减八味丸，百余剂而痊。

一男子常咳嗽，腿患白癜风，皮肤搔起白屑。服消风散之类，痒益甚，起赤晕；各砭出血，赤晕开胤而痒愈甚；服遇仙丹之类，成疮出水，殊类大麻风，咳嗽吐痰，面色皎白，时或萎黄。此脾肺二经虚热之症，先用五味异功散治之，虚热稍退；又用地黄清肺饮，肺气渐清；又用八珍汤、六味丸而寻愈。后又咳嗽痰喘，患处作痒，用参苏饮二剂，散其风邪；又用五味异功散加桔梗，补其肺气而痊。二年后咳嗽作渴饮水，脉洪大，左尺为甚，用加减八味丸，补肾水而痊。

一男子素不慎房劳，其发渐落，或发热恶寒，或吐痰头晕，或口干作渴，或小便如淋，两足发热，或冷至胫，属足三阴亏损而阴火内炽。朝用十全大补汤，夕用加减八味丸，诸症退而发渐生。后两腿腕患紫癜风，延于两股作痒，各砭出血，痒处日甚；服消风等药，患处微肿，延及上体，两眼昏涩。余谓肾脏风，先用四生散四服，后用易老祛风丸月余，用地黄丸两月余而痊。后饮食起居失宜，肢体色赤，服二丸随愈。

一男子患白癜风，过饮或劳役，患处色赤作痒。服消风散之类，顿起赤晕，遍身皆痒；砭出血，服祛风药，患处出血；恪服遇仙丹，患处愈焮，元气日虚。余先用九味芦荟丸、九味羌活汤，诸症顿愈，用加味逍遥散、加味四物汤乃瘥。

一男子不时患疙瘩，瘙痒成疮，脓水淋漓，恶寒发热。先用羌活当归散而痒止，又用易老祛风丸而不发。后饮烧酒起赤晕，二便不通，口舌生疮，热渴不安，用防风通圣散，二便遍利，但口干体倦，饮食不入，用七味白术散去木香，四剂而安。

一男子患疮疥，搔破出脓水，面赤作渴，大便坚实，脉洪数，左关寸为甚。此木火相搏也，先用泻青丸料煎服，热势顿减，又用栀子柴胡散、加味逍遥散而疮愈。

一男子患疙瘩瘙痒，破而成疮，如大麻风。服遇仙丹，发热作渴，大便秘结，脉沉实，右关为甚。此热蓄于内也，先用黄连内疏汤而大便通利，又用防风通圣散去硝黄而热渴止，却用八珍汤而疮愈。

一儒者素食膏粱，发热作渴饮冷，患疮，如大麻风，大便出黑血，服清热祛风等寒药益甚。余谓血分有热火也，故寒之不寒。用四物二连汤以清热凉血，用六味地黄丸以补肾生水而热退，又用柴胡栀子散调理而痊。

一男子遍身患疙瘩作痒，劳而益甚。用参、芪、归、术为君，佐以柴胡、炒芩、桔梗、川芎、炙草而瘥，更用补气血之药，后不再发。

一男子患疙瘩，瘙痒发热，形气虚弱，口鼻气热，且喜饮冷。属外邪也，以消风散二剂，外邪悉解，但倦怠少食，更治以参、芪、归、术、陈皮、炙草、五味子而健，又以补中益气汤去柴胡、升麻，加茯苓、芍药乃痊。

一男子患前症，多在臀脚，劳役则痒益甚，小便色黄。服败毒散、芩、连之剂，患处痒痛，夜不得寐。余谓脾气下陷，用补中益气汤，加五味、麦门，少用炒黑黄柏，治之而痊。凡病日间如故，日晡倦怠，或劳愈加，晨起如故，皆元气虚也，宜用前药补而治之。

一儒者遍身生疮瘙痒，脓水淋漓。自知医，服八珍、荆、防之类益甚，脉洪大，按之无力。余谓此气血热也，用八珍汤加牡丹皮治之而愈。继娶后两足生疮，久不愈，尺脉数而无力，余用地黄丸、八珍汤而痊。

余甥凌云汉年十六，庚子夏作渴发热，

吐痰唇燥，遍身如疥，两腿尤多，色黯作痒，日晡愈炽。仲冬腿患疮，尺脉洪数。余曰：疥，肾疳也。疮，骨疽也。皆肾经虚症。针之脓出，其气氤氲。余谓火旺之际，必变瘵症。用六味地黄丸、十全大补，二旬诸症愈而瘵症具，仍用前药而愈。抵冬毕姻，至春其症复作，仍服地黄丸数斤，煎药三百余剂而愈。

稽勋季龙冈遍身患此，腿足为甚，日晡益焮，口干作渴，小便频数。此肾经虚热，用补中益气汤、六味地黄丸而愈。

一儒者善嚏患疥，余以谓腠理不密，外邪所搏，用补中益气汤加白芷、川芎治之，不从。自服荆防败毒散，盗汗发热，作渴焮痛，脓水淋漓，仍用前汤倍加参、芪、五味而痊。

一儒者患在臂脚，日晡或痒或胀，形体倦怠。自服败毒散，痛处发肿，小便赤涩。此肺肾阴虚，余用补中益气汤加五味子、麦门冬而愈。

一儒者遍身发瘾，误服攻毒之剂，元气虚而不能愈。余用补中益气汤加茯苓治之，其疮顿愈。又因调理失宜，日晡益甚，用八珍汤加五味子、麦门冬，五十余剂而愈。

一男子患疙瘩，色黯作痒出黑血，日晡至夜益甚，其腿日肿夜消。余以为气血虚而有热，朝用补中益气汤，夕用加味逍遥散而愈。

一男子时疫愈后，遍身发瘾作痒，服补中益气汤而愈。有同患者不信余言，乃用砭法出血而死。此因阴虚血热，色黑作痒也，何乃反伤阴血哉。

一男子患瘾，干痒作痛，以芩、连、荆、防、山栀、薄荷、芍药、归梢治之而愈。

一儒者应试后，遍身瘙痒，后成疙瘩。此劳伤元气，阴火内炽，秋寒收敛，腠理郁热内作。用补中益气汤加茯苓、川芎、白芷而愈。后复劳仍作，惑于人言，服祛风败毒药，如大风之状，又发热作渴，倦怠懒食。余用补中益气汤，倍加参、芪、归、术、半夏、茯苓、五味子、麦门冬而愈。

举人陆世明，会试途中劳役，胸患斑，焮赤作痛，头痛发热，形倦少食，大便或溏或结，小便赤涩。此劳伤元气，而虚火内动，投补中益气汤，一剂顿退，再剂而痊，又数剂而元气复。

一男子脾肾气血虚热，恪服四物、黄柏、知母之类，元气愈虚，倦热益甚。余朝用补中益气汤，夕用六味地黄丸加五味子，煎服而愈。后至闽为商，遍身瘙痒，时喜热水浴之。后患疮瘾，破而出水。用风药益甚，或赤或白，眼作花痒。先用胡麻散、六味丸，痒渐愈；用六味丸、消风散，疮渐愈；用八珍汤、六味丸而痊。次年两股小腹颈项复作痒，用四生散、六味丸而愈。

一妇人经水先期，劳役或气恼则寒热瘙痒。服祛风降火等药，不劳怒而自痒发热，更加痰喘气促；服化痰清气之药，形气倦怠，食少胸痞，身发疮疹；服消毒之类，脓水淋漓；服大麻风药，口干作渴，欲水而不敢饮，经水又过期，眉间若动；又服月余，眉毛脱落，经水淋漓。余谓心肝二经风热相搏，制金不能平木，木克脾土而不能统血，肝火旺而不能藏血也。眉间属甲木而主风，风动血燥而眉毛脱落又若动也。经云：水生木。遂朝用地黄丸以滋肾水生肝血，夕用加味逍遥散以清肝火生肝血，月余诸症渐愈。又佐以四君、芎、归、牡丹皮，月余经水旬日而止。又两月余，经水五十余日而至，乃夕用五味异功散加当归服两月，经水四十余日而至。因怒恼寒热，经水如崩，眉棱觉动，脉洪数弦，肝脾二经为甚，用柴胡栀子散二剂以平肝火，用五味异功散二剂以补脾气，发热顿退，经水顿止。更以八珍汤倍加参、术及地黄丸，两月余经水如期，眉毛渐生。因饮食停滞，腹胀作痛，另服祛逐之剂，泄泻不止，小腹重坠，饮食甚少。余先用六君子汤送四神丸，数剂泻渐止，饮食稍进；又用补中益气汤倍用升麻数剂，重坠渐愈。后因劳心发热，饮食难化，呕吐涎水，其热自脐上起，觉饥热频作，乃用六君子汤加炮姜治之，热时饮稠米汤稍安，两月余又常服加味归脾、补中益气二汤而痊。

一妇人秋间肢体作痒，时发寒热，日晡热甚，口苦喜酸，月水先期，面色常青，热甚则赤。恪服清热凉血，后发疙瘩，赤痒益甚。乃清热败毒，破而脓水淋漓。余谓肝脾血燥虚热。不信，仍治疮毒，其疮益甚，形气倦怠，饮食减少。余先用补中益气汤，间佐以六君、当归，元气稍复；乃以八珍汤倍用参、术，少用川芎、芍药炒黑，间佐以补中益气汤，诸症渐愈；又以四君子汤为主。佐以加味逍遥散，两月余脓水渐少；又服月余，疮渐结靥。因怒恼，寒热腹胀，饮食少思，患处复甚，用六君子汤加山栀、柴胡，乃用四君子汤为主，而疮渐愈。又因怒，月经甚多，发热作渴，疮痛出血，用柴胡清肝散，热退痛止。仍用四君子汤而结靥，又用八珍、山栀、牡丹皮而痊愈。

一妇人遍身瘙痒，脓水淋漓，发热，身如虫行，月经不调。先用升麻汤送泻青丸，热痒顿退；又用加味逍遥散，经行如期；用换肌丸而疮愈。后因怒经行不止，筋骨作痛，用秦艽地黄汤、易老祛风丸而痊。

一妇人遍身患疙瘩，发热作痒，内服败毒祛风，外搽攻毒追蚀，各溃成疮，脓水津淫，形气消瘦，饮食日减，恶寒发热，作渴饮冷，脉浮数，按之则涩。此元气复伤也，先用七味白术散数剂，其渴渐止，饮食稍加；乃用八珍汤加柴胡、牡丹皮，脓水渐干；又用六君、芎、归、丹皮、山栀，疮渐收敛；仍用八珍、山栀、牡丹皮而痊愈。

一妇人每秋间两手心作痒，搔起白皮，因劳役怒恼则发寒热，遍身作痒起疙瘩。或以为风症，内服花蛇等药，外敷硫黄之类，患处溃。又服遇仙丹，热渴益甚，月水不通。余谓脾肝二经血燥生风，先用加味逍遥散，热渴渐减；又用八珍、柴胡、山栀，患处少可。后因怒气发热胁痛，患处焮痛，用加味逍遥散四剂而安；又用四君、芎、归、山栀、牡丹皮，半载而痊。

一妇人因怒，寒热发赤晕，服祛风之药发疙瘩，或砭出血，患处焮痛，发热头痛。内服外敷，俱系风药，脓水淋漓；服花蛇酒之类，前症益甚，更加肺热烦渴不寐，脉洪大，按之如无。余谓血脱烦躁，先用补血当归汤稍缓；用四君、当归数剂得睡，但倦怠头晕少食，用补中益气汤加蔓荆子稍可；又用八珍汤，少用芎、芍，倍用参、术，三十余剂而能步履，又服月余而痊。

一妇人患白癜风，误以为大麻风，服蛇酒等药，患处焮肿，经水两三月一行。余曰：此肝血伤而内风也，误用风药，必筋脉拘急。不信，仍作风治，果身起白屑，四肢拳挛，始信余言。先用八珍汤四剂，又用四君子汤二剂，月余乃以四君子汤，又用八珍汤二剂，又月余诸症渐退，元气渐复；又以四君子汤为主，以逍遥散为佐，将两月疮靥脱，又月余而愈。

一妇人性急善怒，月经不调，内热大苦，患疙瘩作痒。服败毒之药，脓水淋漓，热渴头晕，日晡益甚，用加味逍遥散渐愈。后因大怒，月经如涌，眼赤出泪，用四物汤加山栀、柴胡、连、芩数剂而愈。年余左足臂腕起白点渐大，搔起白屑，内热盗汗，月经两月余一至，每怒或恶寒头痛，或不食作呕，或胸乳作胀，或腹内作痛，或小便见血，或小水不利，或白带下注。此皆肝木制伏脾土，元气虚而变症也。用补中益气汤加炒黑山栀及加味归脾汤，间服半年而愈。

后每怒恼患赤晕，或以风疾治之，发疙瘩；又服遇仙丹，赤肿作痒出脓水；外敷追蚀之药，寒热作渴；又服胡麻、草乌之药，遍身瘙痒，眉毛脱落，脓水淋漓，咳嗽发热，月经两月一行。余用四君、当归、牡丹皮，月余热渴稍止，饮食稍进。又服月余，咳嗽稍可，却用八珍汤加牡丹皮二十余剂，患处渐干，经水如期。后因伤食，作泻不食，用六君子汤，饮食渐进。又因怒发热作渴，患处作痛，经行不止，用加味逍遥散渐可，仍用四君子汤而痊愈。

一妇人性沉静，怀抱不乐，月经过期，遍身作痒。服祛风清火之剂，搔破成疮，出水不止，其痒益甚；或用消风散之类，眉棱跳动，眉毛折落；又服遇仙丹，患处俱溃，咳嗽发热，饮食日少，月经先期。余作肝脾郁怒而血燥，前药复伤而益甚。先用四君、芎、归、山栀、牡丹皮，饮食渐进，服月余而嗽止；又以加味逍遥散加钩藤钩，二十余剂而眉不动，乃去钩藤，倍加参、术、当归，月余疮渐结靥，又以八珍汤加山栀、牡丹皮而痊。

一妇人患前症，脓水淋漓，发热作渴，体倦恶寒，经水不调，久而不愈。此肝脾亏损而虚热也，先用补中益气汤加川芎、山栀而元气渐复，又用逍遥散而疮渐愈。又产后患疥，遍身作痒，搔起疙瘩，破而出脓，或出血水，误服醉仙散，殊类风症。余用八珍汤数剂而安，又用十全大补汤，患处渐干。因恼怒停食，腹胀少食，发热作渴，患处复溃，用六君子汤加炒黑山栀，数剂饮食渐进，又用八珍汤之类而痊。

一妇人日晡身痒，月余口干，又月余成疮。服祛风治疮之剂，脓水淋漓，午前畏寒，午后发热，殊类风症。余谓此肝火伤脾，外邪所搏。先用补中益气汤加山栀、钩藤，又用加味逍遥散兼八珍散而痊。

一妇人素清苦，因郁怒患前症，遍身患疙瘩，晡热内热，自汗盗汗，月经不行，口干咽燥。余用归脾汤数剂，诸症稍退，后兼加味逍遥散，五十余剂而愈。

一妇人性躁，患瘖瘟作痒，脓水津淫，寒热口苦，胁痛耳鸣，腹胀溺涩。乃肝脾血虚火症，用六君、柴胡、山栀、龙胆数剂，以逍遥散兼服渐愈；又与六味逍遥散七十余剂，诸症悉退。

一妇人患瘫症作痒，脉浮数，以人参败毒散二剂少愈，更以消风散四剂而安，又用柴胡清肝散而愈。

一妇人患瘫症痛痒，大便秘，脉沉实，以四物汤加芩、连、大黄、槐花治之而便利，用四物二连汤而疮愈。

一妇人身如丹毒，搔破淋漓，热渴头眩，日晡益甚，用逍遥散加炒山栀、陈皮而愈，又用八珍、柴胡、山栀、丹皮而愈。

一妇人患前症，误用大麻风药，破而出水，烦渴头晕，诚类风症，六脉洪数，心肝脾为甚。余曰：风自火出，此因怒动肝火，血燥而生风耳，非真风症也。与逍遥散、六味丸，以清肝火、滋脾血、生肾水而愈。

一妇人患前症，搔破久不愈，食少体倦。此肝脾亏损，阴虚发热也。先用补中益气汤加川芎、炒栀，元气渐复，更以逍遥散而疮愈。

一妇人身如丹毒，后发疙瘩，搔破脓水淋漓，热渴头晕，日晡益甚。余用清肝养血之剂。不信，乃服大麻风药，臂痛筋挛；又服化痰顺气之剂，四肢痿弱。又一妇患前症，数用风药煎汤泡洗，以致腹胀，并殁。

一女子月经先期，或经行上身先发赤晕，微肿作痒，若遇气恼，赤痒益甚。服祛风之药，患处更肿；砭出紫血甚多，其痒愈作。余谓肝火血燥，风药复伤血而为患也。先用加味逍遥散清肝火益肝血，赤痒少止，用地黄丸滋肾水生肝木，各五十余帖而痊。后因恼怒，经水不止，发热作渴，患处赤痒。

先用加味小柴胡汤二剂，诸症顿止。又用加味逍遥散而安。

一女子二十岁，月经先期而或过期，或有怒身发赤晕，或患疙瘩，六七日方退。服祛风药，赤晕不退，瘙痒作渴。执为风证，恪服前药，搔破成疮，脓水津淫。余曰：此肝火生风，再服是药，必致筋挛。不悟，后两手果挛，始信。先用地黄丸、四物汤，月余热渴顿减；乃佐以加味逍遥散，又月余患处脓少；又用四君、山栀、牡丹皮二十余剂，指能伸屈。因怒发热，经水不止，睡中筋脉抽动不安，以加味逍遥散加钩藤钩、牡丹皮而疮结靥，乃去钩藤钩，调理元气复而疮靥脱。

一女子常患瘾疹作痒，因怒发热，变为疙瘩，臖肿痒甚，余用栀子清肝散治之而愈。后又怒，患痕起赤晕，游走不定，自砭出紫血，甚痒彻骨，其热如炙，如大麻风，欲用风药，余绐之曰：然。乃以当归补血汤四剂，其热悉止，又用圣愈汤、加味逍遥散而愈。

一女子赤晕如霞，作痒发热，用小柴胡汤加生地、连翘、丹皮而愈。后时常发热，遍身如虫行，因恼怒起赤晕作痒。用柴胡清肝散，热痒顿止；用加味逍遥散热痒全止，但见风起赤晕，或发瘾疹，或患疙瘩，用胡麻散随愈。

一女子常患疙瘩，时或作痒。服消风之类，搔破成疮，其痒不止，延及头面。余先用羌活当归散，其痒顿止；用加味逍遥散，其热顿痊；又用当归饮而疮亦愈；用八珍、柴胡、山栀而不再作。

一小儿因有食积，服克滞之剂，肢体生疮似疥，服消毒之药，发疙瘩，赤色作痒，脓水津淫。余先用五味异功散加柴胡、山栀以补脾胃平肝木，赤痒渐消；又用四味肥儿丸、五味异功散治之而食积愈。

一女子赤晕作痒，寒热发搐，服风药身发疙瘩，搔破出水。此肝血风热之症，先用加味小柴胡汤，后用四味肥儿丸而愈。后伤风咳嗽，头面瘙痒微肿，先用消风散一剂，又用栀子清肝散而痊。

一小儿遍身生疮，小便不调，颈间结核，两目连札。服祛风之剂，眉毛脱落。余谓肝经风热之症，先用大芦荟丸，后用四味肥儿丸，渐愈。后因饮食停滞发热，其疮复臖，用大芜荑汤、四味肥儿丸而愈。后每停食，遍身发赤作痒，服四味肥儿丸即愈。

一小儿遍身患疮，似疥作痒，肌体消瘦，发热龈烂，口渴饮水，大便不实。此肝肾之症也，先用地黄丸治之，又用大芜荑汤而愈。后因饮食所伤，其疮复焮，先用四味肥儿丸，后用大芜荑汤而痊。

一小儿遍身生疮似疥，或痒或痛，脓水淋漓，眉毛脱落，大便酸臭，小便澄白。余谓肝脾之症，先用大芦荟丸，后用四味肥儿丸，诸症渐愈，又佐以五味异功散而痊。

一小儿遍身生疮，头发成穗，眉毛脱落，肌肉消瘦，大便酸臭，小便不调，颈间结核，肚大青筋。余先用五味异功散，月余后，用四味肥儿丸，又用大芜荑汤、异功散而痊。

一小儿先阴茎作痒，小便不调，后遍身生疮作痒，服消风散毒之剂，臖如大风之症，颈间结核，发热如炙。余先用柴胡、栀子，后用大芦荟丸、四味肥儿丸，诸症稍愈，又用虾蟆丸、四味肥儿丸而痊。

一小儿面部浮肿，遍身如癣，半年后变疙瘩，色紫作痒，敷巴豆等药，皮破出水，痛痒寒热，大便坚硬，脾肺脉洪数而实。先用防风通圣散，便利调和；又用四物汤加荆、防、黄芩、柴胡、皂角刺、甘草节，诸症渐愈；更以八珍汤加白术、荆、防、皂角刺、五加皮而愈。后但劳则上体发赤晕，日晡益甚。此气血虚而有火也，先用四物汤加丹皮、参、术、柴胡，治之稍愈；又用补中益气汤加酒炒黑黄柏、知母，月余痊愈。后不守禁忌，遍身生疮，诚如疠风，大便酸臭，肚大青筋，头发成穗。先用肥儿丸月余，又用大芜荑汤数剂，又用大芦荟丸、四味肥儿丸而寻愈。

一女子十二岁，善怒，遍身作痒出水。用柴胡、川芎、山栀、芍药，以清肝火；用生地、当归、黄芩，以凉肝血；用白术、茯苓、甘草，以健脾胃而愈。半载之后，遍身起赤痕，或时眩晕寒热。余曰：此亦肝火炽盛，血得热而妄行。其夜果经至。后因肝经血燥生疮，发热作痒，搔破出水，眉毛脱落。用大芦荟丸、四物二连汤而热退，用五味异功散、四味肥儿丸而疮愈。

一小儿遍身生疮，大便下血，发热作渴，腹大青筋，眉毛渐落。余用大芦荟丸、五味异功散，其疮渐愈；佐以补中益气汤，热渴渐止；又用异功散为主，佐以补中益气汤，加吴茱萸所制黄连治之，血止疮愈。

一小儿十五岁，遍身似疥非疥，脓水淋漓，晡热口干，形体骨立四年矣。此肾肝之症，用六味丸而痊。后阴茎作痒，小便澄白，患疮疥如大风，用大芦荟丸、四味肥儿丸，诸症渐愈，又用大芜荑汤而寻愈。后停食，吐泻不食，发赤瘤，先用二陈、山楂、麦芽，次用异功散，饮食如前，又用大芜荑汤而愈。

一女子赤晕如霞，作痒发热，用小柴胡汤加生地黄、连翘、丹皮而愈。

一女性急多怒，月经先期，患瘖瘟，色赤作痒，搔破脓水不止。服祛风药，其疮益甚；服花蛇酒，四肢痿疭，眉毛折脱。余先用柴胡清肝散加钩藤钩数剂，又用加味逍遥散加钩藤钩，诸症渐愈，又用易老祛风丸而愈。

一女子素有肝火，因怒颈项结核，寒热晡热，遍身起赤晕作痒。服祛风之药，搔破出水，唇目搐动。余以为脾经血虚内热生风，用栀子清肝散加钩藤钩，而搐热顿减；又用当归川芎散，而诸症渐愈；乃用加味逍遥散而痊。

一小儿患赤游风，余先用羌活白芷散二剂，又用加味逍遥散而愈。后伤风热起疙瘩，搔破出水，或用大麻风药，十指拳挛，脓水津淫。余先用秦艽地黄汤，手指如常，又用易老祛风丸而疮亦痊。

一小儿遍身瘙痒，或如虫行，内服胡麻散，外敷解毒散，患处皆溃，诚如麻风之症，视其唇或掣动，或两目连札，此肝木乘脾土，用升麻汤煎送泻青丸而渐愈。

一小儿遍身瘙痒起赤晕，后脓水不止。先用归脾饮二剂，又用麻胡散而愈。后因惊挟食，发热起赤晕，用越鞠丸一钱，枳术、蓬术末各五分，葱汤调服二次，又用消风散一服，赤晕顿消，又用越鞠丸而痊。

下 卷

吴郡 薛 己著
新都 吴玄有校

各症方药

通天再造散 治疠风恶疾。

郁金五钱 大黄煨 皂角刺炒黑，各一两 白牵牛六钱，半生半炒

上为末，每服五钱，日未出时面东，以无灰酒调下。

《宝鉴》醉仙散 治疠风。

胡麻子 牛蒡子 枸杞子 蔓荆子各炒一两 白蒺藜 瓜蒌根 苦参 防风各五钱

上为末，每一两五钱，入轻粉二钱拌匀，每服一钱，茶清调，晨、午各一服。至五七日于牙缝中出臭涎，令人如醉，或下脓血，病根乃去。仍量人轻重虚实用，病重者须先以再造散下之，候元气将复，方用此药。忌一切炙煿厚味，止或食淡粥时菜。诸蛇以淡酒蒸熟食之，可以助药势。

《宝鉴》换肌散 治疠风久不愈，或眉毛脱落，鼻梁崩坏，不月奏效如神。

白花蛇 黑花蛇各三两，酒浸 地龙去土 当归 细辛 白芷 天麻 蔓荆子 威灵仙 荆芥穗 菊花 苦参 沙参 木贼草 白蒺藜炒 不灰木 甘草 天门冬去心 赤芍药 九节菖蒲 定风草 何首乌不犯铁 胡麻子炒 草乌炮，去皮脐 川芎 苍术 木鳖子各一两

上各另为末，每服五钱，温酒调下，食后，酒多尤妙。

补气泻荣汤 治疠风。

升麻 连翘各五分 苏木 当归 黄连 黄芪 全蝎 地龙去土，各五分 生地黄 荆芥各四分 人参二分 甘草一分半 桔梗 梧桐泪各一分 麝香少许 桃仁三个 蠓虫去翅足，炒，三个 白蔻仁二分 水蛭炒烟尽，三个

上先将豆蔻、麝香、水蛭、蠓虫各另为末和匀，却将前药用水二钟煎至一钟，去渣，入桐泪，前末再煎，至七分，空心热服。

海藏愈风丹 治癞病手足麻木，眉毛脱落，遍身生疮，及疠风瘾疹，皮肤燥痒，搔破成疮，并皆主之。

苦参一斤，取末四两 皂角一斤，锉寸许，无灰酒浸一宿，以水一碗捣成汁，去渣，以砂器中文武火熬 土花蛇一条，去肠，阴干，酒浸，取净肉晒干为末，大风症用之 白花蛇 乌梢蛇各一条，依前酒浸，取肉为末

上为末，入前二味和丸桐子大。每服六七十丸，空心通圣散送下，干物压之，日三服。间日浴之，汗出为度。

愚按：前方果系疠风，用之必效。若肝经血热，脾经血虚，肾经虚火，脾肺气虚，遍身作痒，搔破成疮，或内热生风，而眉鬓脱落，或皮肤赤晕，或搔起白屑，而类疠风者，服之反成疠风矣。

二圣散　治疠疮。

大黄五钱　皂角刺三钱，烧灰

上为末，每服二钱，白汤调下，早服桦皮散，中服升麻汤下泻青丸，晚服二圣散，皆为疏泄血中风热也。

清胃散　治热毒在表，以此发散之。

升麻　白芷　防风　白芍药　干葛　甘草　当归　川芎　羌活　麻黄　紫浮萍　木贼草

上各等分，每服五七钱，水煎。

防风通圣散　治风热炽盛，大便秘结，发热烦躁，表里俱实者。

防风　当归　川芎　芍药　大黄煨　芒硝　连翘　薄荷　麻黄　桔梗　石膏煨[①]　黄芩炒，各一两　白术　山栀　荆芥各二钱五分　甘草二两　滑石三两　白芷　蒺藜炒　鼠粘子各五钱

上为末，每服三五钱，白汤调下。

透经解挛汤　治风热筋挛骨痛。

穿山甲三钱，炮　荆芥　红花　苏木　羌活　当归　防风　蝉壳去土　天麻　甘草各七分　白芷一钱　连翘　川芎各五分

上水酒各半煎服。

秦艽地黄汤　治风热血燥，筋骨作痛。

秦艽　生地黄　当归　川芎　羌活　防风　荆芥　甘草　白芷　升麻　白芍药　大力子蒸　蔓荆子各一钱

上水煎服。

羌活当归散　治风毒血热，头面生疮，或赤肿，或成块，或瘾疹瘙痒，脓水淋漓。

羌活　当归　川芎　黄连酒炒　鼠粘子蒸　防风　荆芥　甘草　黄芩酒浸，炒　连翘　白芷　升麻各一钱

上酒拌晒干，水煎。

羌活白芷散　治风热血燥，手掌皱裂，或头面生疮，或遍身肿块，或脓水淋漓。

羌活　白芷　软柴胡　荆芥　蔓荆子　防风　猪牙皂角　甘草　黄芩　黄连酒炒，各一钱

上水煎服。

四生散　治肾脏风，耳鸣目痒，鼻赤齿浮，或妇女血风疮。

白附子　独活　黄芪　白蒺藜各等分

上为末，每服二钱，用猪腰子劈开入药，湿纸裹，煨熟，细嚼，盐汤下，风癣酒下。为丸亦可。

消风散　治风热瘾疹痒痛，或脓水淋漓，或头皮肿痒。

荆芥穗　甘草炙，各二钱　陈皮五钱　人参　白僵蚕炒　茯苓　防风　芎䓖　蝉壳去土　羌活　藿香各一两　厚朴姜制，五钱

上每服五钱，姜水煎。

九味羌活汤　治一切外因疮毒。

羌活　防风　苍术各一钱五分　川芎　白芷　生地黄　黄芩　甘草各一钱　细辛五分

上水煎服。

当归饮　治血热瘾疹痒痛，或脓水淋漓，发热等症。

当归　白芍药　川芎　生地黄　防风　白蒺藜　荆芥各一钱五分　黄芪炒　甘草　何首乌各一钱

上水煎服。

升麻汤　治风热身如虫行，或唇反纵裂。

升麻三分　茯苓　人参　防风　犀角镑　羌活　官桂各二钱

上每服四钱，水煎，下泻青丸。

桦皮散　治肺风疮疥瘾疹，及风刺粉刺。

桦皮四两，炒灰　荆芥穗二两　甘草炙，五钱　枳壳四两，去穰，烧煅存性　杏仁去皮尖，另研

上为末，磁器贮之，每服四五钱，水煎。

胡麻散　治风热瘾疹瘙痒，或兼赤晕

---

①煨：各本均同，疑“煅”字之误。

寒热，形病俱实者。

胡麻一两二钱　苦参　荆芥穗　何首乌不见铁器，各八钱　威灵仙　防风　石菖蒲　牛蒡子炒　甘菊花　蔓荆子　白蒺藜炒，去刺　甘草炒，各六钱

上每服三钱，酒调。

《易老》祛风丸　治疥癞风疮。

黄芪　枳壳炒　防风　芍药　甘草　地骨皮　枸杞子　熟地黄　生地黄各酒拌杵膏

上各另为末，入二黄膏，加炼蜜丸桐子大。每服七八十丸，白汤下。

白丁香散　治疠风，眼中生胬肉。

白丁香　贝母

上为末，入乳汁，调点眼内。

子和生眉散　治疠风眉毫脱落。

半夏　羊粪各等分

上为末，姜汁调涂眉棱上。如不应，当参类症眉脱条治之。

渫洗疠疮药

何首乌　荆芥　防风　马鞭草　蔓荆子各等分

上每用十两，水一斗煎数沸，无风处洗出汗。

解毒散　治风疮，解外毒。

巴豆肉　皮硝各一两　黄蜂窠　黑狗脊各七钱　白芷　雄黄　猪牙皂角　羊蹄根　轻粉　蝉壳去土　枯矾　寒水石各五钱

上为末，腊猪油调搽。外毒既去，却搽黄连散。

愚按：洗药虽能疏通腠理，而损元气；解毒虽能攻毒，而伤良肉，不宜多用。

黄连散　治疠疮。清热解毒。

黄连五两　五倍子一两

上为末，唾津调涂之。

加味逍遥散　治血虚有热，遍身瘙痒，心烦目昏，怔忡颊赤，口燥咽干，发热盗汗，食少嗜卧。

当归炒　芍药酒炒　茯苓　白术炒，各一钱　柴胡五分　牡丹皮　甘草炙　山栀炒，各八分

上水煎服。

当归补血汤　治肌热恶寒，面目赤色，烦渴引饮，脉洪大而虚重，按似无。此血虚也，若误服白虎汤必死。

黄芪炙，一两　当归酒制，二钱

上水煎服。

补中益气汤　治中气不足，或因克伐，四肢倦怠，口干发热，饮食无味；或饮食劳倦，头痛烦躁，恶寒自汗，气喘身热等症。

人参　当归各一钱　黄芪炒　白术　甘草炙，各一钱半　陈皮炒　柴胡　升麻各三分

上姜枣水煎，空心午前服。

四君子汤　治脾胃虚弱，饮食少思，大便不实等症。

人参　白术　茯苓各二钱　甘草炙，一钱

上姜枣水煎。

六君子汤　治脾胃损伤，饮食少思，或大便不调，面色萎黄等症。即四君子加陈皮、半夏。

七味白术散　治中气虚弱，津液不足，口干作渴，或口舌生疮，不喜饮冷，吐泻等症。

人参　白术　木香　白茯苓　甘草炙　藿香各五分　干葛一钱

上水煎服。

四物汤　治血虚发热烦躁，或晡热作渴，头目不清。若因脾虚不能生血者，用四君子汤。

当归　熟地黄各二钱　芍药炒　川芎各一钱

上水煎服。

归脾汤　治忧思伤脾，内热发热；或血妄行，吐下或健忘，惊悸少寐；或妇女经候不准，晡热内热；或唇口遍身疮疥等症。

白术　黄芪炒　当归　茯神　人参　龙眼肉　远志　酸枣仁炒，各一钱　木香五分　甘草炙，三分

上姜枣水煎。

八珍汤　治气血俱虚，恶寒发热，或烦躁作渴等症。即前四君、四物二方相合。

十全大补汤　治症同上，或更兼自汗盗汗，体倦食少等症。即八珍汤加黄芪、肉桂。

圣愈汤　治一切失血或血虚，烦渴躁热，卧睡不宁，或疮症脓水出多，五心烦热作渴等症。

熟地黄生者自制　生地黄　当归酒拌，各一钱　人参　黄芪炒　川芎各二钱

上水煎服。

芎归汤　治失血烦热作渴，或头痛眩晕。

川芎三钱　当归酒拌，五钱

上水煎服。

竹叶黄芪汤　治气血虚，胃火盛而作渴。

淡竹叶　生地黄各二钱　黄芪　麦门冬　当归　川芎　黄芩炒　甘草　芍药　人参半夏　石膏煅，各一钱

上水煎服。

竹叶石膏汤　治胃火盛而作渴。

淡竹叶　石膏煅　桔梗　木通　薄荷　甘草各一钱

上姜水煎。

《济生》犀角地黄汤　治胃火盛，血热妄行，或吐衄便血，形气虚、病气实者。

犀角镑　生地黄　赤芍药　牡丹皮各一钱

上水煎，倾出，入犀末服。若形气、病气俱实，再加黄芩、黄连。若因气恼而致，加山栀、柴胡。

桃仁承气汤　治血结胸中，手不可近，或中焦蓄血寒热，胸满漱水，不欲咽，善忘昏迷，其人如狂。

桃仁五分　大黄一钱　甘草三分　肉桂五分

上水煎服。

泻青丸　治肝经风热，头目昏眩，肌肉瞤动；或牙关紧急，痰涎壅盛；或颈项、胁肋、小腹、阴囊、腿股作痛，凡属肝经有余之症用之。

当归　川芎　山栀　龙胆草酒拌，炒焦　大黄炒　羌活　防风各等分

上为末，蜜丸桐子大。每服二三十丸，白汤下。

栀子清肝散　治三焦肝胆经血虚风热，耳、项、胸乳等处痒痛；或发热寒，晡热自汗；或唇搐动。

柴胡　栀子　牡丹皮各二钱　茯苓　川芎　芍药　当归　牛蒡子炒，各七分　甘草五分

上水煎服。

柴胡清肝散　治风热怒火，或寒热呕吐等症。

柴胡　山栀炒，各一钱半　黄芩炒　人参　川芎各一钱　连翘　桔梗各八分　甘草五分

上水煎服。

小柴胡汤　治肝胆经风热，或寒热往来，或晡热潮热，默默不欲饮食，或因怒火，口苦耳聋胁痛等症。

柴胡二钱　黄芩一钱半　人参　半夏各一钱　甘草炙，五分

上姜枣水煎。

大芦荟丸　治疳火下疳，或小儿疳膨食积，口鼻生疮，或牙龈蚀烂，或虫蚀肛门痒痛。

胡黄连　芦荟　黄连炒　木香　白芜荑炒　青皮　白雷丸　鹤虱草各一两　麝香一钱

上为末，蒸饼糊丸桐子大。每服一钱，

空心米汤下。

加味地黄丸　治肾经阴虚，耳内痒痛，或两目昏花，或吐痰气喘，作渴发热，小便赤涩等症。

干山药　山茱萸　牡丹皮　泽泻　白茯苓　熟地黄自制　生地黄　柴胡　五味子各另为末，等分

上二地黄掐碎，酒拌湿杵膏，入前末和匀，炼蜜丸桐子大。每服百丸，空心白汤下。

二陈汤　治中脘停痰，呕吐恶心，或头目不清，饮食少思。

陈皮　茯苓　半夏　甘草炙，各一钱

上姜枣水煎。

连翘饮子　治目恶日光，或隐涩昏花，不能久视，迎风有泪。

蔓荆子　甘草　连翘各三钱　黄芪炒　柴胡　黄芩酒拌，各五分　生地黄　当归　红葵花　人参各三分　升麻　防风　羌活各一钱

上水煎服。

四物龙胆汤　治肝经风热，眼暴赤痛，或生云翳。

当归　川芎　芍药　生地黄　羌活　防风　龙胆草酒拌炒焦　防已

上水煎服。

四物二连汤　治血虚五心烦热，昼则明了，夜则发热。

当归　生地黄　白芍药炒，各一钱　川芎七分　黄连炒，五分　胡黄连三分

上每服五钱，水煎。

地芝丸　治目能近视，不能远视。此阳气不足，阴气有余。

生地黄焙干，四两　天门冬去心　枳壳麸炒　甘菊花各二两

上为末，炼蜜丸桐子大。每服百丸，清茶下。

定志丸　治目能远视，不能近视。此阴气不足，阳气有余。

白茯苓　人参各一两　远志去心　石菖蒲各一两

上为末，炼蜜丸桐子大，以朱砂为衣。每服二三十丸，温酒下，日三服。

神效黄芪汤　治浑身或头面手足麻木不仁，两目紧缩，羞明畏日，或视物不明。

黄芪二两　人参八钱　甘草炙　白芍药　蔓荆子各一两　陈皮五钱

上每服五钱，水煎，临卧热服。如麻木不止，更加黄芪，虽有热症不用黄柏。

益气聪明汤　治脾胃伤损，眼目昏暗，或饮食劳役，脾胃不足，致内障耳鸣。

黄芪　甘草炙　人参各五钱　升麻　葛根　黄柏炒，各二钱　芍药一钱　蔓荆子一钱七分

上每服五钱，水煎，临卧及五更服。脾胃虚去黄柏。

清凉饮　治实热大便秘结，或咽喉肿痛。

当归　赤芍药　甘草炒　大黄蒸，各等分

上每服五钱，水煎。

清胃散　治脾胃湿，唇齿作痛，或齿龈溃烂，或连头面作痛，或发热恶寒，或热药厚味所致。

生地黄酒拌　当归酒洗　牡丹皮　黄连各五分　升麻一钱

上水煎服。如痛未止，加石膏之类。

凉膈散　治上焦实热，烦躁作渴，或喉舌肿痛，便溺秘赤。

大黄　朴硝　甘草　栀子仁　黄芩　薄荷各一两　连翘四两

上每服三五钱，水煎。

黄连解毒汤　治疮疡焮痛，烦躁饮冷，脉洪数，发狂言。

黄芩　黄连　黄柏　山栀各炒，一钱半

上水煎服。

泻黄散　治胃经实热呕吐，或口舌生疮。

石膏煅　藿香各一钱　山栀一钱五分　甘草五分　防风七分

上水煎服。

润肠丸　治脾胃伏火，伤血或失血，大肠干燥，大便不通；或风热血结，便秘食少。

麻子　桃仁去皮尖，另研　羌活　当归尾　大黄煨　皂角仁各一两　秦艽五钱

上为末，炼蜜或猪胆汁丸桐子大。每服三五十丸，食前滚汤下。如燥粪在肛门之间，用胆汁导之即通。若因津液干涸不通，当补血气。

滋肾丸　治不渴而小便不利者。乃膀胱经热甚，不能生水，宜用此药以滋化源。

肉桂三钱　知母　黄柏各酒炒黑，二两

上为末，水丸桐子大。每服二百丸，空心白滚汤下。

清肺饮　治渴而小便不利。乃肺经有热，绝寒水生化之源，宜用此药。

茯苓一钱　猪苓三钱　灯心一钱　木通七分　瞿麦五分　萹蓄三分

上为末，作二剂水煎。

黄芩清肺饮　治肺燥而小便不利。

黄芩　山栀各一钱

上水煎服。

五淋散　治膀胱有热，水道不通，淋涩不出，或尿如豆汁，或成砂石，或热拂便血。

赤茯苓一钱五分　赤芍药　山栀各一钱　当归　甘草各一钱二分

上用灯心二十茎，水煎。

清心莲子饮　治热在血分，口干便浊，夜则安静，昼则发热，或口舌咽干，或生疮烦渴，小便涩淋。

黄芩　麦门冬　地骨皮　车前子炒　甘草各一钱五分　石莲肉　茯苓　黄芪炒　柴胡　人参各一钱

上水煎服。

升阳益胃汤　治脾胃虚弱，怠惰嗜卧，或值秋令，体重节痛，大便不调，小便频数，饮食不消，洒淅恶寒，凄惨不乐，面色不和。乃阳不升也。

羌活　独活　防风各五钱　柴胡　白术　茯苓渴者不用　泽泻各三钱　人参　黄芪各二两　半夏　甘草炒，各一两　芍药　黄连炒　陈皮各三钱

上每服三五钱，姜枣水煎。若服后小便愈数而病愈加，是不宜分利小便，当减茯苓、泽泻。

生脉散　治热伤元气，肢体倦怠，气短懒言，汗出不止，口干作渴等症。

人参五钱　麦门冬二钱　五味子一钱

上水煎服。如不应，倍之。

清燥饮　治气血衰弱，湿热乘之，遍身酸软；或湿热行令，肺金受邪，肾无所养，小便赤少，大便不调；或腰腿酸软，体重麻木；或头晕食少，自汗口干，胸满气促，懒于言语。

黄芪　苍术各一钱　人参　白术　神曲炒　陈皮各五分　甘草炙　黄柏炒　麦门冬　当归各三分　葛根　泽泻　青皮各二分　五味子九粒

上水煎服。

二神丸　治脾胃不足，侵晨作泻，或不时去后，饮食少思，肌肉消瘦。

补骨脂四两　肉豆蔻二两　生姜四两　红枣四十九枚

上用水一盏煮姜枣，至水干取枣肉和药末杵匀，丸桐子大。每服五七十丸，淡盐汤下。

六味丸一名地黄丸。加肉桂、五味，名加减八味丸

治肾虚发热作渴，痰咳头晕，喉燥唇裂，腰腿酸软，或自汗盗汗，便血诸血，失音，水泛为痰，小便淋涩等症。

熟地黄自制，八两　山茱萸去核　干山药

各四两 牡丹皮 白茯苓 泽泻各三两

上为末，地黄杵膏加炼蜜丸桐子大。每服七八十丸，空心食前滚汤下。

加减金匮肾气丸 治脾胃虚，腰重脚肿，小便不利；或肚腹肿胀，四肢浮肿；或喘急痰盛，已成蛊症，其效如神。

白茯苓二两 附子五钱 川牛膝 肉桂 车前子 泽泻 山茱萸 山药 牡丹皮各一两 熟地黄四两，酒拌杵膏

上为末，和地黄加炼蜜丸桐子大。每服七八十丸，空心米饮下。

五味异功散 治脾胃虚弱，饮食少思，或食而难化，大便不实等症。

人参 白术炒 茯苓各二钱 甘草炙 陈皮各一钱

上水煎服。

四神丸 治脾胃虚弱，大便不实，饮食少思等症。

肉豆蔻 五味子各二两 补骨脂四两 吴茱萸炒，一两

上为末，水二碗，生姜八两，红枣百枚，煮熟取枣肉，和末丸桐子大。每服五七十丸，空心食前白汤下。

愈风丹 治诸风肢体麻木，手足不随等症。

天麻 牛膝酒浸，焙 萆薢 玄参各六两 杜仲七两 羌活十四两 当归 熟地黄自制 生地黄各一斤 独活五两 肉桂三两

上为末，炼蜜丸桐子大。每服七十丸，温酒下。

泻白散 治肺经实热咳嗽。

桑白皮 地骨皮各一两 甘草五钱

上为末，每服三钱，白汤调下。

半夏白术天麻汤 治寒热所郁，大便不利；或呕不食，痰唾稠粘，头目眩晕，喘促气短；或头痛身重，四肢逆冷。

半夏 天麻 黄芪 人参 苍术 陈皮 泽泻 茯苓各一钱五分 白术 神曲炒，各一钱 大麦芽 干姜炒黑，各三分 黄柏酒制，二分

上每服五钱，水煎服。

牛黄清心丸 治诸风手中不随，痰涎壅塞，言语謇涩，心忡健忘，或发颠狂。

防风 白术 白芍药 羚羊角镑 麝香另研 龙脑另研 麦门冬去心 黄芩各一两 人参 神曲炒 蒲黄炒，各二两 甘草五两 白茯苓 芎䓖 杏仁去皮尖 柴胡 桔梗各一两二钱半 雄黄另研，二钱 牛黄另研，一两二钱 山药 白蔹 干姜各七钱五分 当归酒浸，一两半 大豆黄卷 阿胶 肉桂各一两七钱 犀角二两 大枣一百枚，蒸熟杵 金箔一千三百片，内四百为衣

上为末，和匀，同枣肉加炼蜜，丸龙眼大，以金箔为衣。每服二丸，白汤化下。

人参理中丸 治脾胃虚寒，呕吐泄泻，饮食少思等症。

白术炒 人参 干姜炮 甘草炙，各等分

上为末，丸桐子大。每服六七十丸，白汤下。

人参平肺散 治心火克肺，传为肺痿，咳嗽喘呕，痰涎壅盛，胸膈痞满，咽嗌不利。

人参 陈皮 甘草炙 地骨皮 茯苓各一钱 知母炒，七分 五味子杵，炒，四分 青皮五分 桑白皮炒，一钱 天门冬去心，四分

上水煎服。

决明夜灵散 治目至夜则昏，虽有灯月，亦不能睹。

石决明 夜明砂各另研，二钱 猪肝一两，或羯羊肝亦可

上以竹刀切肝作二片，铺药于内，用线缚定，砂罐内米泔水煮至半碗，临睡连肝食之。

人参益气汤 治暑热伤气，肢体困倦，饮食少思，或发热作渴等症。

黄芪八两 人参 甘草各五钱 炙甘草 升麻 柴胡各二钱 白芍药三钱 五味子一百四十粒

上作四剂，水煎服。

四七汤　治七情郁结成痰，或如梅核，梗于喉间；或中脘停痰，恶心呕逆。

紫苏叶　厚朴姜制　茯苓各一钱　半夏姜制，一钱五分

上姜枣水煎。

硫黄散　治紫白癜风。

硫黄一两，用醋一碗，煎干再晒

上为末，以生姜蘸药擦患处。

神效当归膏　治风疮，去腐肉，生新肉。其肉赤黯，毒气炽盛，搽至淡赤，或其毒已退，收功甚速。此膏生肌止痛，补血续筋，故与新肉相宜。

当归　黄蜡　生地黄各一两　麻油六两

上先将当归、地黄入油煎黑，去渣，入蜡溶化，候冷搅匀即成膏矣。如用白蜡尤好。

砭法　治风毒瘀血壅盛，或色赤走彻。用细磁器击碎，取有锋芒者一块，以箸一根，劈开头夹之，用线缚定，两指轻撮箸梢，令磁芒正对患处，悬一寸许，再用箸一根频击箸头，令毒血遇刺皆出。

妙香散　治心气不足，精神恍惚，虚烦少睡，盗汗等症。

甘草炒，一钱　人参　桔梗各五钱　远志去心，炒　山药姜汁　茯神　黄芪各一两　辰砂另研，三钱　麝香二钱　木香煨，二钱五分

上为末，每服二钱，温酒调下。

四味肥儿丸　治小儿食积五疳，或白秃体瘦，肚大筋青，发稀成穗，或遍身疮疥等症。

芜荑炒　神曲炒　麦蘖炒　黄连各等分

上为末，猪胆汁丸黍米大。每服一二十丸，木通煎汤下，米糊丸亦可。

地黄清肺饮　治肺肝咳嗽。

明阿胶一钱，面炒　鼠粘子三分，炒　马兜铃　甘草各五分　杏仁七枚，去皮尖　糯米炒，十粒

上水煎服，量儿加减。

蟾蜍丸　治无辜疳症，一服虚热退，二服烦渴止，三服泻痢愈。

蟾蜍一枚，夏季沟渠中，取腹大，不跳、不鸣，身多癞瘤者

上取粪蛆一杓，置桶中以尿浸之，却将蟾蜍跌死，投与蛆食一昼夜，用布袋盛蛆置急水中，一宿取出，瓦上焙为末，麝香一字和匀，粳米饭丸麻子大。每服二三十丸，米饮下甚效。

小柴胡汤加山栀、牡丹皮，名加味小柴胡汤　治伤寒温热，身热恶风，头痛项强，四肢烦疼，往来寒热，呕秽痰实，中暑疟疾，并服之。方见前。

愚按：前方若肝胆经风热，肝火瘰疬，寒热往来，日晡发热，潮热身热，不欲饮食；或怒火口苦，耳聋咳嗽；或胁痛胸满，小便不利；或泄泻，吐酸苦水；或肢体搐动，唇目抽札，并宜用之。

神效太乙膏　治痈疽疮毒溃烂。

玄参　白芷　当归　肉桂　赤芍药　大黄　生地黄各一两

上用麻油二斤，入于铜锅内煎至黑，滤去渣，徐入净黄丹一斤，再煎，滴水中，捻软硬得中，即成膏矣。

金华散　治干湿疮癣。

黄丹一两，煅　轻粉三钱　黄柏各一两　麝香一字，另研

上为末，洗净掺之。干用猪脂和，傅麻油亦可。

方治恶癣，以紫贝草根、生白矾少许同擂，涂患处。

又方

剪刀草　黄连　苦参各五钱　真轻粉二钱

上为末，入麻油调敷。

大枫子膏　治一切疮疥脓窠等疮。

大枫子肉　白矾枯，各二两　真轻粉一两

柏油六两

上为末，将柏油溶化和匀用之。

加味逍遥散　治肝脾血虚，身发赤痕；或发热胸乳腹胀；或瘙痒盗汗，心烦体痛；或头目昏重，怔忪颊赤；或口燥咽干，食少嗜卧；或妇女月经不调，恶寒发热等症。方见前

归脾汤　治忧思伤脾，身发赤痕；或搔破成疮，健忘怔忪，惊悸少寐；或心脾作痛，自汗盗汗，咳吐瘀血；或肢体作痛，大便不调；或妇女经候不准，晡热内热；或唇口生疮，流注等症。方见前

白癜方

人参　白术　苍术盐炒　防己酒拌　黄柏酒拌　川芎各一钱　陈皮酒拌　当归　茯苓　木瓜　柴胡梢　甘草各五分

上姜水煎服。如三剂不退，加桂少许，或用汤煎。小便涩，倍用牛膝。有热加黄连。身热加羌活。量儿大小用。

化䘌丸　治诸疳生虫，不时啼哭，呕吐清水，肚腹胀痛，唇口紫黑，肠头湿䘌。

芜荑　青黛　芦荟　虾蟆烧灰　川芎　白芷　胡黄连

上各另为末，等分，猪胆浸成糕，丸如麻子大。每服二三十丸，食后并临卧，杏仁汤下。

大肥儿丸　治脾疳饮食少思，肌肉消瘦，肚大颈细，发稀成穗，项间结核，发热作渴，精神倦怠，便去酸臭，爱食泥土，或口鼻头疮，或肚见青筋，啮齿下利，便白五疳。即四味肥儿丸加干蟾一两，芜荑五钱。

天麻丸　治肝疳眼目生翳，昏花湿烂等症。

青黛　川黄连　天麻　五灵脂　川芎　夜明砂微炒　芦荟　龙胆草　防风　蝉蜕去足，各一钱　全蝎二枚，焙　麝香少许

上为末，猪胆汁浸糕，丸麻子大。每服二三十丸，白滚汤下。

阿魏膏　治一切痞块，不拘年月远近，甚者口齿蚀伤，更服芦荟丸。

羌活　独活　玄参　官桂　赤芍药　穿山甲　生地黄　两头尖　大黄　白芷　天麻各五钱　槐柳桃枝各三钱　红花四钱　木鳖子二十枚，去壳　乱发如鸡子大一块，洗去腻

上用香油二斤四两，煎至黑色，去柤入发，再煎，待发化尽，去柤，徐下黄丹一斤，煎至软硬得中，方入芒硝四钱，阿魏四钱，苏合油、麝香、没药各五钱，调匀即成膏矣。摊贴患处，内服消积丸药。黄丹须真正者，效。凡贴膏药，先用朴硝随患处大小铺之，约半寸厚，以纸盖之，用熨斗熨良久，如硝耗再加熨之，熨二时许，方贴膏药。若是肝积，加芦荟末同熨。

大防风汤　治膝风肿痛，不问已溃未溃。

附子炮，去皮　牛膝酒浸　甘草炙，各一钱　人参　杜仲姜制　当归酒浸　羌活　防风　白芍药炒　黄芪各二钱　川芎一钱五分　熟地黄用生者，蒸一日，忌铁器，二钱

上每服三五钱，姜水煎，空心服。进三五剂，更服六味地黄丸二三服。

独活汤　治鹤膝风，不问肿溃疼痛，及腰背四肢不仁。

独活　当归　白术　黄芪炒　薄桂　牛膝各一钱　甘草炙，五分

上姜葱水煎服，量儿加减。

清热消毒散　治痈疽阳证肿痛，发热作渴。

黄连炒　山栀　连翘　当归各五分　川芎　芍药炒　生地黄　金银花各一钱　甘草五分

上水煎服。

神功散　治疮毒未成者，用之内消。加乳、没尤妙。

黄柏炒　草乌炒　血竭等分

上各另为末，和匀，用漱口水调搽。小

儿丹瘤,用之亦效。已砭者用之作痛。

乳香定痛散　治疮疡溃烂疼痛。

乳香　没药各三钱　滑石七钱　寒水石一两,煅　冰片二钱

上为细末,搽患处,痛即止,甚效。

抱龙丸　治风痰壅盛,惊搐昏睡等症。

雄黄　辰砂各二钱　天竺黄四钱　麝香五分　天麻六钱　牛胆南星八钱

上为末,煎甘草膏,丸皂角子大。每一丸,薄荷汤下。

解毒散　治一切疮毒,风疹痒痛。

黄柏炒　山栀等分

上为末,水调搽。若破而脓水淋漓,用当归膏或烛油调搽。

黄金散　治天疱疮。止痛消毒。

滑石　甘草等分

上为末,挑破去水敷之。

清凉解毒散　治症同前,或作焮痛。

大黄　黄柏　山栀　寒水石煨,等分

上各另为末,调搽。当归膏尤好。

制附子法

附子重一两三四钱,有莲花瓣头,底圆平者,先备童便五六碗,将附子先埋热草灰中半日,乘热投童便,浸五七日。揭皮切四块,仍浸二三日。用桑皮数重包之,浸湿,埋灰大半日,取出切片。检视有白星者,乃用瓦上炙熟,至无白星为度。如急用,即切,火上炙黄,用之亦效。大凡阳气脱陷,子时至午时恶寒,未至亥发热,如用热附子不应,必用半生半熟。更不应,急用生附一二剂,然后量症治之。

外科经验方

明·薛 己 著

目　录

肿疡

人参败毒散 加荆芥、防风名荆防败毒散。治痈、疔肿、发背、乳痈等证，憎寒壮热，甚至头痛拘急，状似伤寒者，宜服一二剂以衰其毒，轻则内自消。若至六七日不消，可服托里消毒散。

人参 前胡 柴胡 羌活 独活 川芎 桔梗 枳壳麸炒 茯苓 甘草各一钱

作一剂，水二钟，煎八分，食远服。如热甚，或痛甚者加黄芩、黄连。大便不通，量加大黄煨、朴硝。

托里消毒散 治一切痈疽，服前药不消者，宜服此药。未成即消，已成即溃，腐肉易去，新肉易生。如有疮口，宜贴膏药，敛即不用，切忌早傅生肌之药。

人参 黄芪盐水拌，炒 当归酒拌 川芎 芍药炒 白术炒 茯苓各一钱 白芷 金银花各七分 甘草五分

作一剂，水二钟，煎至八分。疮在上，食后服。疮在下，食前服。

仙方活命散 治一切痈疽疔肿，不问肿溃。

穿山甲同蛤粉炒黄色 甘草节 防风 没药 赤芍药 白芷各六分 当归尾 乳香各一钱 天花粉 贝母 皂角刺各八分 金银花 陈皮各三钱

作一剂，用酒一大碗，同入瓶内，纸糊瓶口，慢火煎数沸，去渣。病在上，食后服。病中下，食前服。能饮酒者，服药后再饮三两杯尤好。

金银花汤 治一切痈疽、发背、疔疮，及喉闭、乳蛾等证。用金银花藤叶，捣烂取汁半钟，和热酒半钟，温服。甚者不过三五服，可保无虞。

忍冬藤酒 一名金银花酒。治食膏粱炙煿过多，及服金石补药，日久发疽，预服免患。

忍冬藤鲜者五两，干者一两 大甘草节一两

作一剂，用水三钟，煎至二钟，入无灰好酒一钟，再煎十余沸，去渣，分三次服，能饮酒者一次服。另取藤捣烂，酒调敷患处，中留头出毒，干再搽。

槐花酒 治发背及一切疮毒，不问已成未成，但焮痛者并治之。

用槐花四五两，微炒黄，乘热入酒二钟，煎十余沸，去渣，热服。未成者二三服，已成者一二服。

治痈疽、发背、疔肿、恶疮，一二日至五六日，不问痛否，取大蒜切片，如三钱厚，置疮头上，用艾壮于蒜上灸之，三壮换蒜。痛者灸至不痛，不痛者灸至痛，毒气自然随火而散。丹溪云：火以畅达，拔引郁毒。此从治之意。若疮头多，即用大蒜捣烂敷患处，摊于蒜上烧之，更服槐花酒一二剂。若至数日，不甚肿痛及不腐溃者，此属血气不足，尤当多灸，及服温补药，切忌寒凉之剂。

神功散 治发背、痈疽及诸疮，不问肿溃，并治之。

黄柏炒为末，一两 草乌炒为末，一两

用漱口水，调入香油少许，搽患处。如干仍用水润之。

溃疡

黄芪人参汤 治诸疮溃后，食少倦怠，口舌干燥，或寒热往来，惊悸少睡，并治之。

黄芪盐水拌，炒，三钱 人参 白术炒 苍术米泔水浸，炒，一钱 陈皮一钱 当归酒拌 炙甘草一钱 麦门冬五分，去心，胃寒不用 神曲五分，炒 升麻一分 黄柏三分，酒炒，腹不实者去之 五味子捣碎，炒，五分

作一剂，用水二钟，姜三片，煎至一钟，食远服。如少睡，加酸枣仁炒，一钱。肌肉迟生，加白蔹去皮，一钱。

乳香止痛散 治诸疮溃烂，疼痛不忍。

乳香 没药各二钱 寒水石煅 滑石各四钱 冰片半分

为细末，搽患处。

雄黄解毒散 治一切痈肿溃烂毒热甚者，先用此药二三次，以后用猪蹄汤。

雄黄一两 白矾四两 寒水石一两，煅

用滚水二三碗，乘热入前药一两，洗患处，以太乙膏或神异膏贴之。

猪蹄汤 治一切痈疽，消肿毒，去恶肉，润疮口，止痛。

白芷 黄芩 当归 羌活 赤芍药 生甘草 露蜂房蜂儿多者佳，各五钱

用猪蹄一双，水四五碗，煮熟去油渣。入前药，煎数沸，去渣。温洗，随用前膏药贴之。

神仙蜡矾丸 治痈疽及肠痈，托里消毒，固脏腑，止脓血。

黄蜡七钱 白矾一两，细研

熔蜡，候温入矾末，和匀，丸梧子大。每服三五十丸，食远滚汤送下。

治诸疮久不合口，用炮附子去皮尖，为细末，唾津和，随疮大小作饼置患处，用艾壮于饼上灸之，更服大补气血药。用江西豆豉为饼，多灸之，亦效。

加减八味丸 治疽疮后及将疮，口干渴，舌或坚黄，及未病先渴，益肾水，制心火。

肉桂一两 山茱萸用肉，酒拌捣膏 山药各四两 泽泻蒸，三两 五味子微炒，四两 牡丹皮白者佳 白茯苓各二两 熟地黄八两，酒拌捣膏

为末，入二膏，加蜜丸梧子大。每服七八十丸，空心盐汤送下。

太乙灵应膏 治一切疮疽，及跌打损伤，寒湿疾痛。

玄参 大黄 肉桂 白芷 生地黄 芍药 当归各一两

㕮咀，用香油二斤，浸五七日，煎至黑色，去渣，徐徐下黄丹一斤，再煎二十余滚，滴水成珠，即为膏矣。加没药、乳香一两亦可。

疔疮

夺命丹 治诸般肿毒疔疮。

蟾酥 轻粉各五分 朱砂三钱 白矾枯 寒水石煅 铜绿各一钱 蜗牛二十个，别研如泥。一方无，亦可 乳香 没药 麝香各一钱

为末，将蜗牛泥为丸。如丸不就，加酒糊少许，丸如绿豆大。每服一二丸，用生蒜头三茎嚼烂，同药以热酒送下。出汗为度，无汗再进一服。

疔疮之证，初生其状甚微，多在四肢头面骨节之处，痒痛难忍，憎寒壮热，可服荆防败毒散一二剂，或夺命丹一服。若有红丝，自疮向腹走者，宜拨破疮头，去恶血，以膏药封贴。如针之不痛，可用夺命丹一粒，入疮内，毒即消。如生唇面口内，有紫筋者，宜挑断，吐去毒血，噙夺命丹一二粒。毒入喉入腹，俱不治。

槐花酒 治一切疔疮肿毒。方见前

忍冬藤酒 治一切疔毒，及发背、痈疽并治之。方见前

乳痈

神效瓜蒌散 治乳痈乳劳。

瓜蒌大者一个，捣 甘草半两 当归半两 没药另研 乳香各一钱，另研

作一剂，用酒三碗，煎至二碗。分三次，食后饮，渣热罨患处。陈良甫云：如有乳劳，便服此散，可杜绝病根。如毒已成，能化脓为水。毒未成者，则从大小便散之。

消毒散 治吹乳、乳痈，并便毒。如憎寒壮热，或头痛者，宜先服人参败毒散一二服，方可服。此药如无前症，即服此药二三

剂。或肿不消，宜服托里药。

青皮去白　金银花　天花粉　柴胡　僵蚕炒　贝母　当归酒拌　白芷各二钱

用水二钟，煎至一钟，食远服。如便毒加大黄煨，一钱，空心服。

又方　治吹乳、乳痈，不问已成未成，用蒲公英一握春时开黄花，捣烂入酒半钟，取酒温服，渣贴患处，甚者不过三五服即愈。

瘰　疬

瘰疬者，结核是也，或在耳前，连及颐颔，下至缺盆在钻子骨陷，皆谓瘰疬，手少阳三焦经主之。或在胸，及胸之侧，皆谓马刀疮，手少阳胆经主之。大抵二经多气少血，初生如豆粒，渐如梅李核，或一粒，或三五粒，按之则动而微痛，不甚热，惟午后微热，或夜间口干，饮食少思，四肢倦怠，或坚而不溃，溃而不合，皆由血气不足，故往往变为瘵劳。况其症原不系膏粱丹毒之变，因虚劳气郁所致，宜以益气养荣之药治之，其疮自消。若不详脉证经络受证之异，及虚实之殊，概用追蚀毒药，及牵牛、斑蝥、流气饮、十宣散、败毒散治之，则先犯病禁经禁，以致血气愈损，反为败证矣，可不慎哉。丹溪亦云：或有风毒、热毒、气毒之异，更宜斟酌而治之。

益气养荣汤　治抑郁，及劳伤气血，颈项或四肢肿硬，或软而不赤不痛，日晡微热，或溃而不敛，并治之。

人参一钱　白术炒，二钱　茯苓　陈皮　贝母　香附子　当归酒拌　川芎　黄芪盐水拌炒　熟地黄酒拌　芍药炒　桔梗　甘草炒，各一钱

作一剂，姜三片，用水二钟，煎至八分，食远服。

胸痞，人参、熟地黄各减三分；口干，加五味子、麦门冬；往来寒热，加软柴胡、地骨皮；脓清加人参、黄芪；脓多加川芎、当归；脓不止，加人参、黄芪、当归；肌肉迟生，加白蔹、官桂。

夏枯草汤　治瘰疬马刀，不问已溃未溃，或日久成漏，用夏枯草六两，水二钟，煎至七分，去渣，食远服。此生血治瘰疬之圣药，虚甚当煎浓膏服，并涂患处，多服益善。兼十全大补汤加香附子、贝母、远志尤善。

治瘰疬已成未成，已溃未溃，以手仰置肩上，微举起，则肘骨尖自见，是灸处。如患在左，灸左肘；患在右，灸右肘；若左右俱患，两肘皆灸。灸以三四十壮为度，更服补剂。灸三次，疮自除。如患三四年不愈者，辰时灸至申时，三灸即愈，更服益气养荣汤。

又方　灸瘰疬未成脓者，用大蒜切片，如三钱厚，安患处，用艾壮于蒜灸之，至三壮换蒜，每日灸十数蒜片，以拔郁毒。如破久不合，内有核，或瘀肉，此因血气不足，不能腐烂，以铜钱挺轻轻连衣膜取去，纵取重亦不痛，不必畏惧。更用江西豆豉为末，唾津和为饼，如前灸之，以助阳气，内服补药，外贴琥珀膏或太乙膏，疮口自合。

又方　治瘰疬已破核不腐，致疮口不敛，或贴琥珀膏不应，用时效针头散傅之，以去腐肉，以如神散傅之，更服益气养荣汤。若血气虚者，先服益气养荣汤，待气血稍充，方用针头散，仍服前汤。

如神散　治瘰疬已破，疮口未合。

松香末一两　白矾三钱

为细末，油调搽，干糁亦可。

散肿溃坚丸　治瘰疬马刀疮，服益气养荣汤不能消散者，宜服此丸五日，又服益气汤五日，如此相兼。服之不应，以针头散傅之。

知母酒拌，炒　黄柏酒拌，炒　瓜蒌根酒拌　昆布酒拌，炒　桔梗　黄芪酒拌，炒　连翘　黄连炒　京三棱酒拌，炒　葛根　白芍药各二

钱　升麻　当归梢酒拌　柴胡　甘草各一两　草龙胆四两，酒炒　黄芩一钱五分，一半酒炒，一半生用

为细末，炼蜜丸如绿豆大。每服一百丸，或一百五十丸，滚汤送下。

加味败毒散即荆防败毒散加牛蒡子、玄参　治风热上壅，项痛，或因怒气，憎寒壮热。如四五剂不退，宜服益气养荣汤。方见前

神秘散　治瘰疬，服散坚丸及养血气药不应者，宜进此药，更以养血气药服之。

斑蝥二十一个，去头足翅，同糯米炒，去米不用，为末　荆芥穗末二钱　黑牵牛末炒，一钱　直僵蚕末炒，二钱

和匀，每服一钱，五更温酒调下，日午恶物从小便中下。如小便涩或痛，宜以葱茶汤或木通汤即下，更吃米粥补入。不下，次日五更再服，必以下为度。若脉细涩，或洪大无力者，不可服。

时效针头散　追蚀恶疮瘀肉。

赤石半两　乳香　白丁香各二钱　砒生用　黄丹各一钱　轻粉　麝香　蜈蚣一条，焙

为细末，糁于瘀肉上，或疮口小就搽疮口上，肉自去，更以膏药贴之，肉亦去。尝用砒末二钱，以白矾末二钱和匀，同飞过，用矾一钱合药亦效，但不及生砒之功速耳。

琥珀膏　治瘰疬肿硬，或穿破，脓水不绝，经久不瘥，或成瘘疾，及痈疽，并贴之，更服益气养荣汤。

琥珀　丁香　木香各三钱　桂心半两　朱砂细研　白芷　当归　防风去芦　木鳖子去壳　木通各半两　黄丹七两　柳枝三两　松脂二两　麻油一斤二两

内除琥珀、丁香、桂心、朱砂、木香为细末，余药锉咀，以油浸五日，入铛中，以慢火熬，候白芷焦色，滤去，下松脂末及黄丹，以柳枝不住手搅，滴水中试硬，如软再煎得中，方入琥珀等末搅匀，磁器盛贮，用旋摊咽喉口齿。

清胃散　治胃经有热，牙齿或牙龈肿痛，或牵引头脑，或面上发热，并治之。

当归身酒拌　黄连　生地黄俱酒制，各一钱　牡丹皮一钱五分　升麻二钱

作一剂，用水二钟，煎至七分，食远服。

玄参升麻汤　治心脾壅热，舌上生疮，或木舌重舌，或连颊两边痛肿，并治之。

玄参　赤芍药　升麻　犀角镑末　桔梗贯众　黄芩各一钱　甘草钱半

作一剂，水二肿，煎八分，入犀角，食后服。

槐花散　治口舌生疮。

玄胡索一两　黄柏半两　密陀僧　青黛各二钱

为末，每用少许傅之，有涎吐出再搽。

碧云散　治一切积热，口舌生疮，心烦喉闭，及牙齿、齿龈作痛。

芒硝　青黛　寒水石煅　石膏煅，各研末，飞　朴硝　马牙硝　甘草　滑石各二两

将甘草煎汤二升，入诸药再煎，用柳枝不住手搅，令消溶，入青黛和匀，倾砂盆内候冷，结凝成霜，取霜研为末。每用少许，含化咽津。如喉闭不能咽下，用竹管吹药入喉中。

金钥匙　治一切喉风及痰涎壅塞，水浆不下，不识人事者。宜刺患处，去血即消。或刺少商穴在左手人指内侧去爪甲韭菜许。急者二处并刺。

焰硝一两五钱　白僵蚕一钱，炒　硼砂五钱　片脑二分半　雄黄二钱

研末和匀，以竹管吹入喉中，有涎吐出，内服荆防败毒散。如大便秘，加大黄、朴硝。

破关丹　治乳蛾、喉闭、缠喉风等证。

蓬砂末五钱　霜梅肉一两，捣烂，二味和匀

丸芡实大。每服一丸，噙化咽下。内服荆防败毒散。

又方　治虚火炎上，用炮附子去皮尖，切片噙之。或研为末，用唾津调涂脚心亦

可。又方用肉桂为末含之。

治诸骨鲠

用象牙末吹患处。又方用五倍子、茶叶为末,吹患处。

囊痈

加味泻肝汤 治肝经湿热不利,阴囊肿痛,或溃烂皮脱,睾丸悬挂,或便毒,及下疳肿痛,或溃烂,并治之。

龙胆草酒拌,炒 当归梢 车前子炒 泽泻 生地黄 芍药炒 黄连炒 黄柏酒拌,炒 知母酒拌,炒 防风各一钱 甘草梢五分

作一剂,水二钟,煎八分,食前服,外敷乌金散。

乌金散

麸炭 紫苏叶

为末,各等分,香油调搽。

加味小柴胡汤 治囊痈腐烂,或饮食少思,日晡发热。

柴胡 人参 黄芩炒 川芎 白术炒 黄芪盐水浸,炒 当归酒洗 甘草 黄柏酒拌,炒 知母酒拌,炒,各一钱 半夏五分

作一剂,水二钟,煎八分,食前服。痛甚加黄连,小便不利加木通。

下疳

胜金散 治下疳溃烂,或疼痛。

黄连 黄柏 轻粉 朱砂 孩儿茶各五分 冰片一分

为细末,香油调搽,内服加味泻肝汤。

加味泻肝汤 治下疳肿痛,或溃烂不愈。方见前

加味小柴胡汤 治下疳溃烂,发热少食。方见前

痔疮附便血

槐角丸 治痔漏肿痛,或便血。

槐角一两 防风 地榆 枳壳麸炒 当归酒洗,各一两

为末,炼蜜丸桐子大。每服五十丸,空心滚汤下。肿痛或便秘,饮槐花酒。脓多或倦,宜服黄芪人参汤。溃而作痛,宜服乳香止痛散。

双解散 治男子交感强固精气,以致精血交错,肛门连拗肿痛,大小便涩滞。

辣桂 大黄炒 白芍药 泽泻 牵牛炒,捣 桃仁去皮尖,各二钱半 甘草五分 干姜一钱

作二剂,水二钟,煎七分,空心并食前服。

秦艽白术汤 治痔疮作痛,大便干燥,或下血。

秦艽 桃仁去皮尖,研膏 皂角煅存性 枳壳麸炒 当归尾酒拌 泽泻 白术各一钱二分 地榆一钱,血不止倍之

作一剂,用水二钟,煎八分,食前服。

祛风润燥汤 治痔疮焮肿作痛,大便秘涩。

防风 荆芥 羌活 黄连 黄芩 秦艽 枳壳各一钱半 当归酒拌 皂角仁去皮,烧存性 桃仁去皮尖,研了 泽泻 红花各一钱 大黄煨,二钱

作一剂,用水二钟,煎八分,食前服。

治痔疮下疳疮

腊月取羊胆一枚,入片脑末一分,置风处,用时以凉水化开,频敷患处。内服槐子酒,或加味泻肝汤。熊胆更佳。如眼痛者点之尤效。

又方 治痔疮痛不可忍。

槐树根七两,不犯铁,捣碎 片脑末一分 指甲草七颗,蜀人呼为芒草,采喂猪,饥民亦食之,高二三寸

作一剂，用水二钟，煎一小盏，入冰片末，候温，频敷患处。内服槐子酒。无指甲草亦可。

治便红

用黄连、吴茱萸等分，热汤拌湿，罨一二日同炒，各另为末，各糊为丸如梧子大。每服一二钱。粪前红服茱萸丸，粪后红服黄连丸，俱酒下。如四五服不应者，乃气虚不能摄血，以六君子汤加黄芪、地松治之。再不应，以补中益气汤倍加柴胡、升麻举之。切忌寒凉药之剂。

便　痈

双解散　治男子交感强固精气，致患便痈肿痛，或发热，宜用此药一二服。如不消，更服补中益气汤。

荆防败毒散　治便痈发寒热，或头痛拘急。方见前

加味泻肝汤　治便痈肿硬不消，或小便涩滞。方见前

仙方活命饮　治便痈不溃痛甚。方见前

托里消毒散　治便痈不作脓，或不溃。方见前

加味十全大补汤　治便痈脓清，或不敛。方见后

神效瓜蒌散　治妇女患便痈不溃，或痛甚，及乳痈，一切痈疽等毒并治之。方见前

补中益气汤　治劳役患便痈不消。

人参　黄芪盐水拌，炒　白术炒，各一钱五分　当归酒拌　陈皮各一钱　柴胡　升麻各五分

作一剂，姜三片，枣二枚，水二钟，煎八分，食前服。

补骨脂散　治不慎房劳，患便痈，或劳役患此肿痛，并治之。

补骨脂研，炒，一两　牛蒡子研，炒　牵牛研，炒　大黄酒拌，炒，各五钱

为末，每服五钱，痛甚者一两，空心热酒调下。

制甘草　治便痈肿痛，或焮连茎根。方见前

悬　痈

治悬痈以大甘草，水一钟浸透，以慢火炙水干为度。如未成脓者，四五剂。已成脓者，一二剂。酒煎空心服。如小便赤，更服清心莲子饮三四剂，及托里滋阴药。若溃而不敛，宜服大补气血药。不谨守者，必成漏证。

加味小柴胡汤　治悬痈焮痛发热，小便赤涩，或憎寒发热。方见前

清心莲子饮　治悬痈势退，惟小便赤涩。

黄芩五钱　黄芪蜜炙　石莲肉去心　人参　赤茯苓各七钱半　车前子炒　麦门冬去心　甘草炙　地骨皮　制甘草法见前

每服一两，用水煎八分，食前服。如发热，加柴胡、薄荷。

加味托里散　治悬痈，不消不溃。

人参　黄芪盐水拌，炒　当归酒一拌　川芎　麦门冬去心　知母酒拌，炒　黄柏酒拌，炒　芍药炒　金银花　柴胡　制甘草法见前，各一钱

作一剂，用水二钟，煎八分，食前服。

加味十全大补汤　治悬痈溃而不敛，或发热，饮食少思。

人参　黄芪盐水拌，炒　白术炒　茯苓　熟地黄酒拌，中满减五分　当归酒拌　川芎　芍药炒，各一钱　肉桂　麦门冬去心　五味子捣，炒　甘草炒，各五分

作一剂，用水二钟，煎一钟，食前服。茎肿加青皮，热加黄芩、柴胡，日晡热加柴胡、地骨皮，小便赤加酒制知母、黄柏，小便

涩加车前子、山栀子俱炒。

臁疮

治臁疮、湿毒疮、伤手疮，或遍身热疮，并治之。

黄柏末酒炒，一两，轻粉二钱，为末，用猪胆汁调搽，干搽亦可。内服人参败毒散去桔梗，加苍术、黄柏。

隔纸膏 治臁疮、湿毒疮。

石膏煅，研末 白矾研末

各等分，桐油调成膏，作隔纸膏贴之。更服荆防败毒散，如数剂不应，宜服人参黄芪汤。方见前

汤火疮

治汤浇火烧疮，止痛生肌。

大黄末一两，微炒 当归末一两 用烛油调搽，或芝麻油调搽，干亦可。

柏叶散 治汤火伤，或痛甚。

柏叶炒 栀子仁各一两 铅粉半两，研

为细末，日涂三五次。用烛油调亦可。

治冻破成疮或手足皴裂

沥青末一两 黄蜡一两 香油二两

二味熔化，搽患处。

破伤风

玉真散 治跌打损伤，或风入疮口，项强，牙关紧急，或腰背反张，并治之。

防风 天南星炮，各等分

为末，每服三钱，小儿一钱，用童便一钟，煎七分热服。

又方 治打扑伤损，或虫兽伤破皮肤，风邪入内，牙关紧急，腰背反张，或遍麻木，甚者不知人事。用蒜捣烂涂伤处，将艾壮于蒜上灸之，多灸为善。仍用膏药护贴，内服玉真散。如毒蛇、风犬咬伤，先刺患处去毒血，亦如前法治之。

小儿丹毒

治小儿丹毒，多生头面四肢，色赤游走不定，用细磁器击碎，取有锋芒者一块，以箸一根劈开头尖夹之，用结缚定，两指轻撮箸梢，令磁芒正对患处，悬寸许，再用箸一根，频击箸头，令毒血遇刺皆出。更以神功散敷之，内服荆防败毒散，或五福化毒丹，入腹者不治。

五福化毒丹 治小儿蕴积毒热，惊惕烦躁，烦赤咽干，口舌生疮，夜卧不宁，谵语咬牙，或头面遍身多生疮疖。

玄参 桔梗各一钱 茯苓二两半 人参 青黛 牙硝各一两 甘草七钱五分 麝香一字 金银箔十片

为末，炼蜜丸芡实大。一岁者，每服一丸，薄荷汤化下。及治痘疹后余毒，牙龈烂，流涎血臭气，以生地黄汁化下，更用鸡翎扫药口内。

治小儿白屑满口，因名曰鹅口疮，不能吮乳，用发缠指上，蘸井水拭舌。如屑不脱，浓煮栗木汁，以绵缠箸头拭洗，却用飞过黄丹搽上。

神仙解毒万病丹一名太乙丹、紫金丹，一名神仙太乙丹，一名玉枢丹 治一切毒，及菰子、鼠莽、菌蕈、金石，或吃疫死牛、马、河豚等毒，或时行瘟疫，山岚瘴疟，急喉闭缠喉风，脾病黄肿，赤眼，及冲冒寒暑，热毒上攻，或自缢，或溺水，或打扑伤损，痈疽，发背，疮肿，汤火，或蛇、虫、犬、鼠所伤，或中邪狂走，鬼胎鬼气，并宜服之。居家出入，不可无此药，真济世卫身之宝。毒药如岭南两广最多，若从宦于此，才觉意思不快，服之即安。彼涧有草曰胡蔓草，又名断肠草，阴置水中饮之即死。又有取毒蛇杀之，以草覆上，以

水洒之，数日菌生其上，取为末酒调以毒人，始亦无患，再饮酒即发立死。其或淫妇，多与北人配合，北人回，密以药置食中，乃戒之曰：子某年来。若从其言，妇乃以药解之，过期则必死矣，名曰定年药。凡北人至彼方，亦宜知之。若觉中毒，四大不调，即便服此。况彼下药时，必于鸡、豚等内投之，后再食前物必发其毒。急服此一锭，或吐或利，随手便瘥。昔有一女子，久患劳瘵，为尸虫所噬，磨一锭服之，一时吐下小虫千余条，后只服苏合香丸，半月遂如常。如牛马六畜中毒，亦以此药救之，无不效者。

文蛤三两，淡红黄色者，捣碎洗净，又名五倍子　续随子去壳研细，以纸包压去油再研，一两　山慈菇二两　麝香三钱，研　红牙大戟洗净，一两五钱

上各另为细末，和匀，以糯米粥和匀，于木臼中杵千余下，每料分作四十锭，于端午重阳七夕合。如欲急用，辰日亦得。勿令妇人、孝服、不具足人及鸡犬之类见之，合宜珍重，否则无效。如痈疽发背未破，用冷水磨涂痛处，并服，良久觉痒立消。阴阳二毒，伤寒心闷，语狂，胸膈壅滞，邪毒未发，及瘟疫山岚瘴气，缠喉风，冷水入薄荷一叶，同研下。急中颠邪，喝叫乱走，鬼胎鬼气，并用暖无灰酒下。自缢或落水死，心头暖者，及惊死，鬼迷死，未隔宿者，并冷水磨灌下。蛇、犬、蜈蚣伤，并用冷水磨涂伤处。如腹胀或迷闷者，更宜服之。诸般疟疾，不问新久，临发时，煎杨柳枝汤下。小儿急慢惊风，五疳八痢，蜜水、薄荷一叶同磨下。牙关紧急，磨一锭，外涂内服，量大小用之。牙痛，酒磨涂，及含少许吞下，汤火伤，东流水磨涂伤处。打仆伤损，炒松节酒下。年深日久，头痛太阳疼，用酒入薄荷磨，纸花贴太阳穴上，并服之。诸般痫疾，口眼歪邪，眼目掣眨，夜多唾涎，言语謇涩，卒中风，口禁，牙关紧急，筋脉挛缩，骨节风肿，手脚疼痛，行步艰难，一应风气疼痛，并用酒磨下，有孕妇人不可服。余治一妇人，腹内结块，久而不消；一妇人月经过期不至，腹内作痛，服破血行气之剂不效，服之并痊。一妇人苦头风作晕数年，亦服之，吐痰碗许，遂不再发。一男子喉闭，水浆难下；一男子缠喉风，痰涎壅盛；一妇人中风，牙关紧急，痰涎溢出随服并愈。一男子便毒坚硬；一男子患痔未成脓，苦痛，大便俱难，始进一锭，后去二次，痛即止，不日而消。一男子患发背，疮头如粟，重如负石，内服外涂，后去三四次，每去肛门如灸，即日而瘳。三男子剥自死牛，即日遍身患紫泡不计其数，已而具溃，各灌一锭，吐泻而苏，一药不下者而死。一小儿昏愦，六日不省；一小儿惊风发搦，诸药不效，挖口灌之并苏。一男子中风，牙关紧急，口出涎水，亦灌之寻愈。一女子为邪所交，腹作痞，服之随下恶物，其邪仍至，又服半锭，每夜更灸二三锭，使烟气盈屋，遂不再至。一家患传尸劳，兄弟五人已死者三人，有方士令服此药，遂各进一锭，一下恶物如胆状，一下死虫如蛾形，俱获生。其人遂以此药广济尸证，无不验者。余常用治一切杂病，及疮疽等毒未成脓者甚效，其已成脓者亦能杀大势。考其药品，虽不言补，今羸瘦之人服之并效，诚神剂也。然以价计之，用银三钱，药有七十锭，可救七十人，有力之家，当合之以济人。近人制此，往往加以朱砂、雄黄，考之诸方，并无此味，余故不用，恐乱其真也，识者当自知之。

本草约言

明·薛 己 编辑

药性本草约言序

夫人凭车而历坦道，登舟而泛安澜，情与境俱适。逮至临大行，孟门、瞿塘、滟滪则靡不惕然惊而又幅脱焉，辔委焉，橹折而帆破焉，则其呼号必倍，而垂援也必力，何也？安危异也。故古先圣人，惟稷教稼，惟契明伦，而神农氏独于洪荒已前，举凡若草、若木、若虫鱼玉石之类，无不备尝而昭示之，宁舍教养而为此不急之务哉，诚旷观天下业已茹毛饮血，老死不相往来，一切经纶徐听之，异日而独是风者、寒者、暑者、湿者，与夫喜、怒、忧、思、悲、惊、恐者，氓之蚩蚩，何所不有，须臾之间，生死判焉，而得不力为垂援，其如此呼号望救者，何哉？故医之道，倍急于教养，而功亦与稷契等。昔人称山中相业，良不诬也。自是陶弘景而后，增补非一，有所谓唐本，蜀本计一十六家，而言亦弥广。余生也晚，幸秘笈无不发之藏，故余得游息其间，积有年所，时就本草中辑其日用不可缺者分为二种，且别以类志，约也。韦编几绝，丹黄斑驳不复识，因思神农生人之泽，昭垂万祀，而全本浩汗难竟，则斯帙也，其径捷，其功逸，其神不劳，寓目之余，条分缕指，无不备具。所谓开卷一读，生气满堂者，其在斯乎，因命曰《约言》。公之海内，庶几案头箧际可披可携，一切苦卷帙之繁者，不至尘封简蠹矣乎。嗣是求之《素问》、《灵枢》诸书，不可谓非登高行远之助云，不然崄巇在前，风波在后，而弃尔，辅舍尔，楫将车覆康庄，舟横野渡矣。冀其终逾绝险，转危为安也，有是理哉。今天下司农、司铎，盖不乏人，而神农一任，所系尤急，则翼斯人于不死，而因以仰赞稷契之功，端在是矣。毋曰非博观也，而忽之。

古吴薛己立斋甫题

目　录

卷之一

卷之二

木部五十六种

果部一十八种

卷之三

水部三十五种

谷部三十五种

卷之四

鱼部六十种

药性本草约言卷之一

古吴　薛　己编辑
武林　燕志学校正

草　部

人参

味甘、微苦，气温微寒，无毒，阳中微阴，可升可降。生津液而止渴，益元气而和中。运用之性颇缓，补益之性尤充。但虚火可御，而实火难用。以其甘能生血，故有通脉之功。人以形言，参者，参也。补人元气，有参赞之功。人参和细辛可久留不蛀。人参但入肺经，助肺气而通经活血，乃气中之血药也。《补遗》所谓入手太阴，而能补阴火者，正此意。生脉散用之，亦以其通经活血，则动脉自生。古方解散药及行表药中多用此者，亦取其通经而走表也。其云肺寒用之者，盖以肺寒则血脉濡滞而行迟，假参之力，而通经血活，则元气发生而充长矣。肺热伤肺者，盖其肺热，则气血激行，再加通迅，则助其激速，而肺气不能无耗损矣。又补上焦元气，须升麻为引用。与黄芪同用，则助其补表。与白术同用，则助其补中。与熟地同用，而佐以茯苓，则助补下焦而益肾。医者但泥于作饱而不敢用，盖不知少服，则滋壅不行，多则反宣通而不滞矣。然与藜芦相反。又当去芦用，不去令人吐。

又云：肺热宜沙参。盖沙参味苦微寒，能补五脏之阳故也。

按：《集要》注云：肺受寒邪，及短气虚喘宜用。肺受火邪喘嗽，及阴虚火动，劳嗽吐血勿用。盖人参入手太阴而能补火，故肺受火邪者忌之。此说固是，然安知寒热之中犹有虚实之别也。肺中实热忌之固宜，肺中虚热用亦何害。况东垣有言，人参、黄芪、甘草三味，退虚火之圣药也。

丹溪亦云，虚火可补，参、术之类是也。以此观之，若退虚火，岂寒凉助水之药可制，必资甘温补阳之剂，补足元阳，则火自退耳。正经所谓，温能除大热是也。大抵人参补虚，虚寒可补，虚热亦可补。气虚宜用，血虚亦宜用。但恐阴虚火动，劳嗽吐血，病久虚甚者，不能抵其补耳，非谓不可补也。如仲景治亡血脉虚，非不知动火也，用此以补之，谓气虚血弱，补气则血自生，阴生于阳，甘能生血故也。葛可久治劳瘵，大吐血后，亦非不知由火载血上也，用此一味煎服，名曰独参汤，盖以血脱，须先益其气耳。丹溪治劳嗽火盛之邪，制琼玉膏以为之君，或此单熬，亦曰人参膏类，服后肺火反除，嗽病渐愈者，又非虚火可补之明验耶？不特此也。

古方书云，诸痛不宜服参、芪。此亦指暴病气实者而言。若久病气虚而痛，何常拘此？东垣治中汤，同干姜用，治腹痛吐逆者，亦谓里虚则痛，补不足也。东垣以参、芪、甘草为退火圣药。盖火与元气不两立，补足元阳，虚火自退耳。忌五灵脂。

黄芪

味甘，气微温，无毒，阳也，可升可降，入手少阳经及手足太阴经。温肉分而实腠理，益元气而补三焦，内托阴症之疮疡，外固表虚而汗出。补阴气内损之脉虚，治阳气下陷之热炽。黄芪虽属内、外、三焦通用之药，其实托裹固表为专，而补中益气兼之。种有三品，惟绵芪极佳。世采茵蓿根假充谋利，不知此坚脆味苦，能令人瘦，绵芪柔软味甘，能令人肥，不可不察。治疮疡生用，补虚损蜜炒用。性畏防风，得防风而功愈大。

黄芪甘温，大补阳虚自汗。如痈疽已溃，用此从里托毒而出，又能生肌收口，补表故也。大抵表邪旺者不可用，用之反助邪气。阴虚者宜少用，用之则升气于表，而内反虚耗矣。又表虚有邪，发汗不出者，服此自汗。

服黄芪而表虚自汗者，如伤寒脉虚涩，血少不能作汗。用黄芪建中汤和荣卫，自然汗出邪退之类。治气虚盗汗并自汗，又治皮肤痛，则表药可知。又治咯血，柔脾胃，是又为中州药也。又治伤寒尺脉不至，又补肾脏之元气，以为里药，乃是上、中、下、内、外、三焦之药也。然肥白人，及气虚而多汗者，服之有功。若苍黑人，肾气有余而未虚者，服之必满闷不安，以其性寒而闭气也。

按：参、芪甘温，俱能补益，但参惟益元气补中，芪兼补卫实表，所补既略异，共剂岂无分。如内伤，脾胃衰弱，饮食怕进，怠惰嗜卧，发热恶寒，呕吐泄泻，及胀满痞寒，力乏形瘦，脉微，神短等证。宜补中益气，当以人参加重为君，黄芪减轻为臣。若表虚腠理不密，自汗盗汗，渐至亡阳，并诸溃疡，多耗脓血；婴儿痘疹，未灌全浆；一切阴毒不起之症，又宜实卫固荣，须让黄芪倍用为主，人参少入为辅。

甘草

味甘，气平寒温，无毒，阳也，可升可降，入足厥阴、太阴、少阴经。生之则寒，炙之则温。生则分身、梢而泻火，炙则健脾胃而和中。解百毒而有效，协诸药而无争。以其甘能缓急，故有国老之称。梢止茎中之涩痛，节消疮毒之肿结，二者生用之能也。然味甘而性壅，故中满者忌之。甘草味甘缓而补，有调和相协之义，缓、和、补三字，尽其用也。生用性寒，能泻胃火，解热毒。诸痈疽疮疡，红肿未溃者，宜生用。其已溃与不红肿者，宜蜜炙用。炙用性大缓，能和诸药性，能解百药毒，宜少不宜多，多则泥膈而不思饮食，抑恐缓药力而少效。脾虚者宜此补之。若脾胃气有余，与心下满及肿胀，痢疾初作，皆不可用。下焦药中亦宜少用，恐太缓不能自达也。与海藻、大戟、芫花、甘遂相反，切宜忌之。悬痈单服即散，凡毒生阴囊后、肛门前，谓之悬痈。以大黄纹者五钱，酒前服下，即散。咽痛旋咽能除。同桔梗治肺痿脓血齐来，同生姜止下痢赤白杂至，小儿初生加黄连煎汤拭口，有益饮馔。中毒伴黑豆煮汗，恣饮无虞。砒毒亦能解。但诸呕家忌煎尝。凡用纯寒、纯热之药，必用甘草以缓其力。寒热相杂药，亦用甘草调和其性。如附子理中用甘草，恐其僭上。调胃承气用甘草，恐其速下。是皆缓之，非谓和也。小柴胡有柴胡、黄芩之寒，人参、半夏之温，内用甘草，此却调和之意，非谓缓也。

按：五味之用，苦直行而泻，辛横行而散，甘上行而发，酸束而收敛，咸止而软坚。甘草味之极甘者，当云上发可也，《本草》反言温中下气，何耶？盖甘有升降浮沉，可上可下，可内可外，有和有缓，有补有泻，居中之道尽矣。

白术

味苦、甘、微辛，气温，无毒，阴中之阳，可升可降，入足阳明、太阴经。其用在表，去诸经风湿，有汗则止，无汗则发。其用在中，主呕逆泄利，去湿强脾，开胃进食，和中益气。其用在下，利腰脐间血，通水道。故曰上而皮毛，中而心胃，下而腰脐，在血主血，在气主气，其信然矣。佐黄芩则能安胎，君枳实则能消痞。若气滞气闭腹痛等候，宜禁用之。白术本燥，又谓利腰脐间血，益津液者何？然脾胃运，能滋生血气，腰脐间血自利，津液从此益矣。补脾胃而除中湿，味辛亦能消虚痰。故与二陈同用，则健胃消食，化痰除湿；与芍药、川归、枳实、生地之类同用，则补脾而消脾家湿；再加干姜，去脾家寒湿；与黄芪、芍药等同用，有汗则止；少加辛散之味，无汗则发也。有片术、腿术，片者大而气味和平，腿者味薄而气燥。凡用惟白为胜，仍觅歙者尤良。咀妇人乳汁润之，制其性也。润过、陈壁和炒，窃彼气焉。入心、脾、胃、三焦四经，须仗防风、地榆引使。凡用二术，忌食桃、李、雀、蛤。腹中有动气者，亦不宜用。

手足懒举，贪眠，多服亦善。饮食怕进，发热，倍用正宜。间发痎疟殊功，卒暴注泻立效。或四制研散敛汗，出东垣方。或单味粥丸调脾。出丹溪方。奔豚积忌煎。因燥消肾，痈疽毒禁用，为多生脓。驱胃脘食积痰涎，消脐腹水肿胀满。哮喘误服，壅窒难当。

按：白术既燥，《本草》又言生津，何也？盖脾恶湿，脾湿既胜，则气不得施化，津何由生？故膀胱津液之府，气化出焉。今用白术以燥其湿，则气得周流，津液亦随气化而出矣。日华子谓白术利小水，正以此也。如茯苓亦系渗淡之药，谓之能生津液，义与此同。

江云：白术大抵是除湿利水道之剂，《本草》言益津液亦误矣。

苍术

味苦、甘、辛，气温，无毒，阴中之阳，可升可降，入足阳明、太阴经。散风寒湿气，辟山岚瘴气，无分表里，疗重痛于身首，散结肿于皮肤，最能发汗，消积滞而除腹胀，快脾胃而进饮食，尤能宽中。其性本燥，长于治湿。然气味辛烈，除上焦湿气之功尤切，米水浸炒，佐以黄柏，健行下焦，治股足湿热之妙剂也。

辛温散邪，苦以燥湿，二者尽之。

因气味辛烈，故发甚速，除上焦湿，其功最大。若补中焦除湿，力小于白术。又盐水炒，佐以黄柏、石膏、牛膝，下行之药引用，则治下元湿疾。入平胃散，能祛中焦湿证，而平胃中有余之气。入葱白、麻黄之类，则能散肉分至皮肤之表。

丹溪谓腹中窄狭须用者，以其辛散也。大抵心腹胀痛必有湿，实邪者用之，则邪散而湿除，即宽。若虚闷痛者用之，则耗其气血，燥其津液，虚火益动而愈闷。不如调其正气，则闷自是而散矣。

疏通腠理，抑平胃气，发汗除湿之圣药也。

陶节庵九味羌活汤用之，以燥膀胱之湿热。仲景白虎汤用之，以开湿热之表邪。特中焦燥结，虚汗多者不宜用。

按：二术功用颇同，俱能补脾燥湿。俱[①]白术者补性多，且有敛汗之功。苍者治性多，惟专发汗之能。凡入剂中，不可代用。

山药

味甘，气平微凉，无毒，阳中微阴，可升可降，入手太阴经。上气不足之头眩，中气不足之虚羸，下气不足之泄精，凉而能补之药也。

江云：山药专能补胃。

---

①俱：据文义，恐为“但”字之误。

《赋》云：益气补中，去头面游风眩运，强阴清热，疗皮肤肌肉虚羸。

山药甘温能补，入肺经而补心肺，滋肾养脾，三焦之润剂也，然补肺为多。盖肺主诸气，今益气以滋肾化源，故主补虚羸，除泄精等候。补肺为多，肺居上部，主皮毛，故主头面皮肤等疾。山药属土而有金与水，大补阴气，能消虚肿硬。

经曰：虚之所在，邪必凑之，着而不去，其病为实。非肿硬之谓乎？故补则留滞自不容不行。旧名薯蓣因上字犯宋英宗讳，下字犯唐代宗名，故改此。

一云：山药能消肿硬者，以益气补中也，气补则邪滞自不容以不行。

当归

味甘、辛，气温，无毒，阳也，可升可降，入手少阴、足太阴、厥阴经。血结滞而能散，血不足而能补，血枯燥而能润，血散乱而能抚，此全体之能也。析而论之，各有优劣，根升而梢降，身缓而守中，善走者长于活血之效，善守者长于养血之功。气血皆乱，服之即定，能使气血各有所归，故谓之当归。畏菖蒲、海藻，恶湿面。凡使，先去尘并头尖硬处一分。诸血症皆用当归，但流通而无定，由其味带辛甘，而气畅也，重能补血耳。随所引到，而各有用焉。与白术、芍药、生熟地同用，则滋阴补肾；与川芎同用，能上行头角，治血虚头痛；再入芍药、木香少许，则生肝血以养心血；同诸血药入以薏苡仁、川牛膝，则下行足膝，而治血不荣筋；同诸血药入以人参、川乌、乌药、薏苡仁之类，则能营于一身之表，以治一身筋寒湿痛。

大抵用在参、芪，皆能补血；在大黄、牵牛，皆能破血。从桂、附、茱萸则热，从大黄、芒硝则寒。

酒蒸又治头痛，以诸头痛皆属肝木，故以血药主之。但大便泄者不宜用，以活血助泻故也。

又云：当归、地黄恋膈引痰，如上焦痰嗽者忌之。

按：经云：主咳逆上气。议者以当归血药，如何治胸中气也？不知当归非独主血，味兼辛散，乃为血中气药。况咳逆上气，非止一端，亦有阴虚，阳无所附以致然者。今用血药补阴，与阳齐等，则血和而气降矣。《本经》所谓，义或由斯。

又云：川归力刚可攻，秦归力柔堪补。凡觅极病优劣，当分行表酒洗片时，行上酒渍一宿。体肥痰盛，姜汁渍，宜曝干。

白芍药

味苦、酸，气微寒，有小毒，阴也，可升可降，入手足太阴经，及足厥阴经。收阴气而补血，治血虚腹痛之功；扶阳气而健脾，治脾虚下痢之效；收肺气而敛汗，抑肝邪而缓中。血虚及寒人禁服，故曰减芍药以避中寒。江云：伐肝木，泻脾火，疗血虚之腹痛。芍药酸寒收敛之剂，扶阳收阴，助脾泻肝之要药也。腹中虚痛，脾经也，损其肝者缓其中，即调血也。然酸寒乃收敛之剂，其云可升，须以酒浸用之，以借升发也。酒浸炒，与白术同用，则能补脾；与川芎同用，则能泻肝；与苍术同用，则能补气。又下痢腹痛者宜用之，盖由肠胃湿热，用此收敛之剂，则脾胃得正，而邪毒不能作兴矣。又治血虚腹痛，以其补虚，抑且以收敛之酸寒，和湿热之炽盛，则湿热自是而释矣。然须得炙甘草为佐。夏月腹痛少加黄芩，恶热而痛加黄檗，恶寒腹痛加肉桂，痢而腹中痛者炒用，后重生用。有赤、白、红三种，今之市者，皆采红种，并非真白芍也。没药、乌药、雷丸为之使。腹中虚痛本属脾，以其泻肝经之邪，而补中焦脾气也。

丹溪云：芍药惟治血虚腹痛，余腹痛皆不可治。以诸痛喜辛散，芍药酸收故也。又产后不可便用，以酸寒能伐生发之性也。

脾经之药，赤应南方，能泻能散，生用正宜；白应西方，能补能收，酒炒才妙。

又云：若补虚，酒浸日曝，勿见火。恶石斛，畏硝石、鳖甲、小蓟，反藜芦。

按：酸涩为收，今《本经》有“利小便”一句者，何也？盖芍药非能利小便也，以肾主大小二便，既用此以益阴滋湿，故小便得通也。

赤芍药

气味行经同于白芍。散滞血，泻血中之热火，行结气，利小便之淋癃，以其绛赤，不与白者同功。赤者泻热，而白者补虚；赤者能泻肝家火，而白者能除肝经邪。故暴赤眼者，或洗或服，皆当用赤芍。又能消痈肿，破积坚。

熟地黄

味甘、微苦，气微温，无毒，味厚气薄，阳中之阴，降也，入手足少阴、厥阴经。活血气，增填骨髓，滋肾水，补益真阴。治伤寒后，胫股之最痛；疗新产后，脐痛之难禁。退虚热而润燥，补败血而调经。盖其性能泥膈，膈气不利者，宜活法而酌斟。

此补肾之圣药。虽云补五脏内伤，要惟补肾之功居多，故凡滋阴补肾丸用之为君，盖肾主骨髓。

《本草》云：能填骨髓，助筋骨。胞漏下血，与腰痛、脐下痛等候，俱肾气不足也，皆补之。性颇寒、泥滞，故用醇酒洗过，或用姜汁炒，或同附子用，不惟行滞，乃能引导入肾，故下元衰者须用之。又能填骨髓，长肌肉，尺脉微者，桂、附相宜，尺脉旺者，以黄檗、知母兼用，则滋阴降火补肾。此剂泥膈，不宜独用。若犯铁器，令人消肾。又忌莱菔，能耗诸血，见之则无补血之功矣。生地亦然。初采得以水试之，浮者天黄，沉者地黄，半浮沉者人黄，惟地黄独优，取用。畏芜荑，恶贝母。得麦冬、清酒善为引导，拌姜汁炒，下胸膈痰。如上达补头脑虚，或外行润皮肤燥，必须酒浸，方促效臻。

生则气大寒而凉血，熟则微温而补肾。又脉洪实者，宜用生地；若脉虚者，宜用熟地。治外治上，以酒浸之。

生地黄

味甘、苦，气大寒，无毒，阴也，降也，入手太阴、少阴经。生新血能补真阴，疗折伤兼行瘀血，除五心之烦热，凉诸经之血热，故有凉血之功。然其性大寒，胃气涉虚者，不可轻用。

生地性寒，凉血为最，故凡妇人血崩、吐衄、溺血、便血、产后血攻心，及胎动下血，皆多属热，血热则妄行，此药俱能凉之。

性大寒，较熟地则宣通而不泥滞，能凉血疏血，故心家血热，折伤瘀血，留血衄血，吐血之实热者，或凝滞者，皆当用之。其或虚而生热者，不可多用，以其性大寒故也。惟劳倦伤脾而热者当用。妇人崩中血不止，及产后血上攻心闷绝，胎动下血，及老人津液枯竭，大肠结燥，便不润者，皆当用之。又实脾药中，姜制用二三分，以固脾气，使脾家永不受邪。东垣言其泻脾土之湿热，湿热除则脾气固矣。但不可多用，恐其太寒，以倒脾气尔。溺血、便血亦治之。生地能生精血，用天门冬引入所生之地。熟地能补精血，用麦门冬引入所生之地。

川芎

味辛，气温，无毒，阳也，可升可降，入手足厥阴经、少阳经。本经药。助清阳而开郁气，活滞血而养新血。散肝经风邪外侵，止少阳首痛如裂。上行头目，下行血海，血中之气药也。不可多服，多服则走真气。

川芎一味，辛散能助血流行，血中之气药也。上行头目，助清阳，久服致气暴亡，以其味辛性温也。以他药佐使则可服，中病则已，亦不可多服。多服久服俱令人卒暴死。过于走散故也。非惟味辛性温者必上升而散，川芎味辛性温，但能升散，而不能下守，胡能下行血海以养新血？四物汤用之者，特取其辛温而行血药之滞尔。滞行而新血亦得以养，非真用此辛温走散之剂以养下元之血也。其能止头痛者，正以其余者能散，不足者能引清血归肝而下行也。古人所谓血中之气药，信哉。惟其血中气药，故痈疽药中多用之者，以其入心而能散耳。盖心帅气而行血，芎入心则助心帅气而行血，气血行则心火散，邪气不留而痈疽亦解矣。

畏黄连，白芷为之使。根生坚大而重者，名芎䓖。以川蜀者为胜，故今通谓川芎。为风药血药之君，走经络之痛。小者名抚芎。贯芎是茎间上升之气所结，故能散头面之风及开郁。

妇人经住验胎法：研为末，空心浓煎艾汤下一匙，腹内微动是有胎也。

麻子仁

味甘，气平，无毒，阳中之阴，可升可降，入足太阴、手阳明经。活血脉，去皮肤之风湿。除热燥，润大肠之便秘。亦能催生，治横逆产。

火麻仁补中益气，润胃利六腑之燥坚，治阳明汗多胃热，逐水破积。落入土者损人，不用入药。用法：炒、研、掺煎药，浮面取其油效速，既蓖麻子也。火麻仁润肠胃，取肉为丸。

菟丝子

味甘辛，气平温，无毒，阳也，可升可降，入足少阴、厥阴经。坚筋骨，除腰膝之冷痛。强阴气，止阴寒之泄精。

《发明》云：补肾经虚寒之药。《本草》主续绝伤，补不足，强阴坚骨，主茎中精寒自出，溺有余沥，鬼交泄精。又治男妇虚冷劳伤，腰膝冷痛，消渴热中，泄精尿血。大略补肾虚寒之功多矣。薯蓣为之使。凡用先以水洗去沙，次用酒浸蒸数次，候熟杵作饼晒干，研末入丸散。

牛膝

味苦、酸，气平，无毒，阴也，降也，入足少阴肾。强阴气而益精，活滞血而生血。治淋症结肿于阴茎，疗痿痹拘挛于股节，引诸药性能下行，治腰腿不宜缺用。

《发明》云：牛膝能引诸药下行而滋阴活血，若脾虚清气下陷泄利及腿膝湿肿者皆不可用。有雌雄二样，雌牛膝小，节细茎青，坚脆无力。雄牛膝大，茎紫根长，柔润有功[1]。凡用去芦，酒浸洗。忌龟甲，畏白藓皮，忌食牛肉。

肉苁蓉

味甘、酸、咸，气微温，无毒，阳中之阴，降也，入手厥阴命门、足太阳膀胱命门。相火不足者，以此补之。入冲任而补血，走水脏而生精，故治精血之虚漏，腰膝之冷痛，女子绝阴不产，男子绝阳不兴。以其峻补精血，骤用反致动大便之变耳。凡用宜去鳞甲，酒洗。大壮元气，疗妇人癥瘕，崩中赤白带下，除膀胱邪热。方形肉厚扁者佳。

按：今人每用此以补肾，不知此特助老人命门火衰，若青年服之，相火愈炽，于肾无益。

《发明》云：苁蓉属土，有水与火，入肾而峻补精血，益水中之火。用清酒浸去浮甲，劈破中心，去白膜一重如竹丝样，此隔人心气不散，令人上气闭，刷去，蒸半日，用酥炙最妙。

锁阳补阳益气，可代苁蓉，治虚而润大便燥结，不燥者勿用。

破故纸

味苦、辛，气大温，无毒，阴中之阳，可升可降。治四肢之酸痛，腰膝之冷痛，阳事之衰惫，肾冷之流精。江云：补精髓劳伤。炒香为度。

---

①功：据上下文义，似当作“力”。

此味性本燥，又名补骨脂，恶甘草，忌羊肉，酒浸一宿，东流水洗，蒸半日，日干。乃是少阴肾经之温药，亦入足太阴脾，主男子劳伤，下元虚冷，添精益气。《发明》云：此补肾家虚冷药。

远志

味苦，气温，无毒，阴中之阳，可升可降。通塞而利滞，畅外而慧中，理心神之惊悸，去耳目之昏聋。

《发明》云：苦入心而滋阴，温能兼补，手足少阴经药也。《本草》主利九窍，宁心神，益智慧，聪明耳目，健志不忘，及小儿客忤。此皆主手少阴，安定心神之专功也。又壮阳道，长肌肉，助筋骨，及妇人血噤失音。久服延年，悦颜色。此皆温补兼滋足少阴之功也。又兼治皮肤中热，面目黄，抑亦苦能清热欤。

江云：凡使先去心，否则令人烦。去心后用热甘草汤浸一宿，漉起曝干用。

石菖蒲

味辛、苦，气温，无毒，阳中之阴，可升可降，入手少阴心、足太阳膀胱。利四肢能除湿痹，运枢纽能出音声，通脉隧能明耳目，开心孔能益聪明，疗鬼气而导滞，泄逆气而宽中，除身表之疮毒，杀腹中之诸虫。

主手足湿痹，可使屈伸。贴发背痈疽，能消肿毒。下气除烦闷，杀虫愈疮疥。鬼击懵死难苏，急灌生汁。温疟积热不解，宜浴浓汤。单味入酒煎，疗血海败，并产后下血不止。细末铺席上卧，治遍身毒及不痒发痛疮疡。

《发明》云：菖蒲辛温，通神明，开心帅气之圣药也。故《本草》主开心孔，通九窍，聪明耳目，出音声。主耳鸣聋，苏鬼击懵死，此通神开心之专功也。又疗风寒湿痹，难屈伸，下咳逆上气，利四肢，补五脏，疗疮毒恶疮，杀诸虫，除烦闷，小儿温疟积热不解，女人血海冷败。更长于治风湿，乃辛温，散气之兼功也。

秦艽为之使，恶麻黄，忌饴糖、羊肉，勿犯铁。入药去根毛，捣碎使。

五味子

味酸，气温，无毒，味厚于气，阴也，降也。滋肾经不足之水，收肺气耗散之金，除烦热生津止渴，补虚劳益气强阴。多服之则闭住其邪，反致虚热，盖收补之骤也。

《发明》云：肺肾二经药也，在上则滋源，在下则补肾。其味酸咸苦辛甘，全者真也。

以味酸苦甘而微带辛，故能引酸苦入肺肾，以收敛肺气而滋肾水，其止咳益气收肺之力，除烦生津补虚滋肾之功，又以其酸亦能强筋，又治痃癖霍乱转筋，皆由滋肺以平肝也。消酒毒者，酒热伤肺，得此收敛，则肺气敛而热邪失矣。又消水肿腹胀者，能收湿也。其曰下气，盖肺苦气上，惟其收敛肺气，则气自下矣。

江云：养五脏。抑以五味兼能入五脏，与须佐以各经药。

夏月困乏无力，用此与参、芪、麦冬，稍加黄檗煎服，使人精神顿加，两足筋力涌出。寒月与干姜同用，治肺咳嗽。又火盛嗽，骤用寒药恐相逆，须此酸收而降之。宜少用，多则不惟收敛太骤，抑且酸能吊痰，引其嗽也。小儿尤甚。肺火郁者禁用。肺邪甚，及风寒咳嗽痰火宜用。黄色南五味，取其辛甘稍重而能散耳。若虚损劳伤，北五味最妙。南五味治风寒咳嗽，北五味治虚损劳伤，各有所长，不可混用。北五味色黑味重，苁蓉为之使，恶萎蕤，胜乌头。

紫菀

味辛，气温，无毒，阳中之阴，可升可降。肺病咳嗽，痰涎肺痿，咳唾脓血。入胸膈快而不燥，利肺气散而能泄。

江云：治嗽消痰，必须酒洗。

《发明》云：清肺润肺之要药也。其咳

逆肺痿云云，乃辛散气而苦泄火，清肺之用也。其调中止渴，润肌添髓，乃温补润肺之功也。

款冬花

味辛甘，气温，无毒，阳也，可升可降。疗肺经之痈痿，及气逆之喘嗽。

江云：除痰止嗽。

《发明》云：温肺止嗽之用为专。

凡使，用甘草汤浸一宿，待干揉碎煎。微见花未舒者佳。杏仁为之使，得紫菀良，然所恶所畏居多，止可专与人参、麦门冬、百合，补肺药中则有功，若与黄连、黄芩、贝母、麻黄，泻心肺之药同用则非也。故沈氏款花膏内，止同人参、甘、桔耳。

百合

味甘，气平，无毒，阳中微阴，降也。治伤寒百合之奇邪，疗神昏狂乱之鬼击，除心腹不利之胀满，下肺脏热壅之气逆。花白者入药佳。江云：敛肺之痿衰。

马兜铃

味苦，气平微寒，无毒，阴也，降也。能清肺金之热，故为喘嗽之需。

即木香之子。

《发明》云：马兜铃苦寒，清肺安肺之要药也。

江云：止嗽，肺虚可治。用时去革膜，只取向里扁子入药。微炒为妙。

半夏

味辛、微苦，生则气微寒，熟则气微温，有毒，阳中之阴，入足阳明、少阳、太阴经。除湿化痰涎，大和脾胃气。痰厥及头痛，非此莫能治。辛燥性非良，枯渴方宜忌。

江云：姜汁消痰，汗竭禁用。

妊妇用，须姜炒。常用亦以姜、矾、甘草煮之。忌羊肉、羊血、饴糖。射干、柴胡为使。

《发明》云：半夏辛燥，和健脾胃，化痰之要药也。盖湿伤脾而生痰，此能燥湿，所以化痰而益脾，以辛燥能逐寒而散结。

性燥而能燥湿，乃健脾胃之药也。今人多用其化痰，不知半夏性燥而能去湿痰，故脾胃得之而健也。其于痰不属于湿者，亦何与焉。诸血症、妊妇，及少阳伤寒而渴，与夫诸渴症，并不可服。由其性燥，损血耗血，而燥精液故也。惟气证发渴者不忌，盖动火上盛而然，惟气调则动火亦伏而不渴矣。固非津液虚耗，及火邪作燥，而有妨于半夏也。

以除湿为足太阳，以止吐为足阳明。助柴胡主恶寒，是又为足少阳也。助黄芩主去热，是又为足阳明也。寒热往来，在半表里，故用此有各半之意。

经云：半夏治痰，泄痰之标，非泄痰之本，本者肾也。肾主五液，化为五湿，入口为唾，入肝为泣，入心为汗，入肺为涕，入脾为痰。痰者，因咳而动脾之湿也。半夏除湿，故泄痰之标。

天南星

味苦、辛，气平，有毒，阴中之阳，可升可降，入足太阴脾、手太阴肺。驱表里之风痰，破胸膈之气结，通牙关之噤闭。因其性之燥烈。

江云：风痰主药，牛胆制之。

《发明》云：南星苦辛，行肺经能消风，降痰下气破结。

胆星消风痰尤妙。畏附子、干姜、生姜。入药炮用。

贝母

味辛、苦，气平微寒，无毒，阳中微阴，可升可降，入手太阴肺、少阴心、足少阳胆。利涩滞而散结气，除烦热而润心肺。所以治嗽消痰，其性长于活利。

江云：治胸膈痰气最妙，止嗽性纯。厚朴、白薇为之使，反乌头，畏秦艽、矾石。用去心。若独颗不能两片者，名丹龙眼，不可入药。

《发明》云：辛能散郁，苦能下气，故凡心中不和而生诸疾者，皆当用之。《本草》主伤寒烦热，淋沥邪气，疝瘕喉痹，乳痈金疮，腹中心下结实，皆散邪开郁之功也。又主咳嗽上气，烦渴消痰，润心肺，乃其下气之力也。然散郁结之功为多。

与连翘同用，治颈瘤。烧灰敷于恶疮，而能敛口。皆取辛能散结而苦降火，则气血调畅而疮口自敛矣，非贝母性本收敛而敛之也。

瓜蒌子

味甘、微苦，气微寒，无毒，阳中微阴，降也，入手太阴、足少阳经。润肺而降气，有下痰治嗽之妙。行结而利滞，有通乳消肿之功。以其性之润下，故能洗涤胸中垢腻，为治消渴之神药也。江云：下气定喘，治痰嗽要药，亦疗结胸。

味甘性润，甘能补肺，润能降气，胸有痰者，以肺受火迫，失降下之令，今得甘缓润下之助，则痰自降，宜其为治嗽之要也。润肺能生津，又能治消渴。

仲景论少阳证口渴，小柴胡内以此易半夏，其能润肺生津可见。

其种有二，红而小者为栝蒌，黄而大者为瓜蒌。天花粉即其根也。

黑附子

味大辛，气大热，有大毒，纯阳之药，浮中沉，无所不至，故为诸经引用之药。疗寒气凝涩，有温中之妙。除手足厥逆，有回阳之功。入坚结，有破散之勇。走经络，有通达之权。然不可多用，经曰：壮火食气故也。又少阴受寒小腹痛，必用之药。

附子大辛热，除六腑沉寒，回三阳厥逆，悍烈之性，浮中有沉，行而不守，仲景八味丸用之，为少阴之向导，其补自是地黄，若因以附子为补，误矣。附子走而不守，取健悍走下之性，以行地黄之滞耳。凡使，童便煮而浸之，以杀其毒，且可助下行之力，入盐尤捷。入足少阴肾、太阴脾，补命门衰败之火，以生脾土。仲景四逆汤用之，以回肾气；理中汤用之，以补脾；八味丸又用之，补肾脾。人每以其伯道废弃而不用，不知附子止为引经之药，入于人参、干姜、白术，气分之药，则引气而行；入于熟地、丹皮、茱萸，血分之药，则引血而走。顾人用之合否何如耳。天雄性味与附子同，而回阳之功不及附子，但除风寒湿痹，破坚结利关节为长。

干姜

生则味辛，气大热；炮则味苦而大温；炒黑则苦而温矣。盖假火以杀其性也。无毒，味薄气厚，阳中之阳也，生则浮，熟则守，可升可降，入手太阴肺、阳明大肠、足太阴脾、少阴肾。生则逐寒邪而发表，炮则除胃冷而守中。炮熟与补阴同用，治血虚发热之妙。炒黑与凉血同用，疗血热溢泄之功。治血虚，引血药入气分而生血。疗血热，引凉药与火性而相从。亦去寒邪呕吐而止腹痛。

生用，入发散药，能利肺气而治嗽。熟用，入补中药，能和脾家虚寒。入补阴药，能治血虚发热，故产后发热当用之。又入肾中，燥下湿，此又湿同寒治也。又治沉寒痼冷，肾中无阳，脉气欲绝者，黑附子为引用。又多用能耗元气，盖辛以散之，则壮火食气故也。须以生甘草缓之。

能利肺气，寒嗽须仗五味子相助。炮用则止而不移，所以能治里寒，非若附子行而不止也。用止血，须炒令黑。

干姜补脾，而东垣又言泄脾者何？盖“泄”之一字，非泄脾之正气，是泄脾中寒湿之邪也。生用味辛，能发散寒邪行表，与水姜同功。熟用带苦，能除胃中冷，守中之功，与生者异。姜皮作散，堪消浮肿，故五皮散用之。

《发明》云：干姜与生姜同治，而辛热

过之。发散寒邪,大温中气。

生姜

味辛,气温,无毒,气味俱轻,阳也,可升可降。制半夏,有解毒之功;佐大枣,有厚肠之力。入胸腹,散逆气之呕哕;达玄府,散风寒之抑郁。江云:姜汁消痰止呕吐,暖脾胃,辛以散之。欲热则去皮,去皮则守中而热存。要冷则留皮,留皮则行表而热散,非皮本之冷也。

辛属心肺,甘温属脾胃,心肺得其所胜,则气通而宣畅,主宰而精灵,故能通神明,神明通,则心气益胜,而一身之气皆为吾所使,而亦胜矣。一身之气胜,则中焦之元气亦定,而脾胃出纳之令行,邪气不能容矣,故能去秽恶。抑且辛甘发散,又能散在表、在上之邪也。

春初食,辟疠助生发。秋后食,泄气损寿元。夜气收敛,尤忌食。大冬食之避寒。宜少食。

良姜

味辛,气热,无毒,阳也,可升可降。温脾胃,有除呕吐之功。快逆气,能消宿食之效。出高良郡,故名之。入足阳明胃、太阴脾。治心腹逆冷,气痛攻冲,及呕食翻胃,霍乱转筋。健脾暖胃,消宿食,解酒毒,下气止泻痢。

气味辛热,能温脾胃而散邪,故凡有寒邪停冷之候者,宜服。若肺胃中有热者,忌之。脾胃火不足者,用此以消阴翳。至于火证燥结,不可妄投。

草豆蔻

味辛,气温,无毒,阳也,可升可降,入足太阴、阳明经。去脾胃积滞之寒邪,止心腹新旧之冷痛。《赋》云:安心腹之痛,去脾胃之寒。气热味辛,治风寒客邪在胃,痛及呕吐,一切冷气。面裹煨熟用。《衍义》谓:虚弱不能食者,宜此。恐不如白豆蔻为良。

白豆蔻

味苦、辛,气大温,无毒,阳也,可升可降,入手太阴经。破肺中滞气,退目中云气,散胸中冷气,补上焦元气,化谷气之不消,止胃冷之吐逆。

主冷气吐逆,消谷下气,皆辛温逐寒之力也。去白睛翳膜,乃肺气虚寒故耳。若红膜不宜用。人抵胃冷宜服,胃火上炎而呕逆不可用,肺热禁用之。

白入肺,自有清高之气,若草豆蔻,则专入脾胃,而其气味又燥烈于白者,虚弱人止宜用白为良。

江云:下气宽中,又能消食。壳方黄,似龙眼,微锐,外棱似栀子棱方真,市家以草仁代,宜辨。

砂仁

味辛、苦,气温,无毒,阳中之阴也,可升可降。消宿食,快脾胃之滞气。疗虚寒,止肠中之泄利。入手足太阴、阳明、太阳经、足少阴经。

《赋》云:理脾胃而行滞气,吐泻兼医。

又能安胎止痛,行气故也。

日华子云:治一切霍乱心腹痛。其能止痛,行气药可见矣。又以止痢药中用之,盖亦取其止痛行气之意。虽其性辛温,以热攻热,乃所以为顺治也。又为化酒食之剂,惟其辛温行气,则气行而酒食亦化矣。又咳嗽上气,是肺受风寒,以辛散之。若肺有伏火,禁用。

妊妇因气动胎,痛不可忍,炒熟捣为末,酒调服二钱。

液云:与白檀、豆蔻为使,则入肺;与人参、益智为使,则入脾;与黄檗、茯苓为使,则入肾;与赤白石脂为使,则入大小肠。

茴香

味辛,气平,无毒,阳中之阴,可升可降,入手足少阴、太阳经。开胃口而下食,止呕吐而调中,疝气急痛可疗,脚气上逆能攻,破一切之臭气,除下焦之冷气,此最药也。

辛能散邪,以上诸症,大抵是辛香能逐散邪气耳。炒黄色,碎用。又名怀香子。

江云:木瓜理下焦脚气之湿痛,茴香治疝气腰肾之虚痛。

麻黄

味苦、甘,气温,无毒,阴中之阳,升也,入手太阴经。通玄府,治伤寒血涩之身疼。开腠理,疗伤寒阳郁之表热。故能散荣中之寒,泄卫中之实,疗足太阳经无汗之表药也。根节又有止汗之功。一物之性,有不同如此。

《珍珠囊》云:其形中空,散寒邪而发表,其节中闭,止盗汗而固虚。

惟在表,真有寒邪者,宜用汗之。其或寒邪在里,或表虚之人,或阴虚发热,或伤风有汗,或伤食等证,虽有发热恶寒,其不头痛身疼而拘急,六脉不浮紧甚者,皆不可用。虽可汗之症,亦不可过服。盖汗乃心之液,过汗则心家易涸,而心血亦为之动矣,或至亡阳,甚至衄血不止。丹溪尝以麻黄、人参同用,亦攻补法也。

凡用去节,煮二三沸,去上沫,否则令心烦闷。厚朴为之使,恶辛夷、石韦。

《汤液》云:麻黄泄卫实,桂枝治卫虚,二者虽太阳经药,以其在太阳地分耳,其本病实荣卫药也。肺主卫,心主荣,麻黄肺之剂,故冬月伤寒用麻黄,伤风而咳用桂枝,即汤液之源也。

葛根

味甘、辛,气平,性温浮,无毒,阳也,升也,入手足阳明经。发阳明之风寒,解肌表之壮热,疗头颅之苦痛,止胃虚之消渴,解酒中之苛热,治往来之温疟。生根汁大寒,可治天行时病。头痛如欲破者,连须葱白汤饮之。又不已者,葛根葱白汤用之如神。然太阳初病,未入阳明而头痛者,未可便服葛根以发之,恐引贼入家也。

若额颅痛者可服之。又其气轻浮鼓舞,能升提胃气上行,及益阳生津,但不可多服,恐损胃气。葛花消酒毒。用葛花并小豆花晒干为末,饮酒不知醉。

升麻

味甘、苦,气平微寒,无毒,阳中之阴,入足阳明经及手阳明、太阴经。散阳明之风邪,解肌肉之浮热,治咽喉之肿毒,疗肺痿之脓血。升阳气于至阴之下,因名曰升麻。令人中气骤升,不可多服。升麻,亦阳明经药也。若初病太阳,亦不可便服升麻。其治喉痛口疮等候,皆升麻解毒之能也。

引葱白,散手阳明之风邪;引石膏,止足阳明之齿痛;引地黄诸药入阳明,以治吐衄;引参、芪于上达,以益元气。若补脾胃,非此为引则不能补。

医书皆以为元气不足者,用此于阴中升阳,非也。惟阳气下陷者,可用此升提之。若元气不足者,升之则下虚,而元气益不足矣。慎之。形轻黑坚为上,去黑皮及腐者用。

按:吐衄血,犀角地黄汤主之,夫犀角乃阳明经药也。

江云:如无犀角,以升麻代之。夫二物性味相远,何以代之?不过知升麻亦阳明经药,用之以引地黄及他药入阳明耳。

《发明》云:升麻升散之功最大,解脾胃肌肉间热,散手足阳明经风邪药也。

羌活

味苦、甘、辛,气平微温,无毒,阴中之阳,升也,入手足太阳、足厥阴。太阳本经药也。散肌表八风之邪,利周身百节之痛,排巨阳肉腐之疽,除新旧风湿之症。

《发明》云:羌活治风之要药。

又云:治湿者,风能胜湿也。故《汤液》治太阳经头痛,肢节及周身尽痛。

又云:贼风失音不语等候,皆风邪风湿所致,惟辛温而气味轻浮,故能散肌表八风诸邪，而周身骨节痛与痈肿等，因于风湿者悉除矣。若血虚不能荣筋，肢节筋骨酸疼者宜审用。或挟风湿者，血药中兼用。治风邪在表、在上，此要药也。

用虽与独活同功，然羌活主上行，其气雄；独活主下行，其气细，为不同耳。此九味汤专以此为君，而不及独活也。汗多过膝者，不宜多服。

防风

味甘、辛，气温，无毒，阳也，升也，入足太阳经。乃卒伍卑贱之职，随所引而至之者也。开腠理，荡肌表之风邪。泻肺实，散头目之滞气。乃风药中之润剂也。误服泻人上焦元气。

《发明》云：防风气温而浮，治风通用，除上焦在表风邪为最，兼治下焦风湿。尽其用矣。除上焦风邪仙药，故误服泻人上焦元气，可见上焦有实风邪者方可用之。

珍云：身去身半已上风邪，梢去身半已下风邪。

心云：又去湿之仙药也，风能胜湿尔。诸风药皆然。

得泽泻、藁本，疗风；得当归、芍药、阳起石、禹余粮，疗妇人子脏风。

凡用，去芦并钗股。

独活

味苦，甘，气平微温，阴中之阳，可升可降。盖其气不若羌活之雄，故亦可降。入足少阴经。去风寒湿气，两足拘挛，疗诸风掉眩，颈项难伸。加细辛止风寒之齿痛，及本经之头痛。得风不摇，无风自摇，故名独摇草，与羌活原无二种，后人分用，紫色而节密者为羌活，黄色而作块者为独活。羌活气雄，独活气细，故雄者入足太阳，而细者入足少阴也。去皮净用。

藁本

味辛、苦，气温，无毒，气厚味薄，阳也，升也，入足太阳经。大寒气客于巨阳之经，苦头痛流于巅顶之上，辟雾露之蒙郁，发风邪之飘扬。

太阳经风药，治寒邪结郁于本经，又专治本经头痛。其气雄壮，能引诸药上至巅顶。又治头面及遍身皮肤风湿瘙痒。

天麻

味辛、甘，气平，无毒，阳也，升也。疗大人风热头眩，治小儿风痫惊悸，祛风麻痹不仁，主瘫痪语言不遂。凡使，勿误用御风草，与之相似，误服令人有结肠之患。其真者，破之自然明亮有色。诸证皆风湿所为，天麻则主风湿之药也。入足厥阴肝、太阳膀胱。凡用，湿草纸包煨用。

东垣曰：眼黑头旋，乃风虚内作，非天麻不能除。其苗名定风草，独不为风所动，乃治内风之神效也。又名赤箭。赤箭、天麻本一物，然赤箭则言苗，有自表入里之功，天麻则言根，有自内达外之用。根则抽苗，径直而上，苗则结子，成熟而落，从干中而下至上而生，以此推之，可识其内外主治之理。

菊花

味苦、甘，气平寒，无毒，阴中之阳，升也。散八风上注之头眩，止两目欲脱之泪出。

入手厥阴、手少阴、太阴经。

野菊味苦，胃气反伤；园菊味甘，阴血兼补。去梗酒洗，速达上行。

能补阴。单叶花小而黄，味甘而应候开者入药。野菊味苦者，名苦薏，大伤胃气，不用。此剂能明目聪耳，及胸中烦热，盖数症皆由水不足而风火上盛，故得补阴之剂则水盛而火自熄矣。抑且肾窍通耳，目中黑睛属肾，肾气盛则窍通睛明，清气升则头目清、烦热降。

《发明》云：菊花甘寒，益血驱风，清头目之的药也。

白附子

味甘、辛，气温，有小毒，阳也，升也。驱风湿而除血痹，行药势而利诸经。

《发明》云：白附子辛温纯阳，能上升行药之势，故主面上百病，可作面脂。主心痛血痹。又主中风失音，一切冷风气。入药炮用。

威灵仙

味苦、辛，气温，无毒，阴中之阳，可升可降，通行十二经之药也。外而身表，去久客之风邪；内而胸腹，治不利之痰气。外而身表，走腰足而为之先；去腰膝冷痛。内而胸腹，入大肠而为之最。去大肠风。因其宣快之能，故有虚中之畏。苏长公每用，同牛膝治脚疾，有验。铁脚者佳，不闻水声产者良。威灵仙专疏风湿冷气而不滞，治痛风之要药也。在上疼者尤效。须量病人稍虚者即禁用之。忌茗及面汤、牛乳、黑丑。

薏苡仁

味甘，气微寒，无毒，阳中微阴，可升可降，入手足太阴、阳明、足厥阴经。外而身表，有去湿之妙；内而肠胃，有进食之能。外而身表，疏渗而不发；内而肠胃，和利而不争。又治痿痈于肺脏，能治水气而精神。盖其势力缓薄，倍用于他药方精。

专疗湿痹，且治肺痈。筋急拘挛，屈伸不便者最效。湿痹证。咳嗽，涕唾脓血并出者极佳。肺痈证。除筋骨邪入作痛，消皮肤水溢发肿。久服益气轻身，多服开胃进食。

《发明》云：薏仁古方用治心肺，《本草》专主除湿健脾，不及于肺，然益肺之功在其中矣。故《本草》主风湿痹，筋急拘挛，利肠胃，消水肿，进食，久服轻身益气，此除湿健脾之功也。脾土健，则肺金滋其化养，不为湿热所伤，故肺金自益。凡痰唾咳嗽上气，肺痿肺痈吐脓血，方中多用之，良有以也。

按：《衍义》云：《本经》谓主筋急拘挛，须分两等，大筋缩短拘急不伸，此是因热拘挛，故此可用，倘若因寒筋急，不可用也。

江云：受湿者，亦能筋缓。

再按：丹溪曰：寒则筋急，热则筋缩，急因于坚强，缩因于短促。若受湿则弛，弛因于宽长。然寒与湿未尝不挟热[1]，而三者又未始不因于湿，薏仁去湿要药也。以《衍义》观之，则筋病因热可用；以丹溪观之，则筋病因寒、因热、因湿，皆可用也。盖寒而留久，亦变而为热，况外寒与热，皆由内湿启之，方能成病。内湿病者，酒面为多，而鱼与肉继以成之，若甘滑、陈久、烧炙、辛香、干硬之物，皆致湿之因也。戒之，慎之。

细辛

味辛，气温，无毒，阳也，升也，入手足少阴经。温腹内之阴寒，破胸中之结滞，止少阴之头痛，当少用之，独活为使。散诸经之风气，治邪在里之表药也。

香味俱细而缓，故入少阴。若太阳则羌活，阳明则白芷，太阴则苍术，厥阴则川芎、吴茱萸，少阳则柴胡，用者随经不可差也。

细辛以辛温，故能温阴经、散寒水，以去内寒也。

江云：发少阴汗而止头痛，兼医咳嗽。仲景治少阴症，麻黄附子细辛汤，治邪在里之表药有以也。去头面风痛不可缺。若头目诸症，因火热属阳经者不可用。单服末不过半钱，多服气闷。

白芷

味辛，气温，无毒，阳也，升也，入手足阳明经。头风目疾能攻，皮肤燥痒可疗，阳明头痛非此不除，通治本经风邪之药。排脓生肌，疗疮疡邪气之需。活血胜湿，主带下赤白之妙。阳明气血之海，故主女子崩漏赤白。血闭阴肿，多属阳明，此能止之。

---

①热：原作“熟”形近致误，据医理、文理改。

微带[1] 甘泥，故辛温而走于肌肉，只治足阳明头痛，而不治他经也。此剂最能排脓长肉，而散面上风邪，及诸疮疡，皆当以此为佐。又能止崩，又以为手太阴引经之剂，意者味辛，更能入肺故耳。

《发明》云：白芷辛温而轻升，走肌达于头面，阳明经解利之要药也。

柴胡

味苦，气平微寒，无毒，气味俱轻，阴中之阳，升也，入手足少阳、厥阴经。左右两傍胁下痛，日晡潮热往来生，在脏调经内主血，在肌主气上行经，散胸腹之结热，引清气之上腾，本经头痛宜用，寒热邪气增。

《发明》云：柴胡气味轻清，能引清气上行，而顺阳道解肌发表，其专功也。

经云：在经主气，在脏调经者，气薄能行经故耳。愚谓：阳道升而阴道降，又何气血经脉之不顺且调哉？本经并无一字治劳，今治劳方中多用之者，由其能提清气以祛邪热耳。若真脏亏损，复受火热，因虚致劳，须审用之。故用于清阳下陷则可，若用于下元虚绝则不可。仲景治伤寒寒热往来如疟，及温疟等证，正为合宜。畏藜芦，使半夏。又治疟必用之剂也。在脏主血，在经主气，亦妇人胎前产后血热必用之药也。泻肝火，去心下痰结烦热，同黄连猪胆汁炒。为佐。治疮疡，散诸经血凝气聚，与连翘同功。伤寒门诚为要剂，瘟疟证可作主力。经脉不调，和四物、秦艽、牡丹皮，治之最效。产后积血，佐巴豆、三棱、莪术，攻之则安。伤寒杂症，妇女月经，适来适断，俱小柴胡主之。加四物、秦艽、丹皮之类，同为调经之剂。

前胡

味苦，气微寒，无毒，味薄气清，阴中之阳，可升可降。疗胸膈痞满，消痰下气，治伤寒寒热。推陈致新，除内结热之药也。

《发明》云：前胡专散气清痰，以半夏为使。入足厥阴肝、足阳明胃、手太阴肺。止嗽除痰，解热开胃，伤热之病多用之。野蒿根与之甚相似，只是味粗酸，若误用，令人胃反不爱食。

旋覆花一名金沸草

味咸、甘，气温，有小毒，阴中之阳，可升可降，入手太阴、阳明、足太阴、厥阴经。去头面之风邪，散胸中之气结，膈上痰逆能消，膀胱水畜能折。深黄色呼为金钱花。此消痰导饮散利之剂，故《本草》主结气，消膈上痰结如胶，膀胱留饮，风气湿痹。云云。其消痰导饮、散结利气可知矣。病人稍涉虚者，不宜多服，利大肠故也。伤寒汗下后，心下痞坚，噫气不除者宜此。

桔梗

味苦、辛，气微温，有小毒，阴中之阳，升也。止咽痛，兼除鼻塞。利膈气，仍治肺痈。一诸药之舟楫，一肺部之引经。凡使，去芦，米泔浸一宿。焙干用。畏白芨、龙眼、龙胆。能开提气血，气药中宜用之。然为舟楫之剂，若上壅火升，及下逼之人勿用。加葱白、石膏，则能升气于至阴之下，亦上升也。能治气血凝滞而痰壅等疾者，盖以开提气血，则痰亦自是而疏通耳。故疮疖痈疽，及在表实证，皆当用之。然必假是以为舟楫，载诸药而上行表分，使气血流通，而结核为之自释。开胸膈，除上气壅；清头目，散表寒邪。与国老同为舟楫，引将军可使上行。解利小儿惊痫，开提男子血气。得牡蛎、远志，仍治恚怒；得硝石、石膏，可治伤寒。

江云：化痰顺气。

秦艽

味苦、辛，气平温，无毒，阴中之阳，可升可降，手阳明经也。除四肢风湿若懈，疗遍体黄疸如金，阳明湿热。去大肠之风毒，

[1] 带：原作“蒂”，形近致误，据文理改。

主传尸之骨蒸，以苦能解热。散而能渗之药也。菖蒲为之使。

《发明》云：秦艽主风湿之药，而活血劳筋，手足不随妙药。盖血活则风灭，湿去则筋荣，故疗风不问新久。通身挛急，肢节痛为专治。

江云：除骨节之疼痛。

茵陈蒿

味苦、微辛，气平微寒，无毒，阴中微阳，可升可降，入足太阳经。通腠理，主黄疸怫热于肌表。利小便，主黄疸结热于腹中。因其上下分消之妙，故有专治湿热之功。

惟入足太阳经，专利水道治黄。遍身风痒，疮疥不计多少，煎浓汁洗之立差。

此虽主风湿寒热，然除湿清热之用多。

牛蒡子

味辛，气平，无毒，阳也。散结热而消疮毒，和咽膈而流风壅。咳嗽伤肺，肺壅。牛蒡子辛平润肺，散气解毒尽之。一名恶实，又名鼠粘子。须捣碎用之。

苎根

味甘，气大寒，无毒，阳中之阴，可升可降。除消渴之症，解病热之属，天行热疾。安女人之胎动。傅小儿之丹毒。

苎属水，而有土与金，大补肺金，而行滞血。其根善能安胎，汁疗渴，解时疫甚验。大抵苎根甘寒解热毒，润烦燥，故主傅小儿赤游丹毒，并痈疽发背，或发乳旁，捣傅之俱验。亦罯毒箭蛇虫咬。罯，音掩，覆也。

蒲公英

味甘，气平，无毒，阳也，可升可降，入阳明、太阴经。行滞气而消结肿，化热毒而疗痈疮，化毒行滞，乃为妙剂，妇人乳肿，更为奇药。一名地丁。

蒲公英攻坚散滞，故《本草》主妇人乳痈肿，煮汁少佐以酒饮及封之，立消。细锉同忍冬煎汁，加醇酒服亦妙。若傅疔肿诸疮及恶刺，有奇功。

紫草

味苦，气寒，无毒，阴也，可升可降。解疮毒，发内里之痘疹。利水道，除腹中之积热。

紫草苦寒，惟清热消毒为专，又利九窍，通水道，兼能除湿也。

玄胡索

味辛、苦，气寒，无毒，阳中之阴，可升可降。破结血而止痛，活滞血而调经，治产后败血之要药也。

《珍珠囊》云：活精血，疗产后之疾。调月水，主胎前之证。即延胡索因避宋讳，改玄为延。专止痛调经，及产后诸疾，为女中之要药，亦治男子心气小腹痛。

玄胡索辛温入肺脾，主破血滞之药也，兼止痛。

红花

味辛、苦，气温，无毒，阳中之阴，可升可降。逐腹中恶血，而补血虚之虚。除产后败血，而止血晕之晕。多用则能破血，少用入心养血，与当归同功。一名红蓝花。入足厥阴、手少阴经。辛温则血调和，故少用能养血。过于辛温，则血走散，故多用能破血。此产后血晕口噤，腹内恶血，胎死腹中，并酒煮服。又通经药中宜服之，然行血为专。

东垣曰：补血虚，盖兼补血药用之，斯行血养血，而有补血之功也。《本草》言其止产后败血者，血既已败，用此而行败血，有何止血之意也？

《发明》云：红花辛温，血中之气药也，主于行药。

牡丹皮

味辛、苦，气寒，无毒，阳中之阴，可升可降，入手厥阴、足少阴经。凉血热，止上逆之吐衄；泻阳火，治无汗之骨蒸。除肠胃之瘀血，破女子之坚瘕。

意者，丹皮养真血而去坏血，固真气而行结气，故能如此。

《发明》云：丹皮苦寒，泻阴中之火，能养真血而去坏血。苦而兼辛，能固真气而行结气。盖血之所患者，火也，惟能泻阴火，故治吐衄血，为必用之药。所谓养真血也，去瘀血留舍于肠胃者，去坏血也，坏血去而真血自生矣。又癥瘕、五劳骨热、腰痛，女子经闭血沥，皆荣中血少而热气郁结，真气日耗也。今苦以泄火，辛以散邪，则结气行而真气亦固矣。要之，滋阴养血，必用之药也。

益母草

味辛、甘，气微温，无毒，阳也，可升可降。主欲产胎滞而不行，疗新产血滞而不利，行血活血而不伤。亦能养血。已产未产之良剂，通为治血之需，更有调气之义。

按：日华子云：有活血行气补阴之功，调胎产要药也，故云益母。主安胎，去死胎，行瘀血，生新血。妇人胎产所恃者，血气也，胎前无滞，产后无亏，行中有补也。入阴分六经，治女人经候不调，及胎前产后一切诸疾之要药也。端午连根收拔，风际阴干，忌犯铁器。单用最效，或研罗细末，炼蜜为丸。或捣煎浓汤，熬成膏汁，总调胎产诸症。

泽兰叶

味苦、甘，气微温，无毒，阴中之阳，可升可降。消水气，四肢之浮肿可疗；行滞血，妇人之产后尤要。入手太阳小肠，通肝脾之血，产前后百病俱治。

泽兰调气血，利关窍，尤宜女人，胎前产后诸症要药。

三棱

味苦、辛，气平，无毒，阴中之阳，可升可降。消坚固之癥积，破瘀血之结滞，既为治血之需，又破血中滞气。入足太阴脾。火炮制使。色白属气，故破血中之气，然破积，气虚者勿用。

姜黄

味辛、苦，气温，无毒，阳中之阴，可升可降。散结气，疗心腹之胀满；破瘀血，通女子之月经。辛温能散，治气为最，故主心腹结积，消痈肿，治癥瘕，及扑损瘀血等证，皆辛能散也。其功力烈于郁金。入足阳明经。

蒲黄

味甘、淡，气平，无毒，阳中之阴，降也。生之则行，炒之则止。炒则止诸血之妄行，生则消瘀血之结滞。以其生用，又有渗湿之能，故治膀胱血结，而窍涩不利。入足厥阴肝。

《发明》云：蒲黄味甘色黄，足太阴经药，血病必用之药也。市者多以黄柏末假之，极害人。

艾叶

味苦，生则气微寒，熟则气微温，阴中之阳，无毒，可升可降。生则止诸血之溢泄，熟则温五内之湿寒。辟恶气，除腹痛而有效；固胎气，治胎漏而能安。疗䘌疮于下部，灸百病之灵丹。入足厥阴肝，温足太阴脾。

《发明》云：灸诸经穴病为专，入药次之。病人齿无色，舌上白，喜睡，不知痛痒处，或下痢，此䘌虫食下部也，急治之，以竹筒一头纳下部孔中，一头烧艾令烟入，更少入雄黄良。

郁金

味辛、苦，气寒，无毒，阳中之阴，可升可降。丹溪云：上行之药也。除失血，凉心热之征；散宿血，开郁遏之验。入手少阴心。乃清凉泻火之品。色赤蝉肚者佳，今之市者皆姜黄也。治诸般血证。

《发明》云：苦辛轻散，凉心经下气之药。盖心主血，血热则瘀血不归经，此能凉而散之。

丹溪云:性轻扬。因轻扬之性,古人用以治郁遏。单用亦可治妇人宿血结聚,温醋磨服之。

香附子

味苦、辛,气温,无毒,阴中之阳,可升可降。入血分而行滞血,入气分而行滞气。因有行滞之能,故为开郁之剂。炒黑又能止血,乃血中之气药也。能引血药至气分而生血,故曰妇人之仙药也。一名沙草根。勿犯铁器。或用醋煮。引至气分而生血,此阳生阴长之义。

气重味轻而辛散,妇人之胜药也。盖妇人心性偏执,每多郁滞,所谓多气少血者此也。此药为能疏气散郁,气疏郁散,则新血自生,而百体和矣。其性热,用童便煮过。乌药其佐使也。

用治崩漏,是益气而止血也。又能逐去凝血,是推陈也。与巴豆止泄泻、通大便同意。入手太阴、足阳明、厥阴经。《本经》不言治崩漏,后人多用之,诚非血虚崩漏所宜。亦以气郁血瘀淋沥不止者,此能疏之,瘀血去而新血自生矣,此所谓益气而止血也。要之,止血之功居多,而逐血之功居少;破气之功居多,而益气之功居少。女子大抵气多血少,用之消气止血为最耳。专主发散,是以用酒炒,收敛其气,用童便制,降其燥性。火燥少血之人,并新产气耗之妇,亦所禁服。

木香

味辛、苦,气温,无毒,阳中之阴,降也。和胃气之不和,行肝气之郁折,泄肺气之上壅,散冷气之内结。故曰调诸气之不可无,泄肺气之不可缺。

苦入心,辛入肺,故能入心而调诸气,胸腹中壅滞及冷气者多用之。经络中气滞痰结者,亦当用之。而以为行肝经气者何哉?盖心乃一身之主,气血之所听命者也。心有主,则能帅气,肺气调,则肝家动火自伏。惟人有怒气,则肝气拂逆,而反忤其元气。况心有纵肝之情而不能制,则肝于是乎盛矣。于此得木香之苦辛温散,入心则心气疏畅,气亦纵而疏畅矣。气疏畅,则肝气之拂逆者自是其无有矣。实心之行夫肝气,非肝气之自行也。又煨用能实大肠,多用能泄肺气。东垣以黄连制之,盖气行过于通畅,不无走泄之患也。

此剂非真有补,抑以能散滞调气,而补益在其中,须佐以补药可也。散寒滞,得陈皮、生姜、豆蔻更佳。破气降气,使槟榔尤速。

紫苏子

味辛、甘,气温,无毒,阳也,降也。下逆气喘急,有润肺之能;消痰气呕吐,有利肠之妙。炒研入嗽家要药。

散气甚捷,气虚而胸满者宜慎用,或参补剂兼用可也。

莪术

味辛、甘,气温,无毒,阳中之阴,可升可降。消心腹之聚瘕,破诸气之固结。既为治气之需,又破气中之血。入足阳明经。与三棱功用大率相同,但破血中气、气中血为少异耳。二味欲先入血则醋炒,欲先入气则火炮用之。

色黑属血分,以其辛温,破气中之血药也。今治积聚诸气为要药,女科中多用之。入气药仍发诸香,虽为泄剂,亦能益气。故孙用和治气短不接续,大小七香丸、集香丸散,及汤内多用此。然必气不续者用之可,若肺虚短气不可用。亦治小儿食积。

黄连

味苦,气寒,无毒,阴也,降也,入手少阴经。泻心火,消心下痞滞之疾;主肠澼,除胃中混杂之红。治目疾暴发宜用,疗疮疡首尾俱同。得酒性之浮,除上热而有效;假姜汁之辛,开热郁而有功。恶猪肉。忌冷水。解巴豆毒。

味苦性寒，以姜汁炒用则止呕、清心、清胃，且治一切时气，又解诸般恶毒。盖以姜汁炒，则和其寒而性轻，抑且小变其性，以引至热处，而使之驯化，不使其有牴牾之患也。其如欲上清头目，口疮之类，酒炒尤佳。如欲去下元之热，生用亦可。或谓治消中，涤暑，治烦躁，疗疮疡，皆以其清心、清胃也。又谓厚肠胃，盖肠胃为湿热所扰，而为痢、为痛，得此苦寒之剂，则湿热除而痛去，脾胃自是而厚矣，非谓药有厚肠胃也。苟或中有虚寒作泻者，不可误用。又与木香同用，消心下痞满。同吴茱萸炒，治肝火兼胁与小腹边痛。其伏梁心积，当此少用之。如停食受寒，及伤寒早下所致者，其可用此固冷之剂哉。

又曰：除肠红，因湿热者为宜。若阴虚下血，及损脾而血不归脾者，则不可用也。又入少阴经，性苦燥，故人心，火就燥也。然泻心火，又除脾家湿热，非有二也。盖苦以泻心，实所以泻脾，为子能令母实，实则泻其子，泻脾即所以泻心也。又苦人心，寒除热，大黄、黄连之苦，以导泻心下之虚热。治赤眼，乳汁浸点。

黄芩

味苦，气平寒，无毒，阴也，可升可降，轻薄者，入手太阴经；细实者，入手足阳明经。中枯而飘者，泻肺火，消痰利气；细实而坚者，泻大肠火，养阴退热。中枯而飘者，除风湿留热于肌表；细实而坚者，滋化元退热于膀胱。

黄芩苦寒，乃肺家本药。盖肺苦气上逆，急食苦以泻之。枯飘者名宿芩，入肺经，酒炒上行，主上部积血，而消膈上热痰。细实者名子芩，入大肠，除腹痛后重，而治下痢脓血。与芍药、甘草同用，又主安胎圣药，以清热降火故也。又得厚朴、黄连，止腹痛。得五味子、牡蒙、牡蛎，令人有子。得黄芪、白蔹、赤小豆，疗鼠瘘。缩砂安胎，治痛行气；黄芩安胎，降火下行。若血虚而胎不安者，阿胶主之。

知母

味苦、微辛，气寒，无毒，味厚，阴也，足少阴本经之药也，又入手太阴。泻肾火，滋肾之水。润肺燥，清肺之金。退邪气不解之烦热，疗虚劳有汗之骨蒸。勿犯铁器，犯之损肾。

知母苦寒，滋阴降火，乃肾家本经药也。味带辛，又入肺而润燥，则金清而水源益滋，自能制火，故肾虚火动而消渴烦渴，及虚火干肺而咳嗽者，皆当用之。其或肺中停寒而嗽者，及肾气虚脱无火证，而尺脉微弱者，皆不宜用。

心云：泻足阳明胃火热。盖阳明亦属燥金也，热邪入胃，故白虎汤中用此。治不眠之烦躁，佐石膏以清胃之源，而烦躁自止，故云治消渴者亦此也。

补肾水，泻无根火邪；消浮肿，为利小便佐使。初痢脐下痛者能却，久疟心烦热者堪除。治有汗骨蒸热痨，疗往来传尸疰病。润燥解渴，患人口干，宜倍用之。止咳消痰，久服不宜，令人作泻。引经上颈，酒炒才升。益肾滋阴，盐炒便入。阴虚火动。溺炒降下。阳实水燥，蜜炙润中。黄檗均同四制，滋阴降火良方。

瓜蒌根

味苦，气寒，无毒，阴也，降也。行津液之固结，降烦热之燔腾，故除消渴引饮，及疸发如金。疗疮疡有消肿毒之验，行滞血有通月水之征。苦而不燥，寒而不停，除血中郁热之圣药也。即天花粉，亦名栝蒌根。

苦寒纯阴，能降火行津液，故主消渴，身黄，通月水，止小便利等，皆苦能入心、降火，行津之力也。又排脓消肿，及热狂时疾，以能降火生津，则血脉通而热毒解矣。如脾气虚寒诸证，不渴不烦热者禁用。枸杞为之使，恶干姜，反乌头，畏牛膝、干漆。

玄参

味苦、咸，气微寒，无毒，阴也，可升可降，入足少阴经。热结聚而能疗，热散漫而能清，寒热兼而神昏可愈，劳热盛而水竭堪凭，乃枢机之剂，管领诸气上下，肃清而不浊。以此论之，治空中氤氲之气，散无根浮游之火，此为圣药也。恶黄芪、干姜、大枣、山茱萸，反藜芦。用时勿令犯铜。强阴益精，补肾明目。治伤寒身热肢满，忽忽如不知人。疗温疟寒热往来，洒洒时常发颤。除女人产乳余疾，祛男子骨蒸传尸，逐肠内血瘕坚癥，散颈下痰核痈肿。

玄参咸入肾，而苦降火，足少阴之剂，故强阴明目，补虚劳骨蒸，以其入阴经也。治伤寒忽忽，温疟洒洒，由苦寒能降火也。又主积聚血瘕，颈核痈肿，产乳余疾，以咸能走荣而软坚也。风药中多用之，故《活人》治伤寒阳毒，用玄参升麻汤。治汗吐下后毒不散，即知肃清枢机之剂。以此论之，治空中氤氲之气，无根之火，以玄参为圣药也。

东垣云：治结热毒痈，清利咽膈。

江云：逐热以清班咽下，乃少阴经穴道。

苦参

味苦，气寒，无毒，阴也，降也。疗黄疸湿热而有效，主狂乱疫热而有功。除疡癞热风之毒，止肠澼热痢之红。玄参为之使，恶贝母、菟丝，反藜芦。凡使，先须用糯米浓泔浸一宿。少入汤用，多作丸服或浸酒。属水而有火，能峻补阴气，或得之而腰重者，以其气降而不升也，非伤肾之谓也。治大风有功，况风热细疹乎。少阴肾经之君药也。

《发明》云：气味苦寒，能除湿降火，时方多用，治痈肿疮癞，此专功也。时疫狂躁垂死，或用此酒煮吐之，或煎服汗之皆愈。

草龙胆

味苦、涩，气大寒，无毒，阴也，降也。去肝经之邪热，胃中之伏热，下焦之湿热。得酒浸而佐柴胡，有除目中热毒之妙。其气大寒，空心勿饵。

疗湿肿脚气，止小儿惊痫。

《发明》云：此退肝经邪，兼除下焦湿，然益肝胆为专，故主惊痫客忤。皆肝经风药，湿肿脚气良，由苦寒除热，风以胜湿也。又治目赤肿，睛胀，瘀肉高起，痛甚，酒浸佐柴胡，治眼必用之药。以目属肝，能退肝经热邪耳。

纯阴上行，外行须酒浸。空腹勿服，令人遗溺，亦苦寒下泄之过。入足厥阴、少阳、少阴经。贯众为之使，恶防葵、地黄。

连翘

味苦，气平微寒，无毒，阴也，气味俱轻，可升可降，通行诸经之药。疗疮疡之结热，诸经之客热，心经之郁热，下焦之淋热，既有清热之功，又有散结之妙，亦奇药也。

性凉而轻散，故能散心经客热，降脾胃湿热，消诸经痈肿，为疮家圣药。其通淋利水，乃降湿热之功。消痈肿瘰疬，由轻散之力，除心家客热也。

治诸血证，以防风为上使，连翘为中使，地榆为下使，不可不知。惟实者宜用之。

又除六经热，与柴胡同功。但此治血热，柴胡治气热，为少异耳。

地榆

味苦、甘、酸，气微寒，无毒，阴也，降也。主下部积热之血痢，止下焦不禁之月经。入手阳明、足厥阴经。地榆虽理血病，性沉寒，惟治下焦，故主妇人崩带，月水不止，肠风下血，痔瘘热泻，血痢等证，皆下部血热也。若清气下陷，虚寒人水泻，及冷痢、白痢等疾宜忌之。

青黛

味咸、甘，气寒，无毒，阳中之阴，可升可降。收五脏之郁热，泻肝经之积热，疗天行之疫热，去小儿之肝热。入手太阴、足厥阴经。治小儿疳痢羸瘦，毛焦骨热尤良。亦消食积，杀恶虫，物化为水。

天门冬

味苦、甘，气大寒，无毒，气薄味厚，阴也，降也，入手太阴、足厥阴经。致津液能止燥渴，强骨髓能补精源。肺受火邪而喘嗽可疗，血热侵肺而吐衄可蠲。但专泄而不收，故寒多人禁服。忌食鲤鱼。地黄、贝母为之使。

《发明》云：苦甘而寒冷能补，故保定肺气，清肺热之功居多。肺热清，故咳逆喘急皆定。暴风湿偏痹属肺热者亦消矣。金清滋水化源，故通肾气，强骨髓，生津而消渴自止。热清气宁，则血归经，而妄行吐衄淋沥亦止，小便亦利矣。肺热清，则大肠润而燥结除也。肺主皮毛，故能养肌肤，悦颜色。冷而能补，故镇心而润五脏。亦以肺为五脏华盖，主持诸气，故耳"保定"二字，即润之之义也。

同参、芪煎服定虚喘促。和姜、蜜熬膏，破顽痰癖。天门冬自然汁三碗，姜汁半碗，蜜一碗，共和匀煎膏。单味研末调酒，久久益气延年。又治肺痈肺痿。盖苦泄滞血，甘助元气，寒去肺热，此三者天门冬之功焉。虚热者加用正宜，虚寒者切禁莫服，因专泄不能专收故耳。脾虚者亦禁服。若治肺虚劳嗽，又不如麦冬之补也，或兼用之亦可。

麦门冬

味甘、微苦，气平微寒，无毒，阳中微阴，降也，入手太阴、少阴经。退肺中隐伏之火，生肺中不足之金。止燥渴；阴得其养；补虚劳，热不能侵。除心经客热，安神益气；滋肾水化源，强阴益精。去心焙干用。地黄、车前为使。畏苦参、木耳，恶苦瓜、款冬。经枯乳汁不行，堪资作引。肺燥咳声连发，须仗为君。加五味、人参，三者名生脉散子，专补元气。与地黄、阿胶、麻仁共用，能润经益血，复脉通心。肺燥气热，以酸收之，以甘缓之，门冬之甘，润肺除热。

按：《本经》用治脾胃多，后人用治心肺之功居多，故云肺中伏火，伏火既去，则肺金生而心亦清，心清而神亦保安矣。惟肺金生，则金能生水，又能强阴益精。心清神安，则气血和畅，又能治血妄行。然又能复脉者，何也？盖心生脉，而百脉皆朝于肺经，若润其肺，清其心，则脉亦调和，气无所阻，必听命以遂脉之通畅，此复脉不可缺也。

按：天门冬并入手太阴经，而能驱烦解渴，止咳消痰，功用略同。然麦冬兼行手少阴，每每清心降火，使肺不犯于贼邪，故止咳立效。天门复走足少阴，屡屡滋阴助元，令肺得全其母气，故消痰殊功。盖痰系津液凝成，肾司津液者也，燥盛则凝，润多则化。天门润剂，且复走肾，津液纵凝，亦能化解。麦冬滋润虽同，经络兼行则异。故上而止咳，麦门少胜；下而消痰，天门为尚。

先哲云：痰之标在脾，痰之本在肾。

又云：半夏能治痰之标，不能治痰之本。以是观之，则天门能治痰之本，不能治痰之标，非但与麦门殊，亦与半夏异也。天门冬止痰嗽而润心肺，引熟地而至所补之地。麦门冬生脉清心，止烦渴而除肺热，引生地而至[①] 所生之处。

泽泻

味甘、咸，气平，无毒，阳中之阴，降也，入足太阳、少阴经。去胞垢而生新水，退阴汗而止虚烦。主小便赤涩仙药，疗水病湿肿灵丹。咸味涌泄为阴。泽泻之咸，以泄

①至：原作"主"据文义改。

伏水，滑利窍，故能除湿、通淋、止渴。治水肿，止泻痢，以猪苓佐之。无此疾者，服之令人眼疾。盖以眼中有水，属膀胱，过于分利，则膀胱水涸而火生矣。故下虚之人不宜服之。仲景八味丸用之者，不过接引桂、附等，归就肾经耳。其止阴汗、生新血、补阴不足、止泄精，恐非渗泄之剂所能治也。又淋渴、水肿，肾虚所致者，皆不可用。惟下焦湿热，致精泄者用之当。留垢，即腹中陈久积物也。以其味咸能泻伏水，故去胞中留垢。除湿行水之捷药也。东垣取其能退肾邪，《本草》称其补虚明目，恐皆非也。久服令人面光，且令无子。六味丸用之者，以其渗脾湿，退肾火，为向导耳。亦不宜多用服。

车前子

味甘、咸，气寒，无毒，阳中之阴，降也。导肝热之上冲，治眼目之赤痛。除湿气之内郁，利小便之淋癃。虽利小便而不走气，实与茯苓同功。一名牛舌草，又谓虾蟆衣。咸寒兼甘，通利中有补，所谓利小便而不走气也。入手太阳、太阴、足厥阴经。其利水除湿，通淋利便，乃通利水道之力。若强阴益精，令人有子。止遗精、白浊、尿血，治肝中风热冲目赤痛障翳，补五脏。虽咸寒泻火，而滋阴除湿之功多矣。以甘草梢佐之，除茎中浊痛，配菟丝、枸杞子之类，能滋肾补阴壮阳，非止利水而已。

《本草》指其尤能明目，何也？大凡逐水之剂，俱损于目，惟此最能解肝与小肠之热，热退目愈，如锅底抽薪，非谓泄水目愈也。细类葶苈。采择端阳。专入膀胱，兼疗肝脏。

木通

味甘，气平寒，无毒，阳中之阴，降也。泻小肠火积而不散，利不便热结而不通。泻小肠火，无他药可比。利小便闭，与琥珀同功。

大戟

味苦、甘，气大寒，有毒，味厚，阴也，降也。泻积水之肿满，破瘀血之坚癥。泻积水损肺之气，破瘀血堕胎之形。即泽漆根。与甘遂同为泄水药。以苦燥能胜湿利下也，故主十二水腹满急痛。利大小肠，逐瘀血，破癥结，堕胎孕，皆利下之用也。量人虚实，勿轻服之。

甘遂

味苦、甘，气大寒，有毒，味厚，阴也，降也。破诸滞疏泄而不停，透三焦直往而无碍，治水长于收决，用当审其利害。

专行水攻决为用，故能通水直透所结处。阴干连珠者良。瓜蒂为之使，恶远志，反甘草。

黑牵牛

味辛，气热，有毒，阳也，降也。导水湿肿满，泄肺气窒塞。行水气有通利之雄，泄肺气有耗散之失。入手太阳、阳明、足阳明经。有黑白二种，黑者入药，炒用。此味感南方火热之化，得辛辣之味，久嚼猛烈雄壮，然辛以入肺，但能泻气中湿热，不能泻血中湿热。况湿从下受，下焦主血，是血中之湿，宜用苦寒之味，今反以辛药泻之，是血病泻气，使气血俱虚，伤人必矣。若病湿胜，气不能施化，致二便不通，则宜用之，气病者无多食辛，此味辛辣雄[1]烈，比诸辛药泻气尤甚，不可轻用。

葶苈

味辛、苦，气大寒，无毒，阳中之阴，降也。甜者主治亦同，但其性稍缓于此。泄水气之横流，疗遍身之浮肿，降肺气之奔迫，下痰气之汹涌。性极峻泄，虚者勿用。

江云：泻肺喘而利小便。炒须纸隔。入手太阴、少阴、足太阴、太阳经。

专行水走泄，兼利肺气，有甜苦两般，

---

①雄：原作“虽”，据文义改。

苦者行水走泄迅速，壮人证重者宜之，以苦下泄也。甜者形瘦证轻者宜之，以甜行泄少缓。但《本经》只言苦辛，则甜者缓，而不复入泄利药也。

恒山

味苦、辛，气寒，有毒，阴中之阳，升也。吐胸膈之顽痰，截诸疟之邪气。虽有劫病之功，当为虚者之忌。乃蜀漆根也。入足厥阴经。忌菘菜、鸡肉、葱。服此忌茶茗。形如鸡骨者良。恒山属金，有火与水，性暴悍，善驱逐，伤人真气，病者虚怯勿轻用。惟截疟为专，然必露冷过宿，勿热服及多服。

草果

味辛，气温，无毒，阳也，可升可降。散脾胃之寒，消久停之食，截老疟之痰，止呕吐之疾。入足阳明、太阴经。

草果辛热，专导滞逐邪，故消宿食，除胀满，去邪气，却冷痛。同砂仁温中，同青皮泄肝邪，佐常山截疫疟。然辛烈过甚，大耗元阳，虚弱人禁用。

按：东垣诸书，所以诸药性之升降浮沉，大抵不离于气味阴阳之道，故阳药多浮，阴药多沉，阴中之阳能升，阳中之阴能降，此造化自然之理也。或阳沉而阴浮，阳中之阴能升，阴中之阳能降，而又不拘于气味阴阳者，此根梢之上下，形质之重轻，地土之南北，时月之寒暑，禀赋不同各有优劣。故今所注药性，因其体用之能，故不拘于彼也。

通草

味甘、平，性微寒，无毒，降也，阳中之阴也。其用有二：阴窍涩而不利，水肿闭而不行。涩闭两俱立验，因有通草之名。

《赋》云：退肿而闭癃舒泰，利水而阴窍通和。

大黄

味苦，气大寒，无毒，味极厚，阴中之阴。其性走而不守，入手足阳明经。通肠胃诸物之壅塞，泄脏腑结热之熏蒸。荡涤峻快，推陈致新。故曰夺土郁而无壅滞，定祸乱以致太平。

苦寒而决泄者也。生用则通肠胃壅塞结热，熟用能治诸毒疮疽，久不收口。盖以诸毒疮疡，皆属心火，大黄熟用，则能泻心，抑且宣气消痈，而除结热也。酒浸入太阳经，酒洗入阳明经，余经不用。有实邪者二三剂亦可，虚弱者一剂亦须慎之。

按：仲景治心气不足，吐血衄血，泻心用大黄、黄芩、黄连。夫心气既虚，不用补而用泻，何也？此因少阴经阴气不足，而本脏之阳气尤甚，热邪乘虚而客之，致阴血不宁，妄行吐衄。今以苦泄其热，使之和平，即以苦补其心，则血归经而自安矣，一举两得。有是症者，用之辄效，在量其人之虚实可也。

川乌

味辛，性温，有毒，浮也，阳中之阳也。其用有二：散诸风之寒邪，破诸积之冷痛。

乌头辛热行经，故散诸风寒邪，破诸积冷痛。

天雄

补上焦之阳乏。侧子主痈肿与湿风。

按：天雄长而尖，其气亲上，故补上焦阳虚，凡风寒痹属上焦者，用此为良。

附子矮而圆，其气亲下，故能补下焦阳虚，凡沉寒痼冷，下元虚脱者，用之为当。乌头原生苗脑，得母之气守而不移，故散胸腹风寒冷痹，破心腹积聚为最。

附子旁有小颗名侧子，辛热大毒，与附子同，以旁生体无定，在其气轻扬，宜发四肢充皮毛，为风疹妙药。

海藻

味苦、咸，性寒，无毒，沉也，阴中之阴也。其用有二：利水道，通闭结之便；泄水气，消遍身之肿。又云：散瘿破气，治疝无难。海藻咸能软坚，故主消瘰疬瘿瘤。昆布系海菜，与海藻相近同功。

萎蕤

味甘、平，性温，无毒，降也，阳中之阴也。其用有四：理风淫于四末，除眦烂于双睛，男子湿注腰痛能痊，女子面注黑䵟可灭。

萎蕤润肺，除虚热之药。盖润肺以滋水之化源，故能补虚除热。

沙参

主诸疝之绞痛，疥癣恶疮，兼消肿以排脓，资调五脏。

《发明》云：沙参补五脏之阴，然益肺养肝之功为专。《本草》主补中，益肺气，安五脏，久服利人。此补五脏之阴也，而盖肺肝自在其中。

汉防己

除脚气，行十二之经；补膀胱，为下湿之治。上治风，下治湿，故云[①]通行十二经。防己须治脚气湿热，必须真正。

防已气寒苦辛，阳中之阴，治腰以下至足湿热肿盛，补膀胱，去留热，通行十二经，及治中风手脚挛急。

按：木汉二防已，即是根苗为名。汉主水气，木主风气。

苦寒以除湿，辛以散风寒，治下部湿热居多，兼治上部风热，但上湿热可用，下焦湿属虚寒者审用之。

何首乌

味甘、苦、涩，气微温，无毒。有雌雄二种，雌者淡白，雄者浅红，雌雄相兼，功效乃获。主瘰疬痈肿，疗头面风疮，长筋骨，悦颜色，益气血，止心痛，久服添精，令人有子，妇人带下，为末酒调。原名交藤，一名夜合，因何公服之，白发变黑，故改名为何首乌也。

何首乌十二经络所不收，观其藤夜交，乃阴分补血之药也。滋阴则消疮肿，养血则黑毛发，美容颜，补老瘦，利腰膝，及妇人产后带下诸血疾，酒调服。久服长筋骨，益精髓，延年。老年服食尤为至要。

《发明》云：除风湿，益血气之药。用竹刀切，米泔浸一宿，木杵捣，忌犯铁器，及猪羊血、萝卜。赤白合用为妙。茯苓为之使。

《经验》云：治恶疟诸药不效，用何首乌一两作一剂水煎，发日加酒二盏，空心温服，立愈。或加三四钱入治疟药内，尤效。《本草》原无此法，今屡验，补入以济人之苦疟。

一云：只用水盅半，煎一盅，去渣露一夜，发日空心温服，治久疟立愈。

使君子

味甘，气温，无毒。用须慢火微煨，去壳，便可嚼食，或和诸药凭作散丸。去白虫而除五疳，杀蛔虫而止泻痢。因郭使君用治小儿，后人竟名之曰使君子。入足太阳、阳明经。专治小儿疳积，故主小儿五疳，小便白浊如泔，杀虫治泻痢。小儿每岁止用二个。每食损胃，令人发哕。

肉豆蔻

属金与土，温中补脾。

日华子称其下气，以脾得补而善运化，气自下也。多服则泄气，得中则和平其气。

又名肉果。入足阳明、太阴经。为脾胃虚冷，泻痢不愈之要药，小儿伤乳吐泻尤为至要。但未去之积，不可以此先涩。以糯米粉裹熟用，勿犯铁器。气味辛热，能温肠胃，逐寒气。面煨亦可。

芦荟

入足厥阴肝、手少阴心。明目镇心，杀虫疗疥癣。难得其真。

《发明》云：苦寒消风热，小儿热疳圣药。

阿魏

---

①云：原作"去"，形近致误，据文义改。

主传尸而破虫积。银屑安五脏而可镇惊。阿魏散邪气,消坚积。入手足阳明经。体性极臭,而能止臭,亦奇物也。

胡黄连

疗骨热,疳痢清宁。

《发明》云:胡黄连苦能清热,多理小儿。

巴戟

入手足少阴经。甘温补肾家虚寒为最,辛兼润脏而散风邪。

《本草》称其安五脏,补中益气,强阴助阳。但其性多热,同黄柏、知母,则强阴;同苁蓉、锁阳则助阳,贵乎用之之人。用热远热,用寒远寒耳。治阴疝白浊,补肾尤滋。

石斛

甘能养脾胃,清虚热,平补下焦肾脏元气居多。入足阳明胃、少阴肾。治脚软,主伤中,补五脏虚劳羸瘦,强阴下气,平胃长肌,逐皮肤邪热。酒洗蒸用。丹溪取其独用为妙。

续断

入足少阴肾、太阳膀胱。主伤寒,补不足,益气力,续筋骨,止痛生肌,及腕折恶血腰痛,女人胎漏尿血,及产后诸病,暖子宫。味甘、辛,性温,地黄为之使,恶雷丸。

《发明》云:此活血养血,兼滋阴补气之药。要之,续补伤损血脉筋骨之用为专。

骨碎补

味苦,性温,无毒,入足少阴肾。最能固齿杀虫,不惟疗跌打损伤,又治骨中毒风,气血疼痛。

《发明》云:专主破血,亦能止血。故主补骨节伤碎,折伤为专功。

佛耳草

消痰涎而咳嗽可止,升肺气而寒邪就温。

《发明》云:气热味酸,入手太阴经。热能温肺寒,故主寒嗽及痰。除肺中寒,大升肺气。宜少用,过服损目。款冬花为使。

忍冬草

散肿消痈,疮疡莫缺。

一名金银花,一名鹭鸶藤。入手太阴经。时方专治痈疽要药,未成毒即散,已成毒则溃。

荜拨

辛烈大温,走泄冷气。

灯心

属金与火,利水清热。

夏枯草

三四月开花,夏至时候即枯。盖禀纯阳之气,得阴气则枯也。入足阳明胃、厥阴肝。不特治瘰疬瘿瘤,散血破癥,生肌解毒,疗脚肿轻身之品。

御米壳即罂粟壳

味酸、涩,主收,固气。主虚劳久嗽,湿热久痢,用以止之。若初病即用,反致他患。罂粟入手阳明、太阳经。治翻胃,胸中痰滞,及丹石发毒。和竹沥煮粥食极美。又服此药后,诸药鲜能获效,慎之。

山豆根

苦寒。解热毒,止咽喉肿痛之圣药也。取汁服之。磨水噙亦妙。入手太阴肺、少阴心。除热消肿,能吐痰涎。

大风子

苍耳子

风家要药。

蛇床子

苦而辛甘,阴中之阳。益阴分中阳道,故主男子阳痿不起,妇人阴中肿痛。令子脏热,敛阴汗,阴间湿痒。

又入手太阴肺、足少阴肾。肺主皮毛,治风湿疮疥。服之壮颜色,强肾,令人有子。

石韦

甘苦寒。大约清热利水,故主膀胱热满,五癃淋闭不通。

萆薢

长于去湿。

瞿麦

专主通利,治血通淋而最捷。

地肤子

味苦,气寒。利水道,除湿热。

百部

主肺热。止久嗽为专功。

甘松

三柰

入手太阴肺。虽为开胃止唠,大都耗气。且诸香真安息能杀虫止劳,余皆开窍惹劳。虚损之人宜间与食之也。

木贼

益肝胆,明目。

大小蓟

能养精安孕,止吐衄血崩。

茅根

止吐衄血,取汁煎尝。

白头翁

味苦,性温,无毒,可升可降,阴中之阳也。其用有四:傅男子阴疝偏肿,治小儿头秃膻腥,鼻衄血无此不效,痢赤毒有此获功。

药性本草约言卷之二

古吴　薛　己编辑
武林　燕志学校正

木　部

枸杞子

味苦、甘，气寒，无毒，阳中之阴，可升可降，入足少阴，厥阴经。明目疾，生目之血。除肾燥，益肾之精。江云：补漏精。入丸最妙。

添精固髓，健骨强筋。滋阴不致阳衰，兴阳常使阳举，更止消渴，尤补劳伤。

甘泉州出者妙。至于土产，止于利大小肠，明目清心，除烦热而已。根名地骨皮，入手太阴肺、手少阳三焦、足少阴肾。除热清肺，治咳嗽，凉血凉骨之品。其余大率与子同功。《发明》云：枸杞子补肾之功大。

山茱萸

味酸、涩，气平，微温，无毒，阴中之阳，可升可降，入足厥阴、少阴经。秘精髓，补水脏之损；暖腰膝，壮下身之罢。

《发明》云：味酸入肝，为能益肝以收滑，固精补肾经之本也。八味丸中用之，取其收涩以固精耳。

所用暖腰膝，壮元阳，必投入血分及肝肾二家引经之药，方尽其长。其核最能滑精，故用之必去。

亦能止小便利，以其味酸也。

杜仲

味辛、甘，气温平，无毒，阳也，可升可降，入足少阴肾。止肾虚之腰痛，除下弱之脚疼。

《发明》云：杜仲益肾气助下焦之要药也。故《本草》主腰脊痛，补中益气，坚筋骨强志，皆益肾之功。又除阴下湿痒，小便余沥，脚中酸疼，皆助下之力也。姜汁炒去丝用。与牛膝交相为功。

茯神

味甘、淡，气平，无毒，阳中之阴，可升可降。疗眩晕，定上气之乱；安神志，益心气之虚。

江云：定心安神。

《赋》云：治风眩心虚，安痫定志，止心下急痛，惊悸虚劳。

酸枣仁

味酸，气平，无毒，阴也，可升可降，入手少阴心、足少阳胆、厥阴肝。助中正之腑，益君主之官，故疗胆志弱怯，而止心气虚烦。胆热多睡，生用之效；胆虚不寐，熟用之功。又能收虚汗。

《发明》云：枣仁安和五脏，大补心脾。然补心脾之功居多。盖心主血，脾裹血，惟大补心脾，则血归心脾而神志宁，五脏得血而养者，亦安和矣。故《本草》主烦心不得眠者，血少故耳。若心脾血足，而五脏安和，则睡卧自宁矣。

又方书云：胆虚不眠，寒也，炒香为末，

竹叶汤调服。云胆虚者，肝与胆相为表里，血虚则肝亦虚，肝虚则胆安得而独旺乎？

又云：胆实多睡，热也，生用为末，茶姜汁调下。夫谓胆热多睡者，盖胆热由于肝气大旺，肝旺则木邪加克脾土，脾主四肢，又主困倦，所以令人多睡。盖枣仁秋成者也，生则全得金气，而能制肝木，肝木有制，则脾不受侮，而运行不睡矣。

柏子仁

味甘、辛，气平，无毒，阳也，可升可降，入手少阴心、足太阴脾、少阴肾。暖骨髓，润肾经之燥。安神志，益心气之虚。

江云：养心脾而有益。

《发明》云：润肾之药也。盖肾苦燥，藉此甘辛润之，自能生益精血，则五脏安和，而凡虚损等症亦治。目得血而能明，耳得血而能聪。心神足，惊悸恍惚自定矣。

桑白皮

味甘，气寒，无毒，阳中之阴，降也，入手太阴经。导肺腑之喘渴，泄肺水之虚浮，咳嗽唾血者可用，痰盛气逆者宜投。

甘则能补虚，寒则能利水，故《珍珠囊》曰：益元气不足，而补中虚；泻肺气有余，而止咳嗽。其说当矣。

江云：除肺中水。

又云：泻肺气之有余。盖气余为火，是辛以泻肺火也。然肺中有水，则停湿而生痰，痰生热而伤肺，是以咳嗽唾血、热渴劳伤之候作矣。今言除水气，正所以泻火邪也。湿热生痰，嗽而伤肺，此为要药。若劳极之咳，又当用润肺补肺之剂，如款冬花、紫菀、沙参之类也。

竹沥

味甘，气寒，无毒，阳中之阴，可升可降，入手太阴肺、足少阴肾、太阴脾。但润用颇缓，欲行经络，须以姜汁传送。涤脏腑之烦热，化内外之虚痰，痰在四肢者，非此不去，痰迷心窍者，用之能安。中风失音能治，痰盛气虚可用。

竹沥味甘性缓，能除阴虚之有大热者。

《本草》云：大寒者，言其功也，非以气言，不然人吃笋自幼至老，可无一人因笋寒而有病，沥即笋之液，况假火而成，何寒之有？

竹沥烧取与荆沥同，横锯截尺余，直劈作数块，两砖架起，紧火中烘，沥从两头流出，每沥一杯，加生姜自然汁二匙。却阴虚发热，理中风噤牙。小儿天吊惊痫，入口便定。妇人胎产闷晕，下咽即苏。止惊悸，破痰涎。痰在手足四肢，非此不达；痰在皮里膜外，有此可驱。但俗反以大寒置疑不用，不知系火煅出，又佐姜汁，有何寒乎？

丹溪云：虚痰用竹沥，实痰用荆沥，二味开经络、行血气要药也。俱加姜汁传送。

荆沥

味苦，气寒，无毒，阴也，降也。助以姜汁之辛，又行经络，涤心胃之烦热，化经络之风痰。人虚胃弱者勿用，痰盛气实者能安。

桂

味甘、辛，气大热，有小毒，阳也。可升可降。大抵重厚者易于下行，轻薄者长于上升，此天地亲上亲下之道也。桂入手少阴，枝入足太阳经。入三焦，散寒邪而利气，莫如肉桂。达身表，散风邪而解肌，还须桂枝。入血脉有通利之妙，佐百药有宣导之奇。

欲补肾以下行，须用肉桂。如上升而发表，桂枝可通。

桂有四等，在下最厚者，曰肉桂，气热味重，堪疗下焦寒冷，并秋冬腹内冷痛。泄奔豚，利水道，温筋暖脏，破血通经。经云：气厚则发热。是也。去其粗皮，而留其近木之味重而最精者，曰桂心，入二三分于补阴药中，则能行地黄之滞而补肾。由其味辛属肺，而能生肾水，性温行血，而能通凝滞也。在中次厚者,曰官桂,由桂多品,而取其品之高也,主中焦有寒。在上薄者,曰薄桂,走肩臂而行肢节之凝滞,肩臂引经多用之。其在嫩枝之最薄者,曰桂枝,伤寒、伤风之有汗者宜用之,以微解表也,非固表也,惟有汗者,表虚而邪微,故用此气薄辛甘之剂,以轻散之,岂有辛甘之剂能固表哉?

按:《本经》谓桂止烦出汗。仲景言伤寒无汗,不得服桂枝。

江云:汗过多者,桂枝甘草汤,是又用其敛汗,何也?盖桂善通血脉,《本经》言止烦出汗者,非桂能开腠理而发出汗也,以调其荣血,则卫气自和,邪无容地,遂自汗出而解矣。

仲景言汗多用桂枝者,亦非枝[1] 能闭腠理而止住汗也,盖卫有风邪,故病自汗,以桂枝调荣卫而发其邪,邪去则表密而汗自敛矣,亦甘辛发散之义也。

桂有小毒,亦从类化,与黄芩、黄连为使,小毒何施?与乌头、附子为使,全得熟性。与参、冬、甘草同用,能调中益气,实卫护荣。与柴胡、紫石英、干地黄同用,却去吐逆。与巴豆、硇砂、干漆、穿山甲、水蛭、虻虫有毒之类同用,则小毒化为大毒矣。春夏禁服,秋冬宜煎。

壮年命门火旺者忌服。惟老弱幼小,命门火衰,不能生土,完谷不化,肾虚,产后下元不足,荣卫衰微者之要药也。

吴茱萸

味辛、苦,气热,有小毒,阳中之阴,可升可降。然下气最速,亦长于降也。入足太阴、少阴、厥阴经。咽嗌寒气,噎寒而不通;胸中冷气,闭塞而不利;脾胃停冷,腹痛而不任;心气刺痛,成阵而不止;寒中三阴,脚气乘虚而上冲;冷结下焦,疝气控睾而内迫。睾,音高,阴丸也。《本草》云:温中,下气。惟温中,故主太阴脾经。能下气,又兼理肺气。或云:逐膀胱受湿,阴囊作疝痛。入厥阴、少阴经也,故又能折肝木之性,而治吞吐酸水。厥阴风邪头痛,用之为引。凡用,先于汤中浸去苦烈,凡亦七过始可用。此物下气最速,肠虚之人不宜多服,服之鸣肠愈甚。又辛热,久服恐损元气。又止赤白痢,香连丸是也。

益智

味辛,气温,无毒,阳也。可升可降,入手足太阴、足少阴经。本是脾经药,摄涎唾,止呕哕,调诸气于三焦,固遗精,缩小便,疗虚寒于水脏。

《发明》云:益智子气热味辛,主君相二火不足,温脾肾虚寒。又辛入肺而调气,有母子相关之义。心肺肾脾三焦有寒邪,及虚寒者,用之为当也。故《本草》主遗精虚漏,小便余沥,是益肾之虚寒也。若肾经相火动,而致遗沥等候,禁用之。

液云:益气安神,补不足,安三焦。是补元气虚寒,心火相火之不足也。若心经与三焦火动者,用之反耗元气。治脾胃中寒邪,故能和中益气。而多唾属寒者亦治之,是主足太阴经药也。而脾家有湿热痰火,又不当用。至若能调诸气,是辛以散肺经之寒气,而肺热者又禁之。要之,君相二火,脾土之母也。益火之源以消阴翳,则脾胃之寒邪悉去矣。脾者,肺金之母也。脾胃之寒邪去,而肺气自调矣。肺气调,而滋水之化源,肾气自益矣。此母子相关之义,故云益智。

江云:止呕吐而清小便之频数。凡用,去皮,盐水炒,入药用。治虚寒之症,当于补药内兼用之,勿多服。老人小便多者,取二十四枚打碎,入盐少许,同煎服之,奇效。

丁香

味辛,气温,无毒,阳也,可升可降。温

---

[1]枝:此前似脱一"桂"字。

胃寒之呕逆，散肾气之奔豚。

入手足太阴、足阳明、少阴经。人知其能快脾止呕，不知能消冷痰痃癖。人知其能调气定痛，不知能除冷劳奔豚。若胃中有热，肺中有火者，勿轻用。

《发明》云：辛以发泄肺气，温能补胃暖肾。以生姜汁和，拔去白发，涂孔中，即异常黑。

藿香

味辛，气微温，阳也，可升可降，入手足太阴经。开胃口，能进饮食；止霍乱，仍除呕逆。去枝茎用叶，以其芳馨[①]之气，助脾故也。

治吐逆最要之药也。

《十书》云：温中快气。此四字足以该于手足太阴之经矣。故入乌药顺气则补肺，入黄芪、四君子则补脾，入人参养胃，及正气散，则开胃也。

《发明》云：藿香甘温，入脾而助脾，开胃之功居多，兼之辛温入肺，而补卫快气。

蔓荆子

味苦、辛，气温微寒，无毒，阴中之阳，升也，入足太阳经。风在表而能散，热在上而能清，止头痛兼除昏闷，去目赤又治腰痛。拣净，杵碎用。

《发明》云：蔓荆子辛温兼苦寒，能凉诸经血而散风邪之药也。其头沉昏闷目赤等候，皆诸经血热而风淫所致也，此能凉之散之，则诸风悉去矣。要之，清头目风邪为的药也。胃冷人不可服，恐生痰疾。

五加皮

味辛、苦，气温微寒，无毒，阳中之阴，可升可降，入足少阴肾。坚筋骨之缓弱，利周身之血气，去固结之风湿，疗日久之痛痹。酿酒饮治风痹，四肢拘挛。远志为之使。叶采作蔬食，散风疹于一身。根茎煎酒尝，治风痹于四末。五加皮辛温，散风益血之剂，故《本草》治心腹腰膝痛，强筋坚骨，及疽疮、阴痿、囊湿，小儿脚软，女人阴痒、阴蚀，且延年益寿。其散风益血，大略见矣。

乳香

味辛、苦，气温，无毒，阳中之阴，可升可降。行结肿；消疮毒之用；利血气，止诸痛之需。乳香温经散气，故能定诸痛，疗恶疮而调血气也。

定手足十二经之痛，随上下部引经药用之，而尤益肾，补精束胎，然多服胎亦有损。

没药

味苦、辛，气平，无毒，阴中之阳，可升可降。内可治于脏腑，外可治于诸经，利诸血之壅滞，治诸血而难禁。

江云：乳香、没药而定痛，服多损骨。

《本草》云：亦疗妇人产后血气痛，入足阳明胃，与乳香同为定痛之药。能通宣气血，故与乳香同用，能止壅滞之痛。

《发明》云：疏经络、行气血之药。

苏木

味甘、咸、酸，气平，无毒，阳中之阴，可升可降。破疮疡死血，非此无功。除产后败血，有此立验。不但此，及一切跌扑损伤金疮，用以去瘀血，和新血，皆不可无。又月水不调者用之。入药惟取中心煎酒，专行积血。同防风，散表里风气。调乳香，治口噤风邪。

《发明》云：苏木行血散滞之用，故主破积血。产后血胀闷欲死者，水煮苦酒五两，取浓汁服。

琥珀

味甘、辛，气平，无毒，阳也，降也。破瘀血之癥结，利小便之淋癃，定心志而神惊者可疗，燥脾湿而血少者难同。

琥珀治荣，而安神利水，其消瘀血，破

①馨：原误作“声”，据文义改。

癥结。即治荣也。

琥珀属阳与金,古方用为利小便以燥脾土有功,盖脾能运化,肺自下降,故小便可通。若因血少不利者,用之反致燥急之苦。

侧柏叶

味苦、涩,气微温,无毒,阴中之阳,可升可降,味苦而涩,气温而快,极有止血之功,而无壅滞之害。

《发明》云:凉血燥湿,补阴之要药。故主吐血、衄血及痢血,崩中赤白,轻身益气,令人耐寒暑等证,皆凉血补阴之功也。

柏属阴与金,性善守,故采其叶,随月建方,取其多得月令之气。此补阴之要药,其性多燥,久服大益脾土以滋其肺,尤能清血分。

枳壳

味苦、酸、辛,气微寒,无毒,阴中微阳,可升可降。去心下痞塞之痰,泄腹中滞塞之气,推胸膈久宿之食,削腹中远年之积,疏风痒疮疹盈肌,破诸气走痛如刺。误犯诛罚无辜之条,必伤胸中至高之气。泻痰下气,破结之药,故能宽肠利膈,亦去宿粪,又主遍身风痒疮疹等疾,以其高主皮毛、胸膈之病也。实证宜用,虚证不宜用之,以损气故也。配桔梗消膈上之痞,佐白术能安胎,同甘草能瘦胎,和黄连能灭痔。但多用损至高之气,久泻不实者亦忌用。陈久者良。参苏败毒散,一切用之,亦以其能疏皮毛、胸膈之病也。

厚朴

味苦、辛,气温,无毒,阴中之阳,可升可降。散结气而调中,温脾胃而燥湿,泄有余之胀满,治内伤之吐痢,极有消散之功,误服夺人元气。

厚朴属土而有火,气药之温,而能散胃中之实,故主腹胀也。平胃散用之,以佐苍术,正为泻上焦之湿,平胃土不使太过,以至于和而已。若以为温补而泛用之,非矣。

气分中药,入足阳明、太阴经,能降胸中之气。止呕清痰之要药。大抵专治腹胀结气,以辛温能散,苦能泄耳。春夏秋常用,冬间及气虚人,与胃中无实邪胀气者不宜服。孕妇忌之。与枳实、大黄同用,则能泄实满,是消痰下气也。与陈皮、苍术同用则能除湿满,是温中益气也。与解利药同用,则治伤寒头痛。与治痢同用,则厚肠胃。盖用苦则泄,用温则补也。干姜为之使,恶泽泻、寒水石、硝石。姜汁炒用。

乌药

味辛,气温,无毒,阳也,可升可降,入足阳明、少阴经。行中焦滞气之抑遏,散下焦冷气之攻冲。

味辛而薄,性轻,热而散,气胜于味也。佐香附专治妇人诸般气证。用于风药,则能疏风。用于胀满,则能降气。用于气阻,则能发散,且疏风寒,又治腹疼。乃疏风散寒之剂,正以其热而辛散也。此药味薄,无滋益人,但取辛散凝滞而已,不可多用。香附治内,内和而外自释也;乌药疏散宣通,其尤畅于香附也。又去小儿积聚蛔虫,亦以疏气散寒故也。

大腹皮

味辛,气温,无毒,阳也,可升可降。疏脏气之壅滞,消水气之虚浮。下气疏脾胃有余之气,故腹胀满及浮肿者用之,气虚者不可用。入足太阴、阳明经。宽胸理气之要药也。子即大腹子,比槟榔大而扁,通大小肠,健脾开胃。俱要酒洗,后又以乌豆汁洗净方可用。

《发明》:云:乃疏泄气之药,虚者禁服。其云健脾开胃调中者,得非邪气散,壅滞去,则胸中气调,胃气开而脾气亦健欤。要之,非真补剂也。

槟榔

味辛、苦,气温,无毒,阳中之阴,降也。

入胸腹，破滞气而不停；入肠胃，逐痰癖而直下。故坠诸药，性如铁石，而治后重，验如马奔。人手足阳明经。味苦涩而微带辛，其性沉如铁石，故能调诸药下行逐水，攻脚气治里急后重如神，取其坠也，非取其破气也，故兼木香用之，然后可耳。又谓其能破滞气，泄胸中至高之气，何也？亦以其性沉重坠，气下行则郁滞之气散，而至高之气下矣。

一云能杀寸白虫，非杀虫也，以其性下坠，能逐虫下行也。广闽多服之者，亦以地暖淫蒸，居民气多上盛，故服此以降之耳。久服损真气，多服泻至高之气，较之青皮、枳实尤甚。

沉香

味辛，气温，无毒，阳也，可升可降。上而至天，下而至泉之药也。行滞气有细密之功，调诸气无耗散之失，暖腰膝有壮阳之征，疗风水有消毒之义。入足少阴、手厥阴经。最能降痰。不见火用更妙。

江云：坠气补肾，有降无升。

枳实

味苦、酸，气温，无毒，阴也，降也。消心下之胀满，泄胸中之痞急，逐内蓄之痰饮，破久停之宿食。入足阳明、太阴、手少阴经。以柴胡、黄芩、竹茹佐之则温胆，以白术、二陈佐之则消痰。非白术不能去湿，非枳实不能消痞。

性酷而速下，能消实痞，去坚结之功多，若云益气利五脏，必主以参、术、枣、姜之类，斯能安胃益气，若佐以厚朴、硝、礦之类，则又破血而散结。要之，结痞散除，则胃气得养，五脏亦利，而血亦滋生矣。此亦拨乱反正之意也。

江云：枳壳、枳实一物也，壳大、性详而缓，治高高者主气，治在胸膈。实小、性酷而速，治下下者主血，治在心腹。壳治胸膈，故胸中痞，肺气结也，有桔梗枳壳汤。实治心腹，故心下痞，脾气积也，有白术枳实汤。盖白术补脾，枳实去脾经积血，脾无积血，则不痞也。

黄柏

味苦、微辛，气寒，无毒，阴也，降也，足少阴、太阳药也。泻下焦隐伏之龙火，安上出虚哕之蛔虫，脐下痛单制而能除，肾不足生用而能补，痿躄除湿药不可缺。

味辛性寒，走少阴而泻火。今人谓其补弱，非也。特以肾家火旺，两尺脉盛，而为身热、为眼痛、为喉痹诸疾者，用其泻火，则肾亦坚固，而无狂荡之患矣，岂诚有补肾之功哉。故肾家无火，而两尺脉微弱，或左尺独旺者，皆不宜用。《内经》所谓强肾之阴，热之犹可。此又不可不知。

加黄芪汤中，使足膝气力涌出，痿躄即差。和苍术散内，即二妙散。禆下焦湿热，散行肿胀易退。佐泽泻，利小便赤涩。配细辛，擦舌颊红疮。解消渴，除骨蒸，肠风连下血者立效，热痢先见血者殊功。去脐腹内虚疼，逐膀胱中结热，女子带漏亦可治之。

蛔得甘则动，得苦则安，又能安蛔者，苦以降之也。治痿躄者，苦以降湿也。

山栀子

味苦，气寒，无毒，阴也，降也，入手太阴经。疗心中懊憹，颠倒而不得眠；治脐下血滞，小便而不得利。疗湿热内郁而发黄，治邪气上冲而目赤。易老云：轻虚而象肺，色赤而象火，又能泻肺中之火。家园者不入药，七棱九棱者良。加生姜、橘皮，治呕哕不已；加厚朴、枳实，除腹满而烦；加茵陈治湿热发黄；加甘草治少气虚满；加香豉去心内烦燥；加姜汁治心腹久疼。去皮治心胸热，留皮去肌表热。止血用炒黑色，去热用微炒或生。

轻浮而苦寒，专主肺经至高之分而泻肺中之火。

或云利小便，实非利小便，清肺也。肺气清而化膀胱之水，小水得此气化而出也。又能开郁通淋，治脐下血滞，及治块中之火，以其屈曲下行，降火甚速耳。大病后若亡血亡津液，胃腑无润养，内生虚热烦渴者，非此不能除。胃热大呕者，用之以止吐。胃寒多呕者，用之反致吐。

槐花

味苦，气平寒，无毒，阴也，降也。湿郁热而生虫，大肠癖而为痔，风内抟而下血，热内扰而成痢。亦治妇人崩血不止。炒黄用，能凉大肠热，理肠风泻血，止痔血，并赤白痢，胃脘痛，亦杀虫，及皮肤风。初起肿毒，用净槐花四五两炒，用头生酒一二碗煎，热服，得汗即效。

竹茹

味苦，气微寒，无毒，阴也，可升可降。除胃热之呕哕，止邪热之血衄。

竹茹即竹皮。皮茹削去青色，惟取向里黄皮。主胃热饱逆殊功，疗噎膈呕哕神效。

江云：治心烦之呕哕，卵肿疼而倍加。

篁竹

味苦、甘，气平寒，无毒，阴中微阳，可升可降。疗心经之烦热，止气逆之呕吐。

《本草》云：篁竹、淡竹为上，苦竹次之，余不入药。或云苦竹、紫竹，苦辛而膻，不堪入药。

东坡云：淡竹者，对苦竹为文，除苦竹之外，皆淡竹也。逐上气咳逆喘促，退虚热烦躁不眠。专凉心经，尤却风痉。

《发明》云：惟篁竹、水竹，味淡兼甜，治病为最，笙竹、貓竹次之，余不堪用。

日华子云：淡竹及根，消痰治热狂烦闷，中风失音，并孕妇头旋倒地，小儿惊痫天吊，茎叶同用。根主消渴，散毒补虚，实通神明，轻身益气。

天竹黄

味甘，寒，无毒。主小儿惊风天吊，疗虚人卒暴中风，镇心明目，解热驱邪。

竹黄系即内黄粉，旋飞尘沙结成老竹间，或可得形类黄土，一名竹膏，人多烧诸骨及葛粉等杂之。入足少阳、手少阴经。除惊解烦，小儿多方用之。须辨其片片若竹节者为妙。竹笋益气托痘疮，止渴利小水。

樗皮

味苦、涩，气寒，有小毒，味厚，阴也，降也。治虚滑血液皆止，涩两窍前后同功。

即臭椿根皮，其性凉而能涩血。樗木臭疏而有荚，椿木香实而无荚，以此为辨。

樗白皮亦滋阴脏之用，故专主女人月信过度，带漏崩中，又主赤白久痢，及肠滑痔疾，泻血不住。

樗皮涩精而止泻。

诃黎勒即诃子

味苦、酸，气温，无毒，味厚，阴也，降也。苦而能降，酸而能涩，故有固滑泄、止久痢、涩肠之功，除肠满、止咳嗽、泄气之力。收敛降火，急于下行。元气怯弱，不可多饵。入足厥阴、阳明、少阴、手太阴、阳明经。六棱黑色肉厚者良。入药须用湿面裹煨熟，不尔致胀。去核取皮用。味苦酸涩，有收敛降火之功。性急喜降，气实者宜之，气虚者恐反泄，不宜多服。未熟时风飘坠者，谓之随风子，尤珍贵。

初泻痢不宜骤用，恐积未尽去也。《本草》不入嗽药，以其味不大酸耳，然人之甚验，无妨。

痰嗽咽喉不利，含二三枚殊胜。

茯苓

味甘、淡，气平，无毒，阳中之阴，降也。白者入手太阴、足太阳、少阳经，赤者入手少阳、少阴、足太阴经。利小便有除留饮之效，伐肾邪有生新血之功，故除口舌之干燥，神志之怔忡。赤者破结血而泻火，白者调脾气而和中。忌醋及酸物。中有赤筋最损目，用宜去之。淡利窍，甘助阳，乃除湿行水之圣药也。又赤者能利水，白者能补脾，是知赤泻小肠之火，固能分利，不知白者润肺生津，赤能分利也，故此剂以分利为主，莫如用白。或谓阴虚未为相宜，以其渗淡也，不知气重者主气，味重者助血，茯苓虽渗淡，而其味尚甘，于阴虚者亦无害也。况佐人参等补剂下行，亦能补虚而固肾矣。特猪苓一剂，诚为渗淡，而阴虚者，为当忌也。

通使不走精气，功并车前；利血仅在腰脐，效同白术。暴病有余相宜，久病不足切禁。如小便利数者服之，大损人目；汗多人服之，则损元气夭人寿。

东垣云：其用有六：利窍而除湿，益气而和中，小便多而能止，大便结而能通，心惊悸而能保，津液少而能生。若兼补阴之剂，则小便多而能止，但不宜入燥剂中用耳。

《发明》云：淡而能渗，甘而能补，除湿胜药也。惟能渗，故能行水利小便；惟能补，故能和中益脾。自其渗中焦之水，则水饮停心者悉除，中气和，脾脏益而津液亦生矣，又何口焦舌干烦渴之有？自其渗下焦之水，则邪水悉去，真水得养，腰脐家血亦利，津道自行。所谓长阴益气力，泻之即所以安之也。

猪苓

味甘、苦而淡，气平，无毒，阳中之阴，降也，人足太阳、少阴经。除湿肿，体用兼备；利小便，气味俱长。一于渗淡，能利而已，下虚者皆不可用，盖有损而无益也。诸药性皆曰甘能助阳，岂真味甘而有助哉？或谓其止遗精者，盖谓脾家有湿，流入肾经，因而渗泄用之，于渗湿药中，遂能中病，故以为能止遗精耳，非真能补肾也。其曰消渴利水肿是矣，然亦不可主剂，但可佐泽泻而已。若渴与肿，肾虚所致者用之，恐虚其虚也。大抵行水之功多，久服必损肾气，昏人目。

今之吐泻药，俱用五苓散，皆谓脾胃之湿，赖猪苓、泽泻以去之，似为脾胃药也，不知二味消水，固能燥脾，水尽则反损肾昏目。

巴豆

味辛，气热，有大毒，阳也，降也。生用之急，熟用之缓。削坚积，荡脏腑之沉寒；通闭塞，利水谷之道路。斩关夺门之将，不可轻用。凡用，去心、皮。生则温，熟则寒。味辛性烈，有荡涤攻击之能。若急攻，为通利水谷之方，则去皮、心、膜、油，生用。若缓治，为消磨坚积之剂，则炒烟出，令紫黑色，研用。可以通肠，可以止泻。盖通因通用之意，世所不知也。

江云：健脾开胃，益血脉，非真补也。盖能荡秽消积，则推陈致新，而脾胃从此和，血脉亦自此益矣，故云，可以通肠，可以止泄。

丹溪云：去胃中寒积、食积，无寒者勿用。中巴豆毒者，以黄连汁、大豆汁解之。

干漆

味辛、咸，气温，有毒，阳中之阴，降也。削年深坚结之沉积，破日久秘结之瘀血。入手足阳明、手太阳经。去肠胃瘀血癥瘕，功烈于苏木，特除九种心疼，杀三虫。炒令烟尽入药，半夏为之使，畏鸡子及蟹，忌油腻。

干漆虽用为去积滞之药，然其性急而能飞补。盖积滞去后，而补性内行，用之当中节耳。故《本经》称其消痞结癥瘕。云云。而又称其主绝伤补中，续筋骨，填髓脑，安五脏。意可知矣。要之，消导后即有补意，非真谓之补剂也。

芫花

味辛、苦，气温，有毒，阳中之阴，降也。

内而三焦，外而身表，泄水气之横流，下逆气之奔扰，泻湿利水为要。凡用，微熬不可近眼。久服令人虚。

地骨皮

味苦、平，性寒，无毒，升也，阴也。其用有二：疗在表无定之风邪，主传尸有汗之骨蒸。

《发明》云：地骨皮苦寒除热，滋阴之要药。

川椒

味辛，大热，有毒，浮也，阳中之阳也。其用有二：用之于上，退两目之翳膜；用之于下，除六腑之沉寒。蜀椒辛能润肺肾而散寒邪，热以助心阳而温胃除湿。多食乏气，十月食之伤心，以其辛散故也。杏仁为之使，畏款冬、雄黄。去壳及目，取红入药。

胡椒

味辛，热。逐寒利气之用，久服大伤肺及大肠经，必致肠风脏毒。

荜澄茄辛散快气，乃胡椒之嫩者。胡椒逐肠胃之寒邪，用多耗血。

金樱子

味甘、微涩，气温平，无毒。涩精滑自流，梦中泄精，止小便数，去睡后尿遗，杀寸白虫，塞休息痢。捣烂绞汁，用有两般，熬稠糖入酒鲜黄，调铁粉染须润黑。

《发明》云：金樱子酸涩收敛之剂。花收染皓发亦验，根煮杀蛔虫尤灵，皮治带下崩中，炒过煎服即止。

茶茗

苦、甘、微寒，专上清头目。世医执《本草》以苦泄下行之说，如何头目得清？不知头目不清，由热气上熏，用苦以泄之，则热降而上清矣。茶茗体轻而气浮，芽萌得春生之气，味虽苦而气则薄，故汤液以清头目为主，解烦渴，利小水，逐痰涎热，令人少睡。饮之宜热，冷饮则聚痰，多饮则少睡，久服则消脂，苦泄之故也。不宜空腹饮。亦解煎炒毒。

一云：酒后频饮，大伤脾肾。盖肾水不足，不能胜酒，复饮茶太过，则大伤脾气，肾又受湿，遂成脾泄也。胃实者宜用，脾虚者忌之。

桑寄生

除风湿，益血脉之剂。《本草》言其味苦甘平，无毒。故主腰痛，去风痹，健筋骨，充肌肤，女人崩中，内伤不足，产后余疾，下乳汁，小儿背强，痈肿。大略去风湿，以益血脉可见矣。其实明目轻身通神，然卒难得真者，断其茎而视之，其色深黄者为辨。若真下咽必神验。忌见火。

棕榈灰

止带崩肠风下血。棕榈子苦涩，能益血，故《本草》主涩肠止泻痢。肠风崩中带下，而能养血。

郁李仁

破血润燥，利水之用，入手阳明大肠。润肠破血，通五脏膀胱急痛，中风药中不可缺者。能理胸膈痰气，润下。

榧实

属土与金，有火，不可多啖，多则热矣。肺家果也，引火入肺，则大肠受伤。治寸白虫及五痔，食之愈。又过多滑肠。

皂荚

疏气导痰之要药，而疏散之力居多，故能开闭结。亦能豁风痰。

苏合香

甘温而性走窜，若和药为丸，能开关通窍，逐寒中冷风，此为专功。然肺胃风热盛者忌之。

京墨

止吐血，水能制火。

辛夷

辛温入肺，能散风邪，通鼻塞，治肺气之不清者。

芜荑

辛散，治风湿寒之用。

入手足太阴经。消疳杀虫，疮癣风热。

木鳖子

扫疥如神。

果　部

大枣

味甘，气温平，无毒，阳也，可升可降，入足太阴经。养脾胃而益气，助十二经脉而生津。

通九窍略亚菖蒲，和百药不让甘草。杀乌头毒。中满及牙病忌之，亦不宜合生葱食。入药擘去核。

杏仁

味甘、苦，气温，有小毒，阳中之阴，可升可降，入手太阴经。散肺经之寒邪，下喘嗽之逆气，消心下之急满，以能下气。润大肠之气秘。《发明》云：杏仁专入肺经，乃利下之剂。

杏仁下喘，治气也；桃仁疗狂，治血也。俱治大便秘，常以气血分之。昼便难，阳气也；夜便难，阴血也。年高便秘不泄者，脉浮在气，杏仁、陈皮，脉沉在血，桃仁、陈皮。陈皮入肺与大肠，为表里，故用为使。

杏仁、栝蒌仁，均能治痰者也。杏仁主散痰，从腠理中发散而去，表虚者忌服；蒌仁敛痰，从肠胃中滑润而流，里虚者忌服。若痰盛，表里俱实者，二味并用。汤浸去皮尖用，两仁者杀人。可毒狗。

木瓜

味酸，气温，无毒，阴中之阳，可升可降，入足太阴、厥阴经。养肝气而益筋，和脾胃而去湿，脚气湿肿得此能安，筋病转急非此莫治，湿之为病。腰肾脚膝无力，不可缺也。凡用，勿犯铁器，用石捣。香薷饮用之，专和脾胃，培植肺气，除夏间之湿，生至微之金，脾胃和而肺金亦益。木瓜味得木之正，故行肝，益筋与血，又风木能胜湿。

桃仁

味苦、甘，气平，无毒，阴中之阳，可升可降，入手足厥阴经。苦以破滞血，疗诸经久畜之血结；甘以生新血，润大肠血秘之便难。以汤退去尖皮，研如泥用。

桃仁苦重于甘，用破血为专也。然治血闭血结，须分虚实，实者宜，虚者亦不可也，但用滋血补血之剂，则自濡润而无闭结之患矣。

《衍义》云：老人虚秘，与柏子仁、火麻仁、松子仁等分同研，熔白蜡和丸如桐子大，以少黄丹汤下。

陈皮

味辛、苦，气温，无毒，阳中之阴，可升可降。留白者补胃和中，去白者消痰泄气。

辛散苦泄，而气温兼补，顾兼用之药何如，与白术、半夏同用，则渗湿而健脾胃；与甘草、白术同用，则补脾胃；无甘草、白术而多用独用，则泄肺损脾；与苍术、厚朴同用，能去中脘以上至胸膈之邪，而平胃气；再加葱白、麻黄之类，则能散肉分至皮表有余之邪。

又云：君白术则益脾，单则损脾，佐甘草则补肺，否则泻肺，同竹茹治饱逆因热，同干姜治饱逆因寒，加青皮减半去滞气，推陈致新，大抵能散能泄之用居多。入足阳明、太阴经，去白入手太阴经。盐炒者最能降气。如药中多用人参，以此同入，定不饱胀。中燥之人少服。隔年者方可用。去白者曰橘红，性热，能除寒发表；带白者性温，能理脾胃而和中。

青皮

味苦、辛，气寒，无毒，阴中之阳，入足厥阴经、手少阳经。破滞气愈低而愈效，削坚积愈下而愈良，引诸药至厥阴之分，下饮食入太阴之仓。与橘皮同种。

青皮疏利肝邪，故能削坚积而破滞气

也。坚积，即小腹中温疟热盛，缠久不愈，必结癖块者是也。滞气即左肋下郁怒痛甚者。

陈皮治高气，青皮治低气，虚弱者少用，治胁痛醋炒为佳。又伏胆家动火惊证药，用二三分可也。

有滞气则破滞气，无滞气则损真气。肝经引经药也，破肝气使之下行，故柴胡疏上焦之肝气，青皮理下焦之肝气，下引饮食入脾，故清脾饮多用之，然久服则大损脾气，老年之人忌之。

枇杷叶

味苦、甘，气平凉，无毒，阴中之阳，降也。下胃热之气逆，为呕吐之奇方。入手太阴肺。

枇杷叶偏理肺脏，故主下气哕呕不止，主和胃止泻，又主肺风热嗽有功。用须刷去背毛，蜜炙入药，不然反惹嗽也。肉味酸甘，滋润五脏，少食止吐血止渴，多食发热发痰。

乌梅

味酸，气平，无毒，阴也，降也。收上奔之肺气，涩不禁之下痢，除邪气之烦热，疗津虚之渴疾。入手太阴肺、足少阴肾。熏干为乌梅，以盐为白梅，亦入除痰药，去枝用。

乌梅酸能敛肺气，主安蛔止便血。疟痢未久者，又未可以此收敛也。白梅亦除痰药，擦中风牙关紧急。

又方 治一切恶疮肉出，以乌梅烧为灰末傅上，恶肉立尽。

藕实即莲子也

味甘、涩，气平寒，无毒。生食微动气，蒸食能养神。食不去心，恐成卒暴霍乱。取心生研，亦止产后渴消。产后瘀血去多而渴，研汁服效。利益十二经脉血气，安静上下君相火邪，禁精泄，清心，去腰痛，止痢。搀煮粥，搀粳米煮。渐开耳目聪明；磨作饭，顿令肢体强健；蜡蜜丸服，耐老不饥；日服如常，退怒生喜。

江云：莲肉开胃进食，汤泡去皮。

莲子入手少阴、足厥阴、阳明、太阴经。清心醒脾，补中养神，进饮食，止泻痢、腰痛、泄精。

新出水卷荷，丹溪专取治产晕，以其清通之气，能升发也。大叶，东垣取包饭作丸，能引阴浊中清气上升。[房]洗痔漏。[藕]解酒毒，消瘀血，止痛生肌，产后血闷，久食令人喜。并生用。熟专开胃补五脏。其节汁治上部所见诸血，收涩之味也。藕能解酒云云瘀血者，以其寒故也。产中忌食诸生冷，惟藕不忌，亦以甘寒能疗血闷故耳。

《集注》云：荷叶及房皆破血，胎衣不下，酒煮服之。

石莲子

蓬中黑干沉水，置盐卤中能浮者。入手少阴、足阳明、太阳经。开胃进食，清心解烦，专治噤口痢，及湿热渗入膀胱，白浊淋沥等疾。其味苦无毒，去壳用。

覆盆子

味甘，气平微热，无毒，入足少阴肾。治肾虚精竭阴痿，男妇食之有子。

《发明》云：甘平能补，佐巴戟能补肾。

梨

梨者，利也。性冷利，流利下行也。所赖以滋益者，味甘寒能润心肺耳。故除渴消痰止嗽，多啖令人寒中。产后与金疮并属血虚，与脾虚者忌之。

芡实

脾肺二经药，故主湿痹腰膝疼，益精气，补中强志，老人食之延寿。

荔枝核

煅存性，酒调，治卒心痛、疝痛。

壳烧，痘疹解秽气。

龙眼肉

补益心脾，故归脾汤、补心丹多用之，功与人参并。若膈食、膈气之症，与大枣同用，则䐜胀反增，盖甘温能作胀也。

柿

属金而有土，有收之义。止血治嗽，亦可为助，又能除腹中宿血。干饼治小儿痢尤佳。

樱桃

属火而有土，性大热而发湿，有热病与嗽喘者，得之立死，又能致小儿之病。予友因血虚内热，多食此物，先发渴，后发肿，遂致不救。

山楂

味甘，气平温，无毒，阳也，可升可降。消食积，有开胃之功；化滞血，无推荡之害。入足阳明、太阴经。泄利用之则止，已成之积、产科用之，则除未去之疼，在小儿尤为要药。青者尤为有力。

江云：山楂消食，小儿多食无妨。

《发明》云：山楂虽云疏胃健脾，然从木性味酸，亦疏肝气，故主消食行结气，去食积痰，小儿宿食积，主脾胃也。消滞血，疗癫疝，及产妇儿枕痛，疏理肝气也。

菜　部

葱白

味辛，气温，无毒，阳也，升也，入手太阴、足阳明经。散阳明面风若肿，疗伤寒首痛如破。脚气奔豚气，连须煎可除；蛇伤蚯蚓伤，和盐酱即解。大抵功专发散，食多昏神。病人气虚，尤勿沾口。同密松菜食，致杀人。

薄荷

味辛、苦，气凉，无毒，阳中之阴，入手太阴、厥阴经。清利六阳之会首，祛除诸热之风邪。出姑苏黉地者，真龙脑薄荷，以其辛凉，透顶鼻间也。

薄荷惟辛凉而轻浮，乃上行之药，故能清利六阳，而驱上部诸热也。其清风消肿，引诸药入荣卫，能发毒汗，通利关节，中风失音，及小儿风涎，惊风壮热，云云。皆其辛凉轻散之功也。夫病人新瘥勿多食，令虚汗出不止。猫食之即醉。

荆芥

味辛、苦，气温，无毒，阳中之阴，升也。发玄府，疗邪风之首痛；通血脉，治血风之眩晕。性凉而轻，能凉血疏风，诸疮疡风热，皆当用之。一名假苏。取花实成穗者暴干用。《本草》主头风眩晕，妇人血风，产后血晕，云云。皆其凉血疏风之功也。

产后血晕，捣末，童便调，热服二钱，如神。口噤者，挑齿灌之。

产后中风，口噤强直，荆芥、当归等，名荆归汤，又名愈风汤，治产后惊风反张，神效。

经络不见于传，大抵入手太阴肺、阳明大肠。其穗治产晕如神。今人但遇风症，即用荆、防，不知风在皮里膜外者，非荆芥不能发泄，非若防风之入肉骨也。有汗者不宜多服。无畏忌。陈久者良。

紫苏

味辛、甘，气温，无毒，阳也，可升可降，入手太阳、少阴、太阴经。散寒气于肌表，利结气于胸腹。气味轻清，亚于麻黄，不敢用麻黄者，以此代之。双面紫者为妙。苏子散气尤捷，或参补剂中用之则可。性热能散上膈及在表寒邪，以其性轻浮也。东垣言其下气者，由其性热而散，为能散气故耳。气虚者不可用，以散气故。苏子尤其。俗医不分虚实，但见胸满者，多用此剂，慎之。

香薷

味辛，气微温，无毒，阳也，可升可降，入手太阴、足阳明经。调中气而止霍乱，除烦热而清暑气，利小便之不行，治水饮之四溢。

香薷属金与水，而有彻上彻下之功，治水肿、利小便甚捷，助肺家清化之气，故能治暑，使火不得烁金也。又治口气甚捷，盖口臭是脾有郁火溢入肺中，失其和美清甘之意，而浊气上干故也。消暑毒，与白扁豆同功。热服泻之。

按：时方多治暑邪，而《本经》不言。要之，霍乱吐下，必是因暑湿邪而作者耳。

出自江右，硬梗石生者良。若土香薷软苗者，不过解暑，其他无效，最能损真气。

萝卜子

味辛、甘，气平，无毒，阳也，降也。下肺气之喘嗽，消肠胃之食滞。入手足太阴经。治喘消食，除胀下气。水研服，吐风痰；醋研涂，消肿毒。

莱菔辛温，大略耗血消导，故主大下气，消谷食，去痰癖，止咳嗽，解面毒，生捣汁服主消渴。

又云：散气用生姜，下气用莱菔。但煮多食，停膈间成溢饮病，以熟则味甘多而辛少故也。

东垣云：亦去膨胀。

白芥子

味辛，气温，无毒。去疰气，辟鬼邪，除久疟蒸成癖块，去皮里膜外痰涎。故三子养亲方中用萝卜子消食，苏子定喘，此能消痰，皆切中老人病也。莱却冷气，安五脏。

冬葵子

味甘，气寒，无毒。治五癃而利小便，下乳汁而疗产难。

葵子性滑利，能宣导积壅，不益人。妇人难产，取一二合打碎，水煮服之效。又凡妇人倒生，手足冷，口噤，以葵炒令黄，捣末二钱，酒调服，则顺。又小儿死腹中，葵子末酒调服。若口噤不开，撬口灌之，药下即活。

大蒜

性热喜散，善化肉，故人喜食，然伤脾耗气，伤肝损目，令人面无颜色，积久自见。

韭

属金而有水与土，性急，取汁细呷之，可下膈中瘀血，甚效。多食则昏神，其子止精滑甚良。

冬瓜

性走而急，久病与阴虚者忌之。《衍义》谓其分散热毒气者，取其走而性急也。未被霜而食之，令人成反胃病，惟差五淋。

甜瓜蒂

极苦性急，堪为膈间涌吐之剂，凡胸中寒邪，膈间痰塞，与夫食物病在胸膈中者，皆吐越之。胃弱者勿用，设有当吐者，以他药代之。又名苦丁香。入足阳明、手太阴经。

米谷部

饴糖

味甘，气微温，无毒，阳中之阴，可升可降。除烦止渴，益气和中。足太阴经药，糯与粟米作者佳，余不堪用。

《内经》曰：脾欲缓，急食甘以缓之。饴糖、大枣之甘，以缓中也，亦能消痰润肺，但中满呕家切忌之。仲景谓呕家不可用建中汤，以甘故也。

丹溪云：大发湿中之热。

糖多食能生胃中之火，此损齿之因，非土制水，乃湿土生火也。食枣多者齿病龋，亦此意焉。

白扁豆

味甘，气微温，无毒，阳也，可升可降。消暑气，有解毒之能；和中气，有厚肠之益。霍乱吐泻能除，河豚酒毒并解。加十味香薷饮内，治暑殊功；佐参苓白术散中，止泻立效。痢疾不止者，服之可愈；病久脾虚者，倍用甚宜。能健脾养胃而愈百病。去壳姜汁炒用。气味甘温，能和中下气，故主霍乱吐逆不止。云云。

米醋

味酸，气温，无毒，阴中之阳，可升可降。消痈肿，敛咽喉之疮；破积血，治血逆之晕。入药惟米造者良，年久者更佳。忌食蛤肉。多食损齿、损筋骨。

渍黄柏皮含之，愈口疮。煮香附子丸服，除郁痛。煎大黄劫痃癖如神，磨南星敷瘤肿立效。驱胃脘气痛，并坚积癥块气疼，搀剂吞服。治产后血晕，及损伤金疮血晕，淬气熏蒸。

《发明》云：醋味酸而收涩，故能散水气，消痈肿，杀邪毒，敛咽疮等证。用石煅红，烧醋淬之。

神曲

味甘，气温，无毒，阳也，可升可降。消食化滞，与麦糵同；益胃调中，优于麦糵。入足太阴、阳明经。止泻化水谷，破癥逐积痰，疗妇人胎动不安，治小儿腹大胸满。入药须炒黄色。少助天五真气。酒曲味辛，性大温，能驱冷气，尤消宿食，健脾之药也。陈久者良，炒令香用。酒曲，指麸曲也。

麦糵面

味咸、甘，气温，无毒，阴中之阳，可升可降。有健脾开胃之能，兼消食化滞之妙。

初熟人多炒而食之有火，能生热病。水浸之生芽为糵，化宿食，宽胀满，行上焦之滞血，除腹中之寒鸣，然多用久服消肾。炒黄色，捣细，取面用之。

浮小麦

止汗养心，须加酸枣。

茅草根止吐衄血，取汁煎尝。茅草根系草部。

酒

味苦、甘、辛，气大热，有毒。主杀百邪恶毒气，能行药势，走诸经。辛者能散，可以通行一身之表，至极高之分；苦者能下；甘者能缓而居中；淡则利小便而速下也。少饮则养脾扶肝，厚肠胃，御风寒雾气，恣饮则大伤肺气，助火生痰，变为诸病。

蜜糖

味辛，气平微温，无毒。益气补中，润燥解毒，养脾胃而却痫痓，止肠癖而除口疮，心腹卒痛即驱，五脏不足俱补。补阴丸用，取甘缓能化，可达下焦。点眼膏搀，因百花酿成，能生神气。蜜导通大便久闭，蜜浆解虚热骤生。食多亦生诸风，七月忌食生蜜。

金　石　部

朱砂

味甘，微寒，无毒，阳中之阴，降也。心经惊热，非此不除；神志昏乱，有此立效。

江云：辰砂大镇惊痰，末入汤调。

《发明》云：丹砂色赤，象火主心，故专能镇养心神，而除心热。能除心热，以甘寒故也。惟辰州者最胜，故谓之辰砂。

石膏

味甘、辛，气大寒，无毒，阳中之阴，可升可降，入手太阴、少阳、足阳明经。泻阳明热蒸而汗出，药名白虎；发伤寒郁而无汗，方用青龙。发阳郁，除烦躁于肌表；泻胃热，止消渴于胸中；夺甘食，应如桴鼓；清肺热，捷若飚风。畏铁。

风，阳邪也。寒，阴邪也。风则伤寒[①]，寒则伤阴，阴阳两伤，则非轻剂所能独散也，必须轻重之剂，以同散之，乃得阴阳邪散，而荣卫俱和。是以大青龙汤，以石膏为使，石膏乃重剂，而又专达肌表者也。

若伤寒热病，大汗后脉洪大，口舌燥，

---

①寒：据上下文义，当作“阳”。

头痛，大渴不已，白虎汤服之无不效。石膏为白虎汤之君主也。如有脾胃虚劳，形体病症，初得之时，与此有余之症同者，误服之则不可胜救矣。甘能缓脾益气，止渴生津；辛能解肌出汗，上行至头。又辛寒入手太阴，辛甘除三焦大热。然乃阳明大寒之药，能伤胃气，令人不食，非腹有极热者，不可轻用。此物太阴之精，配竹叶则入于心，配知母则通于胃，配黄连则入于三焦，配黄芩、知母则入于肺。

赤石脂

味甘、辛、酸，气温，无毒，阳中之阴，降也。固肠胃，有收敛之能；下胎衣，无推荡之峻。

足少阴肾经之君药也。

涩可去脱，石脂为收敛之剂，胞衣不出，涩剂何以下之？赤者入丙，白者入庚。

石脂虽有五色，各补五脏不同，总系收敛之剂，惟赤白二脂入药居多。

珍云：赤白石脂俱甘酸，阳中之阴能固脱。

赤能疗腹痛泄泻，下痢赤白，女子崩中带下，男子漏浊遗精。

赤白石脂以舌试之，粘着者佳。凡使，研如粉，新汲水飞三度，澄者去之，取飞过者任用。忌食卵味。

经云：筛末用。畏黄芩、芫花，恶大黄。

滑石

味甘，气寒，无毒，阳中之阴，降也，入足太阳、阴明经。利水道，除湿而定六腑；泄逆气，降火而解烦渴。小便多而渴者，尤宜忌之。

滑石属金，而有土与水，惟资其利窍去湿热而已。细腻洁白者为佳，粗顽青黑者勿用。研细水飞净服。滑能利窍，以通水道，为至燥之剂。又性沉重，能泄上气，而令下行。

丹溪云：无甘草以和之勿用。能燥湿，分水道，实大肠，化食毒，行积滞，逐凝血，解烦渴，补脾胃，降妄火之圣药也。因其滑利，故加滑名，主产难滑胎。妊妇忌服。

按：滑石治渴，非实能止渴也，资其利窍，渗去湿热，则脾气冲和，而渴自止耳。假如天令湿淫大过，人患小便不利而渴，正宜用以渗泄之，渴自不生。若或无湿，小便不利而渴者，则知内有燥热，燥宜滋润，苟误服之，亡其津液，而渴友盛矣。宁不犯禁乎。

性既滑利，不可与淡渗同用，气虚者兼人参、甘草用之。逐凝血，消食毒，亦取其利下耳。实大肠者，以其去湿也。

芒硝

味苦、辛、咸，气寒，有毒，阴也，降也。除积热，有峻泄之勇；破宿血，有洗涤之功。水煎朴硝倾水盆中，结芒者是。朴硝开积聚而停痰可化，硝石止烦渴而热毒皆通。热淫于内，治以咸寒，芒硝之咸，以攻蕴热。

丹溪云：治胞衣不下，以童便调芒硝一二钱，热服之立下。

玄明粉

味辛、甘，气寒，无毒，阳中之阴，降也。去胃中之实热，荡肠中之宿垢，其妙不可尽述。大抵用此而代盆硝也。盆硝即芒硝。玄明粉乃朴硝炼成者。

玄明粉治实热实火则宜，然性大寒，若治阴毒及阴症，杀人甚速。此非伏阳不可也。

白矾

酸、咸、寒，收涩，能清热。或生或煅，随轻重应用。并研细末，任作汤丸散。

《药性》云：除风消痰止渴。

稀涎散同皂荚研服，吐风痰，通窍神方。蜡矾丸和蜜蜡丸吞，平痈肿，护膜要剂。久服损心肺、伤骨。恶牡蛎，畏麻黄。甘草为之使，蛇咬蝎螫，烧刀头令赤，置矾其上，看成汁，热滴咬处立差。螫音食，虫行毒。

枯矾

吐痰湿而杀虫。

青礞石

走下之性，坠痰为最，亦消积滞，故滚痰丸必用。火炼金色为妙。若病久气虚者，虽有积滞，亦宜慎用。入手足阳明及手太阴经。最能荡涤宿垢之痰。金石之药，固不宜多服。近世不论虚实，但见痰火，则以滚痰治之，元气日削，害人不浅也。慎之。但用，贵煅极精，研极细。

阳起石

性温而味咸，助阳气暖水脏之用也。

硇砂

能烂肉，为外科要药。

雄黄

只是辟邪解毒之物。

江云：解毒消痰。

硫黄

杀虫扫疥暖中。

东壁土

取扶益脾胃，以类相属也。取多年壁土研细，和白术炒，专止注泻。炒壁土止泻，取土气以助胃气。

铁锈水

开结，取性重以坠坚。

石钟乳

补阳衰而治虚。石钟乳为慓悍之剂。凡药气之偏者，可暂而不可久，石药又偏之甚者也。自唐以来，惑于方士服食致长生之说，以石药体厚气厚，于以成俗，斯民何辜，受此气悍之祸也。

伏龙肝

疗产难和吐血。伏龙肝，灶中土也。味辛微温，微毒，消痈肿，催生下胞，止血崩。

代赭石

怯则气浮，重剂以镇之。代赭之重，以镇虚逆。出代州，甚色赤，故名代赭石。能堕胎而崩漏可攻。须用火煅，醋淬七遍，研，水飞。味甘寒，无毒。

硼砂

攻喉痹而止嗽消痰。硼砂出南蛮者，色重黑，其味和，其效速。出西戎者，其色白，其味杂，其功缓，不堪入药。

胆矾

主痰气诸痫，更除热毒。胆矾，《图经》作“石胆”。生于铜坑中，采得煎炼而成。消热毒，疗诸风瘫痪，可吐风痰。

水银

杀虫而下死胎。必须唾制。除疥虫与疮疡。水银即朱砂液，能化金银成泥，名“汞”，畏磁石。难产可用催生。味辛寒，有毒。

轻粉

疗肌疮而长肉。轻粉，水银飞炼成者。能杀诸疥癣。善治儿疳。

铁浆

味甘，无毒。取铁浸之经久，色青沫出可染皂者为铁浆。治癫狂。拍作片段，置醋糟中积久，衣刮取者为胤铁粉。安心志。

金箔

亦镇心府之神志。热病而阳病发狂，人粪汁安免；产后和打扑伤损，童男溺可容。人溺降火滋阴甚速，童便为佳。童溺气凉无毒，剪除首尾，或搀药同服，或单味竟吞。劳热咳嗽能驱，鼻红吐衄堪止。治扑损瘀血作痛，和酒立可消除。疗产后败血攻心，温饮能压下。难产胎衣不下，煎同姜、葱。毒蛇狂犬咬伤，热淋患处。童便产后下盏，压下败血恶物，不致他病。热中，多方用之。

食盐

味咸，气寒，无毒。可洗下部䘌疮，能吐中焦痰癖，苏心腹卒痛，止齿缝来血，驱蚯蚓毒伤。用化汤中洗沃，杀鬼虫邪疰。

病嗽水肿禁尝。少用接药入肾,过多喜咳伤金,又令失色黑肤,更致损筋走血。

人 部

乳汁

乃血液化生,用补血生津为良。

人发

乃血之余,而补阴之功最捷。

乱发烧灰研末,调方寸匕,治鼻衄欲死者立效,更以末吹鼻中。又小儿胎发丸,与童男女剃下者,尤堪治失血。又乱发和诸药熬膏,长肉消瘀血。又多产妇人发作灰,和龟甲灰,和剂酒服三四钱,善治难产。

轮回酒

乃自已尿。荡涤肠胃。暴发赤眼,亦可洗明。

秋石

滋阳固肾之妙药。古方以枣肉捣丸,温酒送下,滋肾水,返本还元,养丹田,归根复命,安和五脏,润泽三焦,消咳逆稠痰,退骨蒸邪热,积块软坚堪用,鼓胀代盐可尝,明目清心,延年益寿。秋石属金与水,故能益肺补肾,还人真元。须用阴阳炼者,兼而服之,得坎离既济之义。苏东坡有炼法、服法,可用。

紫河车

人身精血之所成,故其入剂,自能补气血,达于脏腑经络,而其益无方。

禽 兽 部

鸡

属土有金与木火,惟毛色之乌者,其象属水,是五行全具,治疗惟此为优。盖鸡属巽,位乎东方,五更阳升从此位,鸡感其气而鸣,故主阳,主动,又属木主风,故其性动风患,若患筋挛者忌之。味属火,病骨热者宜戒。雄鸡皆然,惟丹色者为甚。

又云:诸鸡肉补虚羸最要,故食治方中多用之。

阿胶

味甘、辛,气微温,无毒,阳也,可升可降,入手太阴、足少阴、厥阴经。和血脉,益肝之损;定喘促,补肺之虚。止胎漏,安胎最妙;除腹痛,治痢尤宜。

阿胶能补肺气,养肝血补虚,故止血安胎,止嗽止痢,治痿等剂皆用之。其嗽、痢、血证,惟久而虚者宜之。若邪盛而初发者,皆不可用,恐强闭其邪,致生他证也。《发明》云:阿胶养肝益肺,兼滋肾水,故水弱火盛,金虚之候,用之为当。

犀角

味苦、酸、咸,气寒,无毒,阳中之阴,可升可降。杀诸物之苛毒,解伤寒温疫之热毒,散血溢之奇毒,消疮疡之肿毒。杀诸物,谓杀钩吻、鸩羽、蛇毒。钩吻,叶似黄精,有大毒,食之入口即死。治畜血分三部:上焦畜血,用犀角地黄汤;中焦畜血,用桃仁承气汤;下焦用抵当丸。其地黄汤中用犀角者,以其凉而能散瘀血。若肺火燥热发者,用之反害。

丹溪云:属阳,性走散,痘疮后用此散余毒。若无余毒,而血虚或燥热者不宜用。

按:犀角性能走散,兼以寒能清热,故其治若此。入药用牯者,须用生角,乌色,未经汤水浸煮。若磨服,取角尖为佳。盖鹿取茸,犀取尖,精锐之力尽在是。

牛黄

惟入肝经,专主除风惊病。

大小人狂热惊痫强痉,卒中不语,非此不效。其品有三四,惟神牛吐出取者,名子黄,为上。其外有膜包如蒜头,中如鸡子黄,薄叠体轻,闻有香气,揩指甲上其色通透，置舌上先苦后甘，清凉透心，方为真也。与人参、牡丹皮、石菖蒲同用则利人，若与牛膝同用则无益，盖以其所畏也。又龙骨、地黄遇之，则二物皆不能成功，盖以其所恶也。牛膝指草木而言。

龙骨

收敛神气之物，故能固大肠活脱，止梦寐泄精，女子赤白带下。

《本经》云：涩可以去脱而固气。尽其用矣。

虎骨

辛以散风邪。治疗有二义：盖风从虎，故治风痹，凡上部风气恶疮等疾，用虎头骨，以风行于头也；虎力健，故主壮筋骨，亦以力行于足也。

鹿茸

气温而味咸，为助阳扶阴之剂。

鹿角胶

益气大补虚羸，主伤中劳绝，腰痛等疾。

麋茸鹿茸

固二种，而其功用亦别，麋补阳，鹿补阴，盖麋冬至解角则属阳矣，鹿夏至解角则属阴矣。其性热，故其功甚捷。大凡含血之物，肉差易长，其次角难长，最后骨难长，如人自胚胎至成人，二十年骨髓方坚，惟二茸自生则坚，不两月长大，至一二十斤，其坚如石，凡骨角之生长神奇，莫甚于此，且诸兽之角，终其身不一易，惟此物一年一易者。盖其性热，生生不已，气化浓密，所以能补骨血，坚阳道，强精髓也。乘其未老时，茸端如玛瑙红玉，长可数寸，破中如朽木者佳。

驴肉

解心烦，安心气，防发痼疾。动风淫，宜少食。

羊肉

味甘热，补中益气，开胃肥健。其胫骨，牙齿疏豁者，炙为末擦之。其羊头凉，治骨蒸脑热。其肝胆明目。

猪肤

猪，水畜也。其气先肾，故猪肤能解少阴客热，治少阴病下痢咽痛，胸满心烦。仲景制猪肤汤，义本诸此。

虫鱼部

白僵蚕

味咸、辛，气平微温，无毒，阴中之阳，升也。去皮肤风动若虫行，散痰气结滞如果核。

《发明》云：僵而不化，逐风湿之要药。

五灵脂

味甘，气温，无毒，阳也，可升可降。调结血，治产妇之晕；活积血，通女子之经；治诸血，别有调气之妙；主疗心腹冷气。止诸痛，更有速愈之征。妇人心痛、血气刺痛甚效。

《发明》云：行经血有功，不能生血，治女科为专。行血生用，止血须[①]炒用。通女人经闭，亦能止血，又定产妇血晕昏闷，及血气刺痛，以其甘温。

灵脂出北地，乃号寒虫粪也。先以酒研飞炼，令去沙石佳。

牡蛎粉

味咸，气平微寒，无毒，阴也，可升可降，入足少阴经。固女子赤白带下，涩男子梦寐遗精，实玄府不实汗泄，软积血不软坚癥。烧白捣细用。能软积血，是咸能软坚也。软坚收敛之剂，以柴胡引之，能去胁下硬；以茶引之，能消结核；以大黄引之，能消股间肿；以贝母为使，能消积癖痰结；以地黄为使，能益精、收涩、止便多。本肾经之

①须：原作“烦”，形近致误，据文义改。

药也。

东垣云：牡蛎涩精而收虚汗，捣粉粉身治大人小儿盗汗。

水蛭

味咸、苦，气平微寒，有毒，阴也，降也。入坚结，利若锋针；破瘀血，快如砭石。

苦走血，咸胜血，虻虫、水蛭之苦咸以除蓄血，加麝香酒调下，蓄血立行，故抵当汤中用水蛭、虻虫，以咸苦泄蓄血也。

经云：有故无殒。虽可用之，亦不甚安，莫若四物汤，加酒浸大黄，各半下之尤妙。

凡用，烈日曝干，腹中有子者去之，锉细，炒黄色令熟，不尔，入腹生子为害。

龟甲

味咸、甘，气平，无毒，阴中之阳也。专补阴衰，借性气引达诸药；善滋肾损，仗功力复足真元。漏下崩带并驱，癥瘕痎疟咸却。伤寒劳复，或肌体寒热欲死者殊功；腰背酸痛，及手足重弱难举者立效。治小儿囟门不合，理女人湿痒阴疮。逐瘀血积凝，续筋骨断绝。因其性灵于物，方家多用补心。补阴力猛，而兼去瘀血。

夫龟禀北方阴气而生。为阴中至阴之物，故能大补阴，而治阴血不足，是以下焦滋补丸药多用为君。惟自败者血肉渗尽，性气全具，非特补足真元，抑且引达诸药，若钻灼过者，不足取也。凡用，酥炙或猪脂醇酒皆可。恶沙参，畏狗胆。十二月忌食，犯则伤人。

鳖甲

疗虚劳而去骨中之热，理温疟而消腹内之癥。

江云：截疟消痈。必须醋炙。

《发明》云：亦滋阴除热解毒之用。其肉益肺补金。其甲九肋者，治劳嗽，除骨热。醋炙黄用。亦不宜与鸡子同食。

鲫鱼

诸鱼皆属火，惟鲫鱼属土，故能入阳明，而有调胃实肠之功。若多之，未尝不助火也。

鲤鱼

生深泽，系至阴之物，治疗多除湿下气。

蚯蚓

咸寒，属土与水。大解诸热毒，时行温病。去泥擂碎，水沃饮之。白颈者良。又治肾脏风下疰病。凡使，须用盐以制之。又其粪出韭地上者，取煅干研末，每两入轻粉二钱，生桐油调，凡人下体生成片湿毒疮，流水不止，痛痒不禁，涂之立愈。

《发明》云：蚯蚓咸寒，能清热毒，行湿之用。

虾蟆

属土与水，味甘性寒，南人多食之。《本草》言可食，解劳热者，盖是或炙、或干、或烧灰，和药用之，非若世人煮之为美，以助湿火。此物久则湿以化热，土气自然有火也。人患齿缝中出血，以纸纴子蘸干酥少许，按之立止。

丹溪亦云：煮食发湿，不宜食之。

蛤蚌蛳蚬

大同小异，属金而有水木土。《衍义》言冷而不言湿，多食发疾，以其湿中有火，久则气上升而不降。因湿生痰，痰生热，热生风矣。何冷之有？

桑螵蛸即螳螂子。惟生桑树上者入药。

益阴脏之剂，故主女人血闭腰痛，男子虚损失精遗溺。通五淋利小水，久服益气养神。

全蝎

治风要药。小儿惊搐，方多用之。

蜜蜡

味甘，气微温，无毒。益气止泻痢，补中续绝伤。熔裹牛黄丸，隔寒凉脾胃无损；嚼为断谷药，度荒歉肠胃不饥。

煎蜜，得之陈则色黄，新则色白，《本经》条中只言白，不言黄者，盖用蜜宜陈，用蜡宜新也。一说蜡熔纳水中十数遍即白，乃蜡之精英，故入药胜，《本经》所取亦或在此。

食物本草卷之三

古吴　薛　己编辑
武林　燕志学校正

水　部

井水

新汲即用,利人疗病。平旦第一汲者为井华水,又与诸水不同。凡井水有远从地脉来者为上,有从近处江河中渗来者欠佳。又城市人家稠密,沟渠污水杂入井中成硷,用须煎滚,停顿一时,候硷下坠,取上面清水用之。否则气味俱恶,而煎茶、酿酒、作豆腐三事尤不堪也。又雨后其水浑浊,须擂桃杏仁,连汁投入水中搅匀,少时则浑浊坠底矣。

《易》曰:井泥不食。谨之。

千里水

即远来流水也,从西来者谓之东流水。二水味平无毒,主病后虚弱,及荡涤邪秽。扬之过万,名曰甘烂水,以木盆盛水,杓扬之,泡起作珠子数千颗击,取煮药治霍乱,及入膀胱奔豚气,用之殊胜。诚与诸水不同,炼云母粉用之,即其验也。

古云流水不腐。但江河水善恶有不可知者,昔年予在浔州,忽一日城中马死数百,询之云数日前有雨,洗出山谷中蛇虫之毒,马饮其水而致然也,不可不知。

秋露水

味甘,平,无毒。在百草头上者,愈百病,止消渴,令人身轻不饥,肌肉悦泽。柏叶上者明目,百花上者益颜色。

腊雪水

甘,大寒,解天行时疫及一切毒。淹藏果实良。

春雪水生虫不用。

乳穴水

乃岩穴中涓涓而出之水,秤之重于它水,煎沸上有盐花,味温甘无毒,肥健人,令能食,体润不老,与乳同功。取以作饭及酿酒,大有益也。穴有小鱼补人,见鱼部。

寒泉水

味甘,平,无毒,主消渴反胃,去热淋及暑痢,兼洗漆疮,射痈肿,令散下热气,利小便,并宜饮之。

夏冰

味甘,大寒,无毒。去热除烦。暑月食之,与气候相反,入腹冷热相激,非所宜也。止可隐映饮食,取其气之冷耳。若敲碎食之,暂时爽快,久当成疾。

温泉水

性热,有毒,切不可饮。

一云:下有硫黄,即令水热。当其热处,可焊猪羊。主治风顽痹,浴之可除。庐山下有温泉池,往来方士教令患疥癞及杨梅疮者,饱食入池久浴,得汗出乃止,旬日诸疮自愈。然水有硫黄臭气,故应愈诸风恶疾,体虚者毋得轻入。

浆水

以粟米或仓米饮酿成者。味甘酸，微温，无毒。调中引气，宣和强力，通关开胃，止霍乱泄痢，消宿食，解烦，去睡，止呕，白肤。体似冰者至冷。妊娠忌食。不可同李子食，令吐利。

丹溪云：浆水性冷善走，化滞物，消解烦渴，宜作粥，薄暮食之。去睡，理脏腑。

热汤

须百沸过，若半沸者食之病胀。患霍乱手足转筋者，以铜瓦器盛汤熨脐，效。

繁露水

是秋露繁浓时水也。作盘以收之，煎令稠食之，延年不饥。以之造酒，名秋露白，味最香冽。

梅雨水

洗癣疥，灭瘢痕，入酱令易熟，沾衣便腐，浣垢如灰汁，有异它水。

半天河水

即上天雨泽水也。治心病、鬼疰、狂、邪气、恶毒。

冬霜水

寒，无毒，团食者主解酒热，伤寒鼻塞，酒后面赤。

雹水

酱味不正，当时取一二升内瓮中，即如本味。

方诸水

味甘，寒，无毒，主明目定心，去小儿热烦，止渴。方诸，大蚌也。

《周礼》：明诸承水于月，谓之方诸。陈馔以为玄酒。

花水

平，无毒。主渴。远行无水，和苦栝蒌为丸。服之永无渴。

粮罂水

味辛，平，小毒。主鬼气中恶，疰忤心腹痛，恶梦鬼神，进一合，多饮令人心闷。

又云：洗眼见鬼。出古冢物罂中。

甑气水

主长毛发。以物于炊饭时承取沐头，令发长密黑润。不能多得。朝朝梳摩小儿头，渐觉有益。

生熟汤

味咸，无毒。熬盐投中饮之，吐宿食毒恶物，消气胪胀，亦主痰疟，调中消食。又人大醉，及食瓜果过度，以生熟汤浸身，汤皆为酒及瓜果气味。

屋漏水

大有毒，误食必生恶疾，以洗犬咬疮可即愈。

猪槽水

无毒，治诸蛊毒蛇咬，可浸疮。

溺坑水

无毒，主消渴，解河豚鱼毒。

盐胆水

味咸、苦，有大毒。此水盐初熟，槽中沥黑汁也。人与六畜皆不可食。

冢井水

有毒，人中之不活。欲入者，先试以鸡毛，如直下者无毒，如回旋而舞者则有毒，先以热醋数斗投井，可入。

洗碗水

主恶疮久不差者，煎沸以盐投中，洗之立效。

蟹膏水

以膏投漆中化为水，古人用和药。又蚯蚓去泥，以盐涂之，或内入葱中化为水。主天行诸热病，癫痫等疾。又涂丹毒，并傅漆疮，效。

阴地流泉水

饮之令人发疟瘴，又损脚令软。

又云：饮泽中停水，令人生瘕病。

卤水

味苦、咸，无毒。主大热消渴，狂烦，除邪，及下蛊毒，柔肌肤去湿热，消痰磨积块，洗涤垢腻。勿过服，顿损人。

地浆水

气寒,无毒。掘地作坎,以水沃其中,搅令浊,俄顷取之。主解中诸毒烦闷,山中菌毒。又枫树上菌食之,令人笑不止,饮此解之。

清明水

谷雨水

味甘。取长江者为良。以之造酒可储久,色绀味冽。此水盖取其时候之气耳。

炊汤水

经宿,洗面无颜色,洗身成癣。

甘露水

醴泉水

味甘美,无毒。食之润五脏,长年不饥。主胸膈诸热,明目止渴。此水不可易得,附录之以备参考。

上诸水日常所用,人多忽之,殊不知天之生人,水谷以养之,故曰水去则荣散,谷消则卫亡。

仲景曰:水入于经,其血乃成,谷入于卫,脉道乃行。水之于人,不亦重乎。故人之形体有厚薄,年寿有长短,多由于水土禀受滋养之不同,验之南北水土人物可见矣。

谷 部

粳米

味甘、苦,平,无毒。主益气,止烦,止泄痢,壮筋骨,通血脉,和五脏,补益胃气,其功莫及。小儿初生,煮粥汁如乳,量与食,开胃助谷神,甚佳。合芡实煮粥食之,益精强志,耳目聪明。新者乍食,亦少动风气,陈者更下气,病人尤宜服。苍耳人食之急心痛。有早中晚三收,以白晚米为第一。各处所产,种数甚多,气味不能无少异,而亦不大相远也。天生五谷所以养人,得之则生,不得则死,此其得天地中和之气,同造化生育之功,故不比他物可名言也。《本草》所主在药,故略耳。

粟米

味咸,气微寒,无毒。主养肾气,去脾胃热,益气。陈者味苦,主胃热消渴,利小便,止痢,压丹石毒,解小麦毒。煮粥性暖,初生小儿,研细煮粥如乳,每少与饮之,助谷神,达肠胃,甚佳。不可与杏仁同食,令人吐泄。粟类多种,此则北人所常食者是也。又舂为粉食,主气弱食不消化,呕逆,解诸毒。又蒸作糗食,味甘苦寒。

又云:酸寒,主寒中,除热渴,解积实大肠。一种糯粟即秫也。余见黍米下。

糯米

味苦、甘,温,无毒。主温中,令人多热,大便坚。此《本草》经文也。

诸家有云:性微寒,妊娠与杂肉食不利子。久食身软,以缓筋也。

又云:寒,使人多睡,发风动气,壅经络气,止霍乱。

又云:凉,补中益气,行荣卫中积血。所论盖不同也。夫所谓不利、缓筋、多睡之类,以其性懦所致。若谓因其性寒,糯米造酒最宜,岂寒乎?农家于冬月用作糍喂牛,免冻伤最验。是则糯米之性,当如经文所言。

黍米

味甘,温,无毒。主益气补中,多热令人烦。

又云:性寒,有小毒,不可久食,昏五脏,令人好睡,小儿食之不能行,缓人筋骨,绝血脉。不可与白酒、葵菜、牛肉同食。有丹黑数种,比粟米略大,今北地所种多是秫音术黍,最粘,又名黄糯,只以作酒,谓之黄米酒。此米且动风,人少食。

秫米

味甘,微寒,止寒热,利大肠,疗漆疮,杀疮疥毒,热壅五脏气,动风。作饭最粘,惟可作酒汁,亦少。

黄粱米

味甘，平，无毒。益气和中，止泄痢，去风湿痹。其穗大毛长，谷米俱粗于白粱，食之香美，逾于诸粱，号为竹根黄。其青白二色微凉，惟此甘平，岂非得中和之正气多耶？

白粱米

味甘，微寒，无毒。主除热，益气，移五脏气，续筋骨，止烦满。其穗大多毛且长，谷粗扁长，不似粟圆，米亦白而大，食之香美，次于黄粱，亦堪作粉。

青粱米

味甘，微寒，无毒。主胃痹，热中消渴，止泄痢，利小便。益气补中，健脾，止泄精，轻身。

一云：此米醋浸三日，百蒸百曝，裹藏远行，一餐可度数日。其谷穗有毛，微青而细，早熟少收。夏月食之极清凉，但味短而涩，色恶，不如黄白粱，故人少种。

稷米

味甘，无毒。益气，补不足。

又云：冷，治热，发冷病气，解瓠毒。以其早熟，又香可爱，因以供祭。然味淡，诸谷之中，此为下苗种者，惟以防荒年耳。

陈廪米

味咸、酸，温，无毒。主下气除烦渴，调胃止泄泻。

又云：廪米有粳有粟，诸家并不说何米，然二米陈者性冷，频食令人自利，此说与上经文稍戾。

秫蜀

谷之最长，米粒亦大而多者。北地种之，以备缺粮，否则喂牛马也，南人呼为穄。主霍乱吐泻。

香稻米

味甘，软，其气甜香可爱，有红白二种，又有一类红长者，三粒仅一寸许，比它谷晚收。开胃益中，滑涩补精，但人不常食，亦不多种也。

茭米

生湖泊中，性微寒，无毒，古人以为养馔，作饭亦脆涩。

茵米

味甘，寒，无毒。主利肠胃，久食不饥，去热益人，可为饭。生水田中，苗子似小麦而小，四月熟。茵，音罔。

蓬草米

作饭食之，无异粳米。俭年物也。

狼尾子米

作黍食之，令人不饥。生泽地中。

稗子米

味脆气辛，可以为饭。

秕米

味甘，平，通肠开胃，下气磨积块。制作糗食，延年不饥。充滑肤体，可以顺养。昔陈平食糠而肥。秕米即精米上细糠也。

小麦

味甘，微寒，无毒。除热，止燥渴咽干，利小便，养肝气，止漏血唾血。秋种冬长，春秀夏实，具四时之气，为五谷之贵。有地暖春种夏收者，气不足，有小毒。面味甘，温，补虚养气，实肤体，厚五脏肠胃，强气力。然性壅热，少动风气。不可与菜同食，萝卜能解面毒，同食最宜。

面筋

以麸洗去皮为之，性与面仍相类，且难化。

丹溪曰：面热而麸凉。若用麦以代谷，须晒令燥，以少水润之，舂去外皮，煮以为饭，食之庶无面热之患。愚以东南地本卑湿，又雨水频多，麦已受湿，又不曾出汗，食之故作渴，动风气，助湿发热。西北地本高燥，雨水又少，麦不受湿，复入地窖出汗，至八九月食之，又北人禀厚少湿，宜其常食而不病也。

大麦

味咸、甘，温，微寒，无毒。主消渴除热，益气调中。

又云：令人多热，为五谷长，平胃消食，疗胀。暴食亦似脚软，以其下气也。久食甚宜，人头发不白，补虚劳，壮血脉，益颜色，实五脏，止泄，令人肥白滑肌。为面胜小麦，无燥病。

丹溪云：初熟时，人因缺谷，多炒而食之，有火能生热病。

江云：久食多食，能消肾，戒之。

荞麦

味甘，平、寒，无毒。实肠胃，益气，久食动风，令人头眩。和猪肉食，令人患热风。脱人眉须。虽动诸病，犹锉丹石，炼五脏滓秽。俗谓，一年沉滞，积在肠胃间，食此麦乃消去。

黑大豆

味甘，平，无毒。炒食去水肿，消谷，止膝痛腹胀，除湿痹。乍食体重。忌食猪肉。十岁以下小儿勿食，恐一时食猪肉，壅气至危。煮食及饮汁凉，下热气、酒毒，及乌、附、丹石诸毒，除胸胃中热，大小便血，散五脏结气。一种小黑豆最佳。

陶节庵以黑豆入盐煮，时常食之，谓能补肾。盖豆味咸，肾之谷，又形类肾，黑色属水也，妙哉。

白豆

平，无毒。补五脏益中，助经脉调和，暖肠胃，杀鬼气。浙东一种，味甚胜，用以作酱作腐极佳，比之水白豆相似而不及也。青黄斑等豆，《本草》不著，大率相类，亦不及也。

赤小豆

味甘、酸，平，无毒。主下水，消热毒，排脓血，止泄，利小便，去胀满，除消渴，下乳汁。久食虚人，令枯瘦。解小麦毒。和鲤鱼煮食，愈脚气水肿。痢后气满不能食者，宜煮食之。不可同鱼鲊食。

绿豆

味甘，寒，无毒。主治消渴，丹毒，烦热，风疹。补益，和五脏，行经脉，解食物诸药毒，发动风气，消肿下气。若欲去病，须不去皮，盖皮寒肉平。煮食作饼炙佳。

一云：为粉荡皮，能解酒毒。以水调服之，亦能解菰砒毒。

豌豆

味甘，平，无毒。调顺荣卫，益中平气。

江云：发气疾。

扁豆

味甘，气微温。主和中下气，治霍乱吐痢不止，杀一切草木及酒毒。生嚼及煎汤服，亦解河豚毒。叶主霍乱，花主女子赤白下，干末米饮和服之。有黑白二种，黑者少冷，入药俱用白者。患寒热病，及患冷气人不可食。

蚕豆

味甘，温，气微辛。主快胃，利五脏。或点茶，或炒食佳。又有筋豆、蛾眉豆、虎爪豆、羊眼豆、豇豆、劳豆类，只可茶食而已。一种刀豆，长尺许，可入酱用之。

罂粟

味甘，平，无毒。行风气，逐邪热，疗反胃，胸中痰滞，丹石发动，不下食。和竹沥煮粥食极佳，然性寒，以有竹沥利大小肠，不宜多食。又过度，则动膀胱气。粟壳性涩，止泄痢，涩肠，今人虚劳嗽者，多用止嗽，及湿热泄痢者，用止痢。劫病之功虽急，杀人如剑，戒之。

芝麻

味甘，气寒，无毒。治虚劳，滑肠胃，行风气，通血脉，去头浮风，润肌肤。乳母食之，小儿不生热病。又生嚼，傅小儿头上诸疮良。

胡麻

味甘，气平，无毒。一名巨胜，苗名青蘘。

麻蕡

味辛，气平，有毒。主劳伤，利脏，下血，寒气，破积，止痹，散脓。多食令见鬼狂走。久服通神明，轻身。麻子味甘平，无毒，入足太阴经、手阳明经。《诗》所谓丘中有麻是也。

穬麦

味甘，微温，无毒。主轻身，除热。久服令人多力健行。作蘖温，消食和中。作饼食不动气，甚益人。穬，音巩。

蔄实

味苦，平，无毒。主赤白冷痢，破痈肿，亦可食。蔄，音明。

上五谷乃天生养人之物，但人之种艺，一则取其资生之功，二则计其肥家之利，南之粳、北之粟，功利两全，故多种食之，如黄粱甚美而益人，故有膏粱之称，人则以其费地薄收而不种，识者凡谷类当不计其利，惟取其能养人者，多种而食之可也。

菜　部

萝卜

味甘，温、平，无毒。散气，及炮煮食，大下气，消谷，去痰癖，利关节，炼五脏恶气，治面并豆腐毒，止咳嗽，疗肺痿吐血，温中补不足。肥健人，令肤肌白细。生汁主消渴，噤口痢大验。同猪羊肉鲫鱼煮食更补益。服地黄、何首乌者，食之发白。其茎叶气性大率相类。

丹溪云：熟者多食，停滞膈间成溢饮，以其甘多辛少也。《本草》谓之莱菔。

《衍义》云：散气用生姜，下气用莱菔。子治喘嗽，下气消食。水研服，吐风痰。醋研涂，消肿毒。一种胡萝卜，味甘而用不及。

韭菜

味辛、微酸，温，无毒，归心。安和五脏六腑，除胸中热，下气，令人能食，利病，人可久食。

江云：益阳，止泄、尿血，暖腰膝，除胸腹冷痛痃癖。春食香，夏食臭，冬食动宿饮，五月食昏人乏力。不可合牛肉食，酒后忌食。

丹溪云：韭汁冷饮，下膈中瘀血甚验，以其属金而有水与土。其性急，又能充肝气。多食则昏神。其子治虚劳损肾梦泄良。又未出土者为韭黄，食之即滞气，最不宜人。花食之动风，根治诸癣。大抵葱韭皆常食，但葱冷而韭温，于人有益。

薤

味辛、苦，气温，入手阳明经，无毒。主金疮疮败，轻身不饥，耐老。宜心归骨，菜芝也。除寒热，去水气，温中散结，利病人，止久痢冷泄，赤白带，通神安魂魄，益气续筋骨，解毒，骨鲠食之即下。有赤白二种，白者补而美，赤者主金疮风，苦而无味。

江云：白色者最好，虽有辛而不荤五脏。

溪云：凡用葱、薤，皆去青留白，以白冷而青热也。故断赤痢方，取薤白同黄檗煮服之，言性冷而解毒矣。又治霍乱干呕不息，煮汁又治疥疮，捣汁又治犬虎咬，又治产后诸痢，并汤火伤。但发热病不宜多食，又不可与牛肉同食，令人作癥瘕也。

葱

叶温，白与须平，味辛，无毒。主明目，补中不足。其茎白，入手太阴经、足阳明经。可作汤，主伤寒寒热，中风面目肿，骨肉疼，喉痹不通，安胎，归目，除肝邪，利五脏，益瞳精，杀百药毒，通大小肠，疗霍乱转筋，奔豚气，脚气，心腹痛，目眩，及心迷闷，止衄，杀一切鱼肉毒，又治打扑损，并刀杖疮。连根用，主伤寒头痛如破。又茎叶用盐研,贴蛇虫伤,水肿痛①,治蚰蜒毒。此冻葱也,经冬不凋、不结子,分茎莳种,茎叶俱软,气味香佳,食用最宜。忌与蜜同食。有一种楼葱,即龙角葱,亦冻类。又胡葱、汉葱、茖葱,数种不同,大抵以发散为功,多食昏人神,只调和食品可也。

蔓菁

味温,无毒。利五脏,消食益气,令人肥健,可常食。北方种之甚多,春食苗,夏食心,秋食茎,冬食根,菜中最有益于用者。南方地不同,所种形类已变矣。

菘菜

味甘,温,无毒。利肠胃,除烦,解酒渴,去鱼腥,消食下气,治瘴,止热嗽、胸膈闷。不益人,食之觉冷,姜能制之。

一云:夏至前食,发皮肤风痒,动气发病。紫花菘行风气,去邪热。花糟食甚美。服甘草勿食,令病不愈。北人往南,患足疾者勿食。牛肚菘叶最厚,味甘;紫菘叶薄细,味少苦;白菘似蔓菁,犹一类也。北地无菘,有种者形亦变。

芥菜

味辛,气温,无毒。归鼻,除肾邪,利九窍,明耳目,安中,除邪气,止咳嗽冷气,去头面风。多食动风气,发丹石。不可同兔肉食,生恶疮。同鲫鱼食,发水肿。子主傅射工,及疰气、疝气,发汗,胸膈痰冷,面黄。又和药为膏治骨节痛。

丹溪云:痰在皮里膜外,非此不能达。又游肿诸毒,为末,猪胆和如泥傅之。但其类多,青芥叶粗大,味辣。好紫芥作虀佳,白芥尤辛美,俱入药。出太原。

苋菜

味甘,寒,无毒。通九窍。

江云:食动风,令人烦闷,冷中损腹。子主青盲白翳,明目除邪,利大小便,去寒热杀蛔虫。久服益气力,不饥轻身。叶忌与鳖同食。

丹溪云:苋有六种,人苋、赤苋、白苋、紫苋、五色苋,其一即马齿苋也,下血,又入血分,且善走。马齿苋同食下胎妙,临产煮食易产。又有野生一种灰条苋,亦可食,亦入药。

马齿苋

味酸,气寒,性滑,无毒。主目盲白翳,利大小便,止赤白下,去寒热,杀诸虫,止渴,破癥结痈疮。服之长年不老。和梳垢,封丁肿。又烧为灰,和陈醋滓,先灸丁肿以封之,根即出。又傅豌豆疮,良。生捣汁服,当利下恶物,去白虫,亦治疳痢,又主三十六种风结疮。以一釜煮,澄清,内蜡三两重,煎成膏,涂之又涂,白秃湿癣,傅杖疮,又疗多年恶疮,又治马咬,马汗,射工毒。一种叶大者不堪,一种叶小、节间有水银者可用。去茎用叶。此菜感阴气之多而生,食之宜和以蒜,余见苋菜下。

胡荽

味辛,气温,微毒。主消谷,治五脏,补不足,利大小肠,通小腹气,通心窍,拔四肢热,止头痛。久食损人精神,令人多忘,发腋臭、口臭、脚气、金疮。久病人食之脚弱,根发痼疾。子主小儿秃疮,油煎傅之,亦主蛊五痔,及食肉中毒,吐下血不止,煮冷取汁服。又治小儿痘疹不出,欲令速出,用酒煎沸,勿令泄气,候冷去滓,微微从项以下喷身令遍,除面不喷,包暖即出。

葵菜

味甘,气寒,阴中之阳,无毒。为百菜长,滑利不可多食,能宣导积壅,主客热,利小便,治恶疮及带下,散脓血恶汁。煮食主丹石、发结热。叶烧为末,傅金疮。捣碎傅火疮。炙煮与小儿食,治热毒。下痢及大小丹痢,捣汁服。孕煮食之易产。其心伤人,勿食。其叶皆黄、茎赤者勿食。不可与

①痛:疑"病"字之误。

鲤鱼、黍米同食。天行症后，食之失明。花治淋涩水肿，催生落胎，并一切疮疥，小儿风疹。子花有五色，赤者治赤带，白者治白带，空心酒调末服之。又赤治血燥，白治气燥并痎疟。

又冬葵子，秋种经冬至春作子者，主脏腑寒热，羸瘦，五癃，利小便，疗妇人乳难，下乳汁，久服坚骨长肌肉，轻身延年。产难取一二合杵破，水煮服之。痈疖未溃者，水吞三五粒，便作头脓出。根主恶疮，疗淋，利小便，服丹石人宜之。

小蒜

味辛，温，有小毒。归皮[①]肾。主霍乱腹中不安，消谷，理胃温中，除邪痹毒气，丁疮等毒。

华佗用蒜虀吐人恶物，云是此。

又云：大蒜久食损人目，伤肝，不可与鱼脍同食。

大蒜

味辛，气温，有毒，属火。主散痈肿䘌疮，除风邪，杀毒气，消食下气，健胃善化肉，行湿破冷气，烂痃癖，辟温疫气、瘴气，伏邪恶蛊毒、蛇虫溪毒，治中暑毒、霍乱转筋腹痛。烂嚼温水送之。又鼻衄不止，捣碎涂脚心，止即拂去。醋浸经年者良。此物性热，气极晕，煮为羹臛极俊美，熏气亦微下气，温中消谷。虽曰人喜食，多于暑月，但生食、久食伤肝气，损目明，面无颜色，又伤肺伤脾，引痰，宜戒之。叶亦可食，独子者攻毒。如痈疽发背，恶疮肿核初发，取紫皮独头者，切片贴肿心，炷艾灸其上，觉痛即起，焦者用新者再灸，疮初痛者灸不痛，不痛者灸痛，痒者亦如之，以多灸为良，无不效者。疣赘之类，亦依此灸之。

茄

味甘，寒。患冷人不可多食，熟者少食无畏，多食损人动气，发疮及痼疾，菜中惟此物无益。

丹溪谓：茄属土，故甘，而喜降火药中用。根煎汤洗足疮，蒂烧灰治口疮，甚效。皆甘以缓火之意。

菠薐菜

冷，微毒。利五脏，通肠胃热，解酒毒。北人多食肉面，食此则平；南人多食鱼鳖水米，食此则冷。不可多食，冷大小肠，发腰痛，令人脚弱不能行。

江云：服丹石人食之佳。

刘禹锡《佳话录》云：此菜来自西域颇棱国，误呼菠薐，艺苑雌黄亦云。

苦荬

冷，无毒。疗面目黄，强力止困傅蛇虫咬良。又汁傅丁肿根即出。坏蚕蛾。

莙荙

味平，微毒。补中下气，理脾胃，去头风，利五脏冷气。多食则动气，先患腹冷人食之破腹。茎灰淋汁，洗衣白如玉色。

荠菜

味甘，气温，无毒。主利肝气，和中。其实名菥蓂子，主明目，目暴赤痛，去瘴翳。根汁点目中亦效。烧灰治赤白痢。菥蓂，音锡觅。

紫菀

味苦、辛，温，无毒。主咳嗽寒热结气，去蛊毒痿蹷，安五脏，疗咳唾脓血，补虚劳，消痰止渴，润肌肤，添骨髓。连根叶采之，醋浸，入少盐，收藏待用。其味辛香甚佳，号名仙菜。性怕盐，多则腐也。

百合

味甘，平，无毒。主邪气腹胀浮肿，心痛，乳难喉痹，利大小便，补中益气，止颠狂涕泪，定心志，杀蛊毒，疗痈肿、产后血病。蒸煮食之，和肉更佳。捣粉作面食，最益于人。

枸杞

---

①皮：李东垣《食物本草》作“脾”。

味苦，寒，根大寒，子微寒，无毒。无刺者是。其茎叶补气益精，除风明目，坚筋骨，补劳伤，强阴道，久食令人长寿。根名地骨。

寇宗奭曰：枸杞当用梗皮，地骨当用根皮，枸杞子当用其红实。

谚云：去家千里，莫食枸杞。言其补益强盛，无所为也。和羊肉作羹食，和粳米煮粥食，入葱豉五味，补虚劳尤胜。南丘多枸杞。村人多寿，食其水土也。润州大井有老枸杞树，井水益人，名著天下。与乳酪忌。

蕲菜

味甘，无毒。主女子崩中带下，止血养精，保血脉益气，令人肥健嗜食。又止烦热渴，去伏热，杀药毒。置酒酱中香美，和醋食亦滋人。但损齿生黑。作虀菹煮食、生啖并得。一种荻蕲用根，一种赤蕲用茎叶。水蕲水滑地所生者，不及高田者宜人。三月、八月勿食，恐病蛟龙瘕。蕲芹同。

菾菜即莙荙

味甘、苦，大寒。主时行壮热，解风热毒，止热毒痢，开胃通膈，又治小儿热。其花白，妇人食之宜。菾，音甜。

茼蒿

平。主安气，养脾胃，消水饮。多食动风气，熏心，令气满。

蕨

味甘，寒，滑。去暴热，利水道，令人睡，弱阳。小儿食之，脚弱不能行。

丹溪云：寒。补五脏不足，气壅经络筋骨间，毒气。令人消阳事，令眼暗，鼻中塞，发落，非良物也。又冷气人食之，多腹胀。

《搜神记》曰：郗鉴镇丹徒，二月出猎，有甲士折一枝食之，觉心中淡淡成疾，后吐出一小蛇，悬屋前，渐干成蕨，遂明此物不可生食也。今人遇荒年，多取其根，捣洗作粉，代粮度活，终羸弱不养人。一种名薇，亦蕨类。

茭白

味甘，冷。去烦热。

江云：主五脏邪气，肠胃痼热，心胸浮热，消渴利小便。多食令人下焦冷，发冷气，伤阳道。不可同蜜食。糟食之甚佳。

紫菜

味甘，寒。下热解烦，疗瘿瘤结气。不可多食，令人腹痛发气，吐白沫，饮少醋即消。其中有小螺蛳损人，须择出，凡海菜皆然。

鹿角菜

大寒，无毒。又云微毒。下热风气，疗小儿骨蒸，解面热。不可久食，发痼疾，损经络血气，令脚冷痹，损腰肾，少颜色。

白苣

味苦，寒。一云平。补筋骨，利五脏，开胸膈壅气，通经络，止脾气，令人齿白，聪明少睡，可常食。产后不可食，令人寒中，小肠痛。患冷人食即冷腹。叶心抽苔，名莴笋，或腌或糟，曝干食之甚佳。一种莴苣，一种苦苣，治丁肿、诸痢。

石耳

石崖上所生者，出天台山、庐山等名山。《灵苑方》中，名曰灵芝。

味甘，平，无毒。久食延年，益颜色，至老不改。令人不饥，大小便亦少。

一云性冷。

苦芙

味苦，寒。主面目遍身漆疮，并丹毒。生山谷下湿处，浙东人清明节争取嫩者生食，以为一年不生疮疥。又煎汤洗痔疮甚验。芙，袄夭二音。

山药

味温，平，无毒。主伤中，补虚羸，除寒热邪气，补中益气力，长肌肉。

丹溪云：主头面游风，头风眼眩，下气，止腰痛，补劳瘦，充五脏，除烦热，强阴。久服耳目聪明，轻身不饥，延年。生山中者良。

江云：安魂魄，镇心神。

《本草》谓之薯蓣，江南人呼为藷，南地种之，但性冷于北地者耳。

芋

一名土芝，一名蹲鸱。

味平。水田宜种之，茎可作羹臛及菹。

江云：愈蜂螫。其头大者为魁，小者为子，荒年可以度饥。小儿食之，滞胃气。有风疾者忌食之。

蕹菜

味甘，平，无毒。蔓生，花白。摘其苗以土壅之即活。与野葛相伏，取汁滴野葛即死。

张司空云：魏武帝啖野葛至尺许。应是先食此菜无害也。

一名瓮菜。

决明菜

明目清心，去头眩风。味甘，温。苗高三二尺，春取为蔬，花子可点茶，又堪入蜜煎。

芎苗

味辛，温，无毒。主咳逆，定惊风，辟邪恶，除蛊毒鬼疰，去三虫。久服通神。川中产者良。本地者点茶，亦清头目。

蕻菜

味辛。生山谷泉石间，根叶皆可食，根尤佳。蕻，音空。

荇菜

生湖陂中，叶紫赤圆，径寸余，浮水面，茎如钗股，上青下白。

《诗》云：参差荇菜者。是也。可腌为菹。

羊蹄菜

味苦，寒，无毒。根用醋磨涂癣疥速效。治疬疡风，并大便卒涩结不通，喉痹卒不能语，肠风痔泻血，产后风。锉根取汁煎服殊验。

江曰：言采其遂即此。

注云：恶菜也。

蒟蒻

味辛，寒。叶与天南星相似，但茎斑花紫，南星茎无斑，花黄为异耳。性冷。主消渴。采其根捣碎，以灰汁煮之成饼，五味调和为茹食。又蜀人取以作酱，味酢美。

地蚕

生郊野麦园中，叶如薄荷，少狭而尖，亦微皱，欠光泽，根白色，状如蚕。四月采根，以滚水瀹之，和以盐为菜茹。

假苏

味辛，温，无毒。主除寒热，鼠瘘瘰疬生疮，破结聚气，下瘀血，除湿痹，辟邪气，通利血脉，传送五脏，能发汗动渴，消除冷风，治头风眩晕，妇人血风等为要药。治产后血晕，并产后中风，身僵直者，捣为末，童便调热服。口噤者挑齿灌之，或灌鼻中，神效。末和醋傅丁肿风毒即差。初生新嫩，辛香可啖，人取以作生菜。即今之荆芥也。

紫苏

味辛、甘，气温。主下气，除寒中，解肌发表，通心经，治心腹胀满，开胃下食，止脚气，通大小肠。煮汁饮之治蟹毒。子尤良，主肺气喘急咳逆，润心肺，消痰气，腰脚中湿风结气，调中下气，止霍乱呕吐反胃，利大小便，破癥结，消五膈。又杵为末，酒调服，治梦泄。有数种，面背皆紫者佳。一种水苏，主吐血、衄血、血崩、血痢，产后中风，下气，辟口臭，去毒恶气。久服通神明，轻身耐老。

一名鸡苏。

薄荷

味辛、苦，气凉、温，无毒，入手太阴经、厥阴经。主贼风伤寒，发汗，通利关节，伤风头脑痛，及小儿风涎，惊风壮热。乃上行之药，能引诸药入荣卫。又主风气壅，并下气，消宿食恶气，心腹胀满，霍乱，骨蒸劳热。用其汁与众药熬为膏。亦堪生食。新大病差人勿食，令汗出不止。猫食之即醉。一种名石薄荷，又云龙脑薄荷、南薄荷。

香薷

味辛，气微温，无毒。主霍乱腹痛吐下，下气除烦热，调中温胃，治伤暑，利小便，散水肿。又治口气。人家暑月多煮以代茶，可无热病。一种香菜，味甘可食。三月种之。

笋

味甘，微寒，无毒。主消渴，利水道，下气除烦热，理风热脚气。多食动气，发冷气冷癥。蒸煮弥熟弥佳。苦笋味苦寒，治不睡，去面目并舌上黄，利九窍，消渴明目，解酒毒，不发痰，除烦热出汗，治中风失音。此笋有二种，一出江西、福建，粗大，味苦，不堪食。一出浙江，味微苦，呼为甜苦笋，食品所贵。篁笋味莶难食，主消渴，益气力，补虚下气。多食发气胀。淡笋即[1] 中母笋，味甘，主消痰，除热狂壮热，头痛头风，并妊人头旋倒地，惊悸，温疫迷闷，小儿惊痫天吊等症。多食发背闷脚气。箭笋新可食，作笋干佳，但硬难化，不可与小儿食。青笋味甘，止肺痿唾血，鼻衄，治五痔并妊娠。猫笋味甘，温。生于冬，不出土者曰冬笋，小儿痘疹不出，煮粥食解毒，有发生之意。篁笋味亦然。大抵笋类甚多，滋味甚爽，人喜食之，但性冷且难化，不益脾胃，是宜少食也。

又尝有一医，说有人素患痰，食笋而愈。

冬瓜

味甘，微寒。主除小腹水胀，利小便，止渴，益气耐老，除满，去头面热。热者食之佳，冷者食之瘦。又炼五脏，以其下气也。欲轻健者食之，欲肥胖者勿食。

丹溪云：冬瓜性走而急，久病及阴虚者忌食之。霜降后方可食，不然令人成反胃病。又差五淋。患背痈，削片置疮上，分败[2]热毒。

稍瓜

味甘，寒。利肠去烦热，止渴利小便，解酒热，宣泄热气。多食动气，发疮，冷中，令脐下癥痛，及虚弱不能行。不益小儿。不可同乳酪鲊食及空心食，令胃脘痛。

江云：和饭并齑作鲊食，亦益脾胃。

甜瓜

寒，无毒。少食止渴，除烦热，利小便，通三焦壅塞气，夏月不中暑气，兼主口鼻疮。多食令阴下湿痒，生疮，动宿冷病，并虚热，手脚无力。破腹落水沉者、双顶双蒂者，皆有毒，切不可食。瓜蒂主身面四肢浮肿，下水杀蛊毒，咳逆上气，风痫喉风，痰涎暴塞，及食诸果病在胸腹中，皆吐下之。去鼻中息肉，疗黄疸及暴急黄。花主心痛咳逆。

黄瓜

味甘，寒，有毒。不可多食，动寒热，多疟疾，发百病，积瘀热，发疰气，令人虚热上逆，发脚气疮疥，不益人，小儿尤忌。滑中生疳虫。不可与醋同食。

丝瓜

《本草》诸书无考，惟豆疮及脚痈方烧灰用之。此其性冷解毒，粥锅内煮熟，姜醋食，同鸡、鸭、猪肉炒食佳。枯者去皮及子，用瓤涤器。

瓠子

苦者气寒，有毒。主大水，面目四肢浮肿，下水，令人吐。甜者性冷，无毒。又云微毒。除烦止渴，治心热，利水道，调心肺，治石淋，吐蛔虫，压丹石。若患脚气、虚胀、冷气人，食之病增。此物夏熟，形长尺余，

[1]即：《证类本草》卷十作“及”。
[2]败：据文义，疑“散”字之误。

两头相似者是也。

葫芦

夏秋间熟，形圆而扁，性味与瓠子相类。

蓴

味甘，寒，无毒。主消渴，热痹。同鲫鱼作羹食佳。下水利小便，解百药毒及蛊气，下气止呕。其性滑，不益脾，多食发痔，损胃及齿、发、面色。

金鸡瓜

味甘，平，无毒。主五痔，头风，小腹拘急，和五脏，醒酒。其本造屋，则屋中酒味皆淡。

姜

味辛、甘，微温。主伤寒头痛，鼻塞上气，入肺开胃口，益脾胃，散风寒痰嗽，止呕吐之圣药，通神明，去秽恶。子姜性热，母姜存皮性微温，去皮性热。无病之人，夜间勿食。盖夜气收敛，姜动气故也。

豆腐

性冷而动气。

江云：有毒。发肾气头风疮疥，杏仁可解。又萝卜同食，亦解其毒。

咸豆豉

味甘、咸，无毒。主解烦热，调中发散，通关节。性烈杀腥气。其法用黑豆，酒醋浸，蒸曝干，以香油和，再蒸曝，凡三遍，量入盐并椒末、干生姜、陈皮屑和藏。食之宜病人。

蕈

地生者为菌，木生者为檽，江南人呼为蕈。

味咸、甘，平、微温，小毒。主心痛，温中，去蛇螫毒、蛔虫、寸白虫诸虫。

一曰菰子，生于深山烂枫木上，小于菌而薄，黄黑色，味甚香美者为香蕈，最为佳品。

有一种曰鸡腿蘑菰。其它或在地或在树，地生者多毒，往往杀人，土人自能识。凡夜有光者，煮不熟[1]者，煮讫其汤照人无影，欲烂无虫者，俱有毒。夏秋者多毒，以蛇虫行故也。此物皆湿热化生之物，煮之宜切以姜及投饭粒试之，如黑则有毒，否则食之无害。

《本草注》谓：九菌皆发五脏，壅经络，动痔病，昏多睡，背膊四肢无力，又多发冷气。大抵食之不甚益人也。

木耳

凡木上所生者曰木耳，主益气轻身强志。

江云：平利五脏，宣肠胃气，排毒气，压丹石热，又主血衄。不可多食。桑槐上者佳，余动风气，发痼疾，令肋下急，损经络，令背膊闷。枫木上者食之，令人笑不止，地浆解之。一人患痔，诸药不效，用木耳同它物煮羹食而愈。极验。但它物今失记矣。桑木味甘有毒。黑者主女子赤白带下，癥瘕阴痛，阴阳寒热，无子，月水不调。其黄熟白者，止泄益气。金色者，治癖饮积聚。

《赋》云：寒，无毒，主消渴。

经云：甘、辛，无毒，主益志轻身。

溪云：温，微毒。止肠风泻血，妇人心腹痛，治五痔。柘木上者，次于桑槐耳。主五痔心痛，女子阴中疮痛，又治风，破血益力。楮耳，人常食之，并榆柳耳，名具五耳，而功用无所另著。余不俱有耳，若木之气性本良者，亦可食。

蒌蒿

味甘、辛。生水泽中，叶似艾，青白色，长数寸，食之香脆而美，叶可为茹。

一种莪蒿，亦美菜。

一种邪蒿，作羹臛佳。

苦菜

味苦，寒，无毒。主五脏邪气，厌谷胃

---

[1]熟：原作"热"，据李东垣《食物本草》改。

痹，肠癖渴热，中疾，恶疮。久服安心益气，聪察少卧，轻身耐老，耐饥寒。此菜生北地方，冬即凋；生南地，则冬夏常青。《月令》所谓：苦菜秀者。是也。即今之荼也。出山田及泽中，得霜甜脆而美。

马兰

味辛，温。生水泽，采为菜茹。根治呕血，擂汁饮之立止。

蘩蒌

味酸，气平，无毒。主积年恶疮不愈，有神效。又主破血，宜产妇。口齿方，烧灰或作末，揩齿宣露。治淋，取满两手，以水煮服。此菜生田野中，人取以作羹，或生食之，或煮食，益人。即鸡肠草也。

蕺菜

味辛，微温。主蠼螋溺疮，多食令人气喘。

东风菜

味甘，寒，无毒。主风毒壅热，头痛目眩，肝热眼赤。入羹臛煮食甚美。此菜生平泽，茎高二三尺，叶似杏叶，而长极厚软，上有细毛，先春而生，故有东风之号。

油菜

味甘。主滑胃，通结气，利大小便。冬种春长，形色俱似白菜，根微紫，抽嫩心，开黄花，取其苔为菜茹，甚佳。子枯，取以榨油，味如麻油，但略黄耳。

一种黄瓜菜，形似油菜，但味少苦，野生平泽中，取为羹茹，亦甚香美。

藕丝菜

味甘，寒。解热渴烦毒，下瘀血。即鸡头子管也。

莫菜

味酢而滑，生水浸湿地。去皮肤风热。茎大如箸，赤节，节一叶，似柳叶，厚而长有毛刺，可为羹，始生又可生食。

白花菜

味甘，气臭，性寒。生食苦，腌以为菹。动风气，下气滞脏腑。多食令人胃闷满，伤脾。

一种黄花菜，同此类。

蘋

味辛、酸，寒，无毒。主暴热身痒，下水气，胜酒，长须发，止消渴，下气。久服轻身。季春始生，可糁蒸为茹。

《诗》所谓：采蘋采藻，以供祭者。是也。

昔楚昭王渡江，获蘋实如斗，剖而食之，甜如蜜。即此。但不可多得也。

蘋有三种。

藻

有二种，皆可食。熟挼去腥气，米面糁蒸为茹，甚佳美，饥年以充食。

一种海藻，味苦、咸，寒，无毒。主瘿瘤气，颈下核，破散结气痈肿，癥瘕坚气，腹中上下鸣，下十二水肿，疗皮间积聚暴溃，留气热结，利小便。

一名海带。

蒲蒻

味甘，微寒。主消渴。生啖之脆美。

《诗》云：维笋及蒲。是也。

蓼

味辛，气温，无毒。主明目温中，耐风寒，下水气，面目浮肿，痈疡瘰疬，归鼻除肾气。叶归舌，除大小肠气，利中，霍乱转筋。多取煮汤，及热捋脚。又捣傅小儿头疮。马蓼，去肠中蛭虫。水蓼，捣傅蛇咬。又煮渍脚捋之，消脚气肿。脚痛成疮，频淋洗之。此菜人所多食，或暴干亦佳。

葛根

味甘，寒，无毒。主痈肿恶疮。冬月取生者，以水中揉出粉成垛，煎沸汤擘块，下汤中良久，色如胶，其体甚韧，以蜜汤中拌食之，用姜屑尤佳。治中热酒渴病，多食利小便，亦能使人利切。以茶食亦甘美。又生者煨熟极补人。

白蘘荷

微温。主中蛊及疟。有赤白二种，根茎叶可为菹。

胡葱

味辛，温、平。消谷下气，杀虫。久食伤神损性，令人多忘，损目明，尤发痼疾。患胡臭人不可食，令转甚。

鹿葱

味甘，凉，无毒。根治沙淋，下水气，主酒疸。黄色通身者，取根捣汁服。嫩苗煮食，又主小便涩，身体烦热。[花]名宜男，炒以点茶，又安五脏，利心志，令人好欢乐忘忧，轻身明目，利胸膈，甚佳。

《诗》曰：焉得谖草。即此也。俗呼为萱花菜。

芸薹

味辛，温，无毒。主风游丹肿乳痈。煮食主腰脚痹，破癥瘕结血。多食损阳气，发疮，口齿痛，又生腹中诸虫。

堇菜

味甘，寒，无毒。主蛇蝎毒及痈肿。此菜野生，久食除心烦热，令人身体懈惰，多睡。

江云：苦。主寒热，功同香茂。

苜蓿

味甘、淡。嫩采食之，利大小肠。煮羹甚香美。干食益人。

落葵

味酸，寒，无毒。主滑中散热。子主悦泽人面。人被犬咬，食此菜终身不差。

秦荻藜

味辛，温，无毒。主心腹冷胀，下气消食。于生菜中最香美，甚破气。又名五辛菜。

甘蓝

平。补骨髓，利脏腑并关节，通经络中结气，明耳目，健人少睡，益心力，壮筋骨，治黄毒，煮作菹食，去心结伏气。

翘摇菜

味辛，平，无毒。主破血止血，生肌肉。生菜食之，又主五种黄病。煮熟甚益人，和五脏，明耳目，去热风，令人轻健。长食不厌。此菜生平泽，紫花蔓生，如劳豆是也。

荏菜

味辛，温，无毒。主调中，去臭气。子主咳逆下气，温中补体。可以榨油。生食止渴润肺，亦可休粮。

罗勒菜

味辛，温，微毒。调中消食，去恶气，消水气。宜生食。多食壅关节，涩荣卫，令血脉不行，动风发脚气。疗齿根烂疮，为灰用甚良。子主目翳，风赤眵泪。根主小儿黄烂疮，烧灰傅之。北人呼为兰香是也。

上诸菜皆地产阴物，所以养阴，固宜食之。

丹溪云：司疏泄者，菜也。谓之蔬，有疏通之义焉。食之则肠胃宣畅，而无壅滞之患。先儒曰：人若咬得菜根断，则百事可做。故食菜既足以养身，又可以养德也。

果　部

藕

味甘，平、寒，无毒。主热渴烦闷，产后血闷，散血生肌，止泄，解酒毒，开胃，止怒，久食心欢。产后忌生冷，惟藕不忌，以其破血也。蒸煮熟则开胃，甚补五脏，实下焦。与蜜同食，令腹脏肥，不生虫。白莲者尤佳。

莲子

味甘，平、寒，无毒。补中，安心神，养气力，益经脉，除百病，止渴止痢，治腰痛泄精。久服轻身耐老，延年不饥。多食令人喜。生者动气胀人，熟者良，并宜去心。叶及房皆破血，胎衣不下，酒煮服之。叶蒂味苦，主安胎，去恶血，留好血，血痢煮服之。

花忌地黄、蒜。镇心轻身,益色驻颜。

枣

生者味甘、平,无毒。多食令人寒热腹胀,滑肠难化,羸瘦人尤不可食。熟者味甘,温,无毒。主心腹邪气,安中补虚,益气养脾,助十二经,平胃气,通九窍,润心肺。止嗽,补少气、少津液,身中不足,人惊,四肢重。和百药久服,轻身延年。

江云:多食动风、动嗽。三年陈者核中仁,主腹痛恶气。枣类甚多,大抵以青州所出者,肉厚为最。不可同生葱食。中满者与牙痛者,俱不可食。小儿多食,生疳损齿。

丹溪云:枣属土而有火,味甘性缓。

经云:甘先入脾。又谓:补脾未尝用甘。今人食甘多者,惟脾受病。小儿苦患秋痢与虫,食之良。

栗

味咸,气温,无毒。主益气,厚肠胃,补肾气腰脚无力,破痃癖,治血大效。生则发气,熟则滞气。或日暴干,或灰火中煨,令汗出,或以润砂藏之,或袋盛当风悬之,并令去其水气。食之良,此乃果中最有益者。当中一子,名栗楔,尤好,治血更效。宣州及北地所产小者为胜,余虽有数种,实一类也。小儿不宜多食,难化。患风水病者不宜食,以其味咸也。戒之!壳煮汁饮之,止反胃消渴。

葡萄

味甘,平,无毒。主筋骨湿痹,益气力,令人肥健耐寒,利小便,疮疹不发。取其子汁酿酒甚美。不可多食。其形色非一类,大抵功用有优劣也。

丹溪云:葡萄能下走渗道,西北人禀厚食之无恙,东南人食多则病热矣。

柿

味甘,气寒,无毒,属阴。主通耳鼻气,补劳润心肺,止渴涩肠,疗肺痿、心热嗽,消痰开胃,治吐血。乌柿,火熏捻作饼者。温,止痢,及润声喉,杀虫。干柿,日暴干者。微冷,厚肠胃,涩中健脾,润声喉,杀虫。多食去面皯及腹中宿血。酥蜜煎食益脾。若风中自干者亦动风。黄柿,将熟未熟者为黄柿,和米粉蒸作糕,小儿食之止痢。红柿,树上红熟者。冷,解酒毒。

江云:非也。止口渴,厌胃热。饮酒食之,心痛直至死,且易醉。[醂柿]水养者。入盐有毒,涩下焦,健脾胃,消宿血。[朱柿],小而红圆可爱者,甚甘美。[牛奶柿]小而似牛奶者。至冷,不可多食。今人火干者名柿花,货之四方,多用以喂小儿,止泻痢,益脾肺。盖亦经火焙,性不冷矣。[椑柿]即绿柿,惟堪生啖,性冷更甚,去胃热,压丹石药,利水,解酒毒,久食令人寒中。

丹溪云:柿属金而有土,为阴,而有收之意,止血治嗽,亦可为助。同蟹食,即腹痛大泻。

桃

味甘、酸,热,微毒。益色辟邪,发丹石毒。多食令人有热。服术人忌食。又不可与鳖同食,食之浴水成淋病。其类甚多。

[仁]味苦、甘,气平,苦重于甘,阴中阳也,无毒,入手足厥阴经。主瘀血血闭,血结血燥,癥瘕邪气,杀小虫,通润大便,除卒暴击血,通月水,止痛。苦以破滞血,甘以生新血。[花]味苦。杀疰恶鬼,令人好颜色,除水肿石淋,利大小便,杀三虫。酒浸服之除百病。[桃枭]即桃实,著树不落实中者,正月采之。主杀百鬼精物,五毒不祥,疗中恶腹痛,破血。有人吐血,诸药不效,取此烧灰存性,米汤调服,立愈。[桃虫]杀鬼邪恶不祥。[叶]味苦,主除尸虫,出疮中虫。[桃胶]下石淋破血,炼之保中不饥,轻身忍风寒。[茎与皮]味苦、辛,除邪鬼中恶腹痛,去胃中热。盖桃乃五木之

精，仙木也，少则华盛，实甘且大，蟠桃之说有自来矣。

杏

味甘、酸，热，有毒。多食伤筋骨，伤神，盲目，小儿尤不可食，致疡痈及上膈热。

［仁］味甘、苦，气温，有小毒，入手太阴经。主咳逆上气，雷鸣喉痹，下气定喘，润心肺，散肺经风寒咳嗽，消心下急满痛，散结润燥，产乳金疮，寒心奔豚等疾。

丹溪云：性热，因寒者可用。

东垣云：杏仁下喘治气也，桃仁疗狂治血也，俱治大便燥，但有血气之分耳。花，味苦，主补不足，女子伤中，寒热痹，厥逆。

石榴

味甘、酸，无毒。主疗咽燥渴。多食损人肺，齿令黑。酸者止痢涩肠，漏精；甜者理乳，压丹石毒。有子白而大者，名水晶榴，味甘美。

丹溪曰：榴者，留也。味酸性滞，恋膈成痰。东行根，疗蛔虫寸白。花百叶者，主心热吐血及衄血，干之作末，吹鼻中立差。金疮刀斧伤破流血，和石灰捣末，傅上即愈。

梨

味甘、微酸，气寒。主热嗽，止渴，利大小便，除客热，止心烦，通胃中痞塞热结。多食令人寒中，金疮乳妇尤不可食，以血虚也。久食则动脾，惟病酒烦渴，食之甚佳，亦不能却疾。种类甚多，此则乳梨、鹅梨、消梨近是矣。乳梨出宣城，皮厚肉实，味长；鹅梨出西北州郡，皮薄浆多，味差，而香则过之；消梨甘，南北各处所出，有味甚美.而大至一二斤者。余如水梨、紫糜梨、赤梨、青梨、棠梨、御儿梨、花梨、茅梨之类，未闻入药。

丹溪云：梨者，利也。流利下行之谓也。

李

味苦、酸，平、温，无毒。除痼热，调中益气。不可多食，令人虚热。不可与蜜及雀肉食，损五脏。种类甚多，有绿李、黄李、紫李、生李、水李、麦李、赤李、剥李、房陵李、朱仲李、马肝李、牛心李、朝天李、胭脂李、蜜李、鼠李、青葱李、炭李、道州李、翠李、十月李，俱可食，而不可多也。

［仁］苦，平，无毒。主僵仆跻瘀血骨痛。根皮大寒，主消渴，止心烦逆，奔豚①气。

柰子

味苦、涩、寒。多食令人胀。

江云：治饱食后肺壅气胀。

胡桃

味甘，平，气温，无毒。食之令人肥健，润肌黑发。补下元亦用之。多食利小便，动风生痰，助肾火。

江云：去五痔，通血脉。食酸齿齼者，细嚼解之。

丹溪云：属土而有火，性热。

《本草》言甘平，是无热也。

液云：脱眉动风。非热何以伤肺？

杨梅

味酸，温，无毒。去痰去呕，消食下酒，和五脏，除烦愦恶气，甚能止痢。多食令人伤热，亦能损齿及筋骨也。

林檎

味酸、甘，温。发热涩气，止泄痢遗精，霍乱肚痛，消食止渴。多食令人睡，发冷痰，生痈疖，脉闭不行。

橄榄

味酸、涩、甘，温，无毒。主消酒开胃，下气止泄，解鱼毒。尤解鯸鲐鱼毒。［核中仁］去唇吻燥痛。

丹溪云：味涩而生甘，醉饱宜之，然性热，多食能致上壅。核分二瓣，蜜渍食佳。

①豚：原脱，据李东垣《食物本草》补。

西瓜

味淡、甘,寒。压烦热,消暑毒,疗喉痹,有天生白虎汤之号。多食作泄痢。与油饼之类同食,损胃。

一种名杨溪瓜,秋生冬熟,形略长扁而大,瓤色胭红,味胜西瓜,可留至次年夏间。

或曰:是异人所遗之种也。

枇杷

味甘、酸,寒,无毒。利五脏,润肺下气,止呕止渴。多食发痰热。不可与炙肉、面同食,令人发黄病。[叶]味苦,气平,无毒。拂去毛用。主卒呕啘不止,不下食,治肺热久嗽,并渴疾。又疗妇人产后口干。其木白皮,亦主吐逆,不下食。

榧子

味甘,无毒。主五痔,去三虫,蛊毒鬼疰,令人能食,消谷助筋骨,行荣卫,明目轻身。有患寸白虫者,化虫为水。多食不发病。

江云:五痔人常食之则愈,过多则滑肠。粗榧其木相似,但理粗、色赤,其子稍肥大,仅圆不尖。《本草》有彼子,味温有毒,主腹中邪气,去三虫,蛇螫蛊毒,鬼疰伏尸。

又《尔雅》云:彼当作柀,木似柏,子名榧。盖柀子即粗榧也。

丹溪云:榧,肺家果也。火炒食之,香酥甘美,但引火入肺,大肠受伤。

梅

味酸,平,无毒。生食之止渴,损齿伤骨。

一云:利筋骨,蚀肺胃,令人膈发虚热①,服黄精人尤不可食。[乌梅]暖,无毒。主下气,除烦热,收肺气,安心,止痢涩肠,消酒毒,去痰,治疟瘴麻痹霍乱,虚劳骨蒸。多食不宜。[白梅]盐腌暴干者。《本草》只用乌梅。白梅研,傅刀箭伤,止血。刺在肉中,嚼封之即出。乳痈肿毒,杵烂贴,佳。又和药点痣。

书云:若作和羹尔,惟盐梅者。是也。

芡

味甘,气平,无毒。主湿痹腰脊脚痛,补中益精,开胃助气。小儿食之不长。蒸曝作粉食良。生食动风气,多食不益,膈胃且难化。

一云:令膈上热。

樱桃

味甘,温。主调中益脾,令人好颜色,止痢并泄精。多食发虚热。

丹溪言:大热而发湿。

日华子言:微毒。食多令人吐。

《衍义》言:小儿食之过多,无不作热。旧有热病与嗽喘者,食之立病。

菱角

味甘,平,无毒。主安中,补五脏,不饥轻身。四角、三角曰芰,两角曰菱。

又云:芰实作粉,蜜和食之,可休粮。此物最不宜人,多食令脏腑冷,损阳气,阴不强,不益脾,且难化,惟解丹石毒。生者、熟者食致胀满,用姜酒一二杯解之。不可合白蜜食,令生虫。

荔枝

味甘、微酸,温,无毒。止烦渴,美颜色,通神健气。极甘美,益人,食之不厌,然太多亦发虚热,饮蜜浆一杯即解。

丹溪言:此果肉属阳,主散无形质之滞气,故能消瘤赘赤肿。以核慢火中烧存性为末,酒调服,治心痛及小肠气。

圆眼

味甘,平,无毒。主五脏邪气,安志压食,故医方归脾汤用之。除蛊毒,久服轻身不老,通神明。

一名益智,闽中出者味胜,生食不及荔

①令人膈发虚热:李东垣《食物本草》作"令人发膈上痰热。"义长。

枝，故曰荔奴。

松子

味甘，温，无毒。主风寒气，虚羸少气，补不足。服食有法。

《列仙传》言：偓佺好食松子，能飞走及奔马。一种海松子，主骨节风，头眩，去死肌白发，散水气，润五脏，不饥。

榛子

味甘，平，无毒。益气力，实肠胃，调中不饥，健行，甚验。

槟榔

味辛，温，无毒。消谷逐水，除痰癖，泄满破气，宣脏腑壅滞，坠诸药下行，杀三虫及寸白。多食伤真气。闽广人取蒟酱叶裹槟榔，食之辛香，膈间爽快，加蚬灰更佳，但吐红不雅。一名扶留，所谓“槟榔为命杂扶留。”是也。

黄精

味甘，平，无毒。补中益气，除风湿，益脾润肺。九蒸九曝食之。又言：饵之可以长生。

木瓜

味酸，温，无毒。主湿痹脚气，霍乱吐下，转筋不止。禀得木之正，故入肝，利筋骨，及血病腰腿无力，调荣卫，助谷气，驱湿，滋脾益肺。辛香，去恶心呕逆，膈痰，心中酸水。多食酸，能损齿。以蜜作煎、作糕，供汤食佳。凡用，勿犯刀铁。

橙皮

味苦、辛，温。散肠胃恶气，消食，去恶心，及胃中浮风气，醒宿酒。或单食，或和盐及蜜食，或作酱醋及和五味，入鱼肉菜中食甚香美，且杀虫鱼毒。其瓤挼去酸水，细切，盐蜜煎食，去胃中恶气浮风。有大小二种，皮厚皱者佳。

橘

味辛、苦，温，无毒。主胸中瘕热逆气，利水谷，除膈间痰，导滞气，止呕咳吐逆，霍乱泄泻。久服去臭，下气通神，去寸白，理肺气脾胃，降痰消食。[青橘叶]导胸胁逆气，行肝气。乳肿痛及胁痈药中，用之以行经。[核]治腰痛，膀胱气痛。肾冷，炒，去壳，研，酒调服。[青皮]味苦、辛，气寒，足厥阴经引经药，入手少阳经。主气滞，消食，破积结隔气。治小腹痛须用之。泻肝气。治胁痛须醋炒用。勿多服，损人真气。陈皮治高，青皮治低。

柑

味甘，大寒。主利肠胃中毒热，解丹石，止暴渴，利小便。多食令人脾冷，发痼癖，大肠泄。山柑皮，疗喉痛。余不堪。

土瓜

味苦、甘，寒，无毒。主消渴内痹，月闭带下，益气行乳，止小便，疗口疮。久食发脚气不能行。

山楂

味酸，无毒。健脾消食，去积行结气，催疮痛。治儿枕痛，浓煎汁，入蔗糖调服，立效。小儿食之更宜。

甘蔗

味甘，平，无毒。主下气和中，助脾气，利大肠病。反胃取捣汁，和姜汁服之愈。

江云：疗发热口干，小便涩。

落花生

藤蔓茎叶似扁豆，开花落地，一花就地结一果，大如桃，深秋取食之，味甘美异常，人所珍重。

椰子肉

益气治风。浆似酒，饮之不醉。主消渴，吐血，水肿，去风热。涂头益发令黑。

丹溪云：椰子生海外极热之地，土人赖此解夏月毒渴。天之生物，各因其材。多食动气。壳为酒器，酒有毒则沸起。今人或漆或镶，殊失其义。

槠子

味苦、涩。止泄痢，破除恶血，止渴。

食之不饥，健行。有甜苦二种。制作粉食、糕食，甚佳。槠，音珠。俗呼苦槠、甜槠，木作屋柱。

覆盆子

味甘、酸，气平、微热，无毒。主轻身益气，令发不白，颜色好。又主男子肾虚精竭阴痿，女子食之有子。熟时软红可爱，五月采之，失采则枝就生虫。制为蜜煎食更佳。

凫茨

味苦、甘，微寒，无毒。主消渴痹热，温中益气。作粉食之，厚人肠胃不饥，服丹石人尤宜。

江云：不可多食。相传谓凫茨性善毁铜，著之皆碎，未尝试。即今荸脐也。

茨菰

味甘。主百毒。产后血闷攻心欲死。产难胎衣不出，捣汁服之愈。多食令人患脚，又发脚气瘫缓风，损齿，令人失颜色，皮肉干燥。卒食之令人呕水。

豆蔻

味辛，温，无毒。主温中，心腹痛，呕吐，去口臭气。鲜食佳。

庵罗果

味甘，温。食之止渴，动风气时症，及饱食后不可食。又不可与大蒜辛物同食，令人患黄病。树生，状似林檎。

梧桐子

四月开淡黄小花，如枣花，枝头出丝堕地，或油沾衣履，五六月结子，人收炒作果。多食亦动风气。《月令》所谓：清明之日，桐始华者。即此。

茱萸

味辛、苦，大热，无毒。

江云：吴生者，味辛，温，大热，有小毒。主温中下气，止痛，咳逆寒热，除湿痹，逐风邪开腠理，去痰癖，腹内绞痛，诸冷食不消，中恶心腹痛，逆气，利小便。

又云：此物最下气速肠，虚人服之愈甚。［根］杀三虫，治喉痹，止泄泻，食不消，疗经产余血，并白癣。

乡人一时仓卒无药，用此多愈，山间之至宝也。

皂荚子

炒，舂去赤皮，仁将水浸软，煮熟，以糖蜜渍之，甚疏导五脏风热壅气，辟邪气瘴气，有验。

榅桲

味酸、甘，微温，无毒。主温中下气，消食，除心间醋水。食之须去净浮毛，否则损人肺，令嗽。榅桲，音温孛，似山楂而小，树如林檎。

金樱子

味酸、涩，平，无毒。疗脾泄下痢，止小便，利涩精。久服令人耐寒轻身，杀寸白虫。和铁粉可以染发。去子留皮，熬成稀膏，用暖酒服，其功不可尽载。

楮实

味甘，寒，无毒。主阴痿，水肿，益气，充肌肤，明目。久服不饥不老，轻身。其实初夏生，如弹丸，至六七月渐深红色，成熟可制食之。［叶］主小儿身热，食不生肌。可作浴汤，又主恶疮，生肉。［皮］主逐水，利小便。［茎］主瘾疹痒，单用煮汤浴之。［汁］主涂癣。

一云：投数枚煮肉易烂。与柏实皆可食。

猕猴桃

味酸、甘，寒，无毒。止暴渴，解烦热，冷脾胃，动溲僻，压丹石，下石淋热壅。不可多食，令人脏寒泄。此桃考之《本草》，言藤生附树，叶圆有毛，其形似鸡卵大，其皮褐色，经霜始甘美，可食。

《衍义》言：生则极酸，十月烂熟始食。

羊桃

味甘、寒，主熛热风水积聚。

《诗》名苌楚。疑与猕猴桃类。

羊枣

实小黑而圆，又谓之羊矢枣。

桑椹

味甘、寒。主消渴。或暴干和蜜食之。令人聪明，安魂镇神。不可与小儿食，令心寒。《诗》注言：鸠食椹多则致醉。物类之相制也，有如此夫。

银杏

味甘、苦，平，无毒。生痰动风气。与鳗鱼同食，令人软风。小儿食之发惊。银杏又名鸭脚，因其叶形名之。

无花果

味甘。开胃，止泄痢。色如青李而稍长。

柚橘类

《本草》谓橘柚一物，考之郭璞曰：柚似橙而大于橘。《吕氏春秋》曰：果之美者，有江浦之橘，云梦之柚。《楚辞》亦然。

日华子云：柚子无毒，治妊孕人吃食少，并口淡。去胃中恶气，消食，去肠胃气，解酒毒，治饮酒人口气。柚橘二物分矣，附之以俟知者择焉。

上诸果皆地产阴物，虽各有阴阳寒热之分，大率言之阴物，所以养阴人病，多属阴虚宜食之。然果食则生冷，或成湿热，干则硬燥难化，而成积聚，小儿尤忌。故“火熟先君子，果熟后君子”之说，古人致谨，良有以也。但四方果类甚多，土产各有所宜，名色各有所异，气味各有所投，不复悉云。

食物本草卷之四

古吴　薛　己编辑
武林　燕志学校正

禽　部

鹅肉

利五脏，解烦止渴。白者胜。

又云：性冷，不可多食，令人霍乱，发痼疾。［白鹅膏］，气微寒，无毒。主耳卒聋。以食之，又润皮肤。［毛］主射工水毒。又饮其血及涂身，又主小儿惊痫极者。又烧灰，主噎。苍者，有毒，发疮脓。［卵］温，补中益气，补五脏，多食发痼疾。

鸭肉

补虚除热，和脏腑，利水道，消胀，止惊痫，解丹毒，止痢血，解毒。［头］治水肿，白鸭尤佳。［屎］杀石药毒，解结缚，散蓄热，主热毒痢，为末水调服之。热肿毒疮和鸡卵白傅之。又傅蚰蜒咬疮良。黄雌鸭最补，绿头、青头鸭佳，黑鸭滑中，发冷痢脚气。［卵］微寒，主心膈热，发气，并冷疾。小儿食之脚软。盐腌者稍可。肉与卵并不可同鳖肉食，害人。

鸡

补虚羸甚要。属巽，巽为风，故有风病人食之无不发作。［丹雄鸡］味甘，气微温，无毒。一云有小毒。主女人崩中漏下，赤白沃，补虚弱，温中止血，通神杀毒，辟不祥。［冠血］益气，主乳难，疗白癜风，诸疮。人自缢死，心下温者，刺血滴口中，男雌女雄。百虫入耳中，滴之即出。［头］主杀鬼。［乌雄鸡肉］微温，无毒。主补虚弱，止心腹痛，安胎，疗折伤，痹病。［胆］主疗目不明，肌疮。［心］主五邪。［肝及左翅毛］主起阴。［冠血］主乳难。［血］主踒折骨痛，及痿痹。［肪］主耳聋。［肠］主遗溺，小便数不禁。［肶内黄皮］微寒。主泄痢，小便遗溺，除热止烦，并尿血，崩中带下。［屎白］微寒。主消渴，伤寒寒热，破石淋，及转筋，灭瘢痕，傅风痛。［白雄鸡肉］味酸，微温，主下气，疗狂邪，安五脏，伤中消渴，调中，利小便，去丹毒。三年者，能为鬼神所使。［黑雌鸡肉］味甘，温，无毒。主风寒湿痹，安胎，止产后下血，虚羸五缓六急，安心定志，除邪辟恶，腹痛，及痿折骨痛，乳难。［翮羽］主下血闭。［黄雌鸡肉］味甘、酸，温、平，无毒。主伤中消渴，小便数不禁，肠澼泄痢，补益五脏，续绝伤，添精髓，止劳劣，助阳利水肿。［筋骨］主小儿羸瘦，食不生肌。［鸡子］主除热，火疮，痫痉。可作琥珀神物。［卵白］微寒。疗目热赤痛，除心下伏热，止烦满咳逆，小儿下泄，妇人产难，胞衣不出。醯渍之疗黄疸，破大烦热。［卵中白皮］主久咳结气，麻黄、紫菀和服之，立愈。凡鸡以光粉和饮喂之，后取食，人尤补益。卵黄，温。卵白，微寒。黄鸡所下者为最。

《素问》曰：阴不足，补之以血。鸡卵，

血也。卵不可多食，动风气，有毒，醋解之。抱鸡肉不可食，发疽。鸡具五色者，勿食焉。乌鸡白头者，又不可与蒜、薤、芥菜、李子、牛肉、犬肉汁、肝、肾同食，各致病。小儿五岁以下，不可与鸡肉食，令生虫。妊娠食，亦令子腹内生虫。

丹溪言：鸡助肝火。

《衍义》云：鸡动风者，亦习俗所移。然鸡属土，而有金与木火，性补，故助湿中之火，病邪得之，为有助而病剧也。

鹜肪

味甘，无毒。主风虚寒热。考之《礼》云：庶人执鹜。

尹子云：野鸭为凫，家鸭为鹜。

王勃《滕王阁序》又谓："落霞与孤鹜齐飞"。则野鸭亦谓之鹜。

唐本《别录》云：鸭肪主水肿。

陶隐居言：此鹜为家鸭肪，用者择之。

野鸭

凉，无毒。补中益气，助力，大益病人，消食，杀十二种虫。又多年小热疮，多食即差。一种小者，名刀鸭，味最重，食之更补人虚。九月后至立春前食之，绝胜家鸭。不可与木耳、胡桃、豆豉同食。又一种名油鸭，味更佳。

鸠

味甘，气平，无毒。主明目补气，助阴阳。有有斑者、有无斑者，大者、小者之不一，其用一也。

《诗》名雏。又雎鸠，水鸟也。

鹁鸽

肉暖无毒。调精益气，解一切药毒，食之益人。若服药人食之，减药力无效。又治恶疮、疥癣、风瘙、白癞、疬疡风。炒，酒服之。白色者佳。

雁

味甘，气平，无毒。主风挛拘偏枯，气不通利。久服益气，不饥，轻身耐老。六月勿食，伤神气。一种鸨，无后趾，亦雁类。

鹌鹑

味甘，平。补五脏，益中续气，实筋骨，耐寒温，消结热。小豆和生姜煮食之，止泄痢。酥煎令人下焦肥。与猪肉同食，令人生小黑子。和菌子食，发痔。小儿患疳及下痢五色，旦旦食之有效。春月勿食。《本草》言虾蟆所化。

《素问》曰：田鼠化为駕。即鹑也。

寇宗奭曰：鹑有雌雄，卵生，非化也。

雉肉

味酸，微寒，无毒。

一云：温，微毒。补中益气力，止泄，利小便，多除蚁瘘。又治消渴，饮水无度。雉和盐豉作羹食，又治脾胃气虚，下利日夜不止，肠滑不下食良。

又云：虽野味之贵，食之损多益少，九月、十一月食之有补，余月有小毒，发五痔、疥疮。又不可与胡桃、木耳、菌蕈同食，发痔疾，立下血。有痼疾不可食。一种微小于雉，走而且鸣，《诗》所谓：有集维鷮。是也。

锦鸡肉

食之令人聪明文采。形状略似雄雉．毛羽皆作圆斑点，尾倍长，嗉有肉绶，晴则舒于外，人谓之吐锦。

练鹊

味甘，平、温，无毒。主益气，治风疾。冬春间取食之。

鹧鸪

味甘，温，无毒。主补五脏，益心力，解野葛、蛇、菌等毒，及瘟瘴病久而危者。合毛熬酒渍之，或生捣汁服良。脂，泽手不裂。食之忌笋。

雀肉小雀也

大温，无毒。起阳道，益精髓，暖腰膝，令有子。冬月者良，取其阴阳未决也。[卵]味酸，气温，无毒。主下气，男子阳痿不起强之，令热多精有子。［脑］主耳聋，涂冻疮立差。［头血］主雀盲，鸡蒙眼是也。［雄雀屎］名白丁香，两头尖者是。五月取之良，研如粉，煎甘草汤，浸一宿，干任用。疗目赤痛、生胬肉、赤白膜、赤脉贯瞳，用男首生乳和如薄泥，点之即消，神效。决痈疖，涂之立溃。女下带，血溺不利，蜜和丸服。又急黄欲危，以两枚研，水温服，愈。龋齿有虫，痛，用绵裹塞孔内，日一二易之。喉痹口噤，研调，温水灌之半钱匕。又除疝瘕烂，痃癖诸块，伏梁。一种似雀而小，八九月间群飞田间，谓之黄雀，亦可食，用稍不及。

蒿雀

味甘，温。益阳道。［脑］涂冻疮，手足不皲。此雀青黑，在蒿间坰野弥多，食之美于诸雀，性极热，最补益人。皲，音军，冻裂也。

鹊

一名干鹊，一名喜鹊。雄者肉味甘，气寒，无毒。烧作灰，以石投中，散解者，雄。

又曰：凡鸟左翼覆右者，雄；右翼覆左者，雌。雄鹊，主石淋，消结热。烧作灰，淋取汁饮之，石即下。［巢］多年者，疗颠狂鬼魅，及蛊毒等。烧之，仍呼崇物名号。亦傅瘘疮，良。

鸲鹆肉

味甘，平，无毒。主五痔，止血。炙食，或为散饮服之。又治老嗽，及吃噫。［目睛］和乳汁点眼中，能见烟霄外物。吃，口急也。噫，音隘，饱食息。

白鹇肉

可食。《本草》谓其堪畜养，或疑即白雉也。

鸳鸯

味咸，平，有小毒。主诸瘘，疥癣。以酒浸，炙热，傅其上，冷即易。

一云：食其肉，令人患大风。

鸿鹈

味甘，平，无毒。治惊邪，及中水中短狐疾。

鸤鸠肉

冷，微毒。［头骨］主鲠及噎。烧服之。［屎］治小儿疳、蛔。

鹤

味咸，平，无毒。［血］主益气力，补劳乏，去风益肺。［肫中沙石子］，磨服，治蛊毒邪。鹤有玄、有黄、有白、有苍，白者良。

乌鸦

平，无毒。治瘦咳嗽，骨蒸劳。［目睛］注目中治目。一种慈鸦，味酸、咸，平，无毒。用皆同。

《诗》所谓：弁彼鸒斯。是也。

鹳

味甘，无毒。［脚］［嘴］主喉痹，飞尸，蛇虺咬，及小儿秘癖，大腹痞满，并煮汁服之。

又云：鹳骨大寒，治尸疰腹痛。炙令黄为末，空心暖酒服方寸匕。又云：有小毒，杀树木。沐汤中着少许，令毛发尽脱，更不生。入药用白者良。

鹰肉

食之主邪魅，五痔。［屎］主伤挞，灭瘢。合僵蚕衣鱼为膏甚验。［眼睛］和乳汁研之，夜三注眼中，三日见碧霄中物。一种鹞，与鹰同。

《诗》云：鴥彼晨风。亦此类鹯也。

鸢

其飞戾于天。《本草》谓之鸱。味咸，平，无毒。主头风眩，颠倒痫疾。得之者宜藏其首。

鹘鸼鸠类

肉味咸，平，无毒。助气益脾胃，主头风眩。煮炙食之，顿尽一枚，至效。一种鸷鸟名鹘，不同此类。

啄木鸟

平，无毒。主痔瘘。烧灰酒服之。牙

齿疳䘌蚛牙，烧末内牙齿孔中。

《淮南子》云：啄木愈龋。蚛，音冲，虫食物也。

黄鸟

味甘，温，平，无毒。补阳益脾。此鸟感阴气先鸣，所以补人。

天鹅

味甘，平，无毒。性冷。腌炙佳。绒毛疗刀杖疮立愈。

鹬肉

甚缓。食之补虚。

鹗肉

肥美。古人重其炙。主鼠瘘。[目]吞之，令人夜中见物。又名鱼鹰。

百舌

主虫咬。炙食之。亦主小儿久不语。

鹭鸶

味咸，平，无毒。主瘦虚，益脾补气。炙食之。一种白鹤子，脚黄，形似鹭，但头上无毵毛袅耳。又红鹤，形亦相类。

山鹧

味甘，温。食之解诸果毒。一种阳鹊，形色相似。

竹鸡

味甘，平，无毒。主野鸡病，杀虫。煮炙食之。又名山菌子，言味美如菌也。

鹖鸡

味甘，无毒。食之令人勇健肥润。

麦鸡

味甘，温。补虚益脾。

苍鸡

味甘，温。主杀虫，蛊毒。状如鹤大，两颊红，顶无丹。

秧鸡

味甘，温。治蚁瘘。

英鸡

味甘，温，无毒。主益阳道，补虚损，令人肥健悦泽，能食，不患冷，常有实气而不发也。

鹈鸪

味咸，平，无毒。主赤白久痢成疳者。嘴烧灰为末，服方寸匕愈。又名淘河，俗呼误为鮀鹤。

《诗》所谓：维鹈在梁也。

巧妇鸟

主聪明。炙食之甚美。即鷦鷯也。其雏化而为雕，故《百语》曰：鷦鷯生雕。言始小而终大也。雕一种，黑色，食草，似鹰而大，善鸷，谓之皂雕，用与鹰同。

秃鹙

味咸，微寒。主中虫鱼毒。嘴治鱼骨鲠。状如鹤而大，长颈赤目，头高六七尺。《诗》所谓：有鹙在梁者。是也。

桑扈

味甘，温，无毒。主肌羸虚弱，益脾泽肤。此鸟不粟食，喜盗膏脂而食之，所以于人有补。又名窃脂，俗呼青嘴又名蜡嘴。

鱼狗即翠鸟

味咸，无毒。主鲠，及鱼骨刺入肉不可出，痛甚者。烧令黑，为末，顿服之。煮汁饮亦佳。

鸊鷉

[膏]主耳聋，滴耳中。又主刀剑，令不锈。水鸟也，如鸠，鸭脚连尾，不能陆行，常在水中。人至即沉，或击之便起。又名䴙䴘。

鵁鶄水鸟

可食。似鸭，绿毛。相传人家养以压火灵。恐未必有此者。

鸥

味甘，无毒。主躁渴狂邪。五味腌炙食之。

布谷

味甘，温。主安神定志，令人少睡。

燕屎

味辛，气平，有毒。主蛊毒鬼疰，逐不

祥邪气，破五癃，利小便。[窝]与屎同。多以作汤浴小儿，治惊邪。[卵]主水浮肿。[肉]出痔虫。

伏翼

味咸，平，无毒。主目瞑，明目，夜视有精光。久服令人喜乐，媚好无忧，延寿。又治五淋，利水道。取血滴目，令人夜中见物。[粪]名夜明砂。味辛，寒，无毒。主面痈肿，皮肤洗洗时痛，腹中血气，破寒热积聚，除惊悸，去面黑皯。炒服，治瘰疬。烧灰，酒服方寸匕，治子死腹中。又小儿无辜，熬捣为散，任意拌饭与食之。又治疳。皯，音绀。面黑气也。

孔雀

味咸，无毒。又云凉，微毒。解药毒、蛊毒。[血]治毒药。生饮良。[屎]微寒。主女子崩中带下，小便不利。[尾]不可入目，昏翳人眼。此禽因雷声而孕。或言血即鸩毒也。

鹦䳇

味甘，温。主虚嗽。此鸟足四趾齐分，两脸俱动如人目，与众鸟异。有白者、绀绿者、苍黑者。白者良。养久能人言。

寒号虫鸟类

状如小鸡，四足，肉翅，不能远飞。肉味甘，食之益人。[粪]名五灵脂。味甘，温，无毒。主疗心腹冷气，小儿五疳，辟疫，治肠风，通利气脉，女子月闭。

鸀玛鸟音烛玉

主溪毒、砂虱、水弩、射工、蜮等病，肉亦可食。

上诸禽有毒，形色异常，白身玄首，玄身白首，及死不伸足、不闭目之类，有毒。

记曰：天产作阳，地产作阴。禽兽皆天地生物，而禽卵生、羽飞，又阳中之阳。虽气味各有阴热之分，大概肉所以养阳。然人之身，阳常有余，阴常不足，阳足而复补阳，阴益亏矣。

丹溪曰：诸肉能助起湿中之火，久而生病。

《素问》曰：膏粱之变，足生大丁。故禽之肉虽益人，亦不宜多食也。

兽　部

鹿肉

温。补中，强五脏，益气力，调血脉。生者疗中风口偏，割薄之，左患右贴，右患左贴，正即除之。[髓]味甘，气温。主女男伤中绝脉，筋骨急痛，咳逆。以酒和服之。地黄炙煎作膏，填骨髓。蜜煮壮阳令有子。[头]主消渴，夜梦鬼物，及烦惫。[肾]平。补肾气，壮阳，安五脏。作酒及煮粥服。[筋]主劳损续绝。[骨]主虚劳。作酒饮，去风补髓。[脂]主痈肿死肌，温中，四肢不随，风头，通腠理。

一云：不可近阴，令痿。殊不知鹿性淫乐，食之起阴，何以言痿？是令阴不痿也。[血]主阴痿，补虚，止腰痛，肺痿吐衄，崩中带下。和酒饮之。

江云：诸气痛欲危者，饮之立止，至效。[齿]主留血气，鼠瘘，心腹痛。[骨]味甘，微热，无毒。安胎下气，杀鬼精物，久服耐老。[茸]味甘、酸。又云：苦、辛，气温，无毒。主漏下恶血，溺血，破留血在腹，散石淋痈肿，骨中热疽痒，治寒热惊痫，虚劳洒洒如疟，羸瘦，四肢酸疼，腰脊痛，脚膝无力，小便利，泄精，女人崩中，赤白带下，益气强志，生齿不老。[角]味咸，气温。主恶疮痈肿，逐邪恶气，留血在阴中，小腹血急痛，腰脊痛，折伤恶血，尿血，轻身益气，强筋骨，补绝伤。又妇人梦与鬼交者，取末，和清酒服之，即出鬼精。鹿之一身皆益人，野族第一品也。或脯、或煮、或蒸，俱和酒食之为良。

水牛肉

味甘，平，无毒。一云：冷，微毒。止消渴，并吐泄，安中益气，养脾胃。[心]主虚忘。[肝]主明目。[肾]主补肾气，益精。[齿]主小儿牛痫。[髓]味甘，温。主安五脏，平三焦，温骨髓，补中，续绝伤，益气，止泄利，消渴。以酒服之良。[角]疗时气寒热头痛。[牛角腮]味苦，气温，性涩，无毒。下闭血，瘀血疼痛，女人带下，血崩不止。[胆]味苦，气大寒。可丸药。又除心腹热，渴，利，口焦燥，益目精。[尿]寒。主水肿恶气。用涂门户、著壁上者燔之，主鼠瘘、恶疮。

犍牛

黄者肉平。一云：温，无毒。又云微毒。消水肿，除湿气，补虚损，益腰脚，强筋骨，壮健人。亦发药动病，黑者尤甚。俱不如水牛佳。[头][蹄]主下热风水气，大腹肿，小便涩。患冷人勿食。[脑]主消渴，风眩。[肝及百叶]主热气水气，丹毒，解酒劳并痢。[五脏]主五脏，平三焦。[骨髓]温，无毒。止吐衄，崩中带下，肠风下血，并水泻。[肚]主消渴，风眩，补五脏。[肾]补肾髓，安五脏，平三焦，温中。[鼻]通乳汁。[茎]主漏下，妇人赤白带下，无子。牝牛不及牡牛，黑牛不及黄牛。独肝及自死者，并疟病后，皆不可食。又不可与黍米、韭、薤同食。

羊肉

味甘，大热，无毒。主缓中，字乳余疾，头脑大风汗出，虚劳寒热，开胃，补中益气，肥健人，安心止惊。

江云：羊肉比人参、黄芪，参、芪补气，羊肉补形。[头肉]凉。主骨蒸脑热，缓中安心止惊。热病后宜食，冷病人不宜食。[脑]发风，若和酒食则迷人心。[五脏]温。平五脏。[肺]补肺，主咳嗽，止渴，小便数。[心]止忧恚膈气，补心。肺有孔者勿食。[肝]明目，主肝风虚热，目赤睛痛。[肾]补肾气，益精髓，壮阳健胃，补虚损，止小便，盗汗，耳聋。[髓]味甘，温。主男女伤中，阴气不足，利血脉，益经气。以酒服之。[齿]主小儿羊痫寒热。[胆]主青盲，明目。又疗时行热燥[1] 疮并淋湿。又点眼中赤障、白膜、风泪。又解蛊毒。[皮]补虚劳，去一切脚中虚风。[血]主妇人产后血虚晕。[胫骨]治牙齿疏豁。[羚羊角]味咸、苦，气寒，无毒，属木，入厥阴经。主明目，益气，起阴，去恶血注下，辟蛊毒恶鬼不祥，安心气，常不魇寐，疗伤寒，时气寒热，热在肌肤，温风注毒伏在骨间，除邪气惊梦狂越，僻谬小儿惊痫，治山瘴，散产后血冲心烦闷。烧末，酒服之。又治食噎不通。久服强筋骨，轻身益气，利丈夫。羖羊角用同。此羊谓北地青羊也。若南羊则多受湿，湿则有毒。又山中吃毒草，故不堪用。若言其味，则浙东一种山羊，味甚甘美。诸家谓南羊味淡，或见之未悉，南人食之甚补益，但以其能发病者，皆不可食，犯之即验。此其不及北羊也。北地一种无角大白羊，食之甚胜。又同、华之间，卧沙细肋，角低小者，供馔在诸羊之上，医家诸汤丸用之即效。

山羊

《尔雅》谓之羱羊，有筋力，甚能陟险峻，生深山谷穴中，皮中制靴履，味甘于家羊，用亦如之。又野外黄羊同。

狗肉

味咸、酸，温。主安五脏，补绝伤，轻身，益气力、血脉，厚肠胃，实下焦，暖腰膝，填精髓。

一云：所补在血，去血不益人。[心]主忧恚气，降邪。[脑]主头风痹，下部䘌疮，鼻中息肉。[头骨]主金疮，止血。[胆]主明目，痂疡恶疮。[脚蹄]主下乳。[齿]主

---

[1]燥：李东垣《食物本草》作“熛”。

癫痫寒热，卒风痱。[乳汁]主青盲。取白犬生子目未开时汁注目中，疗十年盲。犬子目开即差。[牡狗阴茎]味咸，平，无毒。主伤中，阴痿不起，令强热大，生子，除女子带下十二疾。白狗、乌狗入药，牡者胜。

又云：黄狗大补，白、黑次之，余者微补。犬欲癫者不可食，阴虚发热人与妊娠勿食。不可炙食，致消渴。又不可与蒜同食，顿损人。常见人食犬者，多致病，南人为甚。大抵人之虚，多是阴虚，犬肉补阳，世俗往往用此，不知其害，审之。

山狗獾

形如家狗，脚微短，好鲜食果食，味甘美，皮可为裘，有数种，在处有之，蜀中出者名天狗。

猪肉

味苦，微寒。主闭血脉，弱筋骨，发痰，令人少子。食之暴肥，以其风虚故也。疟病、金疮勿食。不可同牛肉食，生寸白虫。同荞麦食，患热风，脱须眉。[豚卵]味甘温，无毒。主惊痫癫疾，鬼疰蛊毒，除寒热，奔豚五癃，邪气挛缩。[悬蹄]主五痔，伏热在肠，肠痈内蚀。[四足]主伤挞诸败疮，下乳汁。[心]主惊邪忧恚，血不足，补虚劣。多食耗心气。不可同茱萸食。[肚]微温。补中益气，止渴利，主骨蒸热劳，杀劳虫，补羸，助血脉，止痢。四季宜食。[肺]微寒。能补肺。不可同白花菜食，令滞气发霍。[肝]温。主脚气，冷泄赤白，脏虚。不可同鱼子食。[肾]冷。和理肾气，通利膀胱，补虚劳，消积滞。冬不可食，损真气，发虚壅。[脾]主脾胃虚热。[舌]健脾补不足，令人能食。[头]补虚乏，去惊痫、五痔。煮极熟食之。[脑]不可食。[鬐脂]主生发。[脂膏]主恶疮，利血脉，解风热，皮肤风，润肺，解斑猫、芫青毒。腊月者杀虫。忌食乌梅。[皮]味甘，寒。猪水畜，其气先入肾，解少阴客热。加白蜜食，润燥除烦。加米粉，益气断痢。[肠脏]主下焦虚竭。大小肠风热，宜食之。

野猪肉

味甘。补肌肤，令人肥腻，补五脏，止肠风下血，及癫痫病，不发风气。尚胜家猪。

液云：微动风。雌者尤美。青蹄者勿食。肪膏酒浸食之，令妇人多乳，连进十日，可供三四孩儿，本来无乳者，亦有三岁者。胆中有黄，黄味辛、甘，气平，无毒。主金疮，止血生肌，疗癫痫及鬼疰。此物多是射而得之，射药之毒中入其肉，不可不虑。

麂

味甘，平，无毒。主五痔病。燥出，以姜醋进之，大有效。多食动痼疾。

江云：凉有毒，能堕胎发疥疮。

麇

似鹿而大，肉稍粗，气味亦同鹿也。

獐肉

味甘，温，无毒。补益五脏。八月至十一月食之甚姜，余日食之动气。又瘦恶疮者食之发痼疾。心粗豪人宜食之，减其性。胆小人食之愈怯。与鸽食，成癥。[髓]益气力，悦泽人面。[脐下麝香]味辛，气温，无毒，主辟恶气，杀鬼精物，瘟疟，蛊毒，痫痓，去三虫，疗诸凶邪鬼气，中恶心腹暴痛，胀急痞满风毒，妇人产难，堕胎，疗蛇毒。

麋肉

益气补中，治腰脚。

一云：微补五脏不足。多食令人弱房事，发脚气，不可近阴，令痿。夫麋性与鹿性一同淫乐，又辛温补益之物，是令阴不痿也。意当时写《本草》者，逸其字，以讹传讹，大率类此。孟子言：尽信书则不如无书。是矣。用者酌之。[脂]辛，温。主疮肿死肌，寒风湿痹，四肢拘缓不收，风头肿气，通腠理。[角]味甘。主痹，止血，补虚劳，益气力，填骨髓，暖腰膝，壮阳道。茸尤良。

按:《月令》:“冬至一阳生,麋角解。夏至一阴生,鹿角解。”麋茸利补阳,鹿茸利补阴。不可合虾及生菜、梅、李果实同食。

獾猪肉

甘美。作羹臛食之,下水肿,大效。

江云:味酸,平。主丹石热及久患赤白痢。瘦人食之,长肌肉,肥白。[脂]主传尸鬼气,肺痿气急。酒食之。[胞]吐蛊虫。

豪猪肉

甘美多膏。利大肠。不可多食,发风气,令人虚。

兔肉

味辛,平,无毒。主补中益气。

江云:寒。主热气湿痹,治消渴。久食弱阳,损元气血脉,令人阴痿。与姜同食,令心痛。妊娠不可食,令子缺唇。[头骨]主头眩痛颠疾。[骨]主热中消渴。[肝]主目暗。不可与鸡肉、芥菜、胡桃、柑橘同食。

驴肉

凉,无毒。主风狂忧愁不乐,能安心气。乌驴佳。一云:食之动风,脂尤甚。屡试验。

诸家云:治风恐未可凭,其用乌驴者,盖因水色以制热,则生风之意。凡腹内物食之,皆令筋急。尿屎皆入药。

虎肉

味酸,平。主恶心欲呕,益气力,治疟。又食之入山,虎畏之。辟三十六种精魅。药箭射毒入骨肉,食之不可不虑。

熊肉

味甘,寒,微温,无毒。主风痹筋骨不仁,五脏腹中积聚,寒热羸瘦,头疡白秃,面皯皰。久服强志,不饥轻身。有痼疾者食之,终身不能除。[胆]味苦,气寒。主时气盛热,变为黄疸。小儿惊痫、五疳,杀虫。治恶疮。又久痔不差,涂之神效。其胆春在首,夏在腹,秋在左足,冬在右足。此兽能举木引气,冬蛰不食,饥则自舐其掌。故其美在掌,久食之可御风寒诸疾。宜孟子取之。皰,音咆。面皮生气皰也。

白马肉

味辛、苦,冷。主热下气,长筋强腰脊,壮健强志,轻身不饥。

江云:有小毒。主肠中热。凡用,须以水挼洗数次,去净血,再以好酒洗,方煮之,更入酒,煮熟可食。饮好酒数杯解之乃佳。[茎]味咸、甘、平,无毒。主伤中绝脉,男子阴痿不起坚长,益气长肌肉,肥健生子,小儿惊痫。阴干入药。[肺]主寒热。[心]主喜忘。患痢人勿食。[眼]主惊痫,腹满,疟疾。[悬蹄]主惊邪瘈疭,乳难,衄血,内漏崩,辟恶气鬼毒,蛊疰不祥。[齿]主小儿马痫。水磨服。[头骨]主令人不睡。[鬐毛]主女子崩中赤白。[膏]主生发。[脯]疗寒热痿痹。[溺]味辛,微寒。主消渴,破癥坚积聚,男子伏梁积疝,妇人瘕疾。铜器盛饮之。又治鳖瘕。又洗头疮白秃。[屎]名马通。微温。主妇人崩中,止渴,及吐下血,鼻衄,金疮止血。[肝]大毒,食而死者多矣。故曰食马留肝。凡马肉与苍耳同食,十有九死。与生姜同食,生气嗽。又不可与仓米同食。仓米恐是苍耳也。妊妇并有疮疥者不可食。白马黑蹄,头青蹄黑,脊而斑,凡形色异常者,皆不可食。牝马并各色马,诸书不载,大率一类,而不及白牡马也。瘈疭,音掣纵。癫痫病者,手足筋挛掣纵也。

豹肉

味咸、平,无毒。主安五脏,补绝伤,轻身益气。久服利人,耐寒暑。[脂]合生发膏,朝涂暮生。[齿骨]极坚,人诈为佛牙。

象肉

味淡。多食令人体重。[牙]无毒。主诸铁及杂物入肉,刮取屑,细研,和水傅刺上,即出。[身]具百兽肉,惟鼻是其本肉。

[胆]随四时所在四腿,春前左,夏前右,秋后左,冬后右。主目疾。和乳滴目中。

江云:喉中刺痛,用旧牙梳屑,研水饮之。小便不通,生煎服之。小便多,烧灰饮下。

獭肉

味甘,寒。疗时气。[肝]味甘,有毒。主鬼疰蛊毒,却鱼鲠,止久嗽。烧服之。[胆]主明目。涂酒杯唇上,酒稍高于杯唇。分杯之说①,误也。[屎]主鱼脐疮,研傅之。

豺肉

味酸。食之无益。[皮]性热。主冷痹脚气。炙,缠病上,即差。

狼

味辛。老狼颔下有悬肉,行善顾,疾则不能。胜中筋如织络,小囊大似鸭卵,作声诸窍皆沸。粪烟直上,烽火用之。昔言狼、狈是二物,狈前二足绝短,先知食之所在。指以示狼,狼负以行,匪狼不能动。肉皆可食。

罴

大于熊,貔似虎,猫似虎而浅毛,三兽俱阳物,用同熊、虎。

狐

味甘,寒,有毒。主补虚劳,治恶疮疥。作臛食之。[阴茎]味甘,有毒。主女子绝产、阴痒,小儿阴癞卵肿。[雄狐粪]烧之,辟瘟疫恶病。[头]烧以辟邪。[心肝]生服治妖魅。[肝]烧灰治风。

狸肉

味似狐。疗诸疰五痔。作羹臛食之。[骨]味甘,温,无毒。主风疰、尸疰、鬼疰,在皮中淫跃如针刺者,心腹痛,走无常处,及鼠瘘恶疮。头骨尤良。炙骨和麝香、雄黄为丸,治痔瘘甚效。[粪]烧灰,主寒热鬼疟发无期度者极验。狸类甚多,有玉面狸、九节狸、风狸、香狸,食品佳者也。

猯肉

[胞膏]味甘,平,无毒。主上气之气咳逆。酒和服之。又水肿不差者,以肉作羹臛食之。胞干磨服,吐蛊毒并效。猯,音湍。状似小猪。即猪獾也。

猴肉

味酸,平,无毒。主诸风劳。酿酒弥佳。[乾脯]主久疟。[头骨]主瘴魅。[手]主小儿惊痫口噤。[屎]主蜘蛛咬。[皮]主马疫气。

麞肉

味如牛。脂甘过之。皮可为靴。尾能辟尘。山牛也。

家猫肉

甘、微酸。主劳瘵。

鼹鼠

味咸,无毒。主痈疽诸瘘,蚀恶疮,阴䘌烂疮。鼺鼠主堕胎,易产。一种竹鼬,食笋,味佳。它如貂鼠、黄鼠狼,俱入药。

江云:鼠胆治耳聋,但取而不得耳。

果然肉

味咸,无毒。主瘴疟寒热。煮食之。狨兽,主五野鸡病。狒狒,血饮之可见鬼。三种皆类猴,而用稍异,故并录之。自呼曰果然,捕一,举群相赴不去。鼻孔仰天,尾长过身,末有歧,遇雨以尾塞鼻。

牛黄

犀角

腽肭脐

貊泽膏

罕有真者,虽有亦不多,用者慎焉。彼麒麟、驺虞、神龙之肉,人亦岂易得而醢之哉?

上诸兽肉,如热血不断,落水浮,及形色异常之类者,皆有毒,不可食。孔子:"色恶不食,臭恶不食,不时不食。"是也。

---

①分杯之说:传说以獭胆涂竹刀画杯底,酒即中分。

江曰：肉虽多，不使胜食气，盖人食以谷气为主，一或过焉，适足以伤人，非养生之道矣，况望其有所补乎？夫人虽不如孔子之圣，而自昧昧于饮食之节，以自戕其生，尚亦不悟，何哉？宜合禽类后之说观之。

鱼　部

鲫鱼

味甘，温，无毒。主诸恶疮。烧以酱汁和涂之，或取猪脂煎用。又主肠痈。合莼作羹，主胃弱不下食，调中下气，补虚。作脍主肠澼，水谷不调，及赤白久痢。又酿白矾烧灰，治肠风血痢。又开其腹，内少盐烧之，治齿痛。

丹溪云：诸鱼皆属火，惟鲫鱼属土，故能入阳明，有调胃实肠之功。多食亦能动火。不可与砂糖、蒜、芥、猪肝、雉肉同食。

鲤鱼

味甘，寒，无毒。肉烧灰，治咳逆气喘。煮食之，疗水肿脚满，下气。又安胎，治怀妊身肿。又天行病后，与原有癥疾人，皆不可食。肉忌葵菜，子忌猪肝，同食俱害人。［头］有毒。［胆］主目热赤痛，青盲明目，久服强悍益志气，滴耳聋，小儿热肿涂之。

鲥鱼

平。补虚劳。稍发疳痼。

鲂鱼

调胃气，理五脏。和芥子酱食之，助肺气，去胃家风。消谷不化者，作脍食，助脾气，令人能食。作羹臛食，宜人。

鲟鱼

味甘，平。益气补虚，肥健人。其子肥美，杀腹内小虫。

蠡鱼

味甘，寒，无毒。主湿痹，面目肿胀，大小便壅塞，疗五痔出血。取鱼肠以五味炙令香，以绵裹，内谷道中，食顷虫即出。又脚气风气，作脍食之良。

丹溪云：癞疾用此鱼，以代蛇之或缺，是亦去风。古方有单用黑蠡汤安胎，是妊娠亦可食也。

一云：亦发痼疾。诸鱼胆皆苦，惟此胆甘可食。

鲻鱼

味平，甘，无毒。开胃利脏。久食肥健。此鱼食泥，不忌药。

鲈鱼

平。补五脏，益筋骨，和肠胃，安胎，治水气。食之宜人，作鲊尤良，暴干甚香美。虽有小毒，不致发病。

一云：发痃癖及疮肿。不可与乳酪同食。中其毒，以芦根汁解之。

河豚鱼

味甘，温，有大毒。主补虚，理腰脚，痔疾，杀虫。其味极美。肝尤毒。然修治不法，食之杀人。橄榄、芦根、粪水解之。

石首鱼

味甘，无毒。开胃益气。干者为鲞鱼，消宿食，消瓜成水。主中恶暴痢。用大麦秆包，不露风，陈久愈好，否则发红失味。

江云：鱼首有石如棋子，磨服治淋。

鲚鱼

发疥。

青鱼

甘，平，无毒。一云：微毒。主湿痹脚气，虚弱烦闷，益气力。忌蒜、葵。

鲇鱼

甘，无毒。一云：有毒。主水浮肿病，利小便。忌牛肝。鮠鱼似鲇，美且益人，下膀胱水，动痼疾，不可与野猪、野雉同食。赤目、赤须、无腮者不可食。二鱼寒而有毒，非嘉物也。

白鱼

味甘，平，无毒。主开胃，助脾消食，补

肝明目,去水气。令人肥健。五味蒸煮食之良。若经宿食之,腹冷生病。或腌、或糟,皆可。人患疮疖食之,甚发脓。灸疮食之不发。

鳗鲡鱼

味甘,有毒。一云:平,微毒。主五痔疮瘘,腰背湿风痹,常如水洗,及湿脚气,一切风瘙如虫行者,杀诸虫、诸草石药毒。劳瘵人食之杀虫。昔有女子患传尸劳,其家以之活钉棺中,弃之江流,以绝此病。流至金山,有人引崖开视之,女人犹活,因取置渔舍,多得鳗鲡食之,病愈。后为渔人妻。此说见《稽神录》。

鳝鱼

味甘,大温,无毒。主补中益气血,除腹中冷气腹鸣,产前、产后病淋沥。瘦弱,血气不调,宜食。若过多,令霍乱。时行病起,食之再发。

鳙鱼

格额目旁有骨,名乙。

《礼》云:鱼去乙。

一云:东海鰫鱼也。食之别无功用。

又云:池塘所蓄,头大细鳞者,甘平益人。一种鲢鱼,似鳙,头小色白,性急味胜。

鲩鱼

无毒。胆最苦。治喉痹飞尸。

鳜鱼

味甘,无毒。去腹内恶血及小虫,益气力,令人肥健。

一云:平,稍有毒。益脾胃。

昌候鱼

味甘,平,无毒。益气肥健。[子]有毒。令人痢下。

鯮鱼

平。补五脏,益筋骨,和脾胃。多食宜人,作鲊尤佳。暴干甚香美。不毒,亦不发病。

嘉鱼

味甘,温,无毒。一云微毒。食之令人肥健悦泽。此乃乳穴中小鱼,常饮乳水,所以益人。味甚珍美,力强于乳。

《诗》所谓:南有嘉鱼。注言:出于沔南之丙穴。是也。

乌贼鱼

味咸,平。主益气强志,通月经。

《素问》云:主女子血枯。

章举鱼

一名石矩。比乌贼鱼差大,味更珍好。

黄颊鱼

味甘,平,无毒。醒酒,不益人。

一云能祛风。

比目鱼

平。补虚益气力。多食稍动风。

鮰鱼

味美。膘可作胶。与鳀鮧鱼白相似。

邵阳鱼

有毒。主瘴疟。尾有刺,人犯之至死。

鮹鱼

味甘,平,无毒。主五野鸡,痔下血,瘀血。

鳣鱼

无毒。[肝]主恶疮癣疥。

《诗》言:鳣鲔发发。即今之鳇鱼也。

鲨鱼

平。补五脏,主蛊气蛊疰。与鲛鱼同。

鲎鱼

平,微毒。疗痔[①] 杀虫。多食发嗽并疮癣。鲎,音壳。

鲭鱼

味甘,平,无毒。[肉]主脚气湿痹。[眼睛]主能夜视。[头中枕]磨服,主心腹痛。[胆]主目暗,并涂恶疮。贯矾主喉痹,神效。

①痔:原作"时",据李东垣《食物本草》改。

蟹

类甚多。[螃蟹]味甘,寒,有毒。一云凉。主胸中热,解结散血,愈漆疮,养筋益气,理经脉。乃食品之佳味,最宜人。须是八月一日蟹吃稻芒后方可食,霜后更佳,已前食之有毒。独螯、独目、两目相向者,皆有大毒,不可食。有风疾人,并孕妇不可食。藕、蒜汁、冬瓜汁、紫苏,俱解蟹毒。[蠘蟹]壳阔多黄,其螯无毛,最锐,食之行风气。[蝤蛑蟹]扁而大,性冷无毒。解热气,小儿痞气。[蟛蜞蟹]小毒。食之令人吐痢。与蟛蝑蟹同。[拥剑蟹]一大螯待斗,一小螯供食。余者皆有毒,不可食,误中者急以黑豆汁解之。其黄能化漆为水。脚中髓并壳中黄熬为末,内金疮中能续断筋。[爪]主堕胎,破宿血,产后血闷。酒及煮汤煎服,良。

鳖

味甘。主补阴,调中益气,去热气血热,湿痹,腹中癥热,妇人带下羸瘦。然性冷,久食损人。妊娠不可食。忌苋菜。又头足不缩、独目、目陷、腹下红,及有十字、五字、王字等形者,俱有大毒,不可食。误中者,以黄芪、吴蓝煎汤解之。[甲]味咸,平,无毒。主心腹癥瘕,坚积寒热,去痞、息肉、阴蚀、痔、恶肉,消疮肿,疗瘟疟,劳瘦骨热,小儿胁坚,妇人漏下五色,弱瘦堕胎。[头]烧灰主小儿诸疾。脱肛,血可涂之。丈夫阴头痈,取甲一枚烧灰,和鸡卵白傅之。产难食灰立出。

车螯

冷,无毒。解酒毒,酒渴,消渴。不可多食。

蚶

味甘,温,无毒。主心腹冷气,腰脊冷风,利五脏,益血,温中起阳,消食健脾。令人能食。

蛏

甘,温,无毒。补虚,产后虚损。主冷痢,邪热烦闷。疫后忌食。

淡菜

温,无毒。补五脏虚损劳,理腰脚气,益阳事,消食,除腹中冷,消痃癖,润毛发。产后血结冷痛,崩中带下漏下,男子久痢,并宜食之。煮以五味更妙,虽形状不典,甚益人。

蛤蜊

性冷,无毒。

丹溪云:湿中有火,止消渴,开胃,解酒毒,主老癖能为寒热者,及妇人血块,煮食之。此物虽冷,然与丹石相反,食之令腹结痛。汤火伤,壳烧灰,油调搽,神效。

蚬

冷,无毒。辟时气。开胃,压丹石,去暴热,明目利水,下脚气湿毒,解酒毒,目黄。多食发嗽,并冷气消肾。

虾

平。主五野鸡病。动风发疥。小儿食之,令脚屈不能行。生水田沟渠中。小者有小毒。海虾长一尺,作鲊毒人至死。

石决明

味咸,平、寒,无毒。主目翳痛,青盲。久服益精轻身。

马刀

味辛,微寒,有毒。主漏下赤白,寒热石淋。杀禽兽贼鼠。

田螺

气大寒。主目热赤痛,取黄连末内其中,汁出用以注目。生津,取汁饮之治消渴。又利大小便,腹中结热,脚气上冲,脚手浮肿,解酒过多,喉舌生疮。碎其肉傅热疮烂。壳烧末主反胃。煮汁治急黄。螺蛳用同。海螺治目痛。

牡蛎

味咸,气平、微寒,无毒,入足少阴经。主伤寒寒热,温疟洒洒,惊恚怒气,除拘缓、瘰疬、痈肿、喉痹、鼠瘘，女子带下赤白，心胁气结痛，除老血，软积痞。咸能软坚也。涩大小肠，止大小便，疗鬼交泄精。久服强骨节，杀邪鬼，延年。和杜仲服，止盗汗。和麻黄根、蛇床子、干姜为粉，去阴汗。引以柴胡，能去胁硬；引以茶清，能消结核。引以人黄，能除股肿。地黄为之使，能益精，取涩止小便，本肾经药也。

蚌

性冷，无毒。无妇人虚劳下血，并痔瘘，血崩带下，止消渴，除烦热，压丹石毒。以黄连末内之，取汁点赤暗眼，良。烂壳饮下，治反胃痰饮。又蚌粉治疳止痛，醋调傅痈肿。

龟肉

味咸、甘，平。一云酸、温。食之令人身轻不饥，益气资智，令人能食，酿酒主风脚软弱，并脱肛。[溺]主耳聋，又疗久嗽，断疟。[甲]止漏下赤白，破癥瘕，痎疟，五痔，阴蚀湿痒，瘫缓，四肢重弱，小儿囟不合，头疮难燥，女子阴疮，心腹痛，腰背酸疼，骨中寒热，伤寒劳复，或肌体寒热欲死。大有补阴之功。力猛兼去瘀血，续筋骨，治劳倦。盖龟乃阴中至阴之物，禀北方之气而生，故能补阴血亏，补心，并效。

江豚

味咸，无毒。肉主飞尸蛊毒，瘴疟。[肪]摩恶疮。与海豚同。

蛙

味甘，寒，无毒。主小儿赤气，肌疮脐伤，止痛，气不足。取以五味腌炙，酒食之良。

蛤蚧

咸，平，小毒。主久肺劳传尸，杀鬼邪，疗嗽，下淋通水道。

水母

味咸，无毒。主生气，妇人劳损血带，小儿风疾丹毒。

鲮鲤甲肉

主五邪惊啼悲伤，疗蚁瘘。

贝子

咸，平，有毒。主目翳，鬼疰蛊毒，腹痛下血，五癃，利水道，除寒热温疰，解肌散结热。一种紫贝，圆大，明目去热毒。

鼍肉

补虚。味似鼍。鼍肉主少气吸吸，足不立地。甲俱入药。

玳瑁

寒，无毒。主解百药毒。血可生饮。

海蛤

味苦、咸，平，无毒。主咳逆上气，喘息烦满，胸膈寒热，疗阴痿。与文蛤、魁蛤用稍同。

虾蟆

辛，寒，有毒。主邪气，破癥坚血，痈肿阴疮。服之不患热病。[肪]可合玉。[子、蝌蚪]用胡桃肉皮和为泥，染髭发，不变。

鱼脍

乃诸鱼所作之脍。味甘，温，补。去冷气湿痹，除喉中气结，心下酸水，腹中伏梁，冷痃结癖，疝气，补腰脚，起阳道。鲫鱼脍，主肠澼，水谷不调下利，小儿大人丹毒风痃。鲤鱼脍，主冷气块结在心腹。并宜蒜、薤食之。以菰菜为羹，谓之金羹玉脍，开胃口，利大小肠。以蔓菁煮去腥。凡物，脑能消毒，所以食脍，必鱼头羹也。近夜食不消，马鞭草汁能消之，饮水令成虫。病起食之令胃弱。不宜同乳酪食，令霍乱也。

又云：不可同蒜食。予昔寓苍梧，见一妇人患吞酸，诸药不效，一日食鱼脍遂愈。盖以辛辣有劫病之功也。凡脍，若鱼本佳者，脍亦佳。

鱼鲊

诸鱼所作之鲊。不益脾胃，皆发疥。鲤鱼鲊，忌青豆、赤豆。鲭鱼鲊，忌胡荽、羊肉。鲊中有虾者、蜜瓶盛者，不可食。

上诸鱼,有毒,目有睫,目能开合,二目不同,逆腮、全腮、无腮,脑中白连珠,连鳞,白鬐,腹下丹字形状异常者,并杀人。海产皆发霍,多食令吐利。凡中毒,以生芦根、马鞭草取汁,大豆、陈皮、大黄煮汁,并解之。

《素问》曰:鱼热中。

丹溪曰:鱼在水无一息之停,令之动火。

孟子曰:舍鱼而取熊掌。良有以也,食者节焉。

味　部

盐

味咸,气寒,无毒。主杀鬼蛊邪疰毒气,下部䘌疮,吐胸中痰癖,止心腹卒痛,坚齿,止齿缝出血。中蚯蚓毒,化汤中洗沃之。又用接药入肾,利小便,明目,止风泪。多食伤肺喜咳,又令人失色肤黑,走血损筋。病嗽及水者宜禁之。一种戎盐,其用稍同。

酱

味酸、咸。气汁利。除热止烦满,杀百药、鱼肉菜蕈及汤火、蛇虫等毒。纯豆者佳,豆面合作及纯面者俱不及。面酱不宜煮鲫鱼,食之令人生喉疮。

醋

味酸,温,无毒。主消痈肿,敛咽疮,散水气,杀邪毒,一切鱼肉菜毒,治产后并金疮伤损血晕,下气除烦,破癥块坚积,妇人心痛血气。酸益血也,米造者良,谷气全也。多食损牙齿、筋骨、胃脏、颜色。治口疮,以醋渍黄檗皮,含之愈。此酸收之物,致病以渐,不宜和蛤食,不可不知。

川椒

味辛,气温、大热,有毒。主邪气咳逆,温中明目,逐骨节皮肤死肌,寒湿痹痛,下气,除六腑寒冷,伤寒温疟,大风汗不出,心腹冷气痛,除齿痛,壮阳,疗阴汗,缩小便,开腠理,通血脉,坚齿发,杀鬼疰蛊毒,虫鱼蛇毒。久服之头不白,轻身增年。多食令人乏气。凡用,须择去闭口者及目尽,微炒,令出汗,舂之,取红末用。[目]味苦、辛,有小毒。能行水,治水蛊。又治盗汗尤切。炒,为细末,以生猪上唇煎汤,调半钱匕,临睡服,效。

秦椒

味苦、辛,温,有毒。主风邪气,温中,除寒痹,坚齿发,明目去云膜,女人月闭,产后恶血,久痢腹冷痛,利五脏。此椒味劣,不及川椒。一种野椒,采之炒鸡鸭之类,香美殊胜。

胡椒

味辛,大温,无毒。属火而有金,性燥。主下气,去冷痰,温中,除脏腑风冷,止霍乱及冷痢,杀一切鱼、肉、鳖、蕈等毒。

丹溪云:胡椒性燥,辛辣快膈,人喜食之,大肠肺气脾胃积久成病,凡气痛而食之,愈是大祸也。

豆豉

味苦,寒,无毒。主伤寒头痛,瘴气恶毒燥闷,虚劳喘吸,疟疾骨蒸,去心中懊恼,发汗,杀六畜毒,及中毒药、蛊气。各处所造不一,蒲州尤佳。

蜜

味甘、平,无毒,微温。主心腹邪气,安五脏,益气补中,止痛解毒,除众疾,和百药,养脾气,明耳目,除心烦,饮食不下,肠澼,肌痛,口疮。有出崖石上者,树木上者,土中者,人养者,皆随地土人事所出不同,诸家辩论未的,要之,当以花为主。出野之中,花色良,毒甚杂,蜂必采,其粪秽方得成蜜,其间必有制伏之妙,不得而知。故夏冬为上,秋次之,春则易变而酸。闽广蜜极热,以其龙荔、草果、槟榔花类热多,雪霜亦少故也。川蜜温，西南之蜜则凉矣。色白味甜，汁浓而砂，所以入药。忌葱、莴苣。

丹溪云：蜜喜入脾，食多之害必生于脾。东南地卑湿，禀气薄土，生火宜也。

砂糖

味甘，寒，无毒。性冷利。主心肺大肠热，和中助脾，杀蛊，解酒毒。多食损齿，发疳，心痛，生虫消肌，小儿尤忌。同鲫鱼食，成疳虫。同笋食，笋不化成癥。同葵菜食，生流澼。

丹溪云：砂糖甘，属土，甘生湿，湿生胃中之火，所以损齿也。

饴糖

味甘，温，无毒，入足太阴经。有紫色湿软者，有白色枯硬者。主补虚乏，止渴消，去恶血，润肺和脾胃。鱼骨鲠喉中及误吞钱环，服之出。中满不宜用。呕吐家忌之。仲景谓呕家不可用建中汤，以甘故也。糯与粟米作者佳，余不堪用。多食发脾风。

丹溪云：大发湿中之热。

芥辣

芥菜子研之作酱，香辛。通五脏。归鼻眼。又可藏冬瓜。

茴香

味辛，平，无毒。主破一切臭气，开胃下气，止呕吐霍乱，调中止痛，主脚气，膀胱冷气肿痛，或连阴髀引入小腹不可忍，肾劳㿗疝，及恶毒肿痛。

莳萝

辛，温。杀鱼肉毒，健脾，腹冷食不消，霍逆肾气，小儿胀。

砂仁

味辛，温，无毒。主下气消食，脾胃气结，冷泻腹痛。

杏仁

味甘、苦，有小毒。主下气，润心肺，散风寒咳嗽，消心下急痛，散结润燥，通大肠秘。双仁、半生熟者勿食。忌粟米。

梅仁

味酸，无毒。能除烦热。

香油

冷，无毒。发冷疾，滑骨髓，发脏腑渴，困脾，下三焦热毒气，通大小肠，杀五黄及蛔心痛，并一切虫。生则冷，熟则热。治饮食物，须逐日熬熟用之，经宿则动气，有齿牙脾胃疾者不可食。

丹溪曰：香油须炒芝麻取之，人食之美不致病。若又煎炼食之，与火无异。予以芝麻大寒，炒而取油，其性仍冷，复经煎炼固热矣，未必至于无异于火。丹溪救时之弊，其忧深言切如此。

酒

辛，热，有毒。

海藏云：古人惟以麦造曲酿黍，已为辛热有毒，严戒如此。况今之醞者，加以乌头、巴豆、姜、桂之类大毒大热之药，以增其气味，益加辛热之余烈，岂不伤冲和，损精神，涸劳卫，竭天癸，夭人寿耶？

江云：能行诸经而不止，与附子相同，味辛者能散，味苦者能下，味甘者居下而缓也。为导引，可以通行一身之表，至极高之分。若味淡者，则利小便而速下也。

丹溪云：《本草》止言其热而有毒，不言其湿热，湿中发热，近于相火，大醉后振寒战栗者可见矣。

又云：酒性喜升，气必随之，痰郁于上，溺涩于下，肺受贼邪，全体大燥，恣饮寒凉，其热内郁，肺气得热，必大伤耗。其始也，病浅，或呕吐，或自汗，或疮疥，或鼻皶，或自泄，或心脾痛，尚可散而出也。其久也，病深，或为消渴，为内疽，为肺痿，为内痔，为鼓胀，为失明，为哮喘，为劳嗽，为癫痫，为难名之病，倘非具眼，未易处治，可不谨乎。

糟

味咸。温中消食，杀鱼腥，去菜毒，润

皮肤，调脏腑。

茶

晚采粗者曰茗，味甘、苦，微寒，无毒。主瘘疮，利小便，去痰热渴，令人少睡。早采细者曰茶，主下气消食。已上《本草》所载，后代诸家及《茶经》、《茶谱》、《茶录》等书，论悉备矣。近世人所用蒙山茶，性温治病，因以名显。其它曰宜兴茶、陆安茶、东白山茶、神华山茶、龙井茶、闽蜡茶、蜀苦茶、宝庆茶、庐山云雾茶，俱以味佳，得名品类。土产各有所宜，性味不能无少异。大抵茶能清热止渴，下气除痰，醒睡，消食解腻，清头目，利小便。热饮宜人，冷饮聚痰。久饮损人，去人脂，令人瘦。又尝闻一人好食烧鹅，日常不缺，医者谓其必生脾肺痈疽，后卒不病。访知此人，每夜必啜凉茶一碗解之故也。茶能解炙炒之毒，于此可见。

面

味甘，温。调中下气，开胃，化水谷，消宿食，主霍乱，心膈气痰，破癥结，去冷气，治赤白痢，治小儿腹坚大如盘，落胎，下鬼胎。六畜胀者，煮汁灌之愈。人反闷满胃，效神于药。

酥

微寒，甘肥。补五脏，利大肠，主口疮。[酪]味甘、酸，寒，无毒。主热毒，止渴，解散发利，除胸中虚热，身面上热疮、肌疮。[醍醐]主风邪痹气，通润骨髓。[乳腐]润五脏，利大小便，益十二经脉。微动气。四种皆一物所造，牛乳、羊乳、马乳，或各或合为之。四种之中，牛乳为上，羊次之，马又次之。而驴乳性冷，不堪入品矣。众乳之功，总不及人乳。昔张苍无齿，置乳妻十数人，无食尽饱，后年八十余，尚为相，视事耳目精神过于少年。生子数人。颐养之妙也。

辣米

味辛辣，气大热，有毒。破气烧脾，发五痔痈疡，昏耳目，致浮肿虚恚。[子]榨油，味甘温，又愈百病。

上五味所以调和饮食，日用不可无者。

《素问》曰：阴之所生，本在五味。人之五宫，伤在五味。盖人之有生，赖乳哺水谷之养，而阴始成。乳哺水谷五味具焉，非阴之所生于五味乎。五味益五脏，过则伤焉。如甘喜入脾，过食甘则脾伤。苦喜入心，过食苦则心伤。咸喜入肾，过食咸则肾伤。酸喜入肝，过食酸则肝伤。辛喜入肺，过食辛则肺伤。非五宫之伤于五味乎。况酱醋之味，皆人为之，尤能伤人。故曰厚味发热。人若纵口腹之欲，饮食无节，未有不致病而夭其天年者矣。故饭糗茹草不害虞舜，恶酒菲食不害夏禹，蔬食菜羹不害孔子。夫圣人尚如此，况其下者乎？所以然者，又在于养心，养心莫善于寡欲。欲者，饮食类也。饮食不可绝，而可寡也。览者宜自得焉。

保婴撮要

明·薛己 编

保婴撮要序

余一日过薛立斋先生处，见先生蓬头执卷，细绎寻思，恍然如经生下帷之状。先生以余至，乃入户理衣冠。余缔观几案中，皆残编断简，皮壳脱落。及取一卷阅之，其点窜注释，较之经生下帷者倍之矣。余曰：先生苦心哉！先生曰：医之道不明，世之患夭扎者，将何所控诉为也？而婴儿为甚。夫婴儿不能言也。《传》曰：如保赤子，心诚求之。虽不中不远矣。夫中其欲非难也，尤须心诚求之，而况于疾痛痒痾，变幻百出者邪！今之医者，率执数方以求试，及其不效，则曰命也。夫按方以求病，非因病以处方，此与刻舟、胶柱者何异焉？顾卒委之命，悲夫！先生又曰：真精合而人生焉。是人之一身，固五行之躯壳也，五行之中，土能生物，是人之身亦借脾土以生，兹盖主本之论云。今婴儿虽未能言，然声音之所悲号，形气之所宣扬，意欲之所指向，机未尝不可见也。虚之、实之、扶之、抑之，古人之成法俱在，或晦而难辨，或杂而不分，宜乎学医者之望洋矣。余曰：愿先生纂而约之，余将刻以传焉。先生唯唯。余又曰：频年以来，倭夷弗靖，丘墟村落之民，耕织之所依者，十亡二三也。先生幸用心校之，倘是书的然可传，则今日之所生全者，即不必皆俊秀，固亦云汉之遗黎，桑榆之耕织也，先生有余仁矣。书成于丙辰年正月。余不佞，为之识其篇端。立斋先生名己，官太医院院使，盖三吴世家云。

嘉靖丙辰岁春正月吉日赐进士第中宪大夫知苏州府事前工科给事中闽林懋敬书

目　录

卷十九

卷二十

卷　一

吴郡　薛铠集　薛　己验
江都　魏一元　吴中珩校

初诞法

小儿在胎，禀阴阳五行之气，以生脏腑百骸，藉胎液以滋养，受气既足，自然生育。分娩之时，口含血块，啼声一出，随即咽下，而毒伏于命门。遇天行时气久热，或饮食停滞，或外感风寒，惊风发热等因发为疮疹。须急于未啼时，用软帛裹指，挖去其血，用黄连、豆豉、朱蜜、甘草解之，后虽出痘亦轻矣。有咽入即时腹胀、呕吐、短气、不乳者，用茯苓丸治之。但黄连性寒，若禀母气膏粱积热者，宜服；若滋味淡薄，胎气元弱者，又不宜用。其朱砂固能解毒，恐金石镇坠。不若只以牛黄分许，蜜调与吮为佳。世多用犀角解毒丸，其胎气虚寒虚弱者，反伤脾胃生气，甚致不育。又有婴儿因其难产，或冒风寒而垂危者，切不可便断脐带，急烘绵絮包抱怀中，急以胎衣置火中煨烧，更用大纸捻于脐带上，往来燎之，使暖气入腹，须臾气复自苏。尤戒沐浴，恐腠理不密，元气发泄，而外邪乘之也。

黄连法　临月用黄连细切为末，绵裹百沸汤拭口。

甘草法　预以甘草细切少许，临产时，以绵裹沸汤泡盏内覆温，收生之际，以软棉裹指，蘸甘草汁拭其口。次用黄连法、朱蜜法。

朱蜜法　用黄连细切，沸汤泡良久，滤净拭儿口中，吐去恶汁；更与朱砂一大豆许，细研，以蜜一蚬壳抹于儿口。服之非独镇心定魄，安神解毒，更能益肝胆，除烦热，辟邪气也。

又牛黄法与朱蜜同，少加牛黄，能益肝胆，除热定精神，止惊邪，辟邪气，除小儿百病。

茯苓丸

赤茯苓　黄连胎冷用芍药　枳壳炒，各等分

上为末，炼蜜丸如桐子大。每服一丸，乳汁化下。

护养法

巢氏云：小儿初生，肌肤未实，宜用旧絮护其背，不可太暖。更宜数见风日，则血气刚强，肌肉致密。若藏于重帏密室，或厚衣过暖，则筋骨软脆，不任风寒，多易致病。衣服当随寒热加减，但令背暖为佳。亦勿令出汗，恐表虚风邪易伤。乳哺亦不宜过饱。若宿滞不化，用消乳丸治之。陈氏所谓：忍三分寒，吃七分饱，频揉肚，少洗澡，要肚暖头凉心胸凉。皆至论也。须令乳母预慎七情六淫，厚味炙煿，则乳汁清宁，儿不致疾。否则阴阳偏胜，血气沸腾，乳汁败坏，必生诸症。若屡用药饵，则脏腑阴损，多致败症，可不慎欤！大抵保婴之法，未病则调治乳母，既病则审治婴儿，亦必兼治其母为善。

消乳丸

缩砂仁　陈皮　京三棱煨　蓬术煨　神曲　麦芽各半两　香附子炒，一两

上为末，面糊丸麻子大。每服二三丸，白汤送下。

噤风撮口脐风

小儿初生噤风者，因胎中受热，毒流心脾，生下复为风邪所搏，致眼闭口噤，啼声不出，舌上如粟，口吐白沫。在百日内见撮口者，因胎热兼风，自脐入于心脾，致面目黄赤，气息喘急，啼声不出，舌强唇青，聚口撮面，腹胀青筋，吊肠牵痛，吐白沫者不救，法当疏利。脐风者，因断脐之后，为水湿风邪入于心脾，致腹胀脐肿，四肢柔直，啼不吮乳，甚者发搐。先用龙胆汤、天麻丸之类，以去痰涎；后用益脾散之类，补脾胃。若脐边青黑，手拳口噤，是为内搐，不治。受病之源，皆因乳母七情气郁，厚味积热所致。若爪甲黑，伸引努力脐突者，用大连翘饮子之类。又断脐不盈尺多患此者，以旧绵烧灰掺之。齿龈有泡如粟，以帛裹指，蘸温水擦破，口即开，不用药。七日内患者，百无一生。古人治法，大率如此。又田氏治噤风，用天南星末一钱，片脑少许，以指蘸姜汁擦龈立开。丹溪用赤足蜈蚣去足炙为末，以猪乳调五分，徐徐灌之。或用牛黄以竹沥调服一字，随以猪乳滴于口中。《圣惠方》用郁金、藜芦、瓜蒂为末，水调搐鼻中。钱氏云：撮口因浴后拭脐，风邪所入而作，用益黄散补之。无择云：视其齿龈有泡，擦破口即开，用真白僵蚕为末，蜜调涂口内。《保婴集》云：小儿百日脐风马牙，当作胎毒，泻足阳明火，用针挑破，以桑树白汁涂之。又云：初生小儿，时时宜傅桑汁，不然，多有舌硬撮口之症。窃谓：脐风果因浴拭外伤皮肤者，用绵灰或枯矾抹擦之即愈。若因乳母肝脾郁怒，致儿为患，当治其母。若因剪脐短少，或因束缚不紧，或因牵动，风入脐中，或因铁器断脐，冷气传于脾络，以致前症者，口内有水泡急掐破，去其毒水，以艾灸脐中亦有生者。

《千金》龙胆汤　治月内脐风撮口，四肢惊掣，发热吐乳，及变蒸客忤，鬼气惊痫，加人参、当归。

龙胆草炒黑　钩藤钩　柴胡　黄芩炒　桔梗　芍药炒　茯苓　甘草各二钱五分　蜣螂二枚，去翅足　大黄煨，二钱五分

上为末，每服一二钱，水煎。量儿加减。

天麻丸　治钩肠锁肚撮口。

天南星炮，二钱　白附子　牙硝　天麻　五灵脂　全蝎焙，各一钱　轻粉五分　巴豆霜一字

上为末，每服一字，薄荷汤调下。

定命丹　治天钓撮口，通利痰热。

全蝎七枚　天麻　南星炮　白附子各二钱五分　朱砂　青黛各一钱五分　轻粉　麝香各五分　片脑一字

上为末，米糊丸，绿豆大。每服一丸，荆芥薄荷汤下。先研半丸，吹入鼻中。

朱银丸　治胎风壮热痰盛，翻眼口噤，或胎中蕴毒。

水银和枣肉研　全蝎　南星　朱砂各一钱　白附子一钱五分　芦荟　牛黄各三分　铅霜半钱，和水银研　片脑一字　麝香五分　真僵蚕炒，七个

上为末，米糊丸，芥子大。每服三丸，薄荷汤下。

紫霜丸　治变蒸发热不解，或食痫，先寒后热，或乳哺失节，宿滞不化，腹痞呕吐，或大便酸臭。

代赭石煅，用醋淬七次　赤石脂各二两　杏仁五十个，面炒　巴豆仁三十枚，去膜油心

上先将杏仁、巴豆研成膏，入代赭、石脂末研匀，汤浸蒸饼丸如粟米大。每服三五丸，米饮下。

消食丸方见黄疸

控痰散　治风噤。先用此药吐风涎，次与益胃散和胃，又与辰砂膏利惊。握拳噤口者，不治。

蝎尾　铜青各五分　朱砂一钱　腻粉一字　麝香少许

上为末，每服一字，茶清调下。轻者勿用。或以甘草汤吐之。

甘草汤　治撮口。

甘草生，一钱

上水煎，以绵球蘸吮，令出痰涎，却以猪乳点入口中即瘥。

益胃散

白茯苓　人参　甘草　木香湿纸裹煨　草果煨　陈皮　厚朴姜制　紫苏子炒，各等分

上为末，每服一钱，姜枣水煎。

辰砂膏　治眼闭口噤，啼声不出，吮乳不得，口吐白沫。

辰砂三钱　硼砂　马牙硝各一钱五分　玄明粉　全蝎　真珠各一钱　麝香一分

上为末，每服一豆许。诸惊薄荷汤下，潮热甘草汤下。月内用乳汁调涂乳头，令吮之。

葱号散　治初生小儿七日不小便。

葱白三寸　人乳

共同捣如泥，傅儿口内，即与吮乳。

蚕号散　治初生儿七日不乳，名撮口。

僵蚕四个，去嘴略炒　茯苓少许

共为末，蜜调傅儿口内。

僵蚕膏　治撮口。用真僵蚕三枚，去嘴略炒为末，蜜调搽口中。

撮风散　治撮口。

钩藤钩　朱砂　赤脚蜈蚣半条　真僵蚕焙　蝎梢各一钱　麝香一字

上为末，每服一字，竹沥调下。

瓜蒂散　治脐风撮口。

瓜蒂七个　赤小豆　秫米各七粒

上为末，用一豆许，吹两鼻内，令出黄水，更调服，吐黄水即瘥。

大连翘汤　治胎热脐风，小便不通，及诸般疮毒。

连翘　瞿麦　荆芥　木通　赤芍药　当归　防风　柴胡　滑石　蝉壳　甘草炒，各一钱　山栀子　黄芩各五分

上为末，每服二钱，加紫草水煎。热甚加大黄，更详症加减。

安脐散

羚羊角一钱，略炒　乱发一团，烧令存性　蜈蚣一条，赤足者，炙

上为末，断脐后即敷之，以绢帕紧束，恐犯风也。

脉　法

钱仲阳云：小儿之脉，气不和则弦急，伤食则沉缓，虚惊则促，急风则浮，冷则沉细，脉乱者不治。《水镜诀》云：阴阳运合，男女成形，已分九窍四肢，乃生五脏六腑，部分既别，逆顺难明。若凭寸口之浮沉，必乃横亡于孩子。须明虎口，辨别三关消详，用药始无差误。未至三岁，看虎口食指，第一节名风关脉，初见易治；第二节名气关脉，见病深难治；第三节名命关脉，见死不治。三关青是四足惊，赤是水惊，黑是人惊，紫色泻利，

黄色雷惊。三关通度是极惊之症，必死。或青或红，有纹如线一直者，是乳食伤脾，必发惊热。左右一样者，是惊与积齐发。有三条，或散，是肺生风痰，或似齁鮯声。有赤是伤寒及嗽。如红火是泻，红黑相兼主下痢，青多白痢，红多赤痢。紫色相兼加渴，虎口脉纹乱，主胃气不和。青是惊与积，青黑发慢惊。脉入掌乃内钓。指纹曲里风盛，弯外食积。此论三岁以上之法。若三岁以下，更用一指按高骨，乃分三关，定其息数呼吸，八至为平脉，九至不安，十至危困。浮主风，沉迟主虚冷，实主有热，紧主癫痫，洪主热盛，沉缓主虚泻，微迟有积有虫，迟涩主胃脘不和，沉主乳食难化，沉细主乳食停滞，紧弦主腹中热痛，牢实主大便秘，沉而数者骨中有热，弦长是肝膈有风，紧数乃惊风为患，四肢掣颤，浮洪乃胃口有热，沉紧主腹痛有寒，虚濡者有气，又主慢惊，芤主大便利血。四岁以下，用一指依转寻三部，以关为准。七八岁移指少许。九岁次第依三关部位寻取。十一、十二岁亦同。十四、十五岁依大方脉部位诊视。凡看脉先定浮沉迟数、阴阳冷热。沉迟为阴，浮数为阳。更兼看部位，青主惊风，白主虚泻，赤主痰热，黑色病甚，黄主脾疳。以此相按，察病治疗，庶无误矣。又《全幼心鉴》云；小儿半岁之际，有病当于额前眉端发际之间，以名、中、食三指曲按之。儿头在左举右手，在右举左手，食指为上，中指为中，名指为下。三指俱热，主感风邪，鼻塞气粗，发热咳嗽；若三指俱冷，主外感风寒，内伤饮食，发热吐泻；若食、中二指热，主上热下冷；名、中二指热，主夹惊之疾；食指热，主胸满食滞。又当参辨脉形主之。

流珠形：主饮食所伤，内热欲吐，或肠鸣自利，烦躁啼哭。用助胃膏消饮食分阴阳。若食消而病仍作，用香砂助胃膏以补脾胃。

环珠形：主脾虚停食，胸膈胀满，烦渴发热。用五味异功散加山楂、枳实，健脾消食，后用六君子汤调养中气。

长珠形：主脾伤，饮食积滞，肚腹作痛，寒热不食。先用大安丸消其积滞，次以异功散健其脾气。

来蛇形：主脾胃湿热，中脘不利，干呕不食。此疳邪内作，先用四味肥儿丸治疳，后用四君子汤补脾。

去蛇形：主脾虚食积，吐泻烦渴，气短喘急，不食困睡。先用六君子汤加枳实，健脾消积，次以七味白术散调补胃气。

弓反里形：主感冒寒邪，哽气出气，惊悸倦怠，四肢稍冷，小便赤色，咳嗽吐涎。先用惺惺散助胃气祛外邪，后以五味异功散加茯神、当归，养心血，助胃气。若外邪既解，而惊悸指冷，脾气受伤也，宜用七味白术散补之。若闷乱气粗，喘促哽气者，难治，脾虚甚故也。

弓反外形：主痰热，心神恍惚，夹惊夹食，风痫痰盛。先以天麻防风丸祛外邪，又用五味异功散调中气。

枪形：主风热生痰发搐。先用抱龙丸，如未应，用牛黄清心丸。若传于脾肺，或过用风痰之药，而见一切诸症者，专调补脾胃。

鱼骨形：主惊痰发热。先用抱龙丸治之，如未应，属肝火实热，少用抑青丸以清肝，随用六味丸以补肝。或发热少食，或痰盛发搐，乃肝木克脾土，用六君子汤加柴胡补脾土以制肝木。

水字形：主惊风，食积胸膈，烦躁顿闷，少食，或夜啼痰盛，口噤搐搦。此脾胃虚弱，饮食积滞，而木克土也。先用大安丸消导饮食，次用六君、钩藤钩补中清肝。若已服消食化痰等剂，而病不愈者，用四君、升麻、柴胡、钩藤钩，升补脾气，平制肝木。

针形：主心肝热极生风，惊悸顿闷，困倦不食，痰盛搐搦。先用抱龙丸祛风化痰，次用六君子加钩藤钩平肝实脾。

透关射指形：主惊风，痰热聚于胸膈，乃脾肺亏损，痰邪乘聚。先用牛黄清心丸清脾肺、化痰涎，次用六君子汤加桔梗、山药，补脾土益肺金。

透关射甲形：主惊风，肝木克制脾土之败症。急用六君、木香、钩藤钩、官桂，温补脾土。未应，即加附子以回阳气，多得生者。

尝闻古人云：小儿为芽儿，如草之芽，水之沤。盖因脏腑脆嫩，口不能言，最难投剂。当首察面色，而知其所属；次验虎口，以辨其所因。实为治法之简要也。

流珠只一点红色，环珠差大，长珠圆长，已上非谓圈子，总皆经脉贯气之如此。来蛇即是长珠散，一头大一头尖，去蛇亦如此分上下朝，故曰来去。角弓反张，向里为顺，向外为逆。枪形直上，鱼骨分开，水字即三脉并行。针形即过关一二粒米许，射甲命脉向外，透指命脉曲里。虽然余常治之，亦有不专执其形脉而投剂者，盖但有是症即服是药，而亦多验。

治验

一小儿发热吐泻，腹胀不乳，其纹如流珠。此脾胃气伤，先用香砂助胃膏，后用六君子汤痊愈。

一小儿寒热作呕，饮食不入，按其腹乃哭，脉纹如长珠。此饮食停滞也，用大安丸吐泻宿滞遂安。但唇目抽动，大便稀黄，此病邪去而虚热所迫也，用六君子汤加钩藤钩而愈。

一小儿胸腹膨胀，发热顿闷，脉纹如环珠，以手按腹即哭。此属脾胃虚而饮食停滞也，先用保和丸一服，前症如失。更加烦渴，按其腹而不哭，此宿食去而脾胃复伤也，用五味异功散加柴胡治之，顿瘳。

一小儿不时干呕，乳食不进，肚腹膨胀，脉形如来蛇。此脾胃虚而成疳也，用四味肥儿丸治疳，佐以四君加芜荑健中而痊。后伤饮食，吐泻完谷，形气甚困，四肢微搐，视其纹如去蛇。余曰：且勿用药。次日吐止，但搐而泻青黄，此脾土虚而肝木胜也，用六君子加钩藤钩而瘥。

一小儿未及周岁，气短喘急，乳食少进，时或吐乳，视其形如去蛇。乃脾伤而食积，先用六君子加山楂、枳实，渐愈。后乳食复伤，吐泻作渴，先与胃苓膏，继与白术散而愈。

一小儿睡卧惊悸，发热痰盛，脉形如弓之向外。此因惊，木旺伤脾而食不消也，先以天麻防风丸，祛风定惊；后用五味异功散，壮脾止搐全瘥。

一小儿沉默昏倦，肢冷惊悸，其纹如弓之向里。此属胃气虚而外感寒邪也，先用惺惺散，以解外邪调胃气，诸症顿愈。但手足逆冷，又用六君子汤，调补元气而安。

一小儿患咳嗽，服牛黄清心丸，加喘促腹胀。余视其右脸色赤，纹指如枪，属脾气复伤，用六君子汤顿安。

一小儿沉困发热，惊搐不乳，视其脉纹如乱鱼骨。此风热急惊之症也，先用抱龙丸少许，祛风化痰；后用六君子汤加柴胡，壮脾平肝而愈。

一小儿咳嗽发热，右脸赤色，作渴烦闷，倦怠少食，肚腹作胀，脉纹如针。此风邪伤肺而饮食伤脾也，先用六君子汤加桔梗、杏仁、柴胡，一剂诸症少愈；后去杏仁、柴胡，再剂而安。

一小儿发热夜啼，乳食不进，昏迷抽搐，痰盛口噤，脉纹如水字。此脾肺气虚，风木所乘，痰食积于胸腹也，先用大

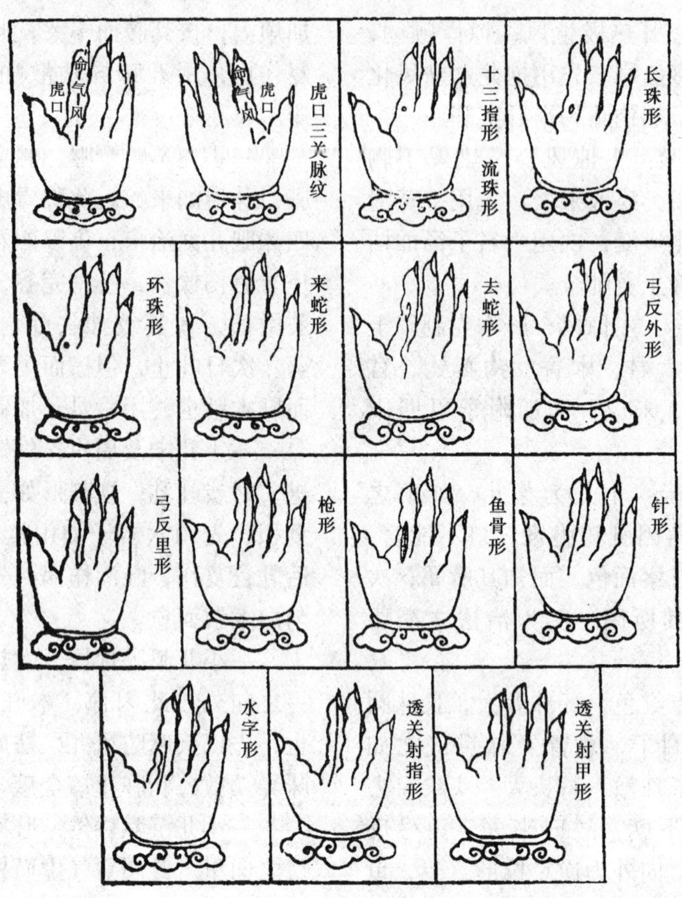

安丸，后用六君子加钩藤钩而愈。

一小儿发热，右脸赤，咳嗽痰盛，其脉纹透关射指。余以为风邪蕴结于肺而痰作也，用二陈加桑皮、杏仁、桔梗治之。自用发散降火之剂，风痰不退，发热益甚。余曰：此脾肺气虚，治失其宜。遂用五味异功散加炒桔梗渐愈，又用六君子汤而痊。

一小儿停食发热，服芩、连、三棱、厚朴等剂，饮食日少，胸腹膨胀，其纹透至指甲。用补中益气汤加木香、钩藤钩，温补脾气，平制肝木，数剂渐效，又用六君子汤加炮姜治之而安。其间，泛用金石脑麝祛逐之剂，变惊而殁者，不胜枚举，惜哉！

香砂助胃膏方见热吐

五味异功散

六君子汤二方见内钓

大安丸方见虚羸

四味肥儿丸方见呕吐

四君子汤方见内钓

七味白术散方见腹痛

惺惺散

天麻防风丸二方见咳嗽

抱龙丸方见伤寒

牛黄清心丸方见急惊

抑青丸方见惊啼

六味丸方见肾脏

保和丸方见虚羸

胃苓汤方见霍乱吐泻

二陈汤方见寒冷呕吐

变　蒸

巢氏云：小儿变蒸者，以长气血。变者上气，蒸者体热。仲阳云：变者易也。又云：变蒸者，自内而长，自下而上，又身热。故每变毕，即觉性情有异于前，何者？长生脏腑意智故也。何谓三十二日长骨添精神？人有三百六十五骨以象天数。以应期岁，以分十二经络。自初生至三十二日一变，生癸属足少阴经，肾藏精与志。六十四日二变一蒸，生壬属足太阳经膀胱腑，其发耳与骫冷。肾与膀胱合，俱主于水，天一生水，地六成之。至九十六日三变，生丁属手少阴经，心藏神，其性为喜。至一百二十八日四变二蒸，生丙属手太阳经小肠腑，其发汗出而微惊。心与小肠合为火，地二生火，天七成之。至一百六十日五变，生乙属足厥阴经，肝藏魂喜哭。至一百九十二日六变三蒸，生甲属足少阳经胆腑，其发目不闭一作开而赤。肝与胆合主木，天三生木，地八成之。至二百二十四日七变，生辛属手太阴经，肺藏魄主声。至二百五十六日八变四蒸，生庚属手阳明经大肠腑，其发肤热而汗或不汗。肺与大肠合主金，地四生金，天九成之。至二百八十八日九变。生已属足太阴经，脾藏意与智。至三百二十日十变五蒸，生戊属足阳明经胃腑，其发不食腹痛而吐乳。脾与胃主土，天五生土，地十成之。又手厥阴经心包络为脏，手少阳经三焦为腑，此一脏一腑俱无状，故不变而不蒸也。前十变五蒸，乃天地之数以生成之。此后如生齿，能言知喜怒，故云始全也。太仓云：气入四肢，长碎骨于十变后六十四日为一大蒸，计三百八十四日，长其经脉。手受血故能持物，足受血故能行立。经云：变且蒸，谓蒸毕，而足一岁之日有余也。师曰：不汗而热者发其汗，大吐者微止，不可别治。又六十四日为二大蒸，计四百四十八日。又六十四日为三大蒸，计五百一十二日。至五百七十六日，变蒸既毕，儿乃成人也。变者生五脏也，蒸者养六腑也。变者上气，蒸者发热。每经一变一蒸，情态即异，轻则发热微汗，其状似惊，重则壮热脉乱而数，或汗或吐，或烦啼躁渴；轻者五日解，重者七八日解，其候与伤寒相似。亦有变蒸之余，续感寒邪者，但变蒸则耳冷骫冷上唇发泡如浊珠。若寒邪搏之，则寒热交争，腹中作痛，而啼叫之声，日夜不绝。变者易也，蒸于肝则目眩微赤；蒸于肺则嚏咳毛耸。凡五脏六腑筋脉骨，循环各有证应。其治法，平和者散表之，实热者微利之，可服紫霜丸、黑散子、柴胡汤。有寒无热并吐泻不乳多啼者、当归散、调气散主之。变蒸之外，小儿体貌情态，自然平和。大抵人得中和之道，以为纯粹，阴阳得所，刚柔兼济，气血和而百脉顺，所以心智益通，精神俱备，脏腑充实，形体固壮，齿细发黑，声洪睡稳，此乃受气充足，禀性得中，而无疾尔。前症盖小儿所不免者，虽勿药亦可也。前药峻烈，非惟脏腑之不胜，抑且反伤气血。余常见一小儿，至一变发热有痰，投抱龙丸一粒，卒至不救，观此可验，慎之慎之！其有不热不惊，略无症候而暗变者，盖受胎气壮实故也。

紫霜丸方见撮口

紫阳黑散 治变蒸解利热气。

麻黄二两，不去节 大黄半两 杏仁去皮，二分半，研

上以前二味和一处杵碎，略烧存性，后入杏仁膏和之，蜜盛贮。每用一豆许，乳汁和咽之。

柴胡汤 治变蒸骨热心烦，啼叫不已。

人参二钱 甘草微炙，二钱 麦门冬去心，二钱 龙胆草酒炒黑 防风各一钱 柴胡五分

上每服一钱，水煎。

当归散 治变蒸有寒无热。

当归二钱 木香 官桂辣者 甘草炙 人参各一钱

上每服一钱，姜枣水煎。

调气散 治变蒸吐泻，不乳多啼，欲发慢惊。

木香 香附子 人香 橘皮 藿香 甘草炙，各一钱

上为末，每服一钱，姜枣水煎服。

肝 脏

钱仲阳云：肝主风，实则目直大叫，项急顿闷，虚则咬牙呵欠，气热则外生风，气温则内生风，大青膏散之。若能食，饮水不止，用大黄丸微下之。肝热则目直，不搐，手寻衣领及乱捻物，泻青丸主之。壮热饮水喘闷，泻白散主之。肝病秋见，肺怯不能胜肝也，当用益黄散补脾，泻青丸治肝。肝有风则目连眨，得心热则搐，用泻青丸治肝，导赤散治心。甚则身反张，目直不搐，心不受热也，当用地黄丸补肾，泻青丸治肝，唇白者不治。又张洁古云：肝主风，自病则风搐拘急，若心乘肝为实邪，肺乘肝为贼邪，肾乘肝为虚邪。凡肝得病必先察其肺肾，肾者肝之母，肺者肝之贼。今肝之得病，若非肾水不能相生，必是肺金鬼邪来克。故其来在肺，先治其肺，攻其鬼也；其来在肾，先补其肾，滋其源也，然后审其本脏之虚实而寒温之。窃谓前症，若肝经实热而外生风者，宜用大青膏散之。若既服而前症仍作或益甚者，此邪气已去而脾气亏损也，宜用异功散加芎、归补之。若肝经虚热，或因克伐而内生风者，宜用异功散、地黄丸补之。若风邪入脏，能食饮冷，大便秘结者，此邪气内实也，宜用大黄丸下之。若既下而食少饮汤，或腹作胀者，此脾气内虚也，宜用白术散补之。气血素弱，或因病后，或服攻伐之剂，而手寻衣领，咬牙呵欠，目淡青者，乃肝经虚甚也，急用地黄丸以补肾肝。哽气、短气、长出气，乃肺经虚甚也，急用异功散以补脾肺。若申、酉时叫哭直视，呵欠顿闷，项急惊悸，手足摇动，发热饮水者，此风火相搏而胜肺金也，用柴胡栀子散以治肝火生肝血；用异功散补脾土生肺金。若唇白者为脾绝，不治。夫婴童之症，多因妊娠厚味七情，或儿乳哺失宜，或乳母饮食郁怒所致。病气既见，形气已虚，当推其所因用药，加漏芦以治其母，儿饮一二匙。后仿此。

大青膏 治伤风痰热发搐。

天麻 青黛各一钱 白附子 乌蛇酒浸，取肉焙 蝎尾各五分 天竺黄煨 麝香各一字

上为末，生蜜丸豆大。每用半粒，薄荷汤化下。

大黄丸 治风热里实，口中气热，二便秘赤，饮水不止。

黑牵牛一半生，一半炒 川芎各半两 甘草一钱 大黄一两，酒洗饭上蒸

上为末，糊丸麻子大。每服数丸，温蜜水乳后服，以溏利为度，大小用。

愚按：前症既属里实，二便秘，法当疏下。若初服虽未通利，而病势已退，不

可再服。如二便未利，病势未退，当减数丸研化服之，恐过剂则元气伤而变病也。

泻青丸　治急惊发搐，眼赤睛疼。

当归　龙胆草炒　川芎　防风　大黄炒　羌活　栀仁各等分

上为末，炼蜜丸芡实大。每服一丸，砂糖汤化下。

愚按：前方足厥阴经解散肌表，疏通内热之药也。若大便秘结，烦渴饮冷，饮食如常者，属形病俱实，宜用此以泻之。若大便调和，烦渴饮冷，目淡青色，属病气实形气虚，宜用抑肝散平之。若大便不实，作渴饮汤，饮食少思，肢体倦怠者，属形病俱虚，宜用地黄丸补之。大抵前症，若因肝经血虚风热，先用四物汤加钩藤钩以生肝血，次用四君子汤以补脾土。若因肝经血燥痰盛，用地黄丸滋肾水生肝木，四君加芍药实脾土以平肝木。若因攻伐而致脾土虚寒者，急用六君子汤加丁香、木香温补脾土，否则必变慢脾风也。

抑肝散　治肝经虚热发搐，或痰热咬牙，或惊悸寒热，或木乘土而呕吐痰涎，腹胀少食，睡卧不安。

软柴胡　甘草各五分　川芎八分　当归　白术炒　茯苓　钩藤钩各一钱

上水煎，子母同服。如蜜丸，名抑青丸。

小柴胡汤加山栀、牡丹皮，名加味小柴胡　治肝胆经风热瘰疬，寒热往来，日晡发热，潮热身热，不欲饮食，或怒火口苦，耳聋咳嗽，或胁痛胸满，小便不利，或泄泻吐酸苦水，或肢体搐动，唇目抽札，并宜用之。方见变蒸

异功散方见天钓

地黄丸方见脏腑

白术散方见积滞

柴胡栀子散方见诸热

导赤散方见心脏

四物汤方见急惊

四君子汤

六君子汤二方见内钓

加味清胃散方见天钓

补中益气汤方见虚羸

心　脏

钱仲阳云：心主惊，实则叫哭，发热饮水而搐；虚则困卧，惊悸不安。又云：热则睡中口气温及上窜咬牙而合面卧，有就冷之意，皆心热也，导赤散主之。若仰面卧者，乃心气实，气不得上下流通也，泻心散主之。心病冬见，火胜水也，当补肾治心，轻者病自愈。下窜不语者，肾虚怯也。又张洁古云：心主热，若肺乘心为微邪，肝乘心为虚邪，脾乘心为实邪，肾乘心为贼邪。凡心脏得病，必先调其肝肾，肝气通则心气和，肝气滞则心气乏，此心病先求其肝，清其源也。五脏受病必传其所胜，肾之邪必传于心，故先治其肾，逐其邪也。若肝肾脉俱和，然后察其心家虚实治之。窃谓仰而卧者，因其心胸实热，故喜仰面而向虚也。合面卧者，因心胸虚热，故喜合卧而就实也。实则调治心肝，虚则调补脾肺，二者别之，尽其状矣。其咬牙等症，多有雷同，不必拘泥。如用泻心、导赤等剂，邪气虽去而病仍作，当调补元气，或反甚，急温补元气。其心气冬见，或亥子时病益甚，或下窜不语者，乃肾水虚而心火甚也，用地黄丸。其乳下婴儿，须母服之。

钱氏泻心散　治心经实热。

黄连

上为末，每服五分，临卧温水化下。

愚按：前症若叫哭发热，作渴饮水，抽搐有力，仰面而睡者，属心经实热，宜用泻心散或导赤散。若发热饮汤，抽搐乏

力，惊窜咬牙，合面而睡者，属心经虚热，用补心散。若喘嗽面赤，壮热饮水，肺乘心也，用泻白散。若摇头目札，身热抽搐，肝乘心也，用柴胡清肝散。若合目昏睡，泄泻身热，脾乘心也，用泻黄散。若窜视惊悸，咬牙足热，肾乘心也，用安神丸。若因乳母致症，亦用前药，以治其母。

导赤散　治小肠实热，小便秘赤。

生地黄　木通　甘草等分

上为末，每服一钱，入淡竹叶水煎。

愚按：泻心散、导赤散，泻心、小肠实火之剂。盖心为脾母，脾为心子，然心既病则脾土益虚矣。用者审之！

钱氏生犀散　治心经虚热。

生地骨皮　赤芍药　柴胡　干葛各一两　甘草五钱　犀角二钱，镑

上为末，每服一二钱，水煎。新增

愚按：前方云治心经虚热，其所用药多属泻心、泻肝经之剂，虚热二字，恐鲁鱼也。如心经自病而血虚热者，用秘旨安神丸；脾虚夺心之气而热者，用秘旨补脾汤；肝木不能生心火而虚热者，用地黄丸。

秘旨安神丸　治心血虚而睡中惊悸，或受吓而作。

人参　半夏汤泡　酸枣仁炒　茯神各一钱　当归酒洗　橘红　赤芍炒，各七分　五味子五粒，杵　甘草炙，三分

上为末，姜汁糊丸芡实大。每服一丸，生姜汤下。

地黄丸方见肾症

补心散方见惊啼

泻白散方见肺脏

柴胡清肝散方见热症

泻黄散方见脾脏

秘旨补脾汤方见惊啼

脾　脏

钱仲阳云：脾主困，实则困睡，身热饮水，或不饮水，虚则吐泻生风，脾胃虚寒，则面皖白，目无精光，口鼻气冷，肌体瘦弱，吐水腹痛，不思乳食，用益黄散；下利用调中丸。伤风手足冷者，脾脏怯也，先用益黄散补脾；后用大青膏发散脾病，见四季皆仿比。顺者易治，逆者难治。脾怯当面赤黄，若兼五脏相胜，随症治之。又张洁古云：脾主湿，自病则泄泻多睡，体重昏倦。若肝乘脾为贼邪，心乘脾为虚邪，肺乘脾为实邪，肾乘脾为微邪。凡脾之得病，必先察其肝心二脏。盖肝是脾之鬼，心是脾之母，肝气盛则鬼邪有余，心气亏则生气不足，当用平肝气益心气。若诊其脉，肝心俱和，则脾家自病，察其虚实而治之。窃谓前症实者，病气实而形气虚也。若面色皖白，吐泻腹痛，口鼻气冷，属寒水侮土，宜用益黄散。若面青唇黯，吐泻，手足并冷，此脾土虚寒，用干姜理中汤。若伤风，手足并冷，吐痰咳嗽，吐泻腹胀，此脾肺气虚，用五味异功散实脾气，加防风、升麻散外邪。若发于寅卯之时，用六君、柴胡、升麻，补脾土平肝木。然面黄者脾之本色也，面赤者火生土为顺，面青者木克土为逆，当平其所胜，以补元气为善。

大青膏方见肝脏

调中丸方见脾胃虚寒

人参安胃散　治脾胃虚弱，伤热乳食，呕吐泻痢。

人参一钱　黄芪二钱　生甘草　炙甘草各五分　白芍药酒炒，七分　白茯苓四分　陈皮三分　黄连炒，二分

上为末，每服二钱，水煎。

愚按：东垣云：益黄散内有丁香、青

皮之辛热，盖为寒水侮土而设也。若因热药巴豆之类损其脾胃，或因暑热伤乳食而成吐泻，口鼻气热，而致慢惊者，宜用前散。

益黄散　治脾虚吐泻不食，米谷不化，困倦力少，滑肠夜起，并疳虚盗汗，涎流口角。

陈皮一两　丁香二钱　诃子炮，去皮　青皮去白　甘草炙，各半两

上为末，每服一钱，水煎服。

愚按：前症若脾土虚寒，或寒水侮土而呕吐泄泻，手足并冷，或痰涎上壅，睡而露睛，不思乳食，宜用此方。若因脾土虚弱吐泻者，用六君子汤加柴胡。如不应，或手足俱冷，属虚寒也，更加木香、炮姜。若因乳母脾虚肝侮，必治以前药。若乳母郁怒，致儿患前症，母服加味归脾汤。

钱氏泻黄散一名泻脾散　治脾热吐舌。

藿香叶　甘草各七钱五分　山栀仁一两　石膏五钱　防风二两

上用蜜酒微炒，为末，每服一二钱，水煎。

愚按：前症若作渴饮冷，卧不露睛，手足热甚，或遍身发黄，属胃经实热，宜用泻黄散。若作渴饮汤，卧而露睛，手足并冷，属胃经虚热，宜用异功散。若面青搐搦，乳食少思，肝乘脾也，用秘旨补脾汤。若面赤惊悸，身热昏睡，心乘脾也，用秘旨安神丸。若面白喘嗽，肢体倦怠，肺乘脾也，用补中益气汤。若唇黑泄泻，手足指冷，肾乘脾也，用益黄散。病后津液不足，口干作渴，宜用七味白术散。若乳母膏粱厚味，七情郁火所致，当审其因而治其母。

人参理中汤方见伤寒表里

五味异功散

六君子汤二方见天钓、内钓

肺　脏

钱仲阳云：肺主喘，实则闷乱喘促或饮水，虚则哽气、出气、短气。若肺盛复感风寒，则胸满气急喘嗽，用泻白散。肺热则手掐眉目鼻面，用甘桔汤。肺虚热则唇色深红，少用泻白散。肺怯则唇色白，用阿胶散。若闷乱气粗，喘促哽气者，难治。肺病久，唇白者，此脾肺子母皆病虚也，若白如猪脂者吉，白如枯骨者死。如肺病春见，肺胜肝也，用地黄丸补肝肾，泻白散以治肺。目淡青，必发惊，更有赤者当搐，为肝怯也。又张洁古云：肺主燥，自病则喘嗽，燥则润之。若心乘肺为贼邪，肝乘肺为微邪，肾乘肺为实邪，脾乘肺为虚邪。凡肺之得邪，必先观心脾二脏之虚实。若心火铄金，当抑心滋肺。若脾气虚冷不能相生，而肺气不足，则风邪易感，宜补脾肺。若脾实中痞，热气上蒸于肺，宜泻脾气。若心脾平和而肺自病，当察虚实治之。窃谓肺经郁热，用泻白散；肺气自虚，用四君子汤；外邪所乘，用参苏饮；心火炎烁，用人参平肺散；中焦实痞，用大承气；脾不能生肺，用异功散。夫肺气盛者，肺中之邪气盛也，其脉右寸必浮而有力，宜用泻白散以泻之。若肺虚而有热者，执肺热伤肺之说，而不用人参，误矣。仍参其症治之。

泻白散　化痰止咳，宽气进食。

地骨皮　桑白皮炒，各一两　甘草炙，一钱

上为末，每服一二钱，入粳米百粒水煎。

愚按：《活人方》云：喘者，肺气盛而有余。然气盛当认作气衰，有余当认作不足。盖肺气盛者，肺中之火盛也；有余者，肺中之邪有余也。其脉右寸必浮而有

力，右颊色赤，用前药以泻之。前症若乳母感冒风寒，肺经蕴热，致儿为患，用参苏饮。若乳母膏粱醇酒积热，致儿是病，用清胃散。

甘桔汤 治风热上攻，咽喉疼痛，及喉痹妨闷。

苦梗一两 甘草炒，二两

上每服二钱，水煎。

阿胶散 治肺虚咳嗽喘急，或咳而哽气，喉中有声。

阿胶一两，蛤粉炒 鼠粘子二钱五分，炒香 甘草一钱，炙 马兜铃半两，炒 杏仁七个，去皮尖 糯米一两

上每服一二钱，水煎。

愚按：前方乃直治肺金之剂。经云：虚则补其母。若前药未应，当用五味异功散以补脾。

地黄丸方见肾脏

四君子汤方见内钓

参苏饮方见诸热

人参平肺散方见咳嗽

大承气汤方见伤寒表里

异功散

清胃散二方见天钓、内钓

肾 脏

钱仲阳云：肾主虚，无实症。惟痘疮实则黑陷，更当分别症之虚实。假如肺病又见肝症，咬牙呵欠者易治，肝虚不能胜肺也；若目直视大叫哭，项急烦闷者难治，盖肺病虚冷，肝强实而胜肺也。视病新久虚实，虚则补其母，实则泻其子。夫肾虚者，由胎气不盛，则神短囟开，目多白睛，而色皖白，此皆难养，纵长不过八八之数。若恣色欲，不及四旬而亡。或有因病而致肾虚者。又云：肾气不足则下窜。盖肾虚骨重，惟欲坠下而缩身也。肾水阴也，肾虚则目无精光，畏明，皆用地黄丸。肾病见夏，水胜火也，轻者病自退，重者当惊发搐。又张洁古云：肾主寒，自病则足胫寒而逆。肾无实，疮疹黑陷乃实，是水制灭也。若心乘肾为微邪，肺乘肾为虚邪，肝乘肾为实邪，脾乘肾为贼邪，本脏虚弱，正令不行，鬼贼克害，当补本脏之正气。假令肺病喘嗽，见于初春，当补肾；见于夏，救肺；见于秋，救脾；见于冬，补心泻本脏，乃名寒嗽。大抵五脏，各至本位，即气盛不可更补；到所克部位，不可更泻。然五行之中，惟肾水一脏，母盛而反受邪，何则？肺属金，射于皮毛，所主者气。肾属水，主于骨髓，所藏者精。气之轻浮，能上而不能下；精之沉重，能下而不能上。此物性之自能。今肺气得热而上蒸，则不能下，生于肾而受邪矣，急服凉药解之，此肾病必先求肺。或脾经之湿，刑克于肾，宜去脾湿。若脾肺平和而肾自病，则察其本脏而治之。窃谓下窜等症，足不喜覆者，盖腰以下皆肾所主，乃心气下行于肾部也，法用地黄丸壮肾水以制心火。若因脾肺虚而不能生肾水者，用补中益气汤、六味地黄丸以滋化源。其疮疹黑陷，乃肾虚而邪气实也，尤当用地黄丸。

地黄丸

熟地黄八钱，杵膏 山茱萸肉 干山药各四钱 泽泻 牡丹皮 白茯苓各三钱

上为末，入地黄膏，量加米糊，丸桐子大。每服数丸，温水空心化下。行迟、鹤膝，加鹿茸、牛膝、五加皮。

愚按：前丸治肾肝血虚，燥热作渴，小便淋秘，痰气上壅；或风客淫气，患瘰结核；或四肢发搐，眼目瞤动；或咳嗽吐血，头目眩晕；或咽喉燥痛，口舌疮裂；或自汗盗汗，便血诸血；或禀赋不足，肢体瘦弱，解颅失音；或畏明下窜，五迟五

软，肾疳肝疳；或早近女色，精血亏耗，五脏齐损；或属肾肝诸症不足之症，宜用此以滋化源。其功不可尽述。

补中益气汤方见虚羸

卷 二

吴郡 薛铠集 薛 己验
江都 魏一元 吴中珩校

面 上 症

钱仲阳云：左腮为肝，右腮为肺，额为心，鼻为脾，颏为肾。色青主惊积不散，欲发风候。红主痰积惊悸。黄者食积癥伤，欲作疳癖。白主泄泻水谷，更欲作呕。黑主脏腑欲绝。

印堂：青主初患惊泻；红主大惊夜啼；黑主客忤。

山根：青主二次惊；泻后发躁，黑黄甚者死。

年寿：平陷主夭，青主发热生惊；黑主利，死；红主躁，死；微黄曰平，黄甚曰霍乱。

承浆：青主食时被惊；黄主吐逆亦主血利，黑主惊风。

面眼：黑睛黄，主有热；白睛黄，主食积疳痼；白睛青，主惊风；黑睛黄，主伤寒。

眉上：青吉；忽红主烦躁夜啼；黄主霍乱；久病红者死。

风气二池：青主风候；紫主吐逆或发热；黄主吐逆；赤主烦躁夜啼。

两颧：赤主肺有客热。

两太阳：青主二次受惊，青自太阳入耳者死；红主血淋。

两脸：青主客忤；黄主痰溢；赤主风热。

两颊：赤主伤寒；两颐青主吐虫。

两金匮：青主第三次惊风；黑绕口，三日死；青连目入耳，七日死。

两风门：红主风热；黑主疝；青主水惊；黑从眉入耳，即日死；唇黑不食者死。

面青眼青肝病，面赤心病，面白肺病，面黄脾病，面黑肾病。

额间：赤色主心经有热，烦躁惊悸，若饮水或叫哭，属本经实热，用泻心散以清心火。微赤困卧惊悸，热渴饮汤，属虚热，用秘旨安神丸以生心血。青黑主惊风，腹痛或瘈疭啼叫，用五味异功散加木香、柴胡、钩藤钩补脾肝。青黑主心腹作痛，此寒水乘心，用益黄散。微黄主惊疳，用安神丸。

左脸青或兼赤，主肝经风热，项强顿闷，目劄瘈疭，用柴胡清肝散。色微赤，倏热咬牙，属虚热，用地黄丸。青黑主肝克脾而惊搐腹痛，用六君子加姜、桂。微赤主潮热血虚心躁，先用秘旨安神丸，次用地黄丸。

右脸赤主风邪，气粗咳嗽，发热饮水，为实热，用泻白散。若哽气出气，唇白气短，属虚热，用五味异功散。若脾热所传，用清胃散。心火所刑，用人参平肺散。淡赤主潮热心躁，或大便坚秘，用《宣明》柴胡饮子以疏导。如潮热未止，更用钩藤饮以清肝。色青白主咳嗽恶心，先用惺惺散，解表邪健脾土，更以六君子汤调补中气。色青黑主惊风腹痛，盘肠内钓，用六君、钩藤钩平肝补脾。

鼻微黄为平，赤主脾胃实热，身热饮水，乳食如常，用泻黄散清热理脾。微赤主脾经虚热，身凉饮汤，乳食少思，用五味异功散补中健脾。色深黄主小便不通，鼻中干燥，气粗衄血，乃脾热传于肺肾，先用《济生》犀角地黄汤，后用地黄丸。色淡白乃脾虚泄泻，乳食不化，用六君子汤调补中气。青色主脾土虚寒，肝木所胜，用五味异功散加木香、炮姜，温中平肝。黑为死候。

颏间色赤，主肾与膀胱气滞热结，而小便不通，用五苓散以分利。鼻准微黄，兼右腮微赤，乃脾肺燥热不能生化肾水，用黄芩清肺饮。膀胱阴虚，阳无所主，用滋肾丸。若颏间微赤，乃膀胱阳虚，阴无所化，用六味地黄丸。若小腹胀满，或阴囊肿胀，属阴虚湿热壅滞，用六味丸加车前、牛膝。脾肺气虚不能通调水道者，亦用前药。其小便赤色，久而尿血，亦属肝肾气虚有热，用六味地黄丸，如不应，则用补中益气汤益脾肺生肝肾。若小便后出白津，或茎中作痛，属肝经湿热，先用龙胆泻肝汤，后用六味地黄丸。

印堂：青黑主腹痛夜啼，此脾气虚寒也。脾为至阴，故夜间腹痛而啼，用钩藤饮。色淡白主泄泻，乳食不化，属脾气虚弱，用五味异功散加木香。

人中：黄主伤乳胃逆，青主下利，乳食不化，嗳气酸腐，此脾虚停滞，先用大安丸消食，后用异功散健脾。黑主蛔虫咬痛。

唇：色白主吐涎呕逆，或吐血便血，乃脾气虚弱不能摄涎统血归源，急用六君子汤。色赤干燥而皱者，主脾经热渴，大便不通，烦热不寐，先以清胃散治其热，次以四君、黄连、山栀调其脾。黄主食积泄泻，乳食不化，以六君子汤健脾。色赤兼白主衄血，乃脾肺虚热，不能摄血归源，用《圣济》犀角地黄汤清热补血，用四君子汤以补脾气；如久不应，用麦门冬散，或人参安胃散。

口畔：色黄主脾经积热，用清胃散；久病用四味肥儿丸以治疳热。唇口抽动主惊热不安，用异功散加山栀、钩藤钩，补脾平肝。若口流涎，唇色紫，乃脾气虚寒，用异功散加炮姜、木香。若腹中痛，口吐涎，乃虫作痛，先用芜荑散，后用调中丸。不吐涎是积痛也，用异功散。手足厥冷，用理中汤加乌梅，温补中气而痛自止。或吐后，或不便去后而痛止者，先用下积丸，后用异功散。

白主失血，死；青主惊风，死；黑色绕口者，不治。耳后微赤，此少阳经风热，用柴胡饮子清肝生血。微黄主睡中惊悸咬牙，用四君子加芎、归、升麻以调理脾气。

耳：干燥主骨疳蒸热，作渴盗汗，用地黄丸。若小便后出白津，或玉茎痒痛，属肝经湿热，先用龙胆泻肝汤，后用地黄丸。若禀赋肾气不足，或早近女色，致小便涩滞，或作痛如淋者，急用地黄丸、补中益气汤滋其化源。或大小便去后，谷道牵痛者，其虚尤甚，用前丸加牛膝、车前、肉桂。如手足逆冷，或畏寒少食，阳气虚寒也，急加附子，多可得生。大抵多因禀赋脏气不平，或乳食寒暑失节，或妊娠乳母饮食起居六淫七情所致。若初病元气无亏，乳食如常，发热壮热，二便秘结，作渴饮水，睡不露睛者，悉属形病俱实，当治邪气。若病久元气已亏，食少发热，口干饮汤，呕吐泄泻，肢体畏寒而露睛者，悉属形病俱虚，当补正气，更宜审胎气之虚实，脏腑之相胜而治之，庶无误矣。

泻心散方见心脏

秘旨安神丸方见心脏

五味异功散方见内钓

朱砂安神丸方见发搐

柴胡清肝散方见诸热

地黄丸方见肾脏症

六君子汤方见内钓

泻白散方见肺脏

清胃散方见内钓

补中益气汤方见虚羸

人参安胃散方见脾脏

宣明柴胡饮子方见发热

钩藤饮方见慢惊

惺惺散方见咳嗽

泻黄散方见脾脏

五苓散方见五淋

济生犀角地黄汤方见便血

发　搐

钱仲阳云：惊痫发搐，男左视无声，右视有声；女右视无声，左视有声，此相胜也。盖左为肝部，右为肺部，金木相胜故耳。若寅卯辰时身热，目上视，手足动，口流涎，项强急，此肝旺也。巳午未时身热发搐，心神惊悸，目上视，牙紧流涎，手足搐动，此心旺也。申酉戌时身热微搐而喘，目微斜，睡露睛，手足冷，大便淡黄水，此肺旺也。亥子丑时微搐，卧而不安，身微热，目紧斜，喉中有痰，大便色白，困睡流涎，此肾虚也。若握拳拇指在内女为顺，拇指在外男为顺，顺则易治，逆则难愈。若涎入心肝，则不能言，用凉心镇惊下痰逆。搐者不治，吐泻后变症者亦不治。如手足冷汗，搐眉搐肚，日夜不止，名真搐，当用人参汤、川乌、全蝎等药，平其胃气。伤风发搐，口中气热，呵欠，手足动者，名假搐，用大青膏发散风邪。伤食后发搐，身热困睡，呕吐不思乳食者，当先定搐，后用白丸子下之。百日内发搐，真者内生风，二三次必死，假者外生风，虽频发不死。外伤风者用人青膏涂囟门，及浴体法。

寅卯辰时搐而发热作渴，饮冷便结，属肝胆经虚热，用柴芍参苓散；作渴引饮，自汗盗汗，属肝胆经血虚，用地黄丸；口吻流涎，属肝木克脾土，用六君子汤。

巳午未时发搐，若兼作渴饮水，属风火相搏，以地黄丸补肝，导赤散、凉惊丸治心；若作渴饮汤，体倦不语，土虚而木旺也，用地黄丸以补肾，六君子汤以补脾。

申酉戌时微搐而喘，目微斜，身似熟睡而露睛，大便淡黄，属脾肺虚热，用异功散；手足逆冷，或喘泻不食，属脾肺虚寒，用六君、炮姜、木香；久病而元气虚者，用六君子、六味丸二药主之。

亥子丑时，微搐身热，目睛紧斜，吐泻不乳，厥冷多睡，属寒水侮土，用益黄散，未应，用六君、姜、桂。伤风发搐，口气不热，肢体倦怠，用异功散补脾土，钩藤饮清肝木。若因风邪内郁发热而变诸症者，当理肺金，清风邪。若外邪既解，而内症未除，当理肺补脾。若脾经亏损而致惊搐等症者，当补脾肺以平肝心，则惊搐自止矣。若停食发搐，呕吐乳食者，宜用消食丸。若食既消而前症仍作，或变他症者，脾土伤而肝木乘之也，用六君子加钩藤钩以健脾平肝。若百日内搐者，因胎气所禀，亦有乳母七情厚味所致者，当兼治其母，而以固胃为先，不可径治其儿也。

治验

一小儿寅卯时发热痰搐，服抱龙丸而愈。后复患，因自用前药，更加咳嗽气喘，不时发搐，面赤或青黄，或浮肿，或流涎。余谓：咳嗽气喘乃脾肺气虚，不时发搐乃木乘土位，面青而黄赤乃肝助心脾，浮肿流涎乃脾气虚弱。用益智丸以补心神，补中益气汤以补脾肺，顿愈。

少参王阳湖孙跌伤股骨，正体科已续。余视其面色青黄，口角微动，此肝木侮脾之症，且气血筋骨皆资脾土以生，但壮脾气则所伤自愈。遂用六君、钩藤、当归，三十余剂，诸症悉痊。

一小儿两目连札，手足发搐，服天麻防风丸之类，每发饥时益甚，得饮食稍定。此肝木制脾土也，用六君、升麻、柴胡、钩藤钩，二剂而病痊，又用补中益气汤而全效。

一小儿巳午时，搐热惊悸，发时形气倦怠，面黄懒食，流涎饮汤，此心火虚而不能生脾土也。不信，自服凉心之药，更加吐泻，睡而露睛，几成慢脾风。用六君、姜、桂，佐以地黄丸而愈。

一小儿七岁，惊搐发热不已，巳午未时益甚，形气殊倦，热定饮汤。此心脾气虚，朝用补中益气汤加益智仁，夕用六君、当归、钩藤钩寻愈。后饮食过多，复作呕泻，或治以保和丸，反加寒热发搐。此脾土复伤，而肝木所侮也，用六君、柴胡，寒热止而饮食进；但午未之时仍泄，用补中益气汤加茯苓、半夏、钩藤钩而愈。

一小儿百日内患搐，痰涎自流，用惊风药益甚。视其面色黄中隐白，乃脾虚不能摄涎也，用六君子、补中益气二汤而愈。后复患兼气喘，自欲表散行痰。余谓：此肺虚不能纳气归源耳。用五味异功散加钩藤钩、柴胡，调补脾肺，清理肝火而定。

一小儿患前症，面青黑或萎黄。审其母素有郁怒，用加味逍遥散、加味归脾汤，治其母而子亦愈矣。

一小儿月内发搐鼻塞，乃风邪所伤，以六君子汤加桔梗、细辛，子母俱服；更以葱头七茎、生姜二片，细擂摊纸上，合置掌中令热，急贴囟门，少顷鼻利搐止。

一小儿未满月发搐呕乳，腹胀作泻。此乳伤脾胃，用五味异功散加漏芦，令母服之，子亦服匙许遂愈。

一小儿惊悸痰盛，泻乳不消。此感风邪夹惊，肝伤脾而气虚，先以天麻防风丸祛风定惊，后用五味异功散壮脾止搐而愈。

一小儿发搐啼叫，手足指冷，左腮青黑。此脾土虚弱肾水反所侮也，用六君、姜、桂，一剂顿安，又以四君、芎、归及补肝散而愈。

一小儿发热拘急，四肢瘈疭，左腮赤。此心肝二经风热，先用柴胡清肝散，次用六味地黄丸而愈。

一小儿发热作渴，用泻黄散，大便重坠，口角流涎。仍欲泻火。余曰：鼻准青白多而黄色少，属脾胃虚寒，肝木所侮。盖口角流涎，脾气虚而不能摄也；大便重坠，脾气陷而不能升也。不信，另用凉惊之剂，果眉唇微动，四肢微搐。余曰：此虚极而变慢风也。始用六君、当归、木香、炮姜、钩藤钩，二剂未效，意欲更药。余曰：此药力未至也。仍加附子一片，服之即安。后去附子，又二剂而愈。

一小儿目内青，发搐，目直上视，叫哭不已。或用牛黄清心丸，更加咬牙顿闷，小便自遗。余谓：此肝脾虚甚。用补中益气汤、六味地黄丸而愈。

一小儿发搐目札，属肝胆经风热，先用柴胡清肝散以清肝，后用六味地黄丸以补肾而愈。

凉惊丸 治惊疳热搐，心神惊悸，白睛赤色，牙关紧急，潮热流涎，手足动搐。

黄连五钱 龙脑一钱，研 龙胆草酒拌炒黑 防风 青黛三钱，研 钩藤钩子二钱 牛黄 麝香各一字

上各另为末，面糊丸粟米大。每三五丸至一二十丸，煎金银汤下。

愚按：前方治心肝二经风热。若心肝虚而见惊搐潮热，用秘旨安神丸。肝木乘脾者，用异功散加柴胡、钩藤钩。心脾虚弱而潮热流涎者，用异功散。若虚寒更加木香。不应，更加炮姜。详见滞颐

擦牙通关散 治风搐搦，关窍不通，痰塞中脘，留滞百节。

南星二钱 麝香一字 牙皂二铤，烧存性 赤脚蜈蚣一条 僵蚕一钱

上为末，姜汁蘸药少许擦牙，或调服二三点，涎自出。

至圣保命丹 治胎惊内钓，腹肚紧硬，啼叫不安，及急慢惊风，眼目上视，手足抽掣，不省人事。

全蝎十四个，去毒 防风二钱 白附子 炮南星 蝉壳 僵蚕去丝嘴，炒 天麻 朱砂各一钱 麝香五分 金箔

上为末，米糊和，每两作四十丸。每服一丸，白汤化下。有热者以胆星易炮星。

白饼子 治伤食呕吐，肚疼嗳气。先用此药一服，推下食积，却用惺惺散、加减参苏饮。不可服冷药。

滑石 半夏 胆南星各一钱 轻粉 巴豆二十四粒，去皮膜，用水一升，煮干研烂

上以三味为末，入巴豆、轻粉研匀，饭丸绿豆大。每服三五丸，紫苏汤下。忌热物。量儿加减。

十味安神丸 治惊。

人参 茯神 麦门冬 山药各二钱 片脑一分 龙齿一钱 朱砂 甘草 寒水石各五分 金箔二片

上为末，蜜丸鸡头大。灯心汤调下。一方有马牙硝。

浴体法

天麻二钱 蝎尾去毒 朱砂各五分 乌蛇以酒浸焙 白矾各二钱 麝香一字 青黛二钱

上为末，每服三钱，水三碗，桃枝一握，煎至数沸，温浴之，勿浴背。

涂囟法 治发搐。

麝香一字 蝎尾去毒 薄荷叶三分 蜈蚣 青黛末 牛黄各一字

上同研，用熟枣肉剂为膏，新绵上涂匀贴囟上，四方可出一指许，火上炙手频熨，百日里外小儿可用此。

泻青丸方见肝脏

导赤散方见心脏

地黄丸方见肾脏

益黄散方见脾脏

苏青膏方见慢惊

大青膏方见肝症

目睛瞤动

目者肝之窍也，肝胆属风木二经，兼为相火。肝藏血，血不足则风火内生，故目睛为之瞤动。经曰：曲直动摇，风之象也。宜四物益其血，柴胡、山栀清其肝，阴血内荣，则虚风自息矣。若因肝经血燥而目病者，用六味丸以滋其源。因肺金克肝木者，用泻白散以平金邪。若眼眶瞤动者，肝木乘脾土也，用抱龙丸。若愈后惊悸不寐，或寐中发搐咬牙，目睛瞤动者，血虚不能荣筋脉也，用补中益气汤或归脾汤加茯苓、五味。盖有余者，邪气实也；不足者，真气虚也。凡病气有余当认为不足，况此症兼属肝脾，多为慢惊之渐，尤

当审之。

治验

一小儿三岁，因惊抽搐发热，久服抱龙丸等药，面色或赤或青。余曰：始因肝有实邪，故宜用前药。今面色青赤，乃肝经虚热传心矣。遂用六味丸以养肝肾，佐以六君、升麻、柴胡，以补脾胃，诸症顿痊。

大尹周应昌子，患瘰疬，恪服化痰之剂，虚宜用六君子汤。

泻青丸方见肝脏

六味丸方见肾脏

四君子汤方见天钓

泻白散方见肺脏

唇口蠕动

唇为脾之华，口乃肺之窍，又阳明之脉，环唇口而交人中阳明胃也。是以脾胃虚者，多有此症，不独病后而已。夫脾主涎，脾虚则不能收摄，多兼流涎。或误认为痰，而用祛逐之药，则津液益枯，不能滋养筋脉，遂致四肢抽搐，病势愈甚。原其治法与慢脾风相同，当用大补脾胃之药加升麻、柴胡，切勿用青皮、龙胆草之类。兼察其色，黄者脾弱也；青者肝胜也；青黄不泽，木来克土也；青赤相兼，木火风热也；黑为寒水反来侮土；白为气虚亡阳。凡此宜用六君子汤加小柴胡汤。若四肢微搐，或潮热往来，或泄泻呕吐，而色萎黄，皆脾胃有伤也，宜用白术、黄芪、川芎、当归、人参、陈皮、肉豆蔻、神曲、干葛、白芍药、黄连、炙甘草、白茯苓以补胃气。若脾胃虚弱者，用五味异功散，虚寒加木香、炮姜。若脾气下陷者，用补中益气汤以升其阳。作渴者，用七味白术散以生津液。若肝木侮脾者，用补中益气汤加茯苓、半夏、芍药，以治肝补脾。

治验

一小儿伤食发热唇动，或用养胃汤、枳实、黄连、山楂之类，更加腹胀，午后发热，按其腹不痛。余以为服前药，饮食虽化而脾胃复伤也，用六君子汤数剂而痊。

一小儿伤食发热，呕吐唇动，服消导清热之剂，饮食已消，热赤如故。余曰：此胃经虚热耳。用四君子、升麻、柴胡，四剂而愈。

一小儿素面白，忽然目唇微动，时面色黄青，良久其唇口、手足亦微动。此脾虚而肝侮之也，用五味异功散加钩藤钩、白附子，一剂而面青少退，再二剂，唇口动亦止，又用异功散加升麻、柴胡四剂而痊。

一小儿暑月吐泻，目唇微动，面色青白，手足并冷。仍用玉露散。余谓：已变慢脾风也，当温补脾肾。不信，后果殁。

五味异功散方见天钓、内钓

补中益气汤方见虚羸

七味白术散方见积痛

六君子汤方见天钓

小柴胡汤方见痉症

四君子汤方见天钓

惊搐目直

小儿忽然惊搐目直者，皆肝之风热也。若肝虚生风则目连札而不搐，及多欠、咬牙。若肝经风实，则目直大叫，呵欠，项急，顿闷。若肝经有热，则目直视不搐，得心热则搐，气热则外生，气温则内生，其症手寻衣领及乱捻物，宜用泻青丸。壮热饮水喘闷，宜用泻白散。凡病之新久，皆能引肝风，风内动则上入于目，故目为之连札。若热入于目，牵其筋脉，两眦俱紧，不能转视，故目直也。亦有饮食停滞中焦，致清阳不升，浊阴不降，肝木生发之气不得升，致生虚风者，须详审之。若胸满腹痛，呕吐恶食，轻则消导化痰，重则探吐滞积，更须审其所伤寒物热物。亦有因感冒吐泻，致使土败木侮而生虚风者，不可遽服惊药，宜用六君子加芍药、木香、柴胡，制肝补脾。若因脾土虚而自病者，用五味异功散。凡饮食停滞，痰涎壅满而见惊症者，实因脾土虚弱，不能生金，金虚不能平木，故木邪妄动也，宜健脾消食，其症自愈。若辄用惊风之药，反成其风而益其病也，况脏腑脆嫩，不可投以竣厉之剂。治者慎之。

治验

姚仪部子每停食则身发赤晕，此饮食内停不消，郁热发外，用清中解郁汤而愈。后患摇头咬牙，痰盛发搐，吐出酸味，伺其吐尽，翌日少以七味白术散，调理脾胃，遂不复患。

一小儿停食，服通利之剂作呕腹胀。此脾胃复伤也，用补中益气汤而愈。

一小儿两目动札，手足发搐，数服天麻防风丸之类，前症不愈，其痰益甚，得饮食稍愈。视其准头及左颊色青黄。余曰：脾主涎，此肝木克脾土，不能统摄其涎，非痰盛也。遂用六君、升麻、柴胡、钩藤，二剂饮食渐进，诸症渐愈，又用补中益气汤而安。

九味养脾汤　治小儿大病后，面黄肌瘦，目动咬牙发少，未能强步。因误服解表泻利伤克诸药而致者，宜长缓调理，全复胃气。

白术一钱二分　白芍药酒炒　白茯苓各八分　人参　陈皮　川芎各六分　甘草炙　黄芪蜜炙　当归酒洗，各四分　半夏　山楂　麦门冬各六分

上用姜、枣水煎服。

六君子汤

五味异功散二方见天钓

清中解郁汤方见丹毒

七味白术散方见积痛

补中益气汤

参苓白术散二方见虚羸

天麻防风丸方见伤风咳嗽

睡中惊动

小儿睡中惊动，由心肾不足所致。盖心主血与神，肝藏血与魂，肺主气与魄，肾主精与恐。小儿脏腑脆弱，易为惊恐，恐则气下，惊则心无所依，神无所归。且夫人之神气，寤则行于目，寐则栖于肾。今心肾既虚，则不能宁摄精神，故睡中惊动也。治宜清心安神，用茯苓补心汤加酸枣仁、茯神、五味。亦有惊吓而作者，因击动其肝，故魂不安也，治宜镇惊定魂，用安神镇惊丸。若饮食间因惊而停滞者，用六君子加神曲、厚朴。食既消而惊未定，用茯苓补心汤。若木火太过而心神不宁者，用导赤散。风热相搏者，用柴胡栀子散。食郁生痰，惊动不安者，用四君以健脾，神曲、半夏以化痰，山栀、芍药以清热。

治验

一小儿夜睡忽然惊动如搐，大便酸臭而色青。此饮食伤脾而肝旺也，先用异功散加柴胡、升麻、山栀，又用四味肥儿丸而愈。

一小儿不时睡中惊动发搐，作渴饮冷，左腮青，额间赤。先用柴胡清肝散加钩藤钩四剂以治肝火，后用五味异功散以健脾，又用地黄丸补肾肝而安。

导赤散方见心脏

柴胡栀子散方见诸热症，即栀子清肝散

六味丸方见肾脏

四君子汤

六君子汤

五味异功散三方见天钓

茯苓补心汤方见喑

安神镇惊丸方见急惊

目动咬牙

小儿惊后，目微动咬牙者，皆病后亡津液，不能荣其筋脉也，亦有肝惊虚热而生风者，当审其气血有余不足而治之。其日中发热，饮冷而动者，气有余也，用泻青丸。夜间盗汗及睡不宁而动者，血不足也，用地黄丸。或因肝经风邪传于脾肾者，亦令咬牙，先用柴胡清肝散，次用五味异功散、六味地黄丸。若因脾胃虚热，用补中益气汤加芍药、山栀，实热用泻黄散，盖牙床属手足阳明故也。若肝肾热，用六味地黄丸。

治验

奚氏女六岁，忽然发惊，目动咬牙，或睡中惊搐，痰涎壅盛，或用化痰祛风等药，益甚。余曰：面青而见前症，乃属肝木克脾土，不能摄涎而上涌也，当滋肾水生肝血，则风自息而痰自消矣。遂用六味丸而愈。

一小儿患前症，痰涎自流，用惊风之药，其症益甚，脾胃益虚。视其面色萎黄，口中吐痰。用六君子补中益气汤而愈。

导赤散方见心脏

地黄丸方见肾脏

泻青丸方见肝脏

补中益气汤方见虚羸

六味地黄丸方见肾脏

六君子汤方见天钓

摇头便血

经曰：诸风掉眩，皆属肝木。木得风则摇动，乃肝经火盛而生虚风也。汤氏治郑都承子，摇头便血七年，用祛风药、止血药，百试无效。此肝经风热所乘，土受木克，不能摄血而渍入大肠，故便血不止。遂制清肝益胃汤，以平肝益脾祛风热，兼服胃风汤，旬余诸症悉愈。便血者风木摇动，则土受凌虐，而不能统血也。或食酸味过多，以益其肝，致令阴结。经曰：结阴者便血一升，再结二升，三结三升。又邪在五脏，则阴脉不和，阴脉不和，则血留之。结阴之病，阴气内结不得外行，渗入肠间，故便血也。间亦有乳母恚怒，风热炽盛，或肝木伤脾，使清气不升，或风邪侵入大肠者。治法：若因风热，用柴胡清肝散。若因怒火，用加味小柴胡汤。若清气不升，脾气下陷者，用补中益气汤。若风邪侵于大肠者，用清肝益胃丸。肝经血热妄行者，用六味地黄丸。脾土不能培肝木者，用六君、柴胡、钩藤钩。肝木胜脾土者，用四君、芍药、钩藤钩。结阴者，用平胃地榆汤。

治验

一小儿伤风咳嗽痰涌。余谓：脾虚肺弱，腠理不密，风邪外乘。用六君子汤加桔梗、桑皮、杏仁而愈。后饮食停滞，作泻腹胀，仍用六君子加山楂、厚朴而安。又停食作泻，服消导之药，更加咳嗽。余谓：当调补脾土。不信，自用发表克滞，前症益甚，更加摇头。余以天麻散倍加钩藤钩及异功散而愈。

一小儿项间结核，面色萎黄，肌体消瘦，咬牙抽搐，头摇目札。此肝木克脾土也，用六君子汤及九味芦荟丸顿愈。

一小儿病后，遇惊即痰甚，咬牙抽

搐，摇头作泻，恪服脑、麝、朱砂等药，以致慢惊而卒。

清肝益胃丸

犀角屑　甘草　全蛇蜕炙黄　钩藤钩子　麻黄去节，一钱　黄芪蜜炙　羌活　防风　白芍药　天花粉各半两

上为末，枣肉杵丸桐子大。每服十丸，食后薄荷汤下。

《海藏食疗》云：蛇蜕主去风邪明目，治小儿一百二十种惊痫寒热等症，蛊毒安胎。炒用又治风痫、弄舌摇头。故前方用之。

平胃地榆汤　治结阴便血。

白术　陈皮　茯苓　厚朴　葛根各五分　地榆七分　干姜五分　炙甘草　当归　炒神曲　白芍药　人参　益智各三分　升麻　附子炮，各一钱

上每服一钱，水煎服。

胃风汤方见偏风口噤

柴胡清肝散方见诸热症

加味小柴胡汤方见肝脏

补中益气汤方见虚羸

六味地黄丸方见肾脏

泻白散方见肺脏

六君子汤

四君子汤二方见天钓

天麻散方见内嗽

异功散方见天钓

九味芦荟丸方见疳症

偏风口噤

小儿偏风者，属少阳厥阴肝胆二经症也。噤者筋急，由风木太甚，而乘于脾以胜水湿，则筋太燥，然燥金主于收敛劲切故也。又曰：风之为病，善行而数变，或左或右，其因一也。治须审而药之。若足阳明胃经气虚，风邪所乘，其筋脉偏急者属外因。若足厥阴肝经风热乘脾，筋脉偏急者属内因。若脾肺虚弱，腠理不密，外邪所乘，或服金石之剂，耗损肝血，或吐泻后，内亡津液不能养肝，致口眼歪斜，或半身不遂。诸症皆属肝血不足，肝火生风，宜滋肾水，养肝血，壮脾土。治法：脾胃虚而动风者，异功散加柴胡、钩藤钩。脾肺虚而外邪所乘者，用钩藤饮。肝火血燥者，用六味地黄丸。津液不足者，用白术散。若兼目紧上视，寒热往来，小便淋沥，面色青洁，两胁胀痛之类，皆肝经之本病也。或唇口歪斜，腹痛少食，目胞浮肿，面色青黄，肢体倦怠之类，皆肝木乘脾之症也，当审五脏相胜而主之。设执其见症，概投风药，反成坏症者有矣。

治验

一小儿口眼㖞斜，面色或青或赤。此肝心风火乘脾也，朝用柴胡清肝散，夕用异功散加钩藤钩而愈，其时有患前症，服祛风导痰之药者，皆不能起。

一小儿痢后患前症，发搐，面色萎黄，肢体倦怠。此元气虚，克伐多矣。余用补中益汤加钩藤钩子服而渐愈。后因乳母七情饮食失宜，或儿乳食过多，前症仍作，服补中益气汤、五味异功散而应。

钱氏全蝎散　治惊风口眼歪斜，言语不正，手足偏废不举。

全蝎去毒，炒　僵蚕直者，炒　川芎　黄芩　甘草　桂枝　赤芍　麻黄去节，各二钱　天麻六钱　天南星去脐，二钱

上为末，每服二三钱，姜五片，水煎服。

胃风汤　治风冷乘虚入客肠胃，水谷不化，泄泻注下，及肠胃湿毒，下如豆汁或瘀血，日夜无度。

人参　白茯苓　芎䓖　桂　当归　白芍　白术各等分

上散每服二钱，入粟米数粒同煎，食

前服。

异功散方见天钓

六味丸方见肾脏

白术散方见积痛

柴胡清肝散方见诸热

补中益气汤方见虚羸

角弓反张

钱仲阳曰：角弓反张者，由风邪客于太阳经也。经曰：风从上受。足太阳主周身之气，其脉起于目内眦而行于背。肝属木主风，所以风邪易侵也。夫小儿肌肤未密，外邪易伤，肝为相火，其怒易发。若身反张强直，发热不搐者，风伤太阳也，宜用人参羌活散、小续命汤。若因暴怒而击动其肝火者，宜用泻清丸。若饮前剂，其症益甚者，此邪气已去而脾气亏也，宜用异功散加芎、归补之。若因肝经虚热，或因克伐真气，虚热生风者，宜用异功散、地黄丸补之。若因下而脾气困惫，腹肚膨胀者，此中气损也，宜用白术散补之。若气血素弱，或服攻伐之剂，而手寻衣领，咬牙呵欠者，肝经虚甚也，急用地黄丸以补之，仍与肝脏参览。

治验

一小儿忽腰背反张，目上视，面青赤。曰：青属肝主风，赤属心主火，此风火相搏。用柴胡栀子散，倍加钩藤钩顿安。而痰如旧，又用抱龙丸而愈。

一小儿忽腰背反张，服治惊之药后，不时举发，面色黄白，肢体甚倦。余用五味异功散，十余剂而愈。后因惊，兼饮食不节，不时举发，随用前药即愈。遂日以参、术末，每服五七分，炮姜、大枣煎汤调下，服至二两而不发。已上二症，元气虚而病气实也，若用攻邪之药皆误矣。

一小儿素患前症，痰盛面色素白而兼青。余谓：肺气不能平肝，肝气乘脾，脾气虚而生痰耳。先用抱龙丸二服以平肝，随用六君子汤以补脾肺，月余而痊。半载之后复发，谓非逐痰不能痊愈。遂用下剂，痰涎甚多，而咽喉如锯声。余曰：乃脾不能摄涎也，咽间鸣乃肺气虚甚也。遂用人参五钱、炮姜三分，水煎服而醒。后每发非独参汤不应。若执常方，鲜不有误者。

人参羌活散方见惊风

小续命汤方见五硬

泻青丸方见肝脏

异功散方见肺脏

地黄丸方见肾脏

柴胡栀子散方见诸热。即栀子清肝散

抱龙丸方见伤寒夹惊

六君子汤方见天钓

卷　三

吴郡　薛铠集　薛　己验
江都　魏一元　吴中珩校

急　惊

钱仲阳云：急惊者，因闻大声或惊而发搐，搐止如故。此热生于心，身热面赤引饮，口中气热，二便黄赤，甚则发搐。盖热甚生风，阳盛而阴虚也。宜以利惊丸除其痰热，不可用巴豆之药。盖急惊者阳症也，俱腑受病而属实，乃少阳相火旺。经曰：热则生风，风生痰。痰热客于心膈间，则风火相搏，故抽搐发动。经所谓木太过曰发生，其动掉眩颠疾是也。当用利惊丸、导赤散、泻青丸等药，搐止与安神镇惊丸。娄全善亦曰：急惊属木火土实。木实则搐而有力，及目上视，动札频睫；土实则身热面赤，而不吐泻，偃睡合睛。治法宜凉宜泻，而用凉惊、利惊等丸。亦有因惊而发者，牙关紧急，壮热涎潮，窜视反张，搐搦颤动，唇口眉眼眨引，口中热气，颊赤唇红，二便秘结，脉浮洪数紧，此内有实热，外挟风邪，当截风定搐。若痰热尚作，仍微下之，痰热既泄，急宜调养胃气。搐定而痰热少退，即宜调补脾气。东垣云：若因外物惊者，宜黄连安神丸。因气动所惊者，宜安神镇惊丸之类，大忌防风丸。如因惊而泻青色，宜朱砂丸，大忌凉惊丸。盖急惊者，风木旺也，风木属肝，盛则必传克于脾。欲治其肝，当先实脾，后泻风木，若用益黄散则误矣。经曰：邪气盛则实，正气夺则虚。前所云实者，乃病气有余而形气不足也。当先泻而后补，虚甚急当补脾为先，少以攻邪之药佐之。其所云虚者，乃病气、形气俱不足也，当纯补真气为要。若肝经风火相搏，抽搐目瞤，筋急痰盛者，当用四物汤以生肝血，加钩藤钩、山栀以清肝火，更用四君子以补脾，六味丸以滋肾。若肺金克木而兼呵欠者，用泻白散以泄肺邪，地黄丸以益肝血。若邪入肝，则用柴胡清肝散，加龙胆草亦可。邪入心，用栀子清肝散，加炒黄连亦通。邪入肾，用六味地黄丸。邪入肺，用地骨皮散。邪入脾，用六君子加柴胡、山栀。大抵此症属肝胆经血虚，风火相搏，而善行数变者为多，若不养肝血，不补脾气，纯用祛风化痰之药，则脾益虚，血益损，邪气延绵，必传慢惊矣。

治验

一小儿九岁，因惊发热，抽搐顿闷，咬牙作渴，饮冷便秘，面色青赤，而印堂左腮尤赤。此心脾二经风热相搏，乃形病俱实之症也。先用泻青丸料炒黄连一剂，大便随利，热搐顿减；继用抑青丸一服，诸症悉退。但面色萎黄，肢体倦息，饮食少思。此病气去而脾气未复也，用补中益气汤及地黄丸而痊愈。

一小儿发热抽搐，口噤痰涌。此胆经实火为惊风也，先用泻青丸一服，六味丸二服，诸症即退；又用小柴胡汤加芎、归、山栀、钩藤钩，次以补中益气汤而痊。

一小儿忽然发热，目动咬牙，惊搐痰盛，或与祛风化痰药益甚，面色青黄。乃肝木克脾。脾之液为涎，虚则涎不能摄，上涌而似痰也。法当生肝补脾，则风自息痰自愈矣。遂用六味丸及六君子汤而愈。

一女子十二岁，善怒，睡中抽搐，遍身作痒，饮食少思。此肝经风热，脾土受克也，用参术柴苓汤以清肝健脾而愈。

一小儿三岁，患急惊，面赤发热，作渴饮冷，用泻青丸一服，热衰大半。因见得效，翌早又自制一服，反加吐泻发搐，面色青白，手足指冷。此热既去而妄自伤脾也，用六君子、姜、桂、升麻、柴胡，一剂得安。是以前哲谓小儿易为虚实，攻伐之药衰其大半乃止，不可过之。罗谦甫约方约囊之论确矣。

一小儿三岁，因惊抽搐，发热痰盛，久服抱龙丸等药，面色或赤或青。此心肝二经血虚风热生痰也，用六味丸滋肾生血，用六君、柴胡、升麻调补脾胃而安。

一小儿潮热发热，左腮青赤。此心肝二经血虚之症也，用秘旨安神丸及四物汤加防风、酸枣仁治之而愈。

一小儿潮热发搐，痰涎上涌，手足指冷，申酉时左腮青色隐白。用补中益气汤调补脾肺，六味丸滋养肝肾而愈。

嘉兴王一山女七岁，因跌伤腿膝，两臁肿溃，面色青洁，左关无脉。余谓惊则气散，而风热郁滞于肝，故其脉隐伏。用四君、升麻、柴胡、钩藤钩，一剂脉至随愈。

一小儿印堂青黑，至夜啼搐。余谓脾土虚寒也，用钩藤饮而安。后因惊，发搐夜啼，仍用前药一剂，诸症复愈，又用异功散而痊。

一小儿七岁，患急惊将愈，而发热惊悸，误服祛风化痰之剂，更加惊搐，吐痰喘嗽，腹胀少食，恶寒。再用抱龙丸，大便似痢，寒热往来，殊类风症。先君治之，以为脾气亏损，诸经无所滋养而然，用四君子汤为主，少加升麻、柴胡以升补阳气而愈。

一小儿惊风后痰嗽不止，睡卧不宁，诸药无效，余用牛黄清心丸少许顿止。后复伤风邪，痰盛喘急，饮食不下，仍用牛黄丸少许而安，再用异功散加桔梗而愈。

利惊丸　治急惊痰盛，发热潮搐。

青黛　轻粉各二钱　牵牛末半两

上为末，面糊丸寒豆大。每服十丸，薄荷汤化下。

安神镇惊丸　惊退后调理，安心神，养气血，和平预防之剂也。

天竺黄另研　人参　茯神　南星姜制，各五钱　酸枣仁炒　麦门冬　当归酒炒　生地黄酒洗　赤芍药炒，各三钱　薄荷　木通　黄连姜汁炒　山栀炒　辰砂另研　牛黄另研　龙骨煅，各二钱　青黛一钱，另研

上为末，蜜丸绿豆大。每服三五丸，量儿大小加减，淡姜汤送下。

四物汤　治血虚发热烦躁，或晡热作渴，头目不清。若因脾虚不能生血者，用四君子汤。

当归　熟地黄各二钱　芍药　川芎各一钱

用水煎服。

参术柴苓汤

人参　白术　茯苓　陈皮各一钱　柴胡　升麻各七分　山栀炒，八分　钩藤钩一钱　甘草炒五分

每服一二钱，姜枣水煎。

黄连安神丸　治心经血虚头晕，神魂

惊悸。

黄连酒洗，六钱 甘草炙，五分 生地黄 当归各一钱五分 朱砂飞过，五钱

上为末，饭糊丸梧桐子大。每服十五丸，空心白滚汤下。如二三服不应，当服归脾汤补之。

牛黄清心丸 治诸风瘈疭，语言謇涩，健忘恍惚，头目眩晕，胸中烦郁，痰塞喘嗽，精神昏愦等症。或小儿风热上壅，抽搐发热，或急惊痰盛发搐，目反口噤。或大人伤寒，汗下之后，烦躁发热不解，并宜服之。

牛黄一钱二分半 麝香 龙脑 羚羊角各一钱 当归 防风 黄芩 白术 麦门冬 白芍药各一钱半 柴胡 桔梗 白茯苓 杏仁去皮尖 芎䓖 肉桂 大豆黄卷 阿胶各一钱二分半 蒲黄 人参 神曲各三钱半 雄黄八分 甘草五分 白蔹七分半 犀角二钱 干山药七钱 干姜三钱 金箔一百三十片 大枣十个，蒸熟烂研

上为末，炼蜜丸，每两作十丸，金箔为衣。每服一丸，温水化下。

朱砂丸方见发搐

泻青丸方见肝脏

导赤散方见心脏

抑青丸方见肝脏

补中益气汤方见虚羸

地黄丸方见肾脏

小柴胡汤方见发痉

六君子汤方见天钓

秘旨安神丸方见心脏

异功散方见天钓

慢　惊

钱仲阳云：慢惊因病后或吐泻或药饵伤损脾胃，肢体逆冷，口鼻气微，手足瘈疭，昏睡露睛，此脾虚生风，无阳之症也，温白丸主之。盖慢惊者阴症也，俱脏受病而属虚，因吐泻脾肺俱虚，肝木所乘，而致瘈疭微搐。娄全善所谓木虚则搐而无力，经所谓木不及曰委和，其病摇头是也。谓手足搐动，泄泻，心悸。火虚则身寒，口中气冷。土虚则吐泻，睡而露睛。治宜温补脾胃，用六君子汤、五味异功散之类。徐用诚云：乙木属阴，乃肝脏病，故慢而难治。况有夹热、夹食、夹痰与外感症相似者，当宗钱氏方主之。《保婴集》云：急惊屡发而屡用直泻之药，则脾阴愈消，而变为慢惊多矣。大率吐泻痰鸣气喘，眼开神缓，昏睡露睛，惊跳搐搦，乍发乍静，或身热身冷，面淡青白，或眉唇青赤，其脉迟沉数缓是也，当温补脾气为主，而佐以安心制肝。东垣亦云：慢惊风由脾胃虚而生。脾虚者因火邪乘其土位，火旺能实其木，木旺故来克土。当于心经中以甘温补土之源，更于脾土中泻火以甘寒，补金以酸凉，致脾土中金旺火衰，风木自虚矣。禀赋不足，或久病脾虚，及常服克伐之药者，多致此症。若因土虚不能生金，金不能平木，木来侮土，而致前症者，以五味异功散加当归、酸枣仁，佐以钩藤饮子补土平木。若脾土虚寒者，用六君子加炮姜、木香，不应，急加附子以回阳气。盖阴血生于脾土，宜四君子、当归、酸枣仁。凡元气亏损而至昏愦者，急灸百会穴。若待下痰不愈而后灸之，则元气脱散而不救矣。此乃脏腑传变已极，总归虚处，惟脾受之，无风可逐，无惊可疗，因脾虚不能摄涎，故津液妄泛，而似痰者，当依前法自效。若不审其因，泛用祛风化痰之剂，则脾气益伤，阴血益损，病邪益盛而危矣。

治验

举人余时正子伤食发丹，服发表之剂，手足抽搐，服抱龙丸目瞤痰盛。余

谓：脾胃亏损，而变慢惊也，无风可祛，无痰可逐，只宜温补胃气。逐用六君加附子，一剂而愈。

一小儿抽搐，痰涎自流，或用惊风之药益甚，视其面色黄白。余用六君、补中益气二汤，补脾肺而愈。

一小儿伤风咳嗽痰涌，用六君、桔梗、桑皮、杏仁治之而愈。后饮食停滞，作泻腹胀，用六君加山楂、厚朴而安。又复停食作呕，或用药下之，更加咳嗽。余谓：脾肺俱虚，宜用调补。彼以为缓，自服发表克滞，前症益甚，头项颤动。余用天南星散倍加钩藤钩及异功散而愈。

一小儿遇惊即痰盛咬牙，发搐摇头，作泻。恪服脑麝朱砂等药，以致慢惊而卒。

术附汤　治风湿相搏，身体烦疼，不能转侧，不呕不渴，大便坚硬，小便自利，及风症头目眩重等症。

白术四两　甘草炒，二两　附子炮，去皮脐，一两

上为末，入附子，每服三钱，姜五片，枣一枚，水煎服。

愚按：附子温中回阳，为慢脾之圣药也。如元气未脱，用之无有不应，须用每只重一两三四钱，端正不尖底平，周围如莲花瓣者佳。否则，误用川乌也。制法：切去破尖，以童便浸之，秋冬七日，春夏五日，每日一换。浸毕切作四块，以湿草纸包数层，微火煨半日，取出切开，无白星为度。如急用，炮至裂纹，即投童便中良久，浸透切片，如色白再微炙之。气脱甚者，急生用亦效。

太乙保生丹　治慢惊尚有阳症者。

全蝎青者，十四个　白附子生用　真僵蚕　牛胆南星　蝉壳　琥珀　防风　朱砂各一钱　麝香五分

上为末，米糊丸桐子大，金箔为衣。每服一二丸，薄荷汤下。

聚宝丹　治慢惊。

人参　茯苓　琥珀　天麻　真僵蚕　全蝎炙　防风　牛胆南星　白附子生用　乌蛇肉，酒洗，焙，一钱　朱砂半钱　麝香少许

上为末，炼蜜丸桐子大。每服二丸，以菖蒲汤送下。

金箔镇心丸　治风壅痰热，心神不宁，惊悸烦渴，唇焦颊赤，夜卧不安，谵语狂妄。

朱砂一两　白茯苓　人参　甘草各半两　山药一两半　片脑　牙硝一钱半　麝香五分　金箔十二贴，为衣　草紫河车二钱半，黑豆煎煮

上为末，炼蜜丸，每用五钱，作五十丸，以金箔为衣。每服一丸，薄荷汤化下，含化亦得。

温白丸　治驱风豁痰定惊。

人参　防风　白附子生用　真僵蚕　全蝎各一钱，焙　南星汤洗七次，焙　天麻各二钱

上为末，水糊丸桐子大。每服三五丸，姜汤下。

乌蝎四君子汤　即四君子加川乌、全蝎各少许，为末，每服半钱，姜枣水煎服，次服去川乌。

天南星散　治慢惊，驱风豁痰。

南星重八九钱者一个，掘地坑深尺许，先用炭五斤烧通红，以好米醋一碗洒坑中，即投南星，以火炭密盖，又用盆覆，时许取出。

上为末，入琥珀、全蝎各一钱，每服二字，煎生姜、防风汤下。

乌沉汤　治慢惊，驱风助胃。

天麻二钱　人参　真川乌生用　全蝎焙　南星焙　木香　沉香各一钱　甘草炒，半钱

上为末，每服三五分，姜水煎服。

沉香散　治助胃气止吐泻。

茯苓二钱　沉香　丁香　木香　藿香　厚朴制　甘草炙，各一钱

上为末，每服一字，米饮汤调下。

苏青丸

苏合青丸一分　青州白丸子二分

上和匀，每服五分，姜汤调下。

银白散　治胃虚吐泻。

糯米炒，二两五钱　扁豆蒸，二两　藿香二钱　白术炒，一两　丁香二钱　甘草炙，三钱

上为末，紫苏米饮调下。《直指方》加炮白附、全蝎、木香、石莲，姜水煎。

钩藤散　治吐利，脾胃气虚生风。

钩藤钩二钱　蝉壳　天麻　防风　蝎尾去毒　人参各半两　麻黄　僵蚕炒　甘草炙　川芎各二钱五分　麝香五分

上为末，水煎服。虚寒加附子一钱。

黑附子汤　治慢脾风，四肢厥冷。

附子炒，去皮，三钱　木香　人参各一钱五分　白附子一钱　甘草炙，五分

上为散，每服三钱，姜五片水煎。若手足既温，即止后服。

生附四君子汤　治吐泻，不思乳食。凡虚冷病，先与数服，以正胃气。

人参　白术　附子　木香　茯苓　橘红　甘草各等分

上为末，每服五七分，姜、枣水煎服。

辰砂膏　治慢脾冷痰壅滞，手足冷而微搐者。

黑附子一枚，重一两以上者，去皮脐，顶上挖一孔，人辰砂末一钱，仍用附子塞之，炭火烧存性　牛胆南星半两　白附子炒　五灵脂　蝎梢各二钱半

上为末，炼蜜丸桐子大。每服二三钱，生姜汁泡汤下。

七宝辰砂丹　治风痰奇效，慢惊慢脾。以辰砂为主，木香佐之，用开元钱一个，背后上下有两月片者，放铁匙上炭火内烧，少顷成珠子，取入盏中，作一服，用木香煎汤送下，人参汤亦可。

天麻防风丸方见脐风

参苓白术散方见虚羸

异功散即五味异功散，方见虚羸

四君子汤方见天钓

益黄散方见脾脏

六君子汤方见天钓

补中益气汤方见虚羸

惊　痫

钱仲阳云：小儿发痫，因血气未充，神气未实，或为风邪所伤，或为惊悸所触，亦有因妊娠七情惊怖所致者。若眼直目牵，口噤涎流，肚膨搐，背项反张，腰脊强劲，形如死状，终日不醒，则为痓矣。如面赤目瞪，吐舌啮唇，心烦气短，其声如羊者，曰心痫。面青唇青，两眼上窜，手足挛掣反折，其声如犬者，曰肝痫。面黑目振，吐涎沫，形体如尸，其声如猪者，曰肾痫。面如枯骨，目白反视，惊跳反折，摇头吐沫，其声如鸡者，曰肺痫。面色萎黄，目直，腹满自利，四肢不收，其声如牛者，曰脾痫。五痫通用五色丸为主，仍参以各经之药。心痫属血虚者，用养心汤；发热饮冷为实热，用虎睛丸；发热饮汤为虚热，用妙香散。肝痫者，虚症用地黄丸；抽搐有力为实邪，用柴胡清肝散；大便不通，用泻青丸。肾痫者用地黄丸、紫河车丸之类。肾无泻法，故径从虚治之。肺痫者属气虚，用补肺散；面色萎黄者，土不能生也，用五味异功散；面色赤者，阴火上冲于肺也，用地黄丸。脾痫者，用五味异功散；若面青泻利，饮食少思，用六君子加木香、柴胡；若发热，搐掣仰卧，面色光泽，脉浮，病在腑为阳，易治；身冷不搐覆卧，面色黯黑脉沉，病在脏为阴，难治。凡有此症，先宜看耳后高骨间，先有青脉纹，抓破出

血，可免其患。此皆元气不足之症也，须以紫河车即小儿胞丸为主，而以补药佐之。设若泛行克伐，复伤元气，则必不时举发，久而变危，多至不救。又有惊风食痫三种，详见后方，仍参惊风胎风治之。

治验

一老人生子方周岁，秋初暴冷，忽发搐似惊痫，过则气息奄奄。此元气虚弱所致，与补中益气汤而愈。

一小儿十岁，一小儿七岁，各有痫症，岁发二次，后因出痘及饮食停滞，举发频数，用六君子、补中益气二汤而愈。

一小儿患前症，每发吐痰困倦，半晌而苏，诸药不应。年至十三而频发，用紫河车生研烂入人参、当归末，丸桐子大。每服三五十丸，日进三五服，乳化下，一月渐愈，又佐八珍汤痊愈。

一小儿七岁发惊痫，每作先君令其恣饮人乳，后发渐疏而轻。至十四岁复发，仍用人乳，不应。余令用肥厚紫河车研烂，人乳调如泥，日服二三次，至数具而愈。后常用加减八味丸而安。至二十三岁发，而手足厥冷，仍用前法，佐以八味丸、十全大补汤而痊。

五痫丸　治诸痫。

雄黄　真珠各一两，研细　朱砂水飞，半两　水银二钱半，用铅二两熔化，入水银炒结候冷

上为末，炼蜜丸麻子大。每服二三丸，金银煎汤下。

钱氏蛇黄丸　治惊痫因震骇恐怖，叫号恍惚是也。

蛇黄真者，三个，火煅，醋淬　郁金七分，一处为末　麝香另入一匙

上为末，饭丸桐子大。每服一二丸，煎金银磨刀水化下。

牛黄丸　治风痫因汗出解脱风邪乘虚，迷闷搐掣涎潮，屈指如计数是也。

牛胆南星　全蝎焙　蝉蜕各二钱半　防风　白附子生用　天麻　真僵蚕炒，各一钱半　麝香半字

上为末，枣肉和丸，水银半钱，研细入药，丸绿豆大。每服一二丸，荆芥生姜汤下。

妙圣丹　治食痫因惊而停食吐乳，寒热，大便酸臭是也。

赭石煅，醋淬，二钱半　巴豆三个，去心油，三钱　雄黄　蝎梢　朱砂各一钱　轻粉　麝香各一匙　杏仁微炒，二钱

上为末，枣肉丸梧子大。每服一二丸，木贼草煎汤送下。

星苏散　治诸风口噤不语。

天南星略炮，锉

上每服五七分，姜四片，紫苏五叶，水煎，入雄猪胆少许温服。

断痫丹　治痫瘥后复作，症候多端，连绵不除者。

黄芪蜜炙　钩藤钩　细辛　甘草炙，各半两　蛇蜕二寸，酒炙　蝉蜕四个　牛黄一钱，另研

上为末，煮枣肉丸麻子大。煎人参汤下。每服数丸，量儿加减。

消风丸　治风痫，先宜此药。

牛胆　南星二钱　羌活　独活　防风　天麻　人参　荆芥　川芎　细辛各一钱

上为末，蜜丸桐子大。每服二丸，薄荷紫苏汤调化下。

祛风保安丸　诸风久远，治之并验。

川乌去皮尖，二钱半，生用　五灵脂半两

上为末，猪心血丸桐子大。每服一二丸，姜汤化下。

雌黄丸　治颠痫搐掣，恶声嚼舌。

雌黄　黄丹微炒，各五钱　麝香五分

上为末，用牛乳汁三合熬膏杵丸，麻子大。每服二三丸，以温热水送下。

比金丸　治惊痫，先用此药。

人参　琥珀　白茯苓　远志姜制，取

肉，炒 朱砂 天麻 石菖蒲细密者 川芎 南星 青黛各一钱 麝香一匙

上为末，蜜丸桐子大。每服一二丸，金银薄荷汤送下。

虎睛丸 治惊痫邪气入心。

虎睛细研 远志姜汁浸 犀角锉屑 大黄湿纸包煨 石菖蒲 麦门冬各等分 蜣螂去足翅，炒，三枚

上为末，米糊丸桐子大。每服一二丸，竹叶煎汤，或金银薄荷煎汤送下。

清神汤 治惊痫。

犀角锉屑 远志姜汁焙 白鲜皮 石菖蒲 人参 甘草炒，各一钱半

上为末，每服五七分，麦门冬煎汤调下。

密陀僧散 治心痫不语，及诸惊失音。用密陀僧为末，每服一匙，米醋汤调下，大人服一钱，热酒下。

蝎虎散 治惊痫。

褐色生蝎虎一个，连血细研

上入朱砂、麝香末少许同研，用薄荷汤调作一服，数年者亦效。盖痫疾皆心血虚滞，生蝎虎管守其血。继服二陈汤。若无生蝎，以带性雄猪心血代用，入代赭石散大炒。

代赭石散 治阴阳痫。

代赭石煅，醋淬，研为末，水飞过，晒干

上为末，每服半钱，以金银煎汤和金箔银箔调，连进二服。脚胫上有赤斑，乃邪气发出，可治。无赤斑则难治。

化风丹 凉风化痰，退热定搐。

牛胆南星 羌活 独活 防风 天麻 人参 川芎 荆芥 粉草各一钱 全蝎一个

上为末，炼蜜丸皂角子大。每服一钱，薄荷汤化下。

茯神汤 治胆气虚寒，头痛目眩，心神恐惧，不能独处，或是惊痫。

茯神 酸枣仁炒 黄芪炒 柏子仁炒 白芍药 五味子炒，各一两 桂心 熟地黄自制 人参 甘草炒，五分

上每服二三钱，水煎。

酸枣仁丸 治胆气实热惊痫，或睡卧不安，惊悸怔忡。

茯神 酸枣仁炒 远志 柏子仁炒 防风 枳壳麸炒，各半两 生地黄杵膏，半两 香竹茹二钱五分

上各另为末，蜜丸粟米大。每服七八十丸，白滚汤送下。

定志丸 治心神虚怯，所患同前，或语言鬼神，喜笑惊悸。

人参 茯苓各一两五钱 菖蒲 远志各一两

上各另为末，蜜丸。如前服。

养心汤 治心血虚怯惊痫，或惊悸怔仲，盗汗无寐，发热烦躁。

黄芪 白茯苓 茯神 半夏曲 当归 川芎 辣桂 柏子仁 酸枣仁 五味子 人参各三钱 甘草炒，四钱

上每服一二钱，姜枣水煎。

妙香散 治心气不足，惊痫或精神恍惚，虚烦少寐，盗汗等症。

辰砂三钱 麝香一钱 木香煨，二钱五分 茯苓 山药 茯神 远志 黄芪炒，各一两 桔梗 甘草炒 人参各五钱

上各另为末，每服一钱，温酒或白汤调服。

八味地黄丸即六味地黄丸加附子、肉桂各一两 治禀赋命门火衰，不能生土，以致脾土虚寒，或饮食少思，或食而不化，脐腹疼痛，夜多漩溺等症。经云：益火之源，以消阴翳。盖谓此也。或乳母命门火衰，儿饮其乳致前症者，子母并宜服之。方见惊痫

加减八味丸 治禀赋肾阴不足，或吐泻久病，津液亏损，口干作渴，或口舌生

疮，两足发热，或痰气上涌，或手足厥冷等症。即地黄丸加肉桂一两，五味子四两。

地黄丸　治小儿肝经虚热血燥，或风客淫气而患瘰疬结核，或四肢发搐，眼目抽动，痰涎上涌；又治肾肝脑热，肢体消瘦，手足如冰，寒热往来，滑泄肚胀，口臭干渴，齿龈溃烂，爪黑面黧；或遍身两耳生疮，或耳内出水，或发热，自汗盗汗，便血诸血，失音等症。其功不能尽述。即六味地黄丸，方见肾脏

八珍汤　治气血俱虚，阴火内热；或因克伐之剂，脾胃亏损，肌肤消瘦等症。即四君、四物二汤，方见惊痫

十全大补汤　治气血虚弱，或禀赋不足，寒热自汗，食减体瘦，发热作渴，头痛眩晕，最宜用之。方见热症

补中益气汤方见虚羸

六君子汤方见内钓

紫霜丸

天麻丸二方见脐风

惊　风

惊风者，虚惕怔忡，气怯神散，痰涎来去，泄泻色青。若惊入心则面赤夜啼，用栀子清肝散加黄连；入肝则面青眼窜，用柴胡清肝散；入脾则面黄呕吐，虚汗嗜卧，用六君加柴胡、山栀；入肺则面白喘急，用异功散加柴胡、桔梗；入肾则面黑，啮奶咬牙，用六味地黄丸。若因乳母恚怒肝火，或膏粱积热，遗儿为患，或儿吐泻伤脾，清气不升，风木陷入太阴传变等因，皆能致此，当随主治。否则必成慢脾也，须预慎防为善。

治验

一小儿十五岁，御女后复劳役，考试失意，患痫症三年矣，遇劳则发。用十全大补汤、加味归脾汤之类，更以紫河车生研如膏，入蒸糯米为末，丸如桐子大，每服百丸，日三五服而痊。后患遗精盗汗发热，仍用前药及地黄丸而愈。此症治不拘男妇老幼皆效。

一小儿周岁后，从桌上仆地，良久复苏，发搐吐痰沫，服定惊化痰等药，遇惊即复作。毕姻后，不时发而难愈，形气俱虚，面色萎黄。服十全大补、补中益气二汤而愈。

至宝丹　治诸惊痫心热，及卒中客忤烦躁，风涎搐搦，或伤寒狂语，伏热呕吐。

生犀角镑屑　生玳瑁　琥珀　朱砂水飞　雄黄水飞，各一两　金箔五十片，半为衣　银箔五十片　片脑一匙　麝香一钱　牛黄半两　安息香一两半，为末，酒掬去砂，取一两酒煎成膏

上各另研为末，和匀，入安息香膏，如干入熟蜜少许，丸桐子大。每服一二丸，人参汤化下，量儿加减。

神妙夺命丹　七月内取青蒿节内虫，入朱砂、麝香为丸，麻子大。每服三五丸，姜汤下。

人参羌活散　治伤风惊热。

羌活　独活　前胡　柴胡　川芎　白茯苓　桔梗　枳壳　人参　地骨皮　天麻各等分　甘草减半

上生姜、薄荷水煎。治惊热加蝉蜕。

防风导赤散　治初惊。

生地黄　木通去节　防风　甘草各等分

上每服三钱，竹叶少许，水煎。有热加黄芩、赤芍药、羌活。

蝉蜕钩藤饮　治肚疼惊啼。

钩藤钩　天麻　茯苓　川芎　白芍药各二钱　甘草　蝉蜕各一两

上入灯心水煎。

七宝洗心散　治烦热生疮，兼治惊风。

生地黄　荆芥穗　防风　甘草　黄芩

羌活 赤芍药各等分

上为末，每服一钱，灯心、薄荷汤调下。

神芎丸 治风热壅滞，头目昏眩，口舌生疮，牙齿疳蚀，或遍身疮疥，咬牙，惊惕怔忡，烦躁作渴，或大便涩滞，或积热腹满，惊风潮搐等症。

大黄生 黄芩各二两 生牵牛末二两 滑石四两 黄连 薄荷叶 川芎各半两

上为末，水糊丸桐子大。每服三四丸，温水下。

清心丸 治惊热烦躁。

人参 茯神 防风 朱砂 柴胡各三钱 金箔三十片

上为末，炼蜜丸桐子大。每服一二丸，竹沥调下。

化风丹方见惊痫

安神丸方见心脏

辰砂膏方见急惊

柴胡清肝散方见热症

六味地黄丸方见肾症

栀子清肝散方见诸热

十全大补汤即八珍汤加黄芪、肉桂

异功散方见天钓

补中益气汤方见虚羸

六君子汤方见天钓

天钓内钓

天钓者，发时头目仰视，惊悸壮热，两目反张，泪出不流，手足搐掣，不时悲笑，如鬼祟所附，甚者爪甲皆青。盖因乳母厚味积毒在胃，致儿心肺生热痰郁滞，或外挟风邪为患。法当解利其邪，用钩藤饮。上气喘粗者，用乌蝎四君子汤。内钓者，腹痛多喘，唇黑囊肿，伛偻反张，眼尾赤，此胎中受风及外惊所致。若内脏抽掣，作痛狂叫，或泄泻缩脚，内症一作，外症亦然，极难调理。内症服聚宝丹，外症服钩藤饮，进乳食者可治。若腹痛唇黑囊肿之类，用聚宝丹。若外惊内脏抽搐之类，用钩藤饮。若因乳母醇酒厚味积毒在胃，用加味清胃散。若因乳母郁怒积热，在肝用加味逍遥散、加味归脾汤，俱加漏芦，子母俱服。凡母食膏粱厚味，饲儿之时，先挤去宿乳，然后吮之。

治验

一小儿因乳母受惊发搐，时目赤壮热，腹痛哭而曲腰。用四物加柴胡、防风，又用加味逍遥散加熟地黄以清肝热，生肝血，再用地黄丸滋肾水以生肝木，母子俱安。

一小儿曲腰而啼，面青唇黑。此寒气所乘，内钓腹痛也，用五味异功散加木香、干姜一剂，与母服之顿愈。后因母感寒，腹痛而啼，用人参理中汤一剂，与母服其子亦安。

一小儿曲腰干啼，手足并冷。用六君子加干姜、木香服之，未应；又加肉桂，母子俱服而安。

一小儿忽干啼作泻，睡中搐，手足冷。此脾土虚寒，肝木侮之，而作发搐，乃内钓也。用益黄散一剂而安，用四君子加柴胡、升麻，乳食渐进而安。

一小儿干啼，面青或赤，手足并热。或用清热之剂，久不愈。诊其乳母，有肝火气滞，用加味逍遥散、越鞠丸以治其母，时灌子数滴，不旬日，子母并愈。

一小儿患前症，服魏香散而愈。后复作，服祛风镇惊之药，上气喘粗。此元气虚寒也，余先用乌蝎四君子汤，稍愈；但倦怠殊甚，用补中益气汤及五味异功散而痊。

一小儿因母每感寒腹痛，饮烧酒，发热痰盛，面赤，手足并热。属胃经实热之天钓也，用清胃散，子母服之并愈。后因伤乳吐泻，面色或青或白，手足并冷。属脾气虚寒，用六君子、木香、干姜而愈。三岁后伤食腹痛，唇黑作泻，数去后而无粪，或粪少而青。此元气虚寒下陷，用补中益气汤渐愈。

一小儿啼哭，阴囊肿大，眼目上翻，赤脉流泪。此肝热内钓，用柴胡清肝散加钩藤钩治之，诸症渐愈，又用钩藤饮而痊。后复发，或用祛病根之药，致乳食日少，肚中胀痛，手足浮肿。余先用六君子、升麻、柴胡数剂，诸症稍愈；又伤乳食吐泻，用平胃散一服即愈。

一小儿因乳母怀抱郁结，腹痛发搐，久而不愈，用加味归脾汤加漏芦，母子并服渐愈。又母大怒发厥而苏，儿遂食乳腹痛作泻，面青作呕，先用小柴胡汤二剂，母子并服少愈。其母又咽酸腹胀，用越鞠丸、加味归脾汤，佐以加味逍遥散而痊。

钩藤膏　治腹痛干啼作呕，名盘肠内钓。

乳香　没药　木香　姜黄各一钱　木鳖子三个，去油

上为末，蜜丸皂角子大。钩藤钩汤磨半丸入蜜服，未止再服魏香散。

魏香散

阿魏二钱，先用温酒溶化　蓬术五钱

上将蓬术浸阿魏酒中一伏时，焙干为末，每服二三分，紫苏米饮调下。

钩藤饮　治小儿脏寒夜啼，阴极发躁，此方主之。

钩藤　茯神　茯苓　川芎　当归　木香　甘草　芍药各一钱

上为末，每服一钱，姜枣水煎。若心经热，脸红舌白，小便赤涩，用钩藤饮去木香，加朱砂末一钱，木通汤下。

乳香丸　治惊风内钓，腹痛惊啼。

乳香半钱　没药　沉香各一钱　蝎梢十四个　鸡心槟榔一钱半

上为末，蜜丸桐子大。每服二三钱，菖蒲、钩藤钩煎汤送下。

木香丸　治病同前。

木香　全蝎各五分　没药　茴香　钩藤钩各一钱

上各另为末，以大蒜捣烂和丸桐子大，晒干。每服二丸，钩藤煎汤下。

清胃散　治胃火牙痛，或连头面。

升麻五分　生地黄　牡丹皮　黄连　当归各三分

上水煎服。加柴胡、山栀，即加味清胃散。

愚按：前方治脾胃实火作渴，口舌生疮，或唇口肿痛，齿龈溃烂，焮连头面，或恶寒发热，或重舌马牙，吐舌流涎等症，子母并宜服之。若因脾胃气虚，寒凉克伐，或虚热上行，口舌生疮，弄舌发热，饮食少思，或呕吐困睡，大便不实，流涎龈烂者，用五味异功散。

四君子汤　治脾气虚损，吐泻少食。

人参　白术　茯苓　甘草各等分

上每服二钱，姜枣水煎。新增

愚按：前方若胃气虚弱，克伐伤脾，饮食少思，或食而难化，若作呕作泄，尤宜用之。如兼痰嗽气逆，肢体倦怠，面目浮肿者，宜六君子汤。

六君子汤　即四君子加陈皮、半夏。治脾胃气虚，吐泻不食，肌肉消瘦；或肺虚痰嗽，喘促恶寒；或肝虚惊搐，目眩自汗，诸症并宜服之，以滋化源。方见内钓

钱氏异功散　治吐泻不食，脾胃虚冷者，先与数服，以益中州之气。

人参　茯苓　白术　甘草炒　陈皮各等分

上为末，每服二三钱，姜枣水煎。

愚按：前方治脾胃虚弱，吐泻不食，或惊搐痰盛，或睡而露睛，手足指冷；或脾肺虚弱，咳嗽吐痰；或虚热上攻，口舌

生疮，弄舌流涎。若母有症致儿患此者，子母并服之。

加味归脾汤　去丹皮、山栀，即归脾汤。治脾虚弱损，健忘惊悸等症。

人参　黄芪　茯神去木，各一钱　甘草　白术炒，各一钱　木香五分　远志去心　酸枣仁　龙眼肉　当归　牡丹皮　山栀炒，各一钱

用水煎服。

愚按：前方若乳母忧思伤脾，血虚发热，食少体倦；或脾虚不能统摄，以致阴血妄行；或健忘怔忡，惊悸少寐；或心脾作痛，自汗盗汗；或肢体肿痛，大便不调；或妇人经候不调，晡热内热；或茧唇流注等症，致儿为患者，令子母俱服之。

加味逍遥散　去牡丹皮、山栀，即逍遥散。治肝脾血虚等症。

当归　甘草炙　芍药酒炒　茯苓　白术炒　柴胡各一钱　牡丹皮　山栀炒，各七分

用水煎服。

愚按：前方若乳母肝脾血虚，内热寒热，遍身瘙痒，肢体作痛，头目昏重，怔忡颊赤，口燥咽干，或发热盗汗，食少不寐，或口舌生疮，耳内作痛，胸乳腹胀，小便不利，致儿为患，尤宜用之。又治妇人阴虚发热，儿饮其乳，以致患疮者。

越鞠丸　治六郁饮食少思，或胸满吐酸，齿痛疮疥等症。

苍术　抚芎　香附　神曲炒　山栀炒　麦芽炒　山楂各等分

上各为末，水煎神曲、麦芽末糊丸，粟米大。每服百丸，白汤送下。

镇心丸　治急惊，化痰镇心。

朱砂　龙齿　牛黄各一钱　铁粉　琥珀　人参　茯苓　防风各二钱　全蝎七个，焙

上为末，蜜丸，桐子大。每服一二丸，薄荷汤送下。

聚宝丹

乌蝎四君子汤二方见慢惊

平胃散方见胃气虚寒

益黄散方见噤风

人参理中汤方见伤寒

补中益气汤方见虚羸

六君子汤方见内钓

钩藤散方见慢惊

地黄丸方见肾脏

柴胡清肝散方见热症

四物汤方见急惊

小柴胡汤方见痉症

盘肠气痛

小儿盘肠气者，痛则曲腰干啼，额上有汗，皆由肝经风邪所搏也。肝肾居下，故痛则曲腰。干啼者，风燥其液，故无泪也。额上有汗者，风木助心火也。口闭足冷者，脾气不营也。下利青粪者，肝木乘脾也。皆由产下澡洗受风冷所致，当服钩藤膏之类。若乳母及儿受寒邪者，用沉香汤之类。若儿额间有汗，口闭脚冷，乃为虚寒也，用当归散或沉香降气汤之类。若面赤唇焦，小便不通，小腹胀痛者，乃小肠热也，用人参汤送下三黄丸。若痛不止，煎葱汤淋揉其腹，就以热葱熨脐腹间，良久尿出痛止。或以乳香、没药、木香各少许，水煎灌匙许。若因乳母饮食停滞者，用保和丸；怀抱气郁者，加味归脾汤；怒动肝火者，加味逍遥散。子母俱服。

治验

一小儿曲腰啼叫，右腮青黑，此脐腹内痛，因脾土虚寒，肝木乘之也，用六君子加木香、钩藤钩即愈。

一小儿因乳母大怒，亦患前症，面赤而啼，小便不利。用加味逍遥散加木通、

车前子，母子服之并愈。

一小儿啼叫面赤，手足不冷，用钩藤饮随愈。后因其母饮酒厚味，仍作啼，手足发热，又用前药加生地黄而愈。后又面青，手足冷，啼叫吐泻，其粪腥秽，用助胃膏一服而安。

一小儿患前症，曲腰而啼，额间出汗，足冷唇青粪青，先用钩藤膏治愈。后复患，仍用钩藤膏而痛减半，又煎葱汤熨洗，其腹痛遂安。

一小儿唇青足冷，啼声不绝，用助胃膏一服稍安。又食生冷之物，前症仍作，更泄泻不止，先用六君子加木香、干姜一剂，乃去木香、干姜又二剂，其泻顿止；又用四君子少加升麻四剂，饮食加进。

一小儿十四岁，腹痛吐泻，手足常冷，肌体瘦弱。余谓：所禀命门火虚也。用六君子汤、八味丸渐愈。毕姻后，因房劳勤读，感冒发汗，继以饮食劳倦，朝凉暮热，饮食不思，用六君子、十全大补二汤寻愈。后不慎饮食起居，午前脐下热起，则遍身如炙；午后自足寒至腰如冰。热时脉洪大，按之如无，两尺微，甚则六脉微细如绝。汤粥稍离火食之，即腹中觉冷。此亦禀命门火衰之症也，用补中益气汤、八味丸各百余服渐愈。后大吐血，别误服犀角地黄丸一剂，病益甚，饮食顿减，面色皖白，手足厥冷，或时发热。寒时脉微细而短者，阳气虚微也。热时脉洪大而虚者，阴火虚旺也。余用十全大补及八珍汤、六君子之类，但能扶持而血不止。复因劳役吐血甚多，脉洪大鼓指，按之如无，而两寸脉短，此阳气大虚也，用人参一两、附子一钱，佐以补中益气汤数剂，诸症渐退。乃减附子五分，又各数剂，脉症悉退。乃每服人参五钱、炮姜五分，月余始愈。

当归散　治脏寒腹痛，面青手冷，夜啼不乳。

当归　白芍药　人参　甘草炙，二钱　桔梗　橘皮去白，各一钱

上为末，煎半盏，时时少与服。

沉香降气汤　治气不升降，胸膈痞塞，心腹胀满，喘促短气，干哕烦满，咳嗽痰涎，口中无味，嗜卧不食。

香附子二两半　沉香　砂仁各一钱　甘草七钱半

上为末，每服一钱，入盐少许，沸汤点，平旦空心服。

愚按：前方若乳母中气郁滞，不能升降，患此症致儿作痛者，亦用之。

三黄丸方见疝气

加味归脾汤

加味逍遥散

钩藤膏三方见内钓

助胃膏方见热吐

魏香散

六君子汤二方见内钓

四神丸方见脱肛

八味丸

地黄丸并见肾脏

补中益气汤方见虚羸

胎　惊

小儿胎惊风者，因妊妇饮酒忿怒惊跌，或外挟风邪，内伤于胎，儿生下即病也。若月内壮热，翻眼握拳，噤口出涎，腰强搐掣，惊惕啼叫，腮缩囟开，颊赤面青眼合者，当散风利惊，化痰调气，及贴囟法，甚则以朱银丸下之。若面青拳搐，用保命丹、钩藤散之类，切不可误作脾风，妄用温药。若眉间色赤，或虎口指纹曲里者可治，用钩藤散、全蝎散。若眉间色黑，或指纹反出外者不治。大抵小儿脏腑脆弱，不可辄用银粉镇坠之剂，反伤真

气，多致不救者。且妊娠每月各有经脉滋养，一月属肝，二月属胆，三月属心，四月属小肠，五月属脾，六月属胃，七月属肺，八月属大肠，九月属肾，十月属膀胱，多因妊娠时受患而作也。须察于某月受病，病在某经，和其阴阳，调其脾胃，兼以见症之药佐之，无有不愈。

治验

一小儿患胎惊，诸药不应，用紫河车研烂如泥，每用钱许，乳化服之，更以十全大补汤加钩藤钩、漏芦，与母服。两月余举发渐轻，年余举发渐稀，服年余不再发。至出痘后复发，取紫河车研烂，入糯米粉丸小豆大，每服百丸，以乳送下，服二具全瘥。毕姻又发，仍用前丸及十全大补汤、六味丸加当归、黄芪、肉桂、五味子，年余喜其能远帏幙得痊。后因劳役更作，又用前丸及十全大补汤等药，不应，用大剂独参汤服数斤，然后举发稍缓，乃用人参二两，附子一钱，数服顿止，仍用前药，间用独参汤而痊。

一小儿患胎惊，用紫河车丸及十全大补汤，及钩藤膏而愈。毕婚后复发，用大剂独参汤、六味丸加五味子、黄芪、当归煎服，半载举发稍轻，年余不再发。后每劳役怒气仍发，即用煎药随愈。又伤寒愈后复作，虚症悉具，莫能名状，用紫河车二具，独参煎汤十余斤而痊。后患伤风咳嗽，咽干内热，用六味地黄丸料加五味子煎服，及十全大补汤而痊。

十全大补汤即八珍汤加黄芪、肉桂，四物、四君子合用。方见急惊

地黄丸方见肾脏

朱银丸方见噤风撮口

保命丹方见发搐

钩藤散方见慢惊

全蝎散方见偏风口噤

贴囟法方见发搐

钩藤膏方见天钓

紫河车丸方见前症

胎　风

小儿初生，其身有如汤泼火伤者，此皆乳母过食膏粱所致也。其母宜服清胃散及逍遥散，以清其气血，儿亦饮数滴可也。有身无皮肤而不焮赤者，皆由产母脾气不足也，用粳米粉敷之。焮赤发热者，皆由产母胃中火盛也，用石膏敷之。经谓：脾主肌肉，肺主皮毛。故知病脾肺也。如脑额生疮者，火土相合，遂成湿热，下流攻击肾水也，难治。如脚上有疮，阴虚火盛也，此不满五岁而毙。如未满月而撮口握拳，腰软如随者，此肝肾中邪胜正弱所致也，三日内必不治。如男指向里，女指向外，尚可治。眉红亦不可治。可治者用全蝎散、钩藤散等类治之。若因大病亏损胃气，而诸脏虚弱所致者，用补中益气汤、钱氏地黄丸。若面唇赤色，正属肾水不足，肝经阴虚火动，而内生风热尔，当滋肾水以制阳光。其身软者，内禀气不足，肌肉未坚也，当参五软而施治之。

清胃散

逍遥散二方见内钓

全蝎散方见口噤

钩藤散方见慢惊

补中益气汤方见虚羸

钱氏地黄丸方见肾脏

五　软

五软者，头项手足肉口是也。夫头软者脏腑骨脉皆虚，诸阳之气不足也，乃天柱骨弱，肾主骨，足少阴太阳经虚也。手足软者，脾主四肢，乃中州之气不足，不

能营养四肢，故肉少皮宽，饮食不为肌肤也。口软者，口为脾之窍，上下龈属手足阳明，阳明主胃，脾胃气虚，舌不能藏，而常舒出也。夫心主血，肝主筋，脾主肉，肺主气，肾主骨，此五者皆因禀五脏之气虚弱，不能滋养充达，故骨脉不强，肢体痿弱，源其要总归于胃。盖胃水谷之海，为五脏之本，六腑之大源也。治法必先以脾胃为主，俱用补中益气汤，以滋化源。头项手足三软，兼服地黄丸。凡此症必须多用二药。仍令壮年乳母饮之，兼慎风寒，调饮食，多能全形。

治验

吴江史万湖子七岁，患吐泻，囟目顿陷，天柱骨倒，兼面赤色。余适在彼，先用补中益气汤加附子一剂，其泻止，而诸症愈，又用钱氏地黄丸料煎服顿安。

一小儿七岁，夏间过食生冷之物，早间患吐泻，面赤作渴，手足并热，项软囟陷，午后面色顿白，手足并冷，脉微欲绝。急以六君子汤加附子一剂，诸症顿除，囟顶顿起而安。小儿易虚易实，故虽危症，若能速用对病之药，亦可回生者。

一小儿九岁，因吐泻后，项软面白，手足并冷，脉微细，饮食喜热。余先用六君子汤加肉桂五剂，未应；更加炮姜四剂，诸症稍愈，面色未复，尺脉未起；佐以八味丸，月余而色微黄，稍有胃气矣。再用前药，又月余，饮食略增，热亦大减。乃朝用补中益气汤，食前用八味丸，又月余元气渐复，饮食举首如常。又月余而肌肉充盛，诸病悉愈。

一小儿十二岁，疟疾后项软，手足冷，饮食少思，粥汤稍离火，食之即腹中觉冷。用六君子汤加肉桂、干姜，饮食渐加。每饮食中加茴香、胡椒之类，月余粥食稍可离火。又用前药百剂，饮食如常，而手足不冷，又月余其首能举。后饮食停滞，患吐泻，项乃痿软，朝用补中益气汤，夕用六君子汤及加减八味丸，两月余而项复举。毕姻后眼目昏花，项骨无力，头自觉大，用八味丸、补中益气汤，三月余元气复而诸症退。后每入房劳役，形气殊倦，盗汗发热，服后二药即愈。

一小儿十五岁，手足痿软，齿不能嚼坚物，内热晡热，小便涩滞如淋。服分利之剂，小便如淋；服滋阴之剂，内热益甚；服燥湿之剂，大便重坠。余谓：此禀肾气不足，早犯色欲所致。故精血篇云：男子精未满而御女以通其精，五脏有不满之处，异日有难状之疾。老人阴已痿，而思色以降其精，则精不出而内败，小便涩痛如淋。若阴已耗而复竭之，则大小便牵痛，愈痛则愈便，愈便则愈痛，正谓此也。遂朝用补中益气汤，夕用六味丸加五味子煎服，各三十余剂，诸症渐愈。后梦遗诸症复作，手足时冷，痰气上急，用十全大补汤、加味八味丸料各八剂，二便稍利，手足稍温。仍用前二药，三月余元气渐复，饮食如常。又饮食停滞，吐泻腹痛，按之不疼，此脾胃受伤也，用六君子汤加木香、肉豆蔻治之，其吐未已，左尺右关二脉轻诊浮大，按之如无。经云：肾开窍于二阴。用五味子散四服，大便顿止。后又伤食，咽酸作泻，大便重坠，朝用补中益气汤，夕用六君子汤加木香、干姜而痊。

一老年得子，四肢痿软，而恶风寒，见日则喜。余令乳母日服加减八味丸三次，十全大补汤一剂，兼与其子，年余肢体渐强，至二周而能行。

一小儿五岁，禀父腿软，不便于行，早丧天真，年至十七，毕姻后腿软，头囟自觉开大，喜其自谨，寓居道舍，遂朝服补中益气汤，夕用地黄丸料加五味子、鹿茸煎服，年余而健。

一小儿项软，服前二药而愈。毕姻后患解颅，作渴发热，以二药作大剂，煎熟代茶恣饮，两月余而渴热减，年余而颅囟合，又年余而肢体强。若非慎疾，虽药不起。

星附膏　治项软。

天南星　附子各等分

上为末，用生姜自然汁调敷项间，干则润之。

六君子汤方见天钓

加减八味丸即六味丸加肉桂、五味子。方见肾脏

十全大补汤即八珍汤加黄芪、肉桂

补中益气汤方见虚羸

地黄丸方见肾脏

五味子散方见[1]

五　硬

五硬者，仰头取气，难以动摇，气壅作痛，连于胸膈，脚手心冷而硬，此阳气不营于四末也。经曰：脾主四肢。又曰：脾主诸阴。今手足冷而硬者，独阴无阳也，故难治。若肚筋青急者，木乘土位也，急用六君、炮姜、肉桂、柴胡、升麻，以复其真气。若系风邪，当参惊风治之。此症从肝脾二脏受病，当补脾平肝，仍参痉症、急慢惊风门治之。

小续命汤　治中风不省人事，涎鸣反张，失音厥冷。

麻黄　人参　黄芩炒　川芎　芍药　甘草炒　杏仁去皮尖，炒　汉防己　官桂去皮，各半两　防风七钱五分　附子炮，去皮脐，二钱

每服一钱，水煎服。

六君子汤方见天钓

[1] 方见：下有脱文，各本均同。

卷　四

吴郡　薛铠集　薛　己验
江都　魏一元　吴中珩校

风热风症

中风之症，西北方有之。东南气温腠理疏泄，人患之者，皆类中风也。况小儿元气未充，皮毛不固，易虚易实，外邪乘之则壮热抽掣，气粗涎涌，甚至昏愦口噤，即似中风。误以续命等汤投之，多至不救。大人且无真中，况小儿乎！凡有前症，当辨其因。若阳明经气虚，风邪所乘，筋脉拘急者，为外因。足厥阴肝火炽盛，筋脉偏急者，为内因。脾肺虚弱，腠理不密，外邪乘入；或急惊风，过服金石之剂耗损肝血；或吐泻后内亡津液，不能养肝，致口眼㖞斜者，皆肝血不足，肝火生风之类，中风之类症也。

治验药方散见各症

痉　症

发痉之症，因伤风汗出，误发汗，或湿症汗多所致。若项背强直，腰背反张，摇头掣疭，噤口不语，发热腹痛，病在足太阳也。若面目赤色，无汗恶寒，牙关紧急，肢体反张，痰涎壅盛，昏愦烦渴，小便赤涩，先谵语而发者，名刚痉，当发汗；若大便滑泄，不语不渴，有汗而不恶寒，先手足厥冷而发者，名柔痉，并以小续命汤加减主之。刚痉去附子用麻黄，柔痉用附子去麻黄。若壮热谵语口干，手足微寒，大便滑泄，此兼刚柔，无汗用葛根汤，有汗用桂枝加葛根汤。若痰塞气盛，用南星、半夏、茯苓以消痰，枳实、陈皮、紫苏以顺气。更审其热，轻者用败毒散；热盛者用小柴胡汤；壮热有汗，胸满口噤，咬牙便闭为内热，以大承气汤下之，后用大柴胡汤解之，过三日则难治。此皆治六淫外伤元气，形病俱实之法也。若小儿多因惊骇停食，或乳母六淫七情，饮食起居失宜所致，更当审之，兼治其母。大要因惊目直呵欠，项强顿闷，属肝经实热，用抑肝散；咬牙呵欠，手寻衣领，属肝经虚热，用地黄丸。若肺金不能平木，用异功散；脾不能养肝，用六君子汤。水不能生木，用地黄丸。

治验

一小儿感冒发热，咳嗽咬牙。余以为脾肺气虚。不信，乃用解散之药，果项强口噤，汗出不止，手足并冷。遂用五味异功散加柴胡、木香治之，渐愈。但日晡微热，睡而露睛，用补中益气而痊。

一小儿因惊发热，误行表散，出汗面白，日晡发痉。先兄谓脾肺气虚而肝胆邪盛，以六君子加柴胡、升麻治之，乃发于寅卯时，此肝邪自旺也。用加味逍遥散一剂，其热顿退，又用补中益气汤、六味地黄丸而愈。

一小儿患瘰疬，溃而发痉，顿闷咬牙寒热。此属肝经风热，先用柴胡栀子散一剂，寒热顿止；次用四物、参、芪、白术、柴胡渐止；又用补中益气汤加芍药、茯苓而痊。

一小儿头患疮，溃而发痉，或寒热作渴，或手足厥冷，其脉洪大浮缓，按之皆微细。此元气虚而邪气实也、用十全大补汤加柴胡、山栀，数剂诸症渐退而脉渐敛，又十余剂而愈。

一小儿惊风，服抱龙丸、保生锭，吐涎甚多。又汗出发痉，仍欲祛痰。余曰：此肝脾血虚，而内生风耳。吐痰不止，脾肺气虚，不能摄涎也。汗出发痉，脾肺气虚而亡阳也。用六君子汤加炮姜、木香顿愈，又用四君子加归、芪而安。

一小儿伤风发热，服解散之药，汗出不止，痓症悉具，其脉洪大鼓指，按之微细。此汗多亡阳，脾肺气虚之症也，用异功散加芎、归、黄芪，其汗顿止，又用补中益气汤而痊。

一小儿停食腹痛，发热呕吐，服峻厉之剂，更吐泻汗多，手足并冷，发痉不止，其脉浮洪，按之如丝。用六君子汤加升麻、炮姜，痓症顿已。惟寒热往来，又用四君、升麻、柴胡而愈。

少参王阳湖孙女年八岁，发痉，服降火消导之剂，其脉浮洪，寒热如疟。余用四君子加升麻、柴胡、炮姜、钩藤钩，及补中益气汤，间服渐愈。但胁下作痛，去炮姜加木香、肉桂而痊。

一小儿因乳母大怒，发热胁痛，亦患前症，兼汗出作呕。先用小柴胡汤一剂，子母俱服顿愈。但日晡潮热，以异功散加升麻、柴胡治之，并愈。

一小儿因乳母发热吐泻，一小儿因乳母食厥昏愦，同患前症，各治其母，而子悉愈。

桂枝加干葛汤 治头痛，项背强几几，汗出恶风者。

桂枝 芍药 甘草 葛根四钱

上每服二钱，姜枣水煎。

小柴胡汤 治身热恶寒风痓，项强直急，胸胁满痛，呕哕烦渴，寒热往来；或身面皆黄，小便不利，大便秘涩；或惊过不解，潮热不除；及差后劳复，发热疼痛如疟，发作有时。方见肝脏

加味小柴胡汤即小柴胡汤加山栀、牡丹皮

保生锭子 治慢惊，尚有阳症。

全蝎 白附子炮 僵蚕 牛胆南星 蝉蜕 琥珀 辰砂各一钱 麝香五分 防风一钱

上为末，糊搜和捏成锭子，金银箔为衣，用薄荷汤磨服。

大柴胡汤 治表里热，大便秘涩，胸满胁痛。

柴胡 枳实各二两仁钱 半夏一两五钱 赤芍药一两八钱 黄芩二两 大黄三两七钱五分

上生姜、红枣煎，不拘时服。

小续命汤方见五硬

抑肝散方见肝脏

地黄丸方见肾脏

败毒散方见发热

六君子汤

五味异功散二方见内钓

补中益气汤方见虚羸

加味逍遥散方见内钓

柴胡栀子散方见发热

四物汤方见急惊

十全大补汤八珍汤加黄芪、肉桂，即四君、四物二汤合用

抱龙丸方见伤寒

四君子汤方见内钓

大承气汤 治刚痓，胸满内实，口噤咬牙，大热发渴，大便秘涩。

大黄　芒硝各五钱　厚朴一两　枳实

葛根汤　治太阳病，项强几几，恶风无汗，及恶寒刚痉。

葛根四两　麻黄三钱　桂一两

上每服二钱，水煎。

夜　啼

夜啼有二：曰脾寒，曰心热也。夜属阴，阴胜则脾脏之寒愈盛；脾为至阴，喜温而恶寒，寒则腹中作痛，故曲腰而啼，其候面青白，手腹俱冷，不思乳食是也，亦曰胎寒，用钩藤散。若见灯愈啼者，心热也，心属火，见灯则烦热内生，两阳相搏，故仰身而啼，其候面赤，手腹俱缓，口中气热是也，用导赤散。若面色白，黑睛少，属肾气不足，至夜阴虚而啼也，宜用六味丸。若兼泄泻不乳，脾肾虚弱也，用六神散。若兼吐泻少食，脾胃虚寒也，用六君、炮木香。大便不化，食少腹胀，脾气虚弱也，用异功散。心血不足者，秘旨安神丸。木火相搏者，柴胡栀子散。肝血不足者，地黄丸。大抵此症，或因吐泻内亡津液，或禀赋肾阴不足，不能滋养肝木，或乳母恚怒肝木侮金，当用六君子汤补脾土以生肺金，地黄丸壮肾水以滋肝木。若乳母郁闷而致者，用加味归脾汤。乳母暴怒者，加味小柴胡汤。乳母心肝热搏，柴胡栀子散。仍宜参客忤、惊啼览之。

治验

一小儿发热夜啼，乳食不进，昏迷抽搐，痰盛口噤，此脾肺气虚，风木所乘，痰食积于胸腹也。先用大安丸，后用六君、钩藤钩而痊。

一小儿三岁，面白夜啼，小便青而数，此肺肾虚弱，朝用补中益气汤加肉桂一分，夕用地黄丸而愈。大凡小儿面色青黑，睛少，或解颅足热者，出痘多在肾经，预用地黄丸补肾气，多得无恙者。

一小儿二岁，夜啼，面色赤，黑睛色淡，小便频赤，朝用补中益气汤加山药、五味，夕用地黄丸而愈。

龙齿散　治拗哭肚疼惊热。

龙齿　蝉蜕　钩藤钩　羌活　茯苓各等分

上为末，每服一钱，水煎服。

碧云散　治浑身壮热夜啼。

柏叶二分　南星　僵蚕　全蝎　郁金　雄黄各一钱

上为末，每服一字，用薄荷汤入蜜调服。

六神散　治腹痛，面色青，口中气冷，及四肢俱冷，曲腰而啼，或泄泻不乳。

人参　山药　白术各五钱　甘草炒，二钱　茯苓　扁豆炒，各一两

上为末，每服二钱，姜二斤，枣水煎。一方有芍药、当归、人参各二钱五分，甘草、桔梗、陈皮、桂各一钱。

愚按：前症悉属脾土虚寒，元气下陷。本方更加柴胡、升麻，升提元气而补脾土为善。

神绿散

全蝎去足翅，不拘多少　青薄荷焙干

上为末，每服半钱，薄荷汤调下。

无择灯花散　治心燥夜啼。

灯花三二颗

上研细，用灯草煎汤，调涂口中，乳汁送下，日三服。一法用灯花涂乳上，令儿吮之。无灯花用灯草烧灰，辰砂少许，亦妙。或用灯花七枚，硼砂一字、辰砂少许，蜜调涂唇上立安。

安神散　治夜啼。

蝉蜕四十九枚，只用后半段，截去前半段并去足翅

上为末，分四服，用钩藤钩汤调下。

人参黄连散 治心经蕴热夜啼。

人参二钱五分 黄连一钱五分，炒 炙甘草五分 竹叶二十片

上姜水煎服。

太乙丹 治睡惊夜啼，青粪。

桔梗一两五钱 藿香叶五钱 川芎二钱五分 白芷三钱 白扁豆五钱，炒

上为末，炼蜜丸，樱桃大，辰砂、麝香为衣。每服半丸，薄荷汤送下。粪色青，枣汤下；夜啼，灯心、钩藤汤下。加白术、茯苓、白芍药尤炒。

地黄散 治身热口干，咳嗽心烦。

生地黄五钱 麦门冬去心，七钱 杏仁泡，去皮尖 款冬花 陈皮各三钱 甘草炙，二钱半

上为末，每服二三钱，水煎温服。

钩藤散方见慢惊

导赤散方见心脏

地黄丸方见肾脏

六君子汤

五味异功散二方见内钓

秘旨安神丸方见发搐，即十味安神丸

柴胡栀子散方见诸热症。即柴胡清肝散

加味归脾汤方见内钓

小柴胡汤方见痘症

大安丸即保和丸加白术。方见内钓

补中益气汤方见虚羸

悲 哭

悲哭者，肺之声；泪者，肝之液也。若六脉弦紧者，先以温汤浸其身取汗，次以凉膈散之类清其内热，此张子和治法如此。若因乳母怒火，遗热于肝，肝火炎炽，反侮肺金，金木相击，故悲哭有声者，宜用六君、柴胡、山栀以补脾清肝，用六味丸以壮水生木。有因惊风，过服祛风燥血之药而致者；有因吐泻，内亡津液而致者；及禀父肾阴不足，不能生肝者，治各审之。若小儿忽然大叫作声者，不治。此禀肾阴不足，虚火炎上故也，用六味丸，多有生者。仍参览夜啼、客忤、惊啼、重舌、口疮、天钓、内钓等症。

治验

一小儿每忽哭白睛多，每悲面色赤。余谓：禀赋肾虚，火妄动而然也。用地黄丸，半载后，虽哭而面色不赤，诸症皆愈。

一周岁儿，痰嗽哭不已，用抱龙丸少止，良久亦然。余视其右腮洁白，左腮青赤，此肺肝二经，相击而作。先用泻白散祛肺邪，次用柴胡栀子散平肝木，后用地黄丸滋肾水而痊。

一小儿瘈疭啼叫，额间青黑。此惊风肝木乘脾，腹中作痛也，先用六君子汤加木香、柴胡、钩藤钩，啼叫渐缓；更加当归，又二剂而安。

一小儿发热夜啼，乳食不进，昏迷抽搐，痰盛口噤，脉纹如水字。此脾肺气虚，风木所乘，痰食积于胸腹也。先用大安丸，后用六君子加钩藤钩而痊。

凉膈散方见疮疡

防风通圣散方见风症

六君子汤方见内钓

六味地黄丸方见肾脏

抱龙丸方见伤寒

泻白散方见肺脏

柴胡栀子散方见发热

大安丸即保和丸加白术。方见内钓

胎 症

小儿胎症，谓胎热、胎寒、胎黄、胎肥、胎弱是也。胎热者，初生旬日之间，目闭色赤，眼胞肿，啼叫惊烦，壮热溺黄，此在胎中受热，及膏粱内蕴，宜用清

胃散之类。胎寒者，初生百日内，或手足挛屈，或口噤不开，此在胎母过食生冷，或感寒气，宜用五味异功散之类。胎黄者，体目俱黄，小便秘涩，不乳啼叫，或腹膨泄泻，此在胎母过食炙煿辛辣，致生湿热，宜用生地黄汤之类，热盛者，泻黄散之类。胎肥者，肌肉禀厚，遍身血色，弥月后渐瘦，五心烦热，大便不利，口吻流涎，此受母胃热所致也，乳母服大连翘饮，儿用浴体法，以疏通其腠理。胎弱者，面无精光，肌体瘦薄，身无血色，大便白水，时时哽气，目无精神，亦宜用浴体法。

消风散　治诸风上攻，头目昏眩，项背拘急，肢体烦疼，肌肉颤动，耳若蝉鸣，鼻塞多嚏，皮肤顽麻，瘙痒瘾疹，目涩昏困。

白茯苓　芎䓖　羌活　荆芥穗　防风　藿香叶　白僵蚕炒，去丝嘴　蝉蜕微炒　甘草　厚朴去皮，姜汁制　陈皮炒

上为末，每服半钱，茶清或薄荷汤调下，荆芥汤亦可。

生地黄汤　治妊娠食酒面五辛积热，小儿生下，遍体面目皆黄也。乳母仍忌酒、面、五辛等物。

生地黄　芍药　川芎　当归各等分

上每服五钱，水煎，产妇服，仍滴儿口数滴。

大连翘饮方见噤风撮口

泻黄散方见脾脏

清胃散

异功散二方见内钓

浴体法方见发搐

解颅囟填囟陷

钱仲阳云：小儿解颅，或久不合者，因肾气有亏，脑髓不足，故儿多愁少喜，目睛多白，而身瘦。盖人之脑髓，如木无根，有数岁而成废人者，服钱氏地黄丸。更用南星微炮为末，米醋调，敷绯帛，烘热贴之。其柏子仁散、三辛散、封囟散俱效。夫肾主骨，肾气实则脑髓充而囟早合，骨脉盛而齿早生。肾气怯则脑髓虚而囟不合，此由父母精血不足，宜用地黄丸补之。若在乳下，当兼补其母，更以软帛紧束其首，使其易合。皆虚火上冲，当调补脾肾为善。囟填囟陷，亦因所禀肾气不足，及乳哺失宜，脾胃亏损所致。夫脾主肌肉，气逆上冲而为填胀，元气下陷而为囟陷也。并用补中益气汤、地黄丸，及用狗头骨炙黄为末，以鸡子清调敷囟门。亦有泻痢气血虚，脾胃不能上充者，亦用前法。若手足并冷，前汤加姜、桂。未应，虚寒甚也，急加附子，缓则多致不救。

治验

一小儿颅解足软，两膝渐大，不能行履，用六味地黄丸加鹿茸治之，三月而起。

一小儿十四岁，解囟自觉头大，视物昏大，畏日羞明。此禀赋肾气怯弱，用六味丸加鹿茸，及补中益气汤加山药、山茱萸，半载愈，二载而囟合。既婚之后，仍觉囟门开解，足心如炙。喜其断色欲，薄滋味，日服前药二剂，三载而愈。后入房，两腿痿软、又教以服前丸，守前戒而愈。

一小儿年十四岁而近女色，发热吐痰。至有室，两目羞明，头觉胀大，仍不断欲，其头渐大，囟门忽开。用地黄丸、益气汤之类，断色欲年余而愈。

一小儿年十三岁，患前症，内热晡热，形体倦怠，食少作渴，用六味丸加鹿茸补之，不越月而痊。

一小儿吐泻发热，囟陷作渴，用七味白术散，母子并服而愈。

一小儿久病发热，其囟或陷或填，手足或温或冷，余用补中益气汤加蔓荆子、炮姜，治之而安。

一小儿囟陷吐泻，手足并冷，用白术散加木香、炮姜，治之而愈。后伤食腹痛，手足复冷，用六君、炮姜治之，更加昏愦，口角流涎。此脾胃虚寒之甚也，急加附子遂愈。

一小儿病后，其囟或陷或填，此脾胃虚热也，朝用补中益气汤加蔓荆子、炮姜、木香，治之而囟平。但作泻口干，用白术散以生胃气而愈。

柏子仁散 治囟门不合。

防风一两五钱 柏子仁一两

上为末，乳汁调涂囟门，十日自合。

三辛散 治脑角骨大，囟门不合。

细辛 桂心各五钱 干姜一钱

上为末，乳汁调涂囟上，干时再涂。

玉乳丹 治解颅。

钟乳粉如法制 熟地黄自法制，杵膏 柏子仁研膏 当归各半两 防风 补骨脂各一钱

上各另为末，入二膏，加炼蜜，丸黍米大。每服一二十丸，煎茴香汤送下，加黄芪、茯苓亦可。

封囟散方见发搐

地黄丸方见肾脏

济生当归散方见黄疸

目 症

经曰：目者，五脏六腑之精，荣卫魂魄之所常营也，神气之所常主也。又曰：诸脉者，皆属于目。目得血而能视，五脏六腑精气，皆上注于目而为之精。故白睛属肺，黑睛属肝，瞳人属肾，上下胞属脾，两眦属心，而内眦又属膀胱。五脏五色，各有所司，心主赤，赤甚心实热也，用导赤散；赤微者，心虚热也，用生犀散。肝主青，青甚者，肝热也，用泻青丸；淡青者，肝虚也，用地黄丸。脾主黄，黄甚者脾热也，用泻黄散；淡黄者，脾虚也，用异功散。目无睛光，及白睛多黑睛少者，肝肾俱不足也，用地黄丸加鹿茸。昼视通明，夜视罔见者，因禀阳气衰弱，遇夜阴盛，则阳愈衰，故不能视也，用冲和养胃汤。凡赤脉翳物，从上而下者，属足太阳经，用东垣选奇汤；从下而上者，属足阳明经，用《局方》流气饮。盖翳膜者，风热内蕴也，邪气未定，谓之热翳，而浮于外；邪气已定，谓之冰翳，而沉于内；邪气既深，谓之陷翳，宜升发之，退翳之药佐之。若上眼皮下出黑白翳者，属太阳寒水；从外至内者，属少阳风热；从下至上绿色者，属足阳明，及肺肾合病也。疳眼者，因肝火湿热上冲，脾气有亏，不能上升清气，故生白翳，睫闭不开，眵泪如糊，久而脓流，遂至损目，用益气聪明汤、茯苓泻湿汤，及四味肥儿丸。目闭不开者，因乳食失节，或过服寒凉之药，使阳气下陷，不能升举，故目不开，用柴胡复生汤。若胃气亏损，眼睫无力而不能开者，用补中益气汤。暴赤肿痛者，肝火炽热也，用龙胆泻肝汤。多泪羞明者，肝心积热也，用生犀散。亦有肝肾虚热者，用地黄丸。风沿烂眼者，膈有积热也，用清胃散。时时作痒者，脓溃生虫也，用点药紫苏膏。眼睫连札者，肝经风热也，用柴胡清肝散。若生下目黄壮热，大小便秘结，乳食不思，面赤眼闭者，皆由在胎时感母热毒所致，儿服泻黄散，母服地黄丸。若乳母膏粱积热，致儿目黄者，令母服清胃散。若肢体面目爪甲皆黄，小便如屋尘色者，难治。又有痘疹后，余毒未尽，上侵于目者，属肾肝虚也，用滋阴肾气丸。前症多宜审治其母，兼调其儿。厥有未尽，悉详《原机启微

集》中，宜参考之。

治验

一女子年十四，因恚怒，先月经不行，寒热胁痛，后两目生翳青绿色，从外至内。余谓寒热胁痛，足厥阴之症也。翳从外眦起，足少阳之症也。左关脉弦数，按之而涩，肝惊风热兼血滞也。遂以加味逍遥散加防风、龙胆草，四服而寒热胁痛顿减；用六味丸，月余而翳消。

一小儿十五岁，两目白翳，腹膈遍身似疥非疥，晡热口干，形体骨立。此肝疳之症也，用六味肥儿丸而痊。后阴茎作痒，小便澄白，疮疥益焮，状如大风，用大芦荟、四味肥儿丸，诸症渐愈，又用大芜荑汤而痊。

一小儿白睛多，吐痰发搐。先用抑青丸，四服而痰搐止；后用地黄丸，年许而黑睛多。

一小儿白睛多，三岁不能行，语声不畅，两足非热则冷，大便不实。朝用补中益气汤加五味子、干山药以补脾肺，夕用地黄丸加五味子、牛膝、鹿茸补肝肾，不三月而瘥。

一小儿眼白腿软，两足热，面似愁容。服地黄丸，两月余渐健；服年余，白睛渐黑，出痘无恙。

一小儿雀盲眼札，服煮肝丸而目明，服四味肥儿丸而目不札。

一小儿目无光芒，视物不了了，饮食少思，大便不调，服大芜荑汤、九味芦荟丸而愈。后饮食停滞，妄用消导克伐之剂，目症仍作，至晚尤甚，用人参补胃汤渐愈，又用五味异功散、四味肥儿丸而痊。

一小儿九岁，素有肝火，两目生翳，服芦荟、肥儿丸随愈。至十四岁后，遇用心过度，饮食不节，即夜视不明，用补中益气汤、人参补胃汤、四味肥儿丸而愈。

一小儿眼泡微肿，咳嗽恶心，小便泔白。余谓脾疳食积，以五味异功散为主，佐以四味肥儿丸而愈。后不节饮食，夜视不明。余曰：此脾胃复伤，须补养为主。不信，乃服峻厉之剂，后变风症，竟不起。

一小儿因发热表散出汗，眼赤发搐。审其母，素有肝火发热。以异功散加柴胡、升麻，子母并服稍愈。又用加味逍遥散，其热顿退。继用补中益气汤、六味地黄丸，子母寻瘥。

一小儿目赤作痛，咬牙寒热。余谓肝经风热，用柴胡饮子一剂，而赤痛止。又用四物、参、芪、白术、柴胡，而寒热退。又用补中益气汤而饮食加。

一小儿眼素白或青，患眼赤作痛。服降火之剂，眼如血贯，脉洪大或浮缓，按之皆微细；用十全大补汤加柴胡、山栀数剂，外症渐退，而脉渐敛；又数剂而愈。

一小儿停食腹痛，服巴豆之药，更加目赤作痛，寒热往来，饮食少思，手足并冷，余用六君、升麻、炮姜，诸症顿愈。惟寒热未已，用四君、柴胡、升麻而安。

一小儿眼赤痛，服大黄之药，更加寒热如疟。余谓脾胃复伤，用四君、升麻、柴胡、炮姜、钩藤钩而寒热愈。又用补中益气汤，间服而目疾痊。

一小儿因乳母恚怒患发热等症，儿患目痛，兼作呕吐，先用小柴胡汤，子母俱服顿安；但儿晡热仍呕，异功散加升麻、柴胡，治之而瘥。

一小儿生下目黄，三日面赤黄；一小儿旬日内目黄而渐至遍身，此二者胎禀胃热，各用泻黄散，一服皆愈。

一小儿旬日，面目青黄，此胃热胎黄也，用泻黄散，以乳调服少许，即愈。后复身黄吐舌，仍用前散而安。

一小儿患目黄，知其乳母食郁身黄所

致，以越鞠丸治母，泻黄散治子，并愈。

一小儿面青寒热，形气瘦弱，眼目生翳，用九味芦荟丸、五味异功散，目翳渐退，乃以四味肥儿丸、五味异功散而肌肉生。

一小儿眼每生翳，皆因乳母恚怒而作，用九味芦荟丸、柴胡栀子散，母子服之，并愈。

一小儿乳哺失节，服药过剂，腹胀少食，大便不调，两眼生花，服治眼之药，渐生浮翳。余用异功散加当归、柴胡，饮食渐进，便利渐调；少佐以九味芦荟丸，其眼渐明；乃用人参补胃汤、肥儿丸而痊。

一小儿未周岁，目内有翳。余谓此禀母肝火所致。询其母果素多恚怒，现患瘰疬目疾，自乳其子。余用地黄丸治之，其母稍愈。后彼无此药，其子遂瞽。

一小儿十二岁，伤寒咳嗽发热。服发散之药，目渐不明；服降火等药，饮食日少，目渐生翳。余谓中气虚，用人参补胃汤，饮食渐进；又用《千金》补肝丸，及熏眼之法而痊。

一女子十二岁，目生白翳，面黄浮肿，口干便泄，用四味肥儿丸而痊。

一小儿目羞明隐涩，两足发热，大便不实，食少时咳，仍欲治肝祛风。余曰两足发热，小便不调，肾肝虚也；大便不实，食少时咳，脾肺虚也。朝用补中益气汤，夕用六味地黄丸，元气渐复；乃佐以四味肥儿丸，又月余而瘥。

一小儿目痛，恪服泻火治肝之药，后加羞明瘾涩，睡中惊悸悲啼。此肝经血虚，火动伤肺也，用五味异功散加山栀补脾肺清肺金，用地黄丸滋肾水生肝血而安，乃兼服四味肥儿丸而瘥。

一小儿目青发搐，直视叫哭，或用牛黄清心丸，加咬牙顿闷，小便自遗。余谓肝经血气虚甚也，用补中益气汤，及六味地黄丸而痊。

一小儿发搐目札，属肝胆经风热，先用柴胡清肝散治其肝，后用地黄丸补其肾而愈。

一小儿目痛兼痒，因膏粱积热，仍口渴饮冷便秘。先用泻青丸，疏导肝火；更用清胃散煎熟，磨生犀角服之，以解食毒；又用四味肥儿丸，以治肝症而瘥。

一小儿目疾久不愈，用大芜荑汤五剂，蟾蜍丸数服，又用四味肥儿丸而愈。

一小儿十四岁，用功劳甘，半载后自汗盗汗，形体殊倦，朝用补中益气汤加五味子、蔓荆子，夕用十全大补汤寻愈。毕姻后，因唾痰头晕，恪服清痰理气之药，忽目不能开，余用地黄丸、十全大补汤，三月余而痊。

吴江史万湖之孙，自乳儿时患目疾，年二十，目札头摇。用金匮肾气丸，愈而复作，两目生翳；用聪明益气汤并前丸，即愈而复发，形体消瘦，脉数洪大；用补中益气汤及前丸而瘥。

一小儿因惊，眼札或搐。先用加味小柴胡汤加芜荑、黄连以清肝热，又用地黄丸以滋肾生肝而痊。

一小儿两目连札，或色赤，或时拭眉。此肝经风热，欲作肝疳也，用四味肥儿丸加龙胆草而瘥。

一小儿白睛多，吐痰发搐，用地黄丸为主，佐以抑青丸而搐止，后用《世传方》地黄丸而黑睛多。

一女子十四岁，两目作痛或发痒，或头晕，或两胁作痛，或寒热内热，口渴少食，经候不调。此肝脾二经气血虚而有热也，用补中益气汤、柴胡清肝散而愈。后左眉上结一核，如豆许，渐大如栗，腐而作痛。此肝经火燥而血病也，用加味逍遥散，月余腐肉自脱，乃用八珍汤及前药而愈。

一小儿十三岁，目久痛，渐生青绿翳，后赤烂，左关脉弦数，用九味芦荟丸、加味逍遥散而愈。毕姻后复发，用滋阴肾气丸为主，佐以加味逍遥散而痊。

一小儿十五岁，因大劳，目赤作痛，发热作渴，脉洪大而虚。用八珍汤加炒黑山栀，一剂诸症顿退，又用补中益气汤而痊。后因梦遗，目仍赤痛，用六味地黄丸料加五味子，二剂而痛止，又三十余剂而复明。

生犀散　治心经虚热。

生犀取末，二钱　地骨皮　赤芍药　柴胡　干葛各一两　甘草五钱

上每服二钱，水煎。

生熟地黄散　治眼初患之时，因误筑到蹙，肝受惊风，致目肿赤痛痒。

生地黄洗　熟地黄各一两　麦门冬五钱　当归　甘草炙　枳壳米泔水浸，面炒　防风　杏仁汤泡，去皮尖，用面炒赤色　赤芍药各二钱五分

上每服一钱，黑豆七粒，水煎。

犀角饮　治脾火眼疼。

犀角一两　射干　草龙胆炒　黄芩炒，各五钱　人参二两　茯苓二钱五分　钩藤钩七钱五分　甘草三钱

上每服一钱，水煎。

牛黄丸　治肝受惊，遂致患目。

牛黄　白附子　肉桂　全蝎　芎䓖　石膏各三钱五分　白芷　藿香各五钱　辰砂　麝香各少许

上各另为末，炼蜜丸桐子大。每服三丸，临卧薄荷汤化下。乳母亦忌热物之类。

《世传方》地黄丸　治肾虚，目睛多白。

鹿茸五钱　泽泻　茯苓　山茱萸　熟地黄　牡丹皮　牛膝各一两

上为末，蜜丸，桐子大。每服二十丸，盐汤下。

罗氏煮肝丸　治疳眼翳膜羞明，大人雀目，甚效。

夜明砂　青蛤粉　谷精草各一两

上为末，每服二钱，以猪肝批开，摊药在内，麻缠定，米泔水半碗煮肝熟，取出汤，倾碗内熏眼，候汤温，分肝三服，嚼吃，就用肝汤下，一日二服。

龙胆饮子　治疳眼流脓生翳。此湿热为病。

青蛤粉五钱　羌活　草龙胆各三钱　炒黄芩二钱　蛇蜕五分　麻黄二钱五分　谷精草五分

上为末，每服二钱，茶清调下。

东垣人参补胃汤　治劳役，饮食不节，内瘴眼痛，神效。

黄芪根　人参各一两　炙甘草八钱　蔓荆子一钱　白芍药炒　黄柏各三钱，酒拌炒四次

上每服二三钱，水煎，稍热服，临卧三五服。

《千金》　治雀盲。

地肤子五两　决明子一升

上为末，以米饮和丸，每服二三十丸。

《世传》　治雀盲。

苍术四两，米泔浸，切片，四两，焙

上为末，猪肝二两，批开，掺药在内，用麻系定，粟米一合，水一碗，砂锅内煮熟，熏眼，候温，临卧每服三钱，大效。

《圣惠》　治雀盲不计时月，用苍术一两，为末，每服一钱。

《本事》　治小儿赤热肿眼。

大黄　白矾各等分

上为末，冷水调作饼子贴眼，立效。

东垣广大重明汤　治两睑或两眦赤烂，热肿疼痛，及眼胞痒极，抓之至破烂

赤肿，眼楞生疮痂，目多眵泪，隐涩难开。

草龙胆　防风　生甘草根　细辛苗叶各一钱

上水一碗半，煎龙胆至七分，入余药再煎至半碗，热洗，日五七次。洗毕合眼，须臾瘥。

东垣助阳和血补气汤　治发后热壅，白睛红多，眵泪隐涩。此过服凉药而真气不能通九窍也。

防风七分　黄芪一钱　蔓荆子二分　白芷二分　升麻七分　甘草炙　柴胡　当归身酒洗，各五分①

洁古治眼赤暴发肿。

防风　羌活　黄芩炒　黄连炒，各等分

上每服一钱，水煎服。如大便秘，加大黄二分；痛甚，加川归、地黄各二分；烦躁不得卧，加栀子仁三分。

保命点眼药　除昏退翳，截赤定痛。

当归　黄连各二钱　防风二钱五分　细辛五分　甘草一钱

上水一大碗，文武火熬，滴水中不散为度，入熟蜜少许，点用。

千金补肝散　治目失明。

青羊肝一具，去膜，薄切，以新瓦炙干　决明子　蓼香一合，熬令香

上为末，每服方寸匕，日二服，久而有验。

《本事》治太阳寒水陷，翳膜遮睛。

防风　白蒺藜各一两　羌活一两半　甘菊三两

上为末，每服二钱，入盐少许，百沸汤点服。

《保命》羚羊角散　治冰翳久不去。

羚羊角　升麻　细辛各等分　甘草减半

上为末，一半蜜丸，桐子大，每服五七十丸。一半泔水煎，吞送丸子。焮发陷翳，亦羚羊角散之类用之，在人消息。若阴虚有热者，兼服神仙退云丸。

东垣补阳汤　治阳不胜其阴，乃阴盛阳虚，则九窍不通，令青白翳，见于大眦，乃足太阳少阴经中，郁遏厥阴肝经之阳气，不得上通于目，故青翳内阻也。当于太阳少阴经中，是九泉之下，以益肝中阳气，冲天上行，此乃先补其阳，后于足太阴标中，泻足厥阴之火，下伏于阳中。《内经》曰：阴盛阳虚，则当先补其阳，后泻其阴。每日空心服升阳汤，临卧服泻阴丸。须预其调养，体气和平，天气晴明服之，补其阳，使上升通于肝经之末，利空窍于目矣。

羌活　独活　当归身酒洗，焙干　甘草梢　熟地黄　人参　黄芪　白术各一两　泽泻　橘红各半两　生地黄炒　白茯苓　知母炒黄色，各三钱　柴胡二两　防风　白芍药各五钱　肉桂一钱

上每服五钱，水煎空心服，候药力行尽，方可饮食。

东垣羌活退翳汤

柴胡　甘草　黄芪各三钱　羌活　黄连　五味子　升麻　当归身各二钱　防风一钱五分　黄芩　黄柏酒浸　芍药　草龙胆酒洗，各五钱　石膏二钱五分

上分二服，水煎入酒少许，临卧热服，忌言语。

谦甫五秀重明丸　治眼翳膜遮睛，隐涩昏花，常服清利头目。

甘菊花五百个　荆芥五百穗　木贼去节，五百根　楮实五百枚

上为末，蜜丸桐子大。每服五十丸，白汤化下。

冲和养胃汤　治内障初起，视觉微昏，空中有黑花，神水变淡绿色，次则视歧，睹则成二，神变淡白色，久则不睹，

---

①各五分：原脱，据《脾胃论》同名方补。

神水变纯白。

柴胡七钱　人参　当归　炙甘草　干生姜　升麻　葛根　白术　羌活各一两　防风五钱　黄芪一两五钱　白茯苓三钱　白芍药六钱　五味子二钱

上每服二钱，水煎。

滋阴肾气丸　治神水宽大渐散，昏如雾露中行，渐睹空中有黑花，视物二体，久则光不收，及内障神水淡白色者。

熟地黄三两　当归尾　牡丹皮　五味子　干山药　柴胡各五钱　茯苓　泽泻各二钱半　生地黄酒炒，四两

上为末，蜜丸桐子大，辰砂为衣。每服十丸，空心滚汤化下。

泻热黄连汤　治内障有眵泪眊矂。

黄芩　黄连　生地黄并酒洗　柴胡各一两　升麻五钱　龙胆草三钱

上每服一钱，水煎，午前服。

柴胡复生汤　治红赤羞明，泪多眵少，脑顶沉重，睛珠痛应太阳，眼睫无力，常欲垂闭，久视则酸疼，翳陷下者。

藁本　蔓荆子　川芎　羌活　独活　白芷各二分半　白芍药炒　炙甘草　薄荷　桔梗各四分　苍术　茯苓　黄芩炒，各五分　柴胡六分　五味子十二粒，杵

上每服二钱，水煎食后服。

黄连羊肝丸　治目中赤，脉洪，甚眵。

黄连为末　白羯羊肝一具

先以羊肝竹刀刮下如糊，除去筋膜，再擂细入黄连，丸桐子大。每服十丸，茶清化下。

茯苓燥湿汤　治小儿易饥而渴，腹胀生疮，目痛生翳不开，眵泪如脓，俗谓疳毒眼。

白术　人参　甘草炒　枳壳麸炒　茯苓　蔓荆子　薄荷各二分　苍术　前胡　独活各三分　川芎　羌活各三分半　柴胡四分　泽泻一分半

上每服二钱，水煎。

《局方》菊睛丸　治脾肾不足，眼花昏暗。

枸杞子　苁蓉酒浸炒　巴戟去心，各一两　甘菊花四两

上为末，蜜丸桐子大。每服十丸，空心白汤化下。

抑青丸方见惊啼

加味逍遥散方见内钓

大芜荑汤方见疳症

九味芦荟丸方见诸疳

异功散方见内钓

小柴胡汤方见痉症

柴胡栀子散方见发热

蟾蜍丸方见诸疳

耳　症

耳者，心肾之窍，肝胆之经也。心肾主内症，精血不足；肝胆主外症，风热有余。或聋聩，或虚鸣者，禀赋虚也。或胀痛，或脓痒者，邪气客也。禀赋不足，宜用六味地黄丸。肝经风热，宜用柴胡清肝散。若因血燥，用栀子清肝散；未应，佐以六味丸，间服九味芦荟丸。若因肾肝疳热，朝用六味丸，夕用芦荟丸。若因食积内热，用四味肥儿丸。若因乳母膏粱积热而致者，宜加味清胃散；脾经郁结而致者，加味归脾汤；肝经怒火而致者，加味逍遥散，皆令乳母服之，兼与其儿少许。不可专于治外，不惟闭塞耳窍，抑亦变生他症，延留日久，遂成终身之聩矣。慎之！

治验

一小儿耳内出脓，秽不可近，连年不愈，口渴足热，或面色微黑。余谓肾疳症也，用六味地黄丸，令母服加味逍遥散而

愈。后因别服伐肝之药，耳症复作，寒热面青，小便频数。此肝火血燥也，用柴胡栀子散以清肝，六味地黄丸以滋肾，遂痊。

一小儿耳内出脓，久不愈。视其母，两脸青黄，属乳母郁怒致之也。遂朝用加味归脾汤，夕用加味逍遥散，母子皆愈。

一小儿十二岁，素虚羸，耳出脓水，或痛或痒，至十四，稍加用心，即发热倦怠，两腿乏力八年矣。用补中益气汤及六味地黄丸，稍愈。毕姻后，朝寒暮热，形气倦怠，两足心热，气喘唾痰，仍用前二药，佐以六君子汤而愈。因后不守禁忌，恶寒发热，头晕唾痰。余谓肾虚不能摄水而似痰，清气不能上升而头晕，阳气不能护守肌肤而寒热，遂用补中益气汤加蔓荆、附子一钱，四剂不应；遂用人参一两，附子一钱，二剂而应；乃用十全大补汤，百余剂而痊。又因大劳入房，喉喑痰涌，两腿不遂，用地黄饮子顿愈，仍用十全大补汤而安。后又起居失宜，朝寒暮热，四肢逆冷，气短痰盛，两寸脉短，用十全大补汤加附子一钱，数剂而愈。乃去附子，用人参三钱，常服始安。

一小儿耳中流脓，项中结核，眼目或札或赤痛，小便或痒或赤涩。皆肝胆经风热之症也，用四味肥儿丸悉愈。

一小儿因乳母恚怒，兼经行之后，多食炙煿，儿遂耳内作痛出脓。余先用加味小柴胡汤，次用加味逍遥散，令其母服之，子母并愈。

一小儿耳出秽水，属肝肾不足，先用九味芦荟丸而痊。毕姻后，面黄发热多病，又用黄柏、知母等药，更胸膈痞满，饮食少思，痰涎上壅；又利气化痰，加噫气下气。余用六君子、补中益气二汤，干姜、木香等味，治之寻愈。

田氏红玉散　治小儿聤耳。

枯矾　麝香　干胭脂各等分

上为末，研匀，先以绵杖子捻脓净，掺入少许。

汤氏龙黄散　治如前。

枯矾　龙骨　黄丹各半两　麝香一钱

上制法同前。

愚按：前二方可以治脓症之轻者。若系肝经风热血燥等症，必依前方内论，服合宜之药，外用此以收脓湿，亦无不可。若专泥外攻，而失内治，谬矣。

六味地黄丸方见肾脏

柴胡清肝散方见胁痛

栀子清肝散方见热症

九味芦荟丸方见疳症

四味肥儿丸方见呕吐

加味清胃散

加味归脾汤

加味逍遥散三方见内钓

加味栀子散

加味小柴胡汤方见痉症

六君子汤

四君子汤二方见内钓

地黄丸方见肾脏

七味白术散方见积滞

补中益气汤方见虚羸

二陈汤方见寒吐

鼻塞鼻衄

巢氏云：鼻乃肺之窍，皮毛腠理，乃肺之主。此因风邪客于肺，而鼻塞不利者，宜用消风散，或用葱白七茎，入油、腻粉少许，擂摊绢帛上，掌中护温，贴囟门。因惊仆气散，血无所羁而鼻衄者，用异功散加柴胡、山栀。左脸青而兼赤者，先用柴胡清肝散，后用地黄丸。右脸赤，乃肺大肠实热也，用泻白散。鼻色赤，乃脾胃实热也，用泻黄散；微赤，乃脾经虚热也，用异功散加升麻、柴胡；色深黄，用《济生》犀角地黄汤，后用杨氏地黄丸；淡白色，用六君子汤。颏间色赤，用四物汤加山栀；赤甚，用五淋散；小便赤色，用六味丸、补中益气汤。唇色白，用六君子汤；久不愈，用麦门冬饮子。若初病元气未亏，乳食如常，发热壮热，二便秘结，作渴饮水，卧不露睛者，悉属形病俱实，当治邪气。若病久元气以亏，食少发热，口干饮汤，呕吐泄泻，肢体胃寒，卧而露睛者，悉属形病俱虚，当补正气为要。

治验

一小儿咳嗽，恶心，鼻塞流涕，右腮青白。此乃脾肺气虚，而外邪所乘也，先用惺惺散，咳嗽顿愈。但饮食不思，手足指冷，用六君子少加升麻，一剂而痊。

一小儿潮热鼻衄，烦渴便秘，气促咳嗽，右腮色赤。此肺与大肠有热也，用柴胡饮子，一服诸症顿退。后因惊复作，微搐顿闷。此肝脾气血虚也，用四君子加芎、归、钩藤钩而愈。

一小儿遍身生疥，挖鼻出血，因肝脾有热，用四味肥儿丸而愈。后食炙煿，鼻血复出，疮疥复发，先用清胃散二剂，又用四味肥儿丸，月余而痊。

一小儿鼻衄滞颐，作渴时汗。乃胃经实热也，先用泻黄散，二服而滞颐止；又用四味肥儿丸，数服而鼻血愈。后鼻不时作痒，发渴便血，用《圣济》犀角地黄汤四剂，母子并服，别令儿童更服四味肥儿丸，月余而愈。

一小儿鼻衄，发热作渴，右腮色青。余谓肝火乘脾。先用加味逍遥散，母子并服，热渴渐止；另用五味异功散少加柴胡、升麻，与子服之而愈。

一小儿鼻衄，服止血之剂，反见便血，右腮色黄或赤。此脾气虚热，不能统血也，用补中益气汤，又用五味异功散加柴胡、升麻而愈。

一小儿鼻衄，久不愈，四肢倦怠，饮食少思，恶风寒。此脾肺虚也，先用五味异功散，而鼻血止；又用补中益气汤，而不畏风寒；继用四君，少加柴胡、升麻而痊愈。

一小儿鼻衄，两颏赤。余谓禀赋肾气不足，虚火上炎也。不信，别服清热凉血之药，病益甚。余用地黄丸果效。毕姻后，虚症悉至，用八珍汤、地黄丸料，寻愈。

一小儿鼻衄作渴，喘嗽面赤。此心火刑肺金也，用人参平肺散及地黄丸料加五味子、麦门冬煎服而痊。

杨氏地黄散　治荣营中有热，肺壅鼻衄。

生地黄　赤芍药　当归身　川芎各等分

上每服二三钱，水煎熟，入蒲黄少许，春夏衄入地黄汁、蒲黄各少许，秋冬衄用车前草汁少许。

麦门冬饮子　治吐血久不愈者。

五味子十粒　麦门冬去心　黄芪各一钱　当归身　人参　生地黄各五分

上水煎服。

补中益气汤方见虚羸

清胃散

异功散二方见内钓。即五味异功散

人参平肺散方见咳嗽

柴胡清肝散方见热症

泻白散方见肺脏

泻黄散方见脾脏

犀角地黄汤即《圣济》犀角地黄汤。方见便血脏血

五淋散方见五淋

四君子汤方见内钓

八珍汤即四君、四物二汤合服也。四君见天

钓，四物见急惊

四物汤方见急惊

惺惺散

柴胡饮子二方见热症

四味肥儿丸方见呕吐

加味逍遥散方见内钓

六味地黄丸方见胃脏

龟胸龟背

仲阳曰：龟胸者，肺热胀满，攻于胸膈，或乳母多食五辛，及儿食宿乳而成，当用龟胸丸或松蕊丹、百合丹之类治之。龟背者，令儿早坐，因客风吹脊，入于骨髓所致，以龟尿点背间骨节。取龟尿之法：当置龟于荷叶上，候龟眼四顾，急用镜照之，其尿自出。又法当灸肺俞穴在第三椎骨下两旁各开一寸五分、心俞穴在第五椎骨下两旁各开一寸五分、膈俞穴在第七椎骨下两旁各开一寸五分，用艾如小豆大，灸二五壮。此多因小儿元气未充，腠理不密，风邪所乘；或痰蕴结，风热交攻而致。法当调补脾肺为主，而以清热消痰佐之。若因乳儿膏粱厚味者，当以清胃散治其母，子亦服少许。

龟胸丸

大黄一钱，煨　天门冬去心，焙　百合　杏仁麸炒　木通　枳壳麸炒　桑白皮蜜炒　甜葶苈炒　朴硝各半两

上为末，炼蜜丸芡实大。每服一丸，温水食后化下。

枳壳防风丸

枳壳麸炒　防风　独活　大黄煨　前胡　当归酒洗　麻黄去节，各一钱。

上为末，面糊丸，黍米大。每服十丸，食后米汤下

松蕊丹　治龟背。

花松　枳壳　防风　独活各一两　麻黄　大黄　前胡　桂心各半两

上为末，蜜丸黍米大。每服数丸，粥饮下。量儿加减。新增

百合丸　治龟胸背。

百合一两　木通　朴硝　桑白皮蜜炙　杏仁去皮尖，炒，双仁不用　大黄煨　天门冬各半两

上为末，炼蜜丸绿豆大。每服十丸，食前温酒化服。

卷　五

吴郡　薛铠集　薛　己验
江都　魏一元　吴中珩校

鹤膝行迟

钱仲阳云：鹤膝者，乃禀受肾虚，血气不充，致肌肉瘦薄，骨节呈露，如鹤之膝也。行迟者，亦因禀受肝肾气虚。肝主筋，肾主骨，肝藏血，肾藏精。血不足，则筋不荣，精不足，则骨不立，故不能行也。鹤膝用六味地黄丸加鹿茸以补其血气，血气既充，则其肌肉自生。行迟用地黄丸加牛膝、五加皮、鹿茸以补其精血，精血既足，则其筋骨自坚。凡此皆肝肾之虚也，虚而热者，用六味地黄丸；虚而寒者，用八味丸。若手拳挛者，用薏苡仁丸；足拳挛者，用海桐皮散。脾胃亏损，肾脏虚弱，寒邪所乘而膝渐肿者，佐以补中益气汤及大防风汤。

治验

一小儿体瘦腿细，不能行，齿不坚，发不茂，属足三阴经虚也，用六味丸、补中益气汤，年余诸症悉愈。

一小儿六岁，面色皖白，眼白睛多，久患下痢，忽声音不亮，腿足无力，先用四神丸止其痢，后用地黄丸加牛膝、五加皮、鹿茸补其肾，两月余渐能行，半载后，其声音亮。后停食，另用消食丸，连泻五六次，去后益频，五更侵晨为甚，声音复喑，步履复难，而腿足作痛，仍服前丸，兼补中益气汤而愈。

一小儿七岁，左腿自膝下至胫细小，行步无力，用地黄丸加鹿茸、五味子、牛膝为主，佐以补中益气汤，半载腿膝渐强而能步。毕姻后，其腿内热，足心如炙，唾痰口渴。余谓当补脾肾。不信，另用滋阴丸，痰热益甚；服四物、黄柏、知母之类，饮食日少；服二陈、青皮、枳壳之类，胸满吐血；服犀角地黄汤，唾血不时，大便频数。复请视，仍泥实火，余辞不能治。恪服犀角地黄丸而唾血益甚，不时发热。后复恳治，余曰：两足心热，唾痰口干，肾虚水泛也。饮食少思，胸膈痞满，唾血不止，脾虚失摄也。昼发夜伏，夜作昼止，不时而热，无根虚火也。遂用四君子及八珍汤、地黄丸，间服而愈。

四神丸　治脾虚胃弱，大便不实，饮食不思，或泄利腹痛等症。方见惊泻

薏苡仁丸　治禀受肝气怯弱，致两膝挛缩，两手伸展无力。

当归焙　秦艽　薏苡仁　酸枣仁　防己　羌活各一两

上为末，炼蜜丸鸡豆大。每服一丸，麝香荆芥汤下。

海桐皮散　治禀受肾气不足，血气未荣，脚趾拳缩，不能伸展。

海桐皮　牡丹皮　当归酒浸　熟地黄　牛膝酒浸，各一两　山茱萸　补骨脂各五钱

上为末，每服一钱，葱白煎汤，食前服。

五加皮散 治四五岁不能行。

真五加皮 川牛膝酒浸二日 木瓜干各等分

上为末，每服二钱，空心米汤调下，一日二服，服后再用好酒半盏，与儿饮之，仍量儿大小。

益气养荣汤 治气血损伤，四肢颈项等处患肿，不问软硬、赤白、痛否，日晡发热，或遗而不敛者，并宜服之。

人参 茯苓 陈皮 贝母 香附 当归酒拌 川芎 黄芪盐水拌炒 熟地黄酒拌 芍药炒，各五分 甘草炙 桔梗炒 柴胡各三分 白术炒，一钱

上姜水煎服，大人倍用。

八珍汤即四君、四物二汤。四君见内钓，四物见急惊

四神丸方见惊渴

六味丸

八味丸即六味丸加肉桂、附子。二方见肾脏

消食丸方见呕吐乳

补中益气汤方见虚羸

大防风汤方见鹤膝风

四君子汤方见内钓

齿迟

经云：齿者肾之标，骨之余也。小儿禀受肾气不足，肾主骨髓，虚则骨脉不充，肾气不能上营，故齿迟也，用地黄丸主之。

治验

一小儿三岁，言步未能，齿发尤少，体瘦艰立，发热作渴，服肥儿丸不应。余曰：此肾虚疳症也，盖肥儿丸脾胃经之药，久服则肾益虚，其疳益甚。不信，牙发渐落。余用地黄丸加鹿茸、五味子，半载而元气壮健。

一小儿体瘦腿细，行步艰辛，齿不坚固，发稀短少，用六味地黄丸、补中益气汤，年余诸症悉愈，形体壮实。

芎䓖散 治齿生迟，或齿嚼物少力。

芎䓖 生地黄 山药 当归 芍药炒 甘草各等分

上各另为末，每服二钱，白汤调。

地黄丸方见肾脏

补中益气汤方见虚羸

咬牙

夫齿属足少阴肾经，牙床属手足阳明经。小儿瘛疭，不时咬牙，其所致之经不同，或本于心经之热，或本于肝经之热，或本于脾肺肾经之热。若发热饮水，叫哭而搐者，心经实热也。睡因惊悸，合面而卧者，心经虚热也。面青目札，呵欠项强烦闷者，肝经实热也。手寻衣领，及乱捻物者，肝经虚热也。发搐，目青面赤，肝经风热也。烦闷喘促，见于申酉时者，肺经热也。胸满气急，喘嗽上气，肺感风寒也。见于亥子丑时者，肾经热也。眼目畏明，及无精光，或解颅下窜，胎禀肾虚也。饮水口中气热，胃经实热也。饮汤口中气冷，胃经虚热也。发搐，呵欠面黄，脾虚发惊也。心经实热用泻心汤，虚热用导赤散。肝经实热先用柴胡清肝散治肝火，后用六味丸生肝血，肝经风热亦用前药，虚热则用六味丸。肺经实热用泻白散，虚热用保肺汤。肾经实热，用六味丸减茱萸二两，以生地易熟地，虚用地黄丸。胃经实热，用泻黄散，虚用异功散。脾虚发惊，用五味异功散。若乳母多食膏粱厚味，致儿咬牙者，用清胃散。

治验

一小儿七岁，素喜食甘味，两手发

热，夜睡咬牙，用泻黄散而愈。后不守戒，仍作，用大黄等药，前症益甚，更滞颐弄舌，手足冷。余谓此脾胃复伤而虚甚也，用六君子加柴胡、升麻，治之渐愈，又用五味异功散加柴胡、升麻而痊。

一小儿面素萎黄，或时变青，饮食过多，睡面咬牙，服克伐之剂，口舌生疮，大便泄青，发搐痰盛，唇青手冷，用六君子加木香、柴胡、升麻，数剂而安。但饮食后，腹膨作嗳，用四君子汤为细末，不时煨姜汤调服少许，月余而痊。

一小儿十五岁，盗汗面赤，睡中咬牙，自服清胃散，前症益甚，更遗精晡热，口干倦怠。余用六味地黄丸、补中益气汤而痊

一小儿十四岁，素食膏粱炙煿，睡中咬牙。此脾胃积热，先用清胃散及二陈、黄连、山楂、犀角各数剂，间服补中益气汤而愈。

一女子十四岁，发热作渴，月经先期，睡中咬牙。此肝脾二经虚热也，用加味逍遥散而安。后因怒，前症俱作，用柴胡栀子散而瘥。

一小儿夜间咬牙，或盗汗，或便血。审其母，怀抱郁结，又兼便血。用加味归脾汤、加味逍遥散与母兼服，其子亦愈。

一小儿因母食膏粱醇酒，睡中咬牙，或时鼻衄，右腮鼻准色赤。先用加味清胃散、加味逍遥散与母服，儿亦愈。

一小儿病后不语，睡中咬牙，惊悸饮水，困倦少食，用化痰镇惊等药益甚。余谓属心脾肾阴虚，用六味地黄丸为主，佐以五味异功散、秘旨安神丸，诸症顿愈。

一小儿感冒风邪，咳嗽喘逆，不时咬牙，右腮色赤。此肺经客热，用洁古黄芪汤，一剂而痊。后因停食，腹胀咳嗽，鼻塞咬牙，用六君子汤加桔梗、桑皮、杏仁，一剂而愈。

一小儿咬牙，审知因母大怒，先用小柴胡汤加山栀、牡丹皮治之，母子并愈。

洁古黄芪汤

人参　黄芪　茯苓　白术　芍药各一钱　干姜　陈皮　藿香各五分

上水煎服。

保肺汤方见伤风咳嗽

柴胡栀子散

柴胡清肝散二方见发热

补中益气汤方见虚羸

小柴胡汤方见痉症

二陈汤方见寒吐

泻黄散方见脾脏

泻心汤

导赤散

秘旨安神丸三方见心脏

泻白散方见肺脏

地黄丸方见肾脏

六君子汤

归脾汤

四君子汤

加味逍遥散

清胃散

异功散六方见内钓

语　迟

钱氏云：心之声为言，小儿四五岁不能言者，由妊母卒有惊动，邪乘儿心，致心气不足，故不能言也。有禀父肾气不足而言迟者；有乳母五火遗热闭塞气道者；有病后津液内亡，会厌干涸者；亦有脾胃虚弱，清气不升而言迟者。心气不足，用菖蒲丸。肾气不足，羚羊角丸。闭塞气道，用加味逍遥散。津液内亡，用七味白术散。脾胃虚弱，用补中益气汤。

治验

一小儿言迟泄泻，声音不亮，杂用分

利清热等剂，喉音如痖，饮食少思。朝用地黄丸加五味子，夕用补中益气汤，其泻渐止。遂专服前丸，两月喉音渐响。

一小儿白睛多，泻后喉喑，口渴兼吐，大便不实，朝夕服地黄丸而痊。后患泻，喉复喑，仍服前丸而愈。此皆禀赋肾气不足，故用是药。

一小儿五岁不能言，咸以为废人矣，但其形色悉属肺肾不足，遂用六味地黄丸加五味子、鹿茸，及补中益气汤加五味子。两月余，形气渐健；将半载，能发一二言；至年许，始音声如常。

菖蒲丸 治心虚语迟。

石菖蒲 丹参各一钱 赤石脂三钱 人参半两 天门冬去心，焙，一钱

上为末，炼蜜丸，麻子大。食后温水服二三十丸。

羚羊角丸 治行迟。

羚羊角镑 虎胫骨醋炙黄 生地黄焙 酸枣仁 白茯苓各五钱 肉桂 防风 当归 黄芪各二钱半

上为末，炼蜜成剂，每服一皂子大，白汤化下。

七味白术散方见腹痛

补中益气汤方见虚羸

六味地黄丸方见肾脏

加味逍遥散方见内钓

喑

经云：舌者音声之机也，喉者音声之关也。小儿卒然无音者，乃寒气客于会厌，则厌不能发，发不能下，致其门阖不致，故无音也。若咽喉音声如故，而舌不能转运言语，则为舌喑，此乃风冷之邪，客于脾之络，或中于舌下廉泉穴所致也。盖舌乃心之苗，心发声为言，风邪阻塞其经络，故舌不能转也。若舌不能转运言语，而喉中声嘶者，则为喉喑。此亦为风冷所客，使气道不通，故声不得发，而喉无音也。然或风痰阻塞，或因心惊气虚，或因脾之脉络受风，或因风痰滞于脾之络，或因脾气不足，或胃中清气不升，皆足以致喑。大抵此症，亦有禀父肾气不足不能言者；有乳母五志之火遗儿，熏闭清道不能言者；或儿病津液耗损，会厌干涸不能言者；或肾气不充，虚火上炎，伤肺不能言者；有惊风中风不能言者。若遗热与津液耗损者，用七味白术散。清气不升者，用补中益气汤。禀肾不足与虚火伤肺者，用六味地黄丸。若仰首咳嗽，肢体羸瘦，目白睛多，或兼解颅、呵欠、咬牙等症，悉属肾虚，非用地黄丸不能救也。

治验

一小儿面色目睛多白，两足胫常热，所患之症，悉属肾虚。毕姻后，唾痰口干，头晕久泻，忽然失音。先君云：此亦肾虚也。用补中益气汤，八味、四神二丸，补之寻愈。

一小儿亦面色目睛多白，大便频泄，侵晨作泻，肌体骨立，食少唾痰。先君谓肾气不足之故。不信，后加头晕声喑，足胫逆冷，复请治，仍欲祛痰。又云：头晕声喑，中气不能上升也，足胫逆冷，阳气不能充达也。遂用补中益气汤及四神、八味二丸，以补命门之火而愈。

一小儿患泄泻，声音不亮，杂用清热等剂，声音如痖，饮食少思，去后多在侵晨。朝用地黄丸加五味子，夕用补中益气汤，其泻顿止。却专服前丸，不两月声亮而愈。

一小儿目睛白多黑少，吐泻后喉喑口渴，大便不实，朝夕悉服地黄丸而痊。后患泻，其喉复喑，仍服前丸遂愈。

一小儿十一岁，形羸骨立，面皎口干，白睛多而黑睛少，不能顿言，用六味

地黄丸、补中益气汤，其形渐充，年余而能言。

一小儿解囟不言，其形属肾虚而兼痞症，先用六味地黄丸以补肾水，又用补中益气汤以补肺金，半载渐愈，年余痞病痊而能言。

一小儿喉音不亮，至十九岁，咽仍不响，面色赤白，睛多畏明。毕姻后，头觉胀，视物皆大，作渴饮冷。亦用前二药，喜其远帏幙、戒厚味，二年诸症悉愈，其声响亮。

《世传》通关散　治惊风愈后，声哑不能言者。以大南星一个，炮为末，每服二分，猪胆汁调下，便能言语。

《治要》茯苓补心汤　治心气不足，善悲愁怒，衄血面黄，五心烦热，或咽喉痛，舌本作强。

茯苓　桂心　甘草炒，各三分　紫石英煅　人参各一钱　大枣二枚　麦门冬去心，一钱

上水煎服。

导痰汤

半夏　南星　茯苓　陈皮炒　枳实炒　甘草炒

上姜水煎服。

防风散　治脾脏中风，多汗恶风，身体怠惰，四肢不能动，色微黄，不嗜食，舌强语涩，口眼㖞斜，或肌肤不仁，腹膨心烦，翕翕发热，神思如醉，其脉浮缓，胸满痰涎，志意昏浊。

独活一钱五分　防风　茯神去木　人参　附子炮，去皮脐　前胡　沙参　半夏汤洗七次　黄芪炒　旋覆花　羚羊角镑　甘草

上水煎服

半夏汤

半夏　桂枝　甘草各等分

上水煎，细细呷之。

鸡头丸　治小儿诸病后不能语。

雄鸡头一个，炙　鸣蝉三个，炙焦　大黄锦纹者，湿纸裹煨　甘草炙，一两　木通　人参各半两　当归　黄芪　川芎　远志去心，姜汁制，略炒　麦门冬去心，焙，各三分

上为末，炼蜜丸小豆大。平旦米饮下五丸，日三服。儿大者加之，久服取效。

射干汤　治夏秋暴寒喘咳，喉哑失声，喉中如梗。

半夏五钱，汤泡　生姜四钱，泡　杏仁三钱，去双仁、皮尖　射干　甘草炙　紫菀　肉桂　枳实炒　当归　橘皮　独活　麻黄去节，泡，各二钱

上每二三钱，水煎服。

菖蒲丸方见语迟

钱氏全蝎散方见偏风噤

地黄丸方见肾脏

七味白术散方见积痛

补中益气汤方见虚羸

二陈汤方见吐秽

滞　颐

小儿滞颐者，涎流出而渍于颐间也。脾之液为涎，由脾胃虚寒，不能收摄耳。治用六君子汤加木香。凡作渴饮冷者，属实热，宜泻胃火。作渴饮汤者，属虚热，宜补中气。若脾经实热，而廉泉不能约制者，用牛黄清心丸。脾经虚热，而廉泉不能统摄者，用六君子加木香。胃经实热，而虫动津液流出者，用泻黄散；虚热用五味异功散。大便秘结，用清凉饮。中气下陷，用补中益气汤。食积内热，用大安丸。仍参口疮腮肿条互览之。

治验

一小儿滞颐，面色萎黄。余谓当调补中气。不信，用清热之剂，更加弄舌。乃用五味异功散，渐愈。后因停乳，吐泻复作，先用大安丸消其宿乳，次用五味异功散补其中气而痊。

一小儿滞颐，面色赤，手指热，用泻黄散一服而愈。后因乳母饮酒，其子复患前症，用东垣清胃散加干葛、神曲、麦芽，母子并服而愈。

一小儿停食腹痛，用疏导之药，痛止，左项筋动，口角涎流，面色萎黄，肢休微肿，先用六君、柴胡、升麻、山栀四剂，次用异功散加升麻而痊。

一小儿停食腹痛，服峻利之药，吐泻自汗，厥冷滞颐，用六君、升麻、柴胡而愈。

一小儿十一岁，滞颐兼嗳气下气，时常停食，服消导清热之剂，大便不实，小腹重坠。此脾气下陷也，用六君、升麻、柴胡，饮食渐进，大便渐实，又用四神丸而愈。

一小儿滞颐，面色白或黧，腹痛，手足时冷，脉微细。此肺肾虚寒也，宜先培其脾土。用温胃散，二服腹痛顿止；又六君子汤，诸症并愈。后停食挟惊，吐泻发搐，滞颐腹痛复作，用六君加柴胡、钩藤钩，四剂而痊。

一小儿吐舌流涎，余谓心脾有热，用导赤、泻黄二散而愈。后自服清热化痰等药，更加弄舌，余用异功散加钩藤钩而安，又用六君子汤而愈。

一小儿滞颐，面色白或赤，目札咬牙。此禀肝肾气不足，内热而生虚风也，用地黄丸以滋肾水，异功散以补脾土而安。

一小儿滞颐面青，手按其腹则叫痛。此夹食与惊也，用异功散加枳实、升麻，二剂而愈。后又停食，吐泻滞涩，发搐，面色青黄。此脾虚而肝木乘之也，用异功散加升麻、柴胡、钩藤钩而愈。

温胃散 治脾冷涎多，流滞于颐。

丁香一两 人参 半夏 肉豆蔻 白术 干姜 甘草各半两

上为末，每服一钱，姜水煎。

愚按：此方治脾胃虚寒，涎流不止，或呕吐腹痛之良剂也。脾气稍温，但服五味异功散。

六君子汤

钱氏异功散

四君子汤

清胃散四方见内钓

四顺清凉饮

补中益气汤

大安丸保和丸加白术。三方见虚羸

泻黄散方见脾脏

牛黄清心丸方见急惊

四神丸方见惊泻

导赤散方见心脏

腹 痛

小儿腹痛，口中气冷，不思饮食，脾土虚寒也，用调中丸主之。口中气温，大便酸臭，积痛也，用下积丸治之。面赤壮热，或手足并热，实热也，用泻黄散泻之。面黄微热，或手足并温，虚热也，用异功散补之。若作渴饮汤，胃气虚热也，用白术散。若痛连两胁，肝木乘脾也，用四君子汤加柴胡、芍药。若腹痛重坠，脾气下陷也，用补中益气汤加升麻。若手足指冷，或吃逆泄泻，寒水侮土也，用六君、炮姜、肉桂；不效，急加附子。若服克滞之药，致腹作痛，按之不痛，脾气复伤也，用五味异功散。中脘痛者，属脾。少腹痛者，属肾。按之痛者为积滞，不痛者为里虚。积滞者消之，里虚者补之。

治验

一小儿停食腹痛，发热面赤，或用养胃汤、枳壳、黄连、山楂，反加腹胀，午后发热，按其腹不痛。此脾虚而克伐伤之也，用六君子汤数剂而瘥。

一小儿七岁，发热惊悸。用化痰药，反抽搐恶寒，吐痰喘嗽，腹痛少食；用抱龙丸，大便似痢，寒热往来，殊类风症。余以为脾气复损，用四君子汤少加升麻、柴胡，治之月余而愈。

一小儿肚腹膨痛，食后即泻，手足逆冷。此脾气虚寒也，先用人参理中丸，后用六君子汤而愈。

一小儿九岁，常患腹痛，至冬月因食生冷之物，其腹仍痛，服理中丸之类辄效。至十六岁，秋初毕姻后，腹痛又作，唇面黯，爪甲青，余先君用八味丸补火随愈，服四两许，痛不再作。至二十岁外，痛复作，服前丸不应，乃服附子理中汤而止，仍用八味丸而安。

一小儿腹痛吐舌，流涎作渴，饮冷便秘，用清凉饮下之，顿安。余谓小儿元气易虚易实，病势稍安，不必再药。不信，自用三黄丸一服，果吐泻发搐。余用白术散加钩藤钩，补脾平肝而愈。

四七气汤　治七气所伤，痰涎结聚，心腹作痛，不能饮食。

半夏制，焙，五两　人参　辣桂去皮，各一两　甘草半两

上每服三钱，姜枣水煎。

指迷七气汤　治七情相干，阴阳不升降，气道壅滞，攻冲作痛。

青皮　陈皮　桔梗　蓬术　辣桂　益智仁各一两　香附子一两半　甘草炙，三分　半夏制，三分

上每服三钱，姜枣水煎。

异功散　治小儿诸般病症，角弓反张，胸高脐凸。以透明没药为末，姜汤调下。方见天钓，即钱氏异功散

桔梗枳壳汤　治气壅痞结，腹胁疼痛。

枳壳炒　桔梗各二两　甘草炙，半两

上每服二三钱，姜水煎。

七味白术散　治积痛，和胃气，生津液。方见积痛

愚按：前方若脾胃气虚，作渴饮汤；或因吐泻，津液亏损，烦渴引饮；或脾胃虚弱，腹胀泻渴，弄舌流涎，手足指冷，并宜服之，以温补脾气，化生津液。方见积滞

六君子汤　治脾胃气虚，吐泻不食，肌肉消瘦；或肺金虚，痰嗽喘促，恶寒；或肝虚，惊搐，眩晕，自汗诸症，并宜服此，以滋化源。方见内钓

泻黄散方见脾脏

四君子汤方见内钓

补中益气汤方见虚羸

八味丸方见肾脏

附子理中汤

人参理中丸二方见冷泻。即理中汤

益黄散方见脾脏

调中丸方见脾胃虚冷

腹　胀

东垣云：寒胀多，热胀少，皆主于脾胃。虚者，宜用六君子汤。若喘而气短者，脾肺气虚也，用异功散补之。若服克伐之类而喘胀益甚者，脾肺之气复伤也，用前汤加半夏、升麻。若既下而不喘，则邪气去而肺气宁也，不必用药。或病久，小便不利，或四肢浮肿者，脾肺之气虚，不能通调水道也，用金匮加减肾气丸主之。或手足逆冷，睡而露睛，脾胃虚弱也，用六君子汤。若面色青，木克土也，用六君、木香、柴胡，更当调治其母，节其饮食，恐药饵过剂，复伤胃气故也。

治验

一小儿腹胀，面赤痰喘，大便秘，壮热饮冷。此形病俱实，用紫霜丸一服，诸症益甚，面色顿白，饮汤不绝。余以为邪

气退而真气复伤，故面白而喜汤，用白术散大剂煎汤令恣饮，良久而睡，翌日顿安。

一小儿伤食腹胀，胸满有痰，余治以异功散而痊。后复伤食，腹胀兼痛，或用药下之，痛胀益甚，而加气喘。此脾胃伤而致肺虚也，用六君子加桔梗，调补而痊。

一小儿腹胀恶食，发热恶心，症类外感。余曰：此饮食停滞也。用保和丸，一服诸症顿退，惟腹胀，用异功散而痊。

一小儿伤食腹胀，服克伐之剂，小便涩滞。又服五苓散之类，饮食渐减，小便不通，四肢顿肿。余朝用金匮肾气丸去附子，夕用补中益气汤而安。

一小儿伤风，咳嗽痰涌，用六君、桔梗、桑皮、杏仁而愈。复饮食停滞，作泻腹胀，仍用六君、山楂、厚朴而安。后停食作呕，或用药下之，更加咳嗽。余谓此属脾肺俱虚，欲行调补。彼以为缓，乃发表克滞，前症益甚，更加摇头。余用天麻散倍加钩藤钩及异功散寻愈。

一小儿五岁，食粽后咬牙欲吐，顷间腹胀昏愦，鼻青黄赤。此脾土伤而食厥也，令用鸡翎探吐，出酸物顿醒，节其饮食，勿药而愈。

一小儿胸腹胀，发热顿闷，以手按腹即哭。此饮食停滞也，先用保和丸一服，前症即愈，更加烦渴，按其腹不哭，此宿食去而脾胃复伤也，用五味异功散加柴胡治之，顿瘳。

一小儿腹胀，大便青白，腹左一块，面色萎黄，齿龈赤烂，食少滞颐，余用异功散调补中气为主，佐以大芜荑汤清疳治热，月余诸症稍愈。仍服异功散及蚵蟆丸，外贴阿魏膏，两月块消，左胁微痛，用四君子汤、九味芦荟丸而愈。

褐子丸 治疳肿胀。

萝卜子一两，微炒 陈皮 青皮炒 槟榔 五灵脂 蓬术煨 黑牵牛头末各半，炒 赤茯苓 木香二钱五分

上为末，面糊丸绿豆大。每服十五丸，紫苏汤下。

金匮加减肾气丸

熟地黄八两 干山药 山茱萸各四两 泽泻 白茯苓 牡丹皮各三两 肉桂 附子炮 车前子炒 牛膝酒微炒，各一两

上各另为末，米糊丸小豆大。每服三四十丸，空心食前白汤下。

紫霜丸方见嗽风

大柴胡汤方见痉症

五苓散方见五淋

保和丸方见虚羸

天麻散方见百晬内嗽

大芜荑汤

蚵蟆丸

九味芦荟丸三方见疳症

癖块痞结

钱仲阳云：癖块者僻于两胁，痞结者否于中脘。此因乳哺失调，饮食停滞，邪气相搏而成，或乳母六淫七情所致。古人多用克伐。痞癖既久，饮食减少，脾气必虚，久而不愈，必先以固胃气为主，使养正则积自除。若欲直攻其结，不惟不能善消，抑亦损其脾土。凡脾土亏损，必变症百出矣，当参各类及随见症而主治之。

治验

一小儿患痞癖，服槟榔、蓬术、枳实、黄连之类，痞益甚。余曰：此脾经血虚痞也，不可克伐。遂用六君子加当归数剂，胃气渐复，诸症渐愈。乃朝用异功散加升麻、柴胡，夕用异功散加当归、芍药而愈。

一小儿素嗜肉食，腹痛，大便不调，

半载后右胁结一块，三月后左胁又结一块，腹胀食少，作渴，小便赤涩，大便色秽。又半载后颔下亦结一核，妄服消块行滞等药，而元气益虚。用四味肥儿丸、五味异功散之类，热渴渐止，腹胀渐可；佐以九味芦荟丸，结核渐消；后用四君子为主，佐以四味肥儿丸之类，三月余而痊。

一小儿停食吐泻后饮食不节，作泻，腹痛膨胀，腹中结块，作渴发热，龈烂口臭，服消导克滞之药而前症益甚，形体益瘦，视其面色，黄中隐青。乃脾土亏损而肝木所侮也，法当调补中气，兼平肝木，遂用冲和汤及大芜荑汤之类，半载而愈。

一小儿患痞结，服克滞之药。余谓属形病俱虚，当补中气。彼不信，仍行克伐，遂致虚火上炎，齿龈蚀烂，颔下结核。余用大芜荑汤及异功散加减用之而安。

一小儿患痞结，久而四肢消瘦，肚腹渐大，寒热嗜卧，作渴引饮，用白术散为主，佐以四味肥儿丸，月余诸症渐愈。又以异功散加当归，并六味地黄丸，又月余而愈。

一小儿患痞结，身热如火，病状多端，不可尽述。朝用五味异功散，夕用四味肥儿丸，月余诸症稍愈。佐以地黄丸，自能行立。遂朝用地黄丸，夕用异功散及虾蟆丸，数服而愈。

挨痞丸　治乳癖谷癥，腹中块痛。

代赭石火煅，醋淬，研细　青皮　木香　蓬术煨　生地黄各三钱　巴豆去油净，六钱

上为末，醋糊丸麻子大。每服二三丸，食后姜汤下。

甘遂破结散

甘遂二钱五分，煨黄　青皮焙　黄芩炒　大黄炒，各半两

上为末，每服一钱，水煎服，仍量儿加减，利后以粥补之。

进食丸　治乳食不消，心腹胀满，壮热喘粗，呕吐痰逆，肠鸣泄泻，或食癥乳癖，痃气痞结，并皆治之。

巴豆霜　当归米泔浸炒　朱砂　代赭石醋煅淬七次　枳壳炒　木香各五钱　麝香一分

上为末，糊丸麻子大。每服一二丸，温米饮下，更量儿加减。

枳术丸

白术四两　枳实二两

上为末，荷叶包煨，烂饭为丸，桐子大。每服四五十丸，空心白滚汤下。

阿魏膏　治一切癖块痞结，更服胡连丸。

羌活　独活　玄参　官桂　赤芍药　川山甲　生地黄　两头尖　大黄　白芷　天麻各五钱　槐柳桃枝各三钱　红花四钱　木鳖十枚，去壳　乱发如鸡子大一团

上用香油二斤四两，煎黑去渣，入发煎化，仍去渣，徐下黄丹，煎软硬得中，入芒硝、阿魏、苏合香油、乳香、没药各五钱，麝香三钱，调匀即成膏矣。摊贴患处内服丸药。黄丹须用真正者效。凡贴膏药，先用朴硝随患处铺半指厚，以纸覆上，用热熨斗熨良久，如硝耗，再加熨之，二时许方贴膏药。若是疳积，加芦荟末同熨。

六味地黄丸方见肾脏

四君子汤

异功散

六君子汤三方见内钓

四味肥儿丸方见呕吐

大芜荑汤一名冲和汤

虾蟆丸

九味芦荟丸三方见疳症

白术散方见积痛

积　滞

经曰：五脏之积曰积，六腑之积曰聚。凡小儿积滞或作痛，皆由乳哺不节，过餐生冷，脾胃不能克化，停滞中脘，久而成积。或因饱食即卧，脾失运化，留而成积。其症面目黄肿，腹痛膨胀，壮热足冷，嗜卧不思乳食，大便馊臭或秘涩，小便如油。若吐乳泻乳所出酸臭者，为乳积。腹胀作泻，呕吐哕气者，为食积。初患元气未损之时，或腹胀作痛，大小便不利者，先用白饼子或木香槟榔丸下之。下后以白术散或五味异功散和之，渴加干葛，吐加半夏。下而热不退，或作呕作泻，饮食不思，此脾胃俱伤也，用六君子汤。手足指冷，喜饮热汤，此脾胃虚寒也，前方加炮姜、木香。面色黄白，目无精光，脾肺俱虚也，用四君子加柴胡、升麻。腹痛泄利下重，或小便不利者，用四逆散。发热晡热，或泻未已，脾气下陷也；潮热口渴，大便不调，欲变疳症也，并用补中益气汤，佐以肥儿丸。经云：邪之所凑，其气必虚。留而不去，其病乃实，必以调脾为主，而以消导佐之。古人所谓养正积自除，正此意也。

治验

一小儿每停食，身发赤晕，用清中解郁汤而愈。后患摇头咬牙，痰盛发搐，吐出酸腐，待其吐尽，翌日先与七味白术散，次与参苓白术散，遂不复作。若吐后儿安，更不必服药也。

一小儿饮食积滞，患呕吐发热，服消导等剂，饮食已消，而热未退。余以为胃经虚热，用六君、升麻、柴胡、木香而愈。

一小儿七岁，停食后腹痛，服克伐之剂而益加，按之不痛。此脾气复伤也，用六君子汤而愈。后复伤食，服保和丸及三棱、槟榔之类，而更腹痛；服泻黄散，体重善噫。此脾气虚而下陷也，仍用六君、升麻、柴胡、木香而愈。

一小儿数岁间，每停食辄服峻利之药，后肚腹膨胀，呕吐泄泻，先用六君子汤，诸症渐愈，又用补中益气汤而安。

一小儿腹胀，饮食后即泻，手足逆冷，此脾气虚寒也，先用人参理中丸，后用六君子汤而愈。

一小儿腹痛，以手按之痛益甚。此乳食停滞也，用保和丸末一钱，槟榔末三分，下酸臭粪而安。后患腹痛，别服峻利之剂，其痛益甚，手按则已，面色黄白。此因饮食失宜，脾气不调，土虚不能生金也，用六君子汤而愈。

一小儿久患腹痛，诊其母，右关脉弦缓，乃木克土也，用六君子汤加木香、柴胡，母子并服而愈。

一小儿停食腹痛，面色白，黑睛少，手足常冷，大便不实，口鼻吸气，腹中阴冷。此禀命门火衰，不能温蒸中州之气，故脾胃虚寒也，用八味丸、补中益气汤而愈。

一小儿患前症，服驱逐之剂，更恶寒发热，余朝用补中益气汤，夕用五味异功散寻愈。后饮食停滞，腹痛便秘，别用疏导之剂，朝寒暮热，大便频数。余用五味异功散，月余饮食渐进。乃佐以八珍汤，内芍药炒焦，川芎些少，又两月，寒热渐愈。后又伤风，服参苏饮，汗出喘嗽发热；服清热化痰之剂，更烦热不寐，寻衣撮空。先用六味地黄丸料，水煎服，诸症顿退，再剂而安，却用五味异功散、八珍汤而痊。后因伤食吐泻，大便欲去而不去，欲了而不了，先用补中益气汤，数剂不应，改用人参五钱，白术三钱，陈皮、甘草各七分，升麻四分，干葛五分，三剂，又手足并冷，急用人参一两，附子五分，姜枣水煎，一日服二剂，手足始温，又二剂，诸症渐退。仍用前人参五钱之方，治之而愈。

七味白术散 治吐泻作渴。

人参二钱五分　白茯苓　白术　藿香叶各半两　木香二钱　甘草一钱　干葛半两，渴加一两

上每服一二钱，水煎，热渴甚去木香，肚痛加芍药。

四逆散 治少阴病，或腹中痛，泄痢下重。

枳实炒黄　甘草炒　柴胡　芍药

上为细末，每服二钱，空心米饮调下。

白饼子方见发搐

木香槟榔丸方见积滞

五味异功散

六君子汤二方见内钓

补中益气汤方见虚羸

卷　六

吴郡　薛铠集　薛　己验
江都　魏一元　吴中珩校

发　热

小儿之热，有心肝脾肺肾五脏之不同，虚实温壮四者之不一，及表里血气，阴阳浮陷，与夫风湿痰食，各当详之。心热者额上先赤，心烦心痛，掌中热而哕，或壮热饮水，巳午时益甚。肝热者左颊先赤，便难转筋，寻衣捻物，多怒多惊，四肢困倦，寅卯时益甚。脾热者鼻上先赤，怠惰嗜卧，身热饮水，遇夜益甚。肺热者右颊先赤，手掐眉目，喘咳寒热饮水，日西热甚。肾热者颏下先赤，两足热甚，骨苏苏如虫蚀，热甚不能起于床，夜间益甚。仍当辨其虚实，实则面赤气粗，口燥唇肿，作渴饮冷，大小便难，或掀衣露体，烦啼暴叫，伸体而卧，睡不露睛，手足指热，宜用表下；虚则面色青白，恍惚神缓，口中虚冷，嘘气软弱，喜热恶寒，泄泻多尿，或作凉乍温，怫郁惊惕，上盛下泄，夜则虚汗，屈体而卧，睡露睛，手足指冷，宜用调补。壮热者肢体大热，热不已则发惊痫。温热者手体微热，热不已则发惊搐。阴虚则内热，阳盛则外热。以手轻扪之则热重，按之不热，此皮毛血脉之热，热在表也。重按之筋骨之分则热，轻手则不热，此筋骨之热，热在里也。不轻不重，按之而热，此肌肉之热，热在表里之间也。以虚实分属表里而言之，壮热恶风寒，为元气不充，表之虚热也。壮热不恶风寒，为外邪所客，表之实热也。壮热饮汤，为津液短少，里之虚热也。壮热饮水，为内火销烁，里之实热也。若夫内外皆热，则喘而渴，齿干，烦冤腹满，四肢热，逢风寒如炙于火，能冬不能夏，是皆阳盛阴虚也。脉尺寸俱满为重实，尺寸俱弱为重虚，脉洪大，或缓而滑，或数而鼓，此热盛拒阴，虽形症似寒，实非寒也。热而脉数，按之不鼓，此寒盛格阳，虽形症似热，实非热也。发热恶热，大渴不止，烦躁肌热，不欲近衣，其脉洪大，按之无力，或兼目痛鼻干者，此血虚发躁也，当补其血。如不能食而热，自汗者，气虚也，当补其气。仲景论内外不足，发热自汗之症，禁不可发汗。如饮食劳役，虽病发热，误发其汗，则表必虚也。身热而汗出者，风也。发热身疼，而身重黄者，湿也。憎寒发热，恶风自汗，脉浮胸痞者，痰也。发热头痛，脉数者，食也。寸口脉微为阳不足，阴气上入阳中则恶寒；尺脉弱为阴不足，阳气下入阴中则发热，阴阳不归其分，则寒热交争也。昼则安静，夜则发热烦躁，是阳气下陷入阴中也；昼则发热烦躁，夜则安静，是重阳无阴也，当急泻其阳，峻补其阴。至若身热脉弦数，战栗而不恶寒者，瘅疟也。发热恶寒，脉浮数者，温病也。若四肢发热，口舌咽干，是火热乘土位，湿热相合，故烦躁闷乱也。若身体沉重，走注疼痛，乃湿热相搏，风热郁而不得伸也。心热则用泻心汤、导赤散、安神丸。肝热则用泻青丸、柴胡饮子。脾热则用泻黄散。肺热轻则用泻白散，重则用凉膈散及地骨皮散。肾热则用滋肾丸。实热则宜疏下，虚热则宜调补。壮热者导赤散。温热者泻黄散。若肢体热轻，则用惺惺散，重则用羌活散之类。大便秘者，二黄犀角散。余热不退者，地骨皮散。骨节疼痛者，栀子仁汤。宿滞内作者，紫霜丸。肝火内热者，龙胆草汤。阴盛隔阳而热者，人参理中汤。肝经血虚生风而搐者，用四物、天麻、钩藤钩。若热蕴便秘者，四顺清凉饮。热而二便调和，风邪蕴结于表而发者，用惺惺散加麻黄汗之。汗后血虚而热益甚者，六神散加粳米。汗后气虚而恶寒发热者，补中益气汤。汗后阴虚，阳无所附而热者，用四物汤加参、芪。汗后阳虚，阴无所附而热者，用四君汤加芎、归。婴儿诸热，其因别症而作者，当从所重而治之。或乳母七情厚味，饮食停积，遗热于儿；或见嗜食甘肥，衣衾过暖；或频浴热汤，积热于内为患者，各当详之。盖小儿脏腑脆弱，元气易虚，补泄宜用轻和之剂，庶无变症。若乳下婴儿，当兼治其母，仍参诸热症治之。

治验

一小儿夜间发热，天明如故，或小腹作痛，饮食少思，面色萎黄，热时面赤，不时饮食。此食积所致，用下积丸治之而消，又用白术散调理而安。

一小儿饮食停滞，腹痛作呕，用大安丸而愈，饮食虽进，其腹仍痛，用六君、山楂、神曲，痛少止。余以为脾气伤，而饮食难化，乃去前二味，服六君子四剂而愈。后又伤食，仍服前药，痛止而至暮发热，用六君、柴胡、升麻而痊。此由脾虚下陷，不能升发，故至暮发热也。

一小儿发热，饮食少思，大便不实，常服芦荟等丸，视其鼻赤，此寒凉之剂复伤脾土而虚热也，用五味异功散，数剂而愈。

一小儿十三岁，内热晡热，形体倦怠，食少作渴。此禀赋怯弱之虚热也，用地黄丸、异功散补之，不越月而痊。

一小儿十四岁而近女色，发热吐痰，至有室，两目羞明，头觉胀大，用地黄丸料加五味子、当归、黄芪，煎服，及补中益气汤，得慎疾而瘥。

一小儿十四岁，肢体倦怠，发热晡热，口干作渴，吐痰如涌，小便淋漓，或面目赤色，身不欲衣。此禀肾不足而虚热也，用补中益气汤、六味地黄丸寻愈。

一小儿五岁，发热作渴，右腮鼻准微赤，或与冷水凉药，即时呕吐。余曰右腮微赤，肺经虚热也；鼻准微赤，胃经虚热也。先用四君、升麻，一剂吐止；又用白术散，三剂而不渴；更用四君子汤，四剂而安。

一小儿九岁，发热作渴，用泻黄散，大便重坠，口角流涎。彼欲泻火。余曰：鼻准青白，脾胃虚寒，肝木所侮也；口角流涎，脾气不能摄也；大便重坠，胃气不能升也。不信，竟服凉药，眉唇微动，四肢微搐，复求治。余曰：此虚极而变慢脾风矣。用六君、炮姜、当归、木香、钩藤钩二剂，益甚。欲求更剂。余曰：药力未及耳。又加炮附子一片，即安。后去附子，二剂而愈。

一小儿四岁，停滞腹痛发热，用大安丸，而饮食进。又用六君、山楂、神曲，四剂而痛止。后伤食，至暮复热，用六君、柴胡、山栀、升麻而痊。此脾虚兼肝火之治法也。

一小儿发热体瘦，夜间遗尿，日间频数。此禀脾肾不足，用补中益气汤加补骨脂，及地黄丸加鹿茸治之而痊。婚姻后，小便频数，作渴发热，服补阴丸等药，发热尤甚，小便如淋，用补中益气汤、六味地黄丸而愈。

一小儿体瘦腹大，发热嗜卧，作渴引饮，先用白术散为主，佐以四味肥儿丸，诸症渐愈，又用异功散、六味地黄丸而愈。

一小儿十四岁，伤食发热，服消食丸，胸腹膨胀，发热作渴，此脾气复伤也，先用四君、升麻、柴胡，饮食渐进，用补中益气汤而愈。后因劳心，发热少食，用四君、升麻、柴胡而愈。

一小儿伤风咳嗽，服参苏饮，加痰盛喘急，腹胀不食，此脾肺虚而复伤也，用六君、柴胡、桔梗一剂，诸症顿息，用六君子汤而痊。

一女子十四岁，发热，至夜益甚，久不愈，左关脉弦数，右关脉微，按之亦弦。此肝火血热，脾胃虚弱，先用四物二连汤加柴胡、山栀、牡丹皮二剂，热稍退；又二剂，热顿退；再用加味逍遥散加白术三钱，数剂而痊。

嘉靖癸丑闰三月，渠下第北归，犬子麟孙方病泻不食，遍体如焚，胸满腹冷痛，日夜不成寝。或投以山楂、枳壳，中气愈弱，泻愈甚。不食至累月，日进米饮一半瓯，或糕饵枣栗少许。稍过节度，则肢体热益壮，腹痛不解，奄奄喘息，旦暮不保矣。立斋先生枉视之，则曰：此胃虚不能纳，脾湿不能运，病在戊已，深且久，兼木气所乘脱，服攻治之药，则殆矣。亟用补中益气汤数①，里热稍退，泻不食如初。先生复曰：此勿亟，惟胃气渐复，湿渐除，当自得效耳。改用六君兼补中汤，仍服八味丸生命门火，以滋脾土。如是三月，诸症悉退，纳谷倍常日，惟稍遇形役，或记诵心劳，则潮热喘发。先生复授以归脾方加栀、柴二种，热寻止，形气日充。甲寅七月，偶触暑饮冷，前症复作，间发疟疾，热昼夜不止。先生曰：此虚寒逼阳，法当舍时从症。用补中汤多加炮姜，益以生姜二两，及口而疟止，面色青黄相错，更患痢。或谓：参、芪、炮姜不宜。先生哂之，且曰：此固虚弱自利耳。往尝谓戊已受病，木气乘之，此青黄二色，非正形耶！仍用补中益气多加柴胡、参、术，数日而痢止，余症亦渐解脱。惟吾儿襁褓失母，渠每姑息之故，其性外温而中易怒。渠少孤，遭家多难，藜藿恒不充，儿幼多病失调养，故形怯而胃弱，致疾之原，其所由来者渐矣。先生洞微烛幽，知其病深且久，而坚持独见，以祛攻治之惑，吾儿再造之慈，何幸得此于先生哉！先生之曾大父与先廷评公为中表兄弟，先君与先生同宦游京师。末年尤敦泉石之雅。先生盛德，及于犬子，能使先人后嗣永存，区区志感，诚不能尽万分之一也。是岁冬十月望，眷晚生张慕渠顿首顿首。

嘉靖甲寅，敬臣之女，年十二，患脾胃素弱，自夏入秋，时泻时止，小腹微痛，至八九月间，遂成疳积之症。发热凡二十余日不止，汗泄热解，汗已复热，自中脘至小腹膨胀坚直，大便溏，气喘咳嗽作嗳，俱昼轻夜重，彻夜烦躁不睡，鼻塞眼暗谵语，其母以为必死矣。立斋先生诊之曰：脉浮大而无根，此大虚证也，非独参汤不可。乃用参一两，加熟附三分，煨生姜三片，日进二剂。仍并渣煎服之，大下疳积，其气甚腥，腹渐宽，热渐减，脉

①数：各本均同，疑此后脱一“剂”字。

渐敛。然手犹寻捻不已，鼻孔出血。先生曰：此肝证也。煎六珠丸料与之，一服如脱。乃昼服独参姜附汤，夜服六味丸料，脉渐有根，诸症渐退。先此手足恒热，至是乃始觉寒。先生喜曰：此病邪尽退，而真气见矣。然犹饮食不进，乃单用六君子汤加炮姜，遂能食；咳嗽独甚，与补中益气汤嗽遂止，夜始有睡。凡弱女之得生，皆先生力也。向非先生卓有定见，专治其本，而其末自愈，则奄奄一息之躯，岂堪杂剂之攻击哉！其为丘中之骨，盖必然矣。敬臣感激之余，无由以报，敬书施疗之颠末，以附医录，庶不泯先生之功，且以告同患此者，幸无所误。亦推广先生一念之仁于万一云尔！孟冬望日，眷晚生王敬臣顿首拜书。

败毒散　治伤风瘟疫风湿，头目昏眩，四肢作痛，憎寒壮热，项强睛疼，或恶寒咳嗽，鼻塞声重。

柴胡　前胡　川芎　枳壳炒　羌活　独活　茯苓　桔梗　人参各一两　甘草半两

上每服二钱，生姜、薄荷水煎。

滋肾丸　治肾热。

黄柏酒拌炒焦，三钱　知母二钱　肉桂五分

上为末，熟水丸桐子大。每服二十丸至三十丸，食前百沸汤下。

四顺清凉饮　治小儿血脉壅实，脏腑蓄热，颊赤作渴，五心烦热，睡卧不安，四肢擎掣；及因乳哺不时，寒温失度，令儿血气不顺，肠胃不调，大小便涩，欲发惊痫；或风热结核，头面生疮，目赤咽痛，疮疹余毒，一切壅滞挟热。泄泻不止，加木香、煨大黄。

赤芍药　当归　甘草　大黄各等分

上每服一钱，水煎作两服。

消风散　治小儿解脱，致令风邪客于皮毛，入于脏腑，则令恶风寒热，胸膈痰涎，目涩多睡。方见惊痫胎症

小柴胡汤　治伤寒温热，身热恶风，头痛项强，四肢烦疼，往来寒热，胁痛耳聋，呕哕痰实，中暑疟疾并服之。方见天钓

愚按：前方若肝胆经风热，肝火瘰疬，寒热往来，日晡发热潮热，不欲饮食，或怒火口苦，耳聋咳嗽，或胁痛胠满，小便不利，或泄泻，吐酸苦水，或肢体搐动，唇目抽掣，及乳母有前症，致儿为患者，并宜服之。

抑肝散　治肝经虚热发搐，或发热咬牙，或惊悸寒热，或木乘土而呕吐痰涎，腹胀少食，睡眠不安。方见肝脏

栀子清肝散一名柴胡栀子散　治三焦及足少阳经风热发热，耳内作痒生疮，或出水疼痛，或胸乳间作痛，寒热往来。

柴胡　栀子炒　牡丹皮各一钱　茯苓　川芎　芍药　当归　牛蒡子炒，各七分　甘草三分

上水煎服。

柴胡清肝散　治肝胆三焦风热怒火，或乍寒乍热，往来寒热，发热，或头发疮毒等症。

柴胡一钱半　黄芩炒　人参　川芎各一钱　山栀炒，一钱半　连翘　甘草各五分　桔梗八分

上水煎服。

柴胡饮子　解肌热、蒸热、积热，或汗后余热，脉洪实弦数，大便坚实。

黄芩七分　甘草四分　大黄八分　芍药七分　柴胡　人参各五分　当归一钱

上每服一钱，姜水煎。

当归补血汤　治肌热躁热，目赤面红，烦渴，昼夜不息，其脉洪大而虚，重按全无。此脉虚血虚也，若误服白虎汤必死，宜此主之。

黄芪　当归各等分

上水煎服。

三黄丸　治三焦积热，眼目赤肿，头

项肿痛，口舌生疮，心膈烦躁，不美饮食，大小便秘涩，五脏实热，或下鲜血，疮疖热症。

黄连　黄芩　大黄煨，各等分

上为末，炼蜜丸桐子大。每服三十丸，白滚汤下。量大小加减服。

白虎汤　治伤寒，或吐或下后，七八日邪毒不解，热结在里，表里作热，时时恶风，大渴，舌上干燥而烦，欲饮数升者，宜服之。又治夏月中暑，汗出恶风寒，身热而渴。

知母二两　甘草一两，炙　石膏四两，另研　糯米三合

上每服二三钱，水煎至米熟为度。

泻黄散方见脾脏

泻心汤方见心脏

地黄散方见肾脏

清凉饮

柴苓散

二黄犀角散

牛黄散

黄龙汤

牛黄膏

栀子仁汤

六物黄芩汤

五物人参饮

地骨皮散十方见前

惺惺散

理中汤二方见咳嗽。加人参即人参理中汤

龙胆汤

紫霜丸二方见噤风撮口

四物汤方见急惊

六神散方见夜啼

白术散方见积痛

羌活散方见惊风

下积丸方见积滞

补中益气汤

大安丸即保和丸加白术

六君子汤

四君子汤

加味逍遥散

异功散六方见内钓

泻白散方见肺脏

泻青丸方见肝脏

凉膈散方见疮疡

八珍汤方见寒热

潮热

钱仲阳曰：潮热者，时间发热，过时即退，来日依时而至。有风寒疳积食癖之分，阴阳虚实五脏之异。如汗出身热，呵欠面赤者，风热也。伤寒时疫，阴阳相胜，外感热也。肌瘦口干，骨蒸盗汗，疳热也。大小便秘涩，汗下不解，积热也。腹背先热，夜发且止，食热也。涎嗽饮水，乳食不消，癖热也。又有烦热者，气粗喘促，心躁不安，颊赤口疮，兼发痫症。疮疹热者，耳鼻尖冷。血热者，巳午间发，至夜则凉。虚热者，困倦少力，发于病后。阳邪干心，则来去不定。阴阳相胜，则寒热如疟。前症在小儿，有因乳母或妊娠七情厚味遗热，或饮食停积，衣食过暖，及频浴热汤而为患，若寅卯辰时，热而力盛，饮水者，肝经实热也，用柴胡清肝散。热而力怯，饮汤者，肝经虚热也，用六味地黄丸。巳午时热，心经也，实用导赤散，虚用秘旨安神丸。申酉戌时热，肺经也，实用泻白散，虚用秘旨保脾汤。亥子丑时热，肾经也，用地黄丸。大凡壮热饮水，大便秘结，属实热，用二黄犀角散下之。热渴饮汤，大便如常，属血虚，用四物汤补之。若下后，阴虚阳无所附而仍热，用四物、参、芪。汗后，阴阳虚无所生而仍热，用四君、芎、归。若汗下后，烦渴面赤，血虚发躁也，用当归补

血汤。若见惊搐等症，肝血虚而内生风也，用四物、天麻、钩藤钩。颊赤口干，小便赤涩，大便焦黄，表里俱实热也，用清凉饮子。如大便已利，或热未止，表邪未解也，惺惺散未应，加麻黄微汗之。既汗而仍热，此表里俱虚，气不归源，阳浮于外而虚热也，六神散加粳米。阳气下陷于阴中而发热者，用补中益气汤。若乳下婴儿，当兼治其母。

治验

一小儿潮热烦渴，大便干实，气促咳嗽，右腮色赤。此肺与大肠有热，用柴胡饮子，一服顿愈。后因微惊，发搐咬牙顿闷。此肝脾气血虚也，用四君、芎、归、钩藤钩而愈。

一小儿潮热发躁，左腮青赤。此心肝血虚，用秘旨安神丸及四物、防风、酸枣仁渐愈，又用六味地黄丸调补肝肾而痊。

一小儿潮热发搐，痰涎上涌，手足指冷，左肋至申酉时，青中隐白，手足时搐。此肝经虚弱，肺金所胜而潮搐，脾土虚弱而手足冷也，用补中益气汤调补脾肺，用六味地黄丸滋补肝肾而愈。盖病气有余，当认为元气不足，若用泻金伐肝、清热化痰，则误矣。

一小儿寅卯时发热，或兼搐有痰，服抱龙、泻青二丸而愈。后复患，服前药，兼咳嗽气喘，不时发搐，面赤色或青黄，或浮肿，或流涎。余谓咳嗽气喘，脾肺气虚也；不时发搐，肝木乘脾也；面青黄，肝入心脾也；浮肿流涎，脾气虚也。用益智丸以养心血，补中益气汤以补脾气而愈。

一小儿腹满作呕，饮食少思，至暮腹胀发热。此脾虚下陷，朝用补中益气汤，夕用六君、柴胡、升麻而愈。后因劳，不时寒热，夜间盗汗，用十全大补汤而愈。

一小儿夜间发热腹胀，余谓脾虚肝盛，朝用五味异功散，夕用四味肥儿丸，热止，乃朝用六味地黄丸，夕用异功散而痊。

一小儿巳午时发热惊悸，发时形气倦怠，面黄懒食，流涎饮汤，余谓心气不足所致。不信，反服凉心之药，更加吐泻，睡而露睛，手足并冷，几至慢脾风。先用六君、姜、桂，佐以地黄丸而愈。

一小儿亥子时，患前症，用益黄散而愈。后复发，服前药及清热之剂，病发，不时嗜卧露睛，作渴少食，大便频黄。余谓脾虚而肝木胜之，兼元气下陷也，用补中益气汤，佐以地黄丸而愈。

一小儿先停食，服克伐之药，致面色萎黄，体倦少食，申酉时潮热，或用清热消导之剂，更加泄泻。余先用六君子汤数剂，后用补中益气汤渐愈。

一小儿申酉时发热面赤，腹中作痛，或用峻利之剂下之，致发搐吐痰作渴，腹痛按之即止。此脾胃伤而变症也，用七味白术散、补中益气汤顿安。

柴苓散　治壮热来去。

柴胡　麦门冬去心，焙　人参　赤茯苓　甘草各半两　黄芩一两

上为末，每服二钱，入小麦二十粒，青竹叶二片，水煎服。

二黄犀角散　治温壮热，心神不安，大腑秘结。

犀角屑　大黄酒浸，蒸　钩藤钩　栀子仁　甘草　黄芩各半两

上为末，每服五分，热汤调下。量儿加减。

牛黄散　治温壮常热，或寒热往来。

牛黄研　甘草各半两　柴胡　栀子酒炒　龙胆草酒炒　黄芩炒，各二钱半

上为末，每服半钱，以金、银、薄荷汤调下。

黄龙汤　治发热不退，或寒热往来。

柴胡五钱 黄芩炒 甘草炙，各二钱 赤芍药三钱

上每服三钱，姜、枣水煎。

牛黄膏 治壮热，咽喉涎响，或不省人事，或左右手偏搐，或唇口眼鼻颤动，此涎热内蓄，风邪外感也，宜急服之。

蝎尾四十九枚 巴豆肉去油膜，一钱半 梅花脑半匙 辰砂研，二钱 郁金一钱，皂角水煮 牛黄少许 麝香一匙

上为末，每服一匙，蜜水调下。量儿虚实用之。

栀子仁汤 治阳毒壮热，百节疼痛，下后热不退者。

栀子仁酒炒 赤芍药 大青 知母各一两 升麻 黄芩酒炒 石膏各二两 柴胡一两半 甘草五钱 杏仁二两，浸去皮，面炒微黄

上每服三钱，生姜三片，水煎服。

六物黄芩汤 治壮热，腹大短气，往来寒热，饮食不化。

黄芩酒炒 大青 甘草炙 麦门冬去心 石膏各二两 桂二钱

上每服一二钱，水煎服。

五物人参饮 治壮热咳嗽，心腹胀满。

人参 甘草各半两 麦门冬去心 生地黄各一两半 茅根半握

上每服二三钱，水煎服。

益智丸 治脾肾虚热，心气不足。

益智仁 茯苓 茯神各等分

上为末，炼蜜丸桐子大。每服五六十丸，空心白滚汤下。亦治白浊

四物二连汤 治血虚劳，五心烦热，昼则明了，夜则发热，胁肋并一身尽热，日晡肌热。

当归 生地黄 白芍药 川芎 黄连 胡黄连各等分

上水煎服

地骨皮散 治虚热壮热。

知母 柴胡 甘草 人参 地骨皮 茯苓 半夏各等分

上姜水煎，有惊热加蝉蜕、天麻、黄芩。

抱龙丸方见伤寒

六味丸方见肾脏

七味白术散方见积痛

导赤散

秘旨安神丸二方见心脏

泻白散方见肺脏

惺惺散

保肺汤二方见咳嗽

四物汤方见急惊

当归补血汤

柴胡清肝饮

清凉饮子三方见发热

六神散方见夜啼

补中益气汤方见虚羸

四君子汤

六君子汤二方见内钓

益黄散方见脾脏

泻青丸方见肝脏

寒 热

经曰：阳虚则外寒，阴虚则内热。阳盛则外热，阴盛则内寒。寒热往来，此乃阴阳相胜也。故寒气并于阴，则发寒；阳气并于阳，则发热。寸口脉微，为阳不足，阴气上入阳中，则恶寒。尺脉弱，为阴不足，阳气下入阴中，则发热。阳不足则先寒后热，阴不足则先热后寒。阴阳不归其分，则寒热交争也。又上盛则发热，下盛则发寒。阳胜则乍热，阴胜则乍寒。阴阳相胜，虚实不调，故邪气更作而寒热往来，或乍寒乍热也。少阳胆者，肝之府，界乎太阳、阳明之间，半表半里之分，阴阳之气，易于相乘，故寒热多主肝

胆经症，以小柴胡汤加减调之。若只见寒热，起居如常，久而不愈，及大病后，元气未复，悉属阴虚生热，阳虚生寒，宜用八珍汤补之，甚者十全大补汤。有食积为病亦令寒热，用保和丸消之。若兼呕吐泄泻，用六君子汤。厥冷饮热，人参理中丸。作渴不止，七味白术散。食积既消，而寒热尚作者，肝邪乘脾所胜，侮所不胜也，用异功散加柴胡、山栀。其疟症寒热，详见疟门。

治验

一小儿十四岁，朝寒暮热，或时发寒热，则倦怠殊甚，饮食不思，手足指冷，朝用补中益气汤，夕用六君子汤，各二十余剂，渐愈。后因用功劳役，前症复作，更加头痛，脉虚，两寸尤弱，朝用补中益气汤、蔓荆子，夕用十全大补汤，两月余而痊。但劳役仍复寒热，服前二汤稍愈。毕姻后，又用功过度，朝寒遍体如冰，暮热遍身如炙，朝用补中益气汤加姜、桂，暮用八味丸加五味子，各五十余剂而愈。

一小儿十三岁，壮热便秘。服清凉饮，愈而复作；服地骨皮散，更潮热；又服芩、连四物，不时寒热，体倦，少食而热，或昼见夜伏，夜见昼伏。余谓肝脾虚热，夕用地黄丸加五味子，朝用补中益气汤加山药、山茱而瘥。

一小儿寒热不愈，诊其乳母，左关脉弦数，左胁作痛，遇劳则遍身瘙痒，遇怒则小便不利。此因肝经血虚，郁火所致也，先用小柴胡汤加山栀、牡丹皮，诸症顿退，又用加味逍遥散，母子并痊。

一小儿发热咬牙，乍寒乍热，耳内痛痒。缘乳母有肝火所致，用柴胡清肝、栀子清肝二散，母子并服而愈。

一小儿十四岁，每日子时分发热，遍身如炙，午未时则寒，足骨如冰至膝，至子时分，热仍作。此内真寒而外假热也，朝用补中益气汤加参、芪各三钱，附子三分，夕用大剂四君子汤加当归一钱，附子五分，各二十余剂渐安。又用参、术各五钱，归、芪各三钱，陈皮、甘草各一钱，姜桂五分，各数剂。乃朝用十全大补汤，夕用六君子汤，渐愈。又用五味异功散而寻愈。

一女子十五岁，寒热，月经先期，两寸脉弦出鱼际。此肝经血盛之症，用小柴胡汤加生地黄、乌梅治之而愈。后寒热消瘦，又经过期。乃肝脾二经血气虚弱也，朝用补中益气汤，夕用六味地黄丸而愈。

羌活冲和汤　治太阳无汗，发热头痛恶寒，脊强，脉浮紧。又治非时暴寒，人中之头痛，恶寒发热，宜此汤治之，以代麻黄汤用，太阳经之神药也。

羌活　防风　苍术各一钱半　川芎　甘草　细辛　白芷　生地黄　黄芩各一钱

上水煎服。

八珍汤四物、四君合用。四物见急惊，四君见内钓

十全大补汤方见自汗

六君子汤

加味逍遥散

异功散三方见内钓

人参理中丸方见冷泻

保和丸

补中益气汤二方见虚羸

地骨皮散方见潮热

芩连四物汤即四物二连汤加黄芩。方见潮热

地黄丸

八味丸即地黄丸加五味子、肉桂。二方见肾脏

小柴胡汤方见痉症

柴胡清肝散

栀子清肝散二方见发热

伤寒夹惊夹食

钱仲阳云：小儿正伤寒者，谓感冒寒

邪，壮热头痛，鼻塞流涕，畏寒拘急是也。夹惊者，因惊而又感寒邪，或因伤寒，热极生风，是热乘于心，心神易动，故发搐也，用薄荷散、人参羌活散之类解之，甚者抱龙丸。夹食者，或先作于风寒，后复停滞饮食，或先停滞饮食，而后伤于风寒，以致发热气粗，嗳气，壮热头疼，腹胀作痛，大便酸臭，先用解散，次与消导，不解者用大柴胡汤。周岁已前，伤寒热轻者，用惺惺散；周岁已后，须解表微汗。若五六日不除，邪入于经络，传变多端，不可枚举。若夫荣卫俱伤者，羌活冲和汤主之，过此则少阳、阳明二经，在于半表半里肌肉之间，脉不浮沉。外症在阳明，则目疼鼻干，不得眠，脉洪而长，以葛根解肌、升麻等汤治之。在少阳，则耳聋，脉弦数，小柴胡汤加减和之。若少阳、阳明俱病，小柴胡加葛根、芍药。传入阳明，为里，脉沉实，谵妄恶热，六七日不大便，口燥咽干而渴，用大柴胡汤，重则三一承气汤。若兼三焦俱病，则痞满燥实，宜大承气汤。三阳之邪在里为患，不头痛恶寒而反渴，此为温病，当遵仲景法治之。其余正伤寒症，治自有专方，不复赘论。其兼惊、兼食者，各从本症治之。

治验散见各证

抱龙丸 治伤风瘟疫，身热气粗，痰实壅嗽。常服安神镇惊，亦治痘疹壮热。

牛胆南星一两 天竺黄 雄黄 辰砂二钱 麝香少许

上为末，煮甘草汁丸樱桃大，阴干。每服一丸，薄荷汤下。气喘有痰加枯矾。

愚按：前方若风热痰嗽，或急惊发搐，昏睡咬牙，形病俱实，宜用此方。若初冒风寒，咳嗽痰盛气喘者，属客邪内作，先用十味参苏饮。客邪既解，而腹胀吐泻，发搐咬牙，睡而露睛，属脾肺气虚，用五味异功散，切忌祛痰表散。若过服克伐之剂，以致前症者，尤宜温补脾肺。

红绵散 治伤风，咳嗽鼻塞，或流清涕。

全蝎五个 麻黄去节 僵蚕 白芷 川芎 桔梗 天麻各二钱 甘草 苏木

上为末，每服一钱，加红绵少许，水煎。有热加荆芥。

葛根解肌汤 治发热恶寒，头痛项强，伤寒温病。

葛根四分 桂一分 黄芩 甘草 白芍药各三分 麻黄二分

上姜枣水煎服。

三乙承气汤 治脏腑积热，痞满燥实坚胀。

甘草 枳实麸炒 厚朴姜制 大黄 芒硝各等分

上姜水煎服。

升麻汤 治小儿中风头痛，憎寒壮热，肢体疼痛，鼻干不得眠。兼治疮症，已发未发皆可服。

甘草 白芍药 升麻 干葛各等分

上为末，每服一钱，水煎服。

小柴胡汤

大承气汤

大柴胡汤三方见痉症

惺惺散方见咳嗽

葛根解肌汤

抱龙丸二方见伤寒

薄荷汤方见瘰疬

人参羌活散方见惊风

咳 嗽

钱仲阳云：嗽者，肺感微寒。八九月间肺气正旺，若面赤身热，其病为实，当用葶苈丸下之，久嗽者不宜下。若在冬月，乃伤风嗽，当用麻黄汤汗之。面赤饮水，咳嗽唾脓痰，咽喉不利者，以甘桔汤清之。先咳后喘，面肿身热，肺气盛也，以泻白散平之。嗽而唾痰涎乳者，以白饼子下之。洁古云：嗽而两胁痛者，属肝经，用柴胡汤。咳而呕苦水者，属胆经，用黄芩半夏生姜汤。咳而喉中如梗者，属心经，用甘桔汤。咳而失气者，属小肠，用芍药甘草汤。咳而右胁痛者，属脾经，用升麻汤。咳而呕长虫者，属胃经，用乌梅丸。咳而喘息吐血者，属肺经，用麻黄汤。咳而遗尿者，属大肠，用赤石脂汤。咳而腰背痛，甚则咳涎者，属肾经，用麻黄附子细辛汤。咳而遗尿者，属膀胱，用茯苓甘草汤。咳而腹满，不欲食，面肿气逆者，属三焦，用异功散。若咳嗽流涕，外邪伤肺也，先用参苏饮。喘嗽面赤，心火刑肺也，用人参平肺散及六味地黄丸。嗽而吐青绿水，肝木乘脾也，用异功散加柴胡、桔梗。嗽而吐痰乳，脾肺气伤也，用六君子加桔梗。若咳脓痰者，热蕴于肺，而成肺痈也，用桔梗汤。凡风邪外伤，法当表散而实腠理，其用下药，非邪传于内及胃有实热者，不宜轻用。面色白，脉短涩者，肺之本证也，易治。面色赤，脉洪数者，火刑金也，难治。

治验

一小儿潮热烦渴，大便干实，气促咳嗽，右腮色赤。此肺与大肠有热，用柴胡饮子一服，诸症顿退。后又发搐，咬牙顿闷。此肝脾气血虚也，用四君、芎、归、钩藤钩而愈。

一小儿咳嗽恶心，塞鼻流涕，右腮青白，此脾肺气虚，而外邪所乘也，先用惺惺散，咳嗽顿愈，但饮食不思，手足指冷。此外邪虽去，而元气尚虚也，当调补脾土，而生肺金，遂用六君、升麻，治之而愈。大凡外邪所侵，而痰涎壅塞者，宜表散之；外邪既去，而喘嗽未愈，或更气促，肺气虚也，属形病俱虚，须用六君子之类，调补脾土，以生肺金为善。设径补肺气，则反益其邪。况肺乃脆嫩之脏而司腠理，以脾为母，若腠理不密，风邪外侵，蕴结于肺，而变咳嗽诸症，乃形气不足，病气有余也，最难调理。设或呕吐伤其胃气，汗下损其津液，必变肺痿、肺痈。

吴江史万言子六岁，感冒咳嗽，发散过度，喘促不食，痰中有血，用桔梗汤而愈。后因元气未复，清气不升，大便似痢，或用五淋散、黄连、枳实之类，痰喘目札，四肢抽搐，变慢风而殁。

一小儿伤风，咳嗽发热，服解表之剂，加喘促出汗。余谓肺脾气虚，欲用补中益气汤加五味子补之。不信，乃自服二陈、桑皮、枳壳，而发搐痰涌。余仍用前药，加钩藤钩而痊。

一小儿有哮病，其母遇劳即发，儿饮其乳亦嗽，用六君、桔梗、桑皮、杏仁治之，母子并愈。

一小儿伤食，发热抽搐，呕吐喘嗽。属脾肺气有热，用六君、炒黑黄连、山栀而愈。

一小儿咳嗽，因乳母素食膏粱炙煿所致，用清胃散而愈。后其母因怒，咳嗽胁痛，其子亦然，母服小柴胡汤，子亦随愈。

吴江史万洲子，伤风咳嗽，或用散表化痰之药，反加痰盛腹胀，面色㿠白。余谓脾肺气虚也，用六君、桔梗，一剂顿愈。三日后，仍嗽，鼻流清涕。此后感于风寒也，仍用前药加桑皮、杏仁而愈。

一小儿发热咳嗽，右腮赤色。此肺金有热，用泻白散而愈。次日重感风邪，前症复作，声重流涕，用参苏饮加杏仁、桑皮而愈。但右腮与额微赤。此心火乘肺也，用人参平胃散，一剂遂痊。

一小儿咳嗽发热，右脸赤色，作渴烦闷，倦怠少食，肚腹作胀。此风邪伤肺，饮食伤脾，先用六君、桔梗、杏仁、柴胡一剂，诸症少愈，后去杏仁、柴胡，又一剂而安。

一小儿发热，右脸赤，咳嗽痰盛。余谓风邪蕴结于肺，而痰作也，用二陈加桑皮、杏仁、桔梗治之将愈，自用发散降火之剂，风痰不退，发热益甚。余曰此脾肺俱虚也，用五味异功散加桔梗，四剂渐愈，又用六君子汤而愈。

一小儿三岁，痰涎上涌，气喘胸满，大便不实，睡而露睛，手足指冷。此属形病俱虚也，用六君、桔梗一剂，诸症稍缓，至四剂，将愈。复伤风寒，前症仍作，又以前药加紫苏、杏仁、桑皮而安。

一小儿伤风，咳嗽痰甚，杂用化痰等药，寒热益甚，面色或青或赤。此风热相搏也，用牛黄清心丸一服，又六君、桔梗二服而痊。

麦煎散　治夹惊伤寒，吐逆壮热，表里不解，气粗喘急，面赤自汗，或狂语惊叫，或不语自汗。又治瘾疹瘙痒，往来潮热，或时行麻痘，余毒未尽，痰涎咳嗽，或变惊风，手足搐搦，眼目上视，或伤风头痛，并宜服之。

滑石　地骨皮　赤芍药　石膏　白茯苓　杏仁　人参　知母　甘草　葶苈子炒，各半两　麻黄去节，一两半　小麦五六十粒

上为末，每服一钱，麦子煎汤调下。若久嗽传于五脏，或唾痰涎，或厥冷惊悸，甚则目眶肿黑，白睛色赤，用生地黄、黑豆湿研成膏，掩目眶上，服麦煎散。久嗽成痫，服散痫之药。

小青龙汤　治伤寒表不解，恶寒体热，心下停水干呕，咳嗽喘急，或肺胀胸满，鼻塞清涕，嗳逆气喘。仲景所谓表不解，心下有水气，干呕发热而咳，或渴或噎，或小便不利，或小腹胀满，此汤主之。

麻黄去节　赤芍药　半夏汤泡，各七钱　细辛　干姜炮　甘草炙　桂枝各三钱　五味子半两，杵

上每服二钱，水煎。

理中汤　治脾胃虚寒，胸膈痞满；或心腹疼痛，痰逆呕吐，饮食减少，气短羸困；或霍乱吐利，手足厥冷，不喜饮水者。

人参　白术　干姜炮，各等分　甘草炒，减半

上每服三钱，水煎热服。或研末，白汤调下。

惺惺散　治外感风赛，鼻塞痰嗽，发热。

桔梗　细辛　人参　白术　甘草　瓜蒌根　白茯苓

上为末，每服二钱，入薄荷五叶，水煎服。

参苏饮　治感冒发热头痛，伤风咳嗽，伤寒呕吐，胸膈不袂，痰饮凝结。

紫苏　前胡　陈皮　半夏泡七次　干葛　茯苓　枳壳炒　桔梗各三钱　甘草一钱　人参三钱

上为末，每服一二钱，姜枣水煎服。

保肺汤　治肺胃受风热，痰盛咳嗽，喘吐不止，及治久嗽不愈。

山药　白茯苓　紫苏叶各一钱　白僵蚕去丝嘴，炒，二钱　藿香五分　百部六分　黄芩　防风　杏仁去皮尖，麸炒，各一钱　百合五分　五味子一钱　桔梗一钱

上水煎，食后服。

天麻防风丸　治惊风咳嗽，身体壮热，多睡惊悸，手足抽掣，精神昏愦，痰涎不利，及风邪温热。

天麻　防风　人参　辰砂　雄黄　麝

香　甘草炙，各二钱半　全蝎炒　僵蚕各半两，炒　牛黄

一方有胆南星，无麝香。上为末，炼蜜丸桐子大。每服一二丸，薄荷汤下。

麻黄汤　治太阳症，头疼发热，身头恶风无汗，喘满，脉浮紧，八九日不解，当发汗。汗已烦闷瞑目者必衄，衄乃解。所以然者，阳气重故也。

甘草半两　麻黄去节，一两半　桂枝一两　杏仁去皮，三十五个

上每服三钱，水煎。

柴胡石膏汤　治时行瘟疫，壮热恶风，头痛体疼，鼻塞，心胸烦满，寒热往来，咳嗽，涕唾稠粘。

桑白皮　黄芩各三钱半　升麻二钱半　石膏　前胡　赤芍药　干葛　柴胡各五钱　荆芥穗三钱

上为末，每服一二钱，姜二片，淡豉十粒，水煎。

葶苈丸　治脾热熏肺，或伤风咳嗽，面赤痰盛，身热喘促。

葶苈子隔纸略炒　防己　黑牵牛略炒　杏仁去皮尖双仁，麸炒捣膏，一两

上为末，研入杏膏拌匀，取蒸枣肉捣和丸，麻子大。每服五七丸，淡姜汤下。量儿加减。

黄芩半夏生姜汤　治胆腑咳，呕苦水若胆汁。

黄芩　生姜各一钱　甘草炙　芍药各六分　大枣二个　半夏一钱五分

上水煎服。

甘桔汤　治心脏咳，咳而喉中如梗状，甚则咽肿喉痹。

粉草一钱　苦梗一钱

上水煎，食后服。

芍药甘草汤　治小肠腑咳，咳而失气。

芍药　甘草炙，各一钱

上水煎服。

升麻汤　治脾脏咳，咳而右胁下痛，痛引肩背，甚则不可以动，动则咳涎。方见伤寒

乌梅丸　治胃腑咳，咳而呕，呕甚则长虫出。

乌梅二十个　细辛　附子製　桂枝　人参　黄柏各六钱　干姜　黄连各一两　当归　蜀椒各四两

上为末，用酒浸乌梅一宿，去核蒸之，与米饭捣和丸，桐子大。每服十丸，白汤下。

赤石脂禹余粮汤　治大肠咳，咳而遗尿。

赤石脂　禹余粮各二两，并打碎

上每服二钱，水煎。

麻黄附子细辛汤　治肾脏咳，咳则腰背相引而痛，甚则咳涎。又治寒邪犯齿，致脑齿痛，宜急用之，缓则不救。

麻黄　细辛各二钱　附子一钱

上每服一钱，水煎。

茯苓甘草汤　治膀胱咳，咳而遗溺。

茯苓二钱　桂枝二钱半　生姜五大片

上每服二钱，水煎。

牛黄清心丸方见急惊

泻白散方见肺脏

二陈丸方见吐哕

补中益气汤方见虚羸

小柴胡汤方见痉症

桔梗汤方见肺痈

四君子汤

六君子汤

清胃散

异功散四方并见内钓

地黄丸方见肾脏

五苓散方见五淋

人参平肺散方见夜啼

白饼子方见发搐

百晬内嗽

百晬内嗽者，名乳嗽，甚难调理，当审其虚实。若气粗痰盛，口疮眼热，先用比金丸。呕吐惊悸，困倦自汗，用补肺散。惊嗽用琥珀散。乳嗽用天麻丸。若脾胃内热，用抱龙丸。风邪外感者，用惺惺散。痰热既去，而气粗痰盛，或流涎者，脾肺气虚也，用异功散加桔梗。口疮眼热，大便坚实者，用三黄丸；大便不实者，用白术散。若呕吐不乳，困倦自汗，或自利腹胀者，脾胃气虚也，用六君子加柴胡。若惊悸困倦，痰盛不乳者，心脾血虚也，四君子加芎、归、酸枣仁。或因乳母食五辛厚味，致儿为患者，仍参喘嗽诸症。

治验

一小儿外感风邪，服表散之剂，汗出作喘。此邪气去而脾肺虚也，用异功散而汗喘止，再剂而乳食进。

一小儿咳嗽，服抱龙丸，反吐泻不乳，腹胀发热，用六君子汤，母子并服而瘥。后因母饮酒仍嗽，用清胃散加曲蘖，母服而子亦愈。

一小儿患嗽，或用清痰等药，反吐乳发热，搐搦腹胀。此脾胃复伤，而内虚热也，用异功散加钩藤钩渐愈，又用前药加当归而安。

一小儿患咳嗽，服牛黄清心丸，加喘促腹胀。此脾肺气虚也，用六君子汤顿愈。

补肺散一名阿胶散　治肺虚恶心喘急，久患咳嗽有痰。

阿胶一两半，炒　鼠粘子炒　马兜铃各半两　杏仁七粒　糯米一两　甘草三分

上每服一钱，水煎服。

天麻丸　治未满百晬，咳嗽不止。

天麻　蝉蜕　白僵蚕炒　人参　川芎　甘草　辰砂　天竺黄各三钱　牛胆南星　白附子　砒　雄黄各一钱　金箔五片　硼砂五分

上为末，蜜丸，芡实大，金箔为衣。每服一丸，用薄荷汤下。

愚按：前方乃金石大毒之剂，不可轻用。况百晬小儿，多是乳母饮食厚味，或母有肺病传儿。昔一妇人服截疟丹，内有砒者，儿饮其乳，良久，子母昏愦，遍身发赤，翌日方苏。又一妇人亦服前药，其子吐泻大作。大人尚不能胜，况小儿乎！凡服砒石之药中毒，遍身发赤，昏愦或吐泻者，急灌醋碗许即苏，小儿数滴足矣。

琥珀散　治急慢惊风，涎潮昏冒，目瞪惊搐，内钓腹痛，或惊痫时发。

辰砂一钱半　琥珀　牛黄　僵蚕炒，去丝嘴　牛胆南星　全蝎　白附子　代赭石　天麻　乳香　蝉壳各一钱

上为末，每服一二分，白汤调下。

黄芩清肺饮　治肺燥而小便不通。

黄芩一钱　栀子一个，打破

上水煎服，不利加盐豉二十粒。

异功散

四君子汤

六君子汤

清胃散四方见内钓

白术散方见积痛

比金丸方见惊痫

三黄丸方见疝症

惺惺散方见咳嗽

牛黄清心丸方见急惊

作　喘

喘急之症，有因暴惊触心者，有因寒邪壅盛者，有因风邪客者，有因食咸酸而痰滞者，有因膏粱积热熏蒸清道者。然喘

与气急有轻重之别，喘则欲言不能，隘于胸臆；气急但息短，心神迷闷耳。治法：因惊者，用雄朱化痰定喘丸，佐以天麻定喘。饮寒伤肺气者，用小青龙汤。风邪伤肺者，用三拗汤加减之。食咸酸伤肺者，啖以生豆腐。热伤肺气者，当凉肺定喘。哮喘喉声如锯者，梅花饮兼用半夏丸。前症多因脾胃气虚，腠理不密，外邪所乘，真气虚而邪气实者为多。若已发则散邪为主，未发则补脾为主。设概攻其邪，则损真气，径补其肺，则益其邪。凡喘嗽之症，若小便不利，则必生胀，胀则必生喘。要分标本先后，先喘而后胀者，主于肺；先胀而后喘者，主于脾。盖肺金司降，外主皮毛；肺朝百脉，通调水道，下输膀胱。肺既受邪，则失降下之令，故小便渐短，致水溢皮肤，而生胀满，此则喘为本而胀为标也，治当清金降火为主，而行水次之。脾土恶湿，而主肌肉，土能克水。若脾土受伤，不能制水，则水湿妄行，浸渍肌肉，水既上溢，则邪反侵肺，气不能降而生喘矣，此则胀为本而喘为标也，治当实脾行水为主，而清金次之。苟肺症而用燥脾之药，则金燥而喘愈甚；脾病而用清金之药，则脾寒而胀益增。观其症，若中气虚弱者，用六君子汤。中气虚寒者，前方加炮姜。郁结气滞者，用归脾汤加柴胡、山栀。肝木克脾土者，用六君、柴胡、山栀。肺气壅滞者，用紫苏饮加白术。食郁壅滞者，用养胃汤加木香。肺中伏热，水不能生而喘者，用黄芩清肺饮及五淋散。脾胃虚弱，不能通调水道者，用补中益气汤及六味丸。膏粱厚味，脾肺积热而喘者，用清胃散及滋肾丸。心火刑金不能生水者，用人参平肺散，亦用滋肾丸。肾水亏，虚火铄金，小便不利者，用六味丸及补中益气汤。肝木乘脾，不能相制而喘者，用六君、柴胡、升麻。脾胃虚寒，脐凸腹胀者，用八味地黄丸。脾肾虚寒，不能摄水如蛊胀者，用加减肾气丸。凡亏损三阴，而致喘胀，或二便不调，及牵引作痛者，俱用六味、八味、加减肾气等丸治之，仍参伤风咳嗽症。

治验

一小儿呕吐发热，胸痞胁痛，作喘发搐，因乳母恚怒。母服加味逍遥散，子服异功散加钩藤钩、山栀并愈。

一小儿痰喘鼻塞，用惺惺散而愈。后因伤乳，服消导之剂，痰喘腹胀益甚。余谓脾虚不能生肺而痰喘，脾气不能运化而腹胀，用异功散而痊。

一小儿患喘，服发汗之剂，汗不出而喘益甚，用异功散顿愈，又用六君子汤而痊愈。后复痰喘，服下痰丸，前症愈甚，更腹胀作呕，此脾肺复伤也，再用异功散而渐愈。半载后患喘嗽面赤，此心火克肺金，用人参平肺散及六味地黄丸而痊。

一小儿伤风，喘急不能卧，服参苏饮之类不痊，余用小青龙汤一剂而愈。后复感寒，嗽喘益甚，服发表之药，手足并冷，腹胀少食。余谓脾肺俱虚也，用六君子加桔梗、杏仁而愈。

一小儿患喘，面赤，服牛黄清心丸，面色㿠白，手足不热。余谓脾胃复伤，用六君子汤，不半杯而愈。又伤风寒而喘，面色仍白，用五味异功散加桔梗、生姜，治之顿安。

一小儿七岁，患前症久不愈，或用下痰等药，连泻数次，饮食不入，手足并冷，喘急不得卧。先用六君、桂、姜，益甚；用人参五钱，附子一钱，二剂少缓，又二剂十减三四；乃用独参将愈，却用四君子而瘥。

雄朱化痰定喘丸　治因惊发喘，逆触心肺，暴急张口，虚烦神困。

雄黄　朱砂各一钱，研　蝉蜕　全蝎少

许 白僵蚕 天南星 白附子炮，各二钱 轻粉五分

上为末，糊丸，麻子大。每服数丸，茶清送下。

梅花饮 治五脏积热，喉中有痰，面色赤白，鼻流清涕，气逆喘急，目赤咳嗽，或因惊夜啼。

硼砂 马牙硝 片脑 人参各一两 甘草五钱 芒硝 辰砂 麝香各一分

上各另为末，磁器收贮，每服半匙，麦门冬汤调服。气急喘嗽，桑白皮汤下。常服，薄荷汤下。

天麻定喘饮 治喘嗽惊风。

天麻 防风 羌活 甘草炒 人参 桔梗 白术 川芎 半夏曲各等分

上每服二钱，水煎服。

三拗汤 治感冒风邪，鼻塞声重，语音不出，或伤风寒，头痛目眩，四肢拘倦，咳嗽多痰，胸满气短。

麻黄不去节 杏仁不去皮尖 甘草生用，各等分

上每服二三钱，姜水煎服。

半夏丸 治肺气不调，咳嗽喘满，痰涎壅塞，心下坚满，及风痰呕吐恶心，涕唾稠粘。

白矾一两半，焙 半夏三两，汤泡七次，姜汁制一宿

上为末，生姜自然汁丸，赤豆大。每服十丸，姜汤下。

紫苏饮子 治肺受风寒，喘热痰嗽。

紫苏叶 桑白皮 青皮 五味子 杏仁 麻黄 甘草炙 陈皮各二分 人参 半夏各三分

上姜三片，水煎温服。

小青龙汤

惺惺散二方见咳嗽

异功散

清胃散

六君子汤

加味逍遥散

归脾丸五方见内钓

人参平胃散方见夜啼

平胃散方见胃气虚冷

八味丸即六味丸加肉桂、五味子。方见肾脏

牛黄清心丸方见急惊

养胃丸方见疟症

黄芩清肺散方见百晬内嗽

五淋散方见五淋

滋肾丸方见发热

补中益气汤方见虚羸

六味丸方见肾脏

金匮加减肾气丸方见腹胀

黄 疸

经曰：中央黄色，入通于脾，故黄疸者，脾之色也。夫人身之神，贵于藏而默用，见于外则内虚矣。其症皆因脾气有亏，运化失职，湿热留于肌肤，发而为疸。钱仲阳所谓身痛背僵，二便涩滞，遍身面目爪甲皆黄是也。小便褐色者难治。疗法宜固脾为先，如专用克伐宽中、淡泄利水之药，则鲜有不至危者矣。若初生及百日半年之间，不因病而身黄者，胃热胎黄也。腹大食土为脾疳，兼作渴饮冷者，用泻黄散。小便不利者，茵陈汤。病后发黄，肢体浮肿者，用白术散。清便自调，肢冷嗜卧者，益黄散。身淡黄白者，调中丸及补中益气汤加茵陈。身热膈满，肌肤面目皆黄者，加减泻黄散。辨其所以：若闭目壮热，多哭不已，大小便赤涩，口中热气者，乃妊娠厚味贻毒之候也，母子并服生地黄汤，仍忌酒面五辛热物。设不自慎，误伤脾上，急则变为惊风吐泻，缓则肢体浮肿，小便不利，眼目障闭，多成疳疾矣。又有脾虚发黄者，当于脾胃中求

之。

治验

一小儿旬日内，先两目发黄，渐及遍身，用泻黄散一服而瘥。

一小儿生旬日，面目青黄。此胃热胎黄也，用泻黄散，乳调服少许即愈。后复身黄吐舌，仍用前药而安。

一小儿因乳母食郁而致饱胀咽酸，遍身皆黄，余以越鞠丸治其母，泻黄散治其子并愈。

一小儿患前症，服五苓散、消食丸之类，其黄不退，作渴饮汤，腹膨少食。余谓胃气虚，津液少，故喜饮汤；脾气虚，故腹胀少食也。先用白术散渐愈，又用补中益气汤而痊。

一小儿饮食不调，腹胀身黄，小便金色，杂用治疸之剂，作渴饮水。余谓胃气实热。先用泻黄散二剂，其渴顿止，用栀子柏皮汤，其黄亦退，用白术散而饮食进。

茵陈汤　治阳明病，发热汗出者。此为热越，不能发黄也。但头汗出，至颈而还，小便不利，渴饮水浆，此瘀热在里而发黄也。或伤寒七八日，小便不通，腹微满，身黄如橘色者。

茵陈蒿嫩者，一两　大黄三钱半　栀子大者，三枚

上每服一钱，水煎服。

犀角散　治黄疸，一身尽黄。

犀角一两　茵陈　葛根　升麻　龙胆草酒炒　甘草　生地黄各半钱

上每服三钱，水煎服。一方瓜蒌根汁，和蜜服。

小半夏汤　治黄疸，小便色不变，自利腹满而喘者，不可除热，热去必哕。

半夏汤洗七次

上每服二三钱，姜三片，水煎服。

消食丸　治胸膈气痞，乳食不消，身后黄者。方见呕吐乳

茵陈五苓散　即五苓散加茵陈。每服一钱，温水调下，日三服。

导赤散二方见五淋

越鞠丸方见天钓

承气汤

小柴胡汤二方见痉症

调中丸即理中丸。方见冷泻

平胃散方见脾胃虚冷

使君子丸方见蛔虫

益黄散方见脾脏

地黄汤即《济生》地黄汤

白术散方见积滞

四味肥儿丸方见呕吐

泻黄散方见脾脏

呕　吐　乳

呕吐皆主脾胃，古人谓脾虚则呕，胃虚则吐是也。呕者有声无物，吐者有物无声也。盖乳哺过饱，则胃不能受而溢出，衔乳多食，睡则脾不能运而作泻，脾胃渐伤，疾病缠绵，甚至慢惊之患矣。若手足指热，喜饮热汤，或睡而露睛，皆胃气虚弱也，用异功散。若手足指热，饮冷，或睡不露睛，属胃经实热也，用泻黄散。若作泻少食，或小便色赤，胃经虚热也，用七味白术散。大凡婴儿，在乳母尤当节饮食。若乳母停食，亦能致儿吐泻，故不可不慎也。

治验

一小儿伤食呕吐，发热面赤，服清导清热之剂，饮食已消，热赤未退。余以为胃经虚热，用六君、升麻、柴胡，四剂而痊。

一小儿伤食呕吐，服克伐之药，呕中见血；用清热凉血，反大便下血，唇色白而或青。余谓脾土亏损，肝木所乘。令空

心服补中益气汤，食远服异功散，使涎血各归其源，果愈。

一小儿吐酸乳食，用四君、吴萸、黄连、木香，补脾平肝而愈。后口中有酸水，仍用前药随愈。后吐苦水，而口亦苦，用龙胆汤以清肝火，四君子汤以补脾土而痊。

一小儿吐黄水，所食之物，悉皆甘味，用泻黄散，清其胃火而愈。后因停食，服克伐之药，口甘不食，形气殊弱，用补中益气汤，养其中气而痊。

一小儿伤食嗳腐，用平胃散一服，宿滞顿化。余云不必多药，但节其饮食自愈。不信，别用克滞之药，更加吐泻，以致不救。

一小儿伤食，发热面赤，抽搐呕吐，气喘唾痰。此饮食伤脾，肺气虚弱所致，用六君子汤，炒黑黄连、山栀各二分，一剂顿愈。

消乳丸　治呕吐，消乳食，脉沉者，伤食不化也。

香附子炒　缩砂仁　陈皮去白　甘草炙　神曲炒　麦芽炒，各等分

上为末，米糊丸黍米大每服二十丸，姜汤下。

又方　治百晬内呕吐乳奶，或大便青色。用少妇乳汁一盏，入丁香十粒，陈皮一钱，磁器内煮沸，稍热，空心以绵球吮服。

杨氏消食丸　治乳食过多，胃气不能消化。

缩砂　橘皮　三棱　蓬术　神曲炒　麦芽炒，各半两　香附炒，一两

上为末，曲糊丸麻子大。白汤送下，量儿加减。

《局方》观音散　治外感风寒，风伤脾胃，呕逆吐泻，不进饮食，渐至羸瘦。

人参一两　神曲炒　茯苓　甘草炒　木香　绵黄芪　白扁豆　白术各一钱　石莲肉去心，二钱半

上为末，每服一钱，入藿香三叶，枣水煎服。

香附散　治积冷呕吐。

藿香叶　陈皮　厚朴姜汁制，各七钱　半夏一两，汤泡七次　甘草炙，一钱

上每服三钱，姜枣水煎。泻甚加木香、肉豆蔻。

香薷散　治寒温不适，饮食不调；或外因风寒暑邪致吐利，心腹疼痛，霍乱气逆，发热头痛；或转筋拘急；或疼痛呕哕，四肢逆冷。

香薷一两　茯苓　白扁豆炒　厚朴姜汁制，各五钱

上每服二三钱，水煎，加酒半杯，冷服立效。

竹茹汤　治胃受邪热，心烦喜冷，呕吐不止。

葛根七钱半　半夏炮，半两　甘草炙，三钱

上每服一二钱，入竹茹枣许，大姜水煎，取清汁，微冷细细服。加茯苓三钱尤炒。

苏合香丸　治传尸骨蒸，殗殜肺痿，疰忤鬼气，卒心痛，霍乱吐利，惊痫客忤等症。

苏合香油入安息香膏内　薰陆香另研　龙脑研　木香　白术　白檀香　丁香　朱砂研，水飞　沉香　香附子炒　乌犀屑　荜拨　安息膏另为末，用无灰酒杵膏　麝香研　诃黎勒煨，取皮，各二两

上为末，研匀，用安息香膏并蜜和丸，桐子大。井花水空心化服一二丸，温酒亦得。更用蜡纸裹弹子大一丸，绯绢袋盛，当心带之。辟一切邪，及治胸膈噎塞，肠中虚鸣，宿食不消。

青州白丸子　治惊风吐乳。

天南星三两　白附子一两　半夏浸洗七次

川乌头去皮脐，半两

上用井花水浸晒，过次日早晨，再换新水，春五日，夏三日，秋七日，冬十日，晒干为末，以糯米粉煎粥清为丸，绿豆大。薄荷汤调下。

泻白散方见脾脏

白术散方见积痛

异功散

六君子汤

四君子汤三方见内钓

《千金》龙胆汤方见噤风

平胃散方见脾胃虚冷

补中益气汤方见虚羸

吐舌弄舌

舌属心脾二经。小儿舌微露而即收者，名弄舌，此属心脾亏损，用温胃散补之。舌舒长而良久不收者，名吐舌，乃心脾积热，用泻黄散主之。或兼口舌生疮，作渴饮冷，属胃经实热，亦用前散。作渴饮热，属胃经虚热，用四君子汤。食少作渴，或大便不实，脾肾虚弱也，用七味白术散。口角流涎，或腮颊患肿，胃虚风热也，先用人参安胃散，次用七味白术散。若午后甚者，脾血虚也，四物多加参、术、茯苓。未应，用补中益气汤，及审五脏相胜。若因疳瘦所致，当参诸疳门。

治验

一小儿弄舌发搐，手指不冷。余谓肝脾虚热。用异功散加升麻、柴胡而愈。后伤乳腹胀，服克滞，作泻弄舌，手指发热。审乳母肝火，与小柴胡汤加升麻、白术治之，母子并愈。

一小儿乳食过多，患吐泻，用大剂异功散加柴胡、升麻，母子服之而愈。后因惊，服至宝丹之类，发搐弄舌，几至慢惊，余用六君子汤加白附子，服之而愈。

一小儿吐舌，发热饮冷，额鼻黄赤，吐舌流涎。余谓心脾实热。用导赤、泻黄二散而愈。后复作，别服清热等药，更弄舌。余用异功散加钩藤钩而安，又用六君子汤痊愈。

一小儿七岁，食生冷之物，腹痛便秘，服峻利之剂，连泻五次，噫气腹痛。余谓心脾虚寒。用异功散加姜、桂、木香治之。不从，反治胃火，更加吃逆。余仍以前药加附子一片，一服诸症顿退，乃去附子，又三剂而愈。其时同患是症，用清胃化痰者，殁而手足俱黯。

四物汤方见急惊

补中益气汤方见虚羸

小柴胡汤方见痉症

导赤散方见心脏

泻黄散

人参安胃散二方见脾脏

七味白术散方见积痛

异功散

六君子汤

四君子汤三方见天钓

五苓散方见五淋

卷 七

吴郡 薛铠集 薛 己验
江都 魏一元 吴中珩校

热 吐

经云：胃伤则吐。小儿热吐者，因多食甘甜炙煿之物；或乳母膏粱厚味，胃经积热；或夏间暑气内伏于胃所致。若肌肉瞤动，烦热作渴者，暑伤胃气也，先用香薷饮，次用竹茹汤。若吐乳色黄不能受纳受者，胃经有热也，先用泻黄散，次用人参安胃散。若吐出酸秽者，乳食内停也，用保和丸。吐乳不消者，胃气弱也，用异功散。吐而少食，腹痛欲按者，脾气虚也，用六君子加木香。凡诸症当验其手足，热则胃热，冷则胃寒，热用泻黄散，寒用理中汤，不热不寒，异功散调之。

治验

一小儿夏月吐乳，手指发热，作渴饮冷，口吐涎水。余谓胃气热，廉泉开而涎出也，用泻黄散而愈。后复呕吐，另用克滞之剂，口渴饮汤，流涎不已。余谓胃气虚寒，不能摄涎也，用理中丸而愈。

一小儿七岁，呕吐不食，面白指冷。此胃气虚寒也，用理中汤，呕吐顿愈；又用六君子汤而痊。后伤食腹痛，发热呕吐流涎，先用保和丸一服，而痛呕愈；再用四君、山栀而涎止。

一小儿食凉粉，而呕吐酸物，头痛发热。此内伤兼外感也，用人参养胃汤末二钱，姜汤调服，诸症皆愈，惟吐酸涎，用大安丸一服而止。

一小儿伤食发热，呕吐酸物，手指常冷。此胃气虚寒，阴盛隔阳于外，虚热所致也，用保和丸末二钱，浓姜汤调服而吐止，再用六君子汤加山栀而安。

一小儿呕吐作渴，暑月或用玉露饮子之类而愈。又伤食吐酸，余先用保和丸一服，吐止；次用五味异功散，饮食渐进；又用四君子汤而痊。

一小儿暑月患吐泻，服香薷饮、五苓散之类而止，但手足并冷，睡而露睛，饮食不入，肠鸣作呕，欲用清凉之剂。余曰：此始为热，终为寒也，当舍时从症。用人参理中丸，以姜汤化二服，病势始定，次用助胃膏渐安，又用六君子汤调理而愈。

一小儿饮食多即吐，余用五味异功散愈之。又腹痛呕吐，先服大安丸，仍用异功散而愈。后症复作，另投祛逐之剂，吐泻不食，腹中痛甚，以手按之则止。此脾气复伤也，先用补中益气汤加茯苓、半夏一剂，又用六君子、升麻、柴胡二剂，饮食顿进。后食生冷，夹惊吐泻，手足并冷，唇口搐动，用六君、钩藤钩、柴胡而愈。

一小儿吐酸，作渴饮冷，腹痛发热，用人参养胃汤加黄连一剂，吐热稍定；又用保和丸一服，腹痛顿止。后伤食复吐，腹胀，大便不通，用紫霜丸下之寻愈。又感冒咳嗽，腹胀，另服下药，发热作吐，腹胀，手足并冷，睡而露睛，发搐，用六君、钩藤钩而安，又用四君加当归、川芎而愈。后患吐泻，手足并冷，用助胃膏顿痊。

一小儿呕吐发热，用泻黄散而愈。后因乳母饮酒，腹胀吐泻，用葛花解酲汤，子母服之渐愈，大便日去五七次；用五味异功散加升麻二剂，日去三次；乃用四君、肉豆蔻而痊。

一小儿吐酸发热，用保和丸渐愈，又用四君、山楂、神曲而安。后因饮食过多，呕吐复作，另用下积丸，更加作泻腹胀，手足发搐。余以为肝木侮脾，用五味异功散加柴胡、钩藤钩而搐止，又用六君子汤，饮食渐进而痊。

一小儿夏间呕吐腹痛，大便不通，服大黄药而愈。又伤食，患吐发热，服泻黄散等药，呕吐腹痛，按之即止，面色青黄，手足并冷。此脾胃复伤而虚寒也，用异功散加木香愈之。后又伤食，腹胀作痛，或用消食丸，吐泻并作，小腹重坠，午后益甚，余朝用补中益气汤，夕用六君子加木香而愈。

一小儿呕吐，发热腹痛，面赤手热，口干饮汤，按其腹不痛。此脾胃气虚也，用异功散加木香、干姜一剂而愈。后伤食，吐而咽酸，腹中作痛，按之益甚。此饮食内停也，用保和丸二服而痊。

葛花解酲汤　治乳母酒醉后，乳儿遗热为患。

白豆蔻　砂仁　葛花各五钱　干生姜　白术　泽泻　神曲炒黄，各二钱　白茯苓　陈皮　人参　猪苓　木香五分　青皮三分

上为末，每服二钱，白汤调服。

愚按：前汤先哲不得已而用之，盖醉酒耗气，又复辛散，重损真阴，折人长命，可不慎哉！

助胃膏　治脾胃虚寒，吐泻等症。

人参　白术　白茯苓　甘草炙　丁香各五钱　砂仁四十个　木香三钱　白豆蔻十四个　干山药一两　肉豆蔻四个，煨

上为末，蜜丸，芡实大。每服十丸，米汤化下。

香薷散方见热吐

竹茹汤

五苓散二方并见五淋

玉露散

补中益气汤

大安丸

保和丸四方见虚羸

六君子汤

四君子汤二方见天钓

泻黄散

人参安胃散二方见脾脏

理中丸方见冷泻

人参养胃汤方见疟症

寒吐哕逆

钱仲阳曰：寒吐者，由乳母当风取凉，或风寒客于乳房，其症面目胀，额汗出，脉沉迟微，寒气停于胃，故胃不纳而吐出也。哕逆者，由胃气虚甚，过服克伐，使清气不升，浊气不降，以致气不宣通而作也。风寒在胃者，用理中丸，次服酿乳法。若呕吐清涎夹乳，小便清利，用大安丸。若因乳母食厚味，用东垣清胃散。若乳母饮醇酒，用葛花解酲汤；饮烧酒，服冷米醋三五杯。乳母食生冷而致者，用五味异功散。乳母停食者，母服大安丸，子服异功散。乳母劳役者，子母俱服补中益气汤。乳母怒动肝火者，用加味逍遥散。乳母郁怒伤脾者，用归脾汤。乳

母脾虚血弱者，用六君、芎、归，其子亦服三五滴。气血虚而乳热者，子母俱服八珍散，仍参热吐霍乱治之。

治验

一小儿因停食腹痛，服疏导之药而愈。后复停食，又用前药，寒热不食，腹胀后重，大便频而少。此脾气复伤而下陷也，先用异功散加升麻数剂，后重渐愈，再加当归痊愈。后因乳母恚怒，致见寒热发搐作呕，用六君、柴胡、山栀以治其母，兼灌其儿并愈。

一小儿因乳母感冒风寒发热，儿患呕吐，身发赤晕，用东垣人参安胃散而愈。又咬牙发搐，呕吐酸腐，待其吐止自安。

一小儿时吐乳食，诊其母有郁怒之症，用加味归脾汤、加味逍遥散治之而愈。

一小儿七岁，身羸兼吐，少食发热面黄。余谓脾脏受伤，用六君、煨姜，二剂而饮食进；去姜，又数剂而愈。

一小儿吐乳，大便臭秽，目睛缓视，因乳母交感后饮乳所致，用六君、木香、藿香治之而安。

一小儿吐乳不食，手足搐搦，痰涎上涌，手足指冷，额黑唇青。此肾水胜心火也，用五味异功散加木香、炮姜顿愈；去姜，又数服而愈。

一小儿不时干呕，不乳腹膨。此脾胃虚而将成疳也，用四味肥儿丸以治疳，四君子汤以健中而痊。后伤食，吐泻完谷，形气困惫，四肢微搐。余曰且勿药。次日吐止，但搐而泻青黄。此脾土虚而肝木胜也，用六君、钩藤钩而痊。

酿乳法 治婴儿有胎热症，令乳母服之。不可遽用冷药，恐损脾胃。若加呕吐，必成大患。

泽泻二两五钱　猪苓去黑皮　赤茯苓　天花粉各一两半　生地黄二两　山茵陈去梗　甘草各一两

上每服五钱，水煎。食后捏去旧乳服。

茯苓半夏汤 治呕秽，心下坚痞，膈间有水，痰眩惊悸。

半夏五钱　白茯苓二两

上每服二钱，姜水煎服。

二陈汤 治痰饮，呕吐恶心，或头眩心悸，或中脘不快，或因食冷物，胃气不和。

半夏　橘红各五钱　白茯苓三钱　甘草炙，一钱五分

上每服二三钱，乌梅一个，姜枣水煎服。

四味肥儿丸 治呕吐不食，腹胀成疳，或作泻不止，或食积脾疳，目生云翳，口舌生疮，牙龈腐烂，发热瘦怯，遍身生疮。又治小便澄白，腹大青筋，一切疳症。

黄连　芜荑　神曲　麦芽炒，各等分

上为末，水糊丸，桐子大。每服一二十丸，空心白滚汤送下。

东垣人参安胃散 治服峻剂，脾胃虚损，或成慢惊，泄泻呕吐，肠胃有热，以致前症。方见脾脏

东垣清胃散方见内钓

理中丸方见咳嗽

葛花解醒汤方见热吐

大安丸即保和丸加白术

补中益气汤二方见虚羸

加味逍遥散

加味归脾丸

清胃散

六君子汤

异功散

四君子汤六方见内钓

八珍汤方见寒热

人参养胃汤方见疟症

霍乱吐泻

钱仲阳云：吐泻壮热不食，或乳不消，是伤乳也，宜白饼子下之，后益黄散和胃。若吐泻身温不乳，大便青白，此上实下虚也，用益黄散加减治之。大凡吐泻身温，乍凉乍热，气粗，大便黄白，吐乳不消，此伤风热也，先服大青膏发散，后服益黄散和胃。若吐泻身热，多睡能乳，吐痰，大便黄水，胃虚也，先用白术散生津止渴，后用大青膏、钩藤饮发散风邪。若夏至后，吐泻身热，或吐乳泻黄，此伤热乳也，用玉露散之类。凡泻乳腹痛，按之而哭者，食积痛也，用白饼子下之；按之不哭者，脾胃气虚也，用五味异功散补之；手足指冷者，脾气虚寒也，用异功散加木香；伤风吐泻者，风木克脾土也，亦用前药。若饮热乳而泻黄者，湿热壅滞也，用四苓散；如不愈，或反甚者，元气复伤也，用白术散。泻而腹中重坠者，脾气下陷也，用补中益气汤。若服克滞之药，而腹中窄狭者，脾气虚痞也，用六君子汤。若面黄泻青，脾虚而肝乘之也，用六君、柴胡、升麻、木香。若多噫泻黄，心脾气虚也，用六君、炮姜、升麻。生下半月、旬日内吐者，止宜调治其母，恐婴儿脏腑脆弱，不胜药饵故也。

治验

一小儿盛暑吐泻，米谷不化，或用黄连香薷饮之类，腹胀作痛，手足指冷。此脾气虚而伏阴在内也，用五味异功散加木香治之而愈。先君尝云，凡暑令吐泻，手足指热，作渴饮冷者，属阳症，宜清凉之剂；手足指冷，作渴饮热者，属阴症，宜温补之剂。故凡病属阴症，误用寒凉之药，死后手足青黯，甚则遍身皆然，于此可验。

一小儿吐泻乳食，色白不化，露睛气喘。此脾肺不足，形病俱虚也，先用异功散加柴胡、桔梗顿愈，再用补中益气汤而安。

一小儿吐泻惊悸，困倦腹胀。此心火虚而脾土怯也，用六君、茯神、酸枣仁而愈，又用秘旨保脾汤乃瘥。

一小儿吐泻，惊搐项强。乃脾伤而肝侮，形气虚而病气实也，用异功散加钩藤钩补脾平肝而愈。

一小儿吐泻，呵欠顿闷，不语畏明，属脾肺不能生肝肾也，用异功散补脾肺，地黄丸补肝肾遂痊。

一小儿吐泻，腹胀不乳。此脾胃伤也，先用香砂助胃膏而饮食进，后用六君子汤而脾胃健。

一小儿寒热作呕，饮食不入，按其腹则哭。此饮食停滞也，先用大安丸遂安，但唇目抽动，大便稀黄。此病邪去脾气虚弱也，用六君子汤以补脾土，钩藤钩以平肝木悉愈。

一小儿白睛多，唇色白，停食吐泻，困睡惊悸，久治不愈。余曰：惊悸为心血虚怯，困睡为脾气虚弱，皆禀脾肾不足所致也。用补中益气汤及六味丸加鹿茸而愈。

一小儿未周岁，气短喘急，乳食少进，时或吐乳。乃脾伤而食积也，先用六君、山楂、枳实渐愈；后吐泻作渴，用胃苓膏以治吐泻，白术散以生胃气而安。

一小儿四岁，每饮食失节，或外惊所忤，即吐泻发搐，服镇惊化痰等药后，患益甚，饮食不入，药食到口即呕。余用白术一味和土炒黄，用米泔水浓煎，不时灌半匙，尚呕，次日微呕，又一日不呕，渐加至半杯，月余而愈。

一小儿停食吐泻，身热作渴，泻下红白或青黄色，服香连丸而愈甚，兼手足指冷。余谓始为实终为虚也，用补益气汤加木香、肉果而愈。

一小儿伤食吐泻，大便溏泄，或青绿色，睡而露睛，手足指冷，额黑唇青。此中气虚弱，寒水侮土也，用五味异功散加升麻、柴胡、木香、附子，一剂而愈。后患吐泻不已，先用胃苓散，后用异功散而安。

一小儿寒热呕吐，或泻青色。余谓脾虚肝木所乘也，用六君、柴胡、升麻治之而愈。后因惊寒热，寅卯时益甚，小便频数，久而不愈。此肝火血虚，先以小柴胡汤加白术、茯苓、当归，二剂顿止，又用地黄丸而愈。

车前子散 治暑月霍乱，吐泻烦闷，引饮不止，小便不利。

白茯苓 猪苓 香薷 车前子炒 人参各等分

上为末，灯心汤调下。

不换金正气散 治脾胃不和，寒热往来，脏腑虚热，霍乱吐泻。

厚朴姜制 藿香 陈皮 半夏 苍术米泔浸 甘草炙，各等分

上每服二三钱，姜枣水煎服。

二顺散 治中暑，霍乱吐泻，烦闷燥渴，小便赤涩，便血肚疼。

猪苓 泽泻 茯苓 白木 甘草炙 桂 干姜 杏仁去皮尖双仁，炒，各一两

上为末，每服半钱，不拘时，水调下，或水煎服。

又酿乳法 治胃虚吐泻，睡中吐舌，摇头呕乳，额上汗流，惊啼面黄。令儿饥饮。

人参 木香 藿香 沉香 陈皮 神曲 麦芽各等分 丁香减半

上每服四钱，姜十片，紫苏十叶，枣三枚，水煎，每服半盏。令乳母食后，捏去旧乳方服，卧少时，却与儿乳。

胃苓汤 又名胃苓散。为末，蜜丸，名胃苓膏。治肠胃受湿，呕吐泄泻。

白术 茯苓 泽泻 厚朴 猪苓 陈皮 甘草炒，各等分 桂少许

上为末，每服二钱，姜水、灯芯、陈皮煎汤调下。若停食吐泻，小便短少，腹胀作痛，用此以分利之，更用六君子汤以调补脾胃。

益黄散方见脾脏

理中汤方见咳嗽

助胃膏方见热吐。一名香砂助胃

白饼子方见发搐

白术散方见积痛

钩藤散方见慢惊

玉露散方见热泻

五苓散方见五淋

香薷饮方见呕吐

定命饮子方见①

异功散

六君子汤

四君子汤三方并见内钓

大青膏方见肝脏

补中益气汤

大安丸二方见虚羸。即保和丸加白术

香连丸方见诸痢

小柴胡汤方见痉症

四苓散方见五淋。五苓散去桂

四君子汤方见内钓

魃 病

巢氏云：小儿魃病者，妇人怀妊时，有鬼神触胎所致。其状微利，寒热往来，毛发鬇鬡，情思不悦，宜服龙胆汤。又小儿未断乳，母复有胎，儿饮其乳，羸瘦骨立，发黄壮热，大便不调，名魃病，又名

①方见：下有脱文，各本均同。

魃病也，用紫霜丸下之，益黄散补之，令儿断乳，仍服消乳丸、异功散。有妊而抱他儿，亦致此症。海藏云：魃病者，因母有妊，儿饮其乳，致病如疟利，腹大或瘥或发，他人相近，亦能致之。北人有取伯劳鸟羽带之，云可愈者。窃谓前症因邪气所触而患，故用紫霜丸下之。若元气被伤，吐泻诸症者，当随各症治之。

益黄散方见脾脏

消乳丸方见调护法

异功散

六君子汤二方见内钓

紫霜丸

龙胆汤二方见噤风撮口

补中益气汤方见虚羸

冷　泻

汤氏云：冷泻者，乃脾胃虚寒，水谷不化而泄。钱仲阳云：小儿不能食乳，泻褐色，身冷，无阳也，当用益黄散加减治之。大便清白，口不烦渴，冷积泻也，理中汤主之。若口鼻吸风寒之气，脾胃受生冷之食而作者，先用理中汤，后用异功散。命门火衰，不能温蒸中州之气，故脾胃虚寒者，用益黄散及八味丸。脾胃虚弱者，五味异功散。脾气下陷者，补中益气汤。脾气虚寒者，人参理中汤。寒水侮土者，益黄散。肝木乘脾者，四君柴胡散。手足并冷者，加木香、干姜。治者审之。

治验

一小儿泻利青白，手冷面青，或时吃逆。余用人参理中汤，更加腹痛；仍前汤加木香、干姜，二剂稍缓；又以五味异功散加木香，渐愈；又用五味异功散加升麻，调理而痊。

一小儿腹痛作泻，饮食不化，小腹重坠，用补中益气汤加干姜为末，每服钱许，米饮调，日二三服，旬余稍愈；又以五味异功散为末，米饮调服，旬余渐愈；又以四君子汤而痊。

一小儿泄泻腹痛，手足并冷，唇青额黑。余谓寒水侮土，用益黄散痛止；再用六君、干姜、漏芦，子母服之，顿止；又用人参理中汤而痊。

一小儿久泻，兼脱肛，小腹重坠，四肢浮肿，面色萎黄，时或兼青，诸药到口即呕吐，审乳母忧郁伤脾，大便不实。先用补中益气汤、五味异功散及四神丸，调治其母，不两月，子母并愈。

一小儿患泻，乳食不化，手足指冷，服消乳丸，食乳即泻。余用五味异功散加木香，母子服之而愈。后时搐，唇口抽动，用异功散加木香、钩藤钩，补脾平肝而痊。

一小儿泄泻，手足发搐，痰涎上涌，手足指冷，额黑唇青，用五味异功散加木香、炮姜，补心火救脾土而愈。

一小儿年十四，患泄泻，小腹重坠，饮食甚少，先用六君子汤送四神丸数剂，泻渐止，饮食稍进；又用补中益气汤数剂，下坠渐愈。后因劳发热，自脐而起，饥则热甚，用六君、炮姜治之稍安，又用加味归脾、补中益气二汤而痊。

人参理中汤

人参　白术炒　干姜炮　甘草炙，各等分

上每服一二钱，水煎。蜜丸即人参理中丸，加附子即附子理中汤。

益黄散方见脾脏

理中汤方见咳嗽

四君子汤

六君子汤

五味异功散三方见并内钓

补中益气汤方见虚羸

八味丸方见肾脏。即六味丸加肉桂、五味子

四神丸方见惊泻

热 泻

汤氏云：小儿热泻者，大便黄赤有沫，乃脏中有积，或蕴结所致。若小便赤少，口干烦躁，当用四苓散，热甚者四逆散。右腮色赤饮冷，胃经实热也，用泻黄丸。恶冷喜热，胃经虚热也，用白术散。右腮及额间俱赤，心脾翕热也，用泻黄散加炒黑黄连。若左颊右腮俱赤，肝火乘脾土也，用四君子汤加柴胡。若儿暴伤乳食，用保和丸，乳母尤当忌厚味，节饮食。若乳母停食所伤，致儿吐泻等病，当治其母。大抵始病而热者，邪气胜则实也；终变为寒者，真气夺则虚也；久病而热者，内真寒而外假热也。久泻元气虚寒，当前症治之。

治验

一小儿夏间食粽伤胃，吐而腹痛，余用保和丸，彼以为缓，另用重剂，吐泻并作，腹痛益甚，按其腹却不痛。余曰：此食已消，而脾胃虚也，当温补之。仍行消导，昏愦发搐。余用异功散加木香治之，渐愈。后复伤食，另用去积丸，吐泻不食，手足并冷，睡而露睛，变为痓痰，余用六君、木香、炮姜治之而愈。

一小儿泻而大便热赤，小便涩少。此热蕴于内也，先用四苓散加炒黄连一剂，其热顿退；又用白术散去木香二剂，热渴顿止；以四君、升麻调理而痊。

一小儿食炙煿甘甜之物，常作泻，大便热痛，小便赤涩。此膏粱积热所致，用四苓散、清胃散各四服，诸症稍退，乃用四味肥儿丸而瘥。

一小儿九岁，食炙煿之物，作泻饮冷，诸药不应，肌体消瘦，饮食少思。余用黄连一两，酒拌，炒焦为末，入人参末四两，粥丸小豆大，每服四五十丸，不拘时，白汤下，服讫渐愈；又用五味异功散加升麻，服月余而瘥。后不戒厚味，患疳积消瘦，少食，发热作渴，用九味芦荟丸为主，以四味肥儿丸佐，疳症渐退；却以四味肥儿丸为主，以五味异功散为佐而痊。后又不禁厚味，作泻饮冷，仍服肥儿丸，异功散而愈。

一小儿侵晨泄泻，服消疳清热之剂，不应。余谓脾肾虚，用二神丸治之。不信，仍服前药，形体骨立。复求治，用四神、六味二丸治之寻愈。停药数日，饮食渐减，泄泻仍作。至十七岁毕姻，泻渴顿作，用前药治之无效，乃用补中益气汤、八味丸而始应。

一小儿因母怒气，停食患泄泻，服消导之剂，更加吐乳，先用养胃汤加炒黑黄连一钱、吴茱萸二分、木香四分治其母，子亦灌一二匙，悉愈。后母伤食，患血痢腹痛，其子亦然，治以四君子加前三味，母子俱服，因惑于人言，但令母服，子另服治痢之药，加作呕不乳，手足并冷。余用五味异散加木香、炮姜、漏芦，母子并服而愈。

一小儿患泻，身热作渴，泻下秽气。此为内热而泻也，用香连丸一服而愈。后患泻，服黄连香薷饮益甚，余用六君、木香、肉果而愈。

一小儿患泻，作渴饮冷，手足并热，睡而露睛。此为热泻，用黄芩汤，一剂而愈；又用白术散，二服而安。

一小儿患泻，面赤饮冷，小便赤色。先用四苓散、香连丸各一服，而便利势减；又用异功散加木香、黄连各二分，吴茱萸一分，二服而愈。

一小儿泻而腹痛，按之不痛，用异功散加升麻而愈。后复泻，服消乳丸，益加腹痛。余谓脾气伤也，复用异功散加木香而痊。

小儿吐泻腹痛，睡而露睛，小腹重坠，手足并冷。先用六君、升麻、干姜，四服而痛坠愈；又用异功散加升麻、木香而悉愈。后又伤食腹痛，另服祛逐之剂，虚症悉具，余用理中丸、六君子汤而寻愈，但噫气下气，口角流涎。此脾胃虚寒也，复用理中、六君子二汤而愈。

黄芩汤　治下痢头痛，胸满口干，或寒热胁痛，不时呕吐，其脉浮大而弦。

黄芩一两五钱　芍药　甘草炒，各一两

上每服二三钱，姜水煎。呕加半夏二钱。

玉露散　治吐泻黄色。

寒水石　石膏各半两　甘草一钱

上为末，每服半钱，白滚汤调服。

四味肥儿丸方见呕吐

异功散方见内钓

二神丸

四神丸二方见惊泻

八味丸即六味丸加肉桂、五味。方见肾脏

调中汤即理中汤。方见咳嗽

白术散方见积痛

四苓散即五苓散去桂。方见五淋

四逆散方见积滞

胃苓汤方见吐泻

养胃汤方见疟症

清胃汤

四君子汤

六君子汤三方见内钓

保和丸方见虚羸

香连丸方见诸痢

食　泻

东垣云：伤食则恶食。小儿食泻者，因饮食伤脾，脾气不能健运，故乳食不化而出。若嗳臭吞酸，胸膈胀满，腹痛按之益痛者，虽作泻，而所停滞之物，尚未消也，用保和丸。腹痛按之不痛者，乳食已消也，用异功散。脾气伤而未复，不思饮食者，用六君子汤；所伤生冷之物及喜热者，并加木香、干姜。乳食已消，腹痛已止，泻尚未止者，脾失清升之气也，用补中益气汤。余有别症，当参各门。

治验

一小儿泄泻不食，嗳腐酸气，用平胃散一服而泻止，又用五味异功散而饮食增。后复伤，吐泻喘嗽，手足指冷，面色黄白。余谓脾虚不能生肺也，用六君、升麻、桔梗而愈。

一小儿伤食作泻，发热，服寒凉药，热甚作呕。此胃经虚热也，先用四君子、升麻而呕止，又用白术散而安。

一小儿乳哺失节，泄泻腹痛，自用药下之，反加痰搐。又服化痰止搐之药，而痰搐益甚，睡而露睛，手足微冷。余谓脾胃已虚而重伤之也，用异功散加木香、钩藤钩，母子并服，三日而痰搐止，五日而泻痛除。

一小儿伤食，泻青发搐。余谓肝木胜脾也，用六君、木香、钩藤钩而愈。后伤食腹痛，别用消食丸，唇青额黑，泻益甚。此脾气亏损，寒水反来侮土也，用六君、木香、干姜而痊。

一小儿面色萎黄，伤食作泻，面色顿白，气喘痰涌。余谓：脾肺气虚下陷，法当升补。彼不信，别服清气化痰之药，虚症蜂起。余先用补中益气汤一剂，诸症顿退，又用五味异功散而痊。

一小儿泄泻，两寸脉或短或伏，用补中益气治之顿愈。余见患前症，不服此药而危者多矣，惜哉！

一小儿饮食后即泻，先用六君、升麻、神曲、山楂而止，又用五味异功散加升麻而痊。后伤食，吐泻腹痛，用保和丸二服，又用异功散，调补脾气而安。

一小儿伤食，作泻腹胀，四肢浮肿，小便不利，先用五苓散加木香，旬余诸症渐退；又用五味异功散为主，佐以加减肾气丸，又旬日，二便调和，饮食渐进，浮肿旋消；乃以异功散调理而愈。

一小儿十三岁，伤食作泻，服克伐之剂，胸腹膨胀，手足并冷。余谓：当调补中气。不信。后见睡而露睛，唇口搐动，乃用六君、木香、钩藤钩，至四剂搐动顿止；又一剂，饮食加进；以五味异功散加升麻、柴胡，膈宽泻止而愈。

调中汤　治伤乳食，泻后脾胃虚，哕、吐、泻。

人参　茯苓　白术　木香　干姜　藿香　香附炒，去毛　缩砂仁　甘草炙　丁香各等分

上水煎，食前服。

香橘饼　治伤冷积泻。

木香　青皮各一钱　陈皮二钱五分　厚朴　神曲　麦芽炒，各半两

上为末，蜜丸为饼。每服一枚，米饮调下。

保安丸　治伤食泻。

白僵蚕炮　青皮去穰　陈皮去白　三棱炮　蓬术炮　甘草炒，各五钱　砂仁　香附各一钱

上为末，用麦芽米糊丸绿豆大。每服二三丸，白汤下。

四君子汤

六君子汤

异功散三方并见内钓

白术散方见积痛

平胃散方见胃气虚冷

白饼丸方见发搐

消食丸方见呕吐乳

补中益气汤

保和丸加白术名保和汤。二方见虚羸

胃苓散即五苓散、平胃散合用，姜枣煎服，又名胃苓汤

金匮加减肾气丸方见腹胀

惊　泻

小儿惊泻者，肝主惊，肝，木也，盛则必传克于脾，脾土既衰，则乳食不化，水道不开，故泄泻色青，或兼发搐者，盖青乃肝之色，搐乃肝之症也。亦有因乳母脾虚受惊，及怒动肝火而致者。经曰：怒则气逆，甚则呕血及飧泄。法当平肝补脾，慎勿用峻攻之药。脾气益虚，肝邪弥甚，甚至抽搐反张者，亦肝火炽盛，中州亏损之变症也。凡见惊症，即宜用四君、六君、异功散等方，加白附子定风，柴胡平肝引经以杜渐，则必不至泻搐而自安矣。今已见泻吐惊搐，尚不知补脾平肝，以保命、抱龙、镇惊等药治之，其亦去生远矣。

治验

一小儿因惊久泻，面色青黄。余谓肝木胜脾土也，朝用补中益气汤，夕用五味异功散加木香，子母俱服而愈。

一小儿泄泻惊搐，其母面青脉弦。先用小柴胡汤加木香、漏芦一剂，次用四君、木香、钩藤钩、山栀，母子同服而愈。

一小儿因其母被惊患泻，服药伤胃，反致吐乳。余用五味异功散、炒黑黄连、木香治其母，时灌子一二匙，俱愈。后母因郁怒停食，下痢呕吐腹痛，其子昏愦不食，以六君子汤加车前子、黄连、木香，母子俱服而安。

一小儿久泻青色，肠鸣厥冷。余曰：此惊泄也，脾土既亏，则肝木来侮，须温脾平肝，然后可愈。彼以为迂，自用治惊悸等药，腹胀重坠，小便不利，四肢浮肿，始信前言，重复请治。余先用五味异

功散加升麻、柴胡数剂，诸症稍可。又以补中益气汤数剂，饮食少加。又因伤食夹惊，吐泻发搐，复用异功散加柴胡、钩藤钩四剂，诸症稍退。又伤风咳嗽，腹胀作泻，或用发散解利之剂，手足逆冷，睡中发搐。余谓：此脾土虚，而肺金受症①，重伤真气故也。用异功散加紫苏一剂，以散表邪；次以补中益气汤加茯苓、半夏，调补真气而痊。

一小儿因惊，吐泻腹胀，先用六君、木香、柴胡，治之稍可；又以五味异功散而愈。后因惊搐痰甚，或用镇惊化痰之药，倦怠不食，而泄益甚，先用异功散加木香、钩藤钩四剂而愈。

四神丸　治脾虚胃弱，大便不实，饮食不思，或泄痢腹痛。

肉豆蔻二两　补骨脂四两　五味子二两　吴茱萸二两

上为细末，用红枣六十五枚，生姜六两，用水二钟，煮干，取枣肉和丸，如桐子大。每服五六十丸，白汤送下或化服。

二神丸

补骨脂四两　肉豆蔻生用，二两

上为末，用红枣四十九枚，生姜四两，用水一钟，煮干，取枣肉和丸，桐子大。每服二三十丸，白滚汤下。

朱君散　治吐泻后有此症，并粪青者，宜服之。即四君子汤加辰砂、麝香、灯心、钩藤钩，为末，每服一钱，白汤调下。方见内钓

太乙丹　常服安神镇惊，止夜啼。

桔梗炒，一两　藿香叶　白扁豆炒，各半两　白芷　川芎各二钱

上为末，蜜丸，芡实大，辰砂为衣。每服一丸，薄荷汤磨下。粪青者，枣汤下；夜啼，灯心、钩藤钩汤下。加白术、茯苓、白芍药尤炒。

补中益气汤方见虚羸

六君子汤

五味异功散二方并见内钓

小柴胡汤

至圣保命丹二方并见痉症

八味丸即六味丸加五味、肉桂。方见肾脏

诸　痢

钱仲阳云：泻痢黄赤黑，皆热也。泻痢青白，米谷不化，皆冷也。东垣云：白者，湿热伤于气分；赤者，湿热于血分；赤白相杂，气血俱伤也。海藏用四君、芎、归治虚弱之痢，四君、干姜治虚寒之痢。余尝治手足指热、饮冷者为实热，用香连丸。手足指冷、饮热者为虚寒，用异功散送香连丸。若兼体重肢痛，湿热伤脾也，用升阳益胃汤。小便不利，阴阳不分也，用五苓散。若湿热退而久痢不愈者，脾气下陷也，用补中益气汤倍加升麻、柴胡。泻利兼呕，或腹中作痛者，脾胃虚寒也，用异功散加炮姜、木香。或变而为疟者，肝克脾也，用六君、升麻、柴胡、钩藤钩。若积滞已去，痢仍不止者，脾气虚也，用四君子送下香连丸。若因乳母膏粱厚味，六淫七情，致儿为患者，当各推其因，仍兼治其母，并参冷热泻及积滞腹痛等症览之。

治验

一小儿下痢赤白，里急后重，腹时痛，用香连丸而痊。后伤食复变痢，欲呕少食，用五味异功散加木香三分，黄连二分，吴茱萸一分，数剂而愈。

一小儿患痢，口干发热，用白术散煎与恣饮，时以白术散送香连丸而安。

一小儿久痢，里急后重，欲去不去，手足并冷。此胃气虚寒下陷也，用补中益

①症：各本均同，据文义疑“病”字之误。

气汤加木香、补骨脂，倍加升麻、柴胡而愈。

一小儿久痢作渴，发热饮汤，用白术散为主，佐以人参二两，黄连一两炒黑，为丸，时服数粒，尽剂而痊。

一小儿作泻不乳，服克伐之剂，变痢腹痛后重。余用补中益气汤送香连丸，又用香砂助胃膏、六君子汤而愈。

一小儿伤乳食，不时呕吐，杂用消导之剂，变痢不止。先用六君、木香渐愈，后用七味白术散而痊。

一小儿伤乳食，吐泻变赤痢，后重腹痛，先用香连丸而愈。又乳食过多腹痛，先用保和丸，一服痛止；又用五味异功散加木香，二剂而愈。

一小儿下痢腹痛，阴冷，小便短少，用五味异功散加肉豆蔻顿愈。复作呕吐咽酸，或用巴豆之药连泻五次，饮食顿减，手足并冷。余用五味异功散加木香、干姜，饮食少进，倍用干姜，又四剂，手足温而痢亦痊。

一小儿痢后腹胀作呕，大便不实，小便不利，诸药不应。余先用五味异功散加木香、肉果数服，二便少调；又数剂，诸症少愈；用八味丸补命门之火，腹胀渐消；用金匮加减肾气丸，诸症顿退；又用四君、升麻、柴胡而痊安。

一小儿患痢，喘嗽不已。此肺气虚也，用六君子加木香为末，每服钱许，以人参、陈米、姜汤调服即睡，乳食少进；又二服，而喘嗽顿安，乃用四君子汤而痊。

石莲散 治小儿噤口痢，呕逆不食。

莲肉炒，去心

为末，每服一钱，米饮调。一方山药末，米饮调下。

胃风汤 治风冷客于肠胃，乳食不化，泄泻肠鸣，腹满而痛；或下如豆汁或瘀血，日夜无度。

白芍药 白术 肉桂 人参 当归 川芎 茯苓

上为末，每服二钱，入粟米水煎，空心热服。

香连丸

黄连十两，用吴茱萸五两水拌湿，入磁器顿滚汤中半日，炒焦黑 木香二两

上为末，丸如赤豆大。每服二三丸，白汤下。

地榆饮 治冷热痢，腹痛下痢，赤白频并。

地榆三分 甘草 赤芍药炒 枳壳各二分

上水煎服。

黄连解毒汤 治时疾三日，汗已解，若烦闷干呕，口燥呻吟，发热不卧。

黄连炒，三钱 黄柏炒，半两 栀子炒，四两 黄芩炒，二钱

上每服二三钱，水煎。未效再服。亦治热痢。

汤氏异功散 止渴消暑生津。

泽泻 猪苓去皮，三钱 陈皮二钱半 白术 茯苓 人参各五钱 辰砂一钱

上为末，蜜丸芡实大。每服一丸，灯心竹叶汤化下。

升阳益胃汤

黄芪二钱 半夏 人参 甘草炙，各一钱 独活 防风 白芍药 羌活各五钱 陈皮 茯苓 柴胡 泽泻各三分 白术 黄连炒，一钱

上水二钟，姜三片，枣二枚，煎四分，食远服。

五苓散方见五淋

愚按：前症若津液偏渗于大肠，大便泻而小便少者，宜用此药分利。若阴阳已分而小便短少者，此脾肺虚而不能生水也，宜用补中益气汤加麦门、五味。虚火

上炎而小便赤少者，此肺气受伤，而不能生水也，用六味地黄丸料加麦门冬、五味。不可概以小便不利，而用渗泄之剂也。

四君子汤

六君子汤

异功散二方见内钓

补中益气汤

保和丸二方见虚羸

香砂助胃膏方见热吐

白术散方见积痛

八味丸方见肾脏。即六味丸加肉桂、五味子

金匮加减肾气丸方见腹胀

诸　疟

经曰：夏伤于暑，秋必痎疟。其证先起于毫毛，伸欠乃作，寒栗鼓颔，腰脊俱痛，寒去则内外皆热，头痛如破，渴欲冷饮。盖邪气并于阳则阳胜，并于阴则阴胜，阴胜则寒，阳胜则热，阴阳上下交争，虚实更作，故寒热间发也。有一日一发，二日一发，三日一发，有间一日，连二日发，有日与夜各发，有上半日发，下半日发，及发于夜者；有有汗，有无汗，此其略也。以详言之，当分六经、五脏，及痰、食、劳、暑、鬼、瘴之不同，邪中三阴之各异。如足太阳之疟，令人腰痛头重，寒从背起，先寒内热，熇熇暍暍然，热止汗出难已。足少阳之疟，令人身体解㑊，寒不甚，热不甚，恶见人，见人心惕惕然，热多汗出甚。足阳明之疟，令人先寒，洒淅洒淅寒甚，久乃热，热去汗出，喜见日月光火，气乃快然。足太阴之疟，令人不乐，好太息，不嗜食，多寒热，汗出病止则善呕，呕已乃衰。足少阴之疟，令人呕吐，甚多寒热，热多寒少，欲开户而处，其病难已。足厥阴之疟，令人腰痛，少腹满，小便不利如癃状，非癃也，数便意，恐惧，气不足，腹中悒悒。此六经疟也。肺疟者，令人心寒，寒甚热，热间善惊，如有所见者。心疟者，令人烦心，甚欲得清水，反寒多不甚热。肝疟者，令人色苍苍然，太息，其状若死者。脾疟者，令人心腹中痛，热则肠中鸣，鸣已汗出。肾疟者，令人洒淅然，腰脊痛宛转，大便难，目眴眴然，手足寒。胃疟者，令人且病也，善饥而不能食，食而支满腹大。此五脏疟也。痰疟者，胸膈先有停痰，因而成疟，令人心下胀满，气逆烦呕是也。食疟者，是饮食伤脾，其人噫气吞酸，胸膈不和是也。劳疟者，久而不瘥，表里俱虚，客邪未散，真气不复，故疾虽间，遇劳即发是也。暑疟者，其人面垢口渴，虽热亦退，亦常有汗是也。鬼疟者，进退无时也。瘴疟者，感山岚瘴气，其状寒热，休作有时是也。作于子午卯酉日为少阴疟，作于寅申巳亥日为厥阴疟，作于辰戌丑未日为太阴疟，此所谓三阴各异也。久而不愈，名曰痎疟。痎疟，老疟也。老疟不愈，结癖于两胁之间，名曰疟母。此先失于解散，或复外感风寒，内伤饮食，故缠绵不已也。治法：风暑之邪，从外而入，宜解散之。解表后，即宜扶持胃气。故丹溪曰：无汗要有汗，散邪为主；有汗要无汗，因正气为主。骤发之疟，宜解表。久发之疟，宜补脾。寒疟宜温，温疟宜和，瘅疟宜清，挟痰则行痰，兼食则消食，劳疟宜安，暑疟宜解，鬼疟宜祛，瘴疟宜散，此亦其略也。更以详言之，则热多寒少者，小柴胡汤。寒多热少者，清脾饮子。无汗者，桂枝麻黄各半汤。有汗者，柴胡桂枝汤。渴而小便不利者，五苓散。热多汗出，腹满便秘者，大柴胡汤。痰疟者，二陈汤加柴胡、黄芩，甚者加枳实。食疟者，先用大安丸，次用

异功散。劳疟、痎疟，并用补中益气汤。暑疟者，十味香薷饮。鬼疟者，鬼哭散。瘴疟者，四兽饮。疟母者，鳖甲饮。凡脾胃虚而患疟者，不拘有汗无汗，三阴六经，悉以六君子汤为主。热多加柴胡、山栀。寒多加干姜、肉桂。有汗加黄芪、浮麦。无汗加苍术、葛根。元气下陷，及肝木乘脾，并加升麻、柴胡为善。若用青皮、草果、常山等药，以为攻截良法，正气益虚，邪气益深，是多延绵不止，而为劳热者有矣。若乳母七情六欲，饮食不调，或寒热似疟，肝火炽盛，致儿为患者，又当治其乳母，斯无误矣。

治验

一小儿先因停食腹痛，服峻厉之剂，后患疟，日晡而作，余以为元气下陷，欲治以补中益气汤。不信，泛行清热消导，前症益甚，食少作泻。余朝用前汤，夕用异功散加当归，月余而愈。

一小儿每午前先寒后热，久不愈，用六君子加炮姜，丸芡实大，每服一丸，旬余而愈。

一小儿患疟兼便血、盗汗年余矣。审乳母素有郁怒，寒热便血，朝用加味归脾汤，夕用加味逍遥散。儿以异功散加酒炒芍药为末，每服三四分，米饮下。月余，母子并痊。

一小儿疟发热，服消导之剂，腹胀作呕，四肢浮肿，先用五味异功散加木香，诸症顿退，饮食顿进。后因饮食过多，作泻，用补中益气汤加木香，又用五味异功散而痊。

一小儿疟后，腹胀咳嗽倦怠。属脾肺气虚，用补中益气汤、茯苓、半夏寻愈。后伤食发热如疟，服寒凉之剂，更加便血，用四君、升麻、柴胡，便血顿止，又用补中益气汤而愈。

一小儿疟将愈，饮食过多，腹胀发热，小便不通，用消积丸、保和丸、异功散寻愈。后饮食不节，寒热吐泻，用异功散、柴胡、升麻而愈。

一小儿疟后，少思饮食，便血，发热腹胀。属脾虚不能统血，先用异功散加升麻、柴胡而血止，又补中益气汤，饮食顿进，乃用异功散而痊。

一小儿疟后腹胀，用五味异功散、四味肥儿丸而渐愈，用补中益气汤而愈。后伤食腹胀，大便不实，小便不利，用五味异功散、金匮加减肾气丸而愈。

一小儿愈后便涩，用补中益气汤加山栀而小便通。因劳发热，不食，小便不利，用补中益气、五味异功散加升麻、柴胡而痊。后每劳心，寒热如疟，用补中益气汤；饮食失节，如疟，用五味异功散，随愈。

一小儿十四岁，疟后肚腹膨胀，小便不利。属脾肾虚寒，朝用补中益气汤，夕用金匮肾气丸而痊。毕姻后，朝寒暮热，肌体消瘦，服滋阴之剂，更痰甚发热，腹中作胀，小便不利。余朝用补中益气汤，夕用金匮加减肾气丸而愈。

一小儿疟疾将愈，饮食过多，腹胀发热，大便不通，用消积丸、保和丸、异功散，调理脾胃而愈。后饮食不节，寒热吐泻，先用胃苓散，吐泻止；又用异功散、柴胡、升麻，寒热愈。

一小儿十五岁，疟后发热吐痰。余谓：脾气所变。不信，反服黄柏、知母之类，诸症悉具。谓余曰：胃火盛而滋水，其症益甚，何也？余曰：症在脾阴，土喜温和而恶寒湿，前所用药，悉属沉阴，复伤其生气，故病愈甚也。先用六君、柴胡、升麻、木香四剂，诸症顿愈；乃佐以异功散加柴胡、升麻，元气渐充；又朝用补中益气汤，夕用异功散而愈。毕姻后，发热如疟，用补中益气汤，寒热益甚，手足并冷；另用清热等药，大便去则小便牵痛，小便去则大便先出。余谓：此阴精已耗，而复伤耳，乃肾气虚寒之危症也。用大剂补中益气汤、八味地黄丸，喜其远帏幙而得生。

柴胡桂枝汤　治疟，身热多汗。

柴胡八钱　黄芩三钱　半夏二钱半　芍药　甘草　桂枝各三钱

上每服二三钱，姜枣水煎。

鬼哭散　治疟久不止。

常山　大腹皮　白茯苓　鳖甲醋炙　甘草炙，各六钱

上入桃柳枝各七寸，水煎服。

清脾饮子　治脾疟，脉弦数，但热不寒，或热多寒少，膈满不食，口苦舌干，烦渴，小便黄赤，大肠不利。

青皮炒　厚朴姜制　白术　草果　柴胡　茯苓　半夏泡七次　黄芩　甘草炙，各等分

上每服二三钱，姜水煎服。

四兽饮　治阴阳相胜，结聚涎饮为疟，兼治瘴疟，神效。

半夏　茯苓　人参　白术　草果　橘红各等分　甘草减半

上用乌梅、姜、枣，湿纸裹，煨香熟，焙干入药。每服二钱，水煎服。

鳖甲饮子　治疟久不愈，胁下痞满，形容羸瘦，腹中结块，时发寒热，名曰疟母。

鳖甲醋炙　白术　甘草　黄芪　白芍药　川芎

人参养胃汤　治外感风寒，内伤生冷，寒热如疟，或呕逆恶心。寒疟加桂枝。

人参　厚朴　苍术　半夏泡　藿香　草果仁　茯苓各五钱　甘草　橘红二钱半

上每服二三钱，姜七片，乌梅一个，水煎热服。

桂枝麻黄各半汤　治发热，自汗或无汗。

桂枝　白芍药　生姜　甘草炙　麻黄各一钱　杏仁十粒，泡，去皮尖

上水一钟，大枣二枚，煎四分，食远服。

五苓散方见五淋

小柴胡汤

大柴胡汤二方见痉症

二陈汤方见寒吐

大安丸即保和丸加白术

补中益气汤二方见虚羸

十味香薷饮方见呕吐乳

六君子汤

加味归脾丸

加味逍遥散

异功散四方见内钓

卷 八

吴郡 薛铠集 薛 己验
江都 魏一元 吴中珩校

脱 肛

夫肺与大肠相为表里。肛者，大肠之魄门是也。巢氏云：实热则大便秘结，虚寒则肛门脱出。此多因吐泻，脾气虚，肺无所养，故大肠之气虚脱而下陷也，用补中益气或四君子为主。若脱出绯赤，或作痛者，血虚而有热也，用补中益气汤，佐以四物、牡丹皮。微者或作痛者，气虚而有热也，佐以四君、牡丹皮。大凡手足指热者，属胃气热；手足指寒者，属胃气寒。

治验

一小儿痢后脱肛，饮食少思，面色青黄。余谓：脾土亏损，肝木所胜也。不信，另服消导克滞之剂，腹痛膨胀，倦怠作呕。余曰：脾气虚甚矣。又不信，恪服前药，腹益胀重坠，四肢浮肿。复请治之，仍欲克滞。余曰：腹胀重坠，脾气下陷也。先用五味异功散加木香，四剂，更手足冷，又加干姜，四剂而腹胀诸症渐愈。后因饮食过多，作泻脱肛，用补中益气汤加木香及五味异功散而愈。

一小儿脱肛半载，侵晨便泄，两目白多，用升补脾气之剂，不应。余曰：肾开窍于二阴，此属肾虚也。用四神、地黄二丸及补中益气汤，月余而愈。

一小儿痢久脱肛，目睛多白，面色渐黄，余用补中益气汤、六味地黄丸，调补脾肾而痊。

一小儿小便先频数涩滞，次下痢脱肛，久而不愈，余以为禀父肾虚，用六味地黄丸寻愈。后患泄泻，咳嗽声喑，亦用前丸而瘥。

一小儿脱肛，用寒凉之药，肢体倦怠，饮食少思，肛门重坠。此脾气虚而中气下陷也，用补中益气汤加酒炒芍药、白术、茯苓而瘥。

一小儿肛门肿痛，出血水，年余未愈，忽吐血便血，皆成紫块。此肠胃积热，用《圣济》犀角地黄丸顿止。更用金银花、甘草为末，白汤调服，半载而痊。

一小儿脱肛，杂用除湿祛风收涩等药，面黄体倦，少食便血，余欲升补脾气以摄其血，反服四物、槐花之类，而血亦甚，更加作呕。余先用四君、木香治之，形气渐充，便血顿止。又用补中益气汤，更以蓖麻仁涂顶心而愈。

一小儿因咳嗽，服化痰等药，或作或彻；服滚痰丸，更吐泻，手足指冷，眉目发搐，肛门脱而不赤。余朝用补中益气汤，夕用六君子汤治之，诸症渐愈。但脱肛未入，恪服补中益气汤而愈。

一小儿患痢脱肛，色赤或痛，用补中益气汤送香连丸而愈。后伤食作泻，肛复脱不入，仍用前汤，更以蓖麻仁研涂顶门而愈。

涩肠散　治小儿久痢，肠头脱出。

诃子炮　赤石脂　龙骨各等分

上为末，腊茶少许，和掺肠头上，绵帛揉入。

四神丸方见惊泻

地黄丸方见肾脏

补中益气汤方见虚羸

《圣济》犀角地黄汤方见便血尿血。即《济生》犀角地黄汤

四君子汤方见内钓

龙胆泻肝汤方见疝气

肛门作痒

小儿肛痒，或嗜甘肥，大肠湿热壅滞，或湿毒生虫，而蚀肛门。若因湿热壅滞，用四味肥儿丸。大便秘结者，用清凉饮。虫食肛门，先用化虫丸，后用四味肥儿丸，外以雄黄散纳肛内。若因病不食，虫无所养，而食脏食肛者，其齿龈无色，舌上尽白，四肢倦怠，其上唇内有疮，唾血如粟，心内懊侬，此虫在上食脏；若下唇内有疮，此虫在下蚀肛门。若蚀肛透内者，不治。诸虫惟上半月头向上，可用药追之。望后头向下，令患者闻烹食香味，虫头即向上矣，后用药追之。

治验

一小儿嗜膏粱甘味，患疥疮，余谓当禁其厚味，急用清胃之药，以治其积热。不从，乃用敷药以治其外，更肛门作痒发热，疮益甚，肌体骨立，饮食少思。遂用九味芦荟丸、五味异功散加柴胡、升麻，寻愈。

一小儿肛门作痒，耳前后结小核如贯珠，隐于肌肉之间，小便不调，面色青。此禀母之肝火为患，用九味芦荟丸为主，佐以五味异功散加山栀、柴胡，又以加味逍遥散加漏芦与母服之而愈。

一小儿十二岁，肛门作痒，或脱出，或大便血，遍身生疮，发热作渴，腹大青筋，用大芦荟丸、五味异功散，其疮渐愈；佐以补中益气汤，热渴渐止，肛门悉愈；又用异功散为主，佐以补中益气汤加吴茱萸所制黄连治之而血愈。

一小儿十五岁，两目白翳，遍身似疥非疥，肛门作痒，晡热作渴，形体骨立。余以为肝疳之症也，用六味地黄丸而痊。后阴茎作痒，小便澄白，服蟠葱散，肛门肿痛；服大黄等药，肛门脱出，作痒不可忍；杂用降火之药，不应，下唇内生小白疮。余以为虫蚀肛门，用九味芦荟丸而愈。

一小儿肛门作痒，误以为痔，服槐角丸等药，肢体消瘦，鼻下湿烂，下唇内生疮。此虫食下部也，先用化虫丸二服，乃用五味异功散四剂，却用大芜荑汤、四味肥儿丸而痊。

一小儿七岁，饮食过多即作泻，面色青黄，服峻利克剂。余谓：当节饮食，健脾胃为善。不信，后牙龈赤烂，肛门作痒，服清热之剂，腹痛膨胀，复请欲用前剂。余曰：此元气亏损，虚火上炎也。仍不信。后腮间黑腐，余曰：此脾气大虚，肉死而不知痛也，明矣。后虽信余，已不救矣。若初用五味异功散，健脾胃为主，佐以大芦荟丸、四味肥儿丸，清脾湿热，岂有不治之理哉！后之患者审之。

一小儿肛门作痒，属大肠经风热，用槐角丸而愈。

一小儿肛门连阴囊痒，出水漓淋。属肝经湿热也，用龙胆泻肝汤、九味芦荟丸治之并愈。

一小儿嗜甘肥，肛门作痒，发热作渴，杂用清热之剂，腹胀少食，鼻下生

疮。余谓：脾胃湿热生虫也。不信，后下唇内生疮，先用四味肥儿丸，诸症渐愈，又用大芜荑汤治之而痊。

便血尿血

经云：肺朝百脉之气，肝统诸经之血。又云：气主煦之，血主濡之。盖荣血为水谷之精气，灌溉五脏六腑、四肢百骸。若脾胃有伤，荣卫虚弱，行失常道，故上为衄血、吐血，下为尿血、便血。若外感风邪则血鲜，为肠风。内伤则血浊，为脏毒。又热入大肠，则大便下血。热入小肠，则小便出血。然小儿多因胎中受热，或乳母六淫七情，厚味积热，或儿自食甘肥积热，六淫外侵而成。若因母食厚味者，加味清胃散。怒动肝火者，加味小柴胡汤。忧思郁怒者，加味归脾汤。禀父肾燥者，六味地黄丸。儿有积热，小便出血者，实热用清心莲子饮，虚热用六味地黄丸。大便出血者，犀角地黄汤。风邪外侵者，仓廪散。病后元气下陷者，补中益气汤。粪前见血者，四君加黄连制吴茱萸。粪后见血者，四君加吴茱萸制黄连。若婴儿，以治母为主。余当临症制宜。

治验

一小儿七岁，食菱芡过多，腹胀发热，大便不通，小便下血，先用消积丸，大便即通，小便血止，又用保和丸及异功散而愈。

一小儿因乳母饮酒，小便出血，用八正散去大黄加干葛、山栀、漏芦，母子服之并愈。

一小儿小便见血，或咳血、衄血。此脾肺虚热，食后用《圣济》犀角地黄汤，食前用六味地黄丸，顿愈。后因食厚味，用清胃散及六味地黄丸而愈。

一小儿禀父气不足，不时便血，用六味地黄丸、补中益气汤而愈。后因母饮酒炙煿复致前患，母服加味清胃散，子服六味地黄丸而愈。

一小儿便血，手足发热，齿龈溃臭，朝用六味地黄丸，暮用异功散加芜荑，月余渐愈，乃佐以补中益气汤而愈。

一小儿禀父肾虚，便血作渴，足热形瘦，用六味丸寻愈。后出痘第四日，两足发热，作渴饮冷，以前丸料煎与恣饮，三剂后足凉渴止，其痘安然而靥。

一小儿便血，面青胁痛，小便频数。此肝木侮脾土而不能统摄也，用异功散加柴胡、炒黑龙胆草，二剂肝症顿退，仍用异功散而血止。

一小儿便血发热，作渴饮冷，用黄连解毒汤一剂热服，诸症顿愈。后因饮食过伤，下血甚多，发热倦怠，饮食少思，先用补中益气汤，元气复而饮食增，又用四君加升麻而愈。

一小儿便血，作渴少食，先用七味白术散，渴止食进，又用补中益气汤而瘥。后食生冷，腹胀便秘，用保和丸，二便下血，或时发搐。此脾气伤而肝火动也，用异功散加钩藤钩、柴胡而搐止，又加升麻、木香而血止。

一小儿食生冷果品，腹胀作痛，大便不利，小便尿血，用茯苓散加黄连，二剂大便通而尿血愈。

一小儿尿血，两足发热，用六味地黄丸而愈。后患痢，久不愈，复尿血，作渴饮冷，以前丸料煎服，兼用补中益气汤而痊。

一小儿尿血，面青胁痛，小便频数，用五味异功散加柴胡、炒黑龙胆草，次用地黄丸而愈。

一小儿久患便血，属脾胃虚热也，诸药不应，用人参二两，炒黑黄连、吴茱萸各半两为末，米糊作丸，佐以补中益气汤而痊。

一小儿便血，面黄腹胀，用四味肥儿丸及补中益气汤加吴茱萸制黄连、木香、芜荑，三十余剂而愈。至夏间患血痢，发热，手足浮肿，仍用前药而痊。

一小儿八岁，腹胀脐凸，大便下血如痢，小便色赤似血，面目皆黄，两腮色赤。此食积所伤，而肝侮之也。盖脾病则肺虚不能生肾，故有是症，当先消导积滞。遂用越鞠丸加三棱、蓬术，姜汤下四服，二便通利；又用大安丸二服，下血亦止。后复伤食，发热腹胀，小便下血，服保和丸四服而愈。

一小儿十一岁，因劳发热，尿血，小便不利，先用清心莲子饮二剂，后用补中益气汤加山栀而痊。

一小儿便血，服寒凉药过多，腹胀，小便不利，其血益甚，余朝用补中益气汤，夕用金匮加减肾气丸而痊。

甘露饮　治小儿胃中客热，齿龈溃烂，时出脓血，及目赤肿痛，口疮喉肿，或身面皆黄，大便不调，小便黄涩。

熟地黄　麦门冬去心，焙　枳壳炒　茵陈　甘草炙　枇杷叶　石斛　黄芩炒　生地黄　天门冬去心，炒，各等分

上为末，每服二钱，水煎服。

聚金丸　治大便下血，发热烦躁，腹中热痛，作渴妄言，舌涩目昏，其脉弦数。

黄连一两水浸晒干，一两炒，一两灰火煨，一两生用　黄芩　防风各一两

上为末，每服二钱，水煎服。

愚按：前方若肝脾积热，吐血衄血便血，发热作渴，大便秘，小便赤者，宜用之。若热已退，而作渴下血未止，或日晡益甚者，阴血虚也，用四物、参、术主之。若热既退，饮食少思，肢体倦怠，脾气虚也，用四君子、当归主之。若概用前方，则误多矣。

《济生》犀角地黄汤　治伤寒温病失于表汗，致内有瘀血吐血，面色黄，大便黑，及疮痘出，多以此解之。

犀角　牡丹皮各一两　生地黄八钱　赤芍药七钱

上每服二钱，水煎服。

《千金》地黄丸　治小肠积热，脏毒去血。

黄连四两　生地黄半斤，捣取汁，连滓拌匀，晒干

上为末，炼蜜丸桐子大。每服一二十丸，食后麦冬汤下，量儿加减。

制黄连吴茱萸法

上以黄连、吴茱萸各等分，熟水拌湿入磁器内炖汤中良久，俟气味相和取出晒干，炒黄，各拣出听用。

清心莲子饮方见白浊

小柴胡汤方见痉症

加味归脾汤

越鞠丸

四君子汤

清胃散

异功散五方见内钓

补中益气汤

保和丸

大安丸三方见虚羸。即保和丸加白术

加减肾气丸方见腹胀

八正散方见小便不通

六味丸方见肾脏

茯苓散方见尿白

下积丸

白术散二方见积痛

四味肥儿丸方见寒吐

大便不通

《婴童百问》云：小儿大便不通，乃

胃与大肠有热，以致秘结不通，用清凉饮之类。若饮食夹惊，及积滞而不通者，用大连翘饮之类。惊风积热而不通者，用掩脐法。此皆治实热之例也，余尝治之。因乳母或儿膏粱积热，及六淫七情、郁火，传儿为患者，用清邪解郁之剂。禀赋怯弱，早近色欲，大便难而小便牵痛者，用滋补肺肾之剂。《褚氏遗书》云：男子精未满而御女，以通其精，则四体有不满之处，异日有难状之疾。老人阴已痿而思色，以降其精，则精不出而内败，精已耗而复竭之，则大小便牵痛如淋。今童子即有此患，益见今人所禀，与古人大径庭矣。人之血气厚薄既殊，而医之用药疗法，又岂可泥执古方，而无加减之变乎？

治验

一小儿食膏粱之味，大便不通，饮冷发热，用清凉饮加大黄而通。后饮食停滞，腹痛，大便不通，用保和丸而痛止；再煎槟榔汤送保和丸，一服而便通。

一小儿食粽停滞，大便不通，痛不可忍，手足发搐，用大柴胡汤，调酒曲末一钱，下滞秽甚多，作呕不食，用五味异功散加柴胡、升麻而愈。

一小儿大便不通，审乳母饮食厚味所致，用清胃饮以治母热，儿间饮以一二匙而愈。后乳母感寒腹痛，食姜酒之物，儿大便秘结，兼便血，仍用清胃散，每日数匙而愈。

一小儿因乳母暴怒，大便不通，儿亦患之，兼用加味小柴胡汤，儿先用保和丸二服，后用五味异功散加升麻、柴胡，儿日饮数匙并愈。

大柴胡汤方见痉症

神芎丸方见惊风

六味丸方见肾脏

清胃散方见内钓

小便不通

东垣云：小便不利，有在气在血之异。夫小便者，足太阳膀胱之所主，长生于申，申者金也，金能生水，肺中伏热，水不能生，是绝小便之源也。治法：用清燥金之正化，气薄之药茯苓、猪苓、泽泻、琥珀、灯心、通草、车前、瞿麦、扁豆之类，皆为淡渗，能泄肺中之热，而滋水之化源也。若不渴，热在下焦，是热涩其流，而溺不泄也，须用气味俱厚，阴中之阴药治之。二者之病，一居上焦，在气分而必渴；一居下焦，在血分而不渴。血中有湿，故不渴也。二者之殊，至易分别耳。窃谓前症，若津液偏渗于肠胃，大便泻利，而小便涩少者，宜分利。若热蕴于下焦，津液燥而小便不行宜渗泄。若脾胃气涩不能通调水道者，宜顺气。若乳母肝心二经有热者，用栀子清肝散。肝经怒火者，用柴胡栀子散。若因父母曾服燥剂而致者，用四物、麦门、甘草。数而黄者，用四物加山茱萸、黄柏、知母、五味、麦门。肺虚而短少者，用补中益气加山药、麦门。阴挺痿痹而频数者，用地黄丸。热结膀胱而不利者，用五淋散。脾肺燥不能化生者，用黄芩清肺饮。膀胱阴虚，阳无以生而淋沥者，用滋肾丸。若膀胱阳虚，阴无以化而淋沥者，用六味丸。若因乳母厚味酒面积热者，用清胃散、五淋散。仍参诸淋览之。

治验

一小儿十四岁，肢体倦怠，发热晡热，口干作渴，吐痰如涌，小便淋沥，或面目赤色，身不欲衣。此禀赋肾虚阴燥也，用补中益气汤、加减八味丸而愈。

一小儿五岁，小便不利，用五苓散分利淡泄之药，益加不通，小便阴囊渐肿。

先兄[①]谓前药复损真阴也，用六味丸料加牛膝、肉桂、车前子，佐以补中益气汤而痊。

一小儿八岁，先小便涩滞，服五苓散益甚；加木通、车前之类，腹胀吐痰；加枳壳、海金砂而胸满阴肿，遍身发浮。余用六味丸煎送滋肾丸而痊。此皆禀父气所致，其作湿热痰气治之而殁者多矣。

一小儿八岁，先因小便黄赤，服五苓、导赤等散，后患便血。余以为禀父虚热也，用六味丸及补中益气汤而痊。

木通散　治小便不通，少腹作痛。

木通　滑石各一两　牵牛半两，炒

上为末，灯心葱白水煎，空心服。

八正散　治蕴热，咽干口燥，大渴引饮，心忪面热，烦躁不宁，目赤睛疼，或咽舌生疮，小便赤闭，及热淋血淋。

车前子　瞿麦炒　大黄面裹煨　山栀　滑石　萹蓄　木通　甘草炙，各一两

上为末，每服二三钱，入灯心水煎，食前服。

栀子仁散　治小便不通，脐腹胀闷，心神烦热。

栀子仁五枚　茅根　冬葵子各半两　甘草炙，二钱

上为末，每服一钱，水煎空心服。

栀子清肝散

柴胡栀子散二方见发热。即柴胡清肝散

补中益气汤方见虚羸

黄芩清肺饮方见百晬内嗽

加减滋肾丸方见腹胀

清胃散方见内钓

四物汤方见急惊

五苓散方见五淋

六味地黄丸方见肾脏

诸　淋

夫小儿诸淋者，肾与膀胱热也。二经相为表里，俱主水道，水入小肠，下行于胞则为溺。若膀胱热，则津液内涸，水道不通。肾气热，则小便淋沥，或少腹引脐而痛。夫淋有五：石淋者，肾热化石，内塞水道，痛引膀胱；气淋者，肺气壅热，小腹胀满，小便涩滞；热淋者，三焦有热，传入肾、膀胱，流入于胞，小便赤涩；血淋者，心热血散失其常经，溢渗入胞；寒淋者，膀胱气冷，与正气交争，寒战气解是也。亦有因妊母肝热，及乳母恚怒者，当分五脏蓄热治之。若心脏有热者，导赤散加黄连。肝脏有热者，柴胡栀子散；大便不通，泻青丸。脾脏有热者，泻黄散；脾气不足，异功散；脾气下陷，补中益气汤。肺脏有热者，泻白散；肺气虚热，异功散加炒黑山栀。肾脏有热者，地黄丸。或因乳母肝经热者，用栀子清肝散；恚怒者，用柴胡清肝散。乳母厚味者，用加味清胃散；心小肠热者，用清心莲子饮。或儿早近色欲，小便涩滞或作痛，及更去后大小便牵痛者，皆属肝肾不足也，用六味地黄丸、补中益气汤加牛膝、车前、肉桂。未应，当参五脏所胜，不可轻用渗泄寒凉之药，大损胃气，仍参前小便不通症览之。

治验

一小儿小便不通，服五苓之类不应，颏间及左腮色赤。乃肝肾虚热也，用四物、山栀及地黄丸而愈。后因感冒误汗，小便仍不利，余用补中益气汤加麦门、五味而安。

一小儿小便不利，茎中涩痛，时或尿

①兄：各本均同，疑“父”字之误。

血。此禀父胃热为患也，先用五淋散以疏导，又用滋肾丸、地黄丸补肝肾，渐愈。后出痘色紫，小便短赤，颏间右腮或赤或白，用补中益气汤、六味地黄丸，前症并愈。

一小儿小便不利，衄血，鼻色赤。属脾肺有热也，用《济生》犀角地黄汤而愈。后颏间常赤，作渴有痰。此禀赋肾气不足，用地黄丸而诸症瘥。

一小儿十五岁，所赋虚怯，且近女色，小便滴沥，误服五苓散之类，大小便牵痛，几至不起，用六味丸而愈。

金砂散 治小便淋沥不通。

郁金 海金砂 滑石 甘草各等分

上为末，每服一钱，煎地肤子汤调下。灯心、木通亦可。

又方 冬瓜最治实热，小便不通，内热口渴。

立效散 治小儿诸淋不通，茎中作痛。

木通 甘草 王不留行 胡荽 滑石 海金砂 山栀子 槟榔各等分

上每服一钱，水煎。

五淋散 治膀胱有热，水道不通，或小腹肿胀。

赤茯苓 赤芍药各五分 山栀炒 当归各三分 甘草二分

上用灯心十根，水煎。

木通散方见小便不通

导赤散方见心脏

泻青丸方见肝脏

泻黄散方见脾脏

四物汤方见急惊

清胃散

异功散二方见内钓

补中益气汤方见虚羸

泻白散方见肺脏

地黄丸方见肾脏

柴胡清肝散

栀子清肝散二方见发热。即柴胡栀子散

滋肾丸方见腹胀

清心莲子饮

茯苓散二方见白浊

五苓散方见五淋

《圣济》犀角地黄汤方见尿血便血

遗　尿

巢氏云：肾主水，与足太阳相为表里。经曰：膀胱者，州都之官，津液藏焉。卧则阳气内收，肾与膀胱之气虚寒不能约制，故睡中遗出，《内经》谓膀胱不约为遗是也。用破故纸散、益智散、鸡肠散之类主之。亦有热客于肾，干于足厥阴之经，廷孔郁结，而气血不能宣通，则痿痹而无所用，故液渗入膀胱，而漩溺遗失者，用六味地黄丸，虚热亦用前丸。脾肺气虚者，用补中益气汤加补骨脂、山茱萸。

治验

一小儿眼胞微肿，咳嗽恶心，小便泔白。余谓脾疳食积也，用五味异功散，佐以四味肥儿丸而愈。后不节饮食，视物不明，余曰：目为五脏之精，脾胃复伤，须补养为主。不信，乃服峻厉之剂，变慢脾风，竟为不起。

一小儿三岁，素遗尿，余视其两颏微赤，此禀父肾与膀胱二经阴虚也，与六味丸服之，赤色渐退，而遗尿亦愈。

一小儿四岁，饮食少思，便泄腹痛，素遗尿，额颏青黑，虽盛暑而恶风寒。余谓：经云热之不热，是无火也。用八味丸治之，诸症悉愈。

破故纸散 治膀胱虚冷，夜间遗尿，或小便不禁。

破故纸

为末，每服一钱，热汤调下。

汤氏鸡肠散　治小便不禁，睡中遗出。

鸡肠草一两　牡蛎粉三钱　龙骨煅　麦门冬去心　白茯苓　桑螵蛸炙，各半两

上为散，每服一钱，枣水煎。

又方　五倍子炒焦为末，每服半钱，白汤调下。或糊丸，米汤送下。

益智散方见潮热。即益智丸

异功散方见内钓

补中益气汤方见虚羸

四味肥儿散方见寒吐

六味地黄丸

加减八味丸二方见肾脏。即六味丸加五味子、肉桂

白　浊

仁斋曰：小儿尿白，久则成疳，此因心膈伏热，或乳哺失节伤脾，使清浊不分故也。《全婴方》云：小便初溺微赤，良久白浊者，乃热疳之症也。初溺黄白，良久白浊者，冷疳之症也。冷者，益黄散；热者，牛黄丸；冷热相兼者，芦荟丸。纯下白浊者，君朴丸。诸失津液，欲成疳而小便白者，茯苓散。小便如泔，或良久变白，亦有脾虚食积，湿热下注者，先用茯苓散五七服，次用四味肥儿丸。若乳食少思，或腹肚胀大，小便频数，此脾虚元气下陷也，朝用五味异功散，夕用四味肥儿丸。若肥体色黄，小便不调，发黄脱落，鼻下疮痍，嗜土少食，大便青褐者，用栀子茯苓汤。仍审其乳母饮食七情治之。

治验

一小儿发热懒食，小便良久变白，余用四味肥儿丸即愈。或误以为积热，用清凉祛逐之剂，形体顿弱，虚症悉至，小便如疳，用补中益气汤及四味肥儿丸而愈。

一小儿面色萎黄，眼胞微肿，作渴腹胀，饮食少思，小便澄白，大便不实。此脾疳之疳也，用四君子加山栀、芜荑，兼用四味肥儿丸而愈。

一女子小便或青或白，后前阴作痒出水。此肝经湿热，先用龙胆泻肝汤一剂，又以加味逍遥散加龙胆草而愈。

一小儿两耳后脑下各结一核，小便白浊，面色萎黄，体倦口干，大便不调，用芦荟丸而愈。后鼻外生疮作痒，小便仍白，视物不明，用四味肥儿丸而愈。

一小儿白浊，两耳内耳外生疮，脓水淋漓，先用大芦荟丸而愈。后遍身如疥，肌体消瘦，发热作渴，大便酸臭，小便白浊，用九味芦荟丸、五味异功散而愈。

一小儿白浊，形气甚虚，发热作渴。余谓肝肾虚羸也，用大芦荟丸、地黄丸而愈。毕姻后，小便仍白，唾痰发热，形气益虚，用大剂益气汤、六味丸，各五十余剂而愈。

一小儿白浊，发热口干，体瘦骨立。余谓肾经虚羸，朝用补中益气汤，夕用六味地黄丸而愈。后两目或生白翳，面黄浮肿，小便仍白。此变肝脾疳症，用四味肥儿丸，月余渐瘥。

君朴丸　治小儿小便白浊，久则黄瘦，不长肌肉。

使君子煨　厚朴制　黄连各二两　木香三钱

上为末，蒸饼糊丸桐子大。每服一二十丸，米汤下。

茯苓散　治乳食伤脾，或心经伏热，小便白浊。

三棱煨　蓬术煨　砂仁　赤茯苓各半两　青皮　陈皮　滑石　甘草各一钱五分

上为末，每服一钱，灯心汤调下。

三棱散　治小儿尿白，久则成疳，宜补脾消食化积。

三棱　蓬术各一两，炒　益智仁　甘草　神曲炒　麦芽　橘皮各半两

上为末，每服一钱，白汤送下。

分清饮　治小便余沥，并赤白浊。

益智仁　川萆薢　石菖蒲盐炒　乌药　茯苓　白芍药各三分

上入灯心水煎。

清心莲子饮　治发热口干，小便白浊，夜则安静，昼则发热。

黄芩　麦门冬　地骨皮　车前子　甘草各三钱半　石莲肉　茯苓　黄芪　柴胡　人参各二钱五分

上每服二钱，水煎服。

栀子茯苓汤即大芜荑汤。方见诸疳症

大安丸即保和丸加白术

补中益气汤二方见虚羸

龙胆泻肝汤方见疝气

加味逍遥散

异功散

四君子汤三方见内钓

益黄散方见脾脏

牛黄丸方见惊痫

芦荟丸方见疳症

疳　症

钱仲阳云：小儿诸疳，皆因病后脾胃亏损；或用药过伤，不能传化乳食，内亡津液，虚火妄动；或乳母六淫七情，饮食起居失宜，致儿为患。五脏之疳不同，当各分辨。肝疳者，一名风疳，其症白膜遮睛，或泻血羸瘦。心疳者，其症面黄颊赤，身体壮热。脾疳者，一名肥疳，其症肢体黄瘦，皮肤干涩，多生疮疥，腹大食土。肺疳者，一名气疳，其症喘嗽不已，口鼻生疮。肾疳者，一名骨疳，其症肢体削瘦，遍身疮疥，喜卧湿地。杨氏云：又有疳伤者，五脏虫疳也，其名甚多，姑举其要。虫疳者，其虫如丝，出于头项腹背之间，黄白赤者可治，青黑者难疗。蛔疳者，皱眉多啼，呕吐青沫，腹中作痛，肚腹青筋，唇口紫黑，头摇齿痒。脊疳者，身热羸黄，烦渴下利，拍背有声，脊骨如锯齿，十指皆疮，频啮爪甲。脑疳者，头皮光急，满头并疮，脑热如火，发结如穗，遍身多汗，腮肿囟高。疳渴者，日则烦渴，饮水不食，夜则渴止。疳泻者，毛焦唇含，额上青纹，肚胀肠鸣，泻下糟粕。疳痢者，停积宿滞，水谷不聚，泻下恶物。疳肿者，虚中有积，肚腹紧胀，脾复受湿，则头面手足虚浮。疳劳者，潮热往来，五心烦热，盗汗骨蒸，嗽喘枯悴，渴泻饮水，肚硬如石，面色如银。无辜疳者，脑后颈边有核如弹丸，按之转动，软而不疼，其内有虫，不速针出，则内食脏腑，肢体痈疽，便利脓血，壮热羸瘦，头露骨高。相传儿衣夜露，为鸱鸟羽所污，亦致此症。若手足极细，项小骨高，尻削体瘘，腹大脐突，号哭胸陷，名丁奚。若虚热往来，头骨分开，翻食吐虫，烦渴呕秽，名哺露。若牙齿蚀烂，名走马疳。盖齿属肾，肾虚受热，疳火上炎，致口臭齿黑，甚则龈烂牙宣。大抵其症虽多，要不出于五脏。治法：肝疳，用地黄丸以生肾。心疳，用安神丸以治心，异功散以补脾。脾疳，用四味肥儿丸以治疳，五味异功散以生土。肺疳，用清肺饮以治肺，益气汤以生金。脑疳，亦用地黄丸。无辜疳，用大芜荑汤、蟾蜍丸。丁奚、哺露，用肥儿丸、大芦荟丸。走马疳，敷雄黄散，服蟾蜍丸。若作渴泻利，肿胀劳瘵等类，当详参方论而治之。盖疳者干也，因脾胃津液干涸而患，在小儿五疳，在大人为五劳，总以调补胃气为主。

治验

陈职方孙三岁，面颊患疮，沿蚀两

目，肚大青筋，小便澄白。此肝疳之症也，用大芜荑汤，二剂而愈。

陈司厅子，遍身生疮，面色萎黄，腹胀内热，大便不调，饮食少思，倦怠口干。为肝脾疳症，用大芦荟丸，不月而痊。

陈工部长孙，腹内一块，小便不调，或用行气破血等药，发热口干，体瘦懒食，面黄兼青，几成瘵症，以补中益气汤煎送大芦荟丸四服，又用前汤加车前子煎送六味丸四服，又用清肝生血之药而痊。

一女子十二岁，目生白翳，面黄浮肿，口干作泻，用四味肥儿丸而痊。

一小儿头摇目札，口渴下血。此肝经血虚风热也，用地黄丸而痊。若肝经湿热，兼用泻青丸。盖虚则补其母，实则泻其子也。

一小儿十一岁，两耳后脑下各结一核，色不变不痛，而面色萎黄，体倦口干，去后不调，用芦荟丸治之，诸症顿愈。

一小儿鼻外生疮，不时揉擦，延及两耳；又一小儿视物不明，鼻内或痒或生疮，用四味肥儿丸，并愈。

一小儿水入耳内，耳外生疮，脓水淋漓，经岁不愈。余谓肝火上炎，用大芦荟丸而愈。

一小儿遍身如疥，或痒或痛，肌体消瘦，日夜发热，口干作渴，大便不调，年余不愈，用九味芦荟丸而愈。

一小儿数岁，脑后并结二核，肉色如故，亦不觉痛，用大芦荟丸以清肝脾，佐以地黄丸补肾水，形体健而核自消。

一小儿腹内结块，小便不调。此肝经内疳也，用龙胆泻肝汤及大[1]味芦荟丸而痊。

一小儿自生后两目赤肿，或作痒，或生翳。此胎禀肝火，用芦荟丸、六味地黄丸而痊。

一小儿患瘰疬，小便频数，两目连札，作呕少食，泄泻后重，用补中益气汤、六味地黄丸渐愈，佐以芦荟丸而痊。

一小儿食泥土，困睡泄泻，遍身如疥。此脾经内外疳也，用六君子汤、肥儿丸而愈。

一小儿面黄颊赤，发热作渴，睡中惊悸。此心经内外疳也，用秘旨安神丸而愈。

一小儿患前症，兼掌心发热，遍身如疥，用安神、肥儿二丸而愈。

一小儿咳嗽寒热，咽喉不利，鼻上有疮，久而不结痂。此肺经疳症也，用地黄清肺饮而痊。

一小儿下疳溃痛，爪黑面黧，遍身生疥。此肝经内外疳也，用地黄、芦荟二丸而愈。

史少参幼子二岁，项后结核，不时仰叫，或以为热疮内溃，用针决之，服消毒之药后，曲腰啼哭。余谓此名无辜疳，仰身而哭，外钓症也；腰曲而啼，内钓症也，元气败矣。果殁。

一小儿四肢消瘦，肚腹渐大，寒热嗜卧，作渴引饮。此肝脾疳也，名丁奚哺露，用白术散为主，佐以十全丹，月余诸症渐愈，乃以异功散加当归及六味丸而痊。

一小儿患疳，虚症悉具，热如火炙，病状不能尽述。朝用异功散，夕用四味肥儿丸，月余诸症稍愈，佐以九味地黄丸，自能行立。遂朝以六味地黄丸，夕以异功散及蚵蟆丸而痊。

一小儿四肢消瘦，肚腹胀大，行步不能，作渴发热，去后臭秽，以十全丹数服，诸症渐愈，又用异功散、肥儿丸，调

---

[1]大：各本均同，疑“九”字之误。

理渐愈。

大芦荟丸 治疳杀虫，和胃止泻。

胡黄连 黄连 白芜荑去扇 芦荟 木香 青皮 白雷丸破开，赤者不用 鹤虱微炒，各半两 麝香二钱，另研

上为末，粟米饭丸，绿豆大。每服一二十丸，米饮下。

愚按：前方肝脾疳积，食积发热，目生云翳；或疳热，颈项结核；或耳内生疮，肌体消瘦，发热作渴，饮食少思，肚腹膨胀；或牙龈蚀落，项腮腐烂，阴囊、玉茎生疮；或胸胁小腹作痛，并效。内青皮以龙胆草代之，麝香不用尤效。

六味肥儿丸 消疳，化虫，退热。

黄连 陈皮 川楝子去核，炒 神曲炒 麦蘖炒，各一两 白芜荑半两

上为末，糊丸麻子大。每服一二十丸，空心米饮吞下。

愚按：前方又治脾疳，饮食少思，肌肉消瘦，肚大颈细，发稀成穗，项间结核，发热作渴，精神倦怠，大便酸臭，嗜食泥土；或口鼻头疮，肚见青筋，啮齿下痢，便白五疳。用此丸加干蟾一两、芜荑五钱，尤妙。

蛔蟆丸 治无辜疳症，一服虚热退，二服烦渴止，三服泻痢住。

蟾蜍一枚，夏月沟渠中，腹大、不跳、不鸣、身多癞瘟者

上取粪蛆一杓置桶中，以尿浸之，桶上要干，不令虫走出，却将蟾蜍扑死，投蛆中食一昼夜，以布袋盛置，浸急水中一宿取出，瓦上焙为末，入麝一字，粳米饭揉丸麻子大。每服二十丸，米饮下。

愚按：前方又治无辜疳症，面黄壮热不食，舌下有虫；或脑后有核，软而不痛，中有粉虫，随气流散，侵蚀脏腑，便滑脓血，日渐黄瘦，头大发竖，手足细软，变生天钓、猢狲、鹅口、木舌、悬痈、重腭、著噤、脐风、撮口、重舌、龟背、龟胸，一十二种败症。急用蟾蜍丸、大芜荑汤治之，多有生者。

生熟地黄汤 治疳眼闭合不开。

生地黄 熟地黄各半两 川芎 赤茯苓 枳壳制 杏仁去皮 川黄连 半夏曲 天麻 地骨皮 甘草炙，各二钱五分

上每服二钱，黑豆十五粒、姜水煎服。

嚏疳散 治疳。

芦荟 黄连各一钱 瓜蒂 猪牙皂角 虾蟆灰各五分 麝香少许

上为末，吹入鼻，嚏则可疗。

脂连丸 治五疳潮热，腹胀发焦。

胡黄连半两 五灵脂一两

上为末，獖猪胆汁丸，麻子大。米饮下。

茯苓丸 治心疳惊疳。

茯神 芦荟 琥珀 川黄连净 赤茯苓各三钱 钩藤皮 远志肉 虾蟆灰各三钱 石菖蒲一钱 麝香少许

上为末，粟米丸麻子大。薄荷汤下。

神效换肌丸 治脾疳肌瘦，潮热盗汗，泄泻糟粕，头大腹急。

川黄连炒 鳖甲酒炙 肉豆蔻煨 使君子面裹煨 神曲炒 麦芽炒，各半两 诃子肉一钱半 麝香五分

上为末，糊丸芥子大。米汤下。

天麻丸 治肝疳、风疳、疳眼。

青黛 川黄连 天麻 五灵脂 夜明砂微炒 川芎 芦荟各二钱 龙胆草 防风 蝉退去足，各一钱半 全蝎二枚，焙 麝香少许 干蟾头炙焦，三钱

上为末，猪胆汁浸糕，丸麻子大。每服十丸，薄荷汤下。

化𧏾丸 治诸疳生虫，不时啼哭，呕吐清水，肚腹胀痛，唇口紫黑，肠头湿𧏾。

芜荑　川黄连　虾蟆灰各等分

上为末，猪胆汁浸糕糊丸，麻子大。每服一二十丸，食后临卧，杏仁煎汤下。其鼻常用熊胆煎汤，笔蘸洗，俟前药各进数服，却用青黛、当归、赤小豆、瓜蒂、地榆、黄连、芦荟、雄黄为末，入鼻疮敛。

灵脂丸　治脾疳、食疳。

白豆蔻　麦芽炒　五灵脂　宿砂　蓬术煨　青皮　橘红　使君子焙，各二钱　虾蟆炙焦，三钱

上为末，米糊丸，麻子大。每服十丸，米汤下。

下虫丸　治疳蛔诸虫。

新白苦楝根皮酒浸，焙　绿包贯众　木香　桃仁浸去皮，焙　芜荑焙　鸡心槟榔各二钱　鹤虱炒，一钱　轻粉五分　干虾蟆炙焦，三钱　使君子五十，取肉煨

上为末，面糊丸麻子大。每服一二十丸，天明清肉汁下。内加当归、川连各二钱五分。

龙胆丸　治脑疳、脑热疮。

龙胆草　升麻　苦楝根皮焙　赤茯苓　防风　芦荟　油发灰各二钱　青黛干　黄连净，各三钱

上为末，狁猪胆汁浸糕糊丸，麻子大。薄荷汤下。仍以芦荟末入鼻。

黄连丸　治疳劳。

黄连半两，净，狁胆汁浸晒　石莲　瓜蒌根　杏仁浸去皮，焙　乌梅肉各二钱

上为末，牛胆汁浸糕糊丸，麻子大。煎乌梅、姜、蜜汤下。

香蔻丸　治疳泻。

黄连三钱，炒　肉豆蔻　木香　诃子肉煨　砂仁　茯苓各二钱

上为末，饭丸麻子大。米饮下。

木香丸　治疳痢。

黄连净，三钱　木香　紫厚朴制　夜明砂隔纸炒，各二钱　诃子肉炒，一钱

上为末，饭为麻子大，干艾、生姜煎汤，食前下。

十全丹　治丁奚、哺露。

青皮　陈皮各去白　川芎　五灵脂　白豆蔻仁　鸡心槟榔　芦荟各五钱　木香　使君子焙　虾蟆灰各三分

上为末，猪胆汁浸糕糊丸，麻子大。每服一二十丸，米饮下。有热，薄荷汤下。

汤氏十全丹　治前症。

槟榔　枳壳汤浸去穰，麸炒　青皮　陈皮去白　丁香　木香炮，各二钱五分　香附子炒，一两

上为末，神曲糊丸黍米大。每服三十丸，空心食前米饮下。

愚按：前症因乳哺不调，伤损脾胃，不思饮食，气血日损，四肢日瘦，肚腹渐大，是名丁奚。呼吸少气，汲汲苦热，谓之哺露。属形病俱虚，虽用前药，宜佐以异功散，壮脾胃以行药势。

鳖血煎　治疳劳。

芜荑　柴胡　川芎各二两　人参半两　使君子二十一个　胡黄连　宣黄连

上用鳖血一盏，吴茱萸一两和二黄连淹一宿，次早炒干，去茱萸并血，用二连入余药末，粟米糊丸麻子大。食前热水下。

地黄清肺饮　治肺热疳蚀穿孔，或生息肉，或鼻外生疮。

桑白皮炒，半两　紫苏　前胡　赤茯苓　防风　黄芩　当归　天门冬去心　连翘　桔梗　生地黄　甘草炙，各二钱

上每服二钱，水煎服，次用化𧏾丸。

九味地黄丸　治肾疳。

熟地黄四钱五分　赤茯苓　山茱萸肉　川楝子　当归　川芎　牡丹皮　山药　使君子肉二钱

上为末，蜜丸桐子大。每服八十丸，空心温酒下。

东垣大芜荑汤一名栀子茯苓汤 治黄疳，土色为湿为热，当利小便，今反利知黄色中为燥，胃经热也，发黄脱落知膀胱、肾俱受土邪，乃人湿热之症，鼻下断作疮上逆行，营气伏火也，能乳胃中有热也，寒则食不入，喜食土胃不足也，面黑色为寒为痹，大便清寒也，褐色热蓄血中间黄色肠胃有热，治当滋荣润燥，外致津液。

山栀仁三分 黄柏 甘草炙，各二分 大芜荑五分 黄连 麻黄根一分 羌活二分 柴胡三分 防风一分 白术 茯苓各五分 当归四分

上水煎服。

朱砂安神丸 治心疳怔忡，心中痞闷。

朱砂四钱 黄连 生地黄各半两 生甘草二钱半 兰香叶二钱，烧灰 铜青 轻粉各五分

上为末，干敷上。

白粉散 治疳疮。

海螵蛸三分 白芨二分 轻粉一分

上为末，先用浆水洗拭，干敷。

六君子汤

异功散二方见内钓

六味丸方见肝脏

四味肥儿丸方见寒吐

泻青丸方见肝脏

龙胆泻肝汤方见疝气

补中益气汤方见虚羸

白术散方见积滞

二便色白

《秘旨》云：小儿便如米泔，或溺停少顷变作泔浊者，此脾胃湿热也。若大便泔白色，或如鱼冻，或带红黄黑者，此湿热积滞也。宜理脾清滞，去湿热，节饮食。若忽然变青，此是变蒸也，不必用药。若久而不愈，用补脾制肝。若心膈伏热，则成疳矣。大抵多因乳哺失节，脾气有伤，元气下陷，或乳母饮食七情所致。小便如疳，或大便泔白者，用四味肥儿丸。积滞黄黑者，用四君子汤加黄连、木香。色青日久不复，或兼泄泻，或腹痛者，用六君子汤加木香、芍药。若小便小利，大便褐色，发黄脱落，鼻下疮痍，用栀子茯苓汤。乳食少思，胸腹膨胀，大便频数，用四味肥儿丸。仍审乳母饮食七情主之。

治验

一小儿每食停滞，大便色白而频，先用大安丸、异功散，少加炒黑黄连，一二服后，小水澄久如泔，发热体倦，用四味肥儿丸而愈。

一小儿患前症，停食发热，先用大安丸而愈。后患腹胀，午时发热，用五味异功散而瘥。

一小儿患前症，兼自痢，用异功散加升麻、柴胡而愈。但日晡微热倦怠，用补中益气汤、四味肥儿丸而愈。

一小儿患前症，服驱逐之剂，手足并冷，作渴少食。此脾气复伤也，用六君、升麻、柴胡而泻止，又四味肥儿丸而愈。

四君子汤

六君子汤

加味逍遥散

五味异功散四方见内钓

龙胆泻肝汤方见疝气

补中益气汤

大安丸保和丸加白术。二方见虚羸

四味肥儿丸方见寒吐

栀子茯苓汤即大芜荑汤。方见疳症

卷　九

吴郡　薛铠集　薛　己验
江都　魏一元　吴中珩校

吐　血

经曰：清者为荣，浊者为卫，荣行脉中，卫行脉外。盖荣者，水谷之精气也，和调于五脏，洒陈于六腑，故能入于脉。夫荣者，阴血也，所主在心，统化在脾，藏内在肝，宣布在肺，输泄在肾，灌溉一身，滋养百脉，诸经由此而生毓焉。然血之所统者气也，故曰：气主煦之，血主濡之。是以气行则血行，气止则血止，阳生阴长，夫唱妇随之道也。若气一伤，则变症百出，故妄行则吐衄，衰涸则虚劳，降下则便红，热陷则溺赤，渗于肠胃则为肠风，阳虚阴搏则为崩漏，此皆气有殄戾之乖，而血乃生渗溢之患也。然养阴者可不先知养阳之道乎？小儿患之，多因禀赋积热，或食膏粱厚味，或乳母七情郁火所致。治法：若气虚血弱，当以人参补之，阳旺则阴生血也。若四物汤者，独能主血分受伤，为气不虚也。若左寸关脉数而无力，血虚也，四物汤加参、术。浮而无力，气虚也，补中益气汤。尺脉数而无力，肾虚也，六味地黄丸。右寸关脉数而无力，肺胃热也，犀角地黄汤，后用四物汤加参、苓、白术。尺脉数而无力，阴虚也，用六味地黄丸。若面黄，目涩眵多，手麻者，脾肺虚也，用黄芪芍药汤。

治验

一小儿年十余岁，鼻衄，肝脉弦数。肝藏血，此肝火血热而妄行，用小柴胡加山栀、龙胆草，四剂而血止；又用四物、芩、连、芦荟、山栀、甘草，作丸服，又以地黄丸滋肾水，生肝血而愈。

一小儿久鼻衄，右腮鼻准微赤。此脾胃传热于肺而不能统也，先用六君、桔梗、当归、山栀而血止，次用人参黄芪散，以调补脾肺而愈。

一小儿壮热吐血，或兼衄血，右腮鼻准赤色。乃肺胃积热，用《济生》犀角地黄四剂而血并止。后因母饮酒复作，用清胃散，母子服之而愈。

一小儿吐血不止，鼻准赤色，审其乳母有郁热，用加味归脾汤、加味逍遥散，母子并服，各数剂血少止，又用八珍汤加柴胡、牡丹皮而愈。

一小儿因母屡恚怒，发热吐血，或时衄，用加味小柴胡汤之类，治其母并愈。后其母因劳役兼怒气，致儿患惊搐，或用抱龙丸，又加吐血，予以加味逍遥散，母子并愈。阙后乳母仍劳役发热，此儿即惊搐，或吐血或衄血，母用补中益气汤，子用犀角地黄汤顿愈。

一小儿十岁，因伤厚味吐血，用《济生》犀角地黄汤，解食毒，清胃热；又用四君、牡丹皮、升麻，调补脾胃而愈。惟肢体倦怠，两手作麻，用黄芪芍药汤数剂而安。

一小儿吐血，因乳母火郁发热，两胁作痛，后吐血，以加味归脾汤加吴茱萸、制黄连治母，儿不时饮数匙，月余并愈。后母因怒吐血寒热，儿亦吐血，先用加味小柴胡汤二剂，后用加味逍遥散治其母，悉愈。

一女子年十四岁，因惊寒热发搐，服镇惊之药，更吐血，寻衣撮空，身如炙，烦躁不眠，饮食不入，脉洪大而无伦次，按之豁然而空，用加减八味丸料二剂，诸症悉退。脉息按之如丝，无气以动，用人参一两煎服，不应，仍用人参一两，附子五分，二剂元气顿复。

一女子十三岁，因怒吐血，咬牙发搐，用加味逍遥散加钩藤钩而愈。次年出嫁，怀抱郁结，胸满食少，吐血面赤。此因肝火动而血热，气虚而不能摄血也，用六味丸及归脾汤加山栀、贝母而愈。

一小儿十四岁，发热吐血，属足三阴虚，余谓宜补中益气以滋化源。不信，仍用寒凉降火，前症愈甚。或谓曰：小儿未有室，何肾虚之有？参、芪补气，奚为用之？余述：丹溪先生云：肾主闭藏，肝主疏泄，二脏俱有相火，而其系上属于心。心为君火，为物所感，则相火翕然而起，虽不交会，而其精亦暗耗矣。又褚氏云：男子精未满而御女，以通其精，则五脏有不满之处，异日有难状之疾。正此谓也。遂用补中益气汤及六味地黄丸而痊。

黄芪芍药汤 治衄多岁，面黄，眼涩多眵，手麻。

黄芪三两 甘草炙 升麻 葛根 芍药炒黄，各一两 羌活半两

上每三钱，水煎服。

愚按：此手足太阴、阳明药也。然血虚久，则阳亦虚矣，故血不足则麻木。阴虚火动，变症百出，实非风也。此出升阳滋阴例。

人参黄芪散 治虚劳客热，消瘦倦怠，口燥咽干，日晡潮热，五心烦热，盗汗胸满，食少作渴，咳唾时有脓血。

天门冬去心，三两 半夏 知母炒黄 桑白皮 赤芍药炒 黄芪炒 紫菀 甘草炙，各半两 白茯苓 柴胡 秦艽 生地黄 熟地黄 地骨皮各二两 人参 桔梗各一两 鳖甲醋炙，五钱

上锉散，每服三五钱，水煎服，大人亦得。一方有生姜。

四物汤方见急惊

加味小柴胡汤方见痉症

小柴胡汤方见肝脏

清胃散

加味归脾汤

加味逍遥散

四君子汤

六君子汤五方见内钓

《济生》犀角地黄汤方见便血

补中益气汤方见虚羸

八珍汤即四君、四物二汤合用也

六味地黄丸方见肾脏

虚　羸

仲阳云：小儿虚羸，因脾胃不和，不能乳食，使肌体瘦弱；或大病后脾气尚弱，不能传化谷气所致。若冷者，时时下利，唇口清白；热者，身温壮热，肌体微黄。更当审其形色，察其见证。如面赤多啼，心之虚羸也；面青目札，肝之虚羸也；耳前后或耳下结核，肝经虚火也；颈间肉里结核，食积虚热也；面黄痞满，脾之虚羸也；面白气喘，肺之虚羸也；目睛多白，肾之虚羸也，仍审相胜而药之。又寒热二症，不可不辨。若腹痛，泻利清

白，不渴喜热，此属寒症，虽在夏月，宜木香丸。身热烦躁，泻利焦黄，作渴喜冷，此属热症，虽在冬月，宜胡黄连丸。皆舍时从症之治法也。

治验

一小儿十三岁，面赤，惊悸发热，形体羸瘦，不时面白，嗳气下气，时常停食，服保和丸及清热等药。余曰：面赤惊悸，心神怯也；面白嗳气，心火虚也；大便下气，脾气虚也。此皆禀心火虚，不能生脾土之危症，前药在所当禁者。不信，又服枳术丸、镇惊等药，而诸症益甚，大便频数，小腹重坠，脱肛，痰涎，饮食日少。余先用六君子汤为主，佐以补心丸，月余饮食少进，痰涎少止，又用补中益气汤送四神而愈。毕姻后，病复作坠，时至仲冬，面白或黧色，手足冷，喜食胡椒、姜物，腹中不热，脉浮，按之微细，两尺微甚，乃用八味丸，元气复而形气渐充。年至二十，苦畏风寒，面目赤色，发热吐痰，唇舌赤裂，食椒姜之物唇口即破，痰热愈甚，腹中却不热，诊其脉或如无，或欲绝。此寒气逼阳于外，内真寒而外假热也，仍用八味丸而诸症顿愈。

一小儿八岁，面常青色，或时色赤，日间目札，夜睡咬牙，二年余矣。服清肝降火之药益甚，形气日羸。余考绩到京，求治于余。曰：肝主五色，入心则赤，自入则青。盖肝属木而生风，故肝气为阳为火，肝血为阴为水，此禀肝肾精血不足，虚火内动，阴血益虚，虚而生风，风自火出，故变面赤目札等症耳，非外风也。遂用地黄丸以滋肾水生肝木，两月目札咬牙悉止，又三月许诸症寻愈，而元气亦充矣。凡肝木之症，若肝木实热生风而自病，或肺金实热而克木者，宜用清肝降火之剂，以泻其邪气。若肝经风热而目直等症，用柴胡栀子散以清肝火，加味四物汤以养肝血。若肾虚而咬牙诸症，用六君子汤以健脾土，六味地黄丸以滋肾水则愈。

一小儿脾气虚弱，饮食停滞，发热作渴，服泻黄散，不时下痢，余先用保和丸二服而愈；但不食恶心，面青手冷，又用六君、柴胡、升麻四剂，面色萎黄，食进手温，惟形体羸甚，倦怠发热，小腹重坠，肛门脱出，用补中益气汤加半夏、肉豆蔻，二剂而安。凡脾胃之症，若发热作渴，饮食喜冷，或泄泻色黄，睡不露睛者，属形病俱实，宜用泻黄散疏导之。若发热，口干恶冷，或泄泻色白，睡而露睛者，属形病俱虚，宜用异功散调补之。若脾气下陷者，补中益气汤。寒水侮土者，益黄散。肝木克脾者，六君加柴胡。若目睛微动，潮热抽搐，吐泻不食，宜秘旨保脾汤。凡小儿诸病，先当调补脾胃，使根本坚固，则诸病自退，非药所能尽祛也。

一小儿五岁，形气虚羸，睡中咬牙，夜间遗尿，日间频数。余以为禀肾气不足，用补中益气汤加补骨脂、地黄丸加鹿茸，以补脾肾而痊。毕姻后，小便频数，作渴发热，日晡益甚，恪服黄柏、知母等药，以滋阴降火。后患肾痿，卧床年许。余因考绩北上，仍用前药，喜其慎疾，半载而痊。

一小儿年十一岁，面白或赤，足软不能久行，用地黄丸加鹿茸，年许而瘥。毕姻后，两目羞明，两足仍软，用前丸及补中益气汤而痊。后病复发，增口渴足热，头囟觉开，视物觉大。此肾虚瞳人散大而然也，服前药远房事则愈。因不自保，终患肾痿而殁。仲阳先生云：此症属脑髓不足，不能荣养，宜用地黄丸补之。有至七八岁，或十四五岁，气血既盛而自合。若纵恣色欲，戕贼真阴，亦不能尽其寿矣。

一小儿体素虚弱，患咳嗽痰涎，服化痰药而痰益甚。余以为脾虚食积，先用六君、神曲、山楂渐愈。后伤风咳嗽，腹胀不食，泄泻酸臭。此食滞伤脾，而肺气虚也，用六君、桔梗而愈。又饮食停滞，呕吐痰涎，喘嗽面白。余谓：脾虚不能消化饮食而为痰，肺虚不摄气归源而作喘。仍用六君子汤而愈。大凡腠理不密，外邪所感而肺病者，因脾胃气虚不能相生，必用六君子汤。若脾胃气实，大肠不利而肺病者，用泻黄散。若心火炎烁肺金而喘嗽者，用地黄丸。

一小儿形瘦，不时咳嗽，自用参苏散一剂，更加喘急惊搐，面白或黄。余谓：此禀脾肺不足，而形气虚羸，因前剂峻利，外邪虽去而肺气益虚，肺虚则宜补脾。先用异功散加桔梗、钩藤钩一剂，痰喘顿定，乃去桔梗，加半夏、当归，再剂惊搐亦去，又加酸枣仁治之而安。年十五岁，发热痰盛，作渴面赤，形体羸瘦，用地黄丸加五味子及补中益气汤，各百余剂，而形气渐壮。若认为阴火，用黄柏、知母等药，复伤生化之源，其亦不治者矣。

一小儿五岁，尚饮乳，耳前后颈间至缺盆，以手推寻，其筋结小核如贯珠，隐于肌肉之间，小便不调，面色青黄，形气羸瘦。此禀母之肝火为患，用九味芦荟丸、五味异功散加山栀、柴胡，与儿饮之，又以加味逍遥散与母服之，寻愈。

一小儿患虚羸，耳出秽水，左手尺关洪数而无力，余为清肝补肾，耳中虽愈，脉未全敛。毕姻后，患瘰症，误服黄柏、知母之类，复伤元气，不胜寒暑劳役，无日不病，几至危殆。余大补脾肾，滋养元气而愈。

一小儿患症如前，肢体消瘦，面色萎黄，大便酸臭。此脾虚食积，用四味肥儿丸、五味异功散治之而愈。

一小儿体瘦腹大，寒热嗜卧，作渴引饮，以白术散为主，佐以四味肥儿丸，诸症渐愈，乃以异功散、六味丸，月余而安。

一小儿患前症，身热如炙。此肝疳之症也，朝用异功散，夕用四味肥儿丸，诸症稍愈；佐以蚵蟆丸，数服而痊。

一小儿停食发热，服芩、连、三棱等剂，饮食日少，胸腹膨胀，肢体羸瘦。余谓脾虚饮食停滞，元气复伤，先用补中益气汤加木香、钩藤钩数剂渐愈，又用六君、炮姜，调理而安。

一小儿虚羸昏倦，咳嗽惊悸，自用参苏散一剂，更加喘急。此脾肺气虚而妄发表也，用惺惺散微解外邪，调和胃气，诸症顿愈。但手足逆冷，又用六君子汤，调补元气而安。

一小儿九岁，吞酸恶食，肌体消瘦，腹中作痛。余谓食积虚羸也，用保和丸而愈。后腹中数痛，皆服保和丸。余曰：此因脾胃虚而饮食所伤也，当调补脾土，以杜后患。不信。后腹痛喜按，余用五味异功散二剂，因未应，自用平胃散等药，腹胀作痛，余仍以异功散加木香，四剂而愈。若屡用攻伐之剂，阴损元气，多致虚羸，深可慎也。

参苓白术散 治脾胃虚弱，饮食少思，中满痞噫，心忪气喘，呕吐泄泻。

白扁豆二两半，姜汁浸，去皮微炒 人参 白茯苓 白术 甘草炒 山药各三两半 莲肉 桔梗炒黄色 薏苡仁 缩砂仁各二两

上为末，每服一钱，枣汤调下。

地黄丸加肉桂一两，名加减八味丸 治小儿肝经虚热血燥；或风客淫气，而患瘰疬结核；或四肢发搐，眼目抽动，痰涎上涌。又治肾疳，脑热消瘦，手足如冷，寒热往来，滑泻肚胀，口鼻干渴，齿龈溃烂，爪黑面黧，遍身两耳生疮，或两耳出水；或发热自汗盗汗，便血诸血，失喑等

症，其功不可尽述。即六味地黄丸。方见肾脏

补中益气汤　治中气虚弱，体疲食少，或发热烦渴等症。

人参　黄芪各八分　白术　甘草　陈皮各五分　升麻　柴胡各二分　当归一钱

上姜枣水煎，空心午前服。

愚按：前方若因药克伐，元气虚损，恶寒发热，肢体倦怠，饮食少思，或兼饮食劳倦，头痛身热，烦躁作渴，脉大弦虚，或微细软弱，或寸关独甚者，宜用之。凡久病，或过服克伐之剂，亏损元气，而虚症悉具者，最宜前汤。若母有脾胃不足之症，或阴虚内热，致儿为患者，尤宜用之。

钱氏异功散　治脾胃饮食少思，吐泻不食，凡虚冷症，先与数服，以正胃气。即五味异功散。见内钓

愚按：前方治脾胃虚弱，吐泻不食；或惊搐痰盛；或睡而露睛，手足指冷；或脾肺虚弱，咳嗽吐痰；或虚热上攻，口舌生疮，弄舌流涎。若母脾胃虚，儿患此症，亦当服之。

四君子汤　治脾气虚损，吐泻少食，肌肉羸瘦。方见内钓

保和丸　治饮食停滞，胸膈痞满，嗳气吞酸，或吐泻腹痛。加白术一两，即大安丸

神曲炒　山楂　半夏　茯苓各一两　陈皮　连翘　萝卜子炒，五钱

上为末，粥丸桐子大。每服三十丸，白汤送下。

愚按：前方行气克滞之剂，若元气无亏，暴停乳食，而致斯症者，宜用此消导之。若元气虚弱，而乳食所伤者，必调补胃气为主而佐以消导。若乳食已消而作呕者，乃胃气被伤，当用异功散补之，不宜仍用前药，重损胃气，治者审之。

肥儿丸　治肝疳食积，肢体消瘦，二便不调。

黄连　神曲　木香各一两五钱　槟榔二十个　肉豆蔻二两，煨　使君子酒浸，去皮　麦芽各四两

上为末，神曲糊丸麻子大，每服二三十丸，米饮下。

愚按：前方若食积五疳，发热口干，大便不调，小便不清，或颈项结核，发稀成穗，寒热作渴，宜用之。若脾胃稍虚者，用五味异功散兼服。虚甚者，异功散为主，佐以前药。

枳术丸方见癖块

六君子汤方见内钓

四神丸方见脱肛

八味丸方见肾脏

柴胡栀子散

四物汤二方见急惊

九味芦荟丸方见疳症

加味逍遥散方见内钓

白术散方见积滞

蚵蟆丸方见疳症

胃气虚寒

经曰：胃为水谷之海，六腑之大源也。人身气血腑脏，俱由胃气而生。故东垣之法，一以脾胃为主，所谓补肾不若补脾，正此意也。在小儿虽得乳食，水谷之气未全，尤仗胃气，胃气一虚，则四脏俱失所养矣。故丹溪谓小儿多肝脾之疾也。若面色皖白，目无睛光，口中气冷，不食吐水，肌瘦腹痛，此胃气虚寒之症，用五味异功散或六君子汤主之。若大便不实，兼脾虚也，加干姜温之。中满不利，脾不运也，加木香开之。喜冷便秘，胃实热也，用泻黄散凉之。命门火衰，不能生土者，用八味丸补之。禀赋胃气不足，亦用此丸。盖下焦真阳充盛，则上生脾元，自能温蒸水谷矣。

治验

一小儿伤食，吐泻不已，后便泄青色，睡而露睛，手足指冷，额黑唇青。余谓：大便青色，木胜土也；或时溏泄，脾气不足也；额黑唇青，寒水侮土也，悉属中气虚寒。用五味异功散加升麻、柴胡、木香、附子，二剂而愈。

一小儿盛暑呕吐飧泄，服黄连香薷饮益甚，用白虎石膏汤而腹胀作痛，手足并冷。余谓脾气虚寒，且夏月伏阴在内也，用五味异功散加木香而愈。

一小儿因伤乳食，杂用消导之药，遂变痢，久而不愈，先用六君加木香而渐痊，后用五味异功散而痊愈。

一小儿手足常冷，腹中作痛，饮食难化，余谓胃气虚寒也，先用益黄散，二服痛止，次用六君子汤，数剂即愈。

一小儿九岁，素畏风寒，饮食少思，至秋冬口鼻吸气，阴冷至腹，手足如冰，饮姜汤及烧酒方快，其脉细微，两尺如无。余谓此禀命门火衰也，用还少丹不应，改用八味丸，旬余诸症即愈。

平胃散 治脾胃不和，不思饮食，心腹胀痛，口若短气，恶心嗳气吞酸，面黄体瘦，嗜卧体痛，霍乱吐泻等症。

厚朴姜汁制，五两 陈皮 甘草炙，各一两 苍术米泔浸，焙，八两

上为末，每服二钱，姜枣水煎。沸汤点服亦得。常服调气暖胃，化宿食，消痰饮，辟四时不正之气。

愚按：前症若乳食停滞，嗳腐吞酸，呕哕恶心者，宜服是方。若饮食既消，脾胃虚弱，呕吐恶心者，则宜四君子汤。

调中丸 治脾胃虚寒。

白术 人参 甘草炒，各五分

八味地黄丸 即六味地黄丸加肉桂、附子各一两。治禀赋命门火衰，不能生土，以致脾土虚寒，或饮食少思及食而不化，腹中疼痛，夜多漩溺等症。《内经》谓：益火之源，以消阴翳。正此药也。

钱氏益黄散一名补脾散 治脾胃虚冷吐泻。方见脾脏

愚按：前方若脾土虚寒，或寒水侮土，而呕吐泄泻，手足并冷；或痰涎上涌，睡而露睛，不思乳食者，宜用此方。若脾土虚弱吐泻者，用六君、柴胡。如不应，或手足俱冷者，属虚寒，加木香、炮姜。若因乳母脾虚肝侮，亦治以前药。若乳母郁怒，致儿患前症者，其母兼服加味归脾汤。

泻黄散方见脾脏

观音散方见呕吐

银白散方见慢惊

归脾汤

异功散

六君子汤三方见内钓

食积寒热

小儿食积者，因脾胃虚寒，乳食不化，久而成积。其症至夜发热，天明复凉，腹痛膨胀，呕吐吞酸，足冷肚热，喜睡神昏，大便酸臭是也。有前症而兼寒热者，名曰食积寒热。若食在胃之上口者吐之，胃之下口者消之。腹痛痞胀，按之益痛者下之；下后仍痛，按之则止者补之。夹食伤寒者，先散之，用参苏饮。热甚便秘者，先利之，用大柴胡汤。如无外感，但只伤食不致于甚，保和丸调之。盖脾为至阴之脏也，故凡脾病者，至夜必热。热而兼寒，则又见所胜者侮所不胜矣。食未消者消之，则寒热自止；食既消者补之，则寒热自痊，若手足并冷，喜热饮食，此中州虚寒也，宜温之。大便欲去不去，脾气下陷也，用四神丸。手足并热，作渴饮水者，脾胃实热也，用泻黄散。大便秘

结，用大柴胡汤。手足虽热，口不作渴，大便不实者，用白术散。仍参腹痛腹胀、积痛积滞治之。

治验

一小儿伤食腹胀，胸满有痰，余用异功散而痊。后复伤食，腹胀作痛，或用药下之，痛虽止而胀益甚，更加喘粗。此脾气伤而及于肺也，用六君、桔梗调补而痊。

一小儿腹胀恶食，寒热恶心，症类外感。余曰：气口脉大于人迎，此饮食停滞也。用保和丸一服，诸症顿退。但腹胀未已，用异功散而痊。

一小儿伤风，咳嗽痰涌，用六君、桔梗、桑皮、杏仁而愈。后饮食停滞，腹泻胀痛，又用六君加山楂、厚朴而安。复停食作呕，或用药下之，更加咳嗽。余谓此脾肺益虚，欲行调补，彼以为缓，乃服发表克滞之药，前症益甚，更加摇头，余用天麻散倍加钩藤钩及异功散而愈。

一小儿胸腹胀痛，寒热顿闷，以手按腹即哭。此饮食停滞也，先用保和丸一服，前症即愈；更加烦渴，按其腹不哭。此宿食去而脾气未复也，用五味异功散加柴胡治之而瘳。

一小儿饮食停滞，服消导之剂，饮食既消，热尚未退。此胃经虚热也，用六君子加升麻、柴胡，四剂而愈。

一小儿先因饮食停滞，服克伐之剂，更加腹痛，按之则止，余用六君子汤而愈。后复伤食，服保和丸及三棱、槟榔之类，更加腹重善噫。此脾气虚而下陷也，仍用前汤加升麻、柴胡、木香而愈。

一小儿面色青白，饮食难化，大便频泄，或用消积化痰等药，久不愈。余谓脾胃虚弱也，用六君子汤渐愈。或以为食积，宜驱逐之，遂反作泻，痰喘发搐。余谓：脾气复伤，不能生肺，肺虚不能平肝，而作是症。先用六君加钩藤钩，饮食少进，又用五味异功散加升麻而愈。

一小儿患前症腹痛，服攻下之剂，发热不已，大便不化，按其腹不痛，与冷水不饮。此食积去而脾气虚也，用五味异功散加当归、升麻而愈。

三黄枳术丸　治伤肉、湿面、辛辣、味厚之物，致填塞闷乱不快。

枳实面炒，五钱　黄连酒浸，炒　大黄湿纸裹煨　白术各一两　黄芩五钱

上为末，汤浸饦饼为丸，如绿豆大。每服五十丸，白汤下。临时量所伤多少，加减服之。

大柴胡汤方见痉症

四神丸方见惊泻

六君子汤

五味异功散二方见内钓

泻黄散方见脾脏

白术散方见积滞

保和丸方见虚羸

加减肾气丸方见腹胀

天麻散方见百晬内嗽。即天麻丸

肿　胀

经曰：至阴者肾水也，少阴者冬脉也，其本在肾，其末在肺，皆积水也。又曰：肾者胃之关也，关门不利，故聚水而从其类也。上下溢于皮肤，故跗肿腹大，上为喘呼，不得卧者，标本俱病也。丹溪云：惟肾虚不能行水，脾虚不能制水，胃与脾合，又胃为水谷之海，因虚而不能传化，肾水泛滥，反得以浸渍脾土，于是三焦停滞，经络壅塞，水渗于皮肤，注于肌肉而发肿也。其状目胞上下微起，肢体重着，喘咳怔忡，股间清冷，小便涩黄，皮薄而光，手按成窟，举手即满是也。古方有十种论症，以短气不得卧为心水；两胁

紧痛为肝水；大便骛溏为肺水；四肢苦重为脾水；腰痛足冷为肾水；口苦咽干为胆水；下虚上实为大肠水；腹急肢瘦为膀胱水；小便关泄为胃水；小腹急满为小肠水。又有湿气、毒气、伤寒后、泻利后、气血虚者之五肿，及疳气、癥积、锁肚、胸膈作膨、蛔、气虚、冷积者之七胀，亦当详之。其受湿气者，由脾胃之气敦阜四肢，头面皆肿也。食毒者脾伤，积毒停留于胃也。伤寒下早者，邪气乘虚而入也。泻痢后者，脾气虚也。皆宜先调胃气，次可治肿。其患七胀，皆由血气不足，脏腑怯弱，表里俱虚，邪正相乱，以致四肢浮肿，腹肚膨满。亦当先调荣卫，分别阴阳。治法：宜补中行湿利小便。凡有热者，水气在表也，可汗之。身无热者，水气在里也，宜下之。腰已下肿，宜利小便；腰已上肿，宜发汗。此仲景之法也。若遍身肿烦渴，小便赤涩，大便秘结，此属阳水。遍身肿不渴，大便溏泄，小便清利，此属阴水。阳水兼阳症者，脉必浮数；阴水兼阴症者，脉必沉迟。气若陷下，宜用二陈加升提之药；如腹胀，少加木香调之。若朝宽暮急，属阴虚，朝用四物汤加参、术，夕用加减肾气丸；朝急暮宽，属阳虚，朝用六君子汤，夕用加减肾气丸；朝暮皆急，阴阳俱虚也，用八珍汤主之。真阳虚者，朝用八味地黄丸，夕用补中益气汤。若肚腹痞满，肢体肿胀，手足并冷，饮食难化，或大便泄泻，呼吸气冷者，此真阳衰败，脾肺肾虚寒不能司摄，而水泛行也，急用加减肾气丸，否则不治。惟调补脾土，多有生者。

治验

一小儿伤食膨胀，服克伐之剂，小便涩滞，改服五苓散，小便益闭，四肢顿肿。余谓脾胃虚寒，不能通调水道，下输膀胱故也，朝用加减金匮肾气丸，夕用补中益气汤而愈。

一小儿患前症，小便赤频，盗汗发热，朝间用补中益气汤，午间用五味异功散，晚间用六味地黄丸而愈。后作功课太劳，盗汗发热，用八珍汤、六味丸而痊。

一小儿患前症，饮食少思，大便不实，先用补中益气汤，又用五味异功散而愈。毕姻后复发，更手足并冷，饮食难化，或吞酸嗳腐，用六君子、炮姜而痊。后又发，用八味地黄丸、补中益气汤而痊。

一小儿小腹胀坠，小便涩滞，午前为甚，以补中益气汤加木香与朝服，以五味异功散加升麻、柴胡与夕服，两月余而愈。后饮食失节，腹胀咽酸，用五味异功散、四味茱萸丸而痊。毕姻后，后患如前，更恶寒腹冷，小便清频，大便不实，手足并冷，用补中益气汤、八味地黄丸而寻愈。

二陈汤方见寒吐

五苓散方见五淋

八珍汤即十全大补汤去黄芪、肉桂。方见自汗

六君子汤方见内钓

加减肾气丸方见腹胀

八味地黄丸方见肾脏

补中益气汤方见虚羸

蛔虫

巢氏云：蛔虫者，九虫之一也，长尺许，或五六寸者。因脏腑虚弱，及食甘肥而动，其动则腹中攻痛，或作或辍，口吐涎水，贯心则死，用使君子丸之类下之。钱仲阳云：吐水不心痛者，胃冷也。吐沫心痛者，虫痛也，与痫相似，但目不斜，手不搐耳，安虫散主之。田氏云：虫痛者，啼哭俯仰，坐卧不安，自按心腹，时时大叫，面色青黄，唇色兼白，目无睛

光，口吐涎沫也。若因胃冷即吐，用理中汤加炒川椒五粒、槟榔五分煎下乌梅丸。古云：虫蚀上部，则上唇有白点；虫蚀下部，则下唇有白点；腹中诸虫，望前其头向上，望后其虫向下。如欲用药，先以猪肝油炙香，令儿闻其香味，使虫头向上，则药易伏。若中气虚而虫不安者，但调补脾胃自安。丹溪先生云：冬月吐虫，多是胃气虚寒，用钱氏白术散加丁香二粒主之。

治验

一小儿患虫动心痛，先服大芜荑汤下瘀秽，反作呕少食，右腮鼻准白中兼黄。此脾肺气虚也，用异功散二服稍应，更加炮姜，一剂而安。

一小儿吐泻将愈，心痛吐水，手足并冷，忽自手按心腹。此胃气虚寒，类乎虫痛也，用益黄散而愈。

一小儿病后吐水，心间作痛，余谓胃气虚寒，用五味异功散而愈。后每吐，凡患病，饮食不进，手足并冷，即吐水心痛，余用前散加升麻、柴胡即愈。或用逐虫之剂，前症益甚，更加腹痛重坠，余用补中益气汤加炮姜，治之而愈。

使君子丸　治五疳，脾胃不和，心腹膨胀，时复作痛，不食渐瘦，并宜服之。

使君子肉一两　厚朴制　橘红　白芍药　甘草炒　川芎各一钱

上为末，蜜丸如皂角子大。每服一丸，陈米饮化下。

安虫散　治虫痛。

胡粉炒　鹤虱炒　川楝子　槟榔各二钱　白矾枯，二钱半

上为末，每服二五分，米饮调下。

乌梅丸　治蛔厥，当吐蛔，今反静而复烦，此为脏寒，蛔上入其膈，故须臾复止，得食而呕又烦，蛔闻臭当自吐。及治久痢。方见伤风咳嗽

理中汤方见冷泻

大芜荑汤方见疳症

异功散方见内钓

白术散方见积痛

益黄散方见脾脏

疝　气

小儿阴肿疝气者，多属肝肾气虚，及坐卧寒湿之地；或风邪所伤，血气相搏；或啼叫气逆，水道不行；或禀父肝经虚热；或妊娠肝气郁结；或乳母怒动肝火而致者。若儿肝经热，用栀子清肝散。儿啼躁怒，用均气散。乳母恚怒，用柴胡清肝散。肝火气逆，用加味逍遥散。小腹作痛，小便涩滞，用龙胆泻肝汤。久坐冷地，小便不利，用四苓散加柴胡、山栀、车前子。不时寒热者，加味小柴胡汤。经云：肝气热，则茎痿，宗筋弛纵，肾茎肿胀，或出白液痒痛，或里急筋缩，挺纵不收，或精随便下者，此名筋疝。俱属肝火不系于肾，宜详治之。

治验

一小儿阴囊赤肿，余作胎毒治，瘥后发热痰盛等症，诊其母素有郁热，用加味归脾、逍遥二药，子母俱服而愈。后吐泻，小便赤涩，两目瞤动，视其寅卯二关脉赤。此肝经风热也，用柴胡清肝散加钩藤钩、木贼草而愈。

一小儿阴茎作痒，小便频数。此属肝火之症，反服五苓散，颈间结核。余用柴胡栀子散、四味肥儿丸，诸症稍愈，又用虾蟆丸而痊。

一小儿茎痿湿痒后，阴囊焮肿，茎中作痛，时出白津。余诊之肝火也，用龙胆泻肝汤、六味地黄丸而愈。

一小儿睾丸作痛，小便赤涩，寒热作呕。乃肝脾之疝，用小柴胡汤加山栀、车

前子、茯苓而愈。

一小儿睾丸肿硬，小便黄涩，用小柴胡汤加车前子、山栀并芦荟丸而消。

一小儿茎中作痒；一小儿下疳溃烂，作痛发热；一小儿茎中溃痛，小便秘涩，日晡尤盛；一小儿目痒出水连札，项间结核，阴囊瘙痒。俱属肝火之症，俱用九味芦荟丸而愈。

一小儿小便涩滞，阴囊肿痛，寒热。此肝经湿热也，用龙胆泻肝汤而消。但内热倦怠，此兼脾气虚也，用四君、柴胡、山栀、芎、归而愈。

一小儿阴囊赤肿，因乳母怒气，及饮酒而发。余审之，因于怒则用加味逍遥散，因于酒则用加味清胃散并加漏芦、干葛、神曲，与母子服之，随愈。

一小儿阴囊肿痛，小便赤涩，用加味小柴胡汤加漏芦，母子并服而愈。

一小子禀肝肾虚弱，睾丸常肿，用六味地黄丸料加柴胡，母子并服，两月余而痊。

刘武库子，睾丸作痛，小便赤涩，寒热作呕，用小柴胡汤加山栀、车前子、茯苓而愈。

一小儿腹内一块攻痛，小便不调，用龙胆泻肝汤、芦荟丸而愈。后形气消烁，发热作渴，此肝木制脾土也，用补中益气汤及芦荟丸而愈。

龙胆泻肝汤　治肝经湿热，两拗肿痛，或腹中作痛，或小便涩滞等症。

龙胆草酒拌炒黄　泽泻各二分　车前子炒　木通　生地黄酒拌　当归酒拌　山栀炒　黄芩炒　甘草各二分

上水煎服。

四君子汤

加味逍遥散

加味清胃散

加味归脾汤四方见内钓

五苓散方见五淋

九味芦荟丸方见疳症

补中益气汤方见虚羸

加味小柴胡汤方见痉症

六味地黄丸方见肾脏

栀子清肝散

柴胡清肝散二方见发热

四味肥儿丸方见寒吐

四苓散即五苓散去肉桂

渴　症

《百问》云：小儿唇红如丹，即发渴；红甚焦黑则危笃。若三焦虚烦作渴者，用三黄汤。伤寒后唇口焦者，用白虎汤、竹叶汤。泻痢作渴者，用四苓散之类。常治暑积心脾，烦渴引饮者，用白虎汤。下痢脾虚作渴者，用七味白术散。热结膀胱，小便秘，渴者，用五苓散。上焦虚热者，用四君子汤。膏粱积热者，用清胃散。脾胃积热者，用泻黄散。中气虚热者，用异功散。肾水虚热者，用六味丸。其余疳症发热，各详本症。胎禀所致者，当各审其因。若误用寒凉降火，脾胃复伤，则腹胀而为败症矣。

治验

一小儿发热作渴，用泻黄散，大便重坠，口角流涎。仍欲泻火。余曰：鼻准青白多而黄色少，属脾胃虚寒，肝木所侮；盖口角流涎，胃气不能统摄也；大便重坠，脾气不能升上也。不信，另用凉剂，果眉唇微动，四肢微搐。余曰：此虚极而变慢惊风矣。用六君、当归、木香、炮姜、钩藤钩，二剂益甚。意欲更剂。余曰：此药力未及也。仍以前药加附子一片，服之即安。去附子，又二剂而愈。

一小儿吐泻后，患渴症，饮食少思，肌体消瘦，用七味白术散，渴渐止；五味异功散加升麻，饮食渐进；又用补中益气汤，肌肉顿生。

一小儿嗜膏粱甘味，发热作渴，小便白浊，用四味肥儿丸，佐以泻黄散稍愈。复伤食吐泻，服消食丸，胃气复伤，饮食少思，肢体倦怠而渴。先用七味白术散而渴止，次用五味异功散而痊。

一小儿面目色白，患渴症，唾痰发热，服清热化痰之药，大便洞泻，小便频数。此脾胃虚而复伤也，朝用补中益气汤，夕用四神丸，诸症渐愈，又佐以六味地黄丸而愈。

一小儿十五岁，用心太过，两足发热，日晡益甚。服人参固本丸之类，热益甚，痰涎上涌，体倦更唾痰；服化痰滋阴之剂，痰热益甚，更头目眩晕，体倦少食。请余治，仍欲清热化痰滋阴。余曰：两足发热，肾经阴虚也；痰涎上涌，肾不能摄也；头目眩晕，胃气不能上升也。此禀赋不足，劳役过度而然耳。遂朝用补中益气汤，夕用加减八味丸，元气渐复，诸症渐愈。但用心于功课，即头晕发热，用前药即愈。毕姻后，诸症复作，服前药半载而痊。后再发，更大小便牵痛，用补中益气汤、八味地黄丸、独参汤而得生。

竹叶石膏汤

石膏一钱　半夏三分　甘草　人参各二分　麦门冬十粒　竹叶一握

上生姜汁一匙，水煎服。

三黄汤

黄芩　黄连　黄柏各等分

上水煎服。

白虎汤方见发热

五苓散方见五淋

七味白术散方见积滞

四君子汤

六君子汤

清胃散

异功散四方见内钓

六味丸方见肾脏

四苓散即五苓散去肉桂

补中益气汤方见虚羸

四味肥儿丸方见寒吐

消食丸方见呕吐乳

四神丸方见惊泻

烦　躁

仲景云：火入于肺则烦，入于肾则躁。夫心者，君火也。火旺则金燔，水亏而火独存，故肺肾合而为躁也。《活人》云：但烦热者，虚烦也。诸虚烦热，与伤寒相似，但不恶寒，鼻不塞，故知非伤寒也。头不痛，脉不紧，故知非里寒也。不可发汗攻下，当与竹叶汤，兼呕者与橘皮汤。又心虚则先烦而后渴，翕翕发热，其脉浮紧而大是也。盖烦者，心中烦扰为内热，故属阳；躁者，肢体躁动，或裸身欲入井中，为外热，故属阴。外热者无根之火也，是以为虚。在小儿当辨，其嗞煎不安是烦，嗞啀不定是躁。嗞煎者，心经有热，精神恍惚，烦满生惊；嗞啀者，心经有风，烦躁惊搐也。热甚者，黄连解毒汤，轻者导赤散。风热者，至宝丹。脉数而实，便秘有热者，神芎丸。此皆实热之治法也。若烦而头痛短气，口干咽燥不渴者虚也，用四君加芎、归。因药攻伐而作渴者，用竹茹汤。烦而不得眠者，酸枣仁汤。心神颠倒，烦热欲吐者，朱砂安神丸。面戴阳，目内赤，六脉洪大，按之全无者，血虚发躁，用当归补血汤。若躁而裸体欲入井中，脉沉细或浮大，按之如无者，此皆阴盛发躁也，宜用参附汤，有回生之功。

治验

一小儿烦躁惊悸，热渴饮冷，额间色

赤。此心经实热所致，先用泻心汤，一服稍缓，又用柴胡栀子散而愈。

一小儿痢后发热烦躁，用四君、当归、升麻、柴胡顿安，又用补中益气汤而愈。又伤食作泻，前症复作，吞酸，先用异功散加吴茱萸、木香为末，二服吞酸悉止，乃去茱萸、木香，治之而安。

一小儿溃疡，烦躁惊搐撮空，用六味丸料煎服，以滋肾肝，用五味异功散，以补脾肺渐愈，又用八珍汤而痊。

一小儿患瘢疹，服发汗之药，烦躁作渴，先用当归补血汤及东垣圣愈汤，诸症渐安。又用八珍汤加麦门冬、五味子而愈。

一小儿痢后烦躁作渴，面赤脉大，按之如无。此血脱烦躁也，先用当归补血汤，又用加味异功散加升麻、当归而安。又伤食作泻不已，复烦躁，用异功散为主，佐以八珍汤而安。

一小儿患瘰疬，服下毒之药，发热烦躁，口渴作呕。此元气复伤，用八珍汤倍加参、芪、归、术，治之渐安，又用四君、当归、升麻而安。

清热解毒丸 治五脏积热，毒气上攻，胸臆烦闷，咽喉肿痛，赤眼壅肿，头面发热，唇口干燥，两颊生疮，精神恍惚，心忪闷乱，坐卧不宁，及伤暑毒，面赤身热，心烦躁而渴，饮食不下。

寒水石 石膏各八两 青黛四两

上研末，入青黛和匀蒸饼七个，水调为丸如芡实大。每服一丸，食后新汲水化下，或细嚼生姜汤下。如中诸毒，并宜服之。及惊风潮热，痰涎壅塞，心胸烦躁，颊赤多渴，坐卧不稳，每服半粒，量大小加减。

橘皮汤

橘皮一两半 甘草炙，半两 人参二钱五分 竹茹半两

上每服五钱，姜水煎，食前服。

东垣圣愈汤 治诸疮出血多而烦躁不得眠。

熟地黄 生地黄 川芎 人参各五分 当归身 黄芪各一钱

上水煎服。

泻心汤 治心经实热，口舌生疮，烦躁发渴。

宣黄连 犀角各等分

上水煎服。

黄连解毒汤方见诸痢

竹茹汤方见呕吐乳

酸枣仁汤方见惊痫

朱砂安神丸方见诸疳

神芎丸

至宝丹二方见惊风

导赤散方见心脏

异功散

四君子汤二方见内钓

注夏

脾为太阴，位属坤土，喜燥而恶湿。故凡脾胃之气不足者，遇长夏润溽之令，则不能升举清阳，健运中气，又复少阳相火之时，热伤元气，则肢体怠惰不收，两脚痿弱，嗜卧发热，精神不足，饮食少思，口中无味，呼吸短乏气促，目中视物䀮䀮，小便赤数，大便不调，名曰注夏。此皆禀赋阴虚，元气不足之症，丹溪补阴论言之详矣。育子者，岂可不知冬月养阳之道乎？治法用补中益气汤去升麻、柴胡加炒黑黄柏主之。若因劳役发热，血虚脉大者，用当归补血汤。气血两虚者，八珍汤。肝肾阴亏者，地黄丸。大便作泻者，人参理中汤。或乳母肝火乘脾，寒热少食者，柴胡栀子散。胃火作渴者，竹叶石膏汤。小儿多因乳母之气不调，而当戒怒

气，调饮食，适寒温，则可以远病矣。又如今人夏月皆以香薷汤浸冷代茶饮之，殊不知香薷利水，大损元阳，厚朴克伐，大泻真气，况脾性喜温而恶寒，夏月阴盛于内，冷啜伤脾，若胃强有火，湿热为病之人，固无大害，其脾胃虚弱，中气不足者，必为腹痛少食，泄泻寒中之疾矣。此大人亦所当戒者，况小儿乎？慎之，慎之！

治验

一小儿每春夏口干发热，怠惰嗜卧，劳则头痛。服清凉化痰之药，喘泻烦躁不安；服香薷饮，脉大神思昏烦。余用补中益气汤去升麻、柴胡，加五味、麦门、炮姜，一剂未愈，又加肉桂五分即苏，更用六味丸而愈。

一小儿禀脾肾虚弱，注夏发热，二便不调，朝用补中益气汤，夕用地黄丸而愈。后因乳母怒气，致儿发热惊搐，用柴胡栀子散，母子并服而瘥。

一小儿素有食积，注夏发热，倦怠少食，大便不实，朝用五味异功散少加升麻、柴胡，夕用四味肥儿丸而寻愈。

一小儿禀赋肾虚，患注夏之疾，因乳母大劳，则发热益甚，用补中益气汤，令母子并服而愈。后因乳母多食膏粱，又患疮疾，烦躁作渴，先用竹叶石膏汤及补中益气汤，将瘥，母着怒气，大热发搐，用柴胡栀子散、加味逍遥散而痊。

一小儿注夏，食生冷之物，腹中作痛，甚则发搐厥冷，用人参理中丸而愈。

一女子年十四，患注夏，经行之后，发热晡热，烦躁作渴，面赤，脉洪大，按之如无。此血脱发躁，先用当归补血汤四剂，又用八珍汤而安。

柴胡栀子散

当归补血汤二方见发热

八珍汤方见自汗

补中益气汤方见虚羸

地黄丸方见肾脏

人参理中汤方见冷泻

竹叶石膏汤方见渴症

卷 十

吴郡 薛铠集 薛 己验
江都 魏一元 吴中珩校

自 汗

自汗者，汗无时而自出也。经曰：饮食饱甚，汗出于胃。惊而夺精，汗出于心。持重远行，汗出于肾。疾走恐惧，汗出于肝。摇体劳苦，汗出于脾。又曰：阴虚而阳必辏，则发热而自汗。阳虚而阴必乘，则发厥而自汗。东垣云：表虚自汗，秋冬用桂，春夏用黄芪。丹溪云：汗者心之液也。自汗之症，未有不因心肾俱虚而得之者。巢氏云：虚劳病若阳气偏虚，则津液发泄而为汗矣。夫自心为主，阳之藏，火也。阳主气，人身津液，随其阳气所在之处而生，亦随其火所扰之处而泄，则为自汗矣。治法当用参、芪甘温益气之药，使阳气外固，而津液内藏则汗止矣。若元气虚者，夏月用六君子汤加山药、山茱萸，冬月用加减八味丸、十全大补汤。血虚者，四物加参、芪。有热者，当归六黄汤。气血俱虚者，十全大补汤。心肾虚热者，六味丸。虚寒者，八味丸。心经血虚者，团参汤。胃经气虚者，六君子汤。饮食劳倦者，补中益气汤。嗜卧倦怠者，升阳益胃汤。热伤元气者，清燥汤。暑干心胞络者，清暑益气汤。外伤风邪者，惺惺散。虚劳羸瘦者，人参养荣汤。思虑伤脾者，归脾汤。怒动肝火者，小柴胡汤。肝经虚热者，加味逍遥散。肝经湿热者，龙胆泻肝汤。泄泻脉微者，人参理中汤。手汗者，补中益气汤。胸腹汗者，四君子汤。当心一片有汗者，茯苓补中汤。黄汗者，茵陈五苓散。血汗者，血余散敷之。此皆云汗之大法也，仍推五脏相胜主之。若汗出如油，喘而不休，此为命绝；柔汗发黄，此为脾绝；汗出不流，如贯珠者，为绝汗。数者并不治。若六阳虚则汗出上至头，下至项，亦难治。

治验

一小儿四岁，因惊自汗，左关无脉，以此为忧。余曰：肝主惊，此禀肝气不足，因惊则气散，脉必在臂腕。于尺部尽处候之，果得。用补中益气汤、六味地黄丸，半载脉复本位。其脉在合谷之间者，皆自幼被惊而然也。

一小儿五岁，因惊自汗发热，虚证悉具，右寸脉短。此胃气复伤也，用独参汤月余，又用补中益气汤，仍佐以六君子及加味地黄汤，半载而愈。

一小儿自汗，目直项强顿闷。余谓肝经实热，先用柴胡栀子散，随用六味地黄丸而愈。后因惊自汗，咬牙呵欠。属肝经虚热生风，用六味地黄丸、补中益气汤而痊。后又惊，自汗怔悸，面赤发热。悉属肝经虚热，用六味丸而愈。

一小儿自汗，面青善怒，小便频数，

睡间惊悸，或发搐目直。此肝火血燥生风也，先用加味四物汤、加味逍遥散各四剂，与间服，诸症渐愈，又用四君、山栀而痊。

一小儿自汗盗汗，颈间结核，两目连札。此兼肝脾疳症也，用四味肥儿丸及大芜荑汤而痊。后每伤食发热，便血自汗，用五味异功散加升麻、柴胡渐愈，又用六味地黄丸而痊。

一女子十四岁，自汗寒热，月经先期。余谓肝火血热，用加味逍遥散、地黄丸而痊。后因怒，经行不止，自汗盗汗，先用加味小柴胡汤，次用加味逍遥散而愈。

一小儿自汗，叫哭发热，作渴饮水，抽搐仰睡。乃心经实热也，用导赤散治之而愈。后又自汗，发热饮汤，抽搐无力，惊窜咬牙，覆睡面赤。心经虚热也，用茯苓补心汤而愈。

一小儿自汗恶风，用补中益气汤加炒浮麦而止。因饮食停滞，患吐泻，用六君子汤而愈，又用四君、当归、浮麦而汗止。出痘时，自汗盗汗，用十全大补汤而痘愈。后因风咳嗽，自汗腹胀。余谓：脾肺俱虚，宜用六君、桔梗。因惑于人言，先服发表之剂，更加气喘盗汗。余用四君、五味子、炮姜，四剂不应；每剂又加人参五钱，炮姜一钱，稍止；又三剂而痊。

十全大补汤　治诸虚不足，自汗不食，时发潮热等症。

白茯苓　人参　当归　白术　黄芪炒　川芎　肉桂　白芍药炒　熟地黄　甘草炒，各等分

上三五钱，姜枣水煎服。

八珍汤前方去肉桂、黄芪。治验见各门

人参养荣汤　治病后时自汗，或发潮热，口干食少，心虚惊悸，咳而下利。前方去川芎，加陈皮、五味子、远志。

百解散　治感冒风邪，发热自汗者。

荆芥　白芷　麻黄去节　陈皮　苍术　甘草炒，各三分

上姜三片，葱白三根，水煎服。

清暑益气汤　治暑邪干卫，身热自汗。

黄芪　苍术泔浸去皮，各一钱　升麻七分　人参　白术　陈皮炒　神曲炒　泽泻各五分　甘草炙　黄柏酒浸，炒　当归身　麦门冬去心　青皮炒　葛根各三分　五味子九粒，杵

上水煎服。

茵陈五苓散　治伏暑发黄烦渴，小便不利。

赤茯苓　猪苓　泽泻　白术　茵陈各三分

上水煎服。

血余散　治汗不止。

用男子乱发一握，煅存性，为细末，以绢袋盛置，干扑之。

清燥汤　治小儿自汗，或因热伤元气，大小便秘涩。

黄芪炒　苍术各五分　白术　陈皮　泽泻　人参　白茯苓　升麻　麦门冬　当归身　生地黄　神曲炒　猪苓　黄柏酒拌炒，各三分　五味子五粒，杵　黄连炒　甘草炙，各二分

上姜一片，水一钟，水煎服。

升阳益胃汤方见诸痢

六君子汤

加味归脾汤

四君子汤

加味逍遥散

五味异功散五方见内钓

柴胡栀子散方见发热

小柴胡汤方见肝脏

补中益气汤方见虚羸

龙胆泻肝汤

人参理中汤

茯苓补心汤三方见喑

团参汤

当归六黄汤二方见盗汗

惺惺散

四物汤二方见急惊

六味丸方见肾脏

加味八味丸即六味丸加肉桂、五味子。方见肾脏

四味肥儿丸方见寒吐

大芜荑汤方见疳症

导赤散方见心脏

盗　汗

盗汗者，睡则汗出，寤则汗收也。自汗属阳虚，盗汗属阴虚。盖阳为卫气，阴为荣血，血之所主心也，所藏肝也。热搏于心，故液不能内敛而外泄于皮肤。人卧则静而为阴，觉则动而为阳，故曰自汗属阳，盗汗属阴也，多因心肾不交，水火不能既济。肾虚则闭藏之令失守，故有是症，宜用六味丸、十全大补汤。血虚内热者，当归六黄汤。心经有热者，导赤散。肝经虚热者，六味地黄丸。血脱盗汗者，当归补血汤。肝胆风热者，柴胡清肝散。食积内热者，二陈、枳实、山栀。胃气虚热者，六君子汤及浮麦散。血气俱虚者，人参养荣汤。余症见自汗，当参览之。

治验

一小儿十一岁，面色青白，或恶寒发热，鼻间黄白，盗汗自汗，胸膈不利，饮食少思，常怀畏惧，用二陈、黄连、酸枣、茯神之类不应。余以为脾肺俱虚，不信，自用朱砂安神丸，更寒热往来，泄泻不食。余用六君、当归、黄芪而愈。

一小儿五岁，腹中作痛，大便不实，患盗汗，鼻间左腮皆白。此脾肺俱虚而食积所致也，用六君、山楂、神曲四剂，腹痛顿止；去楂、曲，又四剂大便调和，乃用四君、归、芪而汗止。

一小儿十二岁，患盗汗，形气瘦弱，面色或赤或白，右腮白两颊赤，鼻间微青。此禀足三阴经虚也，朝用补中益气汤，夕用六味地黄丸而愈。

一小儿久患盗汗，夜热昼凉，饮食少思，大便酸臭。此食积内作也，先用三棱散消导积滞，又用五味异功散补脾进食而瘥。

一女子十四岁，自汗寒热，肝脉弦洪，此肝火所致，用加味逍遥散而愈。后饮食停滞，吐痰眩晕，头面不时汗出，两寸脉不及本位，用补中益气汤加半夏、蔓荆子而痊。

一小儿三岁，盗汗不食，闻药即呕。此胃气伤也，用浮麦炒为末，以乳调服钱许，旬余呕止食进，佐以六君子汤而愈。

一小儿发热呵欠，顿闷咬牙，至夜盗汗。属肝胆火症，用小柴胡汤加山栀二剂，又用地黄丸料煎服而愈。

一小儿盗汗甚多，久不愈，寸口脉沉伏，饮食少思，稍多食则腹痛汗不止。余谓脾虚食积，用六君、升麻、柴胡，月余脾气渐健，饮食渐加，汗亦少止，乃佐以异功散而痊。

一小儿苦盗汗，肢体消瘦，因功课劳役，更加自汗，余用补中益气、十全大补二汤而愈。次年因劳心，前症复作，更加梦遗，仍用前二汤各五十余剂而愈。毕姻后，前症俱作，手足并冷，前药又各加姜、桂一钱，数剂少应，至六十余剂而愈。因大劳，盗汗如雨，手足如冰，再以前二药加桂、附各一钱，数剂方愈。

当归六黄汤　治血虚盗汗，内热晡热者。

当归　熟地各五分　生地黄炒，三钱

黄连炒黑　黄柏炒黑　黄芩炒黑，各三分　黄芪炒，五分

上水煎服。

团参汤　治虚汗、盗汗。

新罗人参三两　当归三钱

上为末，用雄猪心一个切三片，每服以猪心一片，煎汤调服二钱。

白术散　治自汗、盗汗。

白术三两　小麦一合，炒

上用水一钟半，煮干，去麦为末，以炒黄芪煎汤，量儿大小调服。忌萝卜、辛辣、炙煿之类，乳母尤忌。

六味地黄丸方见肾脏

人参养荣汤

十全大补汤二方见自汗

导赤散方见心脏

柴胡清肝散

当归补血汤二方见发热

二陈汤方见寒吐

六君子汤

四君子汤

五味异功散

加味逍遥散四方见内钓

小柴胡汤方见癍症

三棱散方见白浊

补中益气汤方见虚羸

噫　气

经曰：脾病则面黄善噫。噫者，寒气客于胃，厥逆从下上散，复出于胃而为噫。又善思善味，其症当脐有动气，按之牢若痛；其病腹胀满，食不消，体重节痛，怠惰嗜卧，四肢不收。经曰：脾主四肢。有是者脾也。又曰：二阳一阴发病，主惊骇，背痛善噫。何谓也？窃谓上焦受气于中焦，中焦气未和，不能消谷，故为噫耳。中焦亦脾胃之分也，脾土虚寒，由命门火衰，不能温蒸水谷。古人有服菟丝子，旬日间饮食如汤沃雪，亦此义也。补脾宜人参理中汤，补右肾宜用八味丸。胃气虚不能运化水谷者，六君子加木香。郁结伤脾者，加味归脾汤。木克土者，四君、柴胡、升麻；兼嘈杂者，加吴茱萸、半夏。治者审之。

治验

一小儿禀赋虚羸，时常作痢，年十三岁，泄泻不食，手足并冷，诸药不应。余谓命门火衰，六君子汤、八味丸治之，寻愈。毕姻后，劳心过甚，饮食顿少，发热下气，先用参、术各五钱，姜、枣煎服，诸症稍愈。又用六君子汤加炮姜、肉桂、参、术各一两，一剂诸症顿愈。又因劳心发热烦渴，用补中益气汤加附子一钱渴止；用参、芪各一两，归、术各五钱，附子一钱，三剂全瘥。

一小儿十五岁，喜噫，面黄腹胀，饮食难化，用六君、益智、木香渐愈。后因怒兼胁痛，少食下气噫气，用补中益气汤加附子、益智渐愈。后饮食过多，腹胀吞酸，服保和丸，热渴痰甚，用二陈、黄连、石膏之剂，大便不止，吃逆不食，手足并冷，余用六君、附子，四剂稍愈，又以补中益气汤加附子及八味丸而遂安。

一女子十九岁患前症，用六君子汤送四味茱萸丸而愈。但怒即发，服此药亦即愈。后因怒气劳役，前症复作，血崩不止，先用柴胡栀子散一剂，随用补中益气汤加山栀而痊。仍参虚羸治验。

《本事》枳壳散　治心下痞闷，或作痛多噫。

枳壳　白术各半两　香附子炒，一两　槟榔三钱

上为末，每服一钱，空心米饮调下。

四味茱连丸　治腹胀噫气吞酸，食不能化。

吴茱萸炒　黄连炒　神曲　荷叶各等分

上为末，水煮神曲糊丸桐子大。每服二十丸，白汤下。黄连当量病微甚，或炒黑炒黄用之。

八味丸即六味丸加五味子、肉桂。方见肾脏

四君子汤

六君子汤

加味归脾汤三方见内钓

补中益气汤方见虚羸

下　气

刘河间云：肠胃郁结，谷气内发，而不能宣通于肠胃之外，故喜嘻下气也。若癫痫劳瘵，气下泄而不止者，必死。乃真气竭绝，腠理闭塞，谷气不能宣通于肠胃之外，故从肠胃中泄出。娄全善云：下气属心虚。经云：夏脉者心也。心脉不及，下气为泄者是也。经又云：饮食入胃，游溢精气，上输于脾，脾气散精，上归于肺，通调水道，下输膀胱，水精四布，五经并行。此平人也。若七情内伤，六淫外侵，饮食失节，房劳过度，致脾土之阴受伤，转运之官失职，不能输化，故下气也。又曰：阴精所奉其人寿，阳精所降其人夭。阴精者，乃五谷之精，上荣心肺，以降肾肝，故曰其人寿。阳精者，乃胃中之清气，陷人肾肝，不能升浮，上输心肺，故曰其人夭。若饮食过多，肠胃郁结，用平胃散。癫痫劳瘵，用补中益气汤。心气虚弱，用补心丸。心气虚寒，用补心汤。脾胃虚寒，用理中汤。肝木乘脾，用六君子汤加木香。脾气郁结，用加味归脾汤。脾气下陷，用补中益气汤。命门火衰，用八味丸。肾气不足，用六味地黄丸。大凡噫气下气者，其脉不及本位。《内经》云：短则气病，以其无胃气也。诸症见此脉难治，但纯补胃气为善。

治验兼参虚羸治验

一小儿脾气素弱，饮食少思，常患虚弱，毕姻后噫气，右关脉弱，不及本部，左关脉弦数而长。此脾气虚肝木胜之也，用六君、柴胡、炒黑山栀，治之寻愈。后因劳复作，用补中益气汤加益智，二剂而痊。后又劳，复头晕，仍用前汤，更加蔓荆子而愈。

一女子十四岁，性急多怒，噫气，常服木香槟榔丸，胸中爽快。次年出嫁孀居，前症复发，服清气化痰丸，发热痰甚；服芩、连等药，经行如崩，发热作渴，四肢抽搐，唇口自动。此因肝盛脾虚，不能统血归经，虚火动而类风也，用加味逍遥散，内归、术各用五钱，加钩藤钩二钱治之，诸症顿愈。又用加味归脾汤，久服而愈。

一女子早丧母，噫气下气，出嫁后患吞酸胸痞，用六君子送越鞠丸渐愈，又用加味归脾汤而安。后因怒兼胁痛腹胀，小便淋涩，用加味逍遥散加车前子、龙胆草而愈。

一小儿十一岁，禀胃气充实，饮食过多，胸满噫气，用枳壳散渐愈，又用六君子汤痊愈。至十七岁，饮食停滞，腹胀兼痛，自用枳壳散，肢体倦怠，噫气下气。余用六君、干姜、肉桂而愈。

一女子年十六患此，先用参、术之药，不应，用六君子汤送四味茱连丸而愈。后又因怒气劳役，前症益甚，更兼发热，用柴胡栀子散二剂，随以补中益气汤而痊。

平胃散方见虚寒

补心汤方见暗

补心丸即茯神散为丸。方见惊悸

补中益气汤方见虚羸

人参理中汤方见惊泻

越鞠丸

六君子汤

加味归脾汤

加味逍遥散四方见内钓

《本事》枳壳散方见前症

柴胡栀子散方见发热

四味茱连丸方见嗳气

八味地黄丸方见肾脏

不　寐

经曰：阳明，胃脉也。胃者，六腑之海，其气亦下行，阳明逆，不得从其道，故不得卧也。又曰：胃不和则卧不安。夫人身之卫气，昼则行于阳，夜则行于阴。阳主动，阴主静，寤则魂魄志意散于腑脏，发于耳目，动于肢体，而为人身指使之用；寐则神气各归五宫，而为默运之妙矣。若脾胃气盛，则脏腑调和，水谷之精，各各融化，以为平和之气。若胃气一逆，则气血不得其宜，脏腑不得其所，不寐之症，由此生焉，当用四君、远志、酸枣仁。肝肾虚热者，六味丸。心血不足者，真珠母丸。思虑过度者，归脾汤。精神短乏者，人参养荣汤。病后余热者，酸枣仁汤。胆虚不得眠者，人参竹叶汤。肝火不宁者，加味小柴胡汤。振悸不得眠者，四君、生姜、酸枣仁。夜啼惊哭不寐，各详别症，当参求之。

治验

一小儿患疮溃后，饮食少思，倦怠不寐，先用四君、茯神、当归、陈皮，饮食顿加，乃佐以八珍散为末，时服钱许，渐得寐。又因惊汗出，发热不寐，用异功散加柴胡、山栀，汗热顿止，仍服四君、八珍之药得寐。后又饮食停滞，腹痛吐痰，不寐汗出，用六君、柴胡、升麻、山楂而安。

一小儿十四岁，勤于功课，彻夜不寐，饮食无味，早间用补中益气汤，午后用异功散，饮食渐有味，夜稍得寐，仍用补中益气汤、八味汤而愈。毕姻后不寐，兼遗精盗汗，用补中益气汤、六味地黄丸而愈。

一小儿痢后，不食少寐，或兼盗汗，先用异功散加升麻、当归，饮食渐进，佐以补中益气汤，稍得寐。四年后，因用心记诵，患自汗不寐，饮食甚少，用补中益气汤、加味异功散而愈。

一女子十七岁，丧母过哀不寐，发热或寒热。此脾血虚而火动也，用加味逍遥散、加味归脾汤治之寻愈。后因饮食怒气，不寐腹痛，先用六君、柴胡、升麻而痛止，仍用前二药而得寐。

仲景酸枣汤　治虚劳虚烦不得眠。

酸枣仁炒，一钱　甘草　知母炒　茯苓　芎䓖　生姜各五分

上水煎服。

《本事》鳖甲丸　治胆虚不得眠，四肢无力。

鳖甲　酸枣仁炒　羌活　黄芪炒　牛膝酒炒　人参各一两　五味子

上为末，炼蜜丸梧子大。每服三四十丸，温酒下。

《圣惠》治骨蒸劳热，烦心不得眠，用酸枣仁三钱，水煎熟，下地黄汁一蛤蜊，食之。

《本事》真珠母丸　治肝胆二经，因虚内受风邪，卧则魂散而不守，状若惊悸。

真珠三分，另研细　当归　熟地黄各一两半　人参　酸枣仁炒　柏子仁各一两　犀角　茯神　沉香　龙齿各半两

上为末，炼蜜丸小豆大，辰砂为衣。每服二十丸，白汤下，日午夜卧各一服。

人参竹叶汤　治虚烦不得寐。

人参　竹叶　甘草各二钱　半夏　小

麦 麦门冬各一钱半

上每服二三钱，姜二片，粳米一撮，水煎服。

四君子汤

六君子汤

加味归脾汤

加味逍遥散

五味异功散五方见内钓

补中益气汤方见虚羸

人参养荣汤方见自汗

加味小柴胡汤方见痉症

八珍散十全大补去黄芪、肉桂

六味地黄丸方见肾脏

惊 悸

人身有九藏，心藏神，肝藏魂，二经皆主于血，血亏则神魂失宁而生惊悸也。经曰：东方青色，入通于肝，其病发惊骇。又曰：二阳一阴，发病主惊骇。惊者，心卒动而恐怖也；悸者，心跳动而怔忡也。二者因心虚血少，故健忘之症随之，用四物、安神之类。丹溪谓亦有属痰者，宜用温胆汤加辰砂、远志之类。若思虑便动，虚也，用养心汤。时作时止，痰也，用茯苓丸。触事易惊，心胆虚怯也，用温胆汤。卧惊多魇，血不归源也，用真珠母丸。梦寐不宁，肝魂失守也，用定志丸。恐畏不能独处，胆气虚冷也，用茯神汤。睡卧烦躁，胆气实热也，用酸枣仁丸。眩晕惊悸，风痰内作也，用《本事》辰砂远志丸。思虑郁结，脾虚气滞，用归脾汤。前症虽曰属心与肝，而血之所统，实主于脾，脾之志曰思，思虑多则血耗损而不能滋养于肝。心者脾使之也，思虑内动，未尝有不役其心者。夫心为君火之脏，十二官之主也。夫君之德不怒而威，无为而治，故宜镇之以静谧，戒之以妄动，动则相火翕合，煽烁阴精，精血既亏，则火空独发，是以惊悸怔忡之所由生，五志之火，心所不能制者矣。故治脾者不可不知养心，养心者不可不知镇静而寡欲。然人孰无思也，思之正，则无妄动之欲矣。朱子曰：必使道心常为一身之主，而人心每听命焉。此善于养心者也。

治验

一女子素血虚惊悸，出嫁后更怔忡晡热，月经过期，用八珍汤加远志、山药、酸枣仁，三十余剂渐愈，佐以归脾汤痊愈。后因劳怒，适经行不止，前症复作，先用加味逍遥散，热退经止，又用养心汤而痊。

一小儿十五岁，彻夜用功记诵，去后少寐，仍不戒劳，患怔忡发热不止，用归脾汤为主，佐以八珍汤，诸症渐愈。后复作，服归脾、定志二药即愈。

一小儿十五岁，因用心太过，少寐惊悸，怔忡恶寒，先用补中益气汤、茯苓、酸枣仁、远志，恶寒渐止；又用加味归脾汤，惊悸稍安；又用养心汤而愈。

一小儿惊悸，睡卧不安，发热饮冷，用《治要》茯苓散而愈。又因劳役恚怒，发热吐痰自汗，用温胆汤二剂而安，又用归脾汤、宁志丸而愈。

一小儿十三岁，善思多忧，体倦发热，心怀畏惧，必多人相伴乃止，用茯神汤，佐以归脾汤，两月余渐愈。毕姻后，前症复作，加寒热头晕，先用前二汤而惊悸愈，后用十全大补汤、补中益气汤，诸症渐愈。后因科举人场劳役，朝寒暮热，自服前二汤各三十余剂，不应。时仲秋，脉虚大，按之微细，面白腹痛，亦用前方，倍加肉桂、干姜，四剂亦不应；遂以八味丸料煎服四剂，稍缓；又四剂渐愈，乃用八味丸、十全大补汤而安。

一女子十五岁，性沉静，被盗所恐，

遂惊悸，腹胁胀痛，寒热往来，不食无寐，善思恐惧，用酸枣仁丸、归脾汤、加味逍遥散而寻愈。出嫁后，因丧子兼大劳，惊悸无寐，吐痰发热，饮食少思，胸腹膨胀，服化痰药，日吐痰四五碗。时考绩至京，请治。余谓：脾肺虚寒，不能摄涎化食而为痰也。用六君、干姜六剂，痰益甚，手足并冷，用前药，每加附子一钱，仍不应；乃用人参一两，附子二钱，四剂始稍缓；又二剂，仍用六君加姜、附各五分，数剂后，易桂治之而愈。

温胆汤　治心胆虚怯，触事易惊，或梦寐不祥，遂致心惊胆摄，气郁生涎，涎与气搏，变生诸症，或短气悸乏，或复自汗，胆虚不能制脾，则脾之水饮作矣。

半夏汤洗　竹茹　枳实麸炒，各二两　橘皮二两，去白　甘草炙，一两　白茯苓一两半

上每服四钱，水一盏半，姜五片，枣一枚，煎七分，食前服。

宁志丸　治心虚多惊。若有痰，宜吐之。

人参　白茯苓　茯神　柏子仁　琥珀　当归　酸枣仁温酒浸半日，去壳　远志炒，各半两　乳香　朱砂　石菖蒲各三钱

上为末，蜜丸桐子大。每服三十丸，食后枣汤下。

茯神散　治五脏气血虚弱，惊悸怔忡，宜用此安神定志。

茯神去木　人参　龙齿另研　远志去心　桂心　防风　独活　酸枣仁　细辛　白术炒，各三钱　干姜炮，三两

上为末，每服四五钱，水煎服，蜜丸亦可。

《治要》伏苓补心汤　治心气不足，喜悲愁怒，衄血面黄，五心烦热，或喉间痛，舌本作强。方见喑

茯神汤　治胆气虚冷，头痛目眩，心神恐畏，不能独处，胸中烦闷。

茯神去木　酸枣仁炒　黄芪炒　栀子仁炒　白芍药炒　五味子杵，炒　桂心　熟地自制　人参各一两　甘草五钱，炒

上每服五钱，姜水煎。

酸枣仁丸　治胆气实热，不得睡卧，神志不安，惊悸怔忡。

茯神去木　酸枣仁炒　远志去心　柏子仁炒　防风各一两　枳壳麸炒　生地黄杵膏，各半两　青竹茹二钱五分

上为末，蜜丸梧子大。每服七八十丸，滚汤下。

定志丸　治心神虚怯，所患同前，或语言鬼怪，喜笑惊悸。

人参　茯苓各一两五钱　菖蒲　远志去心，各一两

上为末，蜜丸。如前服。

《治要》茯苓散　治心经实热，口干烦渴，眠卧不得，心神恍惚。

茯神　麦门冬各一两半　通草　升麻各一两二钱半　紫菀　桂心各七钱五分　知母一两　大枣十二枚　淡竹茹五钱　赤石脂一两七钱五分

上每服一两，水煎服。

朱雀丸　治心病，怔忡不止。

白茯苓二两　沉香半两

上为末，蜜丸小豆大。每服三十丸，人参煎汤下。

《世传》密陀僧散　治惊气入心络，不能语者。昔有人为狼及犬蛇所惊，皆以此而安。

密陀僧研极细末如粉

上茶清调一钱七分。

丹溪朱砂丸　治劳役心跳。

朱砂　当归身　白芍药　侧柏叶各一钱　川芎　陈皮　甘草　黄连炒，各一钱半

上用猪心血为丸粟米大。每服百丸，龙眼汤下。

《本事》辰砂远志丸　消风化痰，镇心安神。

人参 石菖蒲去毛 远志去心 茯神各一两 川芎 山药 白附子 麦门冬 细辛 铁粉 辰砂各五钱

上为末，用生姜汁，入水糊丸绿豆大，以朱砂为衣。每服一二十丸，临睡生姜汤下。

归脾汤

六君子汤

加味逍遥散三方见内钓

补中益气汤方见虚羸

真珠母丸方见不寐

十全大补汤

八珍汤二方见自汗

养心汤方见惊痫

吞 酸

吞酸之症有二，热与寒也。经曰：诸呕吐酸，皆属于热。东垣曰：病机作热，攻之误矣，浊气不降，寒药岂能治之。二说似乎矛盾，而实一也。《素问》言热者，所以指其末也；东垣言寒者，所以指其本也。丹溪用吴茱萸之法，亦尝谓之寒矣。然亦当分其虚实而治之。若烦热作渴，好食啖物，饮食易化，是为实火内炽，而胃经热也，宜用清凉饮之类。若不渴，喜食热物，饮食难化，是为虚火所致，而胃经寒也，宜用香砂六君子汤之类。故东垣云邪热不杀谷，苟误认为实热，概用寒凉之剂，而变为中满呕吐反胃之症者，皆末传寒中之败症也。可不慎欤！

治验

一小儿吞酸，用六君子汤而愈。后伤食复作，兼泻，先用五味异功散加升麻、干姜，泻顿止，又以六君子煎送四味茱萸丸而愈。

一小儿吞酸嗳腐，发热口渴，先用保和丸二服，以消宿滞，又用六君、木香、干姜以温养中气而愈。后伤冷粉，腹胀痛，余用异功散加干姜，诸症渐愈，用补中益气汤加木香将愈。又伤食吞酸腹痛，用六君、木香二剂痛止，又四剂而愈。

一小儿吞酸，喘嗽腹胀，面白兼青。余谓脾肺之气虚，先用补中益气汤加茯苓、半夏二剂，喘胀悉愈，又用六君子汤及五味异功散而愈。

一小儿十三岁，吞酸，每食碗许，稍多则泻或腹胀，面色黄或青白。此脾肺虚，肝木所胜，用六君、干姜、柴胡、升麻，间佐以补中益气汤而痊。毕姻后，兼勤于功课，仍吞酸唾痰，服清热药，大便不实，嗜卧少食，而似肉痿，用前药各百余剂而痊。

一女子吞酸唾痰，恪用清气化痰之药，余谓属中气虚，不信。后觉肚腹肿胀，大小便淋沥而殁。

六君子汤加木香、砂仁，名香砂六君子汤

异功散二方见内钓

补中益气汤

保和丸二方见虚羸

四味茱连丸方见噫气

脾弱多困

丹溪云：脾具坤静之德，而有乾健之运。夫胃阳也，主气；脾阴也，主血。胃司纳受，脾司运化，一纳一运，化生精气。清气上升，糟粕下降，纳五谷，化津液，其清者为荣，浊者为卫，阴阳得此，谓之橐籥。故东垣以脾胃为五脏之根本也。脾气既弱，则健运之令不行，化生之功已失职，而嗜卧多困所由生焉。法当温补其脾，脾气既旺，则脏腑清阳之气升举，易于运行，又何困倦之有？海藏用四君子加木香、半夏，白术倍之，姜、枣煎服，诚良法也。若脾虚，好睡多惊，则是

心血虚而火动之，宜安神养血。若因心脾气虚有痰者，宜用人参、五味子、茯苓以补心气，当归、芍药、酸枣仁以养心血，橘红、半夏以开痰。若因脾肺气虚，胸膈有痰，用补中益气汤以健脾胃，胆星天竺丸以化痰涎。若因饮食停滞而作，用四君子汤以益脾土，山楂、神曲以消饮食。若因脾虚而好睡，用五味异功散以补脾气，当归、芍药以生脾血。芍药须用酒拌炒黄，不则酸寒伤脾，此假热以对假寒也。若乳母饮酒，致儿昏醉好睡者，以干姜、陈皮煎汤解之，不应，用异功散加干葛即愈矣。

治验

杨永兴子年七岁，嗜卧兼惊，久不愈。余曰：好睡是脾气虚困也，善惊是心血虚怯也，此心火不能生脾土，子母俱病。用补中益气汤及六味地黄丸加鹿茸而愈。

一小儿母因醉后饮乳，困睡不醒，遍身如丹瘤，先君谓酒毒为患，用葛花解醒汤，令母子俱服而愈。

一小儿病后嗜卧，饮食少思，面色萎黄，中隐青色，用五味异功散加柴胡、升麻为末，每服钱许，日二三次，月余稍愈。又饮食过多，更患呕吐，手足并冷，饮食顿减，先用六君子汤加升麻、柴胡、木香、干姜，二剂诸症渐愈，又用补中益气汤为末，日服二三次，月余而安。

一小儿九岁，患痢后，嗜卧唾痰，服化痰药，吐痰益甚，而卧床三年矣。面色萎黄兼白，或时青赤，右关脉微细，左关脉弦数。余谓肝火乘脾，用六君、升麻、柴胡三十余剂而稍健，乃以补中益气汤间服，又各三十余剂而少坐，又五十余剂而痊。

一女子十一岁，患痢后，嗜卧唾痰，饮食难化，胸腹膨胀，服化痰利气之剂益甚。余谓：悉属脾胃气虚，而饮食化痰也。朝用补中益气汤，夕用五味异功散，两月而愈。又伤食吐泻，用六君子汤，月余不应；乃以人参五钱，干姜五分，姜枣煎服百余剂始应；仍用补中益气、异功散而痊。

胆星天竺丸　治小儿痰涎上壅，喘嗽不休。

牛胆南星一两　半夏汤泡，去皮脐，姜汁制　白附子汤泡，去皮脐，各五钱　天竺黄二钱　天麻　防风各二钱　辰砂一钱，另研，水飞

上为末，甘草汤为丸芡实大。每一丸，空心薄荷淡姜汤化下。

五味异功散

六君子汤

四君子汤三方见内钓

补中益气汤方见虚羸

六味地黄丸方见肾脏

葛花解酲汤方见热吐

寻衣撮空

寻衣撮空，许叔微谓之肝热。夫肝主筋，筋脉血枯，而风引之，故手指为之撮敛也，宜确服六味地黄丸，间有回生之功。钱仲阳用泻青丸，此治肝经实热。盖寻衣撮空，皆病后之败症耳，求其实热。则百无一二矣，治者审之。王海藏治血脱，寻衣撮空摸床，手扬摇头，错语失神，脉弦浮而虚，血脱内躁，热之极也；气粗鼻干，此为难治，用生地黄连汤主之。

治验

王少参孙女年十二岁，脾胃素弱，后成疳症，发热，小腹膨胀坚直，大便溏泻，气喘咳嗽，彻夜烦躁不睡，鼻塞眼暗谵语，其脉大而无根，用人参一两，附子三分，腹胀渐减，脉渐敛。然犹寻衣撮

空，鼻孔出血，用六味地黄丸料二服，如脱；乃昼服独参、姜附汤，夕服六味地黄丸料，脉渐有根，诸症渐愈。又用六君子、补中益气汤而痊。详见发热

一小儿停食，夜惊腹痛，服消食丸，泻数次，寻衣撮空，面青黄或色白。此脾土受伤，肺金休囚，肝火旺而然耳。先用异功散加升麻以补脾土，用六味地黄丸料以滋肝血，稍定，各二剂渐愈。却用补中益气汤、六味地黄丸，间以异功散而痊。

一小儿受惊骇，恪服镇惊化痰等药，忽患前症，眼上面萎黄，或兼青赤。此肝经阴血虚，阳气旺而生风耳，当滋肝肾益脾肺，遂用异功散而痊。

一小儿面萎黄，患瘰疬，忽发面色青赤。此脾气虚，木火相搏而为患也，用补中益气汤，佐以柴胡山栀散二剂，加味逍遥散三服，诸症渐退，又以地黄丸而遂痊。

一小儿流注，出脓甚多，患前症。此元气虚弱，内热而变耳，用八珍汤、异功散各数剂，方稍缓，又数剂而安，又补中益气汤而愈。

一小儿膝痈，误触其膝，出血甚多，患前症，恶寒面白。此阳随阴散而虚寒，用十全大补汤加附子三分，四剂未应；用人参一两，附子五分，姜枣煎服稍退，又二剂顿退；乃朝用异功散，夕用八珍汤而安。

一小儿伤风表汗后，患前症，恶风面白，手足冷，用补中益气汤加五味子，汗顿止而诸症渐退，又用四剂而安，乃十全大补汤而愈。

生地黄连汤 治血脱，寻衣撮空，摇头妄语。

川芎 生地黄 当归各七钱 赤芍药 栀子 黄芩 黄连各三钱 防风一钱五分

上每服三钱，水煎服。

加味逍遥散

异功散

六君子汤三方见内钓

地黄丸方见肾脏

补中益气汤方见虚羸

柴胡栀子散方见发热

泻青丸方见肝脏

八珍汤

十全大补汤二方见自汗

喜笑不休

经曰：心藏神，有余则笑不休。又曰：在脏为心，在声为笑，在志为喜。又火太过，曰赫曦，赫曦之纪，其病笑谑狂妄。又云：少阴所至为喜笑。又云：精气并于心则喜。此数者，皆言属心火也。若笑不休，呻而为腹痛，此水乘于火，阴击于阳，阳伏热生，狂妄谵语不可闻，心之损矣。扁鹊云：其人唇口赤色者，可治；青黑者，死。若肾水亏涸，不胜心火，而喜笑不休者，用六味地黄丸。肝火炽盛，能生心火，而喜笑不休者，用柴胡清肝散。余兼别症，各从其症而参治之。

治验

一小儿喜笑常作，不安，面赤饮冷，手足并热，先用黄连泻心汤，未二服稍定。又用六味地黄丸料煎服，顿愈。常服此丸则安，月许不服，仍前复作，又服愈矣。

一小儿患前症，面青赤。此肝心二经风热所致也，用柴胡栀子散、六味地黄丸渐愈。又因乳母大怒发热，先用加味柴胡汤，又用加味逍遥散，母子服之并愈。

一小儿患前症，因乳母大怒，患血崩，寒热，先用加味逍遥散一剂，用当归补血汤三剂，如此治之各数剂，母子并愈。

一小儿年十四岁，用心过度，饮食失节，患喜笑不休，脉洪大而虚，面色赤而或白，余用补中益气汤而愈。次秋科举，饮食劳倦，前症复作，或兼谵语，脉洪大，按之微细如无，用人参一两，姜、枣煎服稍定，又三剂而愈。又劳役用心，自汗作渴，烦躁似痫症，先用当归补血汤，二剂顿安，又十全大补汤而寻愈。

一女子十六岁，面色萎黄，素沉静，喜笑不休，月经先期，用柴胡栀子散、加味逍遥散而愈。次年出嫁，不时复作，但作时面赤勇力，发后面黄体倦，朝用补中益气汤，夕用加味逍遥散而愈。后每发，悉用前药即愈。

当归补血汤

柴胡栀子散

柴胡清肝散三方见发热

黄连泻心汤方见烦躁

地黄丸方见肾脏

卷 十 一

吴郡 薛铠集 薛 己验
江都 魏一元 吴中珩校

肿 疡

肿疡者，以疮疡未溃而言也。经云：形伤痛，气伤肿。又云：荣气不从，逆于肉里，乃生痈肿。皆因禀受胎毒，或乳母膏粱厚味，七情阴火，或儿食炙煿甘美积毒，气血不和所致。当分其经络所属，五脏相胜，与元禀亏损，预为审用攻补调和之剂，速令散溃。尤当审其势之肿漫，色之赤白，与痛有微甚，毒有表里。若肿高焮痛，便利调和，邪在表也，宜表散之。肿硬痛深，大便秘涩，邪在内也，宜下之。外无拘急，内则便利调和者，邪在经络也，宜调荣卫。肿焮大痛，或麻木不痛，邪气凝滞也，用隔蒜灸或活命饮。若烦躁饮冷，赤痛发热，二便不通者，火热内炽也，用清凉饮、活命饮，加大黄尤善。若微肿微痛，或不痛，阳气虚弱也，用参芪托里散。微黯微赤，或不赤，阳气虚寒也，用加味托里散。若恶寒而不作脓，或脓熟而不溃者，阳气虚也，用加味托里散。如此则未成者，自能消散，已成者自能溃腐。尤当别其属阴属阳，或半阴半阳而治之。若泥于肿疡禁用辛热之说，不分受症之因，兼症之经，概行败毒，泛扰诸经，诛伐无过，以致不能起发，或不能腐溃收敛，变症莫能枚举。《痈疽论》云：肿疡内外皆壅，宜以托里表散为主，但见肿痛，参之脉症虚弱，便与滋补，气血无亏，可保终吉。婴儿有疾，兼调其母。若肿疡之际，治失其法，必致溃疡之变症。此推《内经》之微旨，而生平之征验者，尤当触类而长，愚奚庸赘。

溃 疡

溃疡者，以疮疡脓溃而言也。脓溃而肿消痛止者，为顺。若脓溃肿痛，或发寒热者，气血虚也，用十全大补汤。脓溃欲呕少食，脾胃虚弱也，用六君、炮姜；手足并冷者，脾气虚寒也，用六君、姜、桂，如不应，急加附子。脓溃而仍痛，或二便秘涩者，热毒未解也，用清热消毒散。热退而渴不退，津液不足也，用八珍加黄芪、麦门、山茱萸。热止而小便频数，肾虚也，用加减八味丸料。若热不止，或肿痛反甚，虚热内作也，用人参黄芪汤。或热退而肌肉不生者，气血俱虚也，用十全大补汤。疮色夭白，或陷下不敛，寒气所袭也，用五味异功散，佐以豆豉饼。脓血过多，烦躁不安，乃亡阳也，急用独参汤。尤当审其肿之软硬，饮食冷热与脓之稀稠多少，肉之赤色微甚青黯，及疮口之收敛迟速，而投托里消毒调补之剂，庶无变症。《痈疽论》云：溃疡内外皆虚，宜以托里补接为主。盖溃疡之变症，因由于肿疡之际，治失其宜，亏损元气之所致。治者可不慎哉！

胎毒发丹

胎毒发丹者，因胎毒内伏，或频浴热汤，或著烘衣，或乳母饮食七情，内热助邪为患，发于头面四肢，延及胸腹，色赤游走不定。古人云：从四肢起入腹囊者，皆不治。当急令人随患处，遍吮毒血，各聚一处，砭出之，急服活命饮。惟百日内忌砭，以其肌肉难任也。若发散过剂，表虚热而赤不退者，用补中益气汤加防风、白芷。寒凉过剂，胃气受伤，而热赤不退者，用异功散加柴胡、升麻；或兼发搐等症，用四君、升麻、当归、钩藤钩。若复行攻毒，必致不起。头额间患者，当卧镰砭之。

史少参孙二岁，丙申正月，阴囊赤肿，余作胎毒治瘥。后患发热痰盛等症，诊其母有郁火血热，用解郁凉血之药，子母俱服而愈。至六月初患吐泻，两眼瞤动，或投参、术之类不应，以为慢惊，欲用附子药，请余议。视其寅卯关脉赤，此属风热伤脾，用柴胡清肝散加钩藤钩、木贼草，一剂即愈。丁酉正月初旬，颈患热毒，脓出贴药，忽暴风启户，即时发热，翌日，头面黯肿如斗，两耳厚寸许。此风邪上攻，血得热而沸腾也，急砭两额，出黑血三盏许。随用清热化毒汤，黯肿十退七八。翌日复砭，则血不甚黑矣，仍以前药去牛蒡子加熟地黄而愈。此症若不行砭法，或作破伤风治，必死。

一小儿四肢患之，外热虽轻，内则大便秘结，此患在脏也，服大连翘饮，敷神效散而瘥。

一小儿患之，赤晕走彻遍身，难以悉砭，令人吮四肢胸背数处，使毒血各凝聚而砭之，先用活命饮，米酒调二服，又以金银花、甘草节为末，用人乳汁调服渐愈。月余后，两足皆肿，仍砭之，服前药而痊。数日后，两足复赤，或用犀角解毒丸之类，致乳食不进，肚腹膨胀，此复伤脾胃而然也，敷神功散，服补中益气汤加茯苓而痊。

一小儿腿如霞片，游走不定，先以麻油涂患处，砭出恶血，其毒即散，用九味解毒散而安。

一小儿臂患之，砭出毒血而愈。惑于人言，服护心散，以杜后患，服之吐泻腹胀，患处复赤，手足并冷。余谓此脾胃虚弱，前药复伤，用六君子汤一剂顿愈，又以异功散加升麻、柴胡而痊。

一小儿患此，砭之而愈，但作呕不食，流涎面黄。余谓此脾气虚弱，用异功散加升麻治之，吐止食进；又用补中益气汤，涎收而安。

一小儿患此，砭之而愈，翌日发搐作呕，手足并冷。此胃气虚而肝木侮之，用异功散加藿香、木香，诸症顿止，又用异功散加升麻、柴胡而痊。

一小儿患此，砭之而愈，但面赤作呕饮冷。余谓胃经热毒未解，先用仙方活命饮，又用清热消毒散，各一剂而愈。

一小儿腿上患之，神思如故，乳食如常。余谓毒发于肌表，令急砭出毒血自愈。不信，外敷寒凉，内服峻剂，腹胀不乳而死。

一小儿遍身皆赤，砭之，投以解毒药而愈。

一小儿患此，二便不利，阴囊肚腹俱胀，急用砭法，随以活命饮加漏芦、木通、大黄为末，时用热酒调服至两许，二便俱通，诸症顿退。却去三味，仍前时服而愈。

一小儿患此，二便不利，腹胀咳嗽，用活命饮加漏芦、木通、麻黄为末，时时热酒调服，二便随通，遍身出汗，诸症顿退，鼻息似绝，气无以动，时或似躁。此邪气去而元气虚也，急用当归补血汤而愈。

砭法　治丹毒赤色，游走不定，令口吮毒血，各聚一处，用细磁器击碎，取有锋芒者，以箸头劈开夹之用线缚定，两指轻撮箸头，稍令磁芒对聚血处，再用箸一根，频击刺出毒血，轻者止用口吮出毒，用药敷之。如患在头者，不用砭法，止宜用针，卧倒挑患处，以出毒血。迟则毒血入腹，而难起矣。

神功散　治丹毒最效，若砭后毒甚者宜用。如毒轻者，砭后不可用，恐砭后皮肤既破，草乌能作痛也。

仙方活命饮方见热毒疮疡

清热化毒汤[①]

清热消毒散方见热毒口疮

柴胡清肝散方见胁痈

补中益气汤方见内钓

小柴胡汤方见痉症

大连翘饮方见臂痈

柴芍参苓饮方见天蛇毒

九味解毒散方见黄水粘疮

伤食发丹

伤食发丹者，因脾胃之气未充，乳食过多，不能运化，蕴热于内，而达于肌表也。若因食乳停滞者，先用保和丸消之。大便秘结者，量加大黄通之。乳食既消，而丹尚作者，用清中解郁汤治之。丹邪既去，而乳食不思者，用五味异功散补之。发热作渴，或饮食少思者，用七味白术散补之。大凡饮食厚味所致者，赤晕或行而缓慢。若饮烧酒，或误吞信石所致者，遍身赤晕，其行甚速。又有疮疡发焮，周围有赤晕，其热消散或脓出自退。凡此俱忌砭法，皆宜安里为主，不可攻伐。若自吐泻，亦不可止之，吐泻中有发散之意。因饮烧酒者，饮冷米醋一二杯解之，此神妙之法也。因母多食炙煿膏粱，或饮烧酒，或服辛热燥药，或郁怒伤肝脾，致儿为患者，当参胎热毒疮疡治之。

一小儿面色皎白，手足常冷，伤食患丹。余谓：此因脾胃虚弱。不信，另用克伐之剂，更吐泻腹痛，吐涎不乳，口舌生疮。此脾胃复伤，而虚寒格阳在外，非实热也。先用六君、干姜，又用五味异功散而愈。

一小儿每停食发赤晕。此脾虚食郁，用清中解郁汤而愈。越月忽摇头咬牙，痰甚发搐，呕吐酸腐。此食郁伤脾也，待其吐尽，翌日少与白术散而愈。又服前散，月余遂不复患。

一小儿停食便秘，四肢赤色。此饮食蕴毒于内，用枳实、黄连、厚朴、山楂、神曲，而便通赤解。更头晕咳嗽，此脾气虚而不能生肺金也。用六君、桔梗以补脾肺，山楂、神曲以消饮食而痊。

一小儿患此，服发表之剂，手足抽搐；服惊风之药，目瞤痰甚。余谓：脾胃亏损，肝木所胜之虚象，无风可祛，无痰可逐。用六君子汤，一剂而安，再剂而瘥。

一小儿停食，服通利之剂，患丹作呕腹胀。此脾气复伤也，用补中益气汤、五味异功散而愈。

一小儿因母食炙煿酒面，两臂前臁各漫肿一块，有根，四畔赤晕相围。余谓：患处属胃经，因胃经积热而为患也。用清

①清热化毒汤：此下当有“方见……”，原脱，各本均同。

胃、泻黄二散，治之而消。设谓丹毒，辄用砭法及败毒之药，反促其危矣。

一小儿因母饮烧酒，其子身赤如丹毒，三日间皮肤皆溃，烦躁发热，饮冷作渴。令饮冷米醋，即日并安，却服金银花、甘草末而愈。

一小儿患疟，服信石之药，遍身赤痛，烦躁昏愦，用米醋一杯，徐灌而苏。良久遍身如故，又用金银花、甘草为末，每服一钱，米醋调下，三服而安。

一小儿五岁，忽吐泻，又俄顷胸腹赤色见，遂遍身俱赤。余意其中信石之毒而然，若胎瘤食毒，则无此急速。乃灌冷米醋一杯，吐泻即止，少刻赤渐退，半日始苏，其形尚似死，又用羊血，接其元气而愈。

保和丸方见虚羸

泻黄散方见脾脏

清胃散

加味归脾汤

六君子汤三方见天钓

清中解郁汤方见丹毒

七味白术散方见积滞

胎毒疮疡

《宝鉴》云：初生芽儿一块血也，无形症也，无脉。有惊即系是胎惊，有热即系是胎热。婴儿实与乳母一体，凡患疮疾，但审乳母肝经有热，用加味小柴胡汤之类。肝经虚热，用加味逍遥散之类。肾水不能生肝，用地黄丸。心经积热，用柴胡栀子散。心经虚热，用茯苓补心汤。膏粱积热，用东垣清胃散。脾经郁热，用钱氏泻黄散。脾经虚热，用钱氏异功散。若服犀角丸、化毒丹，外敷寒凉之药，复伤生气，乃促其危也。

一小儿生下，耳前肿一块如小栗，旬余色赤肿高，触之则哭。此属胆经部位，诊乳母，果肝胆经脉数。此禀生母肝火所致，乳母有肝火而益甚也。又数日作吵不安，手足时搐，此因作脓焮痛而然。又三日，早间以手指微按疮头，肿随指复起，其脓已成也。至午疮顶起薄皮，脓已熟也。点代针膏，将晚出脓，儿顿安，肿赤顿消。此疮家最善症也。贴太乙膏，以护风寒，乳母服逍遥散而愈。

一小儿，生下臂外臁肿一块寸许，月余忽赤肿二寸许，外赤晕势欲走散，此脓毒内焮，针之随出脓，赤晕退，儿即安。诊乳母肝胆脉弦数，按之有力。先用加味小柴胡汤加黄连二剂，去黄连又二剂，却用加味逍遥散与乳母服，儿寻愈。

一小儿，生下大腿肿寸许一块，面目色白，将期敷药而溃，脓水清稀，二期而未愈。后呵欠咬牙。此禀肾虚，朝用补中益气汤，夕用地黄丸料，与母子同服半杯，年余而愈。

一小儿，生下左胁间一块，漫肿无头，肉色不变，敷铁箍散，溃而脓清，欲呕。余谓：禀肝经气滞而脾气虚，不能愈也。先用异功散加柴胡、升麻以补脾胃，又以托里散加柴胡、山栀以托里清肝，其子亦饮数匙，三月而愈。

一小儿，生下小腹患肿一块，年余不溃，寒热往来，此禀肝火而然也。其母果经事不调，内热体倦。用地黄丸、八珍汤与母服，子日服半杯，寻愈。

一小儿，生下胸胁间肿赤，年余不消。余谓：禀肝血热，但治其母。不信，另用铁箍散、犀角丸，作呕不乳。此胃气虚而复伤。余用五味异功散，救子之胃气，用加味逍遥散治母之肝火，顿愈。

一小儿，生下遍身无皮色赤，原母素食膏粱之物。以寒水石一两，炒焦黄柏二两，净黄土四两，俱为细末，时敷遍身，母服清胃散加漏芦，五日赤少淡。却用黄土五两，炒焦黄柏一两敷之，母服加味逍遥散，又三日赤顿淡，水顿少。又三日，但敷黄土一味，母服八珍汤加牡丹皮、柴胡而愈。

一小儿，生下有疥，审其母素郁怒，用消毒散，以当归膏调敷，母服加味逍遥散加漏芦，及加味归脾汤而愈。后复发，为母食膏粱，用清胃散及敷前药而愈。

一小儿，生下有痔疮，三岁后作痛，服化毒丹、犀角丸，以治大肠之火，更腹痛作泻，咬牙呵欠。仍欲治火。余曰：呵欠咬牙，属肝经之症。《内经》云：因而饱食，筋脉横解，肠澼为痔。此禀肝火为患。儿服地黄丸，母服逍遥散加漏芦而愈。

一小儿阴囊赤痒，或时如无皮状，两目常闭，服化毒丹益甚。余曰：化毒丹、犀角丸，治脾胃实火之剂，前症乃禀肝肾经阴虚也。不信，仍服之，几危。余用六味地黄丸、四味肥儿丸，母服加味逍遥散而痊。

一小儿，生下阴囊赤肿。余谓：禀肾肝阴虚。不信，另用化毒丹之类，前症益甚，更呕吐不乳，手足并冷。此脾胃被伤。先用五味异功散，母用大剂地黄丸料加炒黑黄柏及漏芦，与数剂而消。其时患是症，服化毒丹，敷凉药者，俱不救。

一小儿，生下臀尖微肿寸许一块，敷铁箍散，服化毒丹，越月肿起色赤，啼声不绝，以指按之，随手复起。此脓内熟而痛也。遂针之，出稠脓，啼声即止。余谓：血气无亏，不必用药。彼欲速效，另服犀角丸，致吐泻发搐，欲投惊药。余曰：此因脾胃亏损，而内生风耳。急以人参一两细切，和壮妇乳一钟，置粥釜中煮良久，取出绞乳汁，以绵作乳头样者，蘸乳频与儿吮之，一日吮尽。却服乳化地黄丸，母日服八珍汤加漏芦，不月而愈。

一小儿，生下臀内臁赤肿二寸许一块，有脓内溃，遂针之，出脓甚多，随眼闭咬牙。余谓：眼闭脾气虚，不能开也；发热咬牙乃脾气虚，而肝火动也。以人参如前渍乳儿吮，母服八珍汤加漏芦，月余而疮愈。

一小儿生旬余，头患毒，高寸许，有赤晕，势危急，卧镰砭出黑血，儿即安。翌日，眉间有患，亦有赤晕，余意宜即砭之，众议第二日砭之，果血凝不出，腹胀而殁。

敷药铁箍散 治一切疮疖痈疽。

芙蓉叶 黄柏 大黄 五倍子 白芨

上为末，用水调搽四围。

按：前方乃寒凉解热收敛之剂。或有用白蔹、商陆根者，有用寒水石、天花粉者，有用苍耳、金银花者，有用芭蕉、赤小豆者，有用草乌、白芷之类者，皆不分寒热温凉之杂饵。《内经》云：先肿而后痛者，形伤气也；先痛而后肿者，气伤形也。又云：五脏不和，九窍不通；六腑不和，瘤结为痈。《外科精义》云：凡疮肿高而软者，发于血脉；肿下而坚者，发于筋脉；肉色不变，发于骨髓。盖必有诸中而后形诸外，故受症之经，与所患之位，各有不同，岂宜一概外敷凉药？惟脾胃无亏，血气不和者庶几有效。若服化毒之类，脾胃复伤，运气凝滞，亦不能消矣。至如疖疮之类，正欲宣拔其毒。若复用前药，肌肉受寒，血气凝滞，必致毒气入内而不救。治法必察其肿之高漫，色之赤白，痛之微甚，作脓之难易，出脓之稠薄，生肌之迟速，以别其属阴属阳，或半阴半阳，或纯阴纯阳，而用相宜之药，以凉之、热之、和之。又当审受症之传变，五脏之相胜，而以调补脾胃为主，庶不致变恶症也。

五福化毒丹　治胎毒，及痘后头面生疮，眼目肿痛。

生地黄杵膏　熟地黄自制，杵膏　天门冬去心，杵膏　麦门冬去心，杵膏　玄参各三两　甘草　甜硝各一两　青黛一两五钱

上为末，炼蜜丸如芡实大。每服一丸，白滚汤化下。甜硝即朴硝，以滚汤制过者便是。

按：前症服此而痰喘发搐者，皆中气受伤，而变虚热也，急服五味异功散。若手足并冷者，中气虚寒也，前汤加姜、桂，多有生者。

犀角消毒丸　治积热，及痘疹后余毒生疮。

生地黄　防风　当归　犀角屑镑　荆芥穗各一两　薄荷　黄芩　牛蒡子杵炒　赤芍药　连翘　桔梗　甘草各五钱

上为末，炼蜜丸如芡实大。每服一丸，薄荷汤化下。

按：前二方善损中气，伤阴血。若大人形病俱实，脾胃健旺者，庶可用之，恐芽儿脏腑脆嫩不能胜此。经云：气主煦之，血主濡之。气者，胃中冲和之元气。若胃气一伤，不能嘘濡消散，脓已成者不能腐溃，脓已溃者不能生肌收敛，因而难治，甚致不起，不可不慎也。

八味茯苓补心汤　治心气不足，血气不和而患疮症。愚制

茯苓　酸枣仁炒，各二钱　五味子炒　当归各一钱　人参一钱五分　白术炒，一钱　菖蒲五分　远志去心，六分　甘草炒，五分

上作二三服，水煎。

柴胡栀子散方见胁痛

托里散方见热毒

热毒疮疡

热毒疮疡，因食膏粱厚味，或乳母七情郁火所致。若肿焮作痛，气血凝滞也，用仙方活命饮。口渴便秘，热毒内蕴也，用四顺清凉饮，佐以如圣饼。肿硬色赤，热毒凝聚也，用活命饮，佐以隔蒜灸。肿焮不消，欲作脓也，用托里消毒散。不成脓，或成脓不溃，气血虚也，用八珍汤。溃而肉赤不敛，脾血虚也，用四物、参、术。肉白而不敛，脾气弱也，用四君、芎、归。食少体倦而不敛，脾气虚也，用六君、升麻。凡药对症，无有不愈。设或妄行攻毒，元气亏损，则变恶症而难治矣。大抵疮疡属腑者易治，元气无亏者不治自愈。属脏者难治，元气亏损者则变为恶症。误行克伐，元气亏损，尤难疗理，故切不可用峻厉之剂。观东垣、丹溪云，但见肿痛，参之脉症虚弱，便与滋补，血气无亏，可保终吉。若用驱逐败毒，不免有虚虚之祸矣。

一小儿患之，肿焮，敷服败毒之药，肿益甚，更作呕，视其寅关脉青赤。此肝经风热之毒，中气复伤而然也。用五味异功散加柴胡、升麻，再用补中益气汤加白芷、桔梗而愈。

一女子十岁余，耳下连项赤肿，寒热头痛。恪敷铁箍散。此少阳经火症内作，非铁箍散所能愈，余用栀子清肝散而愈。

一小儿所患同前，右关脉数，按之则弦，作呕懒食。此肝木克脾土所致，用小柴胡汤去黄芩加茯苓、芍药而愈。

一小儿患之，余谓禀肝脾气滞，不信，用铁箍散、犀角丸，而呕吐少食，手足并冷。此脾胃复伤也，子用五味异功散加木香，母用加味逍遥散、加味归脾汤而消。

一小儿缺盆患之，内外敷服败毒之药，发热肿痛，按之则软。此脓内溃也，喜其右腮白，左腮黄，乃脾胃相生，其病易愈。遂针出脓，用托里散而愈。

一小儿头面患之，服清胃之药，肿痛益甚。余谓毒气炽盛，而瘀血不散也，用仙方活命饮，二剂而愈。后因伤食，朝寒暮热，头面仍患之，服降火之剂，口舌赤肿，手足并冷。余谓胃气复伤而虚寒也，用五味异功散而愈。

一小儿头患疖甚多，寒热作痛，时季夏，乃形病俱实，先用人参败毒加黄连、香薷一剂，其痛顿止；次用仙方活命饮末三服，大者出脓，小者自消。后食厚味复发，用清胃散、活命饮各一服而愈。

一小儿素食炙煿，不时患之，此膏粱积热所致，用清胃、泻黄二散将愈。又停食，服巴豆之药，口舌赤烂，头面生疮，此胃气复伤而内热也，用人参安胃散而愈。

一小儿不时患之，兼颏侧结核，此肝疳之症，先用龙胆泻肝汤二剂，以治肝火；又用四味肥儿丸、五味异功散加升麻、柴胡，消疳健脾而愈。

一小儿素有肝脾之症，患疖甚多，用仙方活命饮二剂，肿痛顿退，又用四味肥儿丸、五味异功散加柴胡、升麻而愈。其时同患此症，用犀角丸、化毒丹伤其脾胃者，俱致不起。

一小儿头面患之，肿痛焮作。属胃经热毒，先用仙方活命饮末，次用清胃散而痊。后口舌生疮，别搽末药，腹痛重坠，作呕不食，手足指冷。余谓脾胃虚寒，用异功散加升麻而痊。

一小儿十二岁，胸前患此，肿焮作痛，外敷铁箍散，内服犀角丸，腹中寒痛。验之脓已成，先用五味异功散，再用托里消毒散，脓自出，却用托里散而愈。

一小儿臂患毒，漫肿微痛，敷铁箍散，时欲呕吐，胸腹痞满，手足并冷。此脾气虚寒也，症属半阴半阳，铁箍散乃纯阳之药，非其所宜，遂敷冲和膏，服六君、干姜而消。盖小儿元气易实易虚，用寒药敷贴，逼毒入脏，而不能救者多矣。

仙方活命饮

金银花　陈皮各三钱　皂角刺炒　穿山甲蛤粉同炒　防风　没药　白芷　乳香　当归各一钱　贝母　天花粉　甘草节各七分[①]

上每服五钱，酒煎服。婴儿每服两，子母同服。为末酒调服亦可。毒在表者加麻黄散下毒，在内者加大黄下之，当临症制宜。此解毒回生起死之良剂。

托里消毒散　治胃经虚弱，或因克伐，致疮不能溃散，疮未成即消，已成即溃，腐肉自去，新肉自生。

人参　黄芪　当归酒拌　川芎　芍药炒　白术炒　茯苓各一钱　金银花　白芷　甘草炙　连翘各五分

上作二剂，水煎徐徐服。

托里散　治疮疡因气血虚，不能起发腐溃收敛，及恶寒发热，宜用此补托之。

人参气虚倍用　黄芪炒　当归血虚倍用　白术倍用　茯苓　芍药酒炒，各五分　熟地黄二钱，生者自制

上作二三剂，水煎服。

替针丸　治疮疽脓已成不溃者。

陈坏米一钱　硇砂五钱　雄雀粪四十九粒，直细者是也

上为末，米粥丸麦粒大。每服一粒，粘疮头上，以膏药贴之半晌，其脓自出。若疮头透而脓不出，或出而愈痛，或发热，血气虚也，用托里散。或作呕吐痰，食少体倦，脾气虚也，用六君子汤。

五福化毒丹　治热毒蕴积，赤[②]咽干，口舌生疮，或头面疮疖，谵语不宁。方见胎毒疮疡

按：前方生血凉血，解毒寒中之剂，

①各七分：原脱，据本书卷十八《痘疮生痈毒之症》所载同名方补。

②赤：各本均同，疑此前脱一“额”字。

形病俱实者，殊有良验。但一二丸即止，不可过，多则反伤元气，变症不可胜言也。

天乌散

天南星　赤小豆　草乌　黄柏各等分

上为末，姜汁、米醋调贴患处。

四物汤　治发热烦躁，或日晡热。若因脾虚不能生血者，则用六君子汤之类，忌用前药。方见腋痈

四君子汤　治肠胃虚热，唇口生疮，或疮不消、不溃、不敛，或食少作呕，大便不实。若因肝木乘脾土而致者，宜加软柴胡、炒黄芍药。方见腹痈

六君子汤　治脾胃虚弱，饮食少思，或大便不调，肢体消瘦，面色萎黄。即四君子汤加陈皮、半夏。

八珍汤　治气血俱虚，成者不能溃，溃者不能敛，或恶寒发热，或晡热作渴，饮食少思者。即用四君、四物二汤合用

如圣饼　治气虚疮疡硬肿，不能消散。若大人发背等症，肉死不知痛，加蟾酥。方见流注

四顺清凉饮

四君子汤二方见腹痈

加味归脾汤

小柴胡汤

栀子清肝散三方见胁痈

托里冲和汤方见敷凉药

五味异功散方见败毒之药

加味逍遥散方见发热不止

人参败毒散方见发瘫

四味肥儿丸方见贴骨痈

隔蒜灸法方见流注

清胃散方见热毒口疮

补中益气汤方见肌肉不生

胎毒瘰疬

胎毒瘰疬者，乃禀肝胆二经郁火气滞所致。盖肝胆经行人身之侧，若因肝火动而受患，故发于肝胆二经部分，当审其因而药之。或因乳母恚怒，或血虚内热者，当审其所因而调其母，不可用峻厉之药，恐伤元气也。

一小儿落草，颈间有疬五枚，审其母素多怒，时常寒热，或乳间作痛，或胁肋微肿。悉属肝胆经症，先用小柴胡汤加当归、芍药，寒热顿透。又用加味逍遥散，母服两月余，其儿亦愈。

一小儿因乳母肝经有热，耳前后患之，用加味逍遥散治其母，其儿自愈。

一小儿颈间耳下各结核，三岁，久服消毒之剂，患处益甚，元气益虚。诊乳母素郁怒，致肝脾血虚而有热，用加味归脾汤为主，佐以加味逍遥散，母热渐退，却与儿日各数匙，两月余而愈。

一小儿自落草时，颈间患有四枚，至五岁，耳前后如贯珠，元气虚甚，寒热往来，饮乳不彻。此禀肝胆经气滞之症，用八珍、逍遥二散，与壮年妇人服之，儿饮其乳，半载之后，儿体渐充，其核渐消，又服地黄丸、逍遥散而全愈。

一小儿颈间结核，或发寒热，左颊青，额间赤。此禀肝心二经之症，用加味逍遥散加漏芦与母服，儿日服半蚶许，两月余，核渐消。后因母怒发热，儿病仍作，先用加味小柴胡汤加漏芦，又用加味逍遥散加漏芦，与母服两月余，母子俱安。

一小儿颈间前后各有一核，色如故，至周岁，母有怒气，各核变赤，用加味逍遥散加漏芦五分，十余剂将愈。后因母大怒，寒热往来，四肢瘈疭，其子亦然，又

用加味逍遥散加漏芦、钩藤钩，母子并服而安。

一小儿，生下颈间瘰疬三枚，将期敷药，延及耳前。余谓此禀肝胆二经所致，诊其母肝胆脉尚洪数。余谓：母子一体，治其母，儿自愈。不信，另用必效散一服，吐泻并至，一夕而殁。

小柴胡汤

加味归脾汤二方见胁痛

加味逍遥散方见发热不止

六味地黄丸方见作渴不止

热毒瘰疬

热毒瘰疬，乃手足少阳、足厥阴二经风热之症，或肝疳食积所致。其症发于项腋，或耳前后，或如贯珠。当分表里虚实。若焮赤肿者，肝经热毒也，用人参败毒散。作痛寒热者，肝火内作也，用加味小柴胡汤。不痛而小便黄，肝血虚也，用六味地黄丸。隐于肉里而色不变者，肝疳内作也，用九味芦荟丸。脓成而不溃，或溃而不敛者，脾气虚弱也，用益气养荣汤。凡此肿焮疼痛，寒热作渴者，属病气有余，形气不足，治宜清肝火，生肝血。肿硬不溃，溃而不敛者，属病气形气俱虚，治宜补肾水，实脾土。若因乳母恚怒，肝火遗患者，又当随所因而治之。

一小儿脓水淋漓，其核未消，发热憎寒。此肝经气血虚而有热也，用补阴八珍汤为主，间以清肝益荣汤而愈。后复核结，小便赤涩，日晡热作渴，用参术柴苓汤为主，佐以六味地黄丸料加柴胡、山栀及四味肥儿而敛。

一小儿十五岁患此，发热作渴，日晡颊赤，脉数无力。属阴虚而有热，用补阴八珍汤五十剂，加参、芪又二十剂而溃，但脓水清稀，肌肉不生。此脾气虚弱也，以参、芪、归、术为主，佐以芍药、熟地、麦门、五味，气血乃复，遂进必效散一服，毒下而痊。

一小儿十三岁，久不愈，寒热兼作，饮食少思。此肝火炽而脾胃虚也，用益脾清肝散，佐以九味芦荟丸而愈。至十六岁，阴茎忽痿，服温补之药，茎窍出臭津，旧痕肿痛，余用清肝火之药而愈。

一小儿十五岁患此，恪用攻痰，前症益甚，虚症悉至，仍议前法。余曰：小便频数，肝经阴虚也；两目连札，肝经风热也；作呕懒食，胃气虚弱也；泄泻后重，脾气虚陷也。遂用补中益气汤、六味地黄丸渐愈，又用九味芦荟丸而消。

一小儿项间及四肢结核，久溃不敛，形体骨立，大便不调，小便频数。此肝脾疳症，用加味芦荟丸、补中益气汤而愈。

一小儿十四岁患此，脓水清稀，肌体骨立，晡热盗汗，口干咳痰。此肾水不能生肝木也，用六味地黄丸、补中益气汤，三月余，元气渐复，佐以四味肥儿丸而愈。毕姻后，唾痰体倦，发热作渴。此脾肺虚，不能生肾水，水泛而为痰，用地黄丸、补中益气汤而痊。

一小儿患此，服克治之药，致寒热腹膨。此肝脾疳症，先用五味异功散加柴胡、升麻，佐以九味芦荟丸渐退，又用四味肥儿丸、五味异功散而消。

一小儿患此，服化痰散坚之药，面色赤白，少阳三焦部分见青筋，又目札出泪。此肝胆风热所致，脾土虚而肝木所侮也，先用补中益气汤、柴胡清肝散加芜荑，核渐消，佐以五味异功散加芜荑而愈。

一小儿九岁患此，面色常青，肿硬不溃，肉色不变，乃伐肝化痰。余曰：当调补肝脾。不信，果虚症蜂起，复请治，仍欲伐肝。余曰：面带青色，肝虚而本色见也；面色变白，肺虚而本色见也；痰涎上涌，脾虚而不能摄也；两目连札，肝血虚而生风也。经云：胃为五脏之本。当先救胃气。遂用五味异功散加升麻、柴胡，元气稍复；乃朝用补中益气汤，夕用五味异功散，佐以九味芦荟丸，面色始黄，而核渐消；又以四味肥儿丸，间服地黄丸而愈。

一小儿五岁患此，小便白色。此肝脾疳症，用九味芦荟丸、四味肥儿丸而消。因食橙橘，二便俱白，拗间结核，亦用前丸而愈。后目连札，颈间耳后结核，用柴胡清肝散、芦荟丸而愈。

张阁老侄孙患此，久服化痰削坚之剂，夜热吐痰，时季夏，脉大，按之而涩。余曰：夏月肝症，而见肺脉，至金旺之时，其病必进矣。至八月疾甚，果不治。

一女子十四岁，耳下患此，服化痰泄气药，前症益甚，诸症并臻。余曰：此肝胆经虚火之症也，前药乃泛扰诸经，无脏不伤者。不悟，仍服之，更四肢发搐，目闭口噤。余曰：此肺经虚，肝木动，而脾土复伤也，当补脾土，滋肺金，养肾水。亦不信，后果殁。

一小儿四岁患此，泛服软坚伐肝之剂，益甚。余曰：此禀肝经之虚羸，兼乳母郁怒所致，当调补乳母肝脾，滋子之肾水。不悟，仍用前药，以致不起。

四味肥儿丸 治食积脾疳，面耳口舌生疮，目障云翳，牙齿腐烂等症。方见贴骨痈

柴芍参苓饮 治肝火血热，遍身瘙痒，或起赤晕，或筋挛结核。

柴胡 芍药 人参 白术 茯苓 陈皮 当归各五分 牡丹皮 山栀炒 甘草炒，各三分

上姜枣水煎服。

神功散 治疮疡初起，肿焮者用之可消，加血竭更好。丹毒未砭者，亦可用之。

黄柏炒 草乌生用

上各另为末，等分，用漱口水调敷，常漱口水润之。

清肝益荣汤 治肝胆经风热血燥，筋挛结核，或作瘊子。

柴胡 山栀炒，各五分 龙胆草酒拌，炒黑，五分 当归 川芎 芍药各一钱 熟地黄自制 白术炒 木瓜不犯铁器 茯苓 薏苡仁各五分 甘草三分

上水煎服。

加味小柴胡汤 山栀、牡丹皮①。治肝胆经风热，耳前后肿痛，或结核焮痛，或寒热晡热，口苦耳聋等症。前方去山栀、丹皮，即小柴胡汤

柴胡二钱 黄芩炒，二钱 人参 半夏各七分 甘草炙，五分 山栀 牡丹皮各一钱

上姜水煎，徐徐服。

九味芦荟丸 治肝脾疳热，患瘰疬结硬，或三焦②目生云翳，耳内生疮，或肢体消瘦，热渴少食，或肚腹不调，牙龈蚀，颊腐烂，下部生疮等症。方见喉痹

必效散 治瘰疬，元气无亏者，宜用此方。若元气怯弱者，宜先补而后服之，疬毒已下，便与滋补，庶无他患。若孕妇及虚劳气郁所致者，尤不可服。世以此方为良剂，故并注之。

南硼砂二钱五分 轻粉一钱 麝香五分 巴豆五粒，去皮心膜 白槟榔一个 斑蝥四十个，去头足翅，用糯米炒

上为末，取鸡子二个，去黄用清，调药入壳内，以湿纸数重糊口，甑蒸熟取出，曝干研末，每服五分，用炒生姜酒五更调服。如毒出，小便涩痛，用益元散一

---

①山栀、牡丹皮：此五字恐属衍文。
②三焦：此两字恐属衍文。

服，其毒出而不痛。

益气养荣汤方见鹤膝风

栀子清肝散方见胁痛

补阴八珍汤即八珍汤加黄柏、知母

益脾清肝散方见黄水疮

惊风结核

惊风结核，属肝胆二经风木相火用事。木旺生风热，同化其病，抽掣扰动，此乃风热血燥而然耳。盖风动则肝火盛，火盛则肝血内消，血不能养筋，故筋挛结核如贯珠。然颈项两侧，正属肝胆经部分，治宜滋肾水，清肝火，养阴血，壮脾土。盖肾水旺，则肝火自清；肝火清，则阴血自生；阴血生，则相火自宁；火既宁，则无热伤元气、火乘土位之疾矣。

一小儿因惊，项间结核，目札唇动，摇头抽搐。此风木凌于脾土也，用皂角子丸、补中益气汤渐愈，又用九味芦荟丸而痊。

一小儿甫周岁，项间结核，两臂反张，索败毒之药。余意此属肝经血燥，询之，果前患惊风，曾服朱砂等药，遂与六味地黄丸，滋其肝血，数服而愈。

一小儿项侧结核，痰盛发搐，服金石香燥之剂，手足筋挛。此肝血复伤，即急惊也。遂用加味小柴胡汤加钩藤钩、山栀、芎、归，六味丸料加五味、麦门而痊。

一小儿每受惊，项间结核，发热减食，睡间四肢微搐。此肝木侮脾土也，用五味异功散加柴胡、升麻、钩藤钩随愈。毕姻后，腿臂腕间结核，误服行气破血药，腿臂筋挛，肌体消瘦如瘵症。余考绩到京，用地黄丸生肝肾之血，佐以补中益气汤，补脾肺之气而愈。

一小儿耳前后结核，遇惊即痰盛咬牙，抽搐摇头，恪服香燥之药，以致慢惊而卒。

皂角子丸 治肝胆经风热，项胁两侧结核。

皂角子仁，炒，二两 连翘八钱 当归 柴胡 芍药炒 山栀炒 川芎各一两 桔梗炒 龙胆草酒拌，炒黑 甘草炒，各四钱

上为末，米糊丸绿豆大。量儿大小，滚汤下。

人参败毒散 治小儿风热瘙痒，顽核毒疮；或解脱衣裳，风邪所伤，恶风发热，胸膈生涎，头目不清。方见发痤

九味柴胡汤 治肝经热毒下注，患便毒肿痛，或小腹胁间结核，凡肝胆经部分一切疮疡，或风毒恶核瘰疬。

柴胡五分 黄芩炒，五分 人参 山栀炒 半夏 龙胆草炒 当归 芍药炒，各三分 甘草二分

上水煎服。若肿痛色赤，元气无亏者，宜用；溃后肿消痛止者，不宜用。大凡肿硬不溃，或溃后不愈，因元气虚也，午前宜用四君、归、芪、升麻，午后宜用四君、芎、归、柴胡为主，佐以九味芦荟丸。若饮食少思者，宜用五味异功散，专补胃气。若脓水清稀，而见一切诸症，皆因血气内亏，但温补脾胃，饮食加进，血气化生，诸症自退。设治疮邪，是虚其虚也，祸不旋踵矣。

琥珀膏 治瘰疬不溃，或溃而不愈，变成漏症。

琥珀 木通 桂心 当归 白芷 防风 松香 朱砂 丁香 木香 木鳖子各二两

上先用琥珀、丁香、桂心、朱砂、木香为末，其余㕮咀，以麻油二斤六两，慢火煎，至白芷焦黑滤去渣，徐下黄丹一斤。以柳枝不住手搅至黑色，滴水捻软硬得中，却入琥珀等末，搅匀，于磁器盛

之，用时取少许摊贴。

益脾清肝散　治肝火侮脾，饮食少思，发热或寒热往来，疮不能消散。方见黄水疮

补阴八珍汤　治元气虚弱，不能溃敛，或内热晡热，肌体消瘦。即八珍汤加酒炒黑黄柏、知母。

五味异功散方见败毒之药

胎毒疮疥

胎毒疮疥，因禀胎热，或娠母饮食之毒、七情之火。初如干癣，后则脓水淋漓，或结靥成片。如发于两耳眉，或耳前后发际之间，属手少阳经。若发于四肢，属脾胃经。发于两胁，属肝经。发于额，属心经。发于脑，属膀胱经。发于颏颊，属肾经。当随各经所主五脏胜负，及乳母食啖厚味郁怒，所传致而调治之，不可彻用化毒、犀角等丸。设元气复伤，传变他症，尤为难疗。

一小儿遍身患之，服牛黄解毒丸皆愈。惟头结痂，作痒出水。此禀肾经虚热，用地黄丸、解毒散而愈。

一小儿患于发际之间，作痒，诊其母有肝火，用加味逍遥散加漏芦，用牛黄解毒丸、解毒散而愈。解毒散一名托毒散

一小儿患于左耳发际，渐延上头，作痒。此禀肝胆二经热毒，用柴胡清肝散，母子并服而愈。后不戒膏粱复发，脓水淋漓，右颊赤色。此胃经有热，先用清胃散，仍用柴胡清肝散治肝火，母子俱服，又用立效散、牛黄解毒丸而愈。

一小儿两眉患之，延及遍身四肢为患，脓水淋漓，寒热往来。属肝脾积热，用清胃散、小柴胡汤、立效散而愈。后眉间复患，两目连札，小便白浊，用四味肥儿丸、九味芦荟丸而愈。

一小儿因乳母不戒七情厚味患此，久不愈，母用清胃、逍遥二散，子用牛黄解毒丸，愈后儿食甘味，眉间生疮，痛痒目札，用四味肥儿丸为主，佐以加味逍遥散、清胃散而愈。

一小儿遍身患之，两胁为甚，子用四味肥儿丸、立效散，母用柴胡栀了散、加味逍遥散而愈。

牛黄解毒丸　治胎毒疮疖及一切疮疡。

牛黄三钱　甘草　金银花一两　草紫河车五钱

上为末，炼蜜丸。量儿服。

立效散　治发疮耳疮及一切疮疥。

定粉末　松香末　黄柏末　黄连末　枯矾末各一两

上各另为末，用清油烛油调搽。

敷药解毒散　治一切毒疮，风疹痒痛。

大黄　黄柏　山栀　寒水石各等分

上为末，水调搽。若破而脓水淋漓，用当归膏，或清烛油调，尤善。

柴胡栀子散即栀子清肝散。方见胁痛

四味肥儿丸方见热毒瘰疬

九味芦荟丸方见诸疳口疮

金黄散方见天泡疮

热毒疮疥

热毒疮疥，因乳哺过早，或嗜甘肥，脏腑积热，或母食膏粱厚味，或七情内火所致。当分脏腑所属之因，病之虚实，调其血气，平其所胜。如肝经实热用柴胡清肝散，虚热用六味地黄丸。心经实热用导赤散，虚热用补心汤。脾经实热用泻黄散，虚热用补中汤。肺经实热用泻白散，虚热用五味异功散。肾经热用六味地黄丸。大凡手足冷者属虚寒，手足热者属实

热。脉沉数有力，作渴饮冷，大便干实，此邪在里，宜内疏。若脉浮数有力，作渴饮冷，此邪在表，宜发散。若脉浮大，按举无力，或作渴饮汤，乳食少思，此真气虚而发热也，调理脾胃，其病自愈；切不可用寒冷之剂，复损真气。婴儿宜调治乳母为主。

一小儿胁间患此，寒热如疟，小便频数。此禀肝火所致，先用柴胡清肝散，又用加味逍遥散而愈。后因乳母肝火动而复发，用加味逍遥散及八珍加丹皮、山栀，母子服之并愈。

一小儿腹间患此，发热便血，面黄少食，或作呕，或作泻，手足时冷，右关脉弦数。此脾土虚弱，肝火为患，先用五味异功散加升麻、柴胡、山栀，益脾气、清肝火，后用地黄丸，滋肾水、生肝血而愈。

一小儿腿内股患此，色赤不愈，发热，面色或赤或青。此禀肾阴不足，而木火炽盛，先用柴胡栀子散以清肝心，后用地黄丸以补肝肾而愈。

一小儿肘间患此，作渴饮冷，右寸关脉数而无力。此胃经积热，传于肺经也，先用泻黄、泻白二散渐愈，后用五味异功散、四味肥儿丸而愈。

一小儿嗜膏粱甘味，先患背髀，后沿遍身淋漓。此饮食之热，而伤脾血也，先用清胃、泻黄二散而愈。但形气怯弱，用五味异功散而元气复。

柴胡清肝散方见胁痈

五味异功散方见用败毒之药

导赤散

泻白散二方见臂痈

泻黄散方见头面疮

诸疳疮疥

诸疳疮疥，因脾胃亏损，内亡津液，虚火妄动，或乳母六淫七情、饮食起居失宜，致儿为患。当分其因，审其经而平之。如面青寒热，或白翳遮睛，肝经之症也。面赤身热，或作渴惊悸，心经之症也。面黄体瘦，或作渴泄泻，脾经之症也。面白咳嗽，或鼻中生疮，肺金之症也。面黧体瘦，或喜卧湿地，肾经之症也。婴儿宜调治乳母。若不审五脏胜负、形病虚实，妄行败毒，多致不救。

一小儿患此，小便频数，左颊青色，或时目札。此肝脾之症也，先用五味异功散加当归、升麻、柴胡，调补脾气；又用九味芦荟丸，清理肝火；末用地黄丸，滋肾水、生肝木而疥愈。后复发，不经意，兼两目生翳，小便频数，大便泄泻。此肝邪侮脾而作也，用四味肥儿丸、五味异功散加芜荑，脾气健而肝病愈。

一小儿患此，面黄作渴，大便酸臭，腹胀青筋。此肝脾之症，用五味异功散为主，佐以四味肥儿丸而愈。

一小儿患此，面赤作渴，心脉洪大。此心经之症，内用柴胡栀子散，外用六仙散而愈。后惊悸发热，疥焮作痛，先用导赤散二服，又用柴胡栀子散与子服，母服逍遥散而愈。

一小儿患此，大便酸臭，肚腹膨胀，手足时冷。此脾经之症，用五味异功散、四味肥儿丸渐愈。后因母食炙煿，仍发，母服清胃散、黄连泻心汤，子服一味甘草而愈。

一小儿嗜甘肥之物患之，或痒或痛，咳嗽饮冷。此脾胃积热，传于肺经，先用清胃散以治胃热，少用泻白散以清肺火，渐愈。出痘后仍患之，口干饮汤，用五味异功散兼大枫膏而愈。

一小儿年十五，遍身患此，腿足为甚，发热饮冷，两尺脉数洪，按之无力。此禀肾虚所致，用六味地黄丸而愈。后用心力学，复发尤甚，兼盗汗遗精，用地黄丸为主，佐以补中益气汤、八珍汤而痊。

一小儿患此，发热饮冷，痰涎上涌。此禀肾虚，用地黄丸料煎服，月余渐愈，又佐以八珍汤而愈。次年毕姻后，发热唾痰，盗汗咳血，仍用前药而愈。

敷药大枫子膏　治疮疥。

真轻粉一两　枯矾一两　黄连二两　大枫子肉二两，研膏　蛇床子二两　柏油六两

上各另入大枫膏，和匀，更入柏油杵百余，即成膏矣。每用少许，涂患处。

敷药六仙散　治诸疳疮疥。

苦参　独活　大枫子去壳油　蛇床子各一两　枯矾五钱

上为细末，柏油调敷。

五味异功散方见用败毒之药

清胃散方见热毒口疮

诸疳口疮

诸疳口疮，因乳哺失节，或母食膏粱积热，或乳母七情郁火所致。其症口舌齿龈如生疮状。若发热作渴饮冷，额间色赤，左寸脉洪数者，此属心经，先用导赤散清心火，次用地黄丸滋肾水。若寒热作渴，左颊青赤，左关脉弦洪者，属肝经，先用柴胡栀子散清肝火，次用六味地黄丸生肝血。若两腮黄赤，牙龈腐烂，大便酸臭，右关脉洪数，按之则缓者，属脾经，用四味肥儿丸治脾火，以五味异功散补脾气。若发热咳嗽，右腮色赤，右寸脉洪数，按之涩者，属肺经，先用清肺饮治肺火，用五味异功散补脾胃。若发热作渴，两额黧色，左尺脉数者，属肾经不足，先用六味地黄丸以生肾水，次用补中益气汤以生肺气。又有走马疳者，因病后脾胃气血伤损，虚火上炎，或痘疹余毒上攻，其患甚速，急用铜碌散、大芜荑汤。轻则牙龈腐烂，唇吻腮肿，重则牙龈蚀露，颊腮透烂。若饮食不入，喘促痰甚，此脾胃虚而肺气败也；颊腮赤腐，不知痛者，此胃气虚甚而肉死也，并不治。

一小儿口疮，呕血便血，两腮微肿，唇白面青。此脾土亏损，木所乘也，朝用补中益气汤，食远用异功散而愈。

一小儿右腮鼻准微赤。此脾肺二经虚热，用四君、升麻及白术散而愈。

一小儿口疮久不愈，诊其母，右关脉弦缓。乃木克土之症，先用六味、柴胡，又用加味逍遥散治其母，子自愈。

一小儿齿龈蚀烂，年余不愈，用大芜荑汤治其疳邪，五味异功散健其脾气，寻愈。后复作，兼项间结核，另服败毒药，口舌生疮，余用四味肥儿丸而愈。

一小儿患口疮，寒热嗜卧，作泻引饮。此脾疳气虚发热，而津液不足也，先用白术以生胃气，再用四味肥儿丸治以疳症，两月余，又用异功散而安。

一小儿口疮，身热如炙，肚腹胀大。此脾疳内作，朝用五味异功散，夕用四味肥儿丸稍愈，又以地黄、虾蟆二丸，兼服而愈。

一小儿齿龈腐烂，头面生疮，体瘦发热。此脾疳所致，先用大芦荟丸，又用四味肥儿丸、大枫膏而愈。

东垣大芜荑汤一名栀子茯苓汤　治黄疳，土色为湿为热，当利小便，今反利知黄色中为燥，胃经热也，发黄脱落知膀胱、肾俱受土邪，乃大湿热之症，鼻下断作疮上逆行，营气伏火也，能乳胃中有热也，寒则食不入，喜食土胃不足也，面黑色为寒为痹，大便清寒也，褐色热蓄血中间黄色

肠胃有热，治当滋荣润燥，外致津液。

山栀仁三分　黄柏　甘草炙，各二分　大芜荑五分　黄连　麻黄根各一分　羌活二分　柴胡三分　防风一分　白术　茯苓各五分　当归四分

上水煎服。

葛花解酲汤　治乳母酒醉后，乳儿遗热为患。

白豆蔻　砂仁　葛花各五钱　干生姜　白术　泽泻　神曲炒黄，各二钱　白茯苓　陈皮　人参　猪苓　木香　青皮三分

上为末，每服二钱，白汤调服。

愚按：前汤先哲不得已而用之，盖醉酒耗气，又服辛散，重损真阴，折人长命，可不慎哉！

大芦荟丸　治疳杀虫，和胃止泻。

胡黄连　黄连　白芜荑去扇　芦荟　木香　青皮　白雷丸破开，赤者不用　鹤虱微炒，各半两　麝香二钱，另研

上为末，粟米饭丸绿豆大。每服一二十丸，米饮下。

蚵蟆丸　治无辜疳症，一服虚热退，二服烦渴止，三服泻痢住。

蟾蜍一枚，夏月沟渠中，腹大、不跳、不鸣、身多癞瘤者

上取粪蛆一杓，置桶中，以尿浸之，桶上要干，不令虫走出，却将蟾蜍扑死，投蛆中食一昼夜，以布袋盛置浸急水中，一宿取出，瓦上焙为末，入麝一字，粳米饭揉丸麻子大。每服二十丸，米饮下。

六味肥儿丸　消疳，化虫，退热。若脾疳，饮食少思，肌肉消瘦，肚大颈细，发稀成穗，项间结核，发热作渴，精神怠倦，大便酸臭，嗜食泥土，或口鼻头疮，肚腹青筋，啮下痢便白，宜用此丸。即四味肥儿丸，加干蟾一两，芜荑五钱。

四味肥儿丸方见热毒瘰疬

地黄丸方见作渴不止

热毒口疮

经云：手少阴之经通于舌，足太阴之经通于口。因心脾二经有热，则口舌生疮也。当察面图部位，分经络虚实而药之。若元气无亏，暴病口生白屑，或重舌者，用乱发缠指，蘸井水揩之。或刺出毒血，敷以柳花散，傅之上，以肿胀或有泡者，并令刺破，敷前散，或以青黛搽之。刺后又生，又刺。若唇吻热烈者，用当归膏调柳花散敷之。若元气亏损，或服寒凉之药，或兼作呕少食者，此虚热也，用五味异功散加升麻、柴胡。若泄泻作渴者，脾胃虚弱也，用七味白术散。若腹痛恶寒者，脾胃虚寒也，用六君、姜、桂。若因母食酒面煎煿者，用清胃散。若因母饮食劳役者，用补中益气汤。肝脾血虚者，用加味逍遥散。郁怒内热者，用加味归脾汤，子母并服。若泥用降火，必变慢脾风矣。仍参吐舌、弄舌治之。凡针重舌，以线针直刺，不可横挑，恐伤舌络，致言语不清也。

一小儿口舌生疮，手热饮冷。属胃经实热，用柳花散、加味解毒散而愈。后因伤食吐血，不时弄舌。属脾经虚热，用四君子汤而痊。

一小儿口舌生疮，延及头面胸背，脓水淋漓。此胎毒也，内用牛黄解毒丸，外以当归膏调黄柏末，涂之而愈。

一小儿发热饮冷，口患疮，额鼻黄赤，吐舌流涎，余用导赤、泻黄二散而愈。后复作，自服清热化毒之药，益甚，更加弄舌，余用五味异功散加钩藤钩及六君子汤而愈。盖吐舌为脾之实热也，弄舌为脾之虚热也。治者审之。

一小儿患前症，久不愈，恪服清凉之剂，痰喘不已，口开流涎，手足并冷。又

欲治痰。余谓：经云脾主涎，肺主气，此因脾土虚寒，不能生肺金而然，非痰火为患也。先用温中丸二服，痰喘顿止，又用五味异功散而痊。

一小儿口内生疮，用寒凉之剂，更发热饮汤不绝。此中气虚寒，隔阳于外，非实热也，用补中益气汤加炮姜，一剂而愈。

陈湖陆钦若子患前症，敷服寒剂，手足并冷，口唇时动。余曰：此中气虚寒而变慢脾风也。后果殁。

东垣清胃散　治胃经有热，牙齿作痛，或饮冷作渴，口舌生疮，或唇口肿痛，焮连头面，或重舌马牙，吐舌流涎。若因服克伐之剂，脾胃虚热，口舌生疮，或弄舌流涎，或呕吐困睡，大便不实者，用五味异功散。

升麻五分　生地黄四分　黄连　牡丹皮各三分　当归梢四分

上水煎服，婴儿母亦服。

清热消毒散　治实热，口舌生疮，及一切疮疡肿痛，形病俱实者。

黄连炒　山栀炒　连翘　当归各五分　川芎　芍药炒　生地黄各六分　金银花一钱　甘草二分

上水煎服，婴儿母同服。

四君子汤　治脾气虚热，口舌生疮，或但胃气复伤，饮食少思，或食而难化。若作呕泄泻，尤宜用之。如兼痰嗽气逆，肢体倦怠，面目浮肿，宜用六君子汤。

六君子汤　治脾胃气虚，吐泻不食，肌肉消瘦；或肺虚痰嗽，喘促恶寒；或惊搐口直口噤诸症。二方见腹痛

五味异功散　治脾胃虚热，口舌生疮；或因误服克伐之剂，脾胃复伤，而口舌生疮；或弄舌流涎，吐泻不止，饮食少思；或惊搐痰嗽，睡而露睛，手足并冷。若母有病，致儿患者，子母并服。方见用败毒之剂

人参理中汤

人参　白术炒　干姜炮　甘草炙，各等分

上每服一二钱，水煎。蜜丸，即人参理中丸。加附子，即附子理中汤。

四物汤　治疮疡血虚，发热烦躁；或晡热作渴，头目不清。若因脾虚不能生血者，用四君子汤。方见腹痛

柳叶散　治热毒痄疮。

黄柏炒　蒲黄　青黛真正者　人中白煅，各等分

上为末，敷之。

加味解毒散

牛黄解毒丸二方见胎毒疮疥

卷 十 二

吴郡 薛铠集 薛 己验
江都 魏一元 吴中珩校

疔 疮

诸疮惟疔毒为甚，而杀人亦速。古云：疔有十三种，种各不同。内三十六疔，满其数即不可救。亦有不满其数而死者，乃毒气走散故也。若痘毒染人，发于头面或遍身者，又非此类。在小儿多因乳母食有毒之物，或儿卒中饮食之毒，或感四时不正之气，皆能致之。其疮多生头面、四肢，形色不一，或如小疮，或如水泡，或痛或痒，或麻木不仁。外症寒热，呕吐恶心，肢体拘急。大要当分邪之在表在里，急用隔蒜灸法，并解毒之剂。若不省人事，牙关紧闭，急以夺命丹为末，熟酒调灌。如食生冷之物，或用凉水淋洗，则轻者难愈，重者不治。其生于两足者，多有红丝至脐。生于两手者，多有红丝至心。生于唇口之内者，多有红丝入喉。急用针挑出恶血，以泄其毒，可保无虞。其在偏僻之处，药难导达者，惟灸法有回生之功。若投峻厉之剂，是促其危矣。小儿肌肉脆嫩，且不能言痛否，灸法须将蒜切薄片著肉，一面略剜少空，灼艾灸蒜，先置大人臂上，试其冷热得宜，然后移著疮上，又别灼艾如前法试之，以待相易，勿令间歇。

毗陵金文冶子，将周岁，唇上患疔，余用活命饮，母子并服，更欲隔蒜灸。彼不从，见肿势益盛，勉灸数壮。余诫以多灸为佳，又为人所阻而止。头面益肿，乃复灸五十余壮，肿势渐消。时与乳母服活命饮，疮出黄水，翌日，溃而得生。

一小儿三岁，手患紫疔二颗，寒热作痛，用仙方活命饮，半杯而愈。数日后手臂俱肿，乃用隔蒜灸，服前药而愈。

一小儿足患之，呕吐腹胀，二日不食，欲用护心散。诊气口脉大，审其大便所出皆酸秽。余曰：此饮食停滞耳，非疮毒内攻也，若用护心等剂则误矣。急投保和丸二服，及隔蒜灸而愈。其时同患是症，用护心、败毒之剂者，俱致不救。

一小儿面上患之，寒热发搐，此热极而肝火动也，用荆防败毒散，及隔蒜灸，搐止热退，更服异功散加升麻、柴胡、桔梗而愈。

一小儿患于胸，外敷寒凉，内服败毒，更欲呕不食，面色萎黄，右关脉浮数，按之微细。此脾胃复伤所致也，急用隔蒜灸，服异功散，倍加白术、半夏，翌日又服活命饮而愈。

一小儿患前症，服败毒之药，作呕不食。余谓胃气复伤，不信，另服护心散，呕甚，神思沉困，手足并冷，脉微细如无。急用五味异功散加干姜，二服呕止食进，去姜又四服而愈。夫护心散皆寒凉之药，乃宋人为服丹砂蓄热发疽者而设。胃气有伤，即当温补，多因此药，停于胸隔，惟觉阴冷作呕沉困者，世人皆谓毒气攻心，而遂概用之，其鲜有不败事者矣。

一小儿手背患此，敷服皆寒凉之剂，腹胀痰喘，泻粪秽臭。余谓脾胃复伤而饮食滞也，不信，仍服治疮之药而殁。

一小儿臂患之，色赤肿起，恪用化毒丹、铁箍散，肿处顿平，肉色白陷，再日色黯，痰喘气促。余谓疮毒反入于内也，辞不治，果殁。

飞龙夺命丹　治疮毒发背脑疽等症。

真蟾蜍干者，酒化　轻粉　枯白矾　寒水石　铜绿　乳香　没药　麝香　朱砂各六钱　蜗牛四十个，另研，如无亦可

上各为末，入蟾酥、蜗牛，或加酒少许糊丸绿豆大。每服一二丸，温酒或葱汤下，重者外用隔蒜灸法。

荆防败毒散　即人参败毒散加荆芥、防风。方见流注

保和丸方见发热不止

五味异功散方见败毒之药

仙方活命饮方见热毒疮疡

时　毒头面赤肿

小儿时毒，因感四时不正之气，致鼻面耳项或咽喉赤肿，寒热头痛，甚者恍惚不宁，咽喉闭塞，状如伤寒，五七日间亦能杀人。脉浮数者邪在表，脉沉涩者邪在里。在表用葛根牛蒡子汤，在里用栀子仁汤，表里俱病者犀角升麻汤，甚则宜砭，及用通气散，宜泄其毒，旬日自消。若不消而欲作脓者，用托里消毒散。欲收敛者，用托里散。若咽肿不能言，头肿不能食者，必死。

一小儿患此三日，二便调和，用葛根牛蒡子汤，漫肿悉退，惟颊间赤肿，欲作脓，用活命饮二服，外用代针膏而脓出，再用托里消毒散而愈。

一小儿肿赤焮痛，此欲作脓也，用托里消毒散，二剂脓成，针之肿痛顿减，又二剂渐愈，却以柴胡栀子散加白芷、升麻，与母服之而愈。

一小儿肿焮作痛，药不能下咽，先用通气散，连作嚏；却用犀角升麻汤，乳食稍进，肿痛渐消；仍服数剂而脓血渐少，母服加味逍遥散而愈。

一小儿患之，咽喉作痛，二便自调，用葛根牛蒡子汤三剂，甘桔汤四剂，肿痛渐愈。诊乳母左关脉弦数，用加味逍遥散，母子并服而消。

一小儿患之，赤肿作，外敷、内服皆寒凉之药，余欲洗去敷药，急用发散表邪、开通腠理之剂，不信，仍用前药，遂致不救。

通气散　治时毒焮痛，咽喉不利，取嚏以泄其毒。

玄胡索　猪牙皂角　川芎各一钱　藜芦五分　羊踯躅花三分

上为细末，用纸捻蘸少许纤鼻内，取嚏为效。

甘桔汤　治肺经壅热，胸膈不利，咽喉肿痛，痰涎壅盛。方见时毒

犀角升麻汤　治风热，口唇颊车连牙肿痛。

犀角镑，二钱　升麻　防风　羌活　川芎　白芷各五钱　黄芩　甘草各一钱　白附子四分

上每服三五钱。

栀子仁汤　治时毒肿痛，大便秘结。

郁金　枳壳麸炒　升麻　山栀仁　牛蒡子研碎，炒　大黄炒，各等分

上为细末，每服二三钱，蜜水调服。

葛根牛蒡子汤　治时毒肿痛，消毒解热。

葛根　管仲　甘草　江西豆豉　牛蒡子半生半炒，研碎，各等分

上每服三五钱，水煎。

柴胡栀子散方见胁痛

托里消毒散

代针膏

托里散

仙方活命饮四方并见热毒疮疡

加味逍遥散方见发热不止

流　注

小儿流注，乃气流而注，血滞而凝，元气不足之症也。或因闪跌堕伤，或因肝火气逆，或因六淫内侵，或因脾虚食积，或因禀赋所致，结于四肢节体，患于胸腹腰臀，或结块，或漫肿，或作痛。悉用葱熨之法，须固元气为主。闪跌者，和血定痛丸。肝火者，九味芦荟丸。食积者，四味肥儿丸。药能对症，未成自消，已成自溃。若脓成不溃者，元气虚也，先补而针之，庶使毒气不致内攻，气血不致脱陷。若脓出而反痛者，气血虚也，用八珍汤。作呕少食者，胃气虚也，用四君子汤。欲呕不食，或腹作胀者，脾气虚也，用六君子汤。口噤搐搦者，气血虚极而变症也，用十全大补汤。内热晡热，阴血虚也，四物、参、芪、白术。表热恶寒，阳气虚也，十全大补汤。热来复去，或昼见夜伏，昼伏夜发者，虚热也，当大补元气。若色赤，肿起而脓稠者，尚可治。不赤，硬而脓清，或脉洪大，寒热发渴，及不受补者，皆不可治。

杨鸿胪子年十二，左胁下患此，服流气饮、十宣散之类，元气益虚，年余不敛，左尺脉数而无力，左关脉弦而短。此肝经之症，因禀肾水不足，不能滋养肝木，血燥火炽而然耳。用六味地黄丸以滋肾水，九味芦荟丸以清肝火而愈。

一小儿九岁患此，久不收敛，或咳嗽，或寒热，皆服清气化痰之药，前症益甚，至夜作喘口开，彻夜不寐，手足并冷，药饵到口即呕。余谓：悉因脾气虚甚所致。先以人参、白术各五钱、炮姜五分，以米汤煎之，时灌数匙。次日能服一杯，次日又服一剂，诸症渐愈。至十余剂后，朝用补中益气汤，夕用异功散而愈。

李通府子十六岁，腰患之，三年不愈，色黯下陷。余曰：此肾经症也，宜用六味丸，滋化源以生肾水，更用如圣饼，外散寒邪以接阳气。不信，别用杂药，元气益虚，七恶蜂起，始信余言，仍用前药而愈。

陈州守子，闪右臂腕肿痛，用流气等药，发热作寒，饮食少思，口舌干燥，肿痛愈炽，形气益疲，余以助胃壮气为主，佐以外治之法而愈。

黄地官子，腿患之，肿痛发热，以湿毒治之，虚症悉至。余谓：此元气虚弱，外邪乘之也。用十余大补汤、如圣饼而愈。

一小儿臂肘肿硬，用流气饮，肉色不变，饮食少思。余曰：此肝脾虚症也。用六君、桔梗、薄、桂、茯苓、半夏及如圣饼而消。

一小儿腿腕间患此，已半载，肿硬色白，形气俱虚。余先用五味异功散加当归，三十余剂，却佐以八珍汤十余剂，更用葱熨法，肿势渐消，中间一块仍肿。此欲作脓也，当补其血气，俱用托里散为主，异功散为佐，仍用葱熨法，月许针出稠脓。仍用前二药，及豆豉饼，三月余而愈。

一小儿腿患之，肿硬色白，恶寒懒食。此脾胃阳气虚，而不能成脓也，非敷贴败毒所能疗。遂用托里散，及葱熨法，

月余。患处胀痛发热，脓成针之，脓出而安。仍用托里散，肢体渐健。因饮食内作泄泻，忽口噤目闭，自汗手冷，此脾胃虚寒之恶症也，以异功散，内用人参一两，干姜一钱半，灌之尽剂而苏。又以托里散，内用人参五钱，数剂始能动履。却用托里散、大补汤、葱熨法、豆豉饼，半载而愈。

一小儿十五岁，早丧天真，日晡发热，遍身作痛，或四肢软酸，唾痰头晕。服祛湿化痰之药，腿之内外肉色肿硬而不变。因服攻毒之药，虚症蜂起。按：褚氏云：男子精未满，而御女以通其精，五脏有不满之处，异日有难状之疾。正合此论。遂用补中益气汤及地黄丸，半年而愈。此等症候，误认为实，而用败毒之药者，必致不救。

贾阁老子，年十六，患此二载矣。脉洪大而数，脓清热渴，食少体倦，夜间盗汗，午前畏寒。余曰：此真气不足，邪气有余之症，治之无功矣。彼恳求治，午前勉用四君、芎、归、炙草，午后四君、麦门、五味，逾月诸症渐减。有用渗利之剂，保其必全者，彼信服之，形体骨立，未几而殁。

一小儿右腿腕壅肿，形体怯弱，余欲以补气血为主，佐以行散之剂，彼不信，反内服流气饮，外敷寒凉药，加发热恶寒，形体愈瘠，始求治于余。余曰：恶寒发热，脉至洪大，乃气血虚败之恶症也，不可治矣。后溃而不敛，沥尽气血而亡。

掌教顾东帆子十余岁，秋间腰腿隐隐牵痛，面色青中兼黑。余曰：青是肝虚，黑是肾虚，当急调补脾肾，否则春间必患流注矣。不信，另用行气破血之药。至夏，腰臀间漫肿五寸许，复来请治。脉数而滑，按之如无，此元气虚极，而脓内溃不能起也，辞不治，后果殁。

健脾渗湿饮　治疮疡初起，焮肿作痛，或湿毒下注，或环跳穴痛。

人参　白术　苍术　防己酒拌　黄柏炒　川芎　陈皮　当归　茯苓各五分　木瓜不犯铁器　柴胡梢　甘草各三分

上姜水煎服，如三五剂不退，加桂少许，酒煎亦可。小便涩，加牛膝。身痛，加羌活。

和血定痛丸一名黑丸子　治流注膝风，或闪跌瘀血，肢节肿痛，服之自消。若溃而发热，与补药兼服自效。

百草霜五两　赤小豆半斤　川乌炮，一两五钱　白蔹八两　白芨　南星炮，各二两　芍药　当归　牛膝各五两　骨碎补四两

上为末，酒糊丸，桐子大。每服二三十丸，白汤下。

神效葱熨法　治流注、结核，或骨痈、鹤膝等症，先用隔蒜灸，若余肿尚存，用此熨之，以助气行血，散其壅滞，功效甚速。又治跌扑损伤，止痛散血消肿之良法也。其法用葱细切捣烂炒热，频熨患处，冷则易之。如鹤膝风，兼服大防风汤而愈。

隔蒜灸法　治流注及痈疽、鹤膝风等症。每日灸二三十壮，痛者灸至不痛，不痛者灸至痛，其毒随火而散。盖火以畅达，拔引郁毒，此从治之法，有回生之功。其法用大蒜去皮，切三文钱厚，安患处，用艾壮于蒜上，灸之三壮，换蒜复灸，未成即消，已成者亦杀其毒。如疮大用蒜杵烂摊患处，将艾铺上烧之，蒜败再易。如不痛，或作脓，或不起发，及疮属阴症者，尤当多灸。凡疮不痛，不作脓，不起发者，皆气血虚也，多主不治。惟患在头面者，不宜多灸。论中婴儿灸法，见疔疮。

如圣饼　治流注及一切疮疡不能消散，或溃而不敛。

乳香 没药 木香 血竭 当归各等分 麝香减半

上为末，用酒糊和饼二个，乘热熨之，毒疮加蟾酥。

六味丸一名地黄丸 此壮水之剂也。夫人之生，以肾为主，凡病皆由肾虚而致。其流注、瘰疬属肝肾二经，发热作渴，小便淋秘，痰气壅盛，嗽血吐血，头目眩晕，小便短少，眼花耳聋，咽喉燥痛，口舌疮裂，齿不坚固，腰膝痿软，五脏虚损，尤宜用之。乃水泛为痰之圣药，血虚发热之神剂也。方见发热不止

当归补血汤 治流注及溃疡，肌热面赤，烦渴，脉洪大而虚，重按全无，此血虚症也。误服白虎汤必死。方见发热不止

益气养荣汤 治流注气血虚弱不消散，或四肢颈项患肿，不问坚软赤白，或痛或不痛，日晡发热，或溃而不敛。方见鹤膝风

十全大补汤 治诸疮血气虚弱，不能消散，溃腐收敛，或寒热汗出，口眼歪斜，肌瘦少食，或日晡发热，自汗盗汗，或朝寒暮热，疮口不敛等症。方见便痈

天 蛇 毒

手指头生疮，俗名天蛇毒。然五指各有经络，拇指属手太阴肺经，食指属手阳明大肠经，中指属手厥阴心包络经，无名指属手少阳三焦经，小指属手少阴心经。亦有患于足者，足趺属肝胆胃三经，大指属肝脾二经，次指属胆经，小指属膀胱经，各当随经而治。其致患之由，或因胃中积热所发，或因乳母膏粱厚味所致，或因湿热下流，或因风毒外中，大率多由所禀足三阴之经虚，故邪得以入之也。其初患肿痛者，先用仙方活命饮，次用托里消毒散。元气下陷，重坠作痛，久而不溃者，用补中益气汤。若服败毒散，及敷寒凉之剂，则疮口变黑，或胬肉突出，或指皆黑。大抵手足为气血难到之处，手属于胃，足属于脾，不可损其真气。丹溪以臀居僻位，尚言气血罕到，况肢末乎。故寒凉克伐之药，所宜深戒者也。

一小儿十四岁，手大指患之，色赤肿痛，用夺命丹二粒，活命饮一剂，将愈。因饮酒沐浴，而疮复作，发热咳嗽。余谓：此毒原属肺经，今肺为湿热所攻，疮毒乘热妄行，故复作耳。先用泻白散二剂，而痰嗽除，又用托里消毒散而疮愈。

一小儿食指患之，迸出血水，疮口凸肿，上连手背，久而不愈。余曰：此元气虚弱，风邪袭于患处，血气不能运及而然。用托里散及葱熨之法，诸症悉退，又用豆豉饼、异功散加升麻、柴胡而愈。

一小儿患之，作痛发热，内外皆用寒凉之药，手背出脓，三月不愈，面色萎黄。此脾气复伤也，先用异功散加升麻、柴胡、桔梗渐愈，又佐以托里散、豆豉饼而痊。

一小儿十三岁，素食膏粱，足大指患之，肿连脚面，喜饮冷水，右关脉洪大。此脾气复伤，而积热下注也，先用清胃散四剂，次用活命饮二剂，肿痛渐消；又用托里消毒散数剂，脓溃而愈。

一小儿足大指漫肿，上连趺阳，色赤肿甚，右关脉数而有力。此胃经湿热下注也，用活命饮一剂，大指本节后，始发疮头，痛亦稍止，再剂而漫肿悉退，又用消毒散出脓，托里散收敛而愈。

一小儿足次指患之，色赤肿痛，上连于腿，外涂寒凉之药，反致麻木重陷，方知此气血难到之所，又因寒凉遏绝而然。急以活命饮加黄芪五钱煎服，外以姜葱汤洗去敷药，用隔蒜灸法，半晌知痛，其肿顿退。再用托里散加人参三钱，数剂脓溃

而愈。

一小儿足大指患之，内服外敷皆寒药也，腹痛恶心，手足并冷。此脾胃之气复伤而作，非疮毒也。先用异功散加柴胡、升麻、白芷，及仙方活命饮各一剂，诸症顿退；又用托里消毒散，脓溃而愈。

一小儿足大指患之，变脓窠之状良久，干硬痛甚，小便频数。此禀父肾经虚热所致，用六味地黄丸而愈。

一小儿足中指患之，耳中肿痛，小便频数。此禀父肝肾虚热为患，用六味地黄丸为主，佐以柴胡栀子散而愈。

一小儿不时生疮，皆在手足之表，年余不愈，审其乳母善怒，用加味逍遥散，母子服而愈。

一小儿足大指患之，肿痛连脚，用活命饮及隔蒜灸，其痛不止，着肉艾灸数壮方止，用活命饮及托里消毒散而愈。

一女子十五岁，足拇指痒痛，敷败毒之药，势益甚而色黯。余谓脾经郁结所致，彼人略不经意，后朝寒暮热，饮食顿减，患处微肿，足胫渐细而殁。

钱氏泻白散方见臂痈

夺命丹方见疔疮

消毒散方见胎毒发丹

葱熨法

托里散二方见流注

仙方活命饮

托里消毒散二方见热毒疮疡

东垣清胃散方见腹痛

五味异功散方见败毒之药

补中益气汤方见肌肉不生

天泡疮

天泡疮状如水泡，属肺胃二经风热。若发热焮痛，邪在表也，用人参败毒散。发热咳嗽，邪在肺也，用加味泻白散。热渴便秘，邪在内也，用加味清凉饮。此肌肤之症，当去毒水，以金黄散或黄柏、蚯蚓敷之，当归膏亦善，既安不必服药。若因攻伐过度，元气虚而变生别症者，当参各门治之。

一小儿患此，焮赤，恶寒发热，大小便赤涩。此邪在表里之间，遂外敷金黄散，内服大连翘饮子，诸症少愈，更加味解毒散而痊。

一小儿患此，焮痛发热，大小便如常，此邪在表也，挑去毒水，敷金黄散，用荆防败毒散治其表，柴芍参苓散安其里而愈。

一小儿患此，服败毒之剂，喘嗽唇白。此脾肺之气复伤也，先用补中益气汤一剂，诸症悉退；后加桔梗、白芷，二剂而愈。

一小儿患此，服败毒散，敷寒凉药，呕吐泄泻。犹索败毒散。余佯诺之，却以五味异功散加柴胡、升麻，而吐泻愈，又用柴芍参苓散而疮痊。

一小儿患此，服败毒之药，腹痛泄泻，余意脾气复伤，宜用五味异功散。不信，仍服败毒之药，后果不食，作呕流涎，泄泻后重。余先用补中益气汤，次用五味异功散而愈。

一小儿患此，服败毒散，作渴饮汤，余与七味白术散治之。不信，自服败毒之药，前症益甚，更加呕吐不食，来请治。余曰：呕吐不食，手足并冷，痰喘气促，唇色皎白，始见虚寒，即当温补，反服攻伐元气之药，虚而又虚，今脾肺败症已见，莫能为矣。辞之，果不治。

柴芍参苓散　治肝胆经分患天泡等疮，或热毒瘰疬之类。

柴胡　芍药　人参　白术　茯苓　陈皮　当归各五分　牡丹皮　山栀炒　甘草各三分

上每服二钱，水煎服。

加味解毒散 治天泡疮，发热作痛。即加味消毒散加金银花、漏芦。

玄参 连翘 升麻 芍药 当归 羌活 生地黄 牛蒡子炒，各三钱 茯苓 甘草各三钱 金银花 漏芦各五钱

上每服一二钱，水煎服，或用蜜丸。

金黄散 治天泡疮，消毒止痛。

滑石 甘草

上各另为末，和匀敷患处。如泡挑去水敷之，加黄柏尤好。

补中益气汤方见肌肉不生

五味异功散方见用败毒之药

加味泻白散即泻白散加山栀、杏仁

杨梅疮

杨梅疮，乃天行时毒，亦有传染而患之，或禀赋所得。春受症在肝，故多起于下部。治失其宜，多致蚀伤眼目，腐败肾茎，拳挛肢节。初起之时，上体多者，先用荆防败毒散；下体多者，先用龙胆泻肝汤。大便秘者，用大连翘饮，后用换肌消毒散。若蚀伤眼目，兼用九味芦荟丸、六味地黄丸。肢节拳挛，兼用蠲痹解毒汤。若因脾胃亏损而不能愈者，先用异功散，后用换肌消毒散。若用轻粉之药，多致败症也。

一小儿周岁，传染此疮，误薰银朱之药，昏愦不乳，遍身无皮。用绿豆、黄柏，遍掺席上，令儿睡卧，更用金银花、生甘草为末，白汤调服，渐愈。若疮干燥，更用当归膏。误用轻粉者，亦以前药解之。

一小儿患此，年余不愈，形体消瘦，日晡尤甚，朝用八珍汤，夕用换肌散，并太乙膏，三月余而愈。

一小儿原有肝疳，后染前症，脓水淋漓，腹胀呕吐，小腹重坠，余欲用补中益气汤，升补中气。不信，仍服消毒之剂，更喘嗽流涎。余谓脾气虚而肺气弱也，朝用补中益气汤，夕用五味异功散，元气渐复，乃佐以换肌消毒散，寻愈。

一小儿因母曾患此症，生下即有，用换肌散，母服五十余剂，子用当归膏调金黄散，随患处敷之，寻愈。

一小儿十四岁患此，用薰法，肢体面目悉皆浮肿，数日间，遍身皮肤皆溃，如无皮状，脓水淋漓。先用金银花、甘草，煎汤与之恣饮。又为末掺遍身及铺枕席，令儿卧之。半月许，皮肤稍愈，却佐以换肌散而愈。

又一小儿二岁，用熏法，吐痰喘躁，不及治而死。

换肌消毒散一名萆薢散 治杨梅疮，不拘初患日久，并效。

土茯苓即萆薢 当归 白芷 甘草 皂角刺 薏苡仁 白鲜皮 木瓜不犯铁器

上水煎，食前并空心服。

又方 治大人之剂。如用前方未应，或儿长大，宜用此方。

土茯苓五钱 当归 白芷 皂角刺炒 薏苡仁各一钱 白鲜皮 木瓜不犯铁器 木通 金银花各七分 甘草 连翘 防风各五分 茯苓一钱 黄芪炒，二钱 芍药炒，一钱 川芎八分 生地黄八分

上作二三剂，水煎出，幼者作一剂，煎分两三次服。

蠲痹解毒汤

姜黄 羌活 白鲜皮 赤芍药 当归各四分 白术五分 茯苓 白芷 皂角子炒，各三分

上水煎服。

九味芦荟丸方见喉痹

当归膏方见汤火疮

太乙膏方见跌扑外伤

金黄散方见泡疮

赤白游风

赤白游风，属风热血热，盖血得热而游走耳。白属气分，赤属血分。或因腠理不密，风热相搏，怫郁而成，或因乳母食膏粱厚味所致。若风热者，用小柴胡汤加防风、连翘。血热者，用四物汤加柴胡、山栀、牡丹皮。风热相搏者，用人参败毒散。内热上寒者，用加味羌活散。胃气虚弱者，用补中益气汤加羌活、防风，或消风散。血虚者，用加味逍遥散；如未应，用逍遥散、六味丸。若婴儿患此，当审其受症之因，而调治其母。

一小儿患此，其色或赤或白，或痛或痒，询之因母食膏粱厚味所致，余用东垣清胃散治其母，牛黄丸治其儿而愈。

一小儿患此，因母郁怒所致，母用加味小柴胡汤及加味逍遥散，儿热止，又以加味归脾汤而愈。

一小儿患此，嗜膏粱甜味，齿龈浮肿，渐至蚀烂，先用清胃散，后以四味肥儿丸，间服而愈。

一小儿患此，色赤作痒，脉浮数。此脾胃二经风热也，用人参消风散而愈。又因停食复发，色赤作痛，先用保和丸，后用异功散而消。

一小儿患此作痒，搔破脓水淋漓，寒热往来。此肝经血燥而生风，先用加味逍遥散，肝症顿退，倦怠少食，用异功散、三黄散而愈。

一女子十五岁患此，色赤作痒，寒热胁痛，面青或赤。此肝火动而血热也，先用加味逍遥散加胆草四剂，诸症顿退。但体倦少食，恶寒欲呕。此脾为肝木所侮，而肺气虚也，用五味异功散，及加味逍遥散而愈。

一女子患此，寒热作呕，先用加味小柴胡汤，二剂而安，再用人参消风散而愈。后因怒发热，经行如崩，遍身色赤，四肢抽搐，难以诊脉，视其面色如赭。此肝心二经，木火相搏，而血妄行耳，先用柴胡栀子散，再加味逍遥散，诸症顿退，又用八珍汤而痊。

一小儿因母感寒腹痛，饮烧酒，儿遍身皆赤，游走不定，昏愦发热，令乳母时饮冷米醋一二杯，亦以二三滴涂儿口内，周日而愈。

归脾汤　治小儿因乳母忧思伤脾，血虚发热，患前症，久不愈，食少体倦；或便血下血，怔忡不宁，惊悸少寐；或心脾作痛，自汗盗汗等症。方见游风

人参消风散　治赤白游风，或风热隐疹瘙痒，或寒热作痛。

人参三钱　荆芥穗　甘草炙　陈皮各五钱　白僵蚕　茯苓　防风　芎䓖　藿香　蝉蜕各三钱　厚朴三钱，姜制　羌活三钱

上每服一二钱，水煎。

加味逍遥散方见发热不止

二黄散方见黄水疮

柴胡栀子散方见胁痛

小柴胡汤方见胁痛

加味小柴胡汤方见热毒瘰疬

牛黄解毒散方见头面疮

发　癍

洁古云：癍疹之病，焮肿于外者，属少阳相火也，谓之癍。小红靥隐于皮肤之中者，属少阴君火也，谓之疹。癍疹并出，则小儿难禁，然首尾俱不可下。大抵安里之药多，发表之药少。小便秘，则微疏之。身温者顺，身凉者逆。大忌外敷寒凉，内用疏导，无此二者，可保无虞。

一小儿患癍发热，体倦少食。此脾肺

气虚，外邪相搏也，先用消风散二剂，随用补中益气汤加茯苓、芍药而愈。

一小儿患瘢，作痛热渴，服发表之剂益甚，形气倦怠，脉浮而数。此真气复损而然耳，遂用人参安胃散、补中益气汤而愈。

一小儿患瘢发热，用犀角消毒散一剂，吐泻顿作。余曰：此邪气上下俱出矣，勿药自愈。未几果安。

一小儿素面白，患疹作痒，鼻塞流涕，咳嗽不止，用败毒散，脓水淋漓，恶寒喘急朝寒暮热。余谓肺之气复伤耳，用补中益气汤稍愈，佐以五味异功散而愈。

一小儿患疹，寒热瘙痒，先用消风散治其儿，次用加味逍遥散治其母，两月而愈。

一小儿患瘢作渴，发热咳嗽。此邪在表，宜汗之，先用葛根橘皮汤一剂，次用玄参橘皮汤而安。癸丑岁患此症者，余先用葛根橘皮汤散之，若邪去而热未退者加芩、连，热已退者用玄参升麻汤，无不速效。

一小儿患瘢，色赤作痛，先用升麻葛根汤而减，次用玄参升麻汤而安。

一小儿因食膏粱醇酒，遍身如瘢疹，用消胃散，母子服之而愈。

一小儿误吞信石，身赤如瘢。见伤发丹

一小儿因母饮烧酒，身如赤瘢。见伤发丹

葛根橘皮汤 治发瘢烦闷，呕吐清汁，兼治麻痘等症。

葛根 陈皮 杏仁去皮尖 麻黄去节 知母炒 甘草炙 黄芩各半两

上每服二三钱，水煎服。

玄参升麻汤 治瘢疹已发未发，或身如锦纹，甚则烦躁谵语，喉闭肿痛。

玄参 升麻 甘草各等分

上每服二三钱，水煎服。

化瘢汤

人参 石膏 知母 甘草各一钱

上每服二钱，入糯米半合，水煎六分，米熟为度，去滓温服。

荆芥败毒散即人参败毒散加荆芥、防风

人参败毒散 治疮疡邪气在表应发者。若憎寒壮热，项强脊疼，或咳嗽，亦宜用之。

人参 茯苓 川芎 羌活 独活 前胡 柴胡 枳壳麸皮炒 桔梗 甘草炒，等分

上每服二三钱，水煎。

东垣人参安胃散 治瘢疹因服峻厉之剂，脾胃虚热，泄泻呕吐，饮食少思等症。方见喉痹

犀角消毒散 治瘢疹丹毒，发热痛痒，及疮疹等症。

牛蒡子 甘草 荆芥 防风各五分 犀角镑，二分 银花三分

上水煎熟，入犀角，倾出服。

补中益气汤方见肌肉不生

五味异功散方见败毒之药

加味逍遥散方见发热不止

黄水粘疮

小儿黄水粘疮，属肝脾二经，风热积热所致。邪在表而痒痛者，轻则犀角消毒散，重则连翘防风汤。邪在内而大便秘者，轻则九味解毒散，重则大连翘饮。若头目不清，憎寒壮热，作渴便秘者，表里俱有邪也，加味清凉饮。若误服克伐之药，而致发热恶寒者，肺气伤也，用四君、桔梗、柴胡。发热呕吐，胃气伤也，用异功散。发热作泻，脾气虚也，用六君子汤，并加柴胡、升麻。余当随症裁之。

一小儿患此，脓水淋漓，寒热作痛，服抱龙丸、败毒散，更加气喘等症。盖气

喘发搐，乃肝火乘脾；咬牙流涎，乃脾气虚寒。遂朝用补中益气汤，夕用五味异功散，外敷立效散而愈。

一小儿患此，发热惊悸，倦怠面黄，懒食流涎，服清凉之药，更加吐泻，睡而露睛。余谓心脾虚热，用六君、干姜，一剂顿愈，又用异功散、立效散而愈。

一小儿患此，或痒或痛，脓水沥淋，服表散之剂，更恶寒发热，呕吐不食，手足并冷。此病气实而元气虚也，先用异功散加桔梗、藿香而呕吐止，又用异功散而寒热除，用人参消风散而疮愈。

一小儿所患同前，服荆防败毒散，加喘嗽腹胀，四肢发搐。此脾肺气虚而肝木乘之，用异功散加柴胡、升麻、桔梗，一剂诸症顿退；又用异功散，二剂而愈。

一小儿患此，服抱龙丸之类，汗出喘嗽。此肺气虚而为外邪所乘也，用异功散加桔梗二剂。又伤风发热咳嗽，其疮复甚，用惺惺散一服，外邪顿退，又用异功散而痊。

毛通府子患此，卯关脉青，两目时札，形体困倦。此土虚木旺，当用和肝补脾汤，反服败毒散，前症益甚，更加吐泻不食，遍身发泡。余用前汤，刺泡出水，同绿豆、甘草末，频铺席上，任儿睡卧，后用神效当归膏而愈。

沈尚宝子患此，咳嗽恶寒，用大连翘饮，腹胀少食。此表症泻里，致元气复损，非其治也，用补中益气汤而愈。

一小儿患此，作痒发热，脓水淋漓，面青恶寒。此肝火血热，用加味逍遥散稍愈，又用和肝补脾汤而痊。

一女子十四岁，遍身疙瘩，搔破脓水淋漓，发热烦躁，日晡益甚。此血气虚而有热也，用加味逍遥散而愈。

大连翘饮　治风毒热毒，发热作痛，二便不利，表里俱实。方见臂痈

柴胡栀子散　治肝胆风热，生疮作痛，发热，或搔破而脓水淋漓，或发寒热晡热。即栀子清肝散[①]。方见胁痈

犀角消毒散　治热毒积毒，发于肌表，而头面生疮，或痛或痒者，方见发癍

九味解毒散　治热毒胎毒而发疮疡之类，未溃作痛者。

黄连炒，三分　金银花　连翘　芍药各三分　山栀四分　白芷六分　当归八分　防风三分　甘草三分

上水煎，母子并服。

人参消风散[②]方见赤白游风

加味清凉饮　治热毒积毒在内，患疮疡，大便不通，而欲痛作渴。

当归　赤芍药　甘草炙　大黄炒，各三分　山栀炒，三分　牛蒡子炒，杵，各四分

上水煎服。

荆芥败毒散　治风热相搏，邪气在表，患疮疡之类，寒热作痛者。方见流注

补中益气汤　治疮疡之类，过服败毒之药，致中气虚弱，发热恶寒者。方见肌肉不生

六君子汤　治疮疡，脾胃虚弱，不能饮食，更或呕吐，而疮不愈者。方见内钓

人参消风散　治诸风上攻，头目昏眩，项背拘急，肢体烦疼，肌肉颤动，耳若蝉鸣，鼻塞多嚏，皮肤顽麻，瘙痒隐疹，目涩昏困。方见赤白游风

连翘防风汤　治小儿肝脾风热时毒，头面生疮。

连翘研碎　防风　黄连　陈皮　芍药　当归　独活　白蒺藜炒，去刺　荆芥　茯苓　黄芩　甘草　牛蒡子炒，研，等分

上每服二钱，水煎服。

惺惺散　治风寒疮疹，痰嗽发热。

---

①栀子清肝散：原误作“柴胡栀子散”，各本均同，据后文胁痈篇改。

②人参消风散：下文又见此方，属衍文。

桔梗 细辛 人参 甘草 瓜蒌根 白茯苓

上为末，每服二钱，入薄荷五叶，水煎服。

和肝补脾汤 治风热疮疹，脾土不及，肝木太过。

人参 陈皮 川芎各五分 白术 茯苓 芍药各七分 柴胡 甘草炙，各三分 山栀炒，四分

上作二剂，水煎服。

益脾清肝汤 治肝脾风热疮，寒热体痛，脾胃虚弱。

人参 白术 茯苓 甘草 川芎 当归 黄芪各三分 柴胡 牡丹皮各二分

上水煎服。

三黄散 治风热疳热生疮，水浸淫，脓流处便湿烂。

松香 五倍子 黄连 黄丹 海螵蛸各一钱 轻粉 雄黄各少许

上为末，用莹肌散煎洗渗之，干者油敷。

立效散

定粉 松香 黄柏 黄连 枯矾各一钱

上为末，用清烛油调搽。

四君子汤方见腋痈

异功散方见败毒之药

加味逍遥散方见发热不止

头面疮

人身诸阳之气，会于首而聚于面。其患疮痍者，因脏腑不和，气血凝滞于诸阳之经。或禀赋肾阴虚肝火，或受母胎毒，或乳母六淫七情，或食膏粱醇酒，或儿食甘肥厚味所致。其因不同，当各辨其经络，审其所因而治之。若发于目锐眦、耳前，上頞抵鼻，至目内眦者，皆属小肠经；发于巅及头角、下颊、耳后、脑左右者，皆属胆经；发于頞前、鼻孔，及人中左右者，皆属大肠经；发于鼻之挟孔、下唇、口反、承浆、颐后、颊车、耳前、发际、额颅者，皆属胃经；发于目内眦，上额尖，至后脑项者，皆属膀胱经。既察其经，即当分治。若禀肾火者，用六味地黄丸；胎毒者，犀角消毒丸；食积疳者，四味肥儿丸；乳母膏粱者，东垣清胃散。至于诸腑受病，必兼诸脏。故患于额间属心经，发热饮冷者为实热，用导赤散；发热饮汤者属虚热，用养心汤。左腮属肝经，或颈项劲强者为实热，用柴胡清肝散；或咬牙顿闷者为虚热，用六味地黄丸。右腮属肺经，喘嗽饮冷者为实热，泻白散；发热咳嗽者为火刑金，用人参平肺散。鼻间属胃经，发热饮冷，大便黄硬者为实热，用泻黄散；发热饮汤，大便青白者为虚热，用异功散。患于颏及耳轮者，属膀胱经。肾无实症，惟用地黄丸。若疮已溃，久而不愈，则当审其脏气之相胜，病邪之传变，而以调补脾胃为主。若因乳母遗热为患者，当先治其母，则儿病自愈也。

一小儿鬓患一疮，肿赤作痛。余谓属手足少阳经风热，用柴胡栀子散。不应，诊其母左寸关脉弦洪而数，即以前药令母服之，儿遂愈。

一小儿十三岁，右颊患肿，作痛饮冷，脉沉实，重按则数，此积热在脏也，当疏通其内。不信，乃泛服杂药，兼敷寒凉，肿硬下颈内溃，复来请治，脉已无力矣。先用托里散二剂，针之，又二剂而脓始出，恶寒，少顷烦躁发热，作渴痰喘。此溃后变症，因气血虚故也，先用当归补血汤，二剂诸症顿止；又用异功散加山栀，胃气亦健；末用托里消毒散，疮敛而愈。

一小儿右腮赤肿，余谓胃经有热，先

用泻黄散二服，又用清胃散而愈。后复患之，敷石灰等药，致伤其血，疮不能溃，余先用活命饮，次用托里消毒散而愈。

一小儿耳后结数核，作痛，左腮青赤。此肝疳积热所致，用四味肥儿丸、柴胡清肝散，及五味异功散加柴胡、升麻而消。

一小儿耳赤肿痛，寒热往来。此肝经热毒也，用加味小柴胡汤，寒热悉退。又用柴胡清肝散，而赤肿顿消。

一小儿颏间赤色，作渴，目睛白多，面常生疮，睡而露睛。先君谓禀父阴虚，用地黄丸、补中益气汤而愈，后出痘亦无虞。设不预为调补肾气，则出痘之危，其可保耶？

一小儿四岁，太阳连眉不时作痒，或生小疮。此属胆经风热也，先用地黄丸，次用柴胡栀子散，后专服地黄丸而愈。

一小儿面常生疮，左颊赤肿，或睡中发搐，审其母素有郁怒，用加味逍遥散、加味归脾汤，母子俱服而愈。

一小儿面白，时或变赤，生小疮，两足发热，先君以为禀赋足三阴虚热。不信，专服清凉之药，后出痘，果黑陷而殁。

一小儿久患前症，耳下结核。余曰：此肝脾疳毒也。久而不愈，则先用五味异功散加柴胡栀子散，清其肝火；后用四味肥儿丸，治其疳而愈。

一小儿患前症，耳后结核，大便酸臭，饮食减少。余谓此脾疳所致，先用五味异功散为主，异功散为佐而愈。

一小儿患前症，头皮光急，发热作渴，小便频数。余谓此肾肝之疳也，用地黄丸为主，朝用补中益气汤，夕用五味异功散而愈。

一小儿患前症，鼻准色黄，左腮色青，食少泄泻，服犀角丸，形体瘦弱，口渴饮汤，余用补中益气汤，健其脾气，佐以四味肥儿丸，消其腑毒而愈。

一小儿患前症，痛痒不一，右腮鼻准皆赤，属胃经有热，审之果因母饮酒所致，先用清胃散，次用加味逍遥散治其母热，儿敷大枫膏而愈。

一小儿因母郁怒患前症，兼发搐疾，鼻间左腮皆赤色，先用加味小柴胡汤二剂，次用加味归脾汤四剂，治其母热，儿亦少饮，并愈。

一小儿因母食厚味，头面患疮，右腮赤色，久而不愈，用清胃散治其母，以牛黄散治其子，浃旬而愈。

一小儿面上患疮，头忽赤肿，口噤不语。此胃经热炽也，用活命饮，酒调二服，稍缓；又酒煎一服，赤肿渐退；后用解毒散而痊。

一小儿面上患疮，色赤作痛，发热饮冷，脾肺脉数而有力，用仙方活命饮二剂，疮口出水，沿及遍身，似大麻风症，仍以前饮及清热消毒散而愈。

表甥凌云霄年十五岁，壬寅夏，见其面赤略燥，形体消瘦。余曰：子病将进矣。癸卯冬，复见之。曰：子病将深矣。至甲辰春，足阳明经部分皆青色，此木乘土位之症也。先以六君、柴胡、芍药、山栀、芜荑、炒黑黄连，数剂稍定。又以四味肥儿丸、六味地黄丸，及用参、苓、归、术、芍、草、栀、柴、肉桂，三十余剂，兼用加减八味丸而愈。

一小儿先眉间作痒，搔即成疮，延及头面，敷立效散而愈。后因乳母怒气，复痒作谄不安。此肝胆二经之热也，儿用牛黄解毒丸，母用加味逍遥散而愈。

一小儿先患眉烂，延及遍身如癞，久而不愈，手足并热，面色常赤。此禀母胃火所致，子服泻黄散，母服竹叶石膏汤、加味逍遥散，子又用牛黄散、拔毒散，母子并愈。

一小儿头患疮如癞，或作痒结痂，或脓水淋漓二年矣，作渴饮冷，发热面赤。此禀心与小肠表里俱有热也，先用导赤散二服，却用活命饮、拔毒散渐愈；子又服牛黄散，母服逍遥散而愈。后因母食膏粱复发，用清胃散，母子服之，子又服活命饮而愈。

一小儿面生疮，作渴饮汤，服败毒散之药，致吐不食，手足并冷。余谓脾胃气虚复伤，而变症虚寒也，先用益黄散而逆症退，用异功散而疮症愈。

钱氏泻黄散 治疮疡，作渴饮冷，卧不露睛，手足并热，属胃经实热，宜用泻黄散。若作渴饮汤，卧而露睛，手足并冷，属胃经虚热，宜用五味异功散。若误服攻毒之剂，吐泻不愈，手足指冷，脾肾虚寒也，宜用益黄散。若病后津涸不足，口干作渴，胃气虚也，宜用七味白术散。

藿香叶 甘草各七钱五分 山栀仁一两 石膏煅，五钱 防风二两

上用蜜、酒微炒，为末，每服一二钱，水煎。

益黄散 治疮症，属脾胃虚寒，吐泻不止，手足并冷者。

陈皮一两 丁香二钱 诃子泡去皮 青皮去白 甘草炙，各半两

上为末，每服一钱，水煎。

养心汤 治心气不足，虚热上攻，而患疮疡者。

黄芪炒 白茯苓 半夏曲 当归 川芎杵 辣桂 柏子仁 酸枣仁炒 五味子杵 人参各三钱 甘草炒，四钱

上每服一二钱，姜、枣水煎。为末服亦可。

牛黄解毒散 治胎毒，头面生癞，或延及遍身，痒痛不安，浸淫不愈，及眉炼疮。

生甘草一两 牛黄五钱，膏粱之子必用之 金银花一两

上各为末，每服二三分，乳汁调服，或用甘草煎膏为丸，如芡实大。每服一丸，白汤化下，外敷清金散亦可。

拔毒散 治症同前，及疥癞疮癣。

黄芩 黄连 白矾三味俱生用 雄黄各五钱 铜绿二钱，痒甚加之 松香

上各另为末，干掺患处，或用油调搽，疥疮宜加枯矾三钱。

栀子清肝散即柴胡栀子散 治三焦及足少阳经风热，耳内作痒，生疮出水，或胁肋乳间作痛，往来寒热。方见胁痈

仙方活命饮 治一切疮毒肿痛，或作痒寒热，或红丝走彻，恶心呕吐等症。方见热毒疮疡

治疔疮等症，用金银花杵烂绞汁杯许，入热酒半杯，徐徐服之，用藤叶亦效。无鲜者，用枯者煮饮亦可。

导赤散方见臂痈

六味丸即地黄丸。加五味子四两，肉桂一两，名加减八味丸

竹叶石膏汤二方见作渴不止

清胃散方见腹痈

人参平肺散方见肺痈

当归补血汤方见发热不止

五味异功散方见败毒之药

托里消毒散

托里散二方见热毒疮疡

加味归脾散

栀子柴胡汤即栀子清肝散

小柴胡汤三方见胁痈

人参消风散方见赤白游风

泻白散方见臂痈

大枫膏方见疥疮

加味逍遥散方见发热不止

补中益气汤方见肌肉不生

四味肥儿丸方见贴骨痈

眉　　炼附癞头疮

眉炼者，谓小儿两眉间生疮，如疥癣。当求其因而药之。盖眉属胆经，若原禀肝胆经热，或乳母肝胆经有热者，用柴胡栀子散。或乳母食厚味醇酒者，用加味清胃散。或乳母有郁怒者，用加味逍遥散，俱与乳母服，子亦饮少许。仍参前症主之。

一小儿患前症，用柴胡清肝散，母子服之而愈。后因母不戒膏粱厚味，复发延及遍身，脓水淋漓，先用清胃散，次用柴胡栀子散，与母服，子用清金散、牛黄解毒丸而愈。

一小儿嗜膏粱厚味患之，渐及肢体，两眉为甚，脓水淋漓，寒热往来，内用清胃散、加味小柴胡汤，外敷立效散而愈。后眉间复发，两目连札，小便白浊，将成肝疳，用四味肥儿丸、九味芦荟丸而愈。

一小儿因乳母不戒七情厚味患此，延及遍身，久而不愈，母先用清胃散，次用加味逍遥散，子用牛黄散、解毒丸、立效散而愈。后儿食厚味，眉间作痒，搔破成疮，或痒或痛，两目连札，用四味肥儿丸，佐以加味清胃散而愈。

一小儿眉间作痒，破而成疮，延及遍身，两胁为甚，用味肥儿丸、立效散，母服柴胡栀子散、加味逍遥散而愈。

一小儿患此，服化毒丹，乳食不纳，手足俱冷。此药伤胃气，用五味异功散与母服，儿亦时服三五滴，母又服加味逍遥散加龙胆草、漏芦，儿症渐愈。

一小儿患此，先延两胁，后及遍身。此肝火乘脾也，诊乳母亦有肝火，先用加味逍遥散加炒黄连数剂，却去黄连，又二十余剂而痊。

一小儿患之，乳母恼怒，其疮益甚，眉棱抽动，不经意，延及遍身，乳母甚怒，儿面色赤，惊悸咬牙，兼之发搐。此由心肝二经风热所致也，用加味小柴胡汤、加味逍遥散而愈。

青金散　治小儿疥癣眉炼，或延及遍身瘙痒，或脓水淋漓，经年不愈。

松香二两　真蛤粉五钱　青黛二钱五分

上为末，用烛油调搽，或干掺之，或加轻粉、枯矾各三钱，以治前症，及胎毒疥癞尤效。

立效散方见黄水粘疮

加味逍遥散方见发热不止

牛黄解毒丸方见前

四味肥儿丸方见贴骨痈

九味芦荟丸方见喉痹

加味清胃散

清胃散二方见腹痈

小柴胡汤方见胁痈

加味小柴胡汤方见热毒瘰疬

导赤散方见臂痈

活命饮方见热毒疮疡

牛黄解毒散

拔毒散二方见头面疮

卷十三

吴郡　薛铠集　薛　己验
江都　魏一元　吴中珩校

喉痹 附五脏虚羸传变喉间内溃，或鼻中垂出息肉，或鼻外患疮

一小儿喉痹，因膏粱积热，或禀赋有热，或乳母七情之火，饮食之毒，当分其邪蓄表里，与症之轻重，经之所主而治之。若左腮色青赤者，肝胆经风热也，用柴胡栀子散。右腮色赤者，肺经有热也，用泻白散。额间色赤者，心与小肠经热也，用导赤散。若兼青色，风热相搏也，用加味逍遥散。鼻间色黄，脾胃经有热也，用泻黄散。若兼青色，木乘土位也，用加味逍遥散。兼赤色，心传土位也，用柴胡栀子散。颏间色赤，肾经有热也，用地黄丸。凡此积热内蕴，二便不通者，当疏利之；风邪外客而发寒热者，当发散之；外感风邪，大便闭结，烦渴痰盛者，当内疏外解。若因乳母膏粱积热者，母服东垣清胃散。若因乳母恚怒肝火者，母服加味逍遥散。禀赋阴虚者，儿服地黄丸。大概当用轻和之剂，以治其本。切不可用峻利之药，以伤真气也。

一小儿喉间肿痛，惊悸饮水，服惊风降火之药益甚，仍欲攻风痰。余曰：惊悸饮水，心经虚症也。盖胃为五脏之本，先用五味异功散以补胃，加桔梗、甘草以消毒，诸症顿退，后用牛蒡子汤加柴胡而愈。

一小儿喉间肿痛，左腮色青赤。此心肝二经之热也，用柴胡清肝散而愈。后因惊，服至宝丹，吐痰发搐，手足指冷。此肝木虚而肺金乘之，用补中益气汤以补脾肺，六味地黄丸以滋肝肾而愈。

一小儿发热饮冷，大便黄色，手足并热，不能吮乳，视口内无患，扪其喉间则哭。此喉内作痛，乃脾胃实热也，用泻黄、清胃二散各一剂，母子并服而愈。后因乳母饮酒，儿躁不安，口内流涎，仍用前二散而愈。

一小儿喉间肿痛，口角流涎，手足并热，用泻黄、清胃二散，母子服之而愈。后因母大怒，儿憎寒发热，仍复流涎，用柴胡清肝散加漏芦，母子服之而愈。

一小儿喉间肿痛，发热咳嗽，大便秘结。此肺与大肠有热也，先用牛蒡子汤加硝黄一服，大便随通，乃去硝黄，再剂顿愈。审其母肝火发热，用柴胡清肝散，母子并服而愈。

一小儿嗜膏粱之味，喉间肿痛，痰涎壅盛，服巴豆丸，前症益甚，口鼻出血，唇舌生疮，大便不实。余用犀角地黄汤，解膏粱之热，用东垣安胃散，解巴豆之毒，又用甘桔汤而愈。

一小儿喉肿作渴，大便干实，右腮赤色。此肺与大肠经实热也，用柴胡饮子，

一服而愈。后因饮食停滞，服峻厉之药，喉间仍肿，腹中胀痛。此脾气复伤也，用异功散加升麻、当归而痊。

一小儿因母忿怒患前症，兼咬牙呵欠。余谓肝经虚热之症，子用桔梗汤加柴胡、山栀、牛蒡子，母服加味逍遥散而愈。

一小儿肌体瘦弱，嗜土炭煤灰，后鼻间不利，恪服清热之剂，肌体愈瘦，食少热甚，善惊善怒，小便良久变白。鼻中出息肉二寸许，耳下颈间结小核隐于筋肉之间。余谓肝脾虚羸之变症。不信，乃内清肺火，外用腐蚀，喉间亦腐。余先用五味异功散加升麻、柴胡、芜荑为主，更用四味肥儿丸为佐，脾气渐健，夕用九味芦荟丸为主，以五味异功散为佐而愈。

一女子六岁，喉间肿痛，鼻中息肉，寒热往来，小便频数，良久变白。此肝疳之症，先用加味逍遥散加炒黑焦龙胆草，热痒渐退，乃去龙胆草，佐以四味肥儿丸而愈。

一女子七岁，鼻生息肉，搽攻毒之药，成疮肿痛。外用黄连、甘草、黄柏末敷之，以解热毒；更以加味逍遥散清肝火，佐以四味肥儿丸而愈。

一女子鼻中及下部，常出息肉，屡用毒药蚀之，各挺出一条三寸许，先与龙胆草汤为主，以加味逍遥散为佐而愈。

一小儿额间赤，足心热，喉中常痛，服清胃败毒之药。余谓：禀肾水不足，而心火炽甚也，当用地黄丸，壮水之主以制阳光。不悟，口舌赤烈，小便如淋而殁。

一女子十四岁，患前症，杂用清热败毒等药，前症益甚，患阴挺。详见下疳疮。

牛蒡子汤　治风热上壅，咽喉肿痛，或生乳蛾。

牛蒡子炒，杵　玄参　升麻　桔梗炒　犀角镑　黄芩　木通　甘草各等分

上每服一二钱，水煎服。

《拔萃》桔梗汤　治热肿喉痹。

桔梗炒　甘草炒　连翘　栀子炒　薄荷　黄芩各等分

上为末，每服一二钱，水煎服。

柴胡饮　解肌热、积热，或汗后余热，脉洪实弦数，大便坚实者。

黄芩七分　甘草四分　大黄八分　芍药炒，七分　柴胡　人参各五分　当归一钱

上每服一钱，姜水煎。

东垣人参安胃散　治脾胃虚热，口舌生疮，或伤热乳食，呕吐泻痢。

人参一钱　黄芪炒，二钱　生甘草　炙甘草各五分　白芍药酒炒，七分　白茯苓四分　陈皮三分　黄连炒，二分

上为末，每服二钱，水煎。

《三因》玉钥匙　治风热喉闭，及缠喉风。

焰硝一两半　硼硝半两　片脑一字　白僵蚕一钱

上研匀，用半钱吹入喉中，立愈。

九味芦荟丸　治肝经积热，咽喉口舌生疮；或牙龈蚀烂，两目生翳，耳中出水；或肝积瘰疬，下疳阴肿；或茎出白津，拗中结核；或小水良久变白，大便不调，肢体消瘦等症。

胡黄连　宣黄连　芦荟　木香　白芜荑炒　青皮　白雷丸　鹤虱草各一两　麝香三钱

上各另为末，米糊丸麻子大。每服半钱，空心米汤下，仍量儿大小用。

甘桔汤　治风热上攻，咽喉疼痛，及喉痹妨闷。

苦梗一两　甘草炒，二两

上每服二钱，水煎。

《济生》犀角地黄汤　治膏粱积毒，脾胃有热，咽喉肿痛，或口舌生疮。

犀角　牡丹皮各一两　生地黄八钱　赤芍药七钱

上每服一二钱，水煎。

五味异功散方见败毒之药

六味地黄丸方见作渴不止

柴胡清肝散方见胁痈，即柴胡栀子散

补中益气汤方见肌肉不生

泻黄散方见头面疮

腮　痈附耳症

腮属足阳明胃经，其生痈者，多因儿食甘甜厚味，脾胃积热所致。亦有乳母郁怒，儿受其患者。若因热积于内，二便不通者，用凉膈散。风邪相搏，二便如常者，用漏芦汤。胃经风热，或兼咽喉肿痛，用升麻防风汤。若禀赋阴虚火动，颏间或两耳内生疮，或出脓不止者，宜用地黄丸。若因乳母肝火乘脾，用加味逍遥散。脾经郁热，用加味归脾汤。膏粱积热，用东垣清胃散。脾胃风热，用清咽利膈汤。仍参口疮治之。

一小儿腮肿，肉色不变，大便不实。属胃经虚热，用五味异功散加升麻、柴胡而愈。又乳母饮酒兼怒，两腮赤肿，憎寒发热，用加味清胃散二剂，加味逍遥散一剂治其母，儿亦饮数滴而愈。

一小儿嗜煿炙，腮肿发热，作渴饮冷，用加味清胃散而消。后仍不戒厚味，腮肿赤痛，焮连舌本，先用泻黄散而退，次用加味清胃散而消。

一小儿腮患疮，作渴饮汤，饮食少思，服败毒散益甚。余谓此胃经虚热，先用七味白术散，次用五味异功散而渴止。后因母怒，两腮赤肿，作渴发热，用加味逍遥散治其母，儿患亦愈。

一小儿十六岁，腮患此，三年不愈，色黯下陷。此胃经症也，宜滋化源以生肾水，外散寒邪以接阳气。不信，妄用杂方，元气益虚，七恶蜂起，始信余言，后用前药果验。

一小儿颊肿，敷寒凉之药，色白肿硬，久而不愈。此胃气虚而邪凝滞也，用葱熨法以散寒邪，异功散以助元气，遂愈。若用攻毒之剂则误矣。

一小儿酷嗜甘味，药饵惟甘者乃服，后患腮肿，余知其胃症也。经曰：酸能胜甘。当用酸味之药，遂以乌梅肉作丸，甘草末为衣，服至二两许，始恶甘味，腮肿渐消。

一小儿腮肿痛，外敷铁箍散，内服寒凉药，日久坚硬，其色不变。夫药之寒凉者，外敷则气色凝滞，内服则脾胃有伤，故气血有亏，而肉不溃、色不赤也。用四君加柴胡、升麻、白芷、当归，外散寒邪，内补脾气，更用葱熨法，不数日脓溃而愈。

一小儿腮颏常焮肿，服清热败毒之药，更口渴足热，面色微黑。余谓肾肝症，用六味地黄丸与子服，母服加味逍遥散而愈。后因别服伐肝之药，前症复作，寒热面青，小便频数。此肝火血燥耳，用柴胡栀子散以清肝，六味地黄丸以滋肾，遂痊。

一小儿腮颏肿痛，后耳内出脓，久而不愈，视其母两脸青黄。属郁怒所致，朝用加味归脾汤，夕用加味逍遥散，母子皆愈。

一小儿腮间发热，手足并热，用清胃、泻黄二散而愈。后颏间肿痛，焮连耳内。余谓：此肾经所属之地。不信，杂用降火之药，耳出脓水，或痒或痛，稍加用心，即发热倦怠，两腿乏力。用补中益气汤，及六味地黄丸稍愈。毕姻后，朝寒暮热，形气倦怠，足心发热，气喘唾痰，仍用前二药，佐以六君子汤而愈。后不守

禁，恶寒发热，头晕唾痰。余谓：肾虚不能摄水而为痰，清气不能上升而头晕，阳气不能护守肌肤而寒热。遂用补中益气汤[①]加蔓荆子、附子各一钱。不应，乃用人参一两，附子二钱，二剂而应，乃用十全大补汤百余剂而痊。

一小儿先颏间肿痛，用败毒之药，耳中流脓，项间结核，两目或连札，或赤痛，小便或作痒，或赤涩。皆肝胆二经风热，用四味肥儿丸悉愈。

一小儿腮颏肿痛，服败毒药后，耳出秽水。余谓肝肾之症，先用九味芦荟丸而痊。毕姻后，面黄发热，用黄柏、知母等药，更胸膈痞满，食少痰壅；乃利气化痰，加噫气下气。用六君子、补中益气二汤加干姜、木香，寻愈。

一小儿腮肿，搽石灰末，久而不散，余用四君子加升麻、白芷，及葱熨之法渐消，又用仙方活命，一剂而瘥。夫石灰乃辛热燥血之药，小儿气血虚者搽之，反致难治。慎之！

一小儿腮间肿痛，用铁箍散、败毒散之类，出脓，久不愈，面色黧，足心热，口舌干。余谓：此禀肾水不足之虚症，当补肺金，滋肾水为主。不信，仍服前剂，脾土益虚，绝生气而殁。

升麻防风汤　治胃经实热，咽痛口燥，腮痈等症。

升麻　防风　黄柏炒　茯苓　芍药炒　陈皮各五分　连翘　当归各七分

上每服二钱，水煎，仍量大小用之。

清咽利膈汤　治心脾蕴热，或咽喉腮舌肿痛。

玄参　升麻　桔梗炒　甘草炒　茯苓　防风　黄芩炒　黄连炒　牛蒡子炒，杵　芍药炒，各等分

上每服一二钱，水煎。

东垣清胃散方见腹痈

异功散方见用败毒之药

地黄丸方见作渴不止

神效葱熨法方见流注

仙方活命饮方见疮疡热毒

臂　痈

臂痈之症，当分经络所属，受症之因而治之。上廉属手阳明经，下廉属手太阳经，外廉属手少阳经，内廉属手厥阴经，内之上廉属手太阴经，内之下廉属手少阴经。或经络热郁，风邪外干，气血有乖，即生痈毒。若因心经有热者，导赤散加黄连。心胞络有热者，柴胡栀子散。肺经有热者，泻白散。大肠经有热者，大连翘饮。焮肿作痛者，血气凝结也，用仙方活命饮。肿痛不消者，欲作脓也，用托里消毒散。脓熟不出者，气血虚也，用托里消毒散。脓出反痛者，气血虚甚也；肌肉不生者，脾胃气虚也，用五味异功散。不可外敷生肌散，恐反助其邪，而肌肉难长也。

一小儿臂上生痈，肿连肘间，此属手少阴三焦二经。先用仙方活命饮，杀其大势；次用柴胡清肝散，以清心肝之热，诸症顿退；又用托里消毒散，出脓而愈。

一小儿臂外侧患毒，此属肺经部分。先用神效解毒散加桔梗二剂，肿痛顿减；次用托里消毒散而脓溃将愈。因母食炙煿之味，患处复肿，兼发热咳嗽，子服泻白散，母服清胃散而痊。

一小儿臂腕漫肿，敷寒凉药，又常以冷水润之，肿热已上至肩，两月余而溃，四月余不敛，脓出清稀，面色萎黄。余曰此气血虚不能充荣于肌肉也，先用异功散

①补中益气汤：原此后有一“各”字，各本均同，属衍文，删之。

加升麻、柴胡，脾胃渐健，又用托里散而愈。

一小儿臂患痈，久不愈，手足时冷，用异功散加木香，佐以八珍汤，手足温和；乃用托里散，将敛；因饮食停滞伤脾，患处肿硬，用六君、木香及托里散而愈。

一小儿臂痈，久不愈，溃出碎骨，饮食少思，不时寒热，脓水清稀，此气血俱虚也，用八珍散加肉桂、桔梗渐消，又用托里散加肉桂及豆豉而愈。

一小儿臂膊赤肿，发热作渴饮冷。症属胃火，先用加味清胃散而愈。后因母食厚味，复肿痛，先用泻黄散二服，再用清胃散，母子服之并愈。

一女子臂疮，肿焮作痛，用仙方活命饮，痛止成脓；用加味八珍汤，而脓溃渐敛；用加味逍遥散与母服而痊。

一小儿因母食膏粱，臂疮溃而作痛，脉洪数有力。用清胃散与母服，子服泻黄散，渐愈；又用加味逍遥散，母子俱服而愈。

一小儿臂疮，服败毒散呕吐腹胀作痛，手足并冷，用六君、姜、桂，诸症渐退，饮食渐进，次用五味异功散而愈。

一小儿臂痈，肿硬色白，寒热倦怠。此血气虚弱而不能溃散，先用五味异功散加干姜，其肿渐退，饮食渐进；又用托里散、如圣饼，脓溃而愈。

一小儿臂患痈，肿硬不消，食少自汗。此脾肺气虚而不能溃，先用六君子汤而汗止，乃佐以葱熨法而脓成，又用八珍汤而脓溃，用托里散而疮敛。

一小儿臂患疮，敷寒凉之药，肿硬不消，用补中益气汤加木香、薄、桂，及如圣饼，助其阳气而消。

一小儿臂患疮，肿硬作呕，面色萎黄，饮食少思。此脾气虚也，用六君子汤呕止食进，又用五味异功散、如圣饼而消。

一小儿臂疮，作痛不止，肌肉不生，先用托里消毒散而痛止，用五味异功散、托里散而肉生。

一小儿臂患疮，久而不敛，肌肉消瘦，日晡体热。此脾气虚而不能生肌肉也，朝用补中益气汤，夕用五味异功散，诸症渐愈，又用托里散、如圣饼而愈。

一小儿臂疮肿痛焮赤，右腮赤色，敷服皆败毒之药。余谓：此肺胃二经之症也，当用泻黄、泻白二散主之。不信，恪用前药，泛扰诸经，虚症蜂起而殁。

神效解毒散　治一切疮疡初起，肿者即消，已溃仍肿者即散，已溃毒不解者即愈。

金银花一两　甘草节五钱　黄芪　皂角刺炒　当归各三钱　乳香　没药各二钱

上为散，每服二钱，酒煎，温酒调服亦可。婴儿病，乳母亦服。如疮已溃，肿痛已止者，去乳、没、金银花，倍加黄芪、甘草。

白芷升麻汤　治手阳明经分臂上生疮。

白芷　升麻　桔梗各一钱　黄芪炒　黄芩酒炒，各二钱　生黄芩五分　红花　甘草炙，各五分

上水酒半钟煎，食后温服。

泻白散　治肺经有热生疮，又化痰止嗽，治气进食。

地骨皮　桑白皮炒，各一两　甘草炙，五钱

上为末，每服一二钱，入粳米百粒，水煎。

泻心散　治心经实热，生疮作渴，发热饮冷，手足并热者。详见心脏泻心汤

导赤散　治小肠实热生疮，作渴发热，小便秘赤。

生地黄　木通　甘草等分

上为末，每服一钱，入淡竹叶水煎。

大连翘饮　即大连翘汤，治肺热生疮。

连翘　瞿麦　荆芥　木通　赤芍药　当归　防风　柴胡　滑石　蝉壳　甘草炒　山栀子　黄芩各等分

上为末，每服二钱，加紫草水煎服之。大便不通，量加大黄。

补中益气汤方见肌肉不生

加味逍遥散

六味地黄丸二方见发热不止

十全大补汤方见便痈

四味肥儿丸方见贴骨痈

九味芦荟丸方见喉痹

柴胡栀子散方见腹痈

东垣清胃散方见腹痈

五味异功散方见败毒之药

托里消毒散

托里散二方见热毒疮疡

腋　痈谓痈生于胁之前肤之傍白者五下皆是也

腋痈属足少阳、手少阴、手厥阴三经。小儿患之，多禀赋肝火所致。初起先用活命饮，次用柴胡栀子散。五七日间作脓，焮肿作痛者，亦用活命饮杀其大势，虽溃亦轻而易敛。若脓已成，用托里消毒散；已出，用托里散。如有变症，当随症治之。

一小儿患前症，肿痛，用仙方活命饮而痛止，用托里消毒散而溃。因母饮酒，复加肿痛，母服清胃散，儿服活命饮、托里散而愈。

一小儿患之，因乳母恚怒所致，子用仙方活命饮，母用柴胡栀子散、加味逍遥散并愈。后复患，令母仍服前药，子服托里消毒散而脓溃，用托里散而敛。

一小儿腋下常患一枚，此禀肝胆怒火也，用牛黄解毒丸，母服柴胡栀子散、逍遥散而愈。后每发即服前药而愈。或用荆防败毒散，外敷铁箍散，以杜后患，儿至不救。

一小儿十四岁患之，内外皆用寒凉败毒之药，肿硬作痛，上连肩胛，脓成不溃，或用针之，脓仍不出。余曰：此气血虚甚，当峻补之。不信。半载后，肩骨溃解，惟皮相连，沥尽气血而殁。

一小儿患之，恪服败毒之药，久不溃，色不变，肿硬如石。余用葱熨之法及托里散二十余剂，患处微赤作痛，又数剂，肿起，针出秽脓，气息奄奄，用人参一两，干姜一钱，枣子十枚，四剂，仍用前散寻愈。

一小儿患之，脓内溃，久不出，色不变，亦不痛。余谓：气血虚甚，当先大补而用火针。不信，或用冷针，脓果不出，更气喘自汗。余用独参汤二剂，喘汗少止，脓仍未出。又二剂，脓出甚多，喘汗大作。又用前汤四剂，诸症悉退，乃用八珍汤渐愈。后因伤风咳嗽，误用表散之药，烦躁自汗，面目赤色，脉洪大无伦，按之如无。此血脱发躁也，先用当归补血汤，诸症顿愈，再用八珍汤而安。又饮食过多发厥，手足并冷，用五味异功散加升麻、柴胡、生姜，一剂而愈。

一小儿患之，色黯不敛，三年不愈，用十全大补汤及豆豉饼，三月余将愈。后劳倦怒气，腋下肿痛，以加味逍遥散、十全大补汤，相间服之，月余而愈。

豆豉饼　治疮疡肿痛，硬而不溃，及溃而不敛，并一切顽疮恶疮。用江西豆豉为末，唾津和成饼，大如铜钱，厚如三四钱，置患处，以艾壮于饼上灸之，灸干则再易。如疮大，作大饼覆患处，以艾铺饼

上灸之。疮未成者即消，已成者祛毒。间有不效者，乃气血虚败之症也，参疗疮类灸法用之。方见腋痈

四物汤 治疮疡血虚，发热，日晡益甚，或烦躁不寐。

当归 熟地黄各二钱 芍药炒 川芎各一钱

上水煎服。

参术柴苓汤 治疮疡脾气虚弱，肝气内动，肢体抽动者。

人参 白术 茯苓 陈皮各一钱 山栀炒 钩藤钩子各七分 甘草炒，五分 柴胡 升麻各三分

上每服一钱，姜、枣水煎，婴儿用，大剂与母服，子少服之。

黄连安神丸 治心经血热发热，惊悸不安。

黄连五分 生甘草二钱五分 生地黄五钱 当归 朱砂三钱

上为末，饭糊丸小豆大。每服十五丸，滚汤下。如二三服不应，当服归脾汤，婴儿乳母并服。

柴胡栀子散方见胁痈。一名柴胡清肝散

托里消毒散

托里散二方见热毒疮疡

清胃散方见腹痈

加味逍遥散方见发热不止

牛黄解毒散方见胎毒疮疥

十全大补汤方见便痈

胁 痈

胁肋者，足厥阴少阳之经，相火之司也，乃木之主。肝胆气不平，则风火内搏，荣逆血郁，热聚为脓，而痈肿之所由生也。亦有禀赋母气肝胆之热，恚怒之火而致。然初患焮肿作痛者，宜用柴胡栀子散。未消者，用仙方活命饮。其热既杀而肿不消者，则必成脓也，乃用托里消毒散。其脓既成，以代针膏决之，仍用托里散，自愈。若脓出，而痛止肿消，则不必用药也。

一小儿四岁，胁间漫肿一块甚痛，色如故，服流气败毒等药，加寒热作呕，食少作泻。此禀肝脾气滞之症，元气复伤而甚耳。乃择乳母气血壮盛者，与加味归脾汤、加味逍遥散服之，儿饮其乳半载而消。

一小儿左胁生疮，寒热作呕，右关脉弦数。此肝症传于脾也，先用柴胡清肝散，次用五味异功散，又用托里散，疮敛而愈。其时同患是症，专用败毒者，俱致不起。

一小儿左胁下生疮，漫肿色赤。此肝胆经形伤气也，先用托里散、消毒散、加味小柴胡汤间服，肿渐减；又用托里消毒散、加味小柴胡汤，疮溃而愈。

一小儿四岁，患胁痈，色赤肿痛，肝脉弦而迟。此肝胆经血虚有热，先用加味逍遥散数剂，大势已消；中间成脓，又用托里消毒散加柴胡、山栀，脓溃而敛。

一小儿肩患痈，痛甚，肿至背，乃膀胱经部分，血瘀滞也。先用仙方活命饮，毒解痛止；又用加味小柴胡汤加连翘、山栀、金银花，其势渐退；乃用加味逍遥散加金银花、黄芪，漫肿悉消；但中间不退，此欲作脓也，用托里消毒散，脓成而溃；又用托里散、地黄丸，补气血、滋肾水而痊。

一小儿患之，久不愈，左关脉弦数，右尺脉按之而弱。此禀肾虚而然也，用地黄丸为主，佐以八珍汤、托里散而愈。

一小儿未期，胁间赤肿。此禀肝火所致，用加味逍遥散数剂，与母服，子日服数匙，漫肿悉退，佐以托里消毒散加山栀、柴胡，疮溃而愈。后因母恚怒劳役，

子胁复肿赤，用加味逍遥散、加味归脾汤，母子服之并愈。

一小儿胁痈，服伐脾之药，脓清不敛，呵欠咬牙，饮食少思，仍用伐脾。余曰：此脾虚之症也，胃为五脏之主，当补脾胃，则肝不侮而肌肉自生矣。不信，乃伐肝木，遂致不救。

加味归脾汤　治小儿因乳母忧思郁怒，胸胁作痛，或肝脾经分患疮疡之症，或寒热惊悸无寐；或便血盗汗，疮口不敛等症。

人参　黄芪炒　茯神去木，各二两　甘草炒　白术炒，一两　木香五分　远志去心　酸枣仁　龙眼肉　当归　牡丹皮　山栀炒，各一钱

上水煎，乳母服，儿亦服之。

小柴胡汤　治肝胆经分一切疮疡，发热潮热，或饮食少思。加山栀、牡丹皮，名加味小柴胡汤。

柴胡一钱五分　人参五分　黄芩七分　半夏五分　甘草炒，三分

上作二三服，姜枣水煎。

柴胡清肝散　治肝经风热，或乳母怒火，患一切疮疡。

柴胡　黄芩炒　人参　川芎各一钱　连翘　甘草各五分　桔梗炒，八分　山栀一钱五分

上水煎，母子服之。

栀子清肝散一名栀子柴胡散　治三焦及足少阳经风热生疮，或发热，耳内生疮作痒，或出水疼痛。

柴胡　栀子炒　牡丹皮　茯苓　川芎　芍药炒　当归　牛蒡子炒，各七分　甘草二分

上水煎，母子并服。

龙胆泻肝汤　治肝胆经有热，小腹胁间患疮疡；或玉茎便毒，悬痈、囊痈肿痛；或溃烂作痛，小便涩滞；或睾丸悬挂。方见下疳阴痿

加味逍遥散　治小儿肝脾血虚内热，胁腹作痛，头目昏黑，怔忡颊赤，口燥咽干；或发热盗汗，食少不寐；或口舌生疮，胸乳膨胀，小便不利；或女子患前症，经候不调，发热咳嗽，寒热往来等症。方见发热不止

六味地黄丸　治肝经血虚发热，或风客淫气瘰疬结核；或四肢发搐，眼目抽动，痰涎上涌；或伤损出血，发热抽搐等症。方见作渴不止

仙方活命饮

托里消毒散

托里散三方见热毒疮疡

八珍汤方见发热不止

腹　痈

腹痈者，患于脐下或傍二寸许属脾经，近胁属胆经。盖因脾经阴虚，气滞血凝；或因脾虚，饮食积热所患。若焮肿作痛者，泻黄散。坚硬肿痛者，清胃散。肿痛便秘者，清凉饮。如此而仍痛者，瘀血凝滞也，活命饮。既用此药而不消，则内欲作脓也，用托里消毒散。若脓出而痛不减者，毒未解也，亦用前药。若脓出而反加痛，及脓水清稀者，气血虚也，用参芪托里散。若食少体倦者，脾气虚也，用五味异功散加当归、柴胡、升麻。晡热内热者，脾血虚也，用四君、当归、丹皮。如有他症，当随症治之。

一小儿患此，漫肿微痛，肉色不变，面色萎黄，饮食少思。此脾气虚而食积内热也，用五味异功散加升麻、当归，及如圣饼，其肿渐消，又用托里散而愈。

一小儿患此，肿痛寒热，活命饮末二服肿痛顿止；用托里散、如圣饼，而肿渐消；又用神效散及托里消毒散，数剂而

痊。

一小儿患之，内溃作渴，饮食少思。属元气虚弱，先用托里消毒散四剂，脓溃而发热恶寒，肢体倦怠。此邪气去而真气虚也，用八珍、升麻补之稍愈，又用托里散、异功散间服而痊。

小儿腹疮，大便秘结，发热饮冷。此热蓄于里也。用内疏黄连汤一剂，大便通而痛止；又用清热消毒散，内热退而疮愈。

一小儿腹患疮，敷寒凉之药，其肿益甚，腹中阴痛，手足并冷。此阳气虚寒之症也，余用回阳汤、抑阴散，而肿渐消，毒渐散，又用托里散而敛。

一小儿患此，脓成不溃，面色黄白，恶心少食，发热恶寒，大便不实。此脾胃虚弱也，先用六君、升麻、柴胡，诸症渐退，饮食渐进；又朝用益气汤，夕用异功散而溃；又用八珍汤而愈。

一小儿腹中作痛，肉色不变三月矣。诊其脉滑数而有力，此腹痈内溃也。用托里散，大便出脓甚多，乃用薏苡仁汤及托里散而愈。

一小儿小腹赤肿，服流气败毒等药，肉色如故，食少体倦。余谓此肝脾气血虚而药伤之也，用六君、肉桂，及葱熨之法，饮食渐进，其肿渐消，又佐以八珍汤而愈。

一小儿患此而溃，肿不消，恪服败毒之药，饮食少思，脓清发热。余谓：脾胃之气复伤。不信，仍行气清热，肿痛益甚；服消导化痰之药，腹胀作泻。余先用异功散加升麻、柴胡、木香，佐以二神丸，二十余剂，诸症渐愈；乃用异功散加当归、黄芪，元气渐复；却用八珍汤，内芍药炒黄数剂，改用托里散而愈。次年，因劳心发热作渴，用当归补血汤而安。毕姻后，寒热往来，患处作痒，用十全大补汤、六味地黄丸而愈。

四君子汤加陈皮、半夏，即六君子汤　治脾胃虚弱，或因寒凉伤胃，致肿不能消，或溃而不能敛者，但以此药温补脾胃，诸症自退。如误用攻伐，则七恶随至矣。若脾胃气虚，疮口出血，或吐血便血，则加当归，脾胃充健，则血自归经。若脾虚血弱不生肌，或晡热内热者，更加熟地黄，不可投四物沉阴之剂，能伤脾胃也。若胃气虚弱，克伐伤脾，饮食少思，或食而难化，若作呕作泄者，尤宜用之。如兼痰嗽气逆，肢体倦怠，面目浮肿者，亦因脾虚不能生肺而然也，最宜用之。

人参　白术炒　茯苓　甘草各等分

上每服二钱，姜枣水煎

清胃散　治脾胃有热生疮，或胃火牙痛，或连头面。

升麻五分　生地黄　牡丹皮　黄连炒　当归各三分

上水煎服，加柴胡、山栀即加味清胃散。

六君子汤　治疮疡，脾胃虚弱，肿痛不消，或不溃敛，宜用此药，以壮营气，诸症自愈。即四君加半夏、陈皮。

清凉饮　治疮疡，脾胃实热，烦躁饮食，焮痛脉实，大便秘结，小便赤涩。

赤芍药　当归　甘草　大黄各等分

上每服一钱，水煎。

当归补血汤　治疮疡，肌热面赤烦渴，脉洪大而虚，重按全无。此血虚脉也，误服白虎汤必死。方见发热不止

益气养荣汤　治气血损伤，四肢颈项等处患肿，不问坚软赤白痛否，日晡发热，或溃而不敛者。方见鹤膝风

十全大补汤　治诸疮，血气虚不能溃腐收敛；或脓出，发热恶寒，汗出烦眩，口眼歪斜；或肌瘦少食，发热口干等症。须多服之为善。方见便痈

参芪托里散方见痘痈

补中益气汤方见肌肉不生

托里消毒散

托里散二方见热毒疮疡

五味异功散方见用败毒之药

如圣饼方见流注

神效散方见胎毒发丹

八珍汤方见发热不止

臀　痈

臀痈属膀胱经湿热，或禀赋阴虚。若肿硬作痛，用内托羌活汤。微肿微痛，用托里消毒散。若初起大痛，或五日之间，似消不消，似溃不溃者，先用仙方活命饮，后用托里消毒散。若已溃，食少体倦，疮不生肌，脾胃虚弱者，用五味异功散加柴胡、升麻。禀赋阴虚，小便数而不敛者，加减八味丸。气虚，久不生肌收口，用豆豉饼及补中益气汤，培养元气。若用解热攻毒，及敷围寒冷之剂，则气血受伤，必成败症矣。

一小儿患此，肿硬不赤旬余矣，面赤萎黄，饮食少进。此脾气虚弱也，先用异功散，饮食渐进，漫肿渐消；乃用托里散，少加肉桂而溃；又用八珍汤而敛。

一小儿患此，久不收敛，四围微黯，疮口黑色，脓水清稀，寒热晡热，脉浮而数，两寸按之如无。此阳气虚而阴血弱也，朝用补中益气汤，夕用异功散，半载而愈。

一小儿臀疮溃而不敛，面色时赤。此禀肝肾阴虚，朝用八珍汤加五味子，夕用加减八味丸，诸症渐退，又用托里散间服而愈。

一小儿臀疮，久不收敛，肢体倦怠，晡热作渴。此禀足三阴虚也，用五味异功散、加减八味丸渐愈，又用托里散而敛。

一小儿臀痈，久不生肌，面色萎黄，仍欲败毒以收敛。余曰：脾主肌肉，脾健则肉生。遂朝用补中益气汤，夕用五味异功散及葱熨法，脾气壮肌肉生而愈。

一小儿肿硬不消，肉色不变。此脾胃之气虚怯，不能运及患处耳。朝用补中益气汤，夕用五味异功散，以接虚怯之气，月余而消。其时同患是症，外敷寒凉之药，内服犀角丸者，无不受害。

一小儿十五岁，久不愈，发热体瘦，面白嗳气，恪服消食清热等药。余谓心火虚而脾气弱也，先用八味丸为主，佐以六君子汤、补中益气汤，寻愈。毕姻后，臀间患疽，漫肿坚硬，肉色不变，手足时冷，脉浮大，按之微细，两尺为甚，先用八味丸料四剂，用十全大补汤，患处色正而消。

内托羌活汤　治尻肾生痈，坚硬肿痛。

羌活　黄柏酒制，各一钱　防风　藁本　当归尾各五分　肉桂　连翘　甘草炙　苍术　陈皮各三分　黄芪八分

上作二剂，水一杯煎，空心服。

仙方活命饮

托里消毒散

托里散三方见热毒疮疡

神效解毒散方见臂痈

加味八味丸方见作渴

八珍汤方见发热不止

葱熨法方见流注

腿　痈

腿痈之症，所主之经不同，而所治之法亦异。发于内侧者，属肝脾二经。发于外侧者，属胆胃二经。漫肿坚硬者，元气虚弱也，用内补黄芪汤。肿势高焮者，元气未虚也，用内托柴胡黄芪汤，外并用隔

蒜熨法。若瘀血凝结而不消，或不作脓者，用活命饮。血气虚弱而不能溃，及不生肌肉者，用托里散。此其梗概云尔。

一小儿内臁肿痛，恶寒发热，此属肝胆经分，乃用神效解毒散加柴胡、白芷二剂，漫肿顿消。惟中央一块尚肿，又二剂而成脓，以托里消毒散溃脓而愈。

一小儿腿内侧前臁患毒，溃后肿硬，色黯脓清不敛，面色青黄。此脾虚肝旺，兼寒邪袭于患处也，当壮元气为主。先用异功散加柴胡、升麻及葱熨法，脾气渐复，患处渐愈，佐以八珍汤、豆豉饼而愈。

一小儿腿内焮赤，大肿发热。此血热内郁，而欲为脓耳。当先杀其大势，用隔蒜灸法，灼艾试蒜热移患处二十余炷，痛始减；再三十余炷，肿渐消。又用仙方活命饮，疮头出水而愈。

一小儿腿内侧患此，脓内溃，恶心倦怠，面色萎黄，右关脉弦大，按之微细。此脾胃虚弱，肝木所乘也，先用六君、升麻、柴胡，四剂元气渐复，乃佐以托里散而愈。

一小儿腿处侧痛肿，肉色如故，用托里消毒散，二剂而肿始赤；又四剂而肿赤退；又六剂溃而脓出清稀，食少体倦；用异功散加芎、归，仍用托里散，补其元气而愈。

一小儿漫肿坚硬，肉色不变。此阳气虚而不能成脓也，用托里散、如圣饼，肿起色赤；用托里消毒散，而脓成针之；用八珍汤加肉桂渐愈。因伤食吐泻，患处夭白，饮食少思，先用六君、干姜，次用八珍汤及葱熨法而愈。

一小儿患此，久不愈，脓水清稀，面色萎黄，腹大青筋。此脾气虚而肝所侮也，朝用补中益气汤，夕用五味异功散，元气稍复。乃佐以四味肥儿丸，及葱熨之法，两月余而愈。

一小儿腿外臁肿一块，服消毒之药，其肿益甚，肢体羸瘦，饮食少思，更加作痛。余曰：先肿而后痛者，形伤气也；先痛而后肿者，气伤形也。当补接阳气。不信，仍投疏泄之药，后果殁。《机要》云：荣卫之气充满，抑遏不能行，故闭塞气血，腐而为痈者，当泄之，以夺盛热之气。若人饮食疏，精神衰，气血弱，肌肉消薄，故荣卫之气短促而涩滞，故寒搏腠理，闭郁而为痈者，当补之以接虚怯之气。信矣！

四味肥儿丸　治肝脾不和，患疮疡久不愈，或兼疳症，腹胀作泻；或食积脾疳，发热瘦怯，遍身生疮。

黄连炒　芜荑　神曲　麦芽炒，各等分

上为末，水糊丸桐子大。每服一二十丸，空心白滚汤送下。

附子饼　治溃疡，气虚不能收敛，或风邪所袭，气血不能运于疮口，以致不能收敛者。用炮附子去皮脐，研末，以唾津和为饼，置疮口上，将艾壮于饼上灸干，每日灸数壮，但令微热，勿至热痛。如饼灸干，用唾津再和灸之，以疮口活润为度。

六君子汤　治疮疡，因脾气虚弱，不能生肌，以致疮口不敛。若脾气既充，而疮口不能生肌肉者，此寒邪所袭也，更用豆豉饼或附子饼熨之。

仙方活命饮

托里消毒散二方见热毒疮疡

葱熨法

如圣饼二方见流注

内托羌活汤方见臀痈

五味异功散方见败毒之药

附子饼方见腹痈

十全大补汤方见便痈

补中益气汤方见肌肉不生

八珍汤即四君、四物

豆豉饼方见腋痈

鹤　膝　风

鹤膝风者，其腿渐细，其膝愈粗，状如鹤膝，是以名之。此因禀肾经不足，外邪所乘而患之。初则膝内作痛，外色不变，伸屈艰难。若一二月间，焮肿色赤而作脓者，可治；肿硬色白而不作脓者，难治。初起者，用大防风汤为主，佐以益气养荣汤。脓成者，用补中益气汤为主，佐以大防风汤。切勿用十宣、流气等药。若不溃不敛，或发热等症者，须调补脾胃为善，否则必变败症矣。

一小儿九岁，患此作痛，用葱熨法及大防风汤，肿起色赤。用仙方活命饮、补中益气汤间服，肿渐消。又以独活寄生汤与补中益气汤间服，二三日用葱熨一次，至两月余而消。

一小儿患此，大溃不敛，体倦食少，口干发热，日晡尤甚。此脾气虚甚也，用补中益气汤五剂，以补元气；乃用大防风汤一剂，以治其疮。如是月余，诸症悉退，遂用十全大补汤，佐大防风汤而敛。

一小儿患此，溃而不敛，不时寒热，小便赤涩。此血气虚也，用十全大补汤加麦门冬、五味，诸症顿退。乃去桂，令常服，佐以和血定痛丸而愈。

一女子左腿作痛，服流气饮之类，左膝肿硬，头晕吐痰。余谓：此鹤膝风也，其脉弦数而无力，乃禀赋肝脾肾三经之症，此形气病气俱虚者，当先调脾胃为主。不信，仍攻邪，诸症蜂起。余先用五味异功散加升麻、干姜、肉桂，脾气稍健；又用异功散、八珍汤而溃；却间服大防风汤、地黄丸而痊。

一小儿两膝渐肿，敷服皆消毒之药，足胫赤肿。此禀父肾气不足，用地黄丸、八珍汤而消。若用流气、败毒等药，必致不起。

大防风汤　治鹤膝风，肿痛不消，或溃而不敛。

附子炮　牛膝酒炒，各一钱　白术　羌活　人参　防风各二钱　杜仲去皮，姜制　川芎　肉桂去皮　黄芪炒　熟地黄自制　芍药炒，各一钱五分　甘草一钱

上每服三五钱，水煎，仍量儿大小用之。

益气养荣汤　治气血虚弱，四肢颈项等处患肿，不问肿溃，日久不敛，俱宜服之。

人参　茯苓　陈皮　贝母　香附炒　当归酒洗　川芎　黄芪炒　熟地黄自制　芍药炒，各一钱　甘草炙　桔梗各五分　白术炒　柴胡六分

上每服二三钱，姜水煎。

独活寄生汤

独活　桑寄生　杜仲炒　细辛　牛膝酒炒，去土　秦艽　茯苓　白芍药　桂心　川芎　防风　甘草　人参　熟地黄　当归各等分

上每服二三钱，水煎，空心，乳母同服。

八珍汤方见发热不止

十全大补汤方见便痈

补中益气汤方见肌肉不生

和血定痛丸

葱熨法二方见流注

卷　十　四

吴郡　薛铠集　薛　己验
江都　魏一元　吴中珩校

肺痈肺痿

齐氏云：肺痈肺痿，因脾肺气虚，腠理不密，外邪所乘；或母食辛辣厚味，遗热于儿；或儿有病过于汗下，内亡津液，虚火烁肺；或服克伐之药，亏损脾胃，不能生肺金。其症恶风咳嗽，鼻塞项强，呼吸不利，甚则四肢微肿，咳唾脓血。若吐臭秽，胸中隐痛，脉数而实者为肺痈；咳唾涎沫，脉数而虚者为肺痿。恶寒喘嗽者，寒邪内蕴也，小青龙汤。咳唾脓秽者，肺痈内溃也，桔梗汤。窃谓前症若喘咳短气者，脾胃气虚也，五味异功散。咳唾脓痰，左尺脉数而无力者，肾气虚也，六味地黄丸。咳唾脓痰，右关脉数而无力者，脾气虚也，七味白术散。若发热喘嗽，唾脓不食者，脾肺虚甚也，难治。大要补脾肺、滋肾水为善。仍审五脏相胜，乳母七情。后症仿此。

一小儿感冒停食吐泻，用疏利之剂，咳嗽脓血。此中气复伤而变肺痈也，用桔梗汤而愈。后咳嗽吐血，仍用前药，佐以异功散而痊。

一小儿停食，服泻药而变肺痈，余先用异功散以救脾肺，次用桔梗汤以治肺痈而瘥。

一小儿停食，服克伐之药，唾痰腥气，面赤气喘。此元气复伤而成肺痈也，用桔梗汤，脓痰顿止。翌日喘甚，此脾气虚而不能生肺也，用异功散加杏仁、百合而愈。后小便涩滞，服八正散，小便愈涩，咳嗽吐痰，面赤盗汗。余谓：肺气虚热，前药亏损真阴，虚火烁肺金而然。用异功散以补脾土，地黄丸以滋肾水，遂愈。

一小儿肺痈，愈后咳嗽，面色白或萎黄，手足冷，小便频，此因脾虚不能生金也。服参苏饮之类，自汗盗汗，昏愦发搐，遗尿下气，手足如冰，面色青白，此阳气脱而虚寒也。用人参一两，干姜二钱，大枣五枚，米泔煎沸，先灌一杯，将熟又灌二杯，连用二剂而苏。更朝用补中益气汤，夕用异功散而愈。

一小儿十五岁，因劳伤元气而咳嗽，误用表散之剂，复伤肺气成痈，咳嗽脓血。用桔梗汤为主，佐以异功散，脓渐少。专用异功散，脓止而愈。后因书课过劳，自汗时嗽，服外感药，咳嗽益甚，胸膈痞满，呼吸不利。余谓脾肺之气虚甚而然，用参芪补脾汤而痊。

一小儿咳嗽，服参苏饮而益甚，右寸之关脉浮散。余谓：此风伤皮毛，热伤血脉，血气留蕴，结于肺而成痈也。不信，乃服表散，唾咳脓血。余曰：此因肺虚不能摄气，脾虚不能摄涎耳，当补脾土以生肺金。又不信，果殁。

一小儿感冒咳嗽，发散过度，喘促不食，痰中有血，余用桔梗汤而愈。后元气未复，大便以痢，或用芩、连、枳实之类，变慢脾风而卒。

小青龙汤　治伤风冒寒，咳嗽喘急，肺胀胸满，鼻塞流涕，或干呕热咳，或作渴，或作噎，或小便不利，或小腹胀满。此仲景之法，审有是症，用之及时，殊有良验。

麻黄去节　赤芍药　半夏各七钱　细辛　干姜炮　甘草炙　桂枝各三钱　五味子半两，杵　附子二钱，脉浮不用

上每服二钱，水煎。

桔梗汤　治咳嗽脓血腥秽，已成痈症。

桔梗炒　贝母去心　知母炒　桑白皮炒　枳壳各一钱　地骨皮　瓜蒌仁　薏苡仁　杏仁炒，五分　当归　黄芪炒，各一钱　五味子杵，炒　百合炒，各一钱五分　防己一钱　甜葶苈炒，五分

上每服二三钱，水煎。

升麻汤　治肺痈，脓血秽臭，胸乳皆痛。

升麻　桔梗炒　薏苡仁　地榆　条芩炒　牡丹皮　芍药炒　甘草各等分

上每服二三钱，水煎。

排脓散　治肺痈，此方排脓补肺。

黄芪盐水拌炒　白芷　人参　五味子炒，研碎，各等分

上为末，每服一二钱，蜜汤调下。

射干汤　治胃脘痈，吐脓血。

射干去毛　栀子仁　赤茯苓　升麻　赤芍药一两三钱　白术五钱

上每服三五钱，水煎，入地黄汁少许，再煎服。

人参平肺散　治心火克肺金，传为肺痈，咳嗽喘呕，痰涎壅盛，胸膈痞满，咽嗌不利。

人参　陈皮　甘草　地骨皮　茯苓各一钱　知母炒，七分　五味子　青皮　天门冬去心，四分　桑白皮炒，一钱

上每服二三钱。

参芪补脾汤　治肺痈，脾气亏损，咳吐脓涎，或中满不食，必服此药，补脾土以生肺金，否则不治。

人参　白术各二钱　黄芪炒，二钱五分　茯苓　陈皮　当归各一钱　升麻三分　麦门冬七分　五味子杵，四分　桔梗炒，六分　甘草炙，五分

上作三服，姜枣水煎。

人参补肺汤　治肺症咳喘短气，或肾水不足，虚火上炎，痰涎壅盛，或吐脓血发热，小便短涩。

人参　黄芪炒　白术　茯苓　陈皮　当归各一钱　山茱萸　干山药　五味子杵　麦门冬去心　甘草炙　熟地黄自制　牡丹皮各五分

上每服五钱，水煎服。

五味异功散方见用败毒之药

七味白术散方见发热不止

肠　痈

张仲景云：肠痈之症，因饮食积热，或母食辛热之物所致。小腹按之则痛，小便数似淋，腹急恶寒。身皮甲错。或自汗恶寒，若脉迟紧未有脓者，用仙方活命饮，以解其毒。脉洪数已有脓者，服太乙膏，以下其脓。小腹疼痛，小便不利者，脓壅滞也，牡丹皮散主之。窃谓：经云肠痈为病不可惊，惊则肠断而死。故坐卧转侧之间，须令徐缓，时少饮薄粥，及用八珍汤，固其元气，静养调理，庶可保也。

一小儿小腹作痛，小便如淋，身皮甲错，此肠痈也，脓已成，用薏苡仁汤、排

脓散而痊。

一小儿腹中作痛，时或汗出，身皮甲错，小便如淋，脉滑数，脓已成也，用大黄汤一剂，下脓甚多，又用薏苡仁汤而痊。

一小儿小腹胀痛，脉浮数，按之迟紧，不时畏寒，大便或欲去而不去，小便频而短。此为肠痈，但脓未成耳。不信，或作痢症，恪用清热分利之剂，诸症蜂起而殁。

一小儿停食，腹胀痛，二便不利，服草果、良姜之类，更加发热作渴，脉洪大而数。余曰：此饮食滞而蕴热，将成脓矣，前药非其治也。不信，仍服之，腹发赤晕，大便下脓而殁。

一小儿患肠痈，先用太乙膏，后服牡丹皮散下脓而愈。后因跌，腹内作痛，遍身皆赤，良久身黯而殁，盖肠断故也。

大黄汤 治肠痈，小腹坚肿，按之则痛，肉色如常。或焮赤微肿，小便频数，汗出憎寒，脉迟紧，脓未成也，急服之。

大黄炒 朴硝各二钱 牡丹皮 瓜蒌仁 桃仁去皮尖，各二钱

上每服二三钱，水煎。

薏苡仁汤 治肠痈，腹中痛，烦躁不安，或胀满不食，小便涩滞。

薏苡仁 牡丹皮 桃仁各三两 瓜蒌仁

上每服四钱，水煎。

桃仁汤 治肠痈，腹中痛，烦躁不安，壅痛，大便闭涩。亦有绕脐生疮者，但用此药无妨。

桃仁 大黄炒 牡丹皮 芒硝 犀角镑 冬瓜仁研，各二钱

上水煎，入犀角末服。

牡丹皮散 治肠痈，腹濡而痛，时下脓汁或下血。

牡丹皮 人参 天麻 白茯苓 黄芪炒 薏苡仁 桃仁 白芷炒 当归 川芎 官桂 甘草各五分木香二分

上每服三五钱。

仙方活命饮方见热毒疮疡

太乙膏方见跌扑外伤

八珍汤方见发热不止

痔 疮

痔疮之症，或因禀受胎毒，或膏粱食积，或母食炙煿厚味所致。肿痛者湿热，作痒者风热，便闭者火盛，脓溃者血热。湿热，加味槐花散。风热，秦艽苍术汤。便秘，清燥汤。脓溃，黄芪汤。熏洗则用葱汤、槐角、五倍子等药，或真蒲黄以猪脂调敷。如有兼变之症，参各门治之。

一小儿患痔，赤肿作痛，用黄连解毒汤而痛止，又用托里清肝散及加味槐角丸而疮愈。

一小儿因饮食停滞，发热患痔，大便不利，肿痛寒热，不时发搐。此脾气伤而肝乘之也，先用保和丸末二钱，以柴胡、山栀汤调服，食消搐止；又用四味肥儿丸，数服而愈。

一小儿十二岁，不戒厚味醇酒，不时作痛，或大便秘结，小便涩滞，用龙胆泻肝汤治之而安。后饮烧酒，前症复发，遍身色赤烦躁，饮冷醋半钟，赤热悉退，肿痛顿减。

一小儿因乳母食炙煿之物，肛门肿痛，用清胃散母子并服，子又服四味肥儿丸而愈。后因乳母恚怒，胸胁作痛，频饮糖酒，儿病复作发搐，母先服加味小柴胡汤二剂，次服加味逍遥散，儿服四味肥儿丸而愈。

一小儿肛门肿痛，大便不通，服大黄之药，肿痛益甚，虚症并作，仍欲攻疮。余曰：此因脾气复伤而然也。用异功散加

升麻、柴胡为主，佐以加味槐角丸，肿痛渐退。又用黄连解毒汤而出脓，用秦艽苍术汤而疮愈。

一小儿肛门肿痛，发热饮水，口鼻气热。此脾肺经实热，先用泻黄散二服而热退，又用枳壳散而痛止，用金银花散而肿痛消。后母食膏粱，儿患复作，母用清胃散而肿痛消。

一小儿误吞信石，遍身发赤，呕吐烦渴，肛门肿痛，便秘饮冷，服冷米醋一钟，赤晕立消，肿痛顿止。又用黄连解毒汤、金银花而愈。

一小儿痔疮，不时肿痛，服加味槐角丸而愈。至十四而复作，发热体倦，肛门坚肿，用地黄丸、八珍汤，坚肿渐消，血气渐愈。或间止药饵，劳役不节，诸症仍作，用前药随愈。毕姻后，肛门肿溃而串臀，用补中汤、地黄丸，臀间渐愈。或用追蚀等药，坚核虽消，痛伤元气，疮口不合。余用八珍汤、地黄丸，两月而敛。后不守禁忌，又且攻毒，以致屡发，元气日虚而殁。古人云：善服药不若善保养。信夫！

苦参散　治痔疮肿痛发热。

枳壳麸炒　黄连　大黄　甘草　荆芥　苦参　赤芍药　黄芩

上水煎熏洗。

加味槐花散　治肠风下血，痔疮肿痛，发热便秘。

槐花　熟地黄　白术　青皮　荆芥穗　川芎各二钱　当归身　升麻各四分　枳壳麸炒，五分

上水煎服。

秦艽苍术汤　治痔疮，大便坚硬，小便频数，内热作渴。

秦艽　苍术各五分　泽泻　防风　桃仁　皂角子仁炒　当归尾　黄柏　山栀炒，各三分

上作二剂，水煎服。

清燥汤　治大肠风热血燥，秘结不通，痔疮等症。

生地黄　山栀　麻子仁研，各五分　黄芩　川芎　羌活　黄柏　郁李仁　芍药　当归尾　甘草各四分　泽泻二分

上水煎服。

黄芪散　治痔疮，并一切溃疡，虚弱发热。

茯苓　黄芪炒　当归　川芎　白芍药　白芷各五分　升麻　山栀炒，各二分

上水煎服。

枳壳散　治痔疮肿痛或下血。

枳壳去穰，麸炒　槐花　荆芥　皂角子仁炒　猬皮炙　秦艽　白芷各等分

上为末，每服一钱，滚汤下，作丸亦可。

加味槐角丸　治症同前。

槐角炒　枳壳麸炒　当归　黄芩　皂角仁炒　猬皮炙　秦艽　白芷各等分

上为末，每服一二钱，水煎服。或蜜丸，量儿大小服。

又方　治痔痛不可忍者。

羊胆一个　冰片五分

上以冰片为末，羊胆涂之。

丹石散　治痔疮热痛如神。

黄丹　滑石各等分

上为末，新汲水调涂，日三五次。

胜雪膏　治痔疮热痛不可忍。

片脑　铅白霜各等分

上为末，好酒研成膏涂之，随手愈。

又方　用生栝蒌根研如泥，猪油调涂。

黄连解毒汤方见作痛不止

托里清肝散方见囊痈

四味肥儿丸方见贴骨痈

加味小柴胡汤方见热毒瘰疬

加味逍遥散方见发热不止

龙胆泻肝汤方见下疳疮

下疳阴痿

下疳阴痿，皆属肝火湿热，或禀赋肝经阴虚。肿痛发热者，肝火湿热也，先用加味小柴胡汤，再用龙胆泻肝汤。肿痛便赤者，肝火阴虚也，用加味逍遥散加龙胆草、生地黄。溃而肿痛不消者，小柴胡汤加芎、归、黄芪。溃而肿痛已消，用四物汤加牡丹皮、柴胡。盖肝属木，得雨露则森茂，遇酷日则痿软。若误谓虚寒，投以热剂，轻则囊茎生疮，重则腐而难敛，皆宜滋肾水、生肝木、清肝火。故云：肝气热则茎痿，宗筋弛纵，阴茎肿胀，或出白液，或痒痛，里急筋缩，挺纵不收，或精出便下，此名筋疝，俱肝火也。

黄宗伯季子初生时，母弃于水，逾日不死，复收之，遂成喘嗽，颔腋臂股各结块核，溃而色紫，误触之痛彻于心，服辛温化毒等剂不应，时已弱冠。余曰：初生喘嗽者，形寒伤肺也；既长而咳嗽者，肝火刑肺也，故结核俱在肝胆部分。始用补中益气汤，后用九味芦荟丸，不月诸症悉愈。此禀母之肝火而患也。

一小儿下疳溃烂，发热作渴，日晡尤甚。此肝疳而脾气虚也，用补中益气汤，后用九味芦荟丸，诸症悉愈。

一小儿二岁茎痿湿痒，时出白津。余以为肝火。不信，或与温补肾经，后阴囊焮肿，茎中作痛。余用龙胆泻肝汤、六味地黄丸而愈。

一小儿睾丸作痛，小便赤涩，寒热作呕。此肝火湿热不利，用小柴胡汤加山栀、车前子、茯苓而愈。睾丸，阴子也

一小儿睾丸肿痛，小便黄涩，寒热作渴。此肝火所致，用小柴胡汤加山栀、车前子，并九味芦荟丸间服而消。

一小儿阴茎肿痛，腹内一块或作痛，或上攻，小便不调。此禀肝火为患，用龙胆泻肝汤、九味芦荟丸。愈后形气消烁，发热作渴。此肝火制脾土而然也，用益气汤、芦荟丸、异功散而安。

一小儿阴茎作痒，搔破出水，小便赤涩。此禀肝肾阴虚火动，用龙胆泻肝汤清肝经湿热，佐以地黄丸补肾肝阴虚而愈。后乳母恼怒，小便涩滞，两肋肿痛，儿阴复痒，惊搐困倦，用异功散以补脾土，用地黄丸以滋肾肝而愈。

一小儿十五岁，患下疳久不愈，形气骨立，不时寒热，小便不利，饮食少思。此禀肝疳虚羸也，朝用益气汤以培胃气，夕用地黄丸以滋肾水为主，佐以九味芦荟丸治疳而痊。

一女子十五岁，面青善怒，体瘦作渴，天癸未至，不时寒热，口舌生疮，后患阴疮湿痒，无寐善惊。此禀肝脾虚羸之变症也，当先救脾气。遂朝用补中益气汤，夕用加味归脾汤，诸症渐愈，却佐以九味芦荟丸而痊。

一女子十四岁，禀肝经湿热，肌体消瘦，寒热如疟，下部患疮，先用加味小柴胡汤，寒热顿退。但晡热少食，用加味逍遥散为主，以九味芦荟丸为佐而愈。出嫁后前症仍作，另用杂药，疮口翻出如菌，余用龙胆泻肝汤、加味逍遥散而愈。

一小儿十五岁，患下疳，书课过劳，即寒热头痛，形气殊倦，腿足疲软，左关脉洪数，左尺脉洪数而无力。余谓此禀肝肾阴虚，兼饮食劳役之症也，宜先调补胃气以滋化源。不信。或以为阴虚湿热下流，恪服四苓、四物之类，诸症益甚。余曰：阴虚，谓脾经虚也。脾为至阴，以丁火为母，虚则宜补丁火以生己土；肾属水，以辛金为母，肾虚则宜补辛金，生癸水也。今因脾经阳弱而阴虚，反用沉寒之

剂，复伤阳气，以绝化生之源，欲保其不危，难矣！果殁。

龙胆泻肝汤　治肝经湿热不利，下部生疮，两拗肿痛，或腹中作痛，小便涩滞等症。

龙胆草酒拌，炒黄　泽泻　车前子炒　木通　生地黄酒拌　当归酒拌　山栀　黄芩炒　甘草各等分

上水煎，食前服。

加味小柴胡汤即小柴胡加山栀、牡丹皮　治肝胆经有热，下部湿疮，寒热晡热潮热等症。方见热毒瘰疬

六味丸　治肝肾阴虚，下部生疮；或发热作渴，小便频数；或肾水不足，而不能生肝木，致血燥筋挛，颔项肢节等处结核；或溃而不能收敛；或肝肾虚弱，发热盗汗，肢体消瘦，小便赤涩，尿血下血；或大小便牵痛，气短痰嗽，吐血眩晕，耳聋口燥，齿痛失音，腰腿疲软。此皆禀不足也。方见作渴不止

敷药必效散　治下疳腐溃作痛。

黄连　黄柏　龙胆草各一两　轻粉五分

上为末，油调搽，入片脑更效。若用当归膏调敷尤佳。

如圣散　治下疳腐久不愈。

五倍子二钱　片脑一钱　黄连五分　炉甘石煅，三分

上各为末，干敷。毒未尽者，加黄连末三分。

九味芦荟丸方见喉痹

加味清胃散方见热毒口疮

圣愈汤方见出血不止

补中益气汤方见肌肉不生

八珍汤方见发热不止

加味归脾汤方见胁痈

四君子汤方见腹痈

仙方活命饮

托里消毒散二方见热毒疮疡

便　痈附谓两拗小腹两边拗中患之

便痈因肝火肝疳，或禀肝经热毒。若初起肿硬作痛者，先用龙胆泻肝汤一二剂。肿痛不减，用仙方活命饮二剂。五七日不减，肿尚硬，亦用前二药各一剂。如不消或更痛，欲成脓也，用活命饮一剂，却用托里消毒散加柴胡、山栀一二剂。若脓已成而不溃者，血气虚也，用托里消毒一二剂。脓已溃而痛不止者，毒气不解也，用活命饮一剂。若脓已出而反痛者，气益虚也，用内补黄芪汤。脓已溃而发热烦躁者，气虚血脱也，用当归补血汤。脓已溃而作寒发热者，血气俱虚也，用十全大补汤。脓已溃而恶寒者，元气虚也，用补中益气汤。脓已溃而不生肌者，脾气虚也，用六君子汤。若禀赋怯弱，或因饮食劳倦而为患者，但用补中益气汤加射干，自消。设使不分经络，不别虚实，概行攻伐，亏损气血，则轻者难治，重者必变瘵症，甚至不起。

一小儿肿痛色赤，寒热似疟，小便不通。此肝经湿热，用龙胆泻肝汤一剂，小便清利，寒热顿除。又用加味逍遥散加龙胆草二剂，肿痛悉退而愈。

一小儿患此，肿硬作痛，小便涩滞，先用龙胆泻肝汤，小便顿利，又用活命饮一剂而消。后腹肿赤作痛，此欲作脓也，先用活命饮二剂，杀其大势，却用托里消毒散加柴胡、山栀三剂。以指按之，肿随指复起，此脓已成也，用托里散一剂，翌日针之，脓出肿消，再用托里散而愈。

一小儿患此，服大黄等药，泻而肠鸣，腹肿硬痛，少食。此脾胃复伤而变症也，用五味异功散加升麻、柴胡、木香，饮食渐进。乃去木香，加黄芪、当归，数剂而脓成。又用托里散加皂角刺而脓溃。

乃去皂角刺，倍用参、芪而愈。

一小儿疮势已成，用消毒之药，其肿散漫，自汗发热，恶寒少食。此气血虚甚也，用大补汤四剂，针之脓出肿消，却用托里散、八珍汤，间服而愈。

一小儿脓成不溃，误用大黄之类以下脓，泄泻不止，肿硬色白，腹痛欲呕，手足并冷。此脾气虚而复伤也，用异功散加升麻、姜、桂，四剂，乃去姜、桂加归、芪，二十余剂，脓溃而愈。

一小儿溃后咬牙呵欠，寻衣捻物。此肝经气血虚也，先用八珍汤加钩藤钩、五味子，诸症顿愈，又用托里散及八珍汤而痊。

一小儿溃后惊悸发搐，呵欠咬牙。此心肝二经气血俱虚也，先用补心汤、安神丸，虚症寻愈；再用八珍汤、托里散，肌肉渐生；却用地黄丸而疮口敛。

一小儿患此久不愈，头重胸满，饮食少思。此禀脾胃虚弱也，先用补中益气汤加蔓荆子，诸症寻愈；次用八珍汤佐以五味异功散，月余疮口渐敛；仍用十全大补汤而痊。

一小儿十五岁，禀赋虚弱，因劳役过度患此，寒热如疟，用补中益气汤将愈。惑于人言，误服大黄之药，吐泻大作，手足厥冷，寒热尤甚。余用六君子汤加姜、桂，诸症稍愈，但赤肿不消，此欲作脓也。又数剂后，朝用益气汤，夕用大补汤，五十余剂而痊。

一小儿溃后肿硬，肌肉不生，疮口不敛。余欲滋其化源以生肝血，不从，仍伐肝清热，以致元气日虚，恶症蜂起而殁。夫肺者肾之母，脾者肺之母，今既不滋肺肾以生肝木，又伤脾土以绝肺肾之化源，其不死者鲜矣！

一小儿十四岁，每饮食劳倦，则恶寒发热，两拗患肿，余用益气汤而愈。彼惑于人言，乃服大黄之类，发搐口噤，手足并冷，良久少苏。余用大料益气汤数剂而安，又用二十余剂而愈。

一小儿两拗痛肿，小便澄白，肢体消瘦，发热眼札，此禀肝火之症，用龙胆泻肝汤为主，四味肥儿丸为佐，又各数服将愈，及用地黄丸而痊。

一小儿两拗肿痛，小便不利，或赤白浊。此系肝火炽而脾气伤也，朝用补中益气汤，夕用地黄丸各数剂而愈。后因过劳，盗汗发热，两拗仍肿，用前药，佐以地黄丸而愈。

一小儿每劳则两拗肿痛，小便白浊，夜间发热。此禀肝火脾虚而元气下陷也，用补中益气汤、清心莲子饮。后患下疳，用四味肥儿丸，加逍遥散而愈。

一小儿两拗肿痛，小便赤涩，或兼澄白。此肝脾疳症，先用九味芦荟丸数服，诸症渐退，次用四味肥儿丸二十余服而愈。

一女子两拗肿痛，小腹作痒，小便赤涩，发热晡热，月经不调，先用加味小柴胡汤四剂肿渐消，次用加味逍遥散诸症渐愈，佐以四味肥儿丸而愈。

一小儿十四岁，每饮食劳倦，随患寒热，两拗肿痛，服大黄之类，发搐口噤，手足并冷，良久少苏。余用大剂补中益气汤数剂而安，又二十余剂而肿痛愈。

一小儿患此，肿硬色白，形气俱虚。余谓：常补脾胃则肿硬自消。不信，乃以铜器压之，及敷山药，内服伐肝之药，遂致不起。夫铜金也，山药属金，金能制木，肝经有余之症当用之。今不足之症，宜滋肾水而反克之，不起宜矣！治者不可不察。

一小儿患此，肿硬作痛，自汗盗汗，体倦少食。此禀虚弱也，非补元气不能化腐成脓，非补脾胃不能生肌敛口。彼嫌迂缓，另用万金散，毒从大便出而内消。一服咽下，连泻数次，皆饮食。再服泻下鲜血，遍身皆青。余曰：此阴阳二络俱伤也。辞不治。经云：阳络伤则血外溢，阴络伤则血内溢。信然。

一小儿十四岁，功课过度，梦遗恶寒，拗间肿痛，余用大剂益气汤而愈。彼误用攻毒之剂，患便痈，肿硬作痛，肉色不变，余用益气汤及大补汤而愈。毕姻后复患此，服穿山甲、大黄之类，元气益虚，肿硬如石。外敷大黄、朴硝，虚症蜂起。余用葱熨法、豆豉饼及前二剂，虽愈，终以不谨，变瘵症而殁。

清心莲子饮　治心肾虚热，患便痈，发热口干，小便白浊，夜则安，昼则发。

黄芩炒　麦门冬　地骨皮　车前子炒　甘草各三钱半　石莲肉　茯苓　黄芪炒　柴胡　人参各二钱

上每服五钱，水煎。

秘旨安神丸　治禀心脾气血虚弱，发热不安，疮不生肌，睡中则惊悸。

人参　半夏汤泡　酸枣仁　茯神各一钱　当归酒洗　橘红　赤芍药　五味子五粒，杵　甘草炙，三分

上为末，姜汁糊丸芡实大。每服一丸，姜汤下。

补中益气汤　治禀元气虚弱，因劳而拗中作痛，或患便痈，寒热口干作渴，宜此汤加射干主之。如寒热已退，而肿不消，此欲作脓也，宜用十全大补汤。方见肌肉不生

十全大补汤　治禀元气虚弱，因劳患便痈，或拗中作痛，服补中益气汤，寒热退而肿不消散。此血气虚而不能成脓也，宜服此汤。已成而不能溃，或已溃而不能生肌，寒热不止，自汗盗汗，脓清不敛者，但服此药，则元气自复，诸症自愈。

白茯苓　人参　当归　白术炒　黄芪炒　川芎　肉桂去皮　白芍药炒　熟地黄自制　甘草炒，各等分

上每服三五钱，姜枣水煎服。

内补黄芪汤方见发热不止

龙胆泻肝汤方见下疳疮

九味芦荟丸方见喉痹

四味肥儿丸方见贴骨痈

补心汤方见胎毒疮疡

六味地黄丸方见作渴不止

加味小柴胡汤方见热毒瘰疬

囊　痈谓阴囊患痈

囊痈属肝经湿热，或禀胎肝热所致。初起肿痛，小便赤涩者，湿热壅滞也，先用龙胆泻肝汤；如不消，用仙方活命饮。若肿痛数日不止，欲作脓也，用托里消毒散。若肿未溃而小便不利，毒气壅滞也，当分利之。脓已成而小便不利，毒气未解也，当针泄之。脓出而反痛者，气血虚也，当补益之。若元气无亏，虽阴囊悉溃，睾丸悬露，亦不为害。若乳母恚怒，令儿患此者，加味逍遥散。肝经气血虚者，八珍散加味柴胡、山栀，俱加漏芦，子母并服。

一小儿小便涩滞，肿痛寒热，此肝经湿热也，用龙胆泻肝汤而消。但内热倦怠，此兼脾气虚弱也，用四君子加柴胡、山栀、芎、归而愈。

一小儿肿痛寒热，用克伐之药，不能成脓，用托里清肝散而脓溃，用托里散而疮敛。后寒热如疟，小便闭塞，用小柴胡汤加山栀、龙胆草、车前子而愈。

一小儿患此，大溃痛甚，烦躁饮冷。此余毒尚在，与活命饮二剂，肿痛顿退；又用四君、柴胡、山栀四剂，诸症悉退，及托里散而痊。

一小儿阴囊赤肿作痛，针而脓出顿

安，忽发热作渴。此邪气去而真气虚也，用圣愈汤及八味、柴胡、山栀，将愈。因乳母恚怒复作，用加味逍遥散加漏芦与母服，其儿顿愈。

一小儿阴囊每患赤肿，必因其母恚怒及饮酒而发。余审其因怒，用加味逍遥散加漏芦；饮酒，用加味清胃散加干葛、神曲，与母服之，其儿随愈。

一小儿阴肿，小便赤涩。此禀肝经有热也，用加味小柴胡加漏芦与母服，子日饮数滴，四剂而愈。

一小儿患此，肿硬不消，发热作痛，大便不实，饮食无味。此消导过多而脾胃伤也，先用异功散数剂，元气渐复；又用托里散加柴胡、山栀而脓成，针之脓出，发热恶寒。此血气俱虚也，用大补汤加柴胡、山栀，寒热顿止，又数剂而渐愈。后因劳，发热肿痛，用益气汤、托里散，疮口渐敛而愈。

一小儿十六岁患此，脓清晡热，遗精盗汗。此禀元气虚甚也，用大补汤、地黄丸料各二十余剂，元气稍复；又各三十余剂，汗止热退。犯房事患处顿黯，昏愦吃逆，手足并冷。此脾气虚寒之恶症，用独参汤四剂而苏；用大补汤加干姜四分，阳气渐复；乃去干姜，又二十余剂而痊。

一小儿患此，溃而肿硬不消，服败毒散，敷寒凉药，肌肉不生，疮口开张，脓清色黯，自汗。余谓：非补脾则肌肉不生。彼欲速效，乃外用生肌散，反助其邪，致生瘀肉，填塞疮口，半载不愈。余用异功散加当归、黄芪三十余剂，又用托里散、隔蒜灸而愈。

一小儿囊痈出血，久不愈，左颊色青赤。此心肝二经风热而血不归经也，先用加味逍遥散、六味地黄丸，清肝热、滋肾水而血止，用托里散而疮愈。

一小儿患前症，脓清发热，久而不敛，左颊青，两颐赤。余谓：禀肝肾阴虚而两位青赤，脾胃气虚而脓清不敛，当补足三阴为善。不悟，泛用杂药，后果殁。

一小儿患前症久不愈，面色皎白，左颊为甚。余谓：前症属肝木，面白属肺金，左颊属肝经，乃金来克木为贼邪，况小便如淋，乃肝肾二经气绝也。辞不治。后果殁于金旺之日。盖肝为肾之子，肾为肝之母，设预为调补肾水，必不致于危也。

托里清肝散

人参　黄芪炒　当归　川芎　芍药炒　白术　茯苓　金银花　白芷炒　甘草炒　连翘　柴胡各七分　山栀四分

上每服二三钱，水煎。

钱氏蚯蚓散　治肾子肿硬。先用葱椒汤煎洗，次以干蚯蚓粪，津唾调敷，须避风冷湿地。

《世传》治小儿阴囊肿大，用甘草煎浓汁，调蚯蚓粪涂之，立效。

山药膏　治两拗及小腹肿痛或痒，用山药研烂频敷患处，干则易之。

补中益气汤方见肌肉不生

异功散方见用败毒之药

八珍汤

加味逍遥散二方见发热不止

活命饮

托里散二方见热毒疮疡

加味小柴胡汤方见热毒瘰疬

圣愈汤方见出血不止

十全大补汤方见便痈

加味清胃散

四君子汤二方见腹痈

地黄丸方见作渴不止

足指冻疮附耳冻疮

足指冻疮，因受禀虚怯，故寒邪易

乘，气血凝滞，久而不愈则溃烂成疮。治法须壮脾胃温气血，则死肉自溃，良肉自生。若骨脱筋连者，宜急剪去，否则毒延脚面而死。盖肢末之处，气血难到，又为外邪遏绝，则气血不能运行。若用汤荡、火烘，其肉即死而不仁，至春必溃腐脱落。元气无亏，虽患无害，如外敷寒药，内服消毒之剂，则元气受伤，必成败症。凡初冻时，热手频熨之为妙。北方冻耳，若误以手触之，其耳即落。大寒能裂肤堕指，信矣。

一女子数岁，值严寒北上，因失所恃，而足受冷，侍婢用热汤泡之。至春月房中秽气，其父觉之，脱袜方见十指俱烂，但未堕耳。余用托里之剂助其阳气，溃脱以保其生。

一小儿仲冬严寒，两耳受冻，不知痛痒。令人以热手徐徐频熨，内用温补脾气之剂，及敷白蔹散而愈。

一小儿七岁，冬间足指冻痛，用烧汤浸洗，至春溃脱，疮口不敛，足趺肿痛。余谓：此元气虚弱，须补胃气以生肌肉。不信，乃用寒凉消毒之剂，肿消黑色，自以为愈。余曰：此脾胃虚极，元气不能运及患处也。后两腿羸细而殁。

一少儿扑伤足趺少许，遂成冻疮，作痛不止，用火烘之肉死，至春足脱，脓水淋漓，不能收敛而殁。此症若能调养脾胃，使元气不伤，则肌肉自生，岂至于死哉！

白蔹散

白蔹一两　黄柏炒黑，五钱

上为末，干搽患处。

汤火疮

汤火之症，若发热作渴，小便赤涩者，内热也，用四物加山栀、连翘、甘草。若肉未死而作痛者，热毒也，用四君加芎、归、山栀、连翘。若肉已死而不溃者，气血虚也，用四君加当归、黄芪，外敷当归膏，或柏叶末蜡油调搽，至白色其肉自生。若因烟熏将死者，以生萝卜汁灌之即苏。若饮食后被汤火所伤，发热腹胀，恶食发搐，变症者，当参食积惊搐门治之。

一小儿火伤，两臂焮痛，大便不利，小便赤涩。此火毒蓄于下焦也，用生地黄、当归、芍药、木通、山栀、赤茯苓、生甘草，一剂二便调和而痛止。更以四物加山栀、参、芪、白芷、甘草，而坏肉腐，又数剂而新肉生。

一小儿火伤足胫，专用败毒之剂，脓水淋漓，日晡肿胀。此脾虚下陷也，用补中益气汤及八珍汤而愈。

一女子沸汤伤胸，两月不敛，脉洪大而虚，发热作渴。此阴虚火毒所乘，用四物加柴胡、丹皮，热渴顿止；用加味逍遥散，腐肉去而新肉生。

一女子被烟熏，痰气上壅，不省人事，用萝卜汁灌之而苏。但体倦欲睡，仍令噙萝卜汁，乃服六君子汤加桔梗、山栀而安。伤轻者萝卜捣汁，饮之亦可。

一小儿火伤臀间，误用生肌散，阴囊溃脱，久而不愈，此助其药毒而然也。余用当归膏及四君子加芎、归，旬余肉生而痊。

一小儿火伤其足，用冷水浸之，肿痛益甚。服败毒药，肉死不溃。此脾胃气伤而血滞也，用六君子加芎、归而愈。后因劳役寒热，以八珍散加升麻、柴胡、白芷而痊。

一小儿火伤腿，用寒凉之药，久不愈，腿细筋挛，食少晡热。此因生肌药助其邪，寒凉损其胃也，用益气汤、当归膏，不月而敛。

一小儿热汤伤足，久不愈，脓水清稀，口干足热，患处肿黯，晡热盗汗，肢体骨立。此禀肾气虚弱，寒药伤脾而然。用益气汤、地黄丸三月余，佐以托里散、如圣饼而愈。

一小儿沸汤伤腿，搽药结痂，难于屈伸，痛不可忍，用四物加白术、茯苓，及当归膏而愈。

一小儿沸汤所伤，胸腹皆溃，久而不愈，喜脉弱按之而有力。盖脾主肌肉，当调补脾胃为主，外敷之药当缓。不信，恪用敷贴之而殁。

一小儿汤伤，胫溃而色赤如赭，日晡热甚，右关脉浮而数，按之则弦，此肝木乘脾土血虚而然耳。乃外敷内服，皆于攻毒，后果殁。

神效当归膏　治汤火等疮，不问已溃未溃，肉虽伤而未坏者，用之自愈。肉已死者，用之自溃，新肉易生。搽至肉色渐白，其毒始尽，生肌最速。盖当归、生地黄、麻油、二蜡，皆主生肌止痛，补血续筋，与新肉相宜。此方余已刊行，治者多验。

当归　生地黄各一两　麻油四两　黄蜡一两，如白者止用五钱

上先将当归、地黄入油煎枯，去渣，将蜡熔化，候冷搅匀即成膏矣。用涂患处，将细纸盖之。发背痈疽，杖疮溃烂。用之尤效。凡死肉溃烂将脱，止有些须相连者，宜用利刀剪去。盖死肉有毒，去迟则伤新肉矣。死肉去尽，尤宜速贴。盖新肉最畏风寒，不可忽也。

乳香定痛散　治伤损及一切疮疡，溃烂疼痛。

乳香　没药各五钱　滑石一两　冰片一钱

上为细末，搽患处痛即止，甚效。

猪蹄汤　治一切痈疽，杖疮溃烂。消肿毒，去恶肉，润疮口。

白芷　黄芩　当归　羌活　赤芍药　蜂房多蜂儿者为佳　生甘草各五钱

上用猪蹄一只，水四五碗煮熟，去油渣取清汤，入前药煎数沸，去渣温洗，随用膏药贴之。

四物汤方见胁痈

六君子汤方见腹痈

如圣饼方见流注

翻花疮

翻花之症，由疮疡溃后，风寒袭于患处，或肝火血燥生风，或乳母肝火生风，必致疮口胬肉突出如菌，或如指，大小长短不同。如风邪乘袭者，先用补中益气汤加防风、天麻。风寒凝滞者，先用十宣散加羌活、天麻。儿肝火生风者，先用加味逍遥散加羌活、天麻。母肝火生风者，先用加味小柴胡汤，次用加味逍遥散加漏芦、天麻。其风邪所乘，外用豆豉饼。风寒所凝，外用葱熨法，更用太乙膏护疮口。

突肉不消，更以藜芦膏涂之。如疮口不敛而恶寒发热者，元气虚也，用补中益气汤。晡热内热者，气血俱虚也，用八珍汤，倍加参、芪。食少难化者，脾气虚也，用五味异功散。若饮食少思，大便不调，或肌肉消瘦，小便澄白者，此兼肝脾疳症也，用九味芦荟丸以清肝火，用五味异功散以补脾气。外仍用熨治之法。

一小儿腿外臁患痈，疮口陷而色黑，翻出如菌，久而不食，此元气虚弱，寒邪滞于患处。用十宣散加羌活、天麻，及附子饼，患处渐赤。改用葱熨法而渐白，此寒邪去而元气虚，真气发见也，用补中益气汤及藜芦膏而痊。

一小儿臂患痈，疮口色白肉突翻，或如菌，或如指，用追蚀之药去而复作。余

谓肝肺气虚，先用益气汤，再用托里散、藜芦膏而愈。

一女子胁间患痈，疮口色赤，翻出肉如菌，寒热如疟。此肝经血燥生风所致，先用加味逍遥散，后用加味小柴胡汤及藜芦膏而愈。

一小儿患此，疮口色赤肿痛，时出血脓。此肝经血分有热，用加味逍遥散加生地黄四剂，却以生地易熟地，月余血热渐退；又用八珍汤、藜芦膏而突肉减，用十全大补汤而元气复，又用托里散而疮瘥。

一小儿患天蛇毒，脓出后指肿大色黯，疮口胬肉，手背漫肿而不赤，饮食少思，大便不实，憎寒发热，惟用败毒行气之药。余谓：此脾胃虚弱，不能消化饮食、生长肌肉、外御风邪，非疮毒使然也。朝用益气汤，夕用异功散，两月余诸症渐愈。后因饮食过度吐泻，患处不红活，出清水，用异功散、葱熨法、藜芦膏而愈。

一女子臂痈，溃后疮口突肉如菌。用毒药蚀之，突肉益甚，面青寒热，经候不调。此肝经血燥而生风，脾气虚而不能生肌耳。先用加味逍遥散、五味异功散两月余，却用地黄丸、托里散而愈。

一小儿患前症，用药腐去，疮口不敛，朝恶寒，暮发热。余谓：因气血俱虚而然也，法当调补脾胃，则气血自生，疮口自敛。不悟，仍攻其疮而殁。

一女子十五岁患前症，腐去而复生，面色青而或赤。余谓：此肝胆二经风火妄动，盖肝血为阴为水，肝气为阳为火，宜生肾水、滋肝血使火自息，而风自灭。不信，乃用祛风之剂，致血燥妄行，疮口出血不止而死。

藜芦膏　治疮口胬肉凸起，或出二三寸肉者。

藜芦不拘多少

上为末，以生猪脂擂和，搽凸胬肉上。

八珍汤

加味逍遥散二方见发热不止

补中益气汤方见肌肉不生

托里散方见热毒疮疡

十全大补汤方见便痈

五味异功散方见败毒之药

地黄丸方见作渴不止

豆豉饼

葱熨法二方见流注

多骨疽

多骨疽由疮疡久溃，脾胃亏损，气血不能营于患处，邪气陷袭，久而筋烂骨腐，故骨脱出，非禀胎所有也。当补脾胃壮元气，内用大补汤、地黄丸，外以附子饼、葱熨法，祛散寒邪，补接元气，则骨自脱，疮自敛。若用克伐之剂，复伤真气，鲜有不危。婴儿患之，当调补乳母，外用葱熨，以岁月除之，尤不可用追蚀之药。

一小儿足内患之，日流清脓，恶寒发热，大便去而不了。皆元气虚而下陷也，先用补中益气汤加干姜、肉桂，诸症渐复。乃用十全大补汤及如圣饼，出碎骨而愈。

一小儿臂患之，时出清脓，恶寒发热。此元气虚也，朝用补中益气汤，夕用四君、归、芪，半载常出细骨一块，又用六味丸而愈。

一小儿患之，目睛白多，饮食难化，手足并冷。此禀命门火衰而脾胃虚寒也，先用八味丸、异功散、如圣饼，出碎骨；乃用六味丸、大补汤而愈。若攻疮邪，不固元气，必不活矣。

一小儿十四岁，闪足腕间，用败毒之

剂，肿硬色黑。余谓此元气虚而外寒凝滞也，用回阳膏、六君、肉桂十余剂，肿黯渐消；又用冲和膏、托里散，余毒渐软；又佐以大补汤，针之出清脓甚多，即恶寒发热，此阳随阴散而气虚也，用六君加肉桂、参、芪各二钱，寒热顿止；却用八珍汤、托里散、豆豉饼而愈。

一小儿足跗肿硬，肉色不变，形气倦怠，外敷内服皆败毒耗气之药。余谓：经云形伤痛，气伤肿。乃禀赋足三阴虚羸之症也，当滋补元气，若行攻伐，虚虚之祸不免矣。彼以为迂，仍用前药，足跗变黯，肿至脚腕。余用大补汤、异功散各五十剂，以调补脾胃，及葱熨患处，祛散寒邪，补接阳气，漫肿渐消，疮肉赤色，旬日而溃，此元气渐复之善症也。然固元气充实，瘀肉可腐，新肉可生。又惑于速效之说，敷追蚀生肌之药，患处复黯，七恶并臻而殁。

十全大补汤方见腹痛

补中益气汤方见肌肉不生

八珍汤方见发热不止

托里散方见热毒疮疡

如圣饼

葱熨法

豆豉饼三方见流注

冲和膏一名阴阳散。方见寒凉之药

八味丸即六味地黄丸加肉桂、附子各一两。方见作渴

漏　疮

漏疮之症，因禀气血不足，或久病血气虚弱，或儿肝脾食积内热，不能生肌，或乳母七情不和，脾气不能收敛。当审其所因，调补元气，佐以如圣饼、葱熨之类为善。若用流气破血追蚀等药，反为败症矣。余当参各门主之。

一小儿患在臂间，肿硬不消，面色萎黄，脓水清稀。此元气亏损之症，用八珍汤为主，六君子汤为佐，渐愈。因饮食失节，恶寒发热，用六君子和升麻、柴胡而安，用益气汤加异功散而敛。

一小儿腿内侧患之，寒热发渴，此肝脾二经气血虚症也。盖胃为五脏之本，先用五味异功散加升麻、柴胡，月余胃气始复，乃用地黄丸补肾水以生肝血而愈。

一小儿臂间漫肿，按之至肉方痛，肉色不变，形体消瘦，面目多白。余谓：此禀肾经虚症，当补脾肺经滋化源。反用寒凉克伐之药，脾气大虚，患处肉死；又用追蚀之药，死肉虽去，疮口不敛而殁。

一小儿四岁，尚解颅，余用地黄丸而颅阖。至十六颐间肿硬，发热唾痰。余谓：属肾经气不足，水泛而为痰，气伤而为肿。不信，反用火针败毒，破而出水。余曰：肾主骨，骨而为痈，元气亏败，余何能为？后果殁。惜哉！

一小儿患在臂外侧，疮口开张，肿硬色黯，发热恶寒，手足时冷。此少阳经阳气虚寒，不能生肌收敛也，当助胃气。不信，仍行攻疮而殁。

一小儿十五岁，足跟患之，二年不愈，日出清脓数滴。余谓：禀肾气虚弱也。不信，毕姻后，肿硬寒热，仍用攻伐之药而殁。

如圣饼

葱熨法二方见流注

八珍汤方见发热不止

六君子汤方见肠痈

补中益气汤方见肌肉不生

六味地黄丸方见作渴不止

五　瘤

经云：肝主筋，心主血，脾主肉，肺

主气，肾主骨。故云：肝为筋瘤，心为血瘤，脾为肉瘤，肺为气瘤，肾为骨瘤。小儿患之，多因禀赋不足，乳母七情起居饮食失调，致儿五脏不和，内火沸腾，血凝气滞也。夫瘤者留也。随气凝滞，脏腑受伤，气血不和所致。五瘤之外，更有脂瘤、粉瘤、虱瘤、虫瘤之类。若行气破血，或敷寒凉追蚀之药，或用蛛丝缠芫花线等法，以治其外则误矣。

一小儿因乳母郁怒，臂前臁肿硬，皮色如常，日出脓水。乃脾肺之虚症也，用加味归脾汤、如圣饼，三月余肿渐消。后因母怒发热，儿患处复肿，用加味逍遥散，母服二剂，儿日服杯许，赤肿渐退，仍以前药久服而愈。

一小儿头后患之，久不敛，目睛多白。此禀肾虚之症，母子并服六味丸、补中汤，外以六味丸料加鹿茸作饼，热熨患处，每日一次而敛。

一女子腿外臁一瘤寸许，色赤，破而血逆漂甚多，发热作渴。先用当归补血汤，渴热渐愈；又用加味逍遥散，疮口寻愈。

一小儿落草，大腿外股如指尖一块，肉色如常，按之不痛。至数月误触破，出如粉浆，内股焮痛，寒热如疟，手足抽搐如急惊状。此脓水出多，气血虚而内生风也。先用异功散加钩藤钩二剂，又用八珍汤加钩藤钩而安，用托里散而痊。

一小儿二岁，项间自分娩有一核。余谓：但调治乳母，其儿自愈。彼欲速效，外涂牡蛎、硝黄之类，内服海藻、蓬术之类，脾胃复伤而殁。

一小儿九岁，项间患之。余谓：禀肾肝血燥所致，当滋水生木。不信，另用药破之，脓水淋漓，仍服散坚之药而殁。

一女子腿前肿一小瘤，作痒，搔破出虫，如蚊而飞去，寒热如疟。乃肝经之症，即虱瘤之类，用加味逍遥散而愈。又有一种发瘤，破开有发，属肾经之症也。

加味归脾汤方见腹痈

地黄丸方见作渴不止

加味逍遥散

八珍汤二方见发热不止

托里散方见热毒疮疡

补中益气汤方见肌肉不生

五味异功散方见败毒之药

如圣饼方见流注

卷 十 五

吴郡 薛铠集 薛 己验

江都 魏一元 吴中珩校

作痛不止

疮疡作痛，当审邪之所在，症之所因。如寒热而痛，邪在表也，用人参败毒散。便秘而痛，邪在里也，用内疏黄连汤。肿焮而痛，血凝滞也，用仙方活命饮。作脓而痛者，用托里消毒散排之。脓胀而痛者，针之。脓溃而痛者，补之。气虚而痛，则用四君、归、芪。血虚而痛，则用四物、参、芪。大抵形伤痛，气伤肿，不知此数者，徒以乳香、没药为止痛之方，则非所以为法矣。仍审五脏相胜相兼之症而治之，后仿此。

一小儿腿痈，溃而作痛，服败毒之药，肿热益甚，更呕腹痛。余谓：脓出而反痛，攻毒而反呕，其属胃气虚弱明矣，急宜补之。或谓痛无补法，仍用前药，诸症蜂起。余用六君、干姜、木香，胃气渐复，再用益气汤、托里散而愈。东垣、丹溪云：脓出而反痛，此为虚也，宜补之；秽气所触，和解之；风冷所逼者，温养之。信矣。

一小儿臂疮溃而作痛，脉洪数而有力，缘乳母食厚味，胃经积热所致，母服清胃散，子服泻黄散，痛止，又母子服加味逍遥散而愈。

一小儿项患疮，焮疮作痛，左颊色赤。此胆经热毒，母用仙方活命饮末，一服痛止，再服而溃。又用加味小柴胡汤、加味逍遥散，母子俱服而敛。

一小儿左胁肿痛，赤色而硬。此禀胆经热毒所致也，子服活命饮，母服加味逍遥散而溃。复恶寒不食，腹胀吐酸。此脾气弱而饮食停滞也，用六君子汤，脾气渐健；用托里散，肌肉渐生。又呕吐寒热，面色青白。此脾气虚而肝邪所侮也，用异功散加柴胡、升麻而安，又用异功散加当归、黄芪而愈。

一小儿臂患疮，赤肿作痛，服大黄药，敷铁箍散，肿痛顿消。余曰：此脾气虚，疮内陷不知痛耳，非毒退而内消也。遂朝用益气汤，夕用异功散各数剂，色微赤，微肿。又用葱熨法及托里散而疮消。设或再用前药，则患处得寒而愈滞，胃气得寒而不生，多致不起矣。

一小儿臂疮溃而作痛，疮口色白，面赤饮汤。此禀肾膀胱阴虚也，朝用八珍汤，夕用加减八味丸，诸症渐退，面色顿白，此热退而真虚之色见也，用托里散、异功散而愈。

一小儿胸患疮，作痛发热，大小便秘。此邪在里也，先用大连翘饮一服，热痛顿止，更以五味异功散加升麻、白芷而愈。

一小儿面患疮，焮肿，发热恶寒。此

邪在表也，先用荆防败毒散解其表邪，次用七味白术散固其胃气而愈。

一小儿背患疮，焮肿大痛，发热饮冷，服败毒之药，其痛益甚。此膀胱经热毒炽盛也，用活命饮加麻黄、羌活一剂，诸症顿退；乃去麻黄、羌活，又二剂而脓溃；再用清热消毒饮而疮痊。次年腹患痈，焮肿作痛，大便不通，其热虽剧，悉属形病俱实，用活命饮加硝、黄一剂，大便即通，肿痛顿止，又用清热消毒散而痊。

一小儿腿痈，溃而脓清，脉弱，面色萎黄，自汗有痰。余谓：当补脾肺。彼以为缓，遂降火败毒，呕吐喘嗽。余曰：脾肺气绝。不信，后果殁。

一小儿臂痈，溃而面黄痰喘，余谓：禀脾肾气虚。不信，乃服四物、黄柏、知母而殁。余治此症，用地黄丸、补中汤滋其化源，多有生者。若用四物、黄柏之类，益伤脾肺，乃速其危也。

神效解毒散　治一切疮疡作痛不止，凡初起肿者，服之即消；已溃仍肿者，服之即退；已溃不解者，服之即愈。婴儿母亦服。自制

金银花一钱　甘草节五分　黄芪炒　皂角刺炒　当归各三钱　乳香　没药各二钱

上为末，每服三钱，酒煎。为末温酒调服亦可。如疮已溃，肿痛已止者，去乳、没、金银花，倍加黄芪。

黄连解毒汤　治疮疡，烦躁饮冷，脉洪数，或发狂言。

黄芩　黄柏　黄连俱炒　山栀各一钱五分

上每用一二钱，水煎热服。

内疏黄连汤　治疮疡发热而呕，大便秘结，脉洪而实。

黄连炒　芍药炒　当归各二钱　槟榔　木香各五分　黄芩炒　栀子炒　薄荷　桔梗炒　甘草　连翘　大黄炒，各一钱

上每服一二钱，姜水煎。

乳香定痛散　治疮疡，溃烂疼痛。

乳香　没药各五钱　滑石　寒水石煅，各一两　冰片一钱

上为细末，干敷患处。

小柴胡汤加山栀、牡丹皮，即加味小柴胡汤　治肝胆经部分疮疡作痛，或身热恶寒，颈项强直，胸胁作痛。方见胁痈

三味解毒汤方见出血不止

加减八味丸方见作渴不止

五味异功散方见败毒之药

清胃散

四物汤

四君子汤三方见腹痈

大连翘饮方见臂痈

荆防败毒散即人参败毒散加荆芥、防风。方见发癍

葱熨法方见流注

消热消毒散方见热毒口疮

仙方活命饮

托里消毒散

托里散三方见热毒疮疡

七味白术散

八珍汤

加味逍遥散三方见发热不止

泻黄散方见头面疮

作呕不止

丹溪先生云：肿疡时呕，当作毒气攻心治之；溃疡时呕，当作阴虚补之。此论其常耳。窃谓前症，如肿赤焮痛而呕者，热毒甚也，用仙方活命饮。作脓而呕者，胃气虚也，用五味异功散。脓胀而呕者，血气虚也，用六君子加归、芪。便秘而呕者，热在脏也，用内疏黄连汤。寒药服多而呕者，胃气伤也，用托里健中汤。食少

胃寒而呕者，托里益中汤。中虚寒淫而呕者，托里温中汤。肝气乘脾而呕者，托里抑青汤。胃虚停痰而呕者，托里清中汤。胃虚自病而呕者，托里益黄汤。郁结伤脾而呕者，托里越鞠汤。徐阮令云：治痈疽不可一日无托里药。确哉是言也。盖毒气者热有余也，阴虚者脾不足也，皆因脾气虚弱以致之，但宜调补中气，则正气复而邪气自去矣。婴童当兼治其母。

一小儿臂患疮，服消毒之剂，作呕少食，肿硬不消，面色萎黄。此脾胃气虚而药复伤也，用六君、木香、干姜，更增腹痛，此虚甚也，以前药入附子一片，诸症顿退。后饮食停滞，作呕不食，先用保和丸一服，次用异功散而愈。

一小儿腿痈，脓清作呕，疮口不敛，肝肾二脉洪数。此因禀肾水不足，而肝火为患，用六味地黄丸以补肾，九味芦荟丸以清肝而愈。

一小儿手患疮，作呕流涎，面色萎黄。余谓脾气虚寒，遂用六君、干姜、木香而呕止，又用补中益气汤而涎止，不数剂而疮愈。

一小儿疮痛作呕，手足并冷。此因痛而胃气复伤也，用六君、干姜、藿香，痛呕顿止。又用异功散加升麻、柴胡而疮亦消。

一小儿面患疮作呕，手足并冷，面赤作痛。此胃经热毒所致，先用仙方活命饮而痛止，又用清热消毒散而疮愈。

一小儿腹患疮，作呕便秘，发热饮冷。蓄热也，用内疏黄连汤而便通呕止，又用清热消毒散而疮内消。

一小儿腿患疮，用护心散，呕吐不食，手足并冷。余曰：此非毒气内攻，乃胃虚耳，宜用异功散补之。彼反见疑，仍索前药，余以异功散为末，作护心散与服，呕止食进，又用托里散，脓溃而愈。后语其故，犹不信其效至此也。

一小儿臂患疮，服护心散，呕吐腹胀。余曰：此脾胃复伤耳。不信，仍复攻毒，益加泄泻。余先用托里温中汤一剂，次用六君、姜、桂，又用五味异功散而愈。

一小儿项患疮，作呕面黄，发热饮汤。余谓：胃气虚热。不信，反清热败毒，更加吐泻而殁。

一小儿面患疮，作呕发热，作渴饮汤。余谓：胃气虚而作呕，不能化生津液而作渴。不信，另用杂药攻毒，致吐泻吃逆而殁。

托里益黄汤 治疮疡因脾胃虚弱，寒水反侮土，饮食少思，呕吐泄泻等症。自制

人参 白术炒，各七分 陈皮 茯苓 半夏 炮姜 丁香 炙甘草各三分

上姜水煎服。

托里越鞠散[①] 治乳母郁怒，肝脾内热，致儿患疮疡，母并服。自制

人参五分 白术炒，一钱 陈皮四分 川芎 半夏 山栀炒 苍术各三分 炙甘草二分

上姜枣水煎，婴儿乳母并服。

托里健中汤 治疮疡，阳气虚寒，肠鸣切痛，大便溏泄，呕逆昏愦，此寒变而内陷也，急用此药，缓则不救。溃疡误服寒剂多患之。自制

羌活三分 木香 附子炮 益智 丁香 沉香各三分 茴香五分 陈皮 炙甘草五分

上姜水煎，徐徐服之。

托里清中汤 治疮疡，脾胃虚弱，痰气不清，饮食少思等症。自制

人参 白术炒 陈皮 茯苓各五分

①散：聚锦堂本作“丸”。

半夏三分　桔梗二分　甘草炒　柴胡各二分

上姜枣水煎服。

托里温中汤　治疮疡，元气虚弱，或因凉药所伤，饮食少思，呕吐泄泻等症。自制

人参　白术　茯苓各一钱　半夏　炮姜各四分　甘草炒　肉桂　黄芪炒，各一钱五分

上每服三五钱，姜枣水煎。

托里益中汤　治疮疡，中气虚弱，饮食少思，或溃而不敛，或肿而不消。自制

人参　白术炒　陈皮炒　茯苓　半夏　炮姜各五分　木香　甘草炒。各三分

上姜枣水煎。

托里益[①]青汤　治疮疡，脾土虚弱，肝木所侮，以致饮食少思，或胸膈不利。自制

人参　白术炒，各五分　陈皮炒　茯苓　半夏各三分　芍药炒，一分　柴胡二分

上姜枣水煎服。

保和丸

六味丸二方见发热不止

九味芦荟丸方见腮痈

六君子汤方见腋痈

补中益气汤方见肌肉不生

五味异功散方见用败毒之药

清热消毒散方见热毒之药

仙方活命饮

托里消毒散

托里散三方见热毒疮疡

内疏黄连汤方见作痛不止

出 血 不 止

疮口出血，有因五脏相胜，阴阳不调，而血不止者；有因乳母六淫七情之气不平，而血妄行者。若因肝火内动，用四物、山栀、牡丹皮。肝经血虚，用六味地黄丸。心虚不能统血，用四物、参、术、丹皮、酸枣仁。脾虚不能统血，用四君、山栀、牡丹皮。脾气郁滞，用归脾汤。脾肺气虚，用补中益气汤。气血俱虚，用十全大补汤。肾阴不足而肝火内动，用六味地黄丸、柴胡栀子散加五味子。大凡失血过多，而见烦热发渴等症，勿诊其脉，不问其症，急用独参汤以补其气。经云：血生于气。苟非参、芪、归、术，甘温之药，决不能愈。若发热脉大者，多不治。

一小儿十一岁，眉间一核似赤小豆许，出血如注，发热倦怠，食少体倦。此肝经血热，脾经气虚也，用柴芍参苓散、九味芦荟丸而痊。

一小儿流注出血，吃逆腹痛，手足并冷，用六君子及独参汤而益甚。此阳气虚寒之甚，药力未能骤及也。遂连服数剂，诸症渐退，用月许将愈。因饮食失宜，寒热发搐，血出，此脾气虚肝火所乘也，用异功散加升麻、柴胡而安，又用八珍、四君而愈。后因劳心，发热头痛，另服清热之剂，汗出口噤，良久方省，服大补汤数剂而安，又用八珍汤而愈。

一女子臂患疮出血，余谓血虚，用圣愈汤而愈。后因怒，复作如前，先用圣愈汤，又用加味逍遥散将愈。因惑于人言，别服降火之剂，吐泻腹痛，余用异功散、圣愈汤而愈。

一小儿头疮出血，睡中发搐，审其母素有郁怒发热，用加味逍遥散、加味归脾汤，母服之而子自愈。

一小儿头面生疮出血，右腮赤色，口干饮冷。此胃经有热，先用清胃散渐愈，又用加味解毒散而愈。

一小儿臀疮出血，脉浮大，按之无力，右寸关为甚。此脾肺气虚，不能摄血归源，先用补中益气汤而血止，又用托里

①益：各本同，据前文当作“抑”。

散而疮愈。

一小儿头面生疮，出血作痛，发热饮冷。此胃经热甚而血妄行也，先用仙方活命饮，诸症顿愈；又用清热消毒散，疮口渐敛。

一女子十四岁，患瘰疬，不时出血，面青善怒。余谓：肝胆经气虚，而血不能归经也。欲滋肾水以生肝木。不信，反清热败毒，血不止而殁。

一小儿患骨疽内溃，脓出甚多，后疮口出血，恶寒体倦，脉之如无。余谓：阳随阴散而气脱，用独参汤补之。不信而殁。

东垣圣愈汤 治诸疮脓血出多，心烦不安，不得眠睡。

熟地黄 生地黄各二分 当归 川芎三分 黄芪炒，五分 人参三分

上水煎服。

归脾汤 治疮疡，脾气虚不能摄血归经，而疮口出血，或乳母脾经郁热，致儿患疮，发热出血，或疮口不敛。方见胁痈

独参汤 治疮疡溃后，气血俱虚，疮口出血，或发热恶寒，作渴烦躁，宜用此药以补气，则血自生而归经，此阳生阴长之理。用人参一两，姜十片，枣十枚，水煎服。

三味解毒散 治疮疡热毒出血，或禀热毒、金石毒者，尤宜用之。自制

金银花一两 甘草五分 牛黄一钱，量人用之

上为末，每服五分，白汤调下。

四物汤方见腋痈

柴胡栀子散方见胁痈。即栀子清肝散

柴芍参苏饮方见热毒瘰疬

六味地黄丸方见作渴不止

加味逍遥散

当归补血汤二方见发热不止

补中益气汤方见肌肉不生

十全大补汤方见便痈

九味芦荟丸方见喉痹

四君子汤

清胃散

六君子汤三方见腹痈

异功散方见用败毒之药

托里散

仙方活命饮二方见热毒疮疡

清热消毒散方见热毒口疮

肌肉不生

肌肉乃脾胃所生，收敛皆气血所主，二者相济以成者也。若肌肉不生而色赤，血热也，用四物、山栀、牡丹皮。晡热内热者，血虚也，用四君、归、地、牡丹皮。脓水清稀者，气血俱虚也，用十全大补汤。食少体倦者，脾气虚也，用补中益气汤。烦热作渴，起居如常者，胃热也，用竹叶黄芪汤。烦热作渴，小便频数者，肾虚也，用六味地黄丸。肉腐而不溃者，用乌金膏。若肉溃而不敛者，用六君子汤。秽臭，脉洪大而作渴，乃真气虚而邪气实也，此为难治。大凡疮疡久而不愈者，皆元气不足，或因邪气凝滞于患处。苟能调补脾胃，则元气自足，元气既足，则邪气自消，死肉自溃，新肉自生而疮自敛矣。使不保其本而概敷生肌之剂，是反助其邪，后更溃烂耳。

一小儿臂痈久不敛，日晡倦怠，敷追蚀之药，腐坏而不敛。余谓因脾气虚而不能生长肌肉，朝用益气汤，夕用异功散，月余而痊。

一小儿腿痈色赤，久不生肌，日晡发热。此脾经血虚也，用四君、归、芎、柴胡、牡丹皮，热渐止而肌渐生。后因停食吐泻，疮色变，此脾气虚弱，用益气汤、异功散而痊。

一小儿臀疮久不生肌。余曰：臀属膀胱，乃气血难到之所，此禀肾虚而患者，当调补脾气，滋养阴血。遂用五味异功散、地黄丸而痊。

一小儿臀痈，溃而不敛，发热作渴，小便频数，仍欲降火。余谓：此禀肾经阴虚而火动耳。用补中益气汤、加减八味丸而愈。毕姻后，臀复患痈，欲速效，服败毒散，溃而发热，脉洪数而无力，肾部为甚，仍用益气汤、八味丸为主，佐以八珍汤、异功散而愈。

一小儿腿疮，久不生肌，肿痛色赤。此脾胃虚而湿热也，用益气汤加黄柏、防已渐愈，又用四君、柴胡、升麻而痊。

一小儿臀疮，腐而作痛不止，肌肉不生，口干作渴，右关脉洪数。此胃经火盛之恶症，先用竹叶黄芪汤二剂而痛止，又以四君子加升麻、白芷而愈。

一小儿臀间肿硬，色不变，面目皎白。余谓禀肾不足。反行败毒，日出清脓而殁。

一小儿颈间肿硬。余谓禀肝肾不足。不信，乃用杂药，后颐间、胸胁、膝骨皆肿，各用火针出水，疮口开张而殁。

补中益气汤　治小儿禀赋不足，荣卫之气短促，寒薄腠理，闭郁而为疮疡；或因疮疡服克伐之剂，气血亏损而不能消散；或因已溃，气血亏损而不生肌；或恶寒发热，烦躁倦怠，饮食少思等症。

人参　黄芪炒　白术炒　甘草炒　当归　陈皮各五分　柴胡　升麻各三分

上姜枣水煎服。

神效乌金膏　治疮疡肉死不腐，涂之即腐，未死涂之即生。若初起肿痛搽点数处，其毒顿消。若患顽疮，元气无亏，久不收敛，内有毒根者，以纸捻蘸纴之即敛。其方用巴豆仁一味炒黑，研如膏，点于患处。临用修合，庶不干耳。此方虽不出于方书，余制而用之，良有奇验，故并籍焉。

五味异功散方见用败毒之药

四君子汤方见腹痛

加减八味丸即六味丸加五味子四钱，肉桂一钱

四物汤方见腋痈

十全大补汤方见便痈

竹叶黄芪汤

六味地黄丸二方见作渴不止

保和丸方见发热不止

发热不止

疮疡发热，初患乃毒气所焮，已成乃内焮作脓，已溃乃血气亏损，不可概行败毒，以伤元气。盖未成者当分邪之在表在里，将成者当分邪之可攻可补，已成者当分脓之作与未作，脓已成者当分脓之浅深高漫，脓已溃者当分痛之止与不止。若作痛而发热者，用仙方活命饮。作脓而发热者，用托里消毒散。脓胀而发热者，用加味托里散。脓出而发热，用八珍、黄芪。午前发热者，阳气虚也，用补中益气汤。午后发热者，阴血虚也，用四物汤加参、芪。日晡恶寒发热者，阳气下陷于阴分也，用补中益气汤。发热作渴，小便频数者，肾气虚弱也，加减八味丸。脓血多而热者，阳无所附也，十全大补汤。日将晡而热者，气血虚也，八珍汤。若无寐而热者，内补黄芪汤。烦躁者，血脱也，当归补血汤。自汗而热者，胃气虚也，用四君子汤。恶寒发热者，肺气虚也，补中益气汤，或四君、黄芪、当归主之。亦有五脏相胜，夹食夹惊，或乳母六淫七情所致者，不能备述，治者临症详之。

一小儿腿痈，发热肿痛，肉色不赤。此形气虚而病气实也，先用活命饮二剂，

随用益气汤二剂，外用葱熨法而愈。

一小儿十五岁，眉患痈，敷、服者皆败毒之药，腹痛肿硬。此脾胃复伤而然也，朝用异功散，夕用大补汤，两月余而愈。

一小儿十一岁，腿内侧患痈，漫肿坚硬，肉色不变，白汗盗汗。此禀肝脾虚羸也，用大补汤、异功散，元气渐复，脓溃针之，仍服前药而愈。

一小儿腿内股患疮，发热不愈，诊乳母肝脾血虚有热，用异功散加柴胡、升麻，及加味逍遥散与乳母服，儿日服数匙，两月余而愈。

一小儿臂痈肿痛，色白，余用托里之剂，不从，反内外用败毒之剂，发热不食，手足并冷，仍欲败毒。余曰：此脾胃复伤而变症耳，若再行攻毒，则胃气益损，五脏皆虚，诸症蜂起矣。乃用益气汤，佐以异功散而渐安。

一小儿溃后发热，饮乳不歇，面目或赤。此胃气虚热，津液不足而作渴也，用白术散末以乳调服而愈。后发热作呕，吐酸腹胀。此乳食停滞，先用保和丸、异功散末各一服，又用托里散、八珍汤而疮敛。

一小儿溃后发热懒食，日晡益甚。此脾气虚弱也，先用四君、升麻、归、芪，饮食渐进，次用八珍、牡丹皮，发热渐止，后用托里散而痊。

一小儿腹痈溃后，发热作渴，手足并冷。余谓：脾胃阳虚，用六君、姜、桂治之。不信，反清热败毒，果吃逆腹痛而殁。

一小儿臀痈，溃而发热，面色青白，服败毒药益甚。余谓：脾气虚而隔阳于外，非热也，用人参理中汤。不信，后吐泻，手足并冷而殁。

加味托里消毒散 治溃疡余毒，发热作痛。

人参 黄芪炒 当归酒拌，各一钱 川芎 芍药 白芷 茯苓各五分 金银花 甘草 连翘 乳香 没药

上作三剂，水煎服。

八珍汤 治溃疡气血俱虚者，用此方主之。若因脾气虚弱而不能生血者，宜用异功散。

当归一钱 川芎五分 芍药炒，七分 熟地黄酒拌 人参 白术 茯苓各一钱 甘草炙，五分

上每服三五钱，姜枣水煎。

加味逍遥散 治因乳母肝脾血虚发热，致儿患疮，或儿肝脾有热，致疮不愈。

当归 甘草炙 芍药酒拌 茯苓 白术炒，各一钱 柴胡 牡丹皮 山栀炒，各七分

上作四剂，水煎服。若乳母肝脾血虚内热，或寒热遍身，瘙痒等症，尤宜用之。

七味白术散 治胃气虚弱，或因克伐，或因吐泻，口干作渴，饮食少思。作渴饮冷者去木香。

藿香 白术 木香 白茯苓 甘草炒 人参 干葛各等分

上每二钱，水煎服。

保和丸 治饮食停滞发热者，不可多服。

神曲炒 山楂 半夏 茯苓 陈皮各一两 连翘 萝卜子各五钱

上为末，糊丸，小桐子大。每服二三十丸，白汤送下，化服亦可。加白术名大安丸。

当归补血汤 治疮疡血气亏损，或妄服峻剂，致血气俱虚，肌热大渴，喜饮，目赤面红，昼夜不息，其脉洪大而虚，重按全无。其症似宜服白虎汤，但脉不长实为可验耳。若服白虎汤必死。

黄芪炙，一两　当归二钱

上水煎，徐徐服。

内补黄芪汤　治溃疡脓水出多，或过服败毒之剂，致气虚血弱，发热无寐，或兼盗汗内热，或不生肌。自制

黄芪炒，二钱　人参　白术炒　茯苓　陈皮　当归各一钱半　酸枣仁炒，一钱　五味杵　甘草炒，各五分

上水煎，徐徐服。

十全大补汤方见便痈

葱熨法方见流注

补中益气汤方见肌肉不生

四君子汤

六君子汤二方见腹痈

仙方活命饮

五味异功散

托里散

托里消毒散四方见热毒疮疡

加减八味丸方见作渴不止

大便不通

疮疡大便不通，初起则审所致之因，所见之症，而行内疏外表之法。已溃则分血气虚实传变之症，而用托里滋补之法，不可泛用苦寒疏导之剂，恐复伤真气，则肿者不能消散，成脓溃者不能生肌收敛。故丹溪先生云：肿疡内外皆壅，宜托里表散为主；溃疡内外皆虚，宜托里补接为主。治者审之。

一小儿胸患痈，肿痛热渴，大便不通，脉沉数而有力。此形病俱实而邪在内也，用凉膈散，大便随通而痛顿减；又用活命饮，焮痛随散，疮头出脓；又用托里消毒散而愈。

一小儿腹痈肿痛，大便不通，脉洪数而有力，两寸关为甚。此表里俱有邪也，用大连翘饮去大黄一剂，大便顿通；再用活命饮一剂，诸症顿退；又用清热消毒散而消。

一小儿臂痈肿痛，大便干涩，用泻黄散，但面色萎黄。此脾经气血虚也，先用补中益气汤加熟地黄，两月余大便渐利，恶寒发热。此邪气去而真气虚也，用托里散、八珍汤而痊。

一小儿臀痈，溃而作渴烦热，大便不通，脉洪大而虚，用当归补血汤及四物加黄芪各二剂而便通，又用八珍汤、托里散而疮敛。

一女子患流注，大便不通，干涩，色赤或黄，头晕恶寒。此脾肾气虚而血弱也，用补中益气汤加桃仁、杏仁、麻子仁而便润，去三仁加蔓荆子而头晕愈，又用托里散而疮痊。

一女子患瘰疬，便结面赤，口干晡热。此肝肾阴虚而内热也，先用加减八味丸、八珍汤，两月余大便渐通；又用加味逍遥散，佐以五味异功散而大便通，用九味芦荟丸而痊愈。

一小儿十五岁，瘰疬二年矣。余谓禀肾肝阴虚燥热，用地黄丸之类而愈。后大便结燥，用通幽汤为主，佐以八珍汤之类，两月余渐愈。彼欲速效，另服碑记黑丸子，通而不止，虚症并臻。余仍用前法，半载而愈。

一小儿流注愈而大便秘结，发热作渴，两颐赤色。余谓肾肝阴虚，用地黄丸、通幽汤而愈。次年毕姻后，大便仍秘，用润肠丸。余曰：东垣云，少阴不得大便，以辛润之，以苦泄之。不信，仍用前药，后果歿。

一小儿腹痈，溃而大便涩滞，面赤作渴。余谓肾开窍于二阴，乃禀肾阴不足。不信，反用疏导之药，泄泻不止而歿。

一小儿臂痈，溃而大便不利，或利而后重，或虚坐努力。余谓：脾气亏损，用

补中益气汤。不悟，仍用下利之药，吃逆腹痛而殁。

凉膈散 治实热大便不通，或咽肿作痛，口舌生疮，或便溺赤涩，发热谵语，睡卧不安。

大黄 朴硝 甘草 连翘 山栀 黄芩 薄荷叶各等分

上为末，每服少许，蜜汤调服。

大连翘饮方见臂痈

清热消毒饮方见热毒口疮

加味逍遥散

当归补血汤二方见发热不止

补中益气汤方见肌肉不生

活命饮

托里散二方见热毒疮疡

九味芦荟丸方见喉痹

大便不止

疮疡泄泻不止，或因脓血出多，脾气有伤；或命门火衰不能生土；或脾气虚寒，不能司摄；或禀肾虚不能禁固；或乳母脾胃亏损，元气下陷，致儿为患。若泻而烦热无寐，脾气虚也，用东垣圣愈汤。泻而口干饮汤，胃气虚也，用钱氏白术散。泻而烦渴饮水，胃经有热也，用东垣泻黄散。泻而色黄，饮食不化，或腹中作痛，脾气虚弱也，用六君加木香。泻而色黄，小腹重坠，或大便去而不了，脾气下陷也，用补中益气汤。泻而色青，饮食少思，腹中作痛，肝木侮土也，用六君、木香、升麻、柴胡。东垣先生云：诊右关脉弦，风邪伤脾也，用芍药甘草汤之类。右关脉洪，热邪伤脾也，用三黄丸之类。右关脉缓，本经湿热伤脾也，用平胃散之类。右关脉涩，燥邪伤脾也，用异功散加当归，或四君子汤加熟地黄之类。右关脉沉细，寒邪伤脾也，用益黄散、理中丸之类，寒甚加附子。大凡饮沸汤而不知热者，阳气虚寒之症也，急用四君、桂、附。饮冰水而不知寒者，阳气亢热之症也，急用清凉饮之类。又法：以手足并冷者为虚寒，用五味异功散加姜、桂，不应，急加附子。手足不热者，为虚热，用五味异功散、七味白术散。手足并热者为实热，用泻黄散。多有更生者。

一小儿臂痈久溃，饮食后即泄泻，小腹重坠，面色或萎黄或皎白，两寸脉短不及本位，按之若无。此脾气虚寒下陷，不能升化而然。用八味补命门火，佐以益气汤以培胃气，月余渐愈。更佐以二神丸，两月余而疮愈。

一小儿腿痈溃后泄泻，饮食少思，手足并冷，多在侵晨夜间。此变脾肾虚寒也，用四神丸、六君、姜、桂渐愈，以益气汤间服而愈。

一小儿便痈久不愈，泄泻面黄，手足时冷，小腹重坠。此脾气虚弱下陷之恶症也，朝用益气汤，内人参五钱，白术二钱，夕用异功散，内人参三钱，白术二钱，更以人参二两煎汤代茶，两月余而愈。至十七岁毕姻后，患便痈泄泻，手足并冷几危。余谓命门火衰，用八味丸、益气汤而愈。

一小儿流注，溃后作泻，饮食难化，余谓脾气虚弱，用六君子汤而愈。后因停食泄泻，手足并冷，用六君、姜、桂，不应，用人参一两，附子一钱，数剂诸症始退，却用独参汤月许而愈。

一小儿瘰疬泄泻，面青腹胀。审乳母乳头、乳房作痛，盖乳房属胃经，乳头属肝经，乃肝木胜脾土而然耳。儿病正属是经，乃母子同病也。朝用益气汤，夕用六君、升麻、柴胡为主，佐以肥儿丸，母子同服并愈。

一小儿瘰疬泄泻，服分利之剂，小便

不利，面黄少食。余谓：因脾肺气虚，不能分布诸脏。朝用益气汤，夕用异功散，诸症悉愈。

一小儿瘰疬作泻，面青腹胀。此脾虚而肝侮也，用异功散为主，以四味肥儿丸为佐，诸症渐愈。却用肥儿丸为主，异功散为佐而愈。

一小儿臀痈久不愈，大便泄泻，小便不调，发热作渴。余谓：肾开窍于二阴，故二便不调，此禀肾气虚热而然也。用地黄丸、益气汤之类，诸症渐退，肌肉渐生，疮口自愈。

一小儿瘰疬兼泻，形气骨立。此肝脾疳症，用异功散三剂，却用蚵蟆丸一服，月余而愈。

一小儿十五岁，已近女色，患此，服十宣散，久不愈。余谓：当大补元气。不信，致恶寒发热，或作渴唾痰，或头目眩晕，或手足发热，后大小便牵痛，形体骨立。余谓：此精血未满而亏损所致。用补中益气汤、加减八味丸，日以人参二两煎汤代茶，三月余而愈。

一小儿十五岁，腿痈将愈而作渴，余用补中益气汤，及六君子汤而愈。后因功课劳神，饮食失节，或时复泻。余谓：胃气未复，仍用前药。不信，另服消导之药，泄泻不止而殁。夫胃气和平，饮食入胃，精气则输于脾土，归于肺，行于百脉，而成荣卫。若饮食一伤，起居不时，损其胃气，则上升精华之气，反下降而飧泄，非升阳补气，决不能愈。

八味地黄丸　治诸疮命门火衰，不能生脾土，致血气虚弱，不能生肌，而疮口不合，或变诸败症。又诸疮愈后，小便频数，大便作泄，饮食不入，作渴发热，肌肉不生之圣药。但世人未试验而不信用，惜哉！

熟地黄用生地黄浸透，砂器内九蒸九晒，仍晒干，八两　山茱萸酒拌取肉　山药各四两　牡丹皮　白茯苓　泽泻各三两　炮附子一两　肉桂用厚者，括去外皮，净一两

上以地黄酒拌湿杵膏，各味为末和匀，再入酒糊丸少许，量大小白汤送下。

四神丸　治疮疡，脾虚胃弱，大便不实，饮食少思，或泄泻腹痛。又治肾虚五更初泻。

肉豆蔻二两　补骨脂四两　五味子二两　吴茱萸一两

上为细末，用红枣六十五枚，生姜六两，水二钟煮干，取枣肉，丸桐子大。每服二三十丸，白汤送下，或化服。

二神丸　治疮疡，因脾肾阴虚泄泻。

补骨脂四两　肉豆蔻二两，生用

上为末，用红枣四十九枚，生姜四两，水一钟，煮干，取枣肉丸桐子大。每服二三十丸，白滚汤下。

补中益气汤方见肌肉不生

五味异功散方见用败毒之药

六味地黄丸方见作渴不止

六君子汤方见腋痈

独参汤方见出血不止

四味肥儿丸方见贴骨痈

蚵蟆汤方见诸疽口疮。即蟾蜍丸

小便不通

疮疡小便不通者，其因不一，当分经络虚实而药之。若心小肠热而不通者，用黄连导赤散。心经气虚，用养心汤。肝经实热，用龙胆泻肝汤。肝经虚热，用地黄丸。脾经实热，用泻黄散。脾经虚热，用四君子汤。肺经实热，用黄芩清肺饮。肺经虚弱，用补中益气汤。肾经燥热，用滋肾丸。肾经虚热，用地黄丸。设若溃而恶寒发热，气血虚也，用八珍汤。手足并冷，阳气虚寒也，用四君子汤加干姜、升

麻。手足不冷，乃脾气虚弱也，用四君、柴胡、升麻、半夏。寒热往来，气血虚也，用十全大补汤。大便了而不了，脾气虚而下陷也，用补中益气汤。切不可轻用疏导之剂，复伤元气，致肿者不能起发腐溃，溃者不能生肌收敛。须临症制宜而治，庶无误矣。

一小儿头患疮，小便不利，胸满少食。此脾肺气虚也，先用益气汤，饮食顿进；又用八珍汤加五味子，小便顿利；末用托里散而痊。

一小儿患腹痈，小便不利，大便干实。此形病俱实，先用八正散二剂，二便随通，又用加味清胃散二剂，再用仙方活命饮一剂而痊。

一小儿两胁胸间，或两腿内侧患疮疡，小便不利，或作或辍，诊乳母肝脾脉洪数，母服加味逍遥散，子服栀子仁散加柴胡而痊。

一小儿臂疮，服败毒之药，小便不利，腹胀作呕。此胃气复伤，阳气虚弱而然耳。先用六君、姜、桂，一剂呕胀顿止；再用异功散，小便如常；后用托里散而疮愈。

一小儿患流注，小便不利，面白口干，手足时冷。悉因脾肺气虚之所致也，用益气汤加山药、五味子，诸症渐愈，又用托里散而疮愈。

一女子臂疮，饮食少思，小便不利。余谓脾肺气虚不能生化，先用四君、黄芪、当归，小便寻利；又用五味异功散、托里散而疮愈。

一小儿患便痈，误服败毒之剂，亏损元气，不能成脓，余用托里之药溃之而愈。后小便不利，面色萎黄，四肢时冷。余谓：脾肺气虚，不能下输膀胱，用补中益气汤。不信，另服渗利之药，呕吐腹痛，手足并冷。余先用四君、姜、桂，再用补中益气汤之类，元气渐复，小便渐利。

一小儿患腹痈，溃而脓清不敛，面色青黄。余谓肝木侮脾土，用六君、柴胡、升麻，及补中益气汤之类而愈。后小便频数而少，服木通、车前之类，乃纯阴淡渗之味，普伤阳气。经曰：无阳则阴无以生，无阴则阳无以化。非纯补气之药不救。不信，后果殁。

一小儿腹痈，溃而脓水清稀，烦躁时嗽，小便如淋，仍欲分利。余曰：此脾肺气虚之恶症，分利导损真阴之所致也。急补脾肺，脾肺气旺，则小便自调，诸症自愈。奈何不悟余言，仍服前药，以致不起。惜哉！

栀子仁散　治小便不通，或兼见血，或脐腹胀闷，烦躁不安。

栀子仁炒，五分　茅根　冬葵子各三分　甘草二分

上水煎，或为末服亦可。

八正散　治疮疡，内蕴热毒，大小便不利。

大黄炒，三分　山栀炒　萹蓄　车前子炒，二分　滑石　瞿麦　木通各二分

上水煎服。

海金沙散　治下焦湿热，不施化而小便不利。

海金沙　郁金　滑石　甘草各等分

上各为末，每服四五分，白汤调下。

清心莲子饮　治发热口干，小便不利或兼白浊，夜则安静，昼则发热。

黄芩炒　麦门冬　地骨皮　车前子炒　甘草各三钱半　石莲肉捣碎　茯苓　黄芪炒　柴胡　人参各二钱五分

上每服二钱水煎。

黄芩清肺散　治肺燥而小便不调。

黄芩炒，一钱　山栀一个，杵

上水煎服。

滋肾丸　治肾热而小便不调。

黄柏酒拌炒黑，三两　知母炒，三两　肉桂三钱

上为末，水糊丸麻子大。每服三五十丸，白汤下，水调服亦可。

导赤散方见臂痈

内疏黄连汤方见作痛不止

八珍汤方见发热不止

补中益气汤方见肌肉不生

活命饮

托里散二方见热毒疮疡

六君子汤方见腹痛

小便不止

疮疡小便不止，有膀胱气虚而不能禁止者，有膀胱虚热而自遗者，有肺经传热遗于膀胱而然者，有肺虚不能生肾而然者，有禀肾虚早近女色而然者。治法：膀胱气虚，用六味丸、六一散。膀胱有热，用六味丸、滋肾丸。肺经遗热，用清肺散、六味丸。肺气虚，用益气汤、六味丸。早近女色，而小便不止，或大小便牵痛者，乃肾肝亏损所致，作渴饮冷，属虚热，用六味丸、补中益气汤；作渴饮热，属虚寒，用八味丸、补中汤。精血篇云：男子精未满而御女色，以通其精，五脏有不满之处，异日有难状之疾。老人阴已痿而思色，以降其精，则精不出而内败，小便涩痛如淋，愈痛则愈便，愈便则愈痛。若不条分缕析，而泛投杂药，则误矣。

一小儿项腋结核，溃而体瘦发热，小便不止。此禀肝胆之精血气虚热而然也，先用加味逍遥散、五味异功散为主，以地黄丸为佐；月余以地黄丸为主，五味异功散加当归、柴胡为佐，诸症渐愈。又以四味肥儿丸间服而愈。

一小儿阴囊时肿。余谓：胎禀肝火。不信。后患便痈，溃后，小便淋沥，或时澄白。此肝火为患，溃久肝气虚弱，而小便如斯也。盖虚则补其母，肾为肝之母，用地黄丸滋肾水以补肝，渐愈。因功课劳心兼怒，不时寒热，小便如淋，用加味逍遥散而寒热止，却用地黄丸为主，佐以四味肥儿丸而愈。

一小儿流注久溃，面白时咳，脓水清稀，小便短少，或如淋不止。余谓脾肺气虚不能生肝肾而然，用补中益气汤、六味地黄丸为主，佐以托里散而渐愈，又间用豆豉饼而敛。

一小儿鹤膝风久溃，小便频数，后淋沥不止，面色黑或皎白，饮食少思，四肢倦怠。此肾之脾胃虚也，朝用补中益气汤，夕用五味异功散，饮食渐加，肢体渐健，却用地黄丸而愈。

一小儿早近女色，患胁痈，溃而小便如淋，服分利之剂，更加腹胀，小便不止，茎中作痛，大便自遗。余谓：禀肾阴虚也，当急补脾肺以滋化源。不信，仍服分利药而殁。

黄芩清肺饮

滋肾丸二方见小便不通

加味逍遥散方见发热不止

加味肥儿丸方见贴骨痈

豆豉饼方见流注

八味丸方见大便不止

五味异功散方见败毒之药

作渴不止

疮疡作渴，当分经络所属，及血气虚实而治，若焮痛发热，便利调和者，邪在腑也，用清热消毒散。肿痛发热，大便秘涩者，邪在脏也，先用泻黄散；如未应，用凉膈散。焮痛炽盛，邪在经络也，用仙方活命饮。右关脉洪数有力者，胃火消烁

津液也，用竹叶石膏汤。右关脉数而无力者，胃虚津液短少也，用补中益气汤。饮食失度，胃气内伤而亡津液者，用钱氏白术散。脓血出多，而气血虚弱者，用八珍汤加五味子。禀肾不足，而津液短少者，用加减八味丸。其余当临症制宜。

一小儿右颊患疮，作渴饮冷，目黄唇裂。此脾胃实热也，用泻黄散而愈。后伤食作渴，遍身皆黄，少用泻黄散，黄退而渴益甚。此热退而真气虚也，用白术散而痊。

一女子臂痈，口干饮汤，小便频数。此脾肺气虚，用四君、黄芪、干姜及益气汤而愈。

一小儿腹痈溃后，作渴饮汤。此脾胃气虚，用六君、黄芪、当归而渴止，用异功散而疮敛。

一女子面疮，作渴饮汤面赤。此脾气虚热也，先用异功散，又用益气汤而愈。

一小儿素食膏粱，口舌生疮，作渴饮冷，手足常热。此胃经积热，先用竹叶石膏汤二剂，又用竹叶黄芪汤二剂渐愈，再用白术散去木香而愈。又一小儿所患同前，先用清肺散，再用凉膈散而愈。

一小儿患瘰疬，面赤作渴。余谓肝肾虚热，用加减八味丸、补中益气汤、六味地黄丸，月余诸症顿愈，佐以九味芦荟丸而愈。

一小儿口干作渴，发冷泄泻，诸药不效，皆谓不起，右关脉弦数，按之沉伏，寻揣腹中隐伏一块鸡卵大。此肝脾痞也，用蟾蜍丸，三月而消；兼服地黄丸，三月诸症渐退；却以白术散为主，四味肥儿丸为佐而痊。

一小儿臀疽将愈而作渴，小便频数，面色常赤，脉洪数，按之无力，尺脉为甚。余谓：禀父肾虚。不信，乃降火生津，更作呕腹痛而殁。

一小儿十五岁，面患疮，两足发热作渴。余谓：肾经虚热。泛服杂药，小便如淋而殁。

竹叶石膏汤　治胃经气虚内热，患疮作渴。

竹叶　石膏煅，各三钱　甘草　人参各二钱　麦门冬五钱

上每服二钱，姜水煎，婴儿母同服。

竹叶黄芪汤　治脾胃经热毒疮疡作渴，神效。

淡竹叶　黄芩炒　麦门冬　当归　川芎　甘草　黄芪　芍药　人参　半夏　石膏煅，各一钱　生地黄二钱

上每服二钱，水煎。

黄芪六一汤　治疮疡气虚作渴。愈后复渴，尤宜服之。

黄芪炙，六钱　甘草炙，一钱

上水煎服。

六味地黄丸加肉桂一两，五味子四两，名加减八味丸

熟地黄八两，杵膏　山茱萸肉　干山药各四两　泽泻　牡丹皮　白茯苓各三两

上为末，入地黄膏，量加米糊丸桐子大。每服数丸，温水空心送下。行迟、鹤膝加鹿茸、牛膝、五加皮。若因肾肝血虚，发热作渴，小便淋秘，痰气上壅；或风客淫气，瘰疬结核；或四肢发搐，眼目瞤动；或咳嗽吐血，头目眩晕；或咽喉燥痛，口舌破裂；或自汗盗汗，便血诸血；或禀肾气不足，肢体形弱，筋挛骨肿；或解颅失音，畏明下窜；或早近女色，精血亏耗，五脏齐损之症，并宜服之。

泻黄散　治脾胃经实热患疮，口渴饮冷。

藿香叶七叶　石膏煅，五钱　甘草　防风　山栀仁炒，各一两

上为末，每服二钱，水煎，入蜜少许，婴儿乳母服之。

东垣圣愈汤方见出血不止
五味异功散方见败毒之药
补中益气汤方见肌肉不生
七味白术散方见发热不止
清热消毒散方见热毒口疮
仙方活命饮方见热毒疮疡
清胃散方见腹痈

敷寒凉药

疮疡敷药，当分阴阳虚实，而用内治之法，不可概敷寒凉之药。若肿痛热渴，脉滑数而有力者，其症为纯阳，宜服济阴汤，外敷抑阳散，则热毒自消，瘀滞自散。若似肿非肿，似痛非痛，似赤非赤，似溃非溃，脉洪数而无力者，其症属半阴半阳，宜内服冲和散，外敷阴阳散，则荣逆自从，血郁自散。若微肿微痛，色黯坚硬，肉色如故，久而不溃，脉按之沉细，举指虚浮者，其症属纯阴，宜内服回阳汤，外敷抑阴散，则寒气自解，阳气自复。凡阳气虚寒，不能消散腐溃，或溃而肿不消，口不敛者，必内外温补，庶可保全。若阴寒之症，而用寒凉之药，则腠理迷塞，气血凝滞，毒气益深，良肉反死，疮口不敛，恶症蜂起，不可复救矣。盖胃气得寒则不能运行，瘀血得寒则不能消散，死肉得寒则不能腐溃，新肉得寒则不能化生。治者不可不察也。

一小儿面疮，敷寒凉之药，患处坚实，头面俱肿。此脾胃受寒，血气凝滞，而不能行耳。先用冲和汤、阴阳散，患处和软，次用托里消毒散，坚硬顿消，又用托里散，疮溃而愈。

一小儿腹痈，敷寒凉之药，腹胀吃逆，手足并冷。此脾胃复伤而虚寒也，用回阳汤、抑阴散，诸症渐退；用托里散而溃，八珍汤而愈。

一小儿溃疡，敷寒凉之药，肌肉不生，脓水不止。余谓脾气亏损而然，用异功散加升麻、白芷渐愈，又用托里散而愈。

一小儿臂痈，敷服皆寒凉之药，更加肿硬。余谓当助脾胃以解凝寒，乃用益气汤加茯苓、半夏、薄、桂及如圣饼熨之而愈。大凡疮疡久而不愈，不问已溃未溃，皆因阳气虚不能运行耳，用如圣饼或葱熨法为善。

一小儿两足胫内外赤肿，焮连膝上。因痘愈之后，或谓痘毒，欲用寒剂；或谓丹毒，欲砭出血。余曰：非也，此足三阳经热毒壅肿耳。况痘愈之后，元气未复，设若砭剂出血，则患处愈伤；敷贴凉药，则荣气愈滞；服败毒之药，则元气愈虚，瘀血愈凝。不信，竟用前法，果两胫溃而色黯，疮口不敛，大便去后如痢。欲用治痢之药。余曰：此因误用前法，元气复伤而下陷也，非痢非毒。遂用补中益气汤之类而愈。

一小儿大腿漫肿不赤，服败毒之药，手足并冷，吐泻不食。余曰：元气虚而半阴半阳之症也。用阴阳散、冲和汤，肿起色赤，此变纯阳之吉症也，仍用前药，佐以活命饮而消。

一小儿臂痈，面色萎黄，饮食少思，脉洪数，按之软弱。余谓：真气虚而邪气凝滞也，用白芷升麻汤，以清胃经热毒，用五味异功散，以补胃经元气。不信，反用寒凉之剂，外敷内服，肿硬至手，肉色如故，腹中作痛，脉浮大，按之沉细。此脾胃之气复伤，而变虚寒之症也，当祛散寒邪，温补脾气。仍不信，又与败毒，吃逆不食，手足并冷。此寒气逼阳于外，无根之火泛行耳。果死，手足俱青，患处皆黑。

一小儿足胫肿硬一块，年余而溃，时

出清脓，其肿益坚，肉色青黯，发热烦躁。余谓：真气虚而邪气实，当先调脾胃。或以为热毒凝滞，敷寒凉之药，肿硬至膝，肉溃腹胀，吐泻而死。

托里冲和汤　治疮疡，属半阴半阳，似溃非溃，似肿不肿，因元气虚弱，失于补托所致。目制

人参二钱　黄芪三钱　白术炒　陈皮　当归各一钱　甘草炒，五分

上水煎，徐徐服。手足冷者加姜、桂。其热已退而未消溃，用仙方活命饮。可内消者，再用托里消毒散。可作脓者，再用托里散。

阴阳散即冲和膏　治疮疡，元气虚弱，似肿非肿，似痛不痛，似热不热，属半阴半阳之症。用此以和阴阳，内服冲和汤或托里散，以助元气。

紫荆皮炒，五两　独活炒，三两　赤芍药炒　白芷　石菖蒲各二两

上为末，用葱酒调服。

托里回阳汤　治疮疡属纯阴，不肿痛，不焮赤，不腐溃，或腹痛泄泻，呕吐逆冷，阳气既陷，急用之多有生者。自制

干姜　附子重一两四钱者　当归　陈皮　白术　黄芪　人参　甘草炒，各二钱　柴胡　升麻各三分

上水煎，徐徐服之。如不应，倍加姜、附，外敷抑阴散。一方名回阳玉龙膏

抑阴散　治疮疡，元气虚寒，不能消散，或腹痛泄泻，呕吐不食，手足或冷或不溃敛，筋挛骨痛，属纯阴之症。以此助阳行阴，内服回阳汤，以回阳气。

草乌炒，二两　南星　白芷各一两　肉桂五钱　赤芍药炒，一两

上各为末，葱汤调涂，热酒亦可。

解毒济阴汤　治疮疽臀肿作痛，属纯阴者，用以此解毒。其热未退，用仙方活命饮。自制

连翘　山栀炒　黄芩炒，各一钱　赤芍药一钱五分　金银花三钱　甘草一两

上每服二三钱，水煎。大便秘结者，量加炒大黄，外敷抑阳散。

抑阳散即洪宝丹　治疮疡属纯阳者。

天花粉三两　姜黄　白芷　赤芍药各一两

上为末，茶汤搽调患处。

五味异功散方见败毒之药

仙方活命饮

托里消毒散

托里散三方见热毒疮疡

补中益气汤方见肌肉不生

八珍汤方见发热不止

如圣饼

葱熨法二方见流注

服败毒药

小儿疮疡，多由胎禀遗热，或乳哺积热，或乳母七情致热。经云：五脏不和，九窍不通。六脏不和，留结为痈。又云：气主煦之，血主濡之。治者当察其经络所因，表里虚实而调和，以固其本。假如肿痛热渴，大便秘结者，邪在内也，宜疏通之。肿焮作痛，寒热头疼者，邪在表也，宜发散之。焮痛甚者，邪在经络也，宜和解之。漫肿微痛而不溃者，血气虚弱也，宜补托之。色黯微痛而不溃，或溃而不敛者，阳气虚寒也，宜温补之。如是，则五脏自和，六腑自调，气血自生，疮毒自解，此即败毒之法也。若概用寒凉之剂，复损脾胃，则肿者不能消散，溃者不能收敛，七恶[1]蜂起，多致不救矣。

一小儿臂痈，肿硬色白，寒热倦怠。此因血气虚耳，先用五味异功散加木香、

①七恶：聚锦堂本作“诸恶”。

干姜，诸症渐减。去二味，又佐以托里散、如圣饼，脓溃而愈。

一小儿臂痈，服败毒药，肿硬不消，汗出不止。此脾肺气虚也，用异功散加五味子而汗止，佐以葱熨而脓成，用托里散而疮愈。

一小儿腿痈，脓水清稀，手足时冷。余谓脾胃虚寒，先用益气汤加干姜而手足温，用异功散、葱熨法而脓稠，用八珍汤、附子饼而疮愈。

一小儿面生疮，寒热头痛，服大黄等药，连泻数度，手足并冷，疮黯吃逆。余曰：此邪在表，误攻其里，下多而亡阴也。后果殁。

一小儿腿痈，服麻黄等药，汗出喘急，手足并冷。余谓：此阴虚误汗而亡阳也。后果殁。

五味异功散　治禀赋元气虚弱，肌肉消薄，荣卫短促而患疮疡，不能消散；或脾肺气虚，不能生肌收口。大凡诸症，因脾气虚而不能愈者，皆宜服之，调补元气，则自愈矣。

人参　茯苓　白术炒　甘草炒　陈皮各等分

上为末，每服二三钱，姜枣水煎。

托里散方见热毒疮疡

葱熨法

如圣饼二方见流注

八珍汤方见发热不止

十全大补汤方见便痈

补中益气汤方见肌肉不生

附子饼方见贴骨痈

用刀针法

小儿疮疡用针法，比之大人，尤宜慎重。当审经络表里之虚实，部分肌肉之厚薄而施之。夫肿高而软者，发于血脉也；肿硬而坚者，发于肌肉也；肉色不变者，发于骨也。疮未成者，解散以消其毒。已成者，托里以速其脓。脓已成者，当验其生熟浅深而后针之。以指轻按便痛者，脓浅也；重按方痛者，脓深也。按之不起者，脓未成也。按之即起者，脓已成也；若脓初生而即针，则泄其气血而脓反难成。若脓已熟而不针，则腐溃益深，而不能收敛。若疮深而针浅，则内溃不出，外血反伤。若疮浅而针深，则其脓虽出，良肉亦伤。盖疮疡之症，气血已伤，肌肉已坏，当随决其毒，不可拘泥人神部分，其脓一出，诸症自退。若脓出反痛，或烦躁呕逆者，皆由胃气亏损，急宜托里调补。凡脓已成者，宜急刺去，以纸捻蘸油纴疮内，以膏药贴之，儿安不必服药。如疮反复未痊，多是乳母食厚味，或七情火动而然，当审所因而调治其母。但药中加漏芦，令母服之，乳中药过，而疮自愈。

一小儿患疮肿硬，或用针出血，寒热呕吐。乃胃气虚而复伤也，用异功散而呕止，用八珍汤而血止，用托里散而疮愈。

一小儿项间患毒，脓成未溃，欲急刺之，不从，至胀痛始针出脓，用托里散而安。若及时用针，不用药亦可也。

一小儿项间患毒，脓内溃胀痛。此脾肺气虚，而不能外溃也。用大补汤四剂，针之，清脓滴沥，发热恶寒。用独参汤四剂，脓涌泄，乃用大补汤、托里散而愈。东垣先生云：气血壮实，脓自涌出。信矣。

一小儿臂痈，用针过深，出血不止，恶寒口噤，脉微细。尚可救，乃用独参汤灌之。良久咽下，半晌而苏，再剂而能言，四剂而脓出，又用托里散、异功散而愈。

一小儿项疮脓成不出，两腮皆白。余曰：此肝胆经之症，腮白乃肺经之色，金能克木，当急用针，并补脾气。不信，竟殁。

五味异功散方见用败毒之药

八珍汤方见发热不止

托里散方见热毒疮疡

十全大补汤方见便痈

五善七恶

疮疡之症，齐氏、陈氏有五善七恶之论。又云：五善见三则瘥，七恶见四则危。窃谓前症各有所属之经，各有所主之方。盖五善属六腑，气血无亏，人能调摄，不治自愈。七恶乃五脏亏损，失于滋补所致，非疮疡自有也，调治失宜，必致不起。如动息自宁，饮食知味，乃胃气和平，一善也。便利调匀，乃肠胃调和，二善也。脓溃肿消，水鲜不臭，乃邪气去，而胃气平复，三善也。神彩精明，语言清亮，乃心肺气血无亏，四善也。体气平和，脾胃无亏，五善也。作渴发热，或泄泻淋闭者，属胃火内淫，一恶也，竹叶黄芪汤；气血俱虚，八珍加黄芪、麦门冬、山茱萸；未应，佐以加减八味丸料。溃而肿痛尤甚，脓色臭败者，属胃虚火炽，二恶也，人参黄芪汤；未应，十全大补汤加麦门冬、五味子。目视不正，黑睛紧小，白睛青赤，瞳子上视者，属肝肾虚火，三恶也，六味丸料加山栀、麦门冬、五味子；未应，八珍汤加山栀、麦门冬、五味子。喘粗气短，恍惚嗜卧者，属脾肺虚火，四恶也，六君子加姜枣；未应，用补中益气汤加麦门、五味；若心火刑肺，人参平肺散；阴火伤肺，六味丸料加五味子煎服。溃后肩背不便，四肢沉重者，属脾胃亏损，五恶也，补中益气汤加山茱萸、山药、五味子；如不应，用十全大补汤加山茱萸、山药、五味子。食不下咽，服药而呕，食不知味者，属胃气虚弱，六恶也，六君子汤加木香、砂仁；未应，加附子。声嘶色败，唇鼻青赤，面目浮肿者，脾肺俱虚，七恶也，用补中益气汤加姜、枣；未应，加附子。若腹痛泄泻，咳逆昏溃者，阳气虚寒之恶症也，用托里温中汤；次以六君子汤加附子、姜、桂。若溃后发热，恶寒作渴，怔忡惊悸，寤寐不宁，牙关紧急；或头痛目赤，自汗盗汗，寒战咬牙，手撒身热，脉洪大，按之微细，厚衣仍寒，此气血虚极传变之恶症也。若手足逆冷，肚腹疼痛，泄泻肠鸣，饮食不入，吃逆呕吐者，此阳气虚寒之恶症也。若无汗恶寒，口噤足冷，腰背反张，项颈强直，此血气虚极，传变之恶症也，急用参、芪、归、术、附子救之。夫小儿患之，因胃气虚弱，或脓血出多，虚邪内作，或乳母失调，血气不和，致儿为患，能审其所致之因而主之，亦有复生者。若更与攻毒，乃促其亡也。

一小儿臂疮，肉腐色紫，焮痛作渴，右关脉洪数。此胃火炽盛之恶症，用竹叶黄芪汤而痛止，用四君、升麻、连翘、白芷、金银花而愈。

一小儿流注，吐泻吃逆腹痛，手足并冷。余谓阳气虚寒之恶症，用六君子、独参汤益甚，遂以人参五钱、附子五分，连服数剂，诸症渐退，用独参汤月余稍愈。后饮食失宜，寒热发搐，用五味异功散加升麻、柴胡而安。又因劳发热，脉大而虚，面赤作渴，用当归补血汤、十全大补汤而安，用八珍汤、附子饼而愈。

一小儿腹痈，溃而肿痛益甚，饮食少思。此脾胃复伤之恶症，先用五味异功散加木香，诸症渐愈。乃用异功散加当归、黄芪，元气渐复，又用八珍汤、托里散而愈。次年毕姻后，寒热往来，患处作痒，用大补汤、地黄丸而愈。

一小儿胁肿一块，敷寒凉之药，益加肿硬，腹中阴冷。余谓：肌肉受寒而患处肿硬，脾气受寒而腹中阴冷，当急温补脾气。不信，仍服前药，加腹痛泄泻，手足并冷。余曰：变阳气虚寒之恶症。用五味异功散加姜、桂，二剂诸症渐愈。乃去二味服之，外用葱熨之法，患处微肿色赤。此阴气散而阳气至，遂朝用补中益气汤，夕用异功散而消。

一女子股间结一核，不作痛，不变色，服散坚之剂，患处肿硬，更头晕吐痰，其脉弦数而无力，心脾俱虚。不信，仍用攻伐，果吐泻腹痛，发搐吃逆。余谓变脾土虚寒之恶症也，先用五味异功散加干姜、肉桂，脾气稍复，乃用异功散、八珍汤而愈。

一小儿腿痈溃后，作渴饮汤，泻利无度。此脾胃气虚之恶症也，用益气汤、八珍汤而愈。后功课用心，口干作渴，小便频数，用益气汤加五味及黄芪六一汤，各五十余剂而痊。

一小儿腿痈内溃，泄泻自汗，腹痛气喘。余谓脾胃俱虚之恶症，用独参汤，喘汗渐止，用大补汤诸症悉退。后伤食吐泻，用五味异功散加干姜而愈。次年毕姻后，患腹痛，脓清不敛，朝寒暮热，用益气汤、八珍汤各百余剂而愈。

一小儿患瘰疬，服追毒之药，更恶寒发热，手足并冷，右寸脉浮，按之而虚，用益气汤百余剂而稍愈。彼欲速效，另服石膏之类，吐泻昏愦，脉浮大，按之微细，乃变阳气虚寒之恶症也。用人参二两、附子一钱，二剂而苏，数剂而安。更以五味异功散，月余而愈。

一女子十五岁，瘰疬发热晡热，左颊赤甚。余谓肝火血虚，用加味逍遥散、五味异功散、九味芦荟丸而痊。后服斑蝥等药，恶症蜂起，手足并冷，用参附汤二剂，六君、姜、桂四剂，乃朝用益气汤，夕用异功散而愈。

一女子患臁疮，肿痛发热，脉洪大而虚。此血虚之恶症也，用当归补血汤，烦热悉止；用补中益气汤，佐以加味逍遥散及葱熨法而痊。

一女子胁间患痈，色白漫肿，寒热不溃。余谓禀肝脾虚羸之恶症，用补托之药而愈。后因经事过期，误服行血之剂，发热烦躁，先用当归补血汤，次用逍遥散、八珍汤而愈。

一小儿十五岁，胁痈脓清，晡热盗汗遗精。此元气虚甚之恶症也，用大补汤、地黄丸料，元气渐复。因犯色欲，患处色黯，昏愦吃逆，手足并冷，用独参汤四剂而苏；用大补汤加干姜六剂，阳气渐复；乃去姜，又二十余剂而痊。

一小儿十四岁，面目多白，足跟肿硬寸许，肉色如常，遇劳肿硬宛若一栗，口干面赤。余谓：禀足三阴经虚症。不信，外敷内服皆败毒之剂，翻如熟榴，烦躁时嗽，腹痛泄泻，小便如淋。余曰：此脾肺气虚之恶症也。不信，仍服败毒，更黑睛紧小，白睛青赤，瞳子上看，此肝肾亏损之恶症并矣。余欲救其胃气以滋五脏，又为人所阻，用《千金》消毒散，更加喘，短气恍惚。余曰：恶症并臻，其何能为？或问：恶症既甚，无乃攻毒之晚耶？余曰：邪正不并立，一胜一负，理之自然。胃气虚则邪气实也，其失在于不预补正气，邪气胜则恶症集耳。东垣先生云：但见肿痛，参之脉症虚弱，便与滋补，气血无亏，可保终吉。信斯言也。

一小儿臀间肿硬，肉色如故，小便短赤，而频服分利之剂，膝胫骨肿。余曰：肾主骨，此禀肾虚所致，前药导损肾阴而骨肿耳，当调补脾肺以生肾水，其骨自消。不信，仍用前药而殁。

一小儿腹痈久不敛，余欲滋其化源，反清热败毒，恶症蜂起而殁。夫肺者肾之母，脾者肺之母，前症既不滋肾以生肝木，又用寒凉之药复伤胃气，以绝肺肾之化源，不死鲜矣。

一小儿贴骨痈作泻，余欲施调补，不信，反服分利，两手撮空，肝气败也；泄泻无度，肾气败也；痰涎上壅，脾气败也；喘嗽不止，肺气败也；额间汗出，心气败也。辞不治，果殁。

一小儿腿痈肿痛，自汗盗汗，体倦食少。余用托里之药而脓成，欲针之。或用大黄之类，令脓从大便出，致大泻腹痛。余谓：脾胃虚脱之恶症，急服大补之剂。不信，又服前药而死。

一女子十五岁，外股肿硬，连及内股，肉色不变，右关脉缓弱，按之弦数。此脾虚而肝乘之，气血虚而色不变也，当补脾土为主。不信，另用流气饮、冰黄散，泄泻腹痛，疮口开张而殁。

参附汤

人参一两　附子制，三钱

上姜枣水煎，不拘时服。

余方见各症。

卷十六

吴郡　薛铠集　薛　己验
江都　魏一元　吴中珩校

跌仆外伤

伤损之症，若色赤肿痛而血出不止者，肝心内热也，用柴胡栀子散。色白不痛而血出不止者，脾肺气虚也，用补中益气汤。漫肿不消者，元气虚弱也，用五味异功散。黯肿不散者，瘀血凝滞也，用加味逍遥散。肌肉作痛，出血多而烦热者，血脱发躁也，用独参汤。因亡血而烦躁不安者，营卫俱伤也，用八珍汤加柴胡、牡丹皮。久痛不止者，欲作脓也，用托里散。以指按肿而复起者，脓已成也，宜刺泄之。脓出而反痛者，气血内虚也，用十全大补汤。若骨骱接而复脱者，肝肾虚弱也，用地黄丸。如兼余症，当参各门治之。

一小儿伤臂出血作痛，面色青赤。此因惊而肝火动也，先用柴胡清肝散，血止痛减；次用托里消毒散，患处渐溃；又用托里散而愈。后因其母多食膏粱之味，又恶寒发热，肿痛色赤，误服败毒之药，口噤流涎，手足并冷。余谓脾胃复伤而虚寒也，先用六君子汤加姜、桂数剂，而元气渐复；又用五味异功散，月余而疮口敛愈。

一小儿伤指出血过多，遂至昏愦，口噤手撒时搐。此气虚血脱也，用独参汤数剂而安，又用五味异功散及托里散而愈。

一小儿伤足溃腐，肉白不敛。此脾胃亏损而血气不能达于患也，先用五味异功散助其胃，次用十全大补汤益其营，月余而愈。

一小儿伤足，内溃成脓，食少恶心。此脾胃气虚而成痰也，用六君子汤，饮食顿进，脓亦外泄。但体倦晡热，朝用补中益气汤，夕用五味异功散，及间服八珍汤而悉愈。后因饮食失宜，发热，患处大溃出脓，口噤振颤，或瘈疭流涎。余谓胃气虚肝火内动，用独参汤四剂，仍如前；朝服补中益气汤，夕服五味异功散加柴胡、升麻，元气渐复，佐以托里散而疮敛。

一小儿伤指，敷凉药肿至手背，脓出清稀，饮食少思。此血气虚弱故也，朝用异功散，夕用托里散，脓水渐稠，患处红活，又用八珍汤而愈。

一小儿伤臁，青肿不消，面色萎黄，仍欲行气破血。余谓：此因脾气复伤，血滞而不行也。不信，乃服破血之剂，饮食不进，寒热如疟。余朝用补中益气汤，夕用八珍汤及葱熨法而愈。

一小儿臂伤，溃而寒热，用八珍汤渐愈。后因饮食所伤，吐泻不止，摇头咬牙。此脾气虚而肝邪内侮也，用六君、升麻、柴胡而安，又用十全大补汤、六君子汤而愈。

一小儿闪足，肿痛而肉色不变。此阳气虚弱，伤在骨也，频用葱熨法，五更用和血定痛丸，日间用八珍汤，数日后佐以六味地黄丸，三月余而瘥。

一小儿臂骨出骱接入，肿痛发热，用葱熨法及异功散加柴胡、续断、骨碎补四剂，又用补中益气汤而痊。

一小儿闪足骨痛，肉色如故，频用炒葱熨之，五更用和血定痛丸，日间用四君、芎、归，数剂后用地黄丸，三月余而瘥。盖肾主骨，故用地黄丸以补肾也。

一小儿折臂出血过多，发躁作渴，面目色赤，脉洪大而数，按之无力。此血脱发躁也，服当归补血汤而安。遂令正体科续接，服接骨丹。翌日睡而惊动，此血尚虚也。盖血生于气，乃用五味异功散加柴胡、升麻、当归而安。后手足微搐，眉唇微动，此血虚而肝火内动也，用四君、芎、归、钩藤钩、柴胡渐愈，却用托里散、八珍汤而痊愈。血脱发躁，若用四物之类，复伤脾气，多致不救；误设白虎汤，其危尤速。

一小儿跌伤，臂骨出骱，翌日接入，肿痛发热不食，用葱熨法其痛即止；又用六君、黄芪、柴胡、桔梗、续断、骨碎补，而食进肿消；又用补中益气汤加麦门、五味，数剂热退而愈。

一小儿十五岁，伤腿内溃，针出秽脓，虚症悉具，用大补之剂渐愈。后因劳动，手撒眼闭，汗出如雨，急炒热艾频熨脐腹及气海穴，更用人参四两、炮附子五钱，作一剂水煎，徐徐灌服，良久臂能少动，再剂眼开而能言。惟气不接续，乃用参、芪、归、术四味共八两，附子三钱水煎，连进二服，气少复。乃减附子，又三剂元气渐复。后用独参汤，多服而痊。

一女子闪右臂，寅卯时发热作痛。余决其胆经血虚而火盛，先以四物合小柴胡汤，四剂而热退，更以四物汤加香附、陈皮、白术、茯苓各一剂，山栀五分，芩、连、甘草各三分，二十余剂，肿消而愈。

一小儿闪臂肿痛，发热恶寒，饮食少思。余谓脾胃气虚而壅肿也，朝用补中益气汤，夕用五味异功散，间服八珍汤，三月形气渐充而愈。

一小儿因跌伤胫，漫肿作痛，肉色如故，服破血流气之药，反增腹痛，以手按之则痛少止。余谓：此因脾胃虚弱，误服破血流气之剂而然，非瘀血也。未几，患处肿消色黯，饮食不入，腹痛尤甚，手足厥冷。余用人参一两、附子一钱，数剂，脾胃渐复，饮食渐进，患处肿痛，肉色变赤。盖始因元气不足，不能运及，故肿消而色黯。服药之后，元气渐充，故胫肿而色赤也。次用大补汤、托里散，三月余而愈。

一小儿闪臂肿痛，面目夭白，恪服流气饮之类，益加肿痛。余曰：此形病俱虚之症也，前药所当深戒者。彼谓：肿痛为气滞血凝，非流气饮不能疏导经络，非破血药不能消散壅逆。余言聱牙而前症益甚，发热烦躁，始请余治。余曰：元气虚惫，七恶蜂生，虽卢扁亦不能起矣。遂殁。

一小儿伤臂肿痛，内服外敷，皆寒凉止痛之药，半载后溃而肿痛。余谓：此非托里温中不能生也。不悟，确守前药，以致血气沥尽而亡。

一小儿跌腿青肿，所服皆行气破血之药，后骨骱内溃，青肿益深，朝寒暮热。余戒之曰：此气血俱虚甚矣，须调补脾胃，不可不信。果殁①。

一小儿闪腰作痛，服流气等药，外肿不赤。余曰：此儿虽经闪腰，然亦禀赋肾

---

①果殁：聚锦堂本无此两字。

气不足而使之者，延久益虚，恐后不治。彼以迂缓视之，后果不起。

消肿定痛散　治跌扑肿痛。

无名异炒　木耳炒　大黄炒，各五分

上为末，蜜水调涂肿处。内有瘀血者砭去，敷之患处。溃者用当归膏敷之尤效。

经验方　治跌扑瘀血不散，肿痛不止，或筋骨伤损疼痛。

黄柏一两　半夏五钱

上各另为末，用姜汁调涂患处，以纸贴之。如干再用姜汁润之，日易新药。

神效太乙膏　治一切疮疽溃烂。

玄参　白芷　当归　肉桂　赤芍药　大黄　生地黄各一两

上㕮咀，用麻油四十两，入铜锅内煎至药黑，滤去渣，徐入净黄丹一斤再煎，滴水中捻软得中，即成膏矣。

回阳玉龙膏又名抑阴散　治跌扑损伤，因敷凉药；或人元气虚寒，肿坚不散，溃腐不敛，及痈肿肉色不变；或肿而不溃，溃而不敛，筋挛骨痛，一切冷症。方见敷寒凉之药

乳香定痛散　治杖疮、金疮，一切疮疡溃烂疼痛。方见作痛不止

猪蹄汤　治一切痈疽，杖疮溃烂，消肿毒，去恶肉，润疮口。

白芷　黄芩　当归　羌活　赤芍药　露蜂房孔多者佳　生甘草各五钱

上用猪蹄一只，水四五碗煮熟，去油渣，取清汤入前药，煎数沸温洗，随用膏药贴之。

跌仆内伤

伤损之症，若腹中作痛，按之痛甚者，瘀血在内也，用加味承气汤下之。下后按之仍痛者，瘀血未尽也，用加味四物汤调之。按之不痛者，血气伤也，用四物加参、芪、白术。下后发热，胸胁作痛者，肝血伤也，用四君加川芎、当归。下后恶寒者，阳气虚也，用四君加炮干姜。下后发热者，阴血伤也，用四物加参、术、牡丹皮。下后寒热间作者，气血俱伤也，用八珍汤加柴胡。欲呕作呕者，胃气伤也，用六君加当归、半夏。有因乘怒跳跃，而胸腹闷痛，喜手按摸者，肝火伤脾也，用四君加柴胡、山栀；畏手按摸者，肝血内滞也，用四物加桃仁、红花。胸胁作痛，饮食少思者，肝脾气伤也，用四君加柴胡、丹皮。若胸腹胀满，饮食不思者，脾肝气滞也，用六君加柴胡、枳壳。咬牙发搐者，肝盛脾虚也，用异功散加川芎、山栀、钩藤钩、天麻。若用风药，则阴血益伤，肝火益盛；或饮糖酒，则肾水益虚，肝火愈炽。若用大黄等药，内伤阴络，反致下血，壮实者或成痼疾，虚弱者多致不起。凡伤损之症，有瘀血停滞于内者，是裸体亦以手护腹胁，盖畏物触之而痛也。世俗概以内伤阴虚腹痛，不辨虚实，专用破血之剂，以速其危，其得不死者，亦幸矣。

一小儿跌扑腹痛，作呕恶心，气口脉大。此饮食停滞也，用保和丸二服，吐出酸食，恶寒发热，倦怠不食。此脾胃伤也，先用六君子汤，次用补中益气汤，间服而愈。

一小儿坠楼，良久方苏，呻吟不绝，自以手护其腹，此内伤瘀血停滞也，用当归导滞散二钱，热酒调下，而呻吟顿止，次用四物加柴胡、牡丹皮而安。

一小儿跌仆，瘀血腹痛，用导滞散下之，瘀血甚多，随作烦躁面赤，作渴欲饮。此血脱也，用独参汤而安，又用四君、当归、黄芪及五味异功散而愈。

一小儿因怒跳跃，胁胸作痛，或以为

内伤瘀血，服大黄之药，纯下鲜血，其痛益甚，按之则痛止。此肝脾气血伤也，用四君加芎、归，四剂而痛止；又以异功散加升麻、柴胡，而饮食进，元气渐复，病亦随愈。

一女子因怒捶胸，腹痛，经行如崩，作呕不食，面色青赤，两关脉大而虚。此肝经火动，脾经血伤也，用加味逍遥散，二剂血止，次用异功散加柴胡、升麻而愈。后因复怒，腹痛作泻，面青。此肝木乘脾也，用六君、柴胡、升麻而痊。

一小儿因跌伤臂出血，腹痛恶食呕吐，发搐咬牙。此因惊骇停食，肝火内动，而侮于脾也。先用保和丸二服，呕吐腹痛悉止；又用异功散加柴胡、山栀，发搐咬牙亦愈；却用托里散，患处溃而悉痊。

一小儿跌仆，发搐吞酸，腹痛恶心，寸口脉大。余谓：此饮食内伤也。不信，服当归导滞散，连泻五次，目直咬牙，手足厥冷。此脾胃之气复伤，而木火内动也，用五味异功散加干姜，一剂稍缓，又二剂，乃去干姜，加柴胡，再服而痊愈。

一小儿跌仆，因服大黄之药，下血发热，腹痛呕吐，按其腹却不痛，用五味异功散加当归、升麻二剂，腹痛顿止，又二剂而血止，又二剂而热止，又二剂而元气复。

没药丸 治打扑伤损作痛等证，筋骨疼痛，或气逆血滞，肚腹胸胁胀闷。

没药 乳香 川芎 川椒 芍药 当归 红花 桃仁 血竭各一两 自然铜四钱，火煅，醋淬七次

上为末，用黄蜡四两，熔化入前药，急搅匀，丸弹子大。每服一丸，酒一钟，煎化服。

复原通气散 治打扑伤损及乳痈便毒初起，或气滞作痛，尤效。

木香 茴香炒 青皮 穿山甲酥炙 陈皮 白芷 甘草 漏芦 贝母各等分

上为细末，每服一二钱，温酒调，徐徐服。

加味芎䓖汤 治打扑仆坠，筋骨疼痛，血瘀皮肤不破，入胃作呕，或为呕血。

芎䓖 当归 百合水浸半日 白芍药炒 荆芥穗各二钱

上作二三剂，酒水煎服。

当归导滞散 治跌扑瘀血在内，胸腹胀满，或大便不通，作喘吐血。

大黄 当归各等分

上为末，每服一二钱，温酒调，徐徐服。

黑丸子一名和血定痛丸 治跌扑仆坠，筋骨疼痛，瘀血不散，壅肿作痛，或风寒所伤，肢体疼痛。若流注、鹤膝风初起，服之自消。如溃而脓清发热者，与补气血之药自敛。方见流注

舌断唇伤

凡舌断者，须乘热接上，急用鸡子轻击周围，去硬壳，取膜套舌上，以洪宝丹敷膜上，自然接续。若良久舌已冷，不必用接，但以洪宝丹敷之，其舌自生。所断唇舌，鸡子膜含护，恐风寒伤之。外症若寒热作痛，用四物加柴胡。哺热作痛，加地骨皮。倦怠少食，用四君加芎、归、柴胡。恶寒少食，用托里散加参、芪。若烦渴发热，用当归补血汤。如不作痛，但用四君之类以健脾，则肌肉自生，旬余可愈。不宜用辛热之剂，恐助火而益其痛也。

一小儿舌断半寸许，敷洪宝丹，服四物加柴胡，痛定血止；次服四君加柴胡、山栀，月余而舌自完。

一小儿十四岁，疫病愈后，啮舌出血。先君谓肾虚则啮舌，用地黄丸而愈。后唾血咳血，发热痰盛，仍用前丸而瘥。

一小儿唇伤出血不止，以药止之，唇面肿大。揭去其药，出血甚多，肿亦顿消。用托里之剂及当归膏，患处溃而愈。

一小儿唇伤，肿痛发热，服清热止痛之剂，连泻二次，眉目搐动；服祛风等药，手指俱冷，手足搐动。余谓脾土被肝木所侮，用异功散加升麻、柴胡、半夏，手温而搐止，仍用前药，佐以托里散而愈。

一小儿跌伤，唇口发搐，咬牙惊哭腹痛。此出血过多，肝火内动所致也，用四物加柴胡、山栀而安。但焮痛至面，此患处欲作脓耳。用托里散四剂，头目肿痛，其脉滑数，此脓已成，气虚不能溃出也，又用托里散二剂，脓出肿消。若初伤时，不遽用收敛疮口之药，则无此患也。

一小儿伤唇出血，发搐目直，用柴胡栀子散一剂，其搐稍定，但伤处焮痛，外敷洪宝丹，内服逍遥散而愈。

一小儿跌伤面肿，连唇颊出血，焮痛发热，以花蕊石散敷之，血止痛定；次用当归补血汤，而发热顿止；又用加味逍遥散、八珍汤而溃，托里散而敛。

洪宝丹一名济阴丹　治伤损焮痛并接断。

天花粉二两　姜黄　白芷　赤石药各一两

上为末，汤调搽患处。

一方用乱发烧灰，敷舌上接之。又治擦落耳鼻，乘热蘸之，接上即愈。亦须口含，以防其冷。

当归补血汤　治杖疮、金疮，血气损伤，或妄服峻剂，致血气俱虚，肌热，大渴引饮，目赤面红，昼夜不息，其脉洪大而虚，重按之全无。经曰：脉虚血虚，脉实血实。盖血虚发热是也。证似白虎汤，惟脉不长实为辨耳。若误服白虎汤必死。此病多得于饥饱劳役者。方见发热不止

四物汤　治一切血虚发热，或因失血太多，或克伐太过，或溃后发热，烦躁不安，并宜服之。方见腋痈

柴胡栀子散方见胁痈

花蕊石散方见后

八珍汤

加味逍遥散二方见发热不止

托里散方见热毒疮疡

脑骨伤损

脑骨伤损者，用轻手搏令端正，剪去其发。若皮不破，敷黑龙散或葱熨法。皮破则填乳石散，以绢帛包之。不可见风着水。更用葱杵烂炒热，频罨患处为佳。

一小儿伤脑，出血过多，发热烦躁，肉瞤筋惕，殊类风症，欲作风治。余曰：无风可祛，无汗可发，法当峻补其血。遂用圣愈汤二剂而安，又用养血之剂而愈。

一小儿伤脑肿痛出血，外敷花蕊石散，内用八珍汤而安。后揭疮痂出血碗许，手足发搐，寒热痰盛。此血虚兼惊，肝火内动而生风也，令服地黄丸及加味逍遥散而愈。

一小儿伤脑骨，出血肿痛，恶寒少食，睡中发搐，先用异功散，饮食渐进；又用逍遥散，发搐顿止；再用归脾汤，母子并服而愈。

一小儿被伤，手中发搐，顿闷咬牙，饮食不思。此肝经血虚，火动生风，脾土受侮而然耳。用地黄丸、异功散，诸症渐退，用八珍汤、托里散疮渐愈。

一小儿被伤，面青懒食，时作腹痛，以手按腹却不痛，余以为脾气内伤而然。不信，妄服攻血之药，果吐泻作呕，手足

并冷。余先用六君加柴胡、升麻、生姜，又用托里散、异功散而愈。

一小儿脑侧近耳被伤，寒热作痛，溃后不敛，恪服止痛清热之剂。余曰：寒热作痛，因肝经气血虚也；溃而不生肌肉，脾经气血虚。遂用地黄丸、异功散加归、芪，诸症渐愈，又用托里散而敛。

谦甫花蕊石散 治一切金刃箭镞打扑伤损或死者，急搽伤处。其血如入脏，二便不通，用童便和水煎，入酒少许，调服立效。若腹破肠出，急宜纳入，以桑白皮为线缝合，掺围疮上，如疮干以津润之。

硫磺明净者，四两 花蕊石一斤

上为末拌匀，入瓦罐内，用纸筋和泥固济，候泥干，渐添火煅至通红，经宿取出细研，磁器盛用。

加味逍遥散 治伤损血虚，内热发热或遍身瘙痒寒热；或肢体作痛，头目昏重；或怔忡颊赤，口燥咽干；或发热盗汗，食少不寐；或口舌生疮，耳内作痛；或胸乳腹胀，小便不利。方见发热不止

圣愈汤 治杖疮、金疮、痈疽，脓血出多，热躁不安，或晡热作渴等症。方见出血不止

十全大补汤 治杖疮瘀秽已出，气血俱虚，肿痛不消；或腐而不溃，溃而不敛；或恶寒发热，自汗盗汗，饮食少思，肢体倦怠。若怯弱之人，患处青肿，肌肉不坏者，服之自愈。若有瘀血，砭刺早者，服之自消。或溃而脓水清稀，肌肉不生；或口干作渴，而欲饮汤；或砭后发热恶寒，头痛目晕，口干作渴，有似中风之症，皆属气血虚也，并宜服之。即四君、四物加肉桂、黄芪

八珍汤一名八物汤 治伤损等症，失血过多；或误服克伐之剂，血气耗损，恶寒发热，烦躁作渴；或疮疡因气虚，肿痛不消，不能溃敛；或溃疡，恶寒发热，脓水清稀，久而不愈。即四君、四物

黑龙散 治跌扑伤损，筋骨碎断，先端正其骨，以纸摊贴。若骨折，更以薄木片，疏排夹贴，却将小绳紧缚三日，再用前法。勿去夹板，恐摇动患处，至骨紧牢，方不用板。若被刀箭虫伤成疮，并用姜汁和水调贴。如口破以玉珍散填涂。

枇杷叶去毛，入半两，一云山枇杷根 穿山甲六两，炒黄或炼存性

上为末，姜汁水调，或研地黄汁调亦好。

地黄丸方见作渴不止

腹破肠出

腹破肠出者，急复纳入，以麻缕缝合，外敷花蕊石散。如脂已出，急以手取去而缝之。如已出而复推入，则内溃害命矣。若肠出干燥者，煮大麦粥取汁洗湿推入，不时少以米粥研烂饮之。二十日外，始可薄粥，百日后乃瘥。切勿令惊，惊则杀人矣。用桑白皮线尤佳

一小儿持碗跌仆，腹破肠出，即纳入以麻线缝完，敷花蕊石散而愈。

一小儿持刀而戏，仆地刀入腹，肠屎并出，不救。因肠破故不救也

一小儿伤腹，发热作呕焮痛。外敷内服皆止痛清热之剂，日晡益甚。余谓脾经气血益虚，朝用补中益气汤，夕用四物、参、芪、归、术，诸症渐愈，乃用托里散，疮口自敛。

一小儿胁伤成疮，脓清不敛，寒热作渴。余朝用补中益气汤培益脾气，夕用六味地黄丸滋补肝血渐愈，却用托里散、异功散，而肌肉自生。

一小儿伤腹出血，发热烦躁，先用当归补血汤而安，却用圣愈汤，患处顿愈，又用托里散、八珍汤而痊愈。

花蕊石散方见前

益气汤方见肌肉不生

托里散方见热毒疮疡

地黄丸方见作渴不止

当归补血汤方见发热不止

圣愈汤方见出血不止

阴囊被伤

阴囊皮破出血作痛者，敷当归膏。初伤出血，不可骤止之，血瘀于内则作脓。或伤口原小，血出不尽而内溃，甚至睾丸露出，或阴囊尽溃者，内服托里之剂，外敷当归膏，则囊自生矣。其外伤腐溃，及内伤瘀血作脓者，皆同囊痈治之。惟睾丸碎者不治。

一小儿伤阴茎，出血作痛，寒热发搐，咬牙顿闷，唇口牵动，手足时冷，欲用破伤风药。余谓：出血诸症，肝经主之；唇动诸症，肝木侮脾土也。遂用异功散加升麻、柴胡、天麻，治之顿愈。

一小儿阴囊被伤，肿痛不愈，朝寒暮热，饮食少思。余谓：脾胃复伤之症，当用参、术、归、芪等药治之。不信，别用清热之药，果作泻欲呕，手足并冷。余先用六君加柴胡、升麻而渐愈，又用异功散加柴胡、升麻而痊愈。

一小儿持碗仆地，误伤阴囊，睾丸露出，血出不止，寒热时搐。此肝经血虚而火动耳。随敷当归膏，服柴胡清肝散加熟地、黄芪，及六味丸而愈。

一小儿被竹篾伤破阴囊，出血甚多，腹痛发搐，咬牙流涎七日矣。气口脉大于人迎二三倍，此因惊停食也，切忌风药。余用五味异功散加柴胡、钩藤钩而安。凡伤损之症，小儿患之，多有夹惊夹食者，夹食则气口脉大于人迎，或作呕吐吞酸，腹痛泻秽等症。夹惊则左关弦洪而软，或作顿闷咬牙，目直项急等症。日久不治，若成破伤风疾，则祸在反掌之间矣。

一小儿阴茎被伤断而皮相连，寒热作痛，血出不止。余谓：急当剪去，调补肝肾二经，则热自安，痛自止矣。遂用补中益气汤加麦门、五味子则愈。

一小儿因跌，小腹皮破，服破血之剂，阴囊胀肿，作痛发热，按其腹却不痛。余谓：当用补血之药。不信，遂致不起。

补中益气汤　治跌扑等症，伤损元气；或过用克伐，恶寒发热，肢体倦怠；或溃后血气虚弱，不能生肌收敛；或兼饮食劳役，头痛身热，烦躁作渴，脉洪大弦虚或微细濡弱，自汗，饮食少思。尤疮疡虚损之圣药也。方见肌肉不生

柴胡清肝散方见胁痈

地黄丸方见作渴不止

金木所伤

伤损之症，皆肝经主之。若青肿不痛，或肿不消者，气血虚弱也，用十全大补汤。血出肿痛，或作寒热者，血伤而肝火内动也，用四物、柴胡、山栀。血出不止，或发寒热者，气虚而肝火内动也，用四君、芎、归、柴胡。寒热而内痛益甚者，此欲溃脓也，用参芪内补散。若脓出而反痛者，气血虚也，用八珍汤。疮口赤而肉突者，血虚而肝火生风也，用柴胡栀子散。若脓出不止，疮口白而肉突者，气虚而寒邪外凝也，用补中益气汤。若脓溃而仍痛，或溃而不敛，皆脾胃虚弱也，用六君子汤。若不固元气，或敷服寒凉，则肉黯不溃，或溃而不敛，多成败症矣。可不戒哉！

一小儿伤手，肿不消，日出脓水少许，饮食不思，发热恶寒，面色萎黄。此

脾胃气虚也，朝用补中益气汤，夕用五味异功散加升麻，月余渐愈。因饮食停滞，服克伐之剂，患处漫肿，更作呕恶寒，余谓脾胃复伤，用六君子汤加升麻、柴胡治之而愈。

一女子因怒仆，复伤患处出血，经行不止，臂面青赤，右关脉弦数。此肝脾二经火动，不能统摄其血也，先用小柴胡汤二剂，又用加味逍遥散二剂，血止而安。

一小儿伤内臁成疮，色黯久而不愈。此肝脾气血虚也，先用补中益气汤，后用八珍汤加柴胡、升麻渐愈，再用地黄丸而痊愈。

一小儿伤臂成疮，久而不愈，寒热作渴，疮口青白不合，脓水时流，先用参、芪、归、术，寒热渐愈；又用托里散，患处色和；再用十全大补汤而愈。

一小儿伤足成疮，外敷寒凉药，内服败毒散，久不溃腐。余谓：至阴之处，血气罕到，又服克伐之剂，所以难腐也，虽腐而不能敛也。遂用托里散加肉桂数剂，稍知痛而色渐赤，减桂又数剂而溃。因饮食过多，连泻二日，乃用五味异功散加升麻、柴胡而泻止，仍用托里散而愈。

一女子十五岁，伤手成疮，日出清脓少许，日晡发热。此元气虚也，先用五味异功散加当归、升麻，月余元气渐复，乃用加味逍遥散及八珍汤、异功散而愈。

一女子十四岁，修指甲误伤焮痛，妄敷寒凉及服败毒之药，遂肿至手背，肉色不变。余先用内消托里散，手背渐消；次以托里散为主，八珍汤为佐，服两月余而愈。其时有同患，误伤成疮，不固元气，专攻其伤者，俱致不起。

没药降圣丹 治伤损筋骨疼痛，或不能屈伸，及外邪内伤，筋骨缓纵，皮内刺痛，肩背拘急，身体倦怠，四肢无力。

没药另研 当归酒洗，炒 白芍药 生地黄 骨碎补挦去皮 川乌去皮脐 川芎各一两半 自然铜火煅，醋淬十二次，研末，水飞净，一两

上为细末，以生姜自然汁与炼蜜和丸，每一两作十丸。每服一丸，捶碎，用水、酒各半钟，入苏木少许，煎至八分，去苏木，空心服。

万金膏 治伤损筋骨疼痛。

龙骨 鳖甲炙 苦参 乌贼鱼骨 黄柏 黄芩 黄连 白芨 猪牙皂角 白敛 厚朴 草乌 川芎 木鳖子仁 当归 白芷 没药另研 乳香另研，各半两 槐枝 柳枝各四寸长，二十一条 清油四斤 黄丹一斤半，炒过，净

上除乳、没、黄丹外，将诸药于油内慢火煎黑色去渣，每油一斤入丹半斤，不住手搅，令黑色，滴水中不粘手，乃下乳、没再搅，如硬，入油些少，以不粘手为度。

接骨散 治骨折碎，或骨出体，先整端正，却服此药。飞禽六畜所伤，亦能治之。

硼砂一钱五分 水粉 当归各一钱

上为末，每服二钱，煎苏木汤调服。后但饮苏木汤立效。

又方 皮破筋断，以胶香涂之，或以金佛草汁频涂，自然相续。

生葱切断，一方生姜 荆芥 土当归

上煎汤温洗，或止用葱一味洗亦可。

洁古没药散 止血住痛。

定粉 风化灰各一钱 枯白矾三钱，另研 乳香半钱，另研 没药一字，另研

上为末搽之。

塞上治扑损，瘀血在内烦闷，以热酒调服蒲黄二钱。

胜金丹 治肌肤伤损青肿，用茄子通黄极大者，切如指厚，新瓦上焙干为末，临卧，酒调服二钱，一夜消尽，无痕迹

也。

《肘后》治骨节伤损，瘀血不出。生铁一斤，酒三升，煎服一升饮之。若肝经实热血瘀，则肝木自甚，或兼口眼牵掣，手足抽搐者，宜用生铁，藉其金气制之。若血虚肝燥生风，宜用四物、柴胡、钩藤钩，补而清之。若肝气本虚，金来克木，宜用泻白散以清肺，六味丸以补肝。若肾虚不能生肝，亦用地黄丸以滋肾水生肝木，不可概用。

《本事》内消散　治打扑伤损，及一切痈肿未破。

生地黄研如泥　木香各等分

上以地黄膏，随肿大小摊纸上，掺木香一层，又依前摊地黄，贴肿上三五度，即愈。

治金疮出血不止，以五倍子为末，干贴即止，神效。

又方　用石灰、韭菜、石榴、寄奴、五倍之类，乃涩滞收敛止血之剂。气血未耗，内无火者，用亦有效。若血虚内热，宜犀角地黄汤之类。凡金疮出血不止，素怯弱者，当补气。素有热者，当清血。有怒气者，当平肝。烦热作渴，昏愦不宁者，当补脾气。筋挛搐搦者，当养肝血。不应，用地黄丸以滋肾水，自愈。

治针入肉不出　用腊蝼蛄槌烂涂上。或硫黄中末以纸覆之，觉痒时其针即出。用双杏仁捣烂，以车脂调敷，以纸贴之，二日一换三五次。或乌翎三五枚，炙焦为末，醋调涂之。或用白梅入水研烂，调象牙末敷之。或以象牙和敷之，其针皆即出。

治鱼刺入肉　嚼吴茱萸封之，自烂出。

丹溪治破伤风、血凝心、针入肉游走三症　用生寒水石为末调涂之，其痛立止。

补中益气汤　治跌扑等症，损伤元气，或过用克伐，恶寒发热，肢体倦怠；或溃后血气虚弱，不能生肌收敛；或兼饮食劳倦，头痛身热，烦躁作渴，脉洪大弦虚或微细濡弱，自汗，饮食少思，疮疡气血损之圣药也。方见肌肉不生

神应葱熨法　治跌扑伤损肿痛。用葱头细切、杵烂、炒热敷患处，如冷易之再熨，肿痛即止，其效如神。

二味参苏饮　治出血过多，瘀血入肺，面黑喘促。

人参一两　苏木二两

上每服五钱，水煎服。

桃仁承气汤加当归即归承汤　治伤损血滞作痛，或发热发狂等症。

桃仁研　芒硝　甘草炙，各一钱　大黄酒蒸，二钱

上作二剂，水煎，更量虚实用之。

复元活血汤　治从高坠下，恶血流于胁肋，疼痛不已。

柴胡五钱　当归三钱　甘草二钱　穿山甲　大黄酒浸，一两　桃仁去皮尖，五十个，研烂　红花一钱　瓜蒌仁二钱

上每服二三钱，水酒煎五分，热服，以利为度。利后痛或不止，服乳香神应散。

消毒定痛散　治跌扑肿痛。

无名异炒　木耳炒　大黄炒，各五分

上为末，蜜水调涂。如内有瘀血，砭去，敷之腐处，更用当归膏，敷之尤好。

药蛆方　治伤损成疮，溃烂成蛆。用皂矾煅过为末，干掺其内，蛆即死。

参芪内补散

人参　黄芪　当归　白术各一钱　白芷　防风四分　川芎六分　肉桂　甘草炒，各五分

上水煎，作二三服。

八珍汤方见发热不止

十全大补汤方见便痈

葱熨法方见流注

四物汤方见胁痈

六君子汤

四君子汤二方见腹痈

柴胡栀子散

小柴胡汤二方见胁痈

逍遥散方见发热不止

地黄丸方见作渴不止

托里散方见热毒疮疡

五味异功散方见用败毒之药

漆疮

夫漆属木，木生火而能克土，惟脾虚之人多染之。若遍身浮肿或呕吐者，用小柴胡汤加白术、陈皮、茯苓。若遍身或面目作痒者，用前胡汤加连翘、山栀。若脓水淋漓，或痒或痛者，用柴胡山栀散。若呕吐不食，或泄泻腹满者，用四君、升麻。其外治之法，当用铁锈末调搽；或蟹黄涂之；或用麻油，或浸芒硝淋塌患处；或矾石末、紫苏末擦之；或人乳汁涧之，或无名异末水调敷；或用好花椒煎汤洗之；或生姜汁敷之；或干荷叶浓煎汤洗之，并效。

风犬伤附蛇虫痛伤

《丹溪衍义》云：犬属阳，其性热。大抵热极生风，风热相搏，则为颠狂惊骇之状，此物理之自然者。今人治风犬咬伤，反以巴豆、斑蝥等燥热之剂泻毒，从小便出，如犬之形状。殊不知以热济热，血被伤而然，非犬之毒也，切宜慎之。余见吴中凡被犬伤或出血发热者，辄服斑蝥、巴豆等药，或至发搐咬牙，即以为毒甚，服之益坚，遂至殒丧。殊不知凡被伤受惊之症，皆肝经所主，肝属木，木生火，火生风，故发搐咬牙之疾，被犬惊伤所致为多，不必风犬为然也。若为风邪所袭，牙关紧急，腰背反张，宜用定风散，童便调服；更以漱口水洗净伤处搽之。若出血不止，用灯草贴之。其有他症，从破伤风法治。丹溪之戒，不可不知。若真为猘犬所伤，则斑蝥、巴豆之药，亦当暂用。盖以毒攻毒，理势自然，毒既内中，非此不去，但病去即止，便与调补，可保无虞，不宜确服耳。大凡猘犬之状，必吐舌流涎，尾垂眼赤，诚为易辨。其被伤，病甚之时，必作犬咬，亦自不同，不可一概施治也。

一小儿犬咬出血，抽搐痰盛，敷玉珍散、服抱龙丸而愈。

一小儿素怯弱，犬咬出血，恶寒发热，过服斑蝥之药，殊类破伤风，与玉珍散敷之，服十全大补汤，倍加钩藤钩而愈。

一小儿被犬伤，面青发搐咬牙。此因惊所致，或谓风犬致伤，用斑蝥等药而殁。

一小儿犬伤，牙关紧急，兼热发搐。余以为急惊风，不信，乃服斑蝥等药而殁。

一方治风犬咬，用斑蝥七个，去头翅足，将糯米一撮同炒，米黄色为度，为末，空心，水调服。

又法，用朱砂、雄黄各五钱为末，空心，香菜油调下。

玉珍散一名夺命丹　治伤损，伤风头痛，角弓反张。

天南星炮　防风去芦、根，各等分

上为末，凡破伤风病，用药敷贴疮口，即以温酒调下一钱服之。如牙关紧急，童便调服二钱。垂死心头温者，急服三钱，用童便一盏，煎服。

治蛇蝎蜈蚣等恶虫所伤　用大蒜切片置痛处，以艾壮于灸之，毒气顿解，痛即止。

又方　用白矾于灯上烧汁，滴于痛处，或用贝母末，酒调服之，神效。或用南星末，醋调上擦之。或黄蜡烧滴患处亦妙。

治蛇入人窍　用艾灸蛇尾，即出。

又法：以刀破蛇尾少许，入花椒，自出；即用雄黄、朱砂为末，煎人参汤调灌之，内毒即解，用白芷末或贝母末，酒服尤效。

治蛇缠人身不解　以热汤淋之，或就以身卧倒滚转，亦可解。

治蛇骨刺人，毒气作痛　烧鼠屎为末敷之，或食热酒大蒜亦效。

治蜈蚣入咽中被咬未死　杀鸡血灌之，更灌以香油探吐，血虫并出。

治误吞水蛭　用田中干泥一块，小死鱼三四个，去头骨，和巴豆十粒去壳，研烂入泥为丸，绿豆大。用田中冷水吞下十丸，小儿三五丸，须臾泻出。却以四物汤加黄芪煎服，以生血气自愈。

治蠼螋尿趺人，生疮如粟粒　四围赤中有白汁，令人恶寒壮热匝身，即磨犀角汁涂之；或燕窠中土，猪脂苦酒敷之立效。盐汤浸洗亦可。

治蜘蛛咬，一身生癞　羊乳一味饮之。

治蚯蚓呵阴囊肿胀及咬人，甚者如大风状　眉髯脱落，夜闻蚯蚓之声鸣于身，浓煎盐汤浸洗即安。

治蝼蛄咬　用石灰，醋和涂之。

治毒蚁螫人　用雄黄一钱，麝香五分，研细，生麻油调涂之。

治蛇虫刺人　用猪牙中垢涂患处。

治蜴蜥啮人　用青麻心，以手按解，取汁涂之。

治诸虫入耳　用猪肉炙香置耳边，虫闻香即出。如虫死在耳中，用细芦筒或鹅翎管，令人吸出之。

疮疡发痉

疮疡发痉，因气血亏损，外邪所搏，或内虚郁火所致。其症牙关紧急，四肢劲强，腰背反张，肢体抽搐。有汗不恶寒者，名曰柔痉，风伤卫，故有汗也；无汗而恶寒者，名曰刚痉，寒伤荣，故无汗也。皆因亡血过多，筋无所养，伤寒汗下过多，及溃疡产后者多患之，此乃败症也。若大补气血，多有复生。如作风治，速其危矣。治在婴儿，尤难调理，宜审其禀赋，及乳母所致者而治之。

一小儿疮溃后患此，形气殊倦，用十全大补汤二剂稍缓，佐以补中益气汤数剂而痊。

一小儿患瘰疬变痉，面青或赤。此脾经血虚而有热也，用八珍汤加柴胡、牡丹皮，热汗渐止；又用十全大补汤，寒热渐止；又用托里散、附子饼而愈。后伤食，服克伐药仍发痉，手足如冰，余用人参理中丸、五味异功散而愈。

一小儿感冒发散变痉，汗出不止，手足并冷，用补中益气汤加肉桂，四剂而愈。

一小儿金刃伤脚面，出血过多，口噤目直。此出血过多，肝火内动而变症，用四物、参、术、钩藤钩，四剂其势稍定；又用五味异功散加当归、柴胡，变症悉愈；又用托里散、八珍汤，患处溃而痊。

一小儿伤手，出血烦躁，口噤昏愦，气息奄奄，先用东垣圣愈汤安，又用托里散而溃，佐以八珍汤而敛。

一女子十五岁，伤手指出血，口噤如痉，脉浮数，肝脾为甚，先用加味归脾汤四剂稍缓，又数剂渐苏；却佐以加味逍遥散，月余而苏；却用归脾汤为主，八珍汤为佐而愈。此等症候，用祛风化痰之药而死者，不可枚举。

十全大补汤方见便痈

补中益气汤方见肌肉不生

人参理中汤

五味异功散方见用败毒之药

附子饼方见贴骨痈

托里散方见热毒疮疡

归脾汤方见胁痈

八珍汤

加味逍遥散二方见发热不止

破 伤 风

洁古云：风症者善行而数变，入脏甚速，死生反掌之间耳。急宜分表里虚实而治之。邪在表者，宜羌活防风汤。半表半里者，头有汗而身无汗，宜羌活汤。传入者，甚则舌强口噤，项背反张，筋惕搐搦，痰涎涌盛，胸腹满闷，或便溺赤闭，时或汗出，其脉洪数而弦者，宜大芎黄汤。然其汗初出者，由风热郁甚于里，故表热稍解，腠里疏而汗出也，宜除热散结。若热已退，脏腑已和，而汗仍出者，表虚也，以白术防风汤实其表。牙关紧急者，须撅开口灌之，更不时灌以粥饭。然小儿患多，多因夹惊，肝火内热生风所致。夫肝主五色属木生风，察其面色，入肝为青，入心为赤，入脾为黄，入肺为白，入肾为黑。肝经者，用柴胡清肝散。心经者，用栀子清肝散加黄连。肾经者，用地黄丸加柴胡。脾经者，用六君加山栀、柴胡为主，而佐以大补脾胃之药为善。

一小儿十四岁患瘰疬，因劳心功课，头痛发热，自以为伤风，用姜葱发汗，忽腰背反张，口噤不语，脉浮大，按之如无。此气血虚极而变痉，非破伤风也。灌十全大补汤一剂，良久方苏，又数剂而愈。后又劳复厥冷，汗出如注，良久不省，用前汤加附子五分，一剂而苏。乃去附子，服至三十余剂而愈。

一小儿患流注，面色萎黄，忽舌强口噤，脉洪大而虚，按多如无。此脾肺气虚而变症也，先用补中益气汤四剂，稍缓，又用十全大补汤数剂而痊。

一小儿臀痈，久不收敛，因惊发搐口噤，用托里散，内参、术各用三钱，柴胡五分，钩藤钩一钱五分，四剂而安。后停食惊骇，目直发搐，口噤流涎，手指逆冷，用五味异功散。此肝木旺脾土受侮，饮食内作而然，用五味异功散加钩藤钩、木香、干姜而苏。

一小儿溃疡变痉如前，面色青赤。此心肝二经虚而有热也，先用八珍汤加柴胡、牡丹皮，又用加味逍遥散加五味子渐愈，又用八珍汤而安。

一小儿溃疡，忽汗出不止，手足并冷，先用补中益气汤加肉桂、五味子数剂，诸症渐愈。又因饮食过多，口噤作呕，用异功散加升麻四剂而安。

一小儿十六岁，疬疮久不敛，因过劳，口噤目直，脉洪数，左关脉弦而无力。余谓肝经气血虚而火内动也，用地黄丸料四剂而安；却用补中益气汤，以补脾肺；用地黄丸以补肾肝为主，佐以九味芦荟丸以治肝疳而疬疮愈。

一小儿十六岁，流注久不愈，因劳兼怒，忽仆地昏愦，殊类破伤风，面色皎白，无气以动。用补中益气汤，内用人参五钱，加肉桂一钱，不应。加干姜一钱，又不应。此阳气虚甚，药力不能胜之也，急加附子一钱，稍定。乃去附子，服十余剂，而元气渐复，却佐以八珍汤、豆豉饼，半载而痊。毕姻后因入试场，劳伤元气，前症复发，亦类破伤风，脉浮大，按之如无，用参附汤四剂而苏，八珍汤、地黄丸料各百余剂而痊。

羌活防风汤　治破伤风，初病邪在表者，急服此药以解之。

羌活　防风　甘草炙　川芎　藁本　当归　芍药各四两　地榆　细辛各二两

上每服五钱，水煎热服。

防风汤　治破伤风表症未传入里，急服此。

防风　羌活　独活　川芎各等分

上每服五钱，水煎调蜈蚣散，大效。

蜈蚣散

蜈蚣一对　鳔三个

上为末，用防风汤调下。

羌活汤　治破伤风半表半里者，急宜服此。

羌活　菊花　麻黄　川芎　石膏煅　防风　前胡　黄芩　细辛　甘草　枳壳　白茯苓　蔓荆子各一两　薄荷　白芷各五分

上每服五钱，生姜水煎，日二三服。

地榆防风散　治破伤风在半表半里，头微汗，身无汗，不可发汗，表里兼治。

地榆　防风　地丁草　马齿苋各等分

上为末，每服三钱，温米汤调服。

大芎黄汤　治破伤风在内，急宜服此汤疏导之。

川芎　羌活　黄芩　大黄各一两

上每服五钱，水煎温服，以脏腑通和为度。

白术防风汤　治表药过多，有自汗者。

白术　黄芪各一两　防风二两

上每服二七钱，水煎温服，无时。脏腑和而自汗者，可服此药。若脏腑秘，小便赤，自汗者，宜速下之，用大芎黄汤。

白术汤　治破伤风汗不止，筋挛搐搦。

白术　葛根各二两　升麻　黄芩　芍药　甘草二钱五分

上每服五钱，水煎服，无时。

玉真散　治破伤风。方见风犬伤

白丸子　治一切风疾壅盛，手足顽麻，或牙关紧急，口眼歪斜，半身不遂等症。

半夏七两，生用　川乌去皮脐，生用，五钱　南星二两

上为末，用生姜汁调糊丸桐子大。每服一丸，空心姜汤下。余承乏留都，各局用此丸及阿胶俱自制，但要药味真正白丸子。如急备用不及，浸内乌头以火略炮，用之亦效。

瘈　疭

瘈者，筋脉急也。疭者，筋脉缓也。急则引而缩，缓则疭而伸，或缩或伸，动而不正是也，俗又谓之发搐。凡癫痫、风痉、破伤风三症，皆能瘈疭，则有疮口溃腐出血。然溃疡伤损者多患之。若血气虚，肝火内动生风者，用八珍、黄芪、钩藤钩，佐以地黄丸料；如未应，专补胃气。肝经血燥生风者，用羚羊角散加钩藤钩、山栀。若肝火血燥，用加味逍遥散加钩藤钩；未应，须兼服六味丸，以补肾水而生肝木。若因乳母有郁怒肝火，致儿为患者，须调治其母，仍参五脏相胜而治之。

一女子瘰疬瘈疭，服镇惊之药，面色黄赤，呵欠咬牙。余谓肝经气虚血弱，而火动生风，用五味异功散加柴胡、升麻而愈。后因怒复作，面赤目直，大叫项强，关脉洪数，先用抑肝散，次用地黄丸而愈。

一小儿十四岁患此，兼呵欠咬牙，手

欲寻衣，所服皆祛风之药。余谓：肝经之血复伤矣，当用地黄丸以滋肾水而生肝木。不信，专于祛风化痰，虚症蜂起，昏愦如醉。此胃气太虚，五脏无所资而然也。以四君子汤，内用人参一两，一日并进三剂，虽苏而无气以动，至十三剂，却佐以地黄丸料，每剂加黄芪五钱，又二十余剂乃愈。次年毕姻，不月而复发，亦用前药而瘥。

一小儿溃疡后瘈疭，因服牛黄丸，反加四肢无力，项强目直，唇白流涎，手足厥冷，求治于余。余曰：经云脾之荣在唇口，又云脾主四肢，又云脾主涎。此因前药妄下，胃气复伤，肝木侮土，以致前症也，当先救胃气以养五脏。因众议不一，尚未用药。翌早果咬牙呵欠，困卧惊悸，哽气短气，面色皎白，始认余言，遂先用五味异功散，次用补中益气汤而愈。

一女子瘰疬将愈，因勤于女红，忽作瘈疭。此胃气未实，而劳伤筋脉耳，用补中益气汤及五味异功散，俱加钩藤钩而愈。后劳役怒气，经行颤振，用加味逍遥散及补中益气汤，俱加钩藤钩而愈。

一小儿仆伤，溃后患前症，面青或赤，服风痰之药，咬牙目直，仍欲治风。余曰：凡伤损之症，皆肝主之。故面色青而瘈疭，咬牙目直，皆属肝经血气亏损，风木翕合，火动而生风也。无风可祛，无痰可逐。遂用地黄丸及补中益气汤而愈。

一小儿跌伤臁出血，误服大黄等药，患前症，或时烦躁自汗，手欲撮空。此因肝经血虚，肝火炽盛耳，用地黄丸、补中益气汤而愈。方见前各症

颤　振

颤振与瘈疭相类。瘈疭则手足牵引，或伸或屈；颤振则但颤动而不伸屈也。《内经》云：因胃气不实，诸脉空虚。行阴用不复，因其所在补肉分间。然小儿疮疡溃腐，或损伤，脓血出多，属脾胃气虚血弱，用补中益气汤、五味异功散加白术、当归、升麻主之。肝经虚热，用六味丸。脾血虚弱，用四君子加芎、归。胃气虚弱，用补中益气汤。

一小儿腿痈，内溃出脓碗许，即时颤振，面白汗出。此阳气虚脱，非大补不可也。遂用人参一两煎服之，汗愈甚，手足并冷；再用人参二两，干姜二钱煎服，良久汗乃稍止，再剂诸症顿愈；却用补中益气汤加人参五钱，数剂而愈。

一小儿臂痈溃后，颤振少气，脉浮数，按之不鼓。此元气虚弱也，朝用补中益气汤，夕用异功散各二十余剂，未见效，因虚甚而功力未能及耳。又用前药各二十余剂，颤渐愈。后佐以托里散，而疮亦痊。

一小儿十六岁，臀痈溃而颤振，遂用大补中气之药而颤止。因劳发热，痈内溃而复颤，脉浮数，按之不鼓，两寸脉短小不及本位。或欲祛风。余曰：长则气治，短则气病，此由胃气虚甚故也。先用独参汤数剂愈，乃佐以补中益气汤各五十余剂而愈。若加附子一片，数剂亦可愈矣。

一女子十六岁，臂肿一块，肉色不变，按之则痛。服败毒流气之剂，更加发颤。时孟春，面戴阳光，手不畏寒，脉浮数，按之不鼓而短。彼欲攻毒。余曰：此荣卫虚弱，外寒所搏而为患也，又加败毒，胃气亏损，岂不加颤耳！遂用人参五钱，黄芪三钱，当归、熟地各三钱，升麻、柴胡各五分，二十余剂而颤稍缓，乃佐以补中益气汤，内用人参五钱，又二十余剂，兼葱熨法，而肿亦愈。

一女子患瘰疬，因怒两手颤振，面色或青或赤。此肝以血虚火盛而生风也，用

四物加山栀、钩藤钩、龙胆草、甘草，而颤振渐愈，乃去胆草，与地黄丸间服而痊。后因劳心发热，两手复振，用补中益气汤、地黄丸而愈。

一小儿患臂痈，面色或黄或赤，先用补中益气汤、地黄丸，寻愈。后因怒气颤振，先用补中益气汤加钩藤钩、炒山栀，又用加味逍遥散加钩藤钩而愈。又因饮食停滞，吐泻酸臭，更加发搐，用五味异功散加钩藤钩而愈。

一女子患流注，发热而颤。此肝脾气血不足，经水过期，虚火生风之症也，先用补中益气汤加钩藤钩渐愈，又用加味地黄丸而痊愈。

一女子不得继母之心，久而郁怒，遂患颤振，面赤发热，先用加味小柴胡汤，次用加味归脾汤及加味逍遥散，前后间服而寻愈。但面色时青，又用地黄丸、逍遥散而安。

一女子腹痈患此，手足或急或纵，先用四物加柴胡、山栀、丹皮、钩藤钩，以养血清肝火，又用地黄丸以滋肾生肝血而愈。方见前各症

卷十七

吴郡　薛铠集　薛　己验
江都　魏一元　吴中珩校

痘疹受病之由

痘疹之由，因儿在胎食母五脏血秽，伏于命门，或至天行时气，或惊骇跌扑，或饮食所伤，因而发之，状类伤寒。其症面燥腮赤，目胞亦赤，呵欠顿闷，乍凉乍热，咳嗽嚏喷，足稍冷，耳冷尻冷，多睡睡惊，耳后有红丝赤脉，此其候也。五脏各具一证，肝脏水疱，肺脏脓疱，心脏瘢，脾脏疹，归肾变黑。盖以太阳起于右肾之下，煎熬左肾，足太阳膀胱寒水夹脊上流，上头下额，逆手太阳，丙火不得传道，逆于面上，故显是诸症。盖壬癸寒水克丙丁热火故也。凡疮疹初起，一发便出尽者必重。疮夹疹者，半轻半重。稀少者轻，里外微红者轻，外黑里赤者微重，外白里黑者太重，疮端里黑点如针孔者势剧也。青干紫陷，睡昏汗出不止，烦躁热渴，腹胀啼喘，大小便不通者，困也。

痘疹正状

痘疹正病，蒸热一日，稍凉现瘢，一日至三日足心齐，渐大如珠，结成脓窠饱满，渐至苍蜡色。自初红瘢为始，计七日当成靥结痂，此则言其大略也。人有虚实之不同，病有浅深之各异，脾胃充实，血气调和，皆依期而愈。若调治失宜，亏损脾胃，或寒暄失度，必致迁延。大抵形势既正，而无他症，不必用药，此先哲之格言也。郑氏云：凡疮痘欲出，先发热，轻者三日，次五日，远者不过七日，此约法也。一日太阳传膀胱，二日阳明传胃，三日少阳传胆，四日太阴传脾，五日少[①]阴传肾，六日厥阴传肝，七日还经，五脏六腑传遍，故七日而止也。又有因伤寒至七日以后，或已汗或未汗，或吐下后热不除，此毒气盛而未发，热毒入胃，发于皮肤成瘢者，状如蚊虫所啮，赤者十生一死，黑者十死一生。及有胃热发黄者，状如橘色，下利者死。又有成隐疹者，或白泡者，此皆伤寒热毒不除，多变此疾。故发瘢不可用表汗药也。

痘疹轻重

轻者作两三次出，大小不等，头面稀少，胸前、眼中皆无，根窠红活，肥满光泽，形似水珠，不渴泻，不烦躁。

重者一齐出，密如蚕种，顶陷如茱萸样，或平头灰白色，渴泻烦躁，头温足冷，身热不除。治之如法，十全八九。

轻变重所犯者七：不忌口味，不慎饮

①少：原作“太”，据文义改。

食，致伤脾胃。先曾泄泻里虚，毒气不能发出。冒风寒，所谓春夏之气为顺，秋冬之气为逆，大忌感冒风寒损表、犯房室、饵凉药，宜用滋补血气壮脾之药，不宜清凉宣利之剂，里寒则毒气不能攻出。秽气相触血气，闻香则顺，闻臭则逆，顺则易出易靥，逆则难愈。生人辄至，恐外人由生产房室，或临丧而来，或带醉，或食腥气，因此秽恶之触，皆为害也。

重变轻所慎者五：谨避风寒，及房内有风亦宜避之。惟夏不忌。如遇狂风辄寒，亦宜避之。常和暖，寒则添衣，热则减去，务得中和，毋令太过不及。节饮食，忌柿、橘、西瓜、菱角、水蜜等冷物，恐内伤胃气；尤忌肥肉油腻，恐泄泻；忌咸物，恐作渴；忌酒、葱、蒜、鱼、羊等腥物，恐致疮痒。务使脾胃充实，其疮易出易靥也。大便稠，饮食调和，不致泄泻。一日二日一次为调，日行二三次为利，三四日不行为秘。依方调理，避风寒，节饮食，详证用药，庶不致轻变为重矣。

不治五症

咳嗽声哑，饮食挫喉。腹胀气促，闷乱不宁。渴泻不止，咬牙寒战。疮嫩易破，痒塌不止。紫黑灰色，顶陷喘渴。

红瘢标现之图（图略）

一日：一日先退热放标者必轻，又放标后一日身凉稀密已定，仍热烦躁尚未尽，有两三次出热方定，红现者吉，或隐或现者凶。

二日：二日如粟米大，稀而红满者吉。二日顶陷，灰白色者次之。

三日：三日尖满如珠者吉，灰白色者次之。三日必出定，已后身反发热，闷乱烦渴者凶。

标疮绽灌脓之图（图略）

初发：有两三次出大小不一等，先也者先灌浆，后出者后灌浆，如水珠光泽。根窠红活者吉。

如珠：不渴泻闷烦者，不必服药。微渴微痒不泻者不妨，亦不须服药。

根活，若一齐并出稠密灰白色，顶陷烦躁渴泻者，急宜治之。

收靥之图（图略）

疮已饱满如脓窠将收，渐至苍蜡色，有等无脓有黄白色。自放标一日为始，至七日收靥，至十日收完，此为正病。有迁延八九日方靥，至十四五日方完亦有之。但不泻渴闷乱，其疮饱满无陷，手按之坚硬皆好。将收时渐退红肿或疮中收靥，觉有黄蜡色，或外面先靥，根下皱皮。男从面收至头背，女从面收至胸腹，收后离肉不粘易脱俱好。有微渴痒痛，有身收完足收迟亦不妨，身微热不能食者亦有之，只怕疮嫩易破，闷乱痒塌者凶。

靥后余症：

疮疹收靥之后，预宜调理。就有出外，不避风寒，不节饮食，偏无病者，莫非胃实体壮，亦宜仔细。病初痊，脏腑初安，脾胃尚弱，动止饮食过度复病，喘咳腹胀必凶。又血气尚弱，动止太早，病复皆凶。况肌肉娇嫩，冒风易得感寒，头痛身热，则难治矣。

腹胀气促根窠不赤之症：

陈文宿先生云：痘疮已出未愈之间，或泻渴腹胀气促，其疮不光泽，不起发，根窠不红，谓之表虚也。先与十一味木香散，以和五脏之气；后与十二味异功散送七味肉豆蔻丸，以助脏腑之气。窃谓痘疮既出，不光泽，不起发，不红活，或泄泻作渴，或肚腹作胀，或气促作喘，寒战咬牙，或手足指冷，肢体挛缩，作渴饮汤，阳气亏损，内虚寒而外假热也，用十二味异功散。若作渴饮汤，手足不冷者，脾胃虚弱也，用五味异功散。凡痘疮先出不如式，后出而红活，或成片，色赤而秽气者俱无妨。

一小儿出痘四日，腹胀泻渴，脾胃虚寒也，用十二味异功散一剂，又用参芪内托散，贯脓靥而忽寒热咬牙，此脓贯而阳气亏损也，用参附汤、独参汤而愈。

一小儿痘四日，腹胀泻渴，气促体倦。此脾气虚也，用人参白术散加木香煎送四神丸一服，诸症顿止。但脓迟作渴，此表里血气俱虚，用参芪四圣散、大补汤而愈。

一小儿痘疮，作渴腹胀，小便不利。此邪气壅滞也，用木通芍药汤一剂，诸症稍愈，用参芪四圣散，其浆渐贯；用参芪内托散，结靥而愈。

一小儿痘疮将愈，腹胀，手足或冷或热。此阳气虚寒也，先用十二味异功散，手足不冷，此阳气渐复也，乃用五味异功散加木香而愈。

一小儿痘疮，大便利而小便秘，腹胀作喘，手足并冷。此脾气虚也，先用葶苈、木香一剂，又用五味异功散加木香二剂而愈。后腹胀不食，口角流涎，仍用五味异功散而痊。

一小儿痘疮将愈，忽腹胀泄泻，侵晨为甚，饮食不化。余谓脾胃虚弱，朝用人参白术散，夕用二神丸而泻止，又用参芪内托散兼托里散而靥。

一小儿痘疮，腹胀泄泻，饮食不化。此脾肾气虚，用人参白术散、豆蔻丸而愈。

参芪内托散　治里虚发痒，疮不溃，倒靥。

人参　黄芪炒　当归　川芎　厚朴姜制　防风各五分　桔梗　白芷　官桂各三分　紫草五分　木香　甘草各三分

上入糯米一撮，水煎，量服之。寒战咬牙，饮水泻渴，亦宜服之。

参芪四圣散　治痘疮已出六七日，不能长，不生脓，或痒塌。

当归　芍药炒　黄芪　川芎各五分　白术　茯苓　紫草如无，红花代之　木通　防风各三分　糯米二百粒

上水煎，母同服。

葶苈木香散　治大便自利，小便涩滞，喘嗽腹胀，不能食。多服为妙。

猪苓　泽泻　茯苓　白术　官桂各五分　滑石二钱　葶苈　木通　木香　甘草各五分

上水煎，量大小服之。

木通芍药汤　治痘疮作渴腹胀，小便不利。

木通　芍药　白术各五分　川芎　陈皮　干葛各三分　甘草二分

上水煎服。

十全大补汤

当归　川芎　白芍药炒　熟地黄　人参　白术　白茯苓　甘草炒　黄芪炒　官桂各等分

上水煎，量儿大小服。

参附汤　治痘疹阳气虚寒，咬牙寒战，手足并冷，或吐泻不食，饮沸汤不知热。用独参汤加好真附炮如法者，每剂先加一钱。未应多加之。更不应，加至四五钱，或等分亦不妨。但用之以运其阳气，如已脱者不治。

独参汤　治阳气虚弱，痘疮不起发，不红活，或脓清不满，或结痂迟缓，或痘痕色白，或嫩软不固，或脓水不干，或时作痒，或畏风寒。用好人参一两，生姜五片，大枣五枚，水二钟，煎八分，徐徐温服。婴儿乳母亦服。

胡荽酒

用胡荽一把，以好酒二钟煎一两沸，令乳母含喷儿，遍儿头面。并房中须烧胡荽香，能辟除秽气，使痘疹出快。若痘疹已出而饮食少思，宜用枣子燃炙，儿闻枣香尤能开胃、进饮食、解毒气。若因饮食停滞，未及消导者，不宜用。

托里消毒散

托里散二方见痘痈

七味白术散即人参白术散。方见痘疮属阴属阳

十一味木香散

十二味异功散二方见痘灰白色

五味异功散方见痘寒战咬牙

肉豆蔻丸

二神丸

四神丸三方见泻渴咬牙

发热口渴烦躁不止之症

陈文宿先生云：疮疹始出一日至十日，浑身壮热，大便黄稠，是表里俱实，其疮必光泽起发，必肥满，必易靥，而不致损伤也。又云：痘疮发热口渴，烦躁不止者，切不可与冷水、蜂蜜、柿子、西瓜等生物，及清凉饮、清毒散等药，恐内损脾胃，以致腹胀喘满，寒战咬牙，则难治。窃谓前症若二便自调，饮食温和，口渴饮汤，手足不热，是为虚热，不可食生冷之物。若二便秘结，饮食喜冷，口渴饮水，手足并热，是为实热，可与冷水饮之。凡痘出而未止者，既出尽则热自止。

一小儿腹胀发热，密而根颗不明，色不红活，浆不满。先君谓脾气虚而毒未尽也，用参芪四圣散，痘果复出，热止，红活分明，又用参芪内托散而靥。

一小儿腹胀作渴，发热成片。先君谓脾气虚弱，痘毒未尽，用参芪四圣散二剂，先出者贯浆，后出者秽气而愈。

一小儿痘，腹胀，二便自利，手足并冷。先君云脾胃虚寒，用十二味异功散一服，又用五味异功散加木香二剂，却去木香，又一服而痊。

一小儿痘疮发热作渴，此痘出未尽，脾胃虚而热也，用人参麦门冬散一剂，痘复出而热渴止，用人参白术散而饮食进，用参芪四圣散而浆溃，用托里散而疮靥。

一小儿痘，腹胀足冷，内热作渴。此胃气虚而津液不足也，余先用五味异功散二剂，又用参芪四圣散而脓贯，用人参白术散而靥。

一产妇出痘，寒战咬牙，腹胀作渴，足冷身热。此脾胃内虚寒而外假热，先用十全大补汤加桂附四剂，乃去附易干姜又四剂，却用参芪四圣散、五味异功散加归、芪而靥。

一妊妇出痘发热，足冷腹胀。此脾胃虚弱而毒未发也，用紫草木香散，及用八珍散而贯脓，倍加参芪，又数剂而愈。

人参麦门冬散一名麦门冬散　治痘疮发渴。

麦门冬一两　人参　甘草　陈皮　白术　厚朴姜制，各半两

上每服三钱，水煎，量儿大小加减。

按：前方若因热毒作渴宜用之。若因中气虚弱作渴，当用人参白术散。

紫草木香散　治痘疮里虚，痒塌黑陷，发热。

紫草　茯苓　甘草　白术　木香　人参各等分　糯米

上每服三钱，水煎。

清凉散方见大便不通

人参白术散方见发热属阴属阳

托里散方见痘痈

十全大补汤方见腹胀气促

十一味木香散

十二味异功散二方见痘灰白色

参芪四圣散方见腹胀气促

八珍汤方见顶陷灰白色

痘疮出迟属各经所主

陈文宿先生云：痘疮出不快，误言毒气壅盛，用药宜利解散，致脏腑受冷，荣卫涩滞，则血气不能充贯，其疮不起发，不光泽，不充满，不结实，不能成痂，多致痒塌烦躁，喘渴而死。窃谓海藏云：痘疮出不快，如身后出不快者，足太阳经也，用荆芥甘草防风汤。如身前出不快者，足阳明经也，用防风芍药甘草汤。若便利调和而出不快者，热在表也，宜葛根汤微发之。又有上中下三部，先上部，次中部，又次下部，才出齐而自愈。又有作三次而出者。钱氏云：三日不快不出，用消毒之药仍不出，脉平静者本稀也，不必服药。大凡五六日间，当解毒补托，以尽发于表。七八日间毒气不能尽出，而反入于内，必用药驱出之。《痘疹方》云：疮起迟而小便涩滞，咳嗽有痰，用仙圣散。出而不长，隐于肌肤，用人参透肌散。色赤而出不快，用紫草透肌散。出而不匀，用升均汤。出而不长不贯，用参芪四圣散。出而色不红活，用紫草快斑汤。出而小便赤涩，用紫草木通汤。出而浆不回，用参芪内托散。若色赤而兼痒者，属气虚有热，用四物、牡丹皮。色白而兼痒者，属气虚有热，用五味异功散加当归、木香。若发热大便秘者，用犀角消毒散。发热大便调和者，用人参麦门冬饮。寒战渴泻，饮沸汤口不知热，用十二味异功散。作渴饮冰雪，口不知寒，用四顺饮、地黄丸。手足不冷，饮汤温和者，用五味异功散，或托里散。

一小儿发热痘出身凉，根颗红活。余谓表里血气皆实，而不用药，后果然。凡三四日前先发热而痘出，或热一次凉一次而痘出者，毒势轻也，皆不必用药。其血气实而托里，血气虚而宣毒者，多致有误。

一小儿痘出不快，色欠红活。此血气虚弱，用参芪四圣散，出而色赤，再剂色红活起发，又用透肌散而靥。

一小儿第九日痘将靥而热不止，脉滑而数，皆为不治。先君谓：痘未尽耳，非败症。遂用快癍汤一剂，果出一番，至十七日而痂落。

一男子发热咳嗽，嚏喷面燥，腮颊目胞皆赤，遍身赤瘤，余谓：此心脏痘疹之状也。彼因疑惑而未用药饵。旬余赤瘤皆为脓疱，且红活起发。余谓：痘疹明矣，既红活起发，不必服药。至十七日大便下脓血，疮痂而痊。

紫草透肌散　治痘疮色赤不快或痒塌。

紫草　蝉蜕　木通　芍药　甘草炙，各等分

上每服三钱，水煎。

人参透肌散　治痘疮虚而有热，虽能出快而不齐整，隐于肌肤间者。

人参　紫草如无，红花代之　白术　茯苓　当归　芍药　木通　蝉蜕　甘草　糯米

上每服三钱，水一盏半，煎半盏，徐徐服。

紫草木通散　治痘疹出不快，小便赤涩。

紫草　木通　人参　茯苓　糯米各等分　甘草减半

上每服二钱，水煎。

防风芍药甘草汤

防风　芍药　甘草

上每服一二钱，水煎。

荆芥甘草防风汤

荆芥　甘草　防风各等分

上每服一钱，水煎。

升均汤　治痘疮已出不均，或吐泻热渴。

升麻　干葛　芍药　人参　白术　茯苓　甘草　紫草茸如无，红花代之

上每服三五钱，姜水煎，量服之。

四物汤　治痘疮血虚发热，或烦躁不寐，作痒色赤。

当归　熟地黄各二钱　芍药炒　川芎各一钱

上水煎服。

仙圣散　治痘出不快，小便赤涩，咳嗽有痰。

紫草　枳壳　黄芪　甘草　木通各等分

上每服二钱，水煎。

十二味异功散方见痘灰白色

葛根汤

参芪内托散二方见腹胀气促

升麻葛根汤方见水痘麻痘

紫草快瘢汤方见大便不通

四物汤方见痘疮出迟

人参麦门冬散方见前

参芪四圣散方见腹胀气促

五味异功散方见寒战咬牙

犀角消毒散方见发瘢

清凉散方见大便不通

地黄丸方见痘疮发热属阴属阳

泄泻咬牙作渴之症

陈文秀先生云：痘疮泻水谷，或白色或淡黄者，宜服十一味木香散，送肉豆蔻丸。若泻多津液内耗，血气不荣，其疮虽起发，亦不能结靥。如身温腹胀，咬牙喘渴者难治。缘津液枯耗，而饮水不止，荡散真气，故多死也，速与十一味木香散救之，如不愈，急用十二味异功散。窃谓豆蔻丸治阳气虚寒滑泻之涩剂。盖肾主大便，若因肾气不固而致前症者，宜用十一味木香散，或六君子汤送四神丸。若欲泻不泻，脾气虚而下陷也，用补中益气汤加肉豆蔻。饮食不化，手足并冷，脾气虚寒也，用四君子汤加附子。

一小儿出痘，泄泻腹胀，烦渴，饮沸汤而不知热。先君谓阳气虚寒，用十一味木香散二剂，泄泻顿止，饮汤嫌热。此阳气复也，乃用六君、干姜、木香、归、芪而靥。

一小儿痘疮愈后泄泻，饮食不化。此脾肾气虚，用六君、补骨脂、肉豆蔻泻止，用参芪四圣散接补元气而痊。

一小儿发热饮冷，唇舌皱裂，泻粪秽臭。先君以为内蕴，用前胡枳壳散一剂稍愈。又用竹叶石膏汤加漏芦，乳母服之，其儿顿安。

一小儿痘后作泻久不愈，而肌体骨立。此脾肾虚弱也，用二神丸、五味异功散渐愈。因停食吞酸作泻，肚腹重坠。此脾气下陷也，先用补中益气汤为主，佐以五味异功散渐愈；又用参芪四圣散、托里散，治其疮而痊。

一小儿出痘，发热燥渴，色黯出血，足热腰痛。此脾肾虚热，用《圣济》犀角地黄汤一剂，却用地黄丸料数剂而贯，又用参芪内托散而痊。

一小儿痘疮将愈，侵晨泄泻，饮食不化。余以为肾泻，朝用补中益气汤，夕用二神丸而愈。

四神丸　治脾肾虚弱，大便不化，饮食不思，或泄泻腹疼等症。

肉豆蔻二两　补骨脂四两　五味子二两　吴茱萸浸炒，一两

上为末，用水一钟，生姜八两，红枣一百枚，煮熟取枣肉，丸小豆大。每服二

三十丸，食前白汤下。去五味子、吴茱萸，名二神丸。

二神丸　治疮疡因脾肾阴虚泄泻。

补骨脂四两　肉豆蔻二两，生用

上为末，用红枣四十九枚，生姜四两，水一钟，煮干取枣肉，丸桐子大。每服二二十丸，白滚汤下。

肉豆蔻丸　治泻水谷，或白或淡黄，不能止者。

木香　缩砂仁各二钱　白龙骨煅　诃子肉半两　赤石脂七钱半　肉豆蔻半两

上为末，糊丸黍米大。一周岁每服三五十丸，三岁儿服百丸，米饮下。泻甚者煎木香散或异功散送下。

竹叶石膏汤　治痘疮胸中烦热，不便赤涩，口干作渴，兼有赤瘢者，亦宜服犀角散。方见顶陷心烦

七味白术散即人参白术散。方见后

六君子汤

四君子汤

十一味木香散

十二味异功散四方见痘灰白色

托里散方见痘痈

五味异功散方见寒战咬牙

前胡枳壳散方见涕唾稠粘

痘疮发热属阴属阳之异

陈文宿先生云：痘疮之症，有阳盛阴虚，有阴盛阳虚。阳盛者饮冰雪而不知寒，阴盛者饮沸汤而不知热。阳盛则补阴，用木香散加丁香、官桂；阴盛则补阳，用异功散加木香、当归。窃谓：经云大寒而甚，热之不热，是无火也，当益火之源以消阴翳；大热而甚，寒之不寒，是无水也，当壮水之主以镇阳光。若前症发热作渴，手足并冷，大便自利，喜饮热汤，此阴盛也，宜用十二味异功散、八味丸。若发热作渴，大便秘结，手足并热，喜饮冷水，此阳盛也，宜用四顺散、六味丸。若烦热作渴，面赤睛白，此为肾经虚热，宜用地黄丸之类。治之及时，亦有生者。京师小儿出痘或作渴，喜饮冷水者，恣与饮之，再不服药，如期而愈，亦无痘毒之患。盖北方人卧火炕，饮烧酒，有热与水相构而然也。小儿面色目睛多白者，乃禀肾气虚也，出痘必作渴，用地黄丸煎与恣饮，多有生者。

一小儿寒战咬牙，泻渴腹胀，手足并冷，时当仲夏，饮沸汤而不知热。此脾胃虚寒之热也，先用十二味异功散一剂顿安，又用六君、附子一剂，后用五味异功散而愈。

一男子出痘，色紫作渴饮水，腰痛足热耳聋。此禀肾气不足，用加减八味丸料煎与恣饮，热渴顿止，佐以补中益气汤加五味子、麦门冬，滋其化源而愈。

一小儿十四岁，出痘色黯，两足及腰热痛，便秘咽干，口渴引饮。先君谓禀肾不足，用加减八味丸料作大剂，煎与恣饮，至二斤诸症悉退。又佐以益气汤及八珍汤，各十余剂而痊。

一小儿痘疮发热作渴，腹胀寒战咬牙，饮冰雪而不知寒，悉似火症，但两足并冷。此阳气虚寒也，先用十二味异功散一剂，随用五味异功散加姜、桂渐愈，乃去桂，又二剂而痊。

六味地黄丸　治肾虚痘疮发热作渴等症。

熟地黄八两，杵膏　干山药　山茱萸肉，各四两　泽泻　白茯苓　牡丹皮各三两

上为末，入地黄膏，量加米糊丸如小豆大，煎服尤好。

七味白术散一名人参白术散　治胃气虚弱，或因克伐，或因吐泻，口干作渴，饮食少思。如饮冷者去木香。

藿香 白术 木香 白茯苓 甘草炒 人参 干葛

上每服五钱，水煎，徐徐服。

八珍汤

十一味木香散

十二味异功散三方见痘灰白色

补中益气汤

五味异功散二方见寒战咬牙

加减八味地黄丸即六味地黄丸加五味子、肉桂

清凉饮方见大便不通

痘疮大便不通之症

陈文宿先生云：痘疹四五日不大便，以肥猪胰白水煮熟，切豆大五七块与食之，滋润脏腑，疮痂易落。切不可妄投宣利之药，恐真气内虚，疮毒入里。如六七日身壮热，不大便，其脉紧盛，与三味消毒饮微利之。窃谓：前症若毒在肌肉而未能尽发，脉浮而紧者，最宜此药疏解其毒。若脉沉而紧者，宜用前胡枳壳散疏通毒气，以绝其源。若口舌咽喉肿痛，疮毒甚也，用射干鼠粘子汤。若大便既通，作渴饮汤，脾胃气虚也，用人参白术散。凡燥粪在直肠不能下者，宜用猪胆汁导之；忌用疏利之剂，恐复伤胃气，则疮未出者不能发出，已出者不能贯靥。大抵分辨虚实，当以手足冷热，或饮水饮汤验之。

一小儿大便不通，痘赤作痛，发热作渴，手足并热。此余毒内作，用前胡枳壳散一剂，大便随通，诸症顿退，又与六味活血散而愈。

一小儿痘疮发热作渴，焮赤胀痛，大便秘结。此热毒在内，先用清凉饮一剂，诸症稍退；又用鼠粘子汤一剂，诸症全退；再用紫草快癍汤而贯脓，更用消毒饮而痘靥。

一小儿痘赤狂喘，大便不利。此胃经有热，先君治以犀角地黄汤芹菜汁而痊。

四顺清凉饮 治积热颊赤作渴，四肢惊掣，大便秘涩。

赤芍药 当归 甘草 大黄各等分

上每服一钱，水煎。

按：清凉饮乃苦甘疏泻内热之剂。若热毒在内，大便不能，表无他症，宜用之。连翘饮乃苦寒发表内疏之剂，若表里实热，烦渴饮冷，大便不通，小便秘结者宜用之，不可过剂。恐妄发则成癍烂，妄下则成虚脱也。

消毒饮

荆芥二钱 防风 牛蒡子各一钱五分 甘草一钱

上水煎，量服之。

射干鼠粘子汤方见痘咽痛

三味消毒饮

人参白术散二方见靥发热

前胡枳壳散方见涕唾稠粘

六味活血散方见痘痈

紫草快癍汤

清凉饮

消毒饮三方见大便不通

犀角地黄汤方见顶陷心烦

欲靥不靥欲落不落之症

陈文宿先生云：痘疮自始出至十三日，当忌外人。恐有卒暴风寒秽恶，或狐臭之气触之。父母仍忌房事。若痘欲靥不靥，其痂欲落不落，若腹胀烦躁，忌食水蜜生冷之物，若食之，转渴而死，急与木香散救之。如身热烦渴者，宜服人参麦门冬散。身热大渴，人参白术散；如不愈，仍服木香散。窃谓：前症乃脾气胃气虚，津液不足所致，非实热为患也。如身热烦躁，手足发热，脾胃有热也，用人参麦门

冬散。身热作渴，手足微冷者，脾胃气虚也，用人参白术散。腹胀泄泻，或寒战咬牙，脾胃虚寒也，用十一味木香散。泄泻气促，手足并冷，脾气脱陷也，用十二味异功散。凡疮结痂作靥，皆由元气充实而内融也。若审见虚弱，便与滋补，血气无亏，可保终吉。若见不靥而投补剂，恐不及而误矣。

一小儿十二岁，出痘不靥，腹胀泄泻不食，手足并冷。先君谓脾气虚寒，用十一味木香散一剂，诸症顿愈。再剂不时索食，但恶寒，此脾气犹虚也，用五味异功散加木香及六君子汤，而诸症愈，又用参芪内托散而痂脱。

一男子三十岁，遍身发热作痛，有赤颗旬余，始知为痘，用参芪四圣散、托里散各四剂，欲靥不靥，用十全大补汤数剂而痂脱。

一妊妇出痘月余，欲靥不靥，面赤晡热。此肝脾血虚而有热也，先用加味逍遥散热退，又用八珍、牡丹皮而热止。但气血皆虚，用十全大补汤而痂脱。

一小儿出痘，贯脓不靥，症如实热。余谓：血气虚甚之假热也。用十全大补汤数剂渐愈。忽又恶寒，余又曰：此邪气退而真气遂见虚象也。仍用前药，内参、芪各五钱，数剂而愈。

十全大补汤 治禀赋不足，寒热自汗，食少体瘦，发热作渴，头痛眩晕。方见气促

逍遥散即加味逍遥散去牡丹皮、山栀 治乳母肝脾有热，致痘疮欲靥不靥，欲落不落。

当归 甘草炙 芍药酒炒 茯苓 白术炒 柴胡各一钱

上水煎，母子同服。

十一味木香散

十二味异功散二方见痘灰白色

六君子汤方见痘灰白色

五味异功散方见寒战咬牙

人参麦门冬散方见发热口渴烦躁不止

人参白术散方见靥发热

参芪托里散

托里散二方见痘痈

涕唾稠粘大便坚实之症

陈文宿先生云：痘疮涕唾稠粘，身热鼻干，大便如常，小便黄赤，用人参清膈散。如痰实壮热，胸中烦闷，大便坚实，卧则喘息，用前胡枳壳散。窃谓：前症若肺胃实热，气郁痰滞，或大便秘结，小便赤涩，烦渴饮冷，宜用人参清膈散，表散外邪，疏通内热，使邪不壅滞。若毒蕴脏腑，大便秘结。用前胡枳壳散，疏导其里，调和荣卫，使邪自解散。若痰嗽涕唾，鼻塞不利，宜用惺惺散或参苏饮，发散外邪。庶元气不伤，痘伤而易愈。

一小儿痘疮，涕唾稠粘，鼻塞不利。此风邪所伤肺，用参苏散一剂稍愈，又用惺惺散而痊。

一小儿痘赤，壮热痰甚，烦躁饮冷。此脾肺实热，用人参清膈散顿退，又用芹菜汁而靥。

一小儿痘疮，作渴饮冷，痰涎不利。此上焦热毒所致，先君用人参清膈散、犀角地黄汤各一剂，热退痰清；又用四圣散浆而痘起浆贯，用参芪四圣散浆回痂脱。

一小儿涕唾稠粘，大便黑屎。此胃经热毒，先君用《圣济》犀角地黄汤、芹菜汁而痊。

一小儿痘愈后，涕唾口干，饮汤腹胀。此胃气虚热而津液不足也，先用人参白术散二剂，后用五味异功散而愈，又用参芪四圣散、参芪内托散而痊。

一小儿涕唾稠粘，痰喘作渴，大便不利。此热毒蕴于内，用前胡枳壳散一剂，

诸症顿退，又用《济生》犀角地黄汤二剂而愈。

前胡枳壳散　治涕唾稠粘，痰实壮热，胸中烦闷，大便坚实，卧则喘急。

前胡　枳壳麸炒　赤茯苓　大黄炒　甘草炙，各等分

上每服三钱，水煎。如身温脉微并泻者，不可服。

按：前方若肺实胃热，气郁痰滞，大便秘结，小便赤涩，烦渴饮冷，脉数，宜用此方以表散外邪，疏通内脏，使邪气不壅滞，且痘疮轻而易愈。

紫草四圣散　治痘疮出迟倒靥，或小便赤涩发热。

紫草　木通　甘草炒　黄芪炒，各等分

上每服二三钱，水煎服。加款冬花、桔梗等分，名仙圣散。

参苏饮　治时气伤风，发热恶寒咳嗽，未明痘疹，疑似之间，此药甚为稳当。

前胡　人参　紫苏叶　干葛　半夏　茯苓各三分　枳壳　陈皮　甘草炙　桔梗各二分

上水煎服。

人参白术散　治胃气虚弱，涕唾稠粘，或因克伐吐泻，口干作渴，饮食少思。方见属阴属阳，即七味白术散

五味异功散方见寒战咬牙

人参清膈散即十六味清膈散

犀角地黄汤二方见顶陷心烦

四圣散方见发热属阴属阳

参芪四圣散

参芪内托散二方见腹胀气促

惺惺散方见瘫症

顶陷灰白泻渴之症

陈文宿先生云：痘疮出二三日，始出如粟米状，或绿豆大，似水珠光泽明净，根窠红者，不须服药。若四五日大小不等，根窠光泽明净者，亦不须服药。如陷顶灰白泻渴者，服木香散。丹溪先生云：痘疮灰白色，静者、怯者，作寒看；躁者、勇者、焮发者，作热看。若初出之时色白者，便须大补气血，参、芪、芎、归、术、芍、甘草、升麻、木香、丁香；泻者加诃子、肉豆蔻。若白色将靥如豆壳者，盖因初起，饮水过多，其靥不齐，俗呼倒靥，不妨，但服实表之剂自愈。如毒郁于里，大小便秘者，随通利之。窃谓：前症不起发，不红活者，此因脾胃气虚，用参芪四圣散。顶陷灰白泻渴者，脾肺虚寒，用木香散、异功散。若灰白色或痒而脓不贯，用紫草、四君、木香。色赤或痒而脓不贯，用紫草木通汤。贯而脓清稀，用参芪内托散；不应，加附子，缓则不救。已出危症，如出赠痘，多有生者。

一小儿色淡白痒塌，此脾肺气虚血弱也，用紫草快瘢汤，参、术各三钱，二剂稍应；又二剂，红活起发；又用托里散，参、术各三钱，贯脓而愈。

一小儿九岁，痘色白，手足冷。此脾胃虚弱，用六君子汤加木香、当归、紫草四剂，又用参芪四圣散加参、芪各三钱而靥。至十七日发热烦渴，脉洪大而虚，用八珍汤而愈。

一小儿十六岁，痘色白，脉虚浮，按之甚微而短，形气倦怠，饮食少思。此血气虚弱，用紫草木香散，内人参五钱，十剂，色微赤；又用独参汤而贯；乃用十全大补汤、补中益气汤，共用参二斤余而靥。随入科举毕，发热，痕痒淡赤，昏倦不食，急灌以独参汤而苏，又用斤余，却用十全大补汤、补中益气汤而安。

一小儿痘疮七日，变灰白色，手足并

冷，腹痛泻渴。先君谓：阳气虚寒，用十二味异功散。不信，已而饮沸汤不知热，始投前药二剂，阳气顿复，却用独参汤、参芪四圣散而愈。

一小儿十五岁，因科举劳伤元气，出痘色白，贯脓不靥，眼闭昏愦，饮食与之则食，手指轻捏不冷，重按良久则冷，其脉轻诊而浮，重按如无，不及两寸。此阳气虚弱而无邪耳，用人参一两，干姜一钱，枣五枚，二日进四剂，结靥眼开。又二剂其眼常开，呻吟不绝。再剂却佐以补中益气汤，二十一日始言，但气短，云遍身痛如锥，索食，月余而靥。始末悉用前二汤，更无他饵。

一孕妇发热坠胎昏愦，遍身见痘灰白色，饮食药饵，到口即作呕，惟灌热汤则饮之。乃择壮年妇乳灌之不辍，日灌数碗，旬余省，索食，云胸腹胀满。此脾气虚而乳食壅滞，令细呷浓茶半钟，胸满即宽，四十余日而靥。后因劳心，发热如炙，用四君、参、芪、炮姜而痊。

一男子年三十，发热头痛，四肢拘急。服解表之药热益甚，遍身红点，渐成脓，窠已灰白。此痘疮因气虚耳，用参芪四圣散、托里散，色赤脓贯而靥。

一小儿第十日，不红活，浆不满。先君谓气血虚弱，用参芪托里散，数剂出赠痘，红活起发，又用十全大补汤而愈。

十一味木香散

木香　大腹皮　人参　桂心　赤茯苓　青皮　前胡　诃黎勒去核　半夏　丁香　甘草炙，各三钱

上每服三钱，生姜三片，水煎，量大小服。

十二味异功散

木香　官桂各三钱，去粗皮　当归三钱半　人参　茯苓　陈皮　厚朴　白术各二钱　半夏　丁香　肉豆蔻二钱半　附子炮，去皮，一钱

上每服三五钱，姜五片，枣三枚，水煎，量大小服。此药家传五世，累经效验。

愚尝治痈疽阴症，凡杂症阳气脱陷，与寒气逼阳于外者，发热烦躁，口干作渴，投以姜、桂、附子之类，津液顿生，烦热顿退，其应如响。人但不习而察之耳。

八珍汤　治痘疮气血俱虚者，此方主之。若因脾气虚弱而不能生血者，宜用异功散。

当归一钱　川芎五分　芍药炒，七分　熟地黄酒拌　人参　白术炒　茯苓各一钱　甘草炙，五分

上每服二三钱，姜枣水煎。

豆蔻丸方见咬牙

内托散即托里散。方见痘痈

紫草快癍汤方见大便不通

四君子汤

六君子汤二方见不靥

参芪内托散方见腹胀气促

紫草木香散方见大便不通

补中益气汤方见寒战咬牙

四圣散方见痘出不快

参芪四圣散

十全大补汤

独参汤三方见腹胀气促

紫草木通汤方见痘出迟

寒战咬牙饮水泻渴之症

陈文宿先生云：痘疮六日至七日，肥满红活光泽，八日至九日，肥满苍蜡色者，皆不须服药。如身温气促，口干肚胀，足冷寒战咬牙，饮水泻渴者，急用木香散加官桂、丁香服之；如不愈，服异功散。盖咬牙者，齿槁也。窃谓：前症若手

足并冷，渴饮热汤，大便泄泻者，阳气虚寒也，宜热补之。手足不冷，大便不利，渴饮温汤者，脾气虚热也，宜调补之。手足不热，大便不利，渴饮热汤者，脾胃虚弱也，宜温补之。治者审焉！

一小儿出痘，寒战咬牙，四肢蜷缩，大便自利，手足并冷，喜饮热汤。此阳气虚寒也，用十二味异功散末二钱，诸症顿退，又用人参白术散、参芪四圣散而靥。

一小儿十四岁，面色忽赤忽黑，出痘寒战咬牙，作渴烦热，喜饮热汤。此阳气虚寒也，用十全大补汤散，烦渴顿止。乃以八珍倍加参、芪，至脓贯又作渴面赤，此脓成而血气虚也。用当归补血汤、八珍汤而靥。至月余面赤烦渴，或时昏愦，痘痕如赭，或时作痒，脉洪大，按之如无，此血脱也，用大剂当归补血汤而安。

一小儿痘疮，寒战咬牙，内热作渴，形气倦怠，虽起发而欠红活。此阳气虚弱也，用参芪四圣散而结痂。忽作泻发热，此脾气虚也，用人参白术散、参芪内托散而靥。

一小儿痘疮，咬牙面黄饮汤。此阳气虚弱也，用五味异功散加木香而愈。后仍咬牙面赤作渴，至夜为甚。此脾肾阴虚也，用地黄丸、大补汤而愈。

一小儿脓不贯，兼寒战咬牙腹胀。属脾胃虚弱，用四君、肉桂、归、芪、肉豆蔻，又用参芪四圣散而痊，后用托里散、四君子汤而靥。

一小儿痒塌寒战咬牙，喜饮温汤，手足不热。属阳气虚弱也，用参芪四圣散，诸症已退；用参芪托里散，其浆渐贯；用十全大补汤，其痂顿靥。

一小儿十四岁，痘将愈忽寒战，手足并冷，脉微细而不及两寸。乃脾气虚热，用五味异功散、独参汤、十全大补汤而愈。

一妇人愈后寒战，脉浮大，按之微细。此血气虚也，用十全大补汤三十余剂而愈。后因劳，寒热往来，寒时手足如冰，热时手足如炙，脉浮大，重按则细。此阳气虚甚也，朝用补中益气汤加桂、附各一钱，夕用八味丸料，倍加桂、附，各五十余剂而安。

一小儿咬牙作渴，面色忽白忽赤，脉洪数，按之无力，左关尺为甚。此属肾虚也，用地黄丸、补中益气汤寻愈。后因惊，面青目赤，呵欠咬牙，手寻衣领。此肝经虚热，用加减八味丸料，煎与恣饮，顿安，又用补中益气汤而痊。

一小儿咬牙，作渴饮冷，大便微秘，寒战痘赤，多在身侧。此属胆经虚热也，用小柴胡汤、柴胡麦门冬散各一剂，又用加味四物汤而痊。

当归补血汤　治痘疮血气亏损，或妄服峻剂，致血气俱虚，肌热大渴喜饮，目赤面红，昼夜不息，其脉洪大而虚，重按全无。其症似宜服白虎汤，但脉不长实为可验耳。若服白虎汤必死。

黄芪炙，一两　当归二钱

上水煎，徐徐服。

补中益气汤

人参　黄芪炒　白术　甘草　当归　陈皮各一钱　柴胡　升麻各二分

上姜枣水煎，徐徐服。

五味异功散

人参　茯苓　白术炒　甘草　陈皮

上每服二三钱，姜枣水煎。为末调服亦可。

加减八味丸即六味丸加五味子四两，肉桂一两　治肾经阴虚，虚火上炎，作渴咬牙，或口舌生疮，或痰涎涌盛。

六味地黄丸加肉桂、附子各一两，名八味丸。二方见发热属阴属阳

独参汤方见腹胀气促

小柴胡汤方见瘫症

十二味木香散

十二味异功散二方见痘灰白色

十全大补汤方见腹胀气促

八珍汤

柴胡麦门冬散二方见顶陷灰白

参芪四圣散方见顶陷心烦

七味白术散方见痘发热。即人参白术散

卷　十　八

吴郡　薛铠集　薛　己验
江都　魏一元　吴中珩校

不靥闷乱哽气腹胀之症

陈文宿先生云：痘疮十一日至十二日，当靥不靥，身热闷乱不宁，卧则哽气，腹胀泄泻，寒战咬牙，急用异功散加木香、当归，以救阴阳表里，助其收靥。窃谓：前症若手足并冷，属脾胃虚寒，宜用十二味异功散。手足微冷，属脾胃虚弱，宜用五味异功散加木香。若手足热，大便秘，属脾胃实热，宜用清凉饮，救其阴，以抑其阳。

一小儿痘，寒战咬牙，泻渴腹胀，手足冷，时仲夏，饮沸汤口不知热。先君谓脾气虚寒，用十二味异功散，一剂顿安；又用五味异功散，调补而愈；再用参芪四圣散而痊。

一小儿痘不结痂，发热饮汤，哽气腹胀。此脾气虚弱，用五味异功散、参芪四圣散而愈。后嗳气下气，欲服枳壳之类。余谓：嗳气属心火虚，下气属脾气虚。朝用六君子汤加姜、桂，夕用补中益气汤而愈。

一小儿哽气喘咳，腹胀下气，手足不冷不热，此脾虚不能摄气而腹胀下气，肺虚不能摄气而哽气喘咳，用五味异功散加升麻而愈。

一小儿痘将愈，足冷哽气腹痛，手冷至臂，唇青面白。属脾胃虚寒也，用五味异功散加附子二剂，足稍温；又用六君、姜、桂一剂，诸症渐退；乃去姜、桂，服之而痊。

一小儿痘不结痂，作渴饮冷，大便秘结。此肠胃有热也，先用清凉饮末一钱，大便和而顿靥，又用人参麦门冬散、八珍汤而痊。

一小儿痘不结痂，用补中益气汤、地黄丸料煎服而愈。次年毕姻后，寒热作渴，头晕，脉洪数，按之微细。此脾肾虚火上炎也，以前药各加肉桂五分，引火归经而愈。

一小儿痘不靥发热，因乳母有肝火，用加味逍遥散、人参白术散，母子俱服而热止又用柴胡麦门冬散而痊。

一小儿十五岁，久而结痂，寒热往来，脉洪数，按之无力，用十全大补汤而痊。后因劳寒热复发，用补中益气汤而安。

六君子汤　治脾气虚弱，或因克伐之剂，亏损中气，饮食少思，或痘疮不起发灌浆结痂。

人参　白术炒　茯苓　陈皮炒　半夏汤洗　甘草炒，各等分

上三五钱，姜枣水煎，徐徐服。

四君子汤即六君子汤去陈皮、半夏

四顺清凉饮　王海藏先生云：痘疹脓

贯而不焦者，由治失清凉之法，内外热毒，无以收敛。譬如五谷得阳气而成熟，得阴气而结实，用清凉饮子下之。方见大便不通

十二味异功散方见顶陷灰白

人参麦门冬散方见发热口渴

柴胡麦门冬散方见作痒搔破

加味逍遥散方见欲靥不靥

补中益气汤

五味异功散二方见寒战咬牙

参芪四圣散

十全大补汤二方见腹胀气促

人参白术散即七味白术散

地黄丸二方见发热属阴属阳

两目生翳痕黯凹凸之症

陈文宿先生云：痘疮十二日至十三日，疮痂渐落，其瘢犹黯，或凹或凸，肌肉尚嫩，不可澡洗，并忌五辛煎煿之物，恐热毒上熏肝膈，眼生障翳。或有是患，用谷精草散治之。窃谓：前症目为肝之窍，或肝经风热，或肝经血虚，或肝经风热相搏，或肝疳内热或乳母肝经有热，或食膏粱厚味，故多犯其目。若失于早治，多成废矣。

一小儿出痘，两目不开，先君谓肝经有热，用消毒化瘢汤，母子服之而愈。

一小儿两目不开，先君谓肝经热毒，先用柴胡麦门冬散，又用四物汤加山栀而愈。

一小儿痘疮，目赤肿痛。此肝火为患，用柴胡麦门冬散、谷精散而愈。

一小儿痘将靥，目不开，脉浮而无力，右关按之缓弱。此脾气虚耳，用补中益气汤加蔓荆子二剂，去蔓荆子又数剂而愈。后每劳役，目中作胀不能开合，朝用补中益气汤，夕用五味异功散而愈。

一小儿眼痛不开，属肝经风热，用柴胡麦门冬散、犀角地黄汤加柴胡各一剂，开而见赤翳迷漫，仍用前药加谷精草而愈。

一小儿出痘，目闭二十余日，用清肝解热之药，两目虽开，其睛已伤，此失于早治也。

一小儿目中出痘作痛，肝脉弦洪有力，先用小柴胡加龙胆草、生地黄一剂，而痛稍止；乃用四物、柴胡、山栀一剂，痛全止；再用加味逍遥散、蝉菊散而愈。

一小儿目中出痘，肝脉弦数。此木火相搏，用四物、山栀、牡丹皮、柴胡二剂，再用加味逍遥散二剂，肝脉平和，又用四物、牡丹皮而靥。但目有青翳，用蛇蜕散、三味谷精草散而痊。

一小儿素食膏粱，目中出痘作痛，口渴、大便坚实，左右关洪数有力弦长。此形病脉俱实，先用柴胡栀子散、泻黄散各一服，又用柴胡栀子散、柴胡麦门冬散而痊。

一痘儿眼不开，肝脉数，按之有力，用柴胡栀子散，子母服之眼渐开。又因母劳怒仍闭，用加味逍遥散而愈。后复闭，用柴胡麦门冬散而痊。

一小儿目中生翳，诊其肝肾疳症，用九味芦荟丸、六味地黄丸及粉丹散，翳渐退，又用柴胡麦门冬散而痊。

羊肝散　治痘疮入眼，或无辜疳入目。

密蒙花　青葙子　决明子　车前子

上为末，用密蒙花末三钱，余药各一钱，以羊肝一叶，薄批掺上药，用纸裹煨熟，空心食之。

蛇蜕散　治痘毒目翳。

蛇蜕二钱，为末　瓜蒌仁五钱，研烂

上为末，用羊肝一片，批开入末二钱，用线扎紧，米泔煮熟，频与儿食，外

用粉丹散。

三味谷精草散　治痘疹翳膜遮睛瘴瞳子。

谷精草一两　蛤粉　黑豆各二两

上为末，用雄猪肝一叶，竹刀批开，掺药在内，以麻线缚定，入砂罐内水煮熟，令儿食之。

蝉菊散　治斑痘入眼，或病后生翳障。

蝉蜕洗　白菊花各等分

上每服一钱，水煎入蜜少许，量儿服。

二味谷精草散　治痘疮已靥，目翳膜障，瞳神隐涩泪出，久而不退。

谷精草一两　生蛤粉二两

上为末，用豮猪肝一叶，竹刀批片子，掺药在内，以绵扎，入砂器内，水煮，令儿熟食之。

粉丹散即吹耳丹　治眼生翳膜。

轻粉　黄丹

上为末，竹筒吹耳内，左眼有翳吹右耳，右患吹左耳，即退。

通神散　治瘢疮入目，内生翳障。

白菊花　绿豆末生用　谷精草各等分

上为末，每服一钱，干柿一个，米泔水一盏，煮干末，不拘时但食柿饼五七次，至七日可见效。

黄柏膏　治痘疮初出就涂面，则痘疮不生于面目，用之若迟，虽出亦稀。

黄柏一两　绿豆　甘草各四两，生用

上为细末，清油调如膏，从耳前眼唇面并涂之，日三五度。

羊肝丸　治痘疮入目不能开。

羯羊肝一具，生用　黄连炒，为末

上先将羊肝去筋膜，于石器内捣烂，入黄连末，丸如桐子大。每服二三十丸，食后茶清送下。

蝉蜕散　治瘢疹入目，半年已过者，一月取效。

蝉蜕一两　猪悬蹄甲二两，瓦罐内用盐泥封，烧存性

上二味为末，入羚羊角末五钱，每服五分，白汤调下。

九味芦荟丸　治肝经积热，面[①]目生翳，耳中出水，大便不调，肢体消瘦等症。方见疳蚀症

小柴胡汤方见瘢症

柴胡麦门冬散方见作痒搔破

四物汤方见痘疮出迟

六味地黄丸方见疮痘发热属阴属阳

泻黄散方见靥后发热咽痛

消毒化瘢汤即消毒救苦汤。方见夹疹痘

加味逍遥散方见欲靥不靥

柴胡栀子散即柴胡清肝散。方见作痒搔破

补中益气汤

五味异功散二方见寒战咬牙。一名小异功散

靥后发热咽痛不利之症

陈文宿先生云：痘疮收靥之后，浑身壮热，经日不除，别无他症，用柴胡麦门冬散，如不退，服人参白术散。若风热咳嗽，咽喉不利，用桔梗甘草防风汤。窃谓：前症有因热毒未解者，有因胃气虚热者，有因胃气实热者，其因不能枚举，当临症制宜而药之。

一小儿咽痛壮热，痘痕色赤，手微热，此余毒未解，用柴胡麦门冬散而安。七日之后复捏手指，初捏似热，久捏则冷，此脾气虚也，用五味异功散而痊。

一小儿痘，咽痛，大便不实，口渴饮汤，手足不热。此脾胃虚弱也，用人参白术散而大便实，但不时寒热，用加味逍遥散而愈。

---

①面：各本均同，据文义疑“两”字之误。

一小儿痘，咽痛，发热作渴，面赤饮冷。此胃经实热也，用射干鼠粘子汤而愈。因食厚味复发，手足并热，用泻黄散一剂而痊。

一小儿痘，咽痛，发热饮冷，大便黄色，手足指热。此脾胃实热也，用泻黄、清胃二散各一剂而愈。后因乳母食厚味，儿口角流涎，不能吮乳，仍用前药治母而愈。

一小儿痘，咽痛足热。余谓：此禀足三阴虚而无根之火上炎也，古人有云，痘归肾经，必不可救，当用壮水之剂，亦有生者。奈彼不悟，翌日果腰痛咽哑，始信余言，乃用大剂地黄丸料加五味子，并补中益气汤而愈。

一男子出痘，上体甚热，两足俱冷，喉痛作渴，疮亦不起发。此禀肾经虚热也，以六味地黄丸料，煎与恣饮，渐愈，又与八珍汤而痊。

一小儿面色素白，出痘咽痛，发热面赤，作渴饮汤，手足指冷。此禀足三阴虚也，用大剂加减八味丸料，煎与恣饮，又以益气汤助其脾胃，以滋化源，痛止热退而愈。

射干鼠粘子汤 治痘疹咽喉作痛，及痘疹后痈疽疮毒。

鼠粘子即牛旁子 甘草 升麻 射干各二钱

上水煎，量服之。

泻黄散 治脾胃实热患疮，口渴饮冷。

藿香叶七叶 石膏煅，五钱 甘草三钱 防风 山栀仁炒，各一两

上为末，每二钱水煎，入蜜少许。婴儿乳母服之。

六味地黄丸方见痘疮发热属阳属阴

清胃散方见痘不结痂

八珍汤方见顶陷灰白

人参白术散即七味白术散

柴胡麦门冬散方见作痒抓破

加减八味丸即六味丸加五味子、肉桂

加味逍遥散方见欲靥不靥

五味异功散

补中益气汤二方见寒战咬牙

顶陷心烦狂躁气喘之症

陈文宿先生云：痘紫色顶陷，心烦狂躁，气喘妄语，或如见鬼神，内热便秘者，宜用龙脑膏子、猪尾膏。如无内热，大便不实，不可轻服。窃谓：前症多因初起热盛之时，失于解利所致。亦有因痘毒未尽，有因胃经有热，有因肺胃有热，有因心脾有热。烦躁，痘裂出血，便血衄血，尿黑痕赤，详见各症。大凡作渴发热，手足指冷或大便秘结者，内有热也，切不可禁其饮水，观张子和述水中儿事，良可验矣。盖热极，故得水而生也。

一小儿痘症狂喘，热渴饮冷，痰涎不利，先君用十六味清膈饮、犀角地黄汤而痊。

一小儿痘紫发热，小便不利，手足发热。此肺经有热，用人参清肺饮，小便随利，又用犀角地黄汤而靥。

一小儿痘紫作渴，手足并冷。余谓胃经有热，用竹叶石膏汤一剂，诸症顿退而愈，用人参白术散而痊。

一小儿痘紫作痛，又顶欲陷，发热饮冷，作渴痰喘，大便秘结。此肺胃有热，用十六味清膈散一剂，诸症顿减，又用葛根麦门冬散一剂而愈。

一小儿出痘发狂，作渴饮冷。此上焦热炽也，用黄连解毒汤、芹菜汁而止；又用紫草快瘢汤将靥。因间药饵三日，色黑倒靥，用紫草散渴止，又用人参白术散而痊。

一小儿出痘，喘咳面赤，其脉洪数，右寸脉尤甚。此心火克肺金，用人参平肺散以清心肺，再用地黄丸以壮肾水，喘嗽顿止。

一小儿痘将愈，喘躁作渴面赤。此禀足三阴虚也，用地黄丸料数剂，诸症稍可，又佐以益气汤，诸症渐愈。后因沐浴出汗，仍喘咳烦躁面赤，脉洪大，按之如无。此汗多亡阳也，用当归补血汤而愈。毕姻后，喘咳音哑，用地黄丸、益气汤各百余剂，得远帏幙而生。

一小儿痘愈后，时发狂兼喘，发过面色黄白，手足并冷。此脾胃虚弱也，余用补中、八珍二汤各三十余剂。或云当先降火邪而后补无气，乃服芩、连、朴硝之类，汗吐不止而殁。

十六味清膈散　治涕唾稠粘，喘嗽痰盛，身热鼻干，大便如常，小便黄赤。

人参　柴胡　当归　芍药　知母　桑白皮　白术　黄芪　紫菀　地骨皮　茯苓　甘草　桔梗　黄芩炒，半两　石膏煅　滑石

上每服三钱，姜水煎，量儿服之。

葛根麦门冬汤　治痘疹胃经热甚，头疼闷烦，或痘后余毒。

麦门冬　干葛　人参　赤芍药　升麻　茯苓各三分　石膏末五分　甘草二分

上水煎服。

犀角地黄汤　治郁热不解，气血涌为衄血，或流入胃脘而吐血，或余血停滞，面色萎黄，大便色黑。

犀角　生地黄　白芍药　牡丹皮各一钱

上水煎，乳母同服。

人参平肺散　治心火克肺金，传为痈痿，咳嗽喘呕，痰涎壅盛，胸膈痞满，咽嗌不利。

人参　陈皮　甘草　地骨皮　桑白皮　茯苓各一钱　知母　五味子各一钱　青皮四分　天门冬去心，四分

上水煎，徐徐服。

竹叶石膏汤　治痘疮胸中烦闷，小便赤涩，口干作渴，兼有赤癍，又宜服犀角散。方见泄泻咬牙

龙脑膏子　治时气豌痘疮及赤疹子未透，心烦狂躁，气喘妄语，或见鬼神，或已发而陷伏。宜速治，否则毒入脏必死。

生龙脑

上研细，滴雄猪心血，丸绿豆大。每服一丸。心烦狂躁，紫草汤下。疮陷伏，温酒化下。一方加辰砂五分尤妙。服后少时，心神清爽，得睡，疮疹发透。

猪尾膏　治痘疮黑陷倒靥。

用小猪尾尖，刺血两三点，入脑子少许，辰砂末一钱，同研膏，以木香汤化下。

紫草快癍汤　治痘疹下血不止，不能发出，血气不足，色不红活等症。即紫草汤

紫草　人参　白术　茯苓　当归　川芎　芍药　木通　甘草　糯米

上每服二钱，水煎。

人参清肺散方见痘喘

八珍汤方见顶陷灰白泻渴

黄连解毒汤方见癍症

地黄丸即六味地黄丸

人参白术散即七味白术散。二方见发热属阴属阳

补中益气汤

当归补血汤二方见寒战咬牙

作痒抓破脓水淋漓之症

陈文宿先生云：痘疮作痒，抓破成疮，脓水淋漓者，由气血衰肌肉虚也，宜用木香散加丁香、肉桂及败草散。切忌用牛粪灰。窃谓：前症皆因气血虚弱所致，

预为调护，使气血和平，庶无此患。又必察其外症，色白者，用四君之类；色赤者，用四物之类。若因咸味，宜用蝉蜕散之类。

一小儿口干作渴，脉浮而数。此血气虚而有热也，用参芪四圣散加蝉蜕而痒止，用托里散加蝉蜕而脓贯。又用托里散将靥，忽发热作渴而痒。此血虚也，用八珍汤、当归补血汤而愈。

一小儿痘赤作痒，脉弦，按之则数。此乃肝火血燥生风，先用柴胡麦门冬散加蝉蜕而痒止，又用托里散而痂脱。后仍痒痕，用八珍汤倍加参芪而愈。

一小儿痘疮作痒色赤，心肝二脉数而弱。此风热相搏而血热也，用四物、黄连、柴胡、丹皮而痒止，用八珍汤、当归补血汤而疮愈。

一小儿痘后作痒，夜甚不寐。此脾经气血俱虚，用四君、归、芪数剂而止。后伤食作泻，复痒不寐，仍用前药及五味异功散而愈。

一小儿痘疮愈后，身痒，脓水淋漓，内热口干，用四君、归、芪，及补中益气汤，并六味地黄丸而痊。

一小儿痘疮作痒，服祛风药，遍身皆痒，脓水淋漓，口噤发搐，而面色皎白。此气血俱虚，余用大补汤、参芪四圣散而愈。

一小儿痘疮已愈，而犯色欲，遍身作痒，痘痕赤色，气息奄奄，脉洪数无力，左尺为甚，先用大补汤，内用人参五钱，数剂形气稍复，佐以大剂加减八味丸料，又五十余剂而痊。

一小儿痘将靥，身痒，脉浮数，按之无力。此真气不能荣于腠理，用补中益气汤而愈。因功课劳心，自汗，用六味汤而愈。后烦躁面赤，自汗如雨，用当归补血、十全大补二汤而愈。

一小儿汗出如雨，手足发热，作渴饮冷，右关洪数有力。此胃经实热也，用清胃散一剂顿退。因食膏粱复痒，发热饮冷，用泻黄散末一钱渴止，又用白术散去木香而痊。

一女子靥后身痒，脉浮大。此脾肺气虚也，朝用补中益气汤，夕用黄芪六 汤而愈。经行复痒，发热，用加味逍遥、八珍汤而痊。

一男子痘愈而入房，身痒昏愦，脉大而无伦次，按之如无，用独参汤十五剂而苏，又大补汤二十余剂脉敛，又二十余剂脉微细而畏寒，此火归经，又五十余剂而痊。

一妇人痘方愈，因劳发痒，服消风散，口噤流涎。余谓：此曰元气复伤。不信，乃服前药，更四肢发搐。余用十全大补、加味逍遥而愈。

一小儿痘愈后作痒，服消风散，四肢发搐，口噤流涎。余谓：脾土亏损，而肝木所克。果殁。

一小儿痘脓未满，面赤作痒。余谓：气血虚而有热。欲行温补。不信，乃服清热之药而殁。

柴胡麦门冬散 治肝胆经有热，靥后不解。

柴胡 麦门冬各一钱 人参 玄参 龙胆草各五分 甘草炒

上水煎，量儿大小服。

参芪四圣散 治痘疮不能长满生脓，或色白作痒。方见腹胀气促

五味异功散 治痘疮元气虚弱，肌肉消薄，荣卫短促而患疮疡，不能消散；或脾肺气虚，不能生肌收口。大凡诸症，因脾气虚而不能愈者，皆宜服之，调补元气则自愈矣。方见寒战咬牙

黄芪六一汤 治疮疡后气虚作渴，愈后作渴，尤宜服之。

黄芪炙，六钱　甘草炙，一钱

上水煎服。

柴胡栀子散　治肝胆经有热，疮毒不愈，或发热不止。

柴胡　山栀　牡丹皮各一钱　川芎　芍药　茯苓各七分　白术炒　甘草各五分　当归　牛蒡子炒，各七分

上水煎，母子同服。

十全大补汤

独参汤

参芪四圣散　治痘疮不起，不能长满生脓，或作痒。三方见腹胀气促

补中益气汤　治痘疮中气虚弱，或因克伐，以致身痒，恶寒发热，烦渴体倦，饮食少思，或不能结痂作痒者。

当归补血汤二方见寒战咬牙

加味逍遥散方见欲靨不靨

四君子汤方见不靨闷乱

六味地黄丸方见痘疮发热属阴阳

四物汤方见痘疮出迟

泻黄汤方见靨后发热咽痛

托里散方见痘痈

加减八味丸即六味丸加用五味子、肉桂

八珍汤即四君、四物二方相合

清胃散方见痘痈

风邪搏于肌肉患疳蚀之症

陈文宿先生云：痘疹已靨未愈之间，五脏未实，肌肉尚虚，血气未定，忽被风邪搏于肌肉肌肤之间，则津液涩滞，故成疳蚀疮也，宜用雄黄散、绵茧散治之。久而不愈，则溃蚀筋蚀，以致杀人。窃谓：雄黄散清肝杀虫解毒，绵茧散治脓水淋漓，皆治外之良方，内无余毒者，宜用此法。若因肝脾疳火上炎，或食甘肥而胃火内动，或手足阳明经蕴热，或肾经虚热，各有不同，皆元气不足，病气有余，乘虚而发也。焮痛作肿，用仙方活命饮、大芜荑汤。疳热为患，用大芜荑汤、四味肥儿丸。肾经虚热，用地黄丸。当临症制宜，分五脏相胜，审乳母之气何如。扶助胃气为善。

一女子患疳症，因浴热汤，发热如炎，体强如痓，此腠理间泄，邪热乘虚而内作，用十全大补汤一剂顿安。同时亦有患此症，不用补剂者，甚至不救。

一小儿痘后，遍身津淫作痒，此兼因疳为患，用大芜荑汤及蟾蜍丸而愈。后作渴，口中作痛，用蟾蜍丸、人中白散而安。

一小儿痘后，毒蚀腮。余谓肝脾有热助疳而患也，用大芜荑汤、大芦荟丸为主，以五味异功散为佐，月余渐愈，却以五味异功散，佐以大芜荑汤而痊。

一小儿臀间痘毒蚀烂，恪敷雄黄散益甚。余谓兼肝脾疳也，先用大芜荑汤、活命饮各二剂，又用九味芦荟丸为主，以五味异功散为佐，月余诸症渐愈。

一小儿患前症，发热作渴，两足晡热。余谓：禀肾经阴虚。不信，恪服清热败毒而殁。

一小儿痘出甚密，先四肢患毒，脓溃而愈，后口患疳，延蚀牙龈，余先用大芜荑汤、活命饮各一剂，又用蟾蜍丸、人中白散而安。

一小儿痘毒蚀陷，敷雄黄散，服加味解毒散而愈。

一小儿脸患之作痛，用仙方活命饮，又敷雄黄散、大芜荑汤而愈。

韶粉散　治痘疮毒气未散，疮痂虽落，其瘢犹黯，或凹或凸，此药涂之。

韶粉一两　轻粉一两

上炼猪脂油拌匀如膏涂之。如痘痂欲落不落，当用后方。

羊髑骨髓

上入轻粉研成膏涂之。如痘痒搔成疮及疮痂欲落不落，用上等白蜜涂之，其痂自落，亦无瘢痕，神效。

雄黄散 治痘毒牙龈生疳蚀疮。

雄黄一钱 铜绿二钱

上研细，量疮大小干掺。

绵茧散 治痘毒蚀疮，脓水不绝。

出蛾绵茧不拘多少

上用生矾末碎贯茧内，以炭火烧矾汁干，取出为末，干贴之。

九味芦荟丸 治痘毒成疳，齿蚀烂龈，或透颊腮，或肝脾疳热结核，耳内生疮，两目生翳，耳中出水，或小便出津，拗中结核，或大便不调，肢体消瘦等症。

胡黄连 宣黄连炒 芦荟 木香 白芜荑炒 青皮 白雷丸 鹤虱草各一两 麝香三钱

上各另为末，糊丸麻子大。每服半钱，空心米汤下。仍量儿用之。

大芜荑汤一名栀子茯苓汤 治痘疮上攻，口齿成疳，发热作渴，大便不调，发黄脱落，面黑便清，鼻下生疮，乳食呕吐等症。

山栀仁三分 黄柏 甘草炙，各二分 大芜荑五分 黄连 麻黄根一分 羌活二分 柴胡三分 防风一分 白术 茯苓各五分 当归四分

上水煎服。

导赤散

生地黄 木通 甘草各等分

上为末，每服一钱，淡竹叶水煎。

败草散 治痘疮抓搔成疮，脓血淋漓。用屋烂草，或盖墙烂茅，年远者佳。如无，旷野生者尤佳，为末搽之。如遍身患者，须多掺铺席上，令儿坐卧，其疮即愈。

丹粉散 治痘毒脓水淋漓。

轻粉 黄丹各一钱 黄连末三钱

上研匀搽患处。

立效散 治一切胎毒疮疥及风疹痛。

大黄 黄柏 山栀 寒水石煅，各等分

上为末，用清油烛调搽。若破而脓水淋漓，用当归膏。

大枫膏 治一切疮疥。

大枫子肉研膏 黄连各二两 真轻粉 枯矾 蛇床子各一两 柏油六两

上各另为末，入大枫膏和匀，更入柏油杵百余即成膏矣。每用少许涂患处。

加味小柴胡汤方见瘢疹

加味逍遥散方见欲靥不靥

人参平肺散

犀角地黄汤二方见顶陷心烦

柴胡栀子散方见作痒抓破

三黄散方见瘢烂

八珍散方见顶陷灰白

地黄丸方见发热属阴阳

十全大补汤方见腹胀气促

补中益气汤

当归补血汤

五味异功散

竹叶石膏汤四方见泄泻咬牙

四味肥儿丸

加味解毒散

人中白散

东垣消毒救苦汤四方见夹疹痘

蟾蜍丸

清胃散

仙方活命饮三方见痘痈

瘢　症

陈文宿先生云：瘢疹之症，俗言疹子。是肺胃有热，或时气所作。发于皮肤，遍体状如蚊蚤所咬。凡色赤者，十生一死，色黑者十无一生。钱氏云：瘢症初发类似伤寒，发热五六日或七八日而出，

或乍凉乍热，或咳嗽，泄泻不食，面赤，眼光如水生眵，或喷嚏痰涎，或热渴干呕，或大便急而小便涩。余窃谓：前症若身热烦渴者，用升麻汤。自汗烦渴者，化瘢汤。烦渴热泻，白虎苍术汤。热盛谵语，导赤散。咳嗽不已，生地黄散。吐血衄血，或大小便血，犀角汤。喉间作痛，甘桔防风汤。咽喉肿痛，玄参升麻汤。乍凉乍热，小柴胡汤。喘嗽不已，柴胡五味子汤。小便不利，柴苓汤。热盛干呕，解毒汤。停食呕吐，或腹胀作泻，平胃散，大便不利加枳实。饮食已消，或仍作呕，四君子汤。大便秘或喘满者，先用前胡枳壳汤下之，乃用春泽汤。瘥后热毒不除，葛根黄连汤。余毒成疮，射干鼠粘子汤、消毒饮。又有夹痘而出者，其势最速，乃血乘其势而为患也。如大便硬，用清凉饮少许下之。瘢退，四君、归、芪，固其元气。肢体疼痛，用活命饮一服，杀其毒气，仍用托里散治之。

一小儿七日不消，头痛发热，防其内热，此表邪未解，用葛根麦门冬汤一剂顿解，再剂而痊。

一小儿恶寒发热，头痛拘急，先用人参羌活散一剂，外邪顿散，又用加味异功散而安。

一小儿月余壮热不消，憎寒，头痛拘急。此表邪未解也，用人参败毒散一剂而表邪退，用惺惺散而痊。

一儒者年逾二旬患前症，烦渴饮冷，用竹叶石膏汤、化瘢汤各一剂，热渴顿愈，用快瘢汤，痘疮顿起，用八珍汤而痊。

一产妇患此，乃风热所致，用惺惺散而风热散，用六味活血汤而疮起发，用八珍汤而痊。

一小儿患此，鼻塞声重，发热身痒，用人参消风散而表症愈。后发热，搔破脓水淋漓，脉浮大，按之无力。此脾胃气虚，不能荣于腠理，朝用补中益气汤，夕用黄芪六一汤而愈。后因感冒服表散之剂，烦躁发热，面目俱赤，脉大而虚，用当归补血汤而痊。

一小儿发热作渴，二便秘涩，用大连翘饮，二便随通，但呕吐痰涎，腹痛不食。此邪气去而真气复伤也，用五味异功散而痊。

惺惺散　治风热时气疮疹，头疼壮热，目涩多睡，咳嗽喘粗。

桔梗　真细辛　人参　甘草　白茯苓　川芎　白术各五分　薄荷

上水一盏，姜三片，煎服。

黄连解毒汤　治疹毒吐血干呕。

黄连　黄柏　黄芩　栀子各三钱

上水煎，量大小服。

柴胡五味子汤　治瘢疹喘嗽。即小柴胡汤内加五味子

小柴胡汤　治瘢疹乍凉乍热似疟，喘嗽。

柴胡三钱　人参　黄芩各二钱　半夏一钱　甘草

上生姜三片，水一盏，煎至六分温服。

柴苓汤　治痘疹小便不利。

柴胡　黄芩　猪苓　泽泻　茯苓　白术各一钱五分

上姜水煎，量大小服。

人参消风散　治瘢疹等症。

人参三钱　荆芥穗　甘草炙　陈皮各五钱　白僵蚕　茯苓　防风　芎䓖　藿香　蝉蜕各三钱　厚朴姜制，三钱　羌活二钱

上每服一钱，水煎服。

人参败毒散　治瘢疹发热恶寒，咳嗽等症。

人参　茯苓　川芎　羌活　独活　前胡　柴胡　枳壳麸皮炒　桔梗　甘草炒，各

等分

上每服二三钱，水煎。

生地黄散 治痘疹烦热咳嗽。

生地黄 麦门冬各一钱半 杏仁 陈皮各一钱 甘草五分

上水煎服。忌酒醋盐酸之物。

白虎苍术汤 治痘疹瘢症。

玄参升麻汤

化瘢汤三方见水痘麻痘

升麻葛根汤方见后

干葛麦门冬汤

犀角汤二方见顶陷心狂

快瘢汤方见顶陷心烦

六味活血散

活命饮二方见痘痈

大连翘饮

春泽汤

人参羌活散

葛根黄连汤四方见夹疹痘

五味异功散

当归补血汤

补中益气汤三方见寒战咬牙

黄芪六一汤方见作痒抓破

竹叶石膏汤方见泄泻咬牙

射干鼠粘子汤方见靥后发热

甘桔防风汤方见痘寒战

前胡枳壳汤方见痘涕唾稠粘

四君子汤方见不靥闷乱

四顺清凉饮方见大便不通

水痘麻痘

陈文宿先生云：水痘之症，身热二三日而止，或咳嗽面赤，眼光如水，或喷嚏咳唾稠粘。与痘不同，易出易靥，不能为害。汤民望先生云：麻痘乃天行时气，热积于胃，胃主肌肉，故发于遍身，状如蚊子所啮。色赤者十生一死，色黑者十死一生。此症亦与瘢症不同。其瘢症如锦纹，而但空缺处如云路之状。麻症乃遍身而无空处，但以疏密之不同耳。麻痘初出，咳嗽烦闷，呕逆清水，眼赤，咽喉口舌生疮，用黄连杏仁汤。若催出而成瘢，烂如锦纹，或脓水腥臭，心胸咳闷，呕吐清水，不时身热，用黄芩知母汤。初起发热，疑似之间，可服升麻汤。然麻症始终宜用麻黄汤表之，痘症表与下皆不可。大抵发热烦渴，用升麻葛根汤。发热咳嗽，人参麦门冬汤。发热烦躁，小便不通，大连翘饮。冬寒腠理闭塞，葛根橘皮汤。

一小儿患之，发热作渴，遍身作痛，大小便干涩。此热毒郁滞于内，用葛根麦门冬汤一剂顿安，又用解毒汤而愈。

一小儿患此，身痛发热烦躁。此风邪搏于表也，用玄参升麻汤，诸症顿解。但倦怠发搐，此脾虚为肝所侮也，用和肝补脾汤而安。

一小儿患此，腹痛烦渴，面赤咳嗽痰涎。用升麻汤一剂，遍身如锦，用化瘢汤一剂而安，又用人参麦门冬散而愈。

一小儿疹隐于肉里而不现，烦渴躁热，衄血吐血或便血，用解毒汤、犀角汤各一剂而血止，又用导赤散而愈。

一小儿患此，寒热干呕，先用小柴胡汤加生地黄而寒热止，用解毒汤而发，用生料四物汤而痊愈。

一小儿患此，五日不消，发热烦躁，右关脉洪数而有力。此胃经实热，先用化瘢汤一剂，又用参滑散而愈。

三豆饮 治天行痘疮，始觉即服之，多者必少，少者不出。

小赤豆 黑豆 绿豆各一百粒 甘草节五钱

上水煮熟任食之，七日自不发。

参滑散 治水痘。

地骨皮 麻黄去节，一分 人参 滑石

大黄煨，一分　知母　羌活　甜葶苈炒，一分　甘草炙，半分

上为末，每服半钱，水一小盏，小麦七粒，煎数沸，每服三五匙，不可多服。

按：前方发表散邪，疏通内热之峻剂。若遍身作痛，壮热烦躁，作渴饮冷，大便秘结，小便涩滞，喘嗽等症，宜用此方。然水痘多属表邪，或发热引饮，小便赤涩者，当用升麻葛根汤。知无他症，不必用药。

和肝补脾汤　治风热疮疹，脾土不及，肝木太过。

人参　陈皮　川芎各五分　白术　茯苓　芍药各七分　柴胡　甘草炙，各三分　山栀炒，四分

上作二剂，水煎服。

白虎苍术汤

石膏四钱　苍术一钱五分　知母一钱　甘草五分　粳米一撮

上水煎服。

黄连杏仁汤　治麻痘渐出，咳嗽烦闷，呕逆清水，眼赤，咽喉口舌生疮，作泻。

黄连一两　陈皮　麻黄去节　杏仁去皮尖，麸炒　枳壳炒　葛根各五钱

上每服二钱。作泻者加厚朴、甘草。

黄芩知母汤　治麻症瘢烂，隐疹如锦纹，或脓腥臭，心胸闭闷，呕吐清水，温壮不时。

葛根　知母洗　黄芩　麻黄去节　陈皮　杏仁去皮尖　甘草各等分

上每服二钱。若不呕逆，去陈皮加芍药，如吐则用之。

升麻葛根汤　治疮疹初起，发热咳嗽，似伤寒未辨麻疹。

白芍药　川升麻　甘草　干葛各等分

上水煎，每服三钱。

化瘢汤　治瘢疹渴热最良。

人参　知母各一钱　甘草五分　石膏末四钱

上加粳米一撮，水煎，量服之。

葛根橘皮汤　治发瘢烦闷，呕吐清汁，兼治麻痘等症。

葛根　陈皮　杏仁去皮尖　麻黄去节　知母炒　甘草　黄芩各半两

上每服二三钱，水煎。

玄参升麻汤　治瘢疹已发未发，或身如锦纹，甚则语言烦躁，喉闭肿痛。

玄参　升麻　甘草炙，各等分

上每服二三钱，水煎服。

乌梅丸

乌梅三十个，酒浸，肉研烂　细辛　干姜　附子炮，各一两　蜀椒四两　黄连一两　当归四两

上为末，乌梅肉与米饭和丸，桐子大。每服数丸，白汤下。

羌活汤即人参败毒散加天麻、地骨皮

葛根麦门冬汤方见顶陷心狂

升麻葛根汤方见痘寒战

解毒汤

小柴胡汤二方见瘢症

人参麦门冬汤一名麦门冬散，方见发热口渴

犀角汤方见顶陷心狂

大连翘饮方见夹疹痘

四物汤方见瘢痘出迟

导赤散方见疳蚀之症

痘疮生痈毒之症

陈文宿先生云：痘疹首尾不宜与水吃。若误与之，疮靥之后，其痂迟落，或生痈。针之而成疳蚀，以致难愈。盖脾胃外主肌肉，饮水过多，湿损脾胃，搏于肌肤，则津液衰少，气血不能周流，凝结不散，故疮痂迟落而身生痈肿也。张洁古先生云：痈肿发于身前，手阳明经也；发于

四肢，足阳明经也。丹溪先生云：痘痈多是余毒血热所致，当分上下用药，而以凉血为主，大便燥实加大黄。如不应，当分经络所属，血气虚实，其脓成否。窃谓：前症初起未成脓者，用活命饮、隔蒜灸治而消之。欲成脓者，用活命饮解而溃之。气血虚者，八珍汤实而溃之。虚而不能敛者，托里散补而敛之。大凡发热肿痛，大便不结，用仙方活命饮及隔蒜灸法。大便秘结，用仙方活命饮加大黄。大便已通，肿痛未退，再用活命饮一服，用托里散补其元气。若发热倦怠，大便调和，用补中益气汤；未应，亦用隔蒜灸。若溃而发热口干，肢体倦怠，用东垣圣愈汤。脓水淋漓，不时发热，用四君、参、芪。若因乳母肝经血虚发热，用加味小柴胡汤。肝脾郁怒发热，用加味归脾汤。膏粱厚味积热，用加味清胃散。如专与凉血，用败毒等药，复伤元气，必致成者不能溃，溃者不能敛矣。

一小儿腿内侧患之，痛甚作渴，大便不通，小腹作胀。此表里俱有毒未尽，用活命饮加硝黄一服，诸症顿退，却去硝黄，再剂而痊。

一小儿左胁近腹患之，甚痛，恶寒发热，肢体亦痛。此余毒痕兼外邪也，用活命饮加麻黄一服，外邪悉退，疮毒亦减，乃用前剂去麻黄及圣愈汤而痊。

一小儿赤肿作痛，内服外敷皆寒凉之药，用活命饮一服，痛顿止而肿未消。此凉药血凝而然也，用六味活血散及隔蒜灸而痊。

一小儿痘出甚密，先四肢患肿，余谓脾经热毒，用活命饮之类而愈。后患口疳，流涎，牙龈蚀伤，用大芜荑、活命饮各二剂，却用蟾蜍丸，搽人中白散而愈。

一小儿臂患肿痛，色赤。此欲作脓也，用托里消毒散二剂而脓成，又二剂而脓溃，用托里散将愈，而发热恶寒，用十全大补汤而愈。

一小儿两腿臂膝俱肿，不能举动而痛，用黄豆末热调敷，服活命饮而消。

一小儿痘毒，溃而肿不消，烦躁作渴，小便如淋，手数寻空。此肝脾虚热也，用八珍汤，加减八味丸料各一剂而安，又用大补汤而愈。

一小儿痘毒，腿膝肿。此脾肾虚而毒流注也，用如圣饼及活命饮四剂，肿痛顿减，再用益气汤、地黄丸而痊。

一小儿腿膝肿溃，脓水不止，晡热体倦。先君谓元气复伤，阴虚所致，用补阴八珍汤、地黄丸而愈。

一小儿痘毒，敷寒凉药内溃不愈，清脓甚多。此元气虚也，朝用益气汤，夕用八珍汤，各五十余剂，佐以豆豉饼而愈。

一小儿腮患毒，用活命饮肿痛已退，肢体甚倦。此邪气去而元气虚也，用圣愈汤元气少复，用托里散而痊。

一小儿左耳下连项赤肿作痛，此少阳胆经火症，用栀子清肝汤治其母，用活用饮治其子而痊。后复作，误服败毒散，溃而不敛，疮口色白，余用托里散而痊。

一小儿出痘七日，寒热作渴，两胁及臂外患痘疔，此属胆经也，挑出黑血，以小柴胡汤加生地黄一剂，热渴顿止，又用活命饮而痊。

一小儿患此，面肿，肉色如故，脉浮而大，按之微细。余谓：此元气虚而邪从之也，当补元气为善。不信，乃服犀角丸、化毒丸而殁。

神效隔蒜灸法　治痘痈大痛或麻木，痛者灸至不痛，不痛者灸至痛，其毒随火散。用大蒜头切三分厚，安上，用小艾炷于蒜上灸之，每五壮易蒜再灸，痛不止尤宜多灸。小儿须将蒜切片着肉，一面略剜小空灼艾燃蒜，先置大人臂上试其冷热得宜，然后着疮上。又别灼如前法试之，以待相易勿令歇。

仙方活命饮　治痘疔痘毒，及一切疮毒，未成即消，已成即溃。此消毒败脓止痛之圣药。

金银花　陈皮各三钱　皂角刺炒　穿山甲用蛤粉炒　乳香　没药　白芷　防风　当归各一钱　贝母　天花粉　甘草节各七分

上每服五钱，酒煎。婴儿、母同服。为末酒调服亦可。若势甚而邪在表者，加麻黄散之。而毒在内者，加大黄下之。当临症制宜。此解毒、回生起死之剂，但元气脱者不治。

六味活血散　治痈疽疮痛初起，红肿不散。

当归　川芎　赤芍药　生地黄　红花　苏木各等分

上水煎，量服之。

托里散　治痘毒，元气虚弱，不能溃散，未成用之自消，已成用之自溃。

人参　黄芪炒，各二钱　当归酒洗　白术　陈皮　熟地黄　茯苓　芍药炒，各一钱五分　甘草炙，五分

上三五钱，水煎服。

托里消毒散　治痘毒气血虚弱不起发，腐溃收敛，或发寒热，肌肉不生。

人参　黄芪　当归酒洗　川芎　芍药炒　白术　陈皮　茯苓各一钱　金银花　连翘　白芷各七分　甘草五分

上每服三五钱，水煎。

东垣圣愈汤　治脓溃心烦无寐，体倦少食。

熟地黄自制者佳　生地黄各二分　人参　川芎各二分　当归　黄芪各五分

上水煎服。

《济生》归脾汤　治脾血虚损，健忘惊悸，或心气虚不能摄血归源，以致妄行，或吐血下血，或因乳母心脾二经有热，疮不结痂，或疮痕赤色。加柴胡、山栀即加味归脾汤。

人参　白茯苓　黄芪　白术　龙眼肉　当归　远志　酸枣仁炒，各二钱　木香一钱　甘草五分　当归身一钱

上姜枣水煎，母子同服。

东垣清胃散　治胃经有热，齿牙作痛；或饮冷作渴，口舌生疮；或唇口肿痛，焮连头面；或重舌马牙，吐舌流涎。若因服克伐之剂，脾胃虚热，口舌生疮，或弄舌流涎，或呕吐困睡，大便不实者，用五味异功散。

升麻五分　生地黄四分　黄连　牡丹皮各三分　当归梢四分

上水煎服，婴儿母亦服。

替针丸　治痘痈脓已成不溃。

陈壤米一钱　硇砂五钱　雄雀粪四十九粒，真雄雀粪直者是也

上为末，米粥丸如麦粒大。每用一粒，粘疮头上，以膏药贴之，半晌其脓自出。若疮头透而脓不出，或出而愈痛，或发热，血气虚也，用托里散。或作呕吐痰，食少体倦，脾气虚也，用六君子汤。

神效太乙膏　治一切疮疽溃烂。

玄参　白芷　当归　肉桂　赤芍药　大黄　生地黄各一两

上㕮咀，用麻油四十两，入铜锅内煎至药黑，滤去渣，徐入净黄丹一斤再煎，滴水成珠，捻软硬得中，即成膏矣。

神效当归膏　治痘毒津淫，或汤火等症，及疮腐不能生肌收敛者。

当归　黄蜡　生地黄各一两　麻油六两

先将当归、生地黄入油煎，去渣，入蜡熔化，候温搅匀，即成膏矣。

豆豉饼　治疮疡肿痛，或硬而不溃，及溃而不敛。并一切顽毒毒疖。用江西豆豉为末，唾津和成饼，大如铜钱，厚如三

四钱置患处，以艾铺饼上灸之。未成者即消，已成者祛逐余毒。间有不效者，乃气血虚败之症。参疔疮论灸法用之。

神功散 治疮疡初起肿痛者，用之可消，加血竭更效。

黄柏炒，为末，二钱 草乌生，为末，二钱

上用漱口水调敷，常以嗽水润之。

飞龙夺命丹 治痘疔、痘毒、痘痈，或麻木呕吐，重者昏愦咬牙。

真蟾酥干者，酒化 轻粉各一钱 枯白矾 寒水石 铜绿 乳香 没药 麝香各二钱 朱砂六钱 蜗牛四十二个，另研，如无亦可

上各为末，入蟾酥、蜗牛，或加酒少许，糊丸绿豆大。每服一丸，温酒或汤送下。重者外用隔蒜灸法，甚者多灸，或着肉灸。

五福化毒丹 治痘毒实热肿痛。

生地黄 熟地黄 天门冬去心 麦门冬去心 玄参各二两 甘草 甜硝各三两 青黛一两五钱

上为末，蜜丸芡实大。每服一丸，白汤化下。

犀角消毒丸 治痘疹余毒，及一切疮毒。

生地黄 荆芥 当归 犀角屑 防风 牛蒡子杵，炒 赤芍药 连翘 桔梗各七钱 薄荷 黄芩 甘草

上为末，蜜丸芡实大。每服一丸，白汤化下。

按：化毒丹降火凉血解毒，寒中之剂。消毒丸清热解毒，破血之剂。盖小儿脏腑脆嫩，元气易伤，况痘后气血皆虚，岂能胜当此剂。若胃气一伤，则未成者不能消散，已成者不能腐溃，已溃者不能生肌。殊不知痘疮乃脏腑所发，遍身之血皆化为脓。况此方愈而患此，乃脾胃虚怯，肌肉消弱，荣卫短涩所致。治者审之！

蟾蜍丸

蟾蜍一枚，夏月沟渠中，腹大、不跳、不鸣、身多癞𤻤者

上取粪蛆一杓置桶中，以尿浸之，桶上要干，不令虫走去，却将蟾蜍扑死投蛆中，食一昼夜，以布袋盛置，浸急流水中一宿取出，瓦上焙为末，入麝一字，粳米一字，粳米饭丸麻子大。每服二十丸，米饮下。

八珍汤方见顶陷灰白

小柴胡汤方见瘫症。加生地黄、山栀，即加味小柴胡汤

栀子清肝散即柴胡栀子散。方见作痒搔破

十全大补汤方见腹胀气喘

当归补血汤

补中益气汤二方见寒战咬牙

六味地黄丸加五味子、肉桂，名加减八味丸

四君子汤方见痘不靥闷乱

加味逍遥散方见欲靥不靥

加味归脾汤方见痘痞

加味清胃散方见痘不结痂

大芦荟丸方见风邪搏于肌肤

人中白散

如圣饼

补阴八珍汤三方见夹疹痘

痘疔

痘疔又谓之贼痘，或三五枚，或五七枚，间杂于诸症之间，其色紫黯，作痛不宁，以致诸症蜂起，不能贯脓，甚至不救，乃热毒势甚并结也，仙方活命饮。如二便秘涩，量加大黄；遍身拘急加麻黄。外必用线针挑破出黑血，或吮出毒血，以泄其毒，余痘才得贯脓，否则其毒无从而解，必致不起。如未应，急用隔蒜灸。若毒气甚者，或不知痛者，不用蒜隔，就着肉灼艾灸之。若灸后疮头红肿发焮，用针

挑破出毒血，灼艾尤好。虽此法未出方书，余屡用屡验者，世多用至宝丹之类，亦不可恃。

一小儿有疔二枚，诸痘焮赤作痒而不贯，先君以针挑破隔蒜灸，至五十余炷而贯，又十余壮而痛止。用活命饮末二钱，热血调服，出紫血；又二服，疔毒悉退，痘浆悉贯，更用犀角消毒散而愈。

一小儿患痘疔，挑出毒血，服活命饮而痘愈。但疔处或痒或痛，用活命饮、隔蒜灸而愈。用参芪四圣散而靥。

一小儿痘内有疔数枚，虽挑出毒血，余毒不解，先君用仙方活命饮一剂，徐徐灌之，毒解浆贯而愈。

一小儿患痘疔，遍身焮如丹毒，内紫色者三枚。用活命饮、隔蒜灸，其势渐退；又用活命饮末二钱，浆渐贯；更用四圣散、犀角消毒散而愈。

一小儿出痘第七日，寒热作渴，两胁及臂外侧胆经各患痘疔，先用针挑出黑血，乃用小柴胡汤加生地黄一剂，热渴顿止，又用活命饮一剂而痊。

一小儿出痘，稠密痛甚，色赤，翌日变黑，索水饮之，神思稍清。先用活命饮末冷酒调服三钱，痛虽稍缓，其痘如指，色赤肿高；又用夺命丹一粒，肿痛十减六七；又用活命饮末一服温酒调，又得减三四；再服而浆贯，却用四圣散而痊。

犀角消毒散　治瘢疹丹毒，发热痛痒，及疮疹等症。

牛蒡子　甘草　荆芥　防风各五分　犀角镑，三分　金银花三分

上水煎，热入犀角，倾出服。

仙方活命饮

飞龙夺命丹

隔蒜灸法三方见痘痈

四圣散方见腹胀气促

小柴胡汤方见瘢症

夹 疹 痘

夫疹乃风邪外患，痘为胎毒内发，二症并作，脏腑俱病也。二者相杂，赤晕发焮，痘疮愈盛，误谓痘出大密，多不可救。然此乃疹夹痘也，当治以人参羌活散，疹毒即解，痘热亦退。其元气亏损，不能结痂，当补脾胃为急也。

人参羌活散　治时气痘疹，兼于发表。

人参　羌活　独活　柴胡　前胡　桔梗　茯苓　枳壳　川芎　天麻　甘草　地骨皮各三分

上入薄荷五叶，姜水煎服。

东垣消毒救苦汤　治瘢疹悉自消化，使令不出，已出稀者再不生瘢。十一月立此方，随四时加减。通造化、明药性者能之。

麻黄根　羌活　防风　升麻各五分　柴胡　川芎　藁本　葛根　酒黄芩　生地黄各二分　细辛　生黄芩各一分　黄连　酒黄柏　红花少许　苏木　当归身　吴茱萸五分　白术　苍术二分　生甘草一分　橘皮　连翘半分，初出减，出大盛者加之

上每服三五钱，水煎热服。

人中白散

人中白煅，一两　黄柏炒黑，二钱

上为末，搽口内。

如圣饼　治一切疮疡硬肿，不能消散，或毒不能解散。

乳香　没药　木香　血竭　当归等分　麝香少许

上各另为末，酒糊和为饼，炙热，频熨患处。恶疮加蟾酥等分。

四味肥儿丸一名小肥儿丸　治食积脾疳，目生云翳，口舌生疮，牙疮腐烂，发热瘦怯，遍身生疮等症。或痘后患之。

黄连炒　芜荑炒　神曲炒　麦芽炒，等分

上为末，水糊丸桐子大。每服二三十丸，空心白汤下。

加味解毒散　治瘫疹痒痛，寒热甚者，烦躁谵语，并痘毒发热咽干。

犀角镑，五钱　连翘炒，二钱　牛蒡子炒，二钱　薄荷一钱　甘草五分

上为末，每服一二钱，滚汤调下。

补阴八珍汤即八珍汤加黄柏、知母炒黑

葛根黄连汤　治疹后身热不除。

葛根五钱　黄连三钱　黄芩二钱　甘草一钱半

上水煎服。

独参汤

人参一两

姜枣同煎。

春泽汤

人参　白术　茯苓　泽泻　猪苓

上水煎服。

大连翘饮

连翘　黄芩　瞿麦　木通　滑石　柴胡　防风　荆芥　甘草　蝉蜕　山栀　赤芍药

上每服三四钱，水煎服。

卷　十　九

吴郡　薛铠集　薛　己验
江都　魏一元　吴中珩校

痘　稠　密

张洁古先生云：一发稠密，如针头者，形势重也。轻其表而凉其内，连翘升麻汤主之。然稠密之处，各有经络部分所属，额主心，面主胃，腹与四肢主脾，胁主肝，两腋主肺，下部主肾，肩背主膀胱，当随见症治之。若面色黄，大便黑，烦躁喘渴，或腹胀者，瘀血在内也，用犀角地黄汤，或抱龙丸、生犀角汁，但根窠分明肥满者，无妨。窃谓：前症若属心经，用导赤散之类。胃经用犀角散之类。肝经用柴胡汤之类。大凡稠密者，热毒炽盛也，若密而不痛，用东垣消毒散。若密而作痛，用仙方活命饮。若密而小便不通，用八正散。若密而大便不通，用承气汤。若密而恶寒发热，用麻黄甘草汤。

一小儿十三岁，痘疮稠密而痛，脉洪数而有力，先君用仙方活命饮二剂，先出者痛顿止，后出者隐于肉里。用东垣消毒散二剂，隐者悉消。又用活命饮一剂，脉静身安而痊。

一小儿出痘稠密，身侧尤甚，焮赤呻吟，饮乳不彻。先君谓：肝胆之火助邪为患，故身侧尤多，乃乳母肝火传变也。用柴胡栀子散治其母，子饮数滴而靥。

一小儿痘疮甚密，身侧尤甚，贯脓不满，不红活，或云当殁于十二日。余以为气血虚弱，用八珍汤加糯米百粒数剂，至十五日而愈。

一小儿痘密而灰白色，始末悉用补托之药，安后饮食过多，呕吐，面青白，唇目牵动，先君以为慢脾风症之渐。不信，翌日手足时搐，用五味异功散加木香、干姜而愈。

一小儿痘稠密色赤。先君以为热毒，用东垣消毒散一剂，初出者顿起，后出者悉没，再剂如期而靥。

一小儿稠密色黑，烦躁喜冷，手足并热。先君谓火极似水，令恣饮芹汁，烦热顿止。先用犀角地黄汤，次用地黄丸料，服之而愈。

一小儿稠密出迟，用四圣散而起发，用参芪内托散而靥。后发热恶寒，用八珍汤而愈。

一小儿痘密而痛，用东垣救苦汤一剂，痛顿止，用紫草木通汤而愈。

一小儿痘密，身痛如刺，用活命饮一剂，其痛即止，又用犀角消毒散而愈。

一小儿痘初出密痛，用东垣救苦汤，痛顿止，又用四圣散而发，用犀角消毒散而愈。

麻黄甘草汤　治表实痘毒，焮盛稠密。

麻黄　生甘草

上水煎服。

柴胡栀子散方见作痒抓破

柴胡甘草枳壳汤方见痘喘

甘桔防风汤方见痘咳嗽

东垣消毒散一名救苦汤。方见痘身痛

紫草木通汤方见小便不利

仙方活命饮方见疔痛

六味地黄丸方见痘疮发热属阴阳

四圣散方见痘腹胀气促

小柴胡汤方见瘢症

柴胡清肝散即柴胡栀子散。方见痘潮热

紫草散方见顶陷心烦

抱龙丸方见痘痫搐

犀角消毒散方见痘疔

痘吐泻

《痘疹方》云：痘疹吐泻，盖因脾胃不和，饮食不调。烦渴，呕吐泄泻，并用白术散。然疮疹皆赖脾土，脾土实则易出易靥，万物得正气，温暖而生，吐泻则伤脾土，遂有更变之症。夏月中暑，烦渴泻，或腹痛，或欠筋，用五苓散加藿香。伤食吐泻，用小异功散。手足并冷者，用益黄散、豆蔻丸。顶陷灰白，用木香散。疮正出而吐泻者，或见血者，俱为逆症，难治。窃谓：前症虽因脾胃不和，然邪实上焦则宜吐，邪实下焦则宜泻。如吐泻嗳腐吞酸，皆宜宣发，但微甚不同耳。张翼之云：若痘疹吐泻少食为里虚，陷伏倒靥灰白为表虚。二者俱见为表里俱虚，合用十二味异功散救之，甚至姜、附、灵砂亦可用。若止里虚，去官桂。止表虚，减肉豆蔻。若能食便秘倒靥为里实，忌补，当用钱氏及丹溪法下之。皆为能食为里实，里实而补，则结痈毒。红活绽凸为表实，表实而补，则溃烂不结痂。凡痘见瘢，便忌葛根汤，恐发表虚也。如有更变，当随症治之。

一小儿痘初出，忽吐泻，饮乳不歇。属脾胃虚弱，用人参白术散，作大剂，母子并服。又用五味异功散为末，时以乳调服，吐泻止而靥。

一小儿出痘作泻，手足并冷，用十二味异功散稍愈，又用五味异功散加姜、桂，一剂而止，又去姜加木香一剂，再用参芪四圣散而靥。

一小儿痘疮愈而作泻不食，此脾气内虚，先用五味异功散而泻止食进。后又伤食，吐泻发搐，仍以五味异功散加天麻、柴胡而愈。

一小儿痘后作泻，腹中疼痛，手足并冷。此脾气虚也，用五味异功散加干姜一剂，乃去姜，又数剂而痛止，又用六君子汤加柴胡而泻止。

益黄散　治疮疹，因烦渴饮水过多，而伤脾胃吐泻。

丁香　诃子煨　青皮　陈皮　木香各等分

上为末，每服一钱，水煎。

橘皮汤　治呕吐不止，饮食不入。

陈皮　生姜各一钱　人参五分

上水煎，作三四次服之。

生气散　治脾胃气虚吐泻，肚腹膨胀，饮食不化，或腹痛不止。

丁香　甘草各五分　白术　青皮　木香　人参各七分

上水煎，徐徐服。

五苓散方见小便不利

五味异功散方见寒战咬牙

对金饮　治饮食吐泻。方见不靥闷乱

豆蔻丸方见泄泻咬牙

十一味木香散

十二味异功散二方见顶陷灰白

人参白术散方见发热属阴阳

参芪四圣散方见腹胀气促

六君子汤方见不靥闷乱

痘自汗

《痘疹方》云：初起时，自汗不妨，盖湿热熏蒸而然也。窃谓：前症因邪在经络，自能发散，使邪气外泄，若见此症，不当用芪、桂之属，以实腠理。且自汗则痘热已轻，升麻、葛根之类，在所当禁，恐发泄太甚，则津液内耗，阴随阳散，难以收靥。靥后最宜审治：若血虚者，用当归补血汤。气虚者，用四君子加黄芪。气血不足者，十全大补汤。若饮食自汗者，异功散。杨氏云：痘疮一见红点，升麻、葛根便不可用。此语甚是。但此为表虚及无表症者而论。若或邪在表，痘赤绽焮者，又当用麻黄甘草汤。汗之肿焮作痛者，用活命饮加麻黄散之。盖自汗、盗汗，为病不同。自汗者，汗无时而自出也，属阳虚。盗汗者，睡则汗出，寤则收也，属阴虚。汗者，血之所化，阴气不能闭藏，所以睡则汗出也。痘家当以补血为主，若当归补血汤、六味地黄丸、八珍汤、人参养荣汤之类，皆可因症施治。又有胃虚者，宜用四君及浮麦散。食积内热者，宜用四君、曲、蘖。未靥之际，恐致气血虚而不能结痂，既靥之后，尤防血脱阴虚，阳无所附矣。

一小儿痘将出，自汗作渴发搐。此心肝二经热甚，用柴胡麦门冬散，而热症退；用紫草快瘢汤，痘悉见；又用四圣散而结靥。

一小儿痘出，自汗发搐流涎。此木火侮土，先用五味异功散加钩藤钩，诸症顿减，次以五味异功散加柴胡而安。

一女子出痘，色赤自汗，发搐作呕。此肝火侮土，先用五味异功散加柴胡、钩藤钩，热搐悉愈；又用托里散，浆贯而愈。

一小儿痘出自汗，面赤作渴，手足并热，大便干黄。此肠胃皆热，用泻黄散末，一服诸症顿退，又用托里散、异功散加山栀、麦门冬而痊。

人参养荣汤　治气血俱虚，发热恶寒，肢体倦怠，食少作泻，或久病虚损，口干咳而下痢惊热，自汗盗汗。

白芍药炒，一钱半　人参　陈皮　黄芪炒　桂心　当归　白术炒　甘草炙，各一钱　熟地黄自制，七分　五味子杵卅，七分　远志五分

上每服二三钱，姜、枣水煎。

麻黄甘草汤

麻黄　甘草等分

上每服一钱，水煎。

浮麦汤

浮麦不拘多少炒香

上每服三五钱，水煎。

当归六黄汤　治血气不足，虚火内动，烦躁，自汗盗汗不止。方见烦躁

痘痒塌

陈文宿先生云：痘疮痒塌，若脏腑调和，血气充实，外常温暖，内无冷气，必无此症。设服宣利之药所致，宜用异功散治之。丹溪云：痘疹痒塌者，于形色脉上分之，实则脉有力，气壮；虚则脉无力，气怯。虚痒则实之，更加凉血药；实痒则大便秘结，以凉药下之。窃谓：前症若色赤而兼[1]痒者，属血虚有热，用四物、牡丹皮。色白而兼痒者，属气虚有热，用四君加芎、归。若发热大便秘结者，用犀角消毒散。发热大便调和者，用麦门冬饮。寒战渴泻，喘嗽声哑气急，先用十一

---

①兼：聚锦堂本作“有”。

味木香散。如未应，急用十二味异功散，外用败草散敷之。若寒战咬牙，烦热喘渴足冷，灰白内陷，腹胀渴泻者，皆不治。

一小儿出痘六日，痒塌寒战。钱密庵谓血气虚寒，用十一味木香散二剂而浆贯，用参芪托里散而靥脱，后痕作痒，用大补汤而痊。

一小儿第七日，痒塌少食，手足俱冷，发热恶寒。先君谓阳气虚寒，用十二味异功散，一剂而痒止。又用托里散加肉桂，四剂而浆贯，用十全大补汤而结靥。后痕赤作痒，此血气虚热，用八珍汤二十余剂而愈。

一妇人出痘，热数日而发见，用紫草快斑汤，虽红活而痒塌。询其素勤劳，元气颇不充实，用八珍汤烦热渐止，又用托里散而靥。

一小儿十六岁，第九日痘塌口干，发痒，手冷腹胀。先君谓脾胃血气虚弱，用五味异功散加归、芪、姜、桂，四剂痒渐止；又用十全大补汤，六剂浆贯；用八珍汤数剂而靥。后遍身不时作痒，或痘痕色赤，用补中益气汤而痊。

一小儿痘浆不满，面赤作痒。余谓：血气虚而有热。欲与温补。不信，服清热之药，至十三日，疮痕色赤，烦渴，腹胀不食，手足逆冷而殁。

五味异功散　治痘疮，脾胃气虚痒塌。方见寒战咬牙

四物汤方见痘疮出迟

四君子汤即六君子汤去陈皮、半夏。方见不靥闷乱

托里散

犀角消毒散二方见痘痈

十全大补汤方见腹胀

八珍汤

十一味木香散

十二味异功散三方见顶陷灰白

紫草快斑汤方见顶陷心烦

倒　靥

丹溪先生云：痘疮倒陷，因真气虚，而毒气不能尽出者，用黄芪、人参、紫草酒制治之。若将成就之际，却淡色者，属血虚，用当归、川芎之类，或加红花、紫草。属热毒者，用升麻、芩、连、梗、翘之类，甚者用犀角屑，大解痘毒。窃谓：前症若热毒方出，忽被风寒闭塞，肌窍血脉不行，身体作痛，或四肢微厥，斑点不长，或变青紫黑色者，此为倒靥。若胃气虚弱，不能补接荣卫，出而复没者，谓之陷伏。误用解毒之药，必致陷塌。若喜热饮食，手足并冷者，乃脾胃亏损，阳气虚寒之症，宜用辛热之剂补之。喜冷饮食，手足并热，乃阳气实热之症，宜用苦寒之剂泻之。外感风寒者，温散之。毒入腹者，分利之。阳气虚者，温补之。外寒触犯者，熏解之。陈宿州先生用十二味异功散，以预保脾土于未败之先，实发前人之未发，开万世之蒙聩也。

一小儿痘将愈，忽黑陷。余谓气血虚，用紫草散加人参、当归，又用参芪托里散而愈。

一小儿将愈而倒靥，咬牙寒战，手足并冷，饮沸汤而不知热，用十二味异功散，一剂诸症顿退，却用五味异功散，倍用参术，数剂而愈。

一小儿痘，饮食多而作吐，服枳术丸，色黑将陷，用五味异功散加干姜，二剂贯浆而靥。

一男子发热昏愦，数日发红点，用快斑汤、托里散，贯浆将靥，忽发热恶寒，疮黑倒靥，手足并冷，口渴饮汤。此阳气虚寒也，用独参汤四剂，诸症渐愈而靥。

一小儿兼呕，手足并冷。余谓：脾气

虚寒。欲用十二味异功散。不信，另用杂药而殁。

成都方士禹太和，治痘疮黑陷垂死者，用壁间喜蛛，如黄豆大者一枚，擂烂。一岁儿用雄黄一分，二岁二分，十岁者用一钱，入蜘蛛内研匀，用好烧酒调服。愚意此即木香散、异功散之类也。若因阳气虚寒，不能荣运周身，以致四肢逆冷，腹胀唇青黑陷者，宜用烧酒。若因元气虚弱，色白隐于肌肤，而不能起发者，宜用陈酒，亦不可拘泥于烧酒也。若小儿未及周岁，或儿大者，宜酌量与之，不可拘于杯许也。又有一等症，气血俱虚者，或色淡红，不光泽，不起发，或惊悸咬牙者，加紫草、红花以用之。

七味白术散方见发热属阴阳

十一味木香散

十二味异功散二方见痘灰白色

癍　烂

闻人氏云：痘癍烂之症，因当发散而不发散，则毒气闭塞，以致喘促闷乱。不当发散而误发散，则毒随阳气暴出于外，遍身皮肤溃烂。治宜调脾胃，进饮食。大便调和，荣卫健旺，毒气自解，而无目赤咽痛，口疮吐衄等症。窃谓：前症若发表过甚，大便自利，急用理中丸、豆蔻丸，以救其里。亦有痘疹，如蚊所啮而色黑，乃危症也。若大小便秘结烦躁，用山栀子汤，猪猪尾血调脑子治之，自利不食者不可用。盖毒发于表而妄汗之，则腠理开泄，荣卫益虚，转增疮烂，由是风邪乘虚，变症者有之。若毒根丁里而妄下之，则内气愈虚，毒不能出，而反入焉。由是土不胜水，变黑归肾，身体振寒，两耳尻冷，眼合肚胀，其疮黑陷，十无一生，治者审之。

一小儿患此，发热作渴，手足并冷。此脾经热毒，先用泻黄散五分，又用七味白术散而愈。

一小儿患此，发热作渴，体倦头痛，人迎脉大于寸口二三倍。此风邪外伤，用补中益气汤加川芎、蔓荆子而自靨。

一小儿患此，口舌生疮，手足并冷。余谓：此中气虚而内热耳，用五味异功散。议论不一，犹豫未服。翌日，腹痛口噤，余用前药，更加干姜，一剂诸症稍缓，再剂而愈。

一小儿患此，或痒或痛，发热口渴，先用白术散，次用补中汤而愈。后因作课劳心，发热头痛，痘痕焮赤，用补中汤加蔓荆子，及八珍汤而愈。

一小儿患此作痛，喜饮热汤，发热恶寒，手足并冷。余谓：此中气虚而外假热也。用补中益气汤加参、芪各三钱，四剂而愈。

一小儿患之，多在两胁，时发寒热。此肝经之症，用加味逍遥散而寒热退，又二剂而胁痛止，及立效散而痊。

一小儿患之，作渴发热，额间为甚。此心经有热，先用导赤散，母服渐愈，又用柴胡栀子散，敷三黄散而痊。

一小儿患之，发热作渴，面目多白，尺脉数而无力。此禀足三阴虚也，用地黄丸、补中汤寻愈。毕姻后，患瘵症，服黄柏、知母等药几危，余仍用前药而痊。

一小儿患此，体倦恶寒。此脾胃气虚也，用补中益气汤，数剂而愈。后因饮食停滞，发热而痘痕复赤，先用陈皮、参、术、神曲、山楂消食，仍用补中益气汤，调补脾胃而愈。若误用败毒之剂，决不起矣。

一小儿痘愈后因劳，痘痕作痒，搔破脓水淋漓，面色皎白，脉浮大，按之如无，余用补中益气汤渐愈。或云先攻其邪，而后补之，乃用消风散，变痉，汗出口噤而死。惜哉！

山栀子汤 治痘疹及瘢毒，状如蚊蚤啮，毒盛黑色者。

栀子仁一两 白鲜皮 赤芍药 升麻各一两 寒水石 甘草炙，各五钱

上为末，每服一钱，水八分，入紫草。

三黄散 治疳热生疮，脓水浸淫，脓流处便湿烂。

松香 五倍子 黄连 黄丹 海螵蛸各一钱 轻粉 雄黄

上为末，用莹肌散煎洗，渗之干者，香油敷。

豆蔻丸方见泄泻咬牙

柴胡栀子散即柴胡清肝散

五味异功散

补中益气汤二方见寒战咬牙

加味逍遥散方见欲靥不靥

地黄丸即六味地黄丸

七味白术散二方见发热属阴阳

泻黄散方见靥后发咽痛

导赤散

立效散二方见风邪搏于肌肤

痘痫搐

钱氏云：痘疹痫搐，由内相胜也，惟心瘢、脾疹能作搐。盖疹为脾所主，脾虚而不胜土，风热相搏，而动于心神。心喜热，神气不安，因搐成痫。瘢为心所生，心主热，热生风，风属于肝，二脏相搏，风火相争，故发搐。当泻心肝，若凉惊用凉惊丸，温惊用粉红丸。海藏云：诸痛痒疮疡，皆属心火，无论虚实，皆属心火。上说脾虚则肝气乘之，与心火相合耳。若脾土实，心火旺而逆乘，以致痫者，此实邪也，便结者泻青丸，便软者泻心汤。洁古云：未出而发搐者，是外感风邪之寒，内发心火之热所作也，当用解毒丸、犀角地黄丸主之。《世传》云：疮疹欲出，身热烦躁，忽发惊搐，宜用驱风膏、小如圣饮。小便不通，八正散。痰涎壅盛，利惊丸、抱龙丸。丹溪云：欲发疮疹，先身热，惊跳搐搦，此非惊风，宜用发散之药。窃谓：前症痘疹未见而先发搐者，乃毒气自心经出也。若病势轻缓，或形气虚弱者，不宜用峻厉之剂，恐元气内损，则毒气内陷，而疮不能起发也。或外感风寒之邪，内因疮疹之热而相搏，或肝血虚火动而内生风，当补元气为主，佐以见症之剂。然前方多峻厉之剂，审有是症，方可用，须察其色赤白，而以脾胃为主。虚则用温补，实则用解毒。若先发搐而后发疮，多有生意。疮已瘥而发搐，或吐泻者难治。

一小儿痘痂脱尽，因其秽气，用葱椒煎汤浴之，发热痰喘，用八珍加白僵蚕、蝉蜕，一剂痰喘顿止。又用四君、芎、归、钩藤钩而搐止。

一小儿痘疮色赤，四肢发搐，眉唇牵动。此心肝二经热甚，乘脾所致也，用四君、防风、钩藤钩而痊。

一小儿痘后，四肢发搐，眉棱尤动，小便频数，脸目青赤。此肝经风热，用四物、柴胡、山栀少愈。但四肢倦怠，饮食少思，大便不实。此脾气受伤而未复也，用四君、升麻、当归而痊。

一小儿痘后，寅卯申酉时热甚或兼搐。余谓：寅卯时发热，此肝火本症，申酉时发搐，乃肝木侮金。先以四物、白术、茯苓、钩藤钩，煎送柴胡二连丸而愈；夕用地黄丸，朝用四君、山栀、柴胡及四君子加当归而痊。

一小儿痘疮色赤，发搐痰盛，服抱龙丸而顿愈。又因母大怒，儿仍搐，母服柴

胡栀子散、加味逍遥散，母子并愈。

一小儿痘愈后发搐，左额青赤，唇口牵动。余谓肝心二经风热所致，先用柴胡栀子散加钩藤钩，后用加味逍遥散而搐止，再用五味异功散而痘愈。

一小儿痘将愈，发搐痰涌，头目不清，脾虚气弱，肝木侮之，先用五味异功散加柴胡、钩藤钩，搐愈而靥。

柴胡二连丸　治肝经实火。

柴胡　宣黄连　胡黄连

各末，糊丸桐子大。每服二三十丸，白汤下。

补中益气汤方见寒战咬牙

六君子汤方见不靥闷乱

四神丸方见泄泻咬牙

十一味木香散方见顶陷灰白

痘　风

丹溪先生曰：痘风分气血虚实，虚则黄芪生血之剂主之，佐以风药；实则白芍、黄芩为君，连翘、白芷，断续之类为佐。窃谓：前症更当发，痘疮已出未出，已靥未靥，外邪所伤，内虚火动。若未出而搐搦，热毒内蕴也，紫草快癍汤加钩藤钩。已出红绽而搐搦，热毒作痛也，东垣消毒散加钩藤钩。贯脓而搐搦，血气虚也，参芪四圣散加钩藤钩。若靥后而搐搦，血气尤虚也，八珍汤加钩藤钩。或目瞤，或直视者，风火相搏也，柴胡栀子散，或六味地黄丸加柴胡、山栀。或口角流涎者，木乘土也，五味异功散加升麻、柴胡、钩藤钩。或目赤眵泪者，肝血虚而生风也，用四物汤加柴胡、钩藤钩。或角弓反张者，水不生木也，六味地黄丸加柴胡、当归，随用补中益气汤加天麻、钩藤钩，不可直用治风之药。盖风药能燥血散气，必验其手足冷热温和三症，而用补泻调理之法，庶无误矣。如婴儿，当审乳母而治之。

一小儿痘疮将愈发搐，服牛黄清心丸，更口噤流涎。此脾胃复伤，肝木所侮，而涎不能归经耳。先用五味异功散加钩藤钩，诸症顿减，次以五味异功散加柴胡而安。

一妇人出痘，因怒发搐，痘痕赤色，发躁作渴，面目皆赤。此汗多亡阳血脱而然也，先用当归补血汤二剂，躁渴顿止；又用八珍、柴胡、牡丹皮、钩藤钩，热搐悉愈；又用八珍汤而痊。

一妇人痘疮将愈，因怒发搐口噤，头痛如裂，痘痕皎白，用补中益气汤加蔓荆子、钩藤钩顿愈。又因怒发搐，头晕不食，先用补中益气汤加天麻，又六君、柴胡而安。

当归补血汤　治痘疮，血气亏损，发搐热渴喜饮，脉洪大而虚，重按如无者。方见寒战咬牙

抱龙丸　治痘疮风热发搐，或痰甚者。

胆星四两　天竺黄一两　雄黄　朱砂各五钱　麝香少许

上为细末，用甘草一斤煎膏为丸，每一两作二十丸，用薄荷或灯心汤化下。

按：前方肝经清热豁痰利气祛风之药，过剂则脾肺复伤而反甚。或更加胸腹作胀，食少作呕者，宜用人参白术散，倍补中气。

造牛胆南星法　腊月，南星中大者为末，用黄牛胆汁拌匀，仍入胆壳内，以线扎口，悬挂当风处阴干，隔年方可用，重制二三次者尤妙。

小柴胡汤方见癍症

柴胡二连丸方见前

六味地黄丸方见发热属阴阳

四物汤方见痘疮出迟

十全大补汤方见腹胀气促

痘潮热

张洁古先生云：痘疹未有不因潮热而出者。观其热之时，知自何脏发出，寅卯辰时属肝，出水泡；巳午未时属心，出瘢疮；申酉戌时属肺，为脓泡；亥子丑时属脾，出疹子。惟肾独居腑下，不受秽浊，故无症耳。窃谓：前症当察其虚实，若壮热饮水，便秘，属实热也，少用清凉饮下之。发热饮冷，大便不秘，属虚热也，宜人参白术散补之。若下而发热愈甚，此阴虚而阳无所附也，用四物、参、芪之类补之。若下而潮热面赤者，血气发躁也，用当归补血汤补之。若见发搐等症，乃肝虚而内生风也，用四物、天麻、钩藤钩补之。用发散之剂，而热愈甚，此表虚而外热也，用四君、当归、黄芪补之。

一小儿先潮热，午前甚，面青痘赤，出而热不止，或时发搐，手足不热不冷。此阳明胃经症，为肝木所侮。先用补中益气汤加钩藤钩，四剂而热止，痘色红活。乃去钩藤钩，又四剂而贯浆，又用八珍汤而痊。

一小儿痘红活，寅卯时潮热作渴。此肝经风热症，用柴胡栀子散末，三服热止浆贯，又用八珍汤、山栀、丹皮而靥。

一小儿靥后潮热，手足发冷。余谓胃气虚弱，用五味异功散，佐以补中益气汤而愈。因饮食过度，前症复作，更腹胀，大便不实，小便重坠。此脾虚也，用补中益气汤而痊。

一小儿痘后，不时寒热嗳气，饮食吞酸，服二陈、枳实、黄连，更寒热如疟，腹坠下气。此中气复伤而下陷也，朝用补中益气汤，夕用五味异功散，各加干姜、木香而愈。

一儒者先潮热出痘，面青胁痛。此肝经之症，用四君、柴胡、当归、山栀，二剂胁痛稍缓，又佐以加味逍遥散而痛止，却用托里散浆贯而靥。后又潮热，用地黄丸而愈。

一妇人患此，误服寒凉之剂，烦躁作渴，饮沸汤而不知热，脉洪数，按之微细。此血气俱虚，用大剂十全大补汤加姜、桂四剂，更恶寒咬牙。此虚极而药力未能及也，于前药内，更加附子一片，二剂诸症顿退。乃去附子，又二剂将安，去姜、桂，常服而痊。

一小儿痘愈后，潮热，饮食少思，面色萎黄，久治不愈，热后面与手足如冰。余谓：脾气虚寒，当用六君、姜、桂。不信而死，手足皆黑。惜哉！

柴胡栀子散　治痘疮肝经有热，寅卯时发热，或寒热往来，或发热惊搐，或咬牙不止，四肢劲强。方见脓水淋漓

加味逍遥散即逍遥散加牡丹皮、山栀　治因乳母肝脾血虚发热，致儿发潮热，疮不能愈者。方见欲靥不靥

人参白术散

六味地黄丸二方见发热属阴阳

八珍汤方见顶陷灰白

清凉饮方见大便不通

托里散方见痘痈

十全大补汤方见腹胀气促

四君子汤方见不靥闷乱

当归补血汤

补中益气汤

五味异功散三方见寒战咬牙

四物汤方见痘出迟

痘吐逆

《世传》方云：痘疮吐逆，无痰，益黄散。有痰，二陈汤或橘皮汤、半夏汤，

不止加丁香。若吐而泻者，亦宜益黄散，及陈氏木香散、异功散。吐而身热烦渴，腹满气促，大小便涩而赤者，当利小便。窃谓：前症若手足并冷，渴饮热汤，或腹作痛，中气虚寒也，宜用益黄散。手足不冷，吐逆痰涎，中气虚弱也，宜用橘皮半夏汤。手足并热，热毒壅滞也，宜用导赤散。口干饮乳不彻，胃经气热也，宜用竹茹汤。吐逆不乳，或吐乳酸秽，此脾气虚而乳食停滞也，宜用枳术丸。

一小儿痘不红活，手足微冷。此阳气虚弱也，先用五味异功散加干姜、肉桂二剂，乃去干姜加木香，又二剂而愈。

一小儿十一岁，出痘第九日吐逆不食，手足并冷。此阳气虚寒之极也，用十二味异功散，一剂顿愈，用五味异功散而安，用参芪四圣散而靥。

一小儿吐逆作渴，手足并热。此胃经有热也，用竹茹汤而热稍止，用人参胃爱汤而吐亦止，用化毒汤而贯脓，四圣散而结靥。

一小儿吐逆作泻，腹胀烦渴，痘出不快，手指微冷，用七味白术散，而诸症退，用四圣散而诸痘出，用人参蝉蜕散而诸痘靥。

一小儿吐逆腹胀，发热作渴，大便干臭。此因肠胃实热，用竹茹汤加黄连、枳壳，诸症稍退，用紫草快癍汤，疮势顿发，如期而靥。

一小儿痘出甚密，呕逆饮冷，手足并热。此胃经热甚，先用葛根麦门冬散，一剂热症顿退，又用泻黄散末一钱，用米饭调服而安，用白术散而痊。

人参胃爱散　治痘疮已发未发，吐泻不止，不思饮食，或吐逆等症。

人参　藿香　紫苏　甘草炒　丁香　茯苓　木瓜各等分　糯米

上每服三钱，姜、枣水煎。

葛根麦门冬散　治热毒癍疹，头痛壮热，必神烦闷乱，逆呕者。方见顶陷心烦

按：此阳明胃经之药也，外除表邪，内清胃火，兼补元气。若非发热作渴，表里俱实者，不可用。若表里俱虚而发热作渴，宜用人参麦门冬散。

七味竹茹汤

橘红　半夏各等分　白茯苓二分　甘草　竹茹　黄连姜炒　葛根各二分

上姜水煎服。

人参蝉蜕散　治小便不利，痘疮不发，烦躁作渴，咬牙喘满。

人参　蝉蜕　白芍药　木通　赤芍药　甘草　紫草茸

上每服三四钱，水煎。

橘皮半夏汤

橘皮　半夏等分

上每服三钱，姜、枣水煎。

化癍汤方见水痘麻痘

紫草快癍汤方见痘陷心烦

六君子汤方见痘腹胀

导赤散方见风邪搏于肌肉

十一味木香散

十二味异功散二方见痘灰白色

六味地黄丸

七味白术散二方见发热属阴阳

四圣散方见涕唾稠粘

五味异功散方见寒战咬牙

痘咳嗽

《痘疹方》云：痘疮未出之先咳嗽，升麻汤。头疼身热，恶寒咳嗽，参苏饮。呕吐痰涎，白术汤。时气头疼咳嗽，或靥后余毒咳嗽，惺惺散。疮不起发，升麻汤。感寒头痛，闷乱咳嗽，木香散。发热嗽甚，别无他症，生地黄散。风热咳嗽，五味子汤。咽喉不利，甘桔防风汤。窃

谓：前症未出欲出之际，乃热毒上熏清道，肺气不宁，宜用惺惺散。若已出之后，则属元气虚弱，不能固卫腠理，风邪乘虚而袭，宜用五味异功散加桔梗、五味子，以补脾肺。

一男子咳嗽嚏喷，腮颊赤白，胞皆赤，遍身赤瘟。余谓：此心脏痘疹。彼疑惑而未用药，旬余皆红活起发。余谓：既红活起发，不必服药。至十七日，大便下血，脓疮痂而痊。

一小儿痘赤壮热，咳嗽痰甚，烦热作渴，用人参清膈散一剂，诸症顿退，日用芹菜汁，旬余而靥。

一小儿痘渐愈，咳嗽，肺脉大而无力，用参苏饮，咳嗽渐愈。因母饮酒，又复咳，用五味异功散加桑白皮、杏仁、山栀，母子并服而愈。

一小儿痘疮，十二日患咳嗽唾痰，胸中隐痛，肺脉数滑。余曰：此兼患肺痈也，当用桔梗汤。不信，翌日果吐脓血，用桔梗汤而愈。

一小儿十四岁，痘愈后，咳嗽，脉数而无力，朝用补中益气汤，夕用六味丸料，各数剂渐愈。毕姻后，咳嗽发热，仍用前药及八珍等药而痊。

一小儿痘将愈，咳嗽，面色黄白，嗽甚则赤，用五味异功散，调补而愈。

生地黄散　治小儿瘢疹，身热口干，咳嗽心烦等症。

生地黄半两　麦门冬去心，七分　杏仁　款冬花　陈皮各三钱　甘草炙，二钱半

上每服三五钱，水煎，徐徐服，儿大加之。若痰气痘热内作，宜用桔梗甘草防风汤。若痰上壅者，佐以抱龙丸。

桔梗汤　治久嗽肺气伤，而吐痰有血痰或腥秽，或咳吐脓血，肺痈等症。

桔梗炒　贝母去心　知母　桑白皮　枳壳各一钱　地骨皮　瓜蒌仁　薏苡仁　杏仁各五分　当归　黄芪微炒，各一钱　五味子　百合炒，各一钱五分　防己一钱　葶苈炒，五分

上每服三五钱，水煎服。

桔梗防风汤　治痘症余毒，疮毒咽痛。

桔梗　甘草　防风

上水煎服。

六味地黄丸

七味白术散二方见发热属阴阳

五味异功散

补中益气汤

当归补血汤三方见寒战咬牙

十六味清膈散即人参清膈散。方见顶陷心烦

惺惺散方见瘢症

五味子汤即小柴胡汤加五味子

参苏饮方见涕唾稠粘

痘喘症

《痘疹方》有云：痘疮已出未靥之间，喘渴，白术散；甚者木香散。收靥后，腹胀喘渴，大便利，小便涩，葶苈木香散。喘嗽，五味子汤。喘渴靥后，余毒不除，大便坚实，前胡枳壳散。头疼身热，恶寒微喘，是有表邪也，用参苏饮。窃谓：前症若因脾肺虚弱，宜用白术散。脾肺虚寒，宜用木香散。热毒内蕴，紫草甘草枳壳汤。风邪外感，用参苏饮。内外壅滞，人参清膈散。大便自利，小便涩滞，葶苈木香散。大便坚实，前胡枳壳散。

一小儿痰喘，痘赤作痛，热渴喜饮冷水，大便不利。此胃经实热，先用前胡枳壳散，诸症渐退，又用犀角地黄汤而靥。

一小儿面赤有痰，口干作渴，右寸口脉洪数。此心火刑肺金，用人参平肺散一剂，又用地黄丸料，四剂而痊。

一小儿痘赤而痛，喘嗽作渴，脉洪数，左尺右寸为甚。此肾火上炎，乘肺为患，用地黄丸料，煎与恣饮，如期而靨。

一小儿十四岁，痘方愈而喘促咳嗽。余谓脾肺气虚，用五味子汤而愈。后停食发热喘嗽，用五味异功散而安。用补中益气汤而痊。

一男子出痘，愈而喘嗽面赤，服参苏饮，面色痘痕皆白。此脾肺气虚而复伤也，用补中益气、五味异功散而痊。

一小儿喘渴面白，手足时冷。此脾肺气虚，用人参白术散、五味异功散而愈。

一小儿痘将愈，喘渴腹胀，大便不结，小便涩。此脾肺气虚而然也，先用葶苈木香散，又用人参白术散而愈。

一小儿痘出气喘，大便秘结，手足并热，作渴饮冷，用前胡枳壳散而安，但饮食少，面白。此邪气去而真气虚也，用补中益气汤、五味异功散而愈。

一小儿十四岁，痘方愈而喘，手足不热。余谓脾肺气虚，用补中益气汤而愈。后停食发热，手足不冷。余谓脾气虚热而喘嗽，用五味异功散，二剂而热退，又用补中益气汤而痊。

一小儿痘疮，狂喘躁热，作渴饮冷，痰涎不利。先君谓热毒壅滞，用人参清膈散、犀角地黄汤，各一剂顿愈，又用当归补血汤而愈。

一男子痘愈，而喘嗽面赤。服发表之剂，喘嗽益甚，面色痘痕皆白，手足并冷。余谓脾肺之气复伤而虚寒也，用补中益气汤加干姜，一剂元气渐复，却佐以八珍汤而痊。

一男子痘愈而患喘，发热恶寒，余用十全大补汤。不信，反服清热之剂，汗出如雨，身热如炎，面目痘痕如赭赤。余曰：汗多亡阳而虚热也。后果殁。

六味凉血消毒散

犀角如无，用升麻　牡丹皮　当归　生地黄　赤芍药　生甘草等分

上每服三五钱，水煎。

紫草甘草枳壳汤

紫草　甘草　枳壳各等分

上每服一二钱，水煎。

五味子汤

参苏饮

前胡枳壳散三方见涕唾稠粘

六味地黄丸

人参白术散一名七味白术散，三方见发热属阴阳

《圣济》犀角地黄汤方见顶陷心烦

人参清膈散即十六味清膈散。方见顶陷心烦

十一味木香散方见痘灰白色

葶苈木香散方见腹胀气促

卷二十

吴郡 薛铠集 薛 己验
江都 魏一元 吴中珩校

痘小便不利

《痘疹方》云：痘疹未出之先，热盛，恐欲起惊，小便不利，导赤散微解之。热入膀胱，如有血淋，犀角汤。初出不快，小便赤色，生圣散。已出未愈之间，白术散或五苓散加木通。收靥之后，小便不利，烦热而渴，猪苓汤。窃谓：前症当分所因：若小肠热结，用导赤散。肝经热，用柴胡麦门冬汤。脾经热，用犀角汤。肺经热，用生地黄汤。肾经热，地黄丸。靥后气血虚弱，用八珍汤；中气虚弱，用五味异功散。

一小儿小便不利，口舌生疮，干渴，用导赤散、加味四物汤而脓贯，又用白术散去木香治之而愈。

一小儿小便不通，口舌如靡，作渴而赤，左尺脉数。此膀胱热结，先用五淋散，而小便利，又用地黄清肺饮、参芪四圣散而愈。

一小儿小便数而欠利，面赤口渴，两足发热。此禀阴虚也，地黄、滋肾二丸煎服，用四剂而愈，又用地黄丸料加黄芪、当归而痊愈。

一小儿痘将愈，小便不利，服五苓散之类，小便愈少，喘咳唾痰。此脾肺复伤也，先用补中益气汤二剂送滋肾丸，却用补中益气、五味异功二药而痊。

八正散 治下焦积热，大小便不通，或小便淋涩，脉症俱实者。

大黄酒炒 车前子炒 瞿麦 萹蓄 山栀炒 木通各一钱 甘草一钱 滑石煅，二钱

上每服二钱，水煎。

滋肾丸

黄柏炒黑 知母炒黑，各二两 肉桂二钱

上为末，水糊丸。

益元散 治痘疹初起，烦躁作渴，小便不通。

滑石六钱 甘草一钱

每钱五六分，白汤调下。

导赤散 治小肠实热，生疮作渴发热，小便秘赤，或小便不利者。方见作痒搔破

柴苓汤 治疹泻，小便不利。方见癍症

五苓散

茯苓 猪苓 白术 泽泻各等分 肉桂减半

上为末，每服四分，白汤调下。

黄芩清肺饮

黄芩炒 山栀炒，等分

上每服二钱，水煎。

生地黄汤

生地黄五钱 杏仁去皮尖，二钱 麦门冬七钱 款冬花 陈皮各三钱 甘草二钱五分

上每服二三钱，水煎。

紫草木通汤　治痘疹不快，小便不利。

紫草　人参　木通　茯苓　糯米各等分　甘草减半

柴胡麦门冬散方见作痒抓破

犀角汤方见顶陷心烦

生圣散方见痘疮出迟

加味四物汤方见痘入目

白术散即七味白术散

六味地黄丸二方见发热属阴阳

痘便血或黑屎

闻人氏云：痘疮大便下血或黑粪，若睡而不醒，是为恶候，乃内热盛也，用犀角地黄汤、抱龙丸、小柴胡汤加生地黄主之。窃谓：前症若寒热作渴，小柴胡加生地黄。发热体倦，用五味异功散加当归。口干作渴，用人参白术散。大凡作渴，引饮发热者，属实热；作渴饮汤，手足不热者，属虚热；手足逆冷者，属虚寒。治者审之。

一小儿出痘便血，痘赤痛如锥，或疮内出血。余谓肝火炽盛，用小柴胡汤加生地黄一剂，随用犀角地黄汤，一剂而痊。

一小儿痘疮下血，且不起发。先君谓气血不足，用紫草快癍汤加参、芪、归、术，血顿止，疮顿起，用八珍汤而愈。

一小儿痘疮下血，小便赤色，疮色如赭，发热饮冷，二便不利。先君谓心小肠实热，用八正散，后用解毒防风汤，及饮芹菜汁而痊。

一小儿痘疹，便血倦怠，作渴饮汤。余谓：倦怠便血，脾虚下陷也；少食作渴，津液枯涸也。用五味异功散加紫草而愈。

一小儿便血腹胀，困倦身热，口干饮汤，四肢逆冷。先君谓脾气虚不能摄血，用五味异功散加丁香、干姜，二剂血止，痘贯而靥。

一小儿痘将愈而便血，面白恶寒，大便欲去而不去。余谓：此元气虚而下陷也，用益气汤。不信，服凉血之剂，致吐泻腹痛而殁。

一小儿痘将愈，患便血，面白恶寒，手足并冷，脉沉细如无。余谓：阳气虚寒。欲用人参、姜、桂。不从，翌日而死，手足青黑，惜哉！

解毒防风汤　治痘疮，毒气炽盛便血。

防风　地骨皮　黄芪　荆芥　白芍药炒　牛蒡子各等分

上每服四钱，水煎。或为末，白汤调下。

紫草快癍汤　治痘疹下血，不能起发，出不快，色不红活等症。即紫草汤。方见顶陷心烦

《圣济》犀角地黄汤　治热毒内蕴，烦躁作渴，面色赤，大便黑屎，或神昏便血。方见顶陷心烦

小柴胡汤　治肝经有热，不能藏血而便血。方见痘身疼

五味异功散　治脾胃气虚，不能统血，而大便下血。方见寒战咬牙

八珍汤　治气虚不能摄血而便血。方见顶陷灰白

八正散　治心小肠有热，小便赤，并大便下血。方见痘小便不利

七味白术散即人参白术散。方见痘发热

痘疮焮裂出血

闻人氏云：痘疮大便不通，小便如血，或结痈毒，身痘破裂，乃内火炽盛，失于解利，急用犀角地黄汤、小柴胡汤加

生地黄、四顺饮之类治之。窃谓：前症若心脾热盛，用犀角地黄汤。心肝热盛，用小柴胡汤加生地黄。若大便不通，先用四顺饮，次用犀角汤。若色赤焮痛，二便不通，急用活命饮加硝、黄。若色赤焮痛，恶寒发热，用活命饮加麻黄。若因乳母怒火，用加味逍遥散、加味归脾汤。

一小儿痘根赤色，寒热作痛。此肝经有热也，先用加味小柴胡汤二剂，诸症渐退；又用加味逍遥散，三剂而贯脓；末用八珍汤而愈。

一男子痘根赤痛，发热作渴，服紫草饮，痘裂出血。余谓心肝二经风火相搏，先用小柴胡汤加生地黄、犀角二剂，用《圣济》犀角地黄汤而愈。

一小儿患前症，大便不利，小便赤涩，作渴饮冷。先君谓肠胃实热，先用凉膈散，一剂渐愈，又用犀角地黄汤、芹菜汁而痊。

一小儿患此，诊乳母有郁火，用加味逍遥散、加味归脾汤而痊。同时患是痘而用杂药者，俱致不救。

凉膈散 治上焦实热，烦渴面赤，咽燥喉痛，便溺赤涩，狂言谵语，睡卧不安。

大黄 朴硝 甘草 连翘 山栀 黄芩 薄荷叶各等分

上为细末，每服少许，煎竹叶蜜汤调，乳母同服。

加味清胃饮方见痘痈

加味逍遥散方见痘潮热

犀角地黄汤方见顶陷心烦

加味小柴胡汤即小柴胡汤加山栀、地黄。方见痘身疼

八珍汤方见顶陷灰白

《圣济》归脾汤方见痘痈

痘衄血吐血

《痘疹方》云：若痘发之际，正宜微见，与发汗同体，然血与汗虽殊，其源其一。盖痘疹乃秽血所发，邪结肺胃，毒气自然上越也。若见此症，不可妄投以药，恐治失其宜，瘀蓄者不出而已，出者复伤，反生变症也。若作渴饮冷，手足并热，此毒气炽盛，而血上溢也，宜用《圣济》犀角地黄汤。若肺经热毒而鼻衄，用地黄清肺饮。胃经热毒而吐血，亦用《圣济》犀角地黄汤，若肠胃热毒而便血亦用之。作渴饮汤，手足不热者，肝肺气虚，不能摄血而妄行也，宜用五味异功散。若出血作渴烦躁，面赤色者，血脱也，宜用当归补血汤。

一小儿出痘三四日，大便下血，日有数滴，至八日不能止，疮不能起。御医钱春林谓其脾气虚寒，用木香散二剂加丁香十一粒，人参五钱，次日痘起有脓，由是血正，二十余日而愈。

一小儿痘疮红活，便不时作痒，口渴便血面赤。先君谓肠胃有热，用《圣济》犀角地黄汤加柴胡一剂，诸症渐退，用四君加当归、红花而愈。

一小儿痘疮赤痛，烦热作渴，或便血衄血，先君用犀角地黄汤而血止，又用紫草快癍汤而痛愈。后疮痕色白，用四君、黄芪、当归而痊。

一小儿衄血，右寸脉数。此肺金有火也，用泻白散而血止，但四肢倦怠，用益气汤而愈。

一小儿痘痛赤色，吐血发热。此胃经热毒也，先用《圣济》犀角地黄汤，诸症渐愈，又用五味异功散而痊。

一小儿痘后衄吐，面色黄白，因脾肺气虚弱，用麦门冬散而愈。后因劳，衄血

发热，痘痕赤色，用四君、归、芪而衄止，用五味异功散而热退。

一小儿痘后衄血，发热则痕赤，热止则痕白。此脾胃气虚也，朝用补中益气汤加干姜，夕用五味异功散加当归而愈。

一小儿痘后衄血头晕，唇白恶心。此中气虚，而清阳不能上升也，用补中益气汤加蔓荆子稍愈，去蔓荆子，又数剂而痊。

一小儿痘后，非衄血即便血，痘痕赤白靡定，手指冷热无常。余谓：此元气虚，而无根之火倏往忽来也。朝用补中益气汤，夕用五味异功散，各二十余剂而愈。后因劳心复发，仍用前二药为主，佐以十全大补汤而愈。

泻白散

桑白皮炒　甘草　地骨皮

上每服二三钱，水煎。

人参竹叶汤　治虚烦不得寐，或兼自汗。

人参　竹叶　甘草各二钱　半夏二钱五分　小麦　麦门冬各一钱半

上每服二三钱，姜二片，粳米二撮，水煎服。

八珍汤

十一味木香散二方见顶陷灰白

五味异功散

当归补血汤二方见寒战咬牙

紫草快癍汤方见便血屎黑

十全大补汤方见腹胀气促

四君子汤即六君子汤去陈皮、半夏。方见不靥闷乱

痘烦躁

东垣云：火入于心则烦，入于肾则躁，皆心火为之。盖火旺则金烁水亏，故心肾合而为躁也，宜用栀子豆豉汤。凡痘疮盛作之时，必令心火有所导引，苟或毒气出而未尽，遂生烦躁，以生黑豆煎汤，或生犀磨汁饮之亦可。若津液不足，虚烦不得卧者，《活人》酸枣仁汤。此症多因脾胃气虚，或服克伐之剂所致，但当调补中气为善。

一小儿患此，饮冷不止，或作胀痛。余谓胃火所致，用犀角地黄汤、芹菜汁而顿愈。

一小儿烦躁作渴，饮冷不止。先君谓脾胃热毒，用犀角地黄汤而愈。后复作，喜饮热汤，面目赤色，用当归补血汤而痊，惟倦怠少食，用白术散而愈。

一小儿贯脓之际，烦躁不宁，肝脾脉数，用《圣济》犀角地黄汤，一剂稍止，用八珍汤加牡丹皮而止，又二剂浆渐贯，却用内托散，倍用参、芪、归、术而靥。

一小儿痘将贯脓，烦躁面赤，脉数大而虚。此气血虚也，先用参芪四圣散，又用当归补血汤而愈。

一小儿出痘，烦躁作渴，面赤口干，脉洪而大，按之无力，两尺为甚。此禀肾不足，阴虚而火动也，用大剂地黄丸料加五味子，煎与恣饮，诸症顿减。乃佐以补中益气汤，二剂痘齐，乃用参芪四圣散而靥。

一小儿出痘，烦躁作渴饮汤，面目赤色，脉数无力，两尺为甚。此禀足三阴虚也，用益气汤及地黄丸料加五味子大剂，始末服而靥。

一男子出痘，烦躁作渴，虚症不能悉举，先君用益气汤、地黄丸料加五味子，各三十余剂，更用人参五斤煎汤代茶，饮两月余而靥。又用参、芪、归、术各数斤，半载始能步履，得元气充实，且慎调摄而痊。

一小儿十五岁，痘将愈而烦躁，脉数而无力，劳则益甚，且无寐，或惊悸，余

用归脾、补中二汤渐愈。后因劳仍作，或用四物、化痰之剂，前症益甚，更发热恶寒头晕而殁。

一小儿痘愈后，烦躁面赤，脉洪大，按之如无。余谓血虚，朝用补中汤，夕用归脾汤将愈。因饮食过多，功课劳心，吐泻腹痛，头晕恶寒，反服藿香正气散，发热如炙，汗出如雨，手足并冷而殁。

《活人》酸枣仁汤 治痘疹虚烦，惊悸不得眠。

酸枣仁炒 甘草炙 知母炒 白茯苓 麦门冬去心 川芎 干姜炒，各三分

上水煎温服，儿大倍之。

栀子豆豉汤

山栀四个 豆豉半两

上水二盏，先煮栀子一盏，内豆豉煎至七分去滓，温服得快吐，即止后服。

当归六黄汤 治血气不足，虚火内动，或烦躁，盗汗不止。

熟地黄 当归 黄芪炒 黄柏以上俱炒黑 黄芩 黄连 生地黄

上每服三五钱，水煎。

八珍汤 治气血俱虚，或用克伐之剂，脾胃虚损，肌肉消瘦，发热恶寒，饮食少思等症。方见顶陷灰白

补中益气汤

当归补血汤二方见寒战咬牙

六味地黄丸方见痘发热属阴阳

《圣济》犀角地黄汤方见顶陷心烦

内托散即托里散。方见痘痈

七味白术散方见痘发热属阴阳

痘腹痛

娄全善先生云：痘腹痛多是热毒为患，当临症消息之。又云：痘出腹痛，或身痛，脉洪数者，用解毒凉药加芍药、甘草。窃谓：前症若痘未出而发热烦躁，或作渴饮冷，大便坚实，此热毒壅滞也，用疏利之药。若痘已出而不热躁，不饮冷，大便不实，此元气虚弱也，用白术散之类补之。若嗳腐吞酸，大便秽臭，乳食停滞也，用保和丸消之。凡腹痛作渴饮冷，手足并热者，属实热；作渴饮汤，手足并冷者，属虚寒。虚寒者，当温补脾胃；虚弱者，当调补脾胃。

一小儿善食作渴，腹痛便秘，痘痕赤色，先用加味四物汤而愈。后仍痛恶食，此脾胃受伤，用白术散而痊。

一小儿痘将靥，腹胀发热面赤，午后益甚，按其腹不痛。余谓脾虚，用五味异功散而痊。

一小儿出痘腹痛，大便似利，寒热往来。余以为脾气虚，用白术散而痊。

一小儿出痘，腹痛作渴，饮食如常，光泽红活。此胃经实热，先用泻黄散，一剂顿安，又用白术散而痊。

一小儿痘后，腹痛作渴，饮冷便秘，用清凉饮末五分顿安。后腹痛吐泻发搐，用白术散加钩藤钩而愈。

一小儿出痘腹痛，嗳腐吞酸。此饮食停滞，先用保和丸二服，续用五味异功散而痛止，又用托里散而靥。

人参理中汤 治脾胃虚寒，胸膈痞满，或心腹疼痛，痰逆呕吐少气，或霍乱吐利，手足厥冷，不喜饮水。加附子名附子理中汤

人参 白术 干姜炮，各等分 甘草炒，减半

上每服三钱，水煎。或研末，白汤调下。

一味异功散 治小儿诸般钓症，角弓反张，胸膈脐凸。以透明没药为末，姜汤调下。

桔梗枳壳汤 治气壅痞结，腹胁疼痛。

桔梗　枳壳炒，各二两　甘草炙，半两

上每服二三钱，姜水煎。

七味白术散　治肚腹作痛，和胃气，生津液。若脾胃气虚，作渴饮汤，或因吐泻，津液亏损，烦渴引饮，或脾胃气虚，腹胀泻渴，弄舌流涎，手足指冷，并宜服之，以温补脾气，化生津液。方见发热属阴阳

保和丸　治饮食停滞，腹痛，或恶寒发热。不可多服。

神曲炒　山楂　半夏　茯苓　陈皮各一两　连翘　萝卜子各五钱

上为末，粥饭丸小豆大。每服二三十丸，白汤送下，化服亦可。加白术，名大安丸。

六君子汤　治脾胃气虚，肚腹作痛，或吐泻不食；或肺虚痰喘，气促恶寒；或肝虚惊搐，眩晕自汗诸症，并宜服。即四君子汤加陈皮、半夏。方见不靥闷乱

泻黄散方见痘泻渴

五味异功散方见寒战咬牙

《圣济》犀角地黄汤方见顶陷心烦

托里散方见痘痈

四物汤方见痘疮出迟

清凉饮方见痘大便不通

痘腰痛

经曰：腰者肾之府。若痘疮而见前症者，皆因肾经虚怯，相火内燥，真阴不能胜邪，故腰作痛也。急服地黄丸，以防变黑归肾，乃克有济。大抵此痘，因禀赋肾家精气不足，故目睛多白，俗谓之折腰痘是也。若平素面白，眼白睛多，行迟语迟者，出痘必归肾经。预为调补肾气，庶免此患。

一小儿十三岁，眼睛多白，或时面赤，常患颈痛，尺脉洪数，先君谓禀肾气虚，用地黄丸料，煎服而愈。至十五岁出痘，先君云须多服前药，仍用地黄丸、益气汤，更加倦怠。乃以地黄丸大剂，煎与恣饮，又用大剂八珍汤，痘渐出如式。恪服前药，至期岁，二药计十七斤余而愈。先君每见婴儿白睛多，面色白，或色赤，令其预补脾肾，以防出痘，但信者少耳。

一小儿出痘腰痛，足热发渴。此禀肾虚火动也，先君用大剂加减八味丸料，煎与恣饮，诸症渐退。佐以大剂八珍加紫草、糯米数剂，脓渐贯，仍以前药而结痂，用八珍汤而靥。

一小儿出痘将愈，因停食泄泻，作渴腰痛。此脾肾虚弱也，先君用加减八味丸料，及五味异功散，渴泻顿止，又与六味丸料及八珍汤而靥。

一小儿出痘，愈后腰足作痛。此禀足三阴虚也，用六味丸料煎服，及补中益气汤而愈。后又伤食，作泻腰痛，用四神丸、六味丸而愈。

一小儿面色常白，目睛多白，时常腰痛，两足时热，冬不衣绵，年九岁。先君谓禀肾虚，令每日服地黄丸。至十岁，出痘腰痛，发渴面赤饮冷，用地黄丸，每剂加肉桂半钱，煎与恣饮。数剂之后，热渴顿止，腰痛顿愈。却去肉桂，仍与服之，至五十余剂而靥。

一小儿痘愈后，腰痛口渴，两足生疮，饮水不绝。此禀足三阴虚，先君用地黄丸、益气汤。至毕姻后，不慎起居，复患瘰疬，以致不起。

一小儿面素白，发热作渴，或面生疮，先君谓肾虚，用加味地黄丸、补中益气汤而愈。后出痘腰痛，仍用前药而痊。次年毕姻，患肾痿而卒。

加味地黄丸

熟地黄酒浸蒸丸，八两，酒拌杵膏　山茱萸肉　干山药　五味子炒，各四两　泽泻

白茯苓　牡丹皮　鹿茸炙，各三两　肉桂厚者，去皮取肉，一两，发热者以此加之，引虚火归肾经而热自止也

上各另为末，入地黄和匀，量入米糊丸服，煎服更好。

六味地黄丸

五味异功散

补中益气汤

八珍汤方见顶陷灰白

二神丸

四神丸二方见痘作泻

八味丸即六味丸加附子、肉桂各一两。方见痘作渴

痘面青

闻人氏云：痘疹属火症，其面色赤者为顺，甚者为热。若肝木克制脾土，致面色青者，是为逆也。急用四君、升麻、柴胡，调补脾胃，色正才治。窃谓：前症若伤食而呕吐搐搦，脾气受伤而泻利搐搦，或厥逆，皆慢脾风之渐也，用人参理中汤加柴明、钩藤钩治之，或有少误，多致不起。若有痘毒，内外郁蒸发出，遇风寒相搏，凝滞于肌肉，遍身皮肤青色者，用透肌散。胃伤则生风呕吐，脾伤则生风厥逆，用五味异功散加天麻。若疮密热盛，便秘饮冷面赤者，用犀角解毒散。贯浆之后，发热烦躁，作渴面赤者，用当归补血汤。足热腰痛，目睛赤者，地黄丸。皆要法也。

一小儿痘疮红活起发，因饮食过多，吐泻腰痛，唇面青色，手足并冷。此脾胃虚寒而受克也，先君用六君、姜、桂一剂，前病不退，痘色欠赤。再剂加附子二分，诸症顿退。翌日，用参芪四圣散，二剂将愈，更用八珍汤，内参、芪各五钱，四剂而靥。

一小儿出痘，饮冷过多，腹痛面青，手足并冷。此寒邪伤脾而虚寒也，用附子理中汤，一剂而痛止；用人参一两，姜一钱，二剂而脓贯；又用人参煎汤代茶与饮，月余而靥。

一小儿出痘，面青腹痛，手足并冷。此脾气虚寒也，先用五味异功散加木香、肉桂，又用内托散、参芪四圣散，贯脓痂靥。

一小儿出痘，面青腹痛，手足并冷。此脾土虚寒也，先服益黄散末三钱，再用六君、木香而安。又伤食，作泻面青，用五味异功散而痊。

一小儿出痘，面色青，手足冷。此寒水侮土，非十二味异功散不能救。不信，乃服疏通之药，殁而遍身皆青，悔无及矣。

六君子汤

四君子汤二方见不靥闷乱

人参理中汤加附子，名附子理中汤。方见痘腹痛

五味异功散

当归补血汤二方见寒战咬牙

内托散即托里散。方见痘痈

十二味异功散方见顶陷灰白

参芪四圣散方见腹胀气促

六味地黄丸方见发热属阴阳

犀角地黄汤方见顶陷心烦

痘痕赤白

痘痕赤白，各有所因，治法亦异。凡痕赤而作痒，血虚而有热也，用五味、牡丹皮。赤而作痛，余热也，用四君、连翘、金银花。若发热而大便调和者，脾胃虚热也，用五味异功散。若发热而大便秘结者，肠胃内热也，用《圣济》犀角地黄汤。若母有肝火，用加味逍遥散。若母有

郁怒，用加味归脾汤，佐以加味逍遥散治之。痕白者多属气虚而血衰也，宜固元气为本。痒而作渴者，气血俱虚也，十全大补汤之类。乳食减少，四肢倦怠者，中气虚也，五味异功散之类。气虚发热者，补中益气汤之类。血虚发热者，当归补血汤之类，须参兼变之症治之。此症若服药而渐红活者可治，色不转者，不治，虽经年后，多患泻利而死。若妄投攻伐，祸在反掌。

一小儿痘疮，如期而愈，痕赤如赭。余谓：此乳母有热也。诊之果有肝脾郁火。先用加味逍遥散四剂与母服之，子各饮少许，而并愈。

一小儿痘痕色赤作痛，热渴喜冷，大便不利，先用前胡枳壳散，便利渴止，再用《圣济》犀角地黄汤而安，又用芹菜汁而靥。

一小儿痘痕色赤，大便不利，小便赤涩，作渴饮冷。此上焦实热也，先君用泻黄散，一剂顿愈，又用《圣济》犀角地黄汤及芹菜汁而痊。

一小儿痘愈而痕赤作痛，内热作渴，二便不利。先君谓胃经热毒，用《济生》犀角地黄汤及芹菜汁而痊。

一小儿痘痕色白，时痛时痒，作渴饮汤，大便稀溏。此脾胃虚热也，用五味异功散加当归、黄芪而瘥。

一小儿十六岁，痘痕白，用独参汤数斤，色渐如旧，又用地黄丸、大补汤而安。

一小儿痘后，因母怒痕赤，时或作痛，先用加味小柴胡汤、加味逍遥散，治其母而愈。

一小儿因乳母食膏粱之味，痘痕色赤，用清胃散治其母，而儿自愈。

一小儿痘痕色白，作痒发热，大便不实，诸药不应，余用五味异功散，每剂用人参一两，四剂之后，其热稍退，仍用前药，兼服四神丸而愈。

一小儿痘痕白色，时或作痒。先君谓：气血俱虚。不信，反服解毒之药，后变慢脾风而殁。

一男子患此，色白作痒，搔破脓水淋漓，恶寒体倦。余谓：脾肺气虚。不信，反祛风败毒，果发搐而死。

一小儿患此，恶寒发热，或痒或痛，或白或赤。余谓：气血俱虚。不悟，反降火祛风，发痉而死。

一小儿痘痕色白，服克伐之剂，致泻不止。余谓：此脾气下陷也。不信，果殁，遍身如白敷粉，信气虚矣。

葛花解醒汤　治乳母酒醉后，乳儿遗热为患。

白豆蔻　砂仁　葛花各五钱　干生姜　白术炒　泽泻　神曲炒黄，各一钱　白茯苓　陈皮　人参　猪苓　木香各五分　青皮三分

上为末，每二钱，白汤调服。

四顺清凉饮　治血脉壅实，脏腑蓄热，颊赤作渴，五心烦热，睡卧不安，四肢惊掣，或头面生疮，目赤咽痛，痘疹余毒。方见大便不通

四君子汤方见不靥闷乱

前胡枳壳汤方见痘涕唾

加味逍遥散方见痘潮热

泻黄散方见痘渴泻

独参汤方见腹胀气促

六味地黄丸方见发热属阴阳

十全大补汤方见腹胀气促

五味异功散方见寒战咬牙

四物汤方见痘出迟

《圣济》归脾汤方见痘痈

犀角地黄汤即《圣济》犀角地黄汤。方见顶陷心烦

清胃散方见痘痈

痘　喑

王海藏先生云：痘疹初出后，声音洪亮，形病而气不病也。痘疹未发，声音不出，形不病而气病也。疮疹既发，声音不出，形气俱病也，宜用八风汤，或凉膈散去硝黄主之。窃谓：前症若心火上炎，形烁肺金者，宜用人参平肺散。若津液不足，虚火熏蒸者，宜用六味地黄丸。凡小儿面素白善哭，足热腰痛，或解颅面白，黑睛淡者，出肾虚；痘面青善怒，或两头赤者，出肝脾虚也。盖邪之所凑，其气必虚，当预为调补。若在乳下，尤当补其母，及慎饮食起居为善。此余之亲验者也。

一小儿仲冬出痘，呻吟烦躁，焮痛作渴，音哑便实。先君谓心肺实热之症，令急与水饮之。遂恣啜始定，大便稍和，更食梨子数枚得生。夫梨者利也，能令人作渴，今食之而安，乃内有实热而应用也。

一小儿痘愈，而声喑面赤，五心发热，小便赤少。先君谓肾经虚热，用地黄汤、益气汤而愈。其时患是症者，用清热解毒之药，俱致不起。

一小儿痘愈而声喑面白，两睛多白，两足发热，作泻饮汤，脉浮数，左尺更数而无力。余谓禀肾经阴虚，朝用益气汤，夕用地黄丸加五味子，两月余声渐出，又服两月余而效。

一小儿出痘声喑，脉息如前，余用前药治之，声渐复清。又饮食过多，泄泻复喑，朝用益气汤，夕用异功散、地黄丸，声始如旧。

一小儿痘后，声喑半载，以为废人。余询之，但云头晕，其声即喑，脉浮而缓，按之不及一寸。此中气虚不能上接清阳之气耳，用补中益气汤、地黄丸俱加五味子，不半载，声音渐复。

一男子痘后患喑，恶寒体倦，劳则头晕。余谓：元气虚而不能上升。不信，乃服清痰降火之药而殁。

一小儿十四岁，痘后劳而喉喑头晕，脉洪数而无力，恶寒发热，大便欲去而不去。余谓：元气下陷也，宜用益气汤。不悟，乃杂用疏导之药，泄泻不止而殁。

八风散即八风汤

藿香半两，去土　白芷一两　前胡去芦，一两　黄芪二两　甘草炙，二两　人参二两　羌活二两　防风三两

上为末，每服入薄荷少许，煎汤调服。

凉膈散方见痘疮焮裂

人参平肺散　治心火克肺金而声喑。方见顶陷心烦

六味地黄丸　治肾虚声喑。方见发热属阴阳

补中益气汤　治中气不足，不能上接清阳之气而喑。

五味异功散二方见寒战咬牙

痘　疮　痛

王海藏先生云：痘疮出而烦痛，用木香五物主之，更用芒硝为末，以猪胆汁调敷之。若身后痛，属膀胱经也，用羌活荆芥甘草汤。身前痛，属肺金也，用升麻葛根紫草汤。身侧痛，属胆经也，用连翘防风汤。四肢痛，属胃经也，用防风芍药甘草汤，以急止之。盖恐叫号伤气，忍痛伤血，而变症也。若热毒盛者，用东垣消毒散，或仙方活命饮。食鸡鱼葡萄酒物者，用东垣清胃散、生犀汁。若发热饮冷，大便调和，用四物、连翘、牡丹皮。若发热饮冷，大便秘结，脾胃实热也，用清凉饮。若发热作渴饮汤者，脾胃虚热也，用

七味白术散。大凡痘，切不可食毒物，恐作痛致伤元气，轻者反重，重者难治，大人亦然。

一小儿痘疮作痛，色赤饮冷。此热毒炽盛也，用活命饮末二服痛止，用东垣消毒散一服，诸症悉退而瘥。若非此药，必作疔毒之类。

一小儿痘焮痛出血，诊其母有肝火，用小柴胡汤加山栀、生地，母子服之顿愈，又用加味逍遥散而痊。

一小儿痘痛不止，色淡欲陷。此痛伤元气也，先用仙方活命饮一剂而痛止，用八珍汤而靥。

一妇人时疫将愈，出痘发热，体倦痛甚，昏愦饮汤，脉洪数，按之如丝，用十全大补汤，调朱砂末一钱，二剂其痛顿止，食进体健，仍用前汤十余剂而愈。

一男子痘疮痛甚，先用仙方活命饮一剂，其痛顿止；又用东垣消毒散一剂，精神如常而靥。

一小儿痘疮痛甚，脉有力。此邪气实也，用活命饮末二钱，痛止起发，又用东垣消毒散而靥。

一小儿痘赤痛，用活命饮末二钱痛止，用当归、黄芪、金银花将愈，用四君、当归、芍药而靥。

一小儿痘赤痛，发热饮冷，大便不通，脉洪数而有力，用活命饮加大黄一服，痛亦顿减，更用东垣消毒散一服，如期而愈。

一小儿痘疮红活焮痛，作渴饮冷，手足并热。余谓：此痘属形病俱实，非清热解毒不能杀其势，当用活命饮、化癍汤。不信，另服鼠粘子汤，痘焮胀大，其色如赭。先用前药二剂，肿痛悉止，乃用鼠粘子汤而愈。

一小儿痘疮焮痛，服鼠粘子汤之类，患痘疔三枚甚苦，用隔蒜灸，服活命饮，痛止贯脓，又用东垣消散而靥。

一小儿遍身发热，两足犹甚，作渴饮汤，脉洪数而无力。此禀肾经虚热也，用地黄丸料加当归、黄芪，大剂煎与恣饮，三日服数剂，热渴全止，又数剂而愈。

一小儿痘疮热痛，服败毒药，四肢患痘痈，寒热发渴。余谓：当补元气。不信，果殁。

木香五物汤　治出痘烦痛。

青木香四两　丁香一两　熏陆香　白矾各一两　麝香一钱

上每服五钱，水煎。热盛加犀角一两。施银台常用此方，其效如神。

鼠粘子汤　治痘疮欲出未透，皮肤发热，眼赤心烦，咽痛不利等症。减地骨皮、防风，名消毒散

鼠粘子四钱，炒，杵　荆芥二钱　防风五分　地骨皮一钱

上为末，每服一二钱，白汤调下。

仙方活命饮　治痘疮燥痛，热盛者服之顿衰，势弱者服之顿愈，真圣药也。

东垣清胃散

托里消毒散三方见痘痈

射干鼠粘子汤方见痘咽痛

东垣消毒散方见夹疹痘。一名救苦汤

羌活荆芥甘草汤即此三味等分

柴胡山栀连翘防风汤即此四味等分

连翘防风汤方见痘疔

防风芍药甘草汤即此三味等分

化癍汤方见水痘麻痘

清凉饮

消毒散二方见大便不通

四圣散方见痘出不快

犀角消毒饮

隔蒜灸法二方见痘疔

痘身疼

经云：痒则为虚，痛则为实。内快外

痛为外实内虚，外快内痛为内实外虚。今痘疮身痛者，是肤厚理密，或外寒相搏，或热毒内作，或血虚不能荣养。若热毒而血瘀者，先用活命饮，次用东垣消毒散。血虚而瘀者，用四物汤之类。遍身啮而色黑者，毒气壅滞而血凝也，乃是危症。若二便秘结，喘急烦躁，用栀子仁汤或猪尾膏血调片脑治之。自利不食者，不治。

一小儿痘未发，遍身作痛。余谓热毒势盛，先用仙方活命饮一剂，痛缓痘出，用东垣消毒散一剂，末用四圣散而靥。

一小儿痘未出透，遍身作痛。此热毒郁滞而未尽，发于外也，先用活命饮，一剂而痛愈，用参芪四圣散而结靥。

一小儿痘疮，遍身作痛，用东垣消毒散而痛愈，用紫草快癍汤而脓贯，用托里散而愈。

一小儿痘症，肢体作痛，发热恶寒。此气虚而寒邪客于表也，用人参羌活散而表解，用参芪四圣散而起发，用参芪内托散而脓溃。

一妊妇发热作渴，遍身疼痛，用活命饮二剂，诸症稍愈，形气甚倦，用紫草木香散，痘出少许，用白术散，贯脓而愈。

一男子出痘，根窠赤痛，发热作渴，痘裂出血。肝火炽也，用小柴胡汤加生地、犀角，诸症顿减，又用《圣济》犀角地黄汤而结痂。

黄芪六一汤　治痘疮，气虚作渴。愈后作渴，尤宜服之。

黄芪炙，六钱　甘草炙，一钱

水煎服。

参芪四圣散

参芪内托散　治痘疮疼痛，或里虚发痒，或不溃脓，或为倒靥等症。二方见寒战咬牙

小柴胡汤　加牡丹皮、生地黄，即加味小柴胡汤　治发热恶风身痛，或四肢劲强，寒热往来。方见癍症

紫草快癍汤方见便出血或黑屎

七味白术散方见发热属阴阳

四物汤方见痘出迟

八珍汤

《圣济》犀角地黄汤二方见顶陷心烦

仙方活命饮

托里散

东垣消毒散三方见夹疹痘

五苓散方见小便不利

校注妇人良方

明·薛　己　著

校注妇人良方序

病一也，而妇人为难。医一也，而识病为难。夫病多始于七情。邃古之初，性静情逸，精神纯畅，每治于未病之先，治之以不治也，以故药不尝而跻上寿者比比。迨乎后世，恣情纵欲，精神耗而元气索，病道日多而医效日尠。况妇人女子之性，阴浊胜而阳明微，喜怒哀乐发而中节者寡，其为病常浮于男子什九，欲诊问以识所因，亦诚难矣。吴郡立斋薛君，雅好岐黄《素》《难》之书，每为人治病，察色辨脉，变药立方，增除横出，优游容与，俟其自然。不示功，不计程，期在必起。时精绝技，医者不能及。尤旁通外科、女科之术，间取临川陈良甫所著《妇人良方》篇帙，为之补注，附以治验。示余读之，见其发挥经络，揆度阴阳，网罗百病，凡妇人症最人所难识者，彬彬可睹。盖薛君生平精力不暇妄费，坐卧行住，须臾不离。呜呼！斯亦观其深矣！业医者当自得之。

嘉靖丁未冬十月既望秀水石山沈谧撰

凡 例

一、各论有重复阙略悉遵《素》《难》及历代名医治法增减，庶灼见本症病因，不致纷杂难晓。

一、各论有陈无择、熊鳌峰二先生评论治法，去繁就简，并入本论，以便观览。

一、诸治验原随方者悉从其旧，若词义重复者删之，以便览阅。

一、伤寒之症，反复迁变，命系毫发，须熟读仲景等书专为一科，庶无博而不精之误。

一、制药之法，当因病制宜，本集所云，未备不录，恐执泥也。

一、各方有合大剂者，今减作小方，庶得临症损益，量病加减。其有常服者悉仍旧。

一、十二卷首论妊娠所禁之法，当为遵守，其所用之药，不可轻率。

一、补遗第二十四卷，各卷已备不录，今补茧唇等一十四症方论，足成其卷。

一、芍药之性味酸寒，产后用之于大补、八珍等汤内，以酒拌炒用无妨。凡属脾胃虚寒，虚弱面色萎黄者，亦宜酒拌炒用。

用药宜禁各症详见本门复录，首卷特以示急用也

一、通经丸，若脾胃无亏，暴怒气逆，或生冷所伤，阴血凝滞，月经不通者，宜暂用之。若脾胃虚弱，不能生血者，宜用六君、当归。若因脾胃郁火，内耗其血者，宜用归脾汤。若因肝脾郁怒，气血伤而月经不通者，宜用加味归脾汤。若因肝脾虚热，血伤而月经不通者，宜用加味逍遥散。方见本门后，仿此。

一、艾附丸，若脾胃虚寒，阴血不足，气逆发热，月经不调，或胎气不成者，暂宜用之。若脾肾亏损，阴虚发热，月经不调，或崩漏带下，或便血吐衄，小便淋涩，或晡热内热，寒热往来，或盗汗自汗，不时倏热，宜用六味地黄丸。若兼脾气不足，饮食少思者，佐以六君子汤。

一、四物汤，若脾经血燥，发热，或月经不调，宜暂用之。若因脾经虚热，肝经怒火所致宜用四君子汤，佐以加味逍遥散。若因脾经气虚血弱，兼晡热内热，宜用八珍汤加柴胡、丹皮。若因元气下陷而致诸症，宜用补中益气汤。

一、人参橘皮汤，若胎前气痞痰滞，作呕不食者，宜暂用之。若脾胃气虚，胸膈痞胀，痰停作呕，饮食少思者，宜用半夏茯苓汤。若因怒动肝火，克制脾土，而致前症者，宜用六君子加柴胡、山栀、枳壳。脾胃虚寒者，用六君子加木香、砂仁肉、半夏。治脾胃虚寒诸症，尤当用。

一、紫苏顺气饮，若胎动不安，元气无亏者，宜暂用之。若因脾气虚弱者，宜用六君子加紫苏、枳壳。郁结伤脾者，宜用四君子加柴胡、山栀、苏梗。郁怒伤肝脾者，宜用六君子加柴胡、黄芩、枳壳。

一、四物胶艾汤，若内热胎痛，下血不止者，宜暂用之。若因肝经风热而下血者，宜用防风黄芩丸。若因肝火血热，宜用加味逍遥散。若因脾经郁火，宜用加味归脾汤。若因脾气虚陷，宜用补中益气汤倍加升麻、柴胡。若因事下血者，宜用八珍汤加胶、艾。

一、黄芩、白术二味，为安胎之药，若脾胃蕴热，中气无亏者，暂宜用之。凡属脾胃虚痞，饮食少思，或泄泻呕吐，面色萎黄，肢体倦怠者，宜用六君子汤。

一、达生散，若厚味安逸者宜用，若刍荛劳役者不宜用。

一、妊娠腹痛，须验其面赤舌青者，此胎死，用平胃散，加朴硝三钱化下之，下后随用八珍、大补等汤调补之。若唇口俱青，吐出痰沫者，子母俱死也。若面舌俱青者，母死子活，产下亦死。

一、小续命汤，若外中风邪，腰背反张，筋脉瘈疭者，宜暂用之。若产后失血过多，阳火炽盛，虚热生风者，宜用八珍汤加钩藤、丹皮。如不应，当用四君子汤加当归、丹皮、钩藤。若阳气脱陷者，宜用补中益气汤。如不应，急加附子。气血虚败者，

宜用十全大补汤。如不应，急加附子，亦有生者。

一、泽兰汤，若产后恶露腹痛，胸满少气，宜用之。若体倦面黄，食少少寐而恶露不止，宜用加味归脾汤。若气血虚损，而恶露上攻，先用失笑散，后用八珍汤，禁用黑神散、夺命丹之类。

一、产后口鼻起黑气鼻衄者，是胃气虚败而血滞也，急用二味参苏饮，多有生者。

目　录

卷　一

临川　陈自明编
吴郡　薛　己注

调经门凡医妇人先须调经，故以为首

月经序论第一

岐伯曰：女子七岁肾气盛，齿更发长；二七而天癸至，任脉通，太冲脉盛，月事以时下。天，谓天真之气；癸，谓壬癸之水，故云天癸也。然冲为血海，任主胞胎，二脉流通，经血渐盈，应时而下，常以三旬一见，以像月盈则亏也。若遇经行，最宜谨慎，否则与产后症相类。若被惊怒劳役，则血气错乱，经脉不行，多致劳瘵等疾。若逆于头面肢体之间，则重痛不宁。若怒气伤肝，则头晕胁痛呕血，而瘰疬痈疡。若经血内渗，则窍穴淋沥无已。凡此六淫外侵，而变症百出，犯时微若秋毫，成患重如山岳，可不畏哉。

愚按：血者，水谷之精气也，和调五脏，洒陈六腑，在男子则化为精，在妇人上为乳汁，下为血海。故虽心主血，肝藏血，亦皆统摄于脾，补脾和胃，血自生矣。凡经行之际，禁用苦寒辛散之药，饮食亦然。诗云：妇人和平，则乐有子。和则阴阳不乖，平则气血不争。故经云平和之气，三旬一见，可不慎欤。

精血篇论第二齐大夫褚澄遗书

饮食五味，养骨髓肌肉毛发。男子为阳，阳中必有阴，阴中之数八，故一八而阳精升，二八而阳精溢。女子为阴，阴中必有阳，阳中之数七，故一七而阴血升，二七而阴血溢。皆饮食五味之实秀也。方其升也，智虑开明，齿牙更始，发黄者黑，筋弱者强。暨其溢也，凡充身体手足耳目之余，虽针芥之历，无有不下。凡子形肖父母者，以其精血尝于父母之身，无所不历也。是以父一肢废，则子一肢不肖其父；母一目亏，则子一目不肖其母。然雌鸟牝兽，无天癸而成胎何也？鸟兽精血往来尾间也。精未通而御女以通其精，则五体有不满之处，异日有难状之疾。阴已痿而思色以降其精，则精不出而内败，小便涩而为淋。精已耗而复竭之，则大小便牵痛，愈痛则愈便，愈便则愈痛。女人天癸既至，逾十年无男子合则不调，未逾十年思男子合亦不调。不调则旧血不出，新血误行，或渍而入骨，或变而为肿，后虽合而难子，合多则沥枯。虚人产众，则血枯杀人。观其精血，思过半矣。

愚按：丹溪先生云：人受天地之气以生，天之阳气为气，地之阴气为血，故气常有余，血常不足。夫人之生也，男子十六岁而精通，女子十四岁而经行，故古人必待三十、二十而后嫁娶者，可见阴气之难成，而养之必欲其固也。经曰：年至四十，阴气自半，而起居衰矣。夫阴气之成，止供给得三十年之运用，况男子六十四岁而精绝，女子四十九岁而断经。夫肾乃阴中之阴也，主闭藏者。肝乃阴中之阳也，主疏泄者。然而二脏皆有相火，其系上属于心，心火一动，则相火翕然而从之。所以丹溪先生只是教人收心养性，其旨深矣。天地以五行更迭衰旺，而成四时，人之五脏六腑，亦应之而衰旺。如四月属巳，五月属午，为火大旺，火为肺金之夫，火旺则金衰。六月属未，为土大旺，土为水之夫，土旺则水衰。况肾水尝藉肺金为母，以补其不足。古人于夏月必独宿而淡味，兢兢业业，保养金水二脏，正嫌火土之旺尔。经又曰：冬藏精者，春不病温。十月属亥，十一月属子，正火气潜藏，必养其本然之真阴，以助来春生发之气，则春末夏初，无头痛、脚软、食少、体热、注夏之病矣。窃谓人之少有老态，不耐寒暑，不胜劳役，四时迭病，皆因气血方长，而劳心亏损，或精血未满，而早斫丧，故见其症，难以名状。若左尺脉虚弱，或细数，是左肾之真阴不足也，用六味丸。右尺脉迟款，或沉细而数欲绝，是命门之相火不足也，用八味丸。至于两尺微弱，是阴阳俱虚，用十补丸。此皆滋其化源也，不可轻用黄柏、知母之类。设或六淫外侵而见诸症，亦因其气内虚而外邪凑袭，尤宜用前药。

附治验男子阴痿精耗，治验见《内科摘要》

一妇人年三十有七，早孀居，两腿骨作痛，晡热体倦，月经不调，或发寒热，数年矣。一日颈项两侧结核，两胁胀痛，此系肝经郁火而成也。先用小柴胡汤合四物数剂，肝症顿愈。又用加味逍遥散加泽兰、乳香、没药，三十剂血症渐痊。再用加味归脾等药，年余而安。

一孀妇两腿作痛，或用除湿化痰等药，遍身作痛而无定处。余曰：此血症也。不信，乃服流气饮之类而殁。

一放出宫人，年四十余，臀腿内股作痛，晡热口干，月经不调，此系肝经血少，不能养经络而然也，宜用加味逍遥散加泽兰叶，五十余剂，诸症稍缓。又以归脾汤，兼服二百余剂而痊。

一放出宫人，臀腿肿痛，内热晡热，恶寒体倦，咳嗽胸痞，月经过期而少，彼以为气毒流注，服清热理气之剂，益甚。余曰：此乃肝经瘀血停留所致。盖肝经上贯膈，布胁肋，循喉咙，下循䐃[①]内臁，绕阴器，抵少腹。主治之法，但当补其所不胜，而制其所胜。补者脾也，制者肝也。经曰：虚则补之，实则泻之。此定法也。彼不信，仍服前药，遂致不起。

附　方

六味丸

八味丸

十补丸三方见二十四卷第十一论

小柴胡汤方见二十四卷第二论

四物汤方见二十四卷第六论

加味逍遥散

加味归脾汤二方见二十四卷第四论

《产宝》方序论第三

大率治病，先论其所主。男子调其气，女子调其血。气血者，人之神也。然妇人以血为基本，苟能谨于调护，则血气宣行，其神自清，月水如期，血凝成孕。若脾胃虚弱，不能饮食，荣卫不足，月经不行，肌肤黄燥，面无光泽，寒热腹痛，

①䐃：原作“胭”，据《灵枢·经脉》改。

难于子息，或带下崩漏，血不流行，则成瘕症。

愚按：前症若妇人脾胃久虚，以致气血俱衰，遂而月经不行，宜补其胃气，滋其化源；或患中消胃热，津液不生，而致血海干涸，宜清胃补脾，其经自行矣。经曰：胃者卫之源，脾者荣之本。《针经》曰：荣出中焦，卫出上焦，卫不足，益之必以辛；荣不足，补之必以甘，甘辛相合，脾胃健而荣卫生，是以气血俱旺也。或因劳心，虚火妄动，月经错行，宜安心补血泻火。此东垣先生治法也。

王子亨方论第四

论曰：经者常候也，谓候其一身之阴阳愆伏，知其安危。故每月一至，太过不及，皆为不调。阳太过则先期而至，阴不及则后时而来。其有乍多乍少，断绝不行，崩漏不止，皆由阴阳衰盛所致。

愚按：经云：脾统血，肝藏血。此症多因恚怒伤肝，郁结伤脾所致，当从二经为主，而参以前论治之。

月水不调方论第五

妇人月水不调，由风邪乘虚，客于胞中，而伤冲任之脉，损手太阳少阴之经。盖冲任之脉，皆起于胞中，为经络之海，与手太阳小肠、手少阴心经为表里，上为乳汁，下为月水。然月水乃经络之余，苟能调摄得宜，则经应以时矣。

愚按：经曰：饮食入胃，游溢精气，上输于脾，脾气散精，上归于肺，通调水道，下输膀胱，水精四布，五经并行。东垣先生所谓脾为生化之源，心统诸经之血。诚哉是言也。窃谓心脾平和，则经候如常。苟或七情内伤，六淫外侵，饮食失节，起居失宜，脾胃虚损，心火妄动，则月经不调矣。又丹溪先生云：先期而至者，血热也。后期而至者，血虚也。愚所谓先期而至者，有因脾经血燥，有因脾经郁火，有因肝经怒火，有因血分有热，有因劳役火动。过期而至者，有因脾经血虚，有因肝经血少，有因气虚血弱。主治之法，脾经血燥者，加味逍遥散；脾经郁火者，归脾汤；肝经怒火者，加味小柴胡汤；血分有热者，加味四物汤；劳役火动者，补中益气汤；脾经血虚者，人参养荣汤；肝经血少者，六味地黄丸；气虚血弱者，八珍汤。盖血生于脾土，故云脾统血。凡血病当用苦甘之剂，以助阳气而生阴血也。

附　治　验

一妇人发热口干，月经不调，两腿无力，或用祛风渗湿之剂，腿痛体倦，二膝浮肿，经事不通。余作足三阴经血虚火燥，名鹤膝风，用六味、八味二丸，兼服两月，形体渐健，饮食渐进，膝肿渐消，半载而痊。

一妇人月事未期而至，发热自汗，或用清热止汗之剂，作渴头眩，手掉身麻。余曰：此肝经血虚火动，火为阳，阳盛则生风。用柴胡、炒芩、连、山栀、归、芍、生地、丹皮各一钱，参、芪、苓、术各一钱五分，川芎七分，甘草五分，二剂汗止，用补中益气汤而愈。

一妇人经行劳役，忽然昏愦，面赤吐痰。余曰：此乃去血过多，阳无所附故耳。急饮童便碗许，神思渐爽。更用参、芪各五钱，芎、归各三钱，玄参、柴胡、山栀、炙草各一钱，一剂；又用逍遥散加五味、麦门，二剂，如此月余渐愈。但体倦面黄，又以十全大补加五味、麦门治之而愈。

一妇人性善怒，产后唇肿内热，或用清热败毒散，唇口肿胀，日晡热甚，月水不调。再用降火化痰，遂令食少作呕，大便不实，唇出血水。又用理气消导，胸膈痞满，头目不清，唇肿经闭。又用清胃行血，肢体倦怠，发热烦躁，涎水涌出。又欲用通经之剂。余曰：病本七情，肝脾亏损，又数行攻伐，故元气之益虚耳，法当补阴益阳。遂以济生归脾汤、加味逍遥散、补中益气汤调治，元气渐复，诸症悉愈。

姜黄散 治瘀血凝滞，肚腹刺痛，或腹胀发热，口干等症。

姜黄 当归酒拌，各二钱 蓬术醋炒 红花桂心 川芎 玄胡索炒 牡丹皮各五分

上水酒各一半煎服。

醋附丸 治元脏虚冷，月候不调，头眩少食，浑身寒热，腹中急痛，赤白带下，心忡气闷，血中虚寒，胎气不固。用醋煮香附半斤，焙为末，醋糊丸桐子大。每服三四十丸，米饮下。

愚按：前症若元脏虚寒，手足厥冷，用八味丸；手足发热，用六味丸；气血不足，用八珍汤；中气不足，用补中益气汤；脾气不足，用六君子汤；脾气郁结，用归脾汤。若例用香散之剂，恐阳气燥而阴血渐衰也。

附　方

加味逍遥散

八珍汤

归脾汤三方见二十四卷第四论

加味小柴胡汤方见二十四卷第二论

加味四物汤

六君子汤

补中益气汤三方见二十四卷第六论

人参养荣汤方见二十四卷第三论

八味丸

六味丸二方见二十四卷第十一论

月经不通方论第六

妇人月水不通，或因醉饱入房，或因劳役过度，或因吐血失血，伤损肝脾，但滋其化源，其经自通。若小便不利，苦头眩痛，腰背作痛，足寒时痛，久而血结于内，变为癥瘕；若血水相并，脾胃虚弱，壅滞不通，变为水肿；若脾气衰弱，不能制水，水渍肌肉，变为肿满。当益其津液，大补脾胃，方可保生。

愚按：经水，阴血也，属冲任二脉，上为乳汁，下为月水。其为患有因脾虚而不能生血者，有因脾郁而血不行者，有因胃火而血消烁者，有因脾胃损而血少者，有因劳伤心而血少者，有因怒伤肝而血少者，有因肾水不能生肝而血少者，有因肺气虚不能行血者。治疗之法，若脾虚而不行者，调而补之；脾郁而不行者，解而补之；胃火而不行者，清而补之；脾胃损而不行者，温而补之；劳伤心血而不行者，逸而补之；怒伤肝而不行者，和而补之；肺气虚而不行者，补脾胃；肾虚而不行者，补脾肺。经云：损其肺者，益其气；损其心者，调其荣卫；损其脾者，调其饮食，适其寒暑；损其肝者，缓其中；损其肾者，益其精。皆当审而治之。

附治验

一妇人停食，饱闷发热，或用人参养胃汤，益甚。再用木香槟榔丸，泄泻吐痰，腹中成块，饮食少思。又用二陈、黄连、厚朴之类，前症益甚，腹胀不食，月经不至。余以为胃气亏损，用补中益气加茯苓、半夏，三十余剂，脾胃健而诸症愈，又二十余剂而经自行。

一妇人饮食后，或腹胀，或吞酸，彼服枳术丸，吞酸益甚，饮食日少，胸膈痞满，腿内酸痛，畏见风寒。又服养胃汤一剂，腿内作痛。又二剂，腿膝浮肿，月经不行。余谓郁结所伤，脾虚湿热下注。侵晨用四君、二陈、芎、归，午后以前汤送

越鞠丸，饮食渐进，诸症渐愈。又用归脾、八珍二汤，兼服两月余而经行。

一妇人性沉多虑，月经不行，胸满少食，或作胀，或吞酸。余以为中气虚寒，用补中益气加砂仁、香附、煨姜，二剂胸膈和而饮食进；更以六君子加芎、归、贝母、桔梗、生姜、大枣数剂，脾胃健而经自调矣。

一妇人素有胃火，或用清胃饮而安，后因劳役燥渴内热，肌肉消瘦，月经不行。余谓此胃火消烁阴血，用逍遥散加丹皮、炒栀以清胃热，用八珍汤加茯苓、远志以养脾血，而经自行矣。

一妇人久患疟，形体怯弱，内热晡热，自汗盗汗，饮食少思，月事不行，或用通经丸，虚症悉具。余曰：此因虚而致疟，因疟以闭经也。用补中益气及六味地黄丸各百余剂，疟愈而经自行。

一妇人久患疟，疟作则经不行，形虚脉大，头痛懒食，大便泄泻，小便淋沥，口干唇裂，内热腹膨。盖内久疟，正气已虚，阴火独旺，用补中益气汤治之寻愈。惟不时头痛，乃加蔓荆子而痛止，又兼用六味地黄丸而经行。

一妇人因劳耳鸣，头痛体倦，此元气不足，用补中益气加麦门、五味而痊。三年后得子，因饮食劳倦，前症益甚，月经不行，晡热内热，自汗盗汗，用六味地黄丸、补中益气汤顿愈。

一妇人胃气素弱，为哭母吐咳嗽，发热盗汗，经水三月不行。余以为悲则伤肺，思则伤脾，遂朝服补中益气加桔梗、贝母、知母，夕用归脾汤送地黄丸而愈。

一病妇少寐，经水两月余一至，误服通经丸，展转无寐，午前恶寒，午后发热。余以为思虑亏损脾血，用归脾汤作丸，午前以六君送下，午后以逍遥散送下，两月余得寐，半载经行如期，年余而疮愈。余详见各门。

附　　方

补中益气汤

四君子汤

六君子汤三方见二十四卷第六论

二陈汤方见二十四卷第五论

越鞠丸方见六卷第七论

归脾汤

逍遥散

八珍汤三方见二十四卷第四论

清胃散方见十四卷首论

六味丸方见二十四卷第十一论

《养生必用》论病第七

初虞世云：女子十四，天癸至，任脉通，月事以时，于是有子。天癸者，物之自然。月者，以月至。经者，有常也。其来过与不及，皆谓之病，若荣血亏损，不能滋养百骸，则发落面黄，羸瘦燥热，燥气盛则金受邪，金受邪则为咳为嗽，为肺痈为肺痿必矣。但助胃壮气，则荣血生而经自行。须慎饮食，调七情，保神气，庶可得生。若暴怒气逆，经闭不行，当用行气破血之剂。

愚按：刘宗厚先生云：荣者水谷之精，和调于五脏，洒陈于六腑，乃能入于脉也。源源而来，化生于脾，总统于心，藏受于肝，宣布于肺，施泄于肾，灌溉一身。目得之而能视，耳得之而能听，手得之而能握，足得之而能步，脏得之而能液，腑得之而能气。注之于脉，少则涩，充则实。常以饮食滋养，则阳生阴长，变化而为血。诸经恃此，则百脉长养。耗竭则百脉空虚，可不慎哉。若阴气一伤，变症百出，妄行于上则吐衄，衰涸于下则癃闭，血渗肠间则为肠风，阴虚阳搏则为崩中，湿蒸热瘀则为带下，热极腐化则为脓血，火极似水则血紫黑，热胜于阴发为疡，湿滞于血则为痛痒瘾疹，蓄之在上则善忘，蓄之在下则善狂。

琥珀散 治心膈迷闷，肚腹撮痛，月信不通等疾。

乌药二两 当归酒制，一两 蓬术醋制，一两

上为末，每服二钱，温酒调。

万病丸 治月经瘀闭，脐腹作痛，及产后癥瘕等病。

干漆炒，烟出青白为度 牛膝酒浸，焙，各一两

上为末，生地黄汁一升，砂器慢火熬膏。丸桐子大。每服二十丸，空心米饮下。仍参前论主之。

红花当归散 治经候不行，腰胯重痛，小腹坚硬。

红花 当归尾酒拌 紫葳 牛膝酒制 甘草炙 苏木各二钱 白芷 桂心各一钱半 赤芍药炒，一两 刘寄奴去根，五钱

上为末，每服三钱，温酒调。

室女月水不通方论第八

论曰：夫冲任之脉，起于胞内，为经脉之海。手太阳小肠、手少阴心二经为表里。女子二七而天癸至，肾气全盛，冲任流通，经血既盈，应时而下，否则不通也。

愚按：前症若禀阴血不足，用四物、参、苓；怒伤肝血，用加味逍遥散；郁结伤脾，用加味归脾汤；肝火拂郁，用加味小柴胡汤；胃经积热，用加味清胃散。余当参考前论。

附方

四物汤方见二十四卷第六论

加味逍遥散

加味归脾汤二方见二十四卷第四论

加味小柴胡汤方见二十四卷第二论

加味清胃散方见二十四卷首论

室女经闭成劳方论第九

寇宗奭曰：夫人之生，以气血为本。人之病，未有不先伤其气血者。若室女童男，积想在心，思虑过度，多致劳损，男子则神色消散，女子则月水先闭。盖忧愁思虑则伤心，而血逆竭，神色先散，月水先闭。且心病则不能养脾，故不嗜食；脾虚则金亏，故发嗽；肾水绝则木气不荣，而四肢干痿，故多怒，鬓发焦，筋骨痿。若五脏伤遍则死。自能改易心志，用药扶持，庶可保生。切不可用青蒿、虻虫等凉血行血。宜用柏子仁丸、泽兰汤，益阴血，制虚火。

愚按：经云：五谷入于胃，其糟粕、津液、宗气分为三隧。故宗气积于胸中，出于喉咙，以贯心肺，而行呼吸。荣气者，泌其津液，注之于脉，化为以血，以荣四末，内养五脏六腑。若服苦寒之剂，复伤胃气，必致不起。

附治验

一室女年十七，疬久不愈，天癸未通，发热咳嗽，饮食少思，欲用通经丸。余曰：此盖因禀气不足，阴血未充故耳。但养气血，益津液，其经自行。彼惑于速效，仍用之。余曰：非其治也。此乃慓悍之剂，大助阴火，阴血得之则妄行，脾胃得之则愈虚。后果经血妄行，饮食愈少，遂致不救。

柏子仁丸

柏子仁炒，别研 牛膝酒制 卷柏各半两 泽兰叶一两

上为末，蜜丸桐子大。每服三十丸，空心米饮下。

泽兰汤

泽兰叶二钱　当归　芍药炒，各一钱　甘草炙，五分

上水煎服。

劫劳散　治劳嗽发热，盗汗体瘦，唾中有红，或成肺痿。

白芍药炒，二钱　黄芪炒　甘草炒　人参　五味子炒　当归　半夏姜制　白茯苓　熟地黄自制　阿胶炒，各五分

上姜、枣水煎，日三服。乡人杨元鼎女及笄，病此甚危，百药无效。偶遇名医，得此方，服三十余剂，遂愈不发。

血枯方论第十出骆龙吉方

腹中论曰：有病胸胁满，妨于食，病至则先闻腥臊臭，出清液，四肢痛，目眩，时时前后血，病名曰血枯。此年少时，因大脱血，或醉而入房，亏损肾肝。盖肝藏血，受天一之气以为滋荣，其经上贯膈，布胁肋。若脱血失精，肝气已伤，肝血枯涸不荣，而胸胁满，妨于食，则肝病传脾，而闻腥臊臭，出清液。若以肝病而肺乘之，则脱血，四肢痛，目眩，时时前后血出。皆肝病血伤之症也。

愚按：前症若饮食起居失宜，而脾胃虚损，当滋化源，而以乌贼丸等药。若因脾土虚寒，而不能生血，宜补命门火。若服燥药，郁火内作，而津液消烁，宜清热养血。若脾胃亏损而气血虚，宜补中益气。若胃热消中而血液耗损，宜清脾胃之火。若大便秘涩，小便清利，而经不行，宜补心养血。仍参看前第三论主治。

附　治　验

一妇人久患血崩，肢体消瘦，饮食到口则闻腥臊，口出清液，每食少许，腹中作胀。此血枯之症，肺肝脾胃亏损之患。用八珍汤、乌贼骨丸，兼服两月而经行，百余剂而安。

乌贼鱼骨丸

乌贼鱼骨去甲，四两　藘茹一两

上为末，以雀卵丸小豆大。每服五丸，加至十丸，鲍鱼煎汤下，以饭压之。

熟地黄汤　治大脱血，或醉入房，月事不行，以致前症。

熟地黄自制　泽兰叶　白茯苓　人参　五味子杵，炒　附子炮　禹余粮制　当归酒制，各五分

上为末，每服三钱，水前，空心服。

附　　方

八珍汤方见十四卷第四论

茯苓补心汤　治妇人心气虚耗，不能主血，又不能制乎肺，金气得以乘乎肝木。肝既亏损，则血不能藏，渐致精血枯涸，月事不调。此方专补心元之虚，抑其肺气，调和荣卫，滋养血脉。

前方参苏饮内除木香与四物汤对匀和，每服四钱，以姜枣煎温服。此方常进，用以治宫娥多效。

月水不利方论第十一

妇人月水不利者，由劳伤气血，体虚而风寒客于胞内，伤于冲任之脉故也。若寸脉弦，关脉沉，是肝病也，兼主腹痛，孔窍生疮。尺脉滑，血气实，经络不利，或尺脉绝不至，兼主小腹引腰痛，气攻胸膈也。

愚按：前症属肝胆二经，盖肝胆相为表里，多因恚怒所伤。若本经风热，用补肝散；血虚用四物加酸枣仁；若肾水不足，用六味丸；若患诸疮疡，治见第八卷、二十四卷。

牛膝散　治月水不利，脐腹作痛，或小腹引腰，气攻胸膈。

牛膝酒制　桂心　赤芍药炒　桃仁去皮尖　玄胡索炒　当归酒浸　牡丹皮各一两　木

香三钱

上为末，每服一钱，温酒调下。或每服三五钱，水前。

附　方

补肝散方见七卷第十七论

四物汤方见二十四卷第六论

六味丸方见二十四卷第十一论

月水行止腹痛方论第十二

妇人经来腹痛，由风冷客于胞络冲任，或伤手太阳、少阴经，用温经汤、桂枝桃仁汤。若忧思气郁而血滞，用桂枝桃仁汤、地黄通经丸。若血积而成块，用万病丸。

愚按：前症若风寒伤脾者，六君加炮姜；思虑伤血者，四物加参、术；思虑伤气者，归脾加柴、栀；郁怒伤血者，归脾、逍遥兼服。余参前后论治之。

附治验

一妇人经行腹痛，食则呕吐，肢体倦怠，发热作渴。此乃素禀气血不足，用八珍汤二十余剂而愈。后生子，二年而经不行，前症仍作，服八珍汤、逍遥散百余剂方愈。

地黄通经丸　治月经不行，或产后恶露，脐腹作痛。

熟地黄自制，四两　虻虫去头翅，炒　水蛭糯米同炒黄，去糯米　桃仁去皮尖，各十枚

上为末，蜜丸桐子大。每服五七丸，空心温酒下。

万病丸方见前

温经汤　治寒气客于血室，以致血气凝滞，脐腹作痛，其脉沉紧。

当归　川芎　芍药　桂心　蓬术醋炒　牡丹皮各五分　人参　牛膝　甘草炒，各一钱

上水煎服。

桂枝桃仁汤　治经脉顿然不行，腹中作痛，或上攻心胁欲死，或因经脉不行，渐成积块，脐下如覆杯。

桂枝　芍药　生地黄各二钱　桃仁七枚，去皮尖　甘草一钱

上姜水煎。

若因七情郁结，血随气滞者，宜服此汤。如不效，用地黄通经丸。已成血块者，用万病丸。方见前

愚按：前症若肝经怒气，用加味逍遥散；若肝经血虚，用四物、参、术、柴胡、牡丹皮；若肝经血热，用四物、牡丹皮；若肝肾虚火，用六味地黄丸；若肝脾血虚，用八珍加牡丹皮；若肝脾郁怒，用加味归脾汤；若气虚血弱，用补中益气汤；若脾不能摄血，用六君子加川芎、当归；若肝虚不能藏血，用补肝散。

附　方

六君子汤

四物汤二方见二十四卷第六论

归脾汤

逍遥散

八珍汤三方见二十四卷第四论

月水不断方论第十三

妇人月水不断，淋沥腹痛，或因劳损气血而伤冲任，或因经行而合阴阳，以致外邪客于胞内，滞于血海故也。但调养元气，而病邪自愈。若攻其邪，则元气反伤矣。

愚按：前症若郁结伤脾，用归脾汤；恚怒伤肝，逍遥散；肝火妄动，加味四物汤；脾气虚弱，六君子汤；元气下陷，补中益气汤；热伤元气，前汤加五味、麦门、炒黑黄柏。

附　治　验

一儒者钱思习子室，年三十余，无嗣，月经淋沥无期，夫妇异处几年矣。思习欲为娶妾，以谋诸余。余意此郁怒伤肝，脾虚火动，而血不归经，乃肝不能藏，脾不能摄也，当清肝火，补脾气。遂与加味归脾、逍遥二药四剂，送至其家，仍告其姑曰：服此病自愈，而当受胎，妾可无娶也。果病愈，次年生子。

一妇人性急，每怒则太阳耳项喉齿胸乳作痛，则胸满吞酸，吐泻少食，经行不止，此皆肝火之症，肝自病则外症见，土受克则内症作。余先以四物加白术、茯苓、柴胡、炒栀、炒龙胆，清肺养血，次用四君加柴胡、芍药、神曲、吴茱萸、炒黄连以培土制肺，渐愈。惟月经不止，是血分有热，脾气尚虚，以逍遥散倍用白术、茯苓、陈皮，又以补中益气加酒炒芍药，兼服而安。

一妇人多怒，经行旬余方止，后淋沥无期，肌体倦瘦，口干内热，盗汗如洗，日晡热甚，皆由肝脾亏损，无以生发元气。用参、芪、归、术、茯神、远志、枣仁、麦门、五味、丹皮、龙眼肉、炙草、柴胡、升麻，治之获痊。

一妇人怀抱不舒，腹胀少寐，饮食素少，痰涎上涌，月经频数。余曰：脾统血而主涎，此郁闷伤脾，不能摄血归源耳。用补中益气、济生归脾而愈。

附　方

归脾汤

逍遥散二方见二十四卷第四论

加味四物汤

四君子汤

六君子汤

补中益气汤四方见二十四卷第六论

妇人杀血心痛方论第十四

妇人血崩而心痛甚，名曰杀血心痛，由心脾血虚也。若小产去血过多而心痛甚者亦然。用乌贼鱼骨炒为末，醋汤调下，失笑散亦效。

愚按：前症若阴血耗散，用乌贼丸收敛之；若瘀血不散，用失笑散行散之；若心血虚弱，用芎归汤补养之；若郁结伤血，用归脾汤调补之。

附　治　验

一妇人血崩兼心痛三年矣，诸药不应，每痛甚，虚症悉具，面色萎黄。余曰：心主血，盖由去血过多，心无所养，以致作痛，宜用十全大补汤，参、术倍之。三十余剂稍愈，百余剂全愈。

附　方

失笑散方见二十卷第五论

芎归汤方见十七卷第四论

归脾汤

十全大补汤二方见二十四卷第四论

暴崩下血不止方论第十五

妇人冲任二脉，为经脉之海，外循经络，内荣脏腑。若阴阳和平，经下依时；若劳伤不能约制，则忽然暴下，甚则昏闷；若寸脉微迟，为寒在上焦，则吐血、衄血；尺脉微迟，为寒在下焦，则崩血、便血。大抵数小为顺，洪大为逆。大法当调补脾胃为主。

愚按：经云：阴虚阳搏谓之崩。又云：阳络伤则血外溢，阴络伤则血内溢。又云：脾统血，肝藏血。治法：前症因脾胃亏损，不能摄血归源，用六君加芎、归、柴胡；若肝经之火而血下行，用奇效四物汤，或四物加柴、栀、苓、术；若肝经风热而血妄行，用加味逍遥散，或小柴胡、栀、芍、丹皮；若怒动肝火而血沸腾，亦用前药；若脾经郁结而血不归经，用归脾加柴、栀、丹皮；若悲伤胞络而血下崩，用四君加柴、栀、升麻。故东垣先生云：凡下血症，须用四君子以收功。厥有旨哉。若大吐血，毋以脉论，当急用独参汤救之。若潮热咳嗽脉数，乃元气虚弱，假热之脉，尤当用人参温补。此等症候，无不由脾胃先损，故脉洪大。察其胃气，能受补则可救。苟用寒凉止血之药，复伤脾胃，反不能摄血归源，是速其危也。

附治验

大尹王大成之内，久患崩，自服四物、凉血之剂，或作或辍。因怒发热，其血不止，服前药不应，乃主降火，更加胁腹大痛，手足俱冷。余曰：此脾胃虚寒所致。先用附子理中汤，体热痛止。又用济生归脾、补中益气二汤，崩血顿愈。若泥痛无补法，则误矣。

锦衣杨永兴之内，患前症，过服寒凉之剂，其症益甚，更加肚腹痞闷，饮食不入，发热烦躁，脉洪大而虚。余曰：此脾经气血虚而发躁也，当急用八珍汤加炮姜以温补之，缓则不救。彼不信，乃服止血降火之剂，虚症蜂起，始信余言，缓不及治矣。

一妇人面黄或赤，觉腰间或脐下作痛，四肢困倦，烦热不安，经行即发寒热，两肋如束，血涌如崩，此脾胃亏损，元气下陷，与相火湿热所致。用补中益气加防风、芍药、炒黑黄柏，间以归脾汤调补，而血始归经。

一妇人因怒崩血，久不已，面青黄而或赤，此肝木制脾土而血虚。用小柴胡合四物，清肝火，生肝血；又用归脾、补中二汤，益脾气，生肝血而瘥。此症若因肝经风热而血不宁者，防风为丸，以兼症之药煎送。或肝经火动而血不宁者，炒条芩为丸，以兼症之药煎送。若瘀血为患，用五灵脂为末，烧铁器淬酒调服，无不效者。

奇效四物汤 治肝经虚热，血沸腾而崩久不止。

当归酒拌 熟地黄自制 白芍药 川芎 阿胶炒 艾叶炒 黄芩炒，各等分

上每服四钱，水煎。

治血崩血瘕，或经行产后心腹胁痛，五灵脂炒烟尽为末，每服一钱，温酒调；或用三钱，水、酒、童便煎服。

治风热血崩，荆芥穗灯火烧焦为末，每服三钱，童便调。

独圣散 治肝经有风血崩。用防风去叉芦为末，每服二钱，空心食前，酒煮白面，清饮调下，极验。

神应散 治血虚内热，血不归源而崩。用桂心烧存性为末，每服一二钱，米饮调下。

又方 陈槐花一两，百草霜半两，为末，每服一二钱，烧红秤锤焠酒下。

附方

四君子汤

六君子汤

补中益气汤

四物汤四方见二十四卷第六论

归脾汤

加味逍遥散

八珍汤三方见二十四卷第四论

小柴胡汤方见二十四卷第二论

独参汤方见三卷第十三论

附子理中汤方见二十卷第八论

带下方论第十六

妇人带下，其名有五，因经行产后，

风邪入胞门，传于脏腑而致之。若伤足厥阴肝经，色如青泥；伤手少阴心经，色如红津；伤手太阴肺经，形如白涕；伤足太阴脾经，黄如烂瓜；伤足少阴肾经，黑如衃血。人有带脉横于腰间，如束带之状，病生于此，故名为带。

愚按：徐用诚先生云：前症白属气，而赤属血。东垣先生云：崩久则亡阳，故白滑之物下流，未必全拘于带脉，亦有湿痰流注下焦，或肾肝阴淫之湿胜，或因惊恐而木乘土位，浊液下流，或思慕为筋痿。戴人以六脉滑大有力，用宣导之法，此泻其实也。东垣以脉微细沉紧，或洪大而虚，用补阳调经，乃兼责其虚也。丹溪用海石、南星、椿根皮之类，乃治其湿痰也。窃谓前症，皆当壮脾胃、升阳气为主，佐以各经见症之药。色青者属肝，用小柴胡加山栀、防风。湿热壅滞，小便赤涩，用龙胆泻肝汤。肝血不足，或燥热风热，用六味丸。色赤者属心，用小柴胡加黄连、山栀、当归。思虑过伤，用妙香散等药。色白者属肺，用补中益气加山栀。色黄者属脾，用六君子加山栀、柴胡，不应，用归脾汤。色黑者属肾，用六味丸。气血俱虚，八珍汤。阳气下陷，补中益气汤。湿痰下注，前汤加茯苓、半夏、苍术、黄柏；气虚痰饮下注，四七汤送六味丸。不可拘肥人多痰，瘦人多火，而以燥湿泻火之药轻治之也。

附治验

一孀妇腹胀胁痛，内热晡热，月经不调，肢体酸麻，不时吐痰。或用清气化痰，喉间不利，带下青黄，腹胁膨胀。又用行气之剂，胸膈不利，肢体如麻。此乃郁怒伤损肝脾。朝用归脾汤，以解脾郁，生脾气；夕用加味逍遥散，以生肝血，清肝火。百余剂而愈。

一妇人久疟兼带，发热，口干体倦，用七味白术散加麦门、五味，大剂煎与恣饮。再发稍可，乃用补中益气加茯苓、半夏，十余剂而愈。

一妇人头晕吐痰，胸满气喘，得食稍缓，苦于白带，二十余年矣，诸药不应。此气虚而痰饮也，痰饮愈而带自愈。遂朝用六君子汤，夕用六味地黄丸，不月而验。

一妇人耳鸣胸痞，内热口干，喉中若有一核，吞吐不利，月经不调，兼之带下，余以为肝脾郁结，用归脾汤加半夏、山栀、升麻、柴胡，间以四七汤下白丸子而愈。

一妇人吞酸饱满，食少便泄，月经不调，服清气化痰丸，两膝渐肿，寒热往来，带下黄白，面萎体倦，此脾胃俱虚，湿痰下注。用补中益气，倍用参、术，加茯苓、半夏、炮姜而愈。

一妇人带下，四肢无力。余曰：四肢者土也，此脾胃虚弱，湿痰下注。以补中益气、济生归脾二药治之而愈。

一妇人带下黄白，怒则胸膈不利，饮食少思，或用消导利气之药，痰喘胸满，大便下血。余曰：此因脾气亏损，不能摄血归源。用补中益气加茯苓、半夏、炮姜四剂，诸症顿减，又用八珍加柴胡、山栀而痊。

附　方

小柴胡汤方见二十四卷第二论

龙胆泻肝汤方见二十四卷第八论

六味丸方见二十四卷第十一论

妙香散方见三卷第十三论

补中益气汤

六君子汤二方见三十四卷第六论

归脾汤

八珍汤

加味逍遥散三方见二十四卷第六论

七味白术散方见二十一卷第二论

四七汤方见十二卷第七论

白丸子方见三卷第四论

崩中漏血生死脉方论第十七

妇人崩中漏下之症，已见前论，按其寸口脉弦而大，弦则为紧，大则为芤，紧则为寒，芤则为虚，虚寒相搏，其脉为牢，妇人半产漏下，赤白不止。脉小虚滑者生，脉大紧实数者死。又脉急疾者死，迟者生。又云：尺寸脉虚者漏血，脉浮者俱不治。

愚按：前症阐《内经》微旨，济无穷夭札，须固胃为善。盖胃为五脏之本源，人身之根蒂。所用治法，当参前后论。

附 治 验

一妇人年将七十，素有肝脾之症，每作则饮食不进，或胸膈不利，或中脘作痛，或大便作泻，或小便不利。余用逍遥散加山栀、茯神、远志、木香而愈。后忧女孀居，不时吐紫血，其病每作，先倦怠而后发热。经曰：积忧伤肺，积思伤脾。肺脾受伤，致是令子母俱病，不能摄血归经而致前症，遂以前药加炒黑黄连三分，吴茱萸二分，顿愈。复因怒，吐赤血甚多，躁渴垂死。此血脱也，法当补气，乃用人参一两，苓、术、当归各三钱，陈皮、炮黑干姜各二钱，炙草、木香各一钱，一剂顿止。

一妇人年六十有四，久郁怒，头痛寒热，春间乳内肿痛，服流气饮之类益甚，不时有血如经行。又因大惊恐，饮食不进，夜寐不宁。此因高年去血过多，至春无以生发肝木，血虚火燥，所以至晚阴旺则发赤。经云：肝藏魂。魂无所附，故不能寐。先以逍遥散加酒炒黑龙胆草一钱，山栀一钱五分，二剂肿痛顿退，又二剂而全消。再用归脾汤加炒栀、贝母，诸症悉愈。

表弟方健甫内，五十岁，辛丑患血崩，诸药罔效。壬寅八月，身热体痛，头晕涕出，吐痰少食，众作火治，展转发热，绝粒数日。余诊之曰：脾胃久虚，过服寒药，中病未已，寒病复起。遂用八味丸料一服，翌早遂索粥数匙。再服食倍，热减痛止，乃服八味丸而愈。癸卯秋，因劳役忧怒，甲辰夏病复作，胸饱发热，脊痛腰疼，神气怫郁，或作内伤，或作中暑，崩血便血，烦渴引饮，粒米不进，昏愦时作，脉洪大，按之微弱。此无根之火，内虚寒而外假热也。以十全大补加附子一剂，遂食粥三四匙，崩血渐减。日服八味丸，始得全愈。备见《女科撮要》

柏叶散 治元气虚弱，崩中漏血，年久不愈，亦治白带。

柏叶炒 续断酒炒 川芎 当归 生地黄 鳖甲炙 龟甲炙 禹余粮各一两五钱 阿胶炒 赤石脂煅 牡蛎煅 地榆 艾叶炒 鹿茸炙，各五钱

上为末，每服二钱，粥饮调下。

地黄丸 治足三阴亏损，经行数日不止，或兼带下，无子。

熟地黄自制 山茱萸肉 芜荑仁各一两 干姜三钱，炮 白芍药微炒 代赭石各一两 白僵蚕炒 厚朴姜制，各三钱

上为末，蜜丸桐子大。每服五十丸，空心温酒下，日三服。许学士云：凡妇人有白带，多致不产育，宜速治之。故扁鹊过邯郸，闻妇人有此病，遂自鸣带下医以就治之。

白芷散 治下元虚弱，赤白带下，或经行不止等症。

白芷一两 海螵蛸一枚，烧 胎发一团，煅

上为末，每服二钱，温酒调下。

附　方

东垣益胃升阳汤　治血脱，当益其气。盖先补胃气，以助生发之气，故曰阳生阴长。诸甘药为之先务，举世皆以为补气，殊不知甘能生血，此阳生阴长之理。故先理胃气，则血归于脾矣，故曰脾统血。

东垣升麻除湿汤　二方见二十卷第九论

东垣升阳益胃汤　治肺脾胃虚，怠惰嗜卧，四肢不收，身体沉重，口干，食无味，大便不调，小便频数，食少，食不消，洒淅恶寒，而或微热，崩带不止。方见三卷第十三论

十全大补汤

逍遥散

归脾汤三方见二十四卷第四论

八味丸方见二十四卷第十一论

妇人白浊白淫方论第十八

妇人小便白浊白淫，由心肾不交，水火不济，用金锁正元丹；若心虚而致，用平补正心丹、降心丹、威喜丸；若思虑伤脾，用四七汤，吞白丸子，更以乌沉汤加茯苓、益智。

愚按：前症若元气下陷，用补中气益气汤；脾胃亏损，六君加升麻、柴胡；脾经郁结，归脾加黄柏、山栀；肝经怒火，龙胆泻肝汤，虚则用加味逍遥散。宜与带下参看主治。

附　治　验

一妇人善怒，或小腹痞闷，或寒热往来，或小便频数，时下白淫，药久不愈，面青口苦。余以为积愤而不能发散所致，用龙胆泻肝汤而愈，用加味逍遥散、八珍汤而安。

锁精丸　治下元虚弱，小便白浊，或白带淋漓，小便频数。

破故纸炒　青盐　白茯苓去皮　五味子炒，等分

上为末，酒糊丸桐子大。每服三十丸，盐汤或酒下。

固精丸　治胞气虚寒，小便白浊，或小便无度等症。

牡蛎煅　菟丝子酒浸，蒸，炒　韭子炒　龙骨煅　五味子炒　白茯苓去皮　桑螵蛸酒炙　白石脂煅，各等分

上为末，酒糊丸桐子大。每服十丸，空心盐汤下。

附　方

补中益气汤

六君子汤二方见二十四卷第六论

归脾汤方见二十四卷第四论

龙胆泻肝汤方见二十四卷第八论

妇人天癸过期方论第十九

许学士云：妇人经脉过期不及，腰腹疼痛，或七七数尽而月经下者，宜用当归散治之。

愚按：前症若肝肾虚热，用当归散；肝血虚热，四物加柴、栀、丹皮；肝火内动，小柴胡加山栀、丹皮；肝火血燥，加味逍遥散；脾经郁火，加味归脾汤；肝脾郁火，归脾、逍遥兼服；肝肾亏损，归脾、六味兼服。仍与前后月经不调治验同用。

附　治　验

一妇人年五十，内热晡热，经水两三月一至，此血虚有热，用逍遥加山茱萸治之而愈。后有痰作渴，或小便不调，或头晕白带，用六味丸而安。

当归散

当归酒洗 川芎 白芍药 黄芩 白术炒，各半两 山茱萸肉一两半

上为末，每服二钱，酒调，日三服。气虚去芩，加桂心一两。

附 方

四物汤方见二十四卷第六论

小柴胡汤方见二十四卷第二论

加味逍遥散

加味归脾汤二方见二十卷第四论

六味丸方见二十四卷第十一论

妇人血分水分肿满方论第二十

妇人经水不通，则化为血；血不通，则复化为水。故先因经水断绝，后至四肢浮肿，致小便不通，名曰血分，宜用椒仁丸。若先因小便不通，后身面浮肿，致经水不通，名曰水分，宜用葶苈丸。经脉不通而化为水，流走四肢，悉皆肿满，亦名血分，其症与水症相类，实非水也，用人参丸。

愚按：前症或因饮食起居失养，或因六淫七情失宜，以致脾胃虚损，不能生发统摄，气血乖违，行失常道。若先因经水断绝，后至四肢浮肿，小便不通，血化为水，名曰血分，宜用椒仁丸治之；若先小便利，后至身面浮肿，经水不通，水化为血，名曰水分，宜用葶苈丸治之。此属形气不足，邪淫隧道，必用此药以宣导其邪，而佐以补辅元气之剂，庶使药力有所仗而行，则邪自不能容，而真气亦不至于复伤矣。大凡月水不通，凝结于内，久而变为血瘕，血水相并，亦为水肿。

附 治 验

一妇人月经不调，晡热内热，饮食少思，肌体消瘦，小便频数，或用济阴丸，月经不行，四肢浮肿，小便不通。余曰：此血分也。朝用椒仁丸，夕用归脾汤渐愈。服人参丸两月而愈。仍专用归脾汤，五十余剂而平。

一妇人面目浮肿，月经不通，此水分也。朝用葶苈丸，夕用归脾汤，渐愈。更用人参丸兼服而全愈。

一妇人素性急，先因饮食难化，月水不调，或用理气化痰药，反肚腹膨胀，大便泄泻；又加乌药、蓬术，肚腹肿胀，小便不利；加猪苓、泽泻，痰喘气急，手足厥冷，头面肢体肿胀，指按成窟，脉沉细，右寸尤甚。余曰：此脾肺虚冷，不能通调水道，下输膀胱，渗泄之令不行，生化之气不运。东垣云：水饮留积，若土在雨中则为泥矣。得和气暖日，水湿去而阳化，自然万物生长。喜其脉相应，遂与金匮加减肾气丸料服之，小便即通，数剂肿胀消半，四肢渐温，自能转侧。又与六君加木香、肉桂、炮姜，治之全愈。后不戒七情，不调饮食，顿作泄泻，仍用前药，加附子五分而安。

椒仁丸 治血分。

椒仁 甘遂 续随仁 附子炮 郁李仁 黑牵牛炒 五灵脂去石 当归 吴茱萸 玄胡索 芫花酒炒 石膏各二钱 信砒 胆矾各一钱 斑蝥糯米炒 芫青各三十个，糯米炒黄去头足

上为末，面糊丸绿豆大。每服十丸，陈皮汤送下。

人参丸 治月经不利，血化为水，流走四肢，悉皆肿满。

人参 当归 大黄蒸熟，切，焙 桂心 瞿麦穗 赤芍药 白茯苓各三两 葶苈炒，别研，一两

上为末，炼蜜丸桐子大。每服十五丸，空心米饮下。

葶苈丸　治水分。

甜葶苈炒，别研，五钱　续随仁五钱，别研　干漆末一两

上用枣肉丸桐子大。每服七丸，煎扁竹汤下。如大便利，减续随子、葶苈各一钱，加白术半两。

小调经散　治经水失道，流入四肢浮肿。方见产后四肢浮肿

附　方

归脾汤方见二十四卷第四论

金匮加减肾气丸方见二十二卷第十论

六君子汤方见二十四卷第六论

卷　二

临川　陈自明编
吴郡　薛　己注

众疾门经脉不调众疾生焉，故以次之

《产宝》方论第一

古人治妇人，别著方论者，以其胎妊生产崩伤之异，况郁怒倍于男子，若不审其虚实而治之，多致夭枉。

愚按：前说诚为精确。谚云：宁治十男子，莫治一妇人；宁治十妇人，莫治一小儿。义可见矣。

《博济方》论第二

夫人将摄顺理，则气血调和，六淫不能为害。若劳伤血气，则风冷乘之，脾胃一伤，饮食渐少，荣卫日衰，肌肤黄燥，而无光泽。若入大肠则下利，若入关元则绝嗣。故妇人病有三十六种，皆由冲任劳损而致。盖冲任之脉，为十二经之会海，其病皆见于少阴。太阳之经，当于此候之。

愚按：前论精密，学者当从此类推之。

寇宗奭论第三

妇人虽有别科，然亦有不能尽圣人之法。岐伯曰：凡病察其形气相得则易治，形气相失则难治。又曰：诊病之道，观人勇怯，骨肉皮肤，能知其情，以为诊法。今富贵之家，身处帷幔，出手诊候，不能尽望闻问切之情，率尔投药，乌可尽其术乎！况医者质问谆谆，病家遂谓业术不精而不信，岂能使药之奏效耶！丹溪云：凡人之形，长不及短，大不及小，肥不及瘦。人之色，白不及黑，嫩不及苍，厚不及薄。而况肥人湿多，瘦人火多，白者肺气虚，黑者肾气足，形色既殊，脏腑亦异，外证虽同，治法迥别。所以肥人责脉浮，瘦人责脉沉，躁人疑脉缓，缓人疑脉躁，以其不可概观也。若夫病势危急，必须察色以观其外，诊脉以知其内，医之道，庶乎不至于有误矣！

府庠徐道夫母，胃脘当心痛极，右寸关俱无，左虽有，微而欲绝，手足厥冷。余以上部无脉，不吐，为不治。然察其眼胞上下青黯，此脾虚肝木所胜，以参、术、茯苓、陈皮、甘草补中益气，以木香和胃气行肝气，以吴茱萸散脾胃之寒，止心腹之痛，遂急与一剂，连服二次，再进，诸病悉愈。

《通用方》序论第四

夫通用方者，盖产前后皆可用也。或一方治诸症，不可入于专门，当通变而施治，乌可泥也。

加减四物汤　治血虚月经不调，腰腹

作痛，崩中漏下，半产，产后恶露内停，或去血过多而痛。方见第八卷十三论

愚按：血虚之症，若肝脾血燥，用加味逍遥散。肝火血燥，用八珍汤加山栀、牡丹皮。肝经风热血燥，用六味地黄丸。肝脾火燥血虚，用四物、柴胡、山栀。肝经气血虚弱，用四君、芎、归、熟地。肾水涸而肝血虚，用六味地黄丸。金克木而肝血虚，与心火亢而肝血虚，亦用前丸。若气虚而血弱，用补心汤。胃气陷而血虚，用补中益气汤。脾气弱而血虚，用六君子汤。脾气郁而血虚，用加味归脾汤。大凡血虚之症，或气虚血弱，或阳气脱陷，或大失血，以致发热烦渴等症，必用四君、归、芪，或独参甘温之剂，使阳旺则阴生，其病自愈。若用寒凉降火，乃速其危也。

交加散　治经脉不调，腹中撮痛，或结聚癥瘕，产后中风。

生地黄一斤，取汁　生姜十二两，取汁

上以地黄汁炒姜渣，姜汁炒地黄渣，干为末，每服三钱，温酒调下。芍药、玄胡索、当归、蒲黄、桂心各一两，没药、红花各五钱，尤效。

补中丸　治气血俱虚诸症。即八珍汤为丸。方见二十四卷第四论

附　方

加味归脾汤

加味逍遥散

八珍汤三方见二十四卷第四论

六味丸方见二十四卷第十一论

四物汤

四君子汤

六君子汤

补中益气汤四方见二十卷第六论

独参汤方见三卷第十三论

卷 三

临川 陈自明编
吴郡 薛 己注

妇人中风诸症方论第一

夫中风者，因内虚而中之也。盖风为四时八方之气，常以冬至之日，自坎而起。从其乡来者，主长养万物，否则名为虚风，贼害万物。从背而入，或中腑，或中脏，或中血脉经络，其症或肢体不遂，或手足偏枯，或痰涎壅塞，或口眼歪斜，或牙关紧急，或腰背反张。若眼开口闭，涎流失音者，难治；如眼闭口开，鼾睡遗尿者死。中风中气，皆用苏合香丸。中气用三生饮，若作风治，百无一生。

愚按：中风者，即《内经》所谓偏枯、风痱、风懿、风痹是也，而有中腑、中脏、中血脉之分焉。夫中腑者为在表，中脏者为在里，中血脉者为在中。在表者宜微汗，在里者宜微下，在中者宜调荣。中腑者多著四肢，如手足拘急不仁，恶风寒。此数者病浅，皆易治，用加减续命汤之类。中脏者多滞九窍，如眼瞀者，中于肝；舌不能言者，中于心；唇缓便秘者，中于脾；鼻塞者，中于肺；耳聋者，中于肾。此数者病深，多难治。中血脉者，外无六经之证，内无便溺之阻，肢不能举，口不能言，用大秦艽汤主之。中腑者，多兼中脏，如左关脉浮弦，面目青，左胁偏痛，筋脉拘急，目瞤，头目眩，手足不收，坐踞不得，此中胆兼中肝也，用犀角散之类。如左寸脉浮洪，面舌赤，汗多恶风，心神颠倒，言语謇涩，舌强口干，忪悸恍惚，此中小肠兼中心也，用麻黄散之类。如右关脉浮缓，或浮大，面唇黄，汗多恶风，口㖞语涩，身重，怠惰嗜卧，肌肤不仁，皮肉瞤动，腹膨不食，此中胃兼中脾也，用防风散之类。如右寸脉浮涩而短，面色白，鼻流清涕多喘，胸中冒闷短气，自汗声嘶，四肢痿弱，此中大肠兼中肺也，用五味子汤之类。如左尺脉浮滑，面目黧黑，腰脊痛引小腹，不能俯仰，两耳虚鸣，骨节疼痛，足痿善恐，此中膀胱兼中肾也，用独活散之类。此皆言真中风也，而有气血之分焉。盖气虚而中者，由元气虚而贼风袭之，则右手足不仁，用六君子汤加钩藤、姜汁、竹沥；血虚而中者，由阴血虚而贼风袭之，则左手足不仁，用四物汤加钩藤、竹沥、姜汁；气血俱虚而中者，则左右手足皆不仁也，用八珍汤加钩藤、姜汁、竹沥。其与中风相类者，则有中寒、中湿、中火、中气、食厥、劳伤、房劳等症。如中于寒者，谓冬月卒中寒气，昏冒口噤，肢挛恶寒，脉浮紧，用麻黄、桂枝、理中汤之类。中于暑者，谓夏月卒冒炎暑，昏冒痿厥，吐泻喘满，用十味香薷饮之类。中于湿者，丹溪所谓东南之人，多因湿土生痰，痰生热，热生风也，用清燥汤之类，加竹沥、姜汁。中于火者，河间所谓非肝木之风内中，六淫之邪外侵，良由五志过极，火盛水衰，热气怫郁，昏冒而卒仆也，用六味丸、四君子、独参汤之类。内有恚怒伤肝，火动上炎者，用柴胡汤之类。中于气者，七情过极，气厥昏冒，或牙关紧急，用苏合香丸之类，误作风治者死。食厥者，过于饮食，胃气自伤，不能运化，故昏冒也，用六君子加木香。劳伤者，过于劳役，耗损元气，脾胃虚衰，不任风寒，故昏冒也，用补中益气汤。房劳者，因肾虚精耗，气不归源，故昏冒也，用六味丸。此皆类中风者也。夫《内经》主于风，河间主于火，东垣主于气，丹溪主于湿，余之斯论，僭补前人之阙也。若夫地之南北，人之虚实，固有不同，其男子女人，大略相似，当与后论参看，通变治之。

附治验

靳阁老夫人，先胸胁胀痛，后四肢不收，自汗如水，小便自遗，大便不实，口紧目瞤，饮食颇进，十余日矣。或以为中脏，公甚忧。余曰：非也。若风既中脏，真气既脱，恶症既见，祸在反掌，焉能延之？乃候其色，面目俱赤，而面或青。诊其脉，左三部洪数，惟肝尤甚。余曰：胸乳胀痛，肝经血虚，肝气否塞也。四肢不收，肝经血虚，不能养筋也。自汗不止，肝经风热，津液妄泄也。小便自遗，肝经热甚，阴挺失职也。大便不实，肝木炽盛，克脾土也。遂用犀角散四剂，诸症顿愈。又用加味逍遥散，调理而安。后因郁怒，前症复作，兼发热呕吐，饮食少思，月经不止，此木盛克土，而脾不能摄血也，用加味归脾汤为主，佐以加味逍遥散，调补肝脾之气，清和肝脾之血而愈。后每遇怒，或睡中手足抽搐，复用前药即愈。

大参朱云溪母，于九月内忽仆地痰沫，不省人事，唇口㖞斜，左目紧小，或用痰血之剂，其势稍缓。至次年四月初，其病复作，仍用前药，势亦渐缓。至六月终，病乃大作，小便自遗，或谓风中于脏，以为不治。余诊之，左关弦洪而数，此属肝火血燥也。遂用六味丸加五味、麦门、芎、归，一剂而饮食顿进，小便顿调。随用补中益气加茯苓、山栀、钩藤、丹皮而安。至十月，复以伤食，腹痛作泻，左目仍小，两关尺脉弦洪鼓指，余以六君加木香、吴茱、升麻、柴胡，一剂而痛泻俱缓。复以六君加肉果、故纸一剂，诸脉顿平，痛泻俱止。余谓：左关弦洪，由肝火血燥，故左目紧小；右关弦洪，由肝邪乘脾，故唇口㖞斜；腹痛作泻，二尺鼓指，由元气下陷。设以目紧口㖞，误作风中，投以风药；以腹痛泄泻，误作积滞，投以峻剂，复耗元气，为害甚矣。后以阳虚恶寒，围火过热，致痰喘，误服寒剂而卒。

一妇人因怒仆地，语言謇涩，口眼㖞斜，四肢拘急，汗出遗尿，六脉洪大，肝脉尤甚，皆由肝火炽盛。盖肝主小便，因热甚而自遗也，用加味逍遥散加钩藤，及六味丸寻愈。

一老妇两臂不遂，语言謇涩，服祛风之药，反致筋挛骨痛。余谓此肝火血虚所致，用八珍汤补气血，用地黄丸补肾水，佐以排风汤，年余而愈。

一妇人经行，口眼歪斜，痰涎壅盛，此血虚而肝火动，用加味逍遥散加牡丹皮治之寻愈。后因饮食停滞，口吐痰涎，此脾气虚，不能摄涎归经也，用六君子二十余剂而安。

一妇人因怒，口眼歪斜，痰涎上涌，口噤发搐，此脾肺气虚而肝木旺，用六君子加木香、钩藤、柴胡治之，渐愈。又用加味归脾汤，调理而安。

一产妇勤于女工，忽仆地，牙关紧急，痰喘气粗，四肢不遂，此气血虚而发痉。朝用补中益气汤加茯苓、半夏，夕用八珍汤加半夏，各三十余剂，不应。此气血之未复，药之未及也。仍用前二汤，又五十余剂寻愈。

一妇素有内热，月经不调，经行后四肢不能伸，卧床半载，或用风湿痰火之剂，不效。其脉浮缓，按之则涩，名曰瘈症，属风寒所乘。用加味逍遥散加肉桂、防风，四剂顿愈，更以八珍汤调理两月余而瘥。

一妇人素经行后期，因劳怒四肢不能屈，名曰疭症，此血虚而风热所乘。先用八珍汤加钩藤、柴胡渐愈，更佐以加味逍遥散，调理而痊。

一妇人四肢挛屈，烦痛自汗，小便短少，畏见风寒，脉浮弦缓，此气血虚而风寒湿热相搏。先用东垣清燥汤渐愈，再用加味逍遥散及八珍汤加牡丹皮而痊。

一妇人素有火，忽然昏瞶，瘈疭抽搐，善伸数欠，四肢筋挛，痰涎上升，此肺金燥甚，血液衰少而然也。用清燥汤、六味丸兼服，寻愈。

一妇人肢节作痛，不能转侧，恶见风寒，自汗盗汗，小便短少，虽夏亦不去衣，其脉浮紧，此风寒客于太阳经。用甘草附子汤，一剂而瘥。

一妇人因怒发搐，呕吐痰涎，口噤昏愦，气口脉大于人迎，此气滞而食厥。用平胃散加茯苓、半夏、木香治之而苏，更以六君子加木香渐愈。乃去木香，又二十余剂而痊。

一妇人元气素虚，劳则体麻发热，痰气上攻，或用乌药顺气散、祛风化痰丸之类，肢体痿软，痰涎自出，面色萎黄，形体倦怠，而脾肺二脉虚甚，此气虚而类风。朝用补中益气汤，夕用十全大补汤渐愈。又用加味归脾汤调理，寻愈。

一妇人体肥胖，头目眩晕，肢体麻木，腿足痿软，自汗身重，其脉滑数，按之沉缓。此湿热乘虚也，用清燥、羌活二汤渐愈，更佐以加味逍遥散全愈。

一妇人口眼歪斜，四肢拘急，痰涎不利而恶风寒，其脉浮紧。此风寒客于手足阳明二经，先用省风汤二剂，后用秦艽升麻汤而愈。

一妇人素性急，患肝风之症，常服搜风顺气丸、秦艽汤之类。后大怒吐血，唇口牵紧，小便频数，或时自遗。余以为肝火旺而血妄行，遂用小柴胡汤加山栀、牡丹皮，渐愈。五年之后，又大怒吐血，误服降火祛风化痰之剂，大便频数，胸满少食。用清气化痰之剂，呕而不食，头晕口干，不时吐痰。用导痰降火之类，痰出如涌，四肢常冷。余曰：呕而不食，胃气虚弱也。头晕口干，中气不能上升也。痰出如涌，脾气不能摄涎也。四肢逆冷，脾气不能运行也。用补中益气加茯苓、半夏治之，诸症渐愈。又用加味归脾汤，兼服而安。

鸿胪王继之室人，素有痫症，遇劳役怒气则发，良久自省。一日因饮食劳役失宜，发而半日方省，不能言语。或以为风中于脏，用祛风化痰顺气之剂，及牛黄清心丸，病益甚，六脉浮大，两寸虚而不及本部，且进饮食。余曰：此脾胃之气伤也，若风中于脏，祸在反掌。彼不信，仍用风药，后果卒。

妇人吐痰头晕，肢体麻木见第四卷

娠妇发搐似中风见第十四卷

产后发痉似中风见第十九卷

男子诸症见《内科摘要》

排风汤 治风邪入脏，狂言妄语。

白鲜皮　白术　白芍药炒　桂心　川芎　当归　防风　杏仁去皮尖，炒　甘草各二两　白茯苓　麻黄去节　独活各二两

三生饮　治卒中不省，口眼㖞斜，痰壅喉响，无问外感内伤，痰涎食厥，气虚眩晕，但六脉沉，悉有神效。

生南星　生乌头去皮尖　生附子各半两，去皮　木香一钱

上每服半两，姜水煎。不省人事，以细辛、皂角末少许吹鼻中，得嚏进药。气盛只用南星五钱，生姜十四片，煎饮之，名星姜饮。

愚按：三生饮乃行经络治寒痰之良药，斩关夺旗之神剂。每服必用人参两许，驱其外邪，而补其真气。否则不惟无益，适以取败。观先哲用芪附、术附等汤，其义可见。

加减小续命汤　治中风半身不遂，口眼㖞斜，手足战掉，语言謇涩，神思昏乱，筋挛骨痛，或脚气缓弱，阴晦复作。

麻黄去节根　防己　人参　黄芩炒　桂心　甘草炒　白芍药　川芎　杏仁各一两　附子炮，半两　防风一两半

上每服五钱，姜枣水煎。精神恍惚，加茯苓、远志。有热，去附子，加芍药。心烦，加犀角半两。骨冷痛，加桂附。呕逆腹胀，加人参、半夏一两。躁闷便涩，去附子，加芍药一两，竹沥一合。脏寒下利，去防己、黄芩，加附子、白术一两。自汗，去麻黄、杏仁，加白术一两。脚弱，加牛膝、石斛一两。身痛，加秦艽一两。腰痛，加桃仁、杜仲半两。失音，加杏仁一两。

小引风汤

防风　独活　细辛　川芎　五味子杵，炒　白茯苓　人参　白芍药炒　白术炒　甘草等分

上每服五钱，姜三片，杏仁五个，水煎服。加麻黄、苁蓉、附子、当归、羚羊角等分，即大引风汤也。

《必效》竹沥汤　治中风痰涎壅盛，言语謇滞，四肢缓纵。

秦艽　防风　独活　附子炮，各一钱

上以水二盏，煎半盏，入生地汁、淡竹沥各半盏，再煎四五沸，作四服。病既去，以他药调治。未愈再服。最效。

星香汤　治中风痰盛，服热药不得者。

南星　木香等分

上每服四钱，姜十片，水煎。

星附汤　治中风痰涎上攻，六脉沉伏，不知人事。

附子生用　南星生用，各一两　木香半两

上每服四钱，姜水煎。寒甚，加天雄、川乌，多灸关元、丹田二穴。

附　方

三化汤　治中风，外有六经之形症，先以加减续命汤治。内有便溺之阻隔者，此方主之。

厚朴姜汁炒　大黄酒蒸　枳实麸炒　羌活各八两

上每服一两，水煎。

秦艽汤　治中风外无六经之形症，内无便溺之阻隔，乃血弱不能养于筋，手足不能运，口强不能言，宜养血而筋自荣也。

秦艽　石膏各二两　甘草炒　川芎　当归　芍药炒　羌活　独活　防风　黄芩炒　白芷　生地黄　熟地黄自制　白术各一两　白茯苓　细辛半两

上每服一两，水煎。阴雨，加生姜七片。春夏，加知母一两。

省风汤　治中风口噤，口眼㖞斜，筋脉挛急，抽掣疼痛，风热痰实。

防风　南星生用，各四两　半夏水浸洗，

生用 黄芩炒 甘草生用，各二两

上每服五钱，水煎。

大八风汤方见后

烧竹沥法 用新竹截尺许，作两片，用两砖对立，竹仰砖上，中以火烧之，两头沥自出。取荆沥亦然。

乌药顺气散 治风气骨节疼痛，遍身顽麻，手足瘫痪，言语謇涩。宜先疏气道，后随证投药。

麻黄去节 乌药 陈皮去白 川芎 白芷 桔梗 枳壳去穰，麸炒 甘草炒，各一两 干姜炮，半两 僵蚕炒，一两

上每服五钱，姜水煎。头痛，加葱白。有汗，加薄荷。

八味顺气散

白术 白茯苓 青皮 白芷 陈皮炒 乌药 人参各一两 甘草炙，半两

上每服五钱，水煎。

导痰汤

半夏 南星 茯苓 陈皮炒 枳实炒 甘草炒

上姜水煎服。

参苏饮 治痰积中脘，晕眩嘈杂，怔忡哕逆，或痰停关节，手中亸曳，口眼㖞斜，半身不遂，呕吐恶心，头疼发热。

人参 紫苏叶 半夏 茯苓 干葛 前胡各二钱 甘草炙 木香 陈皮炒 枳壳制 桔梗各半两

上每服一两，姜水煎。腹痛，加芍药。

附子理中汤 治中寒不语，四肢强直。昔有武士守边，大雪出帐观瞻，忽然晕倒。又马观文之内，厥逆恶寒腹痛，服此悉愈。方见十二卷第八论

牛黄清心丸方见后

秦艽升麻汤 治风寒客于手足阳明经，口眼㖞斜，恶见风寒，四肢拘急，其脉浮紧。

秦艽二钱 升麻 干葛 甘草 芍药炒 人参各半两 防风 桂枝各三钱

上每剂一两，连须葱白二茎，水煎服。

犀角散 治肝脏中风，筋脉拘挛，手足不收，坐踞不得，胸背强直，胁肋胀满，面赤心烦，言语謇涩，或风邪流注四肢，上攻头面作痛，口眼㖞斜，脚膝痛乏。

犀角屑二钱 石膏 羚羊角 羌活各一钱 人参 甘菊花 独活 黄芩炒 天麻 枳壳去穰，麸炒 当归 黄芪 芎䓖 白术 酸枣仁炒 防风 白芷各五分 甘草五分

上水姜煎。

薏苡仁散 治肝脏中风。

薏苡仁 麻黄去节，各一钱半 防风 附子炮，去皮脐 川芎 柏子仁 桂心 枳壳麸炒 石膏 细辛 独活 羚羊角各一钱

上姜水煎服。

射干汤 治肝经受病，多汗恶风，善悲嗌干。目下青黄，可治，急灸肝俞百壮；一黄一白，不可治。

射干 芍药各二钱半 薏苡仁三钱 桂心五分 牡蛎 石膏各二钱

上作一剂，水煎服。前滚水下。

黄芪丸 治骨蒸热，肢羸作痛，口干心躁，睡卧不宁等症。

黄芪炒 麦门冬去心 茯神 柴胡 甘草炒 生地黄各一两 酸枣仁 郁李仁去皮尖 杏仁去皮尖，麸炒 枸杞子 人参 黄芩炒，各三钱 鳖甲二钱，制

上为末，蜜丸桐子大。每服三十丸，食远清粥饮下。

煞鬼丸 治骨蒸传尸，鬼气伏连。

麝香三分 犀角 木香 白术各一两 鬼箭羽 辰砂另研 虎头骨酥炙 桃仁去皮尖、双仁，麸炒黄 雄黄各一两半

上为末，蜜丸桐子大。温水下二十丸。此药能辟瘟疾，可佩之。

地仙散　治骨蒸肌热，烦躁劳热，口干。能生津液而清肺火。

地骨皮　防风　麦门冬各五分　甘草炒，三分

上水姜煎。

加味牛黄散　治症同前，或恍惚恐乱，睡卧不得，志意不定。

牛黄　麝香　犀角镑　羚羊角　龙齿各另研　防风　天麻　独活　人参　茯神去木　升麻　甘草炙　白鲜皮　远志去心，各二钱半　天竺黄三钱，另研　朱砂另研，水飞　铁粉另研　麦门冬去心，各半两

上为末，每服二钱，煎麦门冬汤调。

远志汤　治症同前，或偃卧不侧，闷乱冒绝。若唇色正赤，可治，急灸心腧百壮。若青黄不定，面色䏔䏔战栗动者，不可治。

远志去心，二钱半　人参　石菖蒲　羌活　细辛　麻黄去根，各半两　赤芍药　白术各一两

上为末，每服二钱，煎小麦汤调，日二服。

防风散　治脾脏中风，多汗恶风，身体怠惰，四肢不能动，色微黄，不嗜食，舌强语涩，口㖞斜僻，肌肤不仁，腹膨心烦，翕翕发热，神思如醉，其脉浮缓，胸满痰涎，志意昏浊。

独活一钱半　防风　茯神去木　人参　附子炮，去皮脐　前胡　沙参　半夏汤洗七次　黄芪炒　旋覆花　羚羊角镑末　甘草炙，各一钱

上水姜煎。

白术汤　治症同前，或腹满身黄，呕吐酸味，急灸脾俞百壮。目下及手足青者，不可治。口角两边黄者，可治。

白术　厚朴姜制　防风各二钱　附子炮，去皮脐　橘红　白鲜皮　五加各一钱

上水姜煎。

细辛散　治症同前，或肉热，肌肤淫淫如虫行，或汗大泄，皮肤不泽，唇鼻黄色。

细辛　白术　独活　附子炮，去皮脐　肉桂　防风各一钱　厚朴姜制　麻黄　枳实麸炒　甘草炒，各一钱五分

上水煎。

防风麻黄散　治症同前，或志意恍惚，肢体沉重。

防风　麻黄去节　人参　川芎　附子炮，去皮脐　桂心　黄芪炒　赤茯苓　酸枣仁炒　白术　独活　桑白皮炒　羚羊角镑末，各一钱　甘草炒，五分

上水煎服。

五味子汤　治肺脏中风，胸满短气，冒闷汗出，嘘吸颤掉，声嘶体重，四肢痿弱，其脉浮，昼瘥夜甚，偃卧冒闷。其鼻两边下至口，上至眉，其色白者，急灸肺腧百壮。若色黄，其肺伤而为血矣。撮空拈衣摸床者，必死。

五味子杵，炒　杏仁炒，去皮尖　桂心各一钱　防风去芦　甘草炙　赤芍药　川芎各二钱　川乌三分

上水煎服。

独活细辛散　治症同前，或头痛项强，背痛鼻干，心闷语蹇，胸中少气，四肢疼痛。

独活　细辛　附子炮，去皮脐　甘菊花　麻黄去节[①]　白芷　五味子杵，炒　紫菀茸　赤茯苓　肉桂　白术　川芎　桑白皮　甘草炙，半钱　杏仁麸炒，去皮　防风各一钱

上水煎服。

独活散　治肾脏中风，腰疼不得俯仰，或偏枯耳鸣，语声浑浊，面色浮肿，骨节酸疼，精神昏愦，善恐好忘，而肌色

---

①节：原误作“芦”，各本均同，据医理改。

黧黑，身体沉重，发[①] 汗恶风，隐曲不利，或两脚冷痹，头昏耳聋，语音浑浊。

独活　附子炮，去皮脐　当归酒洗　防风　天麻　桂心各一钱　川芎　甘菊花　枳壳麸炒　山茱萸取肉　黄芪炒　丹参　牛膝酒浸　萆薢酒浸　甘草炙　细辛　菖蒲　白术各五分

上水煎服。

萆薢散　治症同前，或脊骨促痛，不能行立。肌肤黑色，两胁赤黄如饼者，可治，急灸肾腧百壮；齿黄发槁，面如土色者，不可治。

萆薢酒浸　狗脊　杜仲炒，去丝　白茯苓去皮，各一两　何首乌　天雄去皮脐，炮　泽泻各半两

上为末，每服二钱，米饮调下。

吴茱萸丸　治症同前，或恶风多汗，面色浮肿，腰膝疼痛，形色憔悴。

吴茱萸　细辛　白茯苓　独活　山茱萸取肉　木香　牛膝酒浸　石斛　萆薢酒浸，各半两　附子炮，去皮脐　川芎各二钱

上为末，酒糊丸桐子大。每服二十丸，空心盐汤下，日二服。

黄芪丸　治症同前，或麻痹肿痛，少气，肢体乏力。

黄芪炒　川椒炒　茴香炒　川乌头去皮脐　狼毒　防风　川楝子肉　白蒺藜炒　地龙去土，炒　黑附子炮，去皮脐　赤小豆各等分

上为末，酒糊丸桐子大。每服二三十丸，温酒下，日二服。

四君子汤

六君子汤

补中益气汤

四物汤四方见二十四卷第六论

十全大补汤

八珍汤

加味归脾汤

加味逍遥散四方见二十四卷第四论

理中汤方见二十卷第八论

清暑益气汤

十味香薷饮二方见本卷第三论

东垣清燥汤方见四卷第二论

六味丸方见二十四卷第十一论

独参汤方见本卷第十三论

小柴胡汤方见二十四卷第二论

苏合香丸方见后

羌活汤方见后

甘草附子汤方见后

平胃散方见十一卷第十八论

妇人中风角弓反张方论第二

论曰：妇人气虚，风入诸阳之经，或产后血虚，汗出中风，体强口噤，腰背反长，名为发痉。因太阳经先伤风，复感寒而致，如发痫状，但脉沉迟弦细。无汗恶寒，名刚痉；有汗不恶寒，名柔痉。无汗者，葛根汤、小续命汤；有汗者，去麻黄，加葛根。

愚按：仲景先生云：太阳病发汗太多致痉，风病下之则痉。《三因方》云：气血内虚，风寒湿热所中则痉。以风能散气，故有汗而不恶寒，曰柔痉；寒能涩血，故无汗而恶寒，曰刚痉。非专于风湿，因内虚发汗亡血，筋无所荣而然，乃虚象也。窃谓伤寒汗下过度与产妇溃疡等病，及因克伐之剂，伤损气血而变。若金衰木旺，先用泻青丸，后用异功散。肾水虚，用六味丸。肝火旺，先用加味小柴胡汤，次用加味四物汤。发热，用加味逍遥散。若木侮脾土，用补中益气加芍药、山栀。脾经郁结用加味归脾汤，脾土湿热用大承气汤。大凡病后气血虚弱，用参术浓煎，佐以姜汁、竹沥，时时用之。如不应，用十全大补汤。更不应，急加附子，

①发：上海科技本作“多”。

或用参附汤，缓则不救。仍与后治验参看。

附治验

一妇人脾胃虚弱，忽痰壅塞气喘，头摇目札，手扬足掷，难以候脉。视其面，黄中见青。此肝木乘脾土，用六君加柴胡、升麻治之而苏，更以补中益气加半夏、茯苓而痊。

葛根汤　治刚痉，无汗恶风。

葛根一钱　麻黄去根节　僵蚕炒，各三分　桂枝　粉草炒　芍药各五分　大枣三个

上水煎，出汗为度。凡产后麻黄宜斟酌用

附术汤　治手足逆冷，筋脉拘急，汗出项强，口噤痰涌。

附子炮　白术　独活各五分　川芎　肉桂各三分

上枣水煎服。

桂心白术汤　治阴痉，手足厥冷，筋脉拘急，汗出不止。

白术　桂心　附子炮　防风　川芎　甘草各等分

上每服五钱，姜枣水煎服。

八物白术散　治阴痉，手足厥冷，筋急脉拘而无汗者。

白术　麻黄去根节　茯苓　五味子杵，炒　羌活各半两　附子炮　桂心各三钱　良姜一钱

上每服四钱，姜水煎。凡用麻黄宜斟酌，不可过多

附方

通关散　治卒然牙关紧急，腰背反张，药不得咽。

细辛　薄荷叶　牙皂角各等分

上为末，每用少许吹鼻内，候得喷嚏，随进汤药。

泻青丸方见二十四卷第三论

异功散方见二十三卷第三论

六味丸方见二十四卷第十六论

加味小柴胡汤方见二十四卷第二论

补中益气汤

加味四物汤二方见二十四卷第六论

加味逍遥散

十全大补汤

加味归脾汤二方见二十四卷第四论

大承气汤方见后

参附汤方见十卷第三论

妇人中风口噤方论第三

夫中风口噤，乃体虚受风，入于颔颊。盖手三阳之经，结于颔颊，上夹于口，风邪乘之则筋挛，故牙关急而口噤也。

愚按：前症若风邪客于手足阳明经，口眼㖞斜，用秦艽升麻汤。若风热伤气，用省风汤，当与后方同用。

附治验

一妇人因怒，经事淋沥，半月方竭，遇怒其经即至，甚则口噤筋挛，鼻衄头痛，痰痉搐搦，瞳子上视，此肝火炽甚。以小柴胡汤加熟地黄、山栀、钩藤治之，后不复发。

一妇人素阴虚，患遍身瘙痒，误服祛风之药，口噤抽搐，肝脉洪数。余曰：肝血为阴为水，肝气为阳为火，此乃肝经血虚火盛耳，宜助阴血抑肝火。用四物、麦门、五味、柴胡、山栀、生草，热搐顿止。又以八珍、黄芪、麦门、五味、钩藤、炙草，调理而痊。

天南星散　治中风口噤，四肢拘急，或痰气上壅。

天南星姜汁炒黄　白附子炮　黑附子炮　乌蛇肉酒炙　全蝎炒，等分

上为末，每服半钱，姜汁温酒调灌。

走马散　治中风口噤，四肢强直。

黑附子炮 天麻各半两 桂心 石膏 麻黄去根节 蝎梢炒 川乌炮，去皮尖 南星炮，各一钱 麝香二分，另研

上为末，每服三分，豆淋酒调灌。

附 方

秦艽升麻汤

省风汤二方见本卷第一论

小柴胡汤方见二十四卷第二论

四物汤方见二十四卷第六论

八珍汤方见二十四卷第四论

妇人中风不语方论第四

巢氏云：脾脉络胃夹咽，连舌本，散舌下。心之别脉，系舌本。若心脾受邪，则舌强不能言。然喉咙者，气之上下也。会厌者，声之户。舌者，声之机。唇者，声之扇。若风寒客于会厌，故卒然而喑。经云：醉卧当风，使人发喑。

愚按：前症若因痰迷心窍，当清心火。若因湿痰舌强，当清脾热。若因风热，牙关紧急，当清肝火。若因风痰塞喉，当导痰涎。若因虚火上炎，当壮水之主。若因气虚厥逆，当益火之源。若因肾虚舌喑而不语，当补肾气。

附 治 验

一妇人因怒仆地，痰涌不语，灌牛黄清心丸，稍苏。用神仙解语丹加山栀、柴胡、桔梗，渐愈。又用六君、柴胡、山栀、枳壳而痊。

一妇人忽然不语半年矣，诸药不应，两尺浮数，先用六味丸料加肉桂，数剂稍愈。乃以地黄饮子，三十余剂而痊。男子多有此症，亦用此药治之。

神仙解语丹 治心脾受风，言语謇涩，痰唾益盛。

白附子炮 石菖蒲去毛 天麻 远志去心，甘草水煮十沸 全蝎 羌活 南星牛胆酿，如无只炮，各一两 木香半两

上为末，面糊丸桐子大。每服二三十丸，薄荷汤下。

防风汤 治中风内虚，脚软语蹇。

石斛一两半，酒炒 生地黄 杜仲去皮切，姜汁炒 丹参各一两一钱 防风 川芎 麦门冬去心 桂心 独活

上每服五钱，枣水煎。

竹沥汤 治风中肝脾，四肢不遂，舌强语滞，或痰涎上涌。

威灵仙 附子炮 苦梗 蔓荆子 防风枳壳去穰，麸炒 川芎 当归各等分

上每服四钱，姜水煎，入竹沥半盏，日四服。忌饮茶。

三黄独活汤 治中风手足拘挛，半身不遂，失音不语。

麻黄去根节 黄芪半两 黄芩七钱 独活一两

上每服四钱，水煎，取汗为效。

小省风汤 治中风瘫痪，口眼喎斜，口噤不语，手足顽麻。

防风 南星汤泡，各三两 甘草炙，一两

上每服四钱，姜十片，水煎。

秦艽升麻汤方见本卷第一论

愈风汤 治诸风肢体麻木，手足不遂，不能动履等症。

天麻 牛膝同酒浸，焙干 萆薢另研细 玄参各六两 杜仲七两 羌活十四两 当归 熟地黄自制 生地黄各一斤 独活五两 肉桂三两

上为末，炼蜜丸桐子大。常服五七十丸。病甚，至百丸。空心、食前温酒或白汤下。

地黄饮子 治肾虚弱，舌喑不能言，足废不能行。

熟地黄自制 巴戟去心 山茱萸去核 石斛 肉苁蓉酒浸，焙 附子炮 五味子杵，炒

白茯苓　石菖蒲　远志　甘草汤炮　桂心　麦门冬去心，各等分

上每服三钱，入薄荷少许，姜枣水煎服。

牛黄清心丸　治诸风瘈疭，语言謇涩，健忘恍惚，头目眩晕，胸中烦郁，痰塞喘嗽，精神昏愦，或寻常风痰咳嗽，或伤寒阳症，汗下不解，发热烦渴，其效如神。

牛黄一两二钱　麝香　龙脑三味分研　羚羊角镑末，各一两　当归酒洗　防风　黄芩　白术　麦门冬去心　白芍药各一两半　柴胡　桔梗　白茯苓　杏仁去皮尖　芎䓖　肉桂　大豆黄卷　阿胶各一两七钱　蒲黄　人参去芦　神曲各二两半　雄黄另研，八钱　甘草五两　白蔹七钱半　干姜七钱半　犀角镑末，二两　干山姜七两　金箔一千三百片，内四百片为衣　大枣一百枚，蒸熟去皮核，研炼成膏

上各另为末，炼蜜与枣膏丸，每两作十丸，用金箔为衣。每服一丸，温水化下。

苏合香丸　治气中，痰气上攻，牙关紧急，不省人事，或卒暴气逆心痛，鬼魅恶气，及一切气滞等症。

沉香　麝香　诃子肉　丁香　青木香　安息香　香附　荜茇　白术　白檀　熏陆香　苏合油　龙脑另研，各一两　朱砂另研　乌犀角镑末

上为末，用安息香并炼蜜丸桐子大。温水化服四丸。每两作十丸，熔黄蜡包裹为善。

青州白丸子　治半身不遂，口眼㖞斜，痰涎壅塞，手足顽麻。

半夏七两，水洗过，生用　川乌头半两，去皮脐，生用　南星二两，生用　白附子二两，生用

上为末，用绢袋盛之，水浸一日，如急用以糊丸桐子大，每服十丸，姜汤下。

瓜蒂散

瓜蒂二钱　赤小豆五分

上为末，每夜于鼻内搐之，取下黄水，内服凉剂。

六君子汤方见二十四卷第六论

妇人风痹手足不随方论第五

夫妇人风痹，手足不随，或肌肤疼痛，或肢体麻木。盖诸阳之经，皆起于手足，循行肢体，因气虚风邪所客而为患也。

愚按：经云：邪之所凑，其气必虚。前症若风邪淫旺，或怒动肝火，血燥筋挛，用加味逍遥散。脾肺气虚，肌肤不仁，手足麻木，用三痹汤。若肾水亏损，不能滋养筋骨，或肝脾血虚，而筋痿痹，用六味丸。服燥药而筋挛者，用四物、生甘草。气血俱虚，用八珍汤和《医林集要》等方。新刊《丹溪心法》附录云：若人大拇指麻木不仁，或手足少力，或肌肉微掣，三年内必有大风之症，宜先服八风汤、天麻丸、防风通圣散以预防之。殊不知河间云：风者病之末也，所以中风有瘫痪者，非谓肝木之风内中，亦非六淫风邪外袭，良由五志过极，心火炽盛，肾水虚衰，不能制之，则阴虚阳实，而热气拂郁，心神昏愦，筋骨无用，而卒倒无知也。治当以固元气为要。若遽服八风等药，则反伤元气，适足以招风取中。仍参本卷首论主治。

附　治　验

一妇人因怒，吐痰胸满，服二陈顺气化痰之剂，半身不遂，内热口干，形气殊倦。余视之，乃肝火炽盛而侮脾土也，用逍遥散、补中益气汤、六味地黄丸，喜其慎疾，年余而愈。

一孀妇胸胁胀痛，内热晡热，月经不调，肢体酸麻，不时吐痰。或用清气化痰药，喉间不利，白带腹胀。又和清热理气

药，胸膈不宽，肢体时麻。余曰：此本郁怒伤肝脾，前药伤甚耳。朝用归脾汤以解郁结生脾气，夕用加味逍遥散以生肝血清肝火，百余剂而愈。后因怒肢体复麻，用补中益气加山栀、茯苓、半夏而痊。后复怒病再作，月经如注，脉浮洪而数。此肝火伤脾，不能摄血所致也。用六君、芎、归、炮姜，一剂而血止；再补中益气加炮姜、茯苓、半夏，四剂而胃苏；更用归脾汤、逍遥散，调理而痊。

一妇人头晕吐痰，用化痰理气药，肢体或麻；服祛风化痰药，肢体常麻，手足或冷或热。此脾土虚而不能生肺金，用补中益气加茯苓、半夏、炮姜二十余剂，脾气渐复，诸症稍愈。更用加味逍遥散三十余剂而愈。后因怒吐痰，自服清气化痰丸，饮食不进，吐痰甚多，胸胁胀满，余用六君子倍加参、术，少加木香，数剂而安。

三痹汤 治血气凝滞，手足拘挛，风痹等疾。

续断酒浸，炒 杜仲去皮，切，姜汁炒 防风 桂心 细辛 人参 白茯苓 当归 白芍药炒 黄芪炒 牛膝酒浸，炒 甘草炒，各五分 秦艽 生地黄 川芎 独活各三分

姜水煎服。

五痹汤 治风寒湿气，客留肌体，手足缓弱，麻痹不仁。

片姜黄 羌活 白术 防己各一钱 甘草炙，五分

上姜水煎服。

东垣羌活汤 治湿热身重，或眩晕麻木，小便赤涩，下部痿软，不能行履。

羌活 防风 柴胡各一钱 藁本 独活 茯苓 泽泻 猪苓 黄芪炒 甘草炙 陈皮 黄柏酒炒黑 黄连炒 苍术 升麻 川芎各五分

上水煎服。

甘草附子汤 治风湿相搏，骨节烦疼，不时抽痛，不能伸屈，抑之则痛剧，汗出短气，小便不利，恶风不欲去衣，或微肿痛。

甘草炙，一两 附子一枚，重一两三四钱方是，炮，去皮尖。不真不效 白术炒，一两 桂枝二两

上每服五钱，水煎。

八珍汤 治肝脾气血俱虚，不能养筋，以致筋挛骨痛，或不能行履，或发热晡热，寒热往来等症。

加味逍遥散 治肝经风热，血燥筋挛，肢体不遂，内热晡热等症。

归脾汤三方见二十四卷第四论

六味丸方见二十四卷第十六论

四物汤

补中益气汤

六君子汤三方见二十四卷第六论

妇人中风自汗方论第六

古方续命、排风、越婢[1] 等汤，皆用麻黄，取其发汗而散风邪也。然而无汗者为宜，若自汗者用之，则津液转脱，反为大害。故仲景云：中风自汗，用桂枝汤。发搐，口眼瞤动，遍身出汗，用独活汤、续命煮散，以复荣卫而却风邪。

愚按：前症若腠理不固而自汗者，用桂枝汤，或防风白术牡蛎汤。若过服风药而自汗者，用白术防风汤。若阳气虚弱而自汗者，用芪附汤。若兼盗汗，用补中益气汤送六味丸。如不应，用当归六黄汤。

独活汤 治风虚昏愦，手足瘈疭，发热及中风自汗等症。

独活 羌活 人参 防风 当归 细辛 茯神去木 半夏 桂心 白薇 远志去心 菖蒲 川芎各五分

上姜水煎服。

---

①婢：原作“痹”，据《妇人良方》改。

续命煮散　治风气昏愦，四肢无力，口眼瞤动，或时搐搦，或津液不足，渴饮热汤，及产后中风自汗等症。

防风　独活　当归　人参　细辛　葛根　芍药炒　川芎　甘草炒　熟地黄自制　半夏远志去心　荆芥穗各半两　桂心七钱半

上每服五七钱，姜水煎。汗不止，加牡蛎粉五分。

防风白术牡蛎散　治中风气虚，腠理不密，自汗不止等症。

白术炒　牡蛎煅　防风等分

上为末，每服二三钱，米饮下，日三服。如不止，服黄芪建中汤。

附　方

柴胡桂枝汤　治伤风发热自汗，或鼻鸣干呕，或痰气上攻等症。

桂枝二钱　黄芩炒　人参　白芍药炒，各钱半　甘草炙　半夏姜制　生姜各一钱　柴胡四钱　大枣二枚

上作一剂，水煎服。

白术防风汤　治服表药过多而自汗者。

白术炒　黄芪炒，各二两　防风一两

上每服五七钱，水煎温服。未应倍之。

芪附汤方见十九卷第六论

补中益气汤方见二十四卷第六论

六味丸方见二十四卷第十一论

当归六黄汤方见十九卷第六论

妇人筋脉瘈疭方论第七新附

《医学纲目》云：瘈者筋脉急也，疭者筋脉缓也。急则引而缩，缓则纵而伸。或缩或伸，动而不止者，名曰瘈疭，俗谓之发搐是也。凡癫痫、风痉、破伤风三症，皆能瘈疭。但癫痫则仆地不省，风痉、瘈疭则角弓反张，破伤风、瘈疭则有疮口。窃谓瘈者，属肝经风热血燥，或肝火妄动血伤；疭者，属肝经血气不足，或肝火汗多亡血，以致手足伸缩不已，抽搐不利。若因风热血燥，用羚羊角散加钩藤钩、山栀。若肝火妄动，用加味四物汤加钩藤钩、山栀。若肝经血气不足，用八珍汤加钩藤钩、山栀。若肝火亡血，用加味逍遥散加钩藤钩、山栀。如不应，须用六味丸以补肾水生肝木为主，佐以前剂治之。若其脉长弦者，是肝之本脉也，则易治。其脉短涩者，是肺金克肝木也，则难治。其面色青中见黑者，是水生木也，当自愈。青中见白者，是金克木也，必难愈。

附治验方药

一妇人素口苦，月经不调，或寒热，妊娠五月，两臂或拘急，或缓纵，此肝火伤血所致也。用四物加柴胡、山栀、丹皮、钩藤钩治之而愈。

一妊妇因怒寒热，颈项动掉，四肢抽搐，此肝火血虚风热，用加味逍遥加钩藤钩，数剂而痊。

附　方

羚羊角散方见十四卷第二论

加味四物汤方见二十四卷第六论

八珍汤

加味逍遥散二方见二十四卷第四论

六味丸方见二十四卷第十一论

妇人颤振方论第八新附

黄帝曰：人之颤者，何气使然？岐伯曰：胃气不实则诸脉虚，诸脉虚则筋脉懈堕，筋脉懈堕则行阴，用力不复故为颤，因其所在补分肉间。《医学纲目》云：颤振与瘈疭相类，瘈疭则手足牵引，而或伸或屈，颤振则但颤动而不伸屈也。胃虚有

痰，用参、术以补气，茯苓、半夏以行痰。如实热积滞，用张子和三法。

愚谓颤振者，掉眩也。《易》曰：鼓万物者，莫疾乎风。鼓之为言动也。大抵掉眩，乃风木之摇运也。诸风掉眩，皆属于肝。治法若肝木实热，用泻青丸。肝木虚热，用六味丸。肺金克肝木，用泻白散。肝木虚弱，用逍遥散加参、术、钩藤钩。脾血虚弱，用六君子加芎、归、钩藤钩。胃气虚弱，用补中益气汤加钩藤钩。若产后颤振，乃气血亏损，虚火益盛而生风也。切不可以风为论，必当大补，斯无误矣。

附治验方药

一妇人性善怒，发热，经水非过期则不及，肢体倦怠，饮食少思而颤振。余以为脾气不足，肝经血少而火盛也。午前以调中益气汤加茯苓、贝母送六味丸，午后以逍遥散送六味丸，两月余而愈。

一妇人身颤振，口妄言，诸药不效。余以为郁怒所致，询其故，盖为素嫌其夫，而含怒久矣。投以小柴胡汤稍可，又用加味归脾汤而愈。

附　方

海藏愈风汤　治产后一切失血过多，及汗后中风搐搦。方见十九卷第十二论

交加散　治瘈疭，或颤振，或产后不省人事，口吐痰涎。

当归　荆芥穗等分

上为细末，每服三钱，水一盏，酒少许，煎至七分，灌下咽，即有生理。

增损柴胡汤　治产后或经适断，致手足牵搐，咬牙昏冒异症。

柴胡八钱　黄芩炒，四钱　半夏泡，三钱　石膏四钱　知母二钱　黄芪炒，五钱　甘草炙，二钱

上为粗末，每服半两，姜五片，枣四枚，水煎温服。

《本事》青盐丸　治肝肾虚损，腰膝无力，颤振亸曳。

茴香末，三两　菟丝子末，四两　干山药末，二两　青盐一两

上先将菟丝子洗净，无灰酒浸，晒七日，冬天近火煨炙干，另为细末，和匀，酒糊丸梧子大。每服五七十丸，温酒或盐汤下。常服壮筋力，进饮食。一妇人素患足亸曳，久服此药，履地如故。

《本事》星附散　治中风能言，而手足亸曳，脉虚浮而数。

天南星　半夏二味薄切片，姜汁浸透　黑附子　白附子炮　川乌炮　白僵蚕炒　没药　人参　白茯苓各等分

上为粗末，每服二钱，酒水各一盏，同煎至八分，去滓，热进三二服，汗出即瘥。在桐庐有患此症，用前药三服得汗，手足即能举物。

《三因》独活散　治气虚感风，或惊恐相乘，肝胆受邪，使上气不守正位，致头招摇，手足颤掉，渐成目昏。

独活　地骨皮　细辛　芎䓖　菊花甘味者　防风去叉　甘草炙，等分

上为粗末，每服三钱，水盏半，煎至一盏，去滓，煎取清汁六分，入竹沥少许，再煎一二沸，食后温饮，日二服。

《世传》茯苓丸　治手臂抽牵，或战掉不能举物，服此药立愈。又治臂痛如神。方见后，并注兼治之法。

附　方

补中益气汤方见二十四卷第六论

六味丸方见二十四卷第十一论

加味归脾汤

逍遥散二方见二十四卷第四论

小柴胡汤方见二十四卷第二论

妇人风寒臂痛方论第九

妇人臂痛，或筋脉挛急，遇寒则剧者，由肝气虚弱，风寒客于经络，故其脉紧细，宜用柏子仁丸、舒筋汤。若臂痛而不能举，或痛无定处，此脾虚，邪气相搏，中脘伏痰，故其脉沉细如此，宜用茯苓丸、控涎丹主之。

愚按：前症若肝血虚，用加味逍遥散。中气虚，用补中益气汤。血气俱虚，用八珍汤。风热血燥，用秦艽地黄汤。脾肾虚寒，用柏子仁丸。脾胃实热，用茯苓丸。水不能生木，用六味丸、逍遥散。怒动肝火用小柴胡加川芎、当归。眩晕晡热，用四物、柴、栀、丹皮。晡热月经不调，用加味逍遥散。食少体倦，无寐盗汗，用加味归脾汤。

附　治　验

先太宜人遍身作痛，筋骨尤甚，不能屈伸，口干目赤，头眩痰壅，胸膈不利，小便赤短，夜间殊甚，遍身作痒如虫行，此属肝肾气虚而热也，用六味地黄丸料加山栀、柴胡而愈。

柏子仁丸

柏子仁二两　熟地黄自制，二两　茯苓　枳壳去穰，麸炒　覆盆子炒　五味子杵，炒　附子炮　石斛酒炒　鹿茸酥炙　酸枣仁炒　桂心　沉香　黄芪各一两，蜜水炙。一方等分

上为末，炼蜜丸桐子大。每服三十丸，空心温酒下。

舒筋汤　治风寒所伤，肩臂作痛，及腰下作痛，又名五痹汤。

片姜黄一钱　甘草炒　羌活各三分　白术　海桐皮　当归　赤芍药各五分

上水煎服。

茯苓丸　治脾气虚弱，痰邪相搏，停伏中脘，以致臂内筋脉挛急而痛。

茯苓二两　半夏姜制，三两　枳壳半两，制　风化朴硝一两

上为末，姜汁糊丸桐子大。每服二十丸，食后姜汤下。

控涎丹　凡人忽胸背手足头项腰胯牵痛不定，或头痛昏倦，痰唾稠粘，喉中锯声，手脚重痹，此痰涎伏于胸膈也，宜此治之。

甘遂去心　大戟去皮　真白芥子各等分

上为末，糊丸桐子大。临卧姜汤下五七丸，痰盛服十丸。

白芥子散　治臂痛牵引背脾，或辍或作，由荣卫循行失度，痰滞经络，或似瘫痪。

真白芥子　木鳖子各三两，麸炒　没药另研　桂心　木香各半两

上为末，每服一钱，温酒下。

愚按：前三方脾气虚弱者，必佐以六君子汤。中气虚弱者，佐以补中益汤。血虚者，必佐以八珍汤。脾气郁滞者，必佐以归脾汤。肝经怒气者，必佐以逍遥散。若专用前方治之，胃气虚弱，病气益甚，不可不谨。

流气饮　治七情气滞，胸胁闷痞，咽喉不利，呕喘面浮，二便不调，或气攻肩背，胁肋作痛，或脚气喘急，腹胀便闭。元气充实者，宜用此药，慎之。

紫苏叶　黄芪炒　青皮去白　当归　半夏姜制　乌药　芍药炒　茯苓　桔梗　防风各五钱　川芎　陈皮各七钱五分　枳实麸炒　木香二钱五分　甘草炙，五分　大腹子一两，姜制

上每服半两，姜枣水煎服。

交加散方见前

四物汤　治血滞中风血虚，手足不遂，如臂痛，加红花煎。方见前

交加散　加木瓜、牛膝，治冷痹肩臂作痛。即人参败毒和五积散。

乌药顺气散　加羌活、木瓜，治外邪

气滞，筋骨作痛，或痰气不利。

附　　方

秦艽地黄汤　治肝胆经风热血燥，肩臂疼痛，或筋脉引急，或时牵痛，其内症发热，或寒热晡热，月经不调，或肢体酸痛等症。

秦艽　熟地黄自制　当归各一钱　川芎　芍药　牡丹皮　白术　茯苓各一钱半　钩藤钩一钱　柴胡　甘草炙，各二分

上水煎服。

逍遥散

加味逍遥散

加味归脾汤

八珍汤四方见二十四卷第四论

六味丸方见二十四卷第十一论

小柴胡汤方见二十四卷第二论

四物汤

补中益气汤二方见二十四卷第六论

妇人贼风偏枯方论第十

论曰：贼风偏枯，其状半身不遂，肌肉枯瘦，骨间作痛。经云：汗出偏沮，使人偏枯。如树木一枝，津液不到则枯槁，被风所害。古人有云：医风先医血，血行风自灭。治法当用大八风汤、增损茵芋酒、续断汤以养其血，则风自祛矣。

愚按：医风先医血，此论得之。大抵此症多因胎前产后，失于调养，以致精血干涸，肝木枯槁。治法当滋其化源。考之生气通天论曰：风客淫气，精乃亡，邪伤肝也。阴阳应象大论曰：风气通于肝。风搏则热盛，热盛则水干，水干则气不荣，故精乃亡。此风病之所由作也。

附治验

一妇人性善怒，常自汗，月经先期。余以为肝火血热。不信，乃泛用降火之剂，反致月经过期。复因劳怒，口噤呻吟，肢体不遂，六脉洪大，面目赤色。用八珍、麦门、五味、山栀、丹皮，数剂渐愈，兼用逍遥散、六味丸各三十余剂全愈。

大八风汤　治中风偏枯，失音不语，时复恍惚，或昏愦发热。

当归　杏仁去皮尖，麸炒黄　甘草炒　桂心干姜炮，各二两　五味子杵，炒　升麻各二两　川乌炮，去皮尖　黄芩炒　芍药炒　独活　防风　川芎　麻黄去节　秦艽　石斛去根，酒浸　人参　茯神去木　石膏　黄芪炒　紫菀各一两　大豆三两，去皮炒

上每服五钱，水煎服。

续断汤

当归三两　陈皮　芍药炒　细辛各一两　生地黄二两　续断酒浸，炒

早每服五七钱，水煎。脏寒下痢，加熟附子一两。

《全生》**虎骨散**　治半身不遂，肌肉干瘦。忌用麻黄发汗，恐津液枯竭。惟当润筋养血消风。

当归二两　赤芍药　续断酒浸，炒　白术　藁本　虎骨炙，各五两　乌蛇肉炙，半两

上为末，每服二钱，酒调。骨痛加生地一两，自利加天雄半两。

虎胫骨酒　治中风偏枯，四肢不随，一切风痹，筋脉挛拳

石斛　石楠叶　防风　虎胫骨炙　当归　茵芋叶　杜仲炒　牛膝酒浸，炒　续断酒浸，炒　芎䓖　巴戟去心　狗脊各一两

上以绢囊盛药，用酒一斗，浸十日，每服一盏，温饮。

附　　方

八珍汤

逍遥散二方见二十四卷第四论

六味丸方见二十四卷第十一论

妇人偏风口㖞方论第十一

论曰：偏风口㖞者，因体虚受风，而入足阳明胃经。盖足阳明之经，上夹于口，风乘之，其筋偏急故也。

愚按：前症当参本卷首论治之。

附治验方药与前诸治验参看

一妇人怀抱郁结，筋挛骨痛，喉间似有一核，服乌药顺气等药，口眼歪斜，臂难伸举，痰涎愈多，内热晡热，食少体倦。余以为郁火伤脾，血燥生风。用加味归脾汤二十剂，形体渐健，饮食渐进。又用加味逍遥散十余剂，痰热少退，喉核少消。更用升阳益胃汤数剂，诸症渐愈。但臂不能伸，此肝经血少而筋挛耳，用六味地黄丸以滋肾水生肝血而愈。

附　　方

升阳益胃汤　治脾胃虚弱，肢体怠惰，或体重节痛，口舌干渴，饮食无味，大便不调，小便频数，饮食不消，兼见肺病，洒淅恶寒，惨凄不乐，乃阳气不和也。

羌活　独活　防风各五钱　柴胡　白术　茯苓渴者不用　泽泻各二钱　人参　黄连炒　陈皮各四钱

上每服三五钱，姜枣水煎，早温服。如小便愈而病益加，是不宜利小便也，当少减茯苓、泽泻。

加味归脾汤

加味逍遥散二方见二十四卷第四论

六味丸方见二十四卷第十一论

妇人怔忡惊悸方论第十二

夫心藏神，为诸脏之主，血气调和，则神安静。若劳伤心血，外邪乘袭，则心神惊悸恍惚，忧惧不安，用排风汤治之。

愚按：丹溪先生云：惊悸者血虚，用朱砂安神丸；痰迷心窍，用定志丸；怔忡者，属火属痰；思虑便动者，属虚；时作时止者，火动也。假如病因惊而致，惊则神出其舍，痰乘而入矣。盖人之所主者心，心之所养者血，心血一虚，神气不守，此惊悸之所由作也，治当调养心血，和平心气而已。金氏妇暑月赴筵，因坐次失序，自愧成疾，言语失伦，两脉弦数。余曰：当补脾导痰清热。不信，以数巫者，喷水咒之而死。或谓病既无邪，以邪治之，何至于死。余曰：暑月赴筵，外受蒸热，辛辣适口，内伤郁热，而况旧有积痰，加之愧闷，其痰愈盛。又惊以法尺，益惊其神，而气血不宁。喷以注水，闭其肌肤，而汗不得泄。内燔则阴既消而阳不能独立，不死何待？故滑伯仁先生云：若胆气虚寒，用茯神汤；胆气实热，用酸枣仁丸；心气虚热，用定志膏、茯苓补心汤；心气实热，用朱砂安神丸、茯苓散。

附治验

文学归云桥内，月事不及期，忽崩血昏愦，发热不寐。或谓血热妄行，投以寒剂，益甚。或谓胎成受伤，投以止血，亦不效。余曰：此脾气虚弱，无以统摄故耳，法当补脾而血自止。用补中益气加炮姜，不数剂而效。惟终夜少寐惊悸，别服八物汤，不效。余曰：杂矣。乃与归脾汤加炮姜以补心脾，遂如初。

一妇人劳则心跳怔忡，寒热往来，用归脾汤为主，佐以八珍汤，诸症渐愈。又用加味逍遥散、宁志丸而安。后复作，服归脾、定志二药即愈。

一妇人患惊悸怔忡，日晡发热，月经过期，饮食少思，用八珍汤加远志、山药、酸枣仁，三十余剂渐愈，佐以归脾汤全愈。后因劳发热，食少体倦，用补中益气汤。又因怒，适月经去血不止，前症复作，先以加味逍遥散，热退经止，又用养心汤治之而痊。

一妇人惊悸怔仲无寐，自汗盗汗，饮食不甘，怠惰嗜卧，用归脾汤而愈。至年余，怀抱郁结，患前症，兼衄血便血，仍用前汤而愈。

茯神散 治五脏气血虚弱，惊悸怔忡，宜用此安神定志。

茯神去木 人参 龙齿另研 独活 酸枣仁炒，各三钱[①] 防风 远志去心 桂心 细辛 白薇[②] 炒，各三钱[③] 甘草[④] 干姜炮，各三两[⑤]

上为末，每服四五钱，水煎服。或蜜为丸服。

茯苓补心汤 治心气不足，善悲愁怒，衄血面黄，五心烦热，或咽喉痛，舌本作强。

茯苓四两 桂心 甘草炒，各三两 紫石英煅 人参各一两 大枣二十枚 麦门冬去心，三两 赤小豆二十四粒

上水七升，煎二升半，分三服。

茯神汤 治胆气虚冷，头痛目眩，心神恐畏，不能独处，胸中烦闷。

茯神去木 酸枣仁炒 黄芪炒 柏子仁炒 白芍药炒 五味子杵，炒，各一两 桂心 熟地黄自制 人参 甘草炒，各半两

上每服五钱，姜水煎。

酸枣仁丸 治胆气实热，不得睡卧，神思不安，惊悸怔忡。

茯神去木 酸枣仁炒 远志去心 柏子仁炒 防风各一两 枳壳麸炒，半两 生地黄杵膏，半两 青竹茹二钱五分

上为末，炼蜜丸桐子大。每服七八十丸，滚汤下。

定志丸 治神虚心怯，所患同前，或语言鬼怪，喜笑惊悸。

人参 茯苓各一两五钱 菖蒲 远志去心，各一两

上为末，蜜丸。如前服。

养心汤 治心血虚，惊悸怔忡不宁，或盗汗无寐，发热烦躁。

黄芪炒 白茯苓 茯神去木 半夏曲 当归酒拌 川芎各半两 辣桂去皮 柏子仁 酸枣仁炒 五味子杵炒 人参各三钱 甘草炙，四钱

上每服三五钱，姜枣水煎。

朱砂安神丸 治心经血虚头晕，心神惊悸等症。

朱砂飞过，五钱 黄连酒洗，六钱 甘草炙，五分 生地黄 当归各一钱五分

上为末，饭糊为丸。每服十五丸。如一二服不应，当服归脾汤补之。

《治要》茯苓散 治心经实热，口干烦渴，眠卧不安，或心神恍惚。

茯神 麦门冬各一两五钱 通草 升麻各一两二钱半 知母一两 大枣十二枚 紫菀 桂心各七钱五分 赤石脂一两七钱五分 淡竹茹五钱

上每服一两，水煎。

补中益气汤方见二十四卷第六论

归脾汤

八珍汤

加味逍遥散三方见二十四卷第十论

宁志丸方见后

妇人失血心神不安方第十三原无论

窃谓前症若脾肝郁热，用加味逍遥散；脾肝郁结，用加味归脾汤；脾胃虚弱，气血不足，用八珍汤、十全大补汤；脾肺虚弱，气血不足，用补中益气汤、六君子汤；痰气郁滞，用六君、桔梗、贝

---

①各三钱：《妇人良方》作“各一两”。
②白薇：《妇人良方》作“白术”。
③各三钱：《妇人良方》作“各三分”。
④甘草：原脱，据《妇人良方》补。
⑤各三两：《妇人良方》作“各半两”。

母。如不应，审系气虚，但补脾胃。如不应，用独参汤。如恶寒发热，属气血俱虚；内热晡热，属血虚；作渴面赤，是血脱烦躁，皆宜甘苦之剂，以补阳气而生阴血。经云：血脱补气。若用寒凉之降火则误矣，仍审所属之因而治之。

宁志膏　治失血心神不安，言语失常，不得安睡等症。

辰砂另研　酸枣仁炒　人参　白茯苓　琥珀另研，各五分　滴乳香一钱，研

上为末，每服一钱，煎枣汤，空心调下。

附　方

妙香散　治心气不足，精神恍惚。

甘草炒，五钱　远志去心，炒，一两　辰砂别研，三钱　麝香一钱，另研　山药姜汁炙，一两　人参五钱　木香二钱五分　茯苓　茯神去木　黄芪各一两　桔梗五钱

上为末，每服二钱，温酒调。

茯神汤方见前

温胆汤　治胆虚痰热，惊悸不眠。

半夏　竹茹　枳实麸炒，各一两　陈皮　生姜四两　甘草炒，三两

上每服一两，水煎。

半夏汤　治胆腑实热，精神恍惚，寒热泄泻，或寝汗憎风，善太息。

半夏一钱五分　黄芩一钱　远志一钱　生地黄二钱　秫米一合　酸枣仁炒，三钱　缩砂一钱五分

上长流水煎服。

独参汤　治元气虚弱，恶寒发热；或作渴烦躁，痰喘气促；或气虚卒中，不语口噤；或痰涎上涌，手足逆冷；或难产产后，不省喘急。用好人参二两，或三四两，炮姜五钱，一剂水煎，徐徐服。盖人参性寒，故姜佐之。如不应，急加炮附子。

加味逍遥散

加味归脾汤

八珍汤

十全大补汤四方见二十四卷第四论

补中益气汤

六君子汤二方见二十四卷第六论

妇人风邪颠狂方论第十四

妇人颠狂，由血气虚而风邪所乘，若邪并于阴则发狂，邪并于阳则发颠。夫颠者，卒发而意不乐，直视仆地，吐涌涎沫，口㖞目急，手足撩戾，无所知觉，良久而苏。狂者，少卧不饥，自高贤，自辩智，自贵倨，妄笑歌乐，妄行不休。《素问》云：阳厥狂怒，饮以铁落。狂怒出于肝，肝属木，铁落金也，以金制木之意。

一妇人眼见鬼物，言语失当，循衣直视。或作心病治之，无效。投养正丹二服，煎乳香，送三生饮，立痊。

愚按：前症刘宗厚先生云：有在母腹中受惊者，或有闻大惊而得者。盖惊则神不守舍，舍空则痰涎归之。或饮食失节，胃气有伤，痰停胸膈而作。当寻火寻痰固元气。若顽痰胶固上膈，必先用吐法。若在肠胃，亦须下之。

窃谓此症若因元气虚弱，或痰盛发热等，皆是虚象。如慢惊症无风可祛，无痰可逐，但补脾胃，生气健旺，神智自清，痰涎自化。若误用辛散祛逐脑麝之剂，必为败症。

附　治　验

一妇人素清苦，因惊而癫，或用风痰等药愈甚。余用参、芪、归、术浓煎，佐以姜汁、竹沥三斤余，方愈。仍参十八、十九卷狂言谵语乍见鬼神方

防风茯神散　治风颠啼泣歌笑，或心神恐惧，或语言失常。

防风 茯神去木 独活 人参 远志去心 龙齿 菖蒲去毛 石膏 牡蛎煅，各一两 秦艽 禹余粮煅 桂心各五钱 甘草炒，三分 蛇蜕一条，炙

上每服五钱，水煎服。

排风汤

牛黄清心丸 治诸风缓纵不随，言语謇涩，痰涎壅盛，怔忡健忘，或发癫狂。二方见本卷首论

妇人飞尸血厥方论第十五

夫飞尸者，游走皮肤，穿行脏腑，每发刺痛，变作无常。遁尸者，附骨入肉，攻通血脉，见尸丧、闻哀哭便发。风尸者，淫濯四肢，痛而昏沉，得风雪便作。沉尸者，缠骨结脏，内肿心胁，发而绞痛，遇寒冷便作。注尸者，举身沉重，精神错杂，时觉昏愦，每至节气便作。并宜苏合香丸治之。

愚按：丹溪云：凡人忽手足逆冷，肌肤起如米粒，头面青黑，精神恍惚，或错言妄误，或牙关紧急，或昏寐仆倒，吊死问丧，入庙登墓，多有此病，先以苏合香丸灌之，次服调气散、平胃散。《玉机微义》云：卒厥飞尸，客忤鬼击，口噤，用麻黄汤。寒厥表热里寒，则下利清谷，食入则吐，脉沉，手足冷，用四逆汤。热厥腹满，身重难转，面垢，谵语遗溺，手足厥冷，自汗，脉沉滑，用白虎汤。若人身忽然不动，目闭口噤，恶闻声音，眩冒，顷时方寤，此由出汗过多，气并于血，阳独上而不下，气壅塞而不行耳。气过血远，阴阳复通，移时方寤，名曰郁冒，亦名血厥。宜服白薇汤、仓公散。

附治验

锦衣杨永兴，举家避眚，有仆沉醉失避者，既而神思昏昧，遍身青伤，各煎金银藤汤灌之，即愈。

一妇人忽昏愦发谵语，自云为前谋赖某人银两，某神责我，将你起解，往城隍理问。两脚踝膝臀处皆青肿，痛不可忍，口称苦楚，次日方苏，痛尚不止。用金银藤两许，水煎服即愈。

一妇人入古墓患前症，以紫金锭灌之即苏。通政余子华、太常汪用之，皆因往吊而卒死丧家，想即是症。

苏合香丸方见本卷第四论

白薇汤

白薇 当归各一两 人参 甘草一钱

上每服五钱，水煎。

仓公散 治卒中鬼击，心腹如刺，下血不省，及卧魇啮脚指不觉，并诸毒等症。

皂荚 藜芦 雄黄研 矾石煅，研，各等分

上每用少许，吹入鼻中，未嚏再吹，以得嚏为度。

内鼻散 治尸厥脉动，静而若死，用石菖蒲末吹鼻中，仍以桂末安于舌上。苏合香丸亦可

硫黄散 治尸厥不省，四肢逆冷，腹中如雷鸣，或痰气不降。

焰硝半两 硫黄一两，各另为细末

上每服三分，酒调灌之，良久再服即苏。

附方

麻黄汤 治寒厥或伤寒，恶风发热，身疼无汗者。

麻黄六钱 桂枝四钱 甘草炙，二钱 杏仁二十一枚，炒

上作一剂，水煎服。

调气散 治气厥不省，或痰气上壅，及治气滞胸膈不利。

白豆蔻 丁香 檀香 木香各二钱

藿香　甘草炙，各六钱　砂仁四钱

上为末，每服二钱，入盐少许，沸汤调下。

四逆汤

白虎汤二方见七卷第二论

神仙追毒丸又名紫金锭，又名太乙丹，又名神仙解毒万病丸　能解一切毒，或狐狸、莽草、毒菌、河豚、疫死牛马肉毒，或蛇、犬、恶虫所伤，及鬼怪、恶疮等毒，或二广断肠草、蛇毒化菌等毒。

文蛤即五倍子，捶破，洗，焙，为末，三两　山茨菇去皮净末，二两　千金子一名续随子，去壳，研，去油，一两　麝香二钱，另研　红牙大戟去芦，焙为末，一两半

上用糯米浓饮，和作四十粒，用井华水，或薄荷汤磨服，利一两次，用粥止之。修合须端午、七夕、重阳，或天德、月德日，于净室焚香修制，效验不能具述，宜珍藏之。凡人居家出入，不可无此药。岭外有妇与旅合，阴以定年，药置食中。且戒之曰：子几时来。果从其言，彼复以药解之，可无恙。若过期不往，必死。若遇此毒，及前一应诸毒，服前药一粒，或吐或下即愈。昔有女人劳瘵，为尸虫所噬，磨服一粒，吐下小虫，更服苏合香丸遂愈。若菌蕈、菰子、砒石，时行瘟疫，山岚疫气，自缢溺水，打折伤死，瘀血内滞，心头微温，用姜汤磨灌一粒可苏。其急喉闭，缠喉风，痹肿赤眼，痈疽发疮，汤火所伤，用东流水磨涂并服。颠邪鬼气鬼胎，暖酒磨服。余谓喉闭以下诸症，果能灼见形病俱实，乃可用之。

卷 四

临川 陈自明编
吴郡 薛 己注

妇人血风肢体骨节疼痛方论第一

妇人血风，由气血不足，腠理不密，风冷乘之，以致邪正相搏，故骨节疼痛，肢体发热，口舌咽干。

愚按：东垣先生云：饮食失节，脾胃虚弱，乃血所生病，故口中津液不行。若火热来乘土位，故肢体发热作渴。若肝经血热，用四物、羌活、黄芩、黄柏。肝经血虚，用逍遥散、山栀、川芎。风湿兼痰，用四物、南星、半夏、羌活、苍术。风湿伤脾，用羌活胜湿汤。暑湿伤气，用清燥汤。气郁肝脾，用四君、木香、枳壳、槟榔。胃气受伤，用补中益气汤。瘀血流注，用四物、桃仁、红花。骨痛筋挛，用当归、没药。倦怠无力，用补中益气、羌活、川芎。

附 治 验

一妇人自汗盗汗，发热晡热，体倦少食，月经不调，吐痰甚多。二年后，遍身作痛，阴雨益甚。此气虚而风寒所乘，用小续命汤，疼痛顿止。用补中益气、加味归脾三十余剂，诸症悉愈。

一妇人月经不调，且素有痛风，过劳必作，用众手重按，痛稍止。此气血俱虚，用十全大补加独活而痛痊，用六味丸、逍遥散而经调。

一妇人肢体作痛，面色萎黄，时或赤白，发热恶寒，吐泻食少，腹痛胁胀，月经不时，或如崩漏，或痰盛喘嗽，头目眩痛，或五心烦热，口渴饮汤，或健忘惊悸，盗汗无寐等症，卧床年许。悉属肝脾亏损，气血不足所致，用十全大补、加味归脾，兼服月余，诸症悉痊。

芎䓖散

川芎一钱　赤茯苓　赤芍药　酸枣仁炒　桂心　当归酒洗　木香　牛膝酒洗　羌活　枳壳炒　甘草各三分

上水煎服。

羚羊角散　治血气身体疼痛，手足无力。

羚羊角镑　酸枣仁炒　生地黄　槟榔各一两半　五加皮　防风　赤芍药　当归酒洗　骨碎补炒　海桐皮　川芎各五钱　甘草三钱

上为末，每服二钱，温酒调下。

通灵丸　治血风手足疼痛，不可忍者。

白附子　僵蚕各一两，炒去丝　全蝎半两，炒　麝香一字

上为末，炼蜜丸桐子大。每服十丸，温酒下，日三服。

当归没药丸　治血风肢体刺痛，筋挛骨痹，或手足麻木。

当归　五灵脂各一两，炒　没药半两

上为末，醋糊丸桐子大。每服三十

丸，姜汤下。

虎骨散　治血风走痛，或打扑作痛。

虎骨酥炙　败龟板酥炙　当归酒洗　牛膝酒洗　漏芦　地龙去土　威灵仙　玄胡索炒　自然铜制，等分

上为末，每服二钱，热酒调下。

附　方

羌活胜湿汤　治头痛脊痛，腰似折，项似拔。

羌活　独活各一钱　藁本　防风　甘草炙，各半钱　蔓荆子　川芎各二分

上水煎服。如身重，腰沉沉然，是湿热也，加黄柏一钱，附子半钱，白术二钱。

东垣清燥汤方见后

四物汤

补中益气汤

四君子汤三方见二十四卷第六论

小续命汤方见十九卷第八论

逍遥散

加味归脾汤

十全大补汤三方见二十四卷第四论

六味丸方见二十四卷第十一论

妇人血风白虎历节走疰方论第二

妇人血风，白虎历节，由体虚风邪乘之，随血而行，或淫溢皮肤，或卒然掣痛走疰，如虎啮者，加减小续命汤主之。

愚按：东垣云：若人身体沉重，走疰疼痛，此湿热相搏，或风热郁而不得伸，附着于有形也。是症多因饮食起居失节，或因七情劳役失宜，脾胃亏损，腠理不密，外邪所侵，以致内热晡热，自汗盗汗，或经候不调，饮食不甘。治法：湿热肿痛者，清燥汤；兼痰，佐以二陈汤。肝火作痛者，加味逍遥散。脾郁作痛者，加味归脾汤。血虚作痛者，四物汤。气虚作痛者，四君子汤。气血俱虚者，八珍汤。俱加羌活、川芎。月经先期而痛者，加味逍遥散。头眩倦怠而痛者，补中益气汤。大抵按之痛甚者病气实，按之痛缓者元气虚，劳役而痛者亦元气虚也，饮食失宜而痛者脾气虚也，恼怒而痛者肝火盛也，若昼轻而夜重者血分病也。与前兼用

附 治 验

一妇人历节，发热作渴，饮食少思，月经过期，其脉举之洪大，按之微细，用附子八物，四剂而痛止，用加味逍遥而元气复，用六味丸而月经调。

一妇人体肥胖，素有热，月经先期，患痛风，下体微肿，痛甚则小便频数，身重脉缓，此风湿血虚而有热。用羌活胜湿汤二剂，肿痛渐愈。用清燥汤数剂，小便渐清。用加味逍遥散，内热渐愈。又为饮食停滞，发热仍痛，面目浮肿，用六君加柴胡、升麻而愈。又因怒气，小腹痞闷，寒热呕吐，用前药加山栀、木香而安。惟小腹下坠，似欲去后，此脾气下陷，用补中益气而愈。后因劳役怒气，作呕吐痰，遍身肿痛，经行寒热，此肝木侮脾土，用六君加柴胡、山栀，肿痛呕吐悉退，后用补中益气而安。

一妇人饮食少思，畏风寒，患痛风，呕吐寒热，脉弦紧，用附子八物而四肢痛愈，用独活寄生而腰痛渐痊。惟两膝肿痛，用大防风汤而痛渐愈，用归脾、逍遥而元气复。

漏芦散　治走疰疼痛。

漏芦　当归酒洗　牛膝各三钱　桂心　地龙去土　防风　羌活　白芷　没药　甜瓜子各半两　虎胫骨　败龟板各炙酥，一两

上为末，每服二钱，热酒调下。

四生丸　治骨节作痛，或浑身麻痹。

白僵蚕炒，去丝　地龙去土　白附子

五灵脂　草乌去皮尖，各等分

上为末，米糊丸桐子大。每服二十丸，茶清送下，酒调服亦可。

麝香丸　治历节诸风走痛，或如虫行。

大川乌三个，去皮尖，生用　全蝎二十一个　黑豆二十一粒　地龙去土，五钱　麝香一字

上为末，米糊丸绿豆大。每服十丸，温酒下。许学士云：予得此方，凡历节及不测疼痛，一二服便瘥。治一贵妇，遍身走痛，夜如虫啮。三服而愈。

附子八物汤　治历节痛如锤锻。

附子炮　干姜炮　芍药炒　茯苓　人参　甘草　桂心各五分　白术一钱五分

上水煎服。一方去桂，用熟地黄二钱。

独活寄生汤方见后

小续命汤方见后

一妇人两踝作痛，上行膝髀肩肘，痛如锤锻，至夜尤剧，六脉皆紧，一剂而愈。又邓安人，夏月患此，人迎脉虚，此因暑而得，用酒蒸黄连，一服亦安。

附　方

东垣清燥汤　治元气虚，湿热乘之，遍身酸软，或肺金受邪，绝寒水生化之源，肾无所养，小便赤小，大便不调，腿腰痿软，或口干作渴，体重麻木，头目眩晕，饮食少思，或自汗盗汗，肢体倦怠，胸满气促。

黄芪一钱五分　五味子九粒，杵，炒　黄连炒　神曲炒　猪苓　柴胡　甘草炙，五分　苍术　白术炒　麦门冬去皮　陈皮炒　生地黄　泽泻各五分　白茯苓　人参　当归酒洗　升麻各三分　黄柏酒拌，一分

上水煎服。

二陈汤方见二十四卷第五论

八珍汤

加味逍遥散

加味归脾汤三方见二十四卷第四论

四物汤

四君子汤

六君子汤

补中益气汤四方见二十四卷第六论

六味丸方见二十四卷第十一论

羌活胜湿汤方见前

大防风汤方见二十四卷第九论

妇人血风瘾疹瘙痒方论第三

妇人瘙痒瘾疹，五心烦热，乃血风攻疰，用人参荆芥散、消风散、逍遥散。大抵因体虚风寒相搏，赤属血分，白属气分也。经云：汗出见湿，乃生痤痱。凡人汗出不可露卧沐浴，使人身振寒热，致生风疹也。

愚按：前症有身发疙瘩，或如丹毒，痒痛不常，或脓水淋漓，发热烦渴，或头目昏眩，日晡益甚，或寒热发热，月经不调，皆肝经风热血燥，用加味逍遥散为主，佐以四君、芎、归。若忿怒身发疙瘩，痛疼寒热，乃肝火血燥，用加味小柴胡汤。气血俱虚，八珍加柴胡、丹皮。若夜间发热，作渴谵语，乃热入血室，用小柴胡加生地；血虚，四物合小柴胡，后用加味逍遥散调理。若郁结食少体倦，内热晡热，乃脾经血燥，用加味归脾汤，寒热加出栀、熟地。若游走瘙痒，乃血风走注，用何首乌散；血虚，逍遥散；风热，消风散。若专用风药，复伤阴血，必致筋挛等症。

附　治　验

一妇人身发疙瘩，或如丹毒，痒痛不常，搔碎成疮，脓水淋漓，发热烦渴，头目眩晕，日晡益甚，此血虚内热之症，以当归饮加柴胡、山栀治之而愈。

一妇人患前症，肢体疼痛，头目不

清，自汗盗汗，月水不调，肚腹作痛，食少倦怠，先用人参荆芥散，后用逍遥散，治之而痊。

一妇人因忿怒，身发疙瘩，憎寒发热。余谓肝火，用小柴胡汤加山栀、黄连治之而愈。后口苦胁痛，小便淋漓，复用前药全愈。

一妇人患前症发热，夜间谵语，此血分有热，以小柴胡汤加生地治之而安。后用四物汤加柴胡、山栀、丹皮而热退，又用逍遥散全愈。

一室女十四岁，天癸未至，身发赤斑痒痛，左关脉弦数，此因肝火血热，以小柴胡汤加山栀、生地、丹皮治之而愈。若因怒而致者，亦宜治以前药。治验余见二十四卷血风门

何首乌散　治皮肤瘙痒游走无定。

何首乌　防风　白蒺藜炒　枳壳麸炒　天麻　僵蚕　胡麻炒　茺蔚子　蔓荆子各一钱　茵陈五分

上水煎服。

附　　方

四物汤

四君子汤二方见二十四卷第六论

加味小柴胡汤

小柴胡汤二方见二十四卷第二论

八珍汤

加味归脾汤

加味逍遥散

逍遥散四方见二十四卷第四论

当归饮方见二十四卷第六论

消风散方见二十四卷第七论

人参荆芥散方见五卷第三论

妇人虚风头目眩晕方论第四

妇人头眩，由气虚风入于脑，循脉引于目系，目系急而然也，邪甚则必癫。《素问》云：头痛癫疾，下虚上实，过在足少阴巨阳，甚则入肾，徇蒙招摇，目瞑耳聋；下实上虚，过在足少阳厥阴，甚则在肝。下虚者肾虚也，故肾厥则头痛；上虚者肝虚也，故肝虚则晕。徇蒙者，如以物蒙其首，招摇不定。目眩耳聋，皆晕之状，故肝厥头痛不同也。

愚按：丹溪先生云：眩者言其黑运旋转，其状目闭眼昏，身转耳聋，如立舟船之上，起则欲倒。盖虚极乘寒得之，亦不可一途而取轨也。若风则有汗，寒则掣痛，暑则热闷，湿则重滞，此四气乘虚而眩运也。若郁结生痰而眩晕者，此七情虚火上逆也。若淫欲过度而眩晕者，此肾虚气不归源也。若吐衄漏崩而眩晕，此肝虚不能摄血也。有早起眩晕，须臾自定者，元气虚也，正元饮下黑锡丹。伤湿头运，用肾着汤加川芎，有痰用青州白丸子。头风，风热也，久则目昏。偏头风，相火也，久则目紧便涩。皆宜出血以开表之。窃谓前症肝虚头晕，用钩藤散；肾虚头晕，六味丸；头晕吐痰，养正丹，不应，八味丸；血虚，四物、参、苓、白术，不应，当归补血汤；气虚，四君、归、芪，不应，益气汤；肝木实，泻青丸，虚用地黄丸，不应，川芎散；脾气虚，二陈、参、术、柴胡、升麻，不应，益气汤加茯苓、半夏；脾胃有痰，半夏白术天麻汤；风痰上壅，四神散；发热恶寒，八物汤；七情气逆，四七汤；伤湿而晕，除湿汤。

附　治　验

一妇人素头晕，不时而作，月经迟而少，此中气虚弱，不能上升而头晕，不能下化而经少，用补中益气汤而愈。后因劳仆地，月经如涌，此劳伤火动，用前汤加五味子，一剂而愈。前症虽云气无所附，实因脾气亏损耳。

一妇人内热口干，劳则头晕，吐痰带下。详见六卷第十六论。

养正丹 治虚风头眩，吐涎不已。盖此药升降阴阳，补接真气，非止头眩而已。

黑铅 水银 硫黄研 朱砂各一两，研

上用砂器熔铅，下水银搅匀，离火少时，入硫砂再搅，候冷为末，饭丸绿豆大。每服三十丸，空心、食前枣汤下。

钩藤散 治肝厥头晕。

钩藤钩 陈皮炒 半夏姜制 麦门冬去心 茯苓 茯神去木 人参去芦 甘菊花 防风各一钱 甘草炙，三分 石膏煅，二钱

上姜水煎。

川芎散 治肝肾虚风，头目眩晕，或头痛耳鸣，目系紧急。

小川芎 山药 白茯神 甘菊花野菊不用 人参各半两 山茱萸肉一两

上为末，每服二钱，酒调，日三服。

三五七散 治八风五痹，肢体不仁，或风寒入脑，头痛目旋，耳内蝉鸣。

附子炮 细辛各三两 干姜炮，各五两 山茱萸 防风 山药炒，各七两

上为末，每服二钱，温酒调。

四神散 治血风眩晕，头痛寒热唾痰。

菊花 当归酒洗 旋覆花去梗叶 荆芥穗各一钱

上葱白三寸，茶末一钱，水煎。

《斗[①]门方》 治血风头旋，或不知人事，用喝起草嫩心阴干为末。酒服二钱，其功甚效。即前苍耳散。

治头旋如天动地转，名曰心眩，胆矾一两细研，用面饼剂一个拌匀，勒如骰子大，瓦上焙干。每服一骰为末，灯心、竹茹煎汤调下。此去痰之法，当审而用之。

附　方

正元饮 治下元虚败，痰气上涌，头目眩晕，脏腑滑泄，时或自汗，手足逆冷，霍乱转筋等症。

红豆炒，二钱 人参去芦，三两 附子炮，去皮尖，一两 茯苓 甘草炙，各一两 肉桂五钱 川芎 山药姜汁炒 乌药 干葛各一两 白术二两 干姜炮，三钱 黄芪炙，一两半

上每服三钱，姜枣水入盐少许，煎送黑锡丹。

黑锡丹 治真阳虚败，痰气壅塞，心火炎炽，或赤白带下等症。

肉桂 沉香 附子炮，去皮脐 胡芦巴酒浸，炒 破故纸炒 茴香炒 肉豆蔻面裹，炒 阳起石研，水飞 金铃子蒸，去皮核 木香各一两 硫黄 黑锡去灰，各二两

上将黑锡、硫黄入铫内，炼结砂子，倾出地上，去火毒，研细，余药为末和匀，再研至黑光色，酒糊丸桐子大，阴干入布袋擦令光润，每服四十丸。

肾着汤方见十五卷第八论

青州白丸子方见三卷第四论

六味丸

八味丸二方见二十四卷第十一论

当归补血汤方见十九卷第六论

四物汤

四君子汤

补中益气汤三方见二十四卷第六论

二陈汤方见二十四卷第五论

泻青丸方见二十四卷第三论

八物汤方见二十四卷第四论

四七汤方见十二卷第七论

除湿汤即肾着汤加川芎

半夏白术天麻汤方见四卷第五论

妇人血风头痛方论第五

许学士云：妇人患头风者，十居其半，每发必掉眩，如在车船之上。盖因肝经血虚，而风邪袭之尔。用川芎当归散。

---

①斗：原脱，据《妇人良方》补。

若头痛连齿，时发时止，连年不已，此风中脑，谓之厥逆头痛。宜白附子散，及灸曲鬓穴，在耳掩前正尖上，灸七壮，左痛灸左，右痛灸右。

愚按：东垣云：足太阳头痛，脉浮紧，恶风寒，川芎、羌活、独活、麻黄为主。手少阳经头痛，脉弦细，往来寒热，柴胡为主。足阳明头痛，身热，目疼鼻干，恶寒发热，脉浮缓而长，升麻汤，或石膏、白芷为主。手太阳头痛，有痰体重，或腹痛，为痰癖，脉沉缓，苍术、半夏、南星为主。足少阴经头痛，足寒气逆，为寒厥，脉沉细，麻黄附子细辛汤为主。足厥阴头项痛，或吐涎沫，厥冷，脉浮缓，吴茱萸汤主之。诸血虚头痛，当归、川芎为主。诸气虚头痛，人参、黄芪为主。气血俱虚头痛，调中益气，少加川芎、蔓荆、细辛。痰厥头痛，半夏白术天麻汤。厥逆头痛，羌活附子汤。如湿气在头者，以苦吐之，不可执方而治。若脉杂乱而病见不一，且补胃为主。

附治验

一妇人因劳耳鸣，头痛体倦，用补中益气加麦门、五味而痊。三年后得子，因饮食劳倦，前症益甚，月经不调，晡热内热，自汗盗汗，用六味地黄丸、补中益气汤顿愈。经云：头痛耳鸣，九窍不利，肠胃之所生也。故脾胃一虚，耳目九窍皆为之病。

一妇人两眉棱痛，后及太阳，面青善怒，此肝经风热之症，用选奇汤合逍遥散加山栀、天麻、黄芪、半夏、黄芩而愈。此症失治，多致伤目，或两耳出脓则危矣。头痛手掉身麻，见一卷第五论。

川芎当归散

川芎一钱　当归酒拌　羌活　旋覆花　细辛　蔓荆子　防风　石膏煅　藁本　荆芥穗　半夏曲　生地黄　甘草炙，各五分

上水煎服。

白附子散　治风邪风痰，头痛连齿，不时举发，或远年不愈。

麻黄不去根节　乌头炮，去皮　南星炮，各半两　白附子炮，一两　全蝎炒，五枚　辰砂　麝香　白姜炮，各一钱

上为末，酒调服三，卧少时。

川芎茶调散　治诸风上攻，头目昏重，偏正头痛。

薄荷八两　川芎　荆芥各四两　羌活　白芷　防风　甘草炙，各二两　细辛一两

上为末，每服二钱，食后茶清调。

如圣饼子加细辛，其效甚速。若头痛筋挛，骨重少气，哕噫腹满，咳嗽烦冤，其脉举之则弦，按之石坚，由肾气不足而逆上，谓之肾厥头痛，宜玉真丸、硫黄丸。

硫黄丸　治头风不问新久，服此除根，屡用屡效。

硫黄二两　硝石一两

上为末，滴水丸指顶大。每服一丸，空心，细嚼茶清下。

一方，用生莱菔汁，仰卧注两鼻，数年之患，一注即愈。

一方，治风邪入脑，患头痛不可忍，不问年岁。

硝石　人中白　脑子等分

上为末，用一字，吹入鼻中。

都梁丸　治产前产后，风邪所伤，头痛头晕。方见后

附方

调中益气汤　治气血俱虚而头痛。

芍药三分　升麻二分　黄芪一钱　甘草五分　五味子七粒　当归　白术　人参各三分　柴胡　橘皮各二分

上水煎。

半夏白术天麻汤

半夏一钱半　白术　神曲炒，各一钱　天麻黄芪　人参　苍术　陈皮　泽泻　茯苓各五分　大麦蘖一钱半　干姜三分　黄柏酒制，二分

上每服半两，水煎。

羌活附子汤

麻黄　黑附子炮　白芷　白僵蚕　黄柏各三分　羌活　苍术各五分　防风　甘草　升麻各五分　黄芪五分

上水煎服。

选奇汤　治风热上壅，眉棱骨痛，或头目眩晕。

羌活　防风各三钱　甘草二钱，夏生冬炒　黄芩酒制，冬去之

上每服三钱，水煎，时时服。

吴茱萸汤

升麻汤

麻黄附子细辛汤三方见六卷第十二论

补中益气汤方见二十四卷第六论

六味丸方见二十四卷第十四论

逍遥散方见二十四卷第四论

妇人颈项强痛方论第六

夫颈项属足太阳膀胱、足少阴肾，二经相为表里，若感风寒湿气，则发热恶寒，颈项强急，腰背反张，瘈疭口噤，脉沉迟弦细。新产血虚出汗，多患此症。若因鼾睡失枕而致，用三五七散、追风散。若风邪所伤，用都梁丸、木瓜煎。

愚按：东垣云：肩背痛不可回顾，此手太阳气郁而不行，以风药散之。窃谓前症若因肝木自旺，用泻青丸；精血不足，六味丸；风热淫肝，加味逍遥散；怒动肝火，加味小柴胡汤；肝经血虚，加味四物汤；肾不能生肝，六味丸；膀胱气滞，羌活胜湿汤。大抵肝火旺，则肝血虚而筋燥，颈项强急，或腰背反张，或四肢拳挛，或颈项等处结核。

附治验

一妇人耳内或后项侧作痛，寒热口苦，月经不调，此肝胆经火，兼伤脾胃，用四君加柴胡、升麻、黄芪、芍药而愈。后因劳役怒气，呕吐胁胀，用六君子汤加山栀、柴胡而安。

一妇人因怒，寒热作渴，左目紧小，头颈动掉，四肢抽搐，遍身疼痛，此血虚肝热则生风也，用加味逍遥加钩藤钩数剂，诸症渐愈，又用八珍汤而痊。

追风散　治风邪所乘，头目眩痛，口眼歪斜，牙关紧急，或百节疼痛，鼻塞声重，项背拘急，皮肤瘙痒，面若虫行。

川乌炮，去皮脐尖　防风　石膏煅　川芎　甘草炙，各一两　荆芥穗　白僵蚕炒，去丝　天南星　羌活　地龙去土　白附子炮　全蝎去尾，钱半　白芷各半两　草乌炮，去皮脐尖　没药研　乳香研　雄黄研，各一钱

上为末，每服五分，用茶清少许，食后临卧调下。

都梁丸　治诸风项背不利，头目眩晕，脑门作痛，或产前产后伤风，头目昏重，血风头痛。用白芷末蜜丸弹子大，每服一丸，细嚼，荆芥煎汤下。

木瓜煎

木瓜不犯铁器，二个　乳香一两，研

上以木瓜去核，入二药，仍盖合之，饭上蒸烂，研成膏。每服三匙，生地黄汁半盏，无灰酒和服。有人患此，自午发至夜方止。余曰：此是少阴经症，发必先从足起。盖足少阴之筋，自足大指起至头，筋者肝之合也，日中至夜，天之阳，阳中之阴。又曰：阳中之阴，肺也。自离至兑，阴旺阳弱之时。故《灵宝毕法》云：离至乾，肾气绝而肝气弱。肝肾二脏，受阴气，故发于是时。余受此方，三服而愈。

附　　方

泻青丸方见二十四卷第三论

羌活胜湿汤方见前

六味丸方见二十四卷第十一论

八珍汤

加味逍遥散二方见二十四卷第四论

加味小柴胡汤方见二十四卷第二论

加味四物汤

四君子汤二方见二十四卷第六论

妇人腰痛方论第七

夫肾主于腰，若妇人腰痛，由肾气虚弱，外感六气，内伤七情，皆能致之。如因风邪所乘，用小续命汤加桃仁、杜仲。如因寒湿所伤，五积散。肾经虚弱，青娥丸。如因气血凝滞，用牵牛、茴香之类。

愚按：陈无择先生云：若形体虚羸，面色黧黑，腿足痿软，不能行立，此失志所为也。腹急胁胀，目视䀮䀮，宗筋弛纵，白淫下注，此郁结所为也。肌肉不仁，饮食不化，肠胃胀满，闭坠腰胁，此忧思所为也。皆属内因。若腰冷作痛，身重不渴，小便自利，饮食如故，因劳汗出，腰痿胁痛，或坠堕血滞，房劳精竭，皆属内外因也。窃谓前症失志，肾虚热者，六味丸；肾虚寒者，八味丸；郁怒伤肝，实用龙胆泻肝汤，虚用六味丸、补肝散；忧虑伤脾者，归脾汤、逍遥散；肾着者，寒则术附汤，虚则肾着汤；腰膝痛者，寄生汤、养肾散；瘀血滞者，如神汤、舒筋汤；房劳腰痛者，青娥丸、十补丸。

附　治　验

一妇人腰痛三年矣，每痛必面青，头晕目紧，余以为肝脾气虚，用补肝散而愈。三年后，因劳役，患头痛兼恶心，用补中益气汤加茯苓、半夏、蔓荆子而愈。

一妇人苦腰痛，数年不愈，余用白术一味，大剂服，不三月而痊。乃胃气虚闭之症，故用白术也。

如神汤　治男妇腰痛。

延胡索　当归　桂心等分

上为末　每服二钱，温酒调。甚者，不过数服。

独活寄生汤　治足三阴虚，风湿所侵，脚膝历节作痛。

独活　桑寄生　续断酒炒　杜仲姜汁炒　细辛　牛膝酒拌炒　秦艽　茯苓　白芍药炒　桂心　川芎　防风　人参　熟地黄自制　当归　粉草炙，各五分

上水煎。

舒筋散　治风寒伤肾膂作痛，或闪挫气滞。血瘀亦良。

玄胡索炒　杜仲姜汁炒　官桂去皮　羌活　芍药等分

上为末，每服二钱，酒调。

又方，橘核炒木香，研，酒下。

附　　方

《济生》术附汤　治寒湿伤肾，腰重冷痛，小便自利，或手足逆冷。

附子炮　白术各一两　杜仲姜炒，半两

上每服四钱，姜水煎。

《三因》肾着汤　治肾虚为病，身重腰冷，如水洗状，不渴而小便自利，饮食如故，腰以下冷痛，如带数千钱。

茯苓　白术各四两　干姜炮　甘草炙，各二两

上每服四钱，水煎，空心服。

青娥丸　治肾虚腰痛，或外邪所侵，腰腿或筋骨作痛。

胡桃仁二十枚　蒜研膏，四两　破故纸酒浸，炒，八两　杜仲去皮，姜汁浸，炒，一斤

上为末，蒜膏丸桐子大。每服五十

丸，空心醋汤下。蒜不用亦可。

六味丸

十补丸

八味丸三方见二十四卷第十一论

龙胆泻肝汤方见二十四卷第六论

补肝散方见七卷第十七论

养肾散方见后

归脾汤

逍遥散二方见二十四卷第四论

妇人腰脚疼痛方论第八

肾主于腰脚，女人胞络系焉。若劳伤肾气，风冷客于脉络，故腰脚作痛也。治当补元气为主，佐以祛邪之剂。

愚按：前症若真阳衰败，寒邪乘袭，手足俱冷，头痛恶寒，或呕吐腹痛等症，宜用本方。若气血虚弱，寒邪所感，恶寒发热，头痛作渴，或呕吐腹痛等症，宜用五积散。若元气虚弱，湿热所伤，两胫肿痛，寒热身疼，或呕吐不食等症，宜用槟苏败毒散。若元气虚弱，脾胃弱，寒热呕吐，发热头痛，喘渴体倦等症，宜用补中益气汤。若足三阴精血亏损，阴火内动，内热晡热，作渴痰甚，小便频数等症，宜用六味地黄丸。若足三阴阳气虚败，恶寒发热，手足俱冷，吐痰不食，二便滑数等症，宜用八味地黄丸。

附治验

一妇人先腰胯作痛，后两腿亦痛。余以为足三阴虚寒，外邪所伤，用小续命汤及独活寄生汤，或作或止，所用饮食极热，腹中方快。余曰：邪气去而元气虚寒也。诊其脉果沉细，用养肾散渐愈，又用十补丸而痊。

一妇人所患同前，但发热作渴，喜冷饮食，脉洪数，按之迟涩。余以为血虚有热，用羚羊角散，去槟榔，加白术、茯苓数剂，更用加味逍遥散而瘥。

一妇人患前症时，或腿膝作痛，脉浮数，按之迟缓。此元气虚而风湿所乘，用独活寄生汤顿愈，又用八珍汤而安。

一妇人因怒患前症，寒热往来，口苦不食，晡热内热。余以为肝火血虚，先用小柴胡、山栀顿愈，又用加味逍遥散而瘳。

一妇人患前症，寒热头痛，殊类伤寒。此寒邪之症，用槟苏败毒散而安，又用补中益气调补而愈。

骨碎补散 治阳气虚弱，外寒所侵，腰脚疼痛，腹胁拘急。

骨碎补炒 萆薢酒炒 牛膝酒炒 桃仁去皮尖 海桐皮 当归酒拌 桂心 槟榔各五分 赤芍药炒 附子炮 川芎 枳壳麸炒，各二分

姜枣水煎。

养肾散 治肾经虚弱，风寒所侵，以致腰脚疼痛，不能步履。

苍术一两 干蝎三钱 天麻 草乌头炮，去皮尖 黑附子炮，去皮脐，各二钱

上为末，每服一钱，酒调服，麻痹少时随愈。孕妇勿服。此治风寒伤肾膀胱虚寒之良药，用之得宜，殊有神效。

附 方

五积散方见后

槟苏败毒散方见二十四卷第十论

补中益气汤方见二十四卷第六论

十补丸

六味丸

八味丸三方见二十四卷第十一论

小续命汤方见前

独活寄生汤方见前

羚羊角散方见前

加味逍遥散

八珍汤二方见二十四卷第四论

小柴胡汤方见二十四卷第二论

妇人风邪脚气方论第九

妇人脚气，乃肝脾肾三经，或胞络气虚，为风毒所搏而患。盖胞络属于肾，主于腰脚，三经络脉起于足中指，若风邪客于足，从下而上，动于气，故名脚气。皆由六淫七情，或产后，或经行风毒相搏。其症或头痛身热，肢节作痛；或大便秘结，小便小利；或脚膝缓弱，足胫肿满；或腰膝枯细，忪悸呕逆；或小腹不仁，举体转筋；或胸满气急，遍体酸痛。用香苏散加槟榔、生姜。若寒中三阳必冷，用小续命汤。若暑中三阴必热，用小续命汤去附子。大躁者，紫雪最良，无紫雪以百合、薄荷煎，冷水调服。大便秘，用脾约丸、麻仁丸、三和散。补药、淋洗，皆大禁也。

愚按：严用和先生云：前症初患不觉，因风邪乃发，先从脚起，或缓弱痹痛，不能行履，或两胫肿满，或足膝细小，或心中怔忡，或小腹不仁，或举体转筋，或见食作呕，或胸满气急，遍体酸痛。其脉浮而弦者因于风，濡而弱者因于湿，洪而数者因于热，迟而涩者因于寒。男子由于肾气亏损，女子血海虚弱，用八味丸。若饮食停滞，臀腿酸胀，浮肿作痛，此脾气下陷，用六君子少加柴胡、升麻。不应，须用八味丸。若发热口渴，月经不调，两腿无力，此足三阴血虚火燥，用六味、八味二丸兼服。前症西方之人多患之，因素食乳酪，脾胃壅滞，胫足肿满。至于南方亦有，因膏粱厚味，湿热下注而患者，故古人谓之壅疾。所用之方，多疏通发散之剂。然感于房劳过度，亏损三阴，治法又当以固本为主。故六物附子为元气虚弱，寒邪内侵之圣药。所属各经等方附后。

附治验

一妇人两臁赤痛，寒热口苦，呕吐懒食，面色青黄或赤，此肝木乘脾土，用小柴胡汤加山栀、升麻、茯苓，二剂顿愈。又用六君子汤加柴胡、山栀全愈。

一妇人饮食劳役，两臁兼腿疼痛，或时寒热，余以为脾虚湿热下陷，用补中益气汤加山栀、茯苓、半夏，治之而痊。后复作，用六君子汤加柴胡、山栀全愈。

一妇人经行后，寒热晡热，两腿作痛，此肝经血虚也，加味逍遥散加山栀治之而愈。后因劳，日晡内热，或用四物、黄柏、知母之类，前症益甚，更加食少作泻。余以为元气下陷，前药复伤，后用六君子汤加补骨脂二剂，调补脾胃，而泻止食进，又用补中益气汤升举元气而痊。

大腹皮散　治脚气肢节烦疼，心神壅闷，或头晕喘嗽不食。

大腹皮　紫苏　木通　桑白皮炒　羌活　荆芥　赤芍药炒　青皮　木瓜不犯铁器　独活各五分　枳壳麸炒，一钱

上姜葱水煎。

半夏散　治脚气上攻，心腹胀满，饮食不下，呕吐不止。

半夏姜制　陈皮　人参　大腹皮　桂心各三分　槟榔一钱　赤茯苓　紫苏各五分

上姜水煎。

桑白皮饮　治两脚浮肿，小便赤涩，腹胁胀满，或喘嗽痰涌，呕吐不食。

桑白皮炒　郁李仁去皮　赤茯苓各一钱　木香　防己酒拌　大腹皮　紫苏子炒　木通去节　槟榔　青皮各五分

上姜水煎。

附方

大黄左经汤　治四气乘注足阳明经，以致臁腿作痛，或足胫赤肿，呕吐不食，

大小便秘结，或恶食喘急，自汗等症。

细辛 茯苓 羌活 大黄煨 甘草炙 前胡 枳壳麸炒 厚朴姜制 黄芩炒 杏仁去皮尖，等分

上每服五钱，姜枣水煎。

麻黄左经汤 治风寒暑湿，乘注足太阳经，以致腰足挛痹，肢节重痛，或憎寒发热，无汗恶寒，或自汗恶风头痛。

麻黄 干葛 细辛 白术 茯苓 防己酒拌 桂枝 羌活 甘草炙 防风

上每服半两，姜枣煎服。

半夏左经汤 治足少阳经为风寒暑湿乘注，以致恶寒发热，腰腿疼痛；或头目眩晕，呕吐不食；或热闷心烦，腿痹不随。

半夏姜制 干葛 细辛 白术 麦门冬去心 茯苓 桂枝 防风 干姜炮 黄芩炒 小草 甘草炙 柴胡

上每服半两，姜枣水煎。热闷加竹沥，喘急加杏仁、桑白皮。

六物附子汤 治四气乘于足太阴经，以致骨节烦疼，四肢拘急，自汗短气，小便不利，或手足浮肿。

附子炮 桂 防己各四钱 甘草炙，二钱 白术 茯苓各二钱

上每服半两，姜水煎。

换腿丸 治足三阴经为风寒暑湿之气所乘，发为挛痹缓纵，或上攻胸背，下注脚膝，疼痛发热，行步艰难。

薏苡仁 南星 石楠叶 石斛 槟榔 萆薢酒拌 川牛膝酒浸 羌活 防风 木瓜各四两 黄芪炒 当归酒拌 天麻 续断酒炒，各一两

上为末，酒糊丸如桐子大。每服五十丸，盐汤下。

五积散 治风寒所伤，以致脚气疼痛，或寒热拘急，呕吐不食等症。

当归酒拌 芍药炒 川芎 炮姜 人参 茯苓 陈皮 桔梗炒 厚朴姜炒 白芷 苍术 半夏姜制 肉桂 麻黄 甘草各五分

上姜枣水煎。

当归拈痛汤 治湿热为病，肢节烦疼，肩背沉重，胸膈不利；或兼遍身作疼，足胫肿痛不可忍者；或湿热流注下部，疮疡赤肿。

羌活 人参 苦参酒制 升麻 干葛 苍术各一钱 甘草炙 黄芩酒炒 当归 茵陈酒制，各五分 防风 知母酒炒 泽泻 猪苓 白术各四分

上水煎服。

紫苏子汤 治脚气上攻，阴阳交错，清浊不分，上重下虚，中满喘急，呕吐自汗，无复纪律。

紫苏子微炒 半夏姜制，各二两 前胡 厚朴姜制 当归酒拌 甘草炙 桂心 陈皮

上每四钱，入姜枣煎服。

还少丹方见二十三卷第四论

六味丸

八味丸二方见二十四卷第十一论

小柴胡汤方见二十四卷第二论

加味逍遥散方见二十四卷第四论

六君子汤

补中益气汤方见二十四卷第六论

卷　五

临川　陈自明编
吴郡　薛　己注

妇人劳瘵各疰方论第一

夫骨蒸殗殜，复连尸疰、劳疰、虫疰、毒疰、热疰、冷疰、食疰、鬼疰，疰者注也，自上注下，与前人相似，故曰疰。其变有二十二种，或三十六种，或九十九种，令人沉沉默默，寒热盗汗，梦与鬼交，遗泄白浊，或腹中有块，或脑后两边有结核，咳嗽脓血，下利羸瘦，死而传疰，甚至灭门。更有蜚尸、遁尸、寒尸、丧尸、尸注，谓之五尸。人为其疰者，不自知所苦，虽有狸骨、獭肝、天灵盖等方，未尝见效，唯崔氏灸法，早用有济。若寒热自汗，面白目干，口苦，神昏善恐，不能独卧，传在肝也。若寒热面黑，鼻燥善忘，大便秘泻，口舌生疮，传在心也。若寒热面青唇黄，舌本硬强，言语不出，饮食无味，羸瘦吐涎，传在脾也。若寒热面赤鼻白，干燥毛折，咯嗽喘急，吐涎脓血，传在肺也。若寒热面黄耳焦，脚胻酸痛，小便白浊，遗沥腹痛，传在肾也。

愚按：前症诚然有之，故葛仙翁用獭肝一具，阴干杵末，水下方寸匕，日三服，未愈再作。宋宣和间一法师，善考讯鬼怪，时一妇以疾投状，既而如有鬼祟所附。曰：非我为患，乃病人命自衰尔。渠今已成虫食肺，故令吐血声嘶。又屡掠问彼所畏何物。云：以獭爪为末，酒服之，则去矣。患家如其言得愈。獭爪即獭肝之类欤。《玄珠》云：虫瘵多有兄弟互相传染，甚至绝户。此乃冤牵相缠及风水所致，虽有符文、法水下虫之方，然虫去而人亦亡。若能平素保养，亦可免矣。窃究《养生微旨》云：益气补肺，益精滋肾，皆资其化源也。盖人之精血常不足，加之数夺其真，资化失常，则胃气不固，精气滑脱，不能上接阳气，故头重或痛，气弱而食少，元气下陷，脉即微弱，外散欲绝而虚洪，或见损脉，此实元气不足之所致，非有外感贼邪之病也。

附　治　验

一妇人素勤苦，因丧子，饮食少思，忽吐血甚多而自止，此后每劳则吐数口，瘵症已具，形体甚倦。午前以补中益气，午后以归脾汤送地黄丸而愈。

一妇子患前症，反其唇视有白点，此虫蚀肺也。余云：急寻獭肝治之。不信，果咳脓而殁。后闻其兄弟三人，皆夭于此症。大凡久嗽，当视其两唇，若上唇有点，虫蚀上部，下唇有点，虫蚀下部。

二十四种蒸病论新附

所谓劳蒸者，毛折发焦，肌肤甲错，其蒸在皮。外热内寒，身振肉瞤，其蒸在肉。发焦鼻衄，或复尿血，其蒸在血。身热烦躁，痛如针刺，其蒸在脉。爪甲焦枯，眼昏胁痛，其蒸在髓。头眩热闷，涎浊眵泪，其蒸在脑。男子失精，女子白淫，其蒸在玉房。乍塞乍热，中脘烦闷，其蒸在三焦。小便赤黄，凝浊如膏，其蒸在膀胱。大便秘泄，腹中雷鸣，其蒸在小肠。大腹隐痛，口舌干疼，其蒸在大肠。口鼻干燥，腹胀自汗，睡卧不安，其蒸在胃。口舌耳聋，两胁下痛，其蒸在胆。里急后重，肛门秘涩，其蒸在广肠。小腹疞痛，筋脉纵缓，阳器自强，其蒸在宗筋。眩晕下泪，躁怒不常，其蒸在肝。舌黑气短，烦闷洒淅，其蒸在心。唇干口疮，胸腹胀闷，畏寒不食，其蒸在脾。咳嗽喘满，咯痰吐血，声嘶音哑，其蒸在肺。耳轮焦枯，脚气酸痛，其蒸在肾。情想不宁，精物时下，其蒸在右肾。心膈噎塞，攻击疼痛，俯仰烦冤，其蒸在膈。此症虫多啮心肺，治当绝其根也。

愚按：《医林集要》云：前症若蒸肺，用天麦门冬、桔梗、紫菀、乌梅肉。若蒸皮，石膏、桑白皮。若蒸气，喘促鼻干，身热不安，人参、黄芩、栀子。若蒸大肠，大黄、芒硝。若蒸心，黄连、生地黄、当归。若蒸脉、蒸血，皆用生地黄、当归、童子小便。若蒸小肠，赤茯苓、木通、生地黄。若蒸脾，芍药、木瓜、苦参。若蒸肉，芍药。若蒸胃，石膏、粳米、大黄、芒硝、干葛。若蒸胆，柴胡、瓜蒌。若蒸三焦，石膏、竹叶。若蒸肝，川芎、当归、前胡。若蒸筋，川芎、当归。若蒸肾，生地黄、石膏、知母、寒水石、藁本。若蒸脑，生地黄、防风。若蒸髓，天门冬、当归、生地黄。若蒸骨，鳖甲、地骨皮、当归、牡丹皮、生地黄。若蒸玉房，知母、黄柏、当归、芍药。若蒸脬，泽泻、茯苓、生地黄、沉香、滑石。若蒸膀胱，泽泻、滑石。凡此诸蒸，虚劳热病，食肉与油腻、房劳、饮酒而成者，久蒸不除，变为疳症即死。亦有疟病久而不愈，以致咳嗽失治，渐成骨蒸劳瘵之症，当推标本而治之。

崔氏灸骨蒸劳瘵，用细绳一条，男左女右，从足大拇指头齐量起，从脚板底当脚跟中心，向后引绳，循脚肚贴肉，直上至曲臂中横纹截断。又令患人解发分两边，见头缝，自囟门平分至脑后。乃平身正坐，取前所截绳，一头从鼻端齐引绳向上，直循头缝至脑后贴肉头垂下，循脊骨，引绳向下，至绳尽处，当脊骨以黑点记。此黑点不是灸穴。别取一绳，令患人合口，将绳按于口上，两头至吻，却钩起绳中心至鼻端根下，如人字样，齐两吻截断，将此绳展直于前在脊骨上黑点处，取中横量，勿令高下，于绳两头以白圈记之。此是灸穴，初灸七壮，累灸至百壮。此名患门穴，初灸此讫。次令其人半身正坐，稍缩臂膊，取一绳绕项向前双垂，与鸠尾齐，鸠尾是心歧骨，无是歧骨者，胸前两歧骨间量取一寸，即是鸠尾也，即截断，却背翻绳头向项后，以绳中停取心正，令当喉咙结骨上于第二次墨点处，折中横量绳两头，以白圈记之。此是灸穴，初灸七壮，累灸至百壮。又将第二次量口绳折中，当脊直上下竖停，中心在第二次墨记上下，绳头尽处，以白圈记之。此是灸穴，初灸七壮，累灸百壮。此纵横四方凡四穴，是名曰四花穴，初灸各七壮。若疮愈其疾未效，依法复灸，故云累灸至百壮。凡灸时可用灸足三里以泻其火为好。若妇人缠足短小，难为量，只取膏肓俞灸之，在第四椎下两傍各三寸是穴。次灸四花穴。道轩用此法灸之，无有不效者。

神仙秘法 取劳虫须先择良日，焚香祷祝，令病人面向福德方服，神效。

青桑枝　杨柳枝　梅枝　桃枝俱向东者，各七茎　葱白七茎　青蒿一握，如无以子代　阿魏一钱　真安息香一钱

上用童便一升半，煎一升，入阿魏，再煮数沸，入朱砂半两，小槟榔半两，麝香半钱，五更并天明各进一服，下白虫尚可治，以淡粥补之。用药调理三五月再服，以除病根。如虫黑，已入肾，不可救矣。

治心胸痛引两胁，昏闷声浊，热壅鼻衄，或痰喘发热。

桑白皮炒　枳壳麸炒　木通　子芩炒　生地黄　白芍药　甘草各五分

上水煎服。

温金散　治肺嗽恶寒，发热唾痰，皮毛焦燥。

甘草炒　黄芩炒　桑白皮炒　防风各一两　杏仁二十七粒，制　人参　茯苓各半两　麦门冬三钱

上前五味，用米泔浸一宿，晒干，入人参等三味，每服三钱，入蜡一豆大，水煎。

桔梗饮子　治心气不足，解倦益血，或喘嗽痰甚。

桔梗炒　甘草炒　黄芪炒　人参　麦门冬各一钱　青皮三分

上水煎服。

治咽喉痛

百药煎去黑皮　硼砂　甘草　生白矾等分

上为末，每服一二钱，食后用米饮调，细呷咽之。

含化丸　治肺间邪气，胸中积血作痛，失音痰喘。

蛤蚧一只，去足，炙　诃子去核　阿胶粉炒　麦门冬去心　细辛　甘草炒　生地黄各半两

上为末，蜜丸芡实大。食后含化一丸。

河车丸　治一切劳瘵、虚损、骨蒸等疾。

紫河车一具，初生男胎者尤良，洗净杵煨。本草云：人肉治瘵病，胞衣主劳损，面䵟皮黑，诸疾瘦悴　白茯苓半两　人参一两　干山药二两

上为末，面糊和，入河车，加三末丸梧子大。每服三五十丸，空心米饮下。嗽甚，五味子汤下。

补肺汤　治劳嗽五脏亏损，晡热发热，盗汗自汗，唾痰喘嗽。

桑白皮炒　熟地黄各一钱　人参　紫菀　黄芪炒　五味子炒，各五分

用水煎，入蜜少许，食后服。

养正膏　治传尸出汗，取虫辟邪。

鳖甲一两，醋炒　青蒿一握　淡豆豉三七粒　葱白两茎　安息香一分，研　桃柳　桑枝各七茎　天灵盖用匕豆大一片，酥炙　桃仁四十九个，去皮尖双仁

上隔夜以水一升，浸至五更，煎至半升入童便半升，煎取四合。调槟榔、麝香末各一分，日高时顿服，以衣覆十指，汗出如藕丝，泻下如虫状。甚者旬日再服。

阿胶丸　治劳嗽出血咯血，发热晡热，口渴盗汗。

阿胶炒　生地黄　卷柏叶　山药炒　大蓟根　五味子杵，炒　鸡苏各一两　柏子仁炒　人参　防风　麦门冬去心，各半两

上为末，炼蜜丸弹子大。每服一丸，细嚼，麦门冬煎汤下。

四君子汤加秦艽、黄蜡，水煎服尤炒，治劳嗽咯血。

神授散　治传尸虫。用川椒二斤，去核并合口者，炒为末，每服 钱，面糊丸。空心米饮下，服尽见效。

苏合香丸　治传尸骨蒸，劳瘵疰疼，鬼气心痛。方见三卷第四论

附　　方

四君子汤方见二十四卷第五论

补中益气汤方见二十四卷第六论

归脾汤方见二十四卷第四论

六味地黄丸方见二十四卷第十一论

妇人骨蒸劳方论第二

夫骨蒸劳，由积热附于骨而名也，亦曰传尸殗殜，复连无辜，其名不一。此病皆由脾胃亏损所致，其形羸瘦，腹胀泄泻，肢体无力。传于心肾则盗汗不止，腰膝冷痛，梦鬼交侵，小便赤黄。传于心则心神忪悸，喜怒不时，颊唇赤色，乍寒乍热。传于肺则胸满短气，咳嗽吐痰，皮肤甲错。传于肝则两目昏暗，胁下妨痛，闭户忿怒。五脏既病，则难治疗。

愚按：前症多因经行胎产，或饮食起居七情，而伤肝脾之所致。又或失于调摄，或过于攻伐而成。东垣先生云：发热之症，肺热者轻手乃得，微按全无，日西犹甚，乃皮毛之热。其症喘嗽寒热，轻者用泻白散，重者凉膈散、白虎汤、地骨皮散。心热者，微按之，皮肤之下，肌肉之上，轻手乃得，微按至皮毛则热少，加力按之则全不热，是热在血脉也，日中太甚。其症烦心心痛，掌中热而哕，用黄连泻心汤、导赤散、朱砂安神丸。脾热者，轻手扪之不热，重手按至筋骨又不热，不轻不重，在轻重之间，此热在肌肉，遇夜犹甚。其症怠惰嗜卧，四肢不收，无气以动，用泻黄散。肝热者，按之肌肉之下，至骨之上，寅卯时犹甚。四肢满闷，便难转筋，多怒多惊，筋痿不能起于床，用泻青丸、柴胡饮。肾热者，轻手重按俱不热，加重手按至骨分，其热蒸手如火。其症骨苏如虫蚀，困热不能起于床，用滋肾丸。此治实热之法也。窃谓肺经虚热者用人参补肺汤，脾气虚而不能生肺者用六君子汤，脾热遗于肺者用三黄丸，心经虚热者用补心汤，命门火衰不能生土者丸，心经虚热者用补心汤，命门火衰不能生土者用八味丸，肝虚不能生心者用补肝散，肾克心者用附子理中汤，脾经虚热者用人参黄芪散，土克水者用承气汤，脾不能培肝者用六君子汤，元气下陷及金不能生水者俱用补中益气汤，肺克肝及肾经虚热与肾不能生肝者俱用六味丸。

附　治　验

一妇人发热晡热，盗汗自汗，殊畏风寒，饮食少思，或腹胀吞酸，或大便不实。此脾胃不足，诸经亏损。朝用补中益气，夕用八珍汤，倍用参、苓、白术，各二十余剂，诸症渐愈。因丧母哀伤，患盗汗便血，用加味归脾汤，数剂而止，仍用前二药，又五十余剂，寻愈，月经两月而至。适因怒去血过多，发热作渴，肢体酸倦，头目晕痛，用逍遥散、加味归脾汤二药调补而痊。

一妇人盗汗自汗，遍身酸疼，五心发热，夜间益甚，或咳嗽咽干，或盗汗自汗，月经两三月一至，用加味逍遥散、六味地黄丸兼服，临卧又服陈术丸，三月余，诸症悉愈，其经乃两月一至，又服两月而痊。陈术丸即陈皮白术为丸。

一妇人患前症，食少倦怠，肌肉消瘦，日晡发热，至夜益甚，月水过期，渐至不通，时发渴躁，误用通经之剂，热倦愈重，饮食愈少。余用八珍汤加升麻、丹皮、山栀、柴胡治之，热渐退，又用八珍、丹皮、软柴胡调理而愈。

一妇人饮食少思，胸膈不利，或胸中作痛，或大便作泻，或小便不利，用逍遥散加山栀、茯神、远志、木香而愈。后因怒寒热往来，倦怠烦热，以前药加炒黑黄连三分顿愈，用八珍汤调理而愈。后因怒吐血躁渴，用人参五钱，苓、术、当归各三钱，陈皮、甘草各一钱，治之而愈。

一妇人胸胁作痛，内热晡热，月经不调。余谓郁怒伤损肝脾，朝用归脾汤以解郁结，生脾气，夕用加味逍遥散以生肝血，清肝火，半载而愈。后因饮食失调，兼有怒气，月经如注，脉浮洪而数，用六君子加芎、归、炮姜，一剂而血止，用补中益气加炮姜、茯苓、半夏治之而元气复，又用归脾汤、逍遥散调理而康。

一妇人内热口干，头晕吐痰，带下体倦，饮食少思。余谓脾气虚弱而不能生肺金，用补中益气汤加茯苓、半夏，脾气渐复，饮食渐进，诸症渐退，再用加味逍遥散治之寻愈。

一妇人腹胀胁痛，内热晡热，月经不调，不时吐痰，或用化痰行气之剂，胸膈不利。余谓脾气郁结，肝经血虚，朝用归脾汤，夕用加味逍遥散，百余剂而诸症渐愈。又因饮食停滞，或用峻补之剂，口干体倦。余用七味白术散、补中益气加茯苓、半夏，中气渐愈，又以补中益气及八珍汤兼服而痊。

一妇人患前症将愈，因怒胸膈不利，饮食少思，服消导利气之药，大便下血。余曰：此脾气复损，不能摄血归源。用补中益气加茯苓、半夏、炮姜血止，用八珍加柴胡、炒栀热退，用八珍汤、逍遥散而痊。

一妇人肌体倦瘦，口干内热，盗汗如洗，日晡热甚，用参、芪、归、术、茯神、远志、枣仁、麦门、五味、丹皮、龙眼肉、炙草、柴胡、升麻治之获痊。后因丧子，怀抱不舒，腹胀少寝，饮食少思，痰涎上涌，月经频数。余谓怒闷伤脾，不能摄血制涎归源耳。用补中益气、济生归脾渐愈，又用八珍汤调理而痊。

一妇人发热口干，月经不调，肢体无力，腿痛体倦，二膝浮肿，余作足三阴经血虚，用六味丸、逍遥散，兼服两月，形体渐健，饮食渐进，肢体渐消而痊。

一妇人日晡热甚，月水不调，饮食少思，大便不实，胸膈痞满，头目不清，肢体倦怠，发热烦躁，余谓七情肝脾亏损之症，用济生归脾汤、加味逍遥散、补中益气汤调治，元气渐复而愈。

一妇人月经不调，晡热内热，饮食少思，肌体消瘦，小便频数，或用清热生血之剂，月经不行，四肢浮肿，小便淋沥，余朝用金匮加减肾气丸，夕用归脾汤渐愈。又用八珍汤，两月而愈。

一妇人胸胁膨满，小腹闷坠，内热晡热，饮食不甘，体倦面黄，日晡则赤，洒淅恶寒，此脾肺气虚，先用六君子加川芎、当归，诸症渐愈，又用补中益气加茯苓、半夏，诸症全愈。后饮食失节，劳怒，恶寒发热，不食，用加味小柴胡一剂而热退，用逍遥散、归脾汤调理而康。

天灵盖散　治骨蒸四肢无力，晡热颊赤，食少心烦。

天灵盖酥炙　安息香　地骨皮　当归　出栀仁　人参　贝母去心　黄芪　桃仁去皮尖双仁，麸炒黄　槟榔各一两　鳖甲醋炙　柴胡　生地黄　赤茯苓　麦门冬　阿魏

上每服五钱，桃柳枝各七寸，姜五片，葱白五寸，童便煎。

愚按：《医学纲目》云：柴胡《本经》并无一字治劳热，今治劳方鲜有不用者，误世多矣。凡此症乃真脏亏损而虚热。王海藏先生云：苟无实热而用柴胡，不死何待？盖柴胡乃肝胆之药，虽能升胃气下陷，每剂不过分许，而可多用哉？产后气血虚热，尤宜禁忌。

獭肝丸　治骨蒸劳热，或潮热发热，体瘦烦疼，不欲饮食。

獭肝一具　鳖甲醋炙　柴胡各一两半　朱砂另研　升麻　天灵盖酥炙　犀角镑　桃仁去皮尖双仁，麸炒黄　栀子仁炒　地骨皮　知母各一两　黄芪炒　甘草炒，各五钱　麝香一钱，研

上为末，炼蜜丸桐子大。每服三十丸，空心食。

治肝脏中风，心神烦热，言语謇涩，不得安卧。

竹沥　荆沥　葛根　生姜汁　白蜜各一合

上和匀，频服之。

麻黄散　治心脏中风，多汗恶风，善怒，心神颠倒，言语謇涩，舌强口干，面赤头痛。翕翕发热，胸背拘急，手心热甚，偃卧不侧，忪悸恍惚，或寒颤，心惊悸，口㖞，冒昧好笑。

麻黄去节　白术　防风　川芎　甘草炙　汉防己　不归　人参各一钱　羌活　远志去心　茯神去木，各一钱半　升麻八分　桂心半钱

上水姜煎，入竹沥半盏，再煎一二沸。

茯神散　治同前，或四肢沉重，精神不安，或痰气不利。

茯神去木　羌活　麻黄去节　龙齿另研　赤芍药　甘草炙，各二钱　蔓荆子　薏苡仁　麦门冬去心　人参去芦　防风去芦　犀角屑各七分半

上姜水煎服。

十全大补汤　治气血虚热，加柴胡、地骨皮、秦艽。

秦艽散　治五心烦热，颊赤。

逍遥散　治血虚，五心烦热，肢体疼痛，头目昏重，心忪颊赤，口燥咽干，发热盗汗，减食嗜卧，月水不调，脐腹胀痛，寒热如疟，痰嗽潮热，肌体羸瘦，渐成骨蒸。方见二十四卷第四论

枳壳散　治妇人手足烦热，盗汗肌瘁，经候不调，烦倦，心胸满闷，状如劳气。

枳壳去穰，麸炒，一两　半夏曲　赤芍药各一两　柴胡　黄芩炒，各一两半

上为末，每服三钱，姜枣水煎服。

华陀解劳生肌，进食，活血养心，石膏每服水和钱许，甚验。

青蒿散　治体倦虚疼劳热。

九月采青蒿去梗，用童子小便浸三日，晒为末。每服二钱，乌梅一个，煎汤调服。

清心莲子饮、参苏饮加黄芩、麦门冬，并治五心烦热，手足热甚。

附　方

加味小柴胡汤方见二十四卷第二论

柴胡饮　治肌热积热，或汗后余热，脉洪实弦数。

柴胡　人参　黄芩　芍药　甘草　当归　大黄煨，各二钱半

上姜水煎服。

泻白散　治肺脏气实，心胸壅闷，咳嗽烦喘，大便不利。

桔梗炒　地骨皮　甘草炙　瓜蒌仁　升麻　半夏姜制　桑白皮炒　杏仁去皮尖，等分

上每服四钱，姜水煎。

导赤散　治心虚蕴热，小便赤涩，或成淋沥，口舌生疮等症。

生地黄　木通　甘草等分

上每服三钱，竹叶水煎。

泻黄散　治脾热口臭，咽干，或口舌生疮，发热作渴。

石膏　防风　藿香等分　甘草　山栀子炒

上每服三钱，水煎。

凉膈散　治上焦积热，烦躁作渴，头目昏喷，咽喉肿痛，便溺赤涩，语言谵妄

等症。

朴硝　大黄　甘草各二两　连翘四两　栀子仁炒　黄芩炒　薄荷叶各一两

上为末，每服二三钱，竹叶七片，水煎温服。

白虎汤　治胃热作渴，暑热尤效。又治热厥腹满，身难转侧，面垢谵语，遗溺，手足厥冷，自汗，脉沉滑，大便泄泻清水无度。

知母　石膏各二钱　粳米半合

上水煎服。

附子理中汤　治脾胃虚寒，手足厥冷，饮食不入，或腹鸣切痛，呕逆吐泻。方见二十卷第八论

朱砂安神丸方见三卷第十论

地骨皮散方见六卷第三论

黄连泻心汤单用黄连为末，每服二钱，白汤调下

泻青丸方见二十四卷第三论

承气汤方见七卷第十论

滋肾丸方见八卷第一论

人参补肺汤方见二十四卷第十二论

补中益气汤

六君子汤二方见二十四卷第六论

三黄汤方见八卷第八论

补心汤方见三卷第十二论

六味丸

八味丸方见二十四卷第十七论

补肝散方见七卷第十七论

人参黄芪汤方见十三卷第十论

加味归脾汤

八珍汤

加味逍遥散

逍遥散

归脾汤五方见二十四卷第十四论

七味白术散方见二十卷第十论

金匮加减肾气丸方见二十卷第十论

妇人血风劳气方论第三

妇人血风劳症，因气血素虚，或产后劳伤，外邪所乘，或内有宿冷，以致腹中疼痛，四肢酸倦，发热自汗，月水不调，面黄肌瘦，当调补肝脾气血为主。

愚按：东垣云：喜怒不节，起居不时，有所劳伤，皆损其气，气衰则火旺，火旺则乘其脾土，脾主四肢，故困热懒言，动作喘乏，表热自汗，心烦不安。当病之时，宜安心静坐，存养其气，以甘寒泻其热气，以酸味收其散气，以甘温补其中气。经言：劳者温之，损者温之。《要略》云：平人脉大为劳，以黄芪建中汤治之。

附　治　验

一妇人劳则足跟热痛，余以为足三阴血虚，用圣愈汤而痊。后遍身瘙痒，误服风药，发热抽搐，肝脉洪数。此肝家血虚，火盛而生风，以天竺、胆星为丸，用四物、麦门、五味、芩、连、炙草、山栀、柴胡煎送而愈。

一妇人素清苦，勤于女工，因感风邪，自用表散之剂，反朝寒暮热，自汗盗汗，形气虚甚，其脉或浮洪，或微细，其面或青白，或萎黄。此邪去而气血愈虚也，用十全大补汤，三十余剂渐愈。又用加味逍遥散，兼治半载而痊。

人参荆芥散　治遍身疼痛，头昏目涩，心忪烦倦，寒热盗汗，颊赤口干，痰嗽胸满，月水不调，腹痛癖块。

荆芥　人参　生地黄　柴胡　鳖甲醋炙　酸枣仁炒　枳壳麸炒　羚羊角镑　白术各七分　川芎　当归酒拌　桂心　防风　甘草各五分

上姜水煎，日二服。

地黄煎　治血虚心忪发热。

生地黄　熟地黄自制，等分

上用姜汁和水拌杵，丸桐子大。每服五十丸，空心白汤下，日三服。若脏腑虚寒，早间先服八味丸一服。

愚按：前方肝脾血虚发热，内热晡热，盗汗作渴，体倦，筋骨疼痛，筋脉拘挛，血虚发躁，虚热生痰咳嗽之良剂。若因肝脾肾精血，躁热生痰，胸膈痞满，喘咳作渴，及一切虚火症，必用六味丸为主。

乞力伽散 治血虚肌热，或脾虚蒸热，或内热寒热。

白术 白茯苓 白芍药炒，各一钱 甘草炒，五分

上姜枣水煎。

附 方

黄芪建中汤方见二十卷第四论

圣愈汤方见二十四卷第九论

四物汤方见二十四卷第六论

六味丸

加味逍遥散二方见二十四卷第四论

六君子汤

补中益气汤二方见二十四卷第六论

归脾汤

十全大补汤二方见二十四卷第四论

人参养荣汤方见二十四卷第三论

八味丸方见二十四卷第十一论

妇人冷劳方论第四

妇人冷劳，属血气不足，脏腑虚寒，以致脐下冷痛，手足时寒，月经失常，饮食不消，或时呕吐，恶寒发热，骨节酸疼，肌肤羸瘦，面色萎黄也。

愚按：前症有内外真寒，然有内外真热，亦有内真热而外假寒者，又有内真寒而外假热者。若饮食难化，大便不实，肠鸣腹痛，饮食畏寒，手足逆冷，面黄呕吐，畏见风寒，此内外真寒之症也，宜用附子理中汤以回阳，八味地黄丸以壮火。若饮食如常，大便坚实，胸腹痞胀，饮食喜冷，手足烦热，面赤呕吐，不畏风寒，此内外真热之症也，宜用黄连解毒汤以消阴，六味丸以壮水。若饮食如常，大便坚实，胸腹痞胀，饮食喜寒，手足逆冷，面黄呕吐，畏见风寒，此内真热而外假寒也，亦用解毒汤、六味丸。若饮食少思，大便不实，吞酸嗳气，胸腹痞满，手足逆冷，面赤呕吐，畏见风寒，此内真寒而外假热也，亦用附子理中汤与八味丸。当求其属而治之。经曰：益火之源以消阴翳，壮水之主以制阳光。使不知真水火之不足，泛以寒热药治之，则旧疾不去，新病复生矣。夫所谓属者，犹主也，谓心肾也。求其属也者，言水火不足，而求之于心肾也。火之源者，阳气之根，即心是也。水之主者，阴气之根，即肾是也。非谓火为心，源为肝，水为肾，主为肺也。大抵寒亦抑心，热亦强肾，在治者审之。

附治验方药

一妇人食少作呕，口吐痰涎，面黄腹痛，月经不调，手足逆冷。余谓此内外俱寒之症，遂以六君加附子、木香治之而愈。

先太宜人，忽呕吐酸水，内热作渴，饮食不进，惟喜冷水，面色青赤，投之以药，入口即吐，此内外真热之症，积十余日。以黄连一味，煎汤饮之，徐加白术、茯苓，仍加陈皮、当归、炙草，至月余，始进米饮稀粥，调理而愈。

一妇人内热作渴，大便秘结，畏恶风寒，手足逆冷。余以为内真热而外假寒，先用黄连解毒汤，后用六味丸而愈。

一大方室赵氏，初患痰喘热渴，医以降火散气治之，肌日削而气日索。延至甲辰，木旺痰盛，身热口腐，腹胀神昏，绝

食几死。先生诊之云：此乃虚热无火，投以壮水生土之剂，随服随效，得以不死。窃喜久安。忽值戊申夏初，坐则头坠，不能起视，卧则背冷，觉风透体，烦热晕眩，咳呕痰涌，手足麻冷，病势危殆，自分必死。得先生诊之曰：此内真寒外假热之症也。逐以大补姜附之剂饮之，不三四服而势已平，仍以前药加减而愈。则其他以有余之火治之，无怪乎其展转增剧也。微先生则山妻死于甲辰之春，难免于戊申之夏矣。大方感慨不已，援笔备述，求附卷末，庶几医者之不昧，病者之得全。先生之惠，垂诸无穷，岂一世一人之幸哉。长洲沈大方顿首拜书。

八味丸

六味丸二方见二十四卷第十一论

附子理中汤方见二十四卷第八论

黄连解毒汤方见六卷第十一论

六君子汤方见二十四卷第六论

卷 六

临川 陈自明编
吴郡 薛 己注

妇人热劳方论第一

妇人热劳，由心肺壅热，伤于气血，以致心神烦躁，颊赤头疼，眼涩唇干，口舌生疮，神思昏倦，四肢壮热，食饮无味，肢体酸疼，心怔盗汗，肌肤日瘦，或寒热往来。当审其所因，调补气血，其病自愈矣。

愚按：前症乃壮火食气，虚火煎熬真阴之所致也。王太仆云：如大寒而甚，热之不热，是无火也。热来复去，昼见夜伏，夜发昼止，是无火也，当治其心。如大热而甚，寒之不寒，是无水也。热动复止，倏忽往来，时动时止，是无水也，当助其肾。心盛则生热，肾盛则生寒；肾虚则寒动于中，心虚则热收于内。窃谓前症若肝脾血虚，用四物、参、术；肝脾郁怒，小柴胡合四物汤；脾胃气虚，补中益气汤；肝脾血虚，加味逍遥散；肝经风热，加味小柴胡汤；心经血虚，天王补心丹；肺经气虚，人参补肺汤；肝经血虚，加味四物汤。大抵午前热属气分，用清心莲子饮；午后热属血分，用四物、参、术、丹皮。热从左边起，肝火也，实则四物、龙胆、山栀，虚则四物、参、术、黄芪。热从脐下起，阴火也，四物、参、术、黄柏、知母酒拌炒黑、五味、麦门、肉桂。如不应，急用加减八味丸。不时而热，或无定处，或从脚心起，此无根虚火也，用加减八味丸，及十全大补汤加麦门、五味主之。

附 治 验

一妇人经行不调，饮食少思，日晡热甚。余以为肝脾气血俱虚，用十全大补加山茱、山药、丹皮、麦门、五味而愈。次年秋，寒热如疟，仍用前药而愈。

一妇人生育多胎，月经不调，两足发热。年余，其身亦热，劳则足酸痛。又年许，唇肿裂痛。又半年，唇裂见血，形体瘦倦，饮食无味，月水不行。此气血俱衰之症，彼误用通经丸等药，复伤气血，遂致不起，惜哉。

黄芪散 治发热羸瘦，心躁口干，不欲饮食，或盗汗晡热。

人参 黄芩炒焦 当归各三钱 柴胡五分 黄芪炒 地骨皮 白茯苓 麦门冬去心 生地黄 白芍药炒，各一钱 甘草炒，三分

上水姜煎。

猪肚丸 治热劳羸瘦。

柴胡 赤茯苓 人参 黄芪各一两 黄连炒，三两 地骨皮 木香各半两 桃仁去皮尖 鳖甲各一两

上为末，用嫩猪肚一枚，入药缝合，蒸熟研烂，丸桐子大。每服三五十丸，食前米饮下，日二服。

附　　方

清心莲子饮　治热在气分，口干，小便白浊，夜间安静，昼则发热。又治口舌生疮，或口苦咽干，烦躁作渴，小便赤涩，下淋下止，或茎中作痛。

黄芩炒　麦门冬去心　地骨皮　车前子炒　甘草各一钱半　石莲肉　茯苓　黄芪炒　柴胡去苗　人参各一钱

上每服五钱。水煎。

补中益气汤

加味四物散

四物汤三方见二十四卷第六论

加味小柴胡汤

小柴胡汤二方见二十四卷第二论

十全大补汤

加味逍遥散二方见二十四卷第四论

天王补心丹　宁心保神，益血固精，壮力强志，令人不忘，清三焦，化痰涎，祛烦热，除惊悸，疗咽干，育养心神。

人参去芦　茯苓　玄参　丹参　桔梗　远志各五钱　当归酒浸　五味　麦门冬去心　天门冬　柏子仁　酸枣仁炒，各一两　生地黄四两

上为末，炼蜜丸桐子大，用朱砂为衣。每服二三十丸，临卧竹叶煎汤送下。一方多石菖蒲、熟地黄、杜仲、百部、茯神、甘草。此方内天麦门冬、玄参、生地，虽能降火生血化痰，然其性沉寒，损伤脾胃，克伐生气，若人饮食少思，大便不实者，不宜用。

人参补肺汤方见二十四卷第十二论

加减八味丸方见二十四卷第十一论

妇人客热方论第二

妇人客热，由元气虚而外热乘之，以致口燥心烦，四肢壮热，肌肉消瘦。治法当审其因而调补之。

愚按：前症若客邪所侵，用补中益气加川芎、防风。肝虚血少，六味地黄丸。胃火饮冷，钱氏泻黄散。胃虚饮汤，七味白术散。潮热时热，八珍汤。晡热内热，逍遥散。发热体倦，补中益气汤。恚怒发热，小柴胡汤。郁怒发热，加味归脾汤。寅卯酉戌时热，升阳益胃汤。

附　治　验

一妇人素有胃火，服清胃散而安，后因劳役，燥渴内热，肌肉消瘦，月经不行。此胃火消烁阴血，用逍遥散加丹皮、炒栀以清胃热，用八珍汤加茯神、远志以养脾血，元气充足，而经自行矣。

麦门冬散　治四肢倦痛，烦闷不食，或寒热往来。

麦门冬去心　柴胡　赤茯苓　羚羊角镑　赤芍药　桑白皮炒　黄芪炒，各四分　生地黄　甘草炒，各三分

上姜水煎。

附　　方

补中益气汤方见二十四卷第六论

六味丸方见二十四卷第十一论

泻黄散方见五卷第三论

七味白术散方见二十卷第二论

加味归脾汤

逍遥散二方见二十四卷第四论

小柴胡汤方见二十四卷第二论

升阳益胃汤方见三卷第九论

清胃散方见二十四卷首论

妇人寒热方论第三

经曰：阳不足则先寒后热，阴不足则先热后寒，皆由劳伤气血，阴阳不调，寒热如疟也，当分气血虚实而治之。

愚按：前症若寸口脉微，名曰阳不足，则阴气上入于阳中，用补中益气汤。

若尺部脉弱，名曰阴不足，则阳气下陷入阴中，用益阴肾气丸。若因气血俱虚，用八珍汤。若因怒动肝火，用小柴胡汤。若阴阳俱不足，则气血不归其本部，以致寒热交争也。

附　治　验

一妇人年六十有四，久郁怒，头痛寒热，春间乳内时痛，服流气饮之类益甚，时有血如经行，又大惊恐，饮食不进，夜寐不宁，两乳肿胀，两胁焮痛，午后色赤。余以为肝脾郁怒火燥，先以逍散加酒炒黑龙胆一钱，山栀一钱五分，服二剂，肿痛顿愈。又二剂全愈。再用归脾汤加炒栀、贝母，诸症悉愈。

地骨皮散　治血风气虚，时作寒热，或晡热内热。

柴胡　地骨皮各一两　桑白皮炒　枳壳麸炒　前胡　黄芪炒，各五分　白茯苓　五加皮　人参　甘草　桂心　白芍药各三分

用姜水煎服。

柴胡散　治寒热体痛，口干心烦，饮食少思，肌体消瘦。

柴胡　黄芪炒　赤茯苓炒　白术各一钱　人参　地骨皮　枳壳麸炒　生地黄　苦梗　桑白皮炒　赤芍药各三分　鳖甲炙，二钱　麦门冬去心，一钱　甘草三分

上用姜水煎服。

益阴肾气丸　治诸脏亏损，发热晡热，潮热盗汗；或寒热往来，五心烦热；或口干作渴，月经不调；或筋骨疲倦，饮食少思；或头目不清，痰气上壅，咳嗽晡甚，胸膈痞闷；或小便赤数，两足热痛；或脚足痿软，肢体作痛等症。此壮水之主，以制阳光之剂也。

泽泻　茯苓　牡丹皮　生地酒拌，杵膏　山药　茱萸肉　当归　五味子炒，杵　熟地自制，杵膏

上为末，入二膏，加炼蜜，丸桐子大，朱砂为衣。每服五十丸，空心淡盐汤下。

补中益气汤方见二十四卷第六论

六味丸方见二十四卷第十一论

小柴胡汤方见二十四卷第二论

八珍汤

逍遥散

归脾汤三方见二十四卷第四论

寡妇寒热如疟方论第四

《仓公传》与褚氏论，皆云师尼寡妇独阴无阳，欲心萌而不遂，是以恹恹成病，以致乍寒乍热，而类疟状，久则为劳。又有经闭白淫，痰逆头风，膈气痞闷，面皯瘦瘠等证，皆寡妇之病。诊其脉，独肝脉弦，出寸口而上鱼际，皆血盛而致。经云：男子精盛则思室，女人血盛则怀胎，观其精血，思过半矣。

愚按：前症若肝脉弦出鱼际，用生地黄丸。血虚，佐以四物汤。若兼怒动肝火而寒热，佐以加味逍遥散。若亏损肝经而寒热，佐以八珍汤。若亏损元气而寒热，佐以补中益气汤。若郁伤脾气而寒热，佐以济生归脾汤。

附　治　验

一寡妇不时寒热，脉上鱼际，此血盛之症，用小柴胡汤加生地黄治之而愈，但畏风寒，此脾胃气虚，用加味归脾、补中益气汤，兼服而止。

一妇人因夫久出经商，发寒热，月经旬日方止，服降火凉血药，内热益甚，自汗盗汗，月经频数。余曰：内热自汗，乃脾气虚弱也；月经频数，乃血不归脾也。用归脾汤、六味丸而愈。

一室女寒热，肝脉弦长而出寸口，用小柴胡汤加生地、乌梅治之而愈。既嫁而

诸症悉痊。

一室女久患寒热，月经失期，以小柴胡汤加生地治之少愈，更以生地黄丸而病痊。

生地黄丸　许学士云：有一师尼恶风体倦，乍寒乍热，面赤心烦，大小柴胡汤杂进，其病益剧。予诊视之曰：三部脉无寒邪，但肝脉弦长而上鱼际，服此丸而愈。

柴胡　秦艽　黄芩各半两　生地黄一两，酒湿杵膏　赤芍药一两

上为末，炼蜜丸桐子大。每服三十丸，乌梅汤下，日三服。

附　　方

补中益气汤

四物汤二方见二十四卷第六论

加味逍遥散

八珍汤

加味归脾汤

归脾汤四方见二十四卷第四论

小柴胡汤方见二十四卷第二论

六味丸方见二十四卷第十一论

妇人恶寒方论第五

妇人恶寒，有阴阳二证。发热而恶寒者，发于阳也；无热而恶寒者，发于阴也。发于阳者，脉浮数，宜解表；发于阴者，脉沉细，宜温里，凡恶寒不可过覆衣被，及近火热，若寒热相搏，令人寒甚。若寒气入腹，血气结聚，最难治疗。

愚按：前症若怠惰嗜卧，洒淅恶寒，乃阳不能伸发，用升阳益胃汤。若劳伤形气而恶寒，乃无阳以护卫，用补中益气汤，若饮食伤脾胃而恶寒，乃元气虚损，用六君子汤。若加烦躁妄言，或欲饮水，仍进前剂，但加姜、桂。若体倦烦渴，头痛自汗，用补中益气加五味、麦门。东垣云：昼则发热恶寒，是阴气上溢于阳分也；夜中恶寒，是阴血自旺于阴分也。海藏云：六月大热之气，反得大寒之症，当舍时从症，治以姜、桂之类。丹溪云：久病恶寒，乃痰郁于脾，抑遏阳气，不得外泄，治当解郁。

附　　方

升阳益胃汤方见三卷第九论

补中益气汤

六君子汤二方见二十四卷第六论

妇人血风烦闷方论第六

妇人血风烦闷，由劳伤气虚，而风邪乘之，血气不和，以致肢节热疼，口干不卧而烦闷也，当调补元气为主。

愚按：前症多属肝脾血虚发热，当参照前寒热方论主治。

赤芍药散　治烦闷不食，体倦头眩，身体疼痛等症。

赤芍药酒炒　白茯苓各一钱　甘草炒　柴胡各五分

上姜枣水煎。

妇人血风攻脾不食方论第七

夫脾为中州，意智之脏也，诸经皆赖其养，与胃为表里。胃主司纳，脾主腐化，若劳伤真气，外邪乘之，诸症生焉。

愚按：经云：胃乃脾之刚，脾乃胃之柔。伤胃则脾无所禀受，伤脾则不能为胃运化。是以脾胃为之表里，藉饮食以滋养百脉者也。窃谓前症若饮食所伤，六君子汤；劳役所伤，补中益气汤；风寒所伤，用人参理中汤；木旺乘土，六君加柴胡；呕吐腹痛，或大便不实，前汤加木香；胸膈虚痞，或肚腹不利，六君子汤。郁怒伤损肝脾，归脾汤；命门火衰，八味丸。仍审诸经错杂之症而治之。假如不能食而肌

肉削，乃脾胃经本病。右关脉缓而弱。乃脾胃之本脉。若见弦紧，或四肢满闷，淋溲，便难，转筋，此肝之脾胃病也。若兼洪大，或肌热烦热面赤，此心之脾胃病也。若兼浮涩，或气短而喘急，咳嗽痰盛，此肺之脾胃病也。若兼沉细，或善恐善欠，此肾之脾胃病也。各当于本经药中，加兼症之药。此东垣先生之治法也。

附治验方药

一妇人停食饱闷，或用人参养胃汤、木香槟榔丸，而泄泻吐痰，腹中成块。又与二陈、黄连、厚朴，反加腹胀不食。余以为脾胃气虚，不能消磨，用补中益气加茯苓、半夏，五十余剂，脾胃健而诸症痊。

一妇人饮食每用碗许，若稍加，非大便不实，必吞酸嗳腐。或用二陈、黄连、枳实，反加内热作呕。余曰：此本虚寒中。不信，仍作火治，虚症悉至，月经不止。余用六君加炮姜、木香数剂，诸症渐退。又以补中益气加炮姜、木香、茯苓、半夏，数剂全愈。后因饮食劳倦，兼以怒气，饮食顿少，元气顿怯，仍用前药，更加发热，脉洪大，按之而虚，两尺如无。此命门火衰，用补中益气加姜、桂及八味丸兼服，两月余，诸症寻愈。此症若因中气虚弱，用人参理中汤，或六君子加木香、炮姜，不应，用左金丸或越鞠丸。虚寒，加附子理中汤。无有不愈。

一妇人饮食后，或腹胀，或吞酸，自服枳术丸，饮食日少，胸膈痞满，腿内酸痛，畏见风寒。或用养胃汤，腿痛浮肿益甚，月经不行。余以为郁结所伤，脾寒湿热下注，侵晨用四君、芎、归、二陈，午后以前汤送越鞠丸，诸症渐愈。又用归脾、八珍二汤兼服，两月余而经行。

一妇人胸满少食，或腹胀吞酸，或经候不调，此中气虚而不能施化也，用补中益气加砂仁、香附、煨姜而饮食进，更以六君、芎、归、贝母、桔梗而经自调。

一妇人年三十余，忽不进食，日饮清茶、水果，三年余矣。余谓脾气郁结，用归脾汤加吴茱萸四剂，遂饮食如常。若人脾肾虚而不饮食，当以四神丸治之。

一妇人不进饮食二年矣，日饮清茶、果品之类，肝脾二脉弦浮，按之微而结滞。余谓肝脾气郁，用六君、木香、吴茱，下痰积甚多，饮食顿进，形体始瘦，卧床月余，仍服六君之类而康。

越鞠丸　治郁伤气滞，以致胸膈痞闷，或肚腹膨胀，或咽喉不清，或痰气不爽，或饮食少思，或吞酸嗳腐，宜用此药清之。若人脾胃虚弱，用六君子汤为主。大凡中气虚弱，变症百出，难以名状，但用四君补其脾胃，元气渐复，诸症自退。若用治病之药，则误矣。

香附　苍术炒　川芎　栀子炒　神曲炒　山楂各等分

上为末，用神曲糊丸绿豆大。每服六七十丸，食远白汤送下。

四君子汤

六君子汤

补中益气汤三方见二十四卷第六论

八味丸方见二十四卷第十一论

人参养胃汤方见七卷第六论

二陈汤方见二十四卷第五论

左金丸方见七卷第十七论

人参理中汤

附子理中汤二方见二十卷第六论

归脾汤

八珍汤二方见二十四卷第四论

二神丸

四神丸二方见八卷第八论

妇人梦与鬼交方论第八

人禀五行秀气而生，承五脏神气而

养，若调理失节，血气虚甚，则鬼邪干其正，隐避而不欲见人，时独言笑，或时悲泣，是其候也。脉息迟伏，或如鸟啄，或绵绵而来不知度数，面颜不变，亦其候也。

愚按：前症多由七情亏损心血，神无所护而然也，宜用安神定志等药，则正气复而神自安。若脉来乍大乍小，乍短乍长，亦为鬼祟也，宜灸鬼哭穴。以患人两手拇指相并，用线紧扎，当合缝处半肉半甲间，灼艾灸七壮，若果是邪祟病者，即乞求免灸云：我自去矣。

茯神散　治妄有所见，言语杂乱，时或昏昧痰热。

茯神一两半，炒　茯苓　人参　石菖蒲各一钱　赤小豆五分

上水煎服。

桃仁丸　治与鬼魅交通。

辰砂另研　槟榔　当归　桃仁各三钱　水银一钱，枣肉一个，研令星尽　麝香　阿魏面裹煨　沉香各半两

上为末，炼蜜丸桐子大。每服十丸，空心桃仁汤下。

辟瘟丹

虎头骨二两　朱砂　雄黄　雌黄　鬼臼　皂荚　芜荑仁　鬼箭羽　藜芦各一两

上为末，炼蜜丸弹子大。囊盛一丸，男左女右系臂上，及用一丸当病人户前烧之，一切邪鬼不敢近。

妙香散　治心气不足，精神恍惚，梦与鬼交，语言错乱，先服此补气血，镇心安神，然后以前方治之。方见三卷第十三论

妇人伤寒伤风方论第九

伤寒之症，若气口脉紧盛，即下之；人迎紧盛，即汗之，左关浮紧，亦当发其汗。若犯胃热，谵语喜忘，小腹满，小便自利，用抵当汤。胃实谵语，用承气汤。脉紧无汗名伤寒，脉缓有汗为伤风。热病脉洪大为中暑，用香薷饮；脉细弱为中暍，用白虎汤；胃实用承气汤。伤寒先服黄龙汤，不分男女。但妊娠用药宜清凉，不可轻用桂枝、半夏、桃仁、朴硝等类。凡用药病稍退则止，不可尽剂，此为大法。

愚按：前症当宗仲景先生治法，但胎前产后须以安胎补益为主，须临症审之。

黄龙汤　即小柴胡汤去半夏。

桂枝红花汤　治伤寒发热，口燥舌干，经脉不来。

桂枝　芍药　甘草炒，各一钱　红花二钱

上姜枣水煎服，良久再进，汗出可解。

黄芩芍药汤　治妇人内热，口燥咽干，腹满不食。

黄芩炒　芍药酒炒　白术　熟地黄自制，各一钱

上水煎，寒加生姜。

当归汤　治伤寒喘急烦躁，或战而作寒，此阴阳俱虚，不可下，宜服此药。

柴胡一钱　白术炒，七分　人参　甘草炒　赤芍药　当归各五分　五味子杵，炒　木通各三分

上用水姜枣煎。

泻心三黄汤　治伤寒六七日，内有燥屎，大便秘结，谵语目赤，毒气闭塞。

大黄煨　黄芩炒　黄连炒，各一钱

上水煎服，取微利。如目赤睛疼，加赤茯苓、竹叶。

烧裩散　治女子病新瘥与男子交者，名曰阴易。其证则里急胯痛，头重不举，目中生花，或头面烘热，耳中蝉鸣，胸中烦闷，甚者百节解散。用男子旧裩裆，着左腹者，剪取一块烧灰，每日三服，白汤下。男子病，则以女人者。如不应，用参

附汤。

妇人热入血室方论第十

妇人伤寒伤风发热，经水适来，昼则安静，暮则谵语，有如疟状，此为热入血室。治者无犯胃气及上二焦，宜服小柴胡汤。若脉识身凉，当刺期门穴，下针病人五吸，停针良久，徐徐出针。凡针期门穴，必泻勿补，肥人二寸，瘦人寸半也。

愚按：前症若因劳役，或怒气发热，适遇经行，而患前症者，亦用小柴胡加生地黄治之。血虚，用四物加柴胡。若病既愈而热未已，或元气素弱，并用补中益气汤。脾气素郁，用济生归脾汤。血气素虚，用十全大补汤。

附治验

一妇人经行，感冒风邪，昼则安静，夜则谵语，此热入血室也。用小柴胡加生地黄治之，顿安。但内热头晕，用补中益气加蔓荆子而愈。后因怒恼，寒热谵语，胸腹胀痛，小便频数，月经先期，此肝火血热妄行，用加味逍遥加生地黄而愈。

一妇人因怒，寒热头痛，谵言妄语，至夜益甚，月经暴至，此怒动肝火，用加味逍遥散加生地黄治之，神思顿清，又用补中益气汤而痊。

一妇人经行，感冒谵语，或用发散寒凉之剂，前症益甚，月经不止，肚腹作痛，呕吐不食，痰涎自出。此热入血室，而寒复伤胃也，用香砂六君及归脾而痊。

干姜柴胡汤 治妇人伤寒，经脉方来，热入血室，寒热如疟，或狂言见鬼。

柴胡一钱 桂枝三分 栝蒌根五分 牡蛎煅 干姜炮 甘草炒，各三分

上水煎，汗出而愈。

海蛤散 治妇人伤寒，血结胸膈，宜服此药，及针期门穴。

海蛤 滑石煅，水飞 甘草各二分 芒硝一两

上为末，每服二钱，用鸡子清调下，小肠通利，其结血自散。更用桂枝红花汤，发其汗则愈。方见前

附方

小柴胡汤方见二十四卷第二论

四物汤

香砂六君子汤

补中益气汤三方见二十四卷第六论

归脾汤

十全大补汤

加味逍遥散三方见二十四卷第四论

妇人咳嗽方论第十一

夫肺为四脏之华盖，内统诸经之气，外司腠理皮毛，若外邪入于肺中，故令咳嗽。当以脉息辨之，浮而弦者起于风，濡而弱者起于湿，洪而数者起于热，迟而涩者起于寒。风者散之，湿者燥之，热者凉之，寒者温之，虚者补之。

愚按：丹溪云：春是木气上升，夏是火气炎上，秋是湿热伤肺，冬是风寒外来。当发散、行痰、开腠理，用二陈汤加麻黄、桔梗、杏仁。痰饮，随症加药。劳嗽，宜四物加竹沥、姜汁。干咳嗽，难治。此症乃痰郁火邪也，用苦梗开之。夏用补阴降火，不已则成劳。上半日多嗽者，胃火也，用贝母、石膏。午后嗽者，火气浮于肺也，用五味子、五倍子。五更嗽者，饮食之火流于肺也，以贝母、软石膏。肺胀而嗽，或左或右不得眠，此痰挟瘀血气滞而病，宜养血疏肝清痰，用四物加桃仁、诃子、青皮、竹沥之类。嗽而胁下痛，宜疏肝气以青皮。挟痰实者，白芥子之类。血碍气作嗽者，桃仁、大黄，姜汁丸服。治嗽多用生姜，以其辛散故也。

痰因火动，逆上作嗽者，先治火，次治痰，以知母止嗽清肺，滋阴降火。夜嗽用清阴分之剂。若嗽多，用粟壳，不必疑，但要去病根，此乃收敛药也。窃谓前症，午前嗽属胃火盛，用竹叶石膏汤；胃气虚，用补中益气加炒山栀。午后嗽，属阴血虚，用四物、黄柏、知母二味酒拌炒黑；肾水虚，用六味地黄丸。黄昏嗽，用四物、五味、麦门，并前丸。五更嗽，用六君子。不得眠及两胁下痛，用六味地黄、补中益气。若因气虚，腠理不密，六淫所侵，当祛外邪而实脾土。若因心火太过，当伐肝木而滋肺金。若因肺金气虚，当补脾土而生肺气。若因肾水亏损，虚火炎上，当补肺肾以滋化源。大抵风邪胃火，此实热为息，易治。惟肺肾亏损，此真脏为患，最难调治。

附治验

一妇人素勤苦，冬初咳嗽发热，吐血盗汗，遍身作痛，或寒热往来，用化痰降火之药，口噤筋挛，此血本虚而药复损之耳。余用八味丸为主，佐以补中益气、麦门、五味、山药，年余而愈。

一妇人咳嗽发热，呕吐痰涎，日夜约五六碗，喘咳胸痞，燥渴不食，崩血如通，此脾土虚寒，用八味丸及附子理中汤而愈。全见《女科撮要》

一妇人不得于姑，患嗽，胸膈不利，饮食无味。此脾肺俱伤，痰郁于中也。先用归脾汤加山栀、抚芎、贝母、桔梗，诸症渐愈；后以六君加芎、归、桔梗，间服全愈。

一妇人咳嗽，早间吐痰甚多，夜间喘急不寐。余谓早间多痰，乃脾虚饮食所化；夜间喘急，乃肺虚阴火上冲。用补中益气加麦门、五味而愈。

一妇人患咳嗽，胁痛发热，日晡益甚。余曰：此肝脾虚热而伤肺也。用加味逍遥散加熟地治之而愈。后因怒气劳役，前症仍作，兼太阳痛，或寒热往来，或咳嗽遗尿，此肺气虚而尿脬失制也，仍用前散及地黄丸而瘥。

一妇人久咳嗽，面色萎黄，或时皖白，肢体倦怠，饮食少思，稍多则泻。此脾土虚而不能生肺金，朝用补中益气汤，夕用六君子汤为主，间佐以八珍汤，三月余渐愈。后感寒邪喘嗽，胸腹作胀，饮食不入，四肢逆冷。此中气尚虚，不能充皮毛、肥腠理、司开阖之所致也，遂用六君加生姜、桔梗而愈。

附方

法制清气化痰丸　顺气快脾，化痰消食。

半夏　南星去皮尖　白矾　皂角　干姜各四两

先将白矾等三味，用水五碗，煎取水三碗，却入半夏二味，浸二日再煮，至半夏、南星无白点为度，晒干。

陈皮　青皮　紫苏子炒　萝卜子炒，另研　杏仁去皮尖，炒，研　葛根　神曲炒　麦蘖炒　山楂子　香附子

上为末，蒸饼丸，桐子大。每服五七十丸，临卧茶汤任下。

茯苓汤　治胸中有痰饮吐水，心胸虚满，不能进食。

茯苓　人参　白术炒，各三两　枳实炒，一两　橘皮二两半　生姜四两

上用水六升，煮取二升，分三服。

加减小柴胡汤　治咳嗽寒热往来。

柴胡　半夏　黄芩炒，各一钱　甘草炒　干姜炮，各五分　五味子炒，杵，三分

上水煎服。

黄连解毒汤　治一切实火喘咳，脉洪大，或狂言烦躁，口干饮冷，喘急郑声，

目睛赤痛。

黄连 黄芩 栀子 黄柏各二钱

上水煎服。

栀子仁汤 治喘咳发热潮热，发狂烦躁，面赤咽痛。

栀子仁 赤芍药 大青 知母各一钱 升麻 黄芩 石膏 甘草 杏仁各二钱 柴胡二钱半 豆豉百粒

上水煎服。

麦门冬汤 治火热乘肺，咳嗽有血，胸胁胀满，五心烦热。

麦门冬去心 桑白皮炒 生地黄各一钱 半夏 紫菀 桔梗 淡竹叶 麻黄各十分 五味子杵 甘草各五分

上姜水煎服。

二陈汤方见二十四卷第六论

竹叶石膏汤方见十三卷第十论

补中益气汤

四物汤

六君子汤三方见二十四卷第六论

六味丸

八味丸二方见二十四卷第十一论

附子理中汤方见二十卷第八论

归脾汤

加味逍遥散

八珍汤三方见十卷第四论

咳嗽用温药方论第十二初虞世

经曰：微寒为嗽，寒甚为肠澼。古人立方，多用干姜、桂心、细辛之属。若热在上焦而嗽，虚则为肺痿，实则为肺痈。或因气血不足，或因酒色厚味，或因重亡津液，燥气焚金，故脉数发热，咳嗽脓血，宜辛温建中之属，若用柴胡、鳖甲、门冬、葶苈等药则误矣。

愚按：丹溪云：阴分嗽者，多属阴虚肺胀，不得眠者难治。肺痿专主补气，养血清金。肺气有余者，宜泻之，以桑白皮为主，半夏、茯苓佐之，泻其有余，补其不足。肺燥者，当润之。属热者，桔梗、大力子、知母、鸡子清。声哑者属寒，细辛、半夏、生姜。肺虚者，人参、阿胶为主。阴不足者，六味地黄为要药，或知母茯苓汤。阴虚气喘，四物加陈皮、甘草，以降其气，补其阴。窃谓前症，嗽而鼻塞声重，风邪伤肺也，用参苏饮。面赤喘嗽，火克肺也，人参平肺散。寒热交作，肝气不和也，四君加知母、柴胡、桔梗。咳喘短气，肺虚也，人参补肺汤。体倦少食，脾虚也，参术补脾汤。口干咽燥，虚火上炎也，六味丸。大凡发热喘嗽，或咳唾脓血，饮食不入，急补脾肺，滋肾水，多有得生者。脉浮大而面色赤者，皆难治。脉浮短涩者可疗。

参苏散 治外感风寒，咳嗽气逆，血蕴上焦，发热气促，或咳血衄血，或痰嗽不止。加黄芩、山栀，名加味参苏饮。

人参 紫苏叶去梗 半夏姜汁拌炒 茯苓 陈皮 桔梗 葛根 前胡 枳壳麸炒，各一钱 甘草炙，五分

上姜水煎服。

金沸草散 治肺经受风，头目昏疼，咳嗽声重，涕唾稠粘。

荆芥穗一钱 前胡 麻黄 旋覆花各七分 甘草炙 赤芍药 半夏各五分

上姜枣水煎。

定喘汤 治痰喘胸满，坐卧不安，声重鼻塞，头昏。

半夏曲 明阿胶炒 甘草炒，各五分 罂粟壳一钱，制 五味子杵，炒 桑白皮炒 麻黄去节 人参各三分

上姜三片，乌梅半个，水煎，临卧服。

金不换正气散 治肺胃虚弱，咳嗽不已，喘满涎盛。

罂粟壳一钱，制 杏仁制 甘草 枳壳

各五分

上生姜、乌梅水煎。

《录验》橘皮汤　治肺伤冷湿咳嗽，喉中作声，上气，头痛。

陈皮　紫菀　麻黄去根　杏仁制　当归各一钱　桂心　甘草炒　黄芩各五分，炒

上水煎服。

华盖散　治肺感寒邪，咳嗽声重，胸膈烦满，头目昏眩。

苏子炒　陈皮　赤茯苓　桑白皮炒　麻黄各一钱　甘草五分

上姜水煎服。

《千金》五味子汤　治咳嗽皮肤干燥，唾中有血，胸胁疼痛。

五味子杵，炒　桔梗炒　紫菀　甘草炒　续断各一钱　竹茹三钱　赤小豆一撮　生地黄　桑白皮各半两

上水煎服。

知母茯苓汤　治咳嗽不已，往来寒热，自汗喘促，或肺痿。

知母　茯苓各一两　五味子杵　人参　薄荷　半夏　柴胡　白术　款花　桔梗　麦门冬去心　黄芩炒，各半两　川芎　阿胶　甘草炙，各三钱

上每服一两，姜水煎。

小青龙汤　治肺感寒。咳嗽喘息加杏仁煎，有汗去麻黄、细辛。发热头疼，脉沉细，或呕或咳，或利或噎，或小便不利，小腹满胀，喘嗽之圣药。

泻白汤

桔梗汤

人参平肺散

人参补肺散

参术补肺汤五方见二十四卷十二论

六味丸方见二十四卷第十一论

四物汤

四君子汤二方见二十四卷第六论

劳嗽方论第十三

经曰：感于寒，微则为咳，甚则为泄。盖肺主气，合于皮毛，邪伤皮毛，则咳为肺病，传于各脏，以时受邪。肺为嫩脏，邪易伤而难治。其嗽有肺、心、脾、肾、肝、风、寒、支饮、胆之十种①。亦有劳嗽者，华佗谓之邪嗽，孙真人谓之注嗽。此因酒色过度，劳伤肺经，重者咯唾脓血，轻者时发时瘥。或先呕血而后嗽，或先咳嗽而吐血。此又挟邪传疰，孙真人用通气丸。梦与鬼交，用四满丸、蛤蚧、天灵盖、桃柳枝、安息香之类。若肺中有虫，入喉痒嗽，须以药含化，其虫即死，嗽即止。

愚按：仲景先生云：咳而两胁痛，不能转侧，两胠满，属于肝脏，用小柴胡汤。咳而呕苦水，属胆腑，黄芩半夏生姜汤。咳而喉中如梗状，甚则咽肿喉闭，属心脏，桔梗汤。咳而大便失气，属小肠腑，芍药甘草汤。咳而右胠痛，阴引肩背，甚则不可动，动则咳剧，属脾脏，升麻汤。咳而呕，呕甚则出长虫，属胃腑，乌梅丸。咳而喘息有声，甚则唾血，属肺脏，升麻汤。咳而失屎，属大肠腑，麻黄附子细辛汤。咳而遗溺，属膀胱，茯苓半夏汤。咳而不止，三焦受之，其状腹满，不食，涕唾，面目浮肿，气逆，异功散。用之对证，其效如神。仍参五卷看。

附　治　验

一妇人患前证，晡热内热，寒热往来，作渴盗汗，小便频数，其经两三月一行，此肝脾气血虚损，用八珍汤、六味丸各六十余剂，诸症渐愈。其经两月一行，

①其嗽有肺……胆之十种：按文中实为九种，《妇人良方》另有厥阴咳，合为十种。

仍用前二药，间以加味逍遥散，各三十余剂。后恚怒适经行，去血过多，诸症悉至，饮食少思，腹胀气促，用十全大补汤，数剂渐愈。仍用前药，调补渐愈。复因丧子，胸腹不利，食少内热，盗汗便血无寐，用加味归脾汤，仍兼前药而愈。

一妇人患前症，不时发热，或时寒热，或用清热之剂，其热益甚，盗汗口干，两足如炙，遍身皆热，昏愦如醉，良久，热止方苏，或晡热，至旦方止，此阴血虚而阳气弱也。余朝用六味丸料，夕用十全大补汤，月余诸症稍愈。更兼以补中益气汤，两月余而愈。

孙师四满丸 治上气嗽、饮嗽、燥嗽、冷嗽、邪嗽，谓之五嗽。

干姜炮 桂心 踯躅花 芎䓖 紫菀各二两 芫花根皮二分 蜈蚣一条，去头足，炙 细辛 甘草炙 鬼督邮 人参 半夏泡，各一两

上为末，炼蜜丸大豆许。每服五丸，米饮下，日三服。未应，加至七八丸。

温金散 治劳嗽喘闷，咯痰中有血。方见前劳瘵类

阿胶丸 治劳嗽并嗽血咯血。方见前劳瘵类下补遗

团鱼丸 治骨蒸劳嗽，累效。

贝母 前胡 知母 杏仁 柴胡各等分 生团鱼二个

上药与鱼同煮熟，取肉连汁食之。将药焙干为末，用骨更煮汁一盏，和药丸梧子大。每服二十丸，煎黄芪六一汤，空心送下。病既安，仍黄芪六一汤调理。

附　方

地骨皮散

知母炒 柴胡 甘草炒 人参 地骨皮 茯苓 半夏姜制，各一钱

上姜水煎服。

海藏紫菀散 治咳中有血，虚劳肺痿。

人参 紫菀 知母炒 贝母 桔梗炒 茯苓 阿胶炒，各一钱 五味子杵，三分 甘草炙，五分

上姜水煎服。

参术调中汤 泻热补气，止嗽定喘，和脾胃，进饮食。

黄芪四分 桑白皮五分 人参 炙甘草 青皮 白茯苓各三分 五味子杵，五分 白术三分 地骨皮 麦门冬 陈皮各五分

上水煎服。

二陈汤 治脾胃虚弱，中脘停痰，或呕吐恶心，或头目不清，饮食少思。方见二十四卷第五论

异功散方见二十四卷第五论

六味丸方见二十四卷第十一论

八珍汤

加味逍遥散

十全大补汤

加味归脾散四方见二十四卷第四论

补中益气汤方见二十四卷第六论

喘满方论第十四

岐伯曰：夜行则喘，出于肾，淫气病肺。有所堕恐，喘出于肝，淫气害脾。有所惊恐，喘出于肺，淫气伤心。度水跌仆，喘出于肾与骨。皆因外邪所感而致。太阳病，则脉浮无汗而喘，用麻黄汤。阳明病，则汗出腹满，喘而潮热，承气汤。表邪未解，喘促汗出，葛根黄芩汤。微喘，桂枝厚朴杏仁汤。汗出而喘，麻黄杏子甘草石膏汤。表邪未解，小青龙汤去麻黄加杏仁。感寒伏热而喘，九宝汤。气郁痰盛喘促，四七汤。涎多而喘，千缗汤。不得卧而喘，神秘汤。寒热喘咳，枣膏丸。上气喘促，神授汤。上盛下弱，吞黑锡丹。若四肢逆冷，脉息沉细，或寸大尺小，胸胀冷汗，大便频数，上气喘促，此

虚极挟寒之阴症，急用返阴丹。

愚按：东垣云：肺金受邪，由脾胃虚弱，不能生肺，乃所生受病，故咳嗽，气短，气上，皮毛不能御寒，精神少而渴，情惨不药，皆阳气不足，阴气有余也。治法若肺气虚弱，用四君、枳壳、半夏；脾虚不能生肺，补中益气汤；七情气结，四七汤；脾经郁结，归脾汤；脾气虚弱，人参补肺散；肺经火盛，人参平肺散；肾水败浊，六味丸；真阳虚损，八味丸。或兼水便不利，为害尤速，非二丸不能救。仍与前十一、十二论互用。

附　治　验

一妇人伤风寒作喘，或用表散，愈而复患。仍用前药，其症益甚，饮食少思，胸腹不利。此因脾肺气虚也，予先用六君子汤加桔梗渐愈，又用补中益气汤全愈。

一妇人患前症，属命门火虚，不能生脾土，用补中益气汤、八味地黄丸而痊。后复患，其喘益甚，用前药不应，遂用黑锡丹二服喘止。仍用前二药，而诸症痊，凡属邪气有余者，其症易识，治效亦速。其属元气不足者，变症不一，效非可以旦夕期也。

神秘汤　治水气乘肺作喘，或支饮喘满，痰嗽不食。

陈皮去白　紫苏叶　人参　桑白皮　生姜各一钱

上水煎服。

千缗汤

半夏七枚，炮制　皂角去皮尖　甘草炙，一寸　生姜如指大

上姜水煎服。

枣膏丸　治息贲在右胁下，大如杯，令人洒淅寒热，喘咳。

甜葶苈　陈皮　苦梗各等分

上为末，煮枣肉丸桐子大。每服数丸，白汤下。

许学士云：余常停饮水积，食已必嚏渐喘，觉肺系急，服此良验。

神授汤　治上气喘急，不得卧。

橘红　苦梗　紫苏　人参各一钱　五味子杵炒，三分

上姜水煎服。

九宝汤　治伏热咳嗽喘急。虚劳自汗者不可服。

薄荷　紫苏　大腹皮洗　甘草炒　杏仁去皮尖　陈皮各一钱

上姜十片，乌梅一个，水煎。

四磨汤　治七情郁结，上气喘急满闷，痰涎上涌。

人参　槟榔　沉香　乌药

上四味，各浓磨，白沸汤少许温服。

五味子汤　治咳嗽，皮肤干燥，唾中有血，胸胁疼痛。

五味子杵，炒　桔梗炒　紫菀　甘草炒　续断各五钱　竹茹一钱　赤小豆一撮　生地黄二钱　桑白皮二钱

上水煎服。

附　　方

六君子汤

四君子汤

补中益气汤三方见二十四卷第六论

四七汤方见十一卷第七论

归脾汤方见二十四卷第四论

人参补脾散

人参平肺散二方见二十四卷第十二论

六味丸

八味丸二方见二十四卷第十一论

黑锡丹方见四卷第四论

妇人风痰积饮咳嗽方论第十五

妇人脾胃虚弱，风邪外侵，以致痰滞咳嗽，眼昏头眩。经云：九窍不利，肠胃

之所生也。无择云：凡属风热，三生饮、化痰丸。属寒冷，金沸草散。属暑热，消暑丸。属气郁，四七汤。在上，瓜蒂散吐之。在下，控涎丹利之。仍观人之勇怯，脉之虚实。

愚按：前症若肝经恚怒，用小柴胡汤。肝经风热，用钩藤散。肝肾气虚，用川芎散。脾经郁结，用济生归脾汤。郁怒伤肝脾，用加味逍遥散。脾虚痰逆，用白术半夏天麻汤。脾气虚弱，用六君子益气汤。肺气郁滞，用二陈、贝母、桔梗。阴亏水泛，六味地黄。肾虚阴火，加减八味丸。肾虚火不归源，八味地黄丸。仍与前按互相用之。

附治验

一妇人内热口干，劳则头晕，吐痰带下，或用化痰理气药，前症益盛，肢体或麻。又用祛风化痰药，肢体常麻，手足或冷或热。此脾土不能生肺金也。余用补中益气加茯苓、半夏、炮姜，二十余剂渐愈。又用加味逍遥散，三十余剂全愈。后因怒，吐痰胸痞，或用清气化痰丸，食少痰甚，胸胁胀满，脉或浮大，或微细，余以六君倍用参、术，少加木香而康。

一妇人咳嗽胁痛，或用清肺化痰降火等剂，久不愈，更加内热晡热，若两胁或小腹内热，其咳益甚，小便自遗。余曰：此属肝经血虚火动。用六味丸加五味子，滋肾水以生肝血，用补中益气生脾土以滋肺金而寻愈。

旋覆花汤 治风痰呕逆，饮食不下，头目昏闷等症。

旋覆花 枇杷叶 川芎 细辛 赤茯苓各一钱 前胡一钱五分

上水姜枣煎。

大半夏汤 治痰饮，脾胃不和，咳嗽呕吐，饮食不入。

半夏 白茯苓 生姜各一钱

上姜水煎服。胃痞加陈皮，如不应，四七汤亦善。

导痰汤 治痰涎壅盛，胸膈痞塞，或咳嗽恶心，饮食少思。

半夏二钱 南星 枳实麸炒 茯苓 橘红各一钱 甘草五分

上姜十片，水煎。

附方

川芎散 治肝肾气虚，头风眩运。

小川芎 山药 白茯苓 甘菊花 人参各五钱 山茱萸肉一两

上每服一两，食前空心水煎服。或为末，酒调，日三服。

小柴胡汤方见二十四卷第二论

钩藤散方见四卷第四论

归脾汤

加味逍遥散二方见二十四卷第五论

白术半夏天麻汤方见四卷第五论

六君子汤

补中益气汤二方见二十四卷第六论

二陈汤方见二十四卷第五论

六味丸

加减八味丸

八味丸三方见二十四卷第十一论

妇人心胸嘈杂方论第十六

妇人嘈杂，此脾胃郁火，痰滞血液泪汗而成。用猪血炒食之，乃以血导血，而使之归源尔。旋覆花汤尤善。

愚按：前症若因食郁，用六君、山楂、山栀。若因胃热，用二陈汤、炒芩、连。若因六郁，用越鞠丸。若因气滞，用四七汤、桔梗、枳壳。大抵此症属病气元气俱不足，须用六君为主，少佐以治痰之药。若以火治之，必变吞酸中满。

附　治　验

一妇人饮食少思，胸中嘈杂，头晕吐痰。此中气虚而有热，用六君子汤加炒黑山栀、桔梗而愈。后因劳碌，头晕发热，吐痰不食，用补中益气加半夏、茯苓、天麻而痊。

一妇人中脘嘈杂，口中辛辣，或咳嗽吐痰发喘，面色或白或赤。此脾气虚而肺中伏火也。用六君子加山栀、桔梗、柴胡及炒黑片芩治之，寻愈。

一妇人嘈杂吞酸，饮食少思，大便不实。此脾气虚寒而下陷，用补中益气汤加茯苓、半夏、炮姜渐愈，又常服人参理中丸则安。

一妇人饮食后，嘈杂吞酸，此食郁为痰，用六君子汤送越鞠丸渐愈，又用加味归脾汤而痊。后因怒，两胁胀痛，中脘作酸，用四君汤送左金丸渐安，仍用六君子汤送越鞠丸而瘥。

旋覆花汤　治脾胃虚寒，中脘停痰，汪洋嘈杂，肠鸣多睡，呕吐不食，胁肋胀痛，脉沉迟弦细。

旋覆花　细辛　橘红　桂心　人参　甘草炒　苦梗　白芍药　半夏五分　赤茯苓各三分

上姜水煎服。

余治妇人心胸嘈杂，用茯苓补心汤治之而愈。方见前

附　　方

补中益气汤

四君子汤

六君子汤三方见二十四卷第六论

二陈汤方见二十四卷第五论

越鞠丸方见前第七论

四七汤方见十卷第七论

归脾汤方见二十四卷第四论

人参理中汤方见二十卷第八论

卷 七

临川 陈自明编
吴郡 薛 己注

妇人呕吐方论第一

妇人呕吐，良由脾胃不调，外邪乘之，或胃中虚冷，或胃口有热，或中脘停痰，或胃经血弱。治法，胃冷者，丁香散、理中丸。胃热者，小柴胡汤、竹茹汤。胃虚者，藿香正气散。停痰者，半夏茯苓汤、二陈汤。血虚者，十全大补汤加陈皮、半夏、藿香。

愚按：东垣先生云：前症内有故寒与新谷俱入于胃，新故真邪相攻，气并相逆，复出于胃，故为哕，补手太阴，泻足少阴。又云：胃因气逆为哕。夫呕吐哕者，俱属于胃，以其气血多少为异耳。如呕者，阳明也，阳明多血多气，故有声有物，血气俱病也。仲景云：呕多虽有阳明症，慎不可下。孙真人云：呕家多服生姜，为呕家之圣药也。气逆者，必散之，故以生姜为主。吐者，太阳也，太阳多血少气，故有物无声，为血病也。有食入则吐，以橘皮去白主之。哕者，少阳也，多气少血，故有声无物，乃气病也，以姜制半夏为主。若脾胃虚弱，寒邪所客，饮食所伤也，用六君子、丁香、藿香、生姜之类。若胃中有热，膈上有痰，用二陈、山栀、黄连、生姜。若久病胃虚，呕而不纳谷者，用生姜、参、术、黄芪、香附之类。亦有痰膈中焦，食不得下者，有气逆而呕者，有气郁于胃口，有食滞于心肺之分而复出者，有胃口有火与痰而呕者。若注船大吐渴饮水者，冲童便饮之最妙，前论云：血不归源而呕，用十全大补汤。诚发前人之未发，愚常用屡效。此论与王安道先生《溯洄集》所论少异，仍宜参看之。

附 治 验

太守阳山之内，素善怒，胸膈不利，吐痰甚多，吞酸嗳腐，饮食少思，手足发热数年矣。所服非芩、连、枳实，必槟、苏、厚朴。左关弦洪，右关弦数。此肝火血燥，木乘土位，朝用六味地黄丸，以滋养肝木；夕用六君、归、芍，以调补脾土而愈。乙巳夏，因大怒，吞酸嗳腐，胸腹胀满，或用二陈、石膏治之，吐涎如涌，外热如灼，脉洪大，按之如无。余曰：此脾胃亏损，虚阳发越于外，脾败而涎泛出也。用六君加姜、桂一钟，即睡觉而诸症如失，又数剂而康。

先太宜人饮食后，闻外言忤意，呕吐酸水，内热作渴，惟饮冷水，气口脉大而无伦，面色青赤，此肝脾郁火。投之以药，入口即吐，第三日吐宿食，第七日吐酸黄水，十一日吐苦水，脉亦洪大，仍喜饮冷。以黄连煎汤，冷饮少许。至二十日加白术、茯苓，二十五日加陈皮，二十七日加当归、炙草，至六十日始进米饮半盏，渐进薄粥，调理即痊。

一妇人食后因怒，患疟呕吐，用藿香正气散而愈。后复怒吐痰，狂言热炽，胸胁胀痛，手按少得，脉大无伦，按之微细，此属肝脾二经血虚，以加味逍遥散加熟地、川芎二剂，脉症顿退，再用十全大补汤而安矣。

府庠沈姬文母，患脾虚中满，痰嗽发热，又食湿面冷茶，吞酸呕吐绝食，误服芩、连、青皮等药，益加寒热，口干流涎不收，闻食则呕，数日矣。迎治。余曰：脾主涎，此脾虚不能约制也。欲用人参安胃散。惑于众论，以为胃经实火宿食治之，病日增剧。忽思冬瓜，食如指甲一块，顿发呕吐酸水不止，乃服前药愈剧。复邀视之，则神脱脉绝濒死矣，惟目睛尚动。余曰：寒淫于内，治以辛热，然药不能下矣。急用盐艾、附子，炒热熨脐腹，以散寒回阳。又以口气补接母口之气。又以附子作饼，热贴脐间。时许神气少生。以参、术、附子为末，仍以是药加陈皮煎膏为丸如粟米大，入五七粒于口，随津液咽下，即不呕。二日后，加至十粒，诸病少退，其涎不止。五日后，渐服前剂一二匙，胃气少复，乃思粥饮，后投以参、术等药，温补脾胃，五十余剂而愈。

丁香散　治脾胃气弱呕吐，水谷不入。

丁香　白术　缩砂　草果各三钱　人参一两　当归　白豆蔻　藿香　甘草各半两，炒　橘皮三分　神曲炒　诃子各半两

上为末，每服二钱，姜枣汤调。

竹茹汤　治胃热呕吐。

干葛二钱　半夏姜制，三钱　甘草五分　竹茹一弹子大

上姜枣水煎服。

许学士先生云：胃热者，手足心热也。政和中，一宗人病伤寒，得汗身凉数日，忽呕吐，药食不下，用丁香、藿香、滑石等药，下咽即吐。余曰：此正汗后余热留胃脘，正宜竹茹汤。用之即愈。

许仁则半夏丸　治胃冷呕逆不食。

半夏洗去滑，一斤　小麦面一斤

上水和丸如弹子大，水煮熟。初服三四丸，二服加至十四五丸，旋煮间服。

七味人参丸　服前丸不应，可服此药。

人参　白术各五两　厚朴姜制　细辛各四两　生姜　橘皮三两　桂心一两

上为末，炼蜜丸桐子大。米饮下十丸，渐加至二十丸。

清金丸　治呕吐不已。

硫黄二钱　水银一钱

上入铫内，慢火化，以木片拨炒成砂，研至黑，不见白星，姜汁糊丸绿豆大。每服二三十丸，米饮下。

附　　方

人参安胃散　治脾胃虚热，呕吐泄泻，或饮食不入。

人参一钱　黄芪炒，二钱　生甘草　炙甘草各五分　白芍药七分　白茯苓四分　陈皮三分　黄连炒，二分

上水煎服。

六君子汤方见二十四卷第六论

加味逍遥散

十全大补汤二方见二十四卷第四论

六味丸方见二十四卷第十一论

藿香正气散方见二十四卷第九论

妇人霍乱方论第二

论曰：呕吐而利者，名霍乱也。因肠胃虚弱，饮食过度，触冒风冷，清浊相干所致。或先腹痛而吐，或先吐而痛，或吐利并作，当分寒热而治之。饮冷者，五苓散。饮汤者，理中丸。四肢逆冷，脉微细

者，用通脉四逆汤加猪胆汁。中暑霍乱，烦渴饮冷，转筋者，用香薷散。脉浮洪者易治，微迟者难治。

愚按：贾元良先生云：暑者相火行令也，夏月人感之，自口齿而入，伤心胞络之经。其症头疼口干，面垢自汗，倦怠少气，或背寒恶热，甚者迷闷不省，或霍乱吐利，呕痰腹痛，或下血发黄生斑等症，治法清心火利小便为主。若自汗热甚，用白虎汤。若头疼恶寒，用十味香藿散。泄泻烦渴，饮水吐逆，用五苓散。热甚烦渴，用益元散清之。若表解里热甚者，用黄连解毒汤。脉微下利，作渴喜温，或厥冷不省人事，宜竹叶石膏汤，加熟附半枚冷饮，次以来复丹、五苓散治之。故东垣云：脾胃虚弱，遇夏月淫雨，身重短气，甚则四肢痿软，脚攲眼黑，当滋肺气，以补水之源。是以五月常服五味子、人参、麦门冬之剂，为热伤元气故耳，丹溪所谓夏月伏阴在内也。盖人之腹属地，巳月六阳尽出于地之上矣，是人之阳气亦浮于肌表，散于皮毛，而腹中之阳虚矣。又加以凉台水馆，大扇风车，寒泉水果，冰凉之物，自内及外，不用温热，病所由生。陈无择云：凡中暍切不得用冷药，惟用温养，得冷即死。道途无汤，即以热土熨脐中，溺以热尿即苏，概可见矣。《内经》曰：脉虚身热，得之伤暑。《难经》云：伤暑得之为正邪，火自病也，当恶臭，其病身热而烦，心痛，其脉浮大而散。《伤寒论》曰：太阳中暍者，身热疼痛而脉微弱，或发热恶寒而脉微细芤迟。大抵寒伤形，热伤气。盖伤气而不伤形，则气消而脉虚弱。故先哲立法，夏月宜补，良有以也，前症若内有所积，外有所感，用二陈汤加减治之。或萝卜子捣碎，服而吐之。若饮米汤即死云云，同前论。若转筋不住，男子以手挽阴，女子以手牵乳近两边，此《千金》妙法也。干霍乱不得升降，死在须臾。当以盐汤吐之，后以二陈汤加川芎、苍术、防风、白芷，姜煎服。若登圊而不通，加枳壳。若食瓜果饮冷，乘风霍乱，用六和汤，倍加藿香。凡中暑而亡者，皆因元气虚弱而暑热乘之，以致泄泻，阳气暴脱，实为阴寒之症。宜急补其阳，庶得保生，缓则不救。其他执为暑热，投以寒药，鲜不误事。愚皆以回阳固本之方，继之于后。

附治验

进士李通甫之内，冬间开衣箱，其内衣裳乃夏月所晒者，开时觉暑气所侵，良久患霍乱，足指足跟俱转筋甚恶，自分必死。用香薷饮一剂，急煎下咽即愈。

加减理中丸　治肚腹疼痛，手足逆冷，饮食不入等症。

人参　白术　干姜　甘草各等分

上为末，炼蜜杵匀，每两作五丸。每服一丸，白汤化下。呕吐加枳壳，泄泻加干姜，吐泻干呕加半夏，体冷微汗腹寒加炮附子，水煎服。

四顺附子汤　治霍乱吐利腹痛，手足厥冷，脉微绝。方见八卷十一论

四逆汤加猪胆汁，名四逆猪胆汁汤。

甘草三两　干姜三两　附子一枚，生

上每服五钱，水煎，入猪胆汁半合，作二服。

香薷散　治吐利腹疼，发热头痛，或霍乱转筋拘急。

香薷二钱　白扁豆　厚朴姜制　茯苓各三钱

上水煎冷服，连进二三剂。加黄连，名黄连香薷饮。

附方

十味香薷散　治伏暑身体倦怠，头痛

恶寒，或吐泻等症。

香薷一两　人参　陈皮　白术炒　茯苓　黄芪炒　木瓜不犯铁器　厚朴姜制　扁豆　甘草炒，各三两

上每服一两，水煎。

清暑益气汤　治长夏湿热所蒸，四肢困倦，精神短少，懒于动作，胸满气促，支节作疼，或气高而喘，身热而烦，心下膨闷，小便黄数，大便溏频，或泻利作渴，不思饮食，自汗体重。

黄芪炒　苍术　升麻各一钱　人参　白术　神曲炒　陈皮各五分　甘草炙　黄柏炒　麦门冬去心　当归各三钱　葛根二分　五味子九粒，炒，杵　泽泻五分　青皮二分

上水煎服。

白虎汤　治胃热作渴，暑热尤效。又治热厥腹满，身难转侧，面垢谵语，不时遗溺，手足厥冷，自汗脉沉滑。

知母　石膏各二钱　粳米半合

上水煎服。

人参白虎汤　治暑热发渴，脉虚等症。

人参一钱五分　知母二钱　石膏五钱　甘草一钱

上入粳米一合，水煎服。

人参益气汤　治暑热伤气，四肢困倦，嗜卧少食，两手指麻木。

黄芪炒，八钱　甘草七钱，内炙二钱　人参半两　升麻二钱　白芍药炒，三钱　五味百四十个，杵，炒　柴胡二钱半

上㕮咀，分作四服。

大顺散　治冒暑伏热，引饮过多，脾胃受湿，水谷不分，清浊相干，阴阳气逆，霍乱呕吐，脏腑不调。

甘草炒　干姜炮　杏仁去皮尖，炒　桂去皮

上为末，每服二三钱，汤点服。

消暑丸　治伤暑发热头疼，或呕吐泄泻，二便不分。

半夏　甘草炒　茯苓各半斤

上为末，生姜汁和丸桐子大。每五十丸，水下。《易简方》，姜汁、好醋煮半夏末，作糊丸服。

姜附汤　治霍乱转筋，手足厥冷，汗出呕逆，腹痛，脉欲绝者。

干姜炮，一两　附子一个，生用

上为末，每服五钱，水煎服。

通脉四逆汤　治霍乱恶寒，腹痛身冷，自汗，脉沉微如欲绝。

吴茱萸二两，炒　附子炮，一两　桂心　通草　细辛　白芍药炒　甘草炙，各半两　当归三钱

上每服四钱，水酒生姜煎。如不应，更加倍服之，以效为度。

半夏解毒汤　治一切暑热毒，五心烦躁，口舌咽干。

黄柏炒　黄芩炒　山栀子炒　半夏等分

上每服五钱，水煎。

六和汤　治冒暑伏热，烦闷，霍乱转筋，吐泻，寒热交作，头目昏痛，嗜卧倦怠，小便赤涩，不问胎产，并服之。

缩砂　半夏汤泡七次　杏仁去皮尖　人参　甘草炙，各一两　赤茯苓　藿香　木瓜各二两　白扁豆姜汁略炒　香薷　厚朴姜制，各四两

上每服一两，姜枣水煎服。

益元散　治中暑身热，小便不利，或发热体痛，口干作渴。

滑石六两　甘草微炒，一两

上为末，每服三钱，加蜜少许，汤水任下。

二陈汤方见二十四卷第五论

来复丹

五苓散二方见二十一卷第十论

竹叶石膏汤方见十三卷第十论

妇人翻胃吐食方论第三论新增

愚按:《病机》云：前症有三，曰气、积、寒也，皆从三焦论之。上焦吐者，从于气。气者，天之阳也。其脉浮而洪，食已暴吐，渴欲饮水，大便燥结，气上冲胸发痛，其治法当降气和中。中焦吐者，从于积，有阴有阳，食与气相假为积而痛，其脉浮而匿，其症或先痛而后吐，或吐而后作痛，治法当以小毒药去其积，槟榔、木香行其气。下焦吐者，从于寒，地之道也，其脉沉而迟，其症朝食暮吐，暮食朝吐，小便清，大便秘而不通，治法当以毒药通其闭塞，温其寒气，大便渐通，复以中焦药和之，不令大便秘结而自愈也。王太仆曰：食不得入，是有火也；食入反出，是无火也。又《发明》曰：噎者六腑之所主，阳也，气也；塞者五脏之所主，阴也，血也。二者皆由阴中伏火而作也。刘宗厚先生曰：若三焦传化失常所致，主于气也；若血亏胃脘干槁所致，因于血也。塞犹填塞不通之义，故《发明》有治幽门不通，噎塞不便通幽汤例。盖阳无阴不能通化，阴之失位而阳伏其中，传化不变，而反上行矣。故前症或由饮食起居，七情亏损脾胃，痰饮停滞，中气不运，当以补中益气汤为主。若郁结伤脾，用归脾汤加枳壳、桔梗。若恚怒伤肝，用小柴胡加栀、苓、参、术。脾气虚弱，用六君加山栀、枳壳。气血俱虚，用八珍汤加山栀、半夏。若用行气之药，胸膈痞闷，用六君、芎、归之类。若过用香燥之剂，而大便结燥，用四物、参、术之类。若饮食不能入，用六君、山栀、吴茱萸、制黄连。若食入而反出，用六君、炮姜、白豆蔻、黄连、制吴茱萸。若痰滞而食反出，用六君、枳壳、桔梗。若饮食少思，大便不实，胸膈痞闷，吞酸嗳腐，食反不化，是为脾胃虚寒，用东垣固真丸，或八味丸。若发热烦热，身恶风寒，腹畏热食，或手足俱冷，胸满腹胀，是内真寒外假热，用神效附子丸或八味丸。大凡呕吐善食，喜饮冷水，是为有火；呕吐少食，喜饮热汤，是为无火。当审其因而治之。

附　治　验

一妇人患前症，胸腹痞闷，得去后或泄气稍宽。余曰：此属脾气郁结而虚弱也，当调补为善。不信，乃别用二陈、枳实、黄连之类，不应，又用香燥破气，前症益甚，形气愈虚。余用加味归脾汤调治，半载而痊。

一妇人患前症，胸腹胀闷，或小腹不利，或时作痛，小便涩滞。余曰：此肝火血虚也，清肝火，生肝血，养脾土，生肺金。以余言为迂，别服利气化痰等剂，前症益剧，虚症蜂起。余用加味逍遥散、加味归脾汤兼服，寻愈。

一妇人患吐，痰甚多，手足常冷，饮食少思。余曰：此肝脾郁怒，兼命门火衰。不信，另服化痰利气之剂，胸腹愈胀，又服峻利疏导之剂。余曰：非其治也，必变脾虚发肿之症，急服金匮加减肾气丸，庶有可救。仍不信，反服沉香化气等丸，果发肿而殁。

白垩散　治虚热翻胃，用白垩土一斤，米醋一斤，煅土赤，入醋内，再煅再入，以醋干为度。取土一两，入炮姜一钱为末。每服一钱，米饮下。甚者二钱。须服四两有效。

治实热翻胃，用黄连五钱，生姜汁浸炒，山楂三钱，保和丸三钱，同为末，糊丸麻子大，胭脂为衣。每服六十丸，煎人参汤入竹沥下之。

太仓丸　治胃弱翻胃。

肉豆蔻　砂仁各二两　丁香一两　陈仓

米一升，土炒

上为末，姜汁糊丸，桐子大。每服六七十丸，姜汤下。

青金丹　每服三十丸，生姜陈皮煎汤送下。方见前呕吐类

附　方

东垣补真丸

肉苁蓉酒浸，焙　胡芦巴炒　附子炮，去皮　阳起石煅　肉豆蔻面煮，煨　菟丝子净洗，酒浸，蒸　川乌炮，去皮　沉香　五味子各五钱　鹿茸酒浸，炒　巴戟去心　钟乳粉各一两

上为末，用羊腰子两对，治如食法，葱椒酒煮捣烂，入酒糊丸如桐子大。每服七十丸，空心米饮、盐汤任下。

神效附子丸　治脾肾虚寒呕吐，或翻胃膈噎，用黑附子重一两四五钱，端正底平尖圆一枚，灰火炮皮裂，入生姜自然汁内，浸润晒干，再炮，再入汁浸润，仍晒再炮，用尽姜汁半碗为度。却去皮脐为末，以人参煎膏，丸黍米大。每服数丸，津唾咽下。胃气稍复，饮食稍进，投以温补之剂。

六君子汤

补中益气汤

四物汤三方见二十四卷第六论

归脾汤

加味归脾汤

八珍汤

加味逍遥散四方见二十四卷第四论

八味丸方见二十四卷第十一论

二陈汤方见二十四卷第五论

金匮加减肾气丸方见二十二卷第十论

妇人血膈方论第四

愚按：前症若气逆而血滞，用流气饮。若恚怒而血逆，用小柴胡、山栀、丹皮。血虚用四物、参、术、柴胡、山栀、丹皮。若郁结而血伤，用加味归脾，兼加味逍遥散。脾虚不能生血，用六君、归、芎。胃虚不能吐血，用益气汤。若肝虚而不能藏血，用补肝散。如不应，兼以六味丸。若因脾肺虚，用补中益气汤。如不应，用六君加芎、归。

附治验

一妇人患前症，胸膈痞闷。余曰：此属脾经血虚。遂用四君、芎、归，调补脾气，寻愈。又因怒兼两胁痞闷，头目不清，月经旬余未竭，用加味逍遥散加钩藤治之，复瘥。

一妇人患前症，胸膈作痛，面清目札，小便频数，或时寒热，此肝气滞而血凝，先用失笑散二服痛止，又用加味逍遥散而愈。

一妇人所患同前，泛用行气破血之剂，以致不起。

神功散　治血滞，胸腹作痛。

五灵脂炒，一两　莪术　桂心　芸薹子炒，各半两

上每服二钱，酒水煎。

附　方

流气饮方见三卷第七论

小柴胡汤方见二十四卷第二论

加味归脾汤

加味逍遥散二方见二十四卷第四论

四物汤

补中益气汤

四君子汤

六君子汤四方见二十四卷第六论

补肝汤方见本卷第七论

六味丸方见二十四卷第十一论

失笑散方见二十卷第五论

制吴茱萸、黄连法：用二味等分，用热汤拌湿和匀，重汤顿煮，使气相通，同炒焦，各拣出听用。

妇人鼻血方论第五

妇人气血调和，则循环经络。若劳伤元气，阴虚火动，气逆于脚，则血随鼻而衄，产后尤不可治。陈无择曰：亦有因怒气而得者，赵恭人鼻衄，先用苏合香丸四粒，次用五苓散浓煎白茅花汤调服即止，又用芎归汤调理而安。一富男鼻血，六脉洪数，讯之云，曾服丹药，遂用芩、连、大黄为末，水调服之而愈。

愚按：前症若热郁于胃经，用犀角地黄汤。若伏暑于内，用黄连香薷饮。若大怒血蓄于上，用小柴胡汤。若脾损不能摄血归源，用归脾汤。大凡杂症见血多，因阴分郁热，或内有所伤，皆属五志所动。经曰：诸见血，身热脉大者，难治，是火邪胜也；身凉脉静者，易治，是正气复也。仍与后症同用。

附治验

一妇人经素不调，因怒衄血。此肝火炽盛，用加味小柴胡加红花，二剂血止，又用加味逍遥散、八珍汤兼服三十余剂，经行如期。

一妇人郁结而患前症，用加味归脾汤，其血渐止，饮食渐进。用加味逍遥散，元气渐复，寒热渐止。后因怒乃衄，寒热往来，用小柴胡汤加芎、归、丹皮而愈。

一妇人因劳衄血，服凉血之剂，更致便血。或以血下为顺，仍用治血。余曰：此因脾气下陷而血从之，当升补脾气，庶使血归其经。不信，果血益甚。余朝用补中益气汤，夕用加味归脾汤而愈。此症用寒凉止血，不补脾肺而死者多矣。

刺蓟散 治血热鼻衄。

刺蓟 生地黄各二钱 桑耳 乳发灰 艾叶炒，各一钱 蒲黄五分

上水煎服。

犀角地黄汤方见后

又方 用白茅根汁一合，饮之即止。

又方 用生葱心塞鼻中，血即止。若刀斧所伤，用之血亦止。

四物汤加侧柏、生地黄，治虚热吐血甚效。若脾经血虚，须用四君加芎、归。若脾经气郁，须用归脾汤。若肝肾亏损，须用六味丸。若气血俱虚，须用十全大补汤。

附方

《济生》犀角地黄汤 治热郁不解，泛行经络，或流肠胃，随气涌泄，以致衄血吐血，或为便血，并皆治之。

犀角镑，如无，升麻代 生地黄 白芍药 牡丹皮各一钱

上每服四五钱，水煎。若实热炽甚，加炒黄芩。若去血过多，或脾肺之气亏损，不能摄血归源者，急用四君子汤。怀抱郁结者，用归脾汤。

枇杷叶汤 治暑毒攻心，衄血呕血，或吐泻作渴。

香薷二钱 厚朴姜制，一钱半 甘草炙 麦门冬去心 木瓜不见铁器 白茅根各一钱 枇杷叶 陈皮 丁香各半钱

上每服三五钱，姜水煎。

黄连香薷饮 治伏暑衄血便血，不拘四时。方见本卷第一论

小柴胡汤

加味小柴胡汤二方见二十四卷第二论

归脾汤

加味逍遥散

八珍汤

加味归脾汤四方见二十四卷第四论

补中益气汤方见二十四卷第六论

妇人吐血方论第六

妇人吐血者，因脏腑伤损所致，夫气

血外行于经络，内荣于脏腑，若六淫七情，饮食起居，有所损伤，行失常道，逆则吐血也。

愚按：前症若脾经郁热，用犀角地黄汤。脾胃伏暑，用黄连香薷饮。心脾郁热，用生地黄汤。心气耗损，用茯苓补心汤。脾气劳伤，用鸡苏散。思虑伤脾，用归脾汤。暴怒肝火，用加味小柴胡汤。久怒肝伤，六味地黄丸。脾肺虚热，用麦门冬饮。肝肾虚热，用六味地黄丸。气血俱虚，用十全大补汤。经云：肺朝百脉之气，肝统诸经之血。必用甘温之剂，补其阳气，使血各归其经。如大吐血病，毋论其脉，急用独参汤救之。若潮热咳嗽而脉数者，元气虚而假热之脉也，皆由脾胃先损，须用人参之类。本草云：人参治脾胃不足，补中温中，泻脾肺中火。东垣先生云：脾胃虚者，心血亢甚而乘土位。肺气受邪，须用黄芪最多，人参、甘草次之。脾胃一虚，肺气先绝，故用黄芪以益皮毛而闭腠理。当治气血虚弱，用十全大补最善。若用寒凉止血，胃气反伤，无不致祸。

附　治　验

一老妇，每作先饮食不进，或胸膈不利，或中脘作痛，或大便作泻，或小便不利。余以为肝脾之症，用逍遥散加山栀、茯神、远志、木香而愈。后郁结吐紫血，每作先倦怠烦热，以前药加炒黑黄连三分，吴茱萸二分，顿愈。后因怒吐赤血甚多，燥渴垂死。此血脱也，法当补气，乃用人参一两，苍术、当归各三钱，陈皮、炮黑干姜各一钱，炙甘草、木香各一钱，一剂顿止。又用加味归脾汤，调理而痊。

一女子怀抱素郁，胸满食少，吐血面赤，用六味丸及归脾加山栀、贝母、芍药而愈。

一妇人为哭母，吐血咳嗽，发热盗汗，经水不行。此悲伤肺，思伤脾。朝服补中益气加桔梗、贝母、知母，夕用归脾汤送六味丸而愈。

柔脾汤　治虚热吐血衄血汗出。

甘草炒　白芍药炒　黄芪各半两　熟地黄自制，一两五钱

上每服五钱，水酒煎。

一妇人月经不利，忽妄行呕血，察其形脉如常，用四生丸即安。一女子饱食负重而吐血，用前汤及青饼子而愈。世治吐血，并用竹茹、地黄、藕汁，亦不可拘泥。如阳乘于阴，血得热则流散，经水沸溢，理宜凉解，大黄、犀角之类；如阴乘于阳，所谓天寒地冻，水凝成冰，须用温散，干姜、肉桂之类。

四生丸　治阳乘于阴，以致吐血衄血。

生荷叶　生艾叶　生柏叶　生地黄各一钱

上研丸鸡子大，每服一丸，水煎服。陈日华云：先公尝游灵石寺，主僧留饭设桌，一僧见桌不稳，急俯稳之，举首即呕血。明年到寺，问旧呕血者何如？主僧言：服得四生丸遂愈。自得此方，屡次有效。愚意前症，乃内热暴患，用之即效。若人病久，本元不足，须补脾以滋化源，否则虚火上炎，金反受克，获生鲜矣。

犀角地黄汤方见前

姜草汤　治阴乘于阳，寒而呕血。

甘草炒　干姜各一钱

上水煎服。理中汤亦效。

花蕊石散　治瘀血积于内，以致大小便不通，或血畜于上，而吐不止。一妇人苦吐血，百药不效，童便酒调，不数服而愈。方见胞衣不下

如圣散　治吐血不已。每服二钱，米

饮下。方见十七卷催生

附　方

《济生》鸡苏散　治劳伤肺经，唾中有血，咽喉不利。

鸡苏叶　黄芪炒　生地黄　阿胶炒　贝母　白茅根各一钱　桔梗炒　麦门冬去心　蒲黄炒　甘草炒，各五分

上姜水煎服。

生地黄散　治郁热衄血，咯血吐血，阴虚而不能愈者。

枸杞子　柴胡　黄连炒　地骨皮　天门冬　甘草炒　白芍药炒　炒黄芩　黄芪炒　生地黄　熟地黄自制，各五分

上水煎。下血加地榆。

《三因》茯苓补心汤　治面色黄瘁，五心烦热，咳嗽吐血。

半夏　前胡　紫苏　茯苓　人参　枳壳麸炒　桔梗炒　甘草炒　干葛各五分　当归一钱　川芎　陈皮　白芍药各一钱　熟地黄自制，一钱五分

上姜枣水煎服。

麦门冬饮子　治气虚吐血，或气虚不能摄血者。

五味子杵，十粒　麦门冬去心　黄芪炒，各一钱　当归身　人参　生地黄各钱半

上水煎服。

十全大补汤　治胃气虚弱，吐血衄血，便血不止，以致外症恶寒发热，自汗盗汗，食少体倦；或寒热作渴，头疼眩晕，面似中风；或气血俱虚，胸腹胁痛；或骨节作痛，经候不调；或寒热往来，发热晡热；或五心发热，咽干舌燥；或痰嗽喘促，胸膈虚痞；或呕吐泄泻，手足冷热等症。

归脾汤

加味逍遥散二方见二十四卷第四论

加味小柴胡汤方见二十四卷第二论

六味丸

八味丸二方见二十四卷第十一论

独参汤方见三卷第十一论

补中益气汤方见二十四卷第六论

黄连香薷饮

枇杷叶散二方见本卷前

妇人痃癖诸气方论第七

妇人痃癖，因元气虚弱而邪气积聚。盖痃者，在腹内近脐左右，有筋脉急痛，如臂如指如弦之状；癖者僻，在两胁之间，有时而痛。皆阴阳不和，经络痞膈，饮食停滞，冷气固结而成也。

愚按：前症因饮食起居，七情失宜，亏损脏腑，气血并违，阴络受伤，循行失度所致。罗谦甫先生曰：养正邪自除。必先调养，使荣卫充实。若不消散，方可议下。但除之不以渐，则必有颠覆之害。若不守禁忌，纵嗜欲，其有不丧身者鲜矣。

附　治　验

一妇人内热作渴，饮食少思，腹内初如鸡卵，渐大四寸许，经水三月一至，肢体消瘦，齿颊似疮，脉洪数而虚，左关尤甚。此肝脾郁结之症，外贴阿魏膏，午前用补中益气汤，午后用加味归脾汤。两月许，肝火少退，脾土少健，午前以补中益气下六味丸，午后以逍遥散下归脾丸。又月余，日用芦荟丸二服，空心以逍遥散下，日晡以归脾汤下。喜其谨疾调理，年余而愈。

一妇人腹内一块不时上攻，或作痛有声，或吞酸痞闷，月经不调，小便不利，二年余矣，面色青黄。余以为肝脾气滞，以六君加芎、归、柴胡、炒连、木香、吴茱各少许，二剂，却与归脾汤下芦荟丸。三月余，肝脾和而诸症退。又与调中益气加茯苓、丹皮，中气健而经自调。

一妇人性多郁善怒，勤于女工，小腹内结一块，或作痛，或痞闷，月经不调，常服伐肝之剂，内热寒热，胸膈不利，饮食不甘，形体日瘦，牙龈蚀烂。此脾土不能生肺金，肺金不能生肾水，肾水不能生肝木。当滋化源，用补中益气、六味地黄，至仲春而愈。

松江太守何恭人，性善怒，腹结一块，年余，上腭蚀透，血气虚极。时季冬，肝脉洪数，按之弦紧。或用伐肝木清胃火之药。余曰：真气虚而邪气实也，恐伐肝木，至春不能发生耳。用八珍汤以生气血，用地黄丸以滋肾水，肝脉顿退。因大怒，耳内出血，肝脉仍大，烦热作渴，此无根之火也。仍以前药加肉桂二剂，脉敛热退。复因大怒，果卒于季冬辛巳日，乃金克木故也。

一妇人经候过期，发热倦怠，或用四物、黄连之类，反两月一度，且少而成块。又用峻药通之，两目如帛所蔽。余曰：脾为诸阴之首，目为血脉之宗，此脾伤五脏皆为失所，不能归于目也。遂用补中益气、济生归脾二汤，专主脾胃，年余而愈。

麝香丸　治痃癖冷气，心腹作痛。

麝香二钱，另研　五灵脂炒　阿魏五钱，面裹，煨令面熟　桃仁　三棱各二两，醋制　芫花醋炒　槟榔各一两　莪茂醋制　桂心　没药　木香　当归各五钱

上为末，饭丸桐子大。每服十丸，淡醋汤下。

治痃癖神效，以獍猪肝一具，重十余两，用巴豆仁五十枚，入肝内，用酽醋三碗，慢火熬干，研烂，量入三棱末，丸桐子大。每服五丸，食前酒下。

罗安人每经行，脐腹痛甚，以桃仁桂枝汤，一剂而瘥。方见第一卷第十二论

治经来腹先痛，用《局方》七气汤送来复丹、《局方》积气丸。痃癖癥瘕，诸气亦效。

附　　方

芦荟丸　治痃癖肌肉消瘦，发热潮热，饮食少思，口干作渴，或肝疳食积，口鼻生疮，牙龈蚀烂等症。

芦荟　胡黄连　黄连炒焦　木香　白芜荑炒　青皮各五钱　当归　茯苓　陈皮各一两五钱　甘草炒，七钱

上为末，米糊丸桐子大。每服七八十丸，米汤下。

阿魏膏　治一切痞块，更服胡连丸。

羌活　独活　玄参　官桂　赤芍药　穿山甲　生地黄五钱　两头尖　大黄　白芷　天麻各五钱　槐、柳、桃枝各三钱　红花四钱　木鳖十枚，去壳　乱发如鸡子一团

上用香油二斤四两，煎黑去渣，入发煎，发化，仍去渣，徐下黄丹，煎软硬得中，入芒硝、阿魏、苏合油、乳香、没药各五钱，麝香三钱，调匀，即成膏矣。摊贴患处。内服丸药。黄丹须用真正者效。凡贴膏药，先用朴硝，随患处铺半指厚，以纸盖，用热熨斗熨良久。如硝耗，再加，熨之二时许，方贴膏药。若是肝积，加芦荟末同熨。

六君子汤

补中益气汤二方见二十四卷第六论

八珍汤

加味归脾汤

归脾汤

逍遥散四方见二十四卷第四论

六味丸方见二十四卷第十一论

调中益气汤方见四卷第五论

妇人痂瘕方论第八

妇人痂瘕之病，由饮食不调，血气劳伤，或胎产经行，风冷相搏所致。盖痂

者，痛也；瘕者，假也。脉弦急者生，虚弱者死。尺脉涩浮牢，为血实气虚。腹痛逆气上行，此为胞中有恶血，久则结成瘕也。

愚按：子和先生云：遗溺闭癃，阴痿脬痹，精滑白淫，皆男子之疝也。若血涸月事不行，行后小腹有块，或时动移，前阴突出，后阴痔核，皆女子之疝也。但女子不谓之疝，而谓之瘕。

附治验

一妇人小腹痞胀，小便时下，白带，小水淋沥。此肝经湿热下注，用龙胆泻肝汤而愈。

一妇人小腹胀痛，小水不利，或胸乳作痛，或胁肋作胀，或气逆心动。余以为肝火而血伤脾，用四物、柴胡①、青皮、玄胡索、木香而愈。

一妇人小腹痞闷，小便不利，内热，体倦懒食，用八珍汤加柴胡、山栀、龙胆草治之而安。

干漆散 治疝瘕胁肋疼痛。

干漆炒令烟尽 木香 芫花醋炒 赤芍药 桂心 当归 川芎 琥珀各半两 大黄二两，炒 牛膝一两 桃仁去皮尖，一两，另研 麝香一钱

上为末，每服一钱，温洒调下。

熘葱散 治前症属寒气不散疼痛，甚效。方见二十四卷第八论

附方

《宝鉴》蒺藜汤 治阴疝小腹作痛，小便不利，手足逆冷，或胁腹闷痛。

蒺藜去刺 附子炮 栀子去皮，各半两

上为末，每三钱，水煎，食前温服。

丹溪定痛散 治寒疝疼痛，速效。

枳壳十五个 山栀子炒 唐毬子 吴茱萸炒 荔枝核炮，各等分

上为末，用长流水调水下一二钱，空心服。

《三因》失笑散 治小肠疝气痛，或血疝肚腹作痛。方见二十卷第五论

龙胆泻肝汤方见二十四卷第八论

四物汤方见二十四卷第六论

八珍汤方见二十四卷第四论

妇人八瘕方论第九

妇人脏腑调和，经脉循环，则月水以时，故能生子而无病。若乘外邪而合阴阳，则小腹胸胁腰背相引而痛，月事不调，阴中肿胀，小便淋沥，面色黄黑，则瘕生矣。八瘕者，黄、青、燥、血、脂、狐、蛇、鳖是也。《千金》、《外台》言之详矣。

愚按：经曰：气主煦之，血主濡之。若血不流，则凝而为瘕也。瘕者，中虽硬而忽聚忽散，多因六淫七情，饮食起居，动伤脏腑而成。当与痃癖诸症治同，慎不可复伤元气。

桃仁煎 治血瘕。

桃仁 大黄炒，各一两 虻虫半两，炒黑 朴硝二两②

上为末，以醇醋一钟，石器中煮三分，下煎三味，不住手搅，煎至可丸，下朴硝，丸桐子大。不吃晚食，五更初温酒下五丸，日午下秽物。如未见再服，仍以调气血药补之。向在毗陵，一妇人小便不通，脐腹胀甚。予诊之曰：此血瘕也。用前药一服，腹痛，下血块血水即愈。此药猛烈太峻，气血虚者，斟酌与之。

大硝石丸 治七癥八瘕，当用此药去之，不令人困。

硝石三两 大黄四两 人参一钱 甘草八分

---

①柴胡：此后原有“汤下”两字，据上海科技本删。

②二两：原脱，据《妇人良方》补。

上为末，苦酒一升，石器中，先入大黄煎膏，入余药，丸梧子大。每服三十丸，米饮下，三日一服，宜下赤物。

妇人腹中瘀血方论第十

妇人腹中瘀血者，由月经闭积，或产后余血未尽，或风寒滞瘀，久而不消，则为积聚癥瘕矣。

愚按：前症若郁结伤脾，用加味归脾汤。若恚怒伤肝，用加味逍遥散。若产后恶露，用失笑散。若肝脾亏损，用六君、柴胡，以补元气为主。胃气虚弱，用益气汤加茯苓、半夏为主。大凡腹中作痛，畏手按者，此内有瘀血。若形体如常，属病气元气俱实，用桃仁承气汤直下之。若痛而肢体倦怠，饮食少思，此脾胃受伤，属病气有余，元气不足，用当归散调和之。若痛而喜手按腹，形气倦怠，饮食少思，此元气病气气俱不足，用六君、炮姜、芎、归纯补之。若痛而大便不实，饮食难化，此脾胃虚寒，用六君、炮姜、肉果温补之。若痛而作呕少食，此脾胃虚弱，用六君、炮姜、藿香。若痛而呕吐不食，泄泻，用六君加姜、桂。若兼手足逆冷，自汗，更加附子。此症多有因攻伐而致者。

附　治　验

一妇人耳下肿赤，寒热口苦，月经不调，小腹内一块。此肝火气滞而血凝也，用小柴胡加山栀、川芎、丹皮治之，诸症悉退。

一妇人久患腹痛，去瘀血方止，而复大痛，诸药不纳。予以为脾胃之气虚寒，用参、术、炮姜，丸如黍，每用数粒，津咽下，后以二味浓煎，渐呷而愈。

桃仁丸　治瘀血不利，月水不调，发热作渴，心腹满急，或肚腹中作痛。

桃仁　大黄炒，各三两　虻虫炒，去翅足　水蛭炒焦，各四十枚

上为末，炼蜜丸桐子大，每服五六丸。空心热酒下。

附　　方

桃仁承气汤　治瘀血小腹急痛，大便不利，或谵语口干，漱水不咽，遍身黄色，小便自利，或血结胸中，手不敢近腹，或寒热昏迷，其人如狂。

桃仁半两　大黄炒，二两　甘草二钱　肉桂一钱

上姜水煎，每日五更服。

附　　方

加味归脾汤　治瘀血已去，或脾经失血，小腹作痛，无寐，发热盗汗，或脾伤不能摄血，或心脾伤痛，嗜卧少食，或忧思伤脾，血虚发热，或肢体肿痛，大便不调，或经候不准，晡热内热。

加味逍遥散方见二十四卷第四论

失笑散方见二十卷第五论

六君子汤

补中益气汤二方见二十四卷第六论

当归散方见后卷第五论

小柴胡汤方见二十四卷第二论

妇人癥痞方论第十一

妇人癥痞，由饮食失节，脾胃亏损，邪正相搏，积于腹中，牢固不动，故名曰癥。得冷则作痛，冷入子脏则不孕，入胞络则月水不通。

愚按：前症若脾胃虚弱，用六君子加芎、归。若肝脾虚弱，用补中益气及归脾汤。若肝火郁滞，佐以芦荟、地黄二丸，外贴阿魏膏。患者须慎七情六淫，饮食起居。治者不时审察病机而药之，庶几有效。

附　方

山甲散　治癥痞瘀血，心腹作痛。

穿山甲灰炒燥　鳖甲醋炙　赤芍药　大黄炒　干漆炒令烟尽　桂心各一两　川芎　芫花醋炙　当归尾各半两　麝香一钱

上为末，每服一钱，酒调下。

六君子汤

补中益气汤二方见二十四卷第六论

归脾汤方见二十四卷第四论

六味地黄丸方见二十四卷第十二论

芦荟丸

阿魏膏二方见本卷第七论

妇人食癥方论第十二

妇人食癥，由脏腑虚弱，经行不忌生冷饮食，或劳伤元气所致。陈无择云：经不行者，宜先导之，然后固元气为主。

愚按：前症若形气虚弱，须先调补脾胃为主，而佐以消导。若形气充实，当先疏导为主，而佐以补脾胃。若气壅血滞而不行者，宜用乌药散，散而行之。若脾气虚而血不行者，宜用四君、芎、归，补而行之。若脾气郁而血不行者，宜用归脾汤，解而行之。若肝脾血燥而不行者，宜用加味逍遥散，清而行之。大抵食积痞块之症为有形。盖邪气胜则实，真气夺则虚，当养正辟邪，而积自除矣。虽然，坚者削之，客者除之，胃气未虚，或可少用。若病久虚乏者，不宜轻用。

乌药散方见后

妇人积年血癥方论第十三

妇人积年血癥，由寒温失节，脾胃虚弱，月经不通，相结盘牢，久则腹胁苦痛，宜用三棱煎主之。

愚按：前症多兼七情亏损，五脏气血乖违而致。盖气主煦之，血主濡之，脾统血，肝藏血，故郁结伤脾，恚怒伤肝者，多患之。腹胁作痛，正属肝脾二经症也。窃谓罗谦甫先生云：养正积自除。东垣先生云：人以胃气为本。治法宜固元气为主，而佐以攻伐之剂，当以岁月求之。若欲速效，投以峻剂，反致有误。上七症方药，当互相参用。

附　方

三棱煎　治血燥血瘕，食积痰滞。

莪术醋浸，炒　三棱各三两　青皮去白　半夏　麦芽炒，各一两

上用好醋一钟，煮干焙为末，醋糊丸桐子大。每服三四十丸，淡醋汤下。痰积姜汤下。

妇人血气心痛方论第十四

妇人血气心痛，由脏腑虚弱，风冷所乘。盖心为诸脏之主，若心受伤，名真心痛，朝发夕死，夕发旦死。若心络伤，故痛发乍轻乍甚，而成斯症也。

愚按：前症若寒邪所伤，温散之；饮食停滞，消导之；肝火妄动，辛平之；脾气郁结，和解之。仍与后六症方药同用。

附治验

一妇人久患心痛，饮食少思，诸药到口即吐。予以为脾土虚弱，用白术一味，同黄土炒，去土，每服一两，以米泔煎浓，徐服少许。数日后自能大饮，用三斤余而安。

上舍孙履学长子室，素怯弱，产后患疥疮，年余不愈。因执丧旬月，每欲眩仆。一日感气，忽患心脾高肿作疼，手不可按，而呕吐不止，六脉微细。或见其形实，误认诸痛不可补气，乃用青皮、木香、五味、吴茱萸等药而愈。继复患疟且堕胎，又投理气行血之药，病虽去，元气

转脱，再投参芪补剂，不应矣，六脉如丝欲绝。迎予至，诊之曰：形虽实而脉虚极，反用理气之剂，损其真气故也。连投参、芪、归、术、附子、姜、桂二剂，间用八味丸，五日寝食渐安，六脉全复。此症若心脾疼痛时，即服此等药，痛亦不作矣。

附　方

乌药散　治血气壅滞，心腹作痛。

乌药　莪茂醋浸，炒　桂心　当归　桃仁　青皮　木香各三分

上为末，每服二钱，热酒调下。

灵苑方　用生五灵脂为末，每服一钱，沸汤下，日三服。

八味丸方见二十四卷第十一论

妇人血气心腹疼痛方论第十五

妇人血气心腹疼痛，由脏腑虚弱，风邪乘之，真邪相搏，随气上下，故心腹作痛也。

愚按：前症若气滞血瘀，用没药散。劳伤元气，用益气汤。肝脾郁结，用四七汤。怒动肝火，用小柴胡汤。肝脾血虚，用四物汤。脾肺气虚，用四君子汤。中气虚弱，用补中益气汤。气血俱虚。用八珍汤。

附治验

一妇人每怒，心腹作痛，久而不愈。此肝火伤脾气也，用炒山栀一两，生姜五片，煎服而痛止，更以二陈加山栀、桔梗，乃不发。

一妇人怀抱郁结，不时心腹作痛，诸药不应，用归脾汤倍加炒山栀而愈。

陈湖陆小村母，久患心腹疼痛，每作必胸满呕吐，手足俱冷，面赤唇麻，咽干舌燥，寒热不时，月余竟夕不安，其脉洪大，众以痰火治之，屡止屡作。迨乙巳春，发频而甚，仍用前药反剧。此寒凉损真之故，内真寒而外假热也。且脉息洪弦而有怪状，乃脾气亏损，肝木乘之而然，当温补胃气。遂用补中益气汤加半夏、茯苓、吴茱萸、木香，一服熟寐彻晓，洪脉顿敛，怪脉顿除，诸症释然。

附　方

琥珀散　治气滞心腹撮痛，或月经不行，小便疼痛。

乌药　莪茂醋浸，炒，各二两　当归一两

上为末，每服二钱，温酒调下。

蠲痛散　治血气刺痛。

荔枝核烧存性，半两　香附子一两

上为末，每服二钱，盐酒送下。

菖蒲丸　治血积心脾作痛。男六德续添

九节菖蒲六两　吴茱萸炒　香附子各四两

上为末，醋调神曲糊丸桐子大。每四五十丸，淡姜汤调下。

没药散　治血气不行，心腹作痛，或行注疼痛，或月经不调，发热晡热，并宜用之。

红花　没药　当归　玄胡索炒，各等分

上为末，每服二钱，童便酒调下。

木香枳术丸　破滞气，消饮食，开胃进食，消化痰涎。

木香　枳实炒，各一两　白术炒，二两

上为末，每服五钱，姜枣水煎服。

木香化滞汤　治脾胃虚弱，饮食停滞，腹胀作痛，或心下痞满，不思饮食。若忧怒饮食而致者，尤宜用之。

木香　红花各三钱　橘皮　当归梢各二钱　柴胡四钱　草豆蔻　甘草各五钱　半夏一两　枳实炒，二钱

上每服三五钱，姜水煎服。

补中益气汤

四君子汤

四物汤三方见二十四卷第六论

四七汤方见十一卷第七论

小柴胡汤方见二十四卷第二论

八珍汤

归脾汤二方见二十四卷第四论

二陈汤方见二十四卷第五论

妇人血气小腹疼痛方论第十六

妇人小腹疼痛，由胞络受冷，搏于血气，结于小腹，因虚发动，故痛也。

愚按：前症若气寒血结，用威灵仙散。气滞血凝，用当归散。肝经血虚，用四物汤加参、术、柴胡。肝经湿热，用龙胆泻肝汤。肝脾气虚，用六君子汤加柴胡、芍药。肝脾虚寒，用六君子汤加柴胡、肉桂。若兼呕吐，加木香。四肢逆冷，再加炮姜。

附治验

通府张孟威云：其妹小腹痛，用附子理中汤，附子服过八十余枚，此乃沉寒痼冷之甚，不多有者。

附方

威灵仙散 凡冷气滞血，小腹疼痛，或经行遇怒，腹胀痛，宜用之。

威灵仙一两 当归 没药 木香 桂心各半两

上为末，每服一钱，热酒调下。

当归散 凡血积小腹疼痛，或因气逆，月经不行，肚腹作痛。

当归炒 赤芍药 刘寄奴① 没药 枳壳麸炒 玄胡索炒，各等分

上为末，每服一钱，热酒调下。

四物汤

六君子汤二方见二十四卷第六论

龙胆泻肝汤方见二十四卷第八论

附子理中汤方见二十一卷第九论

妇人两胁胀痛方论第十七

妇人两胁胀痛，因脏腑虚弱，气血不调，风冷客于胞络，相搏壅塞痛也。

愚按：东垣先生云：胸腹作痛，口苦舌干，寒热往来，发呕发吐，四肢满闷，淋溲便难，腹中急痛，此肝木之妄行也。窃谓前症，若暴怒伤血，用小柴胡、芎、归、山栀。气虚，用四物、参、术、柴、栀。若久怒伤气，用六君、芎、归、山栀。若气血俱虚，用六味地黄丸。若经行腹痛，寒热晡热，或月经不调，发热痰咳，少食嗜卧，体痛，用八珍、柴胡、丹皮。若胁胀发热，口渴唾痰，或小便淋沥，颈项结核，或盗汗便血，诸血失音，用六味丸。若两胁作胀，视物不明，或筋脉拘急，面色青，小腹痛，或小便不调，用补肝散。若概用香燥之剂，反伤清和之气，则血无所生，诸症作焉。丹溪先生云：右胁痛，用推气散、小龙荟丸、当归龙荟丸、控涎丹、抑青丸、十枣汤，皆病气元气俱实之剂，用者审之。

附治验

一妇人性急，吐血发热，两腹胀痛，日晡益甚，此怒气伤肝，气血俱虚也。朝用逍遥散，倍加炒黑山栀、黄柏、贝母、桔梗、麦门冬，夕以归脾汤送地黄丸而愈。

一孀妇内热晡热，肢体酸麻，不时吐痰，或用清气化痰药，喉间不利，白带腹胀；用行气散血药，胸膈不利，肢体时麻。此郁怒伤肝脾而药益甚也，予则朝用归脾汤以解脾郁生脾气，夕用加味逍遥散以清肝火生肝血，百余剂而愈。后因怒，

①奴：原作“生”，据《妇人良方》改。

饮食日少，肢体时麻。此乃肝火侮土，用补中益气加山栀、茯苓、半夏而痊。又饮食失调，兼有怒气，肢体麻甚，月经如注，脉浮洪而数。此脾受肝伤，不能统血而致崩，肝气亏损阴血而脉大。继用六君加芎、归、炮姜而血崩止，又用补中益气加炮姜、茯苓、半夏而元气复，更用归脾汤、逍遥散调理而康。

附　　方

威灵仙散　治冷气血滞，两胁作痛。方见前

人参紫荆皮散　治心腹刺痛，胸膈饱满，不进饮食。

紫荆皮　苍术　石菖蒲各一两　香附子二两　人参五钱　木香三钱

上为末，米糊丸桐子大。每服三十丸，食后姜汤下。

左金丸一名四金丸　治肝火胸腹胀痛，或发寒热，或头目作痛，或大便不实，或小便淋秘，或小腹疼痛，及一切肝火之症。

黄连炒，六两　吴茱萸一两，汤煮片时用

上为末，粥丸。白术陈皮汤下。

当归龙荟丸　治肝经实火，胸胁胀痛，或大便秘结，小便涩滞，凡属肝经实火者宜用之。

当归　龙胆草炒焦　栀子仁炒　黄连炒　黄芩炒，各一两　大黄炒　芦荟　青黛各五钱　木香二钱五分　麝香另研，五分

上为末，用神曲糊丸桐子大。每服二十丸，姜汤下。

补肝散　治肝脾二经气血亏损，胁胀作痛，或胁胀头晕，寒热发热，或遍身作痛，经候不调。

山茱萸肉　当归　五味子炒，杵　山药　黄芪炒　川芎　木瓜各五钱　熟地黄自制　白术炒，各一钱　独活　酸枣仁炒，各四两

上为末，每服五钱，枣水煎服。

小柴胡汤方见二十四卷第二论

四物汤

补中益气汤

六君子汤三方见二十四卷第六论

六味丸方见二十四卷第十一论

八珍汤

逍遥散

归脾汤

加味逍遥散四方见二十四卷第四论

妇人心腹胀满方论第十八

妇人心腹胀满，由心脾虚损，邪气乘之。此足少阴肾经之脉，起于足小指，贯肾络膀胱，入肝肺，出络于心，若邪搏三经并结于脾，脾虚则心腹胀满矣。

愚按：前症脾胃虚痞，用六君子汤。脾胃虚寒者，用人参理中汤。郁结气滞者，用归脾汤。肝侮脾土，用六君加柴、芍。脾气壅滞，用平胃散。肺气壅滞，用柴苏饮。宿食壅滞，用养胃汤。脾血虚痞，用四物加参、术。上六症当互相参用，仍与六卷第七论同用。

附　治　验呕吐心腹痛见七卷第一论

一妇人胸膈不利，饮食少思，腹胀吞酸，或用疏利之药，反致中满不食。予以为脾土虚而肝木胜，用补中益气汤加砂仁、香附、煨姜，又以六君子加芎、归、桔梗而愈。

吴江史玄年母，久病之后遇事拂意，忽胸腹胀满，面目微肿，两腿重滞，气逆上升，言语喘促，所服皆清气之剂，不效。予曰：此脾肺虚寒也。先用六君子汤一剂，病热顿减。后用补中益气加茯苓、半夏、干姜二剂，形体顿安。后以七情失调，夜间腹胀，乃以十全大补加木香治之而痊。

附　　方

白术散　治脾胃气滞，心腹胀满，不欲饮食。

白术炒　草果　诃子　茯苓　槟榔　桂心各五分　陈皮　厚朴姜炒　人参各一钱　甘草炒，三分

上姜枣水煎服。

愚按：前方治胸膈气滞、饮食内停之良剂。若脾血虚痞，须用四物、参、术。脾气虚痞，须用四君、芎、归。

《补遗》：治心腹胀满。予尝独用厚朴姜汁炒，每服五钱，姜七片，水煎温服，不拘时候，间服沉香降气汤，得效。此病气元气壅实之治法也。

附　　方

平胃散　治脾气壅滞，胸腹不利，或饮食不进，停滞呕吐。

苍术　厚朴姜制　陈皮各一钱五分　甘草炙，五分

上姜枣水煎服。

人参养胃汤　治脾气壅滞，胸膈不利，或饮食壅滞，胸腹胀闷，或兼外感风寒，头痛呕吐等症。方见二十一卷第九论

四物汤

六君子汤

补中益气汤三方见二十四卷第六论

人参理中汤方见二十卷第八论

十全大补汤

归脾汤二方见二十四卷第四论

紫苏饮方见十二卷第八论

调中益气汤方见四卷第九论

卷　八

临川　陈自明编
吴郡　薛　己注

妇人小便淋沥不通方论第一

妇人淋沥，由肾虚而膀胱热也。盖膀胱与肾为表里，主于水，行于脬者，为小便也。若肾虚则小便频数，膀胱热则小便淋沥，甚则不通，腹胀喘急，当速治之。

愚按：前症若膀胱热结，用五淋散。若脾肺虚热，用补中益气汤加山药、五味、麦冬。若脾经郁热，用加味归脾汤。若肺经郁火，用黄芩清肺饮。若肝经湿热，用龙胆泻肝汤。血虚，用加味逍遥散。阴虚，用六味丸加柴胡、山栀。大抵不渴而不利者，热在下焦血分也，用滋肾丸。渴而不利者，热在气分也，用清肺饮。尺脉数而无力者，阴火盛而阳不能化也，用六味丸、滋肾丸为主。尺脉浮而无力者，阳气虚而阴不能生也，用加减八味丸、滋肾丸为主。

附　治　验

一妇人素有前患，内热体倦。余以为肝火血少，脾气虚弱，用八珍、逍遥二散，兼服月余而小便利，又用八珍汤而气血复。

一妇人患前症，面青胁胀，诸药不应。予以为肝经气滞而血伤，用山栀、川芎煎服而愈。

一妇人小便不利，小腹并水道秘闷，或时腹胁胀痛。余以为肝火，用加味逍遥散加龙胆草，四剂稍愈。乃去胆草，佐以八珍散加炒黑山栀，兼服而瘥。

石韦汤　治小便实热，气滞淋沥。

石韦　黄芩炒　木通　榆白皮　葵子　瞿麦　甘草各五分

上姜水煎服。

鸡苏散　治血热淋沥。

鸡苏叶　木通各二两　生地黄　滑石各三两　刺蓟根一两

上每服半两，淡竹叶三七片，水煎。

桃仁煎　治血瘕小便如淋，脐腹胀痛。方见血瘕门第七卷第九论

火府丹　治心经积热，小便涩及五淋。加甘草名导赤散

生地黄二两，杵膏　木通为末　黄芩炒，各一两

上加蜜，丸桐子大。每服三十丸，木通煎汤下。

许学士云：一卒病渴，日饮水斗许，不食者三月，心中烦闷，时已十月。余谓心经有伏热，与火府丹数服。越二日来谢云：当日三服渴止，又三服饮食如故。此本治淋，用治渴，可谓通变也。

一方牛膝一合，水煎，入麝香少许服之。鄞县耿武尉梦得，其内患淋，下砂石剥剥有声，甚为苦楚，一服而愈。

附 方

滋肾丸 治热在血分，不渴而小便不利；或肾虚足热，腿膝无力，不能履地；又下焦阴虚，小便不利，肚腹肿胀；或皮肤胀裂，眼睛突出。此神剂也。

知母酒炒 黄柏酒炒，各二两 肉桂二钱

上各另为末，水丸桐子大。每服二百丸，空心白汤下。

黄芩分清饮 治肺热小便不利，宜用此药清之。

黄芩炒 山栀炒，各一钱

上水煎服。不利，加盐豉二十粒。

五淋散 治膀胱有热，水道不通，淋沥不出，或尿血如豆汁，或成砂石，或如膏汁，或热怫便血。

赤茯苓一钱五分 赤芍药 山栀各一钱 当归 甘草各一钱五分

上入灯心，水煎服。

补中益气汤方见二十四卷第六论

八珍汤

加味归脾汤

加味逍遥散三方见二十四卷第四论

龙胆泻肝汤方见二十四卷第八论

加减八味丸

六味丸二方见二十四卷第十一论

妇人转脬小便不利方论第二

妇人转脬，或内热传搏于胞，或忍小便，气逆于内，以致小腹急痛，不得小便，甚者至死。

愚按：前症不问男女，孕妇转脬，小便不利，命在反掌，非八味丸不能救。余参前后论主治。

附治验余见第十五卷

一妇人小便淋沥，小腹胀闷，胸满喘急，诸药不应。余视为转脬之症，用八味丸一服，小便如涌而出。

一妇人因郁怒，小便滴涩，渐至小腹肿胀，痰咳喘促。余用八味丸料煎服，小便即利而痊。

一妇人素善怒，小便淋沥不利，月经不调半载矣。或两胁胀闷，或小腹作痛，或寒热往来，或胸乳作痛，或咽喉噎塞，或两脚筋挛，或肢节结核，面色青黄不泽，形气日瘦，左关弦洪，右关弦数。此郁怒伤肝脾，血虚气滞为患。朝用加味归脾汤以补脾气，解脾郁，祛肝火；夕用滋肾丸、生肝散，滋肾水以生肝血，抑肝火，舒筋膜。兼服月余而愈。

滋肾生肝饮

山药 山茱萸肉，各一钱 熟地黄自制，二钱 泽泻 茯苓 牡丹皮各七分 五味子杵，炒，五分 柴胡三分 白术 当归 甘草三分

上水煎服。

葱白汤 治气滞小便不通，腹胀欲死。

橘皮三两 葵子一两 葱白一茎

上水煎，分三服。

八味丸 治脬转小便不通，殊有神效。但世所不用，以致误人多矣。方见二十四卷第十一论

滑石散 治脬转小便数日不通。

滑石一两 寒水石二两 葵子一合

上为末，以水一斗，煮至五升，时服一升，即利。

又方

乱发烧灰 葵子 车前子各等分

上为末，每服二钱，酒调服。

石韦汤 治转脬小便不通。方见前

治强忍小便，致脬转尿不利，困笃欲死。

滑石二两 乱发灰一两

上为末，每服三钱，桃白皮一斤，细

切熟杵，入水三盏，绞取汁调服。《千金翼》用杏仁二十粒去尖皮，麸炒共嚼细，水送下，立通。

一方，皂角为末，吹鼻内取嚏。

妇人小便数方论第三

小便乃肾与膀胱主之，盖肾气通于阴，若二经虚而热乘之，则小便涩滞，虚则频数也。

愚按：前症若肝经火动，用逍遥散加龙胆草、车前子。膀胱火动，六味丸加麦门、五味。肝肾湿热，龙胆泻肝汤。郁伤肝脾，加味逍遥散、加味归脾汤。肝脾肺气虚，补中益气加麦门、五味。肝经血虚，加味逍遥散。肾气虚败，鹿茸散，如不应，用八味丸。

附　治　验

一妇人患前症，小便频数，日晡热甚。此肝脾血虚，气滞而兼湿热也。用加味逍遥散加车前子而愈。

一妇人患前症，发热烦躁，面目赤色，脉洪大而虚。余谓此血虚发燥，用当归补血汤数剂而痊。

一妇人久患前症，泥属于火，杂用寒凉止血之剂，虚症悉具。余曰：此脾胃亏损而诸经病也，当补中气为主。遂以六君子、补中二汤，兼服两月余，寻愈。

桑螵蛸散　治肾气虚寒，小便数少，或时频数，或夜间尤数。

桑螵蛸三十枚，炒　鹿茸炙　牡蛎煅　甘草炒，二两　黄芪炒

上为末，每服二三钱，食前空心用姜汤调下，日二服。

缩泉丸　治脬气虚寒，小便频数，或遗尿不止，小儿尤效。

乌梅　益智仁等分

上为末，酒煎山药末为糊丸桐子大。每服七十丸，盐酒或米饮下。

鹿茸散　治肾气虚寒，便溺数甚，或夜间频数遗溺。

鹿茸炙　乌贼鱼骨　桑寄生　当归　龙骨煅，各二两　白芍药炒　附子炮，各三钱　桑螵蛸炙，各五钱

上为末，每服二钱，空心并食前用温酒调下，作丸服亦可。凡用附子，重一两二四钱，底平顶圆，周围有瓣者方是。

附　　方

当归补血汤

八味丸

六味丸

加减八味丸四方见二十四卷第十一论

逍遥散

加味逍遥散

加味归脾汤三方见二十四卷第四论

六君子汤

补中益气汤二方见二十四卷第六论

妇人遗尿失禁方论第四

经云：膀胱不利为癃，不约为遗溺。乃心肾之气，失其常度也，故有便道涩而遗者，有失禁而不知自遗者，亦有生产伤膀胱不时而遗者，有脬寒脏冷遗而不知者。

愚按：《内经》曰：胞移热于膀胱，则癃溺血。膀胱不利为癃，不约为遗溺。注曰：膀胱为津液之府，水注由之。然足三焦脉实，约下焦而不通，则不得小便。足三焦脉虚不约下焦，则遗溺也。《灵枢经》曰：足三焦者，太阳之别也，并太阳之正，入络膀胱，约下焦，实则闭癃，虚则遗溺。窃谓前症，若肝肾虚热，挺孔痿痹，用六味丸。如不应，用加减八味丸。阳气虚惫，膀胱积冷，用鹿茸丸。如不应，用八味丸。若脾气虚弱，不能禁

止，用补中益气汤加山药、山茱、五味。若肺气虚寒，前汤加桂、附。此症属虚热者多，真寒者少，治宜审察。

附治验附小便遗溺

一妇人小便自遗，或时不利，日晡益甚。此肝热阴挺不能约制，用六味丸料加白术、酒炒黑黄柏七分、知母五分，数剂诸症悉愈。若误用分利之剂，愈损真阴，必致不起。

一老妇患前症，恶寒体倦，四肢逆冷。余以为阳气虚，先用补中益气加附子三剂，不应。遂以参附汤四剂稍应，仍以前药而安。附子计用四枚，人参三斤许。

一妇人病愈后，小便出屎。此阴阳失于传送，名大小肠交也。先用五苓散二剂而愈，又用补中益气而安。

鹿茸丸　治阳气虚寒，小便白浊，滑数不禁，或脐腹阴冷，大便不实。

鹿茸炙　椒红　桂心　附子炮　牡蛎煅　补骨脂炒　石斛　肉苁蓉酒浸　鸡胜胵炙　沉香各一两　桑螵蛸炙，二钱

上为末，酒糊丸桐子大。每服三十丸，空心温酒下。

秘元丹　治阳气虚，小便不禁，或夜多小便频数。

白龙骨煅，三两　诃子十个，去核　缩砂去皮，一两

上为末，糯米[1]粥丸，桐子大。每服五十丸，空心盐酒下。

又方　鹿角镑，炒为末，每服三五钱，空心热酒调下。

又方　鸡胜胵炙为末，每服二三钱，空心，酒调下，日二三服。

又方　桑螵蛸酒炒为末，每服二钱，空心姜汤调下。

附方

六君子汤

补中益气汤二方见二十四卷第六论

六味丸

加减八味丸

八味丸三方见二十四卷第十一论

参附汤方见十九卷第六论

五苓散方见二十卷第九论

妇人小便出血方论第五

心主于血，通行经络，循环脏腑。若得寒则凝涩，得热则妄行，失其常道则溢渗于脬，则小便出血也。

愚按：前症肝经血热者，加味逍遥散。怒气血伤者，加味逍遥散调送发灰。若肝经风热者，加味逍遥散送子芩丸。气血俱虚者，八珍汤送发灰。膏粱积热者，清胃散加槐花、甘草。风热伤胃者，四君子加防风、枳壳。胃气不能摄血者，补中益气汤。郁结伤脾，不能摄血者，济生归脾汤。

附治验

一妇人尿血，因怒寒热，或头疼或胁胀。此脾血虚而肝火盛，用加味逍遥散而血胀止，补中益气加蔓荆子而头痛痊。后郁怒腹痛尿血，仍用前散加龙胆草，并归脾汤治之。将愈，又因饮食所伤，复作心忡不宁，彻夜不寐，仍用前汤而痊。

一妇人尿血，面黄体倦，饮食不甘，晡热作渴。此脾胃气虚，不能摄血归经，用补中益气以补胃气，用归脾汤以解郁结，更用加味逍遥散以调养肝血而痊。

一妇人小便出血，服四物、蒲黄之类，更加发热吐痰，加芩、连之类又饮食少思，虚症蜂起，肝脉弦而数，脾脉弦而缓。此因肝经风热，为沉阴之剂，脾伤不

---

[1]米：原脱，据上海科技本补。

能统摄其血，发生诸脏而然也。予用补中益气汤、六味地黄丸而痊。

鹿茸散　治劳损尿血，发热内热，或寒热往来，口干作渴。

鹿茸炙　当归　熟地黄自制　葵子炒　蒲黄炒　续断酒炒，各等分

上为末，每服二钱，酒调，日三服。

发灰散　治起居所伤，小便尿血，或忍尿脬转，脐下急痛，小便不通。又治肺疽心衄，内崩吐血，舌上出血，用乱发烧灰。本草云：能疗瘀血，通关隔，利水道，破癥瘕痈肿，狐疝刺痛，痓，杂疮，疗脬转，通大小便，止咳嗽鼻衄。

上每服二钱，以米醋汤调服。

生地黄散　治血热，小便出血。

生地黄二钱　黄芩炒，五钱　阿胶炒　柏叶炒，各一钱

水煎服。

当归散　治血分有热，小便出血，或时尿血。

当归　羚羊角镑　赤芍药各半钱　生地黄　刺蓟叶各一钱

上水煎服。

又方　治血分有热，用生地黄杵取汁，每用一小盏，日三服。

又方　治血分有热，小便尿血，用炒蒲黄末，每服二钱，温酒调下，滚汤亦下。

又方　肾虚，鹿角胶二两，炙黄为末，作二服，长流水调。

附　方

八珍散

加味逍遥散

归脾汤三方见二十四卷第四论

子芩丸方见十二卷第六论

清胃散方见二十四卷第一论

四君子汤

补中益气汤二方见二十四卷第六论

妇人大便不通方论第六

夫大便不通者，由脏腑不调，寒热之气结于肠胃，或经水过多，内亡津液。宜用三脘散，或四物加青皮，或七宣丸、麻仁丸，选而用之。

愚按：前症或大肠津液干涸，或血虚火烁，不可计其日期，饮食数多，必待腹满胀，自欲去而不能者，乃用猪胆汁润之。若妄服苦寒辛散之剂，元气愈伤，或通而不止，或成中痞之症。大抵血虚火燥，用加味逍遥散。气血俱虚，用八珍汤。燥药伤血，用四物、连翘、甘草。克伐伤气，用四君、川芎、当归。内热作渴，饮汤脉实，用竹叶黄芪汤。内热作渴，饮冷脉涩，用四物送润肠丸。肝胆克脾土，而不能输送，用小柴胡加山栀、郁李仁。肠胃气虚而不能传送，用补中益气加芍药、厚朴。积热而秘结，用清胃散加芍药。其有热燥风燥，阳结阴结，皆不宜损中气，治者审之。

附 治 验

一妇人痰喘内热，大便不通，两月不寐，脉洪大，重按微细。此属肝肺肾亏损，朝用六味丸，夕用逍遥散，各三十余剂，计所进饮食百余碗，腹始痞闷，正前所谓血虚火烁也。以猪胆汁导而通之，用十全大补汤调理而安。

附　方

通神散　治大便实热不通，其证心腹胀痛，手不得近，心胸闷，而欲饮食者。

大黄炒　芒硝　槟榔　桃仁杵　郁李仁汤浸，去皮，酒炒，各一两

上为末，每服二钱，粥饮调。

大麻仁丸　治肠胃风结，大便常秘，

而欲饮食者。

大麻仁别研如膏　大黄炒，各二两　槟榔　木香　枳壳麸炒，各一两

上为末，入麻仁，炼蜜丸桐子大。每服二十丸，温水下。

皂角丸　治大肠经有风，大便秘结而不坚实者。

皂角炙，去子　枳壳麸炒，等分

上为末，炼蜜丸桐子大。每服七十丸，空心米饮下。

苏麻粥　顺气滑肠，用紫苏子、麻子仁，水研取汁，煮粥食之。

润肠丸　治伏火风热，大肠干燥。若因失血，或因肾虚，当滋肾水，最忌此丸。

麻子仁　桃仁去皮尖，另研，各一两　羌活　当归尾　大黄煨　皂角仁　秦艽各五钱

上另研为末，炼蜜丸。每服五十丸，空心白汤送下。如直肠干涩，用猪胆汁导之，亦忌前药。

附　方

加味逍遥散

八珍汤二方见二十四卷第四论

补中益气汤

四物汤

四君子汤三方见二十四卷第六论

竹叶石膏汤方见二十四卷第三论

小柴胡汤方见二十四卷第三论

清胃散方见二十四卷第二论

疮科竹叶黄芪汤方见二十四卷第四论

妇人老弱风人便秘戒用利药方论第七

初虞世云：肺主气，肺气不降，则大肠不能传送。宜用杏仁、枳壳、诃子等药。若老弱风人，津液短少，大便秘涩，用胡麻、杏仁、麻仁、阿胶、皂角之类。每见用驶利之药，大便虽通，精血复伤，反致他病。一男子，病风淫末疾，或用驶药利之，患肺痿，咯脓血，至大便不通而死，惜哉。

愚按：前症若胃强脾弱，津液不得四布，但输膀胱，小便数而大便难者，用脾约丸。若阴血枯槁，内火燔灼，脾肺失传，大便秘而小便数者，用润肠丸。此丸若用之于热甚气实与西北禀厚者，无有不效。若用于东南及虚热而气血不足者，则脾愈弱而肠愈燥，反致虚痞矣。此东垣先生之治法也。其搜风顺气丸，中贵及西北人用之多效，东南人用之无不致害。

附　治　验

一老妇大便欲去而难去，又不坚实，腹内或如故，或作胀，两关尺脉浮大。余以为肠胃气血虚弱，每服十全大补汤加肉苁蓉，去后始快。若间二三日不服，腹内仍胀，大便仍难。

搜风顺气丸　治痔漏肠风，风热闭结，元气充实者。

车前子一两五钱　大麻子微炒　大黄五钱，半生半熟　牛膝酒浸　郁李仁汤泡　枳壳麸炒　菟丝子酒浸，蒸晒，为末　山药二钱

上为末，炼蜜丸桐子大。每服二十丸，空心白汤送下。

子和脾约丸

麻仁一两二钱半　枳壳麸炒　厚朴姜制　芍药各一两　大黄四两，蒸　杏仁去皮尖，炒，一两二钱

上为末，入杏仁膏，炼蜜丸桐子大。每服二三十丸，空心用滚汤送下。内杏仁研烂。

妇人泄痢秘结方论第八

经云：春伤于风，夏必飧泄。盖木刑

土也，土不能渗泄，则木气胜，故津液燥而秘，不可专以风治。张氏母，年七十，患痢频数，腰脚拘挛，百方不愈，用蒺藜、酸枣仁治之即愈。黄鲁直苦秘结，亦用前药而愈。故受症有不同也。

愚按：前症若因足三阴亏损发热作渴，胸膈不利，饮食善消，面带阳色，脉洪而虚，肢体倦怠者，用补中益气汤、六味地黄丸。脾肺气虚，补中益气汤。脾经郁结，用加味归脾汤。气血俱虚者，八珍加肉苁蓉。肾经津液不足者，六味地黄丸。胃火消铄津液，竹叶黄芪汤。肝木侮脾土，小柴胡加山栀、郁李仁、枳壳。膏粱积热，清胃散加山栀、郁李仁、枳壳。若燥在直肠，用猪胆导之。

附　治　验

一老妇人大便月余不通，痰喘内热，不得就枕，脉洪大，重按细微。朝用六味丸，夕用逍遥散，各五十余剂，计进饮食百余碗，小腹始闷。此火燥而消铄也，以猪胆汁润之，用十全大补而安。后仍不通，用八珍倍加肉苁蓉，常服而通。

治风人大便或秘

皂荚子三百粒，破作两片，慢火炒燥，入酥枣大，又炒燥，又入酥至焦黑为度

上为末，蜜丸桐子大。每服三十丸，煎蒺藜酸枣仁汤空心下。良久未利再服。渐加至百丸，以通为度。

蒺藜汤　用蒺藜炒，杵，去刺，三两，酸枣仁炒香一两，每用五钱，水一盏，煎七分，去滓，送下前丸。

大五柔丸　治脏气不调，大便难利，或为秘结坚硬。

大黄饭上蒸，焙，末　枳壳去穰，麸炒　白芍药炒，为末　葶苈炒，为末　牛脂熬油　苁蓉酒浸，焙，各一两　桃仁去皮尖，研，百枚　杏仁去皮尖，四十枚，研，炒黄，别杵

上和匀，炼蜜丸桐子大。米饮下三十丸，日三服，以和为度。

二仁丸　安康郡太守苦风秘，予处此方，用之甚效。

杏仁去皮尖，面炒黄　麻仁别研　枳壳去穰，麸炒，为末　诃子炒，去皮，为末

上用炼蜜丸桐子大。每服二三十丸，温水下。未利增之。

蜜导法　用好蜜四五两，石器中微火熬，不住手搅，候可丸，以蛤粉涂手，捏如指长三寸许，入大孔内，以手掩良久即通，未通再作。文潞公泄利，求速效，用石脂、龙骨等药，便秘累日甚苦。余告曰：此燥粪在直肠，药所不及，请以蜜导之。下结粪四五十枚而愈。

通气散　治虚人忧怒，以致伤肺与大肠，不能传送。

陈皮　苏叶　枳壳麸炒　木通各一钱

上水煎服。

皂角丸、苏麻粥亦佳。见前

附　　方

补中益气丸方见二十四卷第六论

六味丸方见二十四卷第十一论

加味归脾汤

八珍汤

逍遥散

加味逍遥散

十全大补汤五方见二十四卷第四论

竹叶黄芪汤方见二十四卷第二论

小柴胡汤方见二十四卷第二论

清胃散方见二十四卷首论

妇人泄泻方论第九

论曰：泄泻之症，因肠胃虚冷而邪气乘之。经云：春伤于风，夏必飧泄。盖风伤肝，肝木旺而克脾土，属外因也。若七情不平，脏气受伤，属内因也。若饮食生

冷伤脾，属不内外因也。大法寒者温之，热者凉之，滑者涩之，温者燥之。

愚按：前症若生冷所伤，用六君、木香、砂仁。辛热所伤，用二陈、炒连、山栀。面食所伤，用六君、神曲。米食所伤，用六君、谷蘖。饮食不时而伤，用四君子汤。饮食过多而伤，用六君子汤。饮食停滞，人参养胃汤。脾气虚弱者，六君、升麻、柴胡。脾气虚寒，六君、木香、炮姜。肝木乘脾者，六君、柴胡、芍药。肝火克脾者，六君、芍药、山栀。中气虚而下陷者，补中益气汤。郁结伤脾者，济生归脾汤。肾气虚者，五味子散。脾气虚者，二神丸。脾肾虚者，四神丸。命门火衰者，八味丸。真阳虚败者，固真丸。仍与滞下方参用。

附治验

侍御沈东江之内，停食腹痛作泻，以六君加木香、炮姜而愈。后复作，传为肾泄，用四神丸而安。

待御徐南湖子室，泻属肾经，不信余言，专主渗泄，以致不起。

一妇人年逾五十，不食夜饭，五更作泻，二十年矣。后患痢，午前用香连丸，午后用二神丸，各二服而痢止。又用二神丸数服，而食夜饭，不月而形体如故。

吴江史玄年母，素有血疾，殆将二纪，平居泄泻，饮食少思，面黄中满，夏月尤甚，治血之药，无虑数百剂，未尝少减。余以为脾肾虚损，用补中益气汤送二神丸，复用十全大补汤煎送前丸，食进便实，病势顿退。若泥中满忌参、术，痰痞忌熟地，便泄忌当归，皆致误事。

桂香丸 治虚寒滑泄腹痛，或呕吐不食，手足逆冷。

附子炮 肉豆蔻炮 丁香 桂心 白茯苓各一两 木香炮 白干姜炮，各两半

上为末，米糊丸桐子大。每服五十丸，空心米饮下。

胃苓散 治脾胃所伤，吐泻不止，水谷不分。即五苓散合平胃散。

上每服五七钱，用姜枣水煎，空心服，仍节饮食。

木香散 治脏腑虚寒，下泄米谷，口舌生疮，或呕吐不食。

木香煨 破故纸炒，各一两 良姜 缩砂炒 厚朴制，各三钱 赤芍药炒 橘红 桂心 白术各半两 胡椒 吴茱萸炮，各一钱 肉豆蔻煨 槟榔一钱

上为末，每服三钱，用猪肝四两，批薄，以药掺拌，量入水、醋、盐、葱、姜，煮干，空心顿食，或丸桐子大，每服百丸，粥饮下，日三服。

府傅赵宜人，患泄泻，诸药无效。诊之曰：此肝肾虚也。服前散而愈。经曰：泄痢前后不止，肾虚也。又曰：诸厥固泄，皆属于下。“下”谓下焦肝肾之气也。门户束要，肝之气也，肝气厥而上行，故下焦不能禁固而泄痢。肾为胃关，门户不安，故仓廪不藏也。

香连丸 治痢疾，并水泻暑泻腹痛，不问赤白，神效。

黄连净，二十两 吴茱萸去枝梗，十两

上先将二味用热水拌和，入磁器内，置热汤炖一日，同炒至黄连紫黄色，去茱，用连为末，每末四两，入木香末一两，淡醋米饮为丸桐子大。每服二三十丸，滚汤下。久痢中气下陷者，用补中益气汤下。中气虚者，用四君子下。中气虚寒者，加姜、桂。

三黄丸 治热痢腹痛，或口舌生疮，咽喉齿痛，及一切虚火之症。

黄芩 黄连 黄柏各炒，等分

上各另为末，米糊丸桐子大。每服七八十丸，白汤下。

芍药汤　治热痢便血后重。经曰：溲而便脓血，此气行而血止也。行血则便脓自愈，调气则后重自除。

芍药炒，一两　当归　黄连各半两　槟榔　木香　甘草炒，各二钱　桂二钱五分　黄芩炒，五钱

上每服半两，水煎。如不减，加大黄。此症多有因中气虚弱，脾气郁结者，治当审察。

二神丸加五味二两，吴茱萸四两，名四神丸　治脾肾虚弱，侵晨五更作泻，或全不思食，或食而不化，大便不实，神效。

破故纸四两，炒　肉豆蔻二两，生用

上为末，用大红枣四十九枚，生姜四两切碎，同枣用水煮熟，去姜枣，和药丸桐子大。每服五十丸，空心盐汤下。

五味子散　治肾经虚弱，大便不实，或夜间或五更泄泻。

五味子炒，二两　吴茱萸半两

上为末，每服二钱，空心米饮调下，其效如神。米糊为丸，亦可。

白术芍药汤　治脾经受湿，水泄注下，体重腹满，形体倦怠，不欲饮食；或暴泄无数，水谷不化。

白术炒　芍药炒，各二钱　甘草炒，一钱

上水煎服。

茯苓汤　治湿热泄泻，或饮食伤泻。

白术炒　茯苓各五钱

上用水煎，食前服。一方有芍药等分，名白术散。

渗湿汤　治寒湿所伤，身腰冷，如坐水中；或小便秘涩，大便溏。此症多因坐卧湿地，或阴雨所袭而致。

苍术炒　白术　甘草炒，各一两　干姜　茯苓各二两　陈皮一两　丁香各二钱半

上每服四五钱，枣水煎。

防风芍药汤　治飧泄身热，脉弦腹痛及头痛。

防风　芍药炒　黄芩炒，各二钱

上水煎服。

六君子汤

四君子汤

补中益气汤三方见二十四卷第六论

人参养胃汤方见七卷第十论

十全大补汤

《济生》归脾汤二方见二十四卷第四论

八味丸方见二十四卷第十一论

东垣补真丸方见七卷第三论

妇人协热下痢方论第十

论曰：下痢赤黄，米谷不化，作渴呕逆，小便不利，心胸烦躁，脉虚大而数。此胃经虚热，津液不分，并于大肠所致。先用五苓散，次用玉粉丹、四味阿胶丸主之。

愚按：前症若胃气气虚弱，用补中益气汤。肝木侮脾土，用六君子汤。郁结伤脾土，用归脾汤。命门火衰，用八味地黄丸。余参各论主之。

附　治　验

一妇人五月间患痢，日夜无度，小腹坠痛，发热恶寒。余以为脾气虚弱，用六君子汤送香连丸，二服渐愈。仍以前汤送四神丸，四服全愈。至七月终，怠惰嗜卧，四肢不收，体重节痛，口舌干燥，饮食无味，大便不实，小便频数，洒淅恶寒，凄惨不乐。此肺脾肾虚而阳气不伸也，用升阳益胃汤而痊。

玉粉丹

蛤粉　硫黄等分

上为末，米糊丸桐子大。每服五十丸，用米饮下。

四味阿胶丸

黄连炒　赤茯苓二两　芍药炒，三两　阿胶炒燥，一两

上为末，以醋丸桐子大。每服三十丸，食前米饮下。

附　方

补中益气汤

六君子汤二方见十十四卷第六论

归脾汤方见二十四卷第四论

八味丸方见二十四卷第十一论

妇人滞下方论第十一

经云：春伤于风，夏生飧泄。盖风喜伤肝。然春时肝木反克脾土，以致滞下赤白，里急后重，先服神术散，次用五苓散之类。烦渴腹痛，小便赤涩，脉洪数为热，用白头翁汤之类。脉虚弱为伏暑，用香薷散之类。如风邪下血，用胃风汤。腹痛呕逆，手足俱冷，六脉微细，为脏腑虚寒，急服四顺附子汤，灸气海、丹田二穴。久痢肠滑，用理中汤加肉果、诃子，或十全大补汤加木香、肉果之属。若一方一郡所患相类者，乃属疫症。

愚按：东垣云：太阴经受湿，水泻变脓血。脾传于肾者，谓之贼邪，难愈。先痢而后泻者，谓之微邪，易痊。若厥阴经下痢，脉沉微，手足厥逆，用麻黄小续命汤汗之。若身冷自汗，小便自利，脉微呕吐，用浆水散温之。若脉疾身动，下迫声响，用白术芍药汤。脉沉身静，饮食不入，用姜附汤。身体沉重，四肢不举，用术附汤。窃谓前症，若饮食停滞，用六君子汤，以补脾胃，消饮食。若胃气下流，用补中益气汤，以补脾肾，升元气。若风伤肠胃，宜用神术散，以补脾胃，解外邪。若痰积中焦，宜用六神丸，以补脾胃，化痰滞。大凡脾胃虚，宜补中气，调饮食。

附　治　验

一老妇食后，因怒患痢，里急后重，肛门脱下，此脾气下陷，用大剂六君加附子、肉蔻、煨木香各一钱，吴茱五分，骨脂、五味各一钱五分，二剂诸症悉退，惟小腹胀闷。此肝气滞于脾也，与调中益气加附子、木香五分，四剂而愈。后口内觉咸，此肾虚水泛，与六味地黄丸，二剂顿愈。又以饮食失宜，大便不实，四肢逆冷，此脾胃复伤，与六君加附子五分，及八味丸而愈。

先太宜人，仲夏患痢腹痛，去后无度，烦渴饮汤，手按腹痛稍止，脉鼓指而有力。此真气虚而邪气实也，急用人参五钱，白术、茯苓各三钱，陈皮、炙草、附子、升麻各一钱，服之即睡觉而索食，脉症顿退，再剂而安。此取症不取脉也。其时同患是症，服痢药者，俱致不起，惜哉。

神术散　治春伤于风，夏生飧泄，或伤风头痛，项背拘急，鼻流清涕。

苍术炒，二钱　藁本　川芎各一钱　羌活　粉草炒，一钱五分　细辛五分

上用姜水煎服，欲发汗加葱头。

四顺附子汤

生附子去皮脐　白干姜炒　甘草炒　人参各一两

上每服四五钱，水煎。吐泻腹痛，加肉桂半两。小便不利，加茯苓半两。若体寒自汗，手足逆冷，六脉虚弱，背寒面垢，或面如涂油，齿干烦闷，躁渴引饮，此为伏暑，宜用小柴胡汤、五苓散、酒蒸黄连丸。

加减参附汤　治寒痢阳气脱陷，呕吐不食，手足俱冷。

大附子炮　大人参各一钱　丁香十五粒

上用姜十片，米一撮，水一钟，煎服。如不应，再加之。

治噤口痢甚妙，石莲肉为末，每服二钱，陈米饮调下。

又方　干山药半生半炒黄为末，不拘时，用米饮调下。

附　方

胃风汤　治风冷乘虚，客于肠胃，以致水谷不化，泄泻注下，或肠胃湿毒，下如豆汁，或下瘀血。

人参　白茯苓　芎䓖　肉桂　当归　白芍药炒　白术炒，各等分

上每服三二钱，入粟米数粒，水煎，空心食前热服。

水煮木香丸　治久痢里急后重，日夜无度，其效如神。

罂粟壳去穰，三两　青皮去白，二两四钱　甘草炒，二两四钱　诃子炮，去核，八两　当归　木香各六两

上为末，炼蜜丸弹子大。每服一丸，水煎化，空心服。

戊己丸　治胃经受热，泄痢不止，或饮食不入，腹痛不止。

黄连炒　吴茱萸去梗，炒　白芍药各五两

上为末，面糊丸桐子大。每服三十丸，米饮食前下。

真人养脏肠　治下痢赤白，里急后重，腹痛脱肛。

粟壳蜜炙，三两六钱　人参六钱　白术六钱　肉桂八钱　当归六钱　诃子皮一两二钱　木香煨，二两四钱　肉豆蔻面煨，半两　白芍药炒，一两　甘草炒，一两八钱

上每服四钱，用水煎。脏寒加附子一两。

升阳除湿防风汤　如大便闭塞，或里急后重，数至圊而不能便，或有白脓，或兼下血，此郁结而不通也。以此汤举其阳，则阴气自降矣。慎勿利之。

苍术米泔浸，四钱　防风二钱　白术炒　白茯苓　白芍药炒，各一钱

先将苍术用水一钟半，煎至一钟，内诸药，同煎至八分，食前热服。夫饮食入胃，其气上升，输精心肺，然后下降。若脾胃有伤，不能上升，下流肾肝而成泄利。法宜升补中气，不可疏下，此东垣发前人所未论也。

调中益气汤　夫脉弦洪缓而沉，按之中下不得一涩。其证四肢满闭，肢节烦疼，难以屈伸，身体沉重，烦心不安，忽肥忽瘦，四肢懒倦，口失滋味，大小便清利而数，或上饮下便，或大便涩滞，夏月飧泄，或便后见血，或下白脓，胸满短气，咽膈不通，嗜睡无力，饮食少思。方见四卷第五论

麻黄续命汤

防风　杏仁去皮尖，各二两　麻黄去节，二两　人参　黄芩炒　芍药　防己　肉桂各一两　附子炮，去皮脐，五钱

上每服半两，用姜水煎。

白术芍药汤　治太阴脾经受湿，水泄注下，体重微满，困弱无力，不欲饮食，或暴泄无数，水谷不化，宜此汤和之。

白术　芍药炒，各一两　甘草炒，五钱

每服一两。水煎。

浆水散　治暴利如水。周身汗出，一身尽冷，脉微而弱，气短难言，甚者吐血。此为恶病，急用此药，缓则不救。

半夏一两，泡，洗　附子半两，炮　干姜一作干生姜　肉桂　甘草炙，各五钱　良姜二钱半

上为末，每服三五钱，浆水煎，和滓热服。不应，加之。

姜附汤　治霍乱转筋，手足厥冷，或吐逆身冷，脉微急，用此药救之。

干姜一两　附子一两，生用

每服半两水煎。

术附汤　治下痢脾气脱陷，肢体不

动，汗出身冷，气短喘急，或呕吐不食等症，须急用之。

白术　生附子须用好者

上为末，每服五钱，姜枣水煎，和滓服。如不应，倍用之。

六神丸　治食积赤白痢疾，或腹痛不食，或久而不止。

神曲为糊　麦芽麸炒　茯苓　枳壳麸炒　木香煨　黄连炒赤，各等分

上为末，用神曲糊丸桐子大。每服五十丸，白汤送下。

香连丸方见前

六君子汤

补中益气汤二方见二十四卷第六论

五苓散方见二十一卷第十论

六味丸

八味丸二方见二十四卷第十一论

妇人痢后呕哕方论第十二

滞下咳逆呕逆，古人谓之哕，此胃气虚寒之危症也，用橘皮干姜汤、半夏生姜汤、丁香柿蒂汤。热证咳逆，用小柴胡汤、橘皮竹茹汤。尝治一痢咳逆，脉沉弱，投退阴散两服而愈。又一痢后咳逆，灸期门穴三壮而愈。其穴在第六卷

愚按：东垣云：如泄痢而呕者，胃气不和也，上焦不和，用生姜橘皮汤。中焦不和，用芎、归、桂、苓。下焦不和而寒，治以轻剂，热甚而治以重剂。亦有胃火上冲而呕者，有积滞而呕者，有阴虚而呕者。丹溪云：下痢吃逆，自下冲上，属火之象，古方悉以胃弱言之。殊不知胃弱者，脾阴弱也，故久病变之，乃胃弱脾寒之危症。用半夏一两，生姜半两，或理中汤加枳壳、茯苓、半夏。不效，更加丁香、柿蒂各十枚。胃热咳逆，用橘皮竹茹汤。别病忽然而致，半夏茯苓汤加枳实、半夏。木香调气散最佳。

附治验

一妇人痢后呕哕，服降火化痰剂愈甚，脉洪大，按之虚细，作渴饮汤，诸药到口即呕。余以为脾胃虚寒，不能司纳，以参、术、炮姜末各一钱，以饭作丸，米饮不时过三五粒，至三两许，闻药不呕，乃以六君加炮姜，三十余剂而安。

一妇人患前症，饮食少思，胸腹膨胀，大便不实，所见之症，悉属虚寒假热。遂朝用补中益气汤加炮姜、木香，夕用六君子送四神丸，渐愈。又用八味丸料，煎送四神丸而痊。

一妇人因怒呕哕，时或昏愦，口噤，或时举体肉动，其面色或青或赤。余以为肝火炽盛，脾土受侮，用小柴胡汤加山栀、钩藤治之，渐愈。又用加味归脾、逍遥二药，调理而痊。

橘皮干姜汤　治胃寒呕哕不食，或吐痰腹痛兼泻。

橘皮　通草　干姜　桂心　甘草炒，一钱　人参各一钱

上水煎服。

橘皮竹茹汤　治哕逆。

橘皮二钱　竹茹　甘草炒　人参　半夏各一钱

上姜枣水煎。

猪苓汤　治咳而呕渴，心烦不得眠。

猪苓　赤茯苓　泽泻　阿胶炒　滑石各一钱

上水煎服。

半夏汤　治哕欲死。

半夏一两　生姜切，二两

上水煎为二服。

丁香柿蒂汤　治咳逆。

丁香十粒　柿蒂十五个

上水煎，热服。

生姜橘皮汤　治呕哕，手足厥冷。

橘皮一钱　生姜四钱

上水煎服。

退阴散　治阴毒伤寒，手足逆冷，或咳逆不止，脉沉细，头痛腰重，急进三服。若伤冷，每服一字，入正元散内同煎。入盐一捻。

干姜炮　川乌炒黄，等分

上每服一钱，盐一捻，水煎。

仓廪汤　治痢疾心烦，手足温，头痛，此热毒上冲，宜用此汤，即败毒散。每服四五钱，入陈仓米百粒，姜五片，枣一枚，煎。若脉微弱，或胸腹虚胀，手足厥冷，或因服罂粟、乌梅过多，以致作呕者，宜用山药半生半炒为末，米饮调下，日二三服。

附　方

木香调气散　治气滞呕吐，或胸膈不利，心腹刺痛，饮食不思。

木香　白豆蔻　丁香　檀香各二两　藿香　甘草炒，各六两　砂仁四两

上为末，每服一钱，白汤调服。

半夏茯苓汤方见十二卷第三论

补中益气汤

竹叶石膏汤

六君子汤三方见二十四卷第六论

八味丸方见二十四卷第十一论

妇人大便下血方论第十三

妇人脏腑损伤，风邪所入，以致大便下血，或如豆汁，或腹中作痛。若粪后下血，其来远；粪前下血，其来近。远近者，言病在上下也。若面无血色，时寒时热，脉浮弱，按之如丝者，是前症也。

愚按：前症或饮食起居，或六淫七情失宜，以致元气亏损，阳络外伤。若膏粱积热，加味清胃散。怒气伤肝，六君、柴、芍、芎、归。郁结伤脾，加味归脾汤。脾气虚弱，六君子汤。思虑伤心，妙香散。大肠风热，四物、侧柏、荆、防、枳壳。大肠血热，四物、丹皮、柴胡。中气下陷，补中益气、茯苓、半夏。心脾不能摄血，必补脾肺之源，举下陷之气。

附　治　验

一妇人下血不已，面色萎黄，四肢畏冷。此中气下陷，用补中益气汤送四神丸，数服而愈。

光禄张淑人，下血烦躁，作渴，大便重坠，后去稍缓，用三黄汤加大黄至四两方应。后用三黄汤，又二十余剂而愈。此等元气，百中一二。

韩地官之内，脾胃素弱，因饮食停滞，服克伐之剂，自汗身冷，气短喘急，腹痛便血，或用诸补剂，皆不应。余用人参、炮附子各五钱，二剂稍应。却用六君子，每剂加炮附子三钱，四剂渐安。又用前汤每加附子一钱，数剂乃瘥。

一妇人因怒胸痞，饮食少思，服消导利气之药，痰喘胸满，大便下血。余用补中益气加茯苓、半夏、炮姜四剂，诸症顿愈，又用八珍加柴胡、炒栀全愈。

一妇人瘀血腹痛，便血。见前。

加减四物汤　治肠风下血。

侧柏叶炒　荆芥　槐花炒　甘草炒，各五分　枳壳麸炒　生地黄　当归　川芎各一分

上姜水煎。

肠风黑神散　治肠风下血，腹痛后重，或肛门脱出。

败棕烧　木馒头烧　乌梅去核　粉草炙，各一钱

上水煎服。

愚按：前二症若病久中气虚弱者，必用培补脾胃为主。

地榆汤　阴结便血。骆龙吉方

地榆四两　甘草炒，一两半　缩砂仁四十七粒

上每服三钱，水煎。

防风如神散　治风热气滞，粪后下血。

防风　枳壳麸炒，各等分

上每服三钱，水煎。

愚按：前二症若胃气虚，不能统血而下，用四君。中气下陷，用补中益气汤。脾气郁结，用归脾汤。气血虚弱，用八珍汤。气血虚寒，用十全大补汤。

治久下血成片，头发烧灰，每服一二钱，水调下。

妙香散　治心气下血，温酒调下。

附　方

加味清胃散方见二十四卷第六论

四君子汤

六君子汤

四物汤

补中益气汤四方见二十四卷第六论

八珍汤

加味归脾汤二方见二十四卷第四论

二神丸

四神丸

三黄丸三方前第八论

妇人痔瘘方论第十四

妇人痔瘘，因郁怒、风热、厚味膏粱所致。其名有五：肛边如乳出脓者，为牝痔；肿胀出血者，为牡痔；痒痛者，为脉痔；肿核者，为肠痔；登厕出血者，为血痔。治宜审之。

愚按：前症妇人多因胎产经行，饮食起居，六淫七情失调所致。男子多因醉饱入房，筋脉横解，精气脱泄，热毒乘虚而患；或入房强固其精，木乘火势而侮金；或炙煿厚味，阴虚湿热，宜凉血润燥疏风。溃后，当养元气，补阴精。不愈，即成痔漏。有串臀、串阴、穿肠者。其肠头肿块者，湿热也；作痛者，风也；便燥者，火也；溃脓者，热胜血也。大便作痛者，润燥除湿。肛门坠痛者，泻火导湿。小便涩滞者，清肝导湿。经云：因而饱食，筋脉横解，肠澼为痔。症属肝肾不足，故用加味地黄及六味丸有效。慎勿敷毒药，及服寒凉之剂。

鳖甲散　治五种痔漏，脓血淋漓，或肿痛，坚硬下坠。

鳖甲　露蜂房　蛇蜕　猬皮　猪后悬蹄五味烧存性，各二钱　麝香一分

上为末，每服一钱，空心生地黄煎汤调下，更敷之。

又方　热痛，用寒水石、朴硝为末，以津调搽。

附　方

六味丸方见二十四卷第十一论

加味地黄丸方见二十四卷第六论

妇人脱肛方论第十五

夫脱肛者，大肠之候也。大肠虚寒，其气下陷，则肛门翻出。或因产努力，其肛亦然也。

愚按：前症若大肠湿热，用升阳除湿汤。若血热，用四物、条芩、槐花。血虚，用四物、白术、茯苓。兼痔痛，用四物、槐花、黄连、升麻。中风虚弱，用补中益气、芍药、白术。中气虚寒，加半夏、炮姜、五味。肾虚，用六味丸。虚寒，用八味丸。夫肺与大肠为表里，肛者大肠之门，肺实热则秘结，肺虚寒则脱出。肾主大便，故肺肾虚者，多有此症。

附　治　验

一妇人脱肛，用补中益气、加味归脾

各百余剂而愈。后因分娩复脱，仍以前药各二百余剂始愈。

姚和众以铁粉傅之良。《圣惠方》亦治阴脱阴肿。

《集验方》以生铁三斤，水一斗，煮至五升，取水洗，日二次。

孙真人用虾蟆皮，瓶中烧烟熏，功效玄微。

一方用五倍子煎汤洗，以赤石脂末掺上，托上。或脱长者，以两床相并，中空尺许，以磁瓶盛汤，令病人仰卧，浸瓶中，逐日易之，收尽为度。

附　方

升阳除湿汤　自下而上者，引而竭之。

升麻　柴胡　防风　神曲炒　泽泻　猪苓各半两　苍术一两　陈皮　甘草　大麦蘖各三钱

上每服五钱，水煎空心服。胃寒肠鸣，加益智仁、半夏各半钱，姜枣同煎。

四物汤

补中益气汤二方见二十四卷第六论

六味丸

八味丸二方见二十四卷第十一论

妇人阴肿方论第十六

妇人阴肿，因胞胳素虚，风邪客之，乘于阴部，血气相搏故也。

愚按：前症若气血虚弱，用补中益气汤，举而补之。肝经湿热，用龙胆泻肝汤，渗而清之。若阴肿阴痒，阴冷阴挺，当与后论互相参看。

附　治　验

一妇人阴中肿闷，小便涩滞，两胁作肿，内热晡热，月经不调，时或寒热。此因肝脾郁怒，元气下陷，湿热壅滞。朝用归脾汤加柴胡、升麻，解郁结，补脾气，升元气；夕用加味逍遥散，清肝火，生肝血，除湿热，各数剂，诸症悉愈。又用四君、芎、归、丹皮调补肝脾而经水如期。

菖蒲散　治月水涩滞，阴间肿痛。

菖蒲　当归各一两　秦艽二两

上每服五钱，入葱白水煎。

白矾散　治阴肿坚痛。

白矾半两　甘草半钱　大黄二两

上为末，水和，用枣大绵裹，内阴中，日两换，以愈为度。

附　方

补中益气汤方见二十四卷第六论

龙胆泻肝汤方见二十四卷第八论

妇人阴痒方论第十七

妇人阴痒，为三虫在肠胃之间，因脏虚而蚀阴中，微则为痒，甚则为痛也。

愚按：前症属肝经所化，当用龙胆泻肝汤、逍遥散以主其内；外在桃仁研膏，和雄黄末或鸡肝，纳阴中，以制其虫。

附　治　验

一妇人胸膈不利，内热作渴，饮食不甘，肢体倦怠，阴中闷痒，小便赤涩。此郁怒伤肝脾所致，用归脾汤加山栀而愈。复因怒，患处并小腹胀痛，用小柴胡加山栀、芎、归、芍药痛止，用逍遥散加山栀而愈。又因劳役，患处肿胀，小便仍涩，用补中益气加山栀、茯苓、丹皮而痊。

一妇人阴内痛痒，不时出水，食少体倦。此肝脾气虚，湿热下注，用归脾汤加丹皮、山栀、芍药、柴胡、甘草主之而安。

一妇人阴内痛痒，内热倦怠，饮食少思。此肝脾郁怒，元气亏损，湿热所致，用参、芪、归、术、陈皮、柴胡、炒栀、车前、升麻、芍药、丹皮、茯苓而瘥。若阴中有虫痒痛，亦属肝木，以桃仁、雄黄研，纳阴中以杀之，仍用清脾解郁之药。有以鸡肝纳之者，乃取虫之法也。

一方，捣新桃叶，绵裹纳阴中，日三两易。

龙胆泻肝汤方见二十四卷第八论

逍遥散方见二十四卷第四论

妇人阴冷方论第十八

妇人阴冷，因劳伤子脏，风冷客之，用五加皮、干姜、丹参、蛇床子、熟地黄、杜仲各三两，钟乳粉四两，天门冬一两，地骨皮二两，酒十五升，渍二宿，每服一盏，空心食前饮之。

愚按：前症属肝经内有湿热，外乘风冷所致。若小便涩滞，或小腹痞痛，用龙胆泻肝汤。若内热寒热，或经候不调，用加味逍遥散。若寒热体倦，饮食少思，用加味四君子。若郁怒发热，少寐懒食，用加味归脾汤。

附治验

一妇人阴中寒冷，小便黄涩，内热寒热，口苦胁胀。此因肝经湿热，用龙胆汤祛利湿热，用加味逍遥散调血气而安。

一妇人所患同前，更寒热呕吐，两股肿痛，先用小柴胡加山栀一剂，寒热呕吐顿止，次用龙胆泻肝汤一剂，肿痛顿消。

一妇人阴中寒冷，小便澄清，腹中亦冷，饮食少思，大便不实，下元虚寒，治以八味丸，月余，饮食渐加，大便渐实。又月余，诸症悉愈。

八味丸 治血弱不能荣养脏腑，津液枯涩，风寒客于子脏，以致阴冷。

愚按：此丸果系肝脾肾虚，殊有神效。

附方

小柴胡汤方见二十四卷第二论

龙胆泻肝汤方见二十四卷第八论

加味逍遥散

加味归脾汤二方见二十四卷第四论

加味四君子汤方见二十四卷第六论

妇人阴挺下脱方论第十九

妇人阴挺下脱，或因胞络伤损，或因子脏虚冷，或因分娩用力所致。

愚按：前症当升补元气为主。若肝脾郁结，气虚下陷，用补中益气汤。若肝火湿热，小便涩滞，用龙胆泻肝汤。

附治验

一妇人阴中突出如菌，四围肿痛，小便频数，内热晡热，似痒似痛，小便重坠。此肝脾郁结。盖肝火湿热而肿痛，脾虚下陷而重坠也。先以补中益气加山栀、茯苓、车前子、青皮以清肝火升脾气，更以加味归脾汤调理脾郁，外以生猪脂和藜芦末，涂之而收。

一妇人阴中挺出五寸许，闷痛重坠，水出淋漓，小便涩滞。夕与龙胆泻肝汤，分利湿热；朝与补中益气汤，升补脾气，诸症渐愈。再与归脾汤加山栀、茯苓、川芎、黄柏，间服调理而愈。后因劳役，或怒气，下部湿痒，小水不利，仍用前药即愈。

又方 治前症用麻子仁研涂顶中，自吸入，即洗去。

附方

补中益气汤方见二十四卷第六论

龙胆泻肝汤方见二十四卷第八论

归脾汤

加味归脾汤二方见二十四卷第四论

妇人阴中生疮方论第二十

窃谓前症乃七情郁火，伤损肝脾，湿热下注。其外症阴中出如蛇如菌，或如鸡冠状，或生虫湿痒，或溃烂出水，或肿闷坠痛。其内症体倦内热，经候不调，或饮食无味，晡热发热，或胸胁不利，小便痞胀，或赤白带下，小水淋涩。其治法，肿痛者，四物汤加柴、栀、丹皮、胆草；湿痒者，归脾汤加柴、栀、丹皮；淋涩者，龙胆泻肝汤、白术、丹皮；溃腐者，逍遥散、山栀、川芎；肿闷坠痛者，补中益气汤、山栀、丹皮。佐以外治之法。

一妇人溃腐，脓水淋漓，肿痛寒热，小便赤涩，内热作渴，肢体倦怠，胸胁不利，饮食少思。余以为肝脾亏损，用补中益气内柴胡、升麻各用一钱，加茯苓一钱，山栀二钱，数剂少愈。又与归脾汤加山栀、川芎、茯苓，三十余剂，诸症悉退。惟内热尚在，再与逍遥散，倍用山栀而愈。

一妇人素性急，阴内痛，小便赤涩，怒而益甚，或发热，或寒热。此肝经湿热所致，用芎、归、炒栀、柴胡、苓、术、丹皮、泽泻、炒芍、车前、炒连、生草，数剂渐愈。又去黄连、泽泻，又数剂全愈。

附　　方

四物汤

补中益气汤二方见二十四卷第六论

逍遥散

归脾汤二方见二十四卷第四论

龙胆泻肝汤方见二十四卷第八论

小柴胡汤方见二十四卷第二论

妇人交接伤丈夫头痛方第二十一

愚按：前症当用补中益气、六味地黄，以滋化源为主。

来复丹　交接相伤，四肢沉重，头痛昏晕。米饮下。

上每服五十丸。方见二十五卷第十论

附　　方

补中益气汤方见二十四卷第六论

六味丸方见二十四卷第十一论

妇人交接辄血出痛方第二十二

一妇人每交接出血作痛，此肝火动脾而不能摄血，用补中益气、《济生》归脾二汤而愈。若出血过多而见他症，但用前药调补肝脾。

《千金方》疗交接血出：

桂心　伏龙肝各等分

上为末，酒服钱许。

附　　方

补中益气汤方见二十四卷第六论

《济生》归脾汤方见二十四卷第四论

妇人交接他物所伤方第二十三

一妇人交接出血作痛，发热口渴欲呕，或用寒凉之药，前症益甚，不时作呕，饮食少思，形体日瘦。余曰：症属肝火，而药复伤脾所致。先用六君加山栀、柴胡，脾胃健而诸症愈，又用加味逍遥散而形气复。

一妇人阴肿下坠，闷痛出水，胸腹不利，小便频数，内热晡热，口苦耳鸣，此肝脾火症，用小柴胡加车前、胆草、苓、术、升麻，一剂稍愈。又用加味逍遥加升麻，数剂渐愈。乃以加味归脾加升麻、柴胡，并补中益气加山栀，数剂顿愈。仍用加味逍遥、加味归脾二药调理全愈。

一妇人患前症热痛，或用寒凉败毒药，饮食不入，时欲作呕，小腹重坠。余谓此脾胃复损，元气下陷。先用补中益气加炮姜，二剂重坠渐愈。又加茯苓、半夏，二十余剂而愈。乃以归脾汤少加柴胡、升麻，并六味地黄丸而康。

又方　割鸡冠血涂之。以赤石脂末掺之，五倍子末亦良。

附　方

六君子汤

补中益气汤二方见二十四卷第六论

加味逍遥散

加味归脾汤

归脾汤三方二十四卷第四论

六味丸方见二十四卷第十一论

妇人小户嫁痛方第二十四

愚按：前症当从二十一论互相主治。

《千金方》疗小户嫁痛：

甘草　生姜各五分　白芍药四分　桂心一分

上以酒二升，煎三四沸服。

又方　海螵蛸烧为末，酒服方寸匕，日三服。

又方　小麦、甘草等分，煎汤洗，甚效。

卷　九

临川　陈自明编
吴郡　薛　己注

求嗣门疾病既无，须知求嗣，故以次之

陈无择求子论第一

有夫妇，必有父子。婚姻之后，必求嗣续。故古人有不孝有三，无后为大者，言嗣续之至重也。凡欲求子，当先察夫妇有无劳伤痼疾，而依方调治，使内外和平，则有子矣。

愚按：丹溪先生云：人之育胎者，阳精之施也。阴血能摄之，精成其子，血成其胞，胎孕乃成。今妇人无子者，率由血少不足以摄精也。血之少也，因非一端，然欲得子者，必须补其精血，使无亏欠，乃可以成胎孕。若泛用秦桂丸之剂，熏戕脏腑，血气沸腾，祸不旋踵矣。窃谓妇人之不孕，亦有因六淫七情之邪，有伤冲任；或宿疾淹留，传遗脏腑；或子宫虚冷；或气旺血衰；或血中伏热；又有脾胃虚损，不能营养冲任。审此，更当察其男子之形气虚实何如，有肾虚精弱，不能融育成胎者；有禀赋微弱，气血虚损者；有嗜欲无度，阴精衰备者，各当求其源而治之。至于大要，则当审男女之尺脉。若左尺微细，或虚大无力者，用八味丸。左尺洪大，按之无力者，用六味丸。两尺俱微细，或浮大者，用十补丸。又巢氏谓夫妻年命克制，坟墓不利者，理或有之。若误用辛热燥血，不惟无益，反受其害。今以素不生育，病愈后而得子者附于下。

附　治　验余见《医学纲目》求嗣部

一妇人月经淋沥，愈而生子。见一卷月水不断

一人患阳气虚寒，愈而生子。见五卷冷劳第四症

一妇人患结核，愈而生子。见二十四卷结核类第三症

一妇人禀弱，经行腹痛，愈而生子。见十一卷经行腹痛

一妇人素虚弱，患鹤膝风，愈而生子。见二十四卷鹤膝风

一妇人患瘰疬，愈而生子。见二十四卷瘰疬第一症

一妇人患茧唇，愈而生子。见二十四卷瘰疬第一症

褚尚书求男论第二

建平孝王妃姬，皆丽，无子。择民家未笄女子入御，又无子。问曰：求男有道乎？澄对曰：合男女必当其年，男虽十六而精通，必三十而娶；女虽十四而天癸至，必二十而嫁。皆欲阴阳完实，然后交而孕，孕而育，育而子坚壮强寿。今未笄之女，天癸始至，已近男色，阴气早泄，未完而伤，未实而动，是以交而不孕，孕

而不育，而子脆不寿，此王之所以无子也。然妇人有所产皆女者，有所产皆男者，大王诚能访求多男妇人至宫府，有男之道也。王曰：善。未再期，生六男。夫老阳遇少阴，老阴遇少阳，亦有子之道也。

无子论第三

夫无子者，其因有三：一坟墓风水不利，二夫妇年命相克，三夫妇疾病。坟墓不利，年命相克，此非药力可致。若夫妇疾病，必须药饵。然妇人无子，或劳伤血气，或月经闭涩，或崩漏带下。右尺浮则为阳绝，或尺微涩，或少阴脉浮紧，或尺寸俱微弱绪，皆致绝产。若调摄失宜，饮食失节，乘风袭冷，结于子脏，亦令无子也。

《千金翼》求子方论第四

论曰：妇人之居幽闻，类多血气不调，胎妊生产崩伤之异，比之男子，十倍难疗。其或七情失宜，或饮食无度，或胎疮未逾而遽合，或登厕风入阴户，便成痼疾。若欲求子，交感之时，必天日晴明，神思清爽，气血谐和，与天德福德相合。夫妇本命，五行相生，并本命帝旺而生者，则寿而贤，否则不可得也。

交会禁忌第五

凡求子，宜吉良日交会，当避丙丁及弦望晦朔，大风雨雾寒暑，雷电霹雳，天地昏冥，日月无光，虹霓地动，日月薄蚀，及日月火光，星辰神庙，井灶圊厕，冢墓尸柩之傍。若交会受胎，多损父母，生子残疾夭枉，愚顽不孝。若交会如法，则生子福德智慧。验如影响，可不慎哉。

男子受胎时日法第六

凡男女受胎，皆以妇人经绝，一日三日五日为男，仍遇月宿在贵宿日。若以经绝后二日四日六日泻精者皆女，过六日皆不成胎。又遇旺相日尤吉。半夜入房生子者，贤明贵寿。余时皆凶。

推支干旺相日法第七

春甲乙，夏丙丁，秋庚辛，冬壬癸。春寅卯，夏巳午，秋申酉，冬亥子。

推每月宿日法第八

正月 初一、初六、初九、初十、十一、十二、十四、二十一、二十四、二十九日。

二月 初四、初七、初八、初九、初十、十二、十四、十九、二十二、二十七日。

三月 初一、初六、初七、初八、初十、十七、二十、二十五日。

四月 初三、初四、初五、初六、初八、初十、十五、十八、二十二、二十八日。

五月 初一、初二、初三、初四、初五、初六、初十[①]、十二、十三、十五、十六、二十、二十五、二十八、二十九、三十日。

六月 初一、初三、初十、十三、十八、二十三、二十六、二十七、二十八、二十九日。

七月 初一、十一、十六、二十一、二十四、二十五、二十六、二十七、二十九日。

八月 初五、初八、十三、十八、二十一、二十二、二十三、二十四、二十

①初十：《妇人良方》无此两字。

五、二十六日。

九月　初三、初六、十一、十六、十九、二十、二十一、二十二、二十四日。

十月　初一、初四、初九、十四、十七、十八、十九、二十、二十二、二十九日。

十一月　初一、初六、十一、十四、十五、十六、十七、十九、二十六、二十九日。

十二月　初四、初九、十二、十三、十四、十五、十七、二十四、二十七日。

若春合甲寅、乙卯，夏合丙午、丁巳，秋合庚申、辛酉，冬合壬子、癸亥，与上件月宿日合者佳。

求子服药须知第九

论曰：夫人求子服药，须知次第，男服七子散，女服荡胞汤、紫石英门冬丸及坐导药，则无不效矣。

七子散　主丈夫气虚，精气衰少无子。

牡荆子　五味子　菟丝子　车前子　菥蓂子　山药　石斛　熟地黄　杜仲　鹿茸　远志各八分　附子炮　蛇床子　川芎各六分　山茱萸　天雄各五分　桂心十分　白茯苓　牛膝　人参　黄芪各五分　巴戟十二分　苁蓉七分　钟乳粉八分

上为末，每服钱许，日二服，酒调。一方加覆盆子二钱。

庆云散　主丈夫阳气不足，不能施化。

覆盆子　五味子各二升　菟丝子一升　白术炒　石斛各三两　麦门冬　天雄各九两　紫石英二两　桑寄生四两

上为末，食后酒服钱许，日三服。或米饮调冷，去桑寄生加细辛四两。阳事少，去石斛加槟榔十五个。

荡胞汤　治妇人全不产育。

朴硝　牡丹皮　当归　大黄蒸一饭久　桃仁各三两　细辛　厚朴　苦梗　赤芍药　人参　茯苓　桂心　甘草　牛膝　陈皮各二两　附子炮，一两半　虻虫炒焦，去翘足　水蛭炒，各十枚

上每服六钱，酒水合盏半，煎，日三服，夜一服，少顷下血脓。力弱者，用一二服。恶物不尽，方用坐导药。

坐导药　治妇人全不产，及断续，更服荡胞汤。

皂角去皮，一两　吴茱萸　当归　大黄　晋矾枯　戎盐　川椒各二两　五味子　细辛　干姜各三两

一方无茱萸，有葶苈、苦匏各三分。

上为末，以绢袋盛，如指状入阴中。如欲小便去之，一日仍易之。如子宫有冷水，天阴则痛，须候下尽而止药。每日早晚，用苦菜煎汤薰洗。著药后一日，服紫石英丸。

紫石英丸

紫石英　天门冬各三两　紫葳　牡蒙各二两　粉草一两半　桂心　川芎　卷柏　乌头炮　熟地黄干　辛夷仁　禹余粮煅，醋淬　当归　石斛各三两　乌贼骨　牛膝　薯蓣各六分　桑寄生　人参　牡丹皮　干姜　厚朴　续断　食茱萸　细辛各五分　柏子仁一两

上为末，蜜丸桐子大。每服二十丸，温酒下。

续嗣降生丹　治妇人五脏虚损，子宫冷惫，不能成孕。

当归　桂心　龙齿　乌药　益智　杜仲　石菖蒲　吴茱萸各一两半　茯神　牛膝　秦艽　细辛　桔梗　半夏　防风　白芍药各三钱　干姜二两，半生半炒　附子重一两者，作一窍，入朱砂一钱，湿面裹煨，为末　川椒二两，焙　牡蛎二两，童便浸四十九日，却用硫黄末一两，醋调，涂，用纸裹之，米醋浸湿，盐泥固济，用炭煅赤

上为末，用糯米糊丸桐子大。每服三十丸至百丸。空心淡醋、温酒、盐汤任下，日二服。又治男子精寒不固，阳事衰弱，白浊梦泄，妇人带下寒热，诸虚百损，盗汗气短。预服此药者，无不感应。

愚按：前五方多慓悍之味，治当审察所因，不可轻用。秦桂、养真、白薇、茱萸、地黄、紫石英、阳起石、暖宫、济阴丹汤药数方，尤为慓悍，不可轻服，未敢悉录。

窦禹钧夜梦其亡祖父谓之曰：汝缘无子，又且不寿，宜修善行。自是佩服乃训。复梦祖父谓曰：汝名挂天曹，以有阴德，特延算三纪，胤锡五子。悉皆荣显。

张庆司狱，惟务方便，年五十始生子。时有一道人丐于门，谓庆曰：汝本无嗣，今闻婴儿，非若子乎？庆曰：偶得一子。道人曰：信乎！阴德未易，量尔之积累善事，非一朝一夕。今不但有嗣，又喜子孙文学之贵，宜善保之。后果如其言。

冯商，其妻每劝置妾，商娶一女，已成。闻其父因官纲运欠折，鬻女以偿之，商恻然不忍犯，更益以资装，送还其父。明年生冯京，后登状元。

马默未有嗣，知登州日，奏活沙门岛罪人，不致狂死。一日，梦中见符使挟一男女，乘空来其前，呼曰：尔本无嗣，以活人数多，上帝特赐男女各一。言讫不见，果如其言。

时邦美之父，老而无子，置一妾，对暗室悲泣。问之乃曰：父卒于官，鬻妾欲办丧耳。时遂携金偕往其家，殡葬而归。未几，生邦美，后举进士，官至吏部。

袁韶父为郡吏，年五旬，置一妾，乃宦家女也，父殁家贫。鬻而归葬。袁知其故，即送还，更以囊资益之。明年生韶，既长，为参知政事。

冯涓之父无子，置一妾，闻其父丧官所，无力归葬，故鬻此女。即日访其母而归之，且厚资助。夜梦一羽衣曰：天赐尔子，庆流涓涓。明年生一子，因名曰涓，既长及第。人之无嗣，或因丈夫阳气之不足，不能施化；或因妇人阴血衰惫，百疾攻之，以致然也。故先贤立方垂训，以启后人。或者用计百端，妾媵无数，及皓首终身，不能如其意者，是皆心行有亏，非命也。苟能革心之非，所行向善，积德累功，施恩布惠，则上天之报施，自然庆流后裔，此温隐居《求嗣篇》所由作也。予尝读圣朝为善阴骘书，因览窦禹钧等数人所履，皆言此事，历历可鉴，谨录附赘于此，以为求嗣者劝戒之一助云尔。

温隐居求嗣保生篇第十

昔东京焦公，三世无嫡嗣，为商旅，游玩名山，寻访至人，问其因。至京都，遇一老僧，声清而神朗，谈论甚异。焦怪而问之曰：贫家三世无嫡嗣奈何？僧曰：无嗣者有三：一祖宗无德，自身无行；二夫妻年命，恐犯禁忌；三精神不守，妻妾血寒。焦公曰：血寒有何法术？愿闻一言。僧曰：先修德，后修身，三年之后，到台山当授异方。说毕，忽不见。焦一遵其言，后赴五台，见一行童，手持一书，言曰：老师传语大夫，功成行满，赐方药名续嗣降生丹，依方服之，当生富贵之子。焦员外子生子不肖，亦赴五台，见行童曰：老师昨日见员外，何必来问我？但依尔父所行，愚者自贤。焦曰：愚岂能贤乎？行童曰：昔窦氏五子，皆不全形，后行恩布德，悉登科第。焦氏拜谢而归，奉行雕板，印施方书，不及二十年，子孙数人皆贵显。后人收得此行状及方，受持行用，求药者获其子孙，皆有德行。余躬受此方，不敢缄默，并录篇论，以告诸贤，庶不致异方湮没耳。

正统间，合肥人罗诚，年六十无子，因连坐谪保安州为民。将至居庸，解者逃回，罗赴关自告。或者曰：放流绝域，人所不堪，今解者既去，君可无往也。罗曰：吾罪本为人所累，使余归，复以此累人，吾不忍心。且国皇法，不可轻逭。遂至州，夜有二盗，疑其有所携，乃穿穴以取之。其妻觉，预置沸汤，俟其入则沃之。既穴，二人将入，罗起谕之，乃去。次日罗至市，忽有二人俯伏道旁，罗问之，乃夜穿穴者也。二人曰：吾辈相戏，几被伤殒，赖公晓谕，二命得生，公所赐也。后罗凡出外，二人必为之守护。未几，罗妻卒，妾生一子，任延安守，一女适隆庆卫指挥使王钦。

礼部尚书沈立斋云：有二老，一有子而富，一无子而贫，居址相邻。因居高冈，其上有茔墓，二老欲掘墓开窑以取利。贫者以告其妻。妻曰：冈后有墓，开以为窑，不惟烧损地脉，坏人风水，且近圹穴，不可为也。遂已之，富者开冈，见尸则焚之。后见骸骨甚多，悉弃于水。因致巨富，乃起岑楼，以蓄财物。每夜翁之眷属，皆居于上，去其梯，以示贼不能犯。不意贼有刘六者，卒然昼至，家属不及登楼者，则投井而死，其登楼者，被焚而死。人以为焚尸于火，弃尸于水之报也。其贫者后致巨富，生一子，益其家业云。

弘治间，京师有黄刚者，因无子，每岁夏秋，修合痢疾药施之。忽邻里于静夜闻人言黄公积善久矣，送以一嗣，后果有子。

弘治间，有张某，自太医院恩生仕至县尹，老而无子。在县笃于惜民，已而升为郡守，民深感其惠。在郡生子，亦德政之所致也。

正德间，夏诚，字纯夫，吴江县人，锦衣卫籍。中顺天府乡试，任武城县尹，爱民甚笃。因忤上司，遂归老于家。旧民到京者，怀其德惠，怜其清苦，莫不以财帛助之，垂老得子。后有继其政者甚丰敛，县民于中途劫之，子女皆被其害。

黄善贫而无子，佣工为业。富民倪五，命其开窑取土。因锄土见尸棺，以旧土掩之，乃从远地担土而归。后倪贫而黄富，亦开窑，倪亦佣工于黄家，黄甚惜之，与之共食。倪因患时疮，为人憎，遂投水而死。黄闻之，遂收其尸而殡之。遂有子，且继其富。作善降祥，信不诬矣。窃闻之书曰：惠迪吉，从逆凶，惟影响。又曰：作善降祥，作恶降殃。子之有无，自王公至于庶民，亦在乎阴德而已，岂可专泥于药哉。

卷 十

临川 陈自明编

吴郡 薛 己注

胎教门求嗣已明，须知胎教，故以次之

妊娠总论第一

《巢氏病源论》：妊娠一月，名胎胚，足厥阴脉养之。二月名始膏，足少阳脉养之。三月名始胎，手心主脉养之。当此之时，血不流行，形象始化，未有定仪，因感而变。欲子端正庄严，常口谈正言，身行正事。欲生男，宜佩弦，执弓矢。欲生女，宜佩韦，施环佩。欲子美好，宜佩白玉。欲子贤能，宜看诗书。是谓外象而内感者也。四月始受水精，以成其血脉，手少阳脉养之。五月始受火精，以成其气，足太阴脉养之。六月始受金精，以成其筋，足阳明脉养之。七月始受木精，以成其骨，手太阴脉养之。八月始受土精，以成肤革，手阳明脉养之。九月始受石精，以成毛发，足少阴脉养之。十月五脏六腑，关节人神皆备。此其大略也。又《五脏论》：有称耆婆者，论一月如珠露；二月如桃花；三月男女分；四月形象具；五月筋骨成；六月毛发生；七月游其魂，儿能动左手；八月游其魄，儿能动右手；九月三转身；十月受气足。更有《颅囟经》云：一月为胎胞，精血凝也；二月为胎形成胚也；三月阳神为三魂；四月阴灵为七魄；五月五行分五腑也；六月六律定六腑也；七月精开窍通，光明也；八月元神具，降真灵也；九月宫室罗布，以定生人也；十月受气足，万象成也。今推究数说，如《五脏论》者，类皆浅鄙，妄托其名。至于三藏佛书，且涉怪涎，漫不可考。今按《颅囟经》三卷，云中古巫方所撰。其巢氏论妊娠，至三月始胎之时，欲谈正言，行正事，佩弦韦，执弓矢，施环佩，佩白玉，读诗书之类，岂非胎教之理乎。尝试推巢氏所论云，妊娠脉养之理，足厥阴肝脉也，足少阳胆脉也，为一脏腑之经，余皆如此，且四时之令必始于春木，故十二经之养始于肝，所以养胎在一月二月。手心主心胞络脉也，手少阳三焦脉也，属火而夏旺，所以养胎在三月四月。手少阴，乃心脉也，以君主之官，无为而尊也。足太阴脾脉也，足阳明胃脉也，属土而旺长夏，所以养胎在五月六月。手太阴肺脉也，手阳明大肠脉也，属金而旺秋，所以养胎在七月八月。足少阴肾脉也，属水而旺冬，所以养胎在九月。又况母之肾脏系于胎，是母之真气，子之所赖也。至十月，儿于母腹之中，受足诸脏气脉所养，然后待时而生。此论奥微而有至理，世更有明之者，亦未有过于巢氏之论矣，余因述其说。

受形论第二娠子即妊娠也，故以后受形各篇并附其论

《巢氏论》曰：阳施阴化，精气有余，两胎有俱男俱女者。《道藏经》云：妇人月信止后，一日、三日、五日，值男女旺相日，阳日阳时交合，有孕多男。若男女禀受皆壮则男子，一或怯弱则少子。《颅囟经》云：阳盛发阴，当孕成男；六脉诸经，皆举其阴。又云：三阳所会则生男，三阴所会则生女。葛仙翁《肘后方》云：男从父气，女从母气。《圣济经》云：天之德，地之气，阴阳之至和，流薄于一体。因气而左动则属阳，阳资之则成男；因气而右动则属阴，阴资之则成女。《易》称乾道成男，坤道成女。此男女之别也。凡妊娠有疾，投以汤药，衰其大半而已。使病去母安，胎亦无损矣。

愚按：东垣、丹溪云：经水断后一二日，血海始净，精胜其血，感者成男。四五日后，血脉已旺，精不胜血，感者成女。盖父精母血，因感而会，精之施也，血能摄精，故成子，此万物资始于乾元也；血之行也，精不能摄，故成女，此万物资生于坤元也。阴阳交媾，胚胎始凝。所藏之处，名曰子宫。一系在下，上有两岐，一达于左，一达于右。精胜其血，则阳为之主，受气于左子宫，而男形成；精不胜血，则阴为之主，受气于右子宫，而女形成。此二先生之确论也。若夫妊娠，药饵宜禁，当参本门考之。

受形篇第三

褚氏云：男子之合，二精交畅，阴血先至，阳精后冲，血开裹精，精入为骨，而男形成矣；阳精先入，阴血后参，精开裹血，血入为本，而女形成矣。阳气聚面，故男子面重，溺死者必伏；阴气聚背，故女子背重，溺死者必仰。走兽溺死，仰伏皆然。阴阳均至，非男非女之身，精血散分，骈胎品胎之兆。父少母老，产女必羸；母壮父衰，生男必弱。古之良工，首察乎此。气受偏瘁，与之补之，补羸女则养血壮脾，补弱男则壮脾节色。羸女宜及时而嫁，弱男宜待壮而婚。此疾外所务之本，不可不察。

论胎教第四马益卿先生

论曰：胎教产图之书，不可谓之迂而不加信，然亦不可狎犯之。方今俚俗之家，与不正之属，将息避忌，略不如仪。或药毒不消。或产于风露，无产厄而子母均安者，亦幸有之。若保胎之法，须多方豫养，方无后患。如邻家有所兴修，亦或犯其胎气，令儿破形殒命。如刀犯者形必伤，泥犯者窍必塞，打击者色青黯，系缚者相拘挛。如此等验，有如指掌，不可不慎也。

孕元立本章第五

有泰初，有泰始，混沌一判，既见气矣。故曰泰初。既立形矣，故曰泰始。气初形始，天地相因，生生化化，品物彰矣。故曰：大哉乾元，万物资始；至哉坤元，万物资生。

吴禔注云：混沌未判，则气形俱泯。混沌既判，则气形已分。既见气矣。是为太初。既立形矣，是为太始。太初者，凡有气之所本，故天得之以统元气。太始者，凡有形之所本，故地得之以统元形。天地交泰，相因为气形，生生者得所以生，化化者得所以化，品物流行，而形色名声彰矣。大哉乾元，太初之所寓也，故以万物之资始为言。至哉坤元，太始之所寓也，故以万物资生为言。惟万物资始资生于乾坤，故乾元而兆象至坤元，然后形

无不成。

有生之初，虽阳予之正，育而充之，必阴为之主。

薛左丞注：阴阳离合论曰：天覆地载，万物方生。未出地者，命曰阴处，名曰阴中之阴。出地者，命曰阴中之阳。阳予之正，阴为之主。王冰谓阳施正气，万物方生；阴为之主，群形乃立。《字说》：始而生之者天地也，育而充之者人也。

因形移易，日改月化，坤道之代终也。

《列子·周穆篇》尹文先生曰：因形移易，谓之化。《庄子》曰：予方篇混元曰：消息盈虚，一晦一明。日改月化，曰有所为，而莫见其功。《易》坤卦文言曰：地道无成，而代有终也。地之承天，其无成而有终也，岂迫于不得已耶。盖道之所在，万物失之则死，得之则生。有生之类，听命于此。故无成而代有终者，以道言之也。

谓之妊，阳既受始，阴壬之也。

壬子，谓之妊。《字说》：壬，一阳也，二阴也。阳既受始，阴壬之而谓之妊。解曰：壬，阳水之子也，位在亥子之间。阴至亥极矣，阳复受胎而谓之妊，于壬至子然后生。

谓之胞，巳为正阳，阴包之也。

巳，正阳也，而阴能包之，阴与阳更用事故也。巳者，孟夏之月，于卦为乾，纯阳用事，故《诗》谓之正月。正月者，正阳之月也，阴方用事，而为物之主，则虽正阳，亦在所包而退听焉。

谓之胚，未成为器，犹云坯也。

《说文》：瓦未烧者，谓之坯。胚，妇孕一月也。《字说》：坯，未成为器，犹坯也。

谓之胎，既食于母，为口以也。

《说文》：胎，妇孕二月也。《字说》：元胎既食于母，为口以焉。

若娠则以时动也。

《字说》：女娠以时动。

若怀则以身依之也。

《字说》：心所怀，则身依焉，目隶焉。

天之德，地之气，阴阳之至和，相与流薄于一体。

《灵枢经》曰：天之在我者德，地之在我者气，德流气薄而生者也。

唯能顺时数，谨人事，勿动而伤，则育之道得矣。

自一月积之至于十月，所谓时数也。保卫辅翼，防闲忌嗔，适其宜，所谓人事也。

观四序之运，生长收藏，代出万物，仪则咸备。而天地之气，未始或亏者，盖阴阳相养以相济也。

阴阳离合论曰：天覆地载，万物方生。阳予之正，阴为之主，故因春生，因夏长，因秋收，因冬藏，失常则天地四塞。《庄子·天地篇》曰：流动而生物，物生成理，谓之形。形体保神各有仪，则谓之生。

昧者，曾不知此，乃欲拂自然之理，谬为求息之术，方且推生死于五行，蕲补养于药石，以伪胜真，以人助天，虽或有子，孕而不育，育而不寿者众矣。昔人论年老有子者，男不过尽八八，女不过尽七七，则知气血在人，固自有量，夫岂能逃阴阳之至数哉。

天真论帝曰：有其年已有老而有子者，何也？岐伯曰：此其天寿过度，气脉常通，而肾气有余也。此虽有子，男不过尽八八，女不过尽七七，而天地之精气皆竭矣。注：虽老而生子，子寿亦不能过天癸之数。

凝形殊禀章第六

天地者，形之大也。阴阳者，气之大也。惟形与气相资而立，未始偏废。

《庄子·则阳篇》太公调曰：天地者，形之大者也。阴阳者，气之大者也。气以形载，形以气充，惟气与形两者相待，故曰相资而立，未始偏废。

男女构精，万物化生，天地阴阳之形气寓焉。

《系辞》曰：天地细缊，万物化醇，男女构精，万物化生。

语七八之数，七，少阳也；八，少阴也。相感而流通，故女子二七天癸至，男子二八而精通，则以阴阳交合而兆始故也。

岐伯曰：女子二七而天癸至，任脉通，冲脉盛，月事以时下，故能有子。男子二八肾气盛，精气溢泻，阴阳和，故能有子。《传》曰：女子十四有为人母之道，四十九绝生育之理。男子十六有为人父之道，六十四绝阳化之理。

语九十之数，九，老阳也；十，老阴也。相包而赋形，故阴穷于十，男能围之。阳穷于九，女能方之。则以阴阳相生而成终故也。

《字说》：阴穷于十，围之者男。阳穷于九，方之者女。九有变也，女足以方之。十无变也，男足以围之。解曰：男有室，所以围阴于外。女有家，所以方阳于内。《易》曰：妇人之吉，从一而终也。夫子制义，从妇凶也。围，圆也，君道也，夫道也。圆则可以制义而行。方，仁也，臣道也，妇道也，方则从一而已。男从围，与规从夫同意；女从仁，与臣从仁同意。

元气孕毓，皆始于子。自子推之，男左旋，积岁三十而至巳。女右旋，积岁二十而至巳。巳为正阳，阴实从之，自巳怀壬。男左旋，十月而生于寅。女右旋，十月而生于申。申为三阴，寅为三阳，而生育之时著矣。其禀赋也，体有刚柔，脉有强弱，气有多寡，血有盛衰，皆一定而不易也。

十九难曰：男生于寅，寅为木，阳也。女子生于申，申为金，阴也。杨氏注云：元气起于子，人之所生也。男从子，左行三十。女从子，右行二十。俱至于巳，为夫妇怀妊也。古者男子三十，女年二十，然后行嫁娶。十月而生者，男从巳左行，至寅为十月，故男行年起于丙寅；女从巳右行，至申为十月，故女行年起于壬申。

以至分野异域，则所产有多寡之宜；吉事有祥，则所梦各应其类。是故荆杨薄壤多女，雍冀厚壤多男，熊罴为国子之祥，蛇虺为女子之祥，是皆理之可推也。

《周官》职方氏：扬州其民，三男五女。荆州其民，一男二女。雍州其民，三男二女。冀州其民，五男三女。《诗·斯干》篇名：吉梦维何，维熊维罴，维虺维蛇。大人占之，维熊维罴，男子之祥，维虺维蛇，女子之祥。

胎化之法，有所谓转女为男者，亦皆理之自然。如食牝鸡，取阳精之全于天产者，带雄黄取阳精之全于地产者。

《千金方》转女为男：丹参丸，用东门上雄鸡头。又方，取雄黄一两，缝囊盛带之。《本草》：丹雄鸡，补虚温中，通神杀毒，其肝补肾，其冠血益阳。雄黄人佩之，鬼神不能近，毒物不能伤。

操弓矢，藉斧斤，取刚物之见于人事者，气类潜通，造化密移，必于三月兆形之先。盖方仪则未具，阳可以胜阴，变女为男，理固然也。

《巢氏论》云：妊娠三月，始胎形，

象始化，未有定仪，见物而变，欲得男者操弓矢，食雄鸡。

气质生成章第七

具天地之性，集万物之灵，阴阳平均，气质完备，咸其自尔。然而奇偶异数，有衍有耗，刚柔异用，或强或羸，血荣气卫，不能逃于消息盈虚之理，则禀气之初，讵可一概论耶。是以附赘垂疣，骈拇枝指，侏儒跛躄，形气所赋者有如此者。疮疡痈肿，聋盲喑哑，瘦瘠疲瘵，气形之病有如此者。然则胚胎造化之始，精移气变之后，保卫辅翼，固有道矣。

《孝经》云：天地之性人为贵。《书·秦誓》曰：惟人万物之灵。

天有五气，各有所凑；地有五味，各有所入。所凑有节适，所入有度量，凡所畏忌，悉知戒慎，资物为养者，理固然也。故寝兴以时，出处以节。

六节藏象论曰：天食人以五气，地食人以五味。王冰云：天以五气食人者，臊气凑肝，焦气凑心，香心凑脾，腥气凑肺，腐气凑肾。地以五味食人者，酸味入肝，苦味入心，甘味入脾，辛味入肺，咸味入肾也。

可以高明，可以周密，使雾露风邪，不得投间而入。因时为养者，理宜然也。故必调喜怒，寡嗜欲。

《礼记·月令》：仲夏之月，可以居高明，可以处台榭。脉要精微论云：冬日在骨，蛰虫周密，君子居室。夏则顺阳在上，故可以高明；冬则顺阳气之伏藏，故可以周密。

作劳不妄，而气血从之，皆所以保摄妊娠，使诸邪不得干焉。

天真论岐伯曰：上古之人，其知道者，不妄作劳，故能形与神俱，而尽终其天年。通天论曰：圣人陈阴阳，筋脉和同，骨体坚固，气血皆从。

苟为不然，方授受之时，一失调养，则内不足以为中之守，外不足以为身之强，气形弗克，而疾疢因之。

脉要曰：五脏者，中之守也，得守者生，失守者死。又曰：五脏者，身之强也，得强则生，失强则死。

若食兔唇缺，食犬无声，食杂鱼而生疮癣之属，皆以食物不戒之过也。

孙真人养胎法云：妊娠食兔肉令子缺唇，食犬肉令子无音声，食干鲤鱼令子患疮癣。异法方论云：食之使人热中。注云：鱼发疮。

心气大惊而癫疾。

奇病论帝曰：人生而病癫疾者何？岐伯曰：名为胎病。此得之在腹中时，其母有所大惊，气上不下，精气并居，故令子发为癫疾也。

肾气不足而解颅。

巢氏云：解颅者，言小儿年虽长，而囟门不合，头缝开解，是皆由肾气不成故也。肾主骨髓，而脑为髓海，肾气不成，则脑髓不足，不能成，故头颅开解。

脾胃不和而羸瘦。

巢氏曰：夫羸瘦不生肌肤，皆为脾胃不和，不能饮食，故血气衰微，不能荣于肌肤也。凡小儿在胎而遇寒，或生而伏热，皆令儿不能食，故羸瘦也。

心气虚乏，而神不足，皆由气血不调之故也。诚能推而达之，使邪气无所乘，兹乃生育相待而成者。

《病源》云：肺主气，心主脉，而血气通矣。脏腑循行经络，产则血气伤损，脏腑不足。而心统领诸脏，使其劳伤不足，则令惊悸恍惚，是心气虚也。

故曰：天不人不因①。

①天不人不因：此下原衍一“人”字，据上海科技本删。

《法言》云：天不人不因，人不天不成。

转女为男法第八

一妇人怀娠未满三月，男女未定，形象未成，故药饵方术，可以转令生男者，理或有之。其法以斧置妊妇床下，系刃向下，勿令人知。恐勿信，试令鸡抱卵时，依此置窠下，一窠尽出雄者。又自初觉有娠，取弓弩弦缚妇人腰下，满百日去之，此紫宫玉女秘法也。又妊娠三月已前，以雄鸡尾尖上长毛三茎，潜安妇人卧席下，又取夫发及手足甲，潜安卧席下，俱勿令知之。又妊娠才满三月，要男者以雄黄半两，衣中带之，要女者以雌黄带之。以上诸法，试之良有验也。

卷十一

临川 陈自明编
吴郡 薛 己注

候胎门

脉例第一

王子亨云：若妊娠，其脉三部俱滑大而疾。在左则男，在右则女。经云：阴搏阳别，谓之有子。搏者近也，阴脉逼近于下，阳脉则出于上，阳中见阳，乃知阳施阴化，法当有子。又少阴脉动甚者，妊子也。手少阴属心，足少阴属肾，心主血，肾主精，精血交会，投识于其间，则有娠。又三部脉浮沉正等，无病者，有妊也。余病如《脉经》说，左手尺脉浮洪者，为男胎也；右手尺部浮洪者，为女胎也。两手尺部俱洪者，为两男；俱沉实者，为两女。又云：中指一跳一止者，一月胎；二跳二止者，二月胎也。

诊妇人有妊歌第二

肝为血兮肺为气，血为荣兮气为卫。阴阳配偶不参差，两脏通和皆类例。血衰气旺定无妊，血旺气衰应有体。

肝藏血，为荣属阴；肺主气，为卫属阳。阴阳配偶者，是夫妇匹配，偶合媾精，乃有子也。若血少气盛，则无娠孕；若血盛气少，则有孕也。

寸微关滑尺带数，流利往来并雀啄，小儿之脉已见形，数月怀耽犹未觉。

寸脉微，关脉滑，尺脉带数，及流利雀啄，皆是经脉闭塞不行成胎。已上之脉，皆是血多气少之脉，是怀小儿之脉，已见形状也。

左疾为男右为女，流利相通速来去，两手关脉大相应，已形亦在前通语。

左手脉疾为怀男，右手脉疾为怀女。及两脉流行，滑利相通，疾速来去，是或两手关脉洪大相应，是其胎已有形状也。

左脉带纵两个男。

纵者，夫行乘妻，水行乘火，金行乘木，即鬼贼脉也，名曰纵。见在左手，则怀两个男儿也。

右手带横一双女。

横者，妻乘夫也，是火行乘水，木行乘金，即所胜脉也，名曰横。见于右手，则怀一双女儿也。

左手脉逆生三男。

逆者，子乘母也，是水行乘金，火行乘木，即已生脉也，名曰逆。见于左手，则怀三个男儿也。

右手脉顺还三女。

顺者，母乘子也，是金行乘水，木行乘火，即生已之脉也，名曰顺。见于右手，则怀三个女儿也。

寸关尺部皆相应，一男一女分形证。

寸关尺部，脉大小迟疾相应者，是怀

一男一女形证之脉也。谓关前为阳，关后为阴，阴阳脉相应，故怀一男一女也。

有时子死母身存，或即母亡存子命。

此二句之文，是辨子母存亡之法。

往来三部通流利，滑数相参皆替替，阳实阴虚脉得明，遍满胸膛皆逆气。

若寸关尺三部，通行流利，皆替替有力而滑数，皆是阳实阴虚之脉，主妊妇逆气遍满胸膛而不顺也。

左手太阳浮大男。

左手寸口为太阳，其脉浮大，则是怀男子。

右手太阴沉细女。

右手寸口为太阴，其脉沉细，是怀女脉也。

诸阳为男诸阴女，指下分明长记取。

诸阳脉皆为男，即浮大、疾数、滑实之类也，当怀男子。诸阴脉，即沉细之类是也，当怀女子。

三部沉正等无绝，尺内不止真胎妇。

寸关尺三部脉沉浮正直齐等，举按无绝断，及尺内举按不止住者，真的怀胎妇也。

夫乘妻兮纵气雾。

经云：纵者，夫乘妻也。水行乘火，金行乘木，即鬼贼脉也。纵气雾，雾者露也，又上下也。谓夫之阳气，乘妻之阴气，二气上下相逐，如雾润结子也。

妻乘夫兮横气助。

横者，妻乘夫也，见前注。谓两傍横气相佐助也。

子乘母兮逆气参。

逆者，子乘母也。谓子气犯母气，相乘逆行之气相参合也。

母乘子兮顺气护。

是母气乘于子气为顺，气相护卫也。凡胎聚纵横逆顺四气以荣养，方以成形也。

小儿日足胎成聚，身热脉乱无所苦。

妇人怀小儿五个月，是以数足，胎成就而结聚也。必母身体壮热，当见脉息躁乱，非病苦之症。谓五月胎已成，受火精以成气，故身热脉乱，是无病也。

汗出不食吐逆时，精神结备其中住。

谓妊胎受五行精气以成形，禀二经以荣其母。怀妊至五月，其胎虽成，其气未备，故胎气未安，上冲心胸，则汗出不食吐逆，名曰恶阻，俗呼选饭，唯思酸辛之味，以调胎气也。

滑疾不散三月胎。

妊娠三月名始胎，此是未有定仪，心胞脉养之，故脉见滑疾流利，为少气多血。不散为血气盛，则始结为胎也。

但疾不散五月母。

其脉但疾数而不散者，是五个月怀胎之母也。

弦紧牢强滑利安，沉细而微归泉路。

孕妇之脉，宜弦紧牢强滑利，为安吉之脉。若沉细而微，谓脉与形不相应，故云死也。前文虽云太阴沉细，又云诸阴为女，其说似有相违，谓三部脉皆不沉细及微，故不同也。

愚按：前论与《脉诀》所云不同，观者当自推之。

验胎法第三

妇人经脉不行，已经三月，欲验有胎，川芎生为末，空心浓煎，艾汤调下二钱，腹内微动，则有胎也。

胎杀避忌产前将护法第四

一受孕之后，切宜避忌胎杀所游。如经云：刀犯者形必伤，泥犯者窍必塞，打击者色青黯，系缚者相拘挛，甚至母殒，祸如反掌。

月游胎杀

立春在房床，惊蛰在户单扇，清明在门双扇，立夏在灶，芒种在母身，小暑在灶，立秋在碓按：经本云在正北方子位，白露在厨前，寒露在门，立冬在户及厨，大雪在炉及灶，小寒在房母身。

十干日游胎杀

甲巳日占门，乙庚日占碓磨，丙辛日占井灶，丁壬日占厨解，戊癸日占米仓。

十二支日游胎杀

子丑日占中堂，寅卯辰酉日占灶，巳午日占门，未申日占篱下，戌亥日占房。

六甲旬游胎杀

甲子旬游窗碓，甲戌旬游正厅，甲申旬游中庭，甲午旬游房内，甲辰旬游房中，甲寅旬游□□。

太史局日游胎杀

每遇癸巳、甲午、乙未、丙申、丁酉五日，在房内北。庚子、辛丑、壬寅三日，在房内南。癸卯一日，在房内西。甲辰、乙巳、丙午、丁未四日，在房内东。六戊六巳日，在房内中。余日在外无占。

凡游在房内，不宜于方位上安床帐及扫舍，皆凶。

又有小儿杀及本年三杀，及产母身黄定命，皆不可犯。凡妊娠之后，将此贴于房内，常照见之。切不可穿凿修掘，移钉系篱壁，重物展压之类。犯之重则胎死腹中，母亦不利；轻则子受其殃，成人之后，必定破形拳挛，跛缩喑痖，犯之极验。

食忌论第五

一受孕之后，切宜忌不可食之物，非惟有感动胎气之戒，然于物理，亦有厌忌者。设或不能戒忌，非特延月难产，亦能令儿破形母损，可不戒哉。

食鸡肉糯米合食，令子生寸白虫。

食羊肝，令子生多厄。

食鲤鱼鲙及鸡子，令儿成疳多疮。

食犬肉，令子无声音。

食兔肉，令子唇缺。

食鳖肉，令子项短及损胎。

食鸭子共桑椹同食，令子倒生心寒。

食螃蟹，令子横生。

食雀肉合豆酱食之，令子面生皯黯黑子。

食豆酱合藿香食之，坠胎。食水浆绝产。

食雀肉，令子不耻多淫。

食山羊肉，令子多病。

食生姜，令于多指生疮。

食虾蟆、鳝鱼，令儿喑痖。

食驴骡马肉，延月难产。

如此之类，无不验者，则知圣人胎教之法矣。

孕妇药忌歌第六

蚖蝘蝘水蛭地胆虫，乌头附子配天雄，踯躅野葛蝼蛄类，乌喙侧子及虻虫，牛黄水银并巴豆，大戟蛇蜕及蜈蚣，牛膝藜芦并薏苡，金石锡粉及雌雄，牙硝芒硝牡丹桂，蜥蜴飞生及䗪虫，代赭蚱蝉胡粉麝，芫花薇衔草三棱，槐子牵牛并皂角，桃仁蛴螬和茅根，榄根硇砂与干漆，亭长波流茵草中，瞿麦蔄茹蟹爪甲，猬皮赤箭赤头红，马刀石蚕衣鱼等，半夏南星通草同，干姜蒜鸡及鸡子，驴肉兔肉不须供，切须妇人产前忌，此歌宜记在心胸。

卷　十　二

临川　陈自明编
吴郡　薛　己注

妊娠疾病门胎后已明，须知妊娠疾病，故以次之

妊娠诸病忌毒药，余当对症依法治之。

妊娠随月服药将息法第一

《千金》云：妊娠一月，名始胚。饮食精熟，酸美受御，宜食大麦，毋食腥辛，是谓才正。是月足厥阴脉养，不可针灸其经。此经内属于肝，肝主筋血，一月之内，血行否涩，不为力事，寝必安静，毋令恐畏。况一月阴阳新合为胎，寒多为痛，热多卒惊，举重腰痛，腹满胞急，卒有所下，当预安之，宜服乌雄鸡汤。

乌雄鸡汤方

乌雄鸡一只，治如食法　吴茱萸一两　茯苓　阿胶各二两，炒　生姜　甘草各一两　人参　芍药　白术各三两　麦门五合，去心

上以水一斗二升，煮鸡取汁六升，下药，煮取三升，内酒三升并胶等，取汁三升，分三服。

补胎汤　若曾伤一月胎者，当预服此药。

细辛一两　防风二两　乌梅一升　吴茱萸　生地黄　白术各一两　大麦五合　生姜四两

上以水七升，煮取汁二升半，分三服。寒多倍细辛、茱萸；热多去细辛、茱萸，加栝楼根二两；有所思去大麦，加柏子仁三合。一方有人参一两；忌生菜、芜荑、桃、李、雀肉等物。

妊娠二月，足少阳脉养，不可针灸其经。此经内属于胆，胆主精，是时儿精成于胞里，当谨护勿惊动。况二月始阴阳踞经，有寒不成，有热即萎。卒中风寒，有所动播，心满，脐下悬急，腰背强痛，卒有所下，乍寒乍热，艾叶汤主之。

艾叶汤方

丹参三两　当归　人参　麻黄去节　艾叶　阿胶炙，各二两　甘草一两，灸　大枣十二枚，擘　生姜六两

上以酒三升，水一斗，内药煮减半，去滓内胶，煎取三升，分三服。忌海藻、菘菜。

黄连汤　若曾伤二月胎者，当预服此药。

黄连　人参各一两　吴茱萸五合　生地黄五两　生姜三两

上以醋浆七升，煮取三升，分四服，日三夜一，每十日作一剂。若觉不安，加乌梅一升。加乌梅者，不用浆，直用水。忌猪肉、冷水、芜荑。一方加当归半两。

妊娠三月，名始胎。当此之时，未有定仪，见物而化。欲生男者操弓矢，欲生

女者弄珠玑，欲子美数视璧玉，欲子贤良端正清虚，是谓外象而内感者也。是月手心主脉养，不可针灸其经。此经内属手心，毋悲哀思虑惊动。盖三月为定形，有寒则大便清，有热则小便难，不赤即黄。卒惊恐忧悉瞋恚喜，顿仆动于经脉，腹满，绕脐苦痛，腰背痛，卒有所下。宜服雄鸡汤。

雄鸡汤方

雄鸡一只，治如食法　甘草炙　茯苓　人参　阿胶各二两，炒　黄芩　白术各一两　芍药四两　大枣十二枚，擘　生姜一两，切　麦门冬去心，五合

上以水一斗五升，煮鸡减半，内药，煮取一半，入清酒三升并胶，再煎取三升，分三服，日饮尽。忌海藻、菘菜、酢物、桃、李、雀肉等。一方有当归、川芎二两，无黄芩、生姜。

茯神汤　若曾伤三月胎者，当预服此药。

茯神　丹参　龙骨各一两　阿胶炒　当归　甘草炙　人参各二两　赤小豆　大枣十二枚，擘

上酢浆一斗，煮取三升，分四服。七日后，服一剂。腰痛加桑寄生二两。《深师方》有薤白二两，麻子一升。忌同前。

妊娠四月，以受水精，始成血脉。其食稻粳，其羹鱼雁，是谓成血气，以通耳目而行经络。是月手少阳脉养，不可针灸其经。此经内输三焦，其时儿六腑顺成，当静形体，和心志，节饮食。盖四月为离经，有寒，心下温温欲呕，胸满不食，小便如淋，脐下苦急。卒中风寒，头项强痛，寒热；或惊动身躯，腰背腹痛；或时胎上，胸烦不安，卒有所下。宜服菊花汤主之。

菊花汤方

菊花如鸡子大，一枚　麦门冬去心，一升　麻黄去节　阿胶炙，各三两　生姜五两　甘草炙　当归　半夏洗，各二两　人参一两五钱　大枣十二枚，擘

上以水八升，煮减一半，内清酒三升并阿胶，煎取三升，分三服，温卧，当汗，以粉扑之，护风寒四五日。忌食如前。

调中汤

芍药四两　甘草炙　芎䓖　续断各一两　柴胡　白术各三两　乌梅一升　李根白皮　当归二两五钱　生姜四两　厚朴炙　枳实炙，各二两

上以水一斗，煮取二升，分四服，日三夜一，八日两服一剂。一方有半夏二两。忌海藻、菘菜、桃、李、雀肉。

妊娠五月，始受火精，以成其气。晏起沐浴浣衣，居处必厚其衣裳，朝吸天光，以避寒殃，其食稻麦，其羹牛羊，和茱萸调以五味，是谓养气，以定五脏。是月足太阴脉养，不可针灸其经。此经内输于脾，其时儿四肢成，无大饥，无甚饱，无食干燥，无自炙热，无大劳倦。盖五月毛发初生，有热苦头眩，心乱呕吐；有寒则腹满痛，小便数。卒有恐怖，四肢疼痛寒热，胎动无常处，腹痛顿欲仆，卒有所下。宜服阿胶汤，又名旋覆花汤主之。

阿胶汤方

阿胶四两，炙　人参一两　麦门冬去心，一升　生姜六两　吴茱萸七合　旋覆花　当归　芍药　甘草炙　黄芩各三两

上以水九升，煮取一半，内清酒三升并阿胶，微火煎取三升半，分四服，日三夜一。先食后服，便愈。不差，更服。忌海藻、菘菜。

安中汤　若曾伤五月胎者，当预服此方。

甘草炙　芍药各三两　当归　人参　生地黄　芎䓖各二两　五味子五合　生姜六

两　麦门冬去心，一升　大麻仁五合　大枣三十五枚，擘　黄芩一两

上以水七升，清酒五升，煮取三升半，分四服，日三夜一，七日再服一剂。忌如前。

安胎当归汤　若妊娠五月，举动愕胎不安，小腹痛引腰络，小便下血。

当归　阿胶炙　芎䓖　人参各一两　大枣十二枚　艾一把

上以酒水各三升，煮至三升，去滓，内胶令烊，分三服。一方有甘草，无参、枣。

妊娠六月，始受金精以成筋，身欲微劳，无得静处，出游于野，数观走犬走马，食宜鸷鸟猛兽之肉，是谓变腠理纫筋，以养其力，以坚背膂。是月足阳明脉养，不可针灸其经。此经内属于胃，主其口目。盖六月之时，儿口目皆成，调五味，食甘美，母大饱。六月卒有所动不安，寒热往来，腹内胀满，体肿惊怖，忽有所下，腹痛如欲产，手足烦疼，宜服麦门冬汤。

麦门冬汤方

麦门冬去心，一升　甘草炙　人参各一两　生地黄三两二钱　黄芩三两　阿胶炒，四两　生姜六两　大枣十五枚，擘

上以水七升，煮减半，清酒二升并胶，煎取三升，分三服，如人行三四里，进糜粥。忌海藻、菘菜、芜荑。

柴胡汤　若曾伤六月胎者，当预服之。

柴胡四两　芍药一方作紫葳　白术　甘草炙，各二两　麦门冬三两，去心　茯苓一两　芎䓖二两　生地黄五两　生姜六两　大枣三十枚，擘

上以水一斗，煮取三升，分四服，日三夜一，仍进糜粥，七日更服一剂。忌海藻、菘菜、芜荑、桃、李、雀肉等。一方有黄芩二两。

旋覆花汤亦名阻病　《集验》疗妊娠六七月，胎不安常处。

旋覆花一两　厚朴制　白术　枳壳　黄芩炒　茯苓各三两　半夏炒，一方无　芍药　生姜各二两

上以水一斗，煮取二升半，先食分五服，日三夜二。忌羊肉、饧、醋、桃、李、雀肉等。《千金》同。

妊娠七月，始受水精以成骨。劳身摇肢，无使定止，动作屈伸，以运血气。自此后，居处必燥，饮食避寒，常食粳稻，以密腠理，是谓养骨而坚齿。是月手太阴脉养，不可针灸其经。此经内属于肺，主皮毛。是时儿皮毛已成，无大言，无号哭，无薄衣，无洗浴，无寒饮。若忽惊恐摇动，腹痛卒有所下，手足厥冷，脉若伤寒，烦热，腹满，短气，常苦颈项腰背强。宜服葱白汤。

葱白汤方

葱白十五枚　半夏细切，炒　麦门冬去心，一升　人参一两五钱　生姜八两　甘草炒　当归　黄芪炒，各三两　阿胶炒，四两　黄芩一两　旋覆花一把

上以水八升，煮减半，内清酒三升并胶，煎取四升，温服一升，日三夜一，温卧当汗出。无汗加麻黄二两。秋勿强汗。忌羊肉、饧、海藻、菘菜等。

杏仁汤　若曾伤七月胎者，当预服。

杏仁去皮尖，碎　甘草炙　钟乳研　麦门冬去心　吴茱萸各一升　五味子　粳米各五合　紫菀一两

上以水八升，煮取三升半，分四服，日三夜一，七日服一剂。忌海藻、菘菜。

妊娠八月，始受土精，以成肤革。和心静息，无使气极，是谓周密腠理，光泽颜色。是月手阳明脉养，不可针灸其经。此经内属于大肠，大肠主九窍。是时儿九

窍皆成，无食燥物，无辄失食，无忍大气。若中风寒，有所犯触，身体尽痛，乍寒乍热，胎动不安，苦头眩痛，绕脐下寒，时时小便，白如米汁，或青或黄，或寒栗，腰背苦冷痛，而目视茫茫。宜服芍药汤。

芍药汤方

芍药四钱　人参　当归　甘草炙，各二两　白术一两　厚朴二两，制　薤白切，一升　生姜切，四两

上以水五升，酒四升，煮取三升，分四服，日三夜一。忌海藻、菘菜、桃、李、雀肉等类。

葵子汤　若曾伤八月胎者，当预服。

甘草炙　柴胡　白术各二两　厚朴姜制，炒　芍药　葵子二升　生姜六两　大枣二十枚，擘

上以水九升，煮取三升，分四服，日三夜一，服一剂。忌猪肉、冷水、芜荑、桃、李、雀肉、酢物等类。

妊娠九月，始受石精，以成皮毛，六腑百节，莫不毕备。饮醴食甘，缓带自持而待之，是谓养毛发，多才力。是月足少阴脉所养，不可针灸其经。此经内属于肾，肾主续缕皆成，无处温冷，无着炙衣。若卒下痢腹满，悬急上冲，腰背痛不可转侧，短气。宜服半夏汤。

半夏汤方

半夏泡，炒，五合　麦门冬去心，五合　干姜炮，一两　当归　吴茱萸　阿胶炙，各三两　大枣十二枚，擘

上以水九升，煮取三升，去渣，内蜜八合，微火温分四服，痢即止。忌生血物、饧。

猪肾汤　若曾伤九月胎者，当预服。

猪肾一具　茯苓　桑寄生　干姜炮　生地黄　芎䓖各三两　白术　麦门冬一升，去心　附子大者，一枚，炮

上以水一斗，煮猪肾熟去之，内诸药，煎三升半，分四服，日三夜一，十日更一剂。忌猪肉、芜荑、桃、李、雀肉、酢物。

妊娠十月，五脏俱备，六腑通纳天地气于丹田，故使关节人事皆备，但俟时而生。

愚按：妊娠所禁之法，皆传自上古，当永为遵守。其方药用须斟酌。

芎䓖补中汤　治怀孕血气不能荣养，以致半产。予尝治一妊娠，不足月而损坠，服此药遂安。

干姜煨　阿胶炒　芎䓖各五分　五味子　黄芪炒　当归　白术炒　杜仲炒　白芍药　木香　人参　甘草炙，各五分

上水煎服。

妊娠恶阻方论第二

妊娠恶阻病，《产宝》谓之子病，《巢氏病源》谓之恶阻。由胃气怯弱，中脘停痰。脉息和顺，但肢体沉重，头眩择食，惟嗜酸咸，甚者寒热呕吐，胸膈烦满，半夏茯苓丸主之。

愚按：前症若中脘停痰，用二陈汤加枳壳。若饮食停滞，用六君子加枳壳。若脾胃虚弱，用异功散。若胃气不足，用人参橘皮汤，兼气恼加枳壳，胸膈痞闷再加苏梗，胁痛再加柴胡。若饮食少思，用六君子加紫苏、枳壳。头晕体倦，用六君子汤。若脾胃虚弱，呕吐不食，用半夏茯苓汤。盖半夏乃健脾气化痰滞之主药也，脾胃虚弱而呕吐，或痰涎壅滞，饮食少思，胎不安，必用茯苓半夏汤倍加白术。然半夏、白术、茯苓、陈皮、砂仁，善能安胎气，健脾胃，予常用验矣。

附治验

一妊娠呕吐恶食，体倦嗜卧。此胃气

虚而恶阻也，用人参橘皮汤，二剂渐愈。又用六君加紫苏，二剂而安。

一妊娠吞酸恶心，时欲作呕。此因脾胃虚而饮食停滞，用六君加枳壳、香附治之而愈。

一妊娠停食腹满，呕吐吞酸，作泻不食。余以为饮食停滞，兼肝木伤脾土，用六君子汤以健脾胃，加苍术、厚术以消饮食，吴茱萸所制黄连以清肝火，诸症悉愈。又以六君加砂仁调理，而脾土乃安。

白术汤　治胃虚恶阻，吐水，甚至十余日粥浆不入。

白术炒，一钱　人参五分　丁香　甘草炒，各二分

上姜水煎服。

人参橘皮汤　治阻病呕吐痰水，饮食少思，肢体倦怠。

人参　橘红　白术炒　麦门冬去心　白茯苓各一钱　厚朴制　甘草各五分

上加竹茹、姜水煎服。

保生汤　治妊娠恶阻，少食呕吐，或兼吐泻作渴。

人参一钱　甘草炒　白术炒　香附　乌梅　橘红各五分

上姜水煎服。

安胎饮　治体倦恶食，或胎动腹痛，或下血发热。

甘草炒　茯苓　当归　熟地黄自制　川芎　白术炒　黄芪炒　白芍药炒　半夏汤泡　阿胶切，炒　地榆各五分

上姜水煎服。

又方　缩砂仁为末，每服二钱，姜汤或米饮调下。

附　　方

二陈汤方见二十四卷第五论

六君子汤方见二十四卷第六论

异功散方见二十三卷第三论

半夏茯苓汤方见后

妊娠痰逆不食方论第二

妊娠呕逆者，乃水饮停积为痰，轻者妨食呕逆，甚者腹痛伤胎，皆由胃气不健，或风冷外乘所致也。

愚按：前症因食停滞，用半夏茯苓汤加枳壳。兼气恼，更加柴胡。因痰壅滞，用半夏茯苓汤加白术。因风寒外伤，用参苏饮。饮食腹胀，用香砂六君子汤。寒热呕吐，人参养胃汤。

附　治　验

一妊妇呕吐胁胀，或寒热往来，面色青黄。此木旺而克脾土，用六君子加柴胡、桔梗、枳壳而安。

一妊妇呕吐酸水，胸满不食。此脾土虚而肝木所侮，用六君子加芍药而愈，又用四君子加枳壳、桔梗而安。

一妊妇胸腹膨胀，吐痰不食。此脾胃虚而饮食为痰，用半夏茯苓汤渐愈。又用六君子加枳壳、苏梗、桔梗，而饮食如常。后因恚怒，胁胀不食，吐痰恶心，用半夏茯苓汤加柴胡、山栀而愈。

半夏茯苓汤　治妊娠脾胃虚弱，饮食不化，呕吐不止。

半夏泡，炒黄　陈皮各一钱　白茯苓二钱　砂仁炒，一钱　甘草炒，五分

上用姜、枣、乌梅水煎服，一二剂后用茯苓丸。

茯苓丸　治妊娠烦闷头晕，闻食吐逆，或胸腹痞闷。

赤茯苓　人参　桂心　干姜炮　半夏泡，洗，炒黄　橘红各一两　白术炒　葛根　甘草炒　枳壳麸炒，各二两

上为末，蜜丸桐子大。每服五十丸，米饮下，日三服。

四七汤方见十一卷第七论

附　　方

参苏饮方见卷第十三论

六君子汤

四君子汤

香砂君子汤三方见二十四卷第六论

人参养胃汤方见八卷第十八论

胎动不安方论第四

妊娠胎动，或饮食起居，或冲任风寒，或跌仆击触，或怒伤肝火，或脾气虚弱，当各推其因而治之。若因母病而胎动，但治其母。若因胎动而母病，唯当安其胎。轻者转动不安，重者必致伤坠。若面赤舌青，是儿死也。面青舌赤吐沫，是母死也。唇口色青，两边沫出，是子母俱死也。察而治之。

愚按：前症胎气郁滞者，用紫苏饮。脾气虚弱者，六君子汤加苏、壳。郁结伤脾者，归脾汤加柴、栀。郁怒伤肝脾者，四七汤加芎、归。怒动肝火者，加味小柴胡汤。若胎已死，急用平胃散加朴硝腐化之。

附治验

一妊妇内热晡热，或兼寒热，饮食少思，其胎或下坠，或上攻。此肝经血虚而火动耳，先用加味逍遥散数剂，次用六君子加柴胡、枳壳，各数剂而愈。

一妊妇因怒寒热，胸胁胀痛，呕吐不食，状如伤寒。此怒动肝火，脾气受伤也，用六君子加柴胡、山栀、枳壳、牡丹皮而愈。但内热口干，用四君子加芎、归、升麻、柴胡而安。

钩藤汤　治妊娠胎动腹痛，面青冷汗，气欲绝者。

钩藤钩　当归　茯神去木　人参各一钱　苦梗一钱五分　桑寄生一钱

上水煎服。烦热，加石膏。

黄芪汤　治气虚胎动，腹痛下水。

糯米一合　黄芪炒　川芎各一两

上水煎，分三服。

顺气饮子　产前服之安胎。

紫苏叶　木香炒　人参　草豆蔻　茯苓各一两　甘草炒，五钱　大腹子一两，气弱不用

上每服三钱，苎根三寸，糯米少许，水煎服。

安胎寄生汤　治妊娠下血，或胎不安，或腰腹作痛。

桑寄生　白术各五分　茯苓四分　甘草一钱

上水煎服。

又方　好银煮取水，入葱白作羹食之。

又方　川芎二两，葱白五两，水三碗，煮二碗半，分三服。

四物汤加熟艾、阿胶、茯苓。或芎䓖补中汤、杜仲丸，皆妙。方并见前。

附　　方

紫苏饮方见十二卷第八论

六君子汤

四君子汤二方见二十四卷第六论

加味小柴胡汤方见二十四卷第二论

平胃散方见七卷第十八论

加味逍遥散

归脾汤二方见二十四卷第四论

妊娠漏胎下血方论第五

妊娠经水时下，此由冲任气虚，不能约制。盖心、小肠二经，相为表里，上为乳汁，下为月水。故妊娠经水壅之以养胎，蓄之以为乳。若经水时下，名曰胞漏，血尽则毙矣。

愚按：前症若因风热，用防风黄芩

丸。若因血热，用加味逍遥散。若因血虚，用二黄散。若因血去太多，用八珍汤。未应，补中益气汤。若因肝火，用柴胡山栀散。若因脾火，用加味归脾汤。若因事下血作痛，用八珍汤加阿胶、熟艾。若因脾胃虚弱，用补中益气汤加五味子。若因脾胃虚陷，用前汤，倍用升麻、柴胡。若晡热内热，宜用逍遥散。

附治验方药

一妊妇下血，服凉血之药，下血益甚，食少体倦。此脾气虚而不能摄血，余用补中益气汤而愈。后因怒而寒热，其血仍下，此肝火旺而血沸腾，用加味逍遥散血止，用补中益气汤而安。

一妊妇下血，发热作渴，食少体倦。属脾气虚而肝火所侮，用四君子加柴胡、山栀血止。因怒复作，用六君加柴胡、山栀、升麻而安。

二黄散　治胎漏下血，或内热晡热，或头痛头晕，或烦躁作渴，或胁肋胀痛等症。

生地黄　熟地黄自制

上为末，每服三钱，煎白术枳壳汤调下。二黄须杵膏为丸，庶药不枯槁而有力也。

防风黄芩丸方见后

加味归脾汤

加味逍遥散

八珍汤三方见二十四卷第四论

四君子汤

补中益气汤

六君子汤三方见二十四卷第六论

柴胡山栀散方见二十四卷第三论

妊娠卒然下血方论第六

妊娠下血，因冷热不调，七情失宜，气血不和所致。若伤于胎，则痛而下血，甚则胎堕矣。

愚按：前症若因气怒，用小柴胡汤。若因风热，用一味防风丸。若因血热，用一味子芩丸。若因脾气虚弱，用六君子汤。若因中气下陷，用补中益气汤。若气虚而下血者，乃因儿小饮少也，不必服药。

附治验

一妊娠六月，每怒下血，甚至寒热头痛，胁胀腹疼，作呕少食。余谓寒热头痛，乃肝火上冲；胁胀腹痛，乃肝气不行；作呕不食，乃肝侮脾胃；小便下血，乃肝火血热。用小柴胡加芍药、炒黑山栀、茯苓、白术而愈。

一妊娠六月，体倦食少，劳役下血，用六君加当归、熟地、升麻、柴胡而愈。

安胎散　治卒然腰痛下血。

熟地黄自制　艾叶　白芍药　川芎　黄芪炒　阿胶炒　当归　甘草炒　地榆各五分

上姜枣水煎服。

附方

子芩丸　治肝经有热妄行。用细条黄芩炒为末，每服一钱，以秤锤烧赤，淬酒热调服。若脾胃虚，不宜用。

防风丸　治肝经有风，以致血得风而流散不归经。用防风为末，每服一钱，白汤调服。

防风黄芩丸　治肝经有风热致血崩，便血尿血。用条芩炒焦，防风等分为末，酒糊丸桐子大，每服三五十丸，食远或食前，米饮或温酒送下。

小柴胡汤方见二十四卷第二论

六君子汤

补中益气汤二方见二十四卷第六论

妊娠惊胎及僵仆方论第七

妊娠惊胎者，乃怀妊将满，胎神已具，坠仆伤胎，甚至下血不醒。若欲验其子母安否，当参第四论治之。

愚按：前症若因怒跌仆，或手足抽搐，用钩藤汤。若因气滞，用紫苏饮。若因脾胃气虚，用六君子加苏梗。若郁结伤脾，用归脾汤。若郁怒伤肝脾，用四七汤加芎、归。若去血过多，用佛手散。如不应，胶艾汤。气血虚，八珍加胶、艾。

神妙佛手散 治胎痛，服之即安；胎损，服之立下。即芎归汤

当归 川芎各五钱

上水酒煎。血崩昏晕，用水煎服。

治妊娠从高坠下，腹痛下血：

生地黄 益母草各二钱 当钱 黄芪炒，各一钱

上水煎服。

胶艾汤 治妊娠顿仆，胎动不安，腰腹疼痛，或胎上抢，或去血腹痛。

阿胶一两，炙 熟艾叶数茎

以上水三碗，煮取二碗，分三服。

又方 川芎末二钱，酒下二三服。胎生即安，胎死即下。

又方 失所胎动，或子烦，饮竹沥一升立愈。

又方 缩砂和皮炒为末，每服二钱，米饮下，腹热即安。

秦艽汤方见前

安胎散 治顿仆胎动，腰腹痛。方见前

附 方

四七汤 治七情郁结成痰，或如梅核，鲠于喉间。或中脘停痰气痞，或痰壅气喘，或痰饮中脘，呕逆恶心。

柴苏叶 厚朴姜制 茯苓各一钱 半夏姜制，一钱五分

上姜枣水煎。白浊，送青州白丸子极妙。

加味四物汤 治症同前。

又方 治寒邪所犯，心腹作痛。

桂枝 芍药炒 半夏各一钱 茯苓 厚朴姜制 枳壳麸炒 甘草炒，各五分 人参 紫苏各一钱

上姜枣水煎服。

钩藤汤方见前

紫苏饮方见后

六君子汤方见二十四卷第六论

归脾汤

八珍汤二方见二十四卷第四论

妊娠胎上逼方论第八

妊娠将养如法，则血气调和，胎得其所，而产亦易。否则胎动气逆，临产亦难，甚至危矣。

愚按：前症若气逆胎上，用紫苏饮。饮食不甘，兼以四君子。若内热晡热，兼以逍遥散。若胃火所致，用四君、黄芩、枳壳、柴、栀。若脾郁所致，用归脾汤加柴、栀、枳壳。

附 治 验

一妊妇每因恚，其胎上逼，左关脉弦洪。乃肝火内动，用小柴胡加茯苓、枳壳、山栀而愈。但体倦不食，用六君子调养脾土，加柴胡、枳壳调和肝气乃瘥。

一妊妇胎上逼，胸满嗳气，饮食少思，此脾气郁滞，用紫苏饮顿安，又用四君子加枳壳、柴胡、山栀而瘥。

紫苏饮 治子悬腹痛，或临产惊恐气结，连日不下，或大小便不利。

当归 甘草炒 大腹皮黑豆浸水泡 人参 川芎 橘皮 白芍药炒，各五分 紫苏一钱

上姜葱水煎。

一孕妇累日不产，催药不验，此坐草太早。心怀畏惧，气结而血不行也，用前饮一服便产。

一妇人孕七月，上冲腹痛，面不赤，舌不青，乃子悬也，亦用前饮而胎母俱安。

当归汤　治胎动烦躁，或生理不顺，唇口青黑，手足厥冷。

当归　人参　阿胶炒　甘草炒，各一钱　连根葱白一握

上水四碗，煎四味，至半去滓，下葱，煎至一碗，分二服。

大圣散　治妊娠忪悸梦惊，心腹胀满，连脐急痛。

白茯苓　川芎　麦门冬去心　黄芪炒　当归各一钱　人参　甘草炙　木香各五分

上姜水煎服。

又方　治胎上逼，热痛下血，或烦闷困笃，用葱二十茎，水浓煮饮，胎未死即安，胎已死即下，未效再服。若唇口青黑，手足厥冷，须佐以当归汤。

白术汤　治遍身痛，或冲心痛欲死。方见后

附　方

四君子汤

六君子汤二方见二十四卷第六论

逍遥散

归脾汤二方见二十四卷第四论

小柴胡汤方见二十四卷第二论

妊娠下如豆汁胎动腹痛方第九

愚按：前症肝脾湿热，用升阳除湿汤。肝脾风热，用加味逍遥散。肝脾郁怒，用加味归脾汤。脾胃气虚，用钱氏白术散。若脾气下陷，用补中益气汤。肝经风热，用防风黄芩丸。风入肠胃，用胃风汤。

附治验

一妊妇因怒，胸膈不利，饮食少思，服消导顺气之剂，脾胃愈弱，饮食愈少，大便不实，且无度，久而便黄水，或带白。视其面色，黄中隐白。余曰：黄色脾虚也，白色肺虚也。朝以补中益气汤升补胃气，夕以六君子培补脾气而愈。

治妊娠忽然下如豆汁等物，或胎动腹痛：

糯米五升　黄芪炒，六两

上水煎，分四服。

《补遗》用野苎根二两，好银三五两，或金银首饰，水酒各半煎服。

附　方

胃风汤　治风邪乘虚，客于肠胃，水谷不化，泄泻下注，腹胁虚满，肠鸣作痛，及肠胃虚热，下如豆汁，或瘀血日夜无度。方见第八卷第十论

东垣升阳除湿汤　治妇人女子漏下恶血，月事不调，或暴崩不止，多下水浆之物，皆由饮食失节，或劳伤形体，或素患心气不足，因饮食劳倦，致令心火乘脾。其脉缓而弦急，按之洪大，皆脾土受邪也。

柴胡　羌活　苍术　黄芪炒，各一钱五分　防风　甘草炙　升麻　藁本各一钱　蔓荆子七分　独活　当归各五分

上水煎，食前服。

加味逍遥散

加味归脾汤二方见二十四卷第四论

防风黄芩丸方见前

补中益气汤

六君子汤二方见二十四卷第六论

钱氏白术散方见二十四卷第二论

妊娠误服毒药胎动方论第十

愚按：前症若因毒药，用甘草、黑

豆、淡竹叶。若因顿仆，用阿胶散。未应，煎送知母丸。若因顿仆，下血腹痛，用佛手散。未应，用八珍汤送知母丸。血出过多，用八珍汤斤许，益母草四两，水煎，徐徐与服。若胎死，以朴硝或平胃散下之。

夺命丹　治小产或毒药，唇口爪青黑，其胎已死。

牡丹皮　白茯苓　桂心　赤芍药各为末　桃仁去皮尖，研如泥

上等分，蜜丸弹子大。每服一丸，醋汤速进两丸，立出。

阿胶散　治妊娠跌仆，或毒药致胎不安。

熟地黄二钱，自制　白芍药　艾叶　当归　甘草炒　阿胶炒，各一钱　黄芪炒，各一两

上姜枣水煎服。

药毒胎动，甘草、乌豆、淡竹叶等分，用水浓煎服。

附　　方

知母丸又名一母丸，方见十三卷第九论

佛手散方见前

八珍汤方见二十四卷第四论

平胃散方见八卷第十八论

妊娠心痛方论第十一

妊娠心痛，乃风邪痰饮交结。若伤心正经，为真心痛，朝发夕死，夕发旦死。若伤心支络，则乍安乍作。若伤于子脏，则胎动而下血。

愚按：前症若饮食所伤，用平胃散加枳壳、山楂。若因错杂诸邪，当审其因而治之。

附　治　验

一妊妇心痛，烦热作渴，用白术散即愈。后因停食，其痛仍作，胸腹膨满，按之则痛。此因饮食停滞，用人参养胃汤。按之不痛，乃脾胃受伤，以六君子补之而愈。

一妊妇心腹作痛，胸胁作胀，吞酸不食。此肝脾气滞，用二陈、山楂、山栀、青皮、木香而愈。又因怒仍痛，胎动不食，面色青黄，肝脉弦紧，脾脉弦长。此肝乘其土，用六君子汤加升麻、柴胡、木香而愈。

治妊娠妇卒心痛，气欲绝：

川芎　当归　茯苓　厚朴制，各一钱

上水煎服。

白术汤　治妊娠内热心痛。

白术四钱　赤芍药三钱　黄芩二钱，炒

上水煎。忌桃、李、雀肉。

《雷公炮炙论》云：心痛欲死，急觅延胡。

又方　青竹茹一升，酒二升，煮一升，分二服。

又方　破鸡子一枚，调酒服之。

紫苏饮方见前

附　　方

人参养胃汤

平胃散二方见七卷第十八论

二陈汤方见二十四卷第五论

六君子汤方见二十四卷第六论

妊娠心腹痛方论第十二

妊娠心腹痛，或宿有冷疾，或新触风寒，或痰饮相搏，若痛伤胞络，必致动胎，甚则伤坠。

愚按：前症若风寒痰饮，用金沸草散。胎气郁滞，加香附、川芎。若饮食停滞，用六君加紫苏、枳壳。若怒动肝火，用前药更加柴胡、山栀。若郁结伤脾，用归脾汤加枳壳、山栀。

附治验

一妊妇心腹作痛，吐痰恶心，胎气上攻，饮食少思。此脾虚气滞而为痰，用六君子加柴胡、枳壳，诸症渐退，饮食渐进，又用四君子加枳壳、山栀、桔梗而安。后因怒，两胁气胀，中脘作痛，恶寒呕吐，用六君加柴胡、升麻、木香，一剂而愈。

当归芍药汤　治妊娠心腹急痛，或去血过多而眩晕。

白芍药炒　当归　茯苓　白术炒　泽泻各一钱　川芎二钱

上水煎服。

阿胶散　治胎动腹痛。

白茯苓　白术炒　川芎　阿胶各一钱，炒　当归　陈皮各一钱

上水姜枣煎服。

治胎动腹痛欲落：上等银一斤，茅根二斤，去黑皮，水五碗，煮取三碗，入清酒一碗，并茅根，煎数沸，徐徐服，立安。金银首饰亦可。

附方

金沸草散方见六卷第十二论

紫苏饮方见前

四君子汤

六君子汤二方见二十四卷第六论

归脾汤方见二十四卷第四论

妊娠中恶方论第十三

妊娠若忽然心痛，闷绝欲死者，谓之中恶。盖因气血不足，精神衰弱，故邪毒得以中之也。

愚按：前症当调补正气为善，用金银藤一味，煎汤饮之。

又方　治前症。

生地黄二钱　枳壳一钱　木香三分

上酒煎服。

又方

苦梗一两，姜半两。水煎服。

又方　妊娠腹痛，或吐血衄血，熟艾如拳大，煮汁服。

又方　用盐一盏，水调服，以冷水噀之，吐出即安。

灶心土为末，每服二钱，白汤调。

妊娠腰腹背痛方论第十四

肾主腰足，因劳役伤损其经，以致风冷乘之，腰腹相引而痛。盖妇人肾以系胞，妊娠痛甚，则胎堕也。

愚按：前症若外邪所伤，用独活寄生汤。劳伤元气，用八珍、杜仲、砂仁、胶、艾。脾肾不足，以前药加白术、补骨脂。气血郁滞，用紫苏饮加桔梗、枳壳。肝火所动，用小柴胡汤加白术、枳壳、山栀。肝脾郁结，用归脾汤加柴胡、枳壳。

附治验

一妊妇颈项强直，腰背作痛。此膀胱经风邪所致，用《拔萃》羌活汤，一剂而愈。又用独活寄生汤及八珍汤，以祛邪固本而痊。

通气散　治肾虚腰痛，神妙。

破故纸炒为末，空心每服二钱，嚼核桃肉半个，以温酒下。

杜仲丸　治妊娠腰背痛。

杜仲炒，续断酒浸，等分为末，煮枣肉丸桐子大。每服七十丸，酒下，米饮亦可。

胶艾汤　治腰腹疼痛，胎动欲落。即前妊娠下血补遗内安胎散。

附方

独活寄生汤方见四卷第七论

八珍汤

归脾汤二方见二十四卷见四论

紫苏饮方见前

小柴胡汤方见二十四卷第二论

羌活胜湿汤方见四卷第一论

妊娠小腹痛方论第十五

妊娠小腹痛，由胞络虚，风寒相搏。痛甚亦令胎动也。

愚按：前症若风寒所搏，用紫苏饮加生姜。气血虚，用八珍汤。脾气虚，用六君子汤。中气虚，用补中益气汤。若腹胀痛，用安胎饮加升麻、白术，不应，兼补中益气汤。

附治验方药

一妊妇小腹作痛，其胎不安，气攻左右，或时逆上，小便不利。用小柴胡汤加青皮、山栀，清肝火而愈。后因怒，小腹胀满，小便不利，水道重坠，胎仍不安。此亦肝木炽盛所致，用龙胆泻肝汤一剂，诸症顿愈。乃以四君子加柴胡、升麻，以培脾土而安。

紫苏饮方见前

四君子汤

六君子汤

补中益气汤三方见二十四卷第六论

安胎饮方见前

小柴胡汤方见二十四卷第二论

龙胆泻肝汤方见二十四卷第八论

妊娠心腹胀满方论第十六

夫妊娠心腹胀满者，由脾胃虚寒，复因冷饮相搏所致也。

愚按：前症若外感风寒，内伤饮食，用藿香正气散。若食伤脾胃，用六君子汤。若阳气壅滞，用紫苏饮。

附治验

一妊妇饮食停滞，心腹胀满，或用人参养胃汤加青皮、山楂、枳壳，其胀益甚，其胎上攻，恶心不食，右关脉浮大，按之则弦。此脾土不足，肝木所侮。余用六君子加柴胡、升麻而愈。后小腹痞闷，用补中益气汤，升举脾气乃瘥。

下气汤 治心腹两胁胀闷，饮食少思，四肢无力。

羌活 赤芍药炒 甘草炒 槟榔 青皮 大腹皮 陈皮 赤茯苓 半夏姜制 桑白皮炒，各五分 桂心二分 紫苏茎一钱

上水煎服。

《局方》枳壳散、保风散、紫苏饮、藿香正气散，皆良。

附方

六君子汤

补中益气汤二方见二十四卷第六论

人参养胃汤方见七卷第十八论

卷　十　三

临川　陈自明编
吴郡　薛　己注

妊娠数堕胎方论第一

夫胎乃阳施阴化，荣卫调和，经养完全，十月而产。若血气虚损，不能养胎，所以数堕也。凡妊妇腰痛多堕胎。

愚按：丹溪先生曰：阳施阴化，胎孕乃成。血气虚乏，不能荣养，其胎则坠。譬如枝枯则果落，藤萎则花坠。尝治贾氏妇，每有孕，至三月前后必坠。诊其脉，左右大而无力，重则涩，知其血虚也。补其中气，使血自荣。时正初夏，教以浓煎白术汤，下黄芩末二钱，与数十帖，得保而生。因而思之，堕于内热而虚者，于理为多。曰热曰虚，盖孕至三月，上属相火，所以易堕。不然，何以黄芩、熟艾、阿胶等为安胎之妙如此也。大抵治法，须审某月属某经育养而药之。

附　治　验

一妊妇五月，服剪红丸而胎堕及腹胀痛，乃服破血之剂，痛益甚，手不敢近。予曰：此峻药重伤脾胃也，用八珍倍加参、芪、半夏、乳香、没药，二剂而痛止，数剂而安。

吴江庠史万湖仲子室，年二十余，疫疾堕胎，时咳，服清肺解表之药，喘急不寐。予以为脾土虚而不能生肺金，药复损而益甚也。先与补中益气加茯苓、半夏、五味、炮姜，四剂渐愈。后往视之，用八珍加五味及十全大补汤而愈。

一方，鲤鱼二斤者一尾，粳米一升，用盐酱煮食甚善，月食三次。

芎䓖补中汤、杜仲丸，治气虚而胎坠。

附　　方

十全大补汤

八珍汤二方见二十卷第四论

补中益气汤方见二十四卷第六论

妊娠胎不长方论第二

夫妊娠胎不长者，因有宿疾，或因失调，以致脏腑衰损，气血虚弱，而胎不长也。当治其疾疢，益其气血，则胎自长矣。

愚按：前症更当察其经络，审其所因而治之。

附　治　验

一妊妇胎六月，体倦懒食，面黄晡热，而胎不长，因劳欲坠。此脾气不足也，用八珍汤倍加参、术、茯苓，三十余剂，脾胃渐健而长矣。

一妊妇因怒，寒热往来，内热晡热，胁痛呕吐，胎至八月而不长。此因肝脾郁怒所致，用六君加柴胡、山栀、枳壳、紫苏、桔梗，病愈而胎亦长矣。

黄芪汤 治妊娠不长，更安胎和气。

黄芪炒 白术炒 陈皮 麦门冬去心 白茯苓 前胡 人参各五分 川芎 甘草炒，三分

上姜枣水煎服。

《集验》用鲤鱼长尺许，如食法，饮其汁，其胎渐大而长矣。

附 方

六君子汤方见二十四卷第六论

八珍汤方见二十四卷第四论

妊娠胎动不安当下方论第三

夫人以胃壮实，冲任荣和，则胎得所，如鱼处渊。若气血虚弱，无以滋养，其胎终不能成也，宜下之，以免其祸。

愚按：前症宜用第十二卷方论主之。其胎果不能安者，方可议下。慎之慎之。

附 治 验

鸿胪张淑人，痢疾后胎动，心神不安，肢体殊倦，用八珍散二十余剂渐愈。因劳，加烦热头痛，以大剂补中益气汤，加蔓荆子治之，热痛顿止，仍用前散，又五十余剂而安。其后生产甚易。

桂心散 治妊娠因病胎不能安者，可下之。

桂心 瓜蒌 牛膝 瞿麦各五分 当归一钱

上水煎。

又方 牛膝一两，酒一钟，煎七分，作二服。

《小品方》用麦糵一升，擂碎，水二升，煮一升，服之神效。观麦糵能损气破血如此，脾胃虚弱，饮食不化者，不宜用。明矣。

文仲取鸡子一枚，盐三钱，服之立下。

佛手散 服之，胎死者即下，生者亦安。方见十二卷第七论

附 方

八珍散方见二十四卷第四论

补中益气汤方见二十四卷第六论

妊娠堕胎后血下方论第四

堕胎后复损经脉而下血不止，甚则烦闷至死，皆以调补胃气为主。

愚按：前症若肝经血热，用四物、参、术、山栀。肝经风热，用防风黄芩丸。肝经怒火，用加味逍遥散。脾经气虚，用四君、归、地。脾经郁滞，用加味归脾汤。气滞不和，用紫苏饮。胃气下陷，用补中益气汤。

附 治 验

一妊妇堕胎昏愦，不时吐痰，自用养血化痰之剂，昏愦不省，自汗发搐，痰涎涌出。彼以为中风，欲用祛风化痰。予曰：此属脾气虚寒所致。用十全大补汤加炮姜，二十余剂寻愈。

治妊娠损动，下血腹痛。

阿胶一两，炒 艾叶半两

水一大盏煎。

治堕胎下血烦满，寒热狂闷。镑鹿角炒为末，每服三钱，水调下，日三服。或家鸽翎烧为末，每服二钱，温酒下。良久再服，以效为度。

附 方

四物汤

补中益气汤二方见二十四卷第六论

紫苏饮方见十二卷第八论

防风黄芩丸方见十二卷第六论

加味逍遥散

加味归脾汤

十全大补汤三方见二十四卷第四论

妊娠未足月欲产方论第五

妊娠未足月，而痛如欲产，或应产而难，或为子烦，用知母一味，蜜丸桐子大，粥饮服之。或槐子、蒲黄等分为丸，酒服。或蒲黄水调钱许，并效。

愚按：小产重于大产。盖大产如瓜熟自脱，小产如生采，断其根蒂，岂不重哉！而人轻忽，死于是者多矣。大抵治法，宜补形气，生新血，去瘀血为主。若未足月，痛而欲产，用芎归补中汤倍加知母止之。产而血不止，人参黄芪汤补之。产而心腹痛，当归川芎汤主之。元气弱而欲产，八珍汤固之。出血过多而发热，圣愈汤治之。若汗不止，或昏愦喘咳，急用独参汤。若发热烦躁，或肉瞤筋惕，用八珍汤。大渴面赤，脉洪而虚者，用当归补血汤。身热面赤，脉沉而微者，用四君、姜附，以回其阳可也。

附治验方药

一妊娠八月，胎欲坠如产，卧久少安，日晡益甚。此气血虚弱，朝用补中益气汤加茯苓、半夏随愈，更以八珍汤调理而安。

当归川芎汤　治小产后瘀血，心腹疼痛，或发热恶寒。

当归　川芎　熟地黄自制　白芍药炒　玄胡索炒　红花　香附　青皮炒　泽兰　牡丹皮　桃仁

上水煎，入童便、酒各小半盏服。

若以手按腹愈痛，此瘀血为患，宜用此药或失笑散消之。若按之不痛，此是血虚，宜用四物、参、苓、白术。若痛而作呕，此是胃虚，宜用六君子。若痛而作泻，此是脾虚，宜六君子送二神丸。

芎归补中汤　治气血虚而欲产。

艾叶代姜　阿胶炒　川芎　五味子杵，炒　黄芪炙　当归　白术炒　人参　杜仲炒，各一钱　甘草炙，五分

上每服五钱，水煎服。

若脾气虚弱，须补中益气汤。若气虚而有火，宜用安胎饮。

人参黄芪汤　治小产气虚，血下不止。

人参　黄芪炒　当归炒　白术炒　白芍药炒　艾叶各一钱　阿胶炒，二钱

上作一剂，水煎服。

当归散　治产后气虚弱，恶露内停，憎寒发热，宜服此药。

当归　白芍药炒　川芎　黄芩炒，各一两　白术五钱

上为细末，温童便调下二钱。

圣愈汤方见二十四卷第九论

独参汤方见三卷第十三论

当归补血汤

八珍汤二方见二十四卷第四论

补中益气汤方见二十四卷第六论

断产方论第六

《易》曰：天地之大德曰生。然妇人有临产艰难，或生育不已，而欲断之，故录验方，以备所用。若服水银、虻虫、水蛭之类，不惟孕不复怀，且祸在反掌。

愚按：前症用蚕故纸尺许烧灰为末，产后酒服之，血虚者，终不复孕。大抵断产之剂，多用峻厉，往往有不起者。是则产之害，未若断产之害也。吾闻阁老张罗峰、太常李恒斋，俱因服断产之剂，自谓形体俱怯，遇劳必病。有由然矣。

《千金》断产：用油煎水银，一日方息，空心服枣大一丸，永断其孕，且不损人。

《千金》去胎：大曲五升，清酒一斗，

煮二沸，去滓，分五服，隔宿勿食，旦再服。其胎如糜，母无所苦。千金不传。

四物汤　每服五钱，加芸薹子二撮，于经行后，空心温服。

妊娠咳嗽方论第七

夫肺内主气，外司皮毛，皮毛不密，寒邪乘之则咳嗽。秋则肺受之，冬则肾受之，春则肝受之，夏则心受之。其嗽不已，乃传于腑。妊娠病久不已，则伤胎也。

愚按：前症若秋间风邪伤肺，用金沸草散。夏间火邪克金，用人参平肺散。冬间寒邪伤肺，用人参败毒散。春间风邪伤肺，用参苏饮。若肺脾气虚，用六君、芎、归、桔梗。若血虚，四物、桑皮、杏仁、桔梗。肾火上炎，用六味丸加五味子煎服。脾胃气虚，风寒所伤，则补中益气加桑皮、杏仁、桔梗。盖肺属辛金，生于己土，嗽久不愈者，多因脾土虚而不能生肺气，而腠理不密，以致外邪复感，或因肺气虚不能生水，以致阴火上炎所致。治法当壮土金，生肾水为善。诸脏腑嗽，见六卷第十一等论。

附治验

一妊娠气喘痰甚，诸药不效，素有带下，始于目下浮两月余，其面亦然。此气虚而有痰饮也，用六味丸料数剂而愈。

一妊妇嗽则便自出。此肺气不足，肾气亏损，不能司摄，用补中益气汤以培土金，六味丸加五味以生肾气而愈。

一妊妇咳嗽，其痰上涌，日五六碗许，诸药不应。予以为此水泛为痰，用六味丸料及四君子汤各一剂稍愈，数剂而安。

一妊妇因怒，咳嗽吐痰，两胁作痛。此肝火伤肺金，以小柴胡汤加山栀、枳壳、白术、茯苓治之而愈。但欲作呕，此肝侮脾也，用六君子加柴胡、升麻而痊。

桔梗散　治风寒咳嗽，喘急不食。

天门冬去心　桑白皮　桔梗炒　紫苏各五分　赤茯苓一钱　麻黄去节，二分　贝母　人参　甘草炒

上姜水煎。

马兜铃散　治咳嗽气喘。

马兜铃　苦梗　人参　甘草　贝母各五分　陈皮去白　大腹皮黑豆浸洗　紫苏　桑白皮各一钱　五味子五分

上姜水煎。

百合散　治咳嗽，胸膈烦闷。

川百合　紫菀　麦门冬　苦梗　桑白皮各五分　甘草三分　竹茹二分

上姜水煎。

治妊娠伤寒，涎多咳嗽。

知母　杏仁　天门冬　桑白皮各五分

上姜水煎服。

旋覆花汤　治感冒喘嗽，胸满痰盛。方见二十二卷第四论

华盖散　治症同上，或项背拘急，鼻塞头眩，时发寒热。方见六卷第十二论

参苏饮加杏仁、五味子，治症同上。

附　方

金沸草散方见六卷第十二论

人参平肺散方见二十四卷第十二论

人参败毒散方见二十四卷第十论

补中益气汤

四君子汤

六君子汤三方见二十四卷第六论

六味丸方见二十四卷第十一论

小柴胡汤方见二十四卷第二论

妊娠吐血衄血方论第八

妊娠吐血，由七情脏腑所伤，气逆于上，致血不溢不止，心闷甚者多死，或坠胎也，宜用《局方》必胜散。

愚按：前症若肝经怒火，先用小柴胡、山栀、生地，次用前药合四物，后用加味逍遥散。肝经风热，防风子芩丸。心经有热，朱砂安神丸。心气不足，补心汤。思虑伤心，妙香散。胃经有火，犀角地黄汤。膏粱积热，加味清胃散。郁结伤脾，加味归脾汤，肺经有火，黄芩清肺饮。因气郁滞，紫苏饮子。气不摄血，用补中益气汤。肾经虚火，加味六味丸。仍以七卷第五论互用。

附治验方药

一妊娠因怒吐血，两胁胀痛，小便淋涩。此怒而血蓄于上，随火出也，用小柴胡合四物，四剂血止，用六君子、安胎饮调理而安。

紫苏饮　治妊娠失调，胎气不安，上攻作痛，或逆气失血。方见十二卷第八论

若肝脾气血虚而有火不安，宜兼逍遥散。若脾气虚弱而不安，宜四君、芎、归。

小柴胡汤方见二十四卷第二论

四物汤

补中益气汤

六君子汤三方见二十四卷第六论

加味逍遥散

加味归脾汤二方见二十四卷第四论

防风子芩丸方见十二卷第六论

朱砂安神丸方见三卷第十论

养心汤方见三卷第十论

妙香散方见三卷第十一论

安胎饮方见十二卷第一论

犀角地黄汤方见七卷第六论

加味清胃散方见二十四卷第一论

加味六味丸方见二十四卷第十一论

妊娠子烦方论第九

论曰：妊娠苦烦闷者，以四月受少阴君火以养精，六月受少阳相火以养气。若母心惊胆寒，多有是症。《产宝》云：是心肺虚热，或痰积于胸。若三月而烦者，但热而已。若痰饮而烦者，吐涎恶食。大凡停痰积饮，寒热相搏，吐甚则胎动不安。

愚按：前症若因内热，用竹叶汤。气滞，用紫苏饮。痰滞，用二陈、白术、黄芩、枳壳。气郁，用分气饮加川芎。脾胃虚弱，用六君、紫苏、山栀。

附治验

一妊妇烦热，吐痰恶食，恶心头晕。此乃脾虚风寒为患，用半夏白术天麻汤以补元气，祛风邪，数剂渐愈。惟头晕未痊，乃用补中益气汤加蔓荆子，以升补阳气而愈。

竹叶汤　治子烦。

防风　黄芩炒　麦门冬各一钱　白茯苓二钱

上竹叶数片，水煎服。

人参散　治热乘心脾，烦热干渴。

人参　麦门冬　赤茯苓　地骨皮　干葛　黄芩炒　犀角镑，各一钱　甘草五分

上水煎。

竹茹汤　治妊娠烦躁，或胎不安。淡竹茹一两，水煎服之。

益母丸　知母炒为末，枣肉丸弹子大。每服一丸，人参煎汤下。

附方

分气饮　治脾胃虚弱，气血不和，胸膈不利，或痰气喘嗽，饮食少思。

陈皮　茯苓　半夏炒　桔梗　大腹皮　紫苏梗　枳壳麸炒　白术炒　山栀炒，各一钱　甘草炙，五分

上姜水煎服。

紫苏饮方见二十四卷第八论

二陈汤方见二十四卷第五论

六君子汤

补中益气汤二方见二十四卷第六论

妊娠烦躁口干方论第十

足太阴脾之经，其气通于口。手少阴心之经，其气通于舌。若脏腑不调，气血不和，以致内热乘于心脾，津液消烁，故心烦口干也。与子烦大同小异，宜用益母丸。

愚按：前症若胃经实火，用竹叶石膏汤。若胃经虚热，用人参黄芪散。若胃经气虚，用补中益气汤。若肺经虚热，用紫苏饮。若肝经火动，用加味逍遥散。若脾气郁结，用加味归脾汤。若肾经火动，加味地黄丸。

附 治 验

一妊妇烦热，兼咽间作痛，用知母散加山栀，以清肺经而愈。后内热咳嗽，小便自遗，用补中益气加麦门、山栀，以补肺气、滋肾水而痊。

知母散 治烦躁闷乱口干。

知母 麦门冬 黄芪炒 子芩炒 赤茯苓各一钱 甘草

上水煎，入竹沥一合，更煎二沸而服。

人参黄芪散 治身热烦躁口干。

人参 黄芪炒 葛根 秦艽 赤茯苓 麦门冬各一钱 知母 甘草五分

上姜三片，竹叶二七片，水煎。

《补遗》：人参白术散、黄芪六一汤皆良。

附 方

竹叶石膏汤

石膏一钱 半夏一钱五分 甘草 人参各一钱 麦门冬 竹叶各五分

上姜水煎服。

补中益气汤方见二十四卷第六论

紫苏饮方见十二卷第八论

加味逍遥散

加味归脾汤二方见二十四卷第四论

加味地黄丸方见二十四卷第十一论

卷　十　四

临川　陈自明编
吴郡　薛　己注

妊娠中风方论第一

论曰：四时八方之气为风也，常以冬至之日候之。若从其乡来者，长养万物；否则名为虚邪，贼害万物。体虚中之，客于皮肤则顽痹不仁，入于筋脉则挛急㖞僻。若兼湿热，则弛纵痿软。若入脏腑，气随所伤经络，而为诸病。妊娠中之，必须早治，庶免堕胎之患。

愚按：《病机机要》云：风木为热，热胜则风动，宜以静胜其躁，是亦养血也。治法须少汗，亦宜少下。多汗则虚其卫，多下则损其荣。虽有汗下之形，而有中脏中腑之分。中腑者，多着四肢，则脉浮恶寒，拘急不仁。中脏者，多着九窍，则唇缓失音，耳聋鼻塞目瞀，便秘。中腑者宜汗之，中脏者宜下之。表里已和，宜治在经，当以大药养之。此中见之要法。妊妇患之，亦当以此法治之，而佐以安胎之药。仍参三卷首论主治。

防风散　治妊娠中风，卒倒口噤肢强，或痰气上升。

防风　桑寄生　葛根各五分　家菊花　细辛　防己　秦艽　当归　桂心　茯神　甘草　羚羊角镑，各三分

上水煎，入竹沥半合服。

白术酒　治妊娠中风，口噤不语。

白术一两半　独活一两　黑豆一合，炒

上酒煎，分四服，灌之得汗即愈。

《补遗》：治妊娠中风，排风汤、续命汤、参苏汤加羌活、风引汤，皆可选用。方见第三卷中风类

妊娠风痉方论第二

论曰：妊娠体虚受风，而伤足太阳经，遇风寒相搏，则口噤背强，甚则腰反张，名之曰痉。须臾自醒，良久复作。又名子痫、子冒。当审察其因而治之。

愚按：前症若心肝风热，用钩藤汤。肝脾血虚，加味逍遥散。肝脾郁怒，加味归脾汤。气逆痰滞，紫苏饮。肝火风热，钩藤散。脾虚痰滞，二陈、姜汁、竹沥。若兼症相杂，当参照子烦门。

附治验

一妊妇出汗口噤，腰背反张，时作时止。此怒动肝火也，用加味逍遥散渐愈，又用钩藤散而止，更以四君加钩藤、山栀、柴胡而安。

一妊妇因怒，忽仆地，良久而苏，吐痰发搐，口噤项强。用羚羊角散渐愈，更用钩藤散始痊，又用归脾汤而安。

羚羊角散　治妊娠冒闷，角弓反张，名曰子痫风痉。

羚羊角镑　独活　酸枣仁炒　五加皮　薏苡仁炒　防风　当归酒浸　川芎　茯神

去木　杏仁去皮尖，各五分　木香　甘草炙，各二分

上姜水煎。

附　方

钩藤汤　方见十二卷第四论

加味逍遥散

加味归脾汤二方见二十四卷第四论

紫苏饮方见十二卷第八论

钩藤散方见四卷第四论

二陈汤方见二十四卷第五论

四君子汤方见二十四卷第六论

妊娠瘈疭方论第三

窃谓瘈者，筋脉急而缩也；疭者，筋脉缓而伸也；一缩一伸，手足相引，搐弱不已，大抵与婴孩发搐相似，谓之瘈疭也。此症多属风，盖风主摇动。骆龙吉云：心主脉，肝主筋，心属火，肝属木，火主热，木主风，风火相炽，则为瘈疭也。治法若因风热，用钩藤汤加柴胡、山栀、黄芩、白术，以平肝木，降心火，养气血。若风痰上涌，加竹沥、南星、半夏；若风邪急搐，加全蝎、僵蚕。亏损气血，用八珍汤加钩藤、山栀为主。若无力抽搐，戴眼反折，汗出如珠者，肝气绝也。皆不治。

附治验方药

一妊妇四肢不能伸，服祛风燥血之剂，遗屎痰甚，四肢抽搐。余谓肝火血燥，用八珍汤加炒黑黄芩为主，佐以钩藤汤而安。后因怒，前症复作，小便下血，寒热少寐，饮食少思，用钩藤散加山栀、柴胡而血止；用加味逍遥散，寒热退而得寐；用六君子汤加芍药、钩藤，饮食进而渐安。

八珍汤方见二十四卷第四论

六君子汤方见二十四卷第六论

妊娠鬼胎方论第四

夫人脏腑调和，则血气充实，精神健旺。若荣卫虚损，精神衰弱，妖魅之精乘之，亦如怀妊之状，故曰鬼胎也。

愚按：前症因七情脾肺亏损，气血虚弱，行失常道，冲任乖违而致之者，乃元气不足，病气有余也。若见经候不调，就行调补，庶无是症。治法以补元气为主，而佐以雄黄丸之类行散之。若脾经郁结气逆者，用加味归脾汤调补之。若脾虚血不足者，用六君、芎、归培养之。肝火血耗者，用加味逍遥散滋抑之。肝脾郁怒者，用加味归脾、逍遥二药兼服。肾肝虚弱者，用六味地黄丸。

附治验

一妇人经闭八月，肚腹渐大，面色或青或黄，用胎症之药不应。余诊视之曰：面青脉涩，寒热往来，肝经血病也。面黄腹大，少食体倦，脾经血病也。此郁怒伤脾肝之症，非胎也。不信，乃用治胎散之类，不验。余用加味归脾、逍遥二药，各二十余剂，诸症稍愈。彼欲速效，别服通经丸，一服下血昏愦，自汗恶寒，手足俱冷，呕吐不食。余用人参、炮姜，二剂渐愈。又用十全大补汤，五十余剂而安。

雄黄丸　治鬼胎瘀血腹痛。

雄黄　鬼臼去毛　莽草　丹砂细研　巴豆去油皮　獭肝炙黄，各半两　蜥蜴一枚，炙黄

上为末，蜜丸桐子大。每服二丸，空心温酒下，日二服。或下如蛇虫之类，其病乃除。

治鬼胎，及血气痛不可忍：

斑蝥去头翅足，制　延胡索炒，各等分

上为末，以温酒调下半钱，以下秽物

为度。

附　方

加味归脾汤

加味逍遥散

十全大补汤三方见二十四卷第四论

六君子汤方见二十四卷第六论

六味丸方见二十四卷第十一论

妊娠伤寒方论第五

夫时令严寒，体虚所伤，即成伤寒。轻者洒淅恶寒，翕翕发热，微咳鼻塞，数日而愈。重者头疼体痛，寒热交作。久而不愈者，多致伤胎也。

愚按：前症为害匪轻，当审经络表里而治之，不可轻忽。

加减四物汤　治妊妇腹痛，或月事不调，胎气不安，产后血块，或亡血过多，或恶露不下。

当归　川芎　白芍药炒　熟地黄各一两

上每服四五钱，水煎，日二三服。下血，加艾叶、阿胶。虚热口干，加栝蒌根、麦门冬。恶血腹痛，加当归、芍药。血崩血淋，加熟地、蒲黄。因热生风，加川芎、柴胡。头晕项强，加柴胡、黄芩。大便秘结，加大黄、桃仁。呕吐恶心，加白术、人参。虚烦不眠，加竹叶、人参。烦躁大渴，加知母、石膏。水停吐逆，加猪苓、茯苓。虚烦伤寒，加人参、柴胡、防风。

阿胶散　治时气，先服此以安胎，却以主药间服。

阿胶炙　白术炒　桑寄生　人参　白茯苓

上为末，等分，每服一钱，用糯米饮调下，日三服。

前胡汤　治伤寒头痛壮热，肢节烦疼。

石膏一钱　前胡　甜竹茹　栀子炒　黄芩炒　大青　知母各五钱

上用葱白水煎服。

苏木汤　治伤寒时行，洒淅寒振，或兼哕者。

赤芍药　橘红　黄芩炒　黄连　甘草　苏木各五分

上用水煎服，汗出即瘥。如胎不安，兼服阿胶汤。

黄龙汤　治妊妇寒热头痛，嘿嘿不食，胁痛呕痰，及产后伤风，热入胞宫，寒热如疟，或经水适来，劳复热不解散。

柴胡二钱　黄芩炒　人参　甘草各一钱

上水煎服。

柴胡石膏汤　治头痛恶寒，身热拘急口干。

柴胡二钱　甘草一钱　石膏三钱

上用姜水煎服。气虚加人参。

枳实散　治伤寒四日至六日，腹胀少食，腰疼体重。

枳实炒，三钱　陈皮一钱　麦门冬一钱半

上用生姜、葱白水煎服。

旋覆花汤　治伤寒头目旋疼，壮热心躁。

旋覆花　赤芍药　甘草各五分　前胡　石膏各一钱　白术　人参　麻黄去根节　黄芩各三分

上用姜水煎服。

麦门冬汤　治伤寒壮热，呕逆头疼，胎气不安。

人参　石膏各一钱半　前胡　黄芩各五分　葛根　麦门冬各一钱

上姜、枣、竹茹一分，用水煎服。

栀子大青汤　治发斑变黑，尿便血。

升麻　栀子各一钱　大青　杏仁　黄芩各一钱

上用葱白三寸，水煎服。

白术汤 治伤寒烦热，头痛胎动，或时吐逆不食。

白术 橘红 麦门冬 人参 前胡 赤茯苓 川芎 甘草 半夏各五分

上用生姜、竹茹一分，水煎服。

《良方》白术散 治伤寒。

白术 黄芩炒，各二钱

上用姜枣水煎服。若四肢厥逆，阴症也，不可用。

芎苏散 治外感风寒，壮热头疼，心胸烦闷。

紫苏叶 川芎 白术 白芍药 麦门冬去心 陈皮 干葛各五分 甘草炙，三分

上用生姜、葱白水煎。

参苏饮去木香 治证同前。方见六卷第十二论

妊娠时气方论第六

论曰：四季之间，非其时而有其气，谓春寒夏冷，秋热冬暖之不正也。所感者不拘长少，其症相类，故云时气。妊娠患之，重者多致伤胎。

愚按：前症与前伤寒互相主治。

秦艽散 治时气五六日不得汗，口干饮水，狂言呕逆。

秦艽 柴胡各五分 石膏一钱 犀角 赤茯苓 前胡 甘草 葛根 升麻 黄芩各四分

上用淡竹茹一分，水煎服。

葛根饮子 治时气烦热口干头热。

干葛 麻黄去节根，各半两 石膏一两 豉一合 白米半合 栀子二十粒 葱白二茎

上用水煎，分三服，汗出为效。

消热饮子 治时气六七日，大小便不利。

芒硝一两，细研 葵子二两

上如前煎服，以利为效。芒硝即朴硝。

人参败毒散方见二十四卷第十论

妊娠热病方论第七

冬时触冒严寒即病，为伤寒；藏于肌骨，夏至发，为暑病，即热症也。妊娠患之，多致堕胎。热病与中暑相似，但热病者脉实，中暑者脉虚。治当审察，不可概施。

愚按：此症与前后三症同治。

治妊娠热病头痛，呕吐烦闷：

人参一方无 竹茹 葛根各一两 芦根二两 知母三两 麦门冬去心，一两半

上每服四钱，连根葱白三寸水煎。

栀子仁饮 治热病发斑黑色，小便如血，气喘急，胎欲落。

栀子 升麻 石膏 生地黄各二两 黄芩 大青各一两

上每服半两，葱白七寸，豉四十九粒，水煎。

大黄饮 治热病六七日，大小便秘涩。

大黄微炒 石膏各一两 知母 前胡 赤茯苓各三分 栀子 甘草 黄芩各半两

上每服五钱，生地黄一分，煎服。

又方 伏龙肝细研，每服一钱，水调下。外用水调涂脐下

又方 葛根煮汁，时服一盏。

《补遗》芦根汤 治热病头疼，心烦呕吐。

知母四两 青竹茹三两

上每服五钱，生芦根一握，糯米一撮，水煎。

栀子五物汤 治妊妇伤寒，壮热头痛。

栀子 前胡 知母 黄芩一两 石膏四两

上每服五钱，用水煎服。

升麻六物汤 治伤寒斑黑溺血。

升麻 栀子各三两 大青 杏仁 黄芩

上每服五钱，葱头水煎。

妊娠伤寒热病防损胎方论第八

论曰：非节之气，伤于妊娠，热毒侵损胞胎，若不早治，多致堕胎漏血，则子母之命亦不能全矣。

愚按：前症当分察六经为主，而参于前后方论。

治妊娠伤寒身痛壮热：

葱白切，一升　前胡　葛胡　石膏各一分　青黛六分　升麻八分　栀子十二个

上用水煎，分三服。

治妊娠伤寒大小便秘结：

前胡十分　大黄　石膏各二十分　栀子仁十枚　知母　黄芩　茯苓　生姜各八分

上用水煎，分三服。

治妊娠伤寒，发斑忽黑，小便如血，胎欲落：

栀子　升麻各四两　青黛二两　生地黄二十枚　石膏八两　黄芩三两　葱白切，一升

上用水煎，分三服。忌热物。

又用井中泥涂心下，干则易。二方出《本事》，再录有效。

《补遗》治妊娠热病，先以白术散安胎。方见前

妊娠热病胎死腹中方论第九

论曰：热病以致胎死不能出者，但服黑神散，胎自下矣。

愚按：陈无择先生曰：前症当视产母，若面赤舌青，知其子死；面青舌赤，知母死子生；唇青吐沫，子母俱死。若双胎，或一死一活，用黑神散。窃谓前症，宜补助产母，使其胎自下。黑神散，恐其大热，不宜轻用。果一胎已死者，用平胃散、朴硝、水银下之，最为稳当，庶不错伤生者。平胃散方见后

黑神散又名乌金散，《灵苑方》名肉桂散

桂心　当归　芍药　甘草炙　干姜炒　生地黄各一两　黑豆炒，去皮，二两　附子炮，去皮脐，半两

上为末，每服二钱，空心用温酒调下。

《补遗》：胎死用红花酒煮汁，饮二三碗。

又方　伏龙肝为末，温酒调下二钱，白汤亦可。

又方　朴硝末，童子小便和，热酒调下三钱，立出。

妊娠疟疾方论第十

论曰：妊娠病疟，乃夏伤于暑，客于皮肤，至秋而发，阳盛则热，阴盛则寒，阴阳相离，寒热俱作。其发晏者，由风邪客于风府，循膂而下卫气，至一日一夜，常大会于风府，故发日晏。与早者，卫气之行风府，日下一节，二十一日下至尾骶，二十二日入脊内，上注于侠卫之脉，其行九日，出缺盆，其气既止，故发更早。其间日发者，风邪内搏五脏，横连募原，其道远，其气深，其行也迟，不能日作也。妊娠而发，多伤于胎。

愚按：前症因脾胃虚弱，饮食停滞，或外邪所感，或郁怒伤脾，或暑邪所伏。审系饮食停滞，用六君子加桔梗、苍术、藿香。外邪多而饮食少，用藿香正气散。外邪少而饮食多，用人参养胃汤。劳伤元气，用补中益气汤。若郁怒所伤，用小柴胡兼归脾汤。若木侮土，久而不愈，用六君子为主，佐以安胎药。乃参三阴三阳经而治之。

附治验

一妇人因怒发疟，举发无期，久而不已，胸腹不利，饮食少思，吞酸吐痰。用六君子加柴胡、山栀，二十余剂寻愈。但晡热少食，又用四君子加柴胡、升麻为

主，佐以逍遥散而痊。

一妊娠疟久不已，嗳气下气，胸腹膨胀，食少欲呕，便血少寐。此属肝脾郁怒，用归脾汤加柴胡、山栀渐愈，又用六君子汤加柴胡、山栀、升麻而愈。

一妊妇患疟已愈，但寒热少食，头痛，晡热内热。此脾虚血弱也，用补中益气汤加蔓荆子，头痛顿止，又用六君子汤加芎、归，饮食顿进，再用逍遥散加参、术而寒热愈。

七宝散 治疟疾一日一发，或一日两发。或间日一发。

常山 厚朴姜制 青皮 陈皮并去白 甘草炒 槟榔 草果等上每服半两，酒水各一碗，煎至一碗，去渣，露一宿，发时面东温服，良久再服。一妊妇先寒后热，六脉浮紧，用前散一剂而愈。

人参养胃汤 治妊娠疟疾，寒多热少，或但寒不热，头痛恶心，身痛，面色青白，脉弦迟者。又有驱邪散，治证亦同。方见七卷第十八论

清脾汤 治妊妇疟疾，寒少热多，或但热不寒，口苦舌干，大便秘涩，不进饮食，脉弦数者。

青皮 厚朴姜制 白术炒 草果 茯苓 半夏炒 柴胡 甘草炙各五分

上用姜水煎。

附方

交加散 治食疟神效。

肉豆蔻二枚，一生一煨 草豆蔻二个，一生一煨 甘草二钱，半炒半生 厚朴二钱，半炒半生 生姜二两，半生，半煨

上用姜水煎，发日五更服。

仲景白虎加桂枝汤 治温疟。

知母六钱 桂枝 黄芩各一钱 栝蒌根二钱 甘草炙 牡蛎 干姜各一钱

上用水煎服，汗出即愈。此少阳经药也。

桂枝羌活汤 治疟处暑以前，头痛脉浮，恶风有汗。

桂枝 羌活 防风 甘草各一钱五分

上水煎，发服。吐加半夏曲。

麻黄羌活汤 治症如前，但恶寒无汗。

麻黄去节 羌活 防风 甘草各半两

上如前服，加法同二方。太阳经药也。

白芷汤 治疟身热目痛，热多寒少，脉长。先以大柴胡下之，微利为度。余热不尽，当服此汤。

白芷一两 知母一两七钱 石膏四两

上粗末，依前服。阳明经药也。

桂枝芍药汤 治疟寒热不论先后，此太阳阳明合病，寒热作则必战。经曰：热甚而动也。发热则必汗泄。经曰：汗出不愈，知内热也。乃阳盛阴虚之证，此汤主之。否则久而传于阴经矣。

桂五分 黄芪炒 知母 石膏 芍药各二钱

上粗末，水煎。此太阳、阳明经药也。

桂枝黄芩汤 如服前药转甚，三阳合病也，宜此和之。

柴胡一钱五分 黄芩 人参 甘草各八分 半夏 石膏 知母各五分

上每粗末，依前服。如外邪已解而内未已，再服下药。从卯至午发，大柴胡下之。从午至酉发，邪气在内也，大承气下之。从酉至子发，或至寅发，邪气在血也，桃仁承气汤下之。微利后，更以小柴胡汤彻其邪气。按此太阳、阳明、少阳经药也。以上诸方，并系发风寒暑热之气，自外而入，中于三阳之经者也。

桂枝石膏汤 治疟疾隔日，先寒后热，寒少热多。

桂枝五钱　石膏一两五钱　知母一两五钱　黄芩一两

上分三服，水煎。此太阳、阳明经药也。隔日发者，邪气所舍深者也。

麻黄黄芩汤　治疟疾如前症而夜发者。

麻黄一两，去节　甘草炙，二钱　桃仁二十个，去皮尖　黄芩五分　桂二钱

上依前服。桃仁味苦甘辛，肝者血之海，血骤则肝气燥，经所谓肝苦急，急食甘以缓之，故桃仁散血缓肝。谓邪气深远而入血，故夜发，乃阴经有邪。此汤发散血中风寒，治风暑深入阴分，乃血受病，邪气所舍尤深者也。麻黄、桂枝、桃仁等，乃太阳经血药，非三阴经药也。

附　方

四君子汤

六君子汤

补中益气汤三方见二十四卷第六论

藿香正气散方见二十一卷第十论

人参养胃汤方见七卷第十八论

小柴胡汤方见二十四卷第二论

逍遥散

加味归脾汤二方见二十四卷第四论

妊娠霍乱方论第十一

夫饮食过度，触冒风冷，阴阳不和，清浊相干，谓之霍乱。其间或先吐，或腹痛吐利，是因于热也。若头痛体疼发热，是挟风邪也。若风折皮肤，则气不宣通，而风热上冲为头痛。若风入肠胃，则泄利呕吐，甚则手足逆冷。此阳气暴竭，谓之四逆。妊娠患之，多致伤胎也。

愚按：前症若因内伤饮食，外感风寒，用藿香正气散。若因饮食停滞，用平胃散。果脾胃顿伤，阳气虚寒，手足逆冷者，须用温补之剂。治当详审，毋使动胎也。

附　治　验

一妊妇霍乱已止，但不进饮食，口内味酸，泛行消导宽中。余曰：此胃气伤而虚热也，当用四君子汤。彼不信，乃服人参养胃汤。呕吐酸水，其胎不安，是药复伤也，仍与四君子汤，俾煎熟，令患者先嗅药气，不作呕则呷少许，恐复呕则胎为钓动也。如是旬余而愈。

人参散　治脾胃虚寒，霍乱吐泻，心烦腹痛，饮食不入。

人参　厚朴姜制　橘红各一钱　当归　干姜炮　甘草炙，各五分

上用枣水煎服。

人参白术散　治脾胃虚弱吐泻，或吐泻作渴不食。

白术　茯苓　人参　甘草炒　木香　藿香各五分　干葛一钱

上用水煎服。吐甚加生姜汁频饮之。

缩脾饮　解伏热，除烦渴，消暑毒，止吐泻，宜沉冷频服。

草果仁四两　乌梅肉三两　甘草炒，三两半

上每服半两，用姜十片，水煎。

木瓜煎　治吐泻转筋闷绝。

吴茱萸汤泡七次　生姜切，各一分　木瓜木刀切，两半

上每服二三钱，用水煎。

治霍乱，其效神速。一方有黄连无扁豆。仍与第二论通用。妊妇霍乱腹痛，四肢冷逆，自汗脉细，理中汤治之。伤食，加陈皮。寒甚脉欲绝，阴症悉具，加炮附子。方见二十卷

竹茹汤　治霍乱热渴脉数。见七卷呕吐门

附　方

藿香正气散方见二十一卷第十论

平胃散方见七卷第十八论

四君子汤方见二十四卷第六论

人参养胃汤方见七卷第十八论

五苓散方见二十一卷第十论

理中丸方见二十卷第八论

香薷饮方见七卷第二论

卷　十　五

临川　陈自明编
吴郡　薛　己注

妊娠泄泻方论第一

论曰：妊娠泄泻，或青或白，水谷不化，腹痛肠鸣，谓之洞泄。水谷不化，喜饮呕逆，谓之协热下利。并以五苓散利小便，次以黄连阿胶丸或三黄熟艾汤以安之。若泻黄有沫，肠鸣腹痛，脉沉紧数，用戊己丸和之。嗳腐不食，胃脉沉紧，用感应丸下之，后调和脾胃。若风冷水谷不化，如豆汁，用胃风汤。寒冷脐下阴冷动泄，用理中汤、治中汤。伏暑心烦，渴，泻水，用四苓散。伤湿泄泻，小便自利，用不换金正气散、胃苓汤。此四证之大略也。仍参第八卷第八论主之。

愚按：米食所伤，用六君加谷蘖。面食所伤，用六君加麦蘖。肉食所伤，用六君加山楂。若兼寒热作，乃肝木侮脾土，用六君加柴胡、生姜。兼呕吐腹痛，手足逆冷，乃寒水侮土，六君加姜、桂。不应，用钱氏益黄散。若元气下陷，发热作渴，肢体倦怠，用补中益气汤。若泄泻色黄，乃脾土之真色，用六君加木香、肉果。若作呕不食，腹痛恶寒，乃脾土虚寒，用六君加木香、姜、桂。若泻在五更侵晨，饮食少思，乃脾胃虚弱，五更服四神丸，日间服白术散。如不应，或愈而复作，或饮食少思，急用八味丸，补命门火以生脾土为善。

附　治　验

边太常侧室，妊娠泄泻，自用枳、术、黄连之类，腹闷吐痰，发热恶寒，饮食到口即欲作呕，强匙许，即吞酸不快，欲用祛痰理气。余曰：此因脾胃伤而痰滞中脘，若治痰气，复伤脾胃矣。遂以参、术、炮姜为末，丸如黍粒，不时含咽三五丸，渐加至三日后，日进六君子汤而寻愈。

进士王缴征之内，怀妊泄泻，恶食作呕。余曰：脾气伤也。其君忧之，强进米饮。余谓：饮亦能伤胃，且不必强，俟脾胃醒，宿滞自化，饮食自进。不信，别用人参养胃汤饮之，吐水酸苦，又欲投降火寒药。余曰：若然，则胃气益伤也。经云：损其脾胃者，调其饮食，适其寒温。后不药果愈。

厚朴丸

干姜炒　厚朴去皮，等分

上水拌炒为末，水糊丸梧子大。每服五十丸，米饮下。

草果散　治虚寒泄泻腹痛无度。

厚朴姜汁拌炒，二两　肉豆蔻十个，面煨　草豆蔻十个，煨

上每服三钱，用姜水煎。

附　方

附子理中汤方见二十卷第八论

理中丸

五苓散二方见二十卷第十论

六君子汤

补中益气汤二方见二十四卷第六论

钱氏益黄散方见二十一卷第九论

四神丸方见八卷第八论

四神丸方见八卷第八论

七味白术丸方见二十一卷第二论

八味丸方见第二十四卷第十一论

妊娠下痢黄水方论第二

论曰：妊娠饮食生冷，脾胃不能克化，致令心腹疼痛。若血分病则色赤，气分病则色白，血气俱病则赤白相杂。若热乘大肠，血虚受病，则成血痢也。

愚按：治痢之法，当参前篇。其下黄水，乃脾土亏损，真色下陷也，当补益中气。若黄而兼青，乃肝木克脾土，宜平肝补脾。若黄而兼白，乃子令母虚，须补脾胃。若黄而兼黑，是水反侮土矣，必温补脾胃。若黄而兼赤，乃心母益子，但补中益气。若肠胃虚弱，风邪客之，用胃风汤。或胎气不安，急补脾胃而自安矣。凡安胎之药，当临病制宜，不必拘用阿胶、艾叶之类。

附　治　验

地官胡成甫之内，妊娠久痢，自用消导理气之剂，腹内重坠，胎气不安。又用阿胶、艾叶之类，不应。余曰：腹重坠下，元气虚也；胎动不安，内热盛也。遂用补中益气而安，又用六君子汤全愈。

治妊娠利黄水：

厚朴姜汁炙，二两　黄连二两　肉豆蔻五个，连皮

上用水煎，徐徐服。忌如前。已上六方并出《产宝》

治妊娠热痢：

黄连一升　黄柏一升　栀子仁二十枚

上用每服五钱，水煎。呕加橘皮、生姜。

治妊娠下痢腹痛，小便涩滞：

糯米一合　当归炒　黄芪各一两

上用水煎，分四服。

治临产下痢，用栀子炒为末，每服二钱，白汤调，甚效。

附　方

胃风汤方见二十卷第九论

补中益气汤方见二十四卷第六论

妊娠大小便不通方论第三

夫妊娠大小便不通，由脏腑之热所致。若大肠热，则大便不通；小肠热，则小便不利；大小肠俱热，更推其因而药之。

愚按：前症若大肠燥，用四物汤加条芩、桃仁。大肠气滞，用紫苏饮加杏仁、条芩。肠胃气虚，用六君子加紫苏、杏仁。肝脾蕴热，用龙胆泻肝汤。心肝虚热，用加味逍遥散加车前子。

附　治　验

亚卿李浦汀侧室，妊娠大小便不利，或用降火理气之剂，元气反虚，肝脉弦急，脾脉迟滞。见其面色青黄不泽。余曰：此郁怒所致也。用加味归脾汤为主，佐以加味逍遥散而安。

主政王天成之内，妊娠疾愈后，二便不通。其家世医，自用清热之剂，未效。余诊其脉，浮大而涩，此气血虚也。朝用八珍汤加桃仁、杏仁，夕用加逍遥散加车前子而瘥。

当归散　治妊娠因怒，肚腹胀痛，四肢浮肿，气急作喘，大便难，小便涩，产门肿。

当归五分　赤茯苓　枳壳麸炒　白芍药　川芎各一钱　白姜炮　木香煨　粉草各三分

上用姜水煎。气弱枳壳减半，大便秘加蜜同煎。

治妊娠大小便不通，腹胁痞闷，不思饮食：

大黄炒　木通　槟榔各一两　枳壳麸炒，三分　诃梨勒四枚，去核，半生半煨　大腹子三枚

上为末，用童便一盏，葱白二寸，煎六分，调服二钱。

初虞世治妊娠风气，大便秘涩：

枳壳三两，麸炒　防风二两　甘草炙，一两

上为末，每服一二钱，空心用白滚汤调，日三服。

《小品》治妊娠小便不利，气急，服猪苓散。不瘥，用甘遂为末，蜜和服豆许，微利之。未利再服，利后仍服猪苓散。

猪苓散　治妊娠小便涩痛及胎水。猪苓去皮为末，白汤调下钱许，加至二钱，日三夜二服。

又方　车前子一两，大黄半两，炒为末，每服三钱，蜜汤调。

附　方

四物汤

六君子汤二方见二十四卷第六论

紫苏汤方见二十四卷第八论

龙胆泻肝汤方见二十四卷第八论

加味逍遥散

加味归脾汤

八珍汤三方见二十四卷第四论

妊娠小便不通方论第四

夫妊娠小便不通，为小肠有热，传于脬而不通耳。若兼心肺气滞，则致喘急。陈无择云：妊娠胎满逼胞，多致小便不利。若心肾气虚，清浊相干，而为诸淋。若胞系了戾，小便不通，名曰转胞。若胎满尿出，名曰遗尿。

愚按：丹溪先生：转脬小便闭，多因胎妇虚弱，忧闷性躁，食味厚。古方用滑利消导药鲜效。若脬为胎所堕而不通，但升举其胎，胞系疏而小便自行。若脐腹作胀而小便淋闭，此脾胃气虚，胎压尿胞，四物、二陈、参、术，空心服，后探吐数次自安。窃谓前症，亦有脾肺气虚，而不能下输膀胱者。亦有气热郁结，膀胱津液不利者。亦有金为火烁，脾土湿热甚而不利者。更当详审施治。

附　治　验

司徒李杏冈仲子室，孕五月，小便不利，诸药不应。余曰：非八味丸不能救。不信，别用分利之药，肚腹肿胀，以致不起。

儒者王文远室，患此小腹肿胀，几至于殆。用八味丸一服，小便滴沥。再以前丸之料，加车前子，一剂即利，肚腹顿宽而安。

八味丸　治妇人饮食如故，烦热不得卧，反倚息。因脬系了戾，不得溺，名转脬，但利小便则愈。盖此药有茯苓故也，缓则不救。方见二十四卷第十一论

《古今录验》：妊娠小便难，饮食如故。

当归　贝母去心，炒　苦参各三两　滑石半两

上为末，炼蜜丸小豆大。每服二三十丸，米饮下。

治妊娠小便不通，脐下妨闷，心神烦乱：

葵子研　榆白皮切，各一两　葱白七茎

上水煎，分三服。

《古今录验》：妊娠不得小便，杏仁去皮尖，炒黄捣丸，灯心汤吞七粒。

又方　滑石末，水和，涂脐下。

又方　用车前草汁，调滑石末，涂脐周围四寸，热易之。

又方　捣杏仁，入滑石末，饭丸小豆大，每服二十丸，白汤下。

又方　用紫菀为丸，井花水调下二钱。

葵子散　治妊娠小便不利，身重恶寒，眩晕及水肿，用葵子五两，赤茯苓五两，为末，每服二钱，米调饮。

附　方

四物汤方见二十四卷第六论

二陈汤方见二十四卷第五论

妊娠子淋方论第五

妊娠小便淋者，乃肾与膀胱虚热，不能制水。然妊娠胞系于肾，肾间虚热而成斯症，甚者心烦闷乱，名曰子淋也。

愚按：前症若颈项筋挛，语涩痰甚，用羚羊角散。若小便涩少淋沥，用安荣散。若肝经湿热，用龙胆泻肝汤。若肝经虚热，用加味逍遥散。腿足转筋而小便不利，急用八味丸，缓则不救。若服燥剂而小便频数，或不利，用生地黄、茯苓、牛膝、黄柏、知母、芎归、甘草。若频数而色黄，用四物加黄柏、知母、五味、麦门、玄参。若肺气虚而短少，用补中益气加山药、麦门。若阴挺痿痹而频数，用地黄丸。若热结膀胱而不利，用五淋散。若脾肺燥不能化生，宜黄芩清肺饮。若膀胱阴虚，阳无所生，用滋肾丸。若膀胱阳虚，阴无所化，用肾气丸。

附　治　验

一妇人每怒，发热胁胀，小便淋涩。如遇经行，旬余未已。受胎三月，因怒前症复作。朝用加味逍遥散，夕用安胎饮，各二剂而安。五月又怒，复下血如经行，四日未止，仍用前药而愈。

一妊娠饮食后因恼怒，寒热呕吐，头痛恶寒，胸腹胀痛，大便不实，其面青色，小便频数，时或有血，服安胎止血之剂益甚。余曰：寒热呕吐而腹胀，此肝木克脾土而元气伤也。大便不实而面青，此饮食伤脾，兼肝侮土也。小便频数而有血，此肝热传胞，而兼挺痿也。用六君子加枳壳、紫苏、山栀，二剂脾胃顿醒。用加味逍遥散加枳壳、紫苏，二剂小便顿清。后节饮食，调理而安。

地肤大黄汤　治子淋。

大黄　地肤草各三两　知母　黄芩炒　猪苓　赤芍药　通草　升麻　枳实炒　甘草各二两

上每服四五钱，水煎服。

安荣散　治子淋，甚妙。

麦门冬去心　通草　滑石　当归　灯心　甘草　人参　细辛各五分

上水煎服。

治小便淋痛，心烦闷乱：

瞿麦穗　赤茯苓　桑白皮　木通　葵子各一钱　黄芩炒　芍药　枳壳　车前子炒，各五分

上水煎服。

治子淋小便涩痛：

冬葵子　滑石　木通各等分

上每服四五钱，葱白七寸，水煎。

猪苓散　疗子淋小便涩痛。方见本卷第三论

附　方

羚羊角散方见四卷首论

龙胆泻肝汤方见二十四卷第八论

加味逍遥散

四物汤二方见二十四卷第七论

肾气丸即六味丸

六味丸

八味丸三方见二十四卷第十一论

六君子汤

补中益气汤二方见二十四卷第六论

五淋散

滋肾丸

黄芩清肺饮三方见八卷第一论

安胎饮方见十三卷第二论

妊娠遗尿方论第六

妊娠尿出不知，用白薇、芍药为末，酒调下。或白矾、牡蛎为末，酒调二钱。或鸡毛灰末，酒服一匕。或炙桑螵蛸、益智子仁为末，米饮下。

愚按：前症若脬中有热，宜用加味逍遥散。若脾肺气虚，宜用补中益气汤加益智。若肝肾阴虚，宜用六味丸。

附治验

一妊娠遗尿内热，肝脉洪数，按之微弱，或两太阳作痛，胁肋作胀。余以为肝火血虚，用加味逍遥散、六味地黄丸寻愈。后又寒热，或发热，或恚怒，前症仍作，用八珍汤、逍遥散兼服，以清肝火、养肝血而痊。

附　方

加味逍遥散

八珍汤二方见二十四卷第四论

补中益气汤方见二十四卷第六论

六味地黄丸方见二十四卷第十一论

妊娠尿血方论第七

妊娠尿血，内热乘于血分，以致血热流渗于脬，名子淋。用葵子一升，研细，水五升，煮二升，分三服。或生艾叶一斤，酒五升，煮一升，分三服。亦治落产后下血。

愚按：前症因怒动火者，宜小柴胡加山栀。因劳动火者，宜补中益气汤。若因厚味积热，宜用加味清胃散。若因肝经血热，宜用加味逍遥散。若因脾气下陷，补中益气汤。若因脾虚血热，宜用加味逍遥散。

附治验

一妊妇因怒尿血，内热作渴，寒热往来，胸乳间作胀，饮食少思，肝脉弦弱。此肝经血虚而热也，用加味逍遥散、六味地黄丸，兼服渐愈。又用八珍汤加柴胡、丹皮、山栀而痊。

续断汤　治妊娠下血及尿血。

当归　生地黄各一两　续断半两　赤芍药五钱

上为末，每服二钱，空心用葱白煎汤调下。

治妊娠尿血：

阿胶炒为末，四两　熟地黄用生者四两，酒拌蒸熟，杵膏

上和丸桐子大。每服七八十丸，空心粥饮下。

五苓散去桂，加阿胶，炒，同为粗末　每四钱，用车前子、白茅根，水煎温服。

又方　白茅根浓煎汤，吞酒蒸黄连丸。

附　方

小柴胡汤方见二十四卷第二论

补中益气汤方见二十四卷第六论

加味清胃散方见二十四卷第一论

加味逍遥散

加味归脾汤二方见二十四卷第四论

妊娠胎水肿满方论第八

《产乳集》云：妊娠三月，足肿至腿出水，饮食不甘，似水肿，谓之子气。至分娩方消者，此脾胃气虚，或冲任经有血风。《名医录》云：宋少主元徽，与徐文伯微行学针法，文伯见一妊娠足肿，脉之。少主曰：此女形也。文伯曰：此鬼胎也，在左而黑。遂用针，胎下果然。亦有脾虚，水气流溢；或因泻痢，脏腑虚寒；或因疟疾饮水，脾虚湿渍；或因水渍于胞，不能分利，皆致腿足肚腹肿症也。

愚按：前症若胸满腹胀，小便不通，遍身浮肿，用鲤鱼汤。脾胃虚弱，佐以四君子。若面目虚浮，肢体如水气，用全生白术散。如未应，用六君子汤。脾虚湿热，下部作肿，用补中益气加茯苓。若饮食失宜，呕吐泄泻，用六君子汤。若腿足发肿，喘闷不安，或指缝出水，用天仙藤散。脾胃虚弱，兼四君子汤。如未应，用补中益气汤。若脾肺气滞，用加味归脾汤，佐以加味逍遥散。

附 治 验

一妊娠每胎至五月，肢体倦怠，饮食无味，先两足肿，渐至遍身，后及头面。此是脾肺气虚，朝用补中益气，夕用六君子加苏梗而愈。凡治妊娠，毋泥月数，但见某经症，即用本药为善。

天仙藤散 治妇人有水气而成胎，以致两腿足浮肿。

天仙藤洗，略炒 香附子炒 陈皮 甘草 乌药软白者，辣者良，各五分

上每服五钱，生姜、木瓜、苏叶各三片，水煎，日三服。

泽泻散 治妊娠遍身浮肿，上气喘急，大便不通，小便赤涩。

泽泻 桑白皮炒 木通 枳壳麸炒 槟榔 赤茯苓各五分

上姜水煎服。

《千金》鲤鱼汤 治妊娠腹大，胎间有水气。

白术五两 茯苓四两 当归 芍药各三两

上先以小鲤鱼一头，如食法煮取汁，每汁二盏，入药五钱，姜七片，橘皮少许，煎七分，空心服。

肾着汤 治妊娠腰脚肿。

茯苓 白术各八分 干姜炮 甘草各一钱 杏仁五分

上水煎服。

五皮散 治胎水肿满。

大腹皮 桑白皮炒 生姜皮 茯苓皮 橘皮各一钱 木香二分

上水煎服。

治妊娠脚浮肿，因脾衰血化成水，用生料平胃散，姜枣水煎服。或为末，用苏叶汤调下，每服二钱。

《全生》白术散 治妊娠面目浮虚，四肢肿如水气，名曰胎气，又曰胎肿。

白术一两 生姜皮 大腹皮 陈皮 白茯苓各五钱

上各为末，每服二钱，米饮下。

附 方

四君子汤

六君子汤

补中益气汤三方见二十四卷第六论

加味归脾汤方见二十四卷第四论

加味逍遥散方见二十四卷第四论

妊娠腹内钟鸣方论第九

治孕妇腹内鸣，用鼠窟中土为末，入

麝香，酒调下三钱，立愈。或黄连浓煎汁，母常呷之。

愚按：《产宝》云：小儿在腹中哭，其治法亦用空房中鼠穴土，或黄连浓煎饮之，立愈，想即是症。又云：脐带上疙瘩，儿含口中，因妊娠登高举臂，脱出儿口，以此作声。令妊妇屈腰就地，如拾物，仍入儿口即止。然黄连性寒，麝香开窍，当酌量用之。

龚彦德孕痈方第十

治孕痈，用乌药五钱，水一钟，煎七分，入牛皮胶一两，煎化温服。或薏苡仁煮汁饮之。

愚按：孕痈即是腹内患痈，如前法不应，宜用牡丹皮散，或加薏苡仁汤。治验见二十四卷

妊娠不语论第十一

孕妇不语，不须服药，临产月但服保生丸、四物汤，产下便语。黄帝问曰：人有重身，九月而喑，何也？岐伯对曰：胞络系于肾，肾脉贯系舌本，故不能言。十月分娩后，自为之言也。

愚按：前症果《内经》穷理之言，人有患此，当调摄以需之，不必惊畏，而泛用药也。

妊娠伤食方论第十二

经曰：饮食自倍，肠胃乃伤。又云：阴之所生，本在五味；阴之五宫，伤在五味；故妊娠伤食，最难调治者。

愚按：东垣先生云：脾胃之气壮，则过时而不饥，多食而不伤。盖胃主司纳，脾主消化，五脏之本也，然食倍而伤者，乃脾气虚而不化也。若投以峻剂，则脾胃复伤，而胎亦损矣。当审其所因而调治之。若饮食停滞，或肚腹作痛，用平胃散。呕吐恶心，加枳壳、砂仁。吞酸嗳腐，加黄连三分，吴茱萸二分。腹满泄泻，用六君子汤。停滞肉食，倍加山楂。停滞面食，倍加麦糵。停滞糯食，用白酒曲末一味。米食停滞，倍加谷糵。鱼腥所伤，倍加陈皮。伤辛热之物，加黄连。伤生冷之物，加砂仁、木香。如不应，更加肉豆蔻、补骨脂。再不应，用四神丸。若脾气下陷，用补中益气汤。凡嗳觉药气，且戒药饵，节饮食。经云：损其脾者，调其饮食，适其寒温。大凡脾胃虚弱，饮食难化，以白术、陈皮为末，等分，陈曲糊丸，常服最善。枳术丸，但可暂用，枳实峻厉，能耗真气，治者慎之。

附　治　验

一妊娠因停食，服枳术丸，胸腹不利，饮食益少。更服消导宽中之剂，其胎下坠。余谓此脾气虚而不能承载也。用补中益气及六君子汤，中气渐健，其胎渐安。又用八珍汤加柴胡、升麻，调理而痊。

木香丸　治妊娠脾胃虚弱，饮食不消，肚腹膨胀，或呕吐泄泻。

木香二钱　白术炒　人参　白茯苓各等分

上为末，面糊丸绿豆大。每服三十丸，熟水下。

白术散　治妊娠脾胃虚弱，气不调和，饮食易伤。

白术炒　紫苏各一两　人参　白芷各三钱，炒　川芎　诃子皮　青皮各五钱　甘草炒，一钱

上每服二钱，姜水煎。

附　　方

平胃散方见七卷第十八论

补中益气汤

六君子汤二方见二十四卷第六论

四神丸方见八卷第八论

八珍汤方见二十四卷第八论

妊娠脏躁悲伤方论第十三

许学士云：一妇无故，数次悲泣，是为脏躁，用大枣汤而愈。又程虎卿内，妊娠五月，惨戚悲伤，亦投大枣汤而愈。

愚按：前症或因寒水攻心，或肺有风邪者，治当审察。

附治验

一妊妇无故自悲，用大枣汤二剂而愈。后复患，又用前汤，佐以四君子加山栀而安。

一妊妇悲哀烦躁，其夫询之云：我无故，但自欲悲耳。用淡竹茹汤为主，佐以八珍汤而安。

大枣汤

甘草三两　小麦三两　大枣十枚

上水六钟，煎三钟，分三服。亦补脾气。

淡竹茹汤　治妊妇心虚惊悸，脏躁悲伤，或作虚烦。

麦门冬去心　小麦　半夏汤泡，各一钱半　人参　白茯苓各一钱　甘草五分

上姜枣并竹茹少许，水煎。

治胎脏躁悲哭，用红枣烧存性，米饮调下。

附方

四君子汤方见二十四卷第六论

八珍汤方见二十四卷第四论

卷　十　六

临川　陈自明编
吴郡　薛　己注

坐月门妊娠疾病既明，须知坐月避忌，故以次之

《产宝》方周颋序第一

颋闻至灵者人，最重者命。人皆知命之重，而不知养命之方，以至年未衰迈，疾病攻夺，仓卒寻医，多致有误。况妇人病，惟产难为急，子母命悬片时。故产二三胎者，脏腑未衰，血气未减，疾病易治。若产育过多，复自乳子，血气已伤，尤难治。若产后血气未复，胃气益伤，诸症蜂起。此古人所以专治产乳方论，余故编采《产宝》等方，兼拾昝氏之遗，作为论说，粹为一编，刊行于世，以救危急云。时丁巳岁秋八月吉日，周颋谨序。

将护孕妇论第二

凡妊娠至临月，当安神定虑，时常步履，不可多睡饱食，过饮酒醴杂药。宜先贴产图，依位密铺床帐，预请老练稳婆，备辨汤药器物。迨产时，不可多人喧哄怆惶，但用老妇二人扶行，及凭物站立。若见浆水，腰腹痛甚，是胎离其经。令产母仰卧，令儿转身，头向产门，用药催生坐草。若心烦，用水调服白蜜一匙。觉饥，吃糜粥少许，勿令饥渴，恐乏其力。不可强服催药，早于坐草。慎之。

愚按：前论当慎守之。此先哲好生之德，防患于未萌者也，仁哉。

滑胎例第三

凡妊娠十月，宜用滑胎汤。

滑胎枳壳散　令胎瘦产易。湖阳公主每产累日不下，南山道人进此方。

商州枳壳麸炒，二两　粉草炒，一两

上为末，每服二钱，空心沸汤调，日三服。凡孕六七月宜服之。温隐居加当归、广木香各等分。

易产兼治诸疾，下气宽膈：

枳壳麸炒，五两　甘草一两半　香附子三两，炒，去毛

上为末，每服二钱，用白汤调服。

内补丸　治妊娠妇冲任脉虚，补血安胎。

熟地黄二两，用生地酒拌蒸熟杵膏　当归一两，炒，为末

上为末，和丸桐子大。每服三四十丸，温酒或滚汤下。许学士云：大率妊娠，唯在抑阳助阴。然胎前药，唯恶群队，阴阳错杂，别生他病。唯枳壳散所以抑阳，四物汤所以助阴尔。然枳壳散其味多寒，若单服恐致胎寒腹痛，更以内补丸佐之，则阳不致强，阴不致弱，阴阳调和，有益胎嗣。此前人未尝论及也。

易产滑胎，车前子为末，或酒或饮服寸匙。《诗》云：芣苡能令妇人乐有子矣。陆机注云：治妇人产难。愚详孔子序诗云，乐然而生，易于生育，即此谓也。

神寝丸　临月服之神效。蕲州施少卿方，蕲州徐大丞传

枳壳麸炒，一两　通明乳香半两，另研

上为末，炼蜜丸梧子大。每服三十丸，空心温酒下。

榆白皮散　治妊娠滑胎易生。

榆白皮　甘草各二两　葵子一两

上为末，每服五钱，水煎。

孕及九月将产，猪肚一具，煮烂，徐徐自食尽，易生。

保气散　治宽气进食，瘦胎易产，或居处失宜，顿仆胎动。若胎痛胎漏，兼服佛手散。见通用方

香附四两　山药二两　砂仁一两　木香四两　粉草一两　益智　紫苏叶各半两

上为末，每服二钱，白汤调下。

神寝丸、枳壳散见前。此三药，入月宜常服。

保产无忧散　治妊妇身居安逸，口厌甘肥，忧乐不常，食物不节，致胞胎肥厚，根蒂坚牢，入月服之，则易生矣。

当归　川芎　白芍药　枳壳麸炒　乳香各三钱　木香　甘草　血余即发灰，以猿猪心血和之，各一钱半

上为末，每三钱，水煎，日二服。神效。

月空方位例第四

出《太平圣惠方》，《外台秘要》同

正月　三月　五月　七月　九月　十一月　在丙壬

二月　四月　六月　八月　十月　十二月　在甲庚

逐月安产藏衣忌向方位第五

凡安产藏衣方位，并于卧阁内分布。《太平圣惠方》云：凡妊妇初入月，便写产图一本，以朱书某月某日，空贴在某位。如正月在丙壬，可于壬位安产妇床帐，丙位藏衣之类，贴产房北壁。若值闰月，只看节气用之。又云：每月产图，有雷公、招摇、运鬼力士、天狗、轩辕、大时、咸池、丰隆、吴时、白虎、大夫、天候、狂虎，凡此十三神，并从月建易其位。所谓月空者，按《内经》云：月廓空无写。王冰注云：论月轮中空日也。即非十三神之数。今《太平圣惠方》以六阳月在丙壬，以六阴月在甲庚。正如《外台》所言，正月在丙壬，至十二月在甲庚之类，其理一也。但《外台》言之详，《圣惠》言之简。今人多从其简。或云，凡逐月安产藏衣，并向月德月空方位，所有十三神杀，并从节气更换。若交次月节，便作次月用书产图者，非也。假如正月十四日立春，若妊妇十三日乳卧，岂可作去年十二月用，必依月分用之乃是。若依节气更换，则天德月德，所在差矣。然月空与任，谓之中天空颇相类。议者以为天空者，非十三神之数。盖课中有天乙贵人，其位无可与对者，故此空是谓天空。值此神百事不宜，止宜安产床帐藏衣之类耳。《集圣历》云：天德正月在丁，二月在坤，三月在壬，四月在辛，五月在乾，六月在甲，七月在癸，八月在艮，九月在丙，十月在乙，十一月在巽，十二月在庚。

又《堪舆历》，有游年白虎杀神，在太岁后一辰。如太岁卯，则白虎在寅，余仿此推之。若产及藏衣犯之，则子母皆不利。

王子亨云：难产逆生论称犯一切神杀，固有是理。然亦有自然难产，儿自然逆生者，及有产肠俱下者，产已则复如

故，此非疾病所致，气血所主。天下之理，盖有不可穷诘者，亦宜知之。

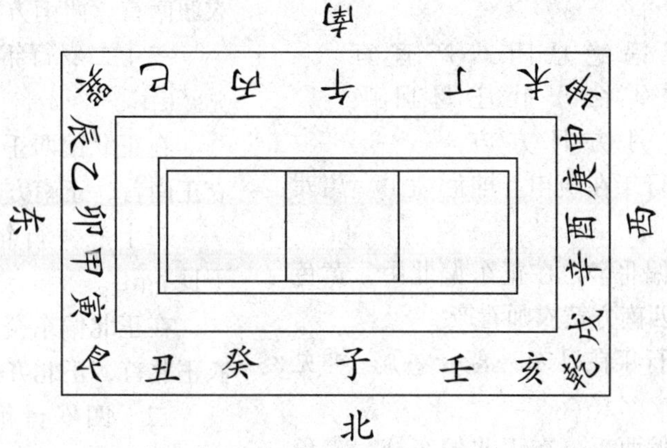

安产藏衣十三神吉凶方位

	藏衣吉方	安产吉方	运鬼力士	雷公	招摇	轩辕大时	咸池	丰隆吴时	天狗	狂虎	天候	大夫	白虎
正月	壬	丙	艮	寅	寅	卯	辰	辰	辰	午	申	酉	戌
二月	坤	甲庚	乾	亥	卯	子	丑	未	巳	酉	巳	戌	亥
三月	丙	壬	坤	申	辰	酉	戌	戌	午	子	寅	亥	子
四月	甲	庚	巽	巳	巳	午	未	丑	未	酉	亥	子	丑
五月	丙	壬	艮	寅	午	卯	辰	辰	申	子	申	丑	寅
六月	庚	甲	乾	亥	未	子	丑	未	酉	卯	巳	寅	卯
七月	丙	壬	坤	申	申	子酉	戌	戌	戌	子	寅	卯	辰
八月	庚艮	甲	巽	巳	酉	酉午	戌	丑	亥	卯	亥	辰	巳
九月	丙	壬	艮	寅	戌	卯	辰	辰	子	午	申	巳	午
十月	庚	甲	乾	亥	亥	子	丑	未	丑	卯	巳	午	未
十一月	壬巽	丙	坤	申	子	酉	戌	戌	寅	午	寅	未	申
十二月	庚	甲	巽	巳	丑	午	未	丑	卯	酉	亥	申	酉

推妇人行年法第六

生气方　产妇宜向之坐卧，及产帐向之，开门大吉。

反支方　遇此日即铺灰土，用牛皮或马驴皮讫，铺草，勿令恶血污地，吉。

祸害月　不得于其上产，又不得向之二便，避之大吉。

绝命方　不得于其上产，又不得向之大小便，避之吉。

悬尸日　遇此日产，不得攀绳，宜悬马辔，攀之大吉。

闭肚方　临月至满月，并不得向之大小便，及弃不净之水，谨之吉。

八庄方　产帐不得向之开门，忌之大吉。

生 反 祸 绝 悬 闭 八 产 宜 宜
气 支 害 命 尸 肚 庄 母 卧 唤
方 方 月 方 日 方 方

十三岁行年在庚申。坤正、七月。离巽辰戌日。

在正西偏北辛，在正东偏北甲，黄色衣西南首，西南方黄衣师看产。

十四岁行年在己未。离二、八月。坤兑卯酉日。

在正北偏西壬，在正北偏东癸，赤色衣正南首，正南方赤衣师看产。

十五岁行年在戊午。坎三、九月。乾艮寅申日。

在正北偏东癸，在正北偏西壬，黑色衣正北首，正北方黑衣师看产。

十六岁行年在丁巳。震四、十月。艮乾丑未日。

在正东偏北甲，在正西偏北辛，青色衣正东首，正东方青衣师看产。

十七岁行年在丙辰。艮五、十一月。震艮子午日。

在正东偏南已，在正西偏南庚，黄色衣东北首，东北方黄衣师看产。

十八岁行年在乙卯。乾六、十二月。坎震巳亥日。

在正南偏东丙，在正南偏西丁，白色衣西北首，西北方白衣师看产。

十九岁行年在甲寅。兑正、七月。巽离辰戌日。

在正南偏西丁，在正南偏东丙，白色衣正西首，正西方白衣师看产。

二十岁行年在癸丑。巽二、八月。兑坤卯酉日。

在正西偏南庚，在正东偏南乙，青色衣东南首，东南方青衣师看产。

二十一岁行年在壬子。坤三、九月。离巽寅申日。

在正西偏北辛，在正东偏北甲，黄色衣西南首，西南方黄衣师看产。

二十二岁行年在辛亥。离四、十月。坤兑丑未日。

在正北偏西壬，在正北偏东癸，赤色衣正南首，正南方赤衣师看产。

二十三岁行年在庚戌。坎五、十一月。干艮子午日。

在正北偏东癸，在正北偏西壬，黑色衣正北首，正北方黑衣师看产。

二十四岁行年在己酉。震六、十二月。艮乾巳亥日。

在正东偏北甲，在正南偏北辛，青色衣正东首，正东方青衣师看产。

二十五岁行年在戊申。艮正、七月。震坎辰戌日。

在正东偏南乙，在正西偏南庚，黄色衣东北首，东北方黄衣师看产。

二十六岁行年在丁未。乾二、八月。坎震卯酉日。

在正南偏东丙，在正南偏西丁，白色衣西北首，西北方白衣师看产。

二十七内阁行年在丙午。兑三、九月。巽离寅申日。

在正南偏西丁，在正南偏东丙，白色衣正西首，正西方白衣师看产。

二十八岁行年在乙巳。巽四、十月。兑坤丑未日。

在正西偏南庚，在正东偏北乙，青色衣东南首，东南方青衣师看产。

二十九岁行年在甲辰。坤五、十一月。离巽子午日。

在正西偏北辛，在正东偏南甲，黄色衣西南首，西南方黄衣师看产。

三十岁行年在癸卯。离六、十二月。坤兑巳亥日。

在正北偏西壬，在正北偏东癸，赤色衣正南首，正南方赤衣师看产。

三十一岁行年在壬寅。坎正、七月。乾艮辰戌日。

在正北偏东癸，在正北偏西壬，黑色衣正北首，正北方黑衣师看产。

三十二岁行年在辛丑。震二、八月。艮乾卯酉日。

在正东偏北甲，在正西偏北辛，青色衣正东首，正东方青衣师看产。

三十三岁行年在庚子。艮三、九月。震坎寅申日。

在正东偏南乙，在正西偏南庚，黄色衣东北首，东北方黄衣师看产。

三十四岁行年在己亥。乾四、十月。坎震丑未日。

在正南偏东丙，在正南偏西丁，白色衣西北首，西北方白衣师看产。

三十五岁行年在戊戌。兑五、十一月。巽离子午日。

在正南偏西丁，在正南偏东丙，白色衣正西首，正西方白衣师看产。

三十六岁行年在丁酉。巽六、十二月。兑坤巳亥日。

在正西偏南庚，在正东偏南乙，青色衣东南首，东南方青衣师看产。

三十七岁行年在丙申。坤正、七月。离巽辰戌日。

在正西偏北辛，在正东偏北甲，黄色衣西南首，西南方黄衣师看产。

三十八岁行年在乙未。离二、八月。坤兑卯酉日。

在正北偏西壬，在正北偏东癸，赤色衣正南首，正南方赤衣师看产。

三十九岁行年在甲午。坎三、九月。乾艮寅申日。

在正北偏东癸，在正北偏西壬，黑色衣正北首，正北方黑衣师看产。

四十岁行年在癸巳。震四、十月。艮乾丑未日。

在正东偏北甲，在正西偏北辛，青色衣正东首，正东方青衣师看产。

四十一岁行年在壬辰艮五、十一月。震坎子午日。

在正东偏南乙，在正西偏南庚，黄色衣东北首，东北方黄衣师看产。

四十二岁行年在辛卯。乾六、十二月。坎震巳亥日。

在正南偏东丙，在正南偏西丁，白色衣西北首，西北方白衣师看产。

四十三岁行年在庚寅。兑正、七月巽离辰戌日。

在正南偏西丁，在正南偏东丙，白色衣正西首，正西方白衣师看产。

四十四岁行年在己丑，巽二、八月。兑坤卯酉日。

在正西偏南庚，在正东偏南乙，青色衣东南首，东南方青衣师看产。

四十五岁行年在戊子。坤三、九月离巽寅申日。

在正西偏北辛，在正东偏北甲，黄色衣西南首，西南方黄衣师看产。

四十六岁行年在丁亥。离四、十月。坤兑丑未日。

在正北偏西壬，在正北偏东癸，赤色衣正南首，正南方赤衣师看产。

四十七岁行年在丙戌。坎五、十一月。乾艮子午日。

在正北偏东癸，在正北偏西壬，黑色衣正北首，正北方黑衣师看产。

四十八岁行年在乙酉。震六、十二月。艮乾巳亥日。

在正东偏北甲，在正西偏北辛，青色衣正东首，正东方青衣师看产。

四十九岁行年在甲申。艮正、七月。震坎辰戌日。

在正东偏南乙，在正西偏南庚，黄色衣东北首，东北方黄衣师看产，坐产时更用后法。

体玄子借地法第七

东借十步，西借十步，南借十步，北借十步，上借十步，下借十步。

壁方之中，四十余步，安产借地，或有污秽，或有东海神王，或有西海神王，或有南海神王，或有北海神王，或有日游将军，白虎夫人，远去十丈，轩辕招摇，举高十丈，天符地轴，入地十丈，令地空闲。产妇某氏，安居无所妨碍，无所畏忌，诸神拥护，百邪速去，急急如律令敕。前项借地法于入月一日，朱书一本，贴产妇房内墙壁上，更不须避忌神杀也。

禁草法第八铺草及毡褥讫，即咒曰

铁铁汤汤，非公所当，是王一言得之铜，一言得之铁，母子相生俱篾铁，急急如律令。

禁水法第九欲产时贮水咒曰

南无三宝水，水在井中为井水，水在河中为河水，水在器中为净水，水在法中为真水，自知非真，莫当真水。

以净持浊，以正治邪，日游月杀，
五士将军，青龙白虎，朱雀玄武，
招摇天狗，轩辕女妓，天吞地吞，
悬尸闭肚，六甲禁讳，十二神王，
土符伏神，各安所在，不得动静，
不得忌干，若有动静，若有忌干，
施以神咒，当摄汝形。
阿佉尼阿毗罗莫多梨娑地梨娑诃。

入月预备药物第十

愚按：前所预备内佛手、保气、枳壳、榆皮、黑神、大圣、蕊石七散，神寝、保生、理中三丸，催生、黑虎二丹，及催生神符，又葵子、生地黄、羌活、竹茹、乌梅、雌雄石燕、甘草、海马、衔铁、大枣、陈皮、姜钱、黑豆、白蜜、无灰酒、童子小便、酸醋、白米汤、瓶、锅、铫、断脐线、剪之类，可谓周恤之至矣。内花蕊石散，为血入胞衣，胀大不能下，或恶露上攻，不能苏醒。佛手散，治血虚之危症。加味芎归汤，治交骨不开。蓖麻子，治胞不能上下。失笑散，治恶露腹痛，不省人事。蜡油调滑石涂入产门，为滑胎之药。清魂散，治血晕等症。平胃散、朴硝、水银，为腐化死胎之剂。八珍汤，补血气虚损。已上诸方皆为紧要之药，必不可缺。其断脐带，先用线近脐扎紧，帛裹咬断。如天气风寒，或难产，母子劳伤元气者，先扎脐带，以油纸捻烧断，此又为回生起死之要法也。故治者，当审其宜，不可概信而用之。

催生灵符第十一

灵符宜以水飞朱砂书之，贴于房内北壁上，至坐蓐之时，将符以针扎就盏内化之，温水调服。

治难产及横生逆产，胞衣不下。灵符见后。出《圣惠方》，《局方》同。

不安稳朱书贴产妇处北壁上

觉不安稳书贴枕上

横生，朱砂书书此符以顺水吞下

此四符，入月一日，墨书鞋底上，密安产妇席蓐下，勿令人知

此三符，遇产难以墨书吞之

此四符，遇胞衣不出以朱书吞之

谨按：前所著方论、图向、符诀一帙，自夫人泛视之，以为迂远。然艰于得子者，互相质问，则惟此书为要，屡试有明验也。余每观其护孕之方，极为曲当；易产之药，悉有根据。至于图向之趋避，吉凶所关，符诀之玄微，神妙显用，其诚有得于诸先哲者乎！不然，王太仆诸公，深于奥理者也，岂谬论耶？则是书也，诚妊娠良方，家户之所当珍藏考究者。使舍此而施治，于妊妇鲜不有误矣。观者勿以为迂远云。

卷 十 七

临川　陈自明编
吴郡　薛　己注

产难门坐月既明，须知产难，故以次之

产难论第一

妇人以血为主，惟气顺则血和，胎安则产顺。今富贵之家，过于安逸，以致气滞而胎不转动。或为交合，使精血聚于胞中，皆致产难。若腹或痛或止，名曰弄胎，稳婆不悟，入手试水，致胞破浆干，儿难转身，亦难生矣。凡产直候痛极，儿逼产门，方可坐草。时当盛暑，倘或血运血溢，当饮清水解之。冬末春初，产室用火和暖下部，衣服尤当温厚，方免胎寒血结。若临月洗头濯足，亦致产难。

愚按：丹溪先生曰：余族妹苦于难产，遇胎则驱之，予甚悯焉。盖其形肥而勤女工，形肥则气虚，久坐则气不运，而儿在胞胎，因亦不能自运耳。当补其母之气，则儿健易产，故后有孕。至五六月，遂以紫苏饮加补气药，与之数十贴而产甚快。大要在随母之禀性。若胎胞破早，血水先干，或难产劳伤气血者，煎八珍汤，或十全大补汤加益母草，不时与服，以协济之。或以黄芪数斤，芎、归四五斤许，大釜水煎，药气氤氲满室，使产妇口鼻俱受其气。脐带以油纸捻烧断，补接其阳气。稳婆须择老练者，当先施惠，预说与知。倘有生息不顺，只说是未产，或是双胎，只说胎衣未下，恐惊则气散，愈难生息。

附 治 验

荆妇孟冬分娩艰难，劳伤元气，产子已死。用油纸捻烧断脐带，藉其气以暖之，俄顷忽作声。此儿后无伤食作泻之症，可见前法之功不诬。世用刀器断脐带，子母致危者，竟不知其由矣。且稳婆又喜平日常施小惠，得其用心，兼以安慰母怀，故无虞耳。一稳婆云：我止有一女，正分娩时，适当巡街侍御行牌取我，视其室分娩，女因惊吓，未产而死。后见侍御更以威颜分付，追视产母，胎虽顺而头偏在一边，以致难产。因畏其威，不敢施手，由是其母子俱不能救。

紫苏饮方见十二卷第八论

十全大补汤

八珍汤二方见二十四卷第四论

杨子建《十产论》第二

凡生产先知此十证，庶免子母之命折于无辜也。世之救生者，少有精良妙手，多致倾命，予因伤痛而备言之。

一 曰 正 产

正产者，言怀胎十月，阴阳气足，忽然作阵疼痛，胎至谷道，浆破血下，儿即

正产。

二曰伤产

伤产者，言怀胎未足月，有所伤动，以致忽然脐腹疼痛，或服催药过早，或产母努力太早，逼儿错路，不能正生。凡分娩须待儿身转顺，头对产门，努力一送，儿即正生。

三曰催生

催生者，言欲产时儿头至产门，方服药催之。或经日久，产母困倦难生，宜服药以助其血气，令儿速生。

四曰冻产

冻产者，言天气寒冷，产母血气迟滞，儿不能速生。故衣裳宜厚，产室宜暖，背心宜温和，庶儿易生。

五曰热产

热产者，言盛暑之月，产妇当温凉得宜。热甚，产母则头疼，面赤昏晕。若产室人众，热气蒸逼，亦致前患，名曰血晕。若夏月风凉阴雨，亦当谨避。

六曰横产

横产者，言儿方转身，产母用力逼之故也。凡产母当令安然仰卧，稳婆先推儿身顺直，头对产门，以中指探其肩，不令脐带羁扳，方用药催之，继以产母努力，儿即生。

七曰倒产

倒产者，言儿未能转身，产母努力故也。当令产母仰卧，稳婆推入，候儿自顺。若良久不生，令稳婆手入产户一边，拨儿转顺，近产门却服催药，并努力即下。

八曰偏产

偏产者，言儿回身未顺生路，产母努力逼儿，头偏一边，产虽露顶，非也，乃额角耳。当令产母仰卧，稳婆轻手正其头向产门，却令产母努力，子即下。若儿顶后骨，偏拄谷道露额，令稳婆以绵衣炙暖，裹手于谷道外傍，轻手推正，令产母努力，儿即生。

九曰碍产

碍产者，言儿身已顺，门路已正，儿头已露，因儿转身，脐带绊其肩，以致不能生。令产母仰卧，稳婆轻推儿向上，以中指按儿肩，脱脐带，仍令儿身正顺，产母努力，儿即生。

十曰坐产

坐产者，言儿之欲生，当从高处牢系手巾一条，令产母以手攀之，轻轻屈坐，令儿生下。不可坐，抵儿生路。

十一曰盘肠产

赵都运恭人，每临产则子肠先出，然后产子，其肠不收，名曰盘肠。稳婆以醋水各半盏，默然噀产妇面背才收，不可不知。

愚按：前症古方以蓖麻子仁四十九粒，研涂产母头顶，肠收上即洗去。其肠若干，以磨刀水少许温润之，再用磁石煎汤服之，即收上。磁石须阴阳家用有验者。若以水噀母面背，恐惊则气散。

治盘肠产，以半夏为末，搐鼻中，肠自上。

又方　大纸捻，以麻油润灯，吹灭，以烟熏产妇鼻中，肠即上。

又方　肠出，盛以洁净漆器，浓煎黄芪汤浸之，肠即上。

催生方论第三

五行论命，以年月日时、支干五行相生相值，以推其贵贱。其间最切要者时也，得其时则终身富贵，失其时则一世贫贱。然则命禀于有生之初，岂可催乎！世之催生之说，盖为产难而设也。今开历验数方于后：

催生柞木饮子 治产难，或胎烂腹中，腹闷，其效如神。

生柞木一尺，锉 甘草大者五寸，锉五段

上用水三钟，纸封罐口，煎一钟半，候胎顺产门，徐徐温服，即时分娩，更无诸苦。切不可早于坐草，及稳婆下手催逼。

催生如神散 治逆产横生，其功甚大。

百草霜 白芷不见火，各为末，等分

上每服三钱，至胎顺产门，以童便、米醋和如膏，加沸汤调下。或童便酒煎。进二服。然血得黑则止。此药大能固血，又免血干，甚妙。

如圣散 用黄蜀葵花焙为末，热汤调下二钱，若漏血，胎胞干涩难产，并进三服即产。如无花，用葵子末半两吞，调温酒服，尤妙。若打扑胎死，红花酒调下。

顺生丹 治症同上。

兔脑髓去皮膜，研如膏 明乳香一两，细研 母丁香末，一两 麝香一钱，研细

上以兔脑髓丸鸡头大，阴干。每服一丸，温水下。男左女右，手握出。兔脑，腊月者尤佳。

又方 通明乳香一块，如枣子大，为末，腰痛时用冷水、醋少许调服，扶立，令两手拿石燕二个，念医灵药圣三遍，行数步，坐草便生，更无痛楚，神效。

愚按：前法观之，似迂远，用者云甚验。

治产不顺

蛇蜕一条，全者 蚕蜕纸一张，无则一方

上入新瓦瓶内，盐泥固济，烧存性为末，煎榆白皮汤下一钱，三服，觉痛便生。

又方 用伏龙肝研末，每服一钱，酒调下，儿头戴土而下。

又方 吞槐子十四粒即下。

又方 当归为末，酒调一钱服，良久再服。

一方 用鱼胶一尺许，新瓦上煅灰，陈醋调服立下。

又方 大朱砂于端午日晒起，以百日为度，研为细末，用腊月兔脑髓丸绿豆大。欲产时，粥饮下一丸，良久便生。其药男左女右，手中握出。晒朱砂，不得着雨。

又方 腊月兔头煅为末，葱白煎汤，调二钱，立生。或腊月兔血，纸袋盛，挂当风处阴干，为末，煎乳香汤调下二钱。或兔皮和毛烧为末，酒调下二钱，即下。如胎衣未下，再服。

神妙乳砂丹 用明乳香为末，以猪心血丸桐子大，朱砂为衣，阴干。每服二丸，嚼碎冷酒下，良久未生再服。难产以莲叶蒂七个，水煎化服二丸，良久未生再服。胞浆先干，胎不得下，急服大料四物汤，滋其血气；并浓煎葱汤，熏洗产户；更用油烛涂产户内，却服前药。胎死不下，用朴硝五钱，滚汤调下。或平胃散一服。胞衣未下，酒水服一丸。横逆不顺，先用如神散。方见前产门不开，用加味芎归汤，仍服二丸，须月初上辰日修合，盐涂儿足底，急强摩之即产。

应急方 好墨，新汲水浓磨服之，墨水裹儿出。

又方 清油同蜜等分，入滚汤少许调服，或油煎一盏服之。或路傍破草鞋一

只，取鼻络小耳绳烧灰，酒调服。

交骨不开产门不闭方论第四新附

窃谓交骨不开，产门不闭，皆由元气素弱，胎前失于调摄，以致血气不能运达而然也。交骨不开，阴气虚也，用加味芎归汤、补中益气汤。产门不闭，气血虚也，用十全大补汤。

附　治　验

地官李孟卿，娶三十五岁女为继室，妊娠虑其难产，索加味芎归汤四剂备用。果产门不开，止服一剂，顿然分娩。

上舍怀德之室，产门不开，两日未生，服前药一剂，即时而产。怀德传服此方，用者无有不验。

一妇人分娩最易，至四十，妊娠下血甚多，产门不开，与前汤一剂，又以无忧散斤许，煎熟，时时饮之，以助其血而产。

一产妇阴门不闭，发热恶寒，用十全大补加五味子，数剂而寒热退；又用补中益气加五味子，数剂阴户敛。若初产肿胀，或焮痛而不闭者，用加味逍遥散。若肿既消而不闭者，用补中益气汤，切忌寒凉之剂。

一妇人脾胃素弱，兼有肝火，产后阴门肿痛，寒热作渴，呕吐不食，敷大黄等药，服驱利之剂，肿及于臀，虚症蜂起。此真气虚也，先用六君子以固脾胃，乃以补中益气汤升举而消。

一产妇失治，肿溃不已，形体消瘦，饮食少思，朝寒暮热，自汗盗汗，半年矣。余用补中益气加茯苓、半夏以健脾胃，脓水渐少，饮食渐进。用归脾汤以解脾郁，共五十余剂，元气复而疮亦愈矣。

一产妇阴门不闭，小便淋沥，腹内一物攻动，胁下或胀或痛，用加味逍遥散加车前子而愈。

一妇人子宫肿大，二日方入，损落一片，殊类猪肝，面黄体倦，饮食无味，内热晡热，自汗盗汗。用十全大补汤二十余剂，诸症悉愈，仍复生育。

加味芎归汤　治交骨不开，不能生产。

川芎　当归各一两　自死龟板一个，酥炙　妇人头发一握，烧存性

上为散，每服五钱，水煎服。约人行五里，即生。如胎死亦下。灼过龟板亦可。

附　　方

十全大补汤方见二十四卷第四论

补中益气汤方见二十四卷第六论

郭稽中产难方论第五

论曰：产难者，因儿转身，将儿枕血块破碎，与胞中败血壅滞，儿身不能便利，是以难产。急服胜金散，消散其血，使儿自易生。陈无择云：多因儿未转身，坐草太早，或努力太过，以致胞衣破而血水干，产路涩，而儿难下。宜先服催生如神散，以固其血。设或逆生横产，当用前法针刺。

胜金散

麝香末，一钱　豆豉一两

上每服一钱，用秤锤烧赤淬酒下，催生如神。散亦可用。

产难子死腹中方论第六

产难子死腹中，多因惊动太早，或触犯禁忌，其血先下，胎干涸而然也。须视产母舌，若青黑，其胎死矣，当下之。故产室坐卧，须顺四时方向，并遵五行避忌则吉。

附 治 验

一稳婆之女，勤苦负重，妊娠腹中阴冷重坠，口中甚秽。余意其胎已死，令视其舌青黑，与朴硝半两许服之，化下秽水而安。

妇人胎死，服朴硝下秽水，肢体倦怠，气息奄奄，用四君子为主，佐以四物、姜、桂，调补而愈。

又方 水银半两，桂末一钱，作一服，温酒调下，粥饮亦可。

又方 以利斧煅赤，置酒中，待温饮之，其子便下。

又方 用锡粉、水银各一钱，枣肉丸大豆许，水吞下，立出。

又方 朴硝三钱，温童便调下。猫、犬、牛畜用之皆验。

又方 平胃散五钱，酒水各一盏，煎至一盏，投朴硝五钱，再煎三五沸温服，其胎即化水而出。

《宝庆方》云：凡欲断脐带，先以系物坠下，后可断之，否则胞衣上即冲心而死。

附 方

四君子汤

四物汤方见二十四卷第六论

产难生死诀第七

欲产之妇脉离经。

《难经》云：一呼三至曰离经。此是阳加于阴一倍也。一呼一至，亦曰离经。此是阴加于阳四倍也。注云：经者常也，谓脉离常络之处。细而言之，一呼脉再至，一吸脉再至，曰平和之脉。故一呼脉行三寸，一吸脉行三寸，呼吸定息，脉行六寸，一日一夜，一万三千五百息，脉行八百一十丈。乃于一周，复从始之，经再行。今一呼脉三至，一吸脉三至，呼吸定息，脉行九寸。一日一夜，脉行通计一千二百一十五丈，过于平脉之数，不在所起之经再起，故曰离经。若一呼一至，脉行寸半；一吸一至，脉行寸半；呼吸定息，脉行三寸。一日一夜，通计脉行得四百单五丈，乃谓一周，是不及平脉之数。周而复始，亦不在所起之经再起，亦曰离经也。

沉细而滑也同名。

临产之妇，脉见沉细而滑者，乃肾脏本脉之形。然肾系胞胎，见此脉者，亦与离经之脉同名也。

夜半觉痛应分诞，来日日午定知生。

若妊妇夜半时觉腹痛，定知来日午时当分娩也。《圣惠方》云：夜半子时觉腹痛，来日午时必定生产。谓子午相半，正半日观数也。

身重体热寒又频，舌下之脉黑复青，反舌下冷子当死，腹中须遣子归冥。

凡妊妇身有沉重者，胃气绝也。又体热寒栗频并者，正气衰，阴气盛也。若舌卷下，脉青黑色者，及舌反卷上，冰冷不温者，子母俱死之候。

面赤舌青细寻看，母活子死定应难。

凡妊妇面色赤，是荣气流通，母活之候。舌上青色，是妊脉络绝，胎死之候。

唇口俱青沫又出，子母俱死总高判。

若妊妇唇口俱青色者，荣卫气绝也。又口中吐出痰沫者，是脾胃之气俱绝。此是子母俱死之候也。

面青舌青沫出频，母死子活是知真。不信若能看应验，寻之贤哲不虚陈。

凡妊妇面与舌皆青色，又吐痰沫者，是产妇荣卫俱绝，胎气冲上之候。此是子活母死之候，产下子，母必死也。此古贤哲应验之文，不虚妄陈其说也。

新产之脉缓滑吉，实大弦急死来侵。

凡妇人新产之后，其脉来缓滑者，为气血通利调和，是安吉之兆也。若见牢大弦急之脉则凶，必死之脉也。

若得沉重小者吉，忽若坚牢命不停。

若产妇诊得沉重微小者，此是形虚脉虚相应，故云吉兆之脉。忽然诊得坚硬牢实之脉，是脉盛形衰相反，性命不可停留，必死也。

寸口涩疾不调死。

若产后寸口脉涩疾，大小不调匀者，此是血气衰绝之脉，故云死也。

沉细附骨不绝生。

若重手按之乃得，其脉沉细，附着于骨，不断绝有力者，此生活之兆也。

审看此候分明记，长须念此向心经。

凡为医者，宜随时审脉证，分明记于心胸也。

愚按：前论与《脉诀刊误》所云不同，观者审之。

卷 十 八

临川 陈自明编
吴郡 薛 己注

产后门产难既明，须知产后疾病，故以次之

产后将护法第一

妇人产毕，饮热童便一盏，闭目少坐，上床倚高，立膝仰卧，不时唤醒，及以醋涂鼻，或用醋炭及烧漆器，更以手从心擀至脐下，使恶露不滞，如此三日，以防血晕血逆。酒虽行血，亦不可多，恐引血入四肢，目光昏晕。宜频食白粥少许。一月之后，宜食羊肉、猪蹄少许。仍慎言语、七情、寒暑、梳头、洗足，以百日为度。若气血素弱者，不计月日，否则患手足腰腿酸痛等症，名曰蓐劳，最难治疗。初产时，不可问是男女，恐因言语而泄气，或以爱憎而动气，皆能致病。不可独宿，恐致虚惊。不可刮舌，恐伤心气。不可刷齿，恐致血逆。须血气平复，方可治事。犯时微若秋毫，成病重如山岳，可不戒哉。

产后调理法第二

产后将息如法，脏腑调和，庶无诸疾苦。须先服黑神散、四物汤、四顺理中丸、七宝散。若壮热头痛，此乳脉将行，用玉露散。头目不清，是血晕，用清魂散。粥食不美，是胃气虚，用四顺理中丸。

愚按：丹溪先生云：肉汁发阴经之火，易成内伤之病。当归丸、当归建中汤、四顺理中丸虽滋补，悉犯桂、附、干姜僭热之剂，脏腑无寒，何处消受。若夫儿之初产，母腹顿宽，便啖鸡子火盐，不思鸡子难化，火盐发热，展转为病。医者不识，妄指他病，率尔用药，宁不误人？余每见产妇之无病者，皆不用黑神散与鸡子、火盐、诸般肉食，每白粥调理，间以些小石首鱼，干淡食之。至半月以后少食，虽鸡子亦豁开煮之，方能养胃却痰。彼富贵之家，娇姿之妇，率有白带头风，气痛膈满，痰逆口干，经事不调，发脱体热，皆因失于调理所致也。

产后通用方第三

愚按：前方即产后诸症各门，自有方论主治，故不再录。

胞衣不出方论第四

郭稽中曰：胎衣不下者，因气力疲惫，不能努出，或血入衣中，胀大而不能下，以致心胸胀痛喘急。速服夺命丹，血散胀消，其衣自下。牛膝散亦效。

愚按：前症若出而气虚不能入，用补中益气汤。或蓖麻子仁一两，研涂母头顶心，即上。若胎衣不下，用蓖麻子仁，涂

右脚心。胎衣下，急洗之，缓则胎衣仍入。益母丸亦效。若胎衣未下，若欲断脐带，须先以少物系坠，然后断之。

附　治　验

一妇人胞衣不出，胸腹胀痛，手不敢近，用滚酒下失笑散一剂，恶露、胎衣并下。

一产妇胎衣不出，腹作痛，手按痛稍缓，此气虚而不能送出也，用无忧散而下。前症常询诸稳婆云：宜服益母草丸。或就以产妇头发，入口作呕，胎衣自出。其胎衣不出者，必死，授与前法甚效。

夺命丹

附子半两，炮　牡丹皮一两　干漆一钱，炒烟尽　大黄末一两

上为末，醋煎大黄成膏，丸桐子大。温酒吞五七丸。

花蕊石散　治产后败血不尽，血迷血晕，腹中胎衣不下至死。心头暖者，急用一服，化水即出，其效如神。

花蕊石一斤　上色硫黄四两

上和匀，先用纸泥封固瓦罐一个，入二药，仍封固，阴干。如急用以焙笼内炙干，用炭煅赤，去火，次日取出细研。每服一钱，童便热酒下。

牛膝散　治胎衣不出，腹中胀痛。急服此药，腐化而下，缓则不救。

牛膝　川芎　朴硝　蒲黄各三两　当归一两五钱　桂心五钱

上每服五钱；姜三片，生地黄一钱，水煎。

附　　方

补中益气汤方见二十四卷第六论
失笑散方见十六卷第五论
无忧散方见十六卷第三论
益母草丸方见十三卷第九论

又方　用灶下土三四钱，好醋调和，纳脐中；续煎生甘草汤半盏，或以醋汤饮之，即出。

又方　用蓖麻子仁研烂，涂足心，下即洗去。

又方　用红花一两，酒煮浓汁服。

又方　用鹿角镑三钱为末，煮葱白汤调服。

又方　取产母鞋底炙热，熨小腹上下二七次。

又方　用浸苎水浓煮，温饮二碗立下。

又方　用皂角棘烧为末，每服一钱，温酒下。

产后血晕方论第五

产后血晕，乃血入肝经，甚至眼花胸闷，用黑神散主之。下血过多，用清魂散补之。或以醋汤细饮。或预烧秤锤以醋沃之。或酽醋涂口鼻。或烧漆器熏之，使产母鼻吸其气。庶无此患。

愚按：前症若恶露上行，用失笑散。血下过多，芎归汤。若过劳所伤，补中益气汤。气血虚极，用清魂散。大凡产后口眼㖞斜等症，当大补气血为主，而兼以治痰。若脾胃虚弱，用六君子汤。苟于七月之前，服安胎饮。至八九月间，加大腹皮、黄杨头。元气虚弱，八珍汤。临产，用无忧散。则无前患。

附　治　验

一妇八月胎下坠或动，面黄体倦，饮食少思。此脾气虚弱，用补中益气汤倍白术，加苏梗，三十余剂而安。产后眩晕，胸满咳嗽，用四物加茯苓、半夏、桔梗而愈。

一妊妇因产饮酒，恶露甚多，患血晕，口出酒气。此血得酒热而妄行，虚而

作晕也。以佛手散加煨甘葛二钱，一剂而痊。酒性慓悍，入月及产后不宜饮，恐致前症。产室人众，气热喧嚷，亦致此症。

夺命丹　治血晕腹痛，没药、血竭末等分，每服二钱，热童便、热酒下。

牡丹皮散　治产后恶露闷绝。

牡丹皮　芒硝　人黄蒸，各一两　冬瓜仁三七粒，去皮尖

上每五钱，水煎服。

清魂散　治产后气血暴损，虚火妄动，血随火上，以致心神昏乱，口噤眼花，甚至闷绝而苏。

泽兰叶　人参各一钱　荆芥三钱　川芎一钱

上各另为末，和匀，每服一二钱，热汤和酒调罐之。

当归芍药汤方见十二卷第十二论

一方　五灵脂末，半生半炒，每服二钱，温酒灌入喉即愈。

一方　荆芥为末，童便调。

一方　神曲末，每服二钱，热水调。

一方　韭菜切，入瓶内，注热醋，以瓶口对鼻，气入即醒。

一方　半夏为末，丸豆大，入鼻中即醒。亦疗五绝。

一方　赤小豆为末，东流水和服钱许。不瘥再服。

佛手散　治产后去血，眩晕欲绝。方见十二卷第七论。

又方　松烟墨二钱，烧赤，窨灭为末，温酒调半匕。京墨亦可。或烧漆器，取烟熏之。

附　方

失笑散方见二十卷第五论

补中益气汤

六君子汤

四物汤三方见二十四卷第六论

安胎饮方见十二卷第二论

无忧散方见十六卷第二论

产后颠狂方论第六

产后颠狂，乃败血上冲，用大圣泽兰散加砂仁末三分，煎酸枣仁汤调下。或朱砂二钱，研细，以乳汁调和，入紫项活地龙一条，滚二三沸去之，入酒，再用重汤煮温，分三服。

愚按：前症乃血虚神不守舍，非补养元气不可。仍参后各门互用。

附　治　验

一产妇患前症，或用大泽兰汤而愈。后又怔忡妄言，其痰甚多，用茯苓散补其心虚顿愈。又用八珍散，加远志、茯神，养其气血而安。

一产妇亦患此，用化痰安神等药，病益甚，神思消烁。余以为心脾血气不足，用大剂参、术、芎、归、茯神、酸枣仁，四斤余而安，乃以归脾汤五十余剂而愈。

附　方

隐居泽兰汤方见二十卷第六论

茯苓散方见十九卷第三论

八珍散

归脾汤二方见二十四卷第四论

产后狂言谵语方论第七

产后狂言谵语，乃心血虚也，用朱砂末酒调下，龙虎丹参丸、琥珀地黄丸亦可。如惊悸、歌哭、颠狂等症，当参十九等卷治之。

愚按：前症当固胃气为主，而佐以见症之药为善。若一于攻痰，则误矣。

附　治　验

一产妇形体甚倦，时发谵语，用柏子

仁散稍愈，又用加味归脾汤而愈。又因怒，仍狂言胁痛，小便下血，用加味逍遥散，以清肝火、养肝血顿瘥，又佐以加味归脾汤而安。

治败血上冲，发热狂走，脉虚大者。

干荷叶　生地黄　牡丹皮各等分

上浓煎汤，调生蒲黄二钱，服之即止。

妙香散　治产后语言错乱，用生地、当归煎汤，调服立效。方见六卷第八论

附　方

小柴胡汤方见二十四卷第二论

柏子仁散方见十九卷首论

加味归脾汤方见二十卷第四论

产后不语方论第八

产后不语，因心气虚而不能通于舌，则舌强不能言语者，宜服七珍散。余法推其所因而治之可也。

愚按：经云：大肠之脉，散舌下。又云：脾之脉，是动则病舌本强，不能言。又云：肾之别脉，上入于心，系舌本，虚则不能言。窃谓前症，若心肾气虚，用八珍散。肾虚风热，地黄饮。大肠风热，加味逍遥散加防风、白芷。脾经风热，秦艽升麻汤。肝经风热，柴胡清肝散加防风、白芷。脾气郁结，加味归脾汤加升麻。肝木太过，小柴胡加钩藤钩。脾受肝侮，六君加升麻、白芷、钩藤钩。肝脾血虚，用佛手散。脾气虚，用四君子。气血俱虚，八珍汤。如不应，用独参汤。更不应，急加附子，补其气而生其血。若竟用血药，则误矣。

附　治　验

一产妇不语，用七珍散而愈。后复不语，内热晡热，肢体倦怠，饮食不进，用加味归脾汤为主，佐以七珍散而愈。后因怒，不语口噤，腰背反张，手足发搐，或小便见血，面色或青或黄，或时兼赤。余曰：面青，肝之本色也。黄者，脾气虚也。赤者，心血虚也。用八珍汤加钩藤，佐茯苓、远志渐愈，又用加味归脾汤而痊。

七珍散

人参　石菖蒲　生地黄　川芎各一两　细辛一钱　防风　辰砂别研，各半两

上为末，每服一钱，薄荷汤调。

胡氏孤凤散

治产后闭目不语，用生白矾末，每服一钱，热水调下。

治产后不语：

人参　石莲肉不去心　石菖蒲等分

上每服五钱，水煎。

附　方

地黄饮方见三卷第四论

加味逍遥散

加味归脾汤

八珍汤三方见二十四卷第四论

秦艽升麻汤方见三卷第一论

清肝散方见二十四卷第四论

小柴胡汤方见二十四卷第三论

六君子汤

四君子汤二方见二十四卷第六论

佛手散方见十二卷第七论

独参汤方见三卷第十三论

卷　十　九

临川　陈自明编
吴郡　薛　己注

产后乍见鬼神方论第一

产后如见鬼神，或言语谵妄，皆由血气亏损，阴虚发热，或瘀血停滞，以致心神烦躁而然也，宜以调经散治之。

愚按：前症若败血停滞，用调经散。若血虚发热，用八珍加炮姜。若心血虚损，用柏子仁散。大抵此证皆心脾血少所致，但调补胃气，则痰清而神自安矣。若果系鬼祟所附，即灸鬼哭穴可愈。其或不起者，多因豁痰降火，攻伐之过也。仍参第三卷产后谵语乍见鬼神方论

附　治　验

一产妇患前症，或用调经散，愈而复作，仍复前散，益甚，痰涎上涌，朝寒暮热。余朝用八珍散，夕用加味归脾汤，各五十余剂而愈。

调经散　治血虚经闭，心神烦躁，浑身疼痛，或时见怪。

没药　琥珀并细研　桂心各一钱　芍药炒　当归各一分　细辛半钱　麝香少许

上为末，每服半钱，姜汁、温酒各少许调服。

柏子仁散　治产后元气虚弱，瘀血停滞，狂言乱语。

柏子仁　远志　人参　桑寄生　防风　琥珀别研　当归炒　生地黄焙　甘草炒，等分

上用白羊心一个，水三盏，煮清汁七分，入药五钱，煎服。

附　　方

八珍汤

加味归脾汤二方见二十四卷第四论

鬼哭穴见六卷第八论

产后心神惊悸方论第二

产后心神惊悸恐惧，或目睛不转，口不能言，乃心气虚而六淫内侵。诊其脉动而弱者，惊悸也。动则为惊，弱则为悸矣。

愚按：人之所主者心，心之所主者血。心血一虚，神气不守，此惊悸所由作也，当补血气为主。仍参三卷第十论

附　治　验

一产妇患前症二度，服琥珀地黄丸、《局方》妙香散，随效。再患服之，其症益甚，而脉浮大，按之如无，发热恶寒，此血气俱虚。余用十全大补、加味归脾二汤，各百余剂而愈。后遇惊恐劳怒复作，仍复前药而安。

琥珀地黄丸　治产后恶露未尽，胸腹作痛，或小便不利。

琥珀另研　延胡索糯米同炒赤，去米　当归各一两　蒲黄四两，炒香　生地黄研取汁，留

滓　生姜各二斤，研取汁，留滓，生姜汁用银石器内炒地黄滓，以地黄汁炒生姜滓，各干为末

上为末，炼蜜丸如弹子大。每服一丸，当归煎汤化下。

治血虚惊悸少寐，及产后败血停留，少腹作痛等证：

辰砂另研　没药　琥珀并研细　当归为末，等分

上为末，每服二钱，空心日午临卧用白汤调下。

产后惊悸乱语，精神不定，用好朱砂为细末，酒调服钱许。

附　方

《局方》妙香散方见三卷第十三论

茯苓补心汤方见三卷第十论

十全大补汤

加味归脾汤二方见二十四卷第四论

产后中风心惊方论第三

产后眼张口噤，肢体强直，腰背反偃，言语错乱如痫者，此气虚风邪所伤而成痉也。

愚按：仲景先生云：有汗为柔痉，用桂枝汤。无汗为刚痉，用麻黄汤。然产后得此，血气俱虚之败症也，不可与伤寒例看。丹溪先生云：产后当大补气血为主，可用十全大补汤以补元气。如不应，急加附子。更不应，是药力弗逮，仍用参附汤多服。余尝治大虚之症，参芪数斤，附子数枚方应。

附　治　验

一产妇患此，不省人事，言语妄甚，恶风寒，喜热饮，形气倦怠，脉虚浮无力。余谓血气虚寒，用十全大补汤二十余剂。不应，又二十余剂稍缓。乃渐加附子至一钱，服数剂，诸症减一二。又二十余剂，十退三四。乃去附子五分，数剂诸症顿退而安。后又发，仍服前药加附子三五分而愈。

茯苓散　治产后心虚松悸，言语错乱，健忘少睡，或自汗盗汗。

人参　甘草炒　芍药炒黄　当归　生姜各八分　茯苓各一钱　桂心六分　麦门冬去心，五分　远志去心　大枣二枚

上水煎服。

抱胆丸　治产后遇惊发狂，或遇经行发狂。

水银二两　黑铅一两五钱　朱砂一两，细研　乳香一两，另研

上将黑铅入铫内火熔，下水银，结成砂子，下朱砂、乳末，乘热用柳木槌研匀，丸鸡头子大。每服一丸，空心薄荷汤下。得睡忽惊，觉来即安。妙香散亦善。

附　方

妙香散方见三卷第十三论

十全大补汤方见二十四卷第四论

参附汤方见后第六论

产后中风恍惚方论第四

产后恍惚，因元气俱虚，心经血少，或外邪所侵，以致心神恍惚，怔忡不宁。

愚按：前症当大补血气为主，而佐以后方为善。盖风乃虚极之假象也，固其本源，诸病自退。若专治风，则速其危矣。

附　治　验

一产妇患前症，盗汗自汗，发热晡热，面色黄白，四肢畏冷，此气血俱虚，用八珍汤不应，更用十全大补、加味归脾二汤始应。后因劳怒，发厥昏愦，左目牵紧，两唇抽动，小便自遗，余为肝火炽盛，用十全大补加钩藤、山栀而安，再用十全大补汤、辰砂远志丸而愈。

辰砂远志丸　治产后中风惊狂，起卧

不安，或痰涎上涌。

石菖蒲　远志去骨芦，甘草煮　人参　茯神去木　辰砂各三钱　川芎　山药　铁粉　麦门冬去心　细辛　天麻　半夏汤泡　南星　白附子各一两

上为末，姜汁糊丸绿豆大，别以朱砂为衣。每服三十丸，临卧姜汤下。

附　方

八珍汤

十全大补汤

加味归脾汤三方见二十四卷第四论

产后虚极生风方论第五

产后生风，因去血过多，气无所主，以致唇青肉冷汗出，目眩神昏，急服济危上丹。若投以风药，则误甚矣。

愚按：前症若心脾气血俱虚，用十全大补汤。如不应，加附子、钩藤钩。若肝经血虚，用逍遥散加钩藤。经云：脾之荣在唇，心之液为汗。若心脾二脏虚极，急用参附汤救之。

附 治 验

一妇人患前症，或用诸补剂，四肢逆冷，自汗泄泻，肠鸣腹痛。余以阳气虚寒，用六君子、姜、附，各加至五钱。不应，以参、附各一两始应。良久不服，仍肠鸣腹痛，后灸关元穴百余壮，及服十全大补汤方效。

济危上丹

乳香研　五灵脂　硫黄　玄精石同研极细　阿胶　卷柏　桑寄生　陈皮等分

上将上四味入石器内，微火炒，再研入余末，用生地黄汁丸桐子大。每服二十丸，食前温酒或当归酒下。

当归建中汤　治产后腹痛拘急，痛连腰背，自汗少食。

当归　桂心各三两　白芍药六两，炒焦黄　甘草炙，一两

上每服五钱，姜、枣水煎，入饴糖一匙服，如未应，加之。

附　方

十全大补汤

逍遥散二方见二十四卷第四论

六君子汤方见二十四卷第六论

独参汤　治一切失血，恶寒发热，作渴烦躁，或口噤痰鸣，自汗盗汗，或气虚脉脱，手足逆冷。盖血生于气，故血脱补气，阳生阴长之理也。方见三卷第十三论

产后虚汗不止方论第六

产后汗不止者，皆由阳气顿虚，腠理不密，而津液妄泄也。若遇风则变痉纵，虚乏短气，则身体消瘦，唇口干燥，久则经水断绝，由津液竭故也。

愚按：前症属血气俱虚，急用十全大补汤。如不应，用参附、芪附等汤。若汗多亡阳发痉，尤当用前药。王海藏先生云：头汗出，至颈而还，额上偏多，盖额为六阳之所会也，由虚热熏蒸而出。窃谓：前症当以部位分之，额左属肝，额右属肺，鼻属脾，颐属肾，额属心，治者审之。仍参三卷第六论

附 治 验

一产妇略闻音响，其汗如水而昏愦，诸药到口即呕。余以为脾气虚败，用参、附末为细丸，时含三五粒，随液咽下，乃渐加之到钱许，却服参附汤而痊。

一产妇盗汗不止，遂致废寐，神思疲甚，口干引饮。余谓血虚有热，用当归补血汤以代茶，又以当归六黄汤，内黄芩、连、柏炒黑，倍加人参、五味子，二剂而愈。

麻黄根汤　治产后虚汗不止，身热发渴，惊悸不安。

当归　黄芪炒　麻黄根　牡蛎煅为粉　人参　甘草炒，等分

上每服四钱，水煎。

一方　治产后自汗盗汗，胃气虚弱，服别药则呕吐不能入。

当归　黄芪各一两　麻黄根二两

上每服三钱，水煎。

治产后气脱，汗不止，小便短少，四肢难以屈伸：

甘草炙，一两　附子炮，五钱　桂心　芍药炒，各两半

上每服三钱，姜、枣水煎服。虚甚更加，以效为度。

止汗散

牡蛎为末，半两　小麦麸八两，炒黄，为细末

上每服三五钱，用猪肉汁调。

人参汤　治产后诸虚不足，发热盗汗，内热晡热等症。

人参　当归等分

上为末，以猪腰子一枚切片，水二钟，糯米半合，葱白二根，煮取汁八分，入药三钱，煎服。

附　方

当归六黄汤　治气血虚热，盗汗不止。不应，加人参、白术。心血不足加酸枣仁炒。

当归　熟地黄自制　黄芪炒，各二钱　生地黄　黄柏炒黑　黄芩炒黑　黄连炒黑，各一钱

上水煎服。

参附汤　治阳气虚寒，自汗恶寒，或手足逆冷，大便自利，或脐腹疼痛，吃逆不食，或汗多发痓等症。

人参一钱　附子炮，五钱

上作一服，姜、枣水煎，徐徐服。去人参加黄芪，名芪附汤。

当归补血汤　治肌热躁热，目赤面红，烦渴引饮，昼夜不息，脉洪大而虚，重按全无者。

当归三钱　黄芪炙，一两

上水煎服。

十全大补汤方见二十四卷第六论

芪附汤　治阳气虚脱，恶寒自汗，或口噤痰涌，四肢逆冷，或吐泻腹痛，饮食不入，及一切虚寒等症。

黄芪一两　附子炮，五钱

上作一剂，姜、枣水煎服。如不应，倍加附子，方得全济。

产后冒闷汗出方论第七

产后忽冒闷汗出者，因阴血亏损，阳气郁暴故也。急吞鸡子三枚，未醒饮童便。或时复发，宜服竹沥五合。

愚按：前症属大虚，宜固元气为主。其汗不止，必变柔痓。东垣先生云：妇人分娩，及半产漏下，昏冒目瞑，盖因血暴亡而火上炽，但补其血则神自昌。若常时血下，当补而升举其气，阳得血而神安，则目明矣。今立一方，以补手足厥阴之血，兼益阳气，名曰全生活血汤。

全生活血汤　治发热自汗盗汗，目䀮䀮，四肢无力，口干头晕，行步欹侧。

柴胡　当归各二钱　生地黄炒　熟地黄　川芎　藁本各一钱半　防风　羌活　独活　葛根　甘草炒，各二钱　细辛　蔓荆子各五分　升麻　芍药炒，各三钱　红花三分

上每服五钱，水煎热服。

产后汗多变痓方论第八

产后汗多变痓，因气血虚损，肉理不密，风邪所乘，其形口噤，背强如痫，或摇头马嘶，不时举发，气息如绝，宜速灌

小续命汤。若汗出如雨，手拭不及者，不治。

愚按：前症因去血过多，元气亏极，或外邪相搏，以致牙关紧急，四肢痉强，或阴火内动，或腰背反张，肢体抽搐。若有汗而不恶寒者，曰柔痉。若无汗而恶寒者，曰刚痉。由亡血过多，筋无所养。故伤寒汗下过多，溃疡脓血大泄多患之，乃败症也。急以十全大补汤治之。如不应，急加附子，多有复苏者。亦有六淫七情所致者，治法见第三卷第三论。

附 治 验

一产妇牙关紧急，腰背反张，四肢抽搐，两目连札。此去血过多，元气亏损，阴火炽盛，用十全大补加炮姜，一剂而苏，数剂而安。

余在吴江史万湖第时，将入更，闻喧嚷。询云：家人妇产后出直厕，忽仆而死。余意其劳伤血气而发痉也，急用十全大补加附子煎滚，令人正其面，开其口灌之。久不能下，令侧其面而出之，换以热药。如此五次，方得下咽，遂苏。

小续命汤 治刚痉，或脚气痹弱，不能转舒，行步欹侧，或口眼㖞斜，牙关紧急，角弓反张。

麻黄 桂心 甘草各半两 防风三两 芍药炒 白术炒 人参 川芎 附子炮 防己酒拌 黄芩炒，各等分

上每服五钱，水煎，入姜汁少许温服。若自汗为柔痉，去麻黄。有热去附子，减桂一半。盛冬初春，去黄芩。

十全大补汤方见二十四卷第四论

产后口噤腰背反张方论第九

产后口噤。由血气虚而风邪乘于手三阳经也。盖手三阳之筋，循结于颔，得风冷则筋急，故致口噤，腰背挛急，角弓反张者，是风邪入于诸阳之经也。

愚按：前症因血气耗损，腠理不密，汗出过多而患之者，乃虚象也，宜固气血为主，佐以本方。丹溪云：产后当大补气血为先，虽有他症，以末治之。如恶寒发热等症，乃气血虚甚之极也，宜大剂参、芪、归、术、肉桂以培养之。如不应，急用炮附子。再不应，用人参一两，炮附子二三钱，名参附汤。仍犹未应，乃药力未能及也，宜多用之。

愈风散 治前症用荆芥略焙为末，每服三钱，豆淋酒下，童便亦可，其效如神。牙紧，灌口鼻。

清顺散 又名交解散。方见第二卷第五论

治妇人产后不省人事，吐涎瘈疭：

当归 荆芥穗等分

上每服三钱，水一盏，酒少许煎，灌下咽即苏。

愚按：前症如有未应者，急用大补气血为主。

产后中风，白鲜皮一两，或共独活三两，酒水煎服。

张仲文① 用白术四两，以酒煎顿服。

小续命汤 治产后口噤，角弓反张。见前

产后中风方论第十

产后中风，或血气未复，风寒所感，以致筋挛拘急，口眼㖞斜，或肢体缓弱，入脏则恍惚惊悸。郭稽中云：产后强力下床，或误入房，或忧怒内伤脏腑。陈无择曰：当以脉辨而治之。若努力下床，月内入房，忧怒着艾，非中风类，乃蓐劳火邪之症也。

愚按：前症果外邪所属，形气不足，

①张仲文：上方出《外台秘要》卷三十四产后中风方引《小品方》。疑“张仲文”系“张文仲”之误。

病气有余，当补元气为主，稍佐以治病之药。若强力下床，月内入房，属形气病气俱不足，当纯补元气，多有复苏者。若误投风药，乃促其危也。仍参照第三卷诸论主之。

治产后身背拘急，妄言发热，四肢拘挛，不时惊悸：

川芎　羌活　羚羊角屑　酸枣仁炒　芍药炒黄，各四两　桑白皮六分　防风五分

上水煎，分三服。

治产后中风，唇青鼻黑，用小续命汤，连进三服即愈。

产后中风烦渴，用红花子五合炒研，水煎，徐呷之。

独活寄生汤　治前症亦良。仍与第三卷中风类通看。方见后

产后四肢筋挛方论第十一

产后中风，筋脉挛急，乃血气俱虚。或风邪客于皮肤，则顽痹羸乏。若入于筋脉，则四肢挛急。皆由大经空虚，风寒乘虚而渐入也。

愚按：肝属木而主筋。前症若肝经风热血燥，用加味逍遥散。如不应，当用六味地黄丸以补肾水。经云：风客淫气精乃亡，邪伤肝也。仍参第三卷诸论主之。

附　治　验

一产妇筋挛臂软，肌肉掣动，此气血俱虚而自热也，用十全大补汤而安。

一产妇手麻，服愈风丹遍身皆麻，神思倦怠。余谓气血虚弱，用十全大补汤加炮姜，数剂渐愈。去姜又数剂，及逍遥散而痊。

治产后气血不足，风邪所袭，肢节挛痛，背项强直：

防风一两　赤芍药炒　桂心半两　羚羊角　川芎　羌活　当归　酸枣仁炒　牛蒡子炒，各三钱

上每服四钱，水酒煎。

愚按：前方如未应，当用八珍汤。更不应，用十全大补汤。

加味逍遥散

十全大补汤二方见二十四卷第四论

六味地黄丸方见二十四卷第十一论

产后瘈疭方论第十二新附

窃谓瘈者，筋脉拘急也。疭者，筋脉张纵也。经云：肝主筋而藏血。盖肝气为阳为火，肝血为阴为水。前症因产后阴血去多，阳火炽盛，筋无所养而然耳。故痈疽脓水过多，金疮出血过甚，则阳随阴散，亦多致此。治法当用八珍散加丹皮、钩藤，以生阴血，则阳火自退，诸症自愈。如不应，当用四君、芎、归、丹皮、钩藤以补脾土。盖血生于至阴，至阴者，脾土也，故小儿吐泻之后，脾胃亏损，亦多患之。乃虚象也，无风可逐，无痰可消。若属阳气脱陷者，用补中益气加姜、桂，阳气虚败者，用十全大补加桂、附，亦有复生者。此等症候，若肢体恶寒，脉微细者，此为真状。若脉浮大，发热烦渴，此为假象，惟当固本为善。若无力抽搐，戴眼反折，汗出如珠流者，皆不治。

附　治　验

一产妇因劳两臂不能屈，服苏合香丸，肢体痿软，汗出如水。余谓前药辛香，耗散真气，腠理虚而津液妄泄也。先用十全大补汤加五味子，补实腠理，收敛真气，汗顿止。又佐以四君子，调补元气渐愈，用逍遥散、大补汤调理而痊。

一产妇先胸胁乳内胀痛，后因怒，口噤吐痰，臂不能伸，小便自遗，左三部脉弦。余谓此肝经血虚，而风火所致，不能养筋。先用加味逍遥散治之，臂能屈伸。

又以补肝散、六味丸，诸症悉愈。

一妇人发瘈遗尿，自汗面赤，或时面青，饮食如故，肝脉弦紧。余曰：此肝经血燥风热，名瘈也。肝主小便，其色青，入心则赤。法当滋阴血，清肝火。遂用加味逍遥散，不数剂而诸症悉安。

附　方

海藏愈风汤　一名举乡古拜散。治一切失血，筋脉紧急，产后搐搦。

荆芥为末

上先以炒大豆黄卷，以酒沃之，去黄卷取清汁，调前末三五钱，和滓饮之。轻者一服，重者二三服，中病即止，其效如神。气虚者忌服。一方用童便调。《本事方》云：此药委有奇效神灵之功。大抵产室无风为佳，不可衣被帐褥太暖，太暖即汗出，汗出则腠理开，易于中风，便昏冒。一妇人产后遮护太密，更生旺火，睡久及醒，则昏昏如醉，不省人事。用此药佐以交加散，服之即睡，睡中必以左手搔头，觉必醒矣，良久果验。

交加散　治瘈疭或颤振，不省人事，口吐痰涎。

当归　荆芥穗等分

上为细末，每服二钱，水一盏，酒少许，煎至七分，灌下神效。

增损柴胡汤　治产后或经适断，致手足牵搐，咬牙昏冒异症。

柴胡八钱　黄芩炒，四钱　人参　半夏各一钱　石膏四钱　知母二钱　黄芪炒，五钱　甘草炙，二钱

上为粗末，每服半两，姜五片，枣四枚，水煎温服。

四君子汤

补中益气汤二方见二十四卷第六论

产后脚气方论第十三

论曰：产后脚气，因元气内虚，六淫外侵所致。其状发热昏闷，搐掣惊悸，心烦呕吐气上，用小续命汤治之。若以为败血攻之则误矣。

愚按：前症当补气血为主，佐以小续命汤、寄生汤。如不应，用大防风汤。仍参第一卷九论主之。已上十一症，诚似小儿慢惊风，无风可逐，无痰可清，但专补元气，庶保其生。

附　治　验

一产妇患前症，或用独活寄生汤而痊。后复作，服之其汗如水，更加口噤吐痰。余用十全大补汤，培养血气，渐愈。后饮食日少，肌体日瘦，吐痰如涌，此命门火衰，脾土虚寒，用八味丸及加味归脾汤，诸症渐退，肌肉渐生。

独活寄生汤　治风邪内攻，两胫肿痛，或缓纵挛痹等症。方见四卷第七论

小续命汤方见前

大防风汤方见二十四卷第九论

十全大补汤

加味归脾汤二方见二十四卷第四论

八味丸方见十五卷第十一论

卷 二 十

临川　陈自明编
吴郡　薛　己注

产后遍身疼痛方论第一

产后遍身疼痛者，由气虚百节开张，血流骨节，以致肢体沉重不利，筋脉引急，发热头痛，宜用趁痛散治之。陈无择云：若兼感寒伤食，宜用五积散。若误作伤寒发汗，则筋脉抽搐，手足厥冷，则变为痉，当大补气血为主。

愚按：前症若以手按而痛益甚，是血瘀滞也，用四物、炮姜、红花、桃仁、泽兰，补而散之。若按而痛稍缓，此是血虚也，用四物、炮姜、人参、白术，补而养之。

附 治 验

一产妇身腹作痛，发热不食，烦躁不寐，盗汗胁痛，服解散祛血之药，不时昏愦，六脉洪大如无。用补中益气加炮姜、半夏，一剂顿退二三，四剂寝食甘美。但背强而痛，用八珍散、大补汤，调理而安。

一产妇遍身头项作痛，恶寒拘急，脉浮紧。此风寒之症也，用五枳散一剂，汗出而愈。但倦怠发热，此邪气去而真气虚也，用八珍汤调补而痊。

趁痛散　治产后骨节疼痛，发热头重，四肢不举。

牛膝酒炒　甘草炒　甘草炒　薤白各一两　当归　桂心　白术炒　黄芪炒　独活　生姜各半两

上每服半两，水煎。

五积散方见四卷第九论

附　方

四物汤
补中益气汤二方见二十四卷第六论
八珍汤
十全大补汤二方见二十四卷第四论

产后腰痛方论第二

肾主腰脚，产后腰痛者，盖肾为胎胞所系，此因产劳伤肾气，以致风冷客之。若连背脊，痛久未已，后遇有娠，必至损动。

愚按：前症真气虚邪乘之者，用当归黄芪汤或十全大补为主，佐以寄生汤。如不应，须十全大补加附子。

附 治 验

一产妇腰痛腹胀，善噫，诸药皆呕。余以为脾虚血弱，用白术一味炒黄，每剂一两，米泔煎，时饮匙许，四剂后渐安，服百余剂而愈。

治产后风邪头眩，腰痛不可转侧，四肢沉重，行步艰难：

独活　川芎　芍药炒黄　桂心　续断

生姜　桑寄生各六分　当归　防风各八分

上水煎服。

如神汤　即生料五积散加桃仁，逐败血，去风湿。

产后恶露不尽，腰重痛，或两股痛如锥刺，宜服桃仁汤。若作疽，用五香连翘汤。

桃仁汤　治产后恶露不尽，腹中作痛，或流注腿股作痛，急用此汤治之，如未应，多变作疽，须用五香连翘汤。

桃仁去皮尖　苏木　生地黄各半两　虻虫去足翅，炒　水蛭炒，各三十个

上每服五钱，姜水煎，空心热服。以恶露下为度。

五香连翘汤

木香　丁香　沉香　乳香　麝香　升麻　独活　桑寄生　连翘　木通各二两

上每服五钱，水煎，入竹沥少许服。

当归黄芪汤　治腰痛不可转侧，或汗出壮热气短。

黄芪炒　芍药炒，各二两　当归三两

上每服四钱，水煎。

附　方

十全大补汤　治症同前。又治自汗盗汗，或内热晡热，潮热发热；或口干作渴，喉痛舌裂；或胸乳膨胀，胁肋作痛；或脐腹阴冷，二便不调；或头颈时痛，眩晕目花；或心神不宁，恍惚不寐；或形容不充，肢体作痛；或鼻吸气冷，急趋气促；或因饮食劳役，起居失宜；或更有一切虚热之症，但服此药，补其根本，诸症悉退。方见二十四卷第四论

独活寄生汤方见四卷第七论

产后恶露不绝方论第三

产后恶露不绝，因伤经血，或内有冷气，而脏腑不调故也。

愚按：前症若肝气热而不能主血，用六味地黄丸。若肝气虚而不能藏血，用逍遥散。若脾气虚而不能摄血，用六君子汤。胃气下陷而不能统血，用补中益气汤。若脾经郁热而血不归源，用加味归脾汤。若肝经怒火而血妄行，用加味四物汤。若气血俱虚，用十全大补汤。若肝经风邪而血沸腾，用一味防风丸。

附　治　验

一产妇恶露淋沥，体倦面黄，食少恶寒，昼夜不寐，惊悸汗出。此脾经虚热，用加味归脾汤而痊。后因怒，胁胀作呕，少食，用六君加柴胡治之而痊。

一方　用蒲黄二两，水煎顿服。

一方　贯众醋蘸炙干，为末，每服二钱，米饮调下。

返魂丹一名益母草丸　治产后恶露不绝，及胎前产后诸症。

益母草四五月采取，阴干，用叶及子。子名茺蔚子。不许犯铁器　为末，炼蜜丸弹子大，每服一丸，细嚼，米饮下。临产腹痛，或胎动不安，或漏血，当归汤化下。死胎，或胎衣不下，或牙关紧急，或血晕血热烦闷，如见鬼神，并童子小便，入酒少许化下。恶露腹痛，或淋沥，或月水不调，当归酒化下。

附　方

六味丸方见二十四卷第十一论

加味逍遥散

加味归脾汤

十全大补汤三方见二十四卷第四论

补中益气汤

六君子汤

加味四物汤三方见二十四卷第六论

一味防风丸方见十二卷第六论

产后恶露不下方论第四

产后恶露不下，因脏腑劳伤，气血虚损，或风冷相搏所致。

愚按：前症若恶露不下，用失笑散。若气滞血凝，用花蕊石散。若因去血过多而烦热不止，宜参第七论主治。

附治验方药

一产妇患前症，服峻厉之剂，恶露随下，久而昏愦，以手护其腹。余曰：此脾气复伤作痛，故用手护也。以人参理中汤加肉桂二剂，补之而愈。

失笑散方见后

人参理中汤方见后

花蕊石散方见十八卷第四论

返魂丹方见前

产后恶露上攻心痛方论第五

产后心痛，为阴血亏损，随火上冲心络，名曰心胞络痛，宜大岩蜜汤治之。若寒伤心经，名曰真心痛，朝发夕死，夕发朝死，无药可救。

愚按：前症若阳气虚寒，用岩蜜汤温之。瘀血上冲，用失笑散散之。血既散而痛仍作，用八珍汤补之。大凡肚腹作痛，以手按之，却不痛，此血虚也，须用补养之剂。

附治验

一产妇患前症，昏愦口噤，冷汗不止，手足厥逆，用六君子加附子一钱，以回其阳，二剂顿苏。又以十全大补汤，养其血气而安。

一产妇患前症，手不敢近腹，用失笑散一服，下瘀血而愈。次日复痛，亦用前药而安。

一产妇患前症，用大黄等药，其血虽下，复患头痛，发热恶寒。次日昏愦，自以两手坚护其腹，不得诊脉。视其面色青白，余为脾气虚寒而痛也，用六君子汤加姜、桂而痛止，又用八珍汤加姜、桂调理而安。

大岩蜜汤 治产后阳气虚寒，心腹作痛，不食呕吐，四肢厥逆。

生地黄 当归 独活 吴茱萸 芍药炒 干姜炒 甘草炒 桂心 小草各一两 细辛半两

上每服半两，水煎。

失笑散 治产后恶血上攻，心腹作痛，或牙关紧急，一服可愈。

五灵脂 蒲黄各一钱

用醋水煎。一味五灵脂尤妙。

六君子汤方见二十四卷第六论

十全大补汤

八珍汤二方见二十四卷第四论

产后恶露腹痛方论第六

产后腹痛，或因外感五邪，内伤六淫[①]，或瘀血壅滞所致，当审其因而治之。

愚按：前症若瘀血内停，用失笑散；风寒外感，用五积散。

附治验

一妇产后小腹痛甚，牙关紧急，此瘀血内停，灌以失笑散，下血而苏，又用四物加炮姜、白术、陈皮而愈。

一妇人经水来比常度过多不止，遂服涩药止之，致腹作痛。此乃气血凝滞也，用失笑散二服而愈。

隐居泽兰汤 治产后恶露腹痛，或胸满少气。

泽兰 生地黄 当归 芍药炒 生姜

---

①六淫：《妇人良方》作“七气”，可从。

各一钱　甘草炒，五分　大枣四个

上水煎服。

四物汤方见二十四卷第六论

五积散方见第四卷第九论

失笑散方见前

产后儿枕腹痛方论第七

产后儿枕者，乃母胎中宿血也，或因风冷凝滞于小腹而作痛。

愚按：前症若宿血作痛，失笑散行之。既散而仍痛，四神散调之。若恶心作呕，此属气虚，用六君子健其胃气。若发热头痛，或腹痛按而不痛，此属血虚，用四物、炮姜、参、术补其脾气。

附治验

一产妇患前症，或用驱逐之剂，昏愦口噤，手足发搐。此血气虚极之变症也，用八珍汤加炮姜二钱，四剂未应。又以十全大补汤加炮姜一钱，二剂而苏。

一方　用山楂浓煎汁，入砂糖少许，再煎热服。

失笑散方见前

四神散方见第四卷第四论

六君子汤

四物汤二方见二十四卷第六论

八珍汤

十全大补汤二方见二十四卷第四论

产后小腹痛方论第八

产后小腹作痛，由恶露凝结，或外寒相搏。若久而不散，必成血瘕，而月水不调。

愚按：前症若因气滞，用延胡索散。若因外寒，用五积散。若因怒气，用四物加木香、柴胡。若因血虚，用四物、参、术、炮姜。若因阳气虚弱，用四君、当归、炮姜。若因脾虚血弱，用六君、当归、炮姜治之。

附治验

一产妇患前症，或作呕，或昏愦，此脾气虚寒，用人参理中汤渐愈，又以补中益气汤加茯苓、半夏全愈。后复作痛而兼喘，仍用补中益气汤培补脾肺而瘥。

延胡索散　治产后恶血凝滞，脐下作痛，或作寒热。

延胡索　桂心各半两　当归一两

上为末，每服二钱，食前用热酒调下。失笑散尤效。

当归养血丸　治产后瘀血心腹胀痛，或腰脚疼痛。

当归　赤芍药　牡丹皮　延胡索炒，各二两　桂心一两

上为末，炼蜜丸桐子大。每服三四十丸，温酒下。

附方

人参理中汤　治阳气虚弱，小腹作痛，或脾胃虚弱，饮食少思，或去后无度，或呕吐腹痛，或饮食难化，胸隔不利。加附子，名附子理中汤

人参　白术　干姜炮　甘草炙，各等分

上每服五七钱，或一两，水煎服。

五积散方见四卷第九论

四物汤

四君子汤

补中益气汤三方见二十四卷第六论

产后寒疝腹痛方论第九

产后脐腹作痛，乃冷气乘虚也，用当归建中汤治之。陈无择云：若产当寒月，人门脐下胀痛，手不可近者，用羊肉汤治之。

愚按：前症若脾胃虚弱，寒邪所侵，用蟠葱散。若肝经湿热，小便不利，用龙

胆泻肝汤。仍参前论，恐有瘀血为患。

附　治　验

一产妇小腹作痛，小便不利，内热晡热，形体倦怠。余用加味逍遥散，以清肝火、生肝血；用补中益气汤，补脾胃、升阳气而痊。

羊肉汤　治产妇脾虚寒邪所乘，以致腹痛，或头眩胁脐急痛。

精羊肉四两　当归　川芎各半两　生姜一两

上以水十盏，煎至四盏，分四次空心服。

蟠葱散

龙胆泻肝汤二方见二十四卷第八论

加味逍遥散

补中益气汤二方见二十四卷第四论

产后两胁胀痛方论第十

产后两胁胀痛，因恶露不尽，或肝经血虚，或肝经气滞，当分而治之。

愚按：前症若肝经血瘀，用玄胡索散。若肝经气滞，用四君、青皮、柴胡。若肝经血虚，用四物、参、术、柴胡。气血俱虚，用八珍、柴胡。若肾水不足，不能生肝，用六味丸。若肺金势盛，克制肝木，用泻白散。仍参照前各论主之。

附　治　验

一产妇因怒，两胁胀痛，吐血甚多，发热恶寒，胸腹胀痛。余以为气血俱虚，用八珍加柴胡、丹皮、炮姜而血顿止，又用十全大补汤而寒热渐退。此症苟非用姜、桂辛温助脾肺以行药势，不惟无以施其功，而反助其胀耳。

经效方　治产后肝经气滞不平，胁肋腹痛，或寒热往来，内热晡热。

当归一钱五分　芍药炒　苦梗炒　槟榔　枳壳麸炒，各八分　桂心　青木香　柴胡各六分

上水煎服。

当归散　治产后阴血虚弱，或气滞血凝，以致发热腹痛，或腹胁胀满，以当归、干姜等分，每服三钱，水煎。

抵圣汤　治血滞腹痛，或腹闷满，呕吐不食。方见后卷第八论

四君子汤

四物汤二方见二十四卷第六论

八珍汤方见二十四卷第四论

六味丸方见二十四卷第十一论

泻白散方见五卷第一论

玄胡索散方见前

产后积聚癥块方论第十一

夫积者，阴气也，五脏所生；聚者，阳气也，六腑所成。然积为阴，阴性沉伏，故痛不离其部；聚为阳，阳性浮动，故痛无常处。皆由饮食不节，起居失宜，产后血气虚弱，风冷所乘，搏于脏腑耳。

愚按：前症乃真气亏损，邪气乘之，况产后得之，尤当固元气为主。若求旦夕之效，而攻其邪，则速其危矣。当参前六七论，及七卷痃癖诸论治之。

附治验方药

一产妇腹中似有一块，或时作痛而转动，按之不痛，面色萎黄，痛则皎白，脉浮而涩。余谓此肝气虚而血弱也。不信，乃行破血行气，痛益甚，转动无常。又认以为血鳖，专用破血祛逐之药，痛攻两胁，肚腹尤甚。益信为鳖确。服下虫等药，去血甚多，形气愈虚。肢节间各结小核，隐于肉里，以为鳖子畏药，而走于外。余云：肝藏血而养诸筋，此因肝血复损，筋涸而挛结耳。盖肢节胸项，皆属肝胆部分，养其脾土，补金水，以滋肝血，

则筋自舒。遂用八珍汤、逍遥散、归脾汤加减调治而愈。

一妇月经不调，两拗肿胀，小便涩滞，腹中一块作痛，或上攻胁腹，或下攻小腹，发热晡热，恶寒，肌肤消瘦，饮食无味，殊类瘵症，久而不愈。余谓肝脾血气亏损，用八珍汤、逍遥散、归脾汤，随症互服而愈。

逍遥散

八珍汤

归脾汤三方见二十四卷第四论

产后血瘕方论第十二

产后瘀血，与气相搏，名曰瘕，谓其痛而无定处。此因夙有风冷而成，轻则否涩，重则不通。

愚按：前症乃寒邪乘客，气血壅结。此因气病而血病也，常补养胃气，调和月经，宽缓静养为善。《难经》云：任脉之病，男子为七疝，女子为瘕聚。当参前后各论治之。

治血瘕作痛，脐下胀满，或月经不行，发热体倦：

当归八分　桂心　芍药炒　血竭　蒲黄炒，各六分　延胡索炒，四分

上为末，每服二钱，空心酒调下。

葛氏方　治症同前，用桂心为末，每服一钱，空心酒调下。

产后余血奔心烦闷方论第十三

产后余血奔心，盖因分娩后，不饮童便，以致虚火上炎所致，宜用后方主之。

愚按：前症当与前第五论同治。

金黄散　治恶血上冲，肚腹作痛，或发热作渴。

延胡索　蒲黄各一钱　桂心二分

上为末，酒调服。

一方，用炒蒲黄，每服三钱，水煎服，失笑散亦佳。

产后虚烦发热方论第十四原无论

窃谓前症乃阳随阴散，气血俱虚，若恶寒发热，烦躁作渴，急用十全大补汤；若热愈甚，急加桂、附；若作渴面赤，宜用当归补血汤。若误认为火症，投以凉剂，祸在反掌。王太仆先生云：如大寒而甚，热之不热，是无火也。热来复去，昼见夜伏，夜发昼止，不时而热，是无火也，当治其心。如大热而甚，寒之不寒，是无水也。热动复止，倏忽往来，时动时止，是无水也，当助其肾。故心盛则生热，肾盛则生寒；肾虚则寒动于中，心虚则热收于内。又热不胜寒，是无火也；寒不胜热，是无水也。治法前症无水者，六味丸；无火者，八味丸；气血俱虚者，八珍汤与十全大补汤。

附治验

大尹俞君之内，产后发热晡热，吐血便血，兼盗汗，小便频数，胸胁胀痛，肚腹痞闷。余曰：此诸脏虚损也，症当固本为善。自恃知医，用降火之剂，更加泻利，肠鸣呕吐，不食腹痛，足冷，始信余言。诊其脉，或浮洪，或沉细，或如无。其面或青黄[1]，或赤白。此虚寒假热之状，时虽仲夏，当舍时从症。先用六君子加炮姜、肉桂，数剂胃气渐复，诸症渐退。更佐以十全大补汤，半载全愈。

儒者杨敬之内人，所患同前，但唾痰涎，或用温补化痰之剂，不应，面色黧黑，两尺浮大，按之微细。此因命门火虚不能生脾土，脾土不能生诸脏而为患也，用八味丸补土之母而痊。

人参当归汤　治产后虚烦，短气烦

①或青黄：原作“或青或黄”，据书业堂本改。

闷。

人参　当归　麦门冬　桂心　生地黄各二钱　大枣四枚　粳米一合　淡竹叶二钱　芍药炒黄，一钱

上水煎服。

蒲黄散　治症同上。方见前儿枕病。

四物汤加茯神、远志，治产后虚烦。十全大补汤尤效。

六味丸

八味丸二方见二十四卷第十一论

八珍汤

十全大补汤二方见二十四卷第四论

六君子汤方见二十四卷第六论

卷二十一

临川　陈自明编
吴郡　薛　己注

产后口干痞闷方论第一

论曰：产后口干痞闷，因食米面干饭太早，脾胃不能消化，热郁所致，慎不可下，但服见晛丸则愈。无择云：若内积忧烦，外伤燥热，宜四物汤去地黄，加人参、乌梅可愈。

愚按：前症若宿食停滞，用六君、枳实、神曲。若因肉食所致，更加山楂。若因鱼鲙之类，再加陈皮。其物既消而仍痞，或反作痛作呕，此脾胃受伤，用六君子汤。或咽酸嗳腐，加炮姜；作泻，更加升麻。如不应，佐以四神丸，或间用补中益气汤。

附　治　验

一妇人食角黍烦渴，痞闷腹痛，大便欲去不去，服消导等药，不应，饮食日减，肌体日瘦，半年矣。余谓此食积为患，用大酒曲炒为末，温酒调服二钱，俄间腹鸣，良久仍下粽而愈。

一妇人食鱼鲊腹痛患痢，诸药不应，用陈皮、白术等分为末，以陈皮汤送下，数服而愈。

见晛丸

姜黄炒　三棱醋炒　荜澄茄　陈皮　良姜　人参　莪茂酒炒，各等分

上为末，用萝卜汁糊丸桐子大。每服三十丸，白汤下。

产后心烦发渴，宜清心莲子饮。方见六卷首论

附　　方

六君子汤

补中益气汤二方见二十卷第六论

四神丸方见八卷第八论

产后血渴方论第二

窃谓前症若出血过多，虚火上炎，用童子小便，或四物、白术、麦门、丹皮。若胃气虚而有热，用竹叶归芪汤。若血虚发热，用八珍加麦门、五味。若血脱发热烦躁，用当归补血汤。若胃气虚弱，用补中益气汤，或七味白术散。

附　治　验

一产妇患前症，朝寒暮热，肚腹作痛，以手按之不痛。余以为血气俱虚，用八珍之类治之。彼反行逐血，更加发热烦躁。余用当归补血汤，热躁渐止；用八珍、麦门、五味，气血渐复。

附　　方

七味白术散　治中气虚弱，津液短少，口干作渴，或因吐泻所致。

人参　白术炒　木香　白茯苓　甘草炒　藿香　干葛各一钱

上水煎服。

竹叶归芪汤　治胃气虚热，口干作渴，恶冷饮食者。

竹叶一钱五分　当归一钱　黄芪二钱　白术　人参各一钱　麦门冬去心，七分　甘草炒，五分

上水煎服。

四物汤

补中益气汤二方见二十四卷第六论

八珍汤方见二十四卷第四论

当归补血汤方见二十四卷第十一论

产后乍寒乍热方论第三

产后乍寒乍热，由血气虚损，阴阳不和。若阴胜则乍寒，阳胜则乍热，宜用增损四物汤。若因败血不散，腹内作痛，宜用夺命丹，后用增损四物汤，随病加减。无择云：败血流闭诸阴则寒，流闭诸阳则热，用大调经散、五积散。

愚按：前症若因阳气不足，阴气上入于阳中而恶寒者，用补中益气汤。若因阴气不足，阳气下陷于阴中而发热者，用六味地黄丸。若气血不足而恶寒发热者，用八珍汤。若病后寒热倦怠者，用补中益气汤。若肌热大渴，目赤面红者，用当归补血汤。

附　治　验

一产妇恶寒发热，余以为血气虚寒，用十全大补加炮姜而寒热愈，用补中益气而肢体安。又食后犯怒，恶寒发热，抽搐咬牙，面色青中隐黄，此肝木侮脾土，饮食停滞，用六君子加木香，一剂而安。

一产妇恶寒发热，余以为气血俱虚。不信，反用小柴胡汤，致汗出谵语，烦热作渴，肢体抽搐。余用十全大补二剂，益甚，脉洪大，重按如无。此药力不能及，乃加附子，四剂稍缓，数剂而安。

增损四物汤

人参　当归　芍药炒　川芎　干姜炒，各一两　甘草四钱

上每服四钱，水姜煎。

大调经散　治产后恶露未消，寒热自汗，或肚腹作痛。

大豆一两半，炒，去皮　茯神一两　真琥珀一钱

上为末，每服二钱，空心浓煎，乌豆紫苏汤调下。

附　方

六君子汤

补中益气汤二方见二十四卷第六论

当归补血汤方见二十卷第十一论

八珍汤

十全大补汤二方见二十四卷第四论

六味地黄丸方见二十四卷第十一论

产后疟疾方论第四

郭稽中云：产后乍寒乍热者，多是败血为害，或阴阳不和，若概作疟疾治之误矣。陈无择曰：产后寒热，或一二日，或二三日一发，或先寒后热，或先热后寒，或寒多热少，或热多寒少，或纯寒纯热者，皆是疟疾，最难治疗，可用草果饮、生熟饮、四兽饮，选用之。

愚按：前症当与第十四卷第九论参看。用药以补胃气为主，佐以草果饮之类。若胃气稍充，以草果饮为主，佐以补胃之剂。大抵产后疟疾，因脾胃虚弱，饮食停滞，或外邪所感，或郁怒伤脾，或暑邪所伏。审系饮食，用六君加桔梗、苍术、藿香。如外邪多而饮食少，用藿香正气散。如外邪少，饮食多，用人参养胃汤。劳役所伤，用补中益气汤。气血虚

弱，用十全大补加炮姜。中气虚寒，用六君加姜、桂。元气脱陷，急加附子。盖气虚则寒，血虚则热，胃虚则恶寒，胃气下陷则寒热交作，或吐泻不食，腹痛烦渴，发热谵语，或手足逆冷，寒战如栗，虽见百症，但温补脾胃，其病自退。若误用清脾饮，则中气伤而变症多矣。

草果饮 治产后疟疾，寒热相半者，或多热者。

半夏泡 赤茯苓 甘草炙 草果炮，去皮 川芎 陈皮 白芷各一钱 青皮去白 良姜 紫苏三钱 干葛四钱

上㕮咀三钱，水一钟，姜三片，枣二枚，煎至七分，当发日侵晨连服三服，无有不安者。

生熟饮子 治产后疟疾多寒者。

肉豆蔻 草果仁 厚朴生用，去皮 半夏 陈皮 甘草 大枣去核 生姜

上八味等分，半用生，半用湿纸裹煨，令香熟，去纸，与生者和匀，每服五钱，水二盏，煎七分，食前一服，食后一服。

清脾饮 治产后疟疾，热多寒少。

养胃汤 治产后疟疾，寒多热少。

七宝饮 久不已者用截之。三方见十四卷第九论

附 方

六君子汤

补中益气汤二方见二十四卷第六论

十全大补汤方见二十四卷第四论

产后蓐劳方论第五

夫产后蓐劳者，此由生产日浅，血气虚弱，饮食未平复，不满日月，气血虚羸致，将养失所，而风冷客之。风冷搏于气血，则不能温于肌肤，使人虚乏劳倦，乍卧乍起，颜容憔悴，食饮不消，风冷邪气而感于肺，肺受微寒，故咳嗽口干，遂觉头昏，百节疼痛。荣卫受于风邪，流注脏腑，须臾频发，时有盗汗，寒热如疟，背膊烦闷，四肢不举，沉重着床，此则蓐劳之候也。

又论曰：妇人因产理不顺，疲极筋力，忧劳心虑，致令虚羸喘乏，寒热如疟，头痛自汗，肢体倦怠，咳嗽痰逆，腹中绞刺，名曰蓐劳。

愚按：前症当扶养正气为主，用六君子汤加当归。若脾肺气虚而咳嗽口干，用补中益气加麦门、五味。若因中气虚而口干头晕，用补中益气加蔓荆子。苦肝经血虚而肢体作痛，用四物、参、术。若因肝肾虚弱，而自汗盗汗，寒热往来者，用六味丸加五味子。若因脾虚血弱，肚腹作痛，月经不调，用八珍汤倍加白术。若因脾虚血燥，皮肤瘙痒，用加味逍遥散。大抵此症，多因脾胃虚弱，饮食减少，以致诸经疲惫而作，当补脾胃。饮食一进，精气生化，诸脏有所倚赖，其病自愈矣。仍照虚烦发热方论主治。

增损柴胡汤 治产后虚弱，寒热如疟，食少腹胀。

柴胡 人参 甘草炒 陈皮 川芎 白芍药炒，各等分

上每服五钱，水、姜、枣煎，日二服。

白茯苓散 治产后蓐劳，头目四肢疼痛，寒热如疟。

白茯苓一两 当归 川芎 桂心 白芍药炒 黄芪炒 人参各半两 熟地黄半两，自制

上先以水三盏，入猪肾一双，姜、枣各三事，煎二盏去之，入前药半两，煎一盏服。

猪腰子粥 治产后蓐劳发热。用猪腰子一枚，去膜切片，用盐酒拌，先用粳米一合，入葱椒煮粥，盐醋和，将腰子铺碗

底，以热粥盖之，如作盦生状，空心服。

黄芪建中汤 治产后诸虚不足，发热，或恶寒腹痛。

黄芪炒 肉桂各一两 白芍药炒，二两 甘草炒，七钱

上每服五钱，用姜、枣、水煎，日三二服，虚甚须加附子。

附 方

六君子汤

补中益气汤

四物汤三方见二十四卷第六论

六味丸方见二十四卷第十一论

八珍汤

加味逍遥散二方见二十卷第四论

产后虚羸方论第六

《产宝》云：产后虚羸者，皆系产后亏损血气所致，须当慎起居，节饮食，六淫七情，调养百日，庶保无疾。若中年及难产者，毋论日期，必须调养平复，方可治事。否则气血复伤，虚羸之症作矣。

愚按：前症产伤气血者，用八珍汤。饮食伤胃者，用四君子汤。停食伤脾者，用六君子汤。劳伤元气者，用补中益气汤。若嗳气觉有药味者，此药复伤胃也，但用四君子汤，徐徐少饮，以调脾胃。若胃气一健，血气自生，诸症自愈矣。

黄雌鸡汤 治产后虚羸腹痛。

小黄雌鸡一只，去头足翅羽肠肚，细切 当归 白术炒 熟地黄自制 桂心 黄芪炒，各半两

上先以水七钟，煮鸡至三钟，每用汁一钟，药四钱煎，日二服。

十全大补汤 治产后气血未复，形体虚弱，发热恶寒等症。方见二十四卷第四论

产后风虚冷劳方论第七

产后气血劳伤，脏腑虚弱，若风冷乘之，血气愈虚，形气羸损，风冷入脏，令人无子，谓之风虚冷劳也。

愚按：前症若血气虚弱，用八珍汤。血气虚寒，用十全大补汤。胃气虚弱，用补中益气汤。脾气虚弱，用六君子汤。命门火衰，用八味丸。肝脾血虚，用加味逍遥散。肝脾郁怒，用加味归脾汤。

《产宝》方 治产后虚羸，不生肌肉。

黄芪炒 当归 芍药炒 人参各三钱 桂心 甘草炒 川芎 生姜各四钱 大枣十二枚

上水煎，分三服。

又方 猪肾一双煮，入葱、豉作臛，如常食之。

产后腹胀呕吐方论第八

产后腹胀，满闷呕吐者，因败血散于脾胃，不能运化而致，宜用抵圣汤治之。

愚按：前症若败血散于肠胃，宜用前方。若饮食停于脾，宜用六君、厚朴。若饮食伤于胃，宜用六君子汤。大凡损其脾者，当节其饮食为善。

附 治 验

一产妇患前症，或用抵当汤，败血已下，前症益甚，小腹重坠，似欲去后。余谓此脾气虚而下陷，用补中益气汤加炮姜，温补脾气，重坠如失，又用六君子汤而安。

抵圣汤

赤芍药 半夏 泽兰叶 人参 陈皮 甘草炒，各一钱

上用生姜焙干半两，水煎。

愚按：前方最宜用之。

附 方

六君子汤

补中益气汤二方见二十四卷第六论

产后呕逆不食方论第九

经云：胃为水谷之海，以养脏腑。因产后胃气虚弱，饮食所伤，必致呕逆，故不食也。

愚按：前症若因饮食过时，用四君子汤。饮食过多，用六君子汤。饮食过时而兼劳役，用补中益气。若因饮食停滞，用人参养胃汤。脾胃气虚，用六君子汤。胃气虚寒，加炮姜、木香。寒水侮土，用益黄散。肝木侮脾土，用六君、升麻、柴胡。命门火衰不能生土，用八味丸。呕吐泄泻，手足俱冷，或肚腹作痛，乃阳气虚寒，急用附子理中汤，多有生者。

附 治 验

一产妇朝吐痰，夜发热，昼夜无寐，或用清痰降火，肌体日瘦，饮食日少，前症愈甚。余曰：早间吐痰，脾气虚也；夜间发热，肝血虚也；昼夜无寐，脾血耗也。遂用六君子汤、加味逍遥散、加味归脾汤，以次调补而痊。

开胃散 治产后胃虚呕吐，胸满不食。

诃子肉两半 人参一两 甘草炒，半两

上每服五钱，姜、水煎。

治产后胃虚呕逆：

橘红一两 半夏 甘草炒，各半两 藿香二两

上服五钱，姜、水煎。

治产后呕逆不食：

白术五钱 姜六钱

水煎，徐徐温服。

石莲散 治产后胃寒咳逆，呕吐不食，或腹作胀。

石莲肉两半 白茯苓一两 丁香五钱

上为末，每服二钱，不拘时用姜汤或米饮调下，日三服。

附 方

钱氏益黄散 治脾土虚寒，水反来侮，以致呕吐不食，或肚腹作痛，或大便不实，手足逆冷等症。

陈皮 青皮 诃子肉 甘草炙 丁香二钱

上为粗末，每服四钱，水煎服。

人参养胃汤 治外感风寒，内伤饮食，寒热头疼，或作疟疾。

半夏 厚朴制 橘红八分 藿香叶 草果 茯苓 人参五分 甘草炙，三分 苍术一钱

上姜七片，乌梅一个，水煎服。

四君子汤

补中益气汤二方见二十四卷第六论

八味丸方见二十四卷第十一论

附子理中汤方见二十卷第八论

加味逍遥散

加味归脾汤二方见二十四卷第四论

产后霍乱方论第十

产后霍乱，因脏腑虚损，饮食不消，触冒风冷所致。若热而饮水者，四苓散。寒而不饮水者，理中丸；虚冷者，加附子，来复丹尤妙。

愚按：此症当与后卷第十一论互相主治。

附 治 验

一产妇停食霍乱，用藿香正气散之类已愈。后胸腹膨胀，饮食稍过即呕吐，或作泄泻。余谓此脾胃俱虚，用六君子汤加木香治之渐愈。后因饮食失调，兼恚怒，患霍乱，胸腹大痛，手足逆冷，用附子散，又用八味丸，以补土母而康。设泥痛无补法而用辛散，或用平补之剂，必致不起。

一产妇吐泻咽酸，面目浮肿，此脾气虚寒，先用六君加炮姜为主，佐以越鞠丸而咽酸愈，又用补中益气加茯苓、半夏，而脾胃康。

白术散　治脾胃伤，吐泻腹痛，烦渴，手足逆冷，或大便不实。

白术　橘红　麦门冬去心　人参　干姜炮，各一两　甘草半两

上每服四钱，姜、水煎。

附子散　治脾胃虚寒，吐泻腹痛，手足逆冷，或自汗口噤。

附子炮　白术炒　当归　吴茱萸　丁香　橘红　甘草炒，各半两

上为末，每服二钱，粥饮调，若脾胃虚，用参苓白术散。

附　方

藿香正气散　治外感风寒，内停饮食，头疼寒热，或霍乱泄泻，或作疟疾。

藿香一钱五分　桔梗炒　大腹皮　紫苏　茯苓　白芷　半夏曲　陈皮　白术炒　厚朴制，各一钱　甘草炙，五分

上姜、枣水煎热服。

五苓散

白术炒　猪苓各一钱　桂三分　泽泻二钱五分　茯苓一钱

上水煎服。

理中丸　治脾胃虚寒，呕吐泄泻，饮食少思，肚腹膨胀。

人参　白术炒　干姜炮　甘草炙，各一钱

上为末，米糊丸弹子大。每服一丸，嚼细白汤下。

来复丹　治伏暑泄泻，身热脉弱，其效如神，仓卒间须用此药。

硝石一两，同硫黄火上微炒，用柳条搅结砂子，不可火大　太阴玄精石研　舶上硫黄各一两　五灵脂去砂石　青皮　陈皮各二两

上为末，醋糊丸小豆大。每服三十丸，空心米饮下。

《易简方》云：硝石性寒，佐以陈皮，其性疏快。硫黄性寒味涩，若作暖药以止泻，误矣。盖由啖食生冷，或冒暑热之气，中脘闭结，挥霍变乱，非此药不能通利三焦，分理阴阳，其功甚速。

六君子汤方见二十四卷第六论

八味丸方见二十四卷第十一论

卷二十二

临川　陈自明编
吴郡　薛　己注

产后寒热方论第一

产后发热，头痛身疼，虽如伤寒时气，虽当用麻黄，亦不可轻易。如早起劳动，为寒所伤，则淅淅恶寒，翕翕发热，头项肩背骨节皆痛，至七八日乃差。若大便坚，作呕不能食，用小柴胡汤加生姜、地黄主之。

愚按：《病机要》云：治胎产之病，从厥阴经论之。无犯胃气，及上中二焦，为之三禁：不可汗、不可下、不可利小便。发汗者，同伤寒下之早证；利大便则脉数而已动于脾；利小便则内亡津液，胃中枯燥。制药之法，能不犯三禁，则荣卫自和而寒热止矣。

人参当归散　治去血过多，内热短气，头痛闷乱，骨节作痛，或虚烦咽燥。

人参　当归　生地黄　桂心　麦门冬去心，各一两　白芍药

上粳米一合，竹叶十片，水二钟，煎一钟去之，入药五钱，枣二枚，煎服。虚甚，用熟地黄。

小柴胡汤　治伤风四肢烦热头疼。若头不疼而作烦，二物黄芩汤。方见二十四卷第二论

二物黄芩汤

黄芩半两　苦参半两　生地黄二两

上每服四钱，水煎。

增损柴胡汤　治虚弱寒热，少食腹胀等症。方见劳蓐

竹叶防风汤　治产后伤风发热，面赤气喘头痛。

淡竹叶半把　防风　人参　桂枝　苦梗　甘草各半两　葛根一两半

上每服五钱，姜枣水煎。汗出项强加附子，呕加半夏。

治恶露不尽，昼则明了，暮则谵语，寒热如见鬼，此热入血室，用柴胡地黄汤或四物加柴胡。方见六卷第十一论

产后头痛方论第二

夫头者，诸阳之会也。产后胃气虚弱，饮食少思，阳气微弱，不能上升，故头痛。若因败血，黑龙丹言之甚详。

愚按：前症若中气虚，用补中益气汤加蔓荆子。若血虚用四物加参、术。血气俱虚用八珍汤。若因风寒所伤，用补中益气汤加川芎。

附　治　验

一产妇患头痛，日用补中益气汤，不缺已三年矣。稍劳则恶寒内热，为阳气虚，以前汤加附子一钱，数剂不发。

一妇人产后头痛面青二年矣，日服四物等药。余谓肾水不能生肝木而血虚，用六味丸加五味子，两月而痊。

芎附散　治气虚头痛，用大附子一枚，去皮脐，切四片，拌酽醋一碗，炙附蘸尽，同川芎一两为末，每服二钱，清茶调服。

治血虚头疼，当归、川芎，每服五钱，水煎。

产后头痛，都梁丸亦可治。方见四卷第六论

附　　方

补中益气汤

四物汤二方见二十四卷第六论

八珍汤方见二十四卷第四论

六味丸方见二十四卷第十一论

产后咳嗽方论第三

夫肺主于气，产后气虚，故外邪感而咳嗽所由作也。若食盐醯之类而致者，难治。若因面积滞而致者，服黑神散、五积散可愈。

愚按：前症若阴血虚，四物汤加参、术、陈皮、桔梗。肺气虚，四君加芎、归、桔梗。阴火上炎，六味地黄丸加参、术。风寒所感，补中益气汤加桔梗、柴苏。若瘀血入肺发喘，兼口鼻起黑，或鼻出血，急用二味参苏饮，亦有得生者。然而所患悉因胃气不足，盖胃为五脏之根本，胃气一虚，五脏失所，百病生焉。经云：肺属辛金，生于己土，脾土既虚，不能生金，则腠理不密，外邪易感矣。治当壮土金，生肾水，以制火为善。

附　治　验

一产妇朝吐痰，夜发热，无寐，泥用清痰降火之药，肌体日瘦，饮食日少。余曰：早间吐痰，脾气虚也；夜间发热，肝血虚也；昼夜无寐，脾血耗也。遂用六君子汤、加味逍遥散、加味归脾汤，以次调补，不月而痊。

一产妇咳嗽，见风则喘急恶寒，头痛自汗，口噤痰盛。余为脾肺气虚，腠理不密，用补中益气加肉桂，数剂而安。

一产妇咳嗽声重，鼻塞流涕，此风寒所感，余用参苏饮，一钟顿愈。与补中益气加桔梗、茯苓、半夏，一剂将痊。又与六君、黄芪，以实腠理全愈。

一产妇咳嗽痰盛，面赤口干，内热晡热，彻作无时。此阴火上炎，余用补中益气汤、六味地黄丸而愈。

一产妇咳而胸满不食，涕唾，面肿气逆。此病在胃而关于肺，用异功散而愈。

知母散　治恶露上攻，咳嗽不已。

知母　贝母　白茯苓　人参各半两　桃仁　杏仁并生，去皮尖，各一两

上每服五钱，水煎。

治风寒咳嗽：

甘草　桔梗各六分　款冬花四分　麦门冬　生地黄各一钱二分　葱白一握

上水煎服。

旋覆花汤　治咳嗽最良。方见下，有汗者去麻黄

附　　方

异功散　治脾胃虚弱，饮食少思，或久患咳嗽，或腹满不食，面浮气逆等症。

人参　白术炒　甘草炒　茯苓　陈皮各一钱

上姜枣水煎。

六君子汤

四物汤

四君子汤

补中益气汤四方见二十四卷第十论

六味丸方见二十四卷第十一论

二味参苏饮方见后

参苏饮方见六卷第十一论

产后喉中气急喘促方论第四

产后喉中气急喘促，因荣血暴竭，卫

气无主，独聚于肺，名曰孤阳，最为难治。若因败血停凝，服夺命丹。若因荣血暴绝，服芎䓖汤。若因风寒所伤，服旋覆花汤。若因气郁结，服小调经散。若因伤饮食，服见晛丸。

愚按：前症若脾肺气虚弱，用六君、桔梗。若兼外邪，更加紫苏。若中气虚寒，用补中益气加炮姜、肉桂。若阳气虚脱，更加附子。若瘀血入肺，急用二味参苏饮。

附　治　验

一产妇喘促自汗，手足俱冷，常以手护脐腹。此阳气虚脱，用参附汤四剂而愈。

二味参苏饮　治产后血入于肺，面黑发喘欲死者。

人参一两　苏木二两

上水煎顿服。

旋覆花汤　治伤风寒暑湿，喘嗽太盛，坐卧不宁。

旋覆花　赤芍药　前胡　半夏曲　荆芥穗　甘草　茯苓　五味子　杏仁　麻黄各等分

上每服四钱，姜枣水煎。有汗者莫服。

五味子汤　治产后喘促，脉伏而厥。

五味子杵，炒　人参　杏仁各二钱　麦门冬去心　陈皮各一钱

上姜三片，枣二枚，水煎服。

芎䓖汤方见后

附　　方

六君子汤

补中益气汤二方见二十四卷第六论

参附汤方见十八卷第六论

产后口鼻黑鼻衄方论第五

产后口鼻起黑气及鼻衄者，盖阳明经脉之海，起于鼻，交頞中，还出颊口，交人中，左之右，右之左。此产后气虚，荣血散乱，胃绝肺败之症也。急取绯线一条，并产妇顶心发两条，紧系中指节，更无药可疗。

愚按：胃脉颊口绕承浆，盖鼻准属脾土，鼻孔属肺金，诚胃虚肺损，气脱血死之症。急用二味参苏饮加附子五钱，亦有得生者。方见前

产后咳噫方论第六

夫肺主于气而禀于胃，盖产后脾胃伤损，风冷所搏，故咳噫也。急灸期门三壮，必愈。此穴乃胃之大络。穴见六卷第十五论

愚按：前症属胃气虚寒之恶候，如用后方未应，急投参附汤，亦有复生者。方见十八卷第六论

丁香散　治心烦咳噫。

丁香　白豆蔻各半两　伏龙肝一两

上为末，煎桃仁吴茱萸汤，每服一钱调下。

羌活散　治咳逆。

羌活　附子炮　茴香炒，各半钱　木香　白姜炮，各一钱

上为末，每服二钱，水一盏，盐一捻，煎服。

一方　用桂心五钱，姜汁三合，水煎服。

产后血崩方论第七

产后血崩，因经脉未复而劳伤，或食酸咸之味。若小腹满痛，肝经已伤，最为难治，急服固经丸主之。

愚按：前症若血滞小腹胀满，用失笑散。血少小腹虚痞，芎䓖汤。肝火血妄行，加味逍遥散。脾郁不统血，加味归脾汤。脾气虚不摄血，补中益气汤。厚味积

热伤血，清胃散加槐花。风热相搏伤血，四君子、防风、枳壳。

附　治　验

一产妇血崩，小腹胀痛，用破气行血之剂，其崩如涌，四肢不收，恶寒呕吐，大便频泻。余用六君加炮黑姜，四剂稍愈。又十全大补，三十余剂而痊。

一产妇血崩，因怒其血如涌，仆地口噤目斜，手足抽搐。此肝经血耗生风，余用六味丸料一剂，诸症悉退。但食少晡热，佐以四君、柴胡、牡丹皮而愈。

固经丸

艾叶　赤石脂煅　补骨脂炒　木贼各半两　附子一个，炮

上为末，饭丸桐子大。每服二十丸，温酒或米饮下。

芎䓖汤

芎䓖　当归　芍药各等分

上每服五钱，水煎。

附　　方

失笑散方见二十卷第五论

十全大补汤

加味逍遥散

加味归脾汤三[①] 方见二十四卷第四论

补中益气汤

六君子汤

四君子汤三方见二十四卷第六论

清胃散方见二十四卷首论

六味丸方见二十四卷第十一论

产后月水不调方论第八

产后月水不调，由血气虚损，风邪所客，邪正相搏，以致经候失期，或多或少，而不得其平也。

愚按：前症或过期而作痛者，气血俱虚也，八珍加柴胡、丹皮。不及期而来，血热也，四物、山栀、柴胡。将来而作痛，血实也，四物加桃仁、红花。过期而来者，血虚也，四物加参、术。紫黑成块者，血热也，四物加炒栀、炒连、丹皮。作痛而色淡者，痰多也，四物合二陈。治当临症制宜。

附　治　验

一产妇月经不调，内热燥渴，服寒凉之剂，其血如崩，腹胀寒热，作呕少食，用六君子二十余剂，诸病悉愈，以加味逍遥散，调理而安。

琥珀散　治经脉不调，饮食少思，日渐消瘦。

琥珀　牛膝　生地黄　当归各半两　桃仁　赤芍药各半两

上每服五钱，水姜煎。

附　　方

八珍汤

加味逍遥散二方见二十四卷第四论

四物汤

六君子汤二方见二十四卷第六论

二陈汤方见二十四卷第五论

产后月水不通方论第九

产后乳子周岁而经不行，是其常也。若半岁而经行，此血有余也。若一二岁不行而无疾，不必服药。若肢体倦怠，食少内热，是血少也，宜健脾胃。若以药通之则误矣。

愚按：前症脾胃虚弱，用六君子汤。若兼郁火伤脾，用归脾汤加丹皮、山栀。若怒火伤血，宜用四物合小柴胡。气血俱虚，用八珍、牡丹皮。仍参前论主之。

---

①三：原脱，各本同，据本书体例补。

附治验方药

一产妇月经年余不通，内热晡热，服分气丸，经行不止，恶寒作渴，食少倦怠，胸满气壅。朝用加味逍遥散，夕用四君子汤，月许诸症稍愈，佐以八珍汤，兼服两月而愈。

六君子汤

四物汤

四君子汤三方见二十四卷第六论

归脾汤

加味逍遥散

八珍汤三方见二十四卷第四论

小柴胡汤方见二十四卷第二论

产后四肢浮肿方论第十

产后四肢浮肿者，乃败血乘虚流注，宜用小调经散。陈无择云：若风邪所乘于气分，皮肤肿而浮虚，乃气也。若皮肤肿如熟李，乃水也。盖气肿者宜发汗，水肿者宜利小便。

愚按：前症若寒水侮土，宜养脾肺。若气虚浮肿，宜益脾胃。若水气浮肿，宜补中气。当参第一卷水分血分主治。

附治验

一产妇饮食少思，服消导之剂，四肢浮肿。余谓中气不足，朝用补中益气汤，夕用六君子汤而愈。后因怒腹胀，误服沉香化气丸，吐泻不止，饮食不进，小便不利，肚腹四肢浮肿，用金匮加减肾气丸而愈。

一产妇泄泻，四肢面目浮肿，喘促恶寒。余谓脾肺虚寒，用六君子、姜、桂而泄泻愈，又补中益气而脾胃健。

小调经散

没药　琥珀　桂心　芍药　当归各一钱

上为末，每服半钱，姜汁温酒调。

大调经散　最治肿满喘急烦渴，小便不利。方见二十一卷第三论

汉防己散　治水肿。

汉防己　猪苓　枳壳麸炒　桑白皮各一两　商陆　甘草各三钱

上每服四钱，水煎。

治血虚气肿水肿：

泽兰叶　防己等分

上为末，每服二钱，温酒调下，醋汤亦可。

金匮加减肾气丸　治脾肾虚寒，腰重脚肿，湿饮留积，小便不利，或肚腹肿胀，四肢浮肿，气喘痰甚，或已成水症，其效如神。

白茯苓三两　附子半两　川牛膝　肉桂　泽泻　车前子　山茱萸　山药　牡丹各一两　熟地黄四两，捣碎，酒拌杵膏

上为末，和地黄膏，炼蜜丸桐子大。每服七八十丸，空心米饮下。

附方

补中益气汤

六君子汤二方见二十四卷第六论

产后腹痛泻利方论第十一

产后腹痛泻利，因肠胃虚怯，寒邪乘袭，或水谷不化，洞泄肠鸣，兼手足逆冷，用调中汤治之。陈无择云：若六淫七情而致者，当因所感而治之。

愚按：前症若胸膈饱胀，或恶食吞酸，此饮食停滞，用六君、枳实、山楂以消导。若食既消而仍痛，更或头痛热渴，恶寒欲呕，此中气被伤，用补中益气、半夏、茯苓，以健脾胃。

附治验

一产妇腹痛发热恶食，余以为饮食伤

脾，彼反服破血之剂，加寒热头痛，呕吐涎沫；用化痰理气，四肢逆冷，泄泻下坠。余用六君加炮姜、肉桂、木香，再用补中益气汤而愈。

一产妇腹痛后重，去痢无度，形体倦怠，饮食不甘，唇肿盗汗，竟夜不寐。此脾经虚热之症，用当归六黄汤内黄芩、连、柏炒黑，一剂汗止，乃用归脾、八珍，兼服而愈。

调中汤

良姜　当归　桂心　芍药　附子炮　川芎各一两　甘草炒，五钱

上每服三钱，水煎服。

附　方

六君子汤

补中益气汤二方见二十四卷第六论

当归六黄丸方见十九卷第六论

归脾汤

八珍汤二方见二十四卷第四论

产后赤白痢方论第十二

产后痢疾，因饮食六淫七情，伤于脾胃，或血渗大肠，皆为难治。若饮食不进，谓之虚痢。气宇不顺，谓之气痢。治法：热则凉之，冷则温之，冷热相搏则温凉调之，滑者涩之，虚者补之，水谷不分者分利之，性情执滞者和顺之。未有不安者也。

愚按：前症白属气分，而赤属血分也。若米食所伤，用六君加谷蘖。若面食所伤，用六君加麦蘖。若肉食所伤，用六君加山楂、神曲。凡兼呕吐，俱加藿香。若兼咽酸或呕吐，用前药送越鞠丸。若肝木克脾土，用六君加柴胡、炮姜；若寒水反来侮土，用钱氏益黄散。若久泻或元气下陷，兼补中益气汤，以升发阳气。若泻痢色黄，乃脾土真气，宜加木香、肉豆蔻。若属脾土虚寒，用六君加木香、姜、桂。若脾肾虚寒，用补中益气及四神丸。若属命门火衰而脾土虚寒，用八味丸以补土母。若小便涩滞，肢体渐肿，或兼喘咳，用金匮肾气丸，以补脾肾，利水道。若胃气虚弱而四肢浮肿，须补胃为主。若久而不愈，是肾气亏损也，必用四神、六味、八味三药，以补足三阴。若用分利导水之剂，是虚其虚也。

一产妇泄痢腹痛年余，形体骨立，内热晡热，自汗盗汗，口舌糜烂，日吐痰三碗许，脉洪大，重按全无。此命门火衰，脾土虚寒，而不能摄痰归源，用八味丸补火以生土，用补中益气汤兼补肺金而痊。

一产妇食鸡子，腹中作痛，面色青黄，服平胃、二陈，更下痢腹胀；用流气饮子，又小腹一块不时上攻，饮食愈少。此脾胃虚寒，肝木克侮所致，用补中益气加木香、吴茱渐愈。又用八珍大补，兼服调理寻愈。

五味子散　治产后泄泻；或肾泄在侵晨，五更作泻，饮食不进；或大便不实，不时去后。为丸尤效。

五味子炒，三两　吴茱萸炒，五钱

上为末，每服二钱，白汤调。

四神丸　治脾胃虚弱，大便不实，饮食不思。

二神丸

六君子汤三方见八卷第二论

补中益气汤方见二十四卷第六论

香连丸方见八卷第八论

六味丸

八味丸二方见二十四郑第十一论

金匮肾气丸方见前

八珍汤方见二十四卷第四论

卷二十三

临川　陈自明编
吴郡　薛　己注

产后痢疾作渴方论第一

产后下痢作渴者，乃内亡津液，或胃气虚不能生津液，但止其渴，痢自差。

愚按：前症若渴而不止，喜冷饮，属胃气虚不能生津液，宜用七味白术散。夜间发热口渴，属肾水弱而不能润，宜用六味丸，并佐以益气汤，以滋化源。

附治验

一产妇泻痢，发热作渴，吐痰，肌体消瘦，饮食少思，或胸膈痞满，或小腹胀坠年余矣。余以为脾肾之泻，朝用二神丸，夕用六君子，三月余而痊。

一产妇患前症，形体倦怠，饮食不进，与死为邻。此脾胃俱虚也，用四神丸，十全大补汤数剂而愈。

附方

七味白术散方见二十一卷第二论

六味丸方见二十四卷第十一论

补中益气汤

六君子汤二方见二十四卷第六论

十全大补汤方见二十四卷第四论

四神丸

二神丸二方见八卷第八论

产后大便秘涩方论第二

产后大便秘，因肠胃虚弱，津液不足。若小腹闷胀，宜服麻仁丸润之。若用寒药，则促其危矣。

愚按：前症若计其日期，饮食数多，即用药通之，祸在反掌之间。必待腹满觉胀，欲去不能者，乃结在直肠，宜用猪胆汁润之。若服苦寒疏通，反伤中气。通而不止，或成痞症。若去血过多，用十全大补。血虚火燥，用加味四物。气血俱虚，用八珍汤。虽数日不通，饮食如常，腹中如故，仍用八珍加桃仁、杏仁治之。若泥其日期，饮食数多而通之，则误矣。

附治验

一产妇大便七日不通，饮食如常，腹中如故，此腹未满也。用八珍加桃杏二仁，至二十一日，腹满欲去，用猪胆汁润去而安。

一产妇大便不通，或用通利之药，中脘胀痛，饮食甚少。又用蜜导之，大便不禁，吃逆不食。余以为脾肾复伤，用六君加吴茱、肉果、骨脂、五味数剂，喜其年壮而愈，不然多致不起。

一产妇大便秘结，小腹胀痛，用大黄等药，致吐泻不食，腹痛胸痞，余用六君子加木香、炮姜治之而愈。

一妇人大便秘涩，诸药不应，苦不可言，令饮人乳而安。

麻仁丸

大麻仁研如泥　枳壳　人参各四分　大黄二分

上为末，入麻仁，炼蜜丸桐子大。每眼二十丸，空心温洒下。未通渐加，不可过服。

阿胶枳壳丸　治产后大便秘涩，以阿胶、枳壳二味，等分为末，蜜丸桐子大，滑石末为衣。温水下二十丸。如或未通，再服。

附　方

十全大补汤

八珍汤二方见二十四卷第四论

加味四物汤方见二十四卷第六论

产后大小便不通方论第三

产后大小便不通，因肠胃虚弱，津液燥竭故也。

愚按：前症当参前后论及八卷八论主治。

附治验

一产妇大小便不通，诸药不应，将危矣。令饮牛乳，一日稍通，三日而痊。人乳尤善。

桃花散　治膀胱积滞血涩，大小便秘。

桃仁　葵子　滑石　槟榔等分

上为末，每服二钱，空心葱白汤调下。

通气散　治产后大小便不通。方见八卷第七论

产后遗粪方论第四

产后遗粪，取故燕窠中草烧为末，或枯矾、牡蛎，或白蔹，芍药各等分为末，俱用酒调服，或用固肠丸亦可。

愚按：前症若脾肾虚弱，用还少丹，仍以补中益气汤为主。虚寒加肉豆蔻、补骨脂或四神丸。若脾肾虚寒，用八味丸兼四神丸，仍佐以前二方。

附治验小便出屎方药附

一产妇大便不实，饮食少思，五更或侵晨遗屎，此中气虚寒，脾肾不足，用补中益气送四神丸而痊。

一产妇小便出粪，名大小肠交，乃气血俱虚，失行常道。先用六君子汤二剂，又用五苓散二剂而痊。循常肠交，亦可用。

附　方

还少丹　治脾肾虚寒，饮食少思，发热盗汗，遗精白浊。又治真气亏损，肌体瘦弱等症。

肉苁蓉　远志去心　茴香　巴戟　干山药　枸杞子　熟地黄　石菖蒲　山茱萸去核　朱膝　杜仲去皮，姜制　楮实子　五味子　白茯苓各二两

上各另为末，用枣肉百枚，并炼蜜丸桐子大。每服五七十丸，空心温酒或盐汤下，日三服。

补中益气汤

六君子汤二方见二十四卷第六论

四神丸方见八卷第八论

八味丸方见二十四卷第十一论

五苓散方见二十一卷第十论

产后诸淋方论第五

产后诸淋，因热客于脬，虚则频数，热则涩痛，气虚兼热，血入胞中，则血随小便出，而为血淋也。

愚按：前症若膀胱虚热，用六味丸。若阴虚而阳无以化，用滋阴肾气丸。盖土

生金，金生水，当滋化源。仍参第八卷小便淋沥频数类。

附 治 验

一产妇小水淋沥，或时自出，用分利降火之剂，二年不愈。余以为脾肾之气虚，用补中益气汤、六味地黄丸而痊。

滑石散 治热淋。

滑石五分 通草 车前子 葵子各等分

上为末，以浆水调服。

治小肠有热，小便涩痛，或为血淋：

瞿麦 黄芩 冬葵子各二两 通草三两 大枣十二枚

上以水七升，煎二升半，分二服。

治脾气不利，小便不通：橘红为末，每服二钱，空心温酒下。

治肺气不利，小便不通：杏仁二十四枚，去皮尖，炒食之。

治脬转小便不利：滑石一钱半，寒水石一钱，水煎服。

附 方

六味丸方见二十四卷第十一论

滋阴肾气丸

补中益气汤二方见二十四卷第六论

产后小便频数方论第六

产后小便数者，乃气虚不能制故也。

愚按：前症若因稳婆不慎，以致胞损而小便淋沥者，用八珍汤以补气血。若因膀胱气虚而小便频数，当补脾肺。若膀胱阴虚而小便淋沥，须补肺肾。仍参第八卷小便频数诸类。

附 治 验

一产妇小便频数，时忽寒战，乃属脾肺虚弱，用补中益气加山茱、山药为主，佐以桑螵蛸散而愈。后患发热晡热，盗汗自汗，月水不调，用加味逍遥散而安。

一产妇患前症，吐痰发热，日晡作渴，此膀胱阴虚，用补中益气汤，佐以六味丸而愈。又患痢后小便频数，手足俱冷，属阳气虚寒，用前汤及八味丸而瘳。

桑螵蛸散 治阳气虚弱，小便频数，或为遗尿。

桑螵蛸三十个，炒 鹿茸酥炒 黄芪各三两 牡蛎煅 人参 厚朴 赤石脂各二两

上为末，每服二钱，空心粥饮调下。

又方 用益智仁为末，米饮下。

附 方

八珍汤

加味逍遥散二方见二十四卷第四论

补中益气汤方见二十四卷第六论

六味丸

八味丸二方见二十四卷第十一论

产后小便不禁方论第七

《广济》治产后小便不禁，用鸡尾烧灰。《千金翼》用白薇、芍药为末。俱用温酒下，日三服。或桑螵蛸半两，龙骨一两，为末，每服二钱，粥饮调下。

愚按：前症若脾肺阳虚，用补中益气汤。若肝肾阴虚，用六味地黄丸。若肝肾之气虚寒，用八味地黄丸。

附 治 验

一产妇小便不禁，二年不愈，面色或青赤，或黄白。此肝脾气血虚热，用加味逍遥散为主渐愈，佐以六味丸而痊。后因怒，小便自遗，大便不实，左目顿紧，面色顿赤，仍用前散，佐以六君子汤，以清肝火，生肝血，培脾土而瘳。

补脬饮 治胞破小便淋沥。

生绢黄色者，一尺 白牡丹用根并皮 白

及各一钱

上水一碗，煎至绢烂，温服。服后忌言语，否则无效。

鸡内金散　治气虚溺床，用雄鸡胜胵并肠烧为末，温酒调服。

附　　方

补中益气汤

六君子汤二方见二十四卷第六论

六味丸

八味丸二方见二十四卷第十一论

加味逍遥散方见二十四卷第四论

产后小便出血方论第八

产后小便出血者，因虚热血渗于脬也。以乳发洗净，烧为末，米饮调服。或滑石末一钱，生地黄汁调下。

愚按：前症若膏粱积热，用加味清胃散。醇酒湿毒，葛根解酲汤。怒动肝火，加味小柴胡汤。郁结伤脾，加味归脾汤。思虑伤心，妙香散。大肠风热，四物、侧柏、槐花。大肠血热，四物、炒连、槐花。肠胃虚弱，六君、升麻、柴胡。元气下陷，补中益气、茯苓、半夏。胃气虚弱，六君、升麻。血虚，四物、升麻。气血俱虚，八珍、柴胡、升麻。大凡元气虚弱而发热者，皆内真寒而外假热也，但用六君，或补中益气加炮姜，温补脾气，诸症悉退。若四肢畏冷，急加附子。

附治验方药大便下血附

一产妇尿血面黄，胁胀少食。此肝木乘脾土也，用加味逍遥、补中益气，兼服而愈。后为怀抱不乐，食少体倦，惊悸无寐，尿血仍作，用加味归脾汤，二十余剂，将愈。惑于众论，服犀角地黄汤，诸症复作，仍服前汤而愈。

一产妇粪后下血，食少体倦。此脾气虚热，用补中益气加吴茱炒黄连五分，四剂顿愈，用归脾汤而痊。

一妇人怒则便血，寒热口苦，或胸胁胀痛，或小腹痞闷。此肝木乘脾土，用六君、柴胡、山栀而愈。用补中益气、加味逍遥而不复作。

一妇人久下血在粪前，属脾气虚寒，用补中益气加连炒吴茱一钱，数剂稍缓，乃加生吴茱五分，数剂而愈。黄连炒吴茱萸法见七卷第五论

一产妇大便后血，口干饮汤，胸胁膨满，小腹闷坠，内热晡热，食少体倦，日晡面赤，洒淅恶寒，此脾肺气虚，先用六君加干姜、木香渐愈，用补中益气将愈，用归脾汤全愈。后劳役兼怒，发热血崩，夜间谵语，此热入血室，用加味小柴胡二剂而退，用补中益气一剂而血止，用逍遥散、归脾汤调理而安。

葛花解酲汤　治酒积上下，外消其湿。

白豆蔻　砂仁　葛花各五钱　木香五分　青皮三钱　陈皮　白茯苓　猪苓　人参各一钱半　白术　神曲　泽泻　生干姜各二钱

上为末，每服五钱，白汤调下。

加味清胃散方见二十四卷首论

加味小柴胡汤方见二十四卷第二论

加味归脾汤

归脾汤

八珍汤

逍遥散

加味逍遥散五方见二十四卷第四论

妙香散方见六卷第八论

四物汤

六君子汤

补中益气汤三方见二十四卷第六论

产后阴脱玉门不闭方论第九

产后阴脱，玉门不闭，因坐产努力、

举动、房劳所致。或脱肛阴挺，逼迫肿痛，小便淋。

愚按：玉门不闭，气血虚弱也，用十全大补汤。肿胀焮痛，肝经虚热也，加味逍遥散。若因忧怒，肝脾气血伤也，加味归脾汤。若因暴怒，肝火血伤也，龙胆泻肝汤。仍参第八卷末诸论。

附 治 验

一产妇玉门不闭，发热恶寒，用十全大补加五味子，数剂而寒热退。用补中益气加五味子，数剂而玉门闭。

一妇人脾胃素弱，兼有肝火，产后玉门肿痛，寒热作渴，呕吐不食，外敷大黄等药，内用驱利之剂，肿及于臀，诸症蜂起。此真气虚而邪气盛也，先用六君子以固肠胃，次用补中益气以补阳气，不数剂而全愈。

一产妇患此失治，肿溃不已，形体消瘦，饮食少思，朝寒暮热，自汗盗汗半年矣。用补中益气加茯苓、半夏，脓水渐少，饮食渐进，用归脾汤共五十余剂而愈。

一产妇玉门不闭，小便淋沥，腹内一块，攻走胁下，或胀或痛，用加味逍遥散加车前子而愈。

一妇人子宫肿大，二日方入，损落一片，殊类猪肝，面黄体倦，饮食无味，内热晡热，自汗盗汗。用十全大补汤二十余剂，诸症悉愈，仍复生育。

硫黄散 治产后阳气虚寒。

硫黄 乌贼骨各半两 五味子五钱

上为末，搽患处，日三易。

一方 蛇床子一升，炒热，帛裹熨患处。亦治阴痛。

一方 子宫脱出，以蓖麻子仁十四枚，研涂顶心，入即洗去。

附 方

十全大补汤

加味逍遥散

加味归脾汤

归脾汤四方见二十四卷第四论

龙胆泻肝汤方见二十四卷第八论

补中益气汤

六君子汤二方见二十四卷第六论

妇人阴蚀痔方论第十

妇人少阴脉数而滑者，阴中有疮，名曰䘌。或痛或痒，如虫行状，脓水淋沥，亦有阴蚀几尽者。皆由心神烦郁，脾胃虚弱，气血流滞耳。内当补心养胃，外以药傅洗乃可。

愚按：前症乃肝脾郁结之症，木旺生虫耳，宜解郁清肝。备见八卷阴中生疮类。

附 治 验

一产妇素有肝火，患此，内溃痒痛，食少热渴，小水淋沥。用加味逍遥散、加味归脾汤兼服，间以芦荟丸，外以鹤虱草，煎洗而愈。

治痔虫蚀下部，用蒲黄研匀傅入内。

平胃散加贯众末二钱，以熟猪肝拌药，内阴中。

附 方

加味归脾汤

加味逍遥散二方见二十四卷第四论

芦荟丸方见七卷第七论

产后乳少或止方论第十一

妇人乳汁，乃气血所化，若元气虚弱，则乳汁短少。初产乳房焮胀，此乳未通。若怒气乳出，此肝经风热。若累产无乳，此内亡津液。盖乳汁资于冲任，若妇人疾在冲任，乳少而色黄者，生子则怯弱而多疾。

愚按：前症若气血虚弱而不能化生，宜壮脾胃。怒动肝胆而乳肿汁出，宜清肝火。夫乳汁乃气血所化，在上为乳，在下为经，若屡产无乳，或大便涩滞，当滋化源。

附　治　验

一产妇因乳少，服药通之，致乳房肿胀，发热作渴。余谓血气虚，以玉露散补之而愈。

涌泉散　能下乳。忌食姜、椒、辛辣饮食。

王不留行　瞿麦　麦门冬　龙骨各二钱

上用猪蹄汁一碗，酒一杯，煎服。以木梳于乳上梳下。

冷气血虚，钟乳粉每服二钱，煎漏芦汤调。

附　　方

玉露散　治乳脉不行，身体壮热，头目昏痛，大便涩滞等症。

人参　白茯苓　桔梗炒　芍药各一钱　甘草炙，六分

上水煎服。

产后乳出方论第十二

产后乳汁自出，乃胃气虚，宜服补药止之。若乳多满痛，用温帛熨之。未产而乳自出，谓之乳泣，生子多不育。

愚按：前症气血俱虚，用十全大补汤。肝经血热，用加味逍遥散。肝经怒火，用四物、参、术、柴、栀。肝脾郁怒，用加味归脾汤。

附　治　验

一产妇劳役，忽乳汁如涌，昏昧吐痰。此阳气虚而厥也，灌以独参汤而苏，更以十全大补汤数剂而安。若妇人气血方盛，乳房作胀，或无儿饮胀痛，憎寒发热，用麦芽二三两炒熟，水煎服，立消。其耗散血气如此，何脾胃虚弱，饮食不消方中多用之？

十全大补汤

加味逍遥散

加味归脾汤三方见二十四卷第四论

独参汤方见三卷第十一论

四物汤方见二十四卷第六论

产后吹乳方论第十三

产后吹乳，因儿饮口气所吹，令乳汁不通，壅结肿痛，不急治多成痈。速服瓜蒌散，乃敷南星，更以手揉散之。

愚按：前症用药，切不可损其气血。治验见二十四卷。

瓜蒌散　乳香二钱，瓜蒌一个，酒煎服。用南星温汤调涂。

一方　用陈皮一两，甘草一钱，水煎服。

产后妒乳方论第十四

妒乳，因儿未能饮，余乳蓄结，以致肿痛。初不吮通之，必致成痈。若乳头生疮浸淫，名妒乳，宜赤龙皮汤、天麻汤、飞乌膏、飞乌散，傅以黄连胡粉散。

愚按：乳盛或无子饮乳，以致肿痛，炒大麦芽煎服，其乳即散。若成疮，当从乳痈类治。若皮肤浸淫成疮，当用本方。

治乳初肿痛内消方：

用瓜蒌一个，粉草一寸，生姜一块，半生半炒，酒二碗，煎服，少顷去败乳，再服即愈。

赤龙皮汤　槲皮三升，水一斗，煮五升，温洗之。

麻草汤　以天麻草五升，水煎洗之。此草叶若麻叶，冬生夏花，赤如鼠尾，花亦洗浸淫、湿痒、阴蚀等疮。

飞乌散　用烧朱砂作水银上黑烟名细粉者二两，枯矾一两傅之，诸热浸淫，丈夫阴蚀痒湿，小儿头疮、疳蚀疮等。

黄连胡粉膏治症同前

黄连二两，末　胡粉一钱　水银一两，同研令消散

上皮裹熟，挼和合傅之。

一方　乳头裂破，秋茄子裂开者，阴干，烧存性，水调涂之。

卷二十四

临川　陈自明编
吴郡　薛　己注

疮疡门

妇人茧唇方论第一诸骨木梗等咽见《口齿类要》

《内经》云：脾气开于口。又云：脾之荣在唇。盖燥则干，热则裂，风则瞤，寒则揭。若肿起白皮，皱裂如蚕茧，名曰茧唇。有肿重出如茧者，有本细末大如茧如瘤者。其因或胎产经行而阴血损，或七情动火而荣血亏，或心火传授脾经，或厚味积热伤脾。大要审本症，察兼症，补肾水，生脾血，则燥自润，火自除，风自散，肿自消。若患者忽略，治者不察，内用清热消毒之药，外用追蚀线结之法，反为败症，慎哉。

附治验

一妇人怀抱久郁，或时胃口嘈辣，胸膈不利，月水不调，晡热食少，体倦唇肿，已年余矣。此脾经郁火伤血，用归脾汤加姜汁炒黄连、山栀，少佐吴茱萸，嘈辣顿去，饮食稍进。乃去黄连，加贝母、远志，胸膈通利，饮食如常。又用加味逍遥散、归脾汤，间服百余剂，月水调而唇立愈。

一妇人怀抱久郁，患茧唇，杂治消痰降火，虚症悉具，盗汗如雨。余谓此气血虚而有热也，用当归六黄汤，内黄芩、连、柏俱炒黑，二剂而盗汗顿止。仍用归脾汤、八珍散兼服，元气渐复。更以逍遥散、归脾汤，间服百余剂，而唇亦瘥。

一妇人唇裂内热二年矣，每作服寒凉之剂，时出血水，益增他症。此胃火伤血，而药伤元气也，余用加味清胃散而愈。后因怒，唇口肿胀，寒热作呕，此属肝木乘脾土，用小柴胡加山栀、茯苓、桔梗，诸症顿愈。复以加味逍遥散，调补元气而愈。

一妇人因怒唇肿，内热体倦。用化痰药，食少作呕，大便不实，唇出血水；用理气消导，胸膈痞满，头目不清，唇肿经闭；用清胃行血，肢体愈倦，发热烦躁，涎水涌出。余曰：此七情伤肝脾，屡用攻伐，反致他症。遂用济生归脾汤，食进便实涎止；用加味逍遥散，肿消热退体健。后因怒，寒热耳痛，胸膈胀闷，唇焮肿甚。此怒动肝火而伤血，用四物合小柴胡，加山栀顿愈。又因怒，胸乳作胀，肚腹作痛，呕吐酸涎，饮食不入，小水不通。此怒动肝木而克脾土也，用补中益气加川芎、芍药而愈。又劳役怒气，饮食失节，发热嘴渴，体倦不食，下血如崩，唇肿炽甚。此为肝经有火不能藏血，脾经气虚不能摄血，用补中益气加炒黑山栀、芍药、丹皮而愈。

一妇人月经不调，两足发热，至年余而身亦热，劳则足腿酸痛。又年余，唇肿裂痛。又半年，唇裂出血，形体瘦倦，饮食无味，月水不通，唇下肿如黑枣。余曰：此肝脾血虚火症也。彼不信，用通经药而殁。

一妇人忿怒而唇肿，或用消毒之药，唇胀出血年余矣。余曰：此肝木克脾土而血伤也，须养脾胃滋化源为主。彼执用前药，状如翻花瘤而殁。

一妇人口苦胁胀，此肝火之症也，用小柴胡加山栀、黄连少愈，更以四君子加芍药、当归、柴胡，调补脾胃而瘥。

一妇人每怒口苦，发热晡热，此肝火盛而血伤也，以小柴胡合四物二剂，以清火而生血，更以四物加柴胡、白术、茯苓、丹皮，生血健脾而愈。

一妇人每怒则口苦兼辣，胸痛胁胀，乳内或时如刺，此肝肺之火也，用小柴胡加山栀、青皮、芎、归、桑皮而安。后又劳怒，口复苦，经水顿至，此属内火动，血得热而妄行，用四物加炒芩、炒栀、胆草，一剂而血止，更以加味逍遥散而元气复。

一妇人因怒齿痛，寒热作呕，用清胃等药益甚。余以为此肝火伤胃，寒药复伤故也，用六君子加芍药、柴胡、山栀而愈。

一妇人胃中嘈辣，甚则热痛，后患齿疼，此胃中痰火也，用二陈加芩、连，下越鞠丸而瘳。

一妇人发热齿痛，日晡益甚，月水不调。此脾经血虚，用逍遥散加升麻寻愈。后因怒复痛，仍以前药加川芎而痊。

一妇人因怒，牙疼寒热。此肝火侮脾土，用小柴胡加芎、归、苓、术、山栀而疼痛止，用加味逍遥散而寒热退。

一妇人每产后齿龈皆动，逾日乃止，此气血虚而火动也。后复怀妊临月，余付十全大补汤二剂，令产后煎服，其齿不动如故。

一妇人善怒，舌痛烦热，或用降火化痰药，前症益甚，两胁作胀。又服流气饮，肚腹亦胀，经行不止。此肝虚不能藏血，脾虚不能摄血，而前药复伤也，用加味归脾汤加五味子而愈。

一妇人冬患脑疽，肿痛热渴，脉洪数实。此膀胱湿热上壅，用清热消毒散溃而愈。次年，其舌肿大，遍身患紫疔如葡萄，手足尤多，各刺出黑血。此脾胃积热毒也，服夺命丹七粒，出臭汗，疮热益甚，又便秘二日，与大黄、芩、连各三钱，升麻、白芷、山栀、薄荷、连翘各二钱，生草一钱，水煎三五沸，服之大小便出臭血甚多，下体疔稍退。乃入犀角汁再服，舌本及齿缝出臭血，诸毒乃消，更与犀角地黄汤而愈。

一妇人善怒，舌本强，手臂麻。此肝木克脾土，治以六君子汤加柴胡、芍药而愈。

一妇人产后喉痛，服清热等剂痛益甚，此膀胱经血虚也。盖膀胱之内，脉上行至喉而远，用八珍汤加牡丹皮、柴胡、酒炒黑黄柏，二剂而愈。

一妇人喉间作痛旬日余，突肿如赤梅状，二月后而肿，遍身筋骨作痛。余以为此时行杨梅疮也，先以萆薢汤数剂而平，更以四物加萆薢、黄芪，二十余剂，诸症悉退。

附方药

清胃散　治醇酒厚味，唇齿作痛，或齿龈溃烂，或连头面，颈项作痛。

黄连炒，一钱五分　当归　生地黄　牡丹皮各一钱　升麻二钱上水煎服。实热便秘加大黄。

加味清胃散　即前方加犀角、连翘、甘草。

凉膈散　治积热烦渴，面赤内热，头昏咽痛，便溺赤涩，狂言谵妄，睡卧不安。

大黄　朴硝　甘草各一钱　连翘二钱　栀子　黄芩　薄荷各一钱

上水煎服。

补黄散　治脾胃虚热，口舌生疮，畏冷饮食。

人参　白术炒，各一钱　白芍药炒黄　陈皮　甘草炒，各五分

上姜枣水煎服。

四顺清凉饮加山栀、牛蒡子，名加味清凉饮　治脏腑实热秘结，口舌生疮。

当归　赤芍药　甘草　大黄各一钱

上水煎服。

人参安胃散　治服峻剂损脾胃，口舌生疮。

人参一钱　黄芪炒，二钱　生甘草　炙甘草各五分　白芍药七分　白茯苓一钱　黄连炒，五分

上水煎服。

温中丸一名人参理中丸　治中气虚热，口舌生疮，不喜饮冷，肢体倦怠，饮食少思。

人参　甘草炒　白术炒，各等分

上为末，姜汁糊丸桐子大，每服五十丸，白汤下。

柳华散　治热毒口疮。

黄柏炒　蒲黄　青黛真正者　人中白煅，等分

上为末敷之。

四物汤　治血热口舌生疮，或牙龈肿溃，或日晡发热，烦躁不安。方见本卷第六论

加味四物汤即四物汤加丹皮、柴胡、山栀

当归补血汤　治气血俱虚，口舌生疮，热渴引饮，目赤面红，其脉洪大而虚，重按全无。方见本卷第十一论

四物二连汤　治血热口舌生疮，或夜发寒热。

当归　熟地黄　白芍药　川芎　黄连炒　胡黄连各一钱

上水煎服。

清咽利膈汤　治积热咽喉肿痛，痰涎壅盛，烦躁饮冷，大便秘结。

金银花　防风　荆芥　薄荷　桔梗炒　黄芩炒　黄连　山栀炒　连翘各一钱　玄参　大黄煨　朴硝　牛蒡子研　甘草各七分

上水煎服。

龙麝聚圣丹　治心脾客热，咽喉肿痛，或成痈不消，或舌本肿胀，口舌生疮，或诸物骨鲠。

川芎一两　生地黄　犀角镑　羚羊角镑　琥珀　玄参　连翘各五钱　人参　赤茯苓　马牙硝　片脑　麝香各二钱　桔梗　升麻　铅白霜各五钱　朱砂　牛黄各一钱　南硼砂一两　金箔五十片

上各另为末，和匀蜜丸龙眼大，金箔为衣。薄荷汤化下，或噙咽之。

《拔萃》桔梗汤　治热肿喉痹。

桔梗炒　甘草　连翘　山栀炒　薄荷　黄芩各一钱

上竹叶水煎服。

甘桔汤　治咽喉肿痛。

甘草六钱　桔梗三钱

上水煎服。

解毒雄黄丸　治缠喉风肿闭，或卒倒死，牙关紧急。

雄黄一钱　郁金一钱　巴豆十四粒，去油壳

上为末，醋糊丸绿豆大。用热茶送下七丸，吐顽痰立苏。

夺命丹　治喉闭，或疔毒，或麻木，或呕吐，重者昏愦。若疔毒牙关紧急，用三五丸为末，水调灌下，诚有夺命之功。

蟾酥干者，酒化　轻粉各五分　枯白矾　寒水石煅　铜绿　乳香　没药　麝香各一

钱 朱砂三钱 蜗牛二十个，另研，如无亦效。

上为末，用蜗牛或酒糊为丸如绿豆大。每服一二丸，温酒或葱汤下。

换肌消毒散 治时疮，不拘初起溃烂。一名萆薢汤

土茯苓五钱 当归 白芷 皂角刺炒 薏苡仁各 钱半 白鲜皮 木瓜不犯铁器 木通 金银花各一钱 甘草五分

上水煎服。

七味白术散一名钱氏白术散 治中气虚热，口舌生疮，不喜饮冷，或吐泻口干。方见二十卷第二论

四君子汤 治脾胃虚热，唇口生疮，食少作呕，大便不实。若肝木乘脾土所致，加柴胡、芍药。方见本卷第六论

六君子汤方见本卷第六论

二陈汤方见本卷第五论

越鞠丸方见六卷第七论

补中益气汤方见本卷第十论

清热消毒散方见本卷第五论

犀角地黄汤方见本卷第二论

当归六黄汤方见十九卷第六论

逍遥散

八珍汤

归脾汤

十全大补汤四方见本卷第四论

小柴胡汤方见本卷第二论

妇人耳胗痛方论第二

耳疮属手少阳三焦，或足厥阴肝经，血虚风热，或怒动肝火而致。若发热焮痛，属三焦厥阴风热，用柴胡清肝散。若内热痒痛或胀痛，属肝火伤血，用栀子清肝散。若寒热作痛，或作呕吐，属肝火伤脾，用益脾清肝散。若口干足热，为肝肾阴虚，用益阴肾气丸。若月经先期，为血热，用加味逍遥散。过期为血虚，用八珍汤。食少体倦，为郁火，用加味归脾汤。恶寒发热，肢体倦怠，为气血俱虚，用十全大补汤。慎不可专治其外，复伤气血也。

附 治 验

一妇人耳内外肿痛，胸胁不利，寒热往来，小便不调。余以为肝火伤血，先用龙胆泻肝汤四剂，诸症顿退，又用加味逍遥散而愈。又因怒复作，用小柴胡汤而痊。

一妇人经行后，因劳怒发寒热，耳作痛。余以经行为血虚，用八珍汤加柴胡；怒气为肝火，用加味逍遥散；劳役为气伤，用补中益气汤加山栀而愈。

一妇人素郁怒，耳内作痛，肿焮寒热，面色青黄，经行则变赤，余用加味归脾汤、加味逍遥散而愈。

一妇人怀抱素郁，因怒耳作肿痛，经行不止，寒热发热，面色青赤，肝脉弦数。余以为久郁伤脾，暴怒伤肝，先用加味小柴胡汤，随用加味逍遥散而痊。

一妇人因怒发热，每经行两耳出脓，两太阳作痛，胸胁乳房胀痛，或寒热往来，或小便频数，或小腹胀闷，皆属肝火血虚。先用栀子清肝散二剂，又用加味逍遥散数剂，诸症悉退，乃以补中益气加五味而痊。

一妇人耳内肿痛出水，寒热口苦，焮连颈项，饮食少思。此肝火甚也，用小柴胡汤加山栀、牡丹皮稍愈，用加味逍遥散渐愈，用八珍汤加柴胡、丹皮、山栀，调补肝脾而全愈。

一妇人耳内外肿痛，胸胁不利，寒热往来，小便不调。此肝经湿热也，用龙胆泻肝汤四剂，诸症顿退，用加味逍遥散而全愈。又因怒复作，用柴胡清肝散而痊。

一妇人耳内不时胀痛，内热口干，劳则头晕，吐痰下带。此肝脾气虚也，朝用

补中益气，夕用加味逍遥散而痊。

一寡妇耳内外作痛，不时寒热，脉上鱼际。此血盛之症，用小柴胡加生地以抑其血而愈。又项间结核如贯珠，寒热晡热，用加味归脾汤、加味逍遥散，调补肝脾而愈。

一妇人耳内外或作痛，或赤肿，或寒热，月经旬日而止，潮热内热，自汗盗汗。余以为肝脾气血俱虚而有热，用归脾汤、六味丸而愈。

一妇人性急，或耳内作痛，或耳外赤肿，发热胁胀，日晡益甚。余以为怒气伤肝，气血俱虚，朝用加味逍遥散加黄柏、桔梗，夕用归脾汤送地黄丸而愈。

一孀妇耳内外作痛，或项侧结核，内热晡热，月经不调，吐痰少食，胸膈不利。余以为郁怒伤肝脾，朝用归脾汤，以解脾郁生脾气。夕用加味逍遥散，以清肝火生肝血而愈。

一女子耳下肿赤，寒热口苦，月经不调，小便内结一块。此肝火气滞而血凝也，先用小柴胡加山栀、川芎、丹皮，又用柴胡清肝散而痊。

附治验方药

小柴胡汤　治肝胆经症，寒热往来，晡热潮热，身热，默默不欲饮食，或怒火口苦耳聋，咳嗽发热，胁下作痛，甚者转侧不便，两胁痞闷，或泻利咳嗽，或吐酸食苦水，皆用此药主之。

柴胡二钱　黄芩炒，一钱　人参　半夏各七分　甘草炙，五分

上姜水煎服。

加味小柴胡汤　治肝胆经风热，耳前后肿痛。或结核焮痛，或寒热晡热，或经候不调等症。即小柴胡加山栀、牡丹皮。

益脾清肝散　治肝经之症，寒热体痛，脾胃虚弱。

人参　白术炒　茯苓各一钱　甘草炒，五分　川芎　当归　黄芩各一钱　柴胡五分　牡丹皮七分

上水煎服。

栀子清肝散　治三焦及肝胆经风热，耳内作痒，或生疮出水，或胁肋胸乳作痛，寒热往来。

柴胡　山栀炒　丹皮各一钱　茯苓　川芎　芍药　当归　牛蒡子炒，各七分　白术炒　甘草各五分

上水煎服。

柴胡清肝散　治肝胆三焦风热怒火，以致项胸作痛，或头目不清，或耳前后肿痛。或寒热体疼。

柴胡　黄芩炒，五分　人参　山栀炒　川芎各一钱　连翘　桔梗各八分　甘草五分

上水煎服。

犀角地黄汤　治上焦有热，口舌生疮，发热，或血妄行，或吐血，或下血。

犀角镑　生地黄　白芍药　黄芩炒　牡丹皮　黄连炒，各一钱

上水煎服。若因怒而患，加柴胡、山栀。

犀角升麻汤　治阳明经风热牙疼，或唇颊肿痛，或手足少阳经风热，连耳作痛。

犀角镑　升麻　防风　羌活各一钱　白附子五分　川芎　白芷　黄芩炒，各七分　甘草五分

上水煎熟，入犀末服。

益阴肾气丸方见六卷第三论

妇人瘰疬方论第三

妇人瘰疬，或因忧思郁怒，或因胎产经行，则肝胆脾肾受伤，以致前症。盖肝伤则血燥，血燥则筋挛，累累如贯珠，多生耳前后胸胁间。若寒热肿痛，乃肝气动而为病，用柴胡栀子散，以清肝火为主，

佐以逍遥散以养肝血。若寒热既止而核不消、乃肝经之血亦病矣，宜用加味四物汤，以养肝血为主，佐以柴胡栀子散，以清肝火。若初生如豆，附着于筋，白色不变，内热口干，精神倦怠，久不消溃，乃肝脾亏损，用逍遥散、归脾汤、六味丸，以健脾土，培肝木，切不宜用散坚追毒之剂。故《外台秘要》云：肝肾虚热则生疬矣。《病机》云：瘰疬本系膏粱丹石之毒，因虚劳气郁所致。补形气，调经脉，其疮当自消散。若误下之，先犯病禁经禁矣。若久溃不敛，脉浮大，邪火盛也；面色皖白，金克木也，皆不治。凡瘰疬，赤脉贯瞳子，有几条则几年死，无则可治。

附治验

一妇人患前症，久而不愈，或以为木旺之症，不宜于春，预用散肿溃坚汤，肿硬益甚。余以为肝经亏损，用六味地黄丸、补中益气汤，至春而愈。此症若肝经风火自病，元气无亏，可用散坚泻青之剂。若肝自损亏，或水不生木，用地黄丸。若金来克木，须补脾土生肾水。若行攻伐，则脾胃伤而反致木克土矣。

一妇人患之，少寐，年余而溃，脓水淋漓，月经或五六十日一至。误服通经丸，辗转无寐，午前恶寒，午后发热。余谓思虑伤脾，用归脾汤作丸，午前以六君子送下，午后以逍遥散送下。两月余得寐，半载后经行如期，年余而疮愈。

一妇人溃后发热，烦躁作渴，脉大而虚，此血虚也，以当归补血汤，六剂而寒热退，又以圣愈汤数剂而全愈，更以八珍加贝母、远志而疮敛。

一疬妇面黄体倦，咽酸嗳气。余以为中气虚弱，欲用补中益气汤加茯苓、半夏。不信，反降火利气，胸膈痞满，疬疮肿痛。又散坚利气，嗳气不绝，大便不实，四肢时冷。余曰：今变中气虚寒矣。用六君子汤加姜、桂，少用升麻、柴胡渐愈，更佐以补中汤寻愈。

一妇人患此嗳气，用降火清胃，食少吞酸，胸痞闷；用利气消导，吐痰气促，饮食日少；用清热化痰，大便坚涩，内热身瘦。余曰：吞酸嗳气，脾胃气虚也；胸痞痰喘，脾肺气虚也；大便坚涩，内热日瘦，脾肺血虚也。遂以补中益气加炒黑吴茱萸三分数剂，佐以六味丸，诸症顿退，乃用归脾汤、逍遥散，间服而愈。

一妇人患前症，遍身作痒，脉大而虚，此气血俱虚，不能荣于腠理，以十全大补汤治之而愈。大凡溃后，午前痒作气虚，午后痒作血虚。若作风症治之必死。

一妇人项核肿痛，察其气血俱实，先以必效散一服去之，更以益气养荣汤三十余剂，补之而消。盖此症初起而血气虚弱者，先用前汤，待其气血稍充，乃用必效散以去其毒，仍用补药，无不奏效。若已成脓者，即针而补托之。气血复而核不消者，服散坚之剂。倘不应而气血如故，仍以必效散、养荣汤。又不应，灸肘尖、肩髃二穴，用豆豉饼、琥珀膏自愈。若气血壮实，不用追蚀，亦能自腐。用药以腐之者，使易于收敛耳。若血虚而用追蚀，不惟无益，适以取败。凡不慎饮食七情者，不治。

附方药

当归川芎散 治手足少阳经血虚疮症，或风热耳内痒痛，生疮出水，或头目不清，寒热少食，或经水不调，胸膈不利，腹胁痞痛，小便不调。

当归 川芎 柴胡 白术炒 芍药炒，各一钱 牡丹皮 山栀炒，一二分 茯苓各八分 蔓荆子 甘草各五分

上水煎服。若肝气不平，寒热往来，

加柴胡、地骨皮。肝气实热，加柴胡、黄芩。肝脾气血虚热，加参、芪、熟地。脾虚饮食少思，倍加白术、茯苓。脾虚胸膈不利，加人参、黄芪。脾虚痰滞，胸膈不利，加半夏。肝气不顺，胸膈不利，加木香。肝虚小腹痞满，或时作痛，加熟地。脾血不足，小腹作疼，加肉桂。日晡发热，加熟地。

加味地黄丸　治肝肾阴虚诸症，或耳内痒痛出水，或眼昏痰喘，或热渴便涩等症。

干山药　山茱萸肉　牡丹皮　泽泻　白茯苓　熟地黄自制　生地黄　柴胡　五味子各另为末，等分

上将二地黄酒拌杵膏，加蜜丸桐子大。每服百丸，空心白汤下。如不应，用加减八味丸。

人参养荣汤　治溃疡寒热，四肢倦怠，体瘦少食，面黄气短，不能收敛。大疮愈后，多服之，庶不变他症也。

白芍药一钱五分　人参　陈皮　黄芪炒　桂心　当归　白术炒　甘草炙，各一钱　熟地黄自制　五味子炒，杵　茯苓各七分　远志去心，炒，五分

上姜枣水煎服。

泻青丸　治肝经实火，胁乳作痛，或恶寒发热，大便秘结。

当归　龙胆草炒焦　川芎　山栀炒　大黄炒　羌活　防风各等分

上为末，蜜丸桐子大。每服三四丸，白汤下。若阴血不足，肝火血燥，用四物加山栀、柴胡，或逍遥散加丹皮、山栀。若肾水亏损，不能生肝木而筋挛结核，或肢节拳搐，或似中风，涎痰上涌，用六味丸料煎服。

生地黄丸　治师尼寡妇室女，乍寒乍热，或颈间结核，肝脉弦长，而出鱼际。

生地一两，酒拌，杵膏　秦艽　黄芩　硬柴胡各五钱　赤芍药一两

上为末，入地黄膏，加炼蜜少许，丸桐子大。每服三十丸，乌梅煎汤下，日进二服。

连翘饮子　治肝胆经气滞，瘰疬结核，或乳内结核者。

连翘　川芎　瓜蒌仁研　皂角刺　橘叶　青皮　甘草节　桃仁各一钱

上水煎服。

散肿溃坚汤　治瘰疬坚硬，气血无亏者宜用。

升麻　连翘　当归尾酒拌　白芍药炒　黄柏酒炒　葛根　三棱酒拌、微炒　广术各三分　龙胆草酒炒　桔梗炒　昆布　知母酒炒　瓜蒌根各五分　柴胡四分　黄芩酒炒，四分半　甘草炙，二分

上水煎服。

必效散　治瘰疬，未成者消，已溃者敛。须元气无亏者可服。若孕妇禁饵。

南硼砂二钱五分　轻粉一钱　斑蝥四十枚，去头翅，同糯米炒熟，去米　麝香五钱　巴豆五粒，去壳心膜　白槟榔一个

上为末，每服一钱，五更用滚汤调下。如小水涩滞，或微痛，此疬毒欲下也，进益元散，一服即下。此方斑蝥、巴豆似为峻厉，然用巴豆乃解班蝥之毒，用者勿畏。

益元散

滑石末，六钱　甘草末，一钱

每服一钱，白汤调。

琥珀膏　治颈项或腋下初结小核，渐如连珠，溃而脓水不绝，成漏症者。

琥珀一两　丁香　桂心　朱砂　木香　松香　白芷　防风　当归　木通　木鳖子肉，各五钱　麻油二斤

上先用琥珀等六味为末，其余药入油煎焦黑，滤去渣，徐徐入黄丹，再煎，软硬得中，入前末即成膏矣。

针头散　治一切顽疮，内有瘀肉，或疬核不化，疮口不合，宜此药腐之。

赤石脂五分　乳香　白丁香　砒霜生用　黄丹各一钱　轻粉　麝香各五钱　蜈蚣一条，炙干

上为末，搽瘀肉上，其肉自化。若疮口小，用糊和作细条，阴干纴之。凡疮久不合者，内有脓管，必用之。

逍遥散

归脾汤二方见本卷第四论

柴胡清肝散

栀子清肝散二方见本卷第二论

补中益气汤方见本卷第十论

四物汤

加味四物汤

六君子汤三方见本卷第六论

六味丸

当归补血汤二方见本卷第十一论

圣愈汤方见本卷第九论

益气养荣汤方见本卷第五论

灸肩髃、肘尖法方见本卷末五

妇人结核方论第四

妇人结核，皆因郁怒亏损肝脾，或因胎产经行失于调养，或因暴怒触动胆火。若结于项侧耳前后，或胸胁肿痛，或发寒热，属胆经风热怒火，宜用柴胡清肝散加钩藤、山栀，以养血气清肝火。若结于肉里，其色不变，晡热内热，属肝火血虚，宜用加味逍遥散加龙胆草，以养肝血清肝火。或结于肢节，或累累如贯珠，其色不变，亦肝火燥而筋挛，宜用柴芍参苓散加钩藤以养血气，佐以六味丸以生肾水。若时消时作，此气滞而痰结也。用归脾、六君二汤，以调和脾肺之气，并佐以海藻丸。若溃而核不腐，或肉不生，或脓水清稀，肌寒肉冷，自汗盗汗，寒热内热，面色萎黄，食少体倦，便利不调者，五脏皆虚也。但用补中益气、加味六君子二汤，调补脾胃，以滋诸脏，则各症自退。故经云：形伤则痛，气伤则肿。慎不可轻用行气破血之剂，以复伤也。

附治验

一妇人项结核，寒热头痛，胁胀乳痛，内热口苦，小便频数。属肝火血虚，用加味四物而愈，又用加味逍遥散调肝脾而安。

一妇人经事不调，肢体结核，如榛如豆，不计其数，隐于肉里，其色不变，三年余矣，大按则痛。或投以降火消毒，乃不按自痛，发汗作渴，日晡益甚，经水过期，左关脉数。此肝火血燥也，用清肝益荣汤，六十余剂，诸症已愈。惟项核未消，又以当归龙荟丸数服，及八珍汤加柴胡、山栀，三十余剂而痊。

一妇人久郁怒，胸胁、内股、外臁各结核，寒热往来，经候不调，胸膈不利，饮食少思，大便不调，左关弦洪，左寸弦数，右关弦紧，右寸弦浮。余谓左关弦洪，肝经热也；左寸弦数，木生火也；右关弦紧，肝克脾也；右寸弦浮，木侮金也。法当生肝血，遂用加味四物汤而诸症退，用加味逍遥散而经候调，用加味归脾汤而全愈。

一妇人因怒，肢体结核，睡中发搐，左关弦洪。余曰：此为肝火血燥筋挛，当清肝火养元气。遂用加味小柴胡汤、加味逍遥散渐愈，又用八珍汤加牡丹皮、柴胡、山栀、钩藤而愈。

一妇人肢体结核，胸腹痞闷，气泄稍宽。余谓此肝脾郁滞。不信，服降火行气化痰，病愈甚而气愈虚。余用加味逍遥、加味归脾二药，间服半载而痊。

一妇人项间结核，不时寒热，左目紧小，头项振掉，四肢抽搐。此肝火血虚风

热也，用加味逍遥加钩藤数剂，诸症渐愈，又用八珍汤调理而痊。

一妇人耳内耳后项侧，结核作痛，寒热口苦，月经不调。此肝胆经火而伤脾胃也，用四君、柴胡、丹皮及六味地黄而愈。

一妇人因怒结核，经行不止，发热，昼安静而夜谵语。此血分有热也，用小柴胡加生地顿安。其核尚大，经候先期，肝脉弦数。此肝火血涸而筋挛也，用加味逍遥加生地，月经如期而核消。

一妇人项臂结核，头痛寒热，乳内时疼，两胁焮痛。余以为肝脾郁火而血燥，先以加味逍遥散，再用加味归脾汤而愈。

一妇人素郁怒，患前症，内热晡热，久而不愈，若面色萎黄则月经过期而少，若面色赤则月经先期而多。余曰：面黄过期，脾经虚弱也；面赤先期，脾虚火动也。朝用补中益气，升举脾土，以益气血；夕用加味逍遥，滋养肝血，以息阴火；复以归脾汤解郁结，半载元气复而痊。又有患前症，因脾虚下陷而发热，乃专治其疮，变瘵而殁。

一女子耳下结核，焮痛寒热，此属肝经风热，用栀子清肝散一剂，诸症悉愈。后因怒，耳后并额两角作痛寒热。此兼少阳经症，仍以前药加羌活，二剂而瘥。

一妇人项患五核，时常寒热，肝脉弦长而出寸口。此血盛无耦之症也，用小柴胡汤加生地、乌梅治之而愈。

一妇人腹中结块，误认血鳖，服驱逐之药，下血甚多，致肢节间结核。治法见二十卷第十一论

附方药

八珍汤　治脾胃伤损，恶寒发热，或烦躁作渴，或因脾胃亏损，脓水清稀，久不能愈等症。即四君、四物二汤相合。方见本卷第二论

十全大补汤　治疮疡胃气虚弱，肿痛不消，或溃而不敛，或自汗盗汗，食少体倦，或寒热作渴，头痛眩晕，或似中风。又治气血俱虚，胸腹胁痛，或作胀满，或骨节作痛，经候不调，或寒热晡热，五心烦热，或吐血咽干，头痛眩晕，眼目昏涩，或痰嗽喘促，胸膈虚痞，或呕吐泄泻，手足冷热。即八珍汤加黄芪、肉桂。

加味逍遥散　治肝脾血虚有热，遍身瘙痒，或口燥咽干，发热盗汗，食少嗜卧，小便涩滞等症。又治瘰疬流注，虚热等疮。

甘草炙　当归炒　芍药酒炒　茯苓　白术炒，各一钱　柴胡　牡丹皮　山栀炒，五分

上水煎服。

逍遥散　即前方去丹皮、山栀。

归脾汤　治脾经失血少寐，发热盗汗；或思虑伤脾，不能摄血，以致妄行；或健忘怔忡，惊悸不寐；或心脾伤痛，嗜卧少食；或忧思伤脾，血虚发热；或肢体作痛，大便不调；或经候不准，晡热内热；或瘰疬流注，不能消散溃敛。

人参　白术炒　黄芪炒　白茯苓　龙眼肉　当归　远志　酸枣仁炒，各一钱　木香　甘草炙，各五分

上姜枣水煎服。

加味归脾汤即前方加柴胡、山栀

柴术参苓汤　治肝火血热，遍身瘙痒，或起赤晕，或筋挛结核。

白术炒　人参　茯苓各一钱　柴胡　川芎　山栀炒　芍药炒　甘草炒，各五分　熟地自制　当归各八分

上水煎服。

柴芍参苓散　治肝胆经部分结核、瘰疬、瘤瘊等症；或肝血燥热，脾气虚弱，发热少食。

柴胡　芍药炒　人参　茯苓　白术炒

山栀炒　陈皮　当归各一钱　牡丹皮　甘草各五分

上姜枣水煎服。

清肝益荣汤　治肝胆经风热，血燥筋结核，或作瘊子。

柴胡　山栀炒，各五分　当归　川芎　芍药炒，各一钱　熟地黄自制　白术炒　木瓜不犯铁器　茯苓各五分　甘草三分　薏苡仁五分　龙胆草酒拌炒黑，五分

上水煎服。

清热凉血饮　治风热血燥、丹毒等症，大便秘结。

当归　川芎　大黄炒　芍药炒　生地黄各一钱

上水煎服。

神效开结散　消瘿块甚效。

沉香　木香各二钱　橘红四两　珍珠四十九粒，入砂锅内，以盐泥封固，煅赤，取出去火毒用　猪靥肉子四十九枚，用豚猪者，生项间，如枣子大

上为末，每服一钱，临卧酒调。徐徐咽下。患小者三五服，大者一剂可愈。切忌酸咸、油腻、滞气之物。须用除日，于静室修合。

海藻散坚丸　治肝经瘿瘤。

海藻　昆布各二两　小麦四两，醋煮晒干　柴胡二两　龙胆草酒拌炒焦，一两

上为末，炼蜜丸桐子大。每服二三十丸，临卧白汤送下。噙化咽之尤好。凡患瘰疬，服调治之药未应，宜佐以前二药。

九味柴胡丸方见本卷第八论

栀子清肝散

柴胡清肝散二方见本卷第二论

生地黄丸方见本卷第三论

妇人流注方论第五

妇人流注，或因忧思郁怒，亏损肝脾，或因产后劳役，复伤气血，以致荣气不从，逆于肉里，腠理不密，外邪客之，或湿痰流注，或跌扑血滞，或产后恶露，则气流而注，血注而凝，或生于四肢关节，或流于胸腹腰臀，或结块，或漫肿，皆属虚损。急用葱熨及益气养荣汤，则未成者自消，已成者自溃。若肿起作痛，起居如常，饮食如故，属病气有余，形气未损者，尚可治。若漫肿微痛，起居倦怠，饮食少思，属形气病气俱不足，最为难治。不作脓，或脓成不溃，气血虚也，用八珍汤。憎寒畏寒，阳气虚也，十全大补汤。晡热内热，阴血虚也，四物加参、术。作呕欲呕，胃气虚也，六君加炮姜。食少体倦，脾气虚也，补中益气加茯苓、半夏。四肢逆冷，小便频数，命门火衰也，八味丸。小便频数，痰盛作渴，肾水亏损也，六味丸。月经先期，不日而止，肝脾虚弱也；月经过期，多日不止，肝脾虚热也，八珍汤加柴胡、丹皮。凡溃而寒凝，疮口不敛者，用豆豉饼祛散之。其溃而有脓，管不敛者，用针头散腐化之。若不补气血，不节饮食，不慎起居，不戒七情，或用寒凉克伐者，俱不治。

附治验

一妇人左臂患之，年许不溃，坚硬不痛，脉弱少食，月经过期，日晡发热，劳怒则痛。此形气虚而逆于肉里也，与参、芪、归、术、川芎、芍药、熟地、贝母、远志、香附、桔梗、丹皮、甘草，百余贴而消。

一妇人因暴怒而腰肿一块，或胸膈不利，或走气作痛。此荣气郁滞，与方脉流气饮数剂而止，更以小柴胡对四物加香附、贝母，月余而愈。

一妇人因怒，胁下肿痛，胸膈不利，脉息沉滞。此荣气郁遏而为肿，用方脉流气饮数剂少愈。以小柴胡对二陈加青皮、桔梗、贝母，数剂顿退，更以小柴胡对四物，二十余剂而痊。

一妇人因闪肭肩肿，遍身作痛，用黑丸子二服而痛止，又用方脉流气饮二剂而肿消，更以二陈对四物加香附、枳壳、桔梗而愈。

一妇人患此，过劳必痛，众手按之痛乃止，属气血俱虚，用十全大补汤、六味丸、逍遥散而痊。

一妇人先肢体作痛，后患流注，发热恶寒，食少胁胀，月经不调，痰盛喘嗽，五心烦热，健忘惊悸，盗汗无寐。悉属肝脾亏损，气血不足，用十全大补，加味归脾兼服，诸症悉痊。

一妇人素头晕，患流注，月经迟少。此属中气虚弱，用补中益气汤而愈。后因劳仆地，月经如涌，此劳伤火动，用前汤加五味子，一剂而愈。

一妇人患前症，用行气化痰等药，胸膈不利，饮食少思；用疏利之药，大便作泄，中满不食。余以为脾胃复伤，用补中益气汤加煨姜，脾胃健，饮食进，又用六君加芎、归，百余剂而愈。

一妇人素郁结，肩臂各肿如覆杯。余以为肝脾亏损，用加味逍遥散百余剂，元气复而肿消。后因劳役怒气，经行不止，服凉血之剂，其血如崩。余以为此因脾气复伤下陷，而血从之，朝用补中益气汤，夕用加味归脾汤而愈。

一妇人怀抱郁结，不时心腹作痛，寒热倦怠，服行气化痰等剂，遍身结核，大小不一，二十余枚，诸药不应，余用加味归脾汤而愈。

一妇人腿患筋挛骨痛，诸药不应，脉迟紧。此肝脾气血虚弱，而寒气之变也。用大防风汤二剂顿退，又二剂而安。又一妇患之亦然，先用前药二剂，更服黑丸子而痊。此二患，若不早治，以致内溃，必成败症矣。

一妇人患前症，溃后发热。余以为气血俱虚。彼不言，乃服败毒表散之药，果发大热，竟至不救。夫溃疡虽有表症发热，宜以托里为主，而佐以表散之剂，况于瘰疬流注乎！

附方药

仙方活命饮　治一切疮疡，未成者即散，已成者即溃。又止痛消毒之良剂也。

白芷　贝母　防风　赤芍药　当归尾　甘草节　皂角刺炒　穿山甲炙　天花粉　乳香　没药各一钱　金银花　陈皮各三钱

上用酒一大碗，煎五七沸服。

托里消毒散　治疮疽元气虚弱，或行攻伐，不能溃散，服之未成即消，已成即溃，腐肉即去，新肉即生。

人参　黄芪盐水拌炒　当归　川芎　芍药炒　白术　茯苓各一钱　金银花　白芷各七分　甘草五分

上水煎服。

托里散　治疮疡因气血俱虚，不能起发，或腐溃不能收敛，及恶寒发热者。

人参气虚多用之　黄芪炒，各一钱　白术炒　陈皮　当归　熟地黄自制　茯苓　芍药酒炒，各一钱

上水煎服。

益气养荣汤　治怀抱抑郁，瘰疬流注，或四肢患肿，肉色不变，或日晡发热，或溃而不敛。

人参　茯苓　陈皮　贝母　香附　当归酒拌　川芎　黄芪盐水拌炒　熟地黄酒拌　芍药炒，各一钱　甘草炙　桔梗炒，各五分　白术炒，二钱

上姜水煎服。

木香饼　治气滞结肿闪肭，风寒所伤作痛。

木香五钱　生地黄一两

上木香为末，地黄杵膏和匀，量患处大小作饼，置患处，以热熨之，肿痛悉

退。

二陈汤 治中脘停痰，饮食少思，呕逆等症。

陈皮去白 茯苓 半夏各一钱 甘草炙，五分

上水煎服。

方脉流气饮 治恼怒胸膈胀满，或肢体作痛，或结壅肿，血气无亏。方见第三卷第七论等症

隔蒜灸法 治一切疮毒，大痛或不痛，或麻木。如痛者灸至不痛，不痛者灸至痛，其毒随火而散。用大蒜头去皮，切三分厚，安疮头上，用艾壮于蒜上灸之三壮，换蒜复灸，未成者即消，已成者亦杀其大势，不能为害。如疮大，用蒜捣烂摊患处，将艾铺上烧之，蒜败再换，仍服托里之剂。如不痛，或不作脓，不起发者，不治，此气血虚极也。

神效葱熨法 治虚怯人肢体患肿块，或不痛，或作痛，或风袭于经络，肢体疼痛，或四肢筋挛骨痛。又治流注、跌扑伤损肿痛。用葱头细切，杵烂，炒热敷患处，冷易之，再熨，肿痛即愈，其效如神。此外补阳气，而运散壅滞之法也。

豆豉饼 治疮疡肿硬不溃，或溃不敛，并一切顽疮恶疮。用江西豆豉为末，唾津和作饼，大如钱，厚如三文，置患处，加艾壮于上灸之，干则易之。若背疮大者，用漱口水和饼覆患处，铺艾于上灸之。如未成者则消，已成者能杀其毒。有不效者，乃气血虚也，为不治。

大防风汤方见本卷第九论

八珍汤方见本卷第三论

十全大补汤方见本卷第四论

六君子汤

四物汤二方见本卷第六论

补中益气汤方见本卷第十论

八味丸

六味丸二方见本卷第十一论

针头散方见本卷第三论

小柴胡汤方见本卷第二论

黑丸子一名和血定补丸。方见本卷第九论

妇人血风疮论第六

妇人血风疮，因肝脾肺经风热，或郁火血燥所致。其外症或身发疙瘩瘙痒，或如丹毒痒痛，或搔破脓水淋漓。其内症月经失常，小便不调，夜热内热，自汗盗汗，恶寒憎寒，肢体倦怠，饮食不甘，寒热往来。若发热作痛，属肝经风热，用当归饮加柴胡、山栀。若寒热作痛，属肝脾郁火，用小柴胡加山栀、黄连。若疙瘩瘙痒，属肺经风热，用清热消风散。若经候失常，内热晡热，属肝脾血虚，用加味逍遥散。若肢体倦怠，寒热往来，属肝脾气虚，用加味四君子加柴胡、丹皮。若夜热作渴，或兼谵语，乃血分有热，用小柴胡加生地黄；血虚，用四物合小柴胡。若无寐盗汗，内热晡热，乃脾经血虚，用归脾汤；兼寒热，加山栀。若愈后身起白屑，搔则肌肤如帛所隔，此气血虚不能荣于腠理，用十全大补汤。若用风药以治其外，则阴血复伤，反致他症矣。

附 治 验

一妇人素清苦，四肢患之，误服败毒寒凉，晡热内热，自汗盗汗，月经不行，口干咽燥。余谓四肢者，脾之所主，当调养脾血，其病自愈，遂用归脾汤数剂而愈。

一妇人性躁患之，寒热口苦，胁痛耳鸣，腹胀溺涩，年余矣。此属肝火伤脾，用四君子加柴胡、炒山栀、炒龙胆数剂，更与逍遥散兼服而疮愈。又与六味丸及逍遥散，七十余剂而愈。

一妇人日晡身痒月余，口干，又月余

成疮，服祛风治疮之剂，脓水淋漓，午前畏寒，午后发热，殊类风症。余谓此肝火伤脾，外邪所搏，先用补中益气加山栀、钩藤，又以逍遥散加川芎、贝母而愈。

一妇人瘙痒发热，日晡益甚，皮肤赤晕，月经过期。此血虚而有热也，以逍遥散加熟地，热止痒退。更以四物加柴胡、参、芪、炙草、茯苓，调理遂愈。

一妇人怀抱久郁，患前症，脓水淋漓，服连翘消毒散，食少胸痞；服清气化痰汤，作呕吐痰；服清热化痰丸，烦热畏寒，四肢焮热，面目赤色，脉大而无力。余以为脾胃亏损，而虚寒隔阳气于外，遂用六君子汤加炮姜治之，诸症稍愈，饮食顿进。又佐以四物汤，诸症渐愈。又以四君子每味各一钱，四物汤每味各五分，诸症全愈。后因劳晡热，体倦懒食，小腹痞坠，小便涩滞，自用四物、黄柏、知母，晡热尤甚，更烦渴眩晕。余以为脾气下陷，用补中益气汤渐愈，乃佐以逍遥散而安。后月经至如崩，前症复作，此脾气伤而不能统血，血虚而阴火动也，仍用补中益气而痊。

一女子十二岁，善怒，遍身作痒，用柴胡、川芎、山栀、芍药以清肝火，以生地、当归、黄芩以凉肝血，以白术、茯苓、甘草以健脾土而愈。半年后，遍身起赤痕，眩晕，此肝火炽甚，血得热妄行，是夜果经至。

附　方　药

当归饮　治血热瘾疹痒痛，脓水淋漓，发热等症。

当归　白芍药　川芎　生地黄　白蒺藜炒　黄芪各一钱　防风　荆芥　何首乌不见铁器　甘草各五分

上水煎服。

四君子汤　治胃气虚弱，或因克伐以致肿不消散，溃不收敛者，宜用此药调补脾胃，诸症自愈。若误用攻毒，七恶随至。若饮食少思，或食难化，或欲作呕，或大便不实，疮口出血，吐血便血，尤宜用之。凡气血俱虚之症，宜用前汤，但加当归，则脾胃健，饮食进，阴血生，若用四物沉阴，则脾胃复伤，反致他症。若命门火衰而脾土虚寒者，必用八味丸以补土母。

人参　白术　茯苓各二钱　甘草炙，一钱

上姜枣水煎服。

加味四君子汤　即前方四君子加川芎、当归。

六君子汤　治症同前。即四君子汤加陈皮、半夏各一钱。若中气虚寒假热，误服寒凉克伐，以致四肢发热，口干舌燥，呕吐，此因寒气隔阳于外，须更加姜、桂。不应，急加附子。

四物汤　治血虚，或因失血，或因克伐，或因溃后，以致晡热内热，烦躁不安。若脾虚不能生血者，宜四君加当归，并酒炒白术以补脾土，其血自生。若血虚发热，误服寒凉克伐之剂，以致发热作渴，目红面赤，脉洪大而虚，此血脱烦躁，急用当归补血汤。

当归酒拌，一钱　熟地黄三钱，自制　芍药炒，一钱　川芎二钱

上水煎服。

加味四汤　即四物加柴胡、牡丹皮、山栀。

神效当归膏　治一切疮疡，瘙痒疼痛，去腐肉，生新肉，其效如神。如洗拭换膏，必须预备，即贴之，新肉畏风故也。如用白蜡尤好。此药生肌止痛，补血续筋，故与新肉相宜。

当归　生地黄　黄蜡各一两　麻油六两

上先将当归、地黄入油煎黑去渣，入

蜡熔化，候冷搅匀，即成膏矣。如用白蜡减半。

滋阴肾气丸方见六卷第三论

小柴胡汤方见本卷第二论

归脾汤

逍遥散二方见本卷第四论

六味丸方见本卷第十一论

补中益气汤方见本卷第十论

妇人赤白游风方论第七

妇人赤白游风，属肝经怒火，血燥生风；或脾经郁结，血虚生热；或腠理不密，风邪外袭。其症或疙瘩瘙痒，或脓水淋漓。白属气而赤属血，因得风而游行也。若肝经血燥，用柴胡清肝散。肝经怒火，用栀子清肝散。肝经血热，用加味四物汤。肝火血虚，用六味地黄丸。脾经郁热，用加味归脾汤。肝脾血虚风热，用加味逍遥散。若因风邪郁热所致，用荆防败毒散。或专用祛风之剂，肝血愈燥，则血随火化，反为败症矣。

附治验

一妇人素清苦，因郁怒患前症，晡热内热，自汗盗汗，月经不行，口干咽燥。余谓此郁气伤脾，乃以归脾汤数剂，诸症稍退。后兼逍遥散，五十余剂而愈。

一妇人患此，性躁寒热，口苦胁痛，耳鸣，腹胀溺涩。乃肝脾血虚火旺也，用六君加柴胡、山栀、龙胆数剂，更与逍遥散兼服渐愈。又与六味丸、逍遥散，七十余剂，诸症悉退。

一妇人患前症，误服大麻风药，破而出水，烦渴头晕，诚类风症，六脉洪数，心肝脾为甚。余曰：风自火出，此因怒火，脾胃受邪，血燥而作，非真风症也。与逍遥散、六味丸以清肝火，滋脾土，生肾水而愈。

一妇人患前症，久不愈，食少体倦。此肝脾亏损，阴虚发热也。先用补中益气加川芎、炒栀，元气渐复，更以逍遥散而疮渐愈。

一妇人身如丹毒，搔破脓水淋漓，热渴头晕，日晡益甚，用加味逍遥而愈。

一妇人患赤游风，晡热痒甚。余用清肝养血之剂，不信。乃服大麻风药，臂痛筋挛。又服化痰顺气之剂，四肢痿弱。又一妇患前症，数用风药，煎汤泡洗，以致腹胀，并殁。

一女子赤晕如霞，作痒发热，用加味小柴胡加生地、连翘、丹皮而愈。大凡女子天癸未至，妇人月经不调，受惊着恼，多有此症。

附方药

消风散 治风寒瘾疹痒痛，或脓水淋漓，头皮肿痒。

荆芥穗 甘草炙 陈皮 人参 茯苓 白姜蚕炒 防风 芎䓖 藿香 羌活 蝉蜕各一钱 厚朴姜制，五分

上水煎服。

大连翘饮 治风热热毒，或赤白游风，表里皆受患者。

连翘 瞿麦 荆芥 木香 赤芍药 蝉蜕 甘草 防风 柴胡 滑石 山栀炒 黄芩炒 当归各一钱

上水煎服。

当归饮 治风热赤白游风作痒，或搔破脓水淋漓等症。

四物汤 治赤白游风，血虚发热，或晡热，头目不清，或烦躁不寐，或胸胁作痛等症。

六君子汤 治脾气亏损，皮肤瘙痒，或瘾疹不消。三方见本卷第六论

加味小柴胡汤 治肝胆经风热怒火，赤白游风，或寒热往来，晡热潮热身热，

或口苦耳聋等症。方见本卷第二论

加味逍遥散　治血虚有热，遍身瘙痒，赤白游风，发热晡热等症。

逍遥散　即前方去丹皮、山栀。

归脾汤　治脾经血虚，瘙痒发热，少寐盗汗等症。三方见本卷第四论

荆防败毒散方见本卷第十论

妇人痃痃方论第八一名便痈，一名便毒，俗名痞子

妇人痃痃，或肝经湿热下注，或郁怒伤损脾肝。其外症或两拗小腹肿痛，或玉门焮肿作痛，或寒热往来，憎寒壮热。其内症或小便涩滞，或腹内急痛，或小腹痞闷，或上攻两胁，或晡热重坠。若两拗小腹肿痛，肝经湿热壅滞也，用龙胆泻肝汤。玉门肿胀，肝火血虚也，用加味逍遥散及龙胆泻肝汤加木香。若概投散血攻毒之剂，则误甚矣。

附　治　验

一妇人拗中赤肿胀痛，此脓内作，用托里消毒散加柴胡数剂，溃而脓清寒热。乃气血复虚，用托里散而寒止，用十全大补百余剂而敛。

一妇人腹拗肿痛，寒热口苦，或时带下。此肝经湿热不利也，用龙胆泻肝汤而肿痛消，用加味逍遥散而寒热退。

一妇人腹拗肿痛，小水不利，或时胸乳作痛，胁腹作胀。此肝火气滞，用四物、柴胡、青皮、玄胡索、木香而愈。

一妇人拗中作痛，小腹痞闷，小便不利，内热体倦，饮食少思。此肝火内动，脾胃受伤也，用加归味归脾汤、柴胡清肝散而安。

一妇人拗中肿胀，小腹作痛，服下血之剂，其痛益甚，更吐泻少食。余以为肝脾复伤，用六君子汤加升麻、柴胡而愈。

一妇人两拗肿痛，腹内一块，不时上攻，月经不调，小便不利。余以为肝脾气滞而血伤，以四君加芎、归、柴胡、山栀而愈。后因郁怒，前症复作，兼胸满腹胀盗汗。此肝木甚而伤脾土也，用加味归脾汤下芦荟丸而痊。

一妇人小腹内或作痛，或痞闷，两拗肿痛，内热寒热，胸膈不利，饮食不甘，形体日瘦。此肝气滞而脾气伤也，朝用补中益气汤，夕用芦荟丸渐愈，更用六味地黄丸全愈。

一妇人两拗肿痛，小腹痞胀，白带时下，寒热往来，小水淋沥。余作肝气滞而血病，用龙胆泻肝汤渐愈，又用加味逍遥散、六味地黄丸全愈。

一妇人患前症，胸胁胀闷，或小水利，或时腹痛。此肝火气病，先用龙胆泻肝汤以清肝热，又用加味逍遥散以生肝血，六味地黄丸以滋肾水而愈。

一妇人患前症，余以为肝脾郁怒。不信，另服化痰利气之剂，胸腹愈胀。又服峻利疏导之剂，变脾虚发肿而殁。

一妇人患前症，内热作渴，饮食不甘，肢体倦怠，阴中作梗，小便赤涩。此脾经郁结，肝经湿热，用加味归脾汤而愈。后因怒复作，小腹胀痛，用小柴胡加山栀、芎、归痛止，又用加味逍遥散而愈。

一妇人两拗作痛，寒热内热，小便赤涩，胸胁不利。此肝火动而脾气伤也，用补中益气汤加茯苓，数剂少愈。又与加味归脾汤，诸症悉退，再用加味逍遥散而愈。

一妇人小腹痞闷，溺涩内热，体倦懒食。此肝火动而脾血伤也，用八珍加柴胡、山栀、胆草而安。

一妇人阴中如梗，两拗肿痛，寒热不食，小便频数，小腹重坠。余以为肝脾郁

怒所致，先以补中益气加茯苓、山栀、车前子、青皮以清肝火、升脾气，更以加味归脾汤调理脾郁而愈。

附方药

龙胆泻肝汤 治肝经湿热，两拗肿痛，或腹中疼痛，或小便涩滞等症。

龙胆草酒拌，炒黄 泽泻各一钱 车前子炒 木通 生地黄酒拌 当归酒拌 山栀炒 黄芩炒 甘草各五分

上水煎服。

九味柴胡汤 治肝经湿热下注，便毒肿痛，或小腹胁肋结核。凡肝胆经部分，一切疮疡，或风热结核瘰疬。

柴胡 黄芩炒，各一钱 人参 山栀炒 半夏 龙胆草炒焦 当归 芍药炒 甘草各五分

上水煎服。

芦荟丸 治肝气不和，克侮脾胃而患诸症；或三焦肝胆经风热，目生云翳；或疳热瘰疬，耳内生疮，寒热作痛，肌体消瘦，发热作渴，饮食少思，肚腹不调；或牙龈蚀落，颊腮腐烂，下部生疮等症。

芦荟五钱 胡黄连 当归 芍药炒 龙胆草酒浸，炒焦 川芎 芜荑各一两 木香 甘草炒，各二钱

上为末，用米糊丸麻子大。每服五十丸，滚汤下。

加味小柴胡汤

小柴胡汤 治肝经下部肿胀，小便不利，或寒热往来，或晡热潮热，或胸胁作痛。二方见本卷第三论

加味逍遥散 治肝脾血虚，湿热流注下部诸症，发热晡热，寒热。

加味归脾汤 治脾肝郁怒，下部诸症，寒热晡热，少食无寐，或经候不调。二方见本卷第四论

补中益气汤 治元气下陷，下部重坠，或晡热寒热，少食体倦，或因过服寒凉之药所致。方见本卷第十论

加味四物汤方见本卷第六论

八珍汤 治气虚寒热晡热，或寒热往来，下部诸症。方见本卷第三论

妇人鹤膝风方论第九

妇人鹤膝风症，因胎产经行失调，或郁怒亏损脾肝，而为外邪所伤。或先腿脚牵痛，或先肢体筋挛，既而膝渐大，腿渐细，如鹤之膝，故名之也。若肿高赤痛者易治，漫肿不赤痛者难治。二三月溃而脓稠者易治，半载后溃而脓清者难治。设用攻伐，已损元气，尤为难治也。大要当固元气为主，而佐以大防风汤。若食少体倦者六君子汤为主，晡热内热者逍遥散为主，寒热往来者八珍汤为主，发热恶寒者十全大补汤为主，少寐惊悸者归脾汤为主，月经过期者补中益气为主，月经先期者加味逍遥散为主。凡溃后当大补脾胃，若脓出反痛或寒热烦渴等症，皆属气血亏损，一于培补，庶保终吉。

附治验

一妇人久郁怒，胸胁不利，内热寒热，经候不调，遍身酸痛。余谓胃气亏损，先用补中益气加半夏、茯苓，二十余剂，胃气渐醒。又用大防风汤与归脾汤，膝肿渐消。用加味逍遥散、大防风汤而全消。又用八珍汤加牡丹皮，调理气血而安。

一妇人患前症，肿痛寒热，先用大防风汤一剂，又用加味逍遥散四剂，月余肿痛渐退。惑于速效，另服祛风败毒，虚症蜂起。仍大防风为主，佐以十全大补而消。又服大补汤，两月余而痊。

一妇人患前症，两拗中腿股筋牵作痛，内热寒热。此肝火气滞之症，先用加

味小柴胡汤四剂，后以加味逍遥散为主，佐以大防风汤而消。又患痢后，两膝肿痛，寒热往来，用十全大补汤为主，佐以大防风汤而仍消。

一妇人患之，虽溃而肿不消，朝寒暮热，饮食不思，经水三四月一至。此属肝脾气血俱虚也，用补中益气、加味归脾二汤，各三十余剂，肿渐消而寒热止。又佐以大防风，月余而能步履，再月余经行如期。又服六味丸、八珍汤，三月而愈。

附方药

大防风汤　治阴虚邪袭，腿膝肿痛等症。

防风　附子炮　牛膝酒浸　白术炒　羌活　人参各一钱　川芎各一钱五分　肉桂一钱　黄芪炒，一钱　芍药炒　杜仲去皮，姜汁拌炒　甘草炙，各五分　熟地黄自制，一钱五分

上水煎服。

黑丸子一名和血定痛丸　治跌扑坠堕，筋骨疼痛，或瘀血壅促，或外感风寒，肢体作痛。若流注膝风，初结服之自消。若溃而脓清，与补气血药自敛。孕妇勿服。

百草霜　白芍药各一钱　南星　川乌各炮，三钱　白蔹　赤小豆各一两六钱　白及　当归　骨碎补焙，各八钱　牛膝焙，六钱

上为末，酒糊丸桐子大。每服三十丸，盐汤温酒任下。

圣愈汤　治血虚心烦，睡卧不宁，或五心烦热。

地黄酒拌，蒸半日　生地黄酒拌　黄芪炙　人参　川芎　当归各一钱

上水煎服。

六味丸方见本卷第十论

逍遥散

加味逍遥散

八珍汤

十全大补汤

归脾汤五方见本卷第四论

补中益气汤方见本卷第十论

四物汤

六君子汤二方见本卷第六论

妇人下注臁疮方论第十

妇人两臁生疮，或因胎产饮食失宜，伤损脾胃；或因忧思郁怒，亏损肝脾，以致湿热下注，外邪所搏。外臁属足三阳，可治；内臁属足三阴，难治。若初起发肿赤痛，属湿热所乘，用人参败毒散，或槟苏败毒散。若漫肿作痛，或不肿不痛，属脾虚湿热下注，补中益气汤；气血俱虚，八珍汤。若脓水淋漓，体倦少食，内热口干，属脾气虚弱，补中益气加茯苓、酒炒芍药。若午后头目不清，属脾虚阴火，用前汤加熟地、芍药。若午后发热倦怠，属气虚血弱，用前汤加川芎、熟地。若怀抱郁怒，属脾气不舒，用归脾汤加川芎、山栀。若内热体倦，痰涎口疮，属脾肾虚热，用六味丸。若肢体畏寒，饮食少思，属脾肾虚寒，用八味丸。大抵色赤属湿热，易治；色黯属虚寒，难治。设误用攻伐，复伤胃气，多变瘵症。

附治验

一妇人两臁生疮，渐至遍身，发热吐痰，口燥咽干，盗汗，心烦足热，小便赤涩，日晡益甚。此肾足三阴虚火也，用加味逍遥散、六味丸而愈。

一妇人患前症，四畔微赤，作痛重坠，脓水淋漓，胸膈不利，饮食少思，内热口苦，夜间少寐。此郁结伤脾血也，用归脾汤解郁结生脾血，用补中益气加茯苓、半夏补脾气除湿热，寻愈。

一妇人久不愈，色赤微热，日晡焮肿，形体虚弱，饮食少思，劳则喘渴，恶寒发热。此为脾虚下陷，用补中益气汤而

愈。

一妇人患已三年，色黯肿硬，恶寒发热，饮食少思，形体消瘦，作渴饮汤，饮食稍多，或腹胀，或泄泻，或作呕，或作酸。此脾气虚寒也，用补中益气加干姜五分，五十余剂而愈。

一妇人患此，因步履劳复，恶寒发热，倦怠懒食，而疮出血。此元气虚而不能摄血归经也，用补中益气汤而愈。

一妇人患之，因怒寒热头眩，或耳项脑胁胀痛，或小腹阴道闷坠，或小便频数下血。此属肝火血热，先用小柴胡加炒黑山栀、芎、归、车前，二剂，诸症悉退。又用加味逍遥而愈。后因饮食劳倦，前症复作，疮口出血，用补中益气汤而安。

一妇人患将两月，焮肿赤痛，小便频数，饮食如常。此湿毒甚而气血虚，先用活命饮二剂去其湿毒，又用八珍汤调补气血而愈。

一妇人患此，焮痛，恶寒发热。此湿热乘于足三阳经分，用槟苏败毒散而寒热退，用仙方活命饮而焮痛止，再用补中益气汤而形气健。

附方药

人参败毒散 治疮疡焮痛寒热，或拘急头痛。

人参 羌活 独活 前胡 柴胡 桔梗 枳壳麸炒 茯苓 川芎 甘草各一钱

水上煎服。

槟苏败毒散 即人参败毒散加槟榔、紫苏。

补中益气汤 治元气虚损，或因克伐，恶寒发热，倦怠少食，或不能消散生肌，或兼饮食劳倦，烦热作渴。

黄芪炒 人参 白术炒 甘草炙 当归各一钱 陈皮五分 柴胡 升麻各三分

上姜枣煎，空心午前服。

乌沉汤 生气血，补心肾，上损者服之，其效胜大建中汤。

人参 当归 白术炒，各二两 乌药 肉桂去皮，半两 沉香各半两 附子炮，去皮尖，各一两

上为末，每服三钱，姜枣水煎，空心服。

金锁正元丹 治真气不足，四肢怠惰，脚膝酸疼，目暗耳鸣，自汗盗汗，一切虚损之症。

五倍子一两 紫巴戟去心，四两 补骨脂酒浸，炒，二两半 朱砂七钱，另研 肉苁蓉焙，四两 胡芦巴炒，四两 茯苓去皮，二两 龙骨一两，煅

上为末，酒糊丸桐子大。每服二十丸，空心温酒或盐汤下。

平补镇心丹 治心血不足，时或心忡惊悸，梦如高坠，常服安心肾，益荣卫。

朱砂细研，半两，为衣 人参五钱 龙齿一两五钱 白茯苓 五味子炒 车前子炒 茯神 麦门冬去心，杵膏 肉桂各一两二钱半 远志去心，甘草制 天门冬去心，杵膏 山药制，各一两五钱 酸枣仁去皮尖，二钱半 熟地黄酒蒸，五钱，杵膏

上为末，蜜丸桐子大。每服三十丸，空心温酒下。

威喜丸 治小便白浊

黄蜡四两 白茯苓四两一块，同猪苓一两，于磁器内煮二十沸，取出晒干，不用猪苓

上以茯苓为末，熔蜡丸弹子大。每服一丸，空心细嚼，津液咽下。小便清利为度。忌食米醋。

小柴胡汤方见本卷第八论

加味逍遥散

八珍汤

归脾汤三方见本卷第四论

仙方活命散方见本卷第五论

六味丸

八味丸二方见本卷第十一论

妇人足跟疮肿方论第十一

妇人足跟足指肿痛，足心发热者，皆因胎产经行，失于调摄，亏损足三阴、虚热所致。若肿痛，或出脓，用六味丸为主，佐以八珍汤。胃虚懒食，佐以六君子汤。寒热内热，佐以逍遥散。晡热益甚，头目不清，佐以补中益气汤。痰盛作渴，或口舌生疮，亦用前二药，以滋化源。大凡发热晡热内热，自汗盗汗等症，皆阴虚假热也。故丹溪谓火起九泉，阴虚之极也。盖足跟乃督脉发源之所，肾经所过之地，若不求其属而泛用寒凉，则误甚矣。然俗谓为兔啮疮者，盖猎人被兔咬足跟，久而不敛，气血沥尽，其人必死。男子酒色过度者，多患此症。

附治验

一妇人素血虚，因大劳两足发热，晡热，月经过期。或用四物、芩、连，饮食少思，胸痞吐痰；用二陈、枳实、黄连，大便不实，吐痰无度，足跟作痛。余曰：足热，晡热，月经过期，肝脾血虚也；胸痞吐痰，饮食少思，脾胃气虚也。盖胃为五脏之根本，胃气一虚，诸病悉至。先用补中益气加茯苓、半夏，脾胃渐健，乃佐以六味丸补脾肾，不两月而痊。

一妇人经候不调，发热晡热，胸膈不利，饮食少思。服清热宽中消导之剂，前症益甚，更兼肢体酸痛；服除湿化痰等药，经候两三月一至；服通经降火之剂，足跟足指作痛，其热如炙。余以为足三阴亏损，用补中益气、六味地黄，两月诸症渐退，又用前汤并八珍汤，两月而康。

一妇人足跟患肿，两腿酸软，或赤或白，或痛或痒，后或如无皮，或如皱裂，日晡至夜胀痛焮热。此属足三阴虚损，用加减八味丸及逍遥散加熟地、川芎，百余剂而愈。

一妇人劳则足跟热痛，余作阴血虚，用八珍而痊。后遍身瘙痒，服风药发热抽搐，肝脉洪数。此肝家血虚火盛而生风，以天竺、胆星为丸，用四物、麦门、五味、芩、连、炙草、山栀、柴胡煎送而愈。

一妇人两足发热，足跟作痛，日晡热甚。余谓肾肝血虚，用逍遥散、八味丸五十余剂，诸症悉愈。

附方药

当归补血汤　治脾胃损伤，或因服峻剂，致血气俱虚，发渴引饮，目赤面红，昼夜不息，其脉大而虚，重按全无。若误服白虎汤，必死。

黄芪炙，一两　当归二钱，酒制

上水煎服。

六味丸一名六味地黄丸　此壮水制火之剂。夫人之生，以肾为主，人之病多由肾虚而致者。此方乃天一生水之剂，无不可用。若肾虚发热作渴，小便淋秘，痰壅失喑，咳嗽吐血，头目眩晕，眼花耳聋，咽喉燥痛，口舌疮裂，齿不坚固，腰腿痿软，五脏亏损，自汗盗汗，便血诸血，凡肝经不足之症，尤当用之，盖水能生木故也。此水泛为痰之圣药，血虚发热之神剂。又治肝肾精血不足虚热，不能起床。即八味丸去附子、肉桂。

八味丸　治命门火衰，不能生土，以致脾胃虚寒，而患流注、鹤膝等症，不能消溃收敛，或饮食少思，或食而不化，或脐腹疼痛，夜多漩溺。经云：益火之源，以消阴翳。即此方也。

熟地黄自制，八两　山茱萸肉　山药各四两　茯苓　牡丹皮　泽泻各三两　肉桂用三分厚者，去皮取肉分许，方能补肾，引虚火归源　附子用一两五钱重者，切四块，用童便浸数日，火煨，切看无白星为度上为末，蜜丸桐子大。每服七八十丸，滚汤下。

六君子汤方见本卷第六论

补中益气汤方见本卷第十论

八珍汤

逍遥散二方见本卷第四论

妇人肺痈方论第十二仍参《外科枢要》

妇人肺痈，因外邪内蕴，或七情郁火，误行汗下，重亡津液，以致肺气受伤，而恶风咳嗽，鼻塞项强，胸胁胀满，呼吸不利，吐痰臭浊，脓血腥秽。若咳嗽喘急，寒邪在表也，小青龙汤。咳嗽胸胀，寒邪内壅也，葶苈大枣泻肺汤。胁胀，咳唾腥臭，脓已成也，桔梗汤。咳喘短气，或小便短少，肺气虚也，佐以参芪补肺汤。体倦少食，或喘嗽短气，脾肺虚也，佐以参术补脾汤。作渴饮冷，午前嗽甚，胃火盛也，竹叶石膏汤。作渴内热，午后嗽甚，阴血虚也，六味丸、四物汤。口干饮汤，体倦少食，胃气虚也，补中益气汤加五味、麦门。口干内热，咳唾痰涎，肾水虚也，六味丸、益气汤。黄昏热或嗽甚，阴火炽也，六味丸、四物汤加五味、麦门。五更嗽，或痰甚，脾肺虚也，六君子汤。嗽而不得眠，及两胁痛，肝火血虚也，六味丸、益气汤。大凡前症，因外淫所侵当祛邪而实土，因心火太过当伐木而补金。若肺气虚弱，当补脾土而生肺金。若阴火上炎，当补脾肺以滋肾水。然而发热喘嗽，咳唾脓血，饮食不入，皆脾土不能生肺金，肺金不能生肾水之败症。苟能纯补脾土而生诸脏，多有复生者。若用寒凉，脾胃复伤，则肺金失养，肾水益涸，虚火上炎，熏蒸于肺，吾未见其能生之者。其唾脓血，脉浮大，面色赤者，俱难治。若阴火妄动，或劳嗽吐脓血者，尤难治。若脓自止，脉浮短涩，及始萌者，易治。

附治验

一妇人素血虚，发热咳嗽，服痰火之剂后吐脓血，面赤脉数，其势甚危。此脓成而气血虚也。余用八珍汤补元气，桔梗汤治肺痈而愈。

一妇人感冒风寒，或用发表之剂，反咳嗽喘急，饮食少思，胸膈不利，大便不通，右寸关脉浮数。欲用疏通之剂，余曰：此因脾土亏损，不能生肺金，若更利之，复耗津液，必患肺痈矣。不信，仍利之，虚症悉至，后果吐脓。余朝用益气汤，夕用桔梗汤，各数剂，吐脓渐止。又朝仍用前汤，夕用十全大补汤，各五十剂，喜其善调理，获愈。

一妇人咳嗽吐痰，胸膈作痛，右寸关浮滑，项下牵强。此脾胃积热之痰，非痈患也。以二陈、山栀、白术、桔梗，治之而痊。

一妇人素血虚，内热时咳。甲辰孟冬两尺浮洪，以脾胃不健，请治。余曰：当防患肺症。丙午孟春，果咳嗽，左右寸脉洪数，肺痈也，脓已成。左寸脉仍洪数，乃心火克肺金，夏令可忧。余用壮水健脾之剂稍愈。彼遽自忽，不事调摄，果殁于夏令。

附方药

青龙汤　治肺经受风寒，咳嗽喘急。

半夏汤泡　干姜　细辛　麻黄去节　肉桂　芍药　甘草炙，各一钱　五味子五分　附子炮，五分

上水煎服。

葶苈大枣泻肺汤　治肺痈胸膈胀满，上气喘急，或身面浮肿，鼻塞声重。用葶苈炒黄研末，每服三钱，先用枣十枚，水

煎，去枣入药，再煎，食后服。

桔梗汤　治肺痈咳而胸膈隐痛，两胠肿满，咽干口燥，烦闷作渴，浊唾腥臭。

桔梗炒　贝母去心　当归酒拌　瓜蒌仁　枳壳麸炒　薏苡仁微炒　桑白皮炒　甘草节　防已去皮，各一钱　黄芪盐水拌炒　百合蒸，各一钱半　五味子杵，炒　甜葶苈炒　地骨皮　知母炒　杏仁各五发

上姜水煎服。

人参补肺汤　治肺痈肾水不足，虚火上炎，咳唾脓血，发热作渴，小便不调。

人参　黄芪炒　白术　茯苓　陈皮　当归各一钱　山茱萸去核　山药各二钱　五味子杵　麦门冬　甘草炙，各七分　熟地黄自制，一钱五分　牡丹皮一钱

上姜水煎服。

参芪补脾汤　治肺症因脾气虚弱，咳唾脓涎，中满不食，宜兼服此药，以补脾土生肺金。

人参　白术各二钱　黄芪炙，二钱五分　茯苓　当归　陈皮各一钱　升麻三分　五味子四分，杵　炙甘草五分

上姜水煎服。

人参平肺散　治心火克肺金，患肺痿咳嗽喘呕，痰涎壅盛，胸膈痞满，咽嗌不利。

人参　青皮　茯苓　天门冬　陈皮　地骨皮各一钱　甘草炙，五分　知母　五味子十粒，杵　桑白皮炒，一钱

上姜水煎服。

竹叶石膏汤　治胃火盛而作渴者。

淡竹叶　石膏煅　桔梗炒　木通　薄荷　甘草各一钱

上姜水煎服。

竹叶黄芪汤　治痈疽气血虚，胃火盛，而作渴。

淡竹叶二钱　黄芪炒　麦门冬去心　当归　川芎　甘草炒　芍药炒　人参　半夏　石膏煅　生地黄各一钱

上水煎服。

二陈汤方见本卷第五论

六味丸方见本卷第十一论

补中益气汤方见本卷第十论

四物汤

六君子汤二方见本卷第六论

十全大补汤

八珍汤二方见本卷第四论

妇人肠痈方论第十三

妇人肠痈，因经行、产后瘀血，或七情饮食所致。其症小便如淋，发热恶风，身皮甲错，腹皮肿急，按之软如肿状，或腹胀大，转侧有水声，或绕脐生疮，或大便出脓。其脉迟紧者，脓未成，用活命饮以解其毒。脉滑数者，脓已成，用云母膏以下其脓。若二年间遍身微肿，大肠与脐出脓，此息积之症也，多致不救《内经》云：肠痈为病，不可惊，惊则肠断而死。其坐卧转侧，宜徐缓。时尝少饮薄粥，静养调理，庶可保生。

附　治　验

一妇人小腹肿痛，小便如淋。此毒结于内，用神效瓜蒌散二剂少愈，又薏苡仁汤二剂乃痊。

一妇人小腹痛而有块，脉芤而涩。此瘀血为患，以四物加玄胡索、红花、桃仁、牛膝、木香，二剂血下而愈。

一妇人小腹胀痛，大便秘涩，转侧有水声，脉洪数。以梅仁汤一剂，顿下诸血，诸症顿退，以薏苡仁汤二剂而瘥。

一妇人小腹胀痛，小便不利，脉滑数。此脓已成也。服太乙膏五钱，脓下甚多，胀痛顿退。以瓜蒌散、蜡矾丸，托里药而安。

一妇人因经水多，服药止之，致腹作

痛，以失笑散二服而瘳，又用加味逍遥散数剂而经调。

一产妇恶露停滞，小腹作痛，服瓜仁汤下瘀血而痊。凡瘀血停滞，急宜行之，缓则腐化为脓，最为难治。若流注关节，则患骨疽，多为败症。

附方药

瓜子仁汤 治产后恶露未尽，经行瘀血停滞，小腹作痛，或成痈患。

薏苡仁四两 牡丹皮 桃仁去皮尖 瓜蒌仁各一两

上每服五七钱，水煎。

败酱散 治脉数，身无热，腹无积聚，按之软濡，此为肠痈，久积阴冷所成。

薏苡仁二两半 附子炮，半两 败酱草一两三钱五分

上每服四钱，水煎。以小便利度。

牡丹汤 治肠痈腹软而痛，时下脓血。

牡丹皮 人参 天麻 白茯苓 黄芪炒 薏苡仁 桃仁去皮尖 白芷 当归酒炒 川芎各一钱 官桂 甘草炙，各五分 木香三分

上水煎服。

大黄汤 治肠痈小腹坚肿，按之则痛，肉色如故，或焮赤微肿，小便频数，汗出憎寒，脉迟紧，未成脓者，宜服之。

大黄炒 朴硝各一钱 牡丹皮 瓜蒌仁炒 桃仁去皮尖，各二钱

上水煎服。

梅仁汤 治肠痈壅痛，大便秘结。

梅仁九个，去皮尖 大黄炒 牡丹皮 芒硝各一钱 冬瓜仁研，三钱 犀角镑末，一钱

上水煎，入犀角末服。

神仙太乙膏 治一切痈疽，不问脓之成否，并宜贴之，更作丸服。

玄参 白芷 当归 肉桂 大黄 赤芍药 生地黄各一两 净黄丹十二两

上用麻油二斤，入铜锅内煎黑，滤去渣，入黄丹十二两，再煎，滴水中捻，软硬得中，即成膏矣。如软更加丹云母膏固效。卒难修合，太乙膏亦可。

神效黄矾丸 最解毒止痛。

白矾末，一两，明亮者 黄蜡半两，黄色者熔开，一方用七钱

上众手丸桐子大。每服三十丸，滚汤下。如服金石发疽，更用白矾末一两，作三五服，以温酒调下。若遍身生疮如蛇头，服之尤效。此药能解毒气内攻也，须多服方验。亦治蛇咬，溶化，乘热滴伤处，毒即出，痛即止，仍服两许。

失笑散 治产后心腹绞痛，或血迷心窍，不知人事，及寻常腹内瘀血积血作痛。

五灵脂去砂土，炒 蒲黄炒，各等分

上为末，每服一二钱，温酒调下。

活命饮方见本卷第五论

神效瓜蒌散方见本卷第十四论

四物汤方见本卷第六论

加味逍遥散方见本卷第四论

妇人乳痈乳岩方论第十四

经云：乳头属足厥阴肝经，乳房属足阳明胃经。若乳房忽壅肿痛，结核色赤，数日之外，焮痛胀溃，稠脓涌出，脓尽而愈。此属肝胃热毒，气血壅滞，名曰乳痈，为易治。若初起内结小核，或如鳖棋子，不赤不痛，积之岁月渐大，巉岩崩破，如熟榴，或内溃深洞，血水滴沥，此属肝脾郁怒，气血亏损，名曰乳岩，为难疗。治法：焮痛寒热，宜发表散邪。肿焮痛甚，宜疏肝清胃。或不作脓，脓成不溃，宜用托里。或肌肉不生，脓水清稀，宜补脾胃。或脓出反痛，恶寒发热，宜补

气血。或肿焮作痛，晡热内热，宜补阴血。或饮食少思，时作呕吐，宜补胃气。或饮食难化，泄泻腹痛，宜补脾气。或劳碌肿痛，宜补气血。怒气痛肿，宜养肝血。慎不可用克伐之剂，复伤脾胃也。乳岩初患，用益气养荣汤、加味逍遥、加味归脾，可以内消。若用行气破血之剂，则速其亡。

附　治　验

一妇人内热胁胀，两乳不时作痛，口内不时辛辣，若卧而起急，则脐下牵痛。此带脉为患也，用小柴胡加青皮、黄连、山栀，二剂而瘥。

一妇人因怒，两乳肿，兼头痛寒热。此肝经气症也，用人参败毒散二剂，表症已退，用小柴胡加芎、归、枳壳、桔梗，四剂而愈。

一妇人久郁，右乳内肿硬。此肝经血症也，用八珍加远志、贝母、柴胡、青皮及隔蒜灸，兼神效瓜蒌散，两月余而痊。

一妇人先热渴，至夜尤甚，后两乳忽肿，肝脉洪数，乃热入血分，用加味小柴胡汤而愈。

一妇人因怒，左乳作痛发热，因表散太过，肿热殊甚。用益气养荣汤数剂，热止脓成。因不即针，益肿胀热渴。针之脓大泄，仍服前汤，月余而愈。

一妇人因怒，左乳作痛，胸膈不利。此属肝脾气滞，以方脉流气饮加木香、青皮，四剂而安。

一妇人脓清肿硬，面黄少食，内热晡热，自汗盗汗，月经不行。此肝脾气血俱虚也，用十全大补加远志、贝母及补中益气，各三十余剂，外用葱熨法而消。

一妇人脓成胀痛，余欲针之，不从，至数日，针出败脓三四碗许，虚症蜂起，几至危殆。用大补之剂，两月余始愈。

一妇人素弱多郁，患时疫后，脾胃愈虚，饮食愈少，因怒右乳胁红肿，应内作痛。或用炒麸皮熨之，内痛益甚，服加减四物汤，肿势愈大，胸胁背心相引而痛。余谓病后脾弱，怒复伤肝，用八珍加陈皮、黄芪、柴胡、山栀、白芷，八剂稍愈，去白芷加青皮、木香、桔梗，又六剂而安。

一妇人左乳内肿如桃，不痛不赤，发热渐瘦。此肝脾郁怒也，用八珍加香附、远志、青皮、柴胡百余剂，又兼神效瓜蒌散三十余剂，脓溃而愈。

一妇人久郁，左乳内结核如杏，三月不消，心脉涩，脾脉大，按之无力。此肝脾气血亏损，以八珍加贝母、远志、香附、柴胡、青皮、桔梗，五十余剂而消。

一妇人禀实性躁，怀抱久郁，左乳内结一核，按之微痛。此皆气血郁滞。以连翘饮十余剂少退，更以八珍加青皮、香附、桔梗、贝母，二十余剂而消。已上皆乳痈

一妇人右乳内结三核，年余不消，朝寒暮热，饮食不甘。此肝脾气血亏损，内服益气养荣汤，外以木香饼熨之，年余血气复而消。

一妇人乳内结核年余，晡热少食。余谓此血气不足，欲用益气养荣汤，彼反服行气之剂，溃出清脓而殁。又一妇，乳内结核如栗，亦服前药，大如覆碗，坚硬如石，出血水而殁。已上皆乳岩

附　方　药

神效瓜蒌散　治乳痈及一切痈疽初起，肿痛即消，脓成即清，脓出即愈。

瓜蒌一个，烂研　生粉草　当归酒洗，各半两　乳香　没药各一钱

上用酒煎服，良久再服。若肝经血虚结核，久而不消，佐以四物、柴胡、升麻、白术、茯苓、甘草。若肝脾气血虚弱，佐以四君、芎、归、柴胡、升麻。若忧郁伤脾，气血亏损，佐以归脾汤。

玉露散　治产后乳脉不行，或身体壮热，头目昏痛，大便涩滞等症。

人参　白茯苓　桔梗炒　川芎　白芷　当归　芍药各一钱　甘草五分

上水煎服。

灸肩尖、肘尖二穴图即肩髃、肘髎

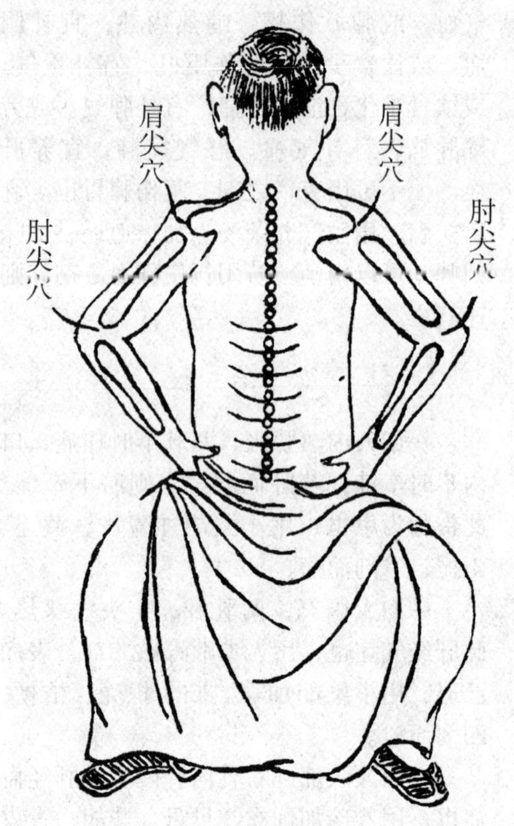

此穴治瘰疬之秘法。盖瘰疬属肝胆二经，故患耳前后、项、腋之间。男子多因恚怒亏损肝经之血，阴火内作；或不慎起居，耗损筋脉，不能生肝血。妇人多因恚怒伤肝，火动血燥；或郁结伤脾，火动血耗；或患于胸乳间，亦属于前经。此症若因恚怒伤肝，气血壅遏不愈者，宜灸此穴，疏通经络。若因久于郁怒，元气亏损而不愈，当审其所属而调补化源。如取其穴，当以指甲掐两肘两肩四所患处，觉酸麻，方是其穴。男子治验见《外科枢要》，妇人见《校注妇人良方》，小儿见《保婴撮要》。

薛案辨疏

明·薛 己 著

薛案辨疏序一

医籍自《灵》《素》以下，至仲景《伤寒》《金匮》，学医者莫不奉为圭臬，取为师资，若医案则瞠乎后矣。殊不知《灵》《素》诸书虽为学医者所当取法，而医案则更为学医者所宜借镜。医案系就症立案，拟方施治，得失易见，非同泛观，故更深切著明也。虽然历代以来，医案多矣，求其广行于世，脍炙人口者诚难数，惟叶氏、薛氏两种为近今所尚，而叶案为尤甚，诚以叶案为天士先生及门所刊，纯驳互见经，徐灵胎先生逐案详批，而后谬误明纯，粹见蔚成完璧。若薛立斋先生之医案，虽流传于世，犹不满于陈修园，然修园先生虽极力诋薛案，而不能指薛案之所以失，仍是私心自用，非可为定论也。今徐君莲塘出秘藏，无名氏著《薛案辨疏》一书，余披阅一过，不禁狂喜，无名氏者能将薛氏之案不明晰者而辨明之，不可通者而疏通之，于是薛案与叶案可以后先辉映，俾陈氏亦无所用其诋诽，然则无名氏者，实薛氏之功臣，而徐君能不秘所藏，公诸同好，尤为薛氏无名氏之功臣也。夫慨自世变日，丞国学沦亡东西，载籍日流中土，黄钟毁弃，瓦釜雷鸣，我国医学其有式微之惧乎？徐君此举不特有表扬先贤之盛志，抑亦有保存国粹之热诚也矣。

中华民国六年丁巳岁冬月慈严鸿基谨序

薛案辨疏序二

立斋薛先生，生当有明，以医名世。平生深阅丰富著作，而其医案一书，尤为一生经验之作。精神所在，人人咸钦仰。予自少好岐黄学，慕先生名，每自恨生也晚。未得亲门墙，心私淑之，而于先生医案，尤三致意焉，居恒窃叹先生医案，每为人所指驳，究竟所指何失？所驳何短？亦如自鸣已长而已，不若无名氏者，能将先生之案辨之，疏之，不拘成见，以期明晰厥功，不诚伟哉！是书也，余得之书肆，其书似稿，本不录辨疏者之姓氏，因遂颜之曰无名氏，《薛案辨疏》而已，实藏日久，正拟付梓，适浙绍医药学报社诸君有《国医百家》之刊，余乃公之同好，用作后学。津梁古人云：莫为之先，虽美勿彰；莫为之后，虽盛弗传。余亦愿为其后而已。若窃他人之能，以为己功，则吾岂敢！

中华民国七年岁次戊午冬月徐莲塘序于勾章紫荆花馆

目　录

薛案辨疏卷上

慈溪　徐莲塘录存
绍兴　裘吉生校刊

元气亏损内伤外感等症

车驾王用之，卒中昏愦，口眼㖞斜，痰气上涌，咽喉有声，六脉沉伏。此真气虚而风邪所乘，以三生饮一两加参一两煎服即苏。若遗尿，手撒口开，鼾睡为不治。用煎药亦有得生者。夫前饮乃行经络，治寒痰之药，有斩关夺旗之功，每服必用人参两许，驾驱其邪而补助真气，否则非惟无益，适足以取败矣。观先哲用芪附参附等汤可见。

疏曰：人参三生饮，治脱症之方也。此案未见其脱，何以用之？必脉沉伏而且无力者宜也。若沉伏而有力，不可用焉；然此病未至于脱而即用之者，是病未至而药先至。故曰：煎服即苏。即苏云者，必定之词也。至于遗尿等症已现不治，即用之，不过曰亦有得生，亦有云者，希望之词也，未可必焉。至若所云风邪所乘者，此案原无外感之症，而此饮亦非散表之方，何也？意盖谓人皆以此症为风，即使风也，亦真气虚而风邪所乘也，所用之药不治风邪而专治寒痰，既用治寒痰而倍补真气噫，于此见有无邪无寒痰者，三生饮又不可浪投也，故复以参附、芪附等载之于后，此正无风邪并无寒痰之方耳。

州判蒋大用，形体魁伟，中满吐痰，劳则头晕，指麻，所服皆清痰理气。余曰：中满者，脾气虚也；痰盛者，脾虚不能运也；头晕者，脾气虚不能升也；指麻者，脾气虚不能周也。遂以补中益气加茯苓、半夏以补脾土，用八味丸以补土母而愈。后惑于《乾坤生意方》云：凡人手指麻软，三年后有中风之疾，可服搜风、天麻二丸，以预防之。遂朝饵暮服。以致大便不禁，饮食不进而亡。愚谓预防之理，当养气血节饮食，戒七情，远帏幕可也。若服前丸，适所以招风取中。

疏曰：形体魁伟者，其中多虚；不任劳者，其气多弱；何以复进清痰理气以重伤之乎？夫中满吐痰，头晕诸症，未始不可治以清痰理气也，而独不问劳则云云乎。盖劳则伤脾，亦复伤肾，此补中、八味所以并用也。至于八味之用，虽有虚则补母之法，然亦有可用不可用之分，土虚而水中无火者则可，土虚而水中有火者不可也。此案虽不见有无火症，而或有无火脉为据乎？若然则痰盛者，是谓水犯之痰；头晕者，是谓无根之火也；若夫手指麻软，当预防中风者，盖风淫末疾之意，独不知手指属于脾，而麻软属于气虚不能充乎。搜风、天麻，为北方风气刚劲者设耳，大江以南，非所宜也，但能使中土元气日生，不必防风，风自无从中矣。

一男子卒中，口眼㖞斜，不能言语，

遇风寒四肢拘急，脉浮而紧。此手足阳明经虚，风寒所乘，用秦艽升麻汤治之而稍愈，乃以补中益气加山栀而痊。若舌喑不能言，足痿不能行，属肾气虚弱，名曰痱症，宜用地黄饮子治之。然此症皆由将息失宜，肾水不足，而心火暴盛，痰滞于胸也。轻者自苏，重者或死。

疏曰：口眼㖞斜，非即前王用之之症乎？不能言语，非即后舌喑不能言之症乎？而治法天渊，何以言之？要知察病之机，固在脉，又在兼见之症。所云浮而紧者，非风寒之脉乎？遇风寒四肢拘急者，非风寒之症乎？故先之以升麻秦艽汤发散之剂也，而后知前之口眼㖞斜之属真虚气者，在昏愦而脉沉伏也；后之舌喑不能言之属肾气虚弱者，在足痿不能行也。而后知前之所云风邪者，假设之词也。后之所云痱症者，推类之文也，亦复何疑哉！然而以此脉症而论，是属足太阳也，不知口眼㖞斜已属之足阳明矣。且遇风寒，不曰拘急而曰四肢，岂非脾主之乎？四肢拘急，岂非脾气虚为之乎？以是知此症之风寒，原从阳明经虚而入，故即继以补中益气加服，盖经虚即脏腑之虚，补脏腑即所以补经也。

一男子体肥善饮，语言不清，舌本强硬，口眼㖞斜，痰气涌盛，肢体不遂。余以为脾虚湿热，用六君子、煨葛根、山栀、神曲而痊。

疏曰：此案惟体肥善饮四字遂断以脾虚湿热治之，所用之药初无一味及于舌本硬强等症，而诸症自愈。故知治病必求其本，为千古妙法。夫酒为湿热之物，而湿热每积于脾，脾与胃相表里，脾病必及胃，胃属阳明，阳明经处唇口左右，故亦有口眼㖞斜之症。而其本则在湿热，不在于风；在于胃，不在于经；故用葛根之类以去之，然必以用六君为主者，盖脾不虚，湿热之气无从而积，积由脾虚，所以欲去邪必先扶正。

吾师佥宪高如斋，自大同回，告余曰：吾成风疾矣，两腿逸则软而无力，劳则痛如芒刺，脉洪数而有力。余曰：此肝肾阴亏而火盛，软痿无力，真病之形；痛如芒刺，邪火之象。用壮水益肾之剂而愈。先生曰：向寓宦邸，皆以为风，一服风剂所误岂浅！今乃吾之幸也，窃谓前症易错认风疾，用发散而促其危者多矣。可不慎哉？

疏曰：自腰以下皆属于阴。而此症则在两腿，故知其属于肝肾也，然其机在劳逸之分，盖逸则火静，故但见阴虚症，劳则火动，故又见火盛症。合而言之阴虚火盛也，明矣。至于脉之洪数有力，知其火非虚火，故曰火盛，曰邪火，观其用药，则曰壮水益肾。夫壮水乃即是益肾，而又曰益肾者，必有祛火之品，如所谓滋肾之知、柏同用者也。

大户刘孟春，素有痰，两臂作麻痛，两目流泪，药以祛风化痰，痰更甚，臂不能伸矣，手指俱挛。余曰：麻属气虚，因前药而复伤肝，火盛而筋挛耳，当补脾肺滋肾水，不必祛风，风自息，痰自清，热自退。遂用六味丸，后补中益气，不三月而痊。

疏曰：臂麻目泪，未始不是风痰所为，特服祛风化痰药而病反甚，故知其为虚耳。夫祛风化痰，大能伤精血耗津液，则火独盛而成燥矣。火则痰易生，燥则精枯脉劲，有不至痰更甚而臂痛不伸，手指俱挛者乎？无论此症之非风即谓之风，亦属肝火自动之风，然不生于润泽之木，而生于枯槁之木。盖枯槁之木，而后有火，火盛而后生风，治之者但能制之以水，则风自息，所以先用六味，后用补中益气，有先后之序焉。

学士吴北川，过饮痰壅，舌本强硬，药以降火化痰，痰气益甚，肢体不遂，余作脾虚湿热治而愈。

疏曰：夫酒多湿热，而况过饮乎。以过饮而痰壅，非湿热而何？但药以降火化痰亦不甚相远，何至痰气更甚乎？肢体不遂乎？于是而见舌本强硬，虽曰痰壅之故，要非脾虚者不致此，盖以脾之大络，统于舌本故也。脾虚湿热，治以何方？余见后一篇男子善饮，舌本强硬，语言不清一症，亦作脾虚湿热治，用补中益气加神曲、麦芽、葛根、泽泻。比例而推，亦可用也，更有清燥汤一方，原治脾虚湿热症，可采用焉。

一儒者素勤苦，恶风寒，鼻流清涕，寒禁嚏喷。余曰：此脾肺气虚不能实腠理。彼不信，服祛风之药，肢体麻倦，痰涎自出，殊类中风。余曰：此因风药耗散元气，阴火乘其土位，遂以补中益气汤加麦冬、五味治之而愈。

疏曰：恶风寒等症，是经偶被风寒所感之症耳，何论其脾肺气虚耶？即云素勤苦者，气恒虚，然有邪。治邪，祛风之药亦何至于肢体麻倦而痰涎自出耶？噫，吾知之矣。所云素者，不特是勤苦也，恶风寒、流清涕、寒禁嚏喷亦有素矣，不然何以即断其脾肺气虚耶？及服祛风之药，而变现诸症，亦仍是脾肺之剧症。故虽有阴火乘其土位之说，而用药原从脾肺气虚立方耳，五味子之加实为关键。既可以收耗散之元气，复可以降乘土之阴火，岂得以恶风寒为外感之邪而以酸敛二字妄议之乎。

外舅年六十余，性好饮，两臂作痛，恪服祛风治痿之药，更加麻木发热体软，痰涌腿膝俱痛，口噤语涩，头目晕重，口角流涎，身如虫行，搔起白屑。谓余曰：将若何？余曰：臂麻体软，脾无用也；痰涎自出，脾不能摄也；口斜语涩，脾气伤也；头目晕重，脾气不能升也；痒起白屑，脾气不能营也。遂用补中益气汤加神曲、半夏、茯苓，三十余剂诸症悉退，又用参术煎膏治之而愈。

疏曰：此症之属脾虚固矣，然未尝不兼有湿热，以素好饮故也。先生虽未尝明言，而所加神曲、茯苓、半夏者，非此意乎？虽或因痰涎自出而设，然未始非借此通彼之法，但历指诸症，似皆属于肝脾肾虚。如臂麻体软，似脾肾阴虚也；痰涎自出，似肾虚水泛为痰也；口斜语涩，似少阴之络系于舌本也；头目晕重，似诸风眩掉，皆属于木也；痒起白屑，似诸痛疮疡，皆属于火也。而况更有发热与腿膝俱痛之症，是属肝脾肾三阴虚也。无疑则四物六味之用是矣。然服祛风治痿之药，而且日恪服者，其脾气有不日剥月削乎？此先生察病之妙所以迥出庸流也。

秀才刘允功，形体魁伟，不慎酒色，因劳怒，头晕仆地，痰气上涌，手足麻软，口干引饮，六脉洪数而虚。余以为肾经大亏，不能纳气归源而头晕，不能摄水归源而为痰。阳气虚热而麻痹；虚火上炎而作渴。用补中益气合六味丸料治之而愈。其后或劳役，或入房，其病即发，服前药随愈。

疏曰：此案之属肾亏，云云者，举世皆知之矣。独用六味丸是矣，而何以合补中益气耶？盖不能纳气归源宜降以补阴也；不能摄水归源宜降以补阴也；阳气虚热宜降以补阴也。虚火上炎，宜降以补阴也。种种而论，岂非宜降不宜升，宜补阴不宜补气乎？要知病因于劳怒。则劳者，脾必受伤；怒则木必克土。而况手足麻痹，毕竟属脾气亏损者为多，若只补肾而遗脾，脾气因补肾而下陷，宁无变乎？然既不可独降补其阴，而何可独升补其气哉？故用补中益气合六味以同进，则升降相辅，阴阳相依，此用药之极于微妙，在今人反为杂乱无章噫，可慨也夫。

幕友顾斐斋，饮食起居失宜，左半身并手不遂，汗出神昏，痰涎上涌。王竹西用参芪大补三剂，汗止而神思渐清，颇能步履。后不守禁，左腿自膝至足肿胀甚大，重坠如石，痛不能忍，其痰甚多，肝脾肾脉洪大而数，重按则软涩。余朝用补中益气汤加黄柏、知母、麦冬、五味煎送地黄丸，晚用地黄丸料加黄柏、知母数剂，诸症悉退。但自弛禁，不能痊愈耳。

疏曰：夫足胫肿胀重坠者，因于脾气下陷者有之，因于湿痰下流者有之。因于湿热下陷者有之，此按肝脾肾脉洪大而数，热也；重按软涩，湿也；其为湿热下陷于三阴经分明矣。又曰：痛不能忍，则不特为湿热而且为湿火矣。湿火宜利便而清之。然因初症之饮食起居失宜，用参芪大补之剂未远也，则脾气固已，素虚湿火下而脾气亦下陷矣，故用补中益气加黄柏、知母等一升一降，一补一清。则脾气自完，而湿火自清矣。至于晚服六味丸加黄柏、知母者，盖以湿火在阴分，而阴原自虚，故又从补阴中以清之，亦一补一清之正法也。又云：湿火下陷，宜升不宜降，六味之用，降而不升矣，反使补中益气力逊，故虽曰自弛禁，然不能痊愈者，未始不在此焉耶。世俗每以腿足肿痛者，必谓非筋骨经络之病，即瘀血滞气。肿毒之病，往往委于外科主治，孰知其大谬不然者乎。

庠生陈时用，素勤苦，因劳怒，口斜痰盛，脉滑曲而虚，此劳伤中气，怒动肝火，用补中益气加山栀、茯苓、半夏、桔梗数剂而愈。

疏云：素勤苦，中气必虚，因劳怒，中气必亏，口斜为阳明之脉络同虚，痰盛为胃经之化源不运，此补中益气之所以必用也。而况脉之虚者乎，加味之法，以其脉见滑曲而虚，唯虚也，故用补中。滑为痰，故加半夏；曲为火盛，故加山栀；又以桔梗开之，则痰自豁。而火自下行矣。若庸工遇此，必至于祛风痰，谬治岂在毫厘乎！然升补痰盛之中，非具双眼者，不能要知，属脾虚之痰，故敢用耳。

锦衣杨永奥，形体丰厚，筋骨软痛，痰盛作渴，喜饮冷水，或用愈风汤、天麻丸等痰热益甚，服牛黄清心丸，更加肢体麻痹，余以为脾肾俱虚，用补中益气汤、加减八味丸，三月余而痊。以后连生七子，寿逾七旬。《外科精要》云：凡人久服加减八味丸，必肥健而多子。信哉。

疏曰：夫喜饮冷水者，阳明胃经实热症也。若果实热则筋骨软痛者，当是阳明主筋骨。因实热在阳明，不能约束筋骨，而利机关故也。痰盛口渴者，当是阳明主津液，因实热在阳明，不生津液而多凝结故也者。然亦当用清阳明实热之药，而何须愈风、天麻、牛黄清心之类服之而痰热益盛，风能耗血并耗其肾也。肢体痹，寒能损胃并损其脾也。无论非阳明之实热，即果热也。而耗损之下，能不脾肾俱虚乎？由此而论，即前之饮冷水，原属脾肾两虚症。脾虚则津液不生；肾虚则虚火上升。故口为之渴而喜饮冷水耳。要知喜饮者，特喜之耳究未尝饮也，试使饮之，亦到口而不欲入腹，而反不安也。不然，曷不曰渴饮冷水乎，况乎决无可用肉桂者，之能饮冷水也。至于所云久服加减八味丸，必肥健多子者，亦以其肾火素虚者言也。若胃火旺者，未可信也。

先母七十有五，遍身作痛，筋骨尤甚，不能伸屈，口干目赤，头晕痰壅，胸膈不利，小便短赤，夜间殊甚，满身作痒如虫行，以六味地黄丸加山栀、柴胡治之，诸症悉愈。

疏曰：此案以用药而论，知为肾水不足而肝火有余也。以现症而论，又属肝血枯槁，而肝火郁遏也。若然，当用加味逍遥散，而何以即用地黄丸乎？曰：有是说也。夫年逾七十有五，其肾阴之虚也，可知无论有余之肝火不可徒清，即郁遏之肝火，亦不可徒散。是以不从加味逍遥散而从地黄六味也。然余又进而论之，前症之属于肝火郁固然，即属于肾水不足，而肝火有余亦然。是必有脉症可辨，若郁遏之火，脉必左手细数而沉涩，症必身发寒热而口呕酸苦，若有余之火，必左手弦动而洪数，今虽不言脉之如何，而并无寒热酸苦之症，明是肾水不足，肝火有余也。故当以六味补肾水，柴栀清肝火。然即使肾水不足而肝火郁遏者，此方亦未尝不可用，是逍遥、六味同服、间服意。

一男子时疮愈后，遍身作痛，服愈风丹，半身不遂，痰涎上涌，夜间痛甚。余作风寒淫气，治以地黄丸而愈。

疏曰：疮之为患，一生于湿热，一主于燥火，湿热必至于脾肾；气虚燥火必至于肝脾。血少久而不愈，必伤其肾，故昔人谓疮为肾疳，而以全料六味丸治之是良法也。此案云：时疮愈后，遍身作痛者，虽未至于肾伤，亦以属之肝脾血少矣，而何以服愈风丹之温燥发散者耶？温燥则动火，发散则耗血，故复为半身不遂，痰涎上涌，毕竟遍身之痛不除而反夜间痛甚。此时探本求源，即养血清火亦不见安宁，不当独壮肾水乎？总不脱疮为肾疳之意也。若夫风寒淫气云者，即肾水虚不能生肝木，肝木虚而自生风也。以非脏腑所本有。故曰：寒已为气血所伤。故曰：淫切不可作六淫外寒论也。

一老人两臂不遂，语言謇涩，服祛风之药，筋挛骨痛，此风药亏损肝血，益增其病也。余用八珍汤补其气血，地黄丸补其肾水，佐以愈风丹而愈。

疏曰：此案原属经脉阻滞之患，愈风丹以血药为主，风药为臣，行气之药为佐，温经之药为使，非经脉阻滞者，此方适，当其可原，不可废。奈何独服祛风之药，致筋挛骨痛，仍是经脉阻滞之剧。症因风药能损肝血，则火燥，独炽而燥，必伤肺金之气，斯时不得，但以四物补肝血而必合，君以补气亦理之必然也。但筋虽属肝，骨则属肾，故又兼之六味，案虽独曰亏损肝血而用，不独在乎肝血也。然经脉之阻滞仍然如故，故以愈风丹佐之耳，非独任之也。前杨永奥及一男子，皆服愈风丹而病反增者，以俱属三阴本虚，非经脉阻滞之故。且独任之而然，岂愈风之罪哉。

一妇人因怒吐痰，胸满作痛，服四物、二陈、芩、连、枳壳之类不应，更加祛风之药，半身不遂，筋渐挛缩，四肢痿软，日晡益甚，内热口干，形体倦怠。余以为郁怒伤肝脾，气血复损而然。遂用逍遥散、补中益气汤、六味地黄丸调治。喜其谨疾，年余悉愈，形体康健。

疏曰：妇人之怒多郁，郁则伤肝，肝伤则亦克于脾。凡为郁怒所伤者，往往而然。此案因怒而致吐痰，脾伤于郁之验。胸满作痛，肝伤于郁之验，服四物之不应者，无升散之品故也。奈何更加祛风，何风可祛？徒以增病，病增则非特伤其肝，脾抑且损其气血。试观筋渐挛缩，日晡益甚，内热口渴等症，非损其肝之血乎？半身不遂，四肢痿软，形体怠倦等症，非指其脾之气乎。逍遥入肝补中，入脾皆所以升散，其郁气而各补其气血也。然必以逍遥为先者，病犯肝也；补中为继者，遗累于脾也，终于六味者，肝肾为子母，脾肾为化源，既升之后，半宜降也。

一妇人脾胃虚弱，饮食素少。忽痰涌气喘，头摇目札，手扬足掷，难以候脉。见其面色黄中带青，此肝木乘脾土，用六君子加柴胡、升麻治之而苏。更以补中益气加半夏调理而痊。

疏曰：此案何以见脾胃虚弱耶！以饮食素少知之。忽患痰涌气喘等症，面有黄中带青之色，虽云肝木乘脾土，究亦皆脾胃之元气，气虚弱而自见胜已之象。初无木旺之症，故不见有郁怒之文，而第云忽也，是以只用培补之方而不用抑肝之品。然必先之以六君加升、柴者，以归、芪有滞于痰涌故耳。继用补中益气者，以补气之后，又当和血，而乃加半夏者，尚不忘乎痰壅抑，且醒脾开胃，云甚矣。此症之不误于治痰，治风者寡矣。

一妇人怀抱郁结，筋挛骨痛，喉间似有一核。服乌药顺气散等，口眼歪斜，臂难举，痰涎愈甚，日晡内热，食少体倦。余以为郁火伤肝脾，血燥生风所致。用加味归脾汤二十余剂，形体渐健，饮食渐加，又服加味逍遥散十余剂，痰热少退，喉核稍利，更用升阳益胃汤数剂，诸症渐愈，但臂不能伸，此肝经血少，用地黄丸而愈。

疏曰：此案之变症虽多，总不越怀抱郁结，而致三阴亏损之故。用药之错综不一，总不越先补后散，即升复降之意。然其症变处，须寻其源，用药处方须得其法。夫人怀抱郁结，则肝脾之血必虚，而肝脾之火必遏，血虚故筋挛骨痛，火遏故喉间有核，此时轻则加味逍遥，重则加味归脾，而后继以六味收功足矣。奈何以乌药顺气散进之？致肝脾之血益虚，而成燥，燥归阳明而生风，斯口眼歪斜等症所由来也。且不特血燥，更加气虚，故至食少体倦。是所以不先逍遥而先归脾也。然归脾之功，长于补气血而短于散郁火，故但能使形体渐健，饮食渐加而已。而肝脾之郁火未散，故继以加味逍遥使痰热稍退，喉核稍利，岂非郁火稍散乎？然筋挛骨痛，以及口眼歪斜，臂难伸举等症，又属阳明之气不能充升之故，特更升阳益胃汤而诸症得以渐愈。盖郁结之深者，适合其宜也，但臂不能伸，即筋挛也。筋属肝，之虚则补肾地黄丸，是所必需，况升散之后，又当以滋降为继者乎。

一产妇，筋挛臂软，肌肉掣动，此气血俱虚而有热。用十全大补汤而痊。其后因怒而复作，用加味逍遥散而愈。

疏曰：此案似属风症，然产妇得此，岂非气血两虚乎？气属脾，脾主肌肉，脾气虚故肌肉掣动。血属肝，肝主筋脉，肝血虚故筋挛臂软，十全大补汤宜用矣。独不宜于有热之症而。产妇而有热，大抵皆虚热也，虚热须甘温以治之。况病在筋臂肌肉之间，非藉肉桂、黄芪之温以充升之不能愈也。然此妇必素有肝火之症，故因怒复作，症虽同，于用药前后有天渊之异也。盖肝火亦有是症何也？肝有火，或乘脾或陷于脾，势所必然，则脾亦有火，而筋软掣动，皆火之象，亦皆血虚之形，故以加味逍遥养血清火，治之而愈甚矣。以此而推，则知病症同而病情不同，故用药亦当不同。切勿以病症之同，强谓病情亦同，而用药必强使与之同也。

一产妇，两手麻木。服愈风丹、天麻丸，遍身皆麻。神思倦怠，晡热作渴，自汗盗汗。此气血俱虚，用十全大补加炮姜，数剂诸症悉退却。去炮姜，又数剂而愈，但有内热，用加味逍遥数剂而痊。

疏曰：此案作气血两虚是矣。然症现晡热作渴，自汗盗汗等。似与姜、桂不宜，究竟诸症悉退，独有内热未除，仍用加味逍遥之凉散而痊。则初服岂可不用姜、桂乎？虽然以遍身麻木，神思倦怠，其元气之虚甚矣。非藉姜、桂之充升，不能及遍身；非得姜、桂之鼓舞，不能壮神思。此权也。而晡热作渴，自汗、盗汗亦与之俱退者，气血之卒旺故耳。及至内热不除，然后转用凉药以愈，盖气血既旺而内热始可除矣？岂如世俗之温凉乱投、补散不一之妄为设施哉。

一男子善饮，舌本强硬，语言不清。余曰：此脾虚湿热，当用补中益气加神曲、麦芽、干葛、泽泻治之。

疏曰：以善饮而知其为湿热。湿热宜清利之，而何以用升补之剂主之乎？以舌本强硬，语言不清故也。夫脾之大络，统于舌本，因脾虚而湿热袭之，故现于舌本耳，然则直谓之脾虚湿热，故用升补而兼清利之剂。至于语言不清，是因舌本强硬，升补其脾虚，清利其湿热，则舌本自正。而语言自清，可谓得治本之法者矣。若以现症用药，而以《局方》转舌膏、清音膏之类治之，误矣！脾虚湿热之脉，脾部必见软缓或数，大便不实或下黄糜水是也。

一妇人善怒，舌本强，手臂麻。余曰：舌本属土，被木克制故耳。当用六君加柴胡、芍药治之。

疏曰：善怒舌本强，手臂麻皆脾气之虚。因善怒而动其肝气，以克制脾土故耳。故以六君补土，加柴、芍以平木也。此案与前案皆患舌本强。一云湿热，一云木克，皆无脉症可据，惟以善饮善怒上看来，故治病须得其机。木克之脉，脾部必弦而兼劲，胃气渐少是也。

一男子，舌下牵强，手大指次指不仁，或大便秘结，或皮肤赤晕。余曰：大肠之脉散舌下，此大肠血虚风热，当用逍遥加槐角、秦艽治之。

疏曰：舌下与舌本不同，牵强与强硬不同，舌下既为大肠之脉所至，而大指次指又为大肠之脉所起。故此症属在大肠经也。无疑由是而大便秘结，皮肤赤晕，其为大肠之风热亦无疑。若牵强即筋脉吊引之意，不仁即皮肤麻痹之意，故断其为大肠风热也。又无疑独是逍遥散。本入肝经，何以用之？然未尝非治血虚风热之剂，况加槐角、秦艽直入大肠者乎？所谓右之左之，无不宜之要，顾其用之，何如耳？

一男子足痿软，日晡热。余曰：此足三阴虚，当用六味、滋肾二丸补之。

疏曰：足痿软者多湿淫于下，日晡热者，多肾水亏于内。故用六味直补其肾水，滋肾以祛其湿热，诚对症之方也。然知柏固能祛湿热，而肉桂宁不反助湿热乎？不知湿热，当以气化。而出肉桂之温行，是能气化者也。不然则寒滞而不能祛。此法也机也，古人立方之妙旨也。但此方合用，当必察其果。系阴虚湿热，两尺脉必沉数阔大者是也。

一妇人，腿足无力，劳则倦怠。余曰：四肢者土也，此属脾虚，当用补中益气及还少丹主之。俱不从余言，各执搜风、天麻二丸并愈风丹而殒。

疏曰：此腿足无力，与前案足痿软不甚相远，何以前用六味丸之降，滋肾丸之寒治之，此用补中益气之升补，还少丹之温补治之。何升降寒热之不同，如是乎，余察其所以不同处在日晡热，与劳则倦怠二句上。盖晡热多属水，虚而倦怠，多属土虚也。土虚则陷，故当用升补，土虚补火，应当用温热，此法之一定也。若果系土虚衰，两关脉必纯弦，无胃气或微弱无神者也。至于俱不从者，总前五案而言也。故皆云当用而未曾用者也。

知州韩廷议，先患风症，用疏风化痰养血之药。其腿弯骨内发热作痛，服十味固本丸、天麻丸益甚。两尺脉数而无力。

余以为肾水不能涵肝木，虚火内动而作，非风邪所致也。不信，服羌活愈风汤之类。四肢痿软，遍身麻木，痰涎上涌，神思不清。余曰：皆脾气亏损，不能荣养周身，脾弱不能摄涎归源。先以六君加芎、归、木香数剂，壮其脾气，以摄涎归源。又用八珍汤类数剂，以助五脏生化之气，而荣养周身，诸症渐愈。乃朝服补中益气汤，培养脾肺，夕用六味地黄丸，滋补肝肾，如此三月而安。

疏曰：此案脉症显然易知其为肾经虚火。盖腿膝骨属肾经。发热作痛，属虚火。两尺属肾经，数而无力属虚火，奈何不治其本，更以羌活愈风汤复伤脾气，以致变生诸症，皆脾经气血两虚。而独言脾气者，因气虚甚于血虚也。先以六君壮其脾气也。脾气壮，则自能摄涎归源矣。初无摄涎之品也，加芎、归者，不忘乎血虚也；加木香，鼓动其气也；惟鼓动，故能摄也。继之以八珍助五脏生化之气也，助其生化，则自荣养周身矣。初无荣养之品也，八珍气血两补之方也，补气血而云助五脏，五脏皆气血所养故也。气血得补，即为助生化之气，而周身得以荣养也。末又一升一降之法，调补之。斯又所谓滋其生化之源也。且补中所以治羌活愈风汤以后之症，六味所以治羌活愈风汤以前之症也。

太守钱东墟，先患肩疽。属足三阴虚火不归源，用壮水之主以制阳光而愈。余曰：疮疾虽愈，当屏去侍女，恐相火一动，其精暗流，金水复竭，必致变症。后果喘嗽痰出如涌，面目赤色，小便淋沥。又误认为外感风寒，用麻黄汤表散，汗出不止。迎余视之，其脉已脱，惟太冲未绝。余谓脾虚不能摄涎，肾虚不能生水，肺虚不能摄气，水泛为痰，虚寒之症也。辞以难治，勉以益火之源以消阴翳而愈。继后劳伤神思，外邪乘之，仍汗出亡阳以致不起。

疏曰：此案当患肩疽时业已，足三阴虚火不归源之症，其命门真火已脱，根离窟矣。虽用壮水之主得愈。然其真火尚未生根入窟，危危欲发，一有所触即风雷雨电，勃然而不可遏矣。其后之喘嗽痰涌，面目赤色，小便淋沥，是其症也。而何以更用麻黄大发散之药，致有汗出不止，脉已脱之。危乎！然以汗出不止，其脉已脱之症，即为亡阳矣。法当用参附汤或芪附汤以回之。何以只用益火之源耶？岂以从前原属足三阴虚火不归源而然耶？愚以为当其患肩疽时，当用引火归源法，则能杜其咳嗽痰涌，面目赤色，小便淋沥之症矣。当其汗出不止，其脉已脱之时，原当用固气回阳法，则能杜其后之仍汗出亡阳之症矣。未知先生何意不出于此耶。

饮食劳倦亏损元气等症

进士王汝和，因劳役失于调养，忽然昏愦，此元气虚，火妄动，挟痰而作，急令灌童便，神思渐爽，更用参、芪各五钱，芎、归各三钱，玄参、柴胡、山栀、炙草各一钱，服之稍定。察其形倦甚，又以十全大补汤加五味、麦冬治之而安。凡人元气素弱，或因起居失宜或缘饮食劳倦，或因用心太过，致遗精、白浊、自汗、盗汗；或内热、晡热、潮热、发热；或口干作渴，喉痛舌裂；或胸乳膨胀，胁肋作痛；或头颈时痛，眩晕目花；或心神不宁，寤而不寐；或小便赤涩，茎中作痛；或便溺余滴，脐腹阴冷；或形体不充，肢体畏寒；或鼻气急促；或更有一切热症，皆是无根虚火，但服前汤，固其根本，诸症自息，若攻其风热则误矣。

疏曰：此因劳役失于调养，则脾胃之

气血皆虚。因而木邪挟火乘之。火性上冒，势必挟痰。虚则无主，故一时昏愦，急令灌童便者，先清昏愦之火也。俟火稍下，即用参、芪以补气，气以肺为主，故用黄芪而不用白术，芎、归以补血，血以肝为主，故用芎、归而不用地黄、白术。地黄之性闭滞，非气血错乱之时，所宜用也。气血既补，而肝木之邪火上冒，正炽于肺金，不得不清，故柴、栀入肝清火，玄参、甘草入肺清火，及火既清，而形倦甚，则惟元气气血两虚而已，故复用十全大补以温气血。气血非温不能鼓舞充升，此方之肉桂与前方之柴、栀、玄参不得不相反也。然虑余火未尽敛，而肺金无护，故加麦冬、五味，此为治气血两虚而邪火上冒之程法也。今之忽然昏愦，大都皆属虚而火冒。世俗每称中风中痰而用开关下痰之品误矣。至于凡后诸症，皆因元气虚而致者，方可但服前汤。不然用于他病者正多也，当细详察之。

光禄高署丞，脾胃素虚，因饮食劳倦，腹痛胸痞，误用大黄等药下之，谵语烦躁，头痛喘汗、吐泻频频，时或昏愦，脉大而无伦次，用六君子加炮姜四剂而安，但倦怠少食口干发热，六脉浮数，欲用泻火之药。余曰：不时发热是无火也，脉浮数，数是血虚也，此因胃虚，五脏亏损，虚症发，见服补胃剂，诸症悉退。

疏曰：此案与前案同是饮食劳倦，同是昏愦。然前以童便之凉及元参、山栀、柴胡之清而得愈。此以炮姜之温而得痊。则前以气血两补治之得愈，此以独补其气得痊，何也？前不言大便泻利，而此有吐泻频频，则前之昏愦为虚而有火，此之昏愦为虚而无火，且脾胃之气因吐泻而独且脱矣。何敢复用凉药？并不敢同用血药也。独是此谵语、烦躁、喘汗、昏愦、脉大无伦次之症，而敢用炮姜、半夏燥热之品，此有定见在敢用大黄等药下后，所致之故，不特吐泻频频已也。至于不时发热为无火，当分气虚血虚，阴虚阳虚之别。气虚者，当用六君加炮姜，虚在胃也。血虚者，当用四物加姜、桂，如产后之生化汤，虚在肝也。阴虚者当用七味汤，阳虚者，当用八味汤。

大尹徐克明，因饮食失宜，日晡发热，口干体倦，小便赤涩，两腿酸痛，头眩目赤，耳鸣唇燥，寒热痰涌，大便热痛，小便赤涩。又用四物、芩、连、枳实之类，胸膈痞满，饮食少思，汗出如水，再用二陈、芩、连、黄柏、知母、麦冬、五味，言语谵妄，两手举拂，屡治反甚，复求余治。用参、芪各五钱，归、术各三钱，远志、茯神、酸枣仁、炙草各一钱，服之熟睡良久，四剂稍安。又用八珍汤调补而愈。夫阴虚乃脾虚也，脾为至阴，因脾虚而致前症，盖脾禀于胃，故用甘温之剂以生发胃中元气，而除大热。胡为反用苦寒，复伤脾血耶？若前症果属肾经阴虚，亦因肾经阳虚不能生阴耳。经云：无阳则阴无以生，无阴则阳无以化。又云：虚则补其母，当用补中益气、六味地黄以补其母；又不宜用苦寒之药，世以脾虚误为肾虚，辄用黄柏、知母之类，反伤胃中生气，害人多矣。大凡足三阴虚，多因饮食劳役，以致肾不能生肝，肝不能生火，而害脾土不能滋化，但补脾土，则金旺水生，木得平而自相生矣。

疏曰：此案骤遇之未始，非血虚火盛，湿热下流之症，而宜乎四物知、柏为治法之正。而先生即主补中益气者，岂以饮食失宜而晡热体倦互见耶？抑别有色脉可见耶。至于屡服养血清火之剂，而病益增，欲清而反热，欲宽而反塞，而后见先生之见明矣！及至变现诸症，不特脾气虚，而脾阴亦虚，脾阴虚者，不可升提，故从归脾汤而培补其气之品稍安。之后复气血两补，总之皆归重于脾，而不以阴虚责之肝肾者，此先生千古独见也。夫阴虚为脾虚，而脾复禀于胃，故当用甘温之剂。此是创论，裨益无穷。要知阴虚不必皆属色劳伤肾，其实因饮食劳倦所致者多，饮食劳役实伤脾胃。而脾胃为后天生化之源，人所藉以生者，盖惟饮食日进，生此气血。一日不食则饥，三日不食则馁，七日不食则死。非细故也。今之患阴虚者，每多食少倦怠，而医者用药不特寒凉，有损胃气。即四物、六味亦泥滞，有碍于中宫，则食少而体更倦矣。食且不进，安望其病之愈乎？此归脾汤补脾之法为治阴虚症之第一义也。脾称太阴，又名至阴，岂非阴虚者之所当重哉？若果属肾经阴虚，六味丸原不可废然。且曰亦因肾经阳虚，不能生阴，当与补中益气汤同进，是固阳生阴化之妙旨也。

一男子每遇劳役，食少，胸痞发热，头痛吐痰作渴，脉浮大。余曰：此脾胃血虚病也。脾属土为至阴而生血，故曰阴虚。彼不信，服二陈、黄连、枳实、厚朴之类，诸症益甚，又服四物、黄柏、知母、麦冬，更腹痛作呕，脉洪数而无伦。余先用六君加炮姜，痛呕渐愈，又用补中益气全痊。

疏曰：此案以脾胃血虚而论，亦当用归脾治之。然因用寒凉损胃，而致腹痛作呕，脉虽洪数无伦，实为寒凉所鼓激，与前高光禄误服大黄以致吐泻频频，脉大无伦，同是寒凉损胃，寒凉鼓激，故同用六君加炮姜治之也。盖斯时以救胃为主，胃为生气之源，为寒凉所困，非半夏不能醒之；为寒凉所凝，非炮姜不能温之；此原救急之方，非常服之药也。故即继以补中益气以升补脾胃之元气，而血自生矣。常见元气虚极而脉反见洪数，一投补剂，其脉顿敛如丝，此火与元气不两立之脉，投补之后，而脉敛如丝者，正元气已复之验，非脱脉也。盖未有投补而脉反脱之理。若误投攻伐而变为如丝者，是脱脉也。更有气虚之症，脉见洪数，投以补剂而洪数更甚者，此为旺火食气，是元气本虚而邪火正盛之时，故可权以滋阴之品，清补之。故《秘法》云：极大之脉，医能使之小；极小之脉，医能使之大。此为退病征验也。

秀才刘贯卿，劳役失宜，饮食失节，肢体倦怠，发热作渴，头痛恶寒，误用人参败毒散，痰喘昏愦，扬手掷足，胸间发斑如蚊所呐。余用补中益气加姜、桂、麦冬、五味而愈。

疏曰：此案因误服发散之药。以致痰喘昏愦，扬手掷足，其精神气血涣散无余，斯时宜大补气血加以收敛精神为是，奈何用升、柴升散之剂？大都斯症初起，发热头痛恶寒，原有外感，但内伤重而外感轻耳，及至服败毒散之后，不言汗出亡阳，则其外感之微邪尚未清也，所以不忌升、柴而复用姜、桂以温之，麦冬、五味以敛之，虽升散亦不害矣，独见痰喘昏愦时，其虚气虚火已冒昧于上，复加姜、桂之热于升补之中，未免难用，虽然胸前发斑如蚊所呐，已验其胃气之寒，不得不用。且加麦冬、五味以清敛之，兼收其涣散，此驾御之法也。据痰喘昏愦，理宜八味，然扬手掷足，则神气已散，非参、芪不可，若复进八味，则元气更陷脱矣。

黄武选饮食劳倦，发热恶寒，或用解表之药益甚。再剂昏愦，胸发黑斑，脉洪数而无力，余欲用补中益气之剂，不从而殁。

疏曰：此案与前案相同，但斑色则彼红此黑耳，若以黑斑为积热，则红斑未可言寒，盖红则热之极致耳。若以红斑为虚寒，则黑斑未可言热。盖黑则寒之剧甚耳。况脉之洪数无力，可知其内之虚寒而无积热矣，欲治之法，即前方加附子何如？

一儒者，素勤苦，因饮食失节，大便下血或赤或黯。半载之后，非便血则盗汗，非恶寒则发热，血汗二药用之无效，六脉浮大，心脾则涩，此思伤心脾不能摄血归源。然血即汗，汗即血，其色赤黯，便血盗汗皆火之升降微甚耳。恶寒发热，血气俱虚也，乃午前用补中益气以补脾肺之源，举下陷之气；午后用归脾加麦冬、五味以补心脾之血，收耗散之液，不两月而诸症悉愈。

疏曰：此案既曰儒者，且曰素勤苦，又曰因饮食失节，则其心脾之虚可知，心主血，脾统血，虚则血不能固，因而大便下血，此宜直补心脾兼提下陷无疑也。而况脉之心脾则涩者乎？其中变现诸症，皆属于虚。故凡病症之变现进出者皆虚，无主持之故，一从于补而已，无论其似寒似热似实似虚也。

癸卯春人日，余在下堡顾氏会间有儒者许梅村云，令祖马生者，发热烦渴，时或头痛，服发散药反加喘急，腹痛，其汗如水，昼夜谵语。余意此劳伤元气，误汗所致，其腹必喜手按。许往询之果然。遂即与十全大补加附子一钱服之，熟睡唤而不醒，举家惊惶，及觉诸症顿退，再剂而痊。凡人饮食劳役，起居失宜，见一切火症，悉属内真寒而外假热。故肚腹喜暖，口畏冷物，此乃形气病气俱属不足，法当纯补元气为善。

疏曰：此案与前刘秀才黄武选同病发热之症，误服发散之药，而前用补中益气，此用十全大补何也？盖前案无汗，此案有汗故也。又与前余大尹同。其汗出如水，言语谵妄之症，而前归脾去木香、龙眼，此用十全大补加附子者何也？盖前是内虚而热，此是内虚而寒故也。何以知之？前则曰小便赤涩，大便热痛，目赤唇燥，此曰腹痛喜手按知之。或曰先生明言，凡人饮食劳役，起居失宜，见一切火症，悉属内真寒而外假热。则前症之诸热似亦内真寒也，何忌乎附子耶？曰：子独不见下文即接云，肚腹喜暖，口畏冷物二句，要知外现诸热症而必内现喜暖畏冷症。然后断其内真寒也。不然虚则同为虚矣，而内之寒热不可不辨。特寒者，固当温热；而热者，亦不可用寒也。客云此案之发热头痛，烦渴喘急，腹痛谵语等，似乎伤寒门汗下之症，何以用大补而独效乎？曰：以发热头痛为汗症，而既汗出如水，抑可汗乎？以腹痛谵语为下症，而既然喜按畏冷，抑可下乎？虽变现是实，悉属于虚，非先生之明眼，孰能辨虚实于似是之微乎？

一儒者，日晡两目紧涩，不能瞻视，此元气下陷，用补中益气汤倍加参、芪数剂全愈。

疏曰：日晡紧涩不能瞻视，未尝非肾水虚症，当用明目地黄丸，而况在日晡阴分乎？先生独断以元气下陷，而用补中益气倍加参、芪者，岂以九窍不利为肠胃所生之病。而日晡为元气下陷于阴分之故而然乎？抑别有脉色可据而然乎？其必有左手空洪或虚弱之脉，面色皎白或萎黄之色，以及食少体倦之症故耳。不然是其饮食劳倦与素勤苦，脾肾素虚者也。

一男子，患症同前，服黄柏、知母之类，目疾益甚，更加便血，此脾气虚不能统血，肝气虚不能藏血，用补中益气、六味地黄以补脾肝，生肾水，诸症渐愈。

疏曰：患症同前，属于阴虚则有之矣。非肾经实火也。而何以服知、柏乎？寒凉进治时，目疾益甚，更加便血者，以伤肝脾之气，气虚而血流于下，故用补中益气升补其元气，而血自止，更用六味丸滋补其元阴，而血自生。元气升，而元阴旺，则目疾自愈。又何论于眼科诸法乎？

一男子，饮食劳倦而发寒热，右手麻木，或误以为疔毒，敷服皆寒凉败毒，肿胀重坠，面色萎黄，肢体倦怠，六脉浮大，按之如无，此脾胃之虚气也。询之果是销银匠。因热手入水，霉银寒凝隧道，前药益伤元气故耳。遂用补中益气及温和之药煎服，汤渍手而愈。

疏曰：饮食劳倦而发寒热，是不宜寒凉。右手麻木而无肿痛处，是不宜败毒，此或者亦何所见，而以之敷服乎？至于六脉浮大，按之如无，左右手皆然矣。右手得此脉，脾胃之气虚固然，而左手得此脉，则肝肾之阴亦虚然。当气血两补，先生独补脾胃之气，岂以现症皆在脾胃，而无肝肾故耶？

一儒者，修左足，伤其大指甲少许，不见血，不作痛，形体如故。后因饮食劳倦，足重坠微肿痛，或昼睡或夜寐，其足如故，误服败毒之剂，寒热肿痛。盖脾起于足大指，此是脾气虚弱下陷，用十全大补汤而愈。

疏曰：此症论脾气下陷，允宜用补中益气以升提之。今用十全大补者，一则因败毒之剂，气血两伤，必有寒凉之品，故以十全两补之。而肉桂可敌寒凉，一则虽有足重坠微肿之症，究竟昼眠夜寐，其足如故，即误服败毒之后，亦惟见寒热痛而已。别无他种下陷之症，则下陷之势，原不甚剧，故只温补其气血，不必升提也。况足属至阴之分，自宜与阴药并用，而肉桂、川芎仍能领气血升腾，涌而上周遍身耳。

余素性爱坐观书，久则倦怠，必服补中益气加麦冬、五味，酒炒黑黄柏少许，方觉精神清妥。否则夜间少寐，足内酸热，若再良久不寐，腿内亦然，且兼腿内筋似有抽缩意，致两腿左右频移，辗转不安，必至倦极方寐。此劳伤元气，阴火乘虚下注。丁酉五十一岁，齿缝中有如物塞，作胀不安，甚则口苦如有疮。然日晡益甚，若睡良久，或服前药始安。至辛丑时五十有五，昼间齿缝中作胀，服补中益气一剂，夜间得寐。至壬寅，有内艰之变，日间虽服，午后仍胀，观此可知血气日衰，治法不同。

疏曰：此案似属脾肾两虚症，理应补中与六味，朝晚各进。先生独用补中不用六味，则阳旺而阴日亏，故后有齿缝作胀，口舌如疮症。此皆肾水虚而阴火上炎之象，况午前稍健，午后仍胀者，非属于阴分乎？先生已精此理，故曰血气日衰，治法不同。云非与六味同进之法，无化法也。

脾胃亏损心腹作痛等症

唐仪部，胸内作痛，月余腹亦痛，左关弦长，右关弦紧。此脾虚肝邪所乘，以补中益气加半夏、木香二剂而愈。又用六君子汤二剂而安。此面色黄中见青。

疏曰：此案以色脉论，其为木邪乘土之虚症无疑。胸为肝之部分，腹为脾之部分，初痛自在肝经，月余之后，则延及于脾矣。左关则为肝，脉右关则为脾脉，弦见左关是肝经自病，右关亦见弦，则乘克于脾矣。肝既乘脾，则土中有木，补中益气，不特能升补土中之元气，抑且能提散土中之木气。否则终无散日而痛，何能愈？既提散之后，土尚未全，则当独补其土，故先之以补中，继之以六君也。半夏、木香之加，所以醒其脾而运其气耳。但此症当察其有热无热，若无热而便溏者，以补中为主；有热而便秘者，以逍遥为主。此案必是无热便溏者，故可加以半夏、木香也。且胸腹作痛诸症，每多木气胀满，宜用酸收养阴之剂，大忌香燥耗气之品，反增痛胀也。

仪部李北川，常患腹痛，每治以补中益气加山栀即愈。一日因怒，肚腹作痛，胸胁作胀，呕吐不食，肝脉弦紧，此脾气虚弱，肝火所乘。仍用前汤吞左金丸，一服而愈。此面色黄中见青兼赤。

疏曰：此案多见肝经症，而弦紧二脉又只在肝部，况面色虽黄中见青而兼赤者，岂非病重于肝，而轻于脾者乎？是当用加味逍遥散或茱、连治之，何以亦用补中益气乎？凡肚腹诸痛，皆属土木胜负所致，然须分在肝在脾及虚实寒热之不同。如只在肝者，独治其肝，从血分用药；及于脾者，兼治其脾；只在脾者，独治其脾，从气分用药。及于肝，兼治其肝。又中虚者补之，实者疏之，寒者温之，热者清之。总皆以肝脾之轻重为则也。而此案以肝重脾轻之症，治法独重于脾者，何也？盖治病当顾其常，所以北川常患腹痛，每治以补中益气加山栀即愈。是以知脾气虚弱，肝火所乘者，是其常也。一日因怒之后，则肝火烈炽，而脾气更虚弱矣，故仍用前汤，不过加左金丸，以重清肝火而已。用前汤者，顾其常加左金丸者，治其剧也。

太守朱阳山，因怒腹痛作泻，或两胁作胀，或胸乳作痛，或寒热往来，或小便不利，饮食不入，呕吐痰涎，神思不清。此肝木乘脾土，用小柴胡加山栀、炮姜、茯苓、陈皮、制黄连一剂即愈。

疏曰：此案为肝木乘脾土是矣。但观其现症，与前李北川更多脾气虚弱之症。如腹痛而更多作泻呕吐，而更多痰涎兼之神思不清者，岂非脾气虚弱之明验乎？何以不用补中益气为主，而用小柴胡加清火消痰，以疏肝气为主乎？无他，病起于暴，而无黄中见青之色也。是肝火独盛之症，故不必补中益气而单用小柴胡也。故治病当顾其常，而更当察其神色为主也。

阳山之内，素善怒，胸膈不利，吐痰甚多，吞酸嗳腐，饮食少思，手足发热，十余年矣。所服非芩、连、枳实，必槟、苏、厚朴。左关弦洪，右关弦数，此属肝火血燥，木乘土位，朝用六味地黄丸以滋养肝木，夕用六君加当归、芍药以调补脾土，不月而愈。癸卯年夏，患背疽症，属虚寒，用大温补之药而愈。乙巳年夏，因大怒吞酸嗳腐，胸腹胀满，余以他往，旬日或用二陈、石膏治，吐涎如涌，外热如灼，将用滚痰丸下之。余到诊之，脉洪大，按之如无。余曰：此脾胃亏损而发热，脾弱而涎泛出也，余用六君加姜、桂一钟，即睡。觉而诸症如失，又数剂而康。

疏曰：此十余年之症，皆属脾肝火郁，法当用加味逍遥，甚则用加味归脾之类治之奈何？所服皆寒凉之品，使脾气日削，肝火日少，究竟火不能清，而木土受困，非肝同补何能得愈？然何以不用逍遥、归脾之升发运行，而用六味、六君何也？盖逍遥为肝经郁火之方，归脾为脾经郁结之剂。而兹左关弦洪，非郁火也，阴虚也；右关弦数，非郁结也，脾虚也，故用六味以补阴虚，六君以补脾虚，然二方常用之，每朝用六君，夕用六味。而今则反，是盖右关见数，则肝火已乘于脾，惟恐因六君，而脾经之火更炽，故用六味于朝，从气分滋补其脾阴，使肝火所燥之血自润。右关见弦，则脾土已受木克，惟恐用六味而脾经之气下陷，故用六君于夕。从阴分托住其脾气，使肝木所乘之土自全。然脾血已燥，不能当半夏、陈皮，故特加归、芍以濡之。而所以必用半夏、陈皮者，以多服芩、连之寒凝，而脾气已困，故以二陈醒豁之，况胸膈不利，吐痰甚多者之所宜也。后因大怒吞酸，嗳腐等症，即前症也。奈何以二陈、石膏治之，致吐痰灼热虚寒，可知六君、姜、桂是所必用。常见先生治此症此脉，要作雷龙暴发，水泛为痰，以六味为主。今则不然，盖病起于大怒，脾胃已亏损，误用二陈、石膏，脾胃更亏损矣。故从脾胃治，不从肝肾医也。

儒者沈尼文，内停饮食，外感风寒，头痛发热，恶心腹痛，就治敝寓。余用人参养胃加芎、芷、曲、柏、香附、桔梗，一剂而愈。次日抵家，前病仍作、腹痛、请治。以手重按痛即止，此客寒乘虚而作也。乃以香砂六君加香附、炮姜服之，睡觉痛减六七，去二香再服，饮食稍进，又加黄芪、当归，少佐升麻而愈。

疏曰：此案虽云内停饮食，外感风寒，而用人参养胃加味而愈者，其必外感轻而内停重也。其必人情怯弱，而脾胃虚也。其必六脉虚弱而不任消导也。是以抵家仍作腹痛喜按，岂非虚亏？未复重犯寒邪乎？六君是矣。而必用香砂、香附、炮姜者，亦以前饮食之内停，尚有余滞耳。

一妇人怀抱郁结，不时心腹作痛，年余不愈，诸药不应，余用归脾加炒山栀而愈。

疏曰：怀抱郁结而胸腹作痛，先生原主归脾，即所谓心脾疼痛治法也。况年余不愈，而诸药不应者，其服香燥理气之药多矣。脾肝亏损不言，可知此归脾所必用也。然痛久必有伏火，故加炒山栀以清之。其加归脾者，以柴胡、山栀同用。是清散肝经之火。郁结于心脾者，此柴胡一升，山栀一降，而肝火之郁结，斯清散矣。兹案独用山栀者，岂以独在脾经而非肝经所来故耶。然余谓即用柴胡亦未始不可，盖诸痛皆属于肝，而怀抱郁结者，其肝气必与之同郁也。

府庠徐道夫母，胃脘当心痛剧，右寸关俱无，左虽有，微而似绝。手足厥冷，病势危笃。察其色，眼胞上下青黯，此脾虚肝木所胜，用参、术、茯苓、陈皮、甘草补其中气，用木香和胃气以行肝气，用吴茱萸散脾胃之寒，止心腹之痛。急与一剂，俟滚先服，煎热再进。诸病悉愈。向使泥其痛无补法，而用攻伐之药，祸不旋踵。

疏曰：病势剧时，其虚寒实热，实难卒辨，即脉亦不足为凭，厥亦不足为据，独是面色无逃其情，今眼胞上下青黯者，眼胞属脾，青黯属寒，而青又是肝经之色，故知其脾气虚寒，而肝木所胜也甚矣。色之不可不辨也。其加吴茱萸者，虽属散寒止痛之品，亦因吴茱萸能入厥阴肝经故也。痛虽在于胃脘当心，而青黯则厥阴虚寒之色，故不用姜、桂、附，而独用茱萸也。痛症之虚实寒热，辨之之法，先以手按。有形者，是实；无形者，是虚；以汤探之，喜热者，是寒；喜冷者，是热；便溏者，是虚；燥结者，是实；倦卧者，是寒；扬手者，是热；胀闷恶食者，是实；得食稍安者，是虚。以此细察，庶可悉知也。

一妇人心疼腹痛，诸药不应，余用黑山栀、桔梗治之而愈。

疏曰：此案必属郁火痛，故以黑山栀导其火，屈曲下行，而以桔梗载之，在心包络之分也。此丹溪之法也，孰谓立斋不遵丹溪，而专用温补耶！亦遇理势之宜不宜耳。

脾胃虚寒阳气脱陷等症

谭侍御，非头痛即吐清水，不拘冬夏，吃姜便止，已三年矣。余作中气虚寒，用六君加当归、黄芪、木香、炮姜而瘥。

疏曰：头痛原属气虚症，此案头痛即吐清水者，属胃气虚寒固矣。不必因吃姜便止，而后知也。独怪胃气虚寒之症，而以三年之久耶。是其中必有痰饮之故，故特主六君子汤以补胃气祛痰饮。加木香、炮姜，是因胃寒而设，固无疑矣。其当归、黄芪，非有痰饮者所宜，何以加乎？岂亦病久而血亦虚乎？故用此补血耶。以虚火销烁，其中而更燥乎？故用此以润燥耶。以居高之气难至，故用归、芪充升其气耶。详而观之，此即补中益气去升麻、柴胡，加木香、炮姜、半夏也。夫头痛者，当用补中益气以升提之，因吐清水，升提非其所宜，去升、柴而加木香、炮姜以运行之，所以代升提也。而与寒更为切，当加半夏、茯苓，则因于吐清水耳。

一儒者，四时极喜热饮食，或吞酸嗳腐，或大便不实，足指缝湿痒，此脾气虚寒下陷。用六君加姜桂治之而愈。此理稍为失宜，诸疾仍作，用前药更加附子钱许，数剂不再发。

疏曰：此案未始非脾经湿热郁结而下流者，何以见其必属虚寒而陷乎？特以四时极喜热饮食为据耳。然有谨于调护者，多喜热饮食；精神怯弱者，多喜热饮食；即脾经有湿热郁结者，亦多喜热饮食，未足以为据也。其或有色脉为可据乎？我观先生字法，有可推详者，曰极喜热饮食，曰四时极喜热饮食，要知非热不食，不可稍有不热之意也，此脾气之虚寒无疑也。故有吞酸嗳腐，不责之湿热郁结，而责之脾气虚寒；大便不实，足指湿痒，不责之湿热下流，而责之脾气下陷，此六君、姜、桂之所必需也。然何不以补中益气治之？曰：大便不实，归、芪在所当禁耳。

一男子，形体倦怠，饮食适可，足指缝湿痒，行坐久则重坠，此脾胃气虚而下陷，用补中益气加茯苓、半夏而愈。

疏曰：此案与前案同患足指缝湿痒之症，同有元气下陷之势，而用药一主于温补而不升，一主于升补而不温者何也？曰：前案以四时极喜热饮食而知其虚寒，此案无也，故不必温。此案以形体倦怠，行坐久则重坠而知其下陷。前案无有也，故不必升。前案以大便不实为肠胃滑润，故不用归、芪，此以足指湿痒，为同有湿气，故亦加茯苓、半夏。要知气虚虽同，而寒则异。下陷虽同，而症则异；故用药亦当异也。故此案之用补中益气与前案之用六君不同也。

一男子，食少胸满，手足逆冷，饮食畏寒，发热吐痰，时欲作呕，自用清气化痰及二陈、枳实之类，胸腹膨胀，呕吐痰食，小便淋沥；又用四物、芩、连、柏、知母、车前，小便不利，诸病益甚。余曰：此脾胃虚寒，无火之症，故食入不消，而反出。遂用八味丸补火以生土，用补中益气加姜、桂，培养中宫，生发阳气寻愈。

疏曰：此案初症即属脾胃虚寒，即当以补中益气加干姜以治之。或曰此初症似肝脾郁火，当用加味逍遥为是。余曰不然，诸症皆相似而作呕有辨。若郁火作呕，必多作酸苦，今不曰酸苦，则属脾胃虚寒也明矣。盖手足厥冷，饮食畏寒之症，非寒则热，非热即寒。寒者真病所现，热者反见之化，今既不是反见之化，即是真病所现耳。至于服伐脾之药而诸症变剧，理所宜然，以及小便淋沥何也？盖中气不足，小便因而失常，是二陈、枳实之伐其脾故也。又服寒肾之药，而诸症益甚，势所必然。以使小便不利何也？盖膀胱者，州都之官，气化则能出焉，是四物、芩、连、知、柏、之寒其肾故也。是当曰此脾肾虚寒无火之症，何以云脾胃耶？盖以食入不消，而反出，为脾胃虚寒无火也，明矣。然虽以食入不消而反出，为脾胃虚寒无火之验，而用药则先八味，以补肾火，岂非温肾以及于膀胱，以气化其小便而能使之出者乎？盖此症以小便不利为急，故先八味以气化为主，若第云补火以生土，曷不先用补中益气加姜、桂以培养中宫之本脏不及，然后补本脏之母乎？此温补脾胃虚寒之法也。今先八味而后补中者，允属脾肾虚寒症。而先生只云脾胃者，盖初症只是脾胃虚寒，因误投寒肾之药而复现肾经无火之症。故曰脾胃虚寒无火，无火重矣，故先八味。

一男子，每劳肢体时痛，或用清痰理气之药；不劳常痛，加以导湿，臂痛漫肿，形体倦怠，内热盗汗，脉浮大，按之微细，此阳气虚寒。用补中益气加附子一钱，人参五钱，肿痛悉愈。又以十全大补百余剂而康。彼计服过人参十三斤，姜、附各斤余。

疏曰：凡肢体疼痛，属于血少者多，治法每以养血行气为主，因肝肾阴亏所致，亦不过治以补肾疏肝之法，殊不知皆气滞血凝之故。是以每用血药无效，惟温补其气，充升于肢节之间，则滞者行，凝者散，而疼痛自愈矣。然亦有滋阴养血之药而得效者，因肾主骨，肝主筋，肝肾阴血亏损，不能荣养筋骨以致疼痛，则当补肾养血为主，又非温补元气所得愈也。然必有火症可验。如此案，内热盗汗，似属火症，当用滋阴养血者矣。何以独称阳气虚寒。而只用温补元气之方耶？然曰脉浮大，按之微细者，则为阳气虚寒也。无疑若阴虚血热，其脉当洪数而弦动矣，此案毕竟气血两虚，故即继以十全大补两补之。盖形体倦怠，气虚也；内热盗汗，血虚也，而痛又不分左右，从此可见矣，至于服过人参十三斤，姜、附各斤余者，此千百中仅有一二人也。

沈大雅母，患脾虚中满，痰嗽发热，又因湿面冷茶，吞酸呕吐绝食。误服芩、连、青皮等药，益加寒热口干，流涎不收，且作渴。闻食则呕数日矣。迎先生视之曰：脾主涎，此脾虚不能约制，故涎自出也。欲用人参安胃散，惑于众论，以为胃经实火宿食治之，病日增剧。忽思冬瓜，食如指甲一块，顿发呕吐酸水不止。仍服前药愈剧，复邀先生视之。则神脱脉绝濒死矣。惟目睛尚动，先生曰：寒淫于内，治以辛热，然药不能下矣。急用盐、艾、附子炒热，熨脐腹以散寒回阳，又以口气补接母口之气，又以附子作饼，热贴脐间。时许，神气稍苏，以参、术、附子为末，仍以是药加陈皮煎膏为丸如粟米大，入五七粒于口，随津液咽下即不呕出。二日后加至十余粒，诸病少退，其涎不止，五日后，渐服煎剂一二匙，胃气稍复，乃思粥饮，后投以参、术等药温补脾胃五十余剂而愈。大雅敢述病状之奇，用药之神，求附卷末，一以见感恩之意，一以示后之患者，当取法于此。云尔晚生沈大雅顿首拜书。

疏曰：大凡服对症之药而病益增者，即属虚症居多。如此案论之未始，非湿热饮食之故，而进以芩、连、青皮等物，益增诸病，其为脾胃虚寒可知，所当急与温补也。若但以流涎，属脾虚不能约制，而必用温补者，宁不知有脾热甚而流涎之说乎？惟因服芩、连、青皮等之后见之，故直断以虚寒也。至于神脱脉绝，惟目睛尚动之时，所以急救之法，与进药之法，实挽回之妙术，所当常切思维者也。然余谓凡虚寒将脱之症，其挽回也易，枯涸将脱之症，其挽回也难。如肾水枯涸，湿火燔灼之症。而至于神脱脉绝，目睛尚动时，用补水生津之品，则缓而无济，用回阳壮火之品，则更加焦烂矣。奈何？奈何？总之阳气可挽，阴精难复也。可不重惜乎日哉！

命门火衰不能生土等症

廷评张汝翰，胸膈作痞，饮食难化。服枳术丸，久而形体消瘦，发热口干，脉浮大而微，用补中益气加姜、桂诸症悉退。惟见脾胃虚寒，遂用八味丸补命门火，不月而饮食进，三月而形体充。此症若不用前丸，多变腹胀喘促，腿足浮肿，小便淋沥等症，急用济生加减肾气丸，亦有得生者。

疏曰：枳术丸饮食伤肠胃之药也。盖肠胃无羌，偶被饮食伤者设耳，若脾胃元气先虚，不能运化饮食，自当峻补元气，使饮食自然运化。何可更以枳实、白术之推墙倒壁者，复伤之耶！虽有二倍之术，诚不足以偿之也，久而形体消瘦，发热口干，我固知脾胃之气虚也。而况脉之浮大而微者乎？夫血虚者，多近于热；气虚者，多近于寒；故用补中加姜、桂以直入脾胃而补之也。温补脾胃而诸症悉退。宜乎不复见有脾胃虚寒之症矣。何以又云惟见脾胃虚寒耶？补中、姜、桂正温补脾胃虚寒之药，服之而脾胃之虚寒尚见。此非温补所得愈者矣。于是用隔二之法，温补脾胃之母，使母子相生，土从火化，则元元本本生化之机不息，故遂用八味丸以补命门火也。至于不用前丸之变症，是又火不能生土，土不能制水之症，济生加减肾气丸之所以有牛膝、车前以利水也。

一儒者，虽盛暑喜燃火，四肢常欲沸汤渍之，面赤吐痰，一似实火，吐甚宿食亦出，惟食椒、姜之物方快。余曰：食入反出乃脾胃虚寒，用八味丸及十全大补加炮姜渐愈，不月平复也。

疏曰：盛暑燃火，四肢渍沸，望而知其为脾胃虚寒，而况食椒、姜物方快乎。独面赤吐痰，吐甚宿食亦出之症，此亦有阳明火亢者，亦有肝脾火郁者，似难概以虚寒论，且前症亦有火极似水之假象，火郁喜辛之暂开者乎，虽然必有可据者也。盖阳明火亢者，所吐之物必臭秽，或声厉，或发渴，脉必洪长而数。肝脾火郁者，所吐之物，必酸苦，或胸闷，或吐后反快。脉必细数而涩。今此案大都所吐之物，不臭秽，不酸苦，其声低而不渴，其气怯而不快，其脉必浮大而微或迟细而虚，是可辨也。非独以食入反出，即断为脾胃虚寒耳。然即以脾胃虚寒论，似亦当先用补中益气加姜、桂，而后或继以八味丸。何以此案即用八味丸耶？盖虚寒之症，而至面赤吐痰者，似有火衰戴阳之意，似有龙雷上窜之意，此皆不当升提而当用导引者也。故虽曰：脾胃虚寒而即用八味，然脾胃之虚寒，未能同愈，又用十全大补加炮姜双补脾肾，非法之纯，而无弊者乎。

一妇人饮食无过碗许，非大便不实，必吞酸嗳腐。或用二陈、黄连，更加内热作呕。余谓东垣先生云：邪热不杀谷，此脾胃虚弱，末传寒中，以六君子加炮姜、木香数剂，胃气渐复，饮食渐进，又以补中益气加炮姜、木香、茯苓、半夏数剂全愈。后因怒，饮食顿少，元气顿怯，更加发热，诚似实火，脉洪大而虚，两尺如无，用补中益气，八味丸，两月余诸症悉愈。

疏曰：此案初症，原属肝木乘脾土之郁火症，斯时宜用茱、连、逍遥散为是，奈何用二陈、黄连之寒凉削伐，致使脾胃更虚，而有内热作呕之变？然内热作呕，亦未始非郁火之验，但从寒凉削伐中来，故直断以末传寒中，而非邪热不杀谷之症乎？先六君而后补中者，盖脾胃既以虚寒而作呕，则元气有断脱之意，未敢骤升，故先温中以生其根，又加姜、半为止寒呕要药，俟胃气复，寒呕止，然后又用补中益气加味，以温升其元气，而元气充足无下陷之虞。此进药次序之妙也。至于后因怒而饮食顿少，元气顿怯，更加发热者，在症固宜于补中，然以两尺如无之脉，此无根之脉也，最忌升提，正恐其有脱之患，何以仍用补中耶？我因知用补中汤以下八味丸耳。补中，所以治症；八味，所以治脉；合而进之，则元气顿怯者，不因八味之沉降而更怯；两尺如无者，不因补中之升提而更无。此进药兼全之妙也。不然，何可先升后降耶？脉洪大而两尺如无者，尚可兼用升提，若微细而两尺如无者，升提并不可兼用，况敢独用乎？

佐云向因失足，划然有声，坐立久则左足麻木，虽夏月，足寒如冰。嘉靖已亥夏月因醉，睡觉而饮水复睡，遂觉右腹痞结，以手摩之，腹间漉漉有声，摩热则气泄而止。每每加剧。饮食稍多，则作痛泻，求治于医，令服枳术丸，固守勿效。甲辰岁，求治于立斋先生，诊之喟然叹曰：此非脾胃病，乃命门火衰，不能生土，虚寒使之然也。若专主脾胃误矣！可服八味丸则愈，余敬服果验。盖八味丸有附子，医家罔敢轻用。夫附子斩关夺旗，回生起死，非良将莫能用，立斋先生今之武侯也。家贫不能报德，姑序此以记治验，杉墩介庵朱佐顿首拜书。

疏曰：左足麻木，夏月如冰，虽似命门火衰，然得之失足而起。而麻木又只在一足，未始非因失足而至，气滞血凝，故为之寒如冰也。若必系命门火衰，则当两足皆然，何独止于左足乎？至于饮水而右腹为之痞结，以及饮食稍多，则作痛泻等症，皆作脾胃气虚之故，即寒也。亦属脾胃虚寒也，何以见其必属命门火衰耶？要知麻木只在左足，而寒如冰，则两足所同，故曰左足麻木，又曰足寒如冰，不然当曰其寒如冰矣。若夫饮水而右腹痞结，余曾谓肝火从左命门，火从右，故左半身有火症者，责之肝火居多；右半身有火症者，责之命门火居多。则右半身有火虚寒症者，以例而推，未始非命门火衰之故。今饮水而右腹痞结，是水伤其火，火衰而水不能运也。况饮食即睡，睡则气归于肾，肾并水亦引归于肾，肾中之命门，火能不为水寒所伤，延及六年之久，而至于衰乎？合而观之，用八味丸无疑。若果系脾胃病，则当洞泻绝食，反不能历六年之久矣。

光录邝子泾，面白神劳，食少难化，所服皆二陈、山栀、枳实之类，形体日瘦，饮食日减。余谓此脾土虚寒之症，法当补土之母，彼不信乃径补土，以致不起。

疏曰：土虚者，补土；火虚者，补火；此一定之法。若土虚而必欲补火以生之，则补土之法，可以不设矣。要知土虚而脉见右关独虚弱，只补其土，而若兼见右尺无根者，自当补土之母，竟补其土无益也。然土母有二，心与命门也，盖胃土虚寒，当补心火以生之，归脾汤是也。脾土虚寒，当补命门以生之，八味是也。不能食者为胃寒，不能化者为脾气寒。故此案云食少难化，则脾胃皆虚寒，可用归脾汤与八味丸间服。然命门火衰，不能生脾土，致食少难化，或大便溏泄者，用八味、七味不效，盖熟地、山萸肉凝滞之品，与食少便泄，症多不合宜，所谓生柴湿炭，不能发火反使窒塞釜底，而釜中终不温热，水谷终不成熟，则火且不得燃，安望其有生土之功乎？故有十补丸、四神丸、二神丸、菟丝丸，近传进上萃仙丸等方皆无熟地。若用煎剂，如补骨脂、枸杞、沙苑、蒺藜、菟丝、山药、北五味、杜仲、续断等皆温补肾气之药，空松透发，如干柴燥炭，火必旺而土自生矣。且无碍于食少便泄也。

罗工部，仲夏腹恶寒而外恶热，鼻吸气而腹觉冷，体畏风而恶寒，脉大而虚微，每次进热粥瓯许，必兼食生姜瓯许，若粥离火食，腹内即冷。余曰：热之不热是无火也。当用八味丸壮火之源，以消阴翳，彼反服四物、玄参之类而殁。

疏曰：此案症属虚寒明甚。何反服四物、元参寒凉之剂耶？岂以仲夏而然乎？岂以外恶热而然乎？脉之大而然乎？独不顾寒症种种，不一而足。至于进粥不可离火，必兼食姜瓯许，非虚寒所彰著者乎？然此虚寒也，明理人论治必用参、术、姜、桂等温补脾胃之气而已，今用粥必兼食姜，每次必瓯许，以此大辛热之物，食之久且多，虚或未回，其寒必退而热必至，何至略无少减耶？要知姜能入脾胃，脾胃既能受热，而热不至，即温补之亦必无益，不得不转而问诸火源。夫火之源不至脾胃，而在于肾水之中，所谓先天命门真火是也，凡寒症而用诸热药而不热者，是无真火故耳。欲补其火，须向肾水中补之，此八味丸所以用六味补水之剂，加桂、附之品则后天之土宜从，先天之火而生矣。

工部陈禅亭，发热有痰，服二陈、黄连、枳壳之类，病益甚。甲辰季冬请治。其脉左尺微细，右关浮大，重按微弱。余曰：此命门火衰不能生土。而脾病当补火以生土或可愈也。不悟，仍服前药，脾土愈弱，至乙巳闰正月，病已革，复邀治，右寸脉平脱，此土不能生金，生气绝于内矣。辞不治。经云：虚则补其母，实则泻其子。凡病在子，当补其母，况病在母而属不足，反泻其子，不死何俟？

疏曰：今人论脉，以右尺属火，以左尺属水。故右尺微细为火虚，则左尺微细当属水虚矣。先生断其命门火衰者，何也？要知两尺同其水火，当以洪大微细分之，凡尺脉洪大者，不论左右，断以水虚；尺脉微细者，不论左右，皆断以火虚也；此秘传也。而先生于此案，已先传于不言之表，读先生医案，岂可草率耶？余尝论古有隔二、隔三之法，隔二之法可用，隔三之法不可用。盖隔二是补其所生，若隔三补其克也。此案前以火虚不能生土，当补火以生土可也，是为隔二之可用。后以因火虚不能生土，土复虚，不能生金，则补火之法何可用乎？是隔三不可用也。然病至于隔三矣，亦去生甚远。故见右寸脉平脱即辞不治，概可知也。无已则惟建中汤可用，然此汤亦是补土生金为隔二之法，非补火生土，土复生金，隔三之法也。

辛丑年余，在嘉兴屠渐山第有林二守。不时昏愦，请余治之。谵语不绝，脉洪大按之如无，此阳虚之症也，当用参附汤治之。有原医者，阳喜而迎曰：先得我心之同然，遂服之即静睡觉，而进食，午后再剂，神思如故，其脉顿敛。余返后又诈云：用附子多矣！吾以黄连解之阴，仍用参附汤。窃观仲景先生治伤寒云：桂枝下咽，阳盛乃毙，硝黄入胃，阴盛乃亡。不辨而自明矣，吾恐前言致误患者，故表出之。

疏云：不时昏愦，似阳明胃火；谵语

不绝，似阳明火亢；于此而欲断其为阳虚，诚难定见。不知果属阳明火者，必从发热头痛，伤寒症传经变来。今不言发热头痛，则其为虚也明矣。况脉洪大而按之如无者乎。然以此症论虚，则虚矣。虚中未免有火，非火何为昏愦乎？非火何为谵语乎？不知虚而有火者，脉必带数，今不言数则知其无火矣。再以此症论无火，则无火矣。似虚在于阴，不在于阳，阳虚何以昏愦乎？阳虚何以谵语乎？不知虚在阴分者，脉必强劲，今不言强劲则知其非阴虚矣。由是而知，不时昏愦者，气欲脱也；谵语不绝者，神已飞扬也；神与气属阳，故曰阳虚。人参以复后天之阳，附子追先天之阳，所以用参附汤而不用八味也。八味独补肾中先天之阳，虚在阴分者宜之，况先天之阳为真火而非元阳也。元阳者，鼓舞动荡，发育化生之本也。八味丸，体阴而性滞，何能追复此元阳于欲脱将毕之时，惟参附、芪附及加参之三生饮等方，庶可追复挽回其阳，皆此意也。

肾虚火不归经发热等症

大尹沈用之，不时发热，日饮冰水数碗，寒药二剂，热渴益甚，形体日瘦，尺脉洪大而数，时或无力。王太仆曰：热之不热，责其无火；寒之不寒，责其无水。又曰：倏热往来，是无火也，时作时止，是无水也。法当补肾，用加减八味丸，不月而愈。

疏曰：倏热往来，是无时而作也。时作时止，是有时而作也。此案不时发热，即倏热往来也，正是无火之症当用八味丸益火之源以消阴翳者也。而日饮冰水二碗，寒药二剂，热渴益甚，此即寒之不寒，责其无水之症，当用六味丸壮水之主以制阳光者也。是一人之身，既属无火，而又属无水矣。而熟知其不然也。试观先生用药。不曰补火，不曰补水，而曰补肾。不曰用八味丸，不曰用六味丸，而曰用加减八味丸。是非无火无水之症，而实肾虚，火不归经之症也。夫肾虚而火不归经者，以言乎无火，则火但不归经耳。未尝是绝然无火之寒症。以言乎无水，则水但不能制其上越之热，未尝是绝然无水之热症。故用加减八味丸以引火归源而已。盖龙雷之火飞越上升，时隐时现，故为之不时发热也，销烁肺胃，故为之日饮冰水也。尺脉洪大而数，火未尝无也，时或无力，火未尝有也，或有或无，正火之不归经。处而后知先生察脉审症处方之妙，不越乎古人之模范，亦有不囿乎古人之模范者也。

顾大有父，年七十有九，岁仲冬，将出少妾入房，致头痛发热，眩晕喘急，痰涎壅盛，小便频数，口干引饮，遍舌生刺，囊缩敛如荔枝，下唇黑裂，面目俱赤，烦躁不寐，或时喉间如灶火上冲，急饮凉茶少解，已频于死。脉洪大而无伦且有力，扪其身烙手。此肾经虚火游行于外。投以十全大补加萸肉、泽泻、丹皮、山药、麦冬、北五味，又附子一钟。熟寐良久，脉症各减三四，再与八味丸服之，诸症悉退，后畏冷物而痊。

疏曰：此案宛似伤寒传里实邪症。合其时考之，又伤寒也。以其脉考之，又伤寒也，而孰知其为肾经虚火游行于外之症乎？故凡病势忽然暴烈，脉气异于寻常，即当求本而治。若果系伤寒传里，当必从太阳、阳明、少阳、诸表症尽而后传变入来。今不言诸表症，而但云将出少妾入房所致。岂非病在肾经虚火游行乎？然以肾经虚火游行而论，当即以七味丸引火归源之法，治之何以先用十全大补加味耶？独不虑火未归源，而参、芪、术、甘补住上焦游行之火，致痰涎壅在于肺，以成窒逆之患，而愈增喘急乎？不知年登七十九岁，气已虚矣，入房即病，阳已脱矣。则阴阳气血无不虚脱，故用此汤齐补之俟。脉症稍减三四，使阴阳气血已定，后用八味丸以治其本源。其不用七味及加减八味者，以七十九之老人入房，即病暴脱，真火已衰，不特火不归经而已。

下堡顾仁成，年六十有一，痢后入房，精滑自遗，二日方止。又房劳感寒，怒气遂发寒热，右胁痛连心胸，腹痞自汗、盗汗如雨，四肢厥冷，睡中惊悸，或觉上升如浮，或觉下陷如坠。遂致废寝，或用补药二剂益甚，脉浮大洪数，按之微细，此属无火虚热，急与十全大补加山药、萸肉、丹皮、附子二剂，诸症顿愈而痊。此等元气百无一二。

疏曰：此症属虚，人皆知之。而何以用补药益甚？盖无火虚热，必需桂、附。徒用补药，适以助其虚热。故益甚也。此症与前案相同，用药亦不异，但无泽泻、麦冬、五味三品。因此无燥症现，故不需上三味。而曾有精滑，故去泽泻，或曰此症以感寒，寒热似有外感怒气，右胁痛连心胸，似有气阻腹痞，似有食滞。虽其从入房而来，医者必曰宜先疏之，散之，消之，而后补之。亦何处见其无火虚热耶？岂因四肢厥冷而云然耶？曰不然。从脉之浮大洪数，按之微细而云然也。夫水火之源，皆在于下，今按之微细，则水火衰矣。而洪数独在浮处，岂非虚热乎？病至于此，非一剂所能愈。今曰一剂，诸症愈而痊。故以此等元气百无一二，与前之顾大有案亦云然。

一儒者，口干发热，小便频浊，大便秘结，盗汗梦遗，遂致废寝。用当归六黄汤二剂盗汗顿止，用六味地黄丸，二便调和，用十全大补汤及前丸兼月余，诸症悉愈。

疏曰：此案纯是阴虚火燥症，当归六黄汤虽为盗汗而设，其于小便频浊，大便秘结，未始不可。此不过曰盗汗顿止而已，余症未止也。既以苦寒清火之后，而有所未愈，而后补阴之品，不可不进矣。六味丸虽为二便而设，其于口干发热，梦遗废寝，未始不可，此不过云二便调和而已。余症未和也。既以纯阴壮水之后，而有所未愈，而后气血两补之方，不可不进也。然气血两补，当用八珍，何以前用芩、连、黄柏，而后复用肉桂耶？盖芩、连、黄柏既可止盗汗，则可并止口干发热矣，今口干发热仍在者，是火不归经之故耳。此所以用十全，不用八珍也。至于兼服六味丸者，此症原属水虚而非火虚，故当此凉药虽未能全愈，然亦未尝不应，故复兼壮水之方，所以固其本也。

州同韩用之，年四十六岁。时仲夏，色欲过度，烦热作渴，饮水不绝，小便淋沥，大便秘结。唾痰如涌，面目俱赤，满舌生刺，两唇燥裂，遍身发热，或时如芒刺而无定处，两足心如烙，以冰折之作痛。脉洪大而无伦，此肾阴虚，阳无所附而发于外，非火也。盖大热而甚寒之，不寒是无水也。当峻补其阴，遂以加减八味丸料一斤，内肉桂一两，以水顿煎，六碗冰冷与饮，半饷已用大半，睡觉而食温粥一碗已，睡至晚，乃以前药温饮一碗，复睡至晓，食热粥二碗，诸症悉退。翌日畏寒，足冷至膝，诸症仍至，或以为伤寒。余曰：非也，大寒而甚，热之不热，是无火也，阳气亦虚矣，急以八味丸一剂，服之稍缓，四剂诸症复退，大便至十三日不通，以猪胆导之，诸症复作，急用十全大补汤数剂方应。

疏曰：此症大概亦当用十全大补汤，如前顾大有者之加法与之，何以只用加减八味丸料耶？岂以大便秘结之故，不敢用补气之品乎？然前曰肾经虚火游行于外，此曰肾阴虚阳无所附而发于外，其症不甚相远，而治法则前既用参、芪、术补气之药，复用附子补火之药，而此既不用参、芪、术，复减去附子，大相径庭，何也？曰前是火虚，此是水虚也。盖前云口干引饮，又曰急饮凉茶少解，是口虽干而所饮不多，且不曰饮水，而曰凉茶，岂非虚火之验乎？此云作渴饮水不绝，是渴也。甚于干也，饮水也甚于凉茶也。不绝也，甚于少解也，以此而论，岂非水虚之验乎？况大便秘结者，又属水虚也无疑。水虚而阳无所附，只宜引火归源而已，不必补火也。故用肉桂不用附子，只宜补肾壮水而已，不必补气也。故用加减八味而不用十全大补。故知辨症之法，只在毫厘之间也，而壮水引火之后，翌日复现无火症。一人一病，何顷刻变易若是乎？要知无水与无火，截然两途。而虚火游行与阳无所附，其理原同一致。如无水者，内外皆热症也，法当壮水；无火者，内外皆寒症也，法当益火。若虚火游行与阳无所附者，皆是肾经水火两虚，外热内寒症也。法当引火归源，非偏于补水，偏于补火者也。然外热内寒症，即内外皆寒症，故引火之后，外热虽除，内寒未后，所以诸症仍至，不得不用益火之剂。由是而知，引火之法，即益火之法，皆从八味加减而已。但有轻重之分，在用附子不用附子之间，初无异方也，至于大便十三日不通，可以通矣。今通之，只用外法，又在大补水火之后，似无他虑，其如一通之后，诸症复作，甚矣！大便之不可轻导也，大便通后而诸症复作者，是后天之气血益虚矣，故不得不复用两补气血之剂，由是而知，水与火恒相倚，先后天恒相关也。而审症用药，恒相顾也，此案凡三变然一则。曰诸症仍至，再则曰诸症复作，是病变而症不变也。用药之法，初则壮水，因大便秘结，再则益水火，因足冷过膝也。终则气血两补，因大便强通也，然则水火同补之意，始终不变也。

举人陈履贤，色欲过度，丁酉孟冬，发热无时，饮水不绝，遗精不止，小便淋沥，或用四物、芩、连之类，前症益甚。更加痰涎上涌，口舌生疮，服二陈、黄柏、知母之类，胸膈不利，饮食少思，更加枳壳、香附，肚腹作胀，大便不实，脉浮大，按之微细，余朝用四君为主，佐以熟地黄、当归；夕用加减八味丸，更加附子，唾津调搽涌泉穴，渐愈后，用十全大补汤。其大便不通，小腹作胀，此直肠干涩，令猪胆导通之。形体殊倦，痰热顿增，急用独参汤而安，再用前药而愈。但劳发热无时，其脉浮洪，余谓其当慎起居，否则难治。以余言为迂，至乙巳夏复作，乃服四物、黄柏、知母而殁。

疏曰：此案与上案二顾大局相仿，亦当用十全大补合八味丸。药则同所不同者，惟芪、附、芍、芎耳。余细察其症之异同处，二顾无胸膈不利、饮食少思及肚腹作胀、大便不实诸症。此当补脾气为主，而补阴滋肾之品，所在禁忌。故虽因色欲过度而来，不得不兼用补阴而以四君为主，归、地为佐，岂非重在补脾气乎？然毕竟发热无时，种种诸症，皆肾虚火不归经所致，故夕仍用加减八味也。但欲如二顾合用之法，则于脾气有窒塞滑润之患，不若即此合用之方而分进之，则既不碍于脾气，复不缺于补阴。然终不用芪、芎、芍及附子者，黄芪非胀满所宜，附子非水虚可用，川芎不利于上炎，白芍有碍于食少故也。盖色欲过度者，属水虚；而入房即病者，多属火虚；故前二顾，皆入房即病，是以即用附子，此案及韩用之，皆色欲过度，是以不用附子，从此可见也。更以附子唾津调搽涌泉穴者，亦引火归源之意也。可谓善于权行者矣。

吴江晚生沈察顿首云，昔仆年二十有六，所禀虚弱，兼之劳心，癸巳春，发热吐痰，甲午冬为甚。其热时起于小腹，吐痰而无定时，治者谓脾经湿痰郁火。用芩、连、枳实、二陈，或专主心火，用三黄丸之类。至乙未冬，其热多起足心，亦无定时，吐痰不绝，或遍身如芒刺，然治又以为阴火生痰，用四物、二陈、黄柏、知母之类，俱无验。丙申夏，痰热愈甚，盗汗作渴，果属痰耶？阴虚耶？乞高明裁示云云。余曰：此症乃肾经亏损，火不归经，当壮水之主以镇阳光，乃就诊于余。果尺脉洪大，余却虚浮。遂用补中益气及六味地黄丸而愈。后不守禁，其脉复作，余谓火令可忧，当慎调摄，会试且缓。但彼忽略，至戊戌夏。果殁于京。

疏曰：此案实系肾经亏损，火不归经之症。法当用引火归经，如加减八味为是。而先生既明言之矣，何复又言当壮水之主以镇阳光耶？盖此二句是指肾水独虚，相火偏旺，其火无升腾飞越之势第，其煎熬销烁于阴分者为然耳。若肾水既虚，而相火且升腾飞越。如此案之热时起于小腹无定时，其热多起于足心，亦无定时等症，是其症也。非肉桂引火归源不伏，何以独用六味地黄丸，只壮其水耶？且其火因下虚而既上炎矣！何可更用补中益气以升提耶？盖以服芩、连、枳实、及三黄、四物、二陈、知、柏之类，脾气已伤，故必用之耶？岂凭于脉，不顾其症，而遂用之耶？盖尺脉洪大，此固肾水虚而相火旺于本经之脉。是宜壮水之主以制阳光，只须六味丸治之也。余却虚浮则脾气亦虚浮矣。合之尺脉洪大，则虚而且下陷于肾中之脉，亦宜升提下陷，以补中益气治之也。脾气既已下陷，肾水虽虚，是宜先升后降，若先用六味，后用补中，则脾气更陷，升之更难。故先补中益气，后用六味地黄丸治之也。或凭脉法，固不可乱，而心固自当灵也。凡言有者，或一时同进，或早晚兼进，或既补中见功，而以六味收功也。

脾胃亏损吞酸嗳腐等症

赵吏部文卿，患吐不止，吐出皆酸味，气口脉大于人迎二三倍，速余投剂。余曰：此食郁上焦宜吐，不需用药。乃候其吐清水无酸，气寸脉渐减，尺脉渐复，翌早吐止，至午脉俱平复，勿药自安。后抚陕右过苏顾访倾，盖清谈厚过于昔，且念余在林下，频以言慰之。

疏曰：所吐酸味，气口脉大，自然食郁无疑。然必脉见沉滑有力者为然也。不然乌知其不犯脾胃虚症乎？至于不需用药者，亦必因其形气不惫耳。观翌日平复，勿药自安之句，岂非形气不惫者乎？或曰若然，何不止其吐而消其食也。曰：观尺脉渐复之句，则知前已尺部无脉矣。古云：上部有脉，下部无脉，其人当吐，不吐者死，即不吐亦当使之得吐，是因宜吐，故亦不可止吐也。或曰若然，何不涌其吐而出其食也？曰：观患吐不止之句，则知已自得吐矣。若不吐自当涌之使吐。今吐不止，故不可涌其吐也。既不可止，又不可涌，而消其食，出其食更无益于事。且形气不惫，所以不需用药之为得也。

一儒者，面色萎黄，胸膈不利，吞酸嗳腐，恪服理气化痰之药，大便不实，食少倦怠，此脾胃虚寒。用六君加炮姜、木香渐愈，更兼用四神丸而元气复。此症若中气虚弱者，用人参理中汤，或补中益气加木香、干姜；不应，送左金丸或越鞠丸。若中气虚寒，必加附子或附子理中汤，无有不应。

疏曰：面色萎黄，虚者有之，未必至于寒也。至于大便不实，食少体倦，而虚寒始确矣。然而虚热者亦若是。要当于脉气形色参之也。《内经》曰；诸呕叶酸皆属于火，况酸为木火之味，故余每于吐酸吞酸，食后口酸诸症，皆作肝脾郁火治之，而以加味逍遥散或合左金丸，以治肝经血虚火郁之酸，又以补中益气加丹皮、山栀或合左金丸以治脾经气虚火郁酸，若气血不虚，只是火郁而作酸症，但用越鞠丸或合左金丸治之。所谓脾胃虚寒而患此症者，十中之一也。故先生亦有补中益气加木香、炮姜，不应，送左金丸或越鞠丸之说。此是虚热之法，而非定主虚寒也。至于前云脾胃虚寒，用六君加炮姜木香后，云中气虚寒，用补中益气必加附子者，前因大便不实而言，后不过疏论而已。盖大便不实者，不利于黄芪、当归之滑润也。前云中气虚弱，用人参理中汤或补中益气汤加干姜、木香；后云中气虚寒，必加附子或附子理中汤者，前是不过虚弱而论，后则虚弱而兼寒也，盖虚弱者，原不必附子之大温大热也。又前云脾胃虚寒，用六君加炮姜、木香，后云中气虚弱，补中益气加木香、干姜者，要知炮姜能温脾胃之寒，干姜不过止呕行滞而已，其功用甚殊也。

一上舍饮食失宜，胸腹膨胀，嗳气吞酸，以自知医，用二陈、枳实、黄连、苍术、黄柏之类，前症益甚。更加足指肿痛，指缝出水。余用补中益气加茯苓、半夏治之而愈。若腿足浮肿，或焮肿寒热呕吐，亦用前药。

疏曰：前症初起未尝非脾胃湿热所致，用药亦不过如是。何至于益甚耶？要知其人必脾胃原素弱而更加以饮食失节者耳。自用二陈等类，复伤其脾胃之元气，以致足指肿痛，指缝出水，此脾气更虚而湿气随之下陷也。此补中益气所以升补元气，而茯苓、半夏所以燥渗其湿气而即愈也。足以见脾胃素弱之人，即在初起，即有邪气，亦不可纯用寒凉克伐之品也。

一儒者胡济之，场屋不利，胸膈膨闷，饮食无味，服枳术丸不时作呕，用二陈、黄连、枳实，痰涌气促，加紫苏、枳壳，喘嗽腹痛，悉属虚寒。用六君加姜、桂，二剂不应，更加附子一钱，二剂稍退，数剂十愈六七，乃以八味丸全愈。

疏曰：场屋不利而患之症，似属郁结伤脾之意，归脾汤是合症方也。舍而不用，徒用大伤脾气之品，是以叠用而叠受，所变皆脾胃虚症，虽无寒症可见，并无热症可凭。故从虚者，必温之法治之；至于温补脾胃之后，继以温补命门者，亦补母生子之常法耳。夫用姜、桂而曰不应，更加附子而已，不更方也。要知危症用药不应，即是应处，不可更方，加重其剂，增其力耳。若一更方，便惑矣。倘日反甚，则宜更之。然亦有病重药轻之假甚者，仍不可更，要认假甚之法，然症变而脉不变，脉变而重按不变也。如后大司马王浚川之案是也。

一上舍呕吐痰涎，发热作渴，胸膈痞满。或用清气化痰降火，前症益甚，痰涎自出。余曰呕吐痰涎，胃气虚寒，发热作渴，胃不生津，胸膈痞满，脾气虚弱，须用参、芪、归、术之类温补脾胃，生发阳气，诸病自退。彼不信，仍服前药，虚症悉至，复请治。余曰：饮食不入，呃逆不绝，泄泻腹痛，手足逆冷，是谓五虚；烦热作渴，虚阳越于外也。脉洪而大，脉欲绝也，死期迫矣。或曰若然殒于朝乎？夜乎？余曰：脉洪大必殒于昼。果然。

疏曰：以此诸症，亦不见其为虚寒也。岂别有见于脉气形色乎？惟痰涎自出是脾气虚，不能摄涎，症虚则有之，未必寒也。然因降火之后见之，故以虚寒属之。不然岂无脾热甚而流涎者乎？先生虽言虚寒，而所论药品，只是补之而已，未尝有温之者。而言温补何也？盖气虚之症，多近于寒，故曰虚寒，而补气之药多属于温，故曰温补。至于五虚，现症不治，但兼烦热作渴，且脉见洪大者，庸医处此，犹谓火未清楚，或谓元气未脱，不知其有虚阳外越，脉欲绝之兆乎？故知死症既现，纵有可观者，亦不足矣。若殒于朝，殒于夜之说，有一友云：凡人死期已至者，其脉洪劲无胃，纯阳无阴，乃真阴竭绝，必殒于日；其脉洪细微弱，渐渐脱去，此为纯阴无阳，乃真气离散，必殒于夜。以此论之，是无阴者，殒日；无阳者，殒夜也。此案是无阳症，亦殒于日，若是则不足凭矣。然先生则曰脉洪大当殒于昼，似乎脉细微者，当殒于夜矣。初不以症之无阴无阳论也。则此友之说亦何尝不是乎？

余母太宜人，年六十有五。乙未春二月，饮食后偶闻外言忤意，呕吐酸水，内热作渴，饮食不进，惟饮冷水。气口脉大而无伦，面色青赤。此胃中湿热郁火。投以药，入口即吐，第三日，吐酸物，第七日吐酸黄水，十一日吐苦水，脉益洪大，仍喜冷水，以黄连一味煎汤，冷饮少许，至二十日，加白术、白茯苓，至二十五日，加陈皮，三十七日，加当归、炙甘草，至六十日，始进清米饮半盏，渐进薄粥饮，调理得痊。

疏曰：此症系胃经湿热郁火，以气口脉大而无伦故也。然亦未尝不因肝火而发，故其面色青赤。余意此症何不即用茱、连浓煎，细细呷之使呕吐止，继以清湿热，散郁火之剂，数日可愈矣。何必延至十一日而后进一味黄连汤耶？岂以事关老母，为子者不敢轻易用药而然乎？独不虑吐伤元气，则旦暮不保，何可延至十一日之久乎？要知所吐，皆酸水酸物，则湿热郁火亦得从吐而散去。且不言神气困倦，故可缓缓而图也。然不用茱、连，而用黄连者，岂以茱、连入肝，黄连入胃。此症虽因外言忤意而作，而病脉则现于气口胃部，故以黄连入胃为当也。观后所加之药，皆在胃而不在肝，概可知矣。况只言忤意，而不言发怒，则于肝分似无涉也。

大司马王浚川，呕吐宿滞，脐腹痛甚，手足俱冷，脉微细，用附子理中丸一服益甚，脉浮大，按之而细，用参附汤一剂顿愈。

疏曰：此案手足俱冷，脉微细，固知其为中宫虚寒矣。然以呕吐宿滞，脐腹痛甚之症，安知非食填太阴，气郁坠道，而现手足冷，脉微细乎？是必冷过肘膝，脉微细无神，兼之面青神惨，故能确知其为虚寒也。至于理中，进而益甚，脉变浮大。此处最易惑人，重以参附亦因其脉按之而细耳。岂非病重药轻，反拔其势而肆乎？然以附子理中与参附较之，亦不甚相远，何至后拔其势？曰：凡治重症，药宜单刀直入，理中之白术、甘草，未免牵掣耳，虽然脉按之而细，故敢如是。不然，安知其非壮火食气之误乎？

一妇人，吞酸嗳腐，呕吐痰涎，面色纯白，或用二陈、黄连、枳实之类，加发热作渴，肚腹胀满。余曰：此脾胃亏损，末传寒中。不信，仍作火治，肢体肿胀如蛊。余以六君加木香、附子治。胃气渐醒，饮食渐进，虚火归经。又以补中益气加炮姜、木香、茯苓、半夏，兼服全愈。

疏曰：面色纯白，必非火也。用黄连

而反加发热作渴，内真寒而外假热也。用枳实而反加肚腹胀满，气虚而中满也。既以从寒从克伐中来，何可仍作火治？其不至于肿胀如蛊。何可得耶？要知愈虚则愈胀，愈寒则愈肿，非温补何以治之！但先之以温补，后之以升补，则又有未可骤升之意，所当知也。盖末传寒中，而至于肿胀如蛊，则脾胃已成冷炭，此时升之，无可升矣。况又有虚火未曾归经，故直温之而已。至于胃气渐醒，饮食渐进，虚火归经之后，脾胃虽温，元气初复。然未能遂其充发之机，故以补中益气助之，此次序之常法也。

一妇人，性沉静多虑，胸膈不利，饮食少思，腹胀吞酸，面色青黄。用疏利之剂。余曰：此脾虚痞满，当益胃气。不信，仍用之。胸膈果满，饮食愈少。余以调中益气加香、砂、炮姜渐愈。后以六君、芎归、贝母、桔梗、炮姜而愈。

疏曰：性沉静多虑而生诸病，大概属肝脾郁火为多，当用加味逍遥散。先生独云：脾虚痞满，当益胃气者，盖因面色青黄，脾土已受肝木所克也，况无寒热等肝经现症故也。然必有脉可据，若左手脉弦数而涩，当用逍遥散从肝经血分升散之；若右手脉虚洪而弦，当用补中从脾经气分升散之。此症必左脉无羌，而右脉失和者也。然不用补中而用调中，何也？余观调中有苍术、木香而无白术、当归，为治湿热所伤云云。岂以此有湿热而用之乎？夫腹胀吞酸，因多湿热所致，然先生每治此症，未尝作为湿热。即如前之太宜人案，亦必明言胃中湿热，所用之药不忌白术、当归。故余知此方不因湿热而用也。盖此妇性沉静而多虑，其气必滞，滞则生湿，故不利白术之闭气，当归之滋润，故以三品加之。及渐愈后，滞行湿散，则脾胃元气为重，故进六君加味，虽仍用白术、当归，而半夏、川芎、贝母、桔梗、炮姜之用，非复温散行滞燥湿之品乎？若曰湿热，炮姜何可用也？是一脾胃元虚气滞，而有寒湿之症者也。

佃云家母，久患心腹疼痛，每作必胸满呕吐，厥逆面赤，唇麻咽干舌燥，寒热不时，而脉洪大。众以痰火治之，屡止屡作，迨乙巳春，发热频甚，用药反剧，有朱存默氏谓服寒凉药所致，欲用参、术等剂。余疑痛无补法，乃请立斋先生以折衷焉。先生诊而叹曰：此寒凉损真之故，内真寒而外假热也。且脉息弦洪而有怪状，乃脾气亏损，肝脉乘之而然。惟当温补其胃，遂与补中益气加半夏、茯苓、吴茱、木香，一服而效。家母病发月余，旦夕不安，今熟寐彻晓，洪脉顿敛，怪脉顿除，诸症释然。先生之见，盖有本欤！家母余龄，皆先生所赐，杏林报德，没齿不忘，谨述此乞附医案。谅太史者，采入和仓公诸篇，以垂不朽，将使后者观省焉。嘉靖乙巳春月吉日平湖晚生陆佃顿首谨书。

疏曰：此案脉症以大概而视未始，非痰火所为，但治之而数止屡作，其中必有本源虚症存焉。若非痰火所为，则治之即当更剧，何至屡止？若无本源虚症，则痰火亦易清消，何至屡止屡作？独患之已久，治之亦屡，而惟痰火是治，是本源之虚，全然不顾，则本源益虚，而标症反剧，自然之热也。夫清消痰火之药，皆寒凉者也。寒凉之而发热频甚，岂非内寒外热乎？寒凉之而洪脉加弦，岂非土虚木贼乎？此补中益气所必用也。加以茯苓、半夏者，昔时之痰固消之而益甚，加以吴茱、木香者，昔日之火因清之而变寒，然热药颇多，必用吴茱者，以能入肝经治小腹寒痛故也。今痛虽非小腹，而脉见弦洪，非肝木乘脾之患乎？况诸痛皆属于木乎。

一妇人年三十余。忽不进饮食，日饮清茶三五碗，并少用水果三年余矣，经行每次过期而少。余以为脾气郁结，用归脾加吴茱，不数剂而饮食如常。若人脾肾虚而不饮食，当以四神丸治之。

疏曰：余曾见少年妇数人患此症。数年后，多不药而愈。大抵皆脾气郁结之故。惟郁结之气，抑塞脾胃故不饥。无他症，故能延至数年之久而无恙。及遇得意时，则郁结自开而愈矣。此案经行过期而少，则脾经之血已亏，不得不用归脾补脾经之气血而开其郁结。然加吴茱之热何也？盖吴茱能温散厥阴经之郁结，今郁结虽在于脾，而肝气亦从之郁结矣。况经水又属肝经血海，今过期而少，血海亦滞，故用吴茱以温行，实两得之也。余闻郁结者，必有火，故有加味归脾汤之柴胡、山栀，以清散其火之法。此案虽未见有火，亦不见有寒，何可遽用此热药也？岂以经行不及期而多者为有火；过期而少者为有寒耶？然过期而少，正血虚之故，血虚则火必盛，亦何可遽用此热药耶？亦当必有寒色可验，寒脉可征，故特用耳。不然，未可浪投也。至于脾肾虚而不进饮食，当用四神丸者，亦因肾之元阳火虚而不能生脾土之症，则宜之然。余谓肾火虚，不能生脾土者，当饮食不进，亦不能延至数年之久，治者审之。

一妇人，年逾二十，不进饮食二年矣。日饮清茶果品之类，面部微黄浮肿，形体如常，仍能步履，但体倦怠，肝脾二脉弦浮，按之微而结滞，余用六君加木香、吴茱，下痰积甚多，饮食顿进，形体始瘦，卧床月余，仍服六君之类而安。

疏曰：此案与前症相同，未始非脾气郁结之故，但以面部黄浮肿与体之倦息，知其为脾胃虚耳。兼之两关脉弦浮。岂非木乘土之象乎？及按之微而结滞，未始非肝脾郁结之脉而能知其虚，中有痰积者。盖郁结而现木乘土之脉，土受木克之症矣。何至延至二年之久，而得形体如常，仍能步履者乎？惟其有痰积于中，脾胃亦藉此痰积滋养，故能久而如是也。试观痰积既下，形体即瘦，而卧床不起矣。奈何今人必欲消尽其痰，而不顾其脾胃之元气耶？乃先生明知其痰积，惟以六君补其元气，使元气运行而痰积自下，岂非治本之谓乎？

一男子，脾胃不和，服香燥行气之药，饮食少思，两胁胀满，又服行气破血之剂，致饮食不入，右胁胀痛，喜手按之。余曰：肝木克脾土，而脾土不能生肺金也。用滋化源之药，四剂诸症顿退。余曰：火今在迩，当再补土以养肺金。不信，后复吐脓而殁。

疏曰：此案不见有肺虚之候，而先生即云脾土不能生肺金。且预嘱其火今在迩，当补土以养肺金，而后则果以吐脓而殁。此何见耶？岂以香燥行气之药，必伤于肺金乎？抑以右胁胀痛为右属肺金乎？抑又以脾土虚者，自必不能生肺金乎？抑当时有现于脉而云然乎？总之，香燥行气之药，凡病所当忌。而世人之所谓脾胃土虚，不知者例必用之，可慨也夫。

脾胃亏损停食泄泻等症

进士刘华甫，停食腹痛，泻黄吐痰。服二陈、山栀、黄连、枳实之类，其症益甚。左关弦紧，右关弦长，乃肝木克脾土。用六君加木香治之而愈。若食已消，而泄未已，宜用异功散以补脾胃，如不应，用补中益气升发阳气。凡泄利黄色，脾土亏损，真气下陷，必用前汤加木香、肉蔻温补，如不应，当补其母，用八味丸。

疏曰：泻黄一症，仅有属脾热及食积者，以此症而论，前方未为不是。然其人必有热症可据、实脉可凭，今服前药，而曰其症益甚，知非脾热矣。且脉复右关弦长，自是木克土症无疑。而此黄色为脾土之真色也明矣。六君内有半夏加木香，同是消伐之品，因食尚未去之，故若食已消而泄未已。宜用异功散云云。可见半夏、木香非常服之品，今人动云：半夏醒脾，木香运脾，要知非虚症所宜也。

光禄柴黼庵，善饮泄泻，腹胀吐痰，作呕口干，此脾胃气虚。先用六君加神曲，痰呕已止。再用补中益气加茯苓、半夏，泻胀亦愈。此症若湿热滞，当用葛花解醒汤分消其湿。湿既去，而泻未已，须用六君加神曲实脾土，化酒积。然虽为酒而作，实因脾土虚弱，不可专主湿热。

疏曰：湿热之症，未有不因脾胃虚弱而成者。脾胃不虚，湿热不积，但当分脾胃之虚与湿热，孰轻孰重。如脾胃已虚，而湿热不盛，则以补为主；若湿热甚，而脾胃未虚，则以清湿热为主；若脾胃既虚，而湿热又甚，则补与清兼用之，又当分孰轻孰重。如湿重而热轻，则祛湿为主，虚者兼补其气；若热重而湿轻则清热为主，虚者兼养其阴。大概在气分者，多成泄泻；在血分者，多成痢疾；在经者，多生于筋脉；在腑者，多生于肠胃。在筋脉者，多属厥阴；在肠胃者，多属阳明。然肠胃固属阳明，而筋脉未始不属阳明也。故湿热之症，多责于阳明。而凡病之属阳明湿热者，十居六七，不特酒积而已。

旧僚钱可久，素善饮，面赤痰盛，大便不实。此肠胃湿痰壅滞，用二陈、芩、连、山栀、枳实、干姜、泽泻、升麻一剂，吐痰甚多，大便始实。此后，日以黄连三钱，泡汤饮之而安。但如此禀厚者不多耳。

疏曰：此案亦属阳明湿热。其大便不实，固属阳明；而面赤者，亦属阳明。昔人云：阳明病则面赤是也。湿热甚而生痰，此痰不滞于他处而壅滞于肠胃，非阳明乎？故以二陈及干姜、升麻、枳实、泽泻，祛阳明之湿。以芩、连、山栀祛阳明之热，至吐痰大便实者，痰祛则湿热化，而大便实矣。痰出于胃，而便实于大肠。岂非手足阳明之气，一以贯之乎？若只是湿痰而已，则芩、连、山栀、何为用之哉？此后，日以黄连三钱，泡汤饮之而安，其热必壮，其脉必实。故治法如此。莫谓立斋先生，但能治虚。观此症，岂偏于温补者乎？总在临症察病用剂耳。

一儒者善饮。便滑溺涩，食减胸满，腿足渐肿，症属脾肾虚寒，用加减金匮肾气丸，食进肿消，更用八味丸，胃强脾健而愈。

疏曰：以善饮之人患此诸症，未始非湿热所为，便滑溺涩，腿肿，湿热下流者有之。何以知其为脾肾虚寒耶？意其人必脉微面惨，体倦神疲，足冷畏寒，食少倦卧者也。此善饮之湿热，所以不化者，良由脾土之虚，而不能运也。脾土虚至于溺涩，腿肿，良由肾火之衰，而不能气化也。斯时徒从脾经升补无益，故必用肾气丸与八味丸以益火生土，则肾得气化，而脾得运行，斯湿热得去矣。夫肾气丸治火虚水肿之方，八味丸治肾虚火衰之方，未尝可治酒客湿热症之方。不知治病，但论本源，初不可以善饮之故，而谓其不宜，于温热之药也。

一男子侵晨或五更，吐痰或有酸味。此是脾气虚弱，用六君送四神丸而愈。若脾气郁滞，用二陈加桔梗、山栀送香连丸；若郁结伤脾，用归脾汤送香连丸；若胸膈不舒，归脾加柴胡、山栀送左金丸；

若胃气虚，津液不能运化，用补中益气送左金丸。

疏曰：此案必有遗文，其侵晨或五更吐痰，不特吐痰而已。当必有泄泻一症在内，何也？盖此案既例在泄泻门中，而四神丸、香连丸非治痰之药，实治泄之方也。而四神丸又属侵晨五更泄泻之的方故耳。至于酸味，实为肝木之味，此皆肝木郁土中之明验，故下文详及左金丸也。

有一羽士，停食泄泻，自用四苓、黄连、枳实、曲、柏益甚。余曰：此脾肾泄也。当用六君加姜、桂送四神丸。不信，又用沉香化气丸，一服卧床不食，咳则粪出，岁至危殆，终践余言而愈。盖化气之剂，峻厉猛烈，无经不伤，无脏不损，岂宜轻服。

疏曰：停食作泻，不过消食止泻，及利小便而已，即用前药益甚，亦不过健脾补气，或用升提而已。何以即断为脾肾泻而即当温补脾经，兼温补肾经之剂耶？要知停食作泻，宜用前药，宜而用之不宜，即为脾肾泻也。不必定五更侵晨，方为脾肾泻也。然必有虚寒脉症可凭，未可臆度也。至于咳则粪出，余按《内经》有五脏之久咳，乃移于六腑之说。其曰：肺咳不已，则大肠受之，大肠咳状，咳而遗矢，其曰肾咳，不已则膀胱受之，膀胱咳状，咳而遗溺。而治法则肺咳用麻黄附子细辛汤，膀胱咳，用茯苓甘草汤云云。此皆仲景之方，从伤寒例用药也。不然以肺脏之咳，当补肺气，何敢用麻黄乎？肾脏之咳，当补肾阴，何敢用茯苓甘草汤乎？故余以为遗矢遗溺之咳，属脏腑虚损者正多。要知咳而遗矢，虽云大肠受之，而肺与大肠为表里，肺气虚，则大肠之气不固，故咳而遗矢也。法当大补肺气为主。不必专问大肠。即如膀胱之咳，而遗溺，亦由肾气大虚之故，法当峻补肾气为主，又何问膀胱也？而余又以为肾主二便，咳而至于或遗溺或遗矢，皆属肾气虚所致。法当专主补肾，故先生既用六君，即兼送四神丸，其理自可见也。

嘉靖乙未，朱绍患肝木克脾，面赤生风，大肠燥结，炎火冲上，久之遂致脏毒下血，肠鸣溏泄，腹胀喘急，驯至绝谷，濒于殆矣。诸医方以枳实、黄连之剂投之，辗转增剧，乃求治于立斋先生。先生曰：尔病脾肾两虚，内真寒而外虚热，法当温补，遂以参、术为君，山药、黄芪、肉果、姜、附为臣，茱萸、骨脂、五味、归、苓为佐，治十剂。俾以次服之。诸医皆曰：此火病也。以火济火可乎？绍雅信先生不为其惑，服之浃旬，尽剂而血止，诸疾遄已。先是三年前，先生过绍谓曰：尔面部赤风，脾胃病也，不治将深。余心忧之而怠缓，以须病发又惑于众论，几至不救。微先生吾归土矣。呜呼！先生之术亦神矣哉。绍无以报德，敬述梗概求附案末，以为四方抱患者，告庶用垂惠于无穹。云长洲朱绍。

疏曰：此案虽曰脾肾两亏，究竟脾虚为重。始曰肝木克脾，终曰面部赤风，脾胃病也。而所用之药，又温补脾胃为主。独是以面赤生风，大便燥结，炎火行上，脏毒下血，肠鸣喘急等症。皆属内热无疑，而先生独曰：内真寒而外虚热也。是从何处而见耶！岂以脉象得之乎？抑以枳实、黄连反之乎？余细详书法，在久之遂致四字。夫初病之面赤生风，是为肝经自动之风，风夹火上，故而为之赤，此症先生亦明言脾胃病矣。盖肝火自生风，火势必凌侮脾胃之土故也。未几而大肠燥结，脾胃之阴已为风火所耗，未已而炎火冲上，阴已愈耗，而风火愈旺矣。斯时脾肾未至两虚，亦未至内真寒，而外虚热也。所用枳实、黄连，虽未的中，然无大害，但久之而枳实、黄连辈，服之既多，遂致实变为虚，热化为寒。于是脏毒下血等症发，皆脾肾虚寒之故。是枳实、黄连投之已久，并投于遂致之后，故曰：辗转增剧也。此先生遂定为脾肾两虚，内真寒而外虚热也。

佥宪高如斋，饮食难化，腹痛泄泻，用六君子加砂仁、木香治之而痊。后复作完谷不化，腹痛头疼，体重倦怠，余以为脾虚受湿，用芍药防风汤而愈。

疏曰：此案但云饮食难化，则非停食，可知是属脾虚泄泻之症。其腹痛者，气不和也，故可用六君以补脾，加香砂以和气也。至于完谷不化，有属脾肾虚寒者，有属邪热不杀谷者，而此案以体重倦怠，故知脾虚受湿之症，由是而腹痛头疼，皆属于湿之所致矣。

太仆杨举先，为饮食停滞，小腹重坠，用六君子加升麻、柴胡愈。后饮食难化，大便不实，里急后重，数至圊而不得便，用升阳除湿防风汤而痊。后心腹作痛，饮食不甘，用和中丸加益智仁寻愈。

疏曰：此案既云饮食停滞，何不于六君子中加消导之品，而直加升、柴者？以小腹重坠，知其脾气已下陷也。下陷者，虚甚矣，故不可用消导而急为之升举也。至于里急后重，数至圊而不得便之症，大概皆以为脾经元气下陷之剧症，所用者，但知有补中益气汤而已，而不知元气固以下陷之中，有湿气缠滞而然者。则既当升其阳，复当兼除其湿。而补中益气，但能升阳，非除湿之品，况归、芪反能助湿，而升麻徒能提湿上行乎？升阳除湿防风汤内多风药，风能胜湿并能升举，是诚对症之方。与补中益气意同而理实异也。若后之心腹作痛，饮食不甘，其因虽多，然从前而来，未始非脾胃不健不运之故，用和中丸和其中培，加益智者，脾胃喜温，温之则健运矣。

光禄杨立之，元气素弱，饮食难化，泄泻不已，小便短少，洒淅恶寒，体重节痛。余以为脾肺虚，用升阳益胃汤而痊。凡观泄泻，服分利调补之剂，不应者，此肝木郁于脾土，必用升阳益胃之剂，庶可取效。

疏曰：此案洒淅恶寒，是肺经症。然亦有肝木抑郁之象，故用升阳益胃汤，既以补肺为主，而兼有升木祛湿之品，在内为恰当也。及观凡泄泻之不应，方知升阳益胃之妙，盖泄泻症未有不是肝木郁于脾土也。亦未有不是脾胃受湿也。

沈大尹，每五更泄泻，余以为肾泄，用五味子散数剂而愈。后不慎起居，不节饮食，其泻复作，日夜无度，畏寒，饮食且难消化，肥体日瘦，余曰：乃变火衰之症也。遂与八味丸泻止食进。

疏曰：五更泄泻，原属肾火衰症，故当用二神、四神治之。虽然亦有属肾水虚者，更有属肝木乘脾土者，须以脉症参之，至后变火衰之症，用八味丸，泻止食进是属肾阴虚而火衰者宜之。若肾阳虚而火衰者，宜用二神、四神，若用八味，所谓生柴湿炭，不能发火，徒滋其湿也。而能辨之者，只在燥湿之分耳。

一儒者，季夏患泄泻，腹中作痛，饮食无味，肢体倦怠。余用补中益气汤、八味丸月余而痊。后彼云：每秋时必患痢，今则无患何也？余曰：此闭藏之令，不远房帏，妄泄真阳而然。前药善能补真火，火能生脾土，气旺而患免矣。

疏曰：夏季长夏也，正为土旺之时，当其旺时而患泄泻之症，其土之虚也可知。土既虚，木必克之，斯腹中作痛之所由来也。故既用补中益气以升提之，使必克土者不克。复用八味丸以温补之，使不生者必生。则土既去，其仇更得所助，无怪每秋患痢之症愈也。然余因有所悟焉，每秋患痢，世人皆谓有宿积于肠胃之隐僻处，故至其时而发。当用逐攻之药，以蜡匮服之。不知原有出于闭藏之令不远房帏，妄泄真阳而然耶。其所用药，亦以补中、八味治之，岂必以攻逐去积为主治哉。

副宪屠九峰，先泻而口渴，尺脉数而无力，恪用解酒毒，利小便之剂不愈。余曰：此肾阴亏损，虚火炽甚，宜急壮水主之，不然必发疽而不能收敛也。不信，服降火化痰之剂而殁。

疏曰：此泻而口渴，属胃虚者多。故有七味白术散为治斯症之。要药不知，久泻伤肾，肾为五液之主，故泻渴之属肾者，多宜用壮水之法，不知久泻伤阳，阳为命门真火，故泻渴之属命门火衰者，更多宜用益火之法。此案尺脉数而无力，不特水虚抑且火衰矣。故断其发疽，盖疽属阴症也。或问先生，明言肾阴亏损，虚火炽甚，宜壮水之主，则似火盛矣。何以断其发疽而属阴耶？曰：虽云肾阴亏损，而其实虚火炽甚，虚火即是火衰，而况云尺脉数而无力，不言左右，则火亦衰可知。故所发不为痈而为疽也。夫痈属阳明实火，若肾经虚火所发，即痈也，而实疽也。或问先生于何处知其必发疽耶？曰九峰必嗜酒之人也。嗜酒而且肾虚，即经所谓膏粱之变，足生大疔之意。故断知其必发疽也。或又问此案中，不言嗜酒，何以知其嗜酒耶？曰：观其恪用解酒毒，利小便之剂，非嗜酒之人乎？或又问嗜酒之人，阳明必有火，何以不患痈而发疽耶？曰：因肾经虚故也。因尺脉数而无力也。

一儒者，小腹急痛，溏泄清冷，大便欲去不去。余曰：此命门火衰，而脾土虚寒也。用八味丸月余而愈。后闻饮食失宜，前症复作，小腹重坠，此脾气下陷也。用补中益气汤而痊。凡寒月溏泄，清冷腹痛，乃脾肾虚寒，宜用四神丸；若脾肾虚脱，用六君子加姜、桂，如不应，急补命门之火，以生脾土。

疏曰：大便欲去不去，大概皆以为气滞，欲用调气之品。明眼者，亦以为气陷，欲用升补之剂，不知有命门火衰，不能气化，故欲去而不去也。所以然者，因溏泄清冷也。若气滞者，则下利垢滞矣。若气陷者，则小腹重坠矣。故后闻前症复作，而小腹重坠，即云脾气下陷，而用补中益气矣。至于所谓脾肾虚寒，脾肾虚脱，寒与脱一字之异，而用药有不同处，实堪会心。盖寒则独温其肾，脱则专补其脾，如此治法，岂非毫厘之辨哉？如若不应者，总结上二症之词也。盖虚寒者，既当补命门之火，而虚脱者，不当补命门之火乎？要知脾肾为生化之源，至于虚寒而或虚脱矣，其补母以救子，何可缓耶？故言急也。

脾胃亏损停食痢疾等症

崔司空年逾六旬，患痢赤白里急后重。此湿热壅滞，用芍药汤内加大黄二钱，一剂减半，又剂全愈。惟急重未止，此脾气下陷。用补中益气送下香连丸而愈。

疏曰：年逾六旬，元气之虚，可知敢用大黄者，偶因湿热独盛故耳。嗣后急重未止，即易补中，岂非本来之虚即现乎？不然则急重之未止，未必非湿热之余气也。余读此书，而得治法之妙，盖元气虽虚，而邪正气盛之时，不得不用推荡之法，及邪气已退，而元气未复之时，不妨即用补益之法，攻补迭用，捷如转丸，大黄之后，即继参、芪，不特世眼有疑医者亦多惑矣。

罗给事，小腹急痛，大便欲去不去，此脾肾气虚而下陷也。用补中益气送八味丸，二剂而愈。此等症多因痢药致损元气，肢体肿胀而死者，不可枚举。

疏曰：大便欲去不去，大概以为气滞大肠之故，必用破气之药，如木香、槟榔之类。况小腹急痛者乎？明眼者，知其为脾气下陷，当用升补，而不知命门火衰，不能气化，故欲去不去也。如此用药之法，亦须以形脉参之，非必然之例，但此案原非痢疾可比。观其序症，止曰小腹急痛，大便欲去不去而已。初无患痢赤白之文，故又曰：此等症多因痢药致伤云云。是似痢而实非痢者也。

少宗伯顾东江，停食患痢，腹痛下坠，或用疏导之剂，两足肿胀，食少体倦，烦热作渴，脉洪数，按之微细。余以六君加姜、桂各二钱，吴茱、五味各一钱，煎热冷服之，即睡觉而诸症顿退。再剂全愈者，假热而治以假寒也。

疏曰：此案以初症而论，固当用疏导之剂，及用之而两足肿胀等症现。是亦脾虚元气下陷症耳。况烦热作渴，安知其非虚而发热乎？以寻常而论，当用补中益气加麦冬、五味治之，其如脉得洪数，按之微细，乃假热之症何也？余然后知假热之不可升提也。余然后知假热之不可兼清润也，盖假热外现，内必真寒。升提之，而假热愈假；清润之，而真寒更真矣。然余观补中益气治法，有口干发热及脉洪大无力之句。较之此症，似亦可用，殊不知口干发热也。非烦热作渴也，洪大无力也，非洪数，按之微细也。夫口干发热与洪大无力，内外皆虚热也。烦热作渴，与洪数按之微细，实虚阳上泛矣。故不可从补中，而从六君也。不可从清补，而从温补也。

太常边华泉，呕吐不食，腹痛后重，自用大黄等药，一剂腹痛益甚，自汗发热，昏愦脉大，余用参、术各一两，炙甘草、炮姜各三钱，升麻一钱，一钟而苏。又用补中益气加炮姜，两剂而愈。

疏曰：夫呕吐不食，食伤于胃也。腹痛后重，积滞于肠也。纵或不虚，亦宜消食导滞，缓缓而治，何必即用大黄等药，用之而腹痛益甚。中寒虚寒可知，中气虚寒而至，于自汗发热昏愦，几成亡阳之意。所幸者，脉但大而已，不致于脱也。犹可挽回，挽回之法，须温补其阳气，此阳不在于肾，此气不在于肺。而实在于脾胃何也？盖呕吐不食，腹痛后重，业已病在脾胃。而况自用大黄之药，正复伤其脾胃之阳气，故有腹痛益甚等症之变。虽自汗发热昏愦，要知皆从脾胃之阳气虚寒所致，故不用芪、术、参、附，而用理中。但重大其剂，即为挽回，而升麻之加，一则原有后重，一则大黄之后，气更陷矣。独是自汗昏愦之时，炮姜、升麻，似属不可不知，治病须寻其源，既已寻见其脾胃虚寒而下陷，则虽变症，百出不顾也。况乎此处，自汗原非火泛，何以知之？以脉大知之，若自汗属于肺绝，其脉当脱，昏愦属于火泛，其脉当空，今不过曰大而已，故知其非本来之病，乃药误之故也。

廷评曲汝为，食后入房，翌午腹痛，去后似痢非痢，次日下皆脓血，烦热作渴，神思昏倦，用四神丸一服顿减，又用八味丸料加五味、吴茱、骨脂、肉蔻二剂全愈。

疏曰：此案虽云入房之后即得。是症宜从阴寒治，以补真火为主，然尽有水虚火旺者，当补水制火，而况烦热作渴，神思昏愦，未必非火旺之故。今即用四神、八味，治之而愈者，其必有色脉可据也。然余为入房之后，肾固虚矣。而脓血之积，其来必久，特因入房后动之而发耳。

自当先去旧积，后补新虚，何以即用大补大热之剂，全不顾积之有无？也殊不知虚而至于火衰微矣。何暇更问其积，若非火衰，自当详审细察，而后用之岂可孟浪乎。

判官汪天锡，年六十余，患痢腹痛后重，热渴引冷饮。食不进，用芍药汤内加大黄一两，四剂稍应，仍用前药，大黄减半，数剂而愈。此等元气百无一二。

疏曰：治痢大法，疏导为先。经曰：无积不成痢。刘河间曰：暴主下迫皆属于火。张子和曰：痢者溲而便脓血，知其气行而血止也。通利为先，不可擅用补药涩之。丹溪曰：养血则便脓自愈，调气则后重自除。后重则宜下，下以大黄、槟榔；腹痛则宜和，和以芍药、厚朴云云。此近世所以用芍药汤为治痢之先剂。甚者每加大黄，然不过三四钱而已，未有若此案之加大黄一两也。而且一剂不已，至于四剂，四剂而不过稍应，又复减半，至于数剂而后愈。噫亦奇矣！以六十岁之老人，且饮食不进者，何以用药若是耶？岂以热渴引冷为可据耶？是必有精神可凭，脉气可证，非浪投也。读此案及前曲汝为案而知。先生垂训之法，隐然言外，治病当随症用药，其攻补寒热，不可偏执，亦不可畏惧延缓。故以曲汝为之大补大热之法案于前，即以汪天锡之大攻大寒之法案于后。学者宜深察之。

通府薛允頫下血，服犀角地黄汤等药，其血愈多。形体消瘦，发热少食，里急后重，此脾气下陷，余用补中益气汤加炮姜一剂而愈。

疏曰：犀角地黄汤原为血症所需，然必肠胃有实火者宜之。非血症，必有火也。即有火，而未必皆实也。岂可动辄用之乎？此案但言下血，而不言热症，即不宜此方之寒凉也明矣。服之而其血愈多，岂非寒凉损伤脾胃之气乎？因之而形体消瘦等症现。得非脾气下陷，而当用补中益气之加炮姜者乎？然虽因寒凉所伤而设，亦有补中之能止血退热故也。由是知一剂而愈，必非脾胃之气素虚者也。特因前方偶虚耳。噫！偶虚者之尚有多变，而况素虚者乎其矣。药之不可妄投也。

一上舍，患痢后重，自知医用芍药汤，后重益甚，饮食少思，腹痛肢冷。余以为脾胃亏损，用六君加木香、炮姜而愈。

疏曰：芍药汤治痢之常法，服之而后重益甚。更加虚寒之症叠出。则望而知其为脾胃亏损且寒矣。六君、炮姜、木香，其可免乎？但肢冷似属肾火虚症，不知脾主四肢，若肾火虚，则冷不至于肢矣。独疑此案有后重，及后重益甚之文。似脾气下陷矣。当亦用补中益气加姜、桂治之，然细观前后，全案有可得而解者，请言之。盖痢者，积滞也。积滞正多之时，虽云元气下陷，未可升提，故崔司空之用补中，在全愈后，惟急重未止时用之也。虑给事之用补中，在小腹急痛，大便欲去不去，不言患痢用之也。边华泉之用升麻，亦不言患痢。薛允頫之补中，是下血而非患痢，及顾东江腹痛下坠，两足肿胀，因患痢未愈，故不用补中。以是而论，其不用补中之意，从可见矣。推之于后，如一老妇明言属脾气下陷，亦因患痢未愈，故不用补中。其先母亦患痢腹痛，不言下陷，而用升麻者，以手按腹，痛稍缓，知其无大积滞故也。

一老人，素以酒乳同饮，去后似非痢，胸膈不宽，用痰痢等药不效。余思本草云：酒不与乳同饮，为得酸则凝结，得苦则行散。遂以茶茗为丸，时用清茶送三五十丸，不数服而瘥。

疏曰：此案治法之变者也。然亦精神

健旺，色脉俱实者宜之。且此案与前曲汝为薛允频二案，皆似痢非痢，当从别治。

一老妇，食后因怒患痢，里急后重，属脾气下陷，与大剂六君加附子、肉蔻、煨木香各一钱，吴茱五分，骨脂、五味各一钱五分，二剂诸症悉退。惟小腹胀闷，此肝经气滞于脾也。与调中益气加附子、木香五分，四剂而愈。后口内觉咸，此肾虚水泛，与六味地黄丸二剂顿愈。

疏曰：此案既云脾气下陷，则当用补中益气以升提之，何故只用六君且加极热之品？亦何所见而知其虚且寒也？其必有虚寒之色脉可据耶。不然食后因怒之症，往往皆是，岂必尽若是之法乎？夫既已知其为脾胃虚寒之症，而必加附子、骨脂、五味者，是肾亦虚寒矣。肾亦虚寒则根本已蹶，虽脾气下陷不可升提，故直温补之，温补其气，则气自能上腾，不必升提也。其后肝气郁于脾中，不得不调达其肝气。然不用补中而用调中者，以调中散气之力胜也。加附子增木香者，仍不忘脾肾之寒也。至于口内觉咸，肾阴虚而然，胃阴虚者亦然，此其故，固前方皆补肾气与肾火者也。气于火属阳，阳与阴互相为根，阳偏于旺，而阴自虚。是以肾中之水，被火直逼于上，与胃中之火相合，而口为之咸也。六味丸虽补肾水，未尝不补肾阴，盖肾水足，肾火自降，胃火亦清，而胃阴亦得其阴矣。然余又有推而进之之说，大概肝气郁于脾者，其胀闷在肚腹，不在小腹，以小腹属肝不属脾，若小腹胀闷是肝气自陷于下，肝属血当用逍遥散治之，不知肝有气血之分，肝气郁于血分者，宜用逍遥从肝经血分调达之肝气，郁于气分者，宜用调中从脾经气分修达之。于是而知肝气既郁，皆郁脾中，初不论肚腹与小腹，故逍遥散。虽从血分亦有白术、茯苓，以顾其脾气。又肾虚水泛者，当是肾经火衰之症，宜用八味丸治之。然前曾用附子、骨脂、五味等，皆能入肾壮火，则火已不衰，独未曾补肾之阴，故肾阴虚而水为之上泛耳。此是肾火偏旺而肾水独虚之故，故用六味丸主之。所谓六味治肾虚水泛者是也。若八味丸治肾虚火衰，水泛为痰之法，岂治口内咸哉。

先母年八十，仲夏患痢腹痛，作呕不食，热渴引汤，手按腹痛稍止，脉鼓指而有力。真气虚而邪气实也。急用人参五钱，白术、茯苓各三钱，陈皮、升麻、制附子、炙甘草各一钱，服之睡觉索食。脉症顿退，再剂而安。此取症不取脉也，凡暴病毋论其脉，当从其症。时石阁老太夫人，其年岁脉症皆同，彼乃专治其痢，遂致不起。

疏曰：此案之能知其真气虚者，年高八十一也，热渴引汤二也，平按腹痛稍止三也。有此三者，其脉虽鼓指有力，是为枯动无神之脉，非有余也。盖鼓指有力之脉，而现诸虚症者，虽曰邪气实，而所用之药，独补真气，是可知也。余尝谓脉之一道，贵乎有神。神者，和柔圆润之象也。若所云鼓指有力，乃气血虚而津液少，不能滋养筋脉。故现此枯动无神之象。正如无滋膏之木，挺直硬急之意耳。为虚之候，非实脉也，故不论现症之虚实，并不论脉症之大小，若见此枯动无神者，总作虚治。虽有邪气，以补为主要，非取症不取脉，亦非暴病，毋论其脉，当从其症之说，所同论也。此是治时症六淫之法，若此案正取症而复取脉，从症从脉者矣。不然，何以服大温补之药而脉顿退，此脉若属实而有余，何以知其病能退耶？

横金陈梓圆，年六十，面带赤色，吐痰口干，或时作泻。癸卯春就诊，谓余曰：仆之症或以为脾经湿热痰火作泻，率用二陈、黄连、枳实、神曲、麦芽、白术、柴胡之类不应，何也？余脉之左关弦紧，肾水不能生肝木也。右关弦大，肝木乘克脾土也。此乃脾肾亏损不能生克制化，当滋化源。不信。余谓其甥朱太守阳山曰：令舅不久当殒于痢。至甲辰夏果患痢而殁。

疏曰：以此症论之未始，非脾经湿热，及至服祛湿热之药而不应，则当改途易辙矣。乃诊其脉而左关弦紧右关弦大，其为脾肾亏损，决无疑矣。昧者见左关弦紧，误以为肝木有余，殊不知肝木失养，正是其不足处也。见其右关弦大，误以为脾土敦阜，殊不知脾土受侮，正是其卑监处也。非滋化源，何由而愈。盖木之化源在水，而土之化源在火，水火同宫，此八味丸所以滋先天之化源也。又水之化源在金，而金之化源在土，土金一体，此补中益气汤所以滋后天之化源也。然又有进一层者，不特生我者谓化源，即克我者亦谓之化源。如木得水生而克土，土既虚则金失所生，而不能制木。致木寡于畏，益肆其克土之势，而木抑郁困顿于土中，不能自遂其条达之性，是木土同毙也，强弱同尽也。故培土生金，金旺能制木，而土去其仇，金旺则能生水，而木得其养，是金一旺而木土皆安矣。五行以此类推，生克皆为化源，故曰不能生克制化当滋化源也。夫五行之所以终天地而不坠者，惟此生克制化之权耳。若有生而无克，何以制化耶？

司马王荆山，患痢后重，服枳壳、槟榔之类，后重益甚，食少腹痛。余以为脾胃伤而虚寒也。用六君子加木香、炮姜而愈。

疏曰：痢而后重，在初起实症，原当用枳壳、槟榔之类以调之。此案云服之后重益甚，则为脾胃之虚也。何疑食少腹痛，在初起实症，原属垢滞之物壅塞之。此案因服后益甚而见。则为脾胃之虚也。又何疑独以为虚而寒也。则未见有现症可据，或亦如木条中一上舍患痢，自知医而服芍药汤，因后重益甚之案。内有腹寒肢冷四字，而后确知其为虚寒，所用亦是六君子加木香、炮姜得愈。而此案无此四字，何以亦用之耶？岂以虚者多寒之故，或有见于脉乎。

祠部李宜春，患血痢，胸腹膨胀，大便欲去而不去，肢体殊倦。余以为脾气虚弱不能摄血归源，用补中益气加茯苓、半夏，治之渐愈。后因怒，前症复作，左关脉弦浮，按之微弱，此脾气虚而不能藏血，用六味丸治之而愈。

疏曰：此案既云脾气虚弱，不能摄血归源，法当用归脾汤。今用补中益气者，岂以大便欲去而不去为元气下陷之故耶？非也，因肢体殊倦而设也。盖肢体殊倦，是脾气虚弱。脾气虚弱，非升补不愈，不必问其有无下陷也。故用补中益气汤。若归脾汤者，虽为补脾气之方，然与补中之升补脾气不同耳。至于肝气虚不能藏血，而用六味丸者，一则乙癸同源，一则肝气属阴也。然而于此见先生察病用药之妙，其理深微，而脉尤不可不知也。夫前症复作，未尝异也。未尝也虽因怒所致，宁不仍是脾气虚弱之故乎？何以前用补中之升而偏于气分，后即用六味之降而偏于阴分耶？天壤之隔，而在一人一病之间者，其要不在于因怒，而在左关脉弦浮，按之微弱耳。

薛案辨疏卷下

慈溪　徐莲塘录存
绍兴　裘吉生校刊

脾胃亏损疟疾寒热等症

冬官朱省庵，停食感寒而患疟，自用清脾、截疟二药，食后腹胀，时或作痛，服二陈、黄连、枳实之类，小腹重坠，腿足浮肿，加白术、山楂，吐食未化，谓余曰何也？余曰：食后胀痛，乃脾虚不能克化也；小腹重坠，乃脾虚不能升举也；腿足浮肿，乃脾虚不能运行也；吐食不消，乃脾胃虚寒无火也。治以补中益气加吴茱、炮姜、木香、肉桂，一剂诸症顿退，饮食顿加，不数剂而痊。大凡停食之症，宜用六君、枳实、厚朴，若食已消而不愈，用六君子汤；若内伤外感，用藿香正气散；若内伤多而外感少，用人参养胃汤；若劳伤元气兼外感，用补中益气加川芎；若劳伤元气兼外感停食，补中益气加神曲、陈皮；若气恼兼食用六君加香附、山栀；若咽酸或食后口酸，当节饮食，病作时，大热躁渴，以姜汤乘热饮之。此截疟之良法也。每见发时，饮啖生冷物者，病或少愈，多致脾虚胃损，往往不治，大抵内伤饮食者，必恶食；外感风寒者，不恶食；审系劳伤元气，虽有百症，但用补中益气，其病自愈。其属外感者，主以补养，佐以解散其邪自退。若外邪既退，即补中益气以实其表，若邪去而不实，其表或过用发表，亏损脾胃。皆致绵延难治。凡此不问阴阳，日夜所发，皆宜补中益气，此不截之截也。夫人以脾胃为主，未有脾胃实而患疟痢者。若专主发表攻里、降火导痰，是治其末而忘其本，前所云乃治疟之大略。如不应，当分六经表里而治之，说见各方。

疏曰：此案因停食感寒而患疟，则其病在脾胃也。可知因自用截疟之药而变症甚剧。则其病在脾胃之虚寒也。可知虽不言脉而症无疑。先生明疏病情，加惠后学多矣。至于大凡以下所论，皆以脾胃虚者言之，非所以概于诸疟也。余谓疟痢一症，虽本于脾胃虚者为多，盖脾主信，而寒热则属肝胆，是以每多木乘土症。然本于肾虚者更多，肾主闭藏，不能闭藏则邪气易入而深藏之，久而发为寒热，是水不能生木固也。虽然疟症必有外邪，如风、寒、暑、湿、热之气夹杂而生，故先宜分六经表里而治之。虽曰六经表里，大概多在少阳、阳明半表半里之间，是以治法不离乎小柴胡汤加减和解之方，未应，然后从虚治，如脾胃虚者，以补中益气加减为主；如肾虚者，以六味加减为主，虚而寒者，悉加温热之品。若先生所云，先以补虚为主，如不应，当分六经表里而治之。未免倒置矣。

大尹曹时用，患疟寒热，用止截之

剂，反发热恶寒，饮食少思，神思甚倦，其脉或浮洪或微细。此阳气虚寒，余用补中益气，内参、芪、归、术各三钱，炙甘草一钱五分，炮姜、附子各一钱，一剂而寒热止，数剂而元气复。

疏曰：此案用截止之剂，而变症百出，症既属虚，脉更无主，宜以温补见功。然亦有误用止截而邪气闭塞者，当仍用疏表清理，然必无如是症，如是脉也常见，脉之隐现不定，旦夕更象，时大时小，或强或弱者，初无定见，要知此皆阳气虚寒，神无主宰之故，不论诸症，悉宜温补而已。

一儒者，秋患寒热，至春未愈，胸痞腹胀。余用人参二两，生姜二两煨，热煎顿服。寒热即止，更以调中益气加半夏、茯苓、炮姜数剂，元气顿复。后任县尹，每饮食劳倦疾作，复前药即愈。大凡久疟乃属元气虚寒，盖气虚则寒，血虚则热，胃虚则恶寒，脾虚则发热。阴火下流则寒热交作，或吐涎不食，泄泻腹痛，手足厥冷，寒战如栗。若误投以清脾、截疟二饮多致不起。

疏曰：人参、煨姜各二两，此方原属治胃家阳气虚寒症，然非大虚而病久者，不可用其煨姜，多至二两，颇能戟喉。若有是症，何不用补中益气加煨姜数片，或六君加升麻、柴胡、煨姜，后以圆之，未始不可。此案能用之者，因其病自秋至春之久故耳，久而尚觉胸痞腹胀，自是脾胃气虚不运之故，然久而不愈，未免有痰凝湿滞于中宫。古人云：无痰不成疟。又曰：疟久不愈，内必有根。痰湿者，非疟之根乎？故不用补中益气而用调中益气且加半夏、茯苓、炮姜者，是有痰湿之根者宜之。至于大凡久疟以下所论，则纯以脾胃虚者言耳。是论久疟，非论调中，若所谓阴火下流者，盖阴火是脾火，属太阴故也。下流者是下脱，惟下脱，故现诸虚寒症。是当用大温大补之剂，或宜升或不宜升，须在相机而用，故不载。当用何方？只云不可误投清脾、截疟焉。

一上舍，每至夏秋，非停食作泻，必疟痢霍乱。遇劳吐痰，头眩体倦，发热恶寒，用四物、二陈、芩、连、枳实、山栀之类，患疟服止截之药，前症益甚，时或遍身如芒刺。然余以补中益气加茯苓、半夏，内参、芪各用三钱，归、术各二钱，十余剂稍愈。若间断其药，诸病仍至，连服三十余剂全愈。又服还少丹半载，形体充实。

疏曰：此案病在脾胃气虚而有湿热之积者也。大凡病之必至，是时而发者，皆属脾经气血虚而有积气隐伏于内，盖脾属土而主信，故不爽其期。积气隐伏于内，如草根之隐伏于土中，至春必发，若无根在内，则何发之。有故治应期而发之症，当随其症而补之，兼消积气之品，以潜消灭夺之。此案每至夏秋正长夏湿土司令之时，非停食作泻，必疟痢霍乱。是皆病在脾胃而有湿热之积气故也。至于遇劳吐痰，头晕诸症者，则脾胃之气虚为多，故宜于补气，不宜于补血，宜于温升，不宜于寒降。是以四物等类及止疟之药，而致前症益甚也。若所谓遍身如芒刺然者，此是肺气大虚，不能外卫其皮毛之故。盖土虚则金亦虚，内虚则外亦虚也。故以补中益气，倍用补气之品，以大补之。然以其应期而发，必有积气，故其加茯苓、半夏以消之。如此大补，服至三十余剂而后愈，其虚可知，则虚者当补母，故再用还少丹服半载，形充气实，亏损之症复元，非易也。

一妇人，疟久不愈，发后口干倦甚，用七味白术散加麦冬、五味作大剂，煎与恣饮，再发稍可，乃用补中益气加茯苓、半夏十余剂而愈。凡截疟，余常以参、术各一两，生姜四两煨，热煎服即止。以大剂补中益气加煨姜尤效，生姜亦效。

疏曰：此案胃虚而津液不能上潮于肺之症也。夫口干倦甚，疟所必然。但在正发时，则有虚而或有实；若在发后，则未尝有实也。何也？盖正发时而然者，或有邪气劫其津液而口干，邪气胜其元气而倦甚，则补养之中当兼散邪。今以发后而然，则邪气已退而独元气不敷矣。故惟补养而已，然发后暂时而然者，未必是虚，暴疟之后势所必然。若整日连夜而然者，必定是虚矣。若七味白术散一方，原治泻而口干属中气亏损，津液短少之症。今移治疟后口干，足征运用之妙。盖疟与泻虽不同，而中气亏损，津液短少则同也。加以麦冬、五味，又见加减之妙，盖泻自不可兼清润，而疟又不可独行温燥也。及再发稍可，乃用补中益气加味者，疟疾之根自当清散，而脾胃之气自当升补。是知前剂所以治标，后剂所以治本耳。至于所云截疟之法，亦当因症而施，未可必然之例。凡疟之来，岂无寒暑之分，气血阴阳之异乎？惟元气虚而风邪伏者为宜。

东洞庭马志卿，疟后形体骨立发热，恶寒食少，体倦，用补中益气，内参、芪、归、术各加三钱，甘草一钱五分，炮姜二钱，一剂而寒热止。数剂而元气复。

疏曰：此症之宜大补也，人皆知之，而况得之疟后乎？然以形体骨立，是形与精皆不足也，形不足者，当补之以气；而精不足者，当补之以味。味者是补阴也，而补中益气独能补脾胃之气，而不能补肝肾之阴，先生何以独用之乎？盖饮食少、体倦故耳。凡病至食少体倦则脾胃之气已虚，脾胃气虚则阴药不可骤用，以泥滞之性有碍于食少之人。故先生每于食少体倦，四字为补气血之标准，宜知此叙症之意。

一妇人，久患寒热，服清脾饮之类，胸膈饱胀，饮食减少，余用调中益气加茯苓、半夏、炮姜各一钱，二剂而痊。

疏曰：此案久患寒热，固非疟疾可比。然何至服疟之药反得胸膈饱胀，饮食减少？是脾胃之气为药伤耳。久患寒热，亦是妇人常病，其气血未必大损，且有抑郁停滞者，每多此症。故先生只用调中益气汤二剂而愈。不然饮食减少之症，若属于脾肾元气亏损者，何能速愈至此耶？要知此饮食减少，在服清脾饮之后，不在患寒热之前，则未服清脾饮前，其饮食不减少可知。故不用补中益气汤也。

一妇人劳役，停食患疟。或用消导止截，饮食少思，体瘦腹胀。余以补中益气倍用参、芪、归、术、甘草，加茯苓、半夏各一钱五分，炮姜五钱，一剂顿安。又以前药，炮姜用一钱，不数剂，元气复而全愈。

疏曰：此案当以劳役二字为主；夫人既劳役，则其脾胃之气已虚矣。停食患疟，虽为邪气有余，然本实先拨。何可不顾其本。细详此案与前案同是误服药饵，以致食少腹胀之症，用药亦颇同。而此案温补之势更数倍于前案，要知亦以劳役二字为病之本，治病者岂可不审病人之劳逸乎？

一妇人饮食后，因怒患疟，呕吐。用藿香正气散二剂而愈，后复怒，痰甚多，狂言热炽，胸肋胀痛，手按稍止，脉洪大无伦，按之微细，此属肝脾二经血虚，以加味逍遥散加熟地、川芎，二剂脉症顿退。再用十全大补而安。此症若用疏通之剂，是犯虚虚之戒矣。

疏曰：此案之用藿香正气散以治疟者，因于呕吐也。然疟而呕吐，未始非少阳经症，小柴胡汤是对症之方，况因怒而患疟，更为允当，何以不用耶？不知在饮食后，因怒而患，则虽肝气当理而饮食更当消也。藿香正气散既能理肝气，复能消饮食，既能止呕吐，复能散疟邪。较之小柴胡汤，但能入少阳以治少阳疟邪，止呕吐理肝气，而不能入阳明并消饮食也。至于后复怒，吐痰甚多，狂言热炽而论，似乎阳明之实火旺也。仍前而来，岂非从阳明之经入阳明腑乎？然以胸肋胀痛，手按稍止而论，则确乎肝脾二脏之血俱虚也。故用加味逍遥散补正清邪入肝脾之剂，又加熟地、川芎合四物汤，重补其血耳。然以脉之洪大无伦，按之微细而论，则似乎脾肺之气虚，或肝肾之阴虚也。所当用者，补中、六味也，而何以不用哉？岂以狂言热炽之症，不属于肺，不属于肾，而必属于肝脾乎？故不从补阴而必从补血乎。抑以狂言热炽之症从疟后来者，为其肝脾尚有余邪未尽乎。故不用补中，不用六味，而必用逍遥乎，噫！微矣！此案有探其本而不顾其表，得其虚而不顾其实之妙。盖前症之所当急治者，自然以因怒患疟为主，其病在肝，而不知饮食后得之，则其病在胃，去其饮食，散其风寒，而诸病自已。是本在饮食，而标在疟疾也。后症之所当急治者，自然以狂言热炽为主，其病在胃，而不知后复怒得之，则其病仍在肝，散其怒气，补其肝脾。肝气和则胸肋胀痛自愈矣。至于脉洪大无伦，重按微细，虽属血虚，然纯补血则阳气不充，所以用十全大补善其后也。

脾肺亏损咳嗽痰喘等症

一男子素吐痰，遇怒其痰益甚，胸膈痞满，此肝木制脾土也。用六君加木香治之而痊。

疏曰：此案当用六君加升麻、柴胡治之。而何以不用耶？岂以遇怒则痰益甚？为肝气亢逆于上，故不宜升提乎。大抵如前卢抑斋、杨朴庵二案。一曰木乘土，一曰木克土，皆土受木邪，而木已陷于土中。故用升麻、柴胡，从土中升出木气而上始安。兹案乃曰：木制土者，受其节制而已，其木尚未陷入土中。故只补其脾，运其气，则不受其制矣。不必升提也。

鸿胪苏龙溪，咳嗽气喘，鼻塞流涕，余用参苏饮一剂，以散寒邪。更用补中益气汤以实腠理而愈。后因劳怒仍作。用前饮益甚，加黄连、枳实，腹胀不食，小便短少，服二陈、四苓前症愈剧，小便不通。余曰：腹胀不食，脾胃虚也；小便短少，肺肾虚也。悉因攻伐所致，投以六君加黄芪、炮姜、五味二剂，诸症顿退。再用补中益气加炮姜、五味，数剂全愈。

疏曰：此案以鼻塞流涕之故，知其有寒邪，特用参苏饮以散之。然必预有脾胃肺气之症，故继以补中益气而愈。后因劳则脾胃复伤，因怒则土受木克矣。何以不用补中益气而反用参苏？且更加黄连、枳实，宁不重伤脾肺乎？至于现症，虽有肾虚一说，然究不越脾胃土虚，不能生肺金，金虚不能生肾水，从源溯流，只补其土金，而水自得生。故惟用六君补中为主，加五味以生水而已。若庸工遇此，鲜不以金匮肾气丸为对症之方，然不知腹胀不食之症，宜乎先用六君运之，并宜先用补中提之，而况肾气丸泥滞窒塞之品乎？此医道之精，其间不容丝毫之误也。

地官李北川，每劳咳嗽。余用补中益气汤即愈。一日复作，自用参苏饮益甚。更服人参败毒散，项强口噤，腰背反张，诊其脉躁劲。余曰：此误汗亡津液而变痉矣。仍以前汤加附子一钱，四剂而痊。感冒咳嗽，若误行发汗过多，喘促呼吸不利，吐痰不止，必患肺痈矣。

疏曰：此案只每劳二字，以见其气之虚矣。补中益气治气虚之方也。业已用之而得效奈何？复作而反用发散之药，以致津液暴亡，脉躁劲成痉，自取之也。独是补中加附子乃治误汗亡阳，汗流不止之方。而此症是误汗亡津液，津液阴类，法当滋养阴血，以润其筋脉，何反用附子以燥益燥乎？岂以气虚为本，而虚甚当补阳乎？抑以色脉之间，多现阳气之虚，而不现阴血之虚而然乎？一友云：此即仲景真武汤法也。原法误汗亡阳症。此案虽云误汗亡津液，其实将亡阳矣。故用之。

侍御谭希曾，咳嗽吐痰，手足时冷，余以为脾肺虚寒，用补中益气加炮姜而愈。

疏曰：此案必有虚寒之脉也可验，不然手足时冷，不无有热厥火郁者乎？一友云：手足时冷，有寒热之分，虚实之异，不可概作虚寒主治。如此案之用补中加炮姜者，大约右脉必虚数微数，故以补中补其虚，加炮姜退其脉之数耳。

职方王用之，喘嗽作渴，面赤鼻干，余以为脾肺有热。用二陈加芩、连、山栀、桔梗、麦冬而愈。

疏曰：此症必有实热之形脉可验。不然面赤口渴，不无有阴虚火旺者乎？不但面赤口渴，非必尽属实火。即喘嗽一症，自有寒热虚实之分，气血阴阳之异，如此案之用二陈加清火之品者，大约属痰火症耳。其脉必洪数有力者也。

佥宪阮君聘，咳嗽面白，鼻流清涕，此脾肺虚而兼外邪。用补中益气加茯苓、半夏、五味，治之而愈。又用六君、芎、归之类而安。

疏曰：一友曰此案明系外邪，而投补中益气者。乃邪之所凑，其气必虚，所谓养正则邪自退矣。脉必见虚微，故用之。犹恐邪气乘虚又袭，故加五味子以敛其腠理，盖盗出闭门之意耳。余谓此案面白者，气虚也；鼻流清涕者，外邪也；补中益气加味，允得其宜。然五味子虽为盗出闭门之意，而初服实未可用俟。二三剂后，外邪散去，然后用之则无闭门之虞。

司厅陈国华素阴虚，患咳嗽。以自知医用发表化痰之剂不应，用清热化痰等药其症愈甚。余曰：此脾肺虚也。不信，用牛黄清心丸，更加胸腹作胀，饮食少思，足三阴虚症悉见。朝用六君、桔梗、升麻、麦冬、五味补脾土，以生肺金；夕用八味丸补命门火，以生脾土，诸症渐愈。经云：不能治其虚，安问其余？此脾土虚不能生肺金，而金病复用前药，而反泻其火，吾不得而知也。

疏曰：素阴虚患咳嗽者，非肾阴虚而相火上烁肺金，即脾阴虚而燥土不能生肺金也。斯时宜养脾肾之阴，而肺得全其所养矣。奈何茕茕受侮，无恃之肺金，不急扶之培之，而反散之削之，寒凉之，不特肺更受侮，而肺之母亦受伤。肺母之家，无不受伤矣。斯时所以胸腹作胀，饮食少思，足三阴虚症悉见也。六君加味者，补肺之母也。八味丸者，补肺母之家也。即所谓隔二隔三之法也。甚矣！阴虚之人，不可发表化痰清热，而世之阴虚者，皆是世之医家发表化痰，清热者亦皆是世之病。人甘受其发表化痰，清热者，无不皆是悲夫。

一妇人素郁结，胸膈不宽，吐痰如胶，用加味归脾汤乃瘥。

疏曰：吐痰如胶，世皆为之火痰、老痰、顽痰，虽或有知其虚者，亦必先用清消之品而后补之。不知多成于素郁结之人，为郁火熏烁其津液所致也。夫郁结者，其心脾之伤也。可知虽吐痰如胶，只补其心脾而已。清消之品，吾知其不胜任矣，故用归脾汤以补之。然郁结者，必有郁火，况吐痰如胶，其火必盛，故用加味归脾汤兼解其郁结也。

大参李北泉，时唾痰涎，内热作渴，肢体倦怠，劳而足热，用清气化痰益甚。余曰：此肾水泛而为痰，法当补肾。不信，另进滚痰丸一服，吐泻不止，饮食不入，头晕眼闭。始信余。用六君子汤数剂，胃气渐复，即用六味丸月余，诸症悉愈。

疏曰：此案以时唾痰涎，内热作渴而言，似宜清气化痰之剂。然以肢体倦怠言之，则已属脾胃气虚矣；劳而足热言之，则已属肾水不足矣。合之时唾涎痰，内热作渴之症，岂非肾水少而为痰乎，乃进滚痰丸而气虚之症悉具，斯时胃气更急，故先六君以救胃气，后用六味以治本来也。然肾水之所以泛而为痰者，由脾胃土虚不能制水故耳。是以既欲补肾，当先补脾胃，相制正所以相济也。

武选汪用之，饮食起居失宜，咳嗽吐痰，用化痰发散之药。时仲夏，脉洪数而无力，胸满面赤，吐痰腥臭，汗出不止。余曰：水泛为痰之症，而用前药，是谓重亡津液，得非肺痈乎？翌日果吐脓，脉数左尺右寸为甚，始信。用桔梗汤一剂脉数顿止，再剂全止，面色顿白，仍于忧惶。余曰：此症面白脉涩，不治自愈。又用前药一剂，佐以六味丸治之而痊。

疏曰：此案吐痰腥臭，是胃经瘀积之痰火使之。然瘀积既久，浊气熏蒸肺经，势必成痈。是皆肾水亏损，致阳明津液不能流润所致。法当补肾为主。然瘀积未去，补之反害，故先用桔梗以开提之，使瘀积去，而后以六味补之，斯为正治。虽然此症有本实先拨之虞，盖缘中气败坏不运者有之，肾气亏损欲绝者有之，不先补而徒事开提，往往不救也。

中书鲍希伏，素阴虚患咳嗽，服清气化痰丸及二陈、芩、连之类，痰益甚。用四物、黄柏、知母、元参之类，腹胀咽哑，右关脉浮弦，左关脉洪大。余曰：脾土既不能生肺金，阴火又从而克之，当滋化源。朝用补中益气加山萸、麦冬、五味，夕用六味地黄加五味子三月余，喜其慎疾得愈。

疏曰：此案右关脉浮弦，土虚而木乘矣。左尺脉洪大，阴虚而火旺矣。朝用补中益气，所以补土而平木也，加萸肉、麦冬、五味者，不特保肺，亦以敛降其阴火也；夕用六味所以补阴而制火也，加五味子者，不特敛火，亦以之滋养其水源耳。

锦衣李大用，素不慎起居，吐痰自汗，咳嗽发热，服二陈、芩、连、枳壳、山栀之类，前症不减，饮食少思，用四物二陈、芩、连、黄柏、知母、元参之类，前症愈甚。更加胸腹不利，饮食益少，内热晡热，加桑皮、紫苏、杏仁、紫菀、桔梗之类，胸膈痞满，胁肋膨胀，小便不通。加茵陈、葶苈，喘促不卧，饮食不进。余诊之六脉洪数，肺肾二部尤其。余曰：脾土既不能生肺金，而心火又乘之，此肺痈之作也。当滋化源，缓则不救。不信，后唾脓痰，复求治。余曰：胸膈痞满，脾土败也；喘促不卧，肺金败也；小便不通，肾水败也；胁肋膨胀，肝木败也；饮食不化，心火败也。此化源既绝，五脏已败，岂药饵所能生耶，已而果然。

疏曰：此案云素不慎起居，知其戕贼不少，而所以奉生之道，不能承顺者多矣。及病至而不用对病之药以治之，不惟以此药而退此病，反因此药而进此病，是其元气无权化源无土矣。凡病若此，皆不可治，不特咳嗽而已。至于六脉洪数，则五脏皆有火而肺肾两部尤甚，当云阴火上乘肺金，非心火也。凡病阴火上乘者为难治。盖以清之不可，降之不能，而肾又为先天根本之地，补之又不易充足，故每多不救。若心火乘之，则清之可也，降之可也，补之亦易为力也。然阴火与心火乘克肺金，治之不得其法，多成肺痈，及肺痈成而元气未惫者可治。今日化源已绝，五脏已败，则何可治耶。故其死，不死于肺痈而死于素不慎起居，而用药杂乱之故也。业医者宜加察慎之。

丝客姚荃者，素郁怒，年近六十脾胃不健，服香燥行气，饮食少思，两胁胀闷；服行气破血，饮食不入，右胁胀痛，喜用手按。彼疑为膈气痰饮内伤。余曰：乃肝木克脾土而脾土不能生肺金也。若内有瘀血，虽单衣亦不敢着肉，用滋化源之药四剂，诸症顿退，彼以为愈。余曰：火令在迩，当补脾土以保肺金。彼不信，后复作。另用痰火之剂益甚。求治，左关右寸滑数，此肺内溃矣。仍不信，乃服前药，果吐秽脓而殒。

疏曰：此案素郁怒，则肝木不能条达，其势必克脾土，此脾胃不健之所由来也。然肝木既郁，则木中之火亦郁，而肝脾皆阴脏，主血。血被郁火销烁，而肝脾同归于燥，斯时宜疏肝补脾，养血润烁为主。奈何反用香燥行气之药，又用行气破血之品，以致脾胃不健者，变为饮食少思。再变为饮食不入，两胁胀闷者，变为右胁胀痛，可为日深一日矣。而有疑于膈气痰饮，亦惑之甚矣，且痛喜手按，其虚实立辨，不必以单衣不敢着肉而后明也。及滋化源，愈后复作，仍蹈前辙，用痰火之药，以致肺溃而殒，谁之过欤？至于脉之左关右寸滑数，则明现肝火乘肺金之象甚矣。肺为娇脏，五火皆能伤之，不可不慎。

上舍史瞻之，每至春咳嗽，用参苏饮加芩、连、桑、杏乃愈。乙巳春患之，用前药益甚，更加痰瘖就治。左尺洪数而无力。余曰：此是肾经阴火刑克肺金，当滋化源，遂以六味丸料加麦冬、五味、炒栀及补中益气汤而愈。

疏曰：此案每至春咳嗽，则知其为肝火上逆肺金也。肝经之所以生火者，皆肾水不足，不能生木，致木动而生火也。久之，则肾水益虚，则肾经亦有火矣。肾经之火，当壮水以主之。若仍用前方发散寒凉之品，则肺气愈虚而阴火被遏。宜乎咳嗽益甚，而反加喉瘖也。是瘖也，不特水虚，亦且金破，故既用六味以壮水，更用补中以生金。然必先用六味，后继补中者，盖此案以水虚为本，金破为标也。况肺中既有阴火，不先壮水以制之，则参、术、升、柴、适所以助之耳。此先后之序也。

儒者张克明，咳嗽用二陈、芩、连、枳壳，胸满气喘，侵晨吐痰，加苏子、杏仁，自出痰涎，口干作渴。余曰：侵晨吐痰，脾虚不能生肺金，涎沫自出。脾虚不能收摄，口干作渴。脾虚不能生津液，遂用六君加炮姜、肉桂温补脾胃，更用八味丸以补土母而愈。

疏曰：此案因服芩、连而症剧，其属脾胃虚寒也固矣，此六君加炮姜、肉果之所以宜也。独口干作渴四字，虽曰脾虚不能生津液。然半夏、炮姜何敢用乎？抑以脾气为寒凉所伤，不能熏蒸津液，以潮润肺金。故温之使其气化乎。抑胃家之津液为寒凉所凝聚，而为痰涎不能游益敷布以灌溉肺金，故燥之。适所用润之乎，然用之不当，反增干嗽，痰不能出，兼之口干咽燥者多矣。宜详审而用之，未可以为必然也。一友云：此案用六君加炮姜、肉果，必有大便不实一症夹之，也或咳而遗矢者也。

一男子夏月吐痰或嗽，用胃火药不应。余以为火乘肺金，用麦冬汤而愈。后因又劳复嗽，用补中益气加桔梗、山栀、黄芩、麦冬、五味而愈，但口干体倦、小便赤涩，日用生脉散而痊。若咳而属胃火有痰，宜竹叶石膏汤。胃气虚，宜补中益气加贝母、桔梗。若阴火上冲，宜生脉散送地黄丸以保肺气生肾水，此乃真脏之患。非滋化源，决不能愈。

疏曰：此案服胃火药不应。不应者，病未去耳，无所加也，无所加，则火未尝无独不在胃耳。时当夏月，正肺金畏火之时，症见吐痰咳嗽，岂非火乘肺金乎。然金被火乘，肺气必虚，故用麦冬汤以补肺气兼散火郁。后因劳复发，其气之虚也，不独在肺，而且在脾，故用补中益气以补脾肺之气，仍加山栀、片芩，以去素有之火，又加麦冬、五味合生脉散，正夏月保肺之要药也。先生用药可谓丝毫无漏者矣。

一妇人患咳嗽胁痛发热，日晡益甚。用加味逍遥散、熟地治之而愈。年余因怒气劳役，前症仍作，又太阳痛或寒热往来，或咳嗽遗尿，皆属肝火血虚，阴挺痿痹，用前散及地黄丸月余而瘥。

疏曰：此案属肝肾阴虚而兼火郁症也。加味逍遥治肝经郁火方也。加熟地兼补肾水，补肾水所以滋肝木，散郁火所以达肝木。一滋一达，所谓风以散之，雨以润之，同时而进，木有不得其乔者乎？仿此可以知用方加减法，并可以知方之合用法，独咳嗽遗尿一症，《内经》所谓肾咳不已，则膀胱受之；膀胱咳状，咳而遗溺者是也。而治法用茯苓甘草汤。此亦邪气相干而论，未见别法。不知尚有肝火血虚，阴挺痿痹之论，而用逍遥、六味之法。故知读古人之书，不可不自定其眼目也。

表弟妇，咳嗽发热，呕吐痰涎，日夜约五六碗，喘嗽不宁，胸满躁渴，饮食不进，崩血如涌。此命门火衰，脾土虚寒，用八味丸及附子理中汤加减治之而愈。

疏曰：此案无一症不似热极，而先生独断为火衰土寒者，其必有色脉可凭耳。非臆度也。然以其中二症论之，其呕吐痰涎，若属热症，其声必亮；其味必苦，其形必浊，而其出也，必艰涩而不多。今曰日夜五六碗，非艰涩可知，固宜温补以摄之者也。又崩血，若属热症，其小腹必痛，其色必紫黑，其来必有块。而其出也，必淋漓而不断。今曰如涌，非淋漓可知，当温补之者也。故见如是症不必色脉为据，即应留意在虚寒一路，更何论咳嗽发热，胸满躁渴等症，疑为不可温补也。

一妇人不得于姑，患胸膈不利，饮食无味，此脾肺俱伤，痰郁于中，先用归脾汤加山栀、抚芎、贝母、桔梗，诸症渐愈。后以六君加芎、归、桔梗。间服全愈。

疏曰：此案云患咳者，干咳而无痰也。丹溪云咳而无痰者，此系火郁之症，乃痰郁火邪在中，用桔梗以开之下，用补阴降火不已，则成劳。此为不得志者有之。今此案云：不得于姑，岂非不得志者乎？以丹溪法论，治当先用开提之品，继用补阴降火之药，参、芪、术等似未可用。而先生先用归脾加味者，诚可见其脾肺俱伤也。夫归脾治郁结伤心脾之方，未尝言及于肺。然郁结既能伤心脾，何不能伤脾肺？归脾既能治心脾，何不能治脾肺耶？且其所以加山栀、抚芎、贝母、桔梗者，山栀即寓降火之意，抚芎即寓散郁之意，贝母即寓清痰之意，桔梗即寓开提之意，标本兼治法也。后以六君加芎、归，亦气血两补而兼消痰之剂，更加桔梗，仍不忘开提意耳。独始终不用补阴之品，是先生之独见也。予曾治一妇人，患干咳嗽而兼泄泻。先用异功散而泄泻。继用逍遥散而干咳痊。一医用滋阴之品，内熟地五钱，一剂而两症俱剧，泻剧则咳亦剧。余仍用前药不应，乃以异功散内白术三钱，陈皮易橘红加苏梗一钱，桔梗二钱，两剂而愈。四剂而痊。是知此症多不利于补阴降火也。盖不得志而至于郁结者，其气多陷，补阴降火则其气更陷矣。宜增其剧也，然此是治脾肺气虚所致者，然而若因阴虚火燥及血虚火郁所致者，则补阴降火之法，仍不可废。《原病式》曰：瘦者腠理疏通而多汗泄，血液衰少，而为燥热。故多劳嗽之疾也。又《医贯》曰：有一等干咳嗽者，极难治，此系火郁之症，乃痰郁其火邪在中，用逍遥散以开之下，用补阴之剂，此阴血虚而火郁治法也。

一妇人咳嗽，早间吐痰甚多，夜间喘急不寐，余谓早间多痰乃脾虚，饮食所化，夜间喘急，乃肺金阴火上冲，遂用补中益气加麦冬、五味而愈。

疏曰：早间正脾胃空虚之时，故凡病发于此时，皆作气分主治。不特咳嗽吐痰为然也。夜间正阴经行度之时，故凡病发于此时，皆作阴分主治。不特喘急不寐为然也。况痰属饮食所化，非脾虚不化也。而早间又饮食正化之后，乘虚而动，能不吐痰乎？喘属阴火上冲，非阴虚不冲也。而夜间又阴火正冲之候，乘虚而上，能不喘急乎？但补中益气汤在咳嗽者，恒畏用之，而在喘急，又恒忌用之。不知脾肺虚者，非补中不愈，加麦冬、五味则升者，不致骤升，而无犯。于喘急之畏忌，且能敛降阴火，正合其宜也。或曰阴火上冲，何不兼用六味。曰此案咳嗽吐痰喘急，大概脾肺气虚为重，不宜于六味之沉降也。

上舍陈道复长子，亏损肾经，久患咳嗽，午后益甚。余曰当补脾土滋化源。使金水自能相生，时孟春，不信，乃服黄柏、知母之类，至夏吐痰引饮，小便频数，面目如绯。余以白术、当归、茯苓、陈皮、麦冬、五味、丹皮、泽泻四剂，乃以参、芪、熟地、萸肉为丸，俾服之诸症顿退。复请视，余以为信，遂用前药如常与之，彼仍不信，竟用别剂，卒致不起。

疏曰：此案既云亏损肾经，午后益甚，则知其为阴虚咳嗽也。无疑法当用六味丸治之。先生乃曰：当补脾土，诚以脾为至阴，又为金水二脏之本，故虽曰亏损肾经，以致久患咳嗽者，然必先补脾土，斯为治得其法。乃至服黄柏、知母而变症叠出，其脾土更虚矣。土虚则肺金同受其亏，故先用补养脾肺为重，而以茯苓、泽泻渗其小便，并降其阴火。而补肾之药，未之用也。及用丸药以熟地、萸肉，补肝肾仍用参、芪之品，究不忘脾肺二经，可谓得其源者矣。奈何世人一见咳嗽，午后发热益甚者，必先补肾滋阴，以致内热益增，饮食益减，而不知补脾一法，在补肾补肺之先也乎？

脾肾亏损头眩痰气等症

阁老梁厚斋，气短有痰，小便赤涩，足跟作痛，尺脉浮大，按之则涩，此肾虚而痰饮也。用四物送六味丸，不月而康。仲景先生云气虚有饮，用肾气丸补而逐之，诚开后学之蒙瞶，济无穷之夭枉，肾气丸即六味也。

疏曰：此案脉症其为肾虚也固矣。肾虚而用六味也是矣。而何以兼进四物耶？四物属血剂而非水剂，属肝剂而非肾剂，而用之者，其必有肝血同亏之症耶。曰：然盖脉之浮大，是肾水虚，按之而涩，是肝血虚也。虽只见于尺部而已，为肝肾同亏之症矣。此所以用四物、六味也。至于引仲景先生云气虚有饮，用肾气丸补而逐之者，要知气虚二字，非脾肺之阳气虚，乃肝肾之阴气虚也。若脾肺之阳气虚者，必当用四君、补中之类，而何以用肾气丸耶？盖痰饮属水，肾脏主之，肾水之所以成痰饮者，以肾气不化之故也。故曰肾气虚。今并不曰肾气虚而曰气虚者，以肾为气之本，然必脉症见有肾虚者，宜然耳。

都宪孟有涯，气短痰晕，服辛香之剂，痰盛遗尿，两尺浮大，按之如无。余以为肾家不能纳气归源，香燥致甚耳，用八味丸料三剂而愈。

疏曰：此案与前案相仿，但前无痰晕，此无足跟痛，前曰小便赤涩，此曰遗尿。前脉按之而涩，此曰按之如无，为不同也。然皆属肾虚症。而前用六味以补肾水，此用八味以补肾火，不相同何也？盖小便赤涩，足跟作痛，按之而涩之脉是肾水虚，痰晕遗尿，按之如无之脉，是肾火虚。辨症察脉，纤悉如是。一医云：晕症非一，治法甚多。丹溪曰：无痰不作晕，是火动其痰而上也。刘河间曰：风气甚而头目眩晕，是肝风动而火上炎也。此二者世之所知也。而不知有气虚而晕，有血虚而晕，有肾虚而晕。盖气虚者，阳气衰乏，则清阳不能上升。经曰：上气不足，头为之苦眩是也。血虚者，吐衄崩漏，产后脱血则虚火易于上炎，而眼生黑花。经曰：肝虚则目䀮䀮，无所见是也。肾虚者，房劳过度，则肾气不归源而逆奔于上。经曰徇蒙招尤，上实下虚，过在足少阴巨阳。又云髓海不足，目为之眩是也。故知晕眩一症，不特风火痰为之也。亦不特肾气虚为之也，虚实之间，所当细心分析加察，不可执一误治为要。

孙都宪，形体丰厚，劳神善怒，面带阳色，口渴吐痰，或头目眩晕，或热从腹起，左三脉洪而有力，右三脉洪而无力。余曰：足三阴亏损，用补中益气加麦冬、五味及加减八味丸而愈。若人少有老态，不耐寒暑，不胜劳役，四时迭病，皆因少时气血方长而劳，心亏损或精血未满，而御女过伤，故其见症。难以悉状，此精气不足，但滋化源。其病自痊，又若饮食劳役，七情失宜，以致诸症。亦当治以前法，设或六淫所侵，而致诸症，亦因真气内虚，而外邪乘袭。尤当固胃气为主，盖胃为五脏之根本，故黄柏、知母不宜轻用，恐复伤胃气也。大凡杂症属内，因形气病气俱不足，当补不当泻，伤寒虽属外因，亦宜分其表里虚实，治当审之。

疏曰：此案大概观之，鲜不为有余之痰火也。即以左右三脉，亦鲜不以右之无力为虚，左之有力为实也。而不知脉之无力固为虚脉之有力，尤非实也，而无力之虚易见，而有力之虚难知。而况加之以洪，人孰知之？此先生独得之玄机，故补中益气因右手之无力而设，加减八味因左手之有力而设也。然未免有疑焉者。左手脉洪而有力，乃属水虚，六味丸是其的方，何以用肉桂之补火乎？要知肉桂与附子同用，则为补火之品，若单用肉桂乃引火，而非补火也。今观其症，皆水虚火越之象，非引火，何以治之？至余曰以后详论，乃立斋先生生平肺腑之学，和盘托出，谆谆苦语，千古不磨之法也。

昌平守王天成，头晕恶寒，形体倦怠，得食稍愈，劳而益甚，寸关脉浮大，此脾肺虚弱。用补中益气加蔓荆子而愈。后因劳役，发热恶寒，谵言不寐，得食稍安，用补中益气而痊。

疏曰：此案一则曰得食稍愈，二则曰得食稍安，已知其中气空虚矣。夫岂无胃中火盛者？得食压住，则火炎之势暂止而稍愈稍安者乎，然胃火盛者，必有面红不倦，口渴秽气等症。右寸关或洪劲，或洪数等脉可验也。今云形体倦怠，劳则益甚，又云后因劳役则其为中气虚弱也无疑矣。夫中气者，非脾胃之气也，非肺经之气也，所谓膻中之气，在脾肺之门耳。大概多言用力者则伤之，食少事烦者能伤之，忍饥行路者能伤之，过食劳顿者能伤之，所伤者，膻中之气耳。非必主于脾肺也。若伤肺者，当必有咳嗽喘急之症，若伤脾者，当必有不食泄泻之患，而此二者无之，岂非伤膻中之气，而在脾肺之间者乎？虽然膻中之气即脾肺之气也，即胃中生发之气也。不得以无脾肺及胃之症，而谓非脾肺之元气虚弱也。试思头晕恶心，及发热恶寒，谵语不寐等症。与脾肺之气何干？与胃中生发之气何干？乃直以补中益气之升补胃中生发之气之剂以治之者。诚有见于倦怠劳役，得食稍愈稍安之为脾肺虚弱，即胃中生发之气虚弱，故用之也。既以得其虚弱之本矣。更何以问其头晕，恶寒及发热，恶寒谵语不寐等症耶？所谓不知其虚，安问其余是也。至于浮大之脉，原属气虚。但见于右寸关者是也。今曰寸关，非统言两寸关欤？若然则气血两虚，何以只补其气耶？盖气血两虚而至于形体倦怠，得食稍愈，劳则愈甚。而且后因劳役复发，得食稍安之症。宁非气虚重于血虚哉？而安得不以补气为急哉。

大尹祝支山，因怒头晕，拗内筋挛，时或寒热，日晡热甚。此肝火筋挛，气虚头晕，用八珍加柴胡、山栀、牡丹皮二十余剂而愈。

疏曰：此案种种现症，皆属肝火，如因怒肝火动也。拗内是肝经所属，筋是肝经所主。肝火动拗内之筋为之挛也。寒热是肝经现症，晡热是肝经血分，肝火动，则寒热晡热之甚也。以是而论，则头晕亦肝火所为。《内经》原谓：诸风眩掉，皆属于肝。而何以知其为气虚头晕耶？其或有气虚夹杂于其内，抑或有气虚之脉现于其间耶。至于加减用药之法，可谓触处皆通矣。八珍气血两补之方也。而肝火未清散，故以加味清之散之。每见世人两补气血者，未尝敢加清散之品，以其杂而不纯也。以其补宜近于温也。以其碍于补药之力也。不知虚中有实者，自当攻补兼施，而况虚中有火，能不于补中兼清散乎？或曰虚中之火，虚火也。虚火宜补之，补虚而火自退，何必更加清火之品？曰虚中固多虚火，亦未尝无实火，如因怒而动肝经之实火也。非清散不退，故虽气血两虚，当用八珍者，亦必加清火散火之品也。所加之品，曾见用于逍遥散以治此症，则嫌其太轻而少补气者，又曾见加于归脾汤以治此症，则嫌其太重。而少补血者，故以加于八珍则补气补血，适持其平也。余于是而知加减之法，无往而不可尔。倘有脾肺气虚而兼有肝经实火者，补中益气可加也。倘有肝肾阴虚而兼有肝火暴发法者，六味丸可加也。推之而诸病兼肝火者，诸方无不可加也。

上舍顾桐石，会饮于周上舍第。问余曰：向孟有涯、陈东谷俱为无嗣，纳宠已而得疾，皆头晕吐痰，并用苏合香丸，惟有涯得生，何也？余曰：二症因肾虚不能纳气而为头晕，不能制水，而为痰涎。东谷专主攻痰行气，有涯专主益火补气故耳。后余应杭人之请，桐石房劳过度，亦患前症，或用清气化痰愈甚，顾曰我，病是肾虚不能纳气归源，治者不悟而殁。惜哉！

疏曰：此案云俱无嗣，纳宠已而得疾，其为肾虚也为多矣。苏合丸能开豁痰气，治中风中气之闭症。原非治头晕吐痰之剂，而况肾虚者乎？加之以专主攻痰行气，为东谷者焉得不死耶？至所云肾虚者，似宜补水为主，而兹云益火补气者，盖不能纳气即火不归源也。不能制水，即此不归源纳气之火泛其水也。故益火补气之说，即此纳气归源之法，而纳气归源之法，仍不离乎补肾壮水之剂也。盖益火即在壮水之中，补气即在补肾之内也。

一男子，素厚味，胸满痰盛。余曰：膏粱之人，内多积热。与法制清气化痰丸而愈。彼为有验，修合馈送，脾胃虚者，无不受害。

疏曰：此案以素厚味而知其膏粱积热，故用此药见效。若脾胃虚者，何以堪之？嗟乎！素厚味者几人乎！而可以修合馈送耶？一医云验方治病，不可尽信，用于外科庶或宜之，然亦有虚火实火之分，在阴在阳之别，宜攻宜补，或表或里，又有气血之衰旺，时令之寒暄，运气胜复，何可概以一方治之耶？况大方证治，变化无穷，微妙莫测者乎？王节斋清气化痰丸，用于膏粱禀壮之人，酒客顽痰之症，原为神品，但不可概施耳。

先兄，体貌丰伟，唾痰甚多，脉洪有力，殊不耐劳。遇风头晕欲仆，口舌破裂，或至赤烂，误食姜蒜少许，口疮益甚，服八味丸及补中益气附子钱许即愈。停药月余，诸症仍作，此命门虚火不归源也。

疏曰：此案用八味是矣。何以复进补中益气乎？且症皆有上炎之势，能不更助其上炎乎？岂以吐痰不耐劳，遇风头晕等症，属中气虚弱，故必兼用之乎？余细观之而知其法矣。先用八味，其口舌破裂赤烂，口疮等症已愈。而吐痰不耐劳，遇风头晕等症，不与之同愈。故改补中以升补其元气，然犹恐命门无根，不任升提，故仍用附子以镇之也。噫！医至于此神矣！化矣！试思症，现口舌破裂，或至赤烂，误食姜蒜少许，口疮益甚，而脉又现洪有力者，敢用八味丸大温大热之剂乎？试思症，现体貌丰伟，吐痰甚多，遇风头晕，而又以火势上炎，脉又现洪有力者，其敢用补中益气加附子，大升大补、大温热之剂乎？虽前言往行载于典籍者不乏其法，而敢用之者，代不过数人而已。至于今日医道中绝闻之者未有不讶然失笑也。

儒者王禄之，素痰甚，导吐之后，大便燥结，头眩眼花，尺脉浮大，按之则涩，此肾气虚而兼血亏也。用四物汤送六味丸四剂，诸症渐退，仍用前法月余，喜其慎疾而康。

疏曰：导吐之法，须合宜而用，不可妄投也。如垢结肠胃，津液枯涸，阻塞隧道，脉反不出，导之则生；若神怯气弱，形体难支，尺寸空虚，虽有阻滞，导之则死。如暴食满胃，难出贲门，路狭难攻，不能达下，吐之则生；若久病致伤胃气，运补犹不足，虽有暴食，吐之则死。故导吐之宜与不宜，死生反掌，立斋常言不可导。仲景所云不可吐者良有以也。盖误吐则伤胃气，误导则伤肾阴，此案既云导吐而变症，法当补阴兼补气，而何以只用补阴耶？曰以症而论，则大便燥结、头眩眼花者，阴虚也；以脉而论，则尺脉浮大，按之则涩者，阴虚也。故只补阴而已。然尺脉属阴，何以更云兼血虚耶？曰尺脉浮大是阴虚，按之则涩是血虚，盖涩脉原属血虚。若云尺脉浮大，按之无力或按微细，则纯乎阴虚，而不必兼四物汤矣。

佥宪高如斋，素唾痰，服下痰药，痰祛甚多，大便秘结，小便频数，头眩眼花，尺脉浮大，按之如无。余谓肾家不能纳气归源，前药复耗金水而甚，用加减八味丸料，煎服而愈。

疏曰：此案与前案大略相同，而细微实异。前案云导吐之后，大便燥结，用六味丸。此案云下痰甚多，大便秘结，用加减八味丸。前案云尺脉浮大，按之则涩，用六味丸。此案云尺脉浮大，按之如无，用加减八味丸。盖按之则涩，为阴虚，不可热药，按之如无，为阳虚，方可用热药也。然秘结较之燥结，其结更甚，且有小便频数，而用桂似所不宜，不知尺脉按之如无，则其大便秘结，小便频数，岂实火之所为哉？此膀胱不能气化之故也。夫气化则能出焉，虽指小便言，而大便之虚而不出者，独不关于气化者乎？

儒者杨文魁，素吐痰，诸药不应，服牛黄清心丸，吐痰甚多，或头眩，或热从胁起，左脉洪大有力，右脉浮大无力。余曰此三阴亏损，火不归源。用补中益气加麦冬、五味及加减八味丸，滋其化源而愈。

疏曰：昔人谓热从足底起，为肾经火，当用七味八味引之益之。若从腹起为脾经火，从胁起为肝火，当另作处治也。不知肝脾肾同为三阴，热起处，皆属阴火。脱根上炎而七味八味皆可主也。然余谓阴火既上炎，似不可用升提之品，今乃先用补中益气，虽有麦冬、五味以制之要，亦右脉浮大无力，为可用耳。余又谓左脉洪大有力，似不可用温热之品，今乃继用加减八味，虽有丹皮、泽泻以清之，要亦右脉浮大无力为可用耳。盖右脉浮大无力，统三部而言也。在于寸关则脾肺之气已虚矣，故可用升提；在于尺中则命门之火已衰矣，故可用温热。夫先天之火，后天之气，既已虚矣。则左脉之洪大有力，岂实火而然乎？正阴虚之故耳。

秋官张碧虚，面赤作渴，痰盛头晕，此肾虚水泛为痰，用六味地黄丸而愈。

疏曰：面赤作渴，痰盛头晕者，阳明火盛亦有之。然脉必洪实，若肾虚者，脉必洪空或枯劲也。余尝谓水泛为痰之说，有水泛水沸二种。盖水泛者，肾中之火虚，水无所附而泛于上耳，其痰多清淡如涎，滚滚不竭者是也。法当用八味丸以补之。水沸者，肾中之水，虚火炽于下而沸于上耳。其痰多稠浊如沫，口口相逐者是也。法当用六味丸以摄之。总之皆属肾虚，但分有火无火为要。不可不详察也。

仪制贺朝卿，吞酸胸满，痰甚作渴，饮食少思。用清气化痰丸药，前症益甚，两膝渐肿。寒热往来，余谓脾胃虚，湿热下注，用补中益气倍参、术，加茯苓、半夏、炮姜而愈。

疏曰：大概吞酸，原属湿热蕴积于胃经，法当清散。胸满痰盛，原属痰饮壅塞于胃经，法当清化。然作渴而饮食少思，则胃气已虚矣。况服清气化痰等药，而前症益甚，更足验其胃气虚也。胃气虚则虽有湿热痰饮，即不敢清散化气，而况两膝渐肿，寒热往来，下陷之症叠出。安得不升提温补乎？此时若疑湿热不可升提，痰饮不可温补，则下陷之元气何由而轩举耶！元气既不能轩举，则湿热亦不能清散，痰饮亦不能清化，同归于毙，势所必然。而不知清升则浊自降，古人决不欺余也。虽然有湿热痰饮，而脾胃之气不虚不陷者，升提温补原不必用，且作渴未必非湿热痰饮在肠胃，而作渴食少，未必非湿热痰饮在脾胃。而食少总以色脉形气详辨之，则无所误。即此案亦因用清气化痰等药，而前症益甚，且有增变，故知其脾胃虚也无疑。

侍御谭希曾，喘咳吐痰，或手足时冷，此中气虚寒，用补中益气汤加炮姜而愈。

疏曰：此案以喘咳吐痰而得，手足时冷，此中气虚寒确矣。然命门火衰者亦如之，虚火上泛者亦如之。是当用温补之剂，非温升所宜，况喘咳原当忌用温升，用之不当为祸。岂浅鲜哉？未知从何处定见，以为中气虚寒，而敢用温升之品耶？是必于人情倦怠，饮食不甘，面色惨白，与夫脉之虚缓，或右手寸关独空洪，以定其见乎。若曰脾主四肢，是其一端也。未可定耳。

职纺卢抑斋，饮食素少，或痰壅气喘，头摇目札，扬手掷足，难以候脉。视其面色黄中见青，此肝木乘脾土，如小儿慢惊之症，先用六君加柴胡、升麻而安，以补中益气加半夏而痊。

疏曰：此案责其痰火者有之，责其为风火者有之，果尔面色当红。今云黄中见青，其为木乘土也。无疑独是用药之先后有差者，只黄芪、当归耳。何所取乎？要知先以痰气正盛之时，其归、芪之性滋滞，故未可骤进，安后则恐六君过燥，易以补中益气，虽仍加半夏有归、芪，则不至于燥矣。况补气之后，自当兼和血也。

考功杨朴庵，呕吐痰涎，胸腹膨胀，饮食少思，左关脉弦长，按之无力；右关脉弦长，按之微弱。此木克土也。用六君子加柴胡、山栀、木香而愈。

疏曰：此案似当用六君加升、柴，今仅加柴胡而不加升麻者，以呕吐不宜过升，加山栀者，所以止呕吐；加木香者，所以运膨胀耳。此脾虚中有肝火抑郁者也。

一儒者，体肥善饮，仲秋痰喘，用二陈、芩、连益甚，加桑皮、杏仁，盗汗气促，加贝母、枳壳，不时发热。余以为脾肺虚寒，用八味丸以补土母，补中益气以补脾脏而愈。

疏曰：此案以痰喘盗汗气促，不时发热诸症论之，皆属肾虚火不归源，当用七味引火归源。今用八味、补中者，岂因服寒凉后，变现而然乎？果尔，亦只温补脾胃而已当矣。何必用八味丸耶？其必现真火衰之色脉也。要知痰喘之时，即未服二陈等。以前原属肾经虚火不归源，又因寒凉，复伤中气并此虚炎之火，亦致扑灭矣。故先用八味丸以治其源，继用补中益气汤以治其伤也。

二尹陈子忠，饮食少思，吐痰口干，常服二陈、枳实、黄连之类，脾胃受伤，乃问于余。余述东垣先生曰脾胃之症，实则枳实、黄连泻之，虚则白术陈、皮补之，遂以二味等分为丸，由是多食而不伤，过时而不饥。

疏曰：脾胃之气多虚而少实，实则何病之有？惟虚也。故凡病之生，未有非食少不食者焉！即伤食停食其中，有物之病，亦因脾胃气虚而不能运，不得已，而暂用消导。当即继之以调补，且有不可消导？只调补而气自能运，则伤者停者自去，或未能自去，亦当于调补之中，少加消导，此洁古老人制枳术丸，以白术为君，枳实为佐者，即此意也。此案云饮食少思，是脾胃之气虚也。绝非伤食停食之症，补之犹恐不能复元，况敢用寒凉消导乎？即其吐痰也，因气虚而津液凝结也。口干也，因气虚而津液不生也。补其气，气足则津液自生，而不凝结矣。此是纯虚症，故不可用枳术丸，而用白术、陈皮纯补之品以治之。或疑陈皮非补剂，不知脾胃之气喜运，故以白术大补之，而以陈皮从而运之，适合脾胃之性，惟其运也。故由是多食而不伤，过时而不饥，不观夫六君、补中、养荣等方，陈皮无不与焉。

徽州江商，常服二陈、枳实、黄连、青皮、厚朴，胸腹快利，后患腹胀，请治。脉已脱。余曰至暮必殁。已而果然。《内经》千言万语，只在人有胃气则生。又曰四时皆以胃气为本，凡脉促代，屋漏之类，或暴脱。余尝急用参、附等多有得生者。

疏曰：凡寒凉克伐之品，如二陈、枳实、芩、连、青皮、厚朴等。初服者不论虚实，无不快利，故病者喜服而医者喜用。不知未久，其病复剧，胃气已败。纵欲进补，未如之何矣？先生虽常云凡脉或暴脱者，急用参、附等药，多有得生者，而此案则常服寒凉克伐，其胃气所伤久矣，非暴也。故知用之亦无益，故不用也。

一武职，形体丰伟，冬不围炉，不喜热饮食，行则喘促。自谓气实老痰，服碑记丸攻伐之，诊其脉洪数，重按全无。余曰：命门火衰，脾肺虚寒。与八味丸一服，痰喘稍止。数服全愈。遂要亲火喜热饮食，盖碑记丸出处西域，外方人所制者。经云西域水土刚强，其民不衣而荐，华色而脂肥。故邪不能伤其形体。其病于内，其治宜毒药。由此观之，恐不可概用也。

疏曰：凡病上盛者，下必虚；下盛者，上不足。真为妙论。此盖言先后天本源之虚也。如下见脱滑等症，皆从上之脾肺虚。故只补上之脾肺，而下症自愈。上见喘促诸症，皆从下之水火虚，故只补下之水火，而上症自愈也。余谓先天之本元，皆在于肾。如水泛为痰，病属下虚，是宜补肾；而失运之痰，病属上虚，虽当补脾肺，然未始不当继以补肾也。总之先天祖气，人所当重，惟是先天祖气之病，每多上下颠倒，真假难辨耳。由是而论，则外盛者，内必虚；内虚者，当补其脾肺，更当补其肝肾。补肝肾者，当补其火。何也？夫脾虚者，不能现外盛之症，惟肾虚者，多变幻莫测耳。水虚者，亦多不能现外盛之候，惟火虚者，更多变幻莫测耳。此案外盛而兼内盛，大都火虚者为多，况脉之洪数，重按全无，岂非火虚之明验乎？故只用八味丸而愈。但余尝疑虚火离根，下寒上热之症，则外现假热，而有假热之脉，兹以命门火衰。且又曰脾肺虚寒，则内外皆冰矣，上下皆冰矣。何得复有假热外现而复有假热之脉乎？所谓寒极反见热，化水极而反见化火者乎。

肝脾肾亏损头目耳鼻等症

给事张禹功，目赤不明，服祛风散热药反畏明重听，脉大而虚。此因劳心过度，饮食失节，以补中益气加茯苓、枣仁、山药、山萸、五味顿愈。又劳役复甚，用十全大补兼以前药渐愈。即用补中益气加前药而痊。东垣云诸经脉络，皆走于面而行空窍，其清气散于目而为精，走于耳而为听，若心烦事冗，饮食失节，脾胃亏损，心火太甚，百脉沸腾，邪害孔窍而失明矣。况脾为诸阴之首，目为血脉之宗，脾虚是五脏之精气皆为失所，若不理脾胃，不养神血，乃治标而不治本也。

疏曰：目赤不明，而服祛风散热之药，似亦有所宜也。即继以畏明重听，亦肝肾之阴血虚而有火也，竟以补中益气升补脾肺气分之剂，而加以补心酸收之品于本症，似不相合，且劳复而遽，用十全大补于本症，又相去甚远，投之而痊者，凭于脉耳。

少宰李蒲汀，耳如蝉鸣，服四物汤，耳鸣益甚。此元气亏损之症，五更服六味地黄丸，食前服补中益气汤顿愈。此症若血虚而有火，用八珍加山栀、柴胡。气虚而有火，四君加山栀、柴胡。若因怒就聋或鸣实，用小柴胡加芎、归、山栀。虚用补中益气加山栀。午前甚用四物加白术、茯苓。久须用补中益气。午后甚用地黄丸。

疏曰：耳如蝉鸣，固属肾之症。而四物之剂，以之补水，亦不甚相远。何至服之而鸣益甚耶？足以见补水补血，大相径庭，而不可混也。且人徒知耳鸣为肾阴不足，而不知其有元气亏损者甚多也。经云头痛耳鸣，九窍不利，肠胃所主之病。盖肠为肺之腑，胃为脾之腑，腑与脏同气，而脾肺非元气所主之地乎？经文炳炳，人自不读耳。夫头象天，耳口鼻之系于头者，犹日月星辰之系于天也，而所以不轻不坠，运行普照者，一气之充升也，人同乎天亦犹是也。此补中益气所以治头痛耳鸣，九窍不利之症者，充升其不升之气耳。然不可忘情于肾，以肾为元气之根，而耳实为肾窍。故此案于五更服六味地黄丸，所以壮肾于一阳，初动之时，且抑其虚火上炎之势，于食前服补中益气汤，所以补元气于阳明，正旺之时，且助其升腾易上之势，此欲升先降，补阳根阴之法也。若读其诸法，而此症之灵变尽矣。

少司马黎仰之南银台，时因怒耳鸣，吐痰作呕不食，寒热胁痛，用小柴胡合四物加山栀、陈皮、茯苓而瘥。

疏曰：以大概观之肝经火也。然要知虽有怒伤肝之说，而其怒火之所发者，每从少阳胆经而来，少阳为相火故耳。古人所以治怒火，悉用小柴胡汤是也。然或有伤肝及脏之血者，故合四物补之，更乘所胜，而累及脾胃之气者，故用茯苓、陈皮，同人参、甘草合四君补之。曰何以知其伤于肝也？以寒热胁痛知之，何以知其累及脾胃也？以吐痰不食知之。何以不用白术？白术闭气，非怒气所宜也。何以更加山栀，清三焦肝火所宜也？

尚宝刘毅斋，怒则太阳作痛，用小柴胡加茯苓、山栀，以清肝火。更用六味丸以生肾水，后不再发。

疏曰：两太阳肝胆所属也。因怒作痛，非小柴胡不愈，怒则火上炎，故加茯苓、山栀以降之，然肝火有余，肝阴必不足，六味滋水滋其所生也。而后知人之易怒，多怒者，肝经虚也；亦肾经虚也。不虚则母子之间相生相养，木遂其性矣。何易怒？多怒之有故。见易怒多怒之症，切勿以肝气有余而削之伐之，益虚其虚也。

一儒者两目作痛，服降火祛风之药，两目如绯，热倦殊甚。余用十全大补汤数剂诸症悉退。更服补中益气兼六味丸而愈。复因劳役，午后目涩体倦，服十全大补而痊。

疏曰：此案何以用十全大补耶？盖服降火祛风之药，其脾肺元气已伤，致两目如绯，则肝肾之阴火复炽。故热殊甚者，虚火之炽也。倦殊甚者，元气之伤也。非十全大补两补气血以引火归源，何能得效？且复用补中以补脾肺，六味以补肝肾而后愈。孰谓目赤小恙，惟风火为主耶？或曰既以十全大补而诸症悉退，何不即以此方而全愈？必欲易之者何也？曰十全大补虽能两补气血，引火归源，而升降之法未备也。盖火既归源而尚倦殊甚者，脾气原虚，不得不用补中升补脾气，尚有热殊甚者，肾阴素亏，不得不用六味降补肾阴。此又非十全所能？故究意复进之，以顶针对症之方也。然不用补中、六味于前者，以两目如绯之时，虚火正炽，升提在所难投，虚火未归，滋阴又属无益，此前后所不可紊也。噫！微矣！可以知用药之机矣。至于复因劳役之后，补中一定之方也。仍用十全大补者，盖仍前而来。原属脾肺肝肾各虚之候，而今之午后目涩，非仍前肝肾之阴原虚乎？午后体倦，非仍前脾肺之气原虚乎？故仍用两补，两不单用升补也。虽然目涩而用肉桂，我知后人之不敢也，而况两目如绯时乎？非降火祛风之后，我亦何敢也哉？

一男子房劳兼怒，风府胀闷，两胁痛，余谓色欲损肾，怒气伤肝，用六味地黄丸料，加柴胡、当归一剂而安。

疏曰：左胁痛者，肝经受邪也。右胁痛者，肝邪入肺也。两胁俱痛者，肝火实而木气盛也。此案云两胁胀痛，且因怒而致，似宜作肝气有余治之。虽风府属在肺经，胀闷则亦肝邪入肺之意，似未可遽投补剂，然先云房劳，次云兼怒，则肾水损于前，肝木伤于后，不得不用肝肾同补之法。赵养葵有六味加柴胡、白芍之方，今去芍而加当归，盖白芍因肝火之盛，当归因肝血之虚，一味之出入，各有妙用，非细心者，不能处此。

一儒者，酒色过度，头脑两胁作痛，余以为肾虚而肝病，亦用前药顿安。

疏曰：此案与前案俱属肝肾病，用药相同而序法甚妙，如前案房劳而兼怒，是肾与肝皆受病矣。故曰色欲损肾，怒气伤肝，此案酒色过度，而无兼怒，则是肾病而无肝病矣。然现症两胁作痛，肝实病矣。但因肾水虚，不能生肝木，而肝木亦病，其非自受病也。故曰肾虚而肝病，此序法之妙，不同于他书者也。其更妙者，如前之风府胀痛，及此案之头脑痛两胁作痛，除肝肾虚症外，其因甚多，立斋先生治法，人每以好补讥之，不知先生先标房劳及酒色过度两句在前，何得妄讥之焉？此更见序法之妙也。

一男子面白鼻流清涕，不闻香秽三年矣。用补中益气加麦冬、山栀而愈。

疏曰：经曰肺气通于鼻，肺和则鼻能知香臭矣。是不闻香臭，皆属于肺也。立斋案云，塞鼻之症，有因饥饱劳役所伤，脾胃发生之气不能上升，邪害孔窍，故不利而不闻香臭者。宜养脾胃使阳气上行，则鼻通矣。是不闻香臭，有属脾胃者矣。经曰：肺热甚，出浊涕。河间云：肺热甚则涕。是鼻之出涕，皆属肺热也。而立斋述东垣云，胆热移于脑，则辛頞鼻渊，治之以防风汤，大抵胃气不和之所致者多矣。若此案之用补中益气加麦冬、山栀者，乃脾胃气虚而有肺经伏热也。何以见之？盖面白是脾胃气虚，三年是肺经伏火也。

一男子年二十，素嗜酒色，两目赤痛，或作或止，两尺洪大，按之微弱。余谓少年得此，目当失明，翌早索途而行，不辨天日，众皆惊异，余与六味地黄丸料加麦冬、五味一剂顿明。

疏曰：此案致病之由，既以素嗜酒色，而脉之象又见两尺洪大，按之微弱，其为肾虚火泛也明矣。用金水相生之法，无待言矣。独以脉论，可用引火归源之法，而不用者，大都上无火症，下无寒症也。虽然即有虚火上炎，得酸收亦能敛而归源矣。但翌早失明，何变之暴也？一剂顿明。何应之速也？因知病暴者，其效速。而病缓者，其效迟，若渐渐至于失明者，何能一剂而应耶？

一儒者，日晡两目紧涩，不能瞻视，此元气下陷，用补中益气倍加参、芪数剂全愈。

疏曰：元气下陷者，每剧于日晡。盖天地之气，子升午降，故在午前尚得天地之升气而病愈，至午后则更随天地之降气而病剧也。此案两目紧涩，不能瞻视，而不曰肿，而不曰痛，并不曰红，则虚症可知。且曰日晡似属阴血不能滋养之故。然在阴血不能滋养者，必有火症可据，如肿如痛赤之类是也。今既无之，则元气不能上充也无疑。故直以补中益气升其不上之元气，加倍参、芪补其不充之元气，而目疾斯愈。因知凡病午后剧者，虽属阴分，当用滋养阴血者，固多而属元气下陷于阴分，当用升补元气者，正不少也。

脾肺肾亏损大便秘结等症

一儒者，大便素结，服搜风顺气丸后，胸膈不利，饮食善消，面带阳色，左关尺脉洪而虚。余曰：此足三阴虚也，彼恃知医不信，乃服润肠丸，大便不实，肢体倦怠，余与补中益气六味地黄月余而验，年许而安。若脾肺虚者，用补中益气汤，若脾经郁结者，用加味归脾汤；若气血虚者，八珍汤再加肉苁蓉；若脾经津液涸者，用六味丸；若发热作渴饮冷者，用竹叶黄芪汤；若燥在直肠，用猪胆汁导之；若肝胆邪侮脾者，用小柴胡加山栀、郁李、枳壳；若膏粱厚味积热者，用加味清胃散。亦有热燥阳结阴结者，当审其因而治之，若复伤胃气多成败症。

疏曰：大便结者，法当润之攻之。然须看病从何来，如从外邪传里作结，或从热症干燥作结，其中有物，固宜用润攻之法。且有气血虚，虽有物不任润攻者，亦当于养气血之中，加润攻之品以出之。而此案云大便素结，不言病症所从来，则知非外邪传里所结，亦非热症干燥所结。而其所以素结者，岂非大便属水，水虚而大便为之素结耶？搜风顺气之品，既燥且耗致脾土亦虚矣。既燥且耗，不特水土虚，而肝为血藏，血亏而木亦虚矣。况症见胸膈不利，肝虚之明验；饮食不消，脾虚之明验；面带阳色，肾虚之明验；而脉现左关尺洪而虚者，岂非足三阴虚症乎？三阴既虚，而复用润肠丸，更伤脾气，所以大便不实，肢体倦怠也。夫脾气既衰，当先补气。故先用补中兼用六味，然至月余而验，年许而安甚矣。大便之不可轻易润也，而况攻乎？至所论阳结阴结，按仲景云脉有阳结阴结者，何以升之？曰其脉浮而数，能食不大便者，此为实，名曰阳结，期十七日当剧。其脉沉而迟，不能食，身体重，大便反硬，名曰阴结；期十四日当剧。东垣云阳结者散之，阴结者热之，所云虚秘冷秘即阴结也，所云实秘热秘即阳结也。

一老儒素有风热，饮食如常，大便十七日不通，肚肠不胀，两尺脉洪大而虚，此阴火内烁津液，用六味丸二十余剂，至三十二日始欲去，用猪胆润而通利如常。

疏曰：凡大便不通者，须问小腹内急迫欲去否，欲去不能去之，不然虽半月一月不可去也。经云北方色黑入通于肾，开窍于二阴，故凡见年高色苍黑之人，每多便难症。此是肾阴虚竭之故，惟大补肾阴，少佐辛润之品，不厌频服，任其自通，方无他变。余常见年老虚脱人，大便久秘，颇亦无害，若峻药通之，未有不随毙也。如此案儒而云老，其肾自虚，风热素有，其水自涸，由是而大便不通，固已当知其不宜速去矣。而况饮食如常，无他症也。肚腹不胀，无急迫也，合之于脉，而两尺洪大而虚，此又肾水虚涸之明验，虽曰阴火，但补其水而火自退也。惟伤寒外邪传里作结，而大便秘者，宜速去，然亦当看其人气血虚实，为变通也。

一妇人年七十有三，痰喘内热，大便不通，两月不寐，脉洪大，重按微细，此属肝肺肾亏损，朝用六味丸，夕用逍遥散，各三十余剂，所进饮食计百余碗，腹始痞闷，乃以猪胆汁导之而通，用十全大补调理而安。若间前药，饮食不进诸症复作。

疏曰：案既曰肝肺肾亏，何以用药只顾肝肾而不顾肺也？且六味、逍遥朝夕并进之法，又似乎独重肝者，何也？要知七十有三之老妇，其肝阴常不足，而肝气多郁遏，则肺气亦郁遏矣。肝阴常不足，则肾阴亦不足矣。六味丸补其肝阴，即所以补其肾阴也。逍遥散散其肝气即所以散其肺气也。故用药虽独重于肝，未尝不顾及肺肾也。若以为肺虚必用补气之品，然所谓计所进饮食百余碗者，其气之不虚也，可知气虽不虚，而肝肾之阴实虚，故腹闷痞时，只用外导而不用内攻，一通之后，即投十全大补者，气因通而泄也。于此见气之不虚者，尚不宜攻其大便，而况气之虚者乎？于是知气之不虚者，大便既通，即当兼补其气，恐气泄而阴益亏也。

一男子年五十余，因怒少食，大便不利，服润肠丸大便更秘，胸胁作痛，欲兼服脾约丸，肝脾肾脉浮而涩。余曰：此足三阴精血亏损之症也。东垣云若人胃强脾弱，约束津液不得四布，但输膀胱。小便多而大便难者，用脾约丸。若人阴血枯槁，内火燔灼肺金受邪，土受木伤，脾肺失传，大便秘而小便多，忌用润肠丸。今滋其化源，则大便自调矣。如治果验。

疏曰：此案因怒少食，大便当泄泻，今反云不利，服润肠丸，大便当通利今反云大便结。乃观其脉，曰肝脾肾浮而涩，先生不曰三阴亏损，而曰三阴精血亏损，盖三阴之精血亏损也，故因怒少食，大便不泄泻而反不利；三阴之精血亏损也，故服润肠丸，大便不通而反秘结。夫精血非水也，非气也，水与气属无形之源，精与血属有形之物，虽同而实异也。故凡脉见浮洪，重按无力或洪劲，重按不足者，是皆水与气之伤损，则先生直曰三阴亏损而已。浮而涩，因是血枯精竭之象也。然治法亦不过曰滋其化源。则又虽殊而实同也。盖精固，气之所化；血固，水之同源。无形而生有形，理固如此也。

一儒者怀抱郁结，复因场屋不遂，发热作渴，胸膈不利，饮食少思，服清热化痰行气等剂，前症更甚，肢体怠惰，心脾两脉涩滞，此郁结伤脾之变症也。遂以加味归脾汤治之，饮食渐进，诸症渐退。但大便尚涩，两颧赤色，此肝肾虚火内伤阴血。用八珍汤加肉苁蓉、麦冬、五味至三十余剂，大便自润。

一男子所患同前，不从余言，服大黄等药泄泻便血，遍身黑黯，复来求治。余视之曰：此阳阴二脉俱伤也。经曰：阳脉伤则血外溢，阴脉伤则血内溢，不治。后果然。

疏曰：此案以如是之症，如是之脉，而论其为心脾郁结，气血两伤之症，用加味归脾治之无容疑矣。独诸症渐退，后大便尚涩，两颧赤色，诚属肝肾虚火，似用六味丸为当，而又曰内伤阴血，投八珍汤者，岂以脉涩，终属血少而非水亏乎？六味丸但能补水而不能补血乎？要当知涩脉之不可用泥滞之药，血虚之宜兼用补气之方也。至于后案阴阳二脉俱伤者，但见便血不见吐血，何以见血外溢乎？不知遍身黑黯，即是血之外溢，非必吐血便血，始谓阴阳俱伤也。

职方陈莪齐，年逾六旬，先因大便不通，服内疏等剂，后饮食少思，胸腹作胀，两胁作痛，形体倦怠，两尺浮大，左关短涩，右关弦涩，时夏五月请治。予意乃命门火衰，不能生脾土，而肺金又克肝木，忧其金旺之际不起，后果然。

疏曰：年老大便不通，非水虚即血少。内疏之剂，自能伤脾，以致饮食少思，胸腹两胁胀痛，体倦脉变，皆伤脾之验也。至于脉大弦涩，脾阴又虚也。四脏皆虚，何以得生？独人生以脾土为重，此症不死于木旺之际，而死于金旺之时何也？盖木已受伤，不能克土，土反无仇，而木固不能自保矣。况四脏皆病，惟金无恙，以无恙之金，当权旺之今，其摧残之木，何能堪此乎？木为东方生气甚矣，生气之不可不养也，或谓肝无补法，何其谬哉？

脾肺肾亏损小便自遗淋涩等症

大司徒许函谷，在南银台时，因劳发热，小便自遗，或时不利，余作肝火阴挺，不能约制。午前用补中益气、加山药、黄柏、知母，午后服地黄丸。月余诸症悉退。此症若服燥剂，而频数或不利，用四物、麦冬、五味、甘草；若数而黄，用四物加山茱、黄柏、知母、五味、麦冬；若肺虚而短少，用补中益气加山药、麦冬；若阴挺痿痹而频数，用地黄丸；若热结膀胱而不利，用五苓散；若脾肺燥不能生化，用黄芩清肺饮；若膀胱阴虚，阳无以生而淋沥，用滋肾丸；若膀胱阳虚，阴无以化而淋涩用六味丸；若转筋小便不通，或喘急欲死，不问男女孕妇，急用八味丸，缓则不救；若老人阴痿思色，精不出而内败，小便道涩痛如淋，用加减八味丸料加车前、牛膝；若老人精已短竭，而复耗之，大小便道牵痛，愈痛愈欲便，愈便则愈痛，亦治以前药，不应，急加附子；若喘嗽吐痰，腿足冷肿，腰骨大痛，面目浮肿，太阳作痛，亦治以前药；若愈痛而小便仍涩，宜用加减八味丸，以缓治之。

疏曰：阴挺失职，不能约制，致令小便自遗，或时不利，实肝经火盛之症。然此案因劳则脾气虚矣。而先生仍曰肝火，其所用之药，又是升提脾气之方，而所加之品，又是清降肾火之剂，何也？盖此症之本，本乎肝火也。今因劳而致者，多伤脾气，多动肾火，脾气伤则肝木自强，肾火动则肝火自炽，故仍曰肝火。而其因则因乎劳，故用药如是，然必有脾虚脉症现，而后可用补中；肾火脉症现，而后可用知柏。不然肝火独盛者，补中适所，以燎拨其原，知、柏未免诛伐无过矣。然余闻脾虚者，忌用寒凉，未见可用补中之症，而加知、柏者也。虽加山药以防泄泻，然不能胜知、柏之苦寒，岂有是病当用是药，而无碍乎甚矣！加减之不可拘也。若此症而有肝火独旺者，当用小柴胡清肝经气分之火，逍遥清肝经血分之火，皆继以六味丸，其补中益气又非所宜。至于种种论治，可谓曲备诸法，然但有病原，而无脉症可据，后人未免有交臂失之之误。如服燥剂而频数云云者，可问而知，或未得其详，须知必有口干唇燥，舌粗咽痛，及大便燥结，午后夜间干热等症。脉见左手涩数，或兼见于右寸可验。如肺虚而短小云云者，须知必有面白神怯，短气力乏，或久嗽自汗，便溏食少等症。脉见右寸关虚软或空洪无力可验，如阴挺痿痹云云者，须知必有肝火旺，肾阴虚及茎痿而缩，或小便无度，或淋沥不禁等症，脉见肝肾洪数或虚洪可验；如热结膀胱云云者，须知必有邪气从太阳传入太阴里症，及补益甚烦躁茎中热痛等症，脉见左手浮洪或左手沉实可验；如脾肺燥云云者，须知必有如前，服药燥剂，诸症但前，是伤血分虚症，此是伤气分实症，或加燥渴引饮而热，在午前较午后稍愈等症。脉见右寸关洪动或涩数有力可验；如膀胱阴虚云云者，须知必有肾经气虚等症，脉见两尺虚洪无力或只见左尺可验；如转筋小便不通云云者，此症每多暑湿所致，何可必用八味？须知必有手足厥逆，面青神慢，口鼻气冷等症，脉见六部沉迟，或右尺不起可验；如老人阴痿思色云云者，须知必有毛际肿痛，腰疼腿酸，及姬妾颇多，素所好色等症，脉见六部沉涩，或沉迟微弱，或只见两尺可验；如老人精已竭而复耗云云者，须知必有好色斫丧之验，而后可决以上二症，不特老人有之，即少年好色者，亦有患之。至于咳嗽吐痰云云者，即前二老人症之剧处，非别一症也。故继之曰若痛愈而小便仍涩云云，详见褚氏遗书精血篇，但无治法耳。

司徒连华泉，小便频数涩滞短赤，口干唾痰，此肾经阳虚热燥，阴无以化，用六味、滋肾二丸而愈。

疏曰：前案云若膀胱阴虚，阳无以生而淋沥用六味丸，似乎阴虚阳虚大相径庭，而此案云肾经阳虚热燥，阴无以化，用六味、滋肾二丸，何阴阳之不分耶？何用药合一耶？何既曰膀胱又曰肾经耶？何既曰阳虚又曰热燥耶？足以见阳虚即是阴虚，膀胱即是肾经，总之此症原属肾经阴虚不能气化之故，非阳虚也。若果阳虚，当用八味丸、金匮肾气丸主之，六味丸何能治之也？但肾火盛者，即是阴虚阳无以生，用滋肾丸。肾水虚者，即是阳虚阴无以化，用六味丸。此案是肾水既虚，而肾火复旺，故曰阳虚热燥，阴无以化，合用六味、滋肾二丸也。

司马李悟山，茎中作痛，小便如淋，口干唾痰，此思色精降而内败。用补中益气、六味地黄丸而愈。

疏曰：此案思色，精降而内败，必有毛际肿痛而迫急之症，或以人事察之，如老年而欲心未静者，如少年而久旷，如姬妾多而力不胜者，如色欲过度而强制者，更当察其形体脉症之虚弱，然后二方可用，不然茎中作痛，小便如淋之属于他症者正多，即精降内败之属于实症亦多也。

考功杨朴庵，口干舌燥，小便频数，此膀胱阳燥阴虚，选用滋肾丸以补阴而小便愈；再用补中益气、六味地黄以补肺肾而安。若汗多而小便短少，或体不禁寒乃脾肺气虚也。

疏曰：此案云膀胱阳燥阴虚，先用滋肾，再用六味，前边华泉案云肾经阳虚热燥，用六味丸、滋肾。一曰阴虚，一曰阳虚，皆用此二丸治之。一曰膀胱，一曰肾经，皆用二方治之，足见腑病即脏病，阳虚即阴虚也。但看火盛者用滋肾，水亏者用六味；火盛水亏者，合而用之而已。然余谓小便不利及频数淋沥等症，皆属肾经阴虚，阳不能气化之故。经曰：气化乃能出焉。气属阳，欲化其气，非肉桂不能，故阴虚而阳无化者，滋肾丸有肉桂以化之。而阳虚阴无以化者，六味丸亦当少加肉桂以化之。六味沉滞，何能化其阳气耶？其兼用补中益气者，以口舌干燥为肺气虚也，或更见肺脉空虚可据耳。若汗多云云为脾肺气虚，则并滋肾丸亦不可用，以其害也。故李梧山案只用补中、六味，而不用滋肾，若热太甚者，并不可用补中，故边华泉案只用六味、滋肾，而不用补中也。

司空何燕泉，小便赤短，体倦食少，缺盆作痛，此脾肺虚弱不能生肾水，当滋化源。用补中益气，六味丸加五味子而全愈。

疏曰：缺盆属肺，作痛未必是虚，体倦食少，而论其虚也无疑。先生认脾虚症，全在体倦食少上识之。经云：脾气散精，上输于肺，通调水道，下输膀胱。此等症治正合此文。此天地之道也，升降之法也，气化之机也。母子相生之理，先后天一元之体也。所以养生所以治病，无不全备于此。夫膀胱即水道，即金水相生之路，不独论饮食及小便不通之症而已。故下文有水精四布，五经并行二句。所包者，宁不大哉。立斋滋化源之说，皆从此悟出。是以每用补中益气、六味丸为滋化源之方也。

一当商素膏粱，小便赤数，口干作渴，吐痰稠粘，右寸关数而有力，此脾肺积热，遗于膀胱，用黄芩清肺饮，调理脾肺，用滋肾、六味二丸，滋补肾水而愈。

疏曰：此案素膏粱而右寸关数而有力，俱属脾肺之积热也何疑？然脾肺之所以积热也，亦由肾水之不足，肾火之有余故耳。况膏粱之人，何能还房帏之事哉？此滋肾、六味之所以善其后也。连列虚实二案，亦足以见立斋非好补者。

一儒者，发热无时，饮水不绝，每登厕小便涩痛，大便牵痛，此精竭复耗所致。用六味丸加五味子及补中益气，喜其谨守得愈。若肢体畏寒，喜热饮食，用八味丸。

疏曰：此案法当用加减八味及附子以治之。要以桂、附故效。而此案不用者，以饮水不绝为有火也，有火则水独虚，故只用六味加五味以壮水为主，仍用补中者，补水母也。所以滋化源也。因知察病宜变通，用药宜活泼，读书宜多而不可偏执。所见此症，若以前第一案论中言之，似乎非桂、附无他法矣。而不知即此一症，亦有寒热之分，升降之异也。立斋恐后人致疑于前后文，故复序云若肢体畏寒，喜热饮食，此正为后人立标准耳。若不读此案，遇此症而必用桂、附，岂不误哉！

大尹顾荣甫，尾闾作痒，小便赤涩，左尺脉洪数，属肾经虚热，法当滋补。彼不信，乃服黄柏、知母等药，年许高骨肿痛，小便淋沥，肺肾二脉洪数无伦。余曰：子母俱败，无能为矣。果殁。

疏曰：此案尾闾属肾而痒为虚。况左尺洪数，更足征乎。洪数固属火象，然火由水亏，补其水而火自平也。若寒凉日进，虚火愈炽，安得不炎烁肺金乎？金水并竭，化源绝矣。故曰子母俱败。

余甲辰仲夏，在横金陈白野第，会其外舅顾同厓，求余诊脉。左尺涩结，右寸洪数，余曰：肺金不能生肾水，诚可虑也。果至季冬，茎道涩痛淋。愈痛则愈便，愈便则愈痛而殁。

疏曰：肾脉至于涩结，其水已涸矣，而况所生受伤，其源又绝乎。所现之症即前精竭复耗之症，虽有生脉散同六味、七味、八味治之之法，然不能救涸绝之气矣。

刘大恭年逾六旬，形气瘦弱，小便不禁或频数，内热口干，或咳痰喘晕。余以为肺肾气虚，用六味丸、益气汤以滋化源。不信，反服补阴降火涩精之剂，阴窍作痛或小便不利，仍服前药，不两月而殁。

疏曰：此案小便不禁或频数及咳痰喘是肺气虚也。内热口干及晕是肾气亏也。故曰肺肾气虚。然肺病则脾必病矣，而独不言脾者何也？盖不言有饮食少进，大便泄泻，肢体倦怠等症，故遗脾而独曰肺肾也。然即脾病而所用药亦不出此耳，余尝论小便诸症治法，要以实者通之，虚者涩之，已不知病必有源，其源在于脏腑，舍腑脏之源而不求，乃笼统以通涩为事，未见其可也。夫小便为膀胱之所司，而膀胱属寒水之腑，故小便诸症其虚其实，皆责于水道通塞。不知肺为水源，肺气不降，则水道固自有病。而肺气不升，则水道之为病更多也。肾为水，主肾气。有邪则水道固自有病。而肾气有亏，则水道之为病更多也。此肾气丸、益气汤所以为滋化源之品，而于小便诸症，更切于他症也。今观夫服补阴降火，涩精之剂，而反阴窍作痛，小便不利者，是降之涩之，适所以增剧也。

儒者杨文魁，痢后两足浮肿，胸腹胀满，小便短少，用分利之剂，遍身肿兼气喘。余曰：两足浮肿，脾气下陷也；胸腹胀满，脾虚作痞也；小便短少，肺不能生肾也；身肿气喘，脾不能生肺也。用补中益气汤加附子而愈。半载后，因饮食劳倦，两日浮肿，小便短少，仍服前药顿愈。

疏曰：痢后脾肺之气已虚矣。曰两足浮肿，脾肺之气已下陷矣。曰胸腹胀满，脾肺之气已不运矣。曰小便短少，脾肺气虚而水源竭矣。斯时即当用补中益气以升补之，而何以复用分利之剂益虚其虚，益陷其陷，以致身肿而气喘，脾肺之气几乎欲绝耶？先生自疏甚明切矣。独用补中而加附子者，盖以脾肺元气汩没殁。尽非附子之雄悍不能鼓舞充升其元气。而此时之参、芪独行无力也。且此法之妙，尚又有说。一则元气下陷，而又命门元阳无根，则不敢用升提，故加附子以生命门之根而升提之；一则元气下陷之极，非从九地之下升起则不能升提，故加附子入于九地而升于九天，此法之玄妙，非玄机之士，不能知。

甲戌年七月余，奉侍武庙，汤药劳役过甚，饮食失节，复兼怒气。次年春，茎中作痛，时出白津，时或痛甚，急以手紧捻才止，此肝脾之气虚也。服地黄丸及补中益气加黄柏、柴胡、山栀、茯苓、木通而愈。至丁酉九月又因劳役，小便淋漓，茎痒窍痛，仍服前汤加木通、茯苓、胆草、泽泻及地黄丸而愈。

疏曰：此案劳役过甚，而兼饮食失节，脾虚矣。复兼怒气肝虚矣。故所见之症，莫非肝脾两虚，以地黄丸补肝，补中益气补脾是矣。然虚中必有肝火及湿热之气，故加黄柏、山栀、茯苓、木通以利之，倍加柴胡者，一则引入肝经，一则恐升提之势因清利而力轻也。后又因劳复发，所加胆草、泽泻亦由肝火湿热之故也。

脾肾亏损小便不利肚腹膨胀等症

大户刘天锡，内有湿热，大便滑利，小便涩浊，服淡渗之剂，愈加滴沥，小腹腿膝皆肿，两眼胀痛，此肾虚热在下焦，淡渗导损阳气，阴无以化，遂用地黄、滋肾二丸，小便如故，更以补中益气加麦冬、五味兼服而愈。

疏曰：大便滑利，小便涩浊，而因于湿者，法当淡渗所宜也。而不知此案湿热之由来已久，因肾阳之不能化，脾气之不能运，淡渗之品愈趋愈下矣。先生虽不言脾气之虚，而所受之症，皆脾气不升，湿热下流之验。斯时以小便为急，化气为要，故先以六味合滋肾丸，补其肾而化其气，而小便如故矣。更以补中益气合生脉散升其脾而滋其源，诸症自愈也。虽不治湿热，而治湿热之所来耳。

州守王用之，先因肝腹膨胀，饮食少思，服二陈、枳实之类，小便不利，大便不实，咳痰腹胀，用淡渗破气之药，手足俱冷。此足三阴虚寒之症也。投金匮肾气丸，不月而康。

疏曰：此案先因肚腹膨胀，即继云饮食少思，其为脾虚可知。服削伐之品，而致小便不利，大便不实，咳痰腹胀，则脾更损而肾亦虚矣。再加淡渗破气之药，则元阳有不导损乎？此手足俱冷之后，自属三阴虚寒，可知如此之症，乃可用金匮肾气丸。今人一见肿胀而小便短少者，不问虚实，不问寒热，即以此方投之，自居为名家，治法可笑也夫。

州同刘禹功，素不慎起居七情，致饮食不甘，胸膈不利。用消导顺气，肚腹闷痞，吐痰气逆；用化痰降气，食少泄泻，小腹作胀；用分利降火，小便涩滞，气喘痰涌；服清气化痰丸，小便更滞，大便愈泻，肚腹胀大，肚脐突出，不能寝卧，六脉微细，左寸虚甚，右寸短促。此命门火衰，脾肾虚寒之危症也。先用金匮加减肾气丸料，肉桂、附子各一钱五分，二剂下瘀积甚多，又以补中益气送二神丸二剂，诸症悉退大半，又投前药数剂，并附子之类贴腰脐，又及涌泉穴，寸脉渐复而安。后因怒腹闷，惑于人言，服沉香化气丸，大便下血诸症尽复。余曰：此阴脉伤也。不治。

疏曰：凡病起于不慎起居七情，此虚之本也。加以饮食少进，大便泄泻，此虚之成也。纵有他症，同归于虚矣。况六脉微细乎，至论左寸虚甚，心火不足也。右寸短促，肺气不足也。而先生乃曰命门火衰，脾肾虚寒者何也？岂以现症皆属脾肾而非心肺乎？不知心火之不足由于肾水之寒，有所克也。肺气之虚，由于脾虚不能生也，壮肾火以生心火，补脾土以生肺金，此先后天相生及母子相生之道也。至于服金匮肾气丸而下瘀积甚多，此时治者，每致疑于不可补，不知瘀积从攻伐而下者，或谓实症；从温补而下者，正是虚症也。前盖因虚而不下耳，故不顾其瘀积，只补其元气，元气足，则瘀积有则自行，无则自止也。若大便下血，谓之阴络伤者，在病久症虚及误服克伐所致。然而非一见便血即阴络伤，而辞以不治也。

一儒者，失于调养，饮食难化，胸膈不利，或用行气消导药，咳嗽喘促，服行气化痰药，肚腹渐胀，服行气分利药，眠卧不宁，两足浮肿，小便不利，大便不实，脉浮大，按之微细，两寸皆短，此脾肾亏损。朝用补中益气加姜、附，夕用金匮肾气加破故纸、肉果各数剂，诸症渐愈，更佐以八味丸，两月乃能步履，恪服补中、八味，半载而康。

疏曰：此案失于调养而致饮食难化，胸膈不利，其脾肺之气已虚矣。用行气消导药而所变之症，肺气更虚也。服行气化痰药而所变之症，脾气更虚也。服行气分利而所变之症，脾肺气下陷而不能运，因而命门之火衰弱，而不能化也。脉象已现上不足，下真寒也。故补中益气之不足，又加干姜、附子，金匮肾气不足，又加故纸、肉果，皆因脉之微、细、短三字主见也。亦犹前刘禹功之脉，微细虚短，而用金匮重加桂、附，补中送二神丸之意也。虽服法稍殊，而大略则同。

一富商，饮食起居失宜，大便干结，常服润肠等丸，后胸腹不利，饮食不甘，口燥体倦，发热吐痰，服二陈、黄连之类，前症益甚，小便滴沥，大便泄泻，腹胀少食，服五苓、瞿麦之类，小便不通，体肿喘嗽，用金匮肾气丸、补中益气汤而愈。

疏曰：此案饮食起居失宜，致大便干结，其津血少为多，润肠丸虽有养血之品，而克伐攻下者十居七八，宜乎？虚秘叠见，多属脾肾也。大概腹胀而至大便湿泻，小便不通，饮食减少者，法当不出二方为要。盖腹胀原属不能运化之象，而运化之机则在脾肺，生化之机，则在命门故也。然亦因虚立法如此，而腹胀之症，尽多实热、燥热、郁热等情，未可以此法为定例也。

一男子，素不慎调摄，吐痰口燥，饮食不甘。服化痰行气之剂，胸满腹胀，痰涎愈盛；服消，导理气之剂，肚腹膨胀，二便不利；服分气利水之剂，腹大胁痛，眠卧不得；服破血消导之剂，两足皆肿，脉浮大不及于寸口，朝用金匮加减肾气丸，夕用补中益气汤煎送前丸，月余诸症渐退，饮食渐进。再用八味丸，补中汤月余，自能转侧，又两月而能步履，恪服大补汤，还少丹半载而康。后稍失调理，其肚复胀，服前药即痊。

疏曰：此与前案蹊径大约相同，独脉浮大不及于寸口者，寸口为肺，肺为百脉之宗，故百脉朝宗于寸口。今浮大脉而不及寸口，其元气之虚可知。元气虽在肺经，而其根在于脾，并不在脾，而在于肾。故脉之不及于寸口是脾肾之元气虚而不能及于肺也。治法不重于肺而重于脾，不重于脾而重于肾，是以先朝用金匮肾气丸以补其肾气，即夕用补中益气汤。亦必煎送前丸，诚知元气之根在于脾，更重于肾也。试观能步履之后，仍用大补汤、还少丹而康。是皆主于脾肾，必复其元气为要也。

一男子患前症，余为壮火补土渐愈，彼欲速，服攻积之剂，下血甚多，余诊之曰：阴络伤，故血内溢，非所宜也。后果殁。

疏曰：用药之法，其攻补寒热，前后当不甚相远，如前服温补之剂而相安者，后断不可骤改寒凉改伐之品，盖相安即相投也，而况用之得渐愈者乎？惟前用平常无力量之品，其病虽觉相安，然久而不见其渐愈，此病情未得，自当改用。攻补寒热之所宜大剂重量，以期必中。肯綮是为独出手眼，以探病情之隐匿，未有如是案，既用壮火补土之大剂，已非平常无力量之品，不特相安，而且渐愈矣。何以遂改用攻积之剂，以至不可救，此自取速功，而求速死也。

大方世家，湖乡离群索居，以妻赵氏，忽婴痰热，治者多以寒凉，偶得少愈，三四年余屡进屡退，于是元气消烁。庚子夏，遍身浮肿，手足麻冷，朝夕咳嗽，烦躁引饮，小水不利，大肉尽去，势将危殆，幸遇先生诊之。脉洪大无伦，按之若无，此虚热无火，法当壮火之源以生脾土，与金匮肾气丸料，服之顿觉小水溃决如泉，日服前丸以大补之药二十余剂而愈。三四年间，体康无恙，迄甲辰仲春，悲哀动中，前症复作，体如焚燎，口肉皆烂，胸腹胀满，食不下咽者四日。夫妇相顾，束手待弊而已。又承先生视之，投以八味丸，二服神思渐清，服金匮肾气丸料加参、芪、归、术，未竟夕而胸次渐舒，嗷嗷思食，不三日而病去五六矣。嗣后日服前二丸，间用逾日而起。至秋初复患痢，又服金匮肾气丸料加参、芪、归、术、黄连、吴茱萸、木香、五味，痢遂止。但觉后重，又投补中加木香、黄连、吴茱萸、五味，数剂而痊。大方自分寒素，命亦蹇剥山荆，抱病沉痼，本难调摄，苟非先生拯救，填壑久矣。今不肖奔走衣食于外，而可无内顾之忧矣。

疏曰：此案知其虚矣，然未始非虚而有火也。至于脉之再象，则显然无火症矣。壮火生土八味丸足以任之，因遍身浮肿，而小便不利，故用金匮肾气丸。三四年之后，偶因悲哀动中，而前症复作，则更伤脾肺之气血矣。似宜即参、术、归、芪，然如焚燎之热正盛，宁不更助其热，而火能降下乎？故服八味以归降其焚燎之火，然后加车前、牛膝，以治肿满，并加参、芪、归、术，以补其脾肺，法无渗漏，次序循然可法也。更可法者，至秋患痢，既已时移病变矣，仍用前药，其顾本之针线为何如哉？且能照管本病，加香、连、吴茱、味子等标本兼顾，法更可佳，因后重即易补中益气，此又见转换之灵妙为升降要法，加香、连、原于痢也，加参、芪等顾本也，读此可用药之法，拈来即是也。

脾胃亏损暑湿所伤等症

大司徒李公患黄疸，当投渗淡之剂，公尚无嗣，犹豫不决。余曰：有是病而用是药。以茵陈五苓散加芩、连、山栀，二剂而愈。至辛卯得子，公执予手而喜曰：医方犹公案也。设君避毁誉残喘，安得享余年而遂！付托之望哉。

疏曰：此案又见别集，向时湿热泄泻，因未生子，惑于人言，淡渗之剂能泻肾，因服参、芪之药，后变为黄疸，小便不利，胸腹满胀云云。此是湿热为患，固非渗淡之药不治。若以脾虚所致，则应补气为先。而此案本无虚象，故服参、芪而变黄疸也。先生直以淡渗之品除之，所谓有是病即是用药，孰谓先生好补者哉！

应有王治中，遍身发黄，妄言如狂，又患胸痛，手不可近，此中焦蓄血为患，用桃仁承气汤一剂，下瘀血而愈。

疏曰：遍身发黄，不必属瘀血也。因妄言如狂，胸痛手不可近，故知为蓄血也。妄言如狂，不必属蓄血也。因遍身发黄，故知为蓄血也。蓄血不必属中焦也，因胸痛，故知为中焦蓄血也。

文选姚海山，中暑头痛，发热气高而喘，肢体倦怠，两手麻木，余谓热伤元气，用人参益气汤顿安，又用补中益气汤加麦门、五味而愈。

疏曰：世人见有头痛发热，不问冬夏，悉用表散，而不知中暑者多伤元气，元气既伤而复表散，能不亡阳乎？即知其为暑者，亦必用清暑之药，如香薷饮之类。不知元气既伤，只补其元气而暑邪自退矣。人参益气汤为热伤元气之的方，补中、生脉为夏月御暑之要药也。或曰香薷饮是夏月暑症之表药，而此案头痛发热，岂非得之避暑纳凉于深室大厦为阴所遏，正当用香薷饮，以表之乎？曰：然不观其肢体倦怠，两手麻木，非热伤元气，而何故不用香薷饮之表药，而必用清暑益气之补剂也。

仪部李北川，仲夏患腹痛吐泻，两手扪之则热，按之则冷，诊其脉浮大，重按则微细。余曰：此阴寒之症也。急服附子理中汤不应，仍服至四剂而安。

疏曰：凡夏月患腹痛吐泻，所谓霍乱也。未有不以平胃散清暑为至，当然每多内寒之症，而不能辨，得此辨法，真无遁情矣。至于服药不应，即云应矣。故仍服至四剂而愈，不然服附子理中汤而不当，即变症迭出矣。何能不应，此阴重故也。

进士杨叶甫，夏月食生冷果品患腹痛，用附子理中汤一钟顿安。

疏曰：此案必能灼知其食生所致，然后此汤可进。

大守朱阳山弟，下部蓄血发狂，投抵当汤而愈。

疏曰：发狂症属阳明实热为多，何以知其属下部蓄血也？意必其小腹硬痛，大便黑亮，或溏腻如漆者为蓄血。若黑燥如煤者为燥结，非蓄血也。又蓄血症，舌苔有边，白中黑而极薄润，必无干燥焦黄者，以血为阴，无大实热故也。又云伤寒发黄热势已极，与蓄血相类，但小便自利而渴者，为蓄血。小便不利，大便实而渴者，为发黄。故凡有蓄血者，必小便自利，大便黑亮，其人如狂，盖血病而气不病，故小便多自利也。心主血，邪热上干心，心君不宁，故烦躁谵语而如狂也。尚有身黄唇焦，嗽水不欲咽，腹胀起有青紫筋，诸症可验。但当分三焦上中下部分，如曾吐血衄血，而胸膈痛兼现有以上诸症者，上焦蓄血也。须用犀角地黄。渴如患伤寒，邪入阳明，或患下痢脓血，而胸中痛兼现有以上诸症者，中焦蓄血也。当用桃仁承气汤，轻者犀角地黄汤，或加大黄。如患伤寒邪热，自太阳经不解，传入膀胱之里，与血相搏，或下血痢，产后恶露不尽，结在小腹，经水阻滞，而小腹痛兼现以上诸症者，下焦蓄血也。当用抵当汤，轻者桃仁承气汤。要知血既瘀滞，脾胃虽虚不得不先下之也。

一儒者，每春夏口干发热，劳则头痛，服清气化痰药，泻喘烦躁；用香薷饮，神思昏愦，脉大而虚。此因闭藏之际，不远房帏为患，名曰注夏。用补中益气去升、柴，加五味、麦冬、炮姜一剂，脉益甚，仍服前药加肉桂五分即苏，更用六味丸而痊。

疏曰：注夏一症，近来比比皆是，有因冬不藏精而然者，有因脾气抑遏而然者，故凡脾气抑遏之注夏，每饮食毕倦怠嗜卧，以饭后而脾气更抑遏也。用补中合生脉，不必去升、柴，若冬不藏精者，发热面红，午后为甚，口干舌燥，则当去升、柴。如此案治法，盖冬不藏精者，其根本已损，不任升提，此肉桂之加，所以为妙也。然注夏每多脾虚而兼湿热，湿热多痿软属阳明经。故注夏多是痿软之症，以清燥汤治之，或即补中去升、柴，换干葛加黄柏、麦冬亦妙。

一儒者，体肥善饮，仲秋痰喘，用二陈、芩、连益甚，加桑皮、杏仁，盗汗气促，加贝母、枳壳，不时发热，余以为脾肺虚寒，用八味以补土母，补中以接中气愈。

疏曰：此案不宜载暑门中，岂以体肥善饮之故，中多湿热也。即此诸症而论，亦非必属虚寒，但以屡服寒凉之品，而如发热，故断以虚寒耳。然既曰脾肺虚寒，则当先用补中，然后用八味以补其母，今因痰喘气促，不宜先用升提，故先用八味以纳气生根，然后以补中接其中气，此治法有序。

一男子夏月入房，食水果腹痛。用附子理中而愈，有同患此者不信，别用二陈、芩、连之类而殁。

疏曰：此案必能灼知其食冷，中气虚寒作痛，然后此汤可用也。大凡冒暑伏热，引饮过多及恣食瓜果生冷，致脾胃更寒，而腹痛呕吐，湿泻水谷不分，脉来沉紧者，为内伤寒，当服大顺散。若阳气虚者，膏粱与水果同进，并恣欲房帏，致周身阳气不得伸越，而脉沉细或弦迟，面垢如尘，无汗恶寒，四肢厥冷，拘急或霍乱呕吐者，当用冷香饮子。此等症虽涉暑月，非暑伤人，皆因暑而致虚寒之症，故宜温散不宜寒凉，此案正是。此法但前二方治寒而不虚者也。若寒而且虚，虚在脾胃者，当以此理中汤治之，兼肾经虚寒，故加附子。

一男子，盛暑发热，胸背作痛，饮汤自汗，服发表之药，昏愦谵语，大便不实，吐痰甚多。用十全大补，一剂顿退，又用补中加炮姜二剂，全愈。

疏曰：此案之用发表，为误已可知矣。盖盛暑不宜发表，饮汤自汗，亦不宜发表，今误表而所变之症，皆脾肺大虚之候，虽无大汗而有亡阳之势，故先用十全大补汤一剂顿退。此本非素脱，为表药所伤，故一剂尚可追复其阳。即易补中者，以暑热所伤，毕竟在脾肺元气，而况变症又皆在脾肺元气乎。

脾肺肾亏损虚劳怯弱等症

庶吉士黄柏麟，发热吐痰，口干体倦，自服补中不应，余谓此金水俱虚之症，兼服地黄丸而愈。后背患疖，烦痛寒热，彼因前月曾偕往视郭主政背疽，郭不经意，余决其殒于金旺之际，果符余言。已而郭氏妻孥感其毒皆患恶疮，柏麟所患与郭同，心甚恐。余曰：此小疮也，憎寒发热皆阴虚，旧症果是疮毒亦当补气血。余在第就以地黄丸料煎与服之，即睡良久，各症顿退。自后常有头面耳目口舌作痛，或吐痰眩晕之类，服前药即愈。后任都宪督临，法道出于苏，必乘顾焉。

疏曰：此案之服补中，宜矣。然发热吐痰口干，皆水虚之症，应当补肾。徒然升提，何益哉？至疮疖外症，亦必补肾而安，甚矣。凡病不可不顾本也。若头面口舌耳目不时作痛及吐痰眩晕等症，又显然水虚火炎之无疑也。

少司空何潇川，足热口干，吐痰头晕，服四物、黄连、黄柏，饮食即减，热益甚。用十全大补加麦冬、五味、山药、山茱而痊。

疏曰：足热定属阴虚有火，定当壮水而火自平，奈何反进寒凉致伤脾气，益生痰热，信乎？脾虚则生痰，气虚则发热，其说为不诬也。十全大补既温补其肾，兼温补其脾。加麦冬、五味，脾兼乎肺也，加山茱、山药，肾兼乎肝也，四物、知、柏，丹溪法也。然《丹溪心法》载一男子两足常热，冬月不加绵，自夸壮热。丹溪曰：乃阴虚也，急宜养阴。不从，年四十患痿而死。要知足处三阴而反得热，大非所宜，且三阴之脉皆起于足，故足热为阴虚之候，非美事也。此时丹溪岂别无养阴之方而必用四物、知、柏乎？盖丹溪立四物，原为养血之剂，用知柏、原为清肾之品，非为养阴而设也。后人误以血字作阴字，肾字作血字解，是不善用丹溪者也。于丹溪何与哉？

一儒者，或两足发热，或足根作痛，用六味丸及四物加麦冬、五味、玄参治之而愈。后因劳役，发热恶寒，作渴烦躁，用当归补血汤而安。

疏曰：此案现症只是肾虚耳，用六味丸足矣。及四物加味者，岂知其肝肺亦虚而然乎！至于后因劳役而致发热恶寒，作渴烦躁诸症，人以为少阳阳明外邪者有之，以为肺胃实火者有之，以为肾肝阴虚火旺者有之，而不意用当归补血汤而安者，何也？观此汤所治，则曰治气血损伤，肌肉恶寒，面目出色，烦渴引饮，脉洪大而虚，重按似无，此脉虚血虚也。此病多有得于饥饱劳役者云云，是损伤肺胃之气血矣。而此案所以必属肺胃气血损伤者，以明知其因劳役所致，而必更见脉之洪大而虚，重按似无者也。然此症此脉似用补中益气之所宜，而必用当归补血汤耶？曰：以其作渴烦躁也。作渴烦躁，既不可升提，而况其病之本，又从两足发热，脚作痛而来，是肾阴素亏，更不可升提也。

儒者刘允功，形体魁伟，冬日饮水，自喜壮实。余曰：此阴虚也，不信。一日口舌生疮，或用寒凉之剂，肢体倦怠，发热恶寒，余用六味、补中而愈。

疏曰：凡阴虚之人，不甚倦怠，火盛为之也。此时元气不虚即补其阴足矣。若误服寒凉，以致肢体倦怠，则元气又虚矣。故既投六味又服补中，虽有子母相生之义，然以肢体倦怠而用之也。不然何不合生脉散乎？

一男子腿内作痛，服渗湿化痰药，痛连臀肉，面赤吐痰，足跟发热。余曰：乃肾虚阴火上炎，当滋化源。不从，服黄柏、知母而殁。

疏曰：凡人之下体，悉属三阴。凡有痛处，虽有湿热风寒之患，然未有不因三阴所致也。兼而治之，犹或可愈，若不顾本，未有不偾事者也。

余甥居宏，年十四而娶，至二十形体肥胖，发热作渴，面赤作胀。或外为砭血，内用降火，肢体倦怠，痰涎愈多，脉洪数鼓指，用六味丸及大补汤加麦冬、五味而愈。

疏曰：此案年十四而娶，即所云年少精未满而御也。精不足者，火必有余，火有余则外象盛满壮丽，而内实不足，更以寒凉日进，脉象亦假。此洪数鼓指者，所谓寒凉鼓激是也。既以补阴为主，即及大补汤者，亦因误服寒凉致伤元气故也。然恐肉桂之热有伤肺阴，故又加麦冬、五味以保之也。

余甥凌云汉，年十六。庚子夏，作渴

发热，吐痰唇燥，遍身生疥，两腿尤多，色黯作痒，日晡愈炽。仲夏腿患疮，切脉洪数。余曰：疥，肾疳也；疮，骨疽也；皆肾经虚症。针之脓出，其气氤氲。余谓火旺之际，必患瘵症，遂用六味地黄丸、十全大补汤，不二旬诸症愈，而瘵症具，仍用前药而愈。抵冬娶室，至春症复发，父母忧之，俾其外寝，幸其年少谨疾，亦服地黄丸数斤，前药三百余剂而愈。

疏曰：此案作渴发热，吐痰唇燥，固已属阴虚火旺矣。而遍身生疥，腿上生疮，类多湿热毒气，例用熏浴涂抹之方，而不知有肾疳、骨疽之说也。唯其属于阴虚，故两腿尤多，日晡愈炽，而况又有切脉洪数之明验乎？然用药以六味是矣，而兼用十全大补，内有肉桂能不助火为患乎？要知肾水不足，虚火游行于外，故作此疮疥，借肉桂以收藏其火，不特今日之疮疥可愈，而他日之瘵症亦无非肾水不足，虚火游行之症，故亦以前药而愈。

其弟云霄，年十五。壬寅夏，见其面赤唇燥，形体消瘦，余曰：子病将进矣。癸卯冬，复见之，曰：病更深矣。至甲辰夏，胃经部分有青色，此木乘土也。始求治，先以六君加柴胡、白芍、山栀、芜荑、炒黑黄连数剂，及四味肥儿丸，六味地黄丸及参、苓、白术、归、芍、麦冬、五味、炙草、山栀三十余剂，肝火渐退，更加龙胆草、柴胡二十余剂，乃去芍加肉桂三十余剂，及加减八味丸，元气渐复而愈。

疏曰：此案先见面赤唇燥，形体消瘦，肾虚也，故有六味丸之用。继见胃经部分有青色，脾气虚也，故有六君子汤之用，次及六味，脾急于肾也。其加柴胡、白芍、山栀、黄连、胆草等药，皆为肝火而设，亦法之当也。独用肥儿丸及芜荑者，小儿疳积方也。何以用乎？不知凡十六岁以前有劳弱症者，悉作疳积，治之，此实千古秘法，而立斋先生已先得之矣。至前用寒凉，后用温热，此又识见所不能逮者也。

房庠王以道，元气素怯，每应岁考用苦功，积劳致疾，至冬弥渐大热，泪出遂凝，日赤面黯，扬手袒胸，气息沉沉几绝，脉洪大鼓指，按之如无，舌燥扪之如刺，此内真寒外假热也。即先服十全大补汤。余曰：既饮此汤，其脉当敛为善。少顷熟睡，良久醒而恶寒增衣，脉顿敛，微细如丝，此真寒现也。余以人参一两，熟附三钱，水煎顿服而安。夜间脉复脱，余以人参二两，熟附五钱，脉仍复。后以大剂参、附、归、术、炙草等药而安。

疏曰：此案似肾寒水泛之症，八味、七味为宜，然而云元气素弱，又积劳致疾，又气息沉沉几绝，是元气更急于肾阴矣。故以十全大补进之，至虚火一息，元气复随火而欲脱，此时非大进参、附，何以追复。即十全大补之气血两补无益矣！此从阴从阳，从气从血，先后缓急之大关健也。或曰既知元气欲脱，何不即进大剂参、芪以挽之，而必先进十全两补之品，何也？曰：此案虽知其元气欲脱，然在初时，阴气亦欲绝矣。只有孤阳在外，若不独补其阴，则阳无所附而孤阳更亢，欲复此孤阳，以阳根何可得耶。其后纯现阳微症，则纯补其阳而已，若杂用阴药，则凝滞而不能骤充其阳气，故不用也。观夫愈后调补，亦只用参、附、术、草补气之品为主，即带有血药，不过当归之辛润者而已，不用地黄之沉滞，其意可见。

脾肺肾亏损遗精白浊吐血便血等症

一男子，年逾二十，斫丧太早，梦遗

精滑，睡中盗汗，唾痰见血，足热痿软，服黄柏、知母之类，余曰：此阳虚而阴弱也，须滋其化源。不信，恪服之，前症益甚，头渐大，囟门渐开，视物恍惚，吐痰叫喊，余以如法调理，诸症渐退，头囟总渐敛而安。

按：仲景云小儿解颅或久不合者，因肾气有亏，脑髓不足之故。立斋治一小儿年十四解颅，自觉头大，视物昏花，畏日羞明，用六味丸加鹿茸及补中加山药、萸肉，半载而愈。二载而囟合。既婚之后复作，足心如炙，日服前药二剂，三载而愈。后入房两腿痿软，又服前丸而愈，此案云如法调理，当亦犹是方法也。

少宰汪涵斋，头晕白浊，余用补中益气加苓、半而愈。复患腰痛，用山茱、山药、五味、萆薢、远志顿愈。又因劳心，盗汗白浊，以归脾汤加五味而愈。后不时眩晕，用八味丸全愈。

疏曰：白浊一症，其因甚多，若胃虚湿痰下陷者，补中加苓、半是所宜也。但人见有头痛，必不敢用升柴，不知此案之白浊，所以敢用升、柴者，因头晕故耳。盖胃经清气在下，不能上升充溢于头目，故为之晕也。补中升提，清气上行，于是头晕自愈，白浊自止矣。至于愈而复患腰痛，似属肾虚而宜用六味等剂，而所用乃涩精分清之品，岂病本白浊，故虽腰痛，而治不离本耶？盖此案原属胃虚，湿痰下陷，今甫得提起其清气，而且湿痰余气未净，若即用地黄等降滞之药，宁不复助湿痰而清气复陷乎？故以山药等数味，原能补肾而不降滞者，兼以分清治之。至于又因劳心而患盗汗白浊，则以劳心为主，故用归脾后不时眩晕，而无他症，自当从肝肾本病主治，故用八味丸。若以前症头晕相同，而不用补中，何也？以无胃虚下陷之见症也。

司厅陈石镜，久患白浊，发热体倦，用补中加炮姜四剂浊止，再六味兼用诸症皆愈。

疏曰：此案补中是矣。何以加炮姜？经曰：甘温除大热。补中，甘而未温，不足以除大热也。然发热而体倦者，方可用此法，盖以其气虚也，不然热症甚多，岂必用甘温乎？立斋有补中加炮姜及加桂、加附之法。加炮姜者，气虚下陷而胃阳虚寒不能使气充斥者也；加桂、附者，气虚下陷，肾阳虚寒，不能使气充斥者也。或问此案与前汪涵斋案，同患白浊，同用补中，而何以前加苓、半，此加炮姜？何以前有腰痛而不用六味，此无腰痛而即用六味？其意可揣乎？曰：前之加苓、半者，必以其有湿痰也；此之加炮姜者，必以其有发热也。前何知其有湿痰？以其头晕也。丹溪云：无痰不作晕是也。前之不用六味丸者，必以其有下陷之气也；此之用六味者，必以其有肾水之虚也。此何以知其肾虚以其发热也？丹溪云：阴虚则发热是也。

光禄柴某，因劳患赤白浊，用济生归脾、十全大补二汤，间服愈。

疏曰：归脾、十全非治赤白浊之剂，而用之者，因劳而患耳。劳则伤心脾，亦复伤脾肾，其人之劳心而兼劳力者也。故以二方间服，谁谓赤白浊为小恙，例用分清渗利之品哉。

司厅张某，阴囊肿痛，时发寒热，小腹作痛，茎出白津，用小柴胡加山栀、胆草、茱萸、芎、归而愈。

疏曰：阴囊肿痛，肝胆湿热下流也。寒热是肝胆现症，小腹是肝胆部分，玉茎是肝胆所主，小柴胡是入胆经，加山栀、胆草，直清肝胆之火，加茱萸、芎、归入肝经，但无渗利湿热之剂，然白津自出，渗利所忌，只清其火而湿自去矣。夫白津自出，浅者必以为虚而用补涩之剂，不知本在肝胆湿热，清散之而白津自止，故治病必求本。

朱工部，劳则遗精，齿牙即痛，用补中加苓、半、芍药，并六味丸渐愈，更以十全大补加麦冬、五味而痊。

疏曰：齿牙痛属胃火上炎者多，即遗精亦属脾湿下流者多，合而观之，宜清降脾胃湿火，然劳则遗精者，悉属脾胃气虚矣，且精与齿牙又俱属于肾，故并用六味丸。而劳则多气血虚，故又终之以十全大补也。我意此症，其肺胃间必有虚火，故补中加白芍，十全大补加麦冬、五味也。夫察症须知一贯之法，如此症劳则遗精，其遗精必属于虚，遗精而齿牙即痛，痛亦必属于虚，更何有胃火上炎，脾湿下流之疑耶？

一男子白浊梦遗，口燥作渴，大便闭涩，午后热甚。用补中加芍药、玄参，并加减八味而愈。

疏曰：主病口干作渴，大便闭涩，俱以为实火，即不然。亦以为燥火就使。午后属阴虚发热，然亦未有不以为阴虚火动，血虚燥结之症也。虽见有白浊遗精，独无火燥所致者乎？而必用八味，何也？余细详先生序法，可知其意者。盖此案因白浊久而后至于梦遗，梦遗久而后至于口干作渴等症，非先有口干作渴而后兼有白浊梦遗。故先生先序白浊，次序梦遗，又次序口干作渴等症，若然则白浊者，脾胃之气已虚，梦遗者，肾脏之阴亦虚矣。脾肾既虚，则口干作渴等症非实火也，明矣。是不得不用补中以补脾胃，八味以补肾脏也。然虚中原有火燥，故补中加白芍、元参以清火，八味去附加五味以润燥也甚矣。先生笔法之妙也。

一男子茎中痛，出白津，小便闭，时作痒。用小柴胡加山栀、泽泻、炒连、木通、胆草、茯苓，二剂顿愈，又兼六味丸而痊。

疏曰：此案少阳经湿火所致，故用小柴胡加清火渗湿之品治之。然察其所以，则火甚于湿，何也？盖芩、栀、连、胆草，清少阳之药，不遗余味，而渗湿之药，不过泽泻、木通、茯苓，轻浅者而已，然数味亦只是火从小便出耳。初不论有湿无湿也，若果甚有湿，六味又不可兼用，今兼用之者，盖因少阳火甚，则厥阴之阴必虚，故又兼六味以补之，况小便实为肝经所主者乎。夫小便有病，大概皆以膀胱为主，即白津出者，亦必以通利为先，若茎中痛，小便秘而论，更属膀胱无疑。不知膀胱属一定之腑，而所以致此腑之病不一，盖相火多寄旺于肝经，少阳实主之茎中之病，相火为多白津，非相火所系乎？痛痒非肝经所为乎？故曰肝主小便也。然相火当从肾经主治，而知、柏在所宜用，然而知、柏治肾经相火，而山栀、胆草实治肝经相火者也。而究不离乎肾，故又兼用六味丸也。

一男子发热，便血精滑；一男子便血发热；一男子发热遗精，或小便不禁。俱属肾经亏损，用地黄丸、益气汤，以滋化源皆得愈。

疏曰：此三案自属肾经无疑，其用地黄丸当矣。何必兼用益气耶？盖便血遗精及小便不禁诸症，其为元气下陷者居多，虽曰阴虚火旺，总不宜专用补阴降火之剂，何也？补阴降火，则火迫于下，而遗滑等症更甚矣。故当兼用升补之品。此地黄丸、益气汤所以兼用而并得愈也。虽然此亦虚症论耳，即此三案尽多少阳、阳明实火湿热所致，又当以色脉及兼症细详之。

一男子鳏居数年，素勤苦，劳则吐血发热烦躁，服犀角地黄汤，气高而喘，前症益甚，更遗精白浊，体倦食少，脉洪大，举按有力，服十全大补加麦冬、五味、山萸、山药而愈。

疏曰：此案脉洪大，举按有力，宜作实火治。况鳏居数年者乎？不知其人素勤苦而病，又劳则发之，又服寒凉而增病，且体倦食少，则此脉自当作不足假象论，而非实火也，明矣。夫吐血以下诸症血虚也，气高已下诸症气虚也，实火也，明矣。故十全加麦冬、五味者，为气高而喘也；加茱萸、山药者，为遗精白浊也。

一儒者，素勤苦，吐血发痉，不知人事。余以为脾胃虚损，用十全及加减八味而痉愈，再用归脾而血止。

疏曰：痉症多发于亡阳或吐血之症，或病后气血两虚者，要不外于肝木之象也。此案在勤苦吐血所致，则宜补血为先，而用十全、八味温补脾肾之方者，必有大虚大寒脉症现耳。且既云脾胃亏损而治兼及肾者，盖吐血属脾胃土虚，寒不能统摄，而脾胃土之虚寒又属命门火衰，不能生土故也。虽现肝木之象，土已伤损无暇，治肝木矣，至痉愈后而仍用归脾，此是勤苦吐血之方也。论血症未止，而用桂、附，非灼见有虚寒者不可也。

一儒者，因饮食劳役及恼怒，眉发脱落。余谓劳伤精血，阴火上炎所致。用补中加麦冬、五味，及六味丸加五味，眉发顿生如故。

疏曰：眉发脱落，世皆不问所因，悉云风症而以表散风药治之。稍知医者，亦不过养血润燥而已，不知乃精血之伤，阴火上升而然也。然阴火上升，而用升提之品，独不虑阴火更致上升乎？盖精血既伤，无以制养阴火，势必上升，上升则乘脾克肺，而脾肺之气必伤，伤则必陷，此时若降阴火，则脾肺之气愈伤愈陷。往往有痰嗽便泻之症生焉，然只升其气，又恐助其阴火上炎之势，而脾肺之症更剧，两难之际，实云掣肘，先生乃用一升一降之法，使脾肺之气得充，阴火之升得降，并行而两不悖者也。至于加减之法，则在临症者随机应变耳。凡今劳弱之症，无非精血所伤，阴火上升之局，故详论之，不特眉发脱落也。此案因饮食劳役，脾肺之气已虚，及恼怒肝肾之阴亦虚矣，故用药如是。然余谓精血属阴，既劳伤其精血，只宜补阴而已，何以复用补中以补脾肺之元气耶？不知有形藉无形而生，故精血必藉元气而生，是以用六味补阴而先用补中助气也。先生当用二方为滋化源也。

一男子年二十，巅发脱尽，用六味丸不数日，发生寸许，两月复旧。吴江史荣湖云，有男女偶合，眉发脱落，无药调治，至数月复生。

疏曰：须发实精血之所荣，故年老之人精血必衰，须发必白，而巅顶多脱。若病后发落是精血衰耗之故，可见肾气为须发之本，须发为精血之华舍，是而求其愚甚矣。观此二案，一用六味而须发生，非补肾之精血而效乎？一偶合而须发脱，非肾经之精血亏损而然乎？当信哉。

一童子年十四，发热吐血。余谓宜补中益气以滋化源。不从，用寒凉降火愈甚，始谓余曰：童子未室，何肾虚之有，参、芪补气胡为用之？余述丹溪先生云，肾主闭藏，肝主疏泄，二脏俱有相火而其系上属于心，心为物所感，则易动，动则相火翕然而随，虽不交会，精已暗耗矣。又精血篇云，男子精未满而御女以通精，则五脏有不满之处，异日有难状之疾。遂用补中及地黄丸而瘥。

疏曰：童子发热吐血，或多有之，先生何即知其当用补中耶？至于寒凉降火亦不甚相远，而服之益甚者，必有肝肾脾肺之虚症虚脉现乎。然近世童子虚症颇多，或先天不足，或斫丧太早，不特吐血发热为然，即凡诸症，每每由此。

一男子咳嗽吐血，热渴痰盛，盗汗遗精，用地黄丸料加麦冬、五味治之而愈。后因怒，忽吐紫血块，先用花蕊石散，又用独参汤渐愈。后劳则咳嗽吐血三口，脾肺肾三脉皆洪数，用补中、六味丸而愈。

立斋先生，凡遇此案之症，未尝不以补中、六味或兼生脉以兼脾肺肾之法治之。而此案何以只用六味合生脉以补肺肾而独遗脾也？是必阴分独虚，而且燥热者。然而何以知之？盖无肢体劳倦，饮食少思等症故也。至劳怒后忽吐紫血块，则脾气已虚矣。然瘀血不可不消，故先用花蕊石散消之，而后继以独参汤补元气。此因劳怒则元气既伤，消瘀则元气复伤，故进独参汤直补元气，若兼他药，功不专一而且缓矣，及后劳则咳嗽吐血三口，而见脾肺肾三脉皆洪数，是肺肾既已素亏，而脾亦因劳怒后同虚矣。故即以补中、六味常法进之也。然洪数之脉，未尝无火，独见于肾，犹曰阴虚火旺也。尚可用六味滋阴而火自退，若兼见于脾肺，未有不曰气分有火，若用参、芪，则肺热还伤肺矣。不知从劳怒后吐血，脉见洪数，正是脾肺气虚极处，土被火销，金被火烁，非急补土金，元气何以退销烁之火乎？

辛丑夏余，在嘉兴屠内翰第遏星士张宋谷谈命时，出中庭呕血一二口，云久有此症，有劳即作，余意此劳伤肺气，其血必散，视之果然，投补中益气加麦冬、五味、山药、熟地、茯神、远志得愈。翌夙，请见曰：每服四物、黄连、山栀之类，血益多而倦益甚，余得公一匕吐血顿止，神思如故，何也？余曰：脾统血，肺主气，此劳伤脾肺，致血妄行，故用前药健脾肺之气，而嘘血归源耳。后率其子以师余，余曰：管见已行于世，子宜览之。

疏曰：此案云劳伤肺气，补中合生脉足矣。而更加归脾、六味之半，要知劳者未有不兼伤心脾与肾也。夫劳心者，伤心脾当用归脾汤主之；劳力者，伤脾肾，当用十全、六味主之；劳烦者，伤脾肺，当用补中益气主之。然未尝不可合而治之。但要分心脾、脾肾、脾肺之伤，孰轻孰重，而主之也。大概多言者，伤肺；多思者，伤脾；此正是星士之所劳伤也。故以补中为主，然多言多思，未有不伤心者，故复加茯神、远志，心与肾交，心伤则及肾，故并加山药、熟地。

肝肾亏损血燥结核等症

儒者杨泽之，性躁嗜色，缺盆结一核，此肝火血燥筋挛，法当滋肾水生肝血。不信，乃内服降火化痰，外敷南星、商陆，转大如碗。余用补中益气，及六味地黄，间以芦荟丸年余，元气复而肿消。

疏曰：惟性躁则肝火旺矣，嗜色则肾水虚矣。水虚火旺则肝经所主之筋能不躁缩挛结乎？六味滋肾水也，芦荟丸清肝火也，初不须补中益气而所以先用之者，以曾服降火化痰之品，有伤中气故耳。此症非岁月之功，不能愈。治不得法，必成劳瘵。夫痰核与筋挛大相径庭，痰核则不痛不硬，治以消痰结，软坚可也。如筋挛则必硬，而且痛。唯当以滋阴调气为主，若以毒药施于筋挛，燥药攻其痰核，未有不为大患，不但成劳瘵，必号痛溃烂而毙。

一男子素善怒，左项微肿，渐大如升，用清痰理气而大热作渴，小便频浊，余谓肾水亏损，六味地黄、补中益气而愈。亦有胸胁等处大如升斗，或破而如菌如榴。不问大小俱治以前法。

疏曰：善怒肝病也。左项肝部也，肝之失职，肾虚不能养也。然肿大如升，此何物乎？谁不曰痰也、气也、血也，其如清痰理气而反增大热大渴，小便频浊者，香燥复伤其脾肺也。故既用六味壮水以生木，复用补中补土以生金也。或曰乙癸同源，故壮水以生木，若补土生金于木何益？曰：肝木之阴虚则肝木之气强，而况素怒者乎？其肝气未有不强，强则势必克土，土无所生，而木寡于畏势，终不得平，徒补水以生之无益焉。故六味后继以补中，生之制之培之防之，而肝气始得其平矣。虽不服清痰理气以伤脾肺者，亦当如此培法。故又云亦有胸胁等处云云，但治以前法也。夫胸胁亦肝之部分，破之而如菌如榴，足以见其亦属血燥火结，如前杨泽之症，所论初非有形之气血痰所结也，但前案虽先补中，而六味又兼以芦荟，此案先六味而后补中，不用芦荟。其缓急轻重之间，是在用者权之耳。

一男子颈间结核，大溃年余。一男子眉间一核，初如豆粒二年渐大如桃，悉用清肝火、养肝血、益元气而愈。

疏曰：此案亦云清肝火，养肝血，益元气。即前所用芦荟、六味、补中也。余谓此症多肝经郁火，须加味逍遥，重者用茱、连，更多肝脾结症，须加味归脾而兼间用之以前方，此亦先生法也。结核一症，须辨血燥筋挛与结痰成块二种，血燥筋挛名失营，结痰成块名瘰疬，一滋补其阴，一疏利其结，治法迥乎不同，可不审诸。

举人江节夫，颈臂胁肋各结一核，恪服祛痰降火软坚之剂益甚。余曰此肝胆血少而火燥也。彼执前药至六月，核皆溃，脉浮大而涩，余断以秋金将旺，肝木被克必不起，果然。

疏曰：此案脉浮大而涩是肺旺脉也。金旺则克木，而涉时令以助其旺木何能支？故断以不起，今凡治肝病者，皆以泻伐为事。盖以肝受病，每多火旺气盛故也。不知火气有余，正阴血之不足，故用六味滋水以养之。补中补金以平之也。试观金旺而不起，非肝虚受伐之故乎哉？肝既虚矣，何更伐之？经曰肝病死于庚辛，或曰前案云，或破而如菌如榴，不问大小，俱治前法，则此案皆溃时，或亦可用六味、补中治焉。何以断不起而弃之？曰：凡肝病，见肝脉者或可治，以肝自病故也。若见肺脉者不治，以木受金克也。受克者多死，受克而非其克之时，尚或可挽，受克而值其克之令，必难挽矣。

一妇人经不调，肝胆经部分结核如榛豆者不胜数，肉色不变，大按方痛，或投化痰消毒之药，增痛作渴，发热晡甚。余谓属肝火症，药以养血解郁清肝，百余剂而诸症退。惟项核未消，更以当归芦荟丸数服及四物加柴胡、山栀而愈。

疏曰：妇人经事不调，大概属肝胆火郁者为多，而况结核见于肝胆经部分，其为肝胆火郁也无疑。至于发热作渴，日晡益甚，虽误投化痰消毒所致，未始非肝胆火郁之剧症。夫肝为血海，火郁则血枯矣。血枯则发热作渴，至晡阴分而益甚，自然之势也。治之以养血解郁清肝之药，唯加味逍遥为能尽之，而四物加柴、栀，亦逍遥意也。或曰何不用六味、补中？曰：此胆肝郁火为主，故不宜六味之窒塞，并不宜补中之益气也。

一妇人耳前后结核，耳后微肿，寒热口苦，用小柴胡汤加山栀、桔梗、川芎，四剂而愈。后恚怒，耳后头角俱痛，发热憎寒，以小柴胡汤加羌活、川芎、桔梗而愈。

疏曰：此案亦当用逍遥治之，何以用小柴胡气分之药乎？是必少阳经火邪独旺，而血未虚也。且后因恚怒，其症复发在少阳经部分，是怒之不伤于厥阴肝经而伤于少阳胆经也。故仍用小柴胡所加之味，与前相同，更加羌活者，以发热憎寒，有太阳外感之邪兼之耳。盖作寒作热是少阳经症，发热憎寒是太阳经症也。然余谓小柴胡汤一方，不特少阳经主方，即厥阴亦未尝不入，故立斋当以之治怒动肝火，但入厥阴气分，不入厥阴血分耳。故余谓耳前后又两头角虽是少阳经部分，未始非厥阴经部分也。

肝脾肾亏损下部疮肿等症

通府黄廷用，饮食起居失宜，两足发热，口干吐痰，自服二陈、四物益甚，两尺数而无力，余曰此肾虚之症也。彼执服前药，足跟热痒，以为疮毒，又服导湿之剂，赤肿大热，外用敷药，破而出水，久而不愈。又用追毒丹，疮突如桃，始信余言，滋其化源，半年得瘥。

疏曰：此案以饮食起居失宜，足知其虚矣。所患两足发热，非肾水亏乎？口干吐痰，非脾气虚乎？即口干吐痰非脾虚，两足发热属肾虚也无疑。如之何用二陈、四物哉？四物不补肾，二陈复伤脾，宁不益甚乎？至于脉见两尺数而无力，益见肾虚明验。盖不特水虚且火虚矣。奈何仍服前药致肾益亏，而现足跟热痒症耶。即足跟是肾经所主，热痒是虚火之征，不可谓非疮毒即疮毒也。而疮毒岂无虚症乎？乃必用外科诸法，以致变幻究竟，导湿之后，热痒不退而反赤肿大热，敷药之后，脓血全无，而反所出是水。及追毒之后仍无脓血而反疮突如桃。是皆肾虚之故。非急滋化源不能简也，为外科者，可不知焉耶？

儒者章立之，左股作痛，用清热渗湿之药，色赤肿胀，痛连腰胁，腿足无力，余以为足三阴症。用补中、六味两月余，元气渐复，诸症渐退，喜其慎疾，年许而痊。

疏曰：凡痛在一处者，大概皆以经络阻滞治之，或气或血或痰饮或闪挫或湿热或肿毒，未有不用消克通利之品，即曰股属三阴部分，若虚则两股皆痛，亦何限左右乎？今曰左股作痛，宜乎清热渗湿之药矣。及至色赤肿胀，未有不疑其湿热之甚，肿毒之成也。即痛连腰胁，腿足无力，亦痈疽剧症之所恒有，虽或知其三阴虚也，而且消之散之解之攻之，俟其赤肿退而后补之，此常法也，孰敢即用补中、六味乎？甚矣，即用补中、六味而至两月余，然后元气渐复，诸症渐退，且曰喜其慎疾，年许而痊。吾不意此案之虚而至此乎？然非医者明眼，不能治，非病者笃信，不能愈也。夫以一路之法，而至两月余而后诸症渐退，医者不更方，病者不易医，其孰能焉哉？

府庠钟之英，两腿生疮，色黯如钱，似癣者三四，痒痛相循，脓水淋漓，晡热内热，口干面黧，此肾虚之症，用加味六味丸，数日而愈。此等症候，用祛风败毒之剂，以致误人多矣。

疏曰：两腿虽阴分，而生疮色黯，不过湿热之气下流而已，而况脓水淋漓者乎？不知果系湿热，当不止于如钱似癣者三四而已，所谓疮为肾疳，于面黧更足征矣。虽然面黧不足征之，凡属肾虚者，其疮必经年累月，涂抹而不除者，亦非定生于两腿而已。

一男子素遗精，足跟作痛，口干渴，大便燥，午后热甚，用补中益气加芍药、玄参及六味丸而愈。

疏曰：此案似只宜补阴不宜补气，盖以大便燥结故也。不知大便之燥，虽属肾水不足，亦由脾肺气虚不能运行也。然未免有火，复加芍药、玄参于补中益气内以清之，及六味滋其肾水，则大便自润，而诸症自愈。况遗精一症，原不宜独用补阴之法，若专补阴则火降而精益下遗，固当先用升补元气之剂。盖遗滑诸症自属元气下陷者多，然清火必用芍药、玄参者，以遗精必有相火，而相火在于肝肾，故加芍药以清肝经相火，玄参以清肾经相火也。此案当与遗精白浊门中一男子遗精白浊梦遗，口干作渴等症一案同参。

薛立斋医学学术思想研究

薛立斋医学学术思想研究

薛立斋，是我国明代初期的著名医学家。本书选录其现存著作有：《内科摘要》2卷、《外科发挥》2卷、《外科枢要》4卷、《外科心法》7卷、《疠疡机要》3卷、《外科经验方》1卷、《正体类要》2卷、《口齿类要》1卷、《女科撮要》2卷、《本草约言》4卷、《校注妇人良方》24卷、《保婴撮要》20卷等12种，78卷。另外，尚有一部《薛案辨疏》，乃是后人整理薛己之医案，予以辨析、疏解而成，均一并收入。这是明清以来最具代表性的薛立斋著作集。为今人学习、研究薛立斋的学术思想及临床经验提供了比较完整而可靠的文献资料。

一、薛立斋生平

薛立斋（1487～1559年），名己，字新甫，号立斋。江苏吴郡（今苏州市）人。他出身于医学世家，其父薛铠，字良武，精医术，治病多奇中，尤以儿科及外科见长。弘治中以明医征为太医院医士，后升为院使。薛立斋自幼勤奋好学，初曾习儒，后转而习医。得自家传，原为疡医，后转攻内、儿科，各科均有成就。

正德三年（1508年），薛立斋22岁，其父死后，代补为太医院医士。外差考核，公事居要塞庸关。曾见覆车被伤者七人，倒地呻吟。薛立斋令以热童便浣洗，俱获救。两年后，初考考满上等，于正德六年（1511年）擢升任吏目。此年仲夏，锦衣掌堂刘廷器患腹痈，溃破出脓清稀，发热口渴而腹胀、作呕、不欲食。众医多以热毒内攻为治，遍用黄芩、黄连、大黄等苦寒之剂，病愈甚。薛立斋视之，认为时虽仲夏，证属虚寒，当舍时从证。于是投以参、芪、姜、附等药，一剂而呕止食进，再用托里等剂而愈。正德七年（1512），薛立斋26岁，被重车碾伤，昏瞀良久，复苏后胸满如筑，气息不通。随饮热童便一碗，胸宽气利，然小便仍作痛。同乡徐银台东濠先生视后，与复元活血汤一剂，便血数升，痛悉退，更服养血气药而痊愈。正德九年（1514年），再考上等，擢升御医。此年七月，因为明武宗侍奉汤药，劳累过度，饮食失节，更兼情伤怒气。次年春，茎中作痛，时出白津，痛甚时须急以手紧捻方止。薛立斋自诊为肝脾气虚，服地黄丸及补中益气汤加黄柏、柴胡、栀子、茯苓、木通等而愈。正德十一年（1516年），薛立斋30岁，忽患恶心，大椎骨甚痒，须臾臂不能举，自谓夭疽危病。急以隔蒜灸，痒愈甚，又照灸五十余壮，痒遂止，旬日而愈。正德十四年（1519年），通考上等，升调南京太医院任正六品院判。薛母时年65岁，二月间，因饮食后偶闻外言忤意，呕吐酸水，内热作渴，饮食不进，惟饮凉水。薛立斋诊之，见气口脉大而无伦，面色青赤，认为乃胃中湿热郁火，投药后入口即吐。后改用黄连一味煎汤，冷饮少许，渐加白术、白茯苓等健脾之品徐徐调理，遂得痊愈。嘉靖七年（1528年），薛立斋42岁，是年刊行《外科发挥》等4种外科学著作及校刊滑寿《十四经发挥》3卷。嘉靖八年（1529年），撰成《内科摘要》2卷及《疠疡机要》3卷，并以彩色绘图校刊《敖氏伤寒金镜录》1卷。嘉靖九年（1530年），年富力强的薛立斋，毅然辞去清闲优逸的官职，以奉正大夫太医院院使正五品至仕归里。

薛立斋离职之后，以“扶困起废”为己任，以“庶光济人”为目的，全心身地投入到医疗及著述工作中。他活跃于民间的临床医疗活动，不辞劳苦，对病家有求必应，悉心治疗，每获良效，因而在江浙一带享有盛名。他所撰写《外科发挥》等8种著作中，收载的近3000例病案就是他长期临床实践的积累。在坚持临床活动的同时，薛立斋博览群书，深究细研，常常“蓬头执卷，抽绎寻思”，孜孜不倦地广收资料，并及时加以总结，撰成各种专著。嘉靖十一年（1532年），校注倪维德《原机启微》3卷刊行。嘉靖二十一年（1542年），薛立斋56岁，是年薛母逝世，享年88岁。为痛母丧，薛立斋忧伤得病，齿缝作胀，夜间尤甚。服补中益气汤后，虽日间稍缓，夜间仍胀，必至次日清晨始缓，如此直至年前诸齿并肢体方得稍健。在此情况下，薛立斋仍然笔耕不辍，日夜辛劳。嘉靖二十四年（1545年），撰成《女科撮要》2卷、《外科枢要》4卷。嘉靖二十六年（1547年），校注陈自明《妇人大全良方》24卷及《外科精要》3卷刊行。嘉靖二十八年（1549年），校注王纶《明医杂著》6卷刊行。嘉靖二十九年（1550年），校注陈文中《小儿痘疹方论》1卷。嘉靖三十年（1551年），校注钱乙《小儿药证直诀》4卷。嘉靖三十四年（1555年），校注增补其父薛铠《保婴撮要》20卷刊行。

嘉靖三十八年（1559年），薛立斋因患疡，不治而卒，终年73岁。

二、薛立斋的学术思想

薛立斋自幼得家学之渐，又以自身勤奋好学，“以岐黄世业，旁通诸家，微词颐旨，靡不究竟。”（《疠疡机要·序》）他博览群书，并且对一些名著，进行仔细的校注及增补。在诵读注解的过程中，他勤于钻研思考，善于吸取诸家之长，借鉴前人的经验，因而有着深厚的古典中医理论基础。另一方面，他以弱冠之年即为御医，以医官的身份从医20余年。中年之后，辞官归里，又以从事民间医疗事业为己任。在长期的临床实践中，他十分注重各种临床经验的总结，包括自己的与他人的、成功的与失败的经验，甚至注意到总结死亡的病案。他对每一个病证，都尽量从病因病机、治则治法、辨证用药及预防预后等多方面进行全面思考总结，讲求实效，既重视古方及成方的运用，也重视针对临床实际情况进行灵活变化。因而，他又有十分丰富的临床实践经验。无论作为一个临床医家，还是一个著述家，他都有着得天独厚的条件。

薛立斋生活的明代，承金元时期各家争鸣的遗风，学术空气比较活跃，金元医家的思想对于当时的医疗实践也仍然起着很大的指导作用。有的医家崇尚刘河间、朱丹溪等清热养阴的学术观点，但于医理却不甚了了，因而存在着滥用寒凉攻下而损伤脾胃、克伐肾阳的流弊，薛立斋对此提出质疑：“世以脾虚误为肾虚，辄用黄柏知母之类，反伤胃中生气，害人多矣。”（《内科摘要·饮食劳倦亏损元气等症》）同时，薛立斋对金元医家的理论进行深入的学习与思考，尤其对张元素的脏腑辨证及李东垣重视脾胃功能的学术观点有着更为深刻的理解。他吸取中医经典著作中的有关精华理论，如“形不足者，温之以气；精不足者，补之以味”（《素问·阴阳应象大论》）及治疗五脏虚损的原则(《难经·十四难》）等，参考金元医家的学术思想，结合本人多年供职御医院而所见虚证为多的特殊临床经验，逐步形成了他本人独特的学术观点——重视脾肾，善于温补，并由此开创了明代的温补学派。

1. 脾肾并重

早在中医基础理论的重要古典医著《内经》中就有这样的论述：“胃者，水谷之海，六腑之大源也。五味入口，藏于胃以养五脏气。”（《素问·五脏别论》）“肾者主水，受五脏六腑之精而藏之。”（《素问·上古天真论》）清楚地说明了脾肾对于人体生命的重要性。薛立斋承袭《内经》之旨，并接受张元素、李东垣等金元医家的观点，认为“人以脾胃为本，纳五谷，化精液，其清者和营，浊者和胃，阴阳得此，是谓之橐龠。”（《明医杂著·医论》）他将脾胃视为人体后天生化之源，指出脾胃在维持人体正常生命活动中的重要作用。胃主受纳，脾主运化，脾胃化生气血精微以营养全身脏腑。若脾胃健运，五脏六腑得以滋养，人体才能元气充足，生机盎然。在病理方面，薛氏很强调脾胃虚弱对其他各脏腑的影响。他认为：“若脾胃一虚，则其它四脏俱无生气。”（《明医杂著·补中益气汤》）“人之胃气受伤，则虚证蜂起。”（《明医杂著·风症》）肾阴肾阳为脏腑阴阳之根本，五脏病久均能波及于肾，使肾命受损，故保全肾命也为治疗疾病的根本。薛立斋对肾的认识十分重视肾阴肾阳的平衡。他认为：“无阳则阴无以生，无阴则阳无所化。”（《保婴撮要·小便不通》）肾之阴阳互相滋生，互相制约，相辅相成，以保持平衡协调。当这种平衡关系在各种病因的作用下受到破坏，则会导致疾病的产生。“设若肾经阴精不足，阳无所化，虚火妄动，……若肾经阳气燥热，阴无所生，虚火内动。”（《明医杂著·补阴丸论》）在临床实践中，薛立斋还常把脾肾的生理及病理联系起来分析。在生理情况下，肾精必赖脾土以滋养，脾运必仗肾阳以温煦。在病理情况下，脾胃久虚，化生无源，则可致肾虚；肾虚日久，不能温煦脾土，也可致脾运虚弱。

2. 善用温补

薛立斋善用温补的理论基础是治病求本。他认为：“凡医生治病，治标不治本，是不明正理也。”（《明医杂著·续医论》）而基于薛立斋对于脾肾二脏的认识，调治脾肾便是其所强调的治疗疾病的根本。他注重人体阳气，治法大多以调补为主，用药大多偏温而力避寒凉，以免损伤脾肾，如知母、黄柏等苦寒药较少出现在他的临床病案中。反之，经常选用东垣补中益气汤等方剂以温补脾胃，选用张仲景的肾气丸及钱乙的六味地黄丸以补养肾命。脾肾同治也是他经常使用的方法。如脾肾虚寒用四神丸，脾肾虚脱用六君加姜、桂，如不应，则当急用八味丸以补火生土。薛立斋将温补之法用于内、外、妇、儿、骨伤等各科，综合起来，主要有三类补法：

（1）朝夕补法。治疗中根据人体一天之中阳气消长进退，以及自然界昼夜晨昏阳气的变化规律，来决定补法的应用。他认为：“若朝宽暮急，属阴虚；暮宽朝急，属阳虚；朝暮皆急，阴阳俱虚也。”（《疠疡机要·变证治法》）不同的病理情况朝暮阴阳偏虚不同，因而对于阴阳虚证的治疗，应当采用不同的朝夕用药配合，以图达到阴阳平衡的目的。他采用的办法是："阳虚者，朝用六君子汤，夕用加减肾气丸；阴虚者，朝用四物汤加参、术，夕用加减肾气丸；真阴虚者，朝用八味丸地黄丸，夕用补中益气汤。"（《疠疡机要·变证治法》）气阴两虚者，朝用补中益气汤和十全大补汤以培补脾胃元气，夕用六味丸或八味丸以调补肾命水火。气血俱虚者，朝用补中益气汤，夕用六君子汤加当归以图气血双补。可见其朝夕补法，有着各种不同的方剂配合及使用方法，可目的大多以调补脾肾为主。

（2）急证急补。治疗危急虚证，必须立即采用作用强、见效快的方药进行急救治疗。薛立斋急补的常用方有八味丸、独参汤及参附汤。八味丸用于肾元不固之危证。或因无根虚火上炎而见发热夜重，热从脚起，口干舌燥，小便频数，淋漓作痛，用八味丸引火归源，以固根本；或因火衰寒盛而见胸腹虚痞，小便不利，脘腹膨胀，手足逆冷，急用八味丸以回阳救逆；或因火不生土而五更泄泻，急用八味丸以补肾纳气。独参汤用于气血津液脱失之危重证。如疮疡病久，气虚不摄，汗出不止，急用之以补气止汗。如失血过多，不论其脉其证如何，均可急用独参汤以补气固脱。参附汤用于阳虚气脱之危重症。如疮疡病过用寒凉之剂，或犯房事，或因吐泻，损伤阳气，出现发热头痛，恶寒憎寒，扬手掷足，汗出如水，腰背反张，郑声不绝等虚阳外越之假热证，须急以参附汤温阳救脱。又如见到畏寒头痛，耳聩目蒙，玉茎短缩，冷汗时出，或厥冷身痛，或咬舌啮齿，舌根强硬等阳气虚脱之真寒证，则不论其脉其疮，均当急以参附汤回阳救逆。

（3）偏虚纯补。临床上出现比较单纯的阴虚、阳虚、气虚，或血虚者时，薛立斋主张区别论治，根据所虚不同，采用纯补阴、阳、气、血。如发热昼夜俱重之重阳无阴证，用四物汤或六味丸纯补其阴；如见疮疡微肿，色黯不痛，脉大无力之纯阴无阳证，用回阳汤纯补阳气；如发热面赤而脉大虚弱之阴血不足证，用当归补血汤纯补其血；如疮疡脓多而清，或瘀肉不腐，溃而不敛，脉大无力之气血两虚证，用八珍汤双补气血。

从以上三种补法中可以看出，薛立斋所用的补法实际以温补脾肾阳气为主，可以说这是薛立斋最重要的学术特点。

三、薛立斋的医学著作及各科学术特点

薛立斋一生勤于写作，因而他的著述十分丰富，传世之作多达数十种，涉及内、外、妇、儿、针灸、口齿、正骨、本草等各个方面，大致可以分为两大类。一类是薛立斋本人撰写的著作，有《内科摘要》等，共计10种，34卷，本书全部予以收入。另一类是经薛立斋校注增补及校刊的著作，其中属于校注增补的大致有宋·陈自明《妇人大全良方》24卷及《外科精要》3卷、宋·钱乙《小儿药证直诀》3卷等近10种，其间并非仅仅是随文注释，作些文字勘误及解释工作，而且附以已见、已案，以自己的临床实践来评价说明原著长短，并藉以发挥自己的学术见解。有些补原书所未备，如《保婴撮要》，前10卷为其父薛铠所作，但医案部分均为薛立斋所增，后10卷皆为薛立斋所著，故此书在校注同时，作了大量增补。又如《妇人大全良方》，薛立斋不仅补入大量医案，增加了"疮疡门"，并且十分注重辨证论治理论的阐述。而如《小儿药证直诀》及《明医杂著》等，则在校注的同时，提出了较多的学术见解包

括部分批评意见。他的这种校注方式，别具一格，不仅对于保存传播我国古典医著和普及中医知识做出很大贡献，而且为我们提供了他本人的重要医学思想与丰富临床经验资料。所以，在本书中我们收录了薛立斋最有代表性的校注增补类著作《校注妇人良方》及《保婴撮要》，以求能够较为全面地反映薛立斋的各科学术特点。

1.《内科摘要》

《内科摘要》2 卷，刊于 1529 年，是我国第一次以“内科”命名这一学科者。此书是薛氏内科杂病医案，卷上为 11 种病证，分别为：元气亏损内科外感等症、饮食劳倦亏损元气等症、脾胃亏损心腹作痛等症、脾肾虚寒阳气脱陷等症、命门火衰不能生土等症、肾虚火不归经发热等症、脾胃亏损吞酸嗳腐等症、脾肾亏损停食泄泻等症、脾胃亏损停食痢疾等症、脾胃亏损疟疾寒热等症、脾肺亏损咳嗽痰喘等症及各症所用处方。卷下为 10 种病证。分别为：脾肾亏损头眩痰气等症、肝肾亏损血燥结核等症、脾肾亏损小便不利肚腹膨胀等症、脾胃亏损暑湿所伤等症、肝脾肾亏损头目耳鼻等症、脾肺肾亏损小便自遗淋漓等症、脾肺肾亏损虚劳怯弱等症、脾肺肾亏损遗精吐血便血等症、肝脾肾亏损下部疮肿等症、脾肺肾亏损大便秘结等症及各症所用处方。书中以虚损病证为主，几乎每一种病症均以“××亏损”为名。共收录 200 余案，每案均论述病因、病机、治法、方药及预后或误治等。在这 21 证、200 余案中，直接注明与脾脏虚损相关的病证共 17 种，病案约占 72％；直接注明与肾虚相关的病证共 12 种，病案约占 50％。因此治疗也以温补脾肾为主要手段，所用方子以补中益气汤、六味地黄丸、八味肾气丸、六君子汤及十全大补汤为主。

此书是薛立斋内科杂病治疗的代表著作，其书中集中反映了薛氏诊治内科疾病的三大特点。首先是体现了薛立斋对当时临床滥用苦寒之时弊的批评态度。书中薛立斋记录了一些属脾气虚弱所致的内伤发热证例，因有的医家不辨真假，一见热象则误用寒凉，而导致了病情加重，最后经薛立斋用甘温健脾的治法而获效。薛立斋总结说：“阴虚乃脾虚也，脾为至阴……反用苦寒，复伤脾血耶？若前症果属肾经阴虚，亦因肾经阳虚不能生阴耳。经云：无阳则阴无以生，无阴则阳无以化。又云：虚则补其母，当用补中益气、六味地黄以补其母，尤不宜用苦寒之药。”（《内科摘要·饮食劳倦亏损元气等症》）其二，薛立斋通过对各种症状各异，貌似实证的病案进行分析，其本在于虚而不运，虚而不化。因此提出“治病求本”的理论，认为脾胃乃其余四脏之化源，肾命乃一身阳气之根本，滋其化源，乃得治病之本。实际上是体现了薛立斋以脾肾为核心的脏腑辨证思想。其三由于薛立斋学术的以上两个特点，即脏腑辨证以脾肾虚证为主，用药又反对滥用苦寒，因此就决定了薛立斋本人治疗用药方面的显著特色，以温补脾肾为主。例如薛立斋对于内伤发热的辨治，可以说具有非常独特的见解。薛立斋云：“内伤发热，宜用补中益气汤；肾虚精损发热，宜用六味地黄丸。”他所说的内伤发热是指劳倦伤脾所致的发热病证，一般兼有四肢困倦，懒言恶食，心烦自汗，脉大而虚，舌淡无苔等症状。法当补中益气，升举阳气，即所谓甘温除热法。以补中益气汤为代表方，针对病情，若气血不足，或阳虚假热之症，也可选用十全大补汤等。肾虚精损发热，系房劳过度，损伤肾精，阴虚阳浮所致，一般伴有腰膝酸软，头晕眼花，舌红绛少苔或无苔，脉细数等症状。法当壮水之主以制阳光，即补肾滋阴，以六味地黄丸为代表方。若兼有阳虚内寒之症可选用八味丸等。此外对于肾阴虚阳浮发热，还提出用穴位药敷的方法，即用附子研调贴敷涌泉穴，旨在引火归源。这些治法显示与前代医家所不同的治疗经验，对于后世内科杂病的治疗有着极其深远的影响。

《内科摘要》现存较早的版本主要有三种（版本情况参见文末“薛氏著作版本情况”一节）：

（1）《家居医录》本。此书现存有明嘉靖年间刻本 3 种，其中藏于首都图书馆与中国中医研究院图书馆的本子收有《内科摘要》与《女科撮要》两种著作；藏于上海中医药大学图书馆的本子没有此两种。

（2）《薛氏医案》本。此书现存有 2 种不同的版本，即二十四种与十六种本，两种本子均有收入《内科摘要》。

（3）《十竹斋刊袖珍本医书十三种》本。此书现存有明崇祯五年（1632 年）十竹斋刻本，藏于中国中医研究院图书馆。此本中也收录了《内科摘要》。

2.《外科发挥》、《疠疡机要》、《外科心法》、《外科经验方》、《外科枢要》

薛立斋在临床上以擅长外科著称，存世著作中有很大一部分为外科学著作，现可见到有以上 5 种。《外科发挥》刊于 1528 年，书中论述肿疡、溃疡、发背、脑疽、肺痈、肺痿、疔疮、瘰疬、痔漏、咽喉、杨梅疮等外科主要病证，凡 31 种。每病均先列脉证、治则，再列各种治法、方药及临床医案。《外科心法》与《外科经验方》大约也均刊于 1528 年。前书 7 卷，是以外科医论和医案为主的著作。卷一、卷二记录各家外科诊治大法，卷三～六多系作者治疗多种外科病证的医案，卷七收录以前各卷所用的方剂并附经验方。后书 1 卷，论述肿疡、溃疡、疔疮、乳痈、瘿疬、咽喉口齿、囊痈、下疳、痔疮、便毒、悬痈、臁疮、汤火疮、小儿丹毒等病证外科诊治经验。《疠疡机要》约刊于 1529 年，本书首论疠疡的病因、病机、病位、治则，其次论疠疡各类证候治法，包括本证、变证、兼证及类证的辨证治疗，验案以及方药分别作了介绍。特别是所举的医案病例较多，论述的病候条目比较清晰。《外科枢要》公开刊行的时间可能较晚，约在 1571 年左右。此书前 3 卷为医论，卷一主要论述疮疡的脉证、治法、方药及针法，共 21 论，卷二、卷三以病证为纲，论述 32 种常见全身各部疮疡病证。卷四论述疮疡各证的方剂和加减用药。从以上著作中可以看到薛立斋娴熟的外科诊治经验与其独到的学术特点。

（1）诊断学。薛立斋一改以往疡医以症就方的积习，将中医基础理论引入外科临床。对于外科疾病，也在病名之下，进行辨证论治，详审本末虚实。他十分重视外科疾病诊断中的四诊合参，尤其重视望诊与切诊。

在望诊方面，既注意望局部表现，也注意望全身状态，因此而将繁杂的外科病证进行纲目分类，使之条理清晰，便于审断。如疮疡，未出脓者，谓之肿疡，有邪在表、邪在里、邪在经络、邪气实、正气虚之不同；已溃破者，谓之溃疡，有阳气虚、阳气亡、气血虚弱、气血虚甚之不同，治疗也随之有不同。又如天疱疮，以八纲辨，分阴、阳、虚、实四证，虚证中又分阴虚、阳虚之不同；从脏腑辨，分胃气虚、脾气虚、脾肺气虚、脾肾气虚及膀胱卫虚、肝经阴虚之不同。再如疠疡，分本症、兼症、变症、类症。兼症有 14 种，变症有 21 种，类症有 13 种。而其中兼症之中的头目眩晕一项，又分气虚、血虚、脾气虚弱、脾虚有痰、肝经实热、肝经虚热、脾肺气虚、肝肾气虚等不同证候。很值得提出来的是薛立斋对外科疾病局部望诊检查的独到见解。如对于乳癌诊断，薛立斋认为："凡势下陷者，皆曰乳岩。盖其形岩凸似岩穴也。最毒，慎之。"（《外科发挥・乳痈》）将肿块局部皮肤的内陷作为乳癌诊断的指标。现代医学认为，乳房癌肿侵犯库柏氏韧带而使之收缩时，癌肿表面皮肤往往显出凹陷症状，这是乳房癌的早期特征之一。薛立斋在400多年以前就发现了这一点，确实需要无数次临床仔细观察，是非常可贵的。此外，如检查发背是否透膜。用薄纸贴在疮口，嘱病人深呼吸，若纸不动，证明疮疡尚未溃穿胸膜腔。这在当时来说，无疑是相当先进的检测手段。

在切诊方面，同样是既注意到外科病人的脉诊，也注意到病变局部的切诊。薛立斋在临床上，一贯十分注重脉象，他认为："脉者，人身之造化，病机之外见，医家之准绳，不可不精究而熟察。"因此，他在《外科心法》及《外科枢要》中均将疮疡二十六脉放在篇首的显要位置来论述。他详细论述了疮疡专用二十六脉的脉见部位、脉来缓数、脉形、脉势及各脉主病。通过脉象来判断疮疡病的病位、病势、虚实状态及阴阳属性，以此来确定治则治法，并推断疮疡病的进退良恶预后。如"洪脉之诊，似浮而大，按举之，则泛泛然满三部。其状如水之洪流，波之涌起。其主血实积热疮肿。论曰：脉洪大者，疮疽之病进也。如疮疽结脓未成者，宜下之；脓溃之后，脉见洪大则难治。若自利者，不可救也。"说明洪脉所主之疮疡病证，病位在血分，病势正进，多属阳热实证，治疗应下之。如脓溃后见到洪脉则应引起高度重视，而若再兼有自利，则预后很差。另一方面，薛立斋对病变局部切诊也是很有特色的。他十分注意根据疮疡局部切诊来判断疮疡病位的深浅及脓已成否，并以此来指导治疗用药。他说："夫疮候多端，欲辨浅深，直须得法……简而论之则疮疽概举有三：肿高而软者，发于血脉；肿下而坚者，发于筋骨；肉皮色不相辨者，发于骨髓；又曰：凡疗疮疽，以手按摇疮肿，根平而大者，深也；根小而浮者，浅也。"（《外科心法・辨疮肿浅深法》）"凡疮疽肿大，按之乃痛者，肿深也；小按之便痛者，脓浅也。按之不甚痛者，脓未成也。若按之即复起者，有脓也；不复起者，无脓也。……若发肿都软而不痛者，血瘤也。发肿日渐增长而不大热，时时牵痛者，气瘤也。"（《外科心法・辨脓法》）

此外，薛立斋还非常重视外科疾病预后的判断，这在急救手段并不健全的古代，对于及早采取预防措施实在是十分有意义的。他将陈自明在《外科精要》中提出的反映疮疡病不同预后的五善七恶症，归纳得更为明确而具体，并指出每症的临床意义。他认为，辨五善七恶之证不能"只知五善并到，善无以加矣；七恶并至，则恶之极矣。愚意裁之。凡患疮疽之时，五善之中，乍见一二善证，疮可治也；七恶之内，忽见一二恶证，宜深惧之。"（《外科心法・辨疮疽善恶法》）"五善见三则瘥，七恶见四则危。"（《外科枢要・论疮疡五善七恶主治》）这种审证方法，提纲挈领，足以示人规矩，临床上很容易掌握使用。

（2）治疗学。薛立斋的外科治疗学内容十分丰富，一方面是建立在整体观念及辨证论治基础上的外科内治，经由薛立斋的提倡，在明代得以极大的发展。另一方面是结合全身情况的多样化的局部外治，使各种传统外治不仅得以进一步的发展，而且被纳入了理论指导的轨道。

宋元的外科内治虽已出现一些辨证思想，但大多数临床医家还是着眼于局部治疗为主。薛立斋强调辨证论治，并对治病求本、扶正祛邪、标本缓急、表里攻补、相因制宜等原则作出相当精辟的总结。他说："疮疡之作……当审其经络受证，标本缓急以治。若病急而元气实者，先治其标；病缓而元气虚者，先治其本。若病急而元气又虚者，必先于治本而兼以治标。"(《外科枢要·论疮疡当明本末虚实》)治疗方法来说，他对传统的外科消、托、补内治三法有充分发挥，对疮疡治法进行十分细致的分类，将多种内科治疗手段使用于外科疮疡的治疗，有疏通、发散、和解、补托、峻补、温补等多种方法。具体用法是："假如肿痛热渴，大便秘结者，邪在内也，疏通之；肿焮作痛，寒热头疼者，邪在表也，发散之；焮肿痛甚者，邪在经络也，和解之；色黯微痛而不作脓者，气血虚也，补托之；漫肿不痛，或不作脓，或脓成而不溃者，气血虚甚也，峻补之；色黯而微肿痛，或脓成不出，或腐肉不溃者，阳气虚寒也，温补之。"(《外科枢要·论疮疡未溃用败毒之药》)以上治法可以看出，薛立斋长于温补的特点得到充分体现。以上 6 种治法中，补法占了 3 种。而在实际应用中，内科八法及每一法化生出的多样治法，如活血化瘀、导湿化痰、疏肝解郁等等，均可在薛立斋的医案中见到。但是，各法中最受重视的仍是补益胃气。他认为胃为五脏之根本，胃气一虚，诸症悉至。"疮疡之作，由胃气不调；疮疡之溃，由胃气腐化；疮疡之敛，由胃气荣养。"(《外科枢要·论疮疡用生肌之药》)尤其是在几种特殊情况下，温补脾胃是放在第一位的。如从病人来说，"大凡怯弱之人，不必分其肿溃，惟当先补胃气。"(《外科枢要·论疮疡当明本末虚实》)从病种来说，如流注、鹤膝风、附骨疽等病，均以"温补脾胃为主"。从病位来说，"凡疮聚于筋骨之间，肌肉之内，皆因血气虚弱，用十全大补汤，壮其脾胃，则未成自散，已成自溃。"(《外科枢要·论疮疡去腐肉》)从病情来说，凡疮疡溃后，根据脾主肌肉的原则，"但当纯补脾胃，不宜泛敷生肌之剂"(《外科枢要·论疮疡用生肌之药》)。值得一提的是，薛立斋虽以善于温补而著称，但并不一概放弃寒凉攻伐药物，他说："余尝治脉症虚弱者，用托里之药则气血壮而肉不死；脉症实热者，用清热之剂则毒气退而肉自生。"(《外科枢要·论疮疡去腐肉》)薛立斋治疗身体壮实而疮疡初起者，大多也用寒凉解毒药以消之。邪在内，施以攻下；邪气实，则寒凉解利。如肠痈，"脉迟紧者，未有脓也，用大黄汤下之；脉洪数者，已有脓也，用薏苡仁汤排之；小腹疼痛，小便不利，脓壅滞也，牡丹皮散主之。"(《外科枢要·肠痈》)其大黄汤、薏苡仁汤及牡丹皮散全是寒凉攻逐的方药。但一般来说，薛立斋对寒凉药的使用较审慎。他明确指出："若不辨其阴症阳症之所由分，而妄敷寒凉之剂，迷塞腠理，凝滞气血，毒反内攻，而肉反死矣。况运气得寒而不健，瘀血得寒而不散，瘀肉得寒而不溃，新肉得寒而不生，治者审焉。"(《外科枢要·论疮疡围寒凉之药》)因此可见，薛立斋反对的是不辨病因，一见疮疡皆谓热毒，概用苦寒的做法。他的这种观点值得借鉴。

外治也是薛立斋治疗外科疾病的重要手段，主要有四种：即针、砭、灸、熨。其中针与砭属于同一类，均在疮疡脓成之后，为切排之用。灸与熨属于同一类，大约在疮疡脓成之前，为催脓、拔毒之用。

首先，薛立斋主张疮疡脓成后，应该及时切开排脓，必要时，加以药引，使之引流通畅，务使脓液排尽，不数日即愈。他指出："若脓已成，宜急开之，否则，重者溃通脏腑，腐烂筋骨；轻者延溃良肉，难于收功，因而不敛多矣。"（《外科发挥·卷二》）他对有的患者，甚至医者，不顾体质及病情，一味惧怕针砭，强调内消，感到十分遗憾。他说："但病者多喜内消……昧者待其自穿，殊不知少壮而充实者，或能自解。若老弱之人，气血枯槁，兼或攻发太过，不行针刺，脓毒乘虚内攻，穿肠腐膜，鲜不误事。"（《外科心法·脓溃论》）为了尽可能降低针刺排脓所引起的损伤，薛立斋对适当掌握脓疡针刺的深度十分注重，指出"若疮深而针浅，内脓不出，外血反泄；若疮浅而针深，内脓虽出，良肉受伤；若元气虚弱，必先补而后针。其脓一出，诸症自退。"（《外科枢要·论疮疡用针宜禁》）

薛立斋所采用的疮疡灸法也很有独到之处。他说："常治一日至五日，未成脓而痛者，灸至不痛，不痛者灸至痛。若灸而不痛或麻木者，明灸之，毒气自然随火而散。肿硬不作脓，痔痛或不痛或微痛，或疮头如黍者，灸之尤效。亦有数日色尚微赤，肿尚不起，痛不甚，脓不作者，尤宜多灸，勿拘日期。更服甘温托里药，切忌寒凉之剂。……大抵发背、脑疽、大疔、悬痈、脱疽、脚发之类，皆由膏粱厚味、尽力房劳、七情六淫，或丹石补药，精气虚怯所致，非独因荣卫凝滞而生也。必灸之，以拔其毒。"（《外科发挥·卷二》）说明薛立斋将灸法用于成脓之前，而一旦脓成，则宜以针刺排之，脓去则再行调补之法。薛立斋所用的灸法，大多为隔物灸。如隔蒜灸、隔豆豉饼灸、隔附子饼灸、隔香附饼灸、隔木香饼灸、隔葱灸等。这些方法既可以避免直接灸之烧灼损伤，又可借药物透达之力对疮疡局部行解毒消肿、活血行气、祛瘀生肌之功效。与内服药同用，并能增加内服汤剂之药力。

事实上，薛立斋治疗各种外科病证，更多用的是内外治相结合。如治疗阳虚有瘀之证，不用化瘀之品，而用接补阳气法，外以桑木火灸，内服参芪归术；溃疡便秘，内补气血，外用猪胆汁导之，以存津液等等。他在《外科枢要》一书中，还针对疮疡各期不同表现，列举了不同的内外结合治法："设肿痛热渴，脉滑数而有力，属纯阳，宜用济阴丹，外用益阳散，则热自解，瘀滞自散。若似肿非肿，似痛非痛，似溃不溃，似赤不赤，脉洪数而无力，属半阳半阴，宜内用冲和汤，外用阴阳散，则血气自和，瘀滞自消。若微肿痛，或色黯不痛，或坚硬不溃，脉洪大，按之微细软弱，属纯阴，宜内服回阳汤，外敷抑阴散，则脾胃自健，阳气自回。"这些经验在对于我们今天的外科临床，如何来发挥中医的特色，非常具有参考意义。

以上薛立斋各种外科书籍，现均存有《薛氏医案》本，版本情况见文末"薛氏著作版本情况"一节。除此之外，《外科发挥》现存有明刊本，藏于中国医学科学院图书馆及浙江图书馆。《外科心法》现存有明嘉靖七年（1528 年）新书堂刻本（残存卷一、二、六及七），藏于中国中医研究院图书馆；明嘉靖间刻本（残存卷三、四），藏于北京图书馆及鄞县古物保存所；清乾隆四十一年（1776 年）贻经堂镌本，藏于中国中医研究院图书馆。《外科枢要》现存有明隆庆间刊本，藏于上海孟河丁氏思补山房；《十竹斋刊袖珍本医书十三种》本参阅《内科摘要》。《疠疡机要》现存有明刻《薛氏医案》单行本，藏于中国中医研究院图书馆；日承应三年（1654年）武村市兵卫刻本，藏于上海图书馆及广州中山医学院图书馆；《家居医录》本，参阅文末。

3.《女科撮要》及《校注妇人良方》

《女科撮要》为薛立斋的妇产科专著，刊于1548年。上卷为月经病、带下病、乳房病及前阴诸病等妇科常见病证，凡15种，并附各证方药；下卷为妊娠病、产时病及产后病等产科常见病证，亦为15种，附各证方药。每病先论述病因病机、治法方药，并列举临床病案。《校注妇人良方》为薛立斋对宋·陈自明的《妇人大全良方》的校注。薛立斋在校注时，不仅补入大量的注文及医案，还在第二十四卷“拾遗方”中，增加“疮疡门”一门，补充了14种妇人外科疾病的诊治。薛立斋的校注中十分注重辨证论治理论的阐述，反映了薛立斋本人妇产科学术观点。

在妇产科疾病的病因方面，薛立斋强调精神因素在妇产科疾病发病中的作用。对此，他不仅有提纲挈领的概述，而且深入到各个具体的病种中反复重申，尤其是对暴怒、忧郁及恐惧与多种妇产科疾病的发生之间的密切关系有着相当充分的重视。如月经不调，主要与肝藏血、脾统血之功能失调有关，多因恚怒伤肝，或忧思伤脾所致。他所例举的4个月经期延长的病案，一妇人因无子夫欲娶妾而郁怒，一妇人性急，一妇人多怒，一妇人怀抱不舒，无一例外，均为情志所伤而致。又如崩漏，薛立斋提出6条病因，怒动肝火，脾经郁结，悲伤胞络之七情内伤因素占了其半。在妊娠病的论述中，关于胎动不安、胎漏、妊娠小便不通，甚至堕胎、小产，均将怒动肝火，郁结伤脾，郁怒伤肝脾作为主要的病因。可以说在他的妇产科病案中，几乎每一个病种均有因七情损伤所致者。此外，薛立斋还认为正常的生活环境，和谐适度的性生活对于保持妇女健康是十分重要的。孀妇、师尼、婢妾及高龄未嫁等缺乏这种生活环境的妇女，特别容易因沉思积虑或性欲抑制而发生各种月经病。因此他在所举病案中对，对此类人均作出专门的注明。在病机方面，薛立斋不仅继承了宋元医家重视气血病机的特点，而且将之与脏腑病机紧密结合。他说：“丹溪先生云：先期而至者，血热也；后期而至者，血虚也。愚所谓先期而至者，有因脾经血燥、有因脾经郁火、有因肝经怒火、有因血分有热、有因劳役火动。过期而至者，有因脾经血虚、有因肝经血少、有因气虚血弱。”（《校注妇人良方·月经不调方》）可见他既谈气血，也谈脏腑，并将二者相互结合在一起，才出现“脾经血虚”、“肝经血少”、“脾经血燥”之类的证候。

薛立斋是一位擅长外科的医家，因此在他的妇产科著作中也显示了这一特长。他在《校注妇人良方》中特地增加了“疮疡”一门，论述妇人茧唇、流注、瘰疬、臁疮、阴疮、乳痈、乳岩等14种病证，集中体现了他本人治疗妇人疮疡的经验，对原书作了外科疾病方面的补充。他在《妇科撮要》中对于乳痈与乳岩的鉴别，其见解就明显超过前代医家的水平。书中云：“妇人乳痈，属胆胃二腑热毒，气血壅滞，故初起肿痛，发于肌表，肉色赤，其人表热发热。或发寒热，或憎寒头痛，烦渴引冷……若至数日之间，脓成溃窍，稠脓涌出，脓尽自愈。”“乳岩属肝脾二脏，郁怒气血亏损。故初起小核结于乳内，肉色如故，其人内热夜热，五心发热，肢体倦瘦，月经不调……若荏苒日月渐大，色赤，出水腐溃深洞，用前归脾汤等药可延岁月”（《女科撮要·乳痈乳岩》）将二者的特点交待得相当清楚。前者为急性疾病，初起有红肿热痛，很快化脓溃烂，脓尽则愈，预后一般良好。后者为长期慢性疾患，初起结核，没有红肿热痛，经久而溃烂，腐溃洞深而周围隆起，而且预后不良。虽然其言乳痈有脓清脉大而久不收敛者，可能将结核性脓肿混入其中；言乳岩也有初起经行气解郁治疗而自行消散者，可能将乳癖混入其中。但其最关键的两种疾病，已作出相互之间极具特征性的鉴别。

在妇产科疾病的治疗方面，薛立斋最显著的特点是引入了辨证论治的原则，并将理法方药体系与之紧密地结合在一起。如他将月经先期分别辨为脾经血燥、脾经郁火、肝经怒火、血分有热和劳役火动，主治之法，脾经血燥者，加味逍遥散主之；脾经郁火者，归脾汤主之；肝经怒火者，加味小柴胡汤主之；血分有热者，加味四物汤主之；劳役动火者，补中益气汤主之。又如闭经，薛立斋将之分别辨为继发性与原发性两大类。前者分为 8 类证候：即脾虚而不行者，宜调而补之，方用补中益气加茯苓；脾郁而不行者，宜解而补之，方用越鞠丸合四君汤；胃火而不行者，宜清而补之，方用逍遥散加丹皮、山栀；脾胃损而不行者，宜温而补之，方用补中益气加砂仁、香附、煨姜；劳伤心血而不行者，逸而补之，方用归脾汤加减；怒伤肝而不行者，和而补之，方用逍遥散加减；肺气虚而不行者，补脾肺，方用补中益气加知母、贝母、桔梗；肾虚而不行者，宜补脾肾，方用归脾汤、六味丸。后者可分为 5 类证候：禀赋阴血不足，宜益气养血，方用四物、参、苓；怒伤肝血，宜疏肝养血，用加味逍遥散；郁结伤脾，宜补脾解郁，用加味归脾汤；肝火拂郁，宜疏肝清火，用加味小柴胡汤；胃经积热，宜清热健胃，用加味清胃散。

薛立斋对妇产科疾病的辨证论治，重点在于肝脾肾，用药也仍然偏于温补，这一点在以上所举的例子中就可以看出。如薛立斋论治崩漏，尤其休现了他的这一特点。他指出：若崩漏属脾胃亏损，不能摄血归源，用六君加川芎、当归、柴胡；若肝经之火而迫血妄行，用奇效四物汤，或四物汤加柴胡、山栀、茯苓、白术；若怒动肝火而血沸腾，用加味逍遥散，或小柴胡汤加山栀、丹皮；若脾经郁结而血不归经，用归脾加柴胡、山栀、丹皮；若悲伤胞络而血下崩，用四君子汤加柴胡、山栀、升麻。他还认为要特别注意有潮热、咳嗽、脉数等症，此乃元气虚弱，假热之脉，尤宜用人参补养。苟用寒凉止血之药，复伤脾胃，反不能摄血归源。再如金元名医李东垣的补中益气汤，就是经他的提倡而用于多种妇产科疾病，经、带、胎、产四大类病证无一例外，均可用补中益气汤。月经病中的月经不调、闭经、痛经、崩漏；带下病；妊娠病中的胎动不安、妊娠腹痛、妊娠浮肿；产后病中的产后虚弱、产后泄泻、产后腹痛、产后血晕、产后便血、产后咳喘、产后发热等等，经过辨证，均可用补中益气汤进行治疗。其中尤其值得一书的是对于子宫下垂的治疗。宋代医家治疗此病，大多以清热解毒及收敛固涩的治法为主。薛立斋提出：阴挺一症，“当升补元气为主。若肝脾郁结，气虚下陷，用补中益气汤。”（《校注妇人良方·妇人阴挺下脱方论》）这就将补中益气汤这一治疗子宫下垂特别有效的方子引入该病的临床治疗。明清以降，直至今天，这仍然是治疗该病最为有效、最为常用的一个方子。

《女科撮要》现存有《家居医录》本、《薛氏医案》本及《十竹斋刊袖珍本医书十三种》本，版本情况参见文末“薛氏著作版本情况”一节。《校注妇人良方》现存有多种版本，如《薛氏医案》二十四种本及十六种本均收有此书。其他较早的版本有明金陵书林对溪唐富春梓周誉吾刊行本，藏于中国中医研究院图书馆、辽宁省图书馆等处。比较通行的是建国后刊行的铅印本，如上海卫生出版社1956年用中国医学大成版重印本、江西人民出版社1983年出版的许润三等注释本、上海科学技术出版社1991年出版的余瀛鳌等点校本等等。

4.《正体类要》

《正体类要》是伤科专著，刊于1529年。全书分2卷，上卷论述伤科的治疗大法19条，载跌扑损伤、金疮、火烫伤医案65则，下卷收入伤科用方71首。此书对伤科治疗十分重视脏腑气血辨证论治，对后世影响较大，清代《医宗金鉴·正骨心法要诀》即以本书为蓝本。

薛立斋对伤科疾病的辨证，主要采取整体观念指导下气血脏腑辨证。他认为肌体遭受损伤后，可造成脏腑、气血的功能紊乱，伤后的局部肿胀疼痛就是脏腑、气血病变的标志，此书陆师道《序》中所言：“肢体损于外则气血伤于内，荣卫有所不贯，脏腑由之不和。岂可纯任手法而不求之脉理，审其虚实，以施补泻哉?”正是薛立斋伤科学术思想的体现。因而薛立斋主张用整体观念来指导伤科病证的诊断，应通过观察全身的证候表现来判断内在脏腑的病理变化，从脏腑损伤的程度来判断局部创伤的性质。在辨证上，薛氏强调求脉理，审虚实，辨脏腑。如气血内伤，实证有瘀血在外之青紫肿痛，亦有瘀血在内之胸腹胀痛，大便不通，按之痛甚。虚证有食少倦怠，伤溃后溃处新肉不生，亦有出血过多，虚热烦渴，血不养筋而筋惕肉瞤等症。若血热错经妄行而致诸窍出血，当属实证；脱力劳伤，脏腑亏损，伤及阴络，或脾虚不能统血而致肌肤青紫，当属虚证。除论气血外，薛立斋对脏腑内伤也有明确的阐述。脏腑内伤大致也分虚实两类。如肝之内伤，实则肝火炽盛，诸窍出血，或肝经血滞、胸胁疼痛而按之更甚；虚则有肝血伤之胸胁疼痛，日晡潮热等症。胸为肺所属，胸伤必及于肺，也有虚实之分。“若咳血衄血者，乃气逆血蕴于肺也”属实；“若出血过多，面黑而发喘者，乃气虚血乘于肺也”属虚。脘腹，脾胃之所在，伤胃多致呕吐，伤脾多致泄泻。脾胃伤之实则腹痛便秘，或胃火上逆而呕吐；虚则腹痛喜按，或泛恶呕吐食不下。腰为肾之府，跌腰作痛，日久不愈，面目黧黑，实为肾经虚弱。薛立斋为了临床易于掌握，分别列举伤科常见症状，进行气血脏腑虚实的辨析。如疼痛一症：肌肉间作痛，属营卫气滞；筋骨作痛，属肝肾气伤；内伤下血作痛，属脾胃气虚；外伤出血作痛，属脾肺气虚。若胸腹胀痛，大便不通，喘咳吐血，瘀血停滞也。胁肋胀痛，大便通和，喘咳吐痰，肝火侮肺也。若肚腹作痛，大便不通，按之痛甚，瘀血在内也；腹痛而按之不痛，气血伤也；既下而痛不止，按之仍痛，瘀血未尽也；既下胸胁反痛，肝血虚也。凡此种种，充分显示了薛立斋丰富的临床经验及清晰的辨证思路。

在伤科疾病的治疗中，薛立斋十分重视内治，强调补血行气，脏腑调理的重点在于肝脾肾。在《正体类要》开篇“正体主治大法”19条中，论述的内容主要是如何辨证和处方用药。关于气血的治疗，代表方有复元通气散、复元活血汤及当归导滞散。复元通气散作用主要在于行气止痛，用于打扑伤损，气滞作痛，方中以木香调诸气，茴香开胃下气，青皮疏肝理气，贝母肃肺降气，陈皮和胃畅中，配白芷辛香行气，山甲走窜活血，漏芦疗伤调经脉，甘草缓中和诸药，共成通气活止痛之功。复元活血汤作用主要在于活血化瘀，用于跌仆伤损，瘀血停凝在外而作痛，方中当归、桃仁、红花、瓜蒌根活血化瘀止痛，山甲、大黄行窜破瘀通腑，与以柴胡入肝为引，以舒肝开郁，顺条达之机，甘草缓急止痛和药，故为疏导瘀滞，活血止痛之剂。当归导滞散的作用主要在于破瘀通下，用于跌扑伤损，瘀血停滞在内而胸腹胀痛，大便不通，方中大黄破瘀通腑，当归活血化瘀，温酒助其活血通络之力，而获活血化瘀，导滞通腑之效。

落实到脏腑，薛立斋有三大治法，即理肝化瘀，壮脾健胃，温补肾命。理肝化瘀的理论基础是肝藏血，人静则血归于肝脏，人动则血运于诸经，凡跌打损伤，恶血败瘀留于体内，则不分所伤何经，皆以肝为主。肝气舒，肝血足，则诸瘀易祛，恶血易清。若体壮有瘀，标本俱实者，宜清宜下宜通；若体虚有瘀，虚实夹杂者，宜缓则治其本，补肝血为主，急则治其标，攻补兼施。同时必须注意肝木克土，肝火既炽，脾气必虚，故清肝之时，不可忘记补血健脾。壮脾健胃的理论基础是脾胃为气血化生之源，内而灌注五脏六腑，外而滋养皮肉筋骨，故只有脾胃健壮，气血日旺，其伤易康。若素有脾虚，气血不足，痼疾而夹杂新瘀者，宜补脾健胃、益气补血；若损伤中后期出现脾胃气虚或气血不足者，宜壮脾健胃，使瘀血易溃，新肉易生；若损伤后过服行气下血药伤伐脾胃者，亦宜壮脾健胃，务使损伤的脾胃得以修复。薛立斋十分重视伤科治疗中的脾胃功能，故提出了治伤当“预补脾胃”观点。温补肾命的理论基础是肾为先天之本，元阳之所在，人体生机之根本，必肾气充足，则人体生机旺盛，损伤也能得以较快的修复。若损伤中后期，证见肾气虚弱，如头目眩晕，发热作渴，饮食不思，杖痕肿痒，实质是肾经不足，不能摄气归源，宜用八味丸温补肾命；若筋骨腰部劳伤日久，伤及肾气，腰膝酸痛，绵绵不已，此为肾精不足，宜以六味丸滋补肾精；若习惯性关节脱位，属肝肾亏损，血不荣筋，韧带松弛所致，当用六味丸补益肝肾之精，开创了用补益法治疗关节脱位的先河。以上三大治法在实际应用，薛立斋常互相配合。如“正体主治大法”第一条治胁肋胀痛，就提出了如下治法的配合：“盖肝属木，生火侮土。肝火既炽，肝血必伤，脾气必虚，宜先清肝养血，则瘀血不至凝滞，肌血不至遍溃。次壮脾健胃，则瘀血易溃，新肉易生。”此外，薛立斋对于伤科重症的急救也很有独到之处。昏愦症是伤科的危重症，相当于现代医学中的颅脑损伤、创伤性休克等症，需及时抢救。薛立斋强调对急危重症的抢救必根据伤情及病因病机进行。如伤后阳气暴脱之昏愦而出汗不止，“急用大剂参附汤”以回阳救逆；如大出血而汗不止，为血脱之证，用独参汤以益气固脱；如“重伤昏愦，急灌以独参汤”固本醒神；如属于“瘀血内阻所致，急用花蕊石散，内化之。”薛立斋的这些急救措施在当时的医疗条件下，是很先进的。故被后人所重视继承，甚至一直发展沿用至今。

薛立斋治伤不但重内治，也提出了一定的针砭外治，《正体类要》中记载砭治医案 18 条，其针砭大多用于瘀血停留及瘀血化脓之证。如“下血之非”条指出：“凡杖疮跌扑之症，患处如有瘀血，止宜砭去，服壮元气之剂。”即使深部瘀血，薛立斋也主张“刺去”，否则可能引起不良后果。如“瘀血作痛”条云：“有一患者，臀腿黑肿而反不破，但胀痛重坠，皆以为内无瘀血，惟敷凉药，可以止痛。余诊其尺脉涩而结，此因体肥肉厚，瘀血蓄深，刺去即愈，否则内溃，有烂筋伤骨之患。余入针四寸，漂黑血数升，肿痛遂止。”至于等瘀血化脓后再行针砭，则是不得已的补救措施，但此时行针也胜于不针。如“不砭之非”条记载：“有一患者，发热烦躁，用四物黄芩红花软柴胡山栀花粉，烦热已清，瘀血深蓄，欲针出之，不从。忽牙关紧急，患处刺痛，始针去脓血，即安。”在“瘀血肿痛”条内，还记载了一例闪伤右腿，瘀血壅肿，因拒绝砭去瘀血，终致瘀血化脓而自溃，秽脓不止而殁命的病案。但必须指出，薛立斋的伤科局部诊断及外治法，均有一定的局限性。其对于损伤部位、面积大小、深浅程度及骨伤情况，均缺乏细致描述。而他的伤科外治法，也大多局限于与外科疮疡相似的针砭技术，而缺乏手法整复治疗。

《正体类要》现存有《薛氏医案》本、《家居医录》本及《十竹斋刊袖珍本医书十三种》本，版本情况参见文末“薛氏著作版本情况”一节；顾凌霄校的明刻本，藏于中华医学会上海分会图书馆。此外，比较通行的还有《中国医学大成》本及上海卫生出版社1957年出版的铅印本。

5.《口齿类要》

《口齿类要》是口腔及五官科的专著，刊行于1528年，主要论述茧唇、口疮、齿痛、舌症等四种口齿疾患及喉痹、喉痛、骨鲠等喉科疾患，并有附方69首及治疗验案，是现存最早的该专科著作。

薛立斋诊治口腔五官科疾病仍然遵循整体观念及辨证论治的原则，采取辨病与辨证相结合方法。从辨病来说，各病均有一定的治疗原则，如唇茧，提出“补脾气，生脾血”以滋化源的治疗原则；对口疮，提出“上焦实热，中焦虚寒，下焦阴火，各经传变所致”，分而治之的原则；对喉痹，提出“当辨内外表里虚实而治之”的原则。其各医案中所反映出的灵活机动的遣方用药，体现了薛立斋本人娴熟的临床经验。

首先，诊断口腔五官疾病，“大要审本症察兼症”。所谓本症，大致是指口腔五官的局部症状，这是辨病的主要依据；而所谓兼证，大致是指患者的全身症状，这是辨证的主要依据。只有二者相参，辨病与辨证相结合，方能作出比较准确的诊断。如本症为口舌生疮，此乃口疮，而根据不同兼症，则可分为实热、中气虚、中气虚寒、血虚、肾水亏、火衰土虚、阴虚、无根之火等八种不同证候类型，因而采取不同的治疗方法。

其二，必须根据“各经传变所致，当分别而治之。”薛立斋认为口腔通过经络与五脏六腑及全身组织有着十分紧密的联系，口腔的不同部位的症状，可反映出不同脏腑经络的病变，治疗也应该因此而有不同。舌病，多为手少阴心经、足厥阴肝经所病；唇病，多为足太阴脾经所病。如口疮，妇人每怒则口苦兼辣，头痛胁胀，乳内刺痛，为肝肺火症；若口苦胁胀，小便淋沥，为肝经之病；若口臭，牙龈赤烂，腿膝痿软，时或口咸，为肾经虚热。如齿痛，若“齿恶寒等症本手足阳明经；其动摇脱落，本足少阴经；其虫疳龈肿，出血痛秽，皆湿热胃火；或诸经错杂之邪与外邪为患。治法：湿热甚而痛者，承气汤下之，轻者，清胃散调之；大肠热而龈肿痛者，清胃散治之，重则调胃丸清之；六郁而痛者，越鞠丸解之；中气虚而痛者，补中益气汤补之；思虑伤脾而痛者，归脾汤调之；肾经虚热而痛者，六味丸补之；肾经虚寒而痛者，还少丹补之，重则八味丸补之；其属风热者，独活散；大寒犯脑者，白芷散；风寒入脑者，羌活附子汤。病症多端，当临症制宜。”

薛立斋在口腔五官疾患的论治中，仍然体现了他一贯的学术主张，即用药慎于寒凉。他在《口齿类要·口疮二》中提出，如若不经仔细辨证，“概用寒凉，损伤生气，危害匪浅。”他在此书中，也收录了一些因辨证不确，误用寒凉而使病情加重的医案，对今天的临床医师仍有一定的启发。

《口齿类要》现存有《家居医录》本及《薛氏医案》本，版本流传情况，参阅文末“薛氏著作版本情况”一节。比较通行还有《中国医学大成》本。

6.《保婴撮要》

《保婴撮要》刊于1555年，是薛铠、薛立斋父子共同完成的一部儿科专著，凡20卷。前10卷正文部分由薛铠原作，主要论述初生儿护养法、儿科疾病的诊断方法、五脏主病及小儿内科杂病证治。其中所有的临床医案均由薛立斋补入。后10卷论述的是小儿外科、伤科、皮肤科及痘疹等的证治及有关医案，均由薛立斋本人所作。全书共列病证221种，载方780余首。此书不仅收录的小儿病种比较全，而且附有大量的临床医案。书中采撷了十分广博的各家医论，上自《内经》，中至唐宋金元各家，下延明初医家的重要论述，多所收录，反映了中医儿科理论历史的延续与各代的发展。另一方面，在资料的选择及临床应用上，又充分体现了薛氏父子重视张洁古脏腑辨证及钱乙调补脾胃的学术观点及薛氏家传的儿科诊治经验。因此是一部理论与实践相结合的重要著作，具有较高的学术价值。

首先在婴幼儿卫生方面，书中提出了一些很有现实意义的见解：①初生儿除毒法。小儿初生之时，当急用棉帛擦拭口腔，以清除其中的秽液。这是唐宋中医儿科学著作即提出来的观点，如《千金要方》等书均有记载。而《保婴撮要》一书对之有着更为深刻的论述及更为具体，也更为多样的方法。书中云：“小儿初胎，禀阴阳五行之气，以生脏腑百骸，藉胎液以滋养。受气既足，自然生育。分娩之时，口含血块，啼声一出，随即咽下，而毒伏于命门。遇天行时气久热，或饮食停滞，或外感风寒、惊风发热等因，发为疮疹。须急于未啼时，用软帛裹指，挖去其血。用黄连、豆豉、朱、蜜、甘草解之。后虽出痘，亦轻矣。”并对黄连、豆豉、朱、蜜、甘草、牛黄及犀角等各种不同解毒药物的使用方法及其优缺点一一作了介绍与评价。认为：黄连性寒，金石（朱砂）镇坠，犀角能伤脾胃生气，“不若只以牛黄分许，蜜调与吮为佳。”（《卷一·初诞法》）②断脐法。中国历代儿科医家对于新生儿断脐法均相当注重。唐代医家孙思邈在《千金要方》中提出了“断脐不得以刀子割之”，而必须隔单衣物用牙咬断。宋代亡名氏之《小儿卫生总微论方》明确提出了脐风是由断脐不慎所致，与成人破伤风是同一种疾病，提出了用“烙脐饼子”烧烙断脐以防止脐风。薛氏在继承前人经验的基础上，提出用纸捻烧灼断脐，虽然他的出发点并不在于灭菌消毒，而在于“使暖气入腹”，以防感冒风寒，而实际上却很好地起到了灭菌消毒的作用。此外，薛氏还汇集了17种治疗小儿脐风的内服或外用方药。他认为用绵灰或枯矾抹擦或以艾灸脐中，有可能治愈此病。③婴病调母。薛氏对于乳母与婴儿的密切关系十分重视，认为小儿初生，须令乳母慎七情六淫及厚味炙烤，方能使乳汁清宁，儿不致病。否则，阴阳偏胜，血气沸腾，乳汁败坏，必生诸症。而小儿脏腑柔嫩，若屡用药饵，则脏腑阴损，多成败证。故提出“大抵保婴之法，未病则调治乳母，既病则审治婴儿，亦必兼治其母为善。”（《卷一·护养法》）在此书对小儿200余病证的论述中，充分体现了薛氏父子的这一观点。许多病证都提到可能由乳母饮食、七情、外感等因的影响而使婴儿患病，如小儿寒吐，就可由“乳母当风取凉，或风寒客于乳房”所致。因而，在婴儿疾病的治疗上也提出“宜调治乳母为主”。如治疗小儿胎症，提出了：“乳母服大连翘饮，儿用浴体法，以疏通其腠理。”薛氏在400多年以前已经注意到乳汁对婴儿的影响，确是难能可贵的。

薛氏在小儿疾病的治疗上也体现了其注重脾肾，善用温补的学术特点。对于小儿疾病的辨治，以钱乙的五脏辨证为依据，五脏之中，尤其重视脾胃。认为脾胃为五脏六腑之大源，人身气血脏腑俱由胃气而生，赖胃气以养，这是薛氏一贯观点。而在小儿疾病的辨治中，对于脾胃之气，则更是给予特殊的重视，指出“小儿虽得乳食，水谷之气未全，尤重胃气。胃气一虚，则四脏俱失所养矣。”（《卷九·胃气虚寒》）对于多种病证，常以补中益气汤、六君子汤调治小儿脾胃为主，而某些治疗本证的峻厉之剂，却用之十分谨慎。如在“惊搐目直”一证中，提出“凡饮食停滞，痰涎壅满而见惊证者，实因脾土虚弱，不能生金，金虚不能平木，故木邪妄动也。宜健脾消食，其症自愈。若辄用惊风之药，反成其风而益其病也。况脏腑脆嫩，不可投以峻厉之剂，治者慎之。”（《卷二·惊搐目直》）与此同时，薛氏父子还特别赏识钱乙的六味地黄丸，认为“禀赋不足，肢体瘦弱……五脏齐损，或属肝肾诸虚不足之症，宜用此以滋化源，其功不可尽述。”（《卷一·肾脏》）在同一条目中，还说：“地黄丸壮肾水以制心火，若因脾肺虚而不能生肾水者，用补中益气汤、六味地黄丸以滋化源。”可见薛氏“滋化源”的概念是比较广泛的，包括健脾补肾二法在内。在薛氏医案中，将补中益气汤与六味地黄丸合用，是十分常见的。例如五软证，认为“此五者皆因禀五脏之气虚弱，不能滋养充达，故骨脉不强，肢体痿弱，源其要总归于胃。盖胃水谷之海，为五脏之本，六腑之大源也，治法必称以脾胃为主，俱用补中益气汤以滋化源。头项手足三软兼服地黄丸，凡此症必须多用二药。”（《卷三·五软》）此证各病案，大多以“朝用补中益气汤，夕用六味丸”为治。

薛立斋擅长外科，在《保婴撮要》他所撰著的10卷中，从理论上或治疗上均显示了他小儿外科治疗的独特风格。在病因方面，他认为有些病与胎毒、禀赋有关。如杨梅疮，他认为除了因“传染而患”，也有因“禀赋而得”。所谓禀赋而得，实际上是指小儿先天性梅毒，这种认识是十分先进的。在小儿外科疾病论治方面，他提出了一个基本原则：“当分脏腑所属之因，病之虚实，调其血气，平其所胜。”他按脏腑经络对小儿外科疾病进行辨证。如口疮病，“若发热作渴欲冷，额间色赤，左寸脉洪数者，此属心经，先用导赤散清心火，次用地黄丸滋肾水；若寒热作渴，左颊青赤，左关脉弦洪者，属肝经，先用柴胡栀子散清肝火，次用六味地黄丸生肝血；若两腮黄赤，牙龈腐烂，大便酸臭，右关脉洪数，按之则缓者，属脾经，用四味肥儿丸治脾火，以五味异功散补脾气；若发热咳嗽，右腮色赤，右寸脉洪数，按之涩者，属肺经，先用清肺饮治肺火，用五味异功散补脾胃；若发热作渴，两额黧黑色，左尺脉数者，属肾经不足，先用六味地黄丸以生肾水，次用补中益气汤以生肺气。”（《卷十一·诸疳口疮》）在他的治疗用药中，对于寒凉峻厉药用之极其谨慎，主张调血气，平所胜。

《保婴撮要》现存有多种版本，其中明嘉靖三十五年（1556年）薛氏自刻本，藏于北京图书馆、中国中医研究院图书馆等；明嘉靖三十八年（1559年）刻本，藏于天津市人民图书馆；明万历十一年（1583年）赵氏福建刻本，藏于中国中医研究院图书馆、故宫博物院图书馆、上海中医药大学图书馆及贵阳中医学院图书馆；《薛氏医案》本等。比较通行的版本，当是人民卫生出版社1983年版铅印本。

7.《本草约言》

《本草约言》约成书于1520年之前。全书4卷，卷一、卷二为“药性本草”，卷三、卷四为“食物本草”。薛立斋自序云：“余生也晚，幸秘笈无不发之藏，故余得游息其间，积有年所。时就本草中，辑其日用不可缺者，分为二种，且别以类志约也。韦编几绝，丹黄斑驳不得识。因思神农生人之泽，昭垂万祀，而全本浩汗难竟。则斯帙也，其径捷，其功逸，其神不劳。寓目之余，条分缕析，无不备具。所谓开卷一读，生气满堂者，其在斯乎，因命曰：《约言》。”可见此书乃薛立斋早年著作，且在编撰此书时，即以“药性”与“食物”二个方面为目标，以简明精要，便于检阅为目的。本书4卷体例统一，对所引用的医家或本草，常以“发明云”、“集要”、“丹溪云”、“江云”等用语一一注明出处。

《药性本草》2卷，分草部（134种）、木部（57种）、果部（18种）、菜部（13种）、米谷部（8种）、金石部（26种）、人部（6种）、禽兽部（12种）、虫鱼部（14种）等9部，共收药287种。卷首例“医学启源”、“药性要旨”、“脏气法时补泻法”、“各经引用”、“五味所用”、“用药各定分两”、“药性生熟用法”、“药用根梢法”等8个短论，简要介绍药物归经、气味药性、升降沉浮、君臣佐使及药物基本炮制作用等中药基础知识。此后按部属分类，各药先列气味、阴阳、升降、归经、功效主治、炮炙方法及临床配伍使用等，有时也进行一些品种产地、采集时间等方面的讨论。次引前贤对于此药的论述，有时也加以一些按语，发表薛立斋本人的用药经验体会。总之，此书主要讨论药性、用药法及药物炮炙。

《食物本草》亦2卷，分水部（34种）、谷部（35种）、菜部（87种）、果部（57种）、禽部（56种）、兽部（38种）、鱼部（58种）、味部（23种）等8部，共载品物385种，多为日常食品。各物品均先注出性味功效，次引前人的论述，偶而记载此物的形态、产地及优劣选择。如“井水”条指出：“凡井水有远从地脉来者为上，有从近处江河中渗来者欠佳。又城市人家稠密，沟渠污水杂入井中成硷，用须煎滚，停顿一时，候硷下坠，取上面清水用之，否则气味俱恶。”“粳米”条也指出此米有早、中、晚三熟，而以白晚米为第一。书中还记载落花生的形态为：“藤蔓茎叶似扁豆，开花落地，一花就地结一果，大如桃。深秋取食之，味甘美异常，人所称羡。”（《卷三·果部·落花生》）

本书4卷中，前2卷因以辑录前人理论为主，只有少量薛立斋本人的注文，发挥不多，流传也较少。而后2卷收入大多为日用食品，换言之，书中几乎将人们日常所用的各类食品，悉数收入，而且文字简炼，相当实用。尤其是民间百姓，不必知医，而尽可习用此书，颇具当今科普书籍的性质，很为大多数普通人所感兴趣。成书后，托名重刊者甚多。据郑金生的《历代中药文献精华》考证，原题明·卢和撰《食物本草》、明·汪颖撰《食物本草》、明·吴禄《食品集》、明·佚名氏撰《食物本草》等均系此书的或节略、或补辑、或小作改动的托名之作。使之既流传甚广，又有些鱼目混珠，反倒使有些人对其为薛立斋原作产生怀疑，必须予以澄清。

《本草约言》现存版本不多。两种版本的《薛氏医案》均未收录此书，《家居医录》也不曾收录此书。现存有明刊本，藏于中国中医研究院图书馆；日万治三年（1000年）田原二左卫门刊本，藏于中国医学科学院图书馆、北京大学图书馆及南京图书馆。

四、薛氏著作版本情况

薛氏著作现存较早的版本主要有三种。

（1）《家居医录》本。此书现存有明嘉靖年间刻本2种，其中藏于首都图书馆与中国中医研究院图书馆的本子收有《内科摘要》与《女科撮要》两种著作；藏于上海中医药大学图书馆的本子没有此两种，而有《正体类要》、《疠疡机要》、《陈氏小儿痘疹方论》、《保婴金镜录》、《口齿类要》、《保婴撮要》等6种著作。1991年版《全国中医图书联合目录》认为，二种本子均为残本，全本应包括以上两种本子相加的8种著作。

（2）《薛氏医案》本。此书现存有2种不同的版本：①二十四种本。此本中收录的薛立斋本人及其校注的书籍有：《十四经发挥》、《难经本义》、《本草发挥》、《平治会萃》、《内科摘要》、《明医杂著》、《伤寒钤法》、《外科金镜录》、《原机启微》、《保婴撮要》、《钱氏小儿药证直诀》、《陈氏小儿痘疹方论》、《保婴金镜录》、《妇人大全良方》、《女科撮要》、《外科发挥》、《外科心法》、《外科枢要》、《痈疽神秘验方》、《外科经验方》、《外科精要》、《正体类要》、《口齿类要》、《疠疡机要》等，即本书所收的除《本草约言》以外的11种书籍都可以在此本中见到。二十四种本现存有各种版本17种，其中明万历年间刻本，藏于上海图书馆及上海文献研究馆。②十六种本，又名《薛氏全书》。此本中收录了《妇人良方大全》《明医杂著》《外科精要》《外科枢要》《钱氏小儿药证直诀》《原机启微》《内科摘要》《女科撮要》《疠疡机要》《正体类要》《陈氏小儿痘疹方论》《保婴撮要》《口齿类要》《保婴金镜录》《外伤金镜录》等。其中有与本书相关的《外科枢要》、《内科摘要》、《女科撮要》、《疠疡机要》、《口齿类要》、《正体类要》、《校注妇人良方》、《保婴撮要》等8种著作。十六种本现存3种版本，其中日承应三年（1645年）武屯市兵卫刻本，藏于浙江图书馆；四库全书文津阁本，藏于辽宁省图书馆。

（3）《十竹斋刊袖珍本医书十三种》本。书中收录了《内科摘要》、《原机启微》、《原机启微附录》、《保婴金镜》、《痘疹撮要》、《痘疹方论》、《女科撮要》、《嗣产法论》、《外科枢要》、《伤寒五法》、《伤寒金镜录》、《伤寒秘要》、《五运六气详解》等13种，与本书相关的有《内科摘要》、《女科撮要》及《外科枢要》等3种著作。此书现存有明崇祯五年（1632年）十竹斋刻本，藏于中国中医研究院图书馆。

附:薛立斋医学研究论文题录

(1950—1997)

1. 韩文信. 明代薛立斋著《口齿类要》中的齿痛. 上海中医药杂志　1958;(6):32
2. 沈仲圭. 薛己临床经验简述. 江苏中医　1962;(3):31
3. 魏稼. 薛立斋的针灸学成就探讨. 江西中医　1963;(4):41
4. 史常永. 薛立斋生平年表. 中华医史杂志　1981;11(2):65
5. 王道瑞. 薛氏父子对儿科学的贡献. 青海医学院学报　1984;(2):77
6. 谭国俊. 薛己外科内治学术思想浅析. 浙江中医杂志　1984;19(10):448
7. 李玉玲. 薛己对儿科学的贡献. 北京中医　1987;(3):15
8. 鲁兆麟. 薛己医案选析. 北京中医　1988;(4):59
9. 陈代斌.《保婴撮要》学术梗概. 山西中医　1958;4(1):40
10. 谭国俊. 薛己对外科发展之贡献. 浙江中医学院学报　1988;12(1):34
11. 周启俊，等. 从《保婴撮要》看中医儿伤科学. 中国中医骨伤科杂志　1989;5(2):41
12. 罗冬青. 读《口齿类要・口疮》篇一得. 山东中医杂志　1991;10(4):13
13. 李凡成. 薛己喉科学术思想述略. 湖南中医学院学报　1991;11(1):5
14. 董兴武，等.《内科摘要》学术思想浅析. 陕西中医函授　1992;(5)43
15. 孙万森. 薛己运用补中益气汤治疗妇科疾病初探. 中医药研究　1993;(3):35
16. 陈照甫. 阴阳之橐籥生化之本源——薛己滋化源论治探析. 上海中医药杂志　1993;(2):42
17. 刘炜宏.《薛氏医案》中的灸与熨法. 中国针灸　1993;(4):43
18. 杨友发.《正体类要》脏腑内治特色探讨. 中医正骨　1994;6(4):40
19. 曹仁和. 论薛己的整体疗伤观. 南京中医学院学报　1994;10(4):6
20. 龚金莲.《口齿类要》辨证论治精华浅探. 湖南中医学院学报　1995;15(1):9
21. 李禾，等. 从《正体类要》看薛己的治伤用药特点. 广州中医药大学学报　1996;13(3~4):94
22. 张云杰，等. 薛己诊治疮疡病浅析. 四川中医　1996;14(3):6
23. 项祺. 论薛己对《内经》治则学说的发挥. 山西中医　1997;13(5):1